AF357360

CONGRÈS PÉRIODIQUE INTERNATIONAL

DES

SCIENCES MÉDICALES

4me SESSION — BRUXELLES — 1875

GAND, IMP. DE I.-S. VAN DOOSSELAERE, RUE DE BRUGES, 55.

CONGRÈS

PÉRIODIQUE INTERNATIONAL

DES

SCIENCES MÉDICALES

4me SESSION — BRUXELLES — 1875

COMPTE-RENDU

PUBLIÉ, AU NOM DU BUREAU

AVEC LE CONCOURS DE MM. LES SECRÉTAIRES DES SECTIONS

PAR **M. WARLOMONT**

Secrétaire-général

ET **MM.** LES **D** **V. DUWEZ** ET **G. VERRIEST**

Secrétaires des séances générales du Congrès

BRUXELLES

LIBRAIRIE DE HENRI MANCEAUX

IMPRIMEUR DE L'ACADÉMIE ROYALE DE MÉDECINE DE BELGIQUE

8, rue des Trois-Têtes (Montagne de la Cour)

PARIS

LIBRAIRIE DE J.-B. BAILLIÈRE

Rue Hautefeuille 19

1876.

A

J. F. VLEMINCKX

PRÉSIDENT

DE

LA QUATRIÈME SESSION DU CONGRÈS PÉRIODIQUE INTERNATIONAL

DES SCIENCES MÉDICALES

Décédé à Bruxelles le 17 Mars 1876

SOUVENIR RESPECTUEUX

LE COMITÉ DE PUBLICATION

PRÉFACE.

Après huit mois d'un travail assidu, *le Comité de publication des Actes du Congrès médical de Bruxelles* livre à la publicité ce volumineux recueil.

Le public médical y trouvera non-seulement le compte-rendu des séances générales, mais encore celui des travaux des neuf sections, y compris le texte des rapports. Nous répondons de la fidélité de notre exposé, garantie par la révision qu'en ont faite les auteurs et MM. les secrétaires.

Le Comité a dédié ce livre au Président du Congrès, à l'homme éminent qui, bien qu'il pressentît les conséquences que pouvaient avoir, pour sa santé déjà affaiblie, les fatigues d'une laborieuse session, n'a pas hésité à les affronter. Il a droit à toute notre reconnaissance. Nous en déposons ici la respectueuse expression.

LE COMITÉ DE PUBLICATION.

RÈGLEMENT.

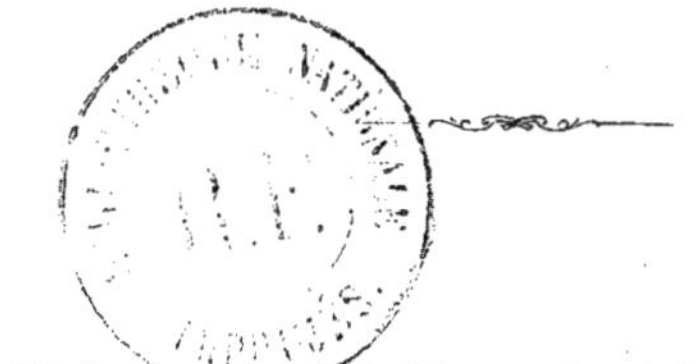

ARTICLE 1er. Le Congrès médical international de 1875 s'ouvrira, à Bruxelles, *le 19 septembre* à une heure, sous les auspices du Gouvernement.

ART. 2. Ce Congrès, exclusivement scientifique, durera une semaine.

ART 3. Le Congrès se composera des membres du corps médical, étrangers et nationaux, qui se seront fait inscrire et auront retiré leur carte à cet effet. Ils auront seuls droit de prendre part aux discussions.

Les membres du Congrès ne seront tenus à aucune rétribution. Ils auront seulement à verser une somme de 12 fr. 50 c., en échange de laquelle ils recevront un exemplaire du *Compte-rendu des travaux de la session*. Cette somme sera versée : par MM. les adhérents, en même temps qu'il enverront leur adhésion, par les participants au moment où ils retireront leur carte.

Les inscriptions et la distribution des cartes se feront : le 18 septembre, de *midi à cinq heures*, et le 19, de *neuf heures du matin à midi*, dans les locaux du Congrès (Académie de médecine — Musée).

ART. 4. Les travaux du Congrès se répartiront en neuf sections. (*Voy.* le programme.)

ART. 5. Au moment où ils retireront leur carte, MM. les membres se feront inscrire dans la section à laquelle ils désireront appartenir. Un même membre pourra se faire inscrire dans plusieurs sections. Le Comité constituera les bureaux *provisoires* des sections (un président et deux secrétaires). Les sections éliront leurs bureaux *définitifs* (un président, deux vice-présidents, deux secrétaires).

ART. 6. Le Congrès se réunira deux fois par jour : une première, pour les travaux des sections, une seconde, pour ceux de l'assemblée générale.

ART. 7. Des rapporteurs, désignés d'avance par le Comité, feront aux sections l'exposé des questions qui leur auront été départies. Cet exposé se terminera, autant que possible, par des conclusions provisoires, que les sections examineront dans l'ordre adopté par les rapports.

Ce travail terminé, elles disposeront du temps qui leur restera pour recevoir les communications ressortissant à la spécialité de chacune d'elles et étrangères au programme.

Les conclusions adoptées par les sections seront communiquées à l'assemblée générale.

Pour les questions mixtes, intéressant à la fois plusieurs sections, celles-ci se réuniront, pour les entendre, dans le local de l'une d'elles.

Art. 8. Les séances de l'assemblée générale seront consacrées :

1° A la communication des procès-verbaux et rapports des sections, et, le cas échéant, à la discussion de ces derniers.

2° A des conférences ou à des communications sur des questions d'intérêt médical général ne figurant pas au programme ;

Art. 9. Les membres qui désireront faire une communication sur un sujet étranger aux questions du programme, devront en donner connaissance au Comité, quinze jours au moins avant l'ouverture du Congrès. Le Comité décidera de l'opportunité des communications et de l'ordre suivant lequel elles seront faites.

Le temps consacré à chaque orateur sera limité à un maximum de 20 minutes. Cette disposition n'est pas applicable aux rapporteurs.

Art. 10. A la première séance, le Congrès nommera son bureau définitif, qui se composera d'un président, de trois vice-présidents effectifs, d'un nombre indéterminé de présidents honoraires, d'un secrétaire-général et de deux secrétaires des séances.

Art. 11. Tous les travaux lus au Congrès, soit dans les sections, soit devant l'assemblée générale, seront déposés sur le bureau. Le Comité d'organisation, qui reprendra ses fonctions après la session pour procéder à la publication des actes du Congrès, décidera de l'insertion partielle ou totale ou de la non-insertion de chacun d'eux dans le Compte-rendu.

Art. 12. Bien que la langue française soit celle dans laquelle seront conduites les séances, les membres seront également admis à s'exprimer en d'autres langues. Dans ce cas, si le désir en est exprimé, le sens de leurs paroles sera traduit sommairement par l'un des membres présents à la réunion.

Art. 13. Le Président dirige les séances et les débats, suivant le mode adopté dans les assemblées délibérantes en général. Il arrête les ordres du jour en se concertant avec le bureau.

Art. 14. Les élèves en médecine pourront obtenir des cartes d'entrée, mais ne pourront être admis à prendre la parole.

PROGRAMME

ET

PROJETS DE SOLUTIONS.

BUREAU PROVISOIRE.

Président : M. VLEMINCKX, Président de l'Académie royale de médecine de Belgique

Membres : M. DEROUBAIX, Vice-Président.　　　　　　　Id.

　　　　　M. BELLEFROID, ex Vice-Président.　　　　　Id.

　　　　　M. CROCQ,　　　　　Id.　　　　　　　Id.

Secrétaire-Général : M. WARLOMONT, Membre titulaire de l'Académie de médecine.

Secrétaires des séances : MM. DUWEZ, médecin de bataillon, et VERRIEST, docteur en
　　　　　　médecine, à Bruxelles.

Questeur : M. le docteur DELECOSSE, Conseiller communal, à Bruxelles.

PREMIÈRE SECTION.

MÉDECINE (pathologie, anatomie pathologique, thérapeutique).

　　Président :　M. THIRY,　　professeur à l'Université de Bruxelles.

　　Secrétaires : M. MAHAUX,　　　»　　　　　»　　　　　　»

　　　　　　M. CARPENTIER,　»　　　　　»　　　　　　»

PREMIÈRE SECTION.

Prophylaxie du choléra. Rapporteur : M. LEFEBVRE, professeur à l'Université
　de Louvain.

CONCLUSIONS PROVISOIRES.

I. La prophylaxie du choléra asiatique doit avoir pour base une notion étiologique
aussi complète que possible de la maladie.

II. Le choléra est une maladie *spécifique*, c'est-à-dire qu'elle est produite par un principe morbide toujours le même et qu'elle ne peut être produite par d'autres causes (1).

III. Le principe cholérigène nous est inconnu dans son essence, comme du reste le principe générateur de la variole, de la scarlatine, de la petite vérole, etc., mais nous possédons des connaissances très-importantes, au point de vue de la prophylaxie, sur son origine, ses attributs, les lois de sa propagation et de son évolution.

IV. *Origine.* Le miasme cholérigène se développe spontanément dans certaines contrées de l'Inde, spécialement le delta du Gange et les contrées basses qui environnent Madras et Bombay (2). En partant de ces foyers originels, il s'est transporté à différentes reprises en Europe, en Afrique, en Amérique, en constituant ces grandes épidémies qui sont présentes à tous les souvenirs.

Toutefois, on a vu se produire en Europe des explosions plus limitées de choléra asiatique après la disparition des grandes épidémies dont il vient d'être question. Ces explosions sont-elles dues à la production spontanée, sur le sol européen, du miasme cholérigène, ou bien faut-il les attribuer au développement tardif de miasmes laissés en quelque sorte en provision par l'épidémie asiatique précédente? Le rapporteur adopte cette dernière opinion.

Quoi qu'il en soit, il n'en reste pas moins vrai que le choléra indien peut s'acclimater en Europe, soit par la production spontanée, sur notre sol, de son principe générateur, soit par la conservation et la régénération indéfinie du miasme arrivé primitivement de l'Inde.

V. *Attributs du miasme cholérigène :* 1° Ce miasme se régénère dans le sujet qui est atteint du choléra et transporté de là sur des individus sains ; il provoque chez eux le développement de la maladie ; en d'autres termes, le choléra est essentiellement contagieux ;

2° Le miasme cholérigène se conduit à la manière des corps solubles et volatils : ainsi il se dissout dans l'eau, il se répand dans l'atmosphère où il se maintient à l'état de diffusion homogène, c'est-à-dire sans s'accumuler dans les points déclives.

3° Le pouvoir morbifique du miasme cholérigène est moins énergique, moins fatal dans son action que celui d'autres miasmes et d'autres virus connus ;

4° Il est peu stable : il paraît se détruire très-promptement, surtout quand l'air est fortement ozonisé. Toutefois, dans certaines conditions de confinement, à l'abri de l'air, il peut se conserver très-longtemps ;

5° Ce miasme est détruit par une température élevée (cent degrés et au-dessus) et par un certain nombre d'agents chimiques à affinités énergiques. Cette question réclame encore des études pour arriver à une précision et à une netteté véritablement pratiques ;

6° Les individus exposés à l'action du miasme cholérigène acquièrent au bout de quelque temps une sorte d'accoutumance qui les met à l'abri de la maladie.

VI. *Lois de propagation du choléra asiatique.* 1° Le contage cholérique réside principalement, sinon exclusivement, dans les déjections du malade (matières vomies et surtout évacuations intestinales) ;

2° Il peut se transporter du sujet malade aux individus sains par différents véhicules, parmi lesquels il faut noter, après les déjections elles-mêmes :

Le malade ;

Le cadavre ;

Les linges et les vêtements qui leur ont servi ;

Les appartements, les navires et les voitures où des cholériques ont séjourné ;

Les latrines ;

L'eau, qui a pu être contaminée par les déjections cholériques ;

L'air, mais à faible distance, c'est-à-dire à quelques centaines de mètres ;

Les animaux, les marchandises qui ont pu être chargés de miasmes cholérigènes, etc.

VII. *Imprégnation cholérique et évolution.* 1° Le miasme cholérigène pénètre dans l'économie par deux routes : il est le plus souvent absorbé par la muqueuse pulmonaire ; il peut pénétrer par les voies digestives à l'état de solution dans les boissons et peut-être dans les aliments ;

---

(1) L'altération de l'air, les vices du régime, les excès de toute espèce, en un mot les conditions hygiéniques mauvaises peuvent favoriser l'évolution du miasme cholérigène, mais elles ne le créent pas.

(2) Il est bien entendu que je donne à cette expression son sens médical ordinaire, c'est-à-dire que, dans ces contrées de l'Inde, le choléra naît de toutes pièces sous l'influence des conditions telluriques et atmosphériques qui leur sont propres.

2° La durée de l'incubation est très-courte, c'est-à-dire de quelques heures à quelques jours au maximum.

3° Les conditions morales et hygiéniques de nature dépressive favorisent l'évolution de l'empoisonnement cholérique.

VII. La prophylaxie du choléra dérive de ces notions étiologiques.

La première indication est de détruire par des travaux d'assainissement les foyers originels du choléra dans l'Inde, et ses foyers secondaires en Europe. Longtemps encore, malgré les efforts des gouvernements, ces sources d'épidémie subsisteront. Le second précepte est d'empêcher le transport du principe morbide dans les pays sains, par toutes les mesures de quarantaines compatibles avec les exigences de la civilisation moderne. Nonobstant ces mesures de préservation, le miasme cholérigène se diffusera encore en certaine proportion : la troisième règle prophylactique, c'est de le neutraliser par des moyens désinfectants qu'il reste à déterminer.

Enfin, dans une foule de circonstances, le miasme cholérigène échappera à la désinfection et il faudra s'attacher — c'est le quatrième et dernier précepte — à diminuer ses ravages par des mesures hygiéniques bien entendues.

DEUXIÈME QUESTION.

De l'alcool en thérapeutique. Rapporteur : M. le docteur DESGUIN, à Anvers.

CONCLUSIONS PROVISOIRES.

1) Deux phases doivent être distinguées dans l'action physiologique de l'alcool et des boissons alcooliques : la première est caractérisée par l'excitation de toutes les parties du système nerveux, tant ganglionnaire que cérébro-spinal ; la seconde, par la dépression de tous les actes de la vie organique et de la vie animale ;

2) Ces deux modes d'action ne sont pas contradictoires ; la physiologie montre que le second n'est que la conséquence du premier ; l'alcool est donc, primitivement et essentiellement, un excitant général ;

3) Dans la première période de son administration, l'alcool active les fonctions organiques et augmente les combustions ; plus tard, quand il est donné à doses élevées ou souvent répétées, il paralyse les fonctions, diminue les combustions et par là devient agent anti-déperditeur, anti-dénutritif, aliment d'épargne, etc. Il n'acquiert ces propriétés que quand il a mis l'organisme dans l'impossibilité de produire les phénomènes de changement de matière ; il laisse alors s'accumuler dans l'organisme les matériaux qui devaient en être expulsés et qui sont devenus impropres à la nutrition ;

4) En saine thérapeutique, ce dernier mode d'action doit être rejeté d'une manière absolue : il n'est que la conséquence d'une intoxication alcoolique produite dans un but thérapeutique, et que l'on peut nommer l'alcoolisme thérapeutique.

5) L'action excitante de l'alcool est la seule à laquelle la thérapeutique puisse et doive recourir ; cette action excitante trouve en médecine de nombreuses applications, dans les cas où se manifeste une profonde dépression du système nerveux ; elle s'adresse notamment aux différents états où il est nécessaire de combattre instantanément et énergiquement l'adynamisme, la déperdition des forces menaçant la vie du malade ; ainsi : certaines fièvres typhoïdes, certaines pneumonies malignes, celles surtout qui atteignent les buveurs ou les vieillards, certaines hémorrhagies, etc.

6) L'alcool est contre-indiqué dans les maladies fébriles franches, car, s'il fait tomber le pouls et la température, et s'il diminue l'excrétion de l'urée, ces résultats sont dus à l'enraiement des fonctions ; ils masquent la lésion organique, peuvent en contrecarrer l'évolution naturelle, et empêcher la résolution des exsudats. En un mot, ils mettent l'organisme dans un état anormal, qui rendra plus longue et plus difficile la guérison des affections inflammatoires.

TROISIÈME QUESTION.

De l'inoculabilité du tubercule. Rapporteur : M. CROCQ, professeur à l'Université de Bruxelles.

CONCLUSIONS PROVISOIRES.

1° La tuberculose est le résultat d'un processus inflammatoire évoluant selon un mode particulier ;

2º Elle est transmissible par l'inoculation de ses produits ;

3º Elle peut être déterminée également par l'introduction dans l'économie de substances diverses dépourvues de toute activité spécifique ;

4º Ses produits ne paraissent pas agir autrement que ces dernières substances ;

5º Leur action est le résultat de leur état moléculaire et de l'irritation que leur présence amène dans les tissus.

DEUXIÈME SECTION.

CHIRURGIE (y compris la chirurgie des champs de bataille et la syphilographie).

Président : M. MICHAUX, professeur à l'Université de Louvain.

Secrétaires : M. BOUQUÉ, secrétaire de la Société de médecine de Gand.

M. DEBAISIEUX, professeur à l'Université de Louvain.

PREMIÈRE QUESTION.

De l'anesthésie chirurgicale. Rapporteur : M. le docteur WILLIÈME, à Mons.

CONCLUSIONS PROVISOIRES (1).

On a recours, dans la pratique de la chirurgie, à l'anesthésie générale ou à l'anesthésie locale.

I. *Anesthésie générale.*

1º La plupart des agents dont on se sert pour provoquer l'anesthésie générale, chloroforme, éther sulfurique, bichlorure de méthylène, chloral, etc , etc., exercent une action analogue sinon identique sur le sang et le système nerveux.

2º De ces divers agents, le chloroforme, le plus ordinairement employé, mérite aussi la préférence dans la généralité des cas. Cependant il en est, parmi les autres, qui peuvent avoir l'avantage sur lui dans certains cas particuliers.

3º Les anesthésiques s'administrent en inhalation, soit à l'aide d'un appareil, soit au moyen d'une compresse de linge. Le procédé par la compresse est le plus simple et le meilleur. Le chloral seul s'administre en ingestion dans l'estomac, en injection dans le rectum ou dans les veines.

4º Tout anesthésique peut donner lieu à des accidents mortels.

5º La mort arrive le plus souvent par asphyxie, quelquefois par syncope.

6º L'impureté du médicament, son mode d'administration, des secours insuffisants ou trop tardifs, paraissent avoir été les causes de la mort dans beaucoup de cas. Il en est toutefois où l'on ne peut accuser aucune d'elles.

7º L'anesthésie générale est indiquée : a) dans les opérations longues et douloureuses et dans toutes celles qui exigent une grande tranquillité de la part du malade et une grande précision dans la manœuvre opératoire ; b) dans les cas d'exploration très-douloureuse ; c) pour obtenir un relâchement musculaire complet ; d) enfin, dans certains accidents, suite de plaies, comme le tétanos.

8º Elle est contre-indiquée : a) dans les opérations qui peuvent amener un écoulement de sang plus ou moins considérable dans l'arrière-gorge ; b) dans les lésions *avancées*, aiguës ou chroniques, des voies respiratoires ou du cœur ; c) dans le cas de grand affaiblissement du sujet. La faiblesse n'est pas cependant une contre-indication absolue : on peut encore anesthésier en prenant les précautions nécessaires.

II. *Anesthésie locale.*

1º L'anesthésie locale s'obtient au moyen de mélanges réfrigérants appliqués sur la partie que l'on veut rendre insensible, ou au moyen de liquides très-volatils, pulvérisés, dirigés sur cette partie. Dans un cas comme dans l'autre, c'est le refroidissement qui

____

(1) Ces conclusions doivent être considérées comme essentiellement provisoires, M. Willième n'ayant été chargé du rapport qu'à la date du 10 juillet.

produit l'insensibilité; les liquides doués de propriétés narcotiques n'agissent pas sensiblement par ses propriétés On obtient aussi un certain degré d'anesthésie locale par les injections sous cutanées de substances narcotiques; mais ce procédé est insuffisant pour les opérations chirurgicales.

2º L'anesthésie locale est indiquée dans les opérations qui peuvent se borner à des incisions superficielles, ouverture d'abcès, incisions de furoncles et de panaris, etc., etc , et dans les opérations qui se pratiquent sur les doigts et les orteils.

5ª Elle est contre-indiquée dans les opérations, mêmes superficielles, mais qui réclament une dissection délicate : la condensation qu'elle fait subir aux tissus rendant cette dissection beaucoup plus difficile. Elle est également contre-indiquée dans les opérations autoplastiques et dans celles qui donnent lieu à des lambeaux minces et peu nourris.

DEUXIÈME QUESTION.

Du pansement des plaies après les opérations. Rapporteur : M. le professeur DEBAISIEUX.

SOMMAIRE

On peut ranger en trois classes les divers modes de pansements des plaies après les opérations.

I. Pansement classique.

II Pansements modificateurs.

III. Pansements spéciaux.

I. Pansement classique

Les règles du pansement classique se résument comme suit :

1º) Il faut tenter la réunion par première intention chaque fois qu'elle est possible, à l'aide de la suture, des sparadraps. des agglutinatifs, etc.

2º) Lorsque la plaie n'est pas susceptible d'être réunie par première intention, on pratique le pansement désigné sous le nom de *pansement à plat.*

5º) La levée du premier appareil se fait du troisième au cinquième jour; les pansements ultérieurs sont renouvelés en moyenne toutes les vingt-quatre heures. Ces termes cependant n'ont rien d'absolu et doivent être modifiés d'après les circonstances.

4º) Quand la réunion par première intention a échoué, il est souvent utile de faire plus tard la *réunion immédiate secondaire.*

Appréciation. — Le pansement classique bien exécuté met la plaie dans des conditions de repos. de température. d'occlusion qui, sans être parfaites, sont néanmoins favorables à la cicatrisation. Son exécution est facile et ses résultats pratiques sont assez satisfaisants. Mais il est impuissant à prévenir les complications des plaies, en particulier l'infection purulente, la plus fréquente et la plus redoutable. Il importe de combler cette lacune dans le traitement des plaies, soit en perfectionnant le pansement classique, soit en le remplaçant par d'autres plus avantageux.

II. Pansements modificateurs.

Ils s'exécutent à l'aide de nombreux topiques fournis par la matière médicale. Ces topiques permettent de modifier la surface des plaies, d'activer ou de réprimer le bourgeonnement. de hâter ou de ralentir la cicatrisation. mais leur action préventive de l'infection purulente, de l'érysipèle, etc., n'est rien moin que démontrée.

III. Pansements spéciaux.

Ceux qui méritent de fixer spécialement l'attention sont les suivants :

1º Pansement à l'air libre;

2º   »   à l'abri de l'air ou par occlusion ;

3° Pansement par la chaleur;
4°   »   par le froid;
5°   »   ouaté de M. Alphonse Guérin;
6°   »   antiseptique de Lister.

Les quatre premières variétés n'ont joui que d'une vogue passagère, soit à cause de l'inconstance des résultats, soit par suite des difficultés de leur exécution dans la pratique.

Le pansement ouaté de M. Alp Guérin a donné, dans les grands hôpitaux, des résultats très heureux, surtout en ce qui concerne l'infection purulente.

Il n'agit ni par occlusion ni comme antiseptique, mais plutôt en maintenant les surfaces lésées dans des conditions de repos, d'humidité et de température fort analogues aux conditions normales des tissus vivants.

Le pansement ouaté a l'inconvénient de soustraire la plaie pendant plusieurs semaines aux regards du chirurgien, d'exposer aux fusées purulentes et de retarder souvent la guérison. Cependant on y aura recours avec avantage dans la pratique hospitalière, dans les ambulances et pendant les épidémies d'infection purulente.

Le pansement de Lister est le meilleur pansement antiseptique que nous connaissions. Il donne, quand il est bien fait, des succès remarquables. Mais les détails trop minutieux de son exécution, la complication de l'appareil instrumental, le grand nombre des pièces de pansement, son prix élevé et le temps qu'il exige, sont autant d'obstacles à sa généralisation.

La substitution de l'acide salicilique à l'acide phénique paraît devoir être avantageuse, mais de nouveaux faits sont nécessaires pour trancher définitivement cette question.

TROISIÈME SECTION.

ACCOUCHEMENTS (y compris les maladies des femmes et celles des enfants).

Président :   M. Pigeolet, professeur à l'Université de Bruxelles.

Secrétaires : M. L. Buys, médecin à Bruxelles.

M. A. Feigneaux, médecin à Bruxelles.

QUESTION.

Les maternités. Rapporteur : M. Eug. Hubert, professeur à l'Université de Louvain.

CONCLUSIONS PROVISOIRES.

La Société remplit ses devoirs de bienfaisance envers les femmes enceintes pauvres de deux manières : en leur portant des secours à domicile; en les accueillant dans des services hospitaliers.

Les couches des femmes assistées à domicile sont heureuses; la mortalité dans les maternités est effrayante.

La suppression des maternités, conclusion logique de ces faits établis, est-elle possible? Non, parce que la charité doit laisser un asile ouvert à la femme abandonnée et à la femme sans domicile.

Dans l'intérêt des malheureuses qui ont besoin d'être secourues, accroître le nombre de celles qui accouchent chez elles, restreindre le nombre de celles qui viennent accoucher dans les hôpitaux, tel est le but humanitaire à poursuivre.

Au point de vue de l'enseignement, les polycliniques pourront rendre, en partie du moins, les services que les maternités font payer trop cher à l'humanité.

Ces conclusions n'atteignent pas les petites maternités de petites villes, que leur innocuité sauve de la condamnation générale.

QUATRIÈME SECTION.

SCIENCES BIOLOGIQUES (anatomie, physiologie, médecine comparée).

Président : M. MASIUS, professeur à l'Université de Liége.

Secrétaires : M. R. BODDAERT, » » de Gand.

M. MASOIN, » » de Louvain.

PREMIÈRE QUESTION.

Des nerfs vaso-moteurs et de leur mode d'action. Rapporteurs : MM. MASIUS et VANLAIR, professeurs à l'Université de Liége.

CONCLUSIONS PROVISOIRES.

1° Les nerfs vaso-moteurs font partie du système nerveux végétatif; ils ont leurs origines principales dans la moelle épinière et le bulbe rachidien ; ils naissent accessoirement de la portion sus-bulbaire de l'encéphale, des ganglions du sympathique situés sur les cordons et répartis à la périphérie sur le trajet des fibres nerveuses.

2° Pour aller de l'axe médullaire aux cordons latéraux, les nerfs vaso-moteurs passent par les racines antérieures; ils se rendent aux vaisseaux, soit en s'unissant aux nerfs rachidiens et crâniens, soit en accompagnant les artères.

3° Les filets vaso-moteurs sont destinés à la couche musculaire des vaisseaux, et ils forment à leur terminaison plusieurs réseaux pourvus de ganglions microscopiques.

Il n'est pas certain que les fibres nerveuses pénètrent dans l'intérieur des cellules qui constituent la tunique musculaire.

4° L'influence exercée par les nerfs vaso-moteurs sur le calibre des vaisseaux est incontestable; parmi ces nerfs, les uns déterminent, lorsqu'ils sont irrités, la constriction des vaisseaux auxquels ils arrivent ; d'autres, au contraire, produisent par leur excitation un effet dilatateur.

5° Des fibres vaso-constrictrices et des fibres vaso-dilatatrices sont vraisemblablement réunies dans un même nerf, de telle façon que l'action provoquée par un excitant peut différer selon la prédominance de l'une ou de l'autre espèce de fibres.

6° Les nerfs vaso-moteurs sont placés sous la dépendance de centres dont ils tirent leur origine et dont l'activité se manifeste par leur intermédiaire.

L'activité des centres peut être directe ou réflexe et donner lieu à des effets vaso-constricteurs ou vaso-dilatateurs.

7° Il faut admettre l'existence d'appareils nerveux terminaux placés dans les parois vasculaires; ils sont constitués par les ganglions microscopiques répandus dans les réseaux auxquels aboutissent les nerfs vaso-moteurs.

Ces ganglions sont de petits centres vaso-moteurs *toniques.*

8° Les nerfs vaso-dilatateurs ont pour fonction de modérer le pouvoir constricteur de ces derniers centres et d'augmenter par là le calibre des vaisseaux.

9° Les nerfs vaso-moteurs dans leur trajet à travers la moelle restent dans la moitié d'où ils naissent.

L'influence des parties de l'encéphale au contraire situées en avant des tubercules quadrijumeaux est croisée.

10° Les nerfs vaso-moteurs, par suite de l'action qu'ils exercent sur le calibre des vaisseaux, n'ont pas seulement le pouvoir de modifier la vitesse du courant sanguin, mais ils agissent aussi sur la tension vasculaire, ainsi que sur la température, la coloration et la composition du sang.

Ils interviennent également dans les phénomènes d'absorption, de nutrition et de sécrétion.

DEUXIÈME QUESTION.

De la valeur des expériences fondées sur les circulations artificielles.
Rapporteur : M. Heger, professeur à l'Université de Bruxelles.

SOMMAIRE.

I. Procédés employés pour soumettre différents organes à la circulation artificielle.

Cette première partie comprend : *a*) la description des appareils usités pour la circulation dans les poumons, dans le foie, dans les reins, dans le cœur, etc ; *b*) l'exposé des précautions à prendre pour conserver au sang circulant ses propriétés vitales ou pour les modifier notamment par l'addition de gaz ; *c*) le compte-rendu des moyens employés pour conserver aux organes isolés leur vitalité et des expériences qui prouvent dans quelles limites cette vitalité persiste après l'isolement.

II. Aperçu des résultats obtenus par la méthode des circulations artificielles.

Cette deuxième partie comprend le résumé d'un grand nombre de travaux et notamment ceux de C. Ludwig, A. Schmidt, H. Kronecker sur la vie des muscles ; ceux de J. J. Müller sur la respiration dans les poumons ; de Scheremetyewski et Mosso sur la circulation dans les reins ; de Schmulewitch, Mosso et Asp sur la circulation dans le foie ; enfin ceux de Luciani sur la circulation dans le cœur.

L'ensemble de ces expériences démontre que l'application de la méthode des circulations artificielles a fourni à la science des données précieuses que n'eût pas révélées la circulation naturelle.

III. Applications nouvelles de la méthode.

Cette troisième partie comprend l'exposé de recherches récentes ayant trait à l'action des médicaments (alcaloïdes, chloral, etc) sur des organes isolés ; les résultats obtenus nous amènent à discuter le mode d'action physiologique de certaines substances sur les parois des vaisseaux.

CINQUIÈME SECTION.

MÉDECINE PUBLIQUE (hygiène, médecine légale, statistique médicale).

Président : M. le docteur Laussedat, à Bruxelles.

Secrétaires : M. Janssens, inspecteur du service de santé de la ville de Bruxelles.

M. V. Vleminckx, secrétaire du Conseil supérieur d'hygiène.

PREMIÈRE QUESTION.

Des moyens d'assainissement des ateliers où se manipule le phosphore.
Rapporteur : M. le professeur Crocq.

CONCLUSIONS PROVISOIRES.

1º L'intoxication phosphorique est le résultat de l'introduction du phosphore en nature dans l'économie ;

2º L'oxydation anéantit les propriétés toxiques propres du phosphore ;

3º La présence de l'air ozonisé qui brûle immédiatement le phosphore, constitue donc un moyen rationnel préservatif de l'action délétère de ses vapeurs ;

4º Indépendamment d'une bonne ventilation qui entraîne au dehors les vapeurs, il faut placer, dans les ateliers où se manipule le phosphore, des substances capables de transformer l'oxygène en ozone. Parmi ces substances, l'essence de térébenthine figure en première ligne et son usages est dans ce cas parfaitement rationnel.

DEUXIÈME QUESTION.

De l'organisation du service de l'hygiène publique. Rapporteur : M. Belval,
membre de la Commission médicale provinciale, etc., à Bruxelles.

CONCLUSIONS PROVISOIRES

Le service public de l'hygiène demande une double organisation :
I. L'organisation nationale;
II. L'organisation internationale.

I.

1. L'organisation nationale comprendrait l'établissement, dans chaque pays et à tous
les degrés de la hiérarchie administrative, de conseils d'hygiène ou de salubrité;

2. Ceux-ci consisteraient, autant que possible, en :

A. Un Conseil supérieur près de l'autorité gouvernementale au ministère de l'intérieur;

B. Une Commission provinciale dans chacun des départements, provinces, préfectures,
cercles ou districts ;

C Un Comité communal ou municipal dans chaque commune urbaine ou rurale;

Dans les communes dont le peu de développement ne comporterait pas l'institution
d'un Comité, les fonctions de celui-ci pourraient être remplies par un seul hygiéniste,
placé également sous l'autorité de la Commission provinciale, à titre de correspondant ;

3. Ces rapports seraient publiés annuellement par chacune des branches de ce service;

4. La surveillance (et au besoin l'exécution) des mesures d'hygiène reconnues d'utilité
publique, incomberaient : 1º d'une manière générale, au secrétaire du Conseil supérieur,
2º dans l'étendue de chaque province, au secrétaire respectif de la Commission provinciale et 5º dans chaque commune, au secrétaire du Comité local ou au correspondant,
à titre, respectivement d'inspecteur provincial et d'inspecteur communal du service de
santé.

Ils pourraient être au besoin aidés ou suppléés dans ce travail par l'un ou l'autre
membre du Conseil ou des Commissions dans la compétence duquel la mesure rentrerait
d'une manière spéciale ;

5. Indépendamment des rapports que les services hygiéniques aux trois degrés entretiendraient avec leurs administrations respectives, ces services pourraient avoir entre
eux des relations suivies au point de vue de toutes les questions qui sont de leur
compétence ;

6 Plus les services sanitaires auront d'indépendance dans leur sphère d'action, plus il
en résultera d'avantages pour l'hygiène des populations ;

7. Le budget de chacun de ces services ferait partie de celui des administrations
respectives auxquels ils sont attachés, au même titre que celui de l'instruction et celui de
la bienfaisance publique.

II.

L'organisation internationale comprendrait :

1. L'échange fréquent et régulier de communications entre les Conseils supérieurs
d'hygiène des différents pays. Ces communications porteraient principalement :

A. a. Sur les moyens employés pour améliorer les conditions sanitaires des localités
et des populations ;

b. Sur les mesures hygiéniques prises dans le but de diminuer les effets des maladies
endémiques;

c Sur les précautions mises en œuvre pour empêcher l'importation des maladies épidémiques ou contagieuses et notamment sur l'organisation des quarantaines, lazarets, etc.;

d. Sur l'apparition des foyers ou des maladies épidémiques ;

e. Sur les mesures adoptées pour combattre les épizooties ;

B. Sur les résultats obtenus dans chacun de ces cas ;

C. Sur les données statistiques recueillies ou à recueillir dans le but d'élucider les problèmes de l'hygiène publique;

2. La réunion périodique de conférences sanitaires internationales délibérant sur certaines questions déterminées et dont la solution paraîtrait enfin possible.

TROISIÈME QUESTION.

De la fabrication de la bière. Rapporteur : M. DEPAIRE, professeur à l'Université de Bruxelles.

CONCLUSIONS PROVISOIRES.

1° La qualification de « bière » ne peut s'appliquer qu'aux boissons fermentées préparées à l'aide des céréales et du houblon;

2° Aucune substance autre que ces matières premières ne peut être introduite dans la bière, dans le but de les remplacer en tout ou en partie;

3° Les substitutions de ce genre doivent être considérées comme des falsifications constituant une tromperie sur la nature de la chose vendue, même lorsqu'elle ne sont pas nuisibles à la santé, et tombant, dans tous les cas, sous l'application de la loi sur les falsifications des denrées alimentaires.

SIXIÈME SECTION

OPHTHALMOLOGIE.

Président :   M. HAIRION, professeur à l'Université de Louvain.

Secrétaires : M. NOËL,   »   »   »

M. NUEL, médecin à Eich (Luxembourg).

QUESTION.

Des défectuosités de la vision au point de vue du service militaire. Rapporteur : M. le docteur DUWEZ, à Bruxelles.

CONCLUSIONS PROVISOIRES.

L'insuffisance existe dans les lois qui régissent les défectuosités de la vision au point de vue du service militaire, et elle existe également dans leur application.

En ophthalmologie le diagnostic est devenu d'une exquise objectivité, la subjectivité n'y possédant plus qu'une valeur relative et restreinte.

Faut-il conserver l'ancien terme « amblyopie » ou bien, vu les progrès de l'ophthalmologie, qui ont défini les états morbides si différents autrefois compris sous cette dénomination, vaut-il mieux le rejeter et recourir directement à une nomenclature séparée, propre à chacune des altérations ayant occasionné la chute de l'acuité visuelle? Considérant, sauf quelques cas rares d'amblyopie toxique et réflexe, que toutes les affections amblyopiques amènent l'inaptitude définitive au service, il est peut-être plus avantageux de conserver cette expression, tout en y ajoutant une dénomination qui en spécifie la cause. Telle est notre opinion. Nous conserverons donc ce terme « amblyopie » en l'envisageant sous deux chefs principaux, celui de l'acuité et de la portée visuelle et celui du champ périphérique. Quoique les troubles périphériques soient accompagnés, dans la presque totalité des cas, de troubles centraux qui déterminent à eux seuls l'inaptitude au service, cependant les cas faisant exception à cette règle, et d'autre part, la recherche de la simulation rendent cet examen indispensable

Une troisième variété est constituée par la recherche de la délimitation des zônes chromatiques.

Les amblyopies sont passagères et permanentes : relativement aux premières, on peut demander quelle est la conduite à suivre vis-à-vis des individus qui en sont atteints.

L'acuité visuelle domine la pathologie oculaire, elle est la première base servant à fixer la validité pour le service. Celle de l'œil droit doit osciller entre un et un demi après la correction éventuelle de l'amétropie.

Une seule exception doit être faite pour les hommes destinés au service de la cavalerie, où l'acuité visuelle de l'œil droit peut avoir baissé pourvu qu'elle soit normale à gauche.

Les hommes appelés dans le service de la marine et des chemins de fer doivent pouvoir reconnaître les couleurs et spécialement le rouge et le vert.

La vision monoculaire étant suffisante pour obtenir la notion exacte des trois dimensions, il s'ensuit que le strabisme de l'œil gauche ne constitue une cause d'exemption que sous la réserve de certaines conditions exceptionnelles.

Pour conférer l'aptitude au service il faut que l'œil gauche ait conservé la vision excentrique du côté externe, celle-ci pouvant être considérée en tant que vision de défense. On peut appliquer la même formule à l'œil droit s'il s'agit de la cavalerie.

Les taches de la cornée ont été divisées, d'après leur siége, en centrales, excentriques et périphériques. L'acuité visuelle n'y atteint jamais la normale, sa chute étant en rapport direct avec la situation plus ou moins centrale de la tache. On peut donc admettre que toute opacité centrale de la cornée droite ou gauche constitue un motif d'exemption du service militaire; que toute opacité excentrique de la cornée droite donne droit à l'exemption définitive; qu'il en est de même pour les taches de l'œil gauche, quand elles sont étendues ou quand l'œil droit ne possède pas toute son acuité visuelle.

Les taches périphériques des deux cornées ne sont pas une cause d'exemption, à moins que l'œil droit ne possède pas l'acuité visuelle reconnue indispensable.

Myopie. — Si l'on rejette l'usage du verre correcteur, il faut éloigner de l'armée tous les myopes de 1/20 à 1/24, et écarter, d'une part les éléments les plus intelligents, et d'autre part, si l'on admet les myopes de cette catégorie, les reléguer dans les services secondaires ou sédentaires. Supposant concédé le port des lunettes, il reste à déterminer à quelles armes et à quelle catégorie cette mesure doit s'étendre? Quant au corps des officiers, le port des verres correcteurs s'y est de fait introduit, et nous ne croyons pas qu'on puisse songer à le restreindre. Nous croyons que ce privilége demande également à être étendu aux cadres, mais nous jugeons qu'en aucun cas, les myopes qu'ils soient armés de lunettes ou non, ne peuvent être appelés à servir comme simples soldats, dans les rangs de l'armée active, et qu'ils doivent être rejetés dans les réserves ou dans les services secondaires et sédentaires.

Cela étant, nous disons que le degré limite de la myopie, admis partout, se trouve être beaucoup trop élevé et doit être porté à 1/12 pour les cadres et les volontaires, les lunettes leur étant permises. Quant aux simples soldats atteints de myopie de 1/12 à 1/24, ils ne pourront faire partie de l'armée active proprement dite.

L'hypermétropie totale d'1/8 est une cause d'exemption du service militaire.

Quant à ce qui concerne l'astigmatisme, il est impossible de poser des règles précises, l'amblyopie étant, à des degrés divers, la compagne habituelle de ce vice réfractif. Nous y rejetons absolument l'usage de verres autres que les verres sphériques.

SEPTIÈME SECTION.

OTOLOGIE.

Président : M. le docteur DELSTANCHE, père.

Secrétaires : M. le docteur Ch. DELSTANCHE, professeur agrégé à l'Université de Bruxelles.

M. le docteur LEDEGANCK, à Bruxelles.

PREMIÈRE QUESTION.

Des moyens de mesurer l'ouïe et d'en enregistrer le degré de façon uniforme pour tous les pays. Rapporteur : M. le docteur DELSTANCHE, père.

CONCLUSIONS PROVISOIRES.

1º Dans l'état normal, un acoumètre simple, quel qu'il soit, peut servir de mesure commune pour tous les pays.

2º En cas de lésion de l'ouïe, la surdité pouvant n'être que partielle et relative à certains bruits, ce moyen est insuffisant.

3º Dans ce cas, un acoumètre composé, réunissant les deux éléments acoumétriques, c'est-à-dire le bruit et le son, pourrait, dans certaine mesure, remplir cette indication.

4º Quant au moyen d'enregistrer la portée de l'ouïe à distance, la mesure métrique doit être préférée.

DEUXIÈME QUESTION.

Des défectuosités de l'organe auditif au point de vue du service militaire.
Rapporteur : M. le docteur Ch. DELSTANCHE.

CONCLUSIONS PROVISOIRES.

1º Les instructions officielles des différents états sur les défectuosités de l'organe auditif qui rendent impropre au service militaire, laissent toutes à désirer sous plusieurs rapports.

2º Il importe que le médecin appelé à se prononcer au sujet d'une infirmité ou d'une maladie de l'oreille, puisse pratiquer l'examen de l'organe dans un local convenable et avec le secours de tous les instruments nécessaires à cet effet.

3º A peu d'exceptions près, cet examen ne peut se faire d'une manière satisfaisante dans le temps nécessairement restreint qui peut y être consacré devant les conseils de milice et de révision.

4º En conséquence, il nous paraît opportun d'étendre le système des enquêtes, pour les cas difficiles, et de renvoyer les intéressés devant un ou plusieurs spécialistes compétents.

5º En vue d'obvier à l'incorporation de sujets impropres au service, tous les miliciens indistinctement, réclamants ou non, devraient subir un examen sommaire de l'oreille externe et du tympan.

6º Enfin, il est à souhaiter que la loi fixe, à l'instar de ce qui existe déjà pour la vue, la limite minima de la portée de l'ouïe compatible encore avec le service militaire. L'adoption de cette limite fournirait tout au moins une base d'appréciation certaine pour l'admission des volontaires.

HUITIÈME SECTION.

PSYCHIATRIE.

Président : M. BULCKENS, président de la Société de médecine mentale de Belgique.

Secrétaires : M. DE SMETH (Jos.), professeur à l'Université de Bruxelles.
M. INGELS, directeur de l'hospice Guislain, à Gand.

QUESTION.

De la situation morale et légale et du placement des aliénés criminels et dangereux. Rapporteur : M. le docteur SEMAL, directeur de l'hospice d'aliénés de Mons.

SOMMAIRE.

Une tendance contemporaine, nettement accentuée et certes bien louable, cherche à dégager certains problèmes sociaux des entraves métaphysiques, pour les reporter dans le domaine des sciences positives. Tout en reconnaissant qu'il est juste d'encourager des efforts destinés à rétablir sur leurs assises naturelles les lois appelées à régir les sociétés, il faut cependant désirer que de prudentes et sages réserves président à ces encouragements, en vue de permettre et de préparer les moyens de transition. On n'ignore pas en effet que de longues périodes d'indécisions et de tâtonnements séparent la reconnaissance des principes de leurs applications pratiques, et que chercher à les imposer prématurément, c'est pousser à des luttes et à des exagérations ennemies du véritable progrès.

Aussi parmi ces questions qui ont jusqu'ici préoccupé isolément certains esprits, il en est qui subiront encore une désirable incubation avant d'acquérir droit de cité dans la science, mais celle sur laquelle nous appelons aujourd'hui l'attention des aliénistes, semble opportune et mûre pour la discussion.

Depuis longtemps déjà des penseurs parurent convaincus de l'inanité du criterium métaphysique en matière de responsabilité morale et légale. mais cette conviction était plus instinctive que rationnelle. et le débat restant confiné sur le terrain philosophique ne franchit guère le seuil des assemblées scientifiques. La situation s'est totalement modifiée du jour où des chercheurs hardis fouillèrent l'organisme pour y trouver les antécédents physiologiques des manifestations actuelles et psychiques. Il devint dès lors légitime de traduire les idées nouvelles à la barre d'un aréopage compétent, dont le jugement motivé entraînerait la sanction ou infligerait le désaveu.

En vue d'éviter de stériles spéculations théoriques et pour provoquer de fructueuses conclusions. nous croyons devoir formuler brièvement les propositions sur lesquelles la discussion pourrait s'établir :

1º Faut-il admettre l'existence d'une activité nerveuse *spontanée* et chercher dans celle-ci le germe instinctif de la volonté, ou bien résulte-t-il des recherches physiologiques et des données cliniques que les phénomènes antagonistes qui se produisent dans l'organisme et concourent à limiter l'orbite dans lequel se meuvent les déterminations humaines, relèvent uniquement des conditions héréditaires et expérimentales?

2º Est-ce exclusivement par suite d'impulsions sorties d'un groupe d'états psychiques *actuels* que s'accomplissent les actions, ou bien les états *antérieurs* participent-ils aussi à leur détermination, et dans quelle mesure?

5º Si la nature de .ces réviviscences et les conditions où elles naissent constituent les éléments d'où sort la responsabilité dite morale, peut-on affirmer absolument son existence? Et si celle-ci n'existe qu'à un degré relatif, faut-il admettre que les aliénés criminels échappent à toute imputabilité?

4º Le degré de responsabilité *légale* des aliénés criminels se mesure-t-il seulement à la nature et à l'étendue du danger qu'occasionne ou peut occasionner leur présence?

5ª Quelles sont les conséquences légales et administratives qui découlent des propositions précédentes, suivant la solution qui leur est donnée ?

NEUVIÈME SECTION.

PHARMACOLOGIE.

Président : M. DEPAIRE, professeur à l'Université de Bruxelles.

Secrétaires : M. BELVAL, membre de la Commission médicale provinciale, etc., à Bruxelles.

M. HERLANT, professeur à l'Université de Bruxelles.

PREMIÈRE QUESTION.

Faut-il étendre l'emploi médical des principes immédiats chimiquement définis et en multiplier les préparations dans les pharmacopées? Rapporteur : M. VAN BASTELAER, membre de la Commission médicale du Hainaut.

CONCLUSIONS PROVISOIRES.

1º Il est éminemment désirable que l'on encourage et que l'on étende en médecine l'emploi des principes immédiats chimiquement définis, de façon que progressivement s'établisse l'usage de substituer à l'emploi des matières végétales brutes, l'emploi de leurs principes actifs isolés ;

2o Il est utile, dans ce but, de multiplier dans les pharmacopées les formules convenables pour aider à ce mouvement ;

5o Les formes de médicaments qui se prêtent le mieux à l'emploi des principes immédiats et à la facilité de l ur administration sont : pour l'usage interne le *grain* et le *granule* au milligramme de matière active ; et pour l'usage externe *l'alcoolé* au 1/50, ce qui correspond sensiblement à un milligramme par goutte, au compte-gouttes.

DEUXIÈME QUESTION.

De l'établissement d'une pharmacopée universelle. Rapporteur : M. GILLE, professeur à l'École vétérinaire de l'Etat.

CONCLUSIONS PROVISOIRES

Nous avons l'honneur de proposer au Congrès :

1o De proclamer l'utilité d'une pharmacopée universelle officielle ;

2o D'émettre le vœu que ce dispensaire soit limité, pour le moment, aux médicaments énergiques, en laissant à chaque pays la liberté de la compléter d'après ses besoins particuliers ;

5o D'associer ses efforts, pour l'obtenir, à ceux du Congrès pharmaceutique international, tenu au mois d'août 1874, à St-Péter-bourg ;

4o D'engager le Gouvernement russe à prendre l'initiative, conformément à la demande dudit Congrès, afin d'amener les autres puissances à faire ce qui dépend d'elles pour obtenir la pharmacopée internationale ;

5o D'exprimer le désir qu'un certain nombre de médecins et même de vétérinaires fassent partie, avec les pharmaciens, de la Commission internationale qui sera chargée d'arrêter le travail définitif de cette œuvre importante ;

6o De joindre ses vœux à ceux exprimés à peu près dans les termes suivants par le Congrès de St-Pétersbourg :

A. Le texte de la pharmacopée internationale devra être en latin.

B. Le système décimal des poids et mesures sera de rigueur.

C. Toutes les températures seront prises à l'échelle centigrade.

D. La nomenclature chimique sera établie suivant un plan uniforme (celle de Berzélius a paru rallier la majorité des membres du Congrès).

E. Les noms pour la désignation des drogues devront être bien exacts et aussi simples que possible.

F. Les drogues importantes seront l'objet d'une description concise et la quantité minima du principe actif qu'elles devront contenir sera rigoureusement établie, chaque fois que la chose sera possible.

G. Les préparations galéniques seront aussi simples que possible et décrites suivant un même plan.

H. On indiquera le maximum des impuretés que pourront renfermer les produits chimiques.

DIXIÈME SECTION

SECTION D'EXPOSITION.

Il sera fait une EXPOSITION des appareils ou instruments NOUVEAUX, usités en médecine, en chirurgie, en physiologie, en ophthalmogie, etc. Elle se tiendra pendant la durée et dans les locaux du Congrès.

A cet effet, le Comité invite MM. les médecins à faire parvenir à M. le Directeur de l'exposition (Dr *Casse*, rue St-Michel, 11, à Bruxelles), les objets qu'ils voudront soumettre au Congrès, en les priant de faire connaître, le plus tôt possible, leurs intentions à cet égard et l'étendue de l'espace dont ils désireront avoir la disposition.

Les objets eux-mêmes devront être remis à la Direction avant le 15 septembre prochain, et l'envoi en être fait franc de port et de douanes. Quand l'affranchissement rencontrera quelque difficulté, les frais seront provisoirement couverts par la Direction, sauf recours ultérieur à l'expéditeur. Après l'exposition, les objets seront restitués à leurs propriétaires. Le Comité se charge de tous les frais de vitrines, de placement, de réemballage, etc.

L'exposition est exclusive de toute pensée d'intérêt commercial. Cependant il sera loisible à MM. les fabricants d'exposer leurs produits, mais à la condition que ce ne soient que des objets *nouveaux, offrant un intérêt scientifique actuel*. Les frais de vitrine, etc., seront à leur charge, et leur exposition séparée de celle de MM. les médecins.

Des dispositions seront prises pour que la démonstration des appareils puisse être faite, au besoin, sur des animaux ou sur le cadavre. L'exhibition d'instruments importants ne figurant, vu leur prix élevé et la spécialité de leurs applications, que dans les grands cabinets de physiologie, tels que les appareils enregistreurs, etc., serait fort à désirer. Beaucoup de médecins ignorent le mécanisme et peut-être l'existence de plus d'un d'entre eux, et l'explication de leur mode d'application serait accueillie avec le plus vif intérêt.

RENSEIGNEMENTS DIVERS.

MM. les membres du Congrès sont priés d'arriver à Bruxelles le samedi 18, veille de l'ouverture. Ils sont invités à se réunir le soir, de huit heures à minuit, en tenue de voyage, avec les dames dont ils seront accompagnés, chez M. le Secrétaire-Général, avenue de la Toison-d'Or, 74.

Ceux d'entre eux qui voudront s'assurer d'avance un logement, devront en informer, avant le 15, *M. le docteur Delecosse*, questeur du Congrès, chez qui ils se feront conduire directement (*rue de l'Hôpital*, 14) pour y recevoir les indications nécessaires. (Toute la journée du 18 jusqu'à minuit, et la matinée du 19.) Ils indiqueront la classe d'hôtel où ils désireront descendre et la durée du séjour qu'ils se proposent d'y faire.

MM. les membres iront ensuite en personne retirer leur carte au Secrétariat du Congrès — Musée (local des Académies) — et s'y faire inscrire dans la Section ou les Sections auxquelles ils désireront appartenir. (A$_{RT}$. 3 du Règlement.)

Aucune inscription préalable n'est exigée. Néanmoins le Comité prie **MM.** les membres qui se proposent d'assister à la réunion, de vouloir bien autant que possible s'annoncer à l'avance.

Des démarches sont faites par le Comité pour obtenir une réduction sur le prix du parcours sur les voies ferrées. Si elles aboutissent, les cartes de membres en porteront l'avis aux intéressés. Leur carte sera envoyée en temps opportun à **MM.** les membres qui l'auront demandée en envoyant le montant de leur cotisation.

La *Séance solennelle* d'ouverture aura lieu le dimanche 19 septembre, à une heure de relevée, dans la grande salle du Palais Ducal. Les travaux des Sections se tiendront dans les locaux des Académies, au Musée.

Le Congrès durera une semaine. Le banquet d'adieu aura lieu le samedi 25, à six heures du soir, dans la salle gothique de l'Hôtel-de-Ville.

LISTE GÉNÉRALE

DES

Membres du Congrès (1).

M. le docteur * Adriaen, à Logansport. (Indiana.) Délégué de la *Fédération médicale des États-Unis.*

» » * Ahmed, professeur à l'École de médecine de Galata Séraïl, à Constantinople. Délégué de l'Empire Ottoman.

» » Albutt, à Leeds (Angleterre).

» » Allart, à Bruxelles.

» » Amabile, Luigi, à Naples.

» » Arnould, à Namur (Belgique).

» » * Aschman, à Luxembourg. Délégué du Gouvernement Grand-Ducal.

» » Audigé, à Paris.

» » Balisaux, à Bruxelles.

» » Barbiére, à Anvers (Belgique).

» » Bayer, à Stuttgard (Wurtemberg).

» » Bellefroid, à Bruxelles. Membre du Comité d'organisation.

M. Belval, Th., à Bruxelles. Secrétaire et rapporteur de la 9e section. Délégué de la *Société de pharmacie de Bruxelles.*

M. le docteur * Bergman, à Upsal (Suède).

» » Bernard, à Mons (Belgique).

---

(1) Les membres dont les noms sont précédés d'un astérique (*) ont été élus présidents d'honneur. Il n'est fait mention dans cette liste que des membres *ayant participé* au Congrès.

M. le docteur Bernier, à Binche (Belgique).

» » Bertini, Cino, à Florence.

» » Beydler, à Bruxelles.

» » Blas, à Louvain (Belgique).

» » Blesau, à Loo-Dixmude (Id.).

» » Boddaert, R., à Gand (Id.). Secrétaire de la 4e section. Délégué de la *Société de médecine de Gand*.

» » Bonmariage, à Bruxelles.

» » Bonnafont, à Paris.

» » Borlée, à Liége (Belgique).

» » * Bouillaud, à Paris.

» » Bouchut, à Paris.

» » Bougard, à Bruxelles.

» » Bouland, à Paris. Délégué de la *Société de médecine pratique de Paris*.

» » Bouloumié, P., à Paris. Délégué de la *Société de médecine pratique de Paris*.

» » Boucqué, Ed., à Gand. Secrétaire de la 2e section. Délégué de la *Société de médecine de Gand*.

» » * Bowman, W., à Londres.

» » Bowman, E., fils, à Londres.

» » Brems, à Heyst-op-den-Berg (Belgique).

» » Bribosia, à Namur.

» » Brown, A.-M., à Sydney (Australie).

» » Bruylants, G., à Louvain.

» » Bruyr, à Mont-sur-Marchienne (Belgique).

» » Buffet, Ad., à Ettelbrück (Grand duché de Luxembourg).

» » Bulckens, à Gheel (Belgique). Président de la 8e section.

» » Bureaux, à Paris.

» » Burgers, à Liége.

» » Busine, à Wasmes (Belgique).

» » Buys, Léop., à Bruxelles. Secrétaire de la 3e section.

» » Capart, à Bruxelles.

» » Cappelle, à Roulers (Belgique).

» » Carpentier, à Bruxelles. Secrétaire de la 1re section. Délégué de la *Société anatomo-pathologique de Bruxelles*.

» » Casse, à Bruxelles. Directeur de l'Exposition du Congrès.

» » Cazin, à Boulogne-sur-Mer (France).

» » Chantrain, à Bruxelles.

» » Chapman, à Londres.

» » Charbonnier, à Bruxelles.

» » Charlet (Id.).

M. le docteur Charlier, à Bruxelles.
   »   »   Charlier, E., à Liége.
   »   »   Chéron, à Paris.
   »   »   Clinquart, à Saint-Ghislain (Belgique).
   »   »   Cloquet, à Braine-le-Comte (Id.).
   »   »   Collignon. H., à Bruxelles.
   »   »   Collignon, à Huy (Belgique).
   »   »   Colmant, à Saint-Ghislain (Id.).
   »   »   Coomans, Léon, à Bruxelles.
   »   »   Coppée, à Jumet (Belgique).
   »   »   Coppez, à Bruxelles.
   »   »   Coppin, à Fontaine-l'Évêque (Belgique).
        M. Cornélis, L., pharmacien, à Diest (Id.).
M. le docteur Cornélis, à Berlaere (Id.).
   »   »   Cousot, à Dinant (Id.).
        M. Créteur, pharmacien, à Bruxelles. Délégué de la *Société de pharmacie de Bruxelles*.
        Criquelion, Ch., pharmacien, à Bruxelles.
M. le docteur * Critchett, à Londres.
   »   »   Crocq, à Bruxelles. Membre du Comité d'organisation.
   »   »   Cuignet, à Lille (France).
   »   »   Culot, à Maubeuge (Id.).
   »   »   Cuylits, à Uccle (Belgique).
        M. Daenen, pharmacien, à Bruxelles.
M. le docteur Dastot, à Mons.
   »   »   Dedaisieux, à Louvain. Secrétaire et rapporteur de la 2e section.
   »   »   Deboom, à Denderleeuw (Belgique).
   »   »   Debout-d'Estrées, à Contrexéville (France).
   »   »   De Brabant, à Roulers.
   »   »   Debruyne, à Paris.
   »   »   Dedoncker, A., à Louvain.
   »   »   Downarowicz (de), à Saint-Pétersbourg.
   »   »   Dehacher, à Marchienne-au-Pont (Belgique).
   »   »   Dejace, à Flémalle-Grande (Id.).
   »   »   Dejean, à Châtelet (Id.).
   »   »   Delcourt, à Andenne (Id.).
   »   »   Delecosse, à Bruxelles. Questeur du Congrès.
   »   »   Delstanche, père, à Bruxelles. Président et rapporteur de la 7e section.
   »   »   Delstanche, fils, à Bruxelles. Secrétaire et rapporteur de la 7e section.

M. le docteur Delvoie, à Liége.
 » » Deman, à Ixelles (Belgique).
 » » Demarbaix, à Mons (Id.).
 » » De Mayer, à Boom (Id.).
 » » De Merdieu, à Bordeaux.
      M. De Meyer, pharmacien, à Saint-Josse-ten-Noode (Belgique).
M. le docteur Demoor, à Alost (Id.).
 » » De Mulder, à Bruxelles.
 » » Deneffe, à Gand.
 » » De Paepe, à Bruxelles.
      M. Depaire, pharmacien, à Bruxelles. Président de la 9ᵉ section.
M. le docteur De Preter, à Laroche (Belgique).
 » » De Rode, à Louvain.
 » » De Roubaix, à Bruxelles. Membre du Comité d'organisation.
 » » Descamps, à Verviers.
 » » Descamps, à Mons.
 » » De Schryver, à Louvain.
 » » Desguin, à Anvers. Rapporteur de la 1ʳᵉ section. Délégué de
     la *Société de médecine d'Anvers.*
 » » Desmet, à Waemon.
 » » De Smeth, Jos., à Bruxelles. Secrétaire de la 7ᵉ section.
 » » Desmeth (V.), à Bruxelles.
 » » Devaucleroy, à Mons.
 » » Dewindt, Jos., à Alost (Id.).
 » » Dobbelaere, à Bruges (Id.).
 » » * Donders, à Utrecht (Pays-Bas).
 » » Donckers, Ch., à Bruxelles.
 » » Drysdale, à Londres.
 » » Dubois, Victor, à Bruxelles.
 » » Dubois, à Quiévrain (Belgique).
 » » Dubois, à Saint-Josse-ten-Noode (Id.).
 » » Dudart, à Boitsfort (Id.).
 » » Dujardin-Baumetz, à Paris.
 » » Du Moulin, à Gand.
 » » Dupont, à Anvers.
 » » Dupré, à Etterbeek (Belgique).
 » » Dutreux, à Namur.
 » » Duwez, à Bruxelles. Secrétaire des séances.
 » » * Egeling, à La Haye. Délégué de Gouvernement hollandais.
 » » Engelmann, à Bruxelles.
      M. Everaert, C., pharmacien, à Bruxelles.
M. le docteur Faralli, G., à Florence.

M. le docteur FEIGNEAUX, à Bruxelles. Secrétaire de la 3ᵉ section.
» » FÉLIX, J., à Bruxelles.
» » FIEUZAL, à Paris.
MM. FINOELST, P., pharmacien, à Bruxelles.
FOELEN, vétérinaire, à Saint-Trond (Belgique).
M. le docteur FORGET, Amédée, à Paris.
» » FRANCK, F., à Paris.
» » FRAPPAZ, à Bruxelles.
» » FREIRE, Domingos, à Rio-de-Janeiro. Délégué du Gouvernement brésilien.
» » FRIARD, à Rœulx (Belgique).
» » FROMONT, à Bruxelles.
» » GAILLARD, à Bruxelles.
» » GAIRAL, à Carignan (France).
» » GALEZOWSKY. à Paris.
» » GALLARD, à Paris. Délégué de la *Société de médecine légale de Paris*.
» » GALLEZ, L., à Châtelet (Belgique).
» » GAYET, à Lyon.
» » GÉRARD, à Tournai (Belgique).
» » GILLE, professeur à l'École vétérinaire, à Cureghem (Id.). Rapporteur de la 9ᵉ section.
» » GIVRÉ, à Naples.
» » GIRALDÈS, à Paris.
» » GIRAUD-TEULON, à Paris.
» » GOETSEELS, à Cureghem (Belgique).
» » GODINEAU, à Bruxelles.
» » GOLENVAUX, Louis, à Bruxelles.
» » GOSSART, à Mons.
» » GRAVEZ, à Houdeng-Gœgnies (Belgique).
» » GRÉGOIRE, à Ixelles (Id.).
» » GROSS (De), professeur à Kazan (Russie).
» » GROSZ, L., à Budapest. Délégué du *Comité médical de la Hongrie*.
» » GUÉNIOT, à Paris.
» » GUERDER, à Longwy-Haut (France).
» » GUÉRIN, Jules, à Paris.
» » GUILLERY, à Bruxelles.
» » GUILLON, à Paris. Délégué de la *Société de médecine pratique de Paris*.
» » GUSTIN, à Saint-Nicolas (Belgique).
» » GUYE, A.-A.-G., à Amsterdam.

M. le docteur Gys, à Bruxelles.

»   »   HAÏDAR (Ali), à Constantinople. Délégué de l'Empire
                Ottoman.

»   »   HAÏREDDIN, à Constantinople. Délégué de l'Empire Otto-
                man.

»   »   HAIRION, à Louvain. Président de la 6e section.

»   »   HALLA, à Prague.

»   »   HAMBURSIN, à Namur.

»   »   HARIAU, à Bruxelles.

»   »   HANON, à Nivelles (Belgique).

»   »   HAELBAUR, à Malines (Id.).

»   »   HARDWICKE, à Londres.

»   »   * HARWOOD, E.-C., à New-York. Délégué de la *Fédération
                médicale américaine.

»   »   HAUBEN, à Bruxelles.

»   »   HAUCHAMPS, à Bruxelles.

»   »   HAYOIT, à Louvain.

»   »   * HEBRA (Von), à Vienne. Délégué du Gouvernement autri-
                chien.

»   »   HEGER, P., à Bruxelles. Rapporteur de la 4e section.

»   »   HENDRIX, L., à Louvain.

»   »   HENRARD, E., à Bruxelles.

          M. HERLANT, A., pharmacien, à Bruxelles. Secrétaire de la
                9e section.

M. le docteur HERMANT, E., à Bruxelles.

»   »   HERPAIN, à Saint-Hubert (Belgique).

»   »   HEUZE, à Liége (Id.).

»   »   HEYNEN, à Bertrix (Id.).

»   »   HICGUET, à Liége (Id.). Délégué de la *Société médico-chirur-
                gicale de Liége*.

»   »   HICGUET, à Bruxelles.

»   »   HILLAERT, à Londerzeel (Belgique).

»   »   HOPFGARTNER, Léop., à Vienne. Délégué du *Collége des
                médecins de Vienne*.

»   »   HOUZÉ père, à Bruxelles.

»   »   HOUZÉ, E. (Id.).

»   »   HOUZÉ, à Schaerbeek (Belgique).

»   »   HOUZÉ DE L'AULNOIT, à Lille (France).

»   »   HUBERT père, à Louvain.

»   »   HUBERT fils, à Louvain. Rapporteur de la 3e section.

»   »   HUBERT, à Mons.

»   »   HUGUES, à Nice (France).

M. le docteur HYERNAUX, à Bruxelles.

» » IDE, à Anvers.

» » INGELS, B., à Gand. Délégué de la *Société de médecine de Gand*. Secrétaire de la 8e section.

» » * JACCOUD, à Paris.

» » JACOBS, J.-C., à Bruxelles.

» » JANSSENS, à Puers (Belgique).

» » JANSSENS, Eug., à Bruxelles. Secrétaire de la 5e section.

» » JAVAL, à Paris.

M. JONAS, Achille, pharmacien, à Anzin (France).

M. le docteur JORIS, à Bruxelles.

» » JORIS (Id.).

» » JOTTRAND (Id.).

» » JOURET, A. (Id.).

» » KAEUFFER, à Liége. Délégué de la *Société médico-chirurgicale de Liége*.

» » KLEIN, à Paris.

» » KOCK, à Ixelles (Belgique).

» » KONRAD, professeur à N. Varàd (Hongrie).

» » KUBORN, H., à Seraing (Belgique).

» » LACOMPTE, Camille, à Tamise (Id.).

» » LACOMPTE, à Alost (Id.).

MM. LAGASSE, pharmacien, à Nivelles (Id.).

LAHAYE, avocat, *membre honoraire*. Délégué du *Comité de salubrité publique de Saint-Josse-ten-Noode*.

M. le docteur LAHILLONNE, à Pau (France).

» » LAMBERT, E., à Ixelles (Belgique).

» » LAMMENS, F., à Saint-Josse-ten-Noode (Id.). Délégué du *Comité de salubrité publique de Saint-Josse-ten-Noode*.

» » LAND, à Utrecht (Pays-Bas).

» » * LANGENBEEK (VON), à Berlin.

» » LANDOLT, à Paris.

» » LARONDELLE, à Verviers (Belgique).

» » LARREY, à Paris.

» » LAUSSEDAT, à Bruxelles. Président de la 5e section.

» » LAVISÉ (Id.).

» » LAWSON FAIT, à Birmingham.

» » LEBON, à Nivelles (Belgique).

» » LEBRUN, à Bruxelles.

» » LEBRUN, à Mons.

» » LECLERCQ, Alph., à Bruxelles.

» » LECOCQ, à Anvers.

M. le docteur LEDEGANCK, à Bruxelles. Secrétaire de la 7e section.
» » LEDRESSEUR, à Louvain.
» » LEFEBVRE, à Louvain. Rapporteur de la 1re section.
» » LEFEBVRE, à Marchienne-au-Pont (Belgique).
» » LEFILS, à Verviers (Id.).
» » LEFORT, Léon, à Paris. Délégué de la *Société de Chirurgie*.
» » LELONG, à Bruxelles.

M. LENTZ, à Bruxelles, directeur au ministère de la justice, *membre honoraire*.

» » LEUDET, à Rouen (France).
» » LEUDUGER-FORTMOREL, à Saint-Brieux (France).
» » LEVKOVITSCH, à Saint-Pétersbourg.
» » LIBBRECHT, à Gand.
» » LOCKEM, à Namur.
» » LUBINSKY, A., à Kronstadt (Russie).

M. * MADJEN, P. Délégué de la *Société de pharmacie de Copenhague* (Danemark).

M. le docteur MAGAUD, Jules, à Lyon.
» » MAGITOT, à Paris.
» » MAHAUX, E. à Bruxelles. Secrétaire de la 1re section.
» » MAHIEU, à Rumbeke (Belgique).
» » MALCORPS, à Louvain (Id.).
» » MALLET, à Paris.
» » * MANAYRA, à Rome. Délégué du ministère de la guerre d'Italie.
» » * MARCOWITZ, à Bucharest. Délégué du gouvernement roumain.
» » MAREY, à Paris. Délégué du gouvernement français.
» » MARSHALL-CALKINS, à Springfield (États-Unis).
» » MARTHA, à Molenbeek-Saint-Jean (Belgique).
» » MARTIN, E., à Bruxelles.
» » MARTIN, L. (Id.).
» » MARTIN, à Paris.
» » MASIUS, à Liége. Président de la 4e section.
» » MASOIN, E., à Louvain. Secrétaire de la 4e section.
» » MASTBOOM, à Oud-Gastel (Brabant septentrional).
» » MATAGNE, à Bruxelles.
» » MATHIEU, à Ixelles (Belgique).
» » MEYER, Ed., à Paris.
» » MEYER, Arthur, à Detmold (Allemagne).
» » MICHAUX, à Louvain. Président de la 2e section.
» » MOELLER, à Nivelles (Belgique).
» » MONTIGNIES, à Mons (Id.).

M. le docteur Mottard, à Hannut (Belgique).

»　　　»　　Müller, V., à Saint-Pétersbourg.

»　　　»　　Nicolaïew (de), de Constadt. Délégué du ministère de la guerre de Russie.

»　　　»　　Noël, L., à Louvain. Secrétaire de la 6e section.

»　　　»　　Nuël, à Eich (Luxembourg). Délégué de la *Société de médecine de Luxembourg*, Secrétaire de la 6e section.

»　　　»　　Odry, H., à Bruxelles.

M. Odry, pharmacien, à Bruxelles.

M. le docteur Ogston, Alb., à Aberdeen (Écosse).

»　　　»　　Onimus, à Paris.

»　　　»　　Oré, à Bordeaux (France).

»　　　»　　Orlowski, à Varsovie.

»　　　»　　* Osio, à Barcelone (Espagne).

»　　　»　　Ossieur, à Roulers (Belgique).

M. Oudart, inspecteur général au Ministère de la Justice, à Bruxelles. *Membre honoraire.*

M. le docteur * Palasciano, à Naples.

»　　　»　　Parini, à Pise (Italie).

»　　　»　　Parise, à Lille (France).

»　　　»　　* Pasquali, Ercole, à Rome. Délégué de l'*Académie de médecine de Rome.*

»　　　»　　Pasquier, à Châtelet (Belgique).

»　　　»　　Patterson Cassels, James, à Glascow (Écosse).

»　　　»　　Pamard, à Avignon (France).

»　　　»　　Peeters, H., à Malines (Belgique).

»　　　»　　Perrin, E.-R., à Paris. Délégué de la *Société médico-pratique de Paris.*

»　　　»　　Perrin, Maurice, à Paris.

»　　　»　　Perssu, Georges, à Bucharest (Roumanie).

»　　　»　　* Petersen, J., à Copenhague (Danemark). Délégué de la *Fédération médicale danoise.*

»　　　»　　Petit, à Saint-Josse-ten-Noode (Belgique). Délégué du *Comité de salubrité publique.*

M. Petit, pharmacien, à Paris.

M. le docteur Petit, à Wasmes (Belgique).

»　　　»　　Piessens, à Bruxelles.

»　　　»　　Pigeolet, à Bruxelles. Président de la 3e section.

»　　　»　　Pini, Gaeteno, à Milan. Délégué de l'*Association médicale italienne.*

»　　　»　　Poirier, à Termonde (Belgique). Délégué de la *Société de médecine de Gand.*

M. le docteur Poncet, à Paris.

»   »   Poray-Koschity, à Kharkow (Russie).

»   »   Porporati, à Turin (Italie).

»   »   Prochoroff, M., à Saint-Pétersbourg.

»   »   Putégnat, à Lunéville (France).

»   »   Quinet, A., à Bruxelles.

»   »   Quintin, à Leuze (Belgique).

MM.   Ramwez, J., pharmacien, à Mont-sur-Marchienne (Belgique).

         Ramelot, Martin, pharmacien, à Bruxelles.

M. le docteur Rasse, à Bruxelles.

M. Reding, L., pharmacien, à Bruxelles.

M. le docteur Renoy, à Ciney (Belgique).

»   »   Reusens, à Malines.

»   »   Riche, à Bruxelles.

»   »   Ring, à Christiania (Norwège).

»   »   Roberts, P.-F., à Paris.

M. Rogier, Ch., à Bruxelles, ex-Ministre de l'Intérieur. *Membre honoraire.*

M. le docteur Rommelaere, W., à Bruxelles.

»   »   Romiée, à Liége.

»   »   Roustan, à Paris.

»   »   Sacré, à Bruxelles.

»   »   Saggini, à Vérone (Italie).

»   »   Saint-Moulin, à Bruxelles.

»   »   Santiago-Larrosa, à Paris.

»   »   Sapolini, à Milan. Délégué de l'*Association médicale italienne.*

»   »   Schiefferdecker, P., à Strasbourg (Allemagne).

»   »   Schiffert, à Liége.

»   »   Schloegel, à Bruges.

»   »   Schmitz, B., à Ixelles (Belgique).

»   »   Schneider, à Bruxelles.

»   »   * Schnitzler, à Vienne. Délégué du *Collége des médecins de Vienne.*

»   »   Schoenfeld, H., à Bruxelles.

»   »   Schuermans (Id.).

»   »   Schultze, à Jena.

»   »   Scockaert, à Jemmapes (Belgique).

»   »   Semal, François, à Mons. Rapporteur de la 8e section.

»   »   Semal, Charles, à Bruxelles.

»   »   * Semmola, M., à Naples. Délégué du ministère de l'intérieur d'Italie.

M. le docteur * Sigmund (Von), à Vienne. Délégué du Gouvernement autri-
    chien.

»   »   Smeets, à Liége.

»   »   Soete, à Sleidinge (Belgique).

    M. Somers, pharmacien, à Gand.

M. le docteur Stein, à Francfort S/M. (Allemagne).

»   »   Stiénon, à Bruxelles.

»   »   Stobbaerts, à Malines.

»   »   Stradling, à Anvers.

»   »   Tacke, à Bruxelles.

»   »   Tandel (Id.).

»   »   Testelin, à Lille (France).

»   »   Theyssens, à Lierre (Belgique).

»   »   Thibaut, à Bruxelles.

»   »   Thibaut (Id.).

    M. Thiernesse, directeur de l'École de médecine vétérinaire
    de Cureghem (Belgique).

M. le docteur Thiriar, à Bruxelles.

»   »   Thiry (Id.). Président de la 1re section.

»   »   Thompson, P.-J. (Id.).

»   »   Theys, à Laeken (Belgique).

»   »   Vallez, à Tournai (Id.).

    M. Van Bastelaer, pharmacien, à Charleroi (Id.). Rapporteur
    de la 9e section.

M. le docteur * Van Cappelle, à La Haye. Délégué du Gouvernement
    hollandais.

»   »   Vandam, à Bruxelles.

    M. Vanden Heuvel, pharmacien, à Bruxelles.

M. le docteur Vanden Weghe, à Oost-Vleteren (Belgique).

»   »   Van de Loo, à Venloo (Pays-Bas).

»   »   Vandenheuvel, à Willebroeck (Belgique).

»   »   Vanden Schrieck, F., à Hal (Id.).

    M. Van de Vyvere, pharmacien, à Bruxelles.

M. le docteur Van Dromme, E., à Bruges.

»   »   Vanermengen, à Louvain.

»   »   Van Hoeck, à Nimègue (Pays-Bas).

»   »   Van Holsbeek, à Bruxelles.

»   »   Vanhoof, à Malines (Belgique).

»   »   Vanhoorde, à Bruxelles.

»   »   Van Lair, à Liége. Rapporteur de la 4e section.

»   »   Van Roeckhoudt, à Louvain.

»   »   Van Volxem, à Bruxelles.

M. le docteur Van Vyve, à Anvers.
    »   »   Vérité, à Paris. Délégué de la *Société de médecine pratique*.
    »   »   Vermeulen, A., à Gand.
    »   »   Verneuil, à Paris.
    »   »   Verriest, à Bruxelles. Secrétaire des séances.
    »   »   Vleminckx, à Bruxelles. Président du Congrès.
    »   »   Vleminckx, V., à Bruxelles. Secrétaire de la 5ᵉ section.
    »   »   Vygen, à Bruxelles.
    »   »   Wallaert, à Courtrai (Belgique).
    »   »   Warlomont, à Bruxelles. Secrétaire général du Congrès.
    »   »   Wasseige, à Liége.
    »   »   Wauters, à Anderlecht (Belgique).
    »   »   Wauthy, à Courcelles (Id.).
    »   »   Weber, à Darmstadt (Allemagne).
    »   »   Weverbergh, à Bruxelles.
    »   »   Willain, G., à Leuze (Belgique).
    »   »   Willième, à Mons. Rapporteur de la 2ᵉ section.
    »   »   Wilmart, à Bruxelles.
    »   »   Wimmer, (Id.).
    »   »   Winnwein, E., à Metz (Allemagne).
    »   »   Wittmann, fils, à Malines.
    »   »   Yseux, à Bruxelles.
    »   »   Ziemssen, à Aix-la-Chapelle (Allemagne).

Ouverture du Congrès.

SÉANCE PUBLIQUE DU 19 SEPTEMBRE 1875.

Cette séance se tient dans la magnifique salle du *Palais-Ducal*, qui, de même que les salons qui l'entourent, est consacrée au Musée moderne de peinture de l'État. Tous ces salons ont été mis gracieusement, par le Gouvernement, à la disposition du Comité d'organisation du Congrès.

A une heure précise, S. M. LE ROI, reçu à l'entrée du palais par les membres du Bureau, vient prendre place dans la tribune qui lui a été réservée. L'entrée de Sa Majesté dans la tribune royale est saluée par les plus vifs applaudissements de l'assemblée. Le Roi est accompagné de M. le lieutenant-général Soudain de Niederwerth, aide-de-camp, et des capitaines Brewer et baron V. d'Anethan, officiers d'ordonnance.

M. VLEMINCKX s'assied au bureau de la présidence, ayant à sa droite M. le Ministre de l'intérieur, et à sa gauche M. le Bourgmestre de Bruxelles.

Siégent également au bureau : MM. DEROUBAIX et CROCQ, vice-présidents; M. WARLOMONT, secrétaire-général; MM. DUWEZ et VERRIEST, secrétaires des séances.

M. LE PRÉSIDENT, après avoir demandé à Sa Majesté l'autorisation d'ouvrir la séance, prononce le discours suivant :

« Sire,

» En ouvrant cette session du *Congrès périodique international des sciences médicales*, notre premier devoir est de remercier respectueusement le Roi d'avoir daigné assister à sa séance inaugurale.

« Aucun honneur plus grand ne pouvait nous être fait, aucun encouragement plus puissant ne pouvait nous être accordé. Au nom du Congrès, je prie le Roi de vouloir bien agréer l'expression de notre gratitude pour cette marque délicate de haut intérêt qu'il a daigné nous donner. (*Vifs applaudissements.*)

» A vous aussi, mes chers et honorés confrères, notre première parole est une parole de remerciment, pour le zèle et le dévouement avec lesquels vous avez bien voulu répondre à notre appel.

» Soyez les bienvenus, vous, nos honorables confrères de l'étranger, qui n'avez pas reculé devant les fatigues et les ennuis d'un long voyage, pour venir prendre part à nos travaux. Sur cette terre hospitalière de Belgique, vous ne rencontrerez, soyez-en bien assurés, que des visages sympathiques et amis. A cette tribune qui vous est ouverte, vous discuterez en toute liberté et sans préoccupation aucune, les problèmes scientifiques dont vous jugerez utile et convenable de saisir l'assemblée. En Belgique, la manifestation de la pensée, en quelque matière que ce soit, est affranchie de toute entrave. (*Applaudissements.*)

» Elles sont nombreuses et variées, messieurs, les questions que nous avons cru devoir soumettre à votre examen. Toutes ont de l'importance, toutes appellent vos études et vos lumières; il en est même quelques-unes qui touchent aux intérêts sociaux de l'ordre le plus élevé, et sur lesquelles je me permets dès à présent d'attirer votre plus sérieuse attention.

» Un des hommes d'Etat les plus considérables de notre époque, le ministre Disraëli, affirmait, il y a un mois à peine, au sein d'une corporation renommée, que le moment était venu, pour les représentants de son pays, de s'occuper avec intelligence et énergie de l'amélioration et de l'élévation de la condition du peuple. « La réforme sanitaire, par exemple, disait-il, est le grand but et le grand besoin du jour. » Et il comprenait, bien entendu, dans ce programme, la plupart des influences civilisatrices de l'humanité.

» Ce qui est vrai pour la Grande-Bretagne, mes chers confrères, l'est également pour les autres nations. L'amélioration de la condition des peuples s'impose et s'imposera toujours à toutes, non-seulement comme la plus sacrée des obligations, mais encore comme le plus puissant des intérêts.

» Dans cette noble et généreuse entreprise, où l'humanité seule est en cause (pour me servir de l'heureuse expression de l'illustre Serres, de l'Institut de France, au Congrès de médecine de Paris de 1845), qui pourrait contester à la science médicale le droit de revendiquer une part prépondérante?

» Assurément des influences civilisatrices d'un autre ordre doivent concourir au résultat final, mais, il faut bien le reconnaître, si grande que soit leur efficacité, il importe qu'elles rencontrent un terrain propice et bien préparé pour en tirer avantage et profit.

» Le *mens sana in corpore sano* sera toujours d'une éternelle vérité.

» Rendre par conséquent les populations plus fortes, plus résistantes, plus viriles, tel est le premier terme du problème ; tel est, tel doit être le commencement de la grande œuvre réformatrice.

» A nous donc, mes chers et honorés confrères, au corps médical, la tâche initiale; à nous, de mettre en évidence, avec l'autorité que donnent des études et des connaissances spéciales, jointes à une expérience éclairée, les causes physiques et morales qui font dégénérer l'espèce humaine, en l'abreuvant de misères et de souffrances; à nous, de signaler les mesures les plus propres pour tarir les sources de ces affections calamiteuses et terribles qui déciment les populations et portent dans leur sein la ruine et le désespoir; à nous enfin, d'éclairer les peuples et les gouvernements sur les devoirs qu'ils ont à remplir, les uns comme les autres, pour assurer le succès des moyens de préservation dont la science et l'observation ont démontré la puissance et l'indéniable vertu.

» Et voilà, messieurs, pourquoi il est si bon, il est si utile que de grands aréopages, comme le vôtre, dont nul ne songe à contester la compétence, se réunissent périodiquement et fassent entendre leur voix autorisée. Plus imposante, en effet, sera l'assemblée qui aura décrété les garanties indispensables, plus faibles seront les résistances et les hésitations de ceux qui ont pour devoir de veiller au salut des populations et de défendre leurs foyers contre les influences nocives, de quelque part qu'elles viennent.

» Je ne sais si je me trompe, mes chers et honorés confrères, mais il me semble que c'est là tout particulièrement la partie de nos travaux dont nos concitoyens saisissent et comprennent le mieux la haute utilité et la bienfaisante portée.

» Sans aucun doute, les discussions en matière de science pure, d'une assemblée comme la vôtre, exciteront toujours le plus vif intérêt et attireront à juste titre l'attention du corps médical; mais, qu'il me soit permis de vous le dire, vous êtes sans droit pour proclamer *ex cathedrâ* des principes et des lois qui soient l'expression de la vérité absolue. Vous savez que la marche du progrès est incessante et que les arrêts de la veille sont souvent cassés par les découvertes du lendemain. En matière de science pure, par conséquent, éclairer, propager, vulgariser, voilà le seul rôle auquel vous puissiez aspirer, et, je me hâte de le dire, ce rôle-là est encore assez beau et assez important pour provoquer au dévouement et à l'apostolat. Mais lorsqu'il s'agit de réforme sanitaire et des améliorations à apporter à la condition des peuples, à l'aide de cette réforme, oh! alors, vos prétentions grandissent et s'étendent. Vous ne vous bornez plus à discuter, vous concluez. Vous trouvant en face de principes et de lois consacrés par des siècles d'observation et sanctionnés par l'assentiment universel, vous arrêtez, vous décidez, vous statuez souverainement, sans crainte d'opposition, sans souci du lendemain, convaincus que vous êtes, comme vous avez le droit de l'être, que vos arrêts sont irréprochables et resteront à l'abri de toute réformation.

» Et permettez-moi, messieurs, de vous dire, à cette occasion, que ces principes et ces lois ont été soumis une fois de plus au creuset d'un examen sévère et pour ainsi dire codifiés, ici même en Belgique en 1852, au sein du Congrès international d'Hygiène, dont plusieurs d'entre vous ont dû garder un excellent souvenir.

» Dans vos sessions tenues successivement à Paris, à Florence et à Vienne, vous avez heureusement résolu un certain nombre de questions relatives à la médecine sociale. Je souhaite bien vivement que la session de Bruxelles vienne ajouter une pierre au bel édifice que vous avez résolu de construire. Oh! je ne me le dissimule pas, il reste encore beaucoup de choses à faire et surtout bien de bons esprits à conquérir. Mais j'ai la persuasion qu'à force de sagesse et de persévérance, vous parviendrez à faire triompher le bon sens et la vérité. La raison, en dépit de tous les obstacles, finit toujours par avoir raison. Le succès le plus complet couronnera vos efforts, plus tôt peut-être que vous ne le pensez. Et ce succès-là, messieurs, est de ceux que des hommes de cœur comme vous doivent rechercher et convoiter avec une noble et sainte ardeur. Améliorer l'état de la santé publique, élever la condition du peuple, n'est-ce pas, en dernière analyse, doter la patrie d'un surcroît de force, de bien-être et de grandeur? Et connaissez-vous beaucoup de services qui soient comparables à celui-là?

» Encore un mot, messieurs, et je termine.

» En matière d'hygiène sociale, les peuples, vous le savez, sont solidaires; dans un grand nombre de cas, les fautes et les erreurs d'un d'eux retombent inévitablement sur les autres. Je constate, d'autre part, qu'on discute, qu'on recherche les moyens d'atténuer les horreurs de la guerre; on espère y parvenir en imposant, par des conventions, aux belligérants, des limites qu'il leur serait interdit de franchir. Le projet est louable assurément, et fait le plus grand honneur à l'illustre souverain qui en a pris l'initiative.

» Mais pourquoi donc ne s'efforcerait-on pas de même, afin de rendre la paix plus féconde, de faire des conventions internationales, que je demanderai la permission d'appeler *hygiéniques* ou *sanitaires*, et qui obligeraient les contractants à l'exécution des mesures arrêtées de commun accord pour l'extinction de certains fléaux? La pensée n'est-elle pas réalisable, n'est-elle pas pratique? Je ne le crois pas : déjà des tentatives ont été faites dans ce but; j'ose émettre ici hautement le vœu qu'on les renouvelle. Je demande que le principe de ces conventions soit soumis à un nouvel et très-sérieux examen. Qu'on ne s'épouvante pas surtout des difficultés et des obstacles qu'on est en quelque sorte certain de rencontrer sur sa route. Des difficultés et des obstacles, il y en aura toujours, il y en aura partout et pour toutes choses; mais qu'on ne perde pas de vue qu'il s'agit ici des intérêts les plus sacrés de nos populations, et que ces intérêts-là sont de ceux qu'il faut savoir servir, protéger et défendre avec persévérance et la plus énergique décision.

» Il me reste maintenant à accomplir un acte de gratitude. C'est à **M.** le Ministre de l'Intérieur que nous devons la réunion de ce Congrès, c'est lui qui en a facilité l'organisation, en mettant à notre disposition tous les moyens qui sont en son pouvoir. Au nom de mes collègues et au mien, j'ai l'honneur de vous proposer de vouloir bien lui en témoigner notre reconnaissance en le proclamant premier président d'honneur. »

Ces paroles sont couvertes d'applaudissements.

M. Delcour, ministre de l'intérieur, se lève et dit :

« Je vous remercie, messieurs, de la haute distinction que vos suffrages viennent de m'accorder, en m'appelant à la présidence d'honneur de cette assemblée.

» Le concours que le gouvernement belge a prêté à l'organisation de ce Congrès vous prouve le vif intérêt qu'il attache à vos travaux.

» Vous tous, messieurs, assemblés sur le sol libre et paisible de la Belgique, pour discuter et élucider les grandes questions qui vous sont soumises, soyez les bienvenus parmi nous.

» La présence à cette première réunion de tant d'hommes éminents accourus de toutes parts à l'appel du Comité d'organisation, et le soin intelligent qui a présidé à l'élaboration du programme du Congrès, nous sont un sûr garant de la fécondité de vos délibérations.

» Elles ne sauraient être infructueuses pour le progrès des sciences et pour le bien de l'humanité.

» Sans doute, comme vous l'a dit votre honorable président, qui vient d'inaugurer cette session avec tant d'éloquence, il est impossible à un congrès, comme à toute société savante, quelle que soit son autorité, de résoudre définitivement les questions scientifiques; mais il lui appartient d'exprimer dans ces actes l'état actuel de la science sur les questions qui font l'objet de ses délibérations.

» Son but, sa mission, c'est de marquer comme une étape, comme un jalon dans l'histoire de la science.

» Votre session, messieurs, aura un autre avantage non moins utile; elle resserrera et cimentera les liens de confraternité qui unissent entre eux les médecins de tous les pays.

» Dans ces fraternelles réunions, ils s'éclaireront les uns les autres sur la situation du corps médical dans les diverses contrées, et apprendront ainsi à connaître les institutions les plus propres à concilier la dignité de la profession médicale avec les intérêts de l'humanité.

» Soyez les bienvenus, messieurs; je suis convaincu que vous n'aurez pas à regretter d'avoir quitté, pour ces grandes assises de la science, vos familles, votre pays, vos affaires.

» Le programme qui vous est soumis renferme des questions générales intéressant également tous les pays.

» Votre généreux appui, votre coopération active et votre sympathique concours aideront à l'accomplissement de la belle œuvre à laquelle vous vous êtes associés.

» Recevez-en nos vifs remerciments. » (*Applaudissements unanimes*).

M. LE PRÉSIDENT. — Messieurs, le premier objet à l'ordre du jour est la constitution définitive de votre bureau.

Vous savez que nous ne sommes qu'un comité d'organisation. C'est au Congrès lui-même à nommer son bureau. Nous allons procéder à un scrutin où vous choisirez votre président, quatre vice-présidents et des secrétaires.

M. Testelin (France). — Ne perdons pas notre temps à une pareille formalité. Le bureau est on ne peut mieux composé.

Je propose que nous proclamions le bureau provisoire comme bureau définitif. *(Marques générales d'adhésion et applaudissements).*

M. le Président. — Nous vous sommes très-reconnaissants de cette marque de confiance et nous l'acceptons très-volontiers pour nos secrétaires. L'emploi de secrétaire est une véritable charge et il serait peu délicat de l'imposer à des étrangers.

Quant à nous, si vous désirez que nous restions à notre poste, nous y resterons, mais à une condition : c'est que vous veuilliez bien nous adjoindre quelques-uns d'entre vous en nommant un certain nombre de présidents d'honneur que nous allons immédiatement vous proposer. *(Très-bien !)*

Voici les présidents d'honneur que nous vous proposons : Pour l'*Allemagne*, M. le professeur Von Langenbeck. *(Vifs applaudissements.)*

M. Von Langenbeek. — Je vous remercie, messieurs, de l'honneur que vous voulez bien me faire. J'accepte cet honneur.

M. le Président. — Pour l'*Angleterre*, MM. Bowmann et Critchett.

Pour l'*Autriche-Hongrie*, MM. les professeurs Von Sigmund et Von Hebra.

Pour l'*Empire ottoman*, M. le général docteur Ahmed.

Pour la *France*, M. Bouillaud. *(Applaudissements prolongés).*

M. Bouillaud. — Messieurs, je suis très-touché de cette manifestation. Ce ne sont pas les paroles qui peuvent exprimer les sentiments qu'on éprouve, c'est là qu'on les éprouve, et si vous aviez la main, comme je l'ai, sur mon cœur, vous sentiriez jusqu'à quel point je suis sensible à vos applaudissements. *(Nouveaux applaudissements).*

M. le Président. — Nous vous proposons encore, pour la *France*, MM. Larrey, Verneuil et Jaccoud.

Pour l'*Italie*, MM. les professeurs Semmola et Palasciano.

Pour le *Luxembourg*, M. le docteur Aschman.

Pour les *Pays-Bas*, M. le professeur Donders. *(Vifs applaudissements).*

Pour la *Roumanie*, M. le docteur Marcowitz.

Tous ces noms sont acclamés par l'assemblée.

M. le Président. — Le bureau vous proposera, dans une séance ultérieure, d'autres nominations. Il n'a pu compléter cette liste faute de temps et de données suffisantes.

La parole est à M. le secrétaire général.

M. Warlomont, secrétaire général. — Messieurs, la session que vous venez d'ouvrir avec tant d'empressement et tant d'entrain est la quatrième d'une institution qui a pris naissance, en 1867, au beau pays de France.

Déjà, en 1845, un premier congrès médical avait eu lieu à Paris, mais c'était un congrès semi-officiel, ayant un objet spécial, plutôt constituant que scientifique, celui de régler sur de nouvelles bases l'organisation de l'exercice et de l'enseignement de la médecine. Ce n'est qu'en 1863 qu'eurent lieu en France les assises médicales qui devaient être les premières et les véritables racines de notre arbre généalogique. A la suite d'une proposition émanée de la Société de médecine de Rouen, les médecins français avaient résolu de se réunir annuellement, chaque fois dans une autre ville de leur territoire, pour s'y occuper de questions de médecine, et les villes de Rouen, en 1863, de Lyon, en 1864, de Bordeaux, en 1865, avaient été successivement le siége de ces réunions annuelles dont l'intérêt et le succès avaient été croissant.

Un moment vint cependant où nos confrères de France se firent scrupule de garder pour eux seuls les bienfaits de l'institution due à leur initiative. Cette somme considérable d'utilité scientifique et d'avantages de toute sorte qu'on lui voyait produire, pouvait, à la condition d'une organisation nouvelle, non-seulement étendre ses bienfaits à tout le monde médical, mais se décupler, se centupler peut-être par les éléments que les savants d'autres pays seraient invités à y apporter. Cette idée, exprimée au congrès de Bordeaux de 1865, par M. le professeur Henri Gintrac, y trouva un écho sympathique, et il fut décidé qu'un congrès médical plus que français, un congrès international des médecins de tous pays, serait convoqué à Paris en 1867, et que des mesures y seraient proposées pour que des assemblées de même espèce se reproduisissent tous les deux ans dans les principales villes du monde.

Cette idée de l'internationalisme en matière scientifique avait déjà reçu en Belgique plus d'une application. En 1851, une réunion d'hygiénistes belges, ayant pour noyau notre Conseil supérieur d'hygiène, s'était tenue à Bruxelles, et le succès de ce premier congrès national avait été tel, il avait ouvert au développement de la médecine sociale de si larges horizons, que l'idée vint d'elle-même d'en étendre les bienfaits aux autres nations et de les développer par des mesures collectives dictées par une entente commune. De là le *Congrès international d'hygiène de* 1852, dont M. le président vous a parlé, et dont les décisions, portant sur presque toutes les questions d'hygiène publique et privée, ont été actées dans un compte-rendu en deux volumes, sorte de code qui se consulte avec fruit partout où se dressent ces problèmes complexes ayant pour objet la prospérité et le bonheur des diverses classes de la société humaine.

On me permettra de rappeler ici — la reconnaissance est une vertu — que notre Conseil supérieur d'hygiène et les deux congrès dont je viens de parler sont l'œuvre d'un de nos plus illustres hommes d'État, d'un de ces hommes qui ne s'endorment contents que le jour où ils ont donné la vie ou l'élan à quelque pensée généreuse, de M. Charles Rogier.

Cinq années plus tard, en 1857, les salles de notre Académie de médecine s'ouvraient aux membres d'un autre congrès, également spécial, se composant des ophthalmologues de tous pays, qui étaient accourus au seul appel que leur avait adressé le Comité des *Annales d'oculistique*, et cette première session avait été suivie d'une série d'autres réunions de même caractère, qui continuent à se tenir tous les quatre ans, et dont la prochaine aura lieu aux Etats-Unis en 1876.

Ces réunions, il est vrai, n'avaient eu qu'un but spécial, mais l'empressement avec lequel on y était accouru de toutes parts, sans se soucier des ennuis et des fatigues de lointains déplacements, cet empressement avait démontré qu'on peut compter sur l'abnégation et le dévouement de ceux que pénètre l'amour de la science que vous cultivez. C'est cette conviction, sans doute, dont se sont inspirés les promoteurs des congrès périodiques internationaux de médecine, quand ils ont créé l'institution à laquelle la Belgique doit l'honneur de vous recevoir aujourd'hui.

Trois sessions ont précédé celle-ci. Elles ont eu lieu : la première, à Paris, en 1867; la seconde, à Florence, en 1869; la troisième, à Vienne, en 1873. Jetons un coup d'œil rapide sur leurs travaux.

Au nombre des questions qui y ont été traitées et qui intéressent au plus haut degré la santé publique, figurent en première ligne celle de la tuberculose et celle du choléra.

Dans toutes les contrées du monde, l'humanité paye à la tuberculose un tribut subordonné, dans une certaine mesure, à des conditions qu'il importe de déterminer. Quelle est l'influence du tubercule sur la mortalité générale, d'une part, sur la mortalité dans les différents pays, de l'autre? Quelle est la nature du tubercule? Quels sont les moyens prophylactiques à y opposer? Quels en sont les moyens curatifs? Le tubercule enfin est-il inoculable, c'est-à-dire la phthisie pulmonaire est-elle contagieuse? Tous ces points ont fait l'objet d'importantes communications et de discussions approfondies, principalement au congrès de Paris. Le fait de l'inoculabilité du tubercule a rencontré de vigoureux soutiens, et les idées de M. Villemin, à ce sujet, ont paru bien près d'être confirmées. Depuis cette époque, cependant, la même question, reprise à nouveau, a reçu, d'autres auteurs, une solution différente. Vu son importance, nous venons de la reporter à notre programme, et votre section de médecine sera appelée à en faire l'objet de nouvelles études.

Vient ensuite le choléra, ce fléau terrible qui, s'il ne prélève pas sur la vie humaine une dîme aussi constante que la phthisie pulmonaire, vient de loin en loin lui porter des coups douloureux et inattendus. Le choléra prend-il naissance exclusivement sur les bords du Gange et vient-il de là, suivant un itinéraire déterminé ou déterminable, fondre sur les populations les plus lointaines? Ou bien, peut-il faire explosion sur des contrées séparées — sans aucun trait d'union — de cette source fatidique? Dans ce dernier cas, s'y est-il spontanément formé de toutes pièces ou a-t-il eu pour point de départ le réveil de germes endormis laissés par de précédentes épidémies? Enfin, le choléra est-il transmissible d'individu à individu? Tous ces points ont leur intérêt et cet intérêt est immense. De la solution qu'ils peuvent recevoir dérive la nature des mesures à prendre pour empêcher la maladie, soit de se développer sur place (assainissement, canalisation du Gange), soit de s'étendre au loin (mesures quarantenaires). Certes, aucun problème n'est, plus que celui-là, digne des recherches des savants et nul non plus ne les a davantage préoccupés.

Le compte-rendu du congrès médical de Paris nous donne la mesure de cette préoccupation; on n'y compte pas moins de quatre mémoires se rapportant au choléra, et, vous le savez, cette même question a été, d'autre part, l'objet des recherches et des discussions de deux conférences mémorables, réunies, la première, à Constantinople, la seconde, tout récemment à Vienne, en vue de régler les mesures à prendre en conformité des données étiologiques qui y auraient été fixées. Ces données sont-elles de nature à rallier les dissidences et à amener un accord propre à faire tomber toutes les résistances, quant au choix de ces mesures ou à leur application? Vainement voudrait-on s'en flatter. L'importation et la contagiosité à distance du choléra dit *asiatique* sont toujours vivement contestées; les travaux de la conférence de Vienne n'ont pas résolu la question. Dans le camp des contagionistes comme dans celui des partisans de l'opinion contraire, figurent des hommes du plus haut mérite. Le Comité a voulu les remettre ici en présence, non qu'il ait le désir de voir se rouvrir une discussion générale sur un sujet où tout semble avoir été dit, mais afin de laisser la porte ouverte à de nouvelles révélations, s'il venait à s'en produire. Quelle est la valeur vraie que la logique commande d'attribuer aux faits sur lesquels s'appuient les partisans de la contagion à distance? Telle est la question qu'il serait de la plus haute utilité de soumettre de nouveau à un examen approfondi. Ce n'est pas le tout de bien observer, il faut encore bien conclure.

La question de la transmissibilité du choléra d'individu à individu attend encore aussi sa solution; l'importance en est sans doute moindre, mais il ne faudrait pas en négliger la recherche sous le prétexte vain que, fût-elle établie, on devrait se garder de proclamer cette transmissibilité, de peur de semer, en présence de l'ennemi, des craintes déprimantes et de faire taire ainsi des dévouements nécessaires. Ceux qui pensent ainsi pensent mal de l'humanité. En fait de science, toute vérité est bonne à dire comme elle est bonne à connaître. Sans doute, le danger fait naître parfois de coupables défaillances, mais combien, en revanche, ne fait-il pas éclore de dévouements calmes et héroïques? Ceux-là seuls l'ignorent, qui ne se sont jamais trouvés aux prises avec ces fléaux destructeurs qui viennent périodiquement épouvanter le monde. Pour un seul transfuge que la peur égare, on y voit des milliers de recrues venir s'offrir au souffle délétère du mal et s'y échauffer ainsi que fait le soldat au feu de la bataille. Si vous avez la preuve que le choléra peut se transmettre du malade à celui qui le soigne, dites-le donc sans crainte, et laissez ainsi à celui qui s'expose tout le bénéfice de son dévouement.

C'est sur la prophylaxie que repose malheureusement encore tout notre recours contre le choléra : quoi qu'on en ait pu dire, quand le mal éclate avec intensité, un malade sur deux atteints est fatalement voué à la mort. Que la recherche de cette prophylaxie soit donc notre constant objectif; mais qu'on ne retarde pas pour cela, et en attendant une unanimité toujours difficile à obtenir dans les choses de la médecine, l'application de mesures fondées sur la contagiosité. *Melius remedium anceps quam nullum.* Peut-être l'utilité de ces mesures, auxquelles on reproche d'attenter aux transactions commerciales et à la liberté individuelle, n'est-elle pas encore complétement établie et la dépense considérable à résulter de leur application devra-t-elle donner à réfléchir. Que cette considération soit pour le moment écartée. M. Barth l'a dit, il y a peu de jours, dans une autre enceinte, et nous répéterons avec lui : « *Salus populi suprema lex.* Le souci d'argent peut-il prévaloir contre la préservation de la santé publique, et qu'est-ce que quelques millions d'écus peut-être inutilement dépensés, en présence du but éventuel à atteindre, la préservation de milliers d'existences humaines? »

Cette prophylaxie du choléra, si chancelante encore, porte nos esprits sur celle d'une autre affection, plus terrible, plus meurtrière, peut-être, parce qu'elle sévit en tout temps, plus cruelle et pour sûr plus odieuse encore, je veux parler de la variole, qui, plus heureuse que sa rivale, qui le lui envie, possède dans la vaccine un moyen préservatif qui ne trahit pas. Et cependant, que de timidité encore dans son application ou plutôt dans la généralisation de son application? Vainement des peuples voisins ont-ils décrété la vaccination obligatoire et nous ont-ils ainsi prouvé que cette contrainte n'est pas incompatible avec la liberté; vainement a-t-on reconnu que la liberté corporelle ne doit point aller jusqu'à permettre qu'un individu puisse demeurer volontairement une cause de danger pour son voisin; vainement encore l'Angleterre, cette grande nation qui se connaît un peu en liberté, a-t-elle montré les résultats de son *Act* du parlement, imposant aux parents l'obligation de faire vacciner leurs enfants dans l'année qui suit leur naissance, résultat se mesurant à une décroissance progressive immense des ravages de la variole dans les contrées où il est en vigueur; tout cela n'a pas empêché que des nations auxquelles aucun autre progrès n'est demeuré étranger ne soient restées en deçà du mouvement. Cette apathie coupable, le Congrès de 1873 s'en est ému et, à la suite d'une discussion approfondie, a voté, à une écrasante majorité, des conclusions tendant à la faire cesser. La vaccination obligatoire y a été posée ainsi comme un des besoins les plus impérieux de l'époque, et, depuis cette décision, plusieurs nations l'ont adoptée. De son côté, l'Académie de médecine de Belgique a émis en sa faveur un vote unanime et solennel, dans sa séance du 26 avril 1873, et en attend impatiemment le résultat.

Nous n'aurons pas à revenir sur cette question, désormais jugée, et nous n'en avons parlé ici que pour rappeler l'un des votes les plus importants du congrès qui a précédé le nôtre et qui, malheureusement, n'a pas publié ses *Actes*; lacune fâcheuse, puisqu'elle menaçait l'une de ses plus graves résolutions d'un oubli dont nous avions le devoir de la préserver.

La question de la débauche et des maux qu'elle entraîne à sa suite a été également l'occasion de sérieux débats. De nombreux mémoires et de longues discussions y ont été consacrés, tant à Paris qu'à Florence, pour arriver à cette conclusion, votée au congrès de Vienne, qu'il ne faut pas chercher à faire plus ni mieux, dans la réglementation intérieure de cette manifestation constante de l'immoralité, que n'a fait la ville de Bruxelles, dont les règlements, recommandés ensuite, par le Conseil supérieur d'hygiène, à toutes les villes de la Belgique, peuvent et doivent servir de modèle. Ces règlements, en effet, rigoureusement et judicieusement appliqués, ont fait pour ainsi dire disparaître de notre pays, et notamment de notre armée, les affections constitutionnelles, et, s'ils n'ont point amené l'extinction complète de ce mal social, c'est qu'il reste à compter avec l'importation.

Justice nous est rendue partout à cet égard. En voici une preuve nouvelle que nous trouvons dans un livre, paru d'hier, et qui porte pour épigraphe : *La protection sanitaire est de salut public.* Ce livre, de M. Mireur, de Marseille, s'exprime ainsi : « Cette histoire des efforts persévérants et combinés du gouvernement belge et de toutes les sociétés savantes du royaume est un grand exemple offert à tous les peuples. Si toutes les nations, d'un commun accord, mieux pénétrées des devoirs que leur impose la sauvegarde de la santé et de la morale publiques, parvenaient, par suite de concessions mutuelles, à établir des mesures de prophylaxie générale, nous ne tarderions pas à voir ce fléau, désastreux pour l'humanité entière, disparaître du rang des calamités sociales. »

Le vœu exprimé par M. le docteur Mireur rentre dans ceux que vous a fait entendre notre estimable président, quand il vous a parlé de prophylaxies internationales. En ce qui concerne le point qui nous occupe, si les mêmes mesures préservatrices que nous avons adoptées existaient ailleurs, le seul ennemi qui nous reste à combattre, l'importation, s'évanouirait incontinent.

Bon nombre de sujets afférents à la médecine et à la thérapeutique, à la chirurgie, à l'hygiène, à la déontologie médicale, ont encore été examinés dans les précédentes sessions. Je ne vous fatiguerai point de leur énumération ; je vous signalerai seulement, en passant, la question de l'opportunité d'établir une pharmacopée universelle, question que nous a léguée le Congrès de Vienne et qui figure à notre programme. Et à propos de ce dernier, permettez-moi d'appeler un instant votre attention sur la division de notre personnel en sections diverses, que nous avons introduite, à titre d'essai, dans le but d'offrir des auditoires spéciaux aux diverses branches de notre vaste science. Cette division permettra d'introduire des questions spéciales, trop négligées jusqu'ici, en même temps qu'elle nous fera économiser un temps précieux et nous le fera utilement occuper. Elle n'isolera pas, ainsi qu'on pourrait le craindre, les membres les uns des autres, puisque les assemblées générales les réuniront chaque jour, et ne les laissera pas non plus dans l'ignorance de ce qui se sera fait en sections, les secrétaires de celles-ci ayant bien voulu se charger de donner communication, dans les comités collectifs, des procès-verbaux des séances de chacune d'elles.

Nonobstant cette introduction de questions spéciales, notre Comité n'en a pas moins gardé ses prédilections pour les sujets se rattachant à l'hygiène publique, plus propres que les autres à recevoir des solutions pratiques, et il a fixé particulièrement son attention sur l'un d'eux dont la solution n'admet aucun retard. Qu'on en juge :

Sur 888,312 femmes, admises pour accomplir l'acte de la parturition dans les hôpitaux ou dans des asiles spéciaux, 30,594 ont succombé.

Sur 934,781 parturiantes n'ayant pas quitté leur demeure, 4,405 seulement sont mortes.

La mortalité dans les maternités a donc été de 1 sur 29, tandis qu'à domicile elle n'a été que de 1 sur 212.

Et qu'on veuille bien remarquer que cette mortalité excessive n'est point un fait spécial à tel établissement, à telle ville, à tel lieu, à tel temps, mais un fait général et commun à tous les asiles spéciaux de toutes les villes du monde.

Ainsi, les femmes qui, pour devenir mères, restent dans leur demeure, si modeste qu'elle soit, ne paient qu'un tribut *dix fois moindre* que celui que la mort prélève sur les malheureuses que la bienfaisance publique reçoit dans ses maternités, où 1 femme sur 29 va trouver la mort, quelques jours après y avoir apporté la vie. Près de 4 p. c. des femmes y sont donc vouées au trépas, comme si ce n'était point assez que toutes le soient à la douleur.

C'est à cette situation inouïe, impossible, qu'il s'agit de chercher un remède. Ce remède, vous le trouverez, messieurs, et si, comme tout nous le dit, vous arrivez à la solution heureuse de ce difficile problème, vous aurez marqué la session de Bruxelles d'une ineffaçable empreinte, et la société toute entière vous devra ses bénédictions reconnaissantes.

Indépendamment de nos travaux réguliers, je puis vous annoncer une conférence qui aura pour objet l'exposé de la méthode graphique en physiologie et qui vous sera faite demain soir, à 8 heures, par M. Marey, professeur au Collége de France, et l'un des plus ingénieux physiologistes de l'époque. Cette conférence se tiendra dans la grande salle du Cercle artistique et littéraire, que la Commission administrative de cette Société a bien voulu, à cet effet, mettre gracieusement à notre disposition. Permettez-moi d'ajouter, puisque l'occasion s'en présente, que cette même Société nous a offert et que nous avons accepté ses salons pour les faire servir à nos réunions extra-scientifiques du soir, et laissez-moi la remercier chaleureusement ici de ces deux bons offices.

Il nous reste à justifier l'époque que nous avons choisie pour cette réunion. Ce n'est pas le hasard qui l'a déterminée : nous avons voulu vous montrer la ville de Bruxelles animée par la célébration de ses fêtes nationales. Nous n'ignorions pas que d'autres assemblées scientifiques se tiennent d'ordinaire vers le même temps, mais il nous paraissait qu'en faisant connaître notre date dix-huit mois à l'avance, ainsi que nous l'avons fait, nous préviendrions toutes les coïncidences fâcheuses. Nos prévisions se sont réalisées dans une large mesure : les sessions de la *British Association for the Advancement of Science* et de l'*Association française pour l'avancement des sciences*, ont, depuis un mois environ, terminé leurs travaux, et la *Société d'ophthalmologie*, qui se réunit annuellement à Heidelberg, au commencement de septembre, a retardé, cette année, sa session jusqu'au 14, afin que ses membres pussent, descendant rapidement le Rhin, nous arriver en colonnes serrées pour l'ouverture de la nôtre.

C'est à cet acte de bonne et courtoise confraternité que nous devons la présence dans cette enceinte d'un grand nombre d'oculistes distingués, dont la collaboration imprimera, nous n'en pouvons douter, une grande activité aux travaux de notre sixième section. Je ne puis vous les nommer tous; je ne veux pas cependant laisser ignorer à l'Assemblée qu'au milieu de tant d'autres grandes figures, parmi lesquelles se remarquent celles des Bouillaud, des Bowman, des Hebra, des Sigmund, des Critchett et des Langenbeck, dont la science a illustré leur siècle, se trouve le collègue éminent qui a dépouillé l'ophthalmologie traditionnelle de son caractère nuageux et subjectif, pour en faire une science positive, et dont les travaux ont jeté, sur l'école physiologique et ophthalmologique d'Utrecht, un si pur et si resplendissant éclat. *(Applaudissements prolongés.)*

Notre satisfaction n'est cependant pas sans mélange. Soit que la date de notre réunion leur fût restée inconnue, soit que leur règlement leur interdit de changer celle de la leur, MM. les médecins et naturalistes allemands se sont, cette année, donné rendez-vous à Gratz, à leur date ordinaire, et y siégent en ce moment. Cette circonstance, qui nous prive du concours de beaucoup de nos confrères d'Allemagne, est pour nous une cause de profond regret.

Messieurs et chers confrères, le Comité qui s'est chargé de préparer cette session n'avait pour tous pouvoirs que ceux dont l'avait nanti, un peu arbitrairement peut-être, le Congrès de Vienne. Ces pouvoirs pouvaient lui être contestés ou être neutralisés par des défiances ou des jalousies. Nous n'avons pas eu à compter avec ces tristes sentiments ; tous les médecins belges dont nous avons réclamé la participation se sont groupés autour de nous, se prêtant à l'envi à remplir le rôle ingrat de rapporteur ou à occuper les fonctions assujettissantes de secrétaire des sections, et notre programme porte les noms des médecins belges les plus haut placés dans la science et dans l'enseignement. Le Comité leur en adresse ses félicitations et ses remercîments. C'est donc le corps médical belge tout entier qui, du haut de cette estrade, vous ouvre des bras fraternels. *(Applaudissements)*.

C'est à la suggestion des membres de la délégation belge au Congrès médical de Vienne, que la ville de Bruxelles a été désignée pour être le siége de la présente session. Pour arriver à ce résultat, dont nous avions d'abord été si fier et dont nous sommes si heureux aujourd'hui, nous avons fait valoir des considérations que nous avons reproduites plus tard, au Congrès de Lille, où nous nous étions rendu pour appeler à s'unir à nous les membres de la section de médecine de l'Association pour l'avancement des sciences. Permettez-moi de vous les répéter ici : « La Belgique, avons-nous dit, est un terrain neutre, favorable géographiquement et politiquement aux rendez-vous internationaux ; un terrain propice encore à ces assises pacifiques, qui viennent fixer périodiquement le bilan de nos connaissances et de leur avancement progressif. Ceux qui répondront à notre appel n'y trouveront, ni les splendeurs inénarrables des exhibitions universelles de Paris et de Vienne, ni les trésors artistiques de la ville italienne qui fut la patrie du Dante et des Médicis, mais ils y trouveront, j'ose en répondre, une cité riante, avide de les bien recevoir, des foyers hospitaliers, de loyales et cordiales étreintes, et, par-dessus tout cela, le premier des biens, celui que partout on envie, l'air pur de la liberté. » *(Vifs applaudissements)*.

Notre cri de ralliement a été entendu. Un grand nombre de gouvernements étrangers nous ont envoyé des délégués, beaucoup de société médicales, étrangères et nationales, se sont fait représenter, et jamais peut-être assemblée médicale cosmopolite plus brillante ni plus nombreuse ne s'est trouvée réunie. A nous maintenant de tenir nos promesses, Nous ferons de notre mieux. Déjà M. le Ministre de l'Intérieur vous a dit l'intérêt que le Gouvernement prend au succès de vos efforts. De son côté, la ville de Bruxelles n'y est pas demeurée indifférente, et sans doute son premier magistrat, que notre reconnaissance a appelé à ce fauteuil, voudra vous en donner l'assurance, et, prenant à son tour la parole, me faire pardonner de l'avoir si longtemps conservée. *(Applaudissements)*.

M. Anspach, bourgmestre de Bruxelles. — Messieurs, après les discours de votre digne président et de M. le secrétaire général, discours si complets, si éloquents, si nourris de faits, personne dans cette assemblée, j'imagine, ne s'attend à ce que je prolonge cette séance par une harangue nouvelle. Je me bornerai donc à quelques mots pour vous inviter de vive voix au raout qui aura lieu ce soir à l'Hôtel de ville en l'honneur des membres du Congrès des sciences médicales et des dames qui les ont accompagnés à Bruxelles. *(Applaudissements)*.

J'espère, messieurs, que vous verrez dans cette invitation un témoignage de notre haute considération pour votre assemblée, une marque de la vive satisfaction qu'éprouve l'administration communale de voir réunis dans le sein de la ville de Bruxelles un aussi grand nombre de savants distingués, venus, de toutes les parties de l'Europe, pour se joindre aux sommités médicales de la Belgique.

Cette satisfaction, messieurs, est peut-être un peu intéressée. Notre commune a accompli des œuvres consacrées à la salubrité publique. Elle espère que le Congrès y prêtera quelque attention.

L'administration communale a fait préparer des notices sommaires qui vous seront distribuées.

Ces notices concernent trois ordres de faits.

C'est d'abord la création d'un bureau d'hygiène, institution plus essentiellement consacrée à combattre tout ce qui pourrait, dans l'agglomération bruxelloise, revêtir un caractère épidémique.

C'est ensuite l'établissement d'un système de distribution d'eau. Vous trouverez, dans la note qui vous sera remise, l'historique de la création de cette vaste entreprise, œuvre d'une administration plus ancienne que la nôtre. Vous y verrez aussi les travaux qui sont aujourd'hui en cours d'exécution, pour compléter cette distribution et donner à la population bruxelloise toute l'eau qui lui est nécessaire.

Enfin le troisième fait, le plus considérable sans doute, c'est celui de l'assainissement de la Senne et la création d'un vaste réseau de collecteurs et d'égouts publics. Cette œuvre est la plus importante que la ville de Bruxelles ait jamais entreprise. Pour vous donner une idée de sa grandeur, il me suffira de dire que la dépense faite jusqu'à ce jour s'élève à une somme qui dépasse le chiffre de 57 millions de francs. Cette œuvre, essentiellement de salubrité, intéressera sans aucun doute les hygiénistes de l'assemblée. Aussi, messieurs, ceux d'entre vous qui voudront se livrer à des études plus complètes que celles qui pourraient se faire au moyen de la notice qui leur sera remise, nous trouveront prêts à leur communiquer tous les documents qui se rapportent à ce travail.

C'est dans cette même pensée que j'ai organisé, d'accord avec mon honorable ami et collègue, M. Delecosse, des voyages d'exploration dans Bruxelles souterrain.

Si les efforts que la commune de Bruxelles a faits et fait encore en vue de la salubrité publique, peuvent être approuvés par vous, ce sera une précieuse récompense, et l'administration s'empressera de tenir compte des observations comme des critiques que ces œuvres pourraient vous suggérer.

Il y a quelques instants, M. le Ministre de l'Intérieur, avec l'autorité que lui donnent ses hautes fonctions, vous souhaitait la bienvenue au nom du pays. Permettez-moi de l'imiter dans une sphère plus modeste et de vous souhaiter, avec la plus entière cordialité, la même bienvenue au nom de l'autorité communale et au nom de la population de la ville de Bruxelles. *(Applaudissements prolongés).*

S. M. LE ROI se retire à ce moment, reconduite jusqu'à la sortie par MM. les membres du Bureau.

Les acclamations de l'assemblée accompagnent le Roi à son départ.

La séance est reprise au bout de dix minutes.

M. LE PRÉSIDENT. — Messieurs, il me reste à vous donner quelques indications qui vous intéressent.

Nous avons fait établir, dans deux salons contigus à la salle où nous sommes, un cabinet de lecture où vous trouverez les principaux journaux de médecine et politiques du pays et de l'étranger; à côté, un cabinet de correspondance. Ces deux salons sont ouverts et mis à votre disposition depuis 8 heures du matin jusqu'à 5 heures du soir. Le soir, vous êtes invités à vous réunir dans les salons du *Cercle artistique et littéraire*.

Diverses excursions sont arrêtées : l'une à Louvain, pour la visite de la prison cellulaire; l'autre, à Gheel, pour celle de la colonie d'aliénés. Les bureaux des 5ᵉ et 8ᵉ sections recevront les inscriptions de MM. les membres qui voudront en faire partie.

Maintenant, messieurs, vous êtes priés de vous réunir dans les locaux attribués à vos sections respectives, pour les constituer. Sauf les 4ᵉ et 8ᵉ sections, qui siégent dans le palais où nous nous trouvons, toutes les autres ont leur local au Musée, qui est situé tout près d'ici. Vous n'avez qu'à suivre le courant; il vous y conduira.

Il n'y aura pas d'assemblée générale demain après midi, les sections ayant besoin, pour avancer leur besogne, d'avoir deux séances dans cette même journée : la conférence de M. Marey, sur la méthode graphique, qui doit se tenir demain, dans la grande salle du *Cercle artistique et littéraire*, en tiendra lieu.

Mardi, à 2 heures, assemblée générale.

La séance est levée à 3 heures.

CONFÉRENCE DE M. MAREY

20 SEPTEMBRE.

DE LA MÉTHODE GRAPHIQUE DANS LES SCIENCES EXPÉRIMENTALES
ET DE SES APPLICATIONS PARTICULIÈRES A LA MÉDECINE.

Messieurs,

Lorsqu'on suit le développement aujourd'hui si rapide des sciences expérimentales, on constate que chaque progrès nouveau est le résultat de quelque perfectionnement dans les méthodes employées. Le télescope, le microscope, la balance de précision, le galvanomètre, etc. sont dans les mains de tous les savants; nul n'élèverait la prétention de substituer l'appréciation de ses sens à l'emploi de ces merveilleux appareils auxquels sont dues presque toutes les conquêtes scientifiques modernes.

Par une singulière exception, l'étude des êtres vivants fut longtemps bornée à l'observation pure. Aussi, le physiologiste et le médecin, tout en déployant la plus grande sagacité dans l'observation des phénomènes de la vie, n'arrivaient-ils qu'à des notions encore imparfaites. A côté des sciences exactes, la physiologie et la médecine semblaient bien peu précises, on allait jusqu'à nier que les actes de la vie fussent soumis à des lois rigoureuses, parce qu'on ne pouvait pas encore discerner ces lois.

Cependant les vivisections habilement pratiquées montraient que chez les animaux, comme dans le monde inorganique, un phénomène peut toujours être reproduit, identique à lui-même, quand l'expérimentateur se place dans des conditions bien déterminées. D'autre part, les moyens précis de diagnostic médical, l'auscultation et la percussion, permettaient aux cliniciens exercés de déterminer avec une rigueur admirable le siége et l'étendue de certaines lésions. On pouvait donc concevoir la possibilité d'une physiologie et d'une médecine vraiment scientifiques.

Mais, dans le laboratoire comme au lit du malade, il était fait une part trop grande à l'habileté personnelle, au tact exercé, à la subtilité des sens. Pour rendre accessible à tous l'étude des phénomènes de la vie, de ces mouvements si légers, si fugaces, de ces changements d'état si lents ou si rapides qu'ils échappent aux sens, il faut leur donner une forme objective et les fixer sous l'œil de l'observateur, afin qu'il les étudie et les compare à loisir.

Tel est le but de la *méthode graphique*, dont j'aurai l'honneur d'exposer devant vous quelques applications.

De grands noms s'attachent aux origines de la méthode graphique : en Angleterre, Thomas Young inscrivit sur la surface d'un cylindre tournant les mouvements d'une tige vibrante, et conçut la possibilité de mesurer, d'après le nombre de ces vibrations, des durées extrêmement courtes ; James Watt enregistra sur un cylindre couvert de papier les mouvements du piston d'une machine à vapeur. En France, Poncelet et Morin créèrent la célèbre machine qui inscrit d'elle-même les lois de la chûte des corps. Cet appareil est devenu classique, et tout le monde a vu avec saisissement un poids muni d'un crayon tomber suivant la verticale et tracer sur le papier qui tourne une *parabole*, expression graphique du mouvement uniformément accéléré.

Les physiologistes allemands introduisirent la méthode graphique dans l'étude de certains mouvements. Ludwig inscrivit les oscillations du manomètre appliqué aux artères d'un animal ; Volkmann et Helmholtz obtinrent des courbes de la contraction musculaire provoquée par l'électricité. Aujourd'hui cette méthode s'est beaucoup étendue : les physiciens, les astronomes, les physiologistes et les médecins recourent à son emploi ; les appareils inscripteurs se perfectionnent sans cesse, et leurs indications, par la précision qu'elles présentent, montrent qu'il n'est pas de mouvement si faible ou si rapide qu'on ne puisse l'inscrire et par conséquent le déterminer exactement.

Pour bien comprendre la portée de la méthode, il faut considérer à un point de vue général le mouvement qu'elle sert à déterminer.

Or, tout mouvement consiste en une relation de l'espace au temps; connaître la trajectoire d'un corps qui s'est déplacé n'est pas connaître le mouvement accompli par ce corps, car celui-ci a pu cheminer, suivant la trajectoire connue, d'un mouvement lent ou rapide, uniforme ou saccadé. La courbe d'un mouvement nous fournit la double notion de temps et d'espace; elle caractérise donc complétement l'acte qu'elle représente.

Les tracés graphiques sont trop généralement connus pour qu'il soit nécessaire d'insister sur leur interprétation. Un exemple fort simple suffira pour montrer à la fois le fonctionnement des appareils et la signification des tracés.

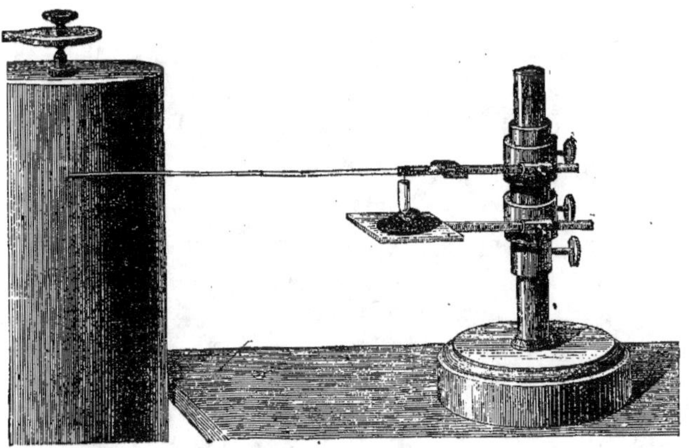

Fig. 1. Myographe du cœur ou cardiographe simple.

Le cœur des animaux à sang froid conserve, comme on sait, fort longtemps ses battements après qu'il a été séparé du corps. On peut inscrire les mouvements du cœur d'une grenouille de la manière suivante. L'organe détaché est placé (fig. 1) sur une petite tablette, et un léger bâtonnet de moelle de sureau repose sur la masse ventriculaire; ce bâtonnet, articulé par en haut avec un petit levier, transmet à celui-ci des soulèvements rhythmés suivant la fréquence des systoles cardiaques. On voit donc le levier exécuter des mouvements alternatifs dans le sens vertical, et l'amplitude de ceux-ci est augmentée en raison même de la longueur du levier employé, ce qui les rend bien plus saisissables à la vue que si l'on examinait le cœur d'une manière directe. Mais ce n'est encore là qu'une impression visuelle incapable de renseigner avec une précision suffisante sur les phases de ces mouvements alternatifs et sur les changements graduels que peuvent amener en eux la fatigue, les variations de température, l'action des poisons, etc. Pour juger de ces modifications des mouvements cardiaques, inscrivons-les. A cet effet on termine le levier par une pointe mince et flexible, qui frotte contre un cylindre recouvert de papier enfumé. Ce cylindre tourne et présente sans cesse à la plume écrivante un point différent de sa surface. Quand le cylindre a fini sa révolution, on a recueilli un premier tracé (fig. 2, ligne inférieure). Pour inscrire une seconde ligne on abaisse un peu le cylindre ; on procède de même pour une troisième ligne, et l'on obtient enfin une série de tracés superposés, que l'on peut comparer les uns aux autres et soumettre à la mesure, au moyen de la règle et du compas. On voit ainsi que, par l'effet de la fatigue, les systoles du cœur deviennent

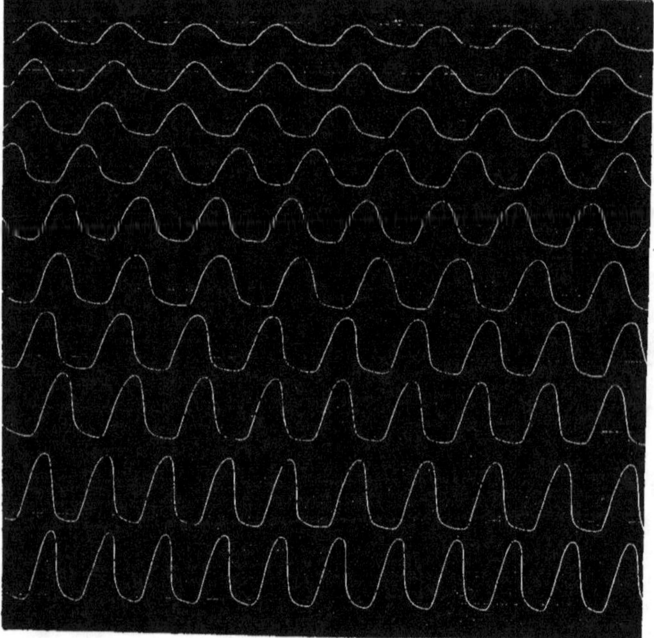

Fig. 2. Tracé des systoles d'un cœur de grenouille qui s'épuise graduellement.

plus faibles et plus rares. Sous l'action de certains poisons, on observerait des irrégularités dans l'amplitude et dans le rhythme, et l'on aurait de ces perturbations une notion bien plus exacte que par l'observation directe, puisqu'on pourrait comparer les amplitudes et les durées de toutes les systoles du cœur.

Cette expérience si simple permet d'aborder l'examen d'un cas plus compliqué, celui où il s'agit d'inscrire la pulsation du cœur d'un homme ou d'un animal, et de transformer en une courbe détaillée cette sensation fugitive que le doigt éprouve en explorant la région précordiale, sensation qui fait croire à l'existence d'un *choc*.

L'instrumentation doit ici se compliquer un peu ; il s'agit en effet de transmettre à distance le mouvement cardiaque, afin de l'envoyer s'inscrire au moyen d'un levier, comme dans le cas précédent. C'est par des tubes à air que se fait cette transmission.

Imaginez deux capsules ou tambours de métal fermés en haut par des membranes de caoutchouc ; ces tambours communiquent entre eux par un tube plus ou moins long, suivant la distance à laquelle le mouvement doit être transmis, et le tout est plein d'air. Si l'on appuie sur la membrane de l'un des tambours, l'air chassé de celui-ci passera dans l'autre et soulèvera la membrane ; cessons d'appuyer, l'air du deuxième tambour rentrera dans le premier, et les membranes reprendront leur position horizontale. Supposez que l'un des tambours soit mis sous un levier inscripteur à la place où se trouvait le cœur de grenouille dans l'expérience précédente, ce levier inscrira tous les mouvements du doigt, qui pressera d'un rhythme variable sur la membrane de l'autre.

Toute transmission de mouvement peut s'effectuer ainsi au moyen de deux tambours conjugués, dont l'un est l'explorateur, et l'autre le récepteur du mouvement. Le tambour récepteur est toujours le même, on l'appelle *tambour à levier inscripteur* (Fig. 3). Mais l'explorateur du mouvement doit

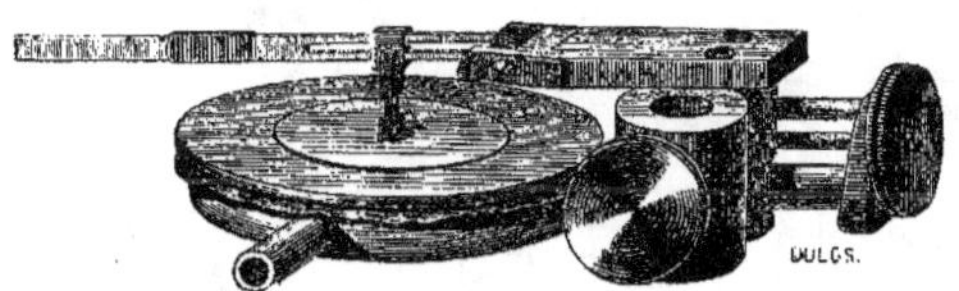

Fig. 3. Tambour à levier recevant et inscrivant un mouvement qui lui est transmis par l'air. (Le levier horizontal, brisé dans la figure, se prolonge plus ou moins suivant l'amplification qu'il s'agit d'obtenir, et se termine par une pointe écrivante.)

présenter une disposition différente suivant les cas particuliers. Pour recueillir la pulsation du cœur, on donne au tambour-explorateur la forme suivante (fig. 3) :

Le tambour à membrane logé dans un cylindre de bois porte sur sa surface élastique un petit bouton de liége, qui fait saillie à l'extérieur. Ce bouton s'applique exactement sur la région où l'on sent le cœur battre; les mouvements communiqués à la membrane et à l'air du tambour explorateur se propagent par un tube jusqu'au tambour récepteur, et s'inscrivent sur le cylindre enfumé ou sur tout autre appareil analogue. La figure 4

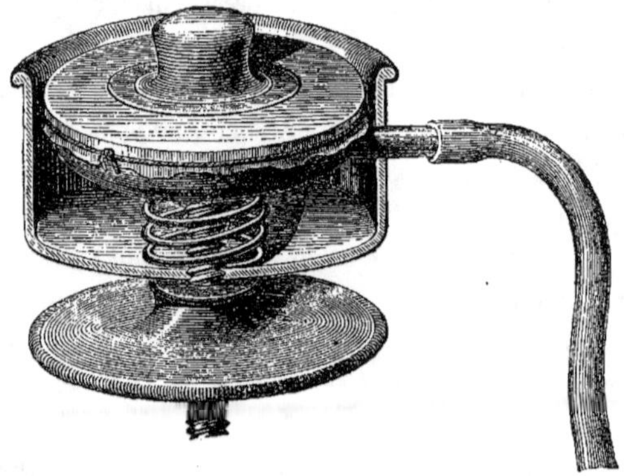

Fig. 4. Explorateur à tambour pour la pulsation du cœur de l'homme ou des animaux.

montre une des dispositions que l'on peut adopter pour l'inscription d'un mouvement transmis à distance.

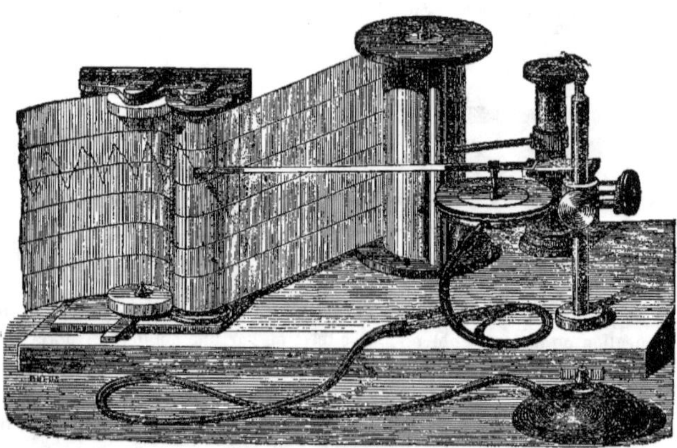

Fig 5. Polygraphe à bande de papier disposé pour l'inscription des mouvements du cœur.

Quand on recueille le tracé d'une série de pulsations du cœur, on s'aperçoit que ces mouvements sont bien plus compliqués qu'on ne le croirait d'après la sensation que le doigt éprouve en palpant la région cardiaque. La figure 6 montre cette forme dans les conditions de santé. Elle présenterait à l'interprétation les difficultés les plus grandes, si elle n'avait une parfaite ressemblance avec la pulsation qu'on obtient sur le cœur des mammifères. Or, chez les animaux, on peut introduire dans les cavités

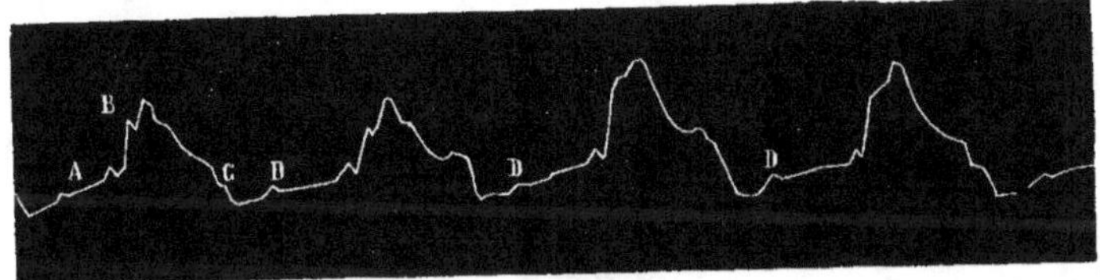

Fig. 6. Pulsations cardiaques enregistrées sur l'homme sain.

du cœur des explorateurs particuliers qui, transmettant les mouvements des différentes cavités cardiaques, permettent de les inscrire en même temps que la pulsation extérieure. En disposant trois leviers inscripteurs les uns au-dessus des autres, de façon que les trois plumes soient bien dans la même verticale, on obtient un triple tracé, fig. 7, dans lequel la ligne supérieure O représente les mouvements des oreillettes, V ceux des ventricules, tandis que P correspond à la pulsation cardiaque, très-analogue, ainsi qu'on peut le voir, à la figure 6 recueillie sur l'homme.

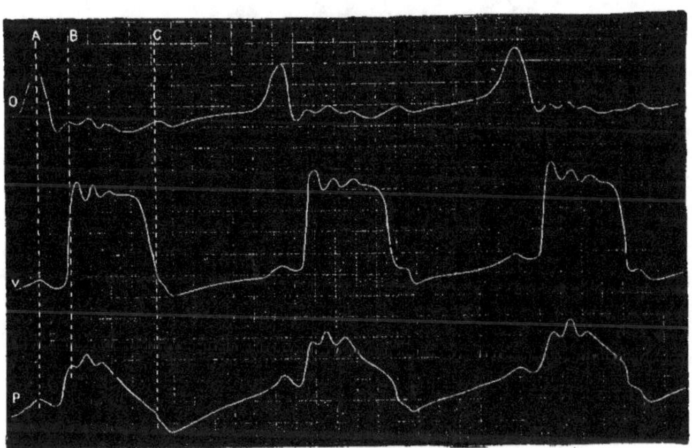

Figure 7.

Sans entrer dans les détails techniques de cette expérience, on comprend aisément que l'exploration des différentes cavités du cœur renseigne sur la signification de toutes les inflexions de la courbe fournie par la pulsation extérieure; on a pu déterminer ainsi que telle ondulation correspond à la clôture des valvules auriculo-ventriculaires, telle autre à celle des sigmoïdes; que la période pendant laquelle la courbe est le plus élevée, mesure la durée de la systole des ventricules, tandis que la période d'abaissement du tracé exprime leur relâchement.

Le pouls artériel, depuis longtemps déjà inscrit au moyen d'un instrument spécial désigné sous le nom de *sphygmographe,* peut être transmis à distance comme la pulsation du cœur et inscrit en même temps qu'elle.

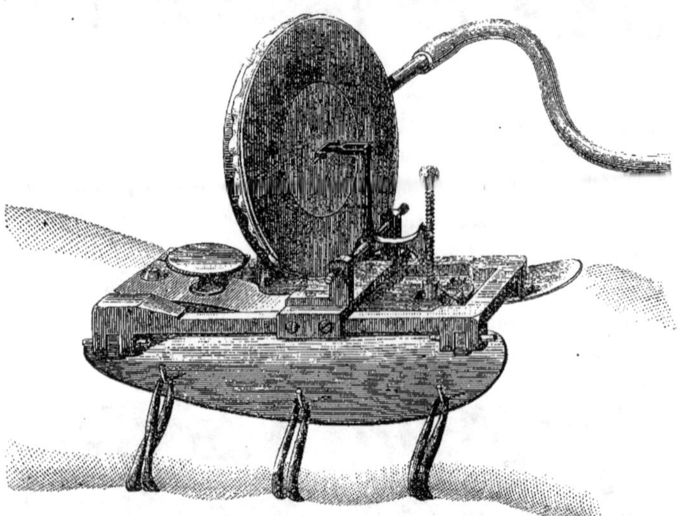

Fig. 8. Sphygmographe à transmission.

On réunit ainsi deux tracés dans lesquels on peut comparer l'action cardiaque aux effets qu'elle produit dans la circulation artérielle, ce qui est d'une grande importance quand les mouvements du cœur sont altérés dans leur rhythme ou troublés dans leur mécanisme. La figure 8 montre l'explorateur du pouls qui permet cette transmission à distance.

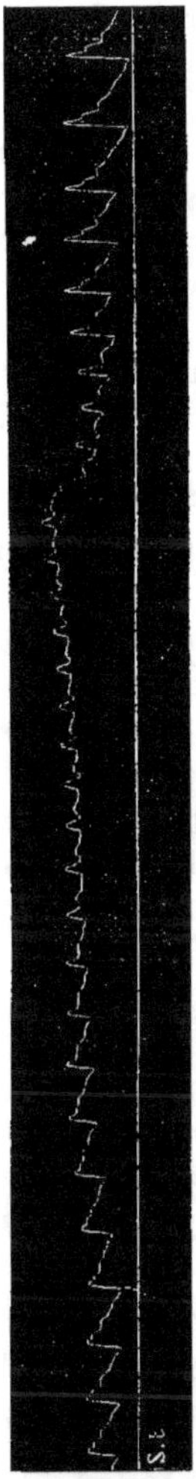

La fig. 9 est le tracé du pouls à la suite d'empoisonnement par le plomb.

Parfois la méthode graphique permet seule de percevoir certains mouvements dont nous n'avons aucune conscience. Ainsi tous nos organes dans lesquels le sang pénètre, poussé à travers les artères d'un mouvement saccadé, sont le siége de changements rhythmés de volume que l'œil ne saurait voir, que la main ne saurait sentir. Depuis longtemps déjà l'on sait que lorsqu'on plonge un membre dans un vase plein d'eau, le niveau du liquide, s'il est réduit à une colonne de petit diamètre, présente des variations rhythmées; ces mouvements, on peut les inscrire. Le docteur Ch. Buisson a depuis longtemps réalisé cette expérience; le docteur Mosso, de Turin, a construit également un instrument destiné à signaler les changements de volume que présente un organe immergé dans un liquide; son appareil montre l'incessante variabilité du volume des organes et bien mieux que ne le feraient les changements de coloration et de température des tissus, révèle les mille influences qui, faisant contracter ou relâcher les petits vaisseaux, règlent les circulations locales dans les différents points de l'économie.

M. le docteur François-Franck, reprenant l'expérience que Buisson n'avait fait qu'ébaucher, vient de terminer une série d'études sur les influences qui règlent les circulations locales. Le tracé représenté fig. 10 montre la parfaite ressemblance du mouvement d'érectilité des organes avec le phénomène du pouls; il révèle en outre les effets produits par un effort peu prolongé.

Fig. 9. Tracé du pouls pendant un effort (cette courbe est recueillie avec le sphygmographe à transmission).

Fig. 10. Graphique des changements de volume de la main pendant et après un effort peu prolongé.

La vitesse du sang dans les artères peut aussi se traduire par une courbe graphique. Vierordt avait déjà entrepris l'inscription de ce mouvement, et Chauveau avait résolu le problème d'une manière bien plus satisfaisante en inscrivant les oscillations d'une aiguille implantée dans les parois artérielles et plongeant dans l'intérieur du vaisseau. On peut employer à cette mesure un instrument fondé sur l'emploi des tubes de Pitot, dont les ingénieurs se servent pour mesurer la vitesse des cours d'eau. Cet appareil, au moyen d'une disposition spéciale, permet de transmettre à distance le mouvement qui exprime les différentes vitesses du sang, et comme la physiologie dispose déjà d'instruments qui inscrivent la pression artérielle, en combinant ces deux ordres de tracés on obtient de précieux renseignements sur l'état de la circulation du sang dans les artères. Bien que ce genre d'étude essentiellement physiologique n'ait pas encore, à proprement parler, d'application médicale, il mérite d'attirer un instant votre attention.

On peut dire que, jusqu'ici, les conditions de la circulation artérielle étaient incomplétement déterminées; l'emploi du manomètre, si répandu en physiologie, permet, il est vrai, de constater si la pression s'élève dans les artères ou si elle diminue, mais à quoi tient ce changement de la pression? est-ce à une modification survenue dans la force impulsive du cœur? est-ce à un changement dans le diamètre des petits vaisseaux qui laissent le sang passer plus ou moins vite des artères aux veines? Ces questions, le manomètre tout seul ne saurait les résoudre.

Une comparaison familière rendra bien compte de la difficulté que présente l'interprétation des changements de la pression artérielle.

Si l'on apprend que le niveau d'une rivière s'est élevé, on ne peut pas, d'après ce renseignement tout seul, savoir si la crue est produite par des pluies abondantes qui ont versé plus d'eau dans la rivière, ou si cette crue est l'effet d'un barrage placé en aval du cours de l'eau. Pour juger de ce qui s'est produit, il faut encore savoir si le courant est devenu plus rapide ou s'il s'est ralenti. Un accroissement simultané de la vitesse et de la hauteur des eaux tient à un afflux plus considérable, mais si la crue s'accompagne de ralentissement du courant, c'est qu'un barrage existe en aval.

Les conditions sont les mêmes dans la circulation du sang artériel : ici, la pression du sang correspond à la hauteur du niveau. La connaissance des changements de pression, à elle seule, ne suffit pas pour déterminer l'état circulatoire; mais si l'on connaît à la fois la vitesse et la pression du sang, en les inscrivant toutes deux, on a tous les éléments de la solution du problème. Lorsque le double tracé montre que la vitesse et la pression ont varié dans le même sens, c'est en amont du point observé, c'est-à-dire dans un changement de la force du cœur qu'il faut chercher la cause de cette double variation. Mais si la pression et la vitesse varient en sens inverse l'une de l'autre, c'est en aval, c'est-à-dire dans les petits vaisseaux qu'il s'est produit un changement. La figure 11 montre un double tracé de la vitesse et de la pression; on y voit que la courbe des vitesses V s'abaisse, tandis que celles des pressions P s'élève; c'est donc un obstacle à l'écoulement du sang qui s'était produit dans ce cas.

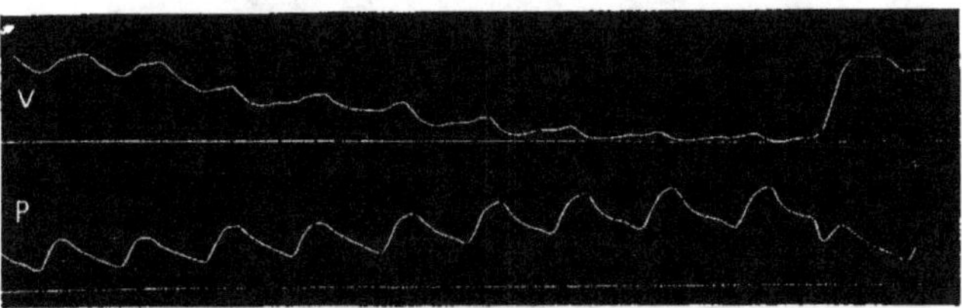

Fig. 11. Tracés simultanés de la vitesse V et de la pression P dans une artère.

Une autre application de la méthode graphique à l'étude de la circulation du sang consiste à inscrire les mouvements des ondes que le cœur envoie dans les artères. Ces ondes, entièrement soumises aux lois de l'hydraulique, cheminent à l'intérieur des vaisseaux, allant du cœur aux extrémités; suivant la rapidité de leur marche, et suivant l'espace qu'elles ont dû parcourir, le pouls d'une artère retarde plus ou moins sur la systole du cœur qui l'a produit. La connaissance de ces mouvements de l'onde sanguine est indispensable pour la théorie du pouls *dicrote* dans lequel le double battement que le doigt constate correspond à deux ondes successives qui courent l'une derrière l'autre à l'intérieur du vaisseau.

Pour suivre le mouvement des ondes à l'intérieur d'une artère ou d'un tube élastique rempli de liquide, on dispose sur le trajet du vaisseau une série d'explorateurs analogues à ceux dont il a déjà été question. Chacun de ces explorateurs correspond à un levier inscripteur, et la série des leviers est placée comme à l'ordinaire de façon que les plumes soient exactement superposées. En passant sous chaque explorateur, l'onde produit le soulèvement du levier correspondant. On voit alors les leviers entrer en mouvement les uns après les autres et tracer une série de courbes dont l'intervalle de succession permet de mesurer exactement la vitesse de l'onde. Quand chacun des leviers éprouve une série d'oscillations successives, d'intensités décroissantes, c'est qu'une série d'ondes s'est produite à la suite d'une seule pénétration du liquide dans le tube : tel est le phénomène qui donne lieu au pouls dicrote.

Mais c'est trop insister sur les applications de la méthode graphique à l'étude de la circulation; mon but était de montrer que presque tous les mouvements du sang peuvent être inscrits et par conséquent mesurés avec une précision extrême. Si j'ai atteint ce but, permettez-moi de passer à d'autres applications de la méthode et d'aborder l'étude d'autres mouvements non moins importants à connaître pour le physiologiste et pour le médecin.

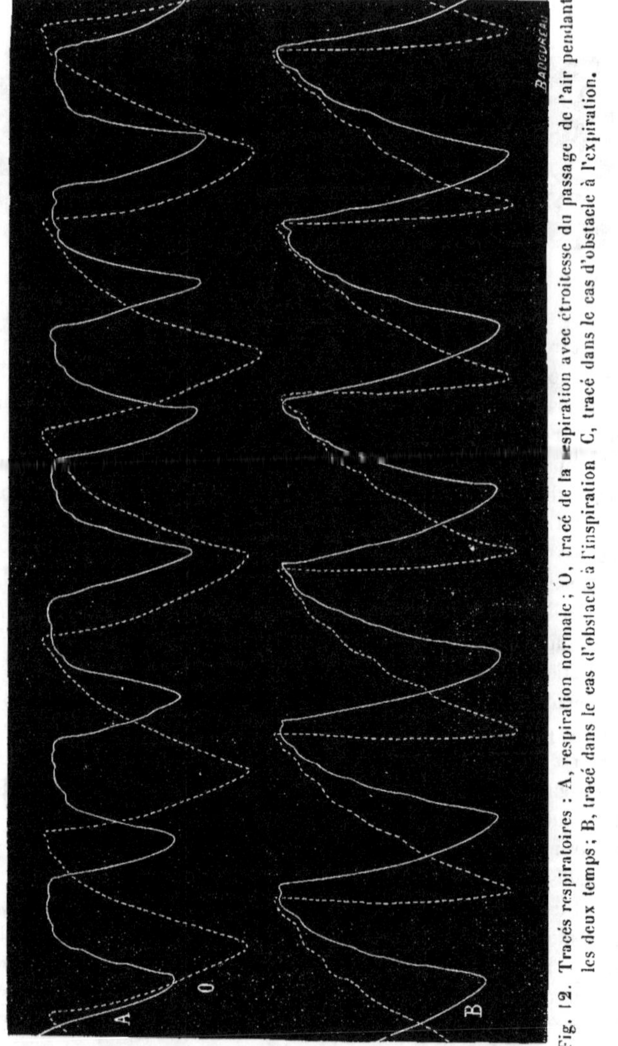

Fig. 12. Tracés respiratoires : A, respiration normale ; O, tracé de la respiration avec étroitesse du passage de l'air pendant les deux temps ; B, tracé dans le cas d'obstacle à l'inspiration C, tracé dans le cas d'obstacle à l'expiration.

Les mouvements respiratoires, l'action des muscles, la vitesse de transmission de l'agent nerveux sensitif et moteur, les allures normales ou anormales de la marche, les mouvements buccaux ou laryngés qui se produisent dans la phonation, tous ces actes si variés n'intéressent pas seulement le physiologiste, mais peuvent fournir au médecin de précieux renseignements pour le diagnostic des maladies. Quelques-uns de ces phénomènes échappent entièrement à nos sens; tous sont appréciables par la méthode graphique, et, dès qu'ils sont inscrits, se prêtent aux estimations les plus précises.

Pour inscrire les mouvements de la respiration, Vierordt mettait le patient dans la position horizontale, un levier reposait sur le sternum et inscrivait les mouvements de dilatation et de resserrement de la poitrine. Il est plus commode de recourir au procédé de transmission déjà indiqué pour l'étude des mouvements du cœur; un explorateur spécial, adapté à une ceinture, actionne à distance un levier inscripteur et donne un tracé dont les montées correspondent à l'expiration et les descentes à l'inspiration.

Dans les conditions physiologiques, on constate l'existence d'un certain rhythme que la ligne A de la figure 12 représente. Or, si l'on fait varier la résistance qu'éprouve l'air à pénétrer dans la poitrine (ligne B), ou celle qu'il rencontre pendant l'expiration (ligne C), on fait varier le rhythme des mouvement thoraciques. On constate une augmentation de durée du mouvement qui éprouve la résistance la plus grande. Ainsi, une expiration prolongée révèle l'existence d'un obstacle aux forces expiratrices; si au contraire c'est l'inspiration qui s'allonge, on peut conclure à un obstacle à l'introduction de l'air dans les poumons.

Les médecins, aujourd'hui, ne considèrent plus les cas pathologiques comme un renversement des lois de la physiologie; ils ne s'étonneront donc pas de voir la dyspnée se traduire par des changements du rhythme respiratoire, changements qui se produisent dans le sens indiqué ci-dessus. Les tracés de la respiration recueillis dans l'asthme semblent montrer qu'il existe au moins deux formes distinctes de cette maladie : l'une paraît liée à un spasme et l'autre à une atonie des bronches. Il serait prématuré d'émettre sur ce sujet des affirmations trop absolues; des recherches ultérieures pourront seules fonder la séméiologie des mouvements respiratoires.

Un point semble toutefois bien acquis dès aujourd'hui, c'est que la fonction du cœur et celle du poumon peuvent subir, par l'exercice musculaire fréquemment renouvelé, des modifications profondes.

Lorsqu'on soumet de jeunes conscrits à *l'entraînement* progressif dans les gymnases militaires, on constate, chez les débutants, que les mouvements du cœur et ceux de la respiration s'accélèrent fortement sous l'influence de la course. Les mouvements de la respiration ont alors très-peu d'amplitude et se renouvellent jusqu'à cent fois par minute. Au bout de quelques mois d'exercice, les mêmes sujets, après avoir couru, donnent des tracés du cœur et de la respiration dans lesquels toute perturbation a disparu ; les mouvements du thorax ne sont plus accélérés, et loin de présenter une diminution d'amplitude, deviennent, au contraire, plus profonds qu'à l'état de repos.

L'inscription des actes musculaires a profondément modifié les théories physiologiques relatives à la production du mouvement. Ainsi, dans le tétanos causé par la strychnine et dans celui que provoquent des courants d'induction fréquemment répétés, le *myographe* révèle l'existence de mouvements vibratoires que l'œil ne saurait saisir. Cet instrument montre comment le raccourcissement d'un muscle tétanisé se produit par la fusion d'une série de petits mouvements élémentaires qu'on appelle *secousses*, et dont chacun n'a pas le temps de s'accomplir avant qu'un autre ne survienne. On peut prouver que la contraction volontaire est un acte complexe comme le tétanos et que l'énergie de l'effort développé par un muscle croît en raison de la fréquence des secousses qui se produisent pendant sa contraction.

Comme tout muscle se gonfle en même temps qu'il se raccourcit, on peut explorer ce gonflement au moyen d'un appareil spécial, et inscrire les secousses ou les contractions des muscles chez l'homme. On voit ainsi que les convulsions pathologiques ne doivent plus être classées en deux groupes, suivant qu'elles seraient *toniques* ou *cloniques*. Toute convulsion tonique, en effet, est constituée par une série de secousses, qui disparaissent pour nos sens dans un raccourcissement permanent du muscle. Mais le tracé qu'on obtient en inscrivant ces actes révèle l'existence de secousses multiples plus ou moins incomplétement fusionnées.

Enfin, l'application de la myographie sur l'homme permet de mesurer la vitesse avec laquelle se transmet l'agent nerveux moteur. La célèbre expérience de Helmholtz peut se répéter facilement sur l'homme, en inscrivant sur un appareil à rotation rapide l'instant où l'on excite un nerf et celui où le mouvement apparaît dans le muscle correspondant. Sans prétendre que cette détermination doive rentrer dans les moyens usuels du diagnostic médical, on peut espérer qu'elle jettera une vive lumière sur la physiologie pathologique des nerfs et des muscles.

Lorsqu'un mouvement se produit à la suite d'une impression sensitive, soit à titre d'action réflexe, soit comme manifestation volontaire d'une impression perçue, il permet d'apprécier la durée des transmissions nerveuses et des opérations mentales. En inscrivant sur le papier l'instant où l'excitation sensitive a eu lieu, et celui où la manifestation motrice s'est produite, on constate, entre ces deux actes, un intervalle de temps que nos sens apprécient fort mal, mais que la méthode graphique révèle avec exactitude. Dans la mesure de la transmission nerveuse sensitive, on voit ce temps s'accroître à mesure qu'on excite un point plus éloigné des centres nerveux, c'est-à-dire à mesure que l'agent nerveux doit parcourir, pour arriver aux centres de réflexion, une plus grande longueur de nerf sensitif. De même, dans la mesure des actes cérébraux, on voit le retard entre l'excitation et le mouvement qui la suit s'accroître d'autant plus, que le sujet soumis à l'expérience devra faire une opération intellectuelle plus complexe, entre l'impression qu'il a reçue et le signal par lequel il doit indiquer qu'il a compris. Les beaux travaux de Donders, sur la mesure des actes cérébraux, sont trop connus pour qu'il soit besoin de les rappeler ici; du reste, il serait bien difficile d'exposer en peu de mots ces tentatives si hardies et si heureuses d'introduction des mesures exactes dans le domaine de la psychologie.

Dans les expériences précédentes, il s'agissait de mesurer des durées très-courtes avec une très-grande précision; or, la physique possède pour cela une méthode d'une grande puissance : la *chronographie,* dont la conception appartient à Thomas Young, mais qui, dans ces dernières années, a reçu des perfectionnements considérables. L'essence de la méthode consiste à inscrire sur un cylindre enfumé les vibrations d'un diapason réglé à une certaine fréquence, soit 100 vibrations par seconde.

Le tracé du diapason est formé par une ligne sinueuse dont chaque ondulation, plus ou moins étendue selon la vitesse de rotation du cylindre, représente un centième de seconde. Si l'on inscrit en même temps sur le cylindre deux signaux, dont l'un corresponde au commencement, et l'autre à la fin du temps qui doit être mesuré, on comptera entre ces deux signaux un certain nombre de vibrations, exprimant à combien de centièmes de seconde correspond ce petit intervalle de temps.

Grâce aux progrès constants de la chronographie, on estime aujourd'hui des durées qui n'atteignent pas un millième de seconde et moins encore. Dans cette division du temps, il n'y a pour ainsi dire d'autre limite que celle que l'expérimentateur s'impose à lui-même lorsqu'il croit avoir atteint une précision suffisante. En outre, à l'emploi direct du diapason, souvent assez incommode, on substitue celui de petits instruments nommés chronographes électriques, qui, légers et peu encombrants, se disposent aisément à côté des autres leviers inscripteurs dans les différentes expériences.

Certains appareils électromagnétiques servent à produire des signaux; leur action est tellement rapide qu'ils peuvent fournir plus de cinq cents signaux différents par seconde; au moyen de ces instruments on inscrit les vibrations du larynx dans la parole ou dans le chant, et comme d'autre part avec des explorateurs spéciaux on peut inscrire les mouvements des lèvres, du voile du palais et de l'air qui s'échappe pendant l'émission des sons, l'étude du mécanisme de la phonation acquiert ainsi une précision surprenante. Le linguiste, le physiologiste et le médecin trouvent dans l'emploi de cette méthode d'intéressants sujets d'étude.

Le temps me presse, Messieurs, et pour ne pas abuser de votre attention, je dois passer sous silence bien des applications de la méthode graphique à la physiologie et au diagnostic médical. Je voudrais, avant de terminer, vous montrer cette méthode sous un point de vue moins spécial, et vous faire partager ma conviction sur le grand avenir qui lui est réservé dans toutes les sciences expérimentales.

L'expression la plus naturelle et la plus parfaite d'un phénomène est une courbe qui, par ses inflexions diverses, traduit les changements successifs qui se sont produits. Lorsqu'un physicien ou un météorologiste veut exposer d'une manière saisissante le résultat d'une série d'observations de la température, il trace une courbe d'après les valeurs numériques qu'il a relevées successivement. Cette courbe, qui monte, descend ou reste stationnaire, montre bien plus clairement ce qui s'est passé que ne le ferait une colonne de chiffres dont la lecture est longue et fatigante. La comparaison de deux courbes est pour ainsi dire instantanée, leur identité ou leur dissemblance frappe dès le premier coup d'œil. Or, on peut exprimer en courbes le relevé d'observations de toute nature : des changements de pression, de poids ou de volume, des variations d'intensité d'une force quelconque. Bien plus, toute statistique se prête à l'emploi de la méthode et livre ainsi du premier coup le résultat qu'on n'en dégagerait qu'au prix d'une étude longue et assidue. Aussi l'emploi des courbes se répand-il chaque jour davantage, pas assez vite toutefois au gré de ceux qui en comprennent toute l'utilité. Comment attendrait-on sans impatience le jour où de longues et obscures descriptions feront place à de saisissantes images ! Tous ceux qui s'occupent d'observations ou d'études expérimentales se sentent débordés, envahis par l'accumulation des documents ; l'économiste, le statisticien, le financier, l'administrateur, entassent autour d'eux des volumes compactes de chiffres. Un jour ils trouveront dans un atlas contenant quelques courbes lumineuses toute l'essence de ces indigestes matériaux.

Mais si la méthode graphique a de grands avantages au point de vue de l'exposition de faits observés, combien n'est-elle pas supérieure encore lorsque le phénomène dont elle livre le tracé est de ceux qui échappent entièrement à nos sens ; ici, plus d'intermédiaire entre l'acte et son expression graphique. Transformés en appareils inscripteurs dans les observatoires de météorologie, le baromètre, le thermomètre, l'hygromètre, etc., déterminent sans cesse l'état de l'atmosphère. Patients, consciencieux, infaillibles, ces instruments font ce que ne pourrait pas faire toute une légion d'observateurs. Autrefois l'imagination la plus hardie n'eût pas rêvé qu'on pût jamais saisir à tous les points de sa trajectoire la vitesse d'un boulet de canon ; ce problème est pourtant résolu, et des vitesses bien plus rapides encore sont aujourd'hui mesurées. Se pliant à toutes les exigences, la méthode graphique sert également à estimer les mouvements d'une extrême lenteur : on ne voit pas croître une plante, mais on peut obtenir le tracé de son accroissement et constater qu'à certaines heures, ou sous certaines influences, la végétation s'accélère ou se ralentit. Pour toutes ces déterminations, la méthode est la même : forcer un style à se déplacer sous l'influence du mouvement qu'on veut écrire n'est jamais chose bien difficile; cela obtenu, il suffit de recevoir le tracé sur une surface qui se meut plus ou moins vite suivant le mouvement qu'on doit inscrire. Pour mesurer la vitesse d'un projectile, on imprime au papier une vitesse de 200 à 300 mètres par minute, tandis que l'accroissement d'une plante doit s'inscrire sur une surface qui ne se déplace que de quelques centimètres par vingt-quatre heures.

Dans l'énumération qui vient d'être faite, on a pu remarquer qu'il ne s'agissait encore que de mouvements d'une assez grande simplicité, s'exécutant dans une direction rectiligne, tantôt dans un seul sens, tantôt alternativement en deux sens opposés. Comment saisira-t-on ces mouvements capricieux qui se produisent suivant toutes les directions de l'espace?

Pour être plus compliqué, ce problème n'est cependant pas insoluble. Tout le monde connaît le pantographe et sait que, si l'on suit avec une des branches de cet instrument les contours d'un dessin, l'autre branche reproduit la même figure, soit réduite, soit amplifiée. Une disposition analogue permet de transmettre et d'inscrire à d'assez grandes distances tout mouvemement qui s'exécute dans un même plan.

Cet appareil se compose, comme les précédents, de deux parties dont l'une est l'explorateur et l'autre le récepteur. Ces deux parties se transmettent le mouvement au moyen de tubes à air; chacune porte une pointe, et, si l'on conduit l'une d'elles de façon à tracer un cercle, à l'autre bout de la table vous voyez l'autre pointe tracer un cercle également; écrivez votre nom avec la première pointe, et votre signature sera reproduite par l'autre appareil. Une disposition facile à réaliser permettrait de reproduire le mouvement suivant les trois dimensions de l'espace. Avec ces transmissions complexes, il n'est pour ainsi dire pas de mouvement qui ne puisse être reproduit. Un oiseau qui vole, s'il est de grande taille, peut porter des instruments construits d'après ce principe; l'animal relié par un ou deux tubes de caoutchouc aux appareils inscripteurs, livre la courbe de chacun des mouvements qu'il exécute. On détermine ainsi la trajectoire de l'aile à tout instant du vol, les mouvements de torsion que lui imprime la résistance de l'air, et jusqu'aux oscillations et aux saccades qu'éprouve le corps de l'oiseau par la réaction de ses coups d'ailes.

Ici, je terminerai cette exposition déjà trop longue et pourtant bien sommaire. Vous avez pu entrevoir les résultats d'une méthode qui n'est encore que dans son enfance et qui, sans doute, se perfectionnera encore.

Ne doit-on pas attendre beaucoup de la méthode graphique? Ne peut-on pas espérer que, grâce à son emploi, les sciences expérimentales devront avancer d'un pas plus rapide et plus sûr? Telle est, Messieurs, ma conviction profonde et je serais bien heureux de vous la faire partager. (*Applaudissements prolongés.*)

SÉANCE DU 24 SEPTEMBRE.

Présidence de M. VLEMINCKX.

La séance est ouverte à deux heures.

1. *Communications du Bureau.*

M. VERRIEST, l'un des secrétaires des séances, donne lecture du procès-verbal de la séance d'ouverture. La rédaction en est approuvée.

M. LE PRÉSIDENT. — Messieurs, avant d'aborder notre ordre du jour, je dois appeler votre attention sur quelques détails qui vous intéressent.

La journée de mercredi prochain est destinée, pour ceux d'entre vous qui le voudront, à visiter la colonie d'aliénés de Gheel et la prison cellulaire de Louvain. Qu'on me permette, eu égard à l'importance de ces excursions, de fournir quelques éclaircissements sur ces deux établissements.

La colonie de Gheel, dont l'origine remonte à un millier d'années, est un établissement unique en ce genre en Europe. L'aliéné, je ne parle pas du fou dangereux dont la séquestration est nécessaire, y jouit de la vie de famille et d'une liberté complète. Nous nous en trouvons tellement bien que nous ne négligeons rien pour améliorer la situation de la colonie.

Pour vous en démontrer brièvement l'importance, permettez-moi de vous faire lecture, à son sujet, de l'extrait suivant de l'ouvrage de M. Duval, magistrat français :

« En résumé, l'exemple de Gheel prouve que l'emprisonnement ou réclusion des aliénés n'est nécessaire que pour les malades habituellement dangereux. Il n'a aucune valeur médicale; au contraire. Le principe d'Esquirol « qu'un asile d'aliénés bien organisé est le plus puissant agent « thérapeutique des maladies mentales, » n'est qu'un préjugé. Un tel asile n'est en réalité qu'une prison un peu améliorée, la dernière forme de chaînes dont on chargeait autrefois les malheureux aliénés (1).

(1) Une grande camisole de force en pierre, suivant l'expression d'un médecin directeur d'asile, M. le docteur Morel.

« Hors le cas de sécurité publique, la colonisation agricole en liberté et en plein air est le vrai type du traitement indirect des maladies mentales, et celui qui favorise le plus l'efficacité du traitement direct.

« La vie au sein d'une famille adoptive est la condition fondamentale de la colonisation. Les colonies agricoles où elle manque ne sont que des transitions, plus ou moins défectueuses, vers un type supérieur.

« Ce type supérieur, c'est Gheel. Il suffirait de quelques améliorations de détail, et, entre autres, d'une gymnastique, avec tous les moyens convenables d'exercices corporels, pour en faire un modèle aussi parfait que le comporte l'état actuel des sociétés. »

Voilà, Messieurs, ce que nous vous engageons à aller voir. Ceux d'entre vous qui désireront faire partie de cette excursion, voudront bien se faire inscrire sur la liste tenue par M. le président de la 8e section, qui s'est chargé de l'organiser.

Un autre établissement que nous vous invitons à visiter, c'est notre grande prison cellulaire de Louvain.

Le système pénitentiaire cellulaire existe en Belgique depuis trente ans environ. Il n'y est pas encore complétement généralisé, mais il l'est à peu près. Ce système est l'objet d'attaques très-violentes, non-seulement dans la presse, mais aussi à certaines tribunes parlementaires. Il est possible que, dans quelques pays, il soit sujet à de justes critiques; mais nous pensons nous que, tel qu'il existe en Belgique, il constitue une des meilleures choses que l'on puisse trouver comme système pénitentiaire.

Nous vous sollicitons donc, vous savants médecins, à aller voir la prison de Louvain.

On a accusé les prisons cellulaires d'engendrer la maladie et la folie. Eh bien! Je puis certifier que, pendant les trente-quatre années que j'ai été à la tête du service de santé de ces prisons, nulle part ailleurs je n'ai vu moins de fous ni moins de malades. Il m'est arrivé plusieurs fois d'aller faire mon inspection sans trouver un seul homme à l'infirmerie. Ce sont donc des établissements remarquables à tous égards, et j'ai la conviction que ceux d'entre vous qui iront à Louvain ne le regretteront pas.

Je vous ai dit, dans la séance précédente, que notre liste des présidents honoraires n'était pas complète, parce que nous n'étions pas assez éclairés et que le temps nous avait fait défaut pour fixer tous nos choix. M. le secrétaire-général va vous donner lecture d'une nouvelle série de noms qui seront soumis à votre approbation et qui ont déjà reçu celle du Bureau.

M. WARLOMONT, secrétaire général. — Voici les noms des membres que le Bureau vous propose d'ajouter à la liste de vos présidents honoraires :

Autriche-Hongrie, M. le docteur Louis Grosz, de Buda-Pesth, et M. le professeur Schnitzler, de Vienne.

Italie, M. le Colonel-médecin Manayra, délégué du Ministère de la Guerre, et M. le docteur Pasquali, délégué de l'Académie de médecine de Rome.

Pays-Bas, MM. Van Cappelle et Egeling, délégués du Gouvernement.

Russie, M. le docteur Nicolaïew, à Cronstadt, délégué du Ministère de la Guerre, et M. le docteur Levkovitsch, à Saint-Pétersbourg.

Suède. M. le docteur Gustaf Bergman, d'Upsal.

— Tous ces noms sont acclamés par l'assemblée.

L'ordre du jour appelle les rapports des sections.

II. *Rapports des Sections.*

M. Feigneaux, l'un des secrétaires de la 3ᵉ section, donne lecture de son rapport sur les séances du 20 septembre (question des Maternités). (*Voy.* 3ᵉ section.)

La discussion est ouverte sur les conclusions suivantes adoptées par la section : (M. Vleminckx cède le fauteuil à M. De Roubaix, vice-président.)

1° Urgence d'une réforme radicale dans le système d'assistance des femmes en couche;

2° Abandon complet des grandes maternités ;

3° Remplacement des grandes maternités, avec école d'accouchement pour l'enseignement, par de petites maisons d'accouchements et chambres séparées ;

4° Création d'une maison de rechange placée dans le voisinage de la maternité avec mobilier distinct et séparation complète d'avec la direction médicale;

5° Extension, aussi grande que possible, de l'assistance à domicile, en fournissant aux femmes enceintes et aux accouchées des secours de toute nature.

M. Vleminckx. — Les conclusions du rapport me paraissent trop absolues. J'admets la suppression des mauvaises maternités, mais je ne comprends pas que, passant sur des intérêts de divers ordre, on généralise cette mesure en demandant également la suppression des bonnes. Il en existe, en effet, dans lesquelles la fièvre puerpérale n'a fait que de rares irruptions, et, pour n'en citer qu'une, je citerai celle de Gand. Son organisation me permet de vous la recommander comme un établissement modèle. La séparation entre les accouchées y est complète : celles-ci possèdent chacune une chambre particulière. Le seul moment où elles soient réunies, est celui où elles se présentent avant l'accouchement. Aussi, depuis son origine, — il y a dix ans — la fièvre puerpérale n'y a-t-elle fait qu'une seule apparition, et encore faut-il constater qu'elle régnait dans toute la cité Gantoise.

J'oppose la puissance de ce fait aux conclusions radicales qui vous sont soumises. Ce qu'il importe de demander au point de vue qui nous occupe, c'est, non pas la disparition absolue des maternités, mais une organisation moins défectueuse, mieux gouvernée par les lois de l'hygiène.

Les inconvénients qui résulteraient de la suppression de ces établissements sont de plusieurs ordres : du côté de l'enseignement d'abord, du côté des mères de famille ensuite, de celles qui, n'ayant pas, pour ainsi dire, de foyer domestique, ne savent où trouver un refuge. Qu'en ferez-vous? Les accoucherez-vous dans de petites mansardes où elles sont dans le dénûment le plus complet? Je ne parle pas des filles-mères, pour lesquelles, en vue de la punition du vice, on peut se montrer moins disposé à la générosité, bien que l'humanité, pour elles-mêmes et pour l'enfant qu'elles portent dans leur sein, nous ordonne de les entourer de toute la sollicitude que réclame leur état.

Je soumets ces observations à l'appréciation du Congrès, et je désire que MM. les accoucheurs y accordent la part importante qu'elle me paraît mériter.

M. Hyernaux (Bruxelles). — Lors de la discussion en section, j'ai précisément fait valoir les arguments que notre honorable président vient de soulever. Je me suis déclaré partisan des maternités, mais à une condition expresse, c'est que ces établissements subissent de profondes améliorations, qu'ils soient organisés autrement qu'ils ne le sont généralement.

J'ai dit qu'une maternité ne peut pas être établie dans un hôpital;

J'ai dit qu'une maternité ne peut pas être instituée de manière qu'il y ait dans le voisinage des accouchées, des typhisés, des phthisiques, des malades, en un mot, qui ont des transpirations, des dévoiements de toute nature, et dont les émanations malfaisantes s'élèvent, comme des nuages léthifères, pour aller empoisonner l'air des salles voisines ou supérieures;

J'ai dit, enfin, qu'une maternité doit se trouver en plein air, sur un vaste terrain, dont une partie serait convertie en jardin.

Quant à la construction d'un semblable établissement, sans entrer ici dans les détails d'orientation, d'aménagement intérieur, etc., etc., je puis me tromper, mais voici mon idéal, lequel n'est d'ailleurs que la reproduction d'idées émises déjà par différents spécialistes :

Je voudrais que, dans un lieu convenablement choisi, on établît quatre pavillons distincts, lesquels seraient divisés en quatre ou cinq pièces, suivant l'importance des localités; je voudrais ces pièces d'un cube d'air, surtout dans le sens de l'horizontalité, suffisant pour quatre à six lits au plus, lesquels devraient être largement espacés. De cette manière, on aurait de véritables maisons de rechange, puisqu'on pourrait passer successivement d'un pavillon à l'autre, et que chacun d'eux ne serait guère occupé que pendant deux à trois mois de l'année.

Je sais très-bien quelles sont les objections qui vont surgir. On me dira : « C'est coûteux, c'est dispendieux; il faudra un personnel considérable. » Tout cela est vrai; mais je me demande si la suppression des maternités ne va pas coûter infiniment plus cher aux administrations de bienfaisance, qu'une maternité établie dans les conditions que je viens de signaler.

Quant aux inconvénients que la suppression des maternités peut produire, ils ne me paraissent pas un instant douteux. Et d'abord, il m'est avis qu'on met bien trop sur le compte des épidémies, sur le compte de ce qu'on appelle la fièvre puerpérale, la mortalité des femmes en couches.

En effet, il y a énormément de ces malheureuses qui viennent mourir dans nos salles, sans être le moins du monde atteintes de ce qu'il est convenu de désigner sous le nom de fièvre puerpérale. Tous ceux qui pratiquent dans les maternités des grands centres de population, savent comme moi dans quel état, bien souvent, leur arrivent des femmes qui doivent y accoucher : que de fois ne les voyons-nous pas fatiguées, surmenées, épuisées par un travail qui dure depuis deux, trois et quatre jours déjà, pendant lesquels elles ont manqué de soins, de direction et des sages conseils d'un médecin. Croyez-le bien, Messieurs, une femme qui nous arrive dans ces conditions est malade avant d'entrer à l'hôpital; déjà la mort l'a marquée de son estampille et, ne pouvant plus réagir contre les fatigues de la fonction qu'elle vient d'accomplir péniblement, elle succombe à une métrite, à une péritonite, à une phlébite, dont elle avait contracté le germe chez elle.

A côté de ces femmes qui n'ont reçu aucun soin, il en est d'autres, et beaucoup malheureusement, qui ont été maladroitement examinées par des matrones dont l'instruction pratique est tout à fait nulle; ou bien encore par ces accoucheuses qui, poussées par l'appat du lucre, pressées de courir ailleurs, ou par ignorance, se livrent à toute espèce de manœuvres plus intempestives et plus meurtrières les unes que les autres. Aussi, voyons-nous ces femmes nous arriver affaissées, et nous présenter un vagin chaud, douloureux, un col de matrice irrité, un ventre sensible à la moindre pression. Doit-on s'étonner, après cela, que ces femmes succombent?

Je pourrais citer ainsi une infinité de cas qui viennent grossir le chiffre de mortalité dans les maternités, sans que la fièvre puerpérale y entre pour la moindre part.

Messieurs, j'ai un autre inconvénient à vous signaler : c'est qu'à mon sens l'enseignement obstétrical est *impossible sans maternités*. Oui, c'est une illusion de croire que vous ferez des accoucheurs, des praticiens, sans les mettre à l'école, sans les instruire, sans les diriger et sans les faire travailler. Sans doute, vous ferez des accoucheurs à diplôme, mais vous ne ferez jamais de praticiens capables de conjurer et de prévoir les mille dangers qui menacent ou qui assiégent une accouchée. Ce n'est qu'en forgeant qu'on devient forgeron.

Vous instituerez partout, dites-vous, des policliniques. C'est fort bien ; mais ne vous y trompez pas; les femmes du peuple, plus que toutes autres, ont leurs préjugés, et elles ne se livreront pas bénévolement à l'examen d'un jeune homme inexpert, d'un étudiant qui aura même fait deux ou trois accouchements. Non assurément, elles ne le feront pas ;

elles préféreront de beaucoup se confier aux mains inexpertes d'une accoucheuse, parce que, dans la chambrette de celle-ci, elles auront vu un parchemin, soigneusement encadré, les autorisant à pratiquer un art dans l'exercice duquel elles apportent souvent plus d'empirisme et de témérité que de savoir et de prudence.

Un autre sentiment les retiendra, c'est celui de la pudeur, ce sentiment inné chez toutes les femmes et que chaque jour nous voyons se réveiller dans nos cliniques, en présence des jeunes gens qui les fréquentent. Que de fois, en effet, dans nos conférences à l'hôpital, n'ai-je pas entendu des femmes dire : « Je veux bien, Monsieur, que vous m'examiniez, mais pas les élèves, ou je pars, » et j'en ai vu partir. Eh bien, Messieurs, nous devons compter avec ce sentiment de la pudeur; nous devons le respecter, et ce n'est pas parce qu'une jeune fille, par exemple, serait devenue enceinte, qu'il faudrait le méconnaître ou vouloir le braver. Ne traitons pas en coupable une jeune fille trompée; mais plaignons-la beaucoup de son malheur, et ne la blâmons pas trop d'avoir obéi aux cris de la nature.

Si, dans nos cliniques hospitalières, les femmes ne se refusent pas systématiquement à se laisser examiner par les élèves, c'est qu'au-dessus de ceux-ci, elles voient le maître responsable qui les guide, qui les dirige dans leurs explorations, tandis que, dans leur pauvre mansarde, seule à seule avec un élève préposé à l'accouchement, elles s'y refuseront pour la plupart, parce qu'elles ne verront dans cet élève qu'un novice qui vient s'exercer à leurs dépens.

Ceci m'amène à signaler un autre inconvénient : souvent l'élève n'aura pas assez de confiance en lui; d'autres fois, au contraire, il présumera trop de son savoir, ou bien, il n'aura pas encore appris à pratiquer cette vertu, la première qu'un accoucheur doive posséder, la patience. C'est dans ces cas que nous le verrons hésitant toujours, ayant peur de tout; craignant pour l'enfant, craignant pour la mère, examinant et touchant celle-ci à chaque douleur pour s'assurer de la marche du travail. Or, cet excès de zèle, inspiré par de bonnes intentions, ces attouchements fréquents, qui sont le fait d'un accoucheur inexpérimenté, tout cela est souvent le point de départ d'affections graves. Ou bien encore, le travail se prolongera trop au gré de l'élève qui, sous un prétexte futile ou imaginaire, souvent dans le but de s'exercer, se livrera à des manœuvres regrettables.

Comme conclusion, je vote donc pour le maintien des maternités, mais à la condition que ces établissements subissent des améliorations profondes. Je les maintiens, parce qu'elles sont indispensables aux femmes abandonnées, sans asile, ou qui n'ont qu'un asile malsain, trop exigu et occupé déjà par plusieurs enfants. Je les maintiens, parce qu'elles sont indubitablement nécessaires à l'instruction pratique des élèves. Toutes les tendances des médecins convergent vers un seul et même but : sauvegarder le mieux possible la santé publique. Eh bien, que faire pour cela, si ce n'est de continuer à former des praticiens qui soient à la hauteur de leur noble mission, en leur laissant leur véritable école, c'est-à-dire la clinique hospitalière. *(Applaudissements.)*

Messieurs, je n'ai pas, en section, appuyé de mon vote la proposition de faire les accouchements des femmes nécessiteuses au domicile des sages-femmes. J'ai fait ressortir que, pour différentes raisons, les accoucheuses se logent ordinairement à l'écart, dans des rues étroites, souvent dans des impasses. Leurs appartements eux-mêmes, ou leurs maisons, quand elles en occupent une, sont exigus, malsains et loin de présenter les conditions et les ressources qui assurent d'heureux résultats; ces appartements ou ces petites habitations deviendront autant de foyers d'infection. Dès cet instant, ces maisons seront comme mises à l'index, leur clientèle ordinaire les désertera et leur ruine n'est pas douteuse. D'un autre côté, on a été forcé de nous avouer qu'à Paris, par exemple, peu de sages-femmes vivent du produit de leur art honnêtement exercé; on nous a dit que bon nombre ont des ressources inavouables que leur procurent des protecteurs intimes et même la pratique de manœuvres illicites. La nouvelle mesure proposée les moralisera, dit-on, parce que, gagnant davantage, elles pourront s'installer plus grandement, et dès lors quitter la voie du vice pour entrer dans celle de la vertu. Cette belle illusion, je ne la partage pas, car ce n'est pas quelques accouchements qui leur seront payés par la bienfaisance publique qui amélioreront sensiblement leur position matérielle, leurs dispositions morales. Préoccupons-nous des accouchées de la classe indigente, mais que cette préoccupation ne nous fasse pas oublier leurs enfants, dont le sort pourrait bien être compromis par l'adoption de la mesure qui nous est actuellement proposée.

M. PIGEOLET (Bruxelles). — Je rappellerai que la section n'a pas précisément admis les conclusions qui lui étaient soumises. Voici la première conclusion qui résulte des travaux de la section : « Une réforme plus ou moins radicale du système d'assistance des femmes en couches. » Toutes les discussions ont roulé principalement sur ce point, et M. Lefort est venu nous prouver que, pour Paris au moins, la mortalité était moindre depuis l'abandon du système des grandes maternités.

Par suite de cet abandon, on se trouvait en présence de trois autres systèmes : l'accouchement à domicile ; l'accouchement chez les sages-femmes dont les maisons constituent de petites maternités; enfin, un établissement d'accouchements constituant de petites maternités, séparées les unes des autres et ne pouvant pas se nuire réciproquement.

Si, dans les grandes villes, les maternités donnent lieu à des épidémies, à des fièvres puerpérales, dans les petites, elles ne produisent pas ces maladies graves, ces complications extraordinaires. La mortalité dans les

maternités des petites villes ne dépasse pas celle résultant des accouchements à domicile. La section a donc pensé que la création d'une maison
placée dans le voisinage de la ville et composée de petites habitations
isolées, offrirait les avantages des maternités, en même temps que ceux de
l'accouchement chez les sages-femmes, tout en permettant l'enseignement.
Voilà, je crois, Messieurs, les conclusions qu'il s'agit de soumettre à
l'Assemblée.

M. Yseux (Bruxelles). — Ce qui peut nous faire approuver le système des
maternités, c'est que tout accouchement produit dans l'organisme un ébranlement profond pour lequel un repos complet et assez long est nécessaire.
Nous savons, nous médecins des pauvres, ce qu'il en coûte d'accoucher
une femme dans de mauvaises conditions, et les dangers auxquels elle se
trouve exposée si son installation est défavorable.

Il m'est arrivé de devoir accoucher une femme sur un coffre. Je vous
demande si un médecin doit être rendu responsable des accidents qui
peuvent survenir en pareille occurrence. La femme dont il s'agit touchait
la muraille d'une épaule, tandis que je touchais l'autre côté de la muraille.
C'est dans ces conditions que l'opération dut être faite. Il est incontestable
que l'accouchement dans les demeures pauvres est essentiellement dangereux quant au travail, et fâcheux quant aux suites, parce que la femme,
dont la réceptivité à ce moment est remarquable, se trouve soumise à une
série de privations, que ses enfants sont là qui réclament immédiatement son
activité, la forçant à se lever plus tôt qu'elle ne devrait le faire. Interrogez
les livres des hospices, et vous y verrez le nombre de prolapsus pour lesquels
tous les jours on distribue des pessaires à nos malheureuses femmes.

Voilà donc une des raisons qui militent en faveur des maternités, dans
lesquelles on accorde au moins aux femmes le repos nécessaire après
l'accomplissement de cette grande fonction, et dans lesquelles aussi ce
n'est que par intervalle, par exception, qu'elles sont soumises à des
influences qui peuvent amener la fièvre puerpérale, tandis que chez elles
elles y sont constamment soumises.

M. Laussedat (Bruxelles). — Je sais, Messieurs, combien vos instants sont
précieux. Je sais aussi que, dans ces assemblées générales, on doit autant
que possible éviter les discussions, et surtout les discussions prolongées sur
des sujets qui ont déjà été traités spécialement dans les sections. Cependant je
ne puis rester muet, après avoir entendu l'éloquent discours de M. Hyernaux
qui, permettez-moi de vous le dire, et il n'y a rien de désobligeant dans
mon langage, a plaidé *pro domo*, attendu qu'il est le très noble et très-
compétent directeur de l'établissement de la Maternité de Bruxelles. Sans
vouloir laisser planer sur lui la moindre suspicion, je dois rappeler que,
quand on plaide pour sa cause, on est naturellement un peu partial.

Mais cette question des maternités doit être examinée à son véritable point de vue. Les faits statistiques n'ont point de complaisance, et ils nous démontrent que, lorsque la femme entre à la maternité, son existence se trouve exposée à de graves périls. Sans doute elle y arrive souvent dans ces prédispositions fâcheuses que vient d'indiquer notre honorable collègue. Mais, si elle est mal disposée, c'est une raison de plus pour ne pas l'amener dans un lieu où sa situation va s'aggraver.

Je le déclare, après tout ce que m'a appris l'expérience qui m'est propre, et surtout celle que j'ai acquise dans l'enseignement de mes maîtres, je suis, en principe, l'ennemi déclaré des maternités, et, j'irai beaucoup plus loin, je suis l'ennemi déclaré des hôpitaux. Mais je suis aussi un homme de mon temps, je suis un homme pratique, je sais, en cette matière comme dans d'autres, apprécier ce que certaines nécessités sociales imposent. Je ne veux pas demander la disparition immédiate des maternités, mais je veux que l'on travaille avec prudence, avec résolution, à arriver à cette suppression. On supprimera encore bien d'autres refuges de la misère, lorsqu'on saura, lorsqu'on voudra s'en prendre aux causes qui engendrent et entretiennent tant de misères.

Il est indubitable que la femme parturiante, que la femme qui doit subir une opération du côté des organes génito-urinaires, se trouve toujours dans des conditions déplorables, lorsqu'elle est dans un centre où règnent des influences propres à engendrer les maladies. Je n'ai pas besoin de dire, devant des savants de votre autorité, les résultats obtenus chez les femmes isolées, dans les campagnes, par de simples praticiens, notamment en fait de gastrotomie, et combien ces résultats diffèrent avantageusement de ceux obtenus dans les maternités par les chirurgiens les plus habiles. Comment se fait-il que tous les jours vous voyiez, dans les campagnes, l'ovariotomie pratiquée par des hommes qui sont sans notoriété dans la science, être suivie de succès, tandis que, dans de grands centres de population et spécialement dans les établissements hospitaliers, cette même opération, pratiquée par les hommes les plus habiles, est suivie d'insuccès presque constant?

Je crois donc la cause des maternités très-difficile à défendre. Mais, en cette matière comme en beaucoup d'autres, il faut subir, je le répète, de dures nécessités sociales; je demande donc que, si la question des maternités ne peut pas être traitée aujourd'hui au point de vue absolu des principes, elle le soit au moins à celui de l'application, c'est-à-dire de l'hygiène, et à ce propos je dois exprimer un regret, au nom de la section d'hygiène que j'ai l'honneur de présider, c'est qu'elle n'ait pas été, sinon saisie de cette question, au moins appelée, par la section d'obstétrique, à la discuter avec elle.

Toujours est-il que le Congrès rendra un grand service à l'humanité en approfondissant la question de réforme à apporter aux maternités. Ces établissements, en effet, à l'heure qu'il est, paraissent justifier cette opinion souvent émise, que, pour beaucoup de femmes, la maternité est comme l'antichambre de la mort.

M. Weverbergh (Bruxelles). — M. Hyernaux vient de plaider les circonstances atténuantes en faveur de l'existence des maternités.

Ces circonstances il les a invoquées sur deux chefs : les besoins de l'enseignement clinique aux élèves médecins et aux sages-femmes, et la question de dépense.

Les besoins de l'enseignement sont certes très-respectables et méritent toute notre sollicitude. Mais, quand il s'agit de soins à donner aux malades ou aux accouchées, au moyen des deniers du pauvre, il est une considération majeure, qui prime toutes les autres et qui demande avant tout une complète satisfaction : les soins doivent être donnés dans l'intérêt du malade ou de l'accouchée. Quant au vide qui serait laissé dans l'enseignement clinique par la suppression des maternités, outre qu'on ne supprimera jamais complétement ces dernières, ce vide pourrait être comblé par des moyens divers, notamment par les polycliniques.

Le second chef sur lequel notre honorable confrère a plaidé les circonstances atténuantes, c'est la question d'argent. Mais d'abord il n'est pas bien prouvé que les soins médicaux donnés à domicile et les accouchements pratiqués au foyer domestique coûteraient beaucoup plus cher que les soins donnés dans les hôpitaux et les accouchements pratiqués dans les maternités. Et puis, quand bien même la dépense serait plus forte, quand il s'agit de conserver une épouse au mari, une mère à la famille, il ne peut être question de marchander. Il s'agit de savoir, quand on fait une dépense, si elle doit amener un résultat utile, et j'aime mieux pour ma part accorder cent francs pour produire un effet heureux que d'en donner cinq pour aboutir à un résultat douteux, si pas nuisible.

Je puis donc dire que notre honorable confrère n'a fait qu'effleurer la question ; il n'en a point abordé le fond. C'est que la discussion est dominée par ce fait capital : les accouchements dans les maternités donnent au moins dix fois plus de décès que les accouchements à domicile. C'est là une vérité établie par des statistiques nombreuses et scrupuleusement dressées pour un grand nombre de pays. Ce fait est incontestable ; il n'est d'ailleurs contesté par personne dans cette enceinte. Je sais bien que l'on cherche à expliquer l'énorme disproportion entre le nombre des décès dans les maternités et à domicile : on dit que la statistique est viciée. Eh bien, oui, c'est également mon avis. Mais je soutiens que, s'il y a erreur, elle est tout à l'avantage des maternités. En sorte que le chiffre proportionnel de décès dans ces établissements, pour être l'expression de la vérité, devrait encore être majoré. Je m'explique :

Un certain nombre de femmes se présentent aux maternités dans des conditions malheureuses. Ce sont des femmes débilitées, des femmes rachitiques, ayant un bassin vicié, des femmes ayant subi pendant un ou plusieurs jours des manipulations de matrones ou de mains inexpertes, et qui, en désespoir de cause, viennent se faire accoucher à l'hôpital, alors qu'elles portent déjà dans leurs entrailles des traumatismes graves, qui doivent les emporter. Ou bien encore des femmes qui ont déjà fait la triste expérience d'un accouchement très-laborieux, et qui, dans les maternités, viennent se confier aux princes de la science. Beaucoup de ces personnes succombent, leur mort est fatale et rien ne serait moins vrai ni moins juste que d'accuser la maternité d'en être cause. Il y a donc de ce chef des décès qui sont portés au passif des maternités, qui ne devraient point l'être et qui, d'une manière injuste, vicient la statistique au détriment de ces établissements.

Mais, par contre, permettez-moi d'attirer toute votre attention sur ce fait : fréquemment des femmes accouchent à la maternité, en sortent le neuvième ou dixième jour, et sont renseignées aux registres de la maison comme ayant eu des couches heureuses, tandis qu'en réalité elles sont à peines rentrées de douze à vingt-quatre heures, qu'elles font appeler le médecin des pauvres, pour se faire traiter d'une maladie dont elles ont emporté le germe de l'hôpital et qui souvent les conduit à la tombe. Et nous voyons alors des métrites, des métro-péritonites, des phlegmatia alba dolens, en un mot, le triste cortége des maladies suspendues sur la tête des femmes en couche. J'en appelle ici à mes confrères de Bruxelles qui sont ou ont été médecins des pauvres.

Je comprends parfaitement que M. le docteur Hyernaux ignore cette triste particularité : une fois les accouchées sorties de l'hôpital, il ne les revoit plus : les femmes ne reviennent plus à l'hospice et la clientèle de notre honorable confrère ne l'appelle pas dans ce milieu. Mais nous, médecins des pauvres, nous, médecins du bureau d'hygiène, nous recueillons ce triste et trop souvent fatal héritage, qui nous est légué par la maternité. Nous avons à consacrer à ces malades nos soins et notre temps, nous savons d'où elles viennent et ce qu'elles deviennent.

Ici donc la statistique est viciée à l'avantage des maternités ; et l'on peut prouver, chiffres en mains, que le nombre des femmes qui succombent après leur sortie de l'hôpital, et qui sont renseignées aux registres comme ayant eu des couches heureuses, est plus considérable que le nombre de celles qui se présentent aux maternités dans des conditions tellement malheureuses que leur mort est fatale sans que l'établissement y soit pour rien.

J'ai donc le droit de dire que, si la statistique est viciée, elle l'est à l'avantage des maternités.

Il va sans dire qu'on ne pourra supprimer les maternités du jour au lendemain. Il faudra même toujours des maternités pour certains cas malheureux, exceptionnels. Mais vous saisirez la différence entre ce langage : « en principe la maternité est un bienfait, il faut travailler à son extension, » et celui-ci : « en principe la maternité est un mal, il faut le circonscrire dans l'extrême limite du possible. »

En attendant, ce qui doit être fait immédiatement, c'est d'apporter des modifications profondes dans certaines maternités, notamment dans la maternité de Bruxelles. Il y a là, dans l'état actuel de la science, des progrès sensibles, des améliorations très-grandes à réaliser, et, à cet égard, j'abonde complétement dans les idées de l'honorable M. Hyernaux.

A mon avis donc, les conclusions de la Section, au lieu d'être trop rigoureuses dans le sens de la suppression des maternités, le sont au contraire trop peu.

Messieurs, je tiens à faire ici une déclaration et je termine par là. Je me suis presque constamment occupé de la Maternité de Bruxelles et du savant professeur qui la dirige avec tant de science et d'autorité. Cela tient à ce que la Maternité de Bruxelles est la seule que je connaisse bien, dans laquelle j'aie vécu, dans laquelle j'aie travaillé, sous la direction de notre honorable et bien aimé confrère. Et, pour bien prouver qu'il ne peut s'agir ici exclusivement que d'une question de principe, je termine par cette déclaration : Si demain j'étais médecin de la Maternité de Bruxelles, j'agirais, dans la limite de mes moyens, exactement dans le même sens que M. Hyernaux, avec la dose respectable de science, de talent, d'autorité et d'expérience, que je possède en moins que lui ; seulement, j'ajoute encore qu'il opère dans un milieu mauvais.

M. HYERNAUX. — Deux mots seulement pour dire que, sous des formes différentes, nous arrivons, M. Laussedat et moi, au même résultat. En effet, que demande notre honorable confrère? Que les maisons d'accouchements soient modifiées, améliorées. Je réclame exactement la même chose.

Améliorons donc les hospices de maternité, plaçons-les dans de meilleures conditions, rendons-les plus salubres, telle est notre conclusion.

Quant à notre honorable confrère, M. le docteur Weverbergh, il prétend que bien des accouchées, prétendûment guéries, viennent mourir chez elles d'un mal dont elles auraient contracté le germe aux maternités. Je ne sais pas si l'exactitude de ce fait est absolument prouvée ; quoi qu'il en soit, je pense qu'aucun chef de service ne manque de s'assurer du rétablissement complet de celles de ses pensionnaires qui demandent à rentrer à leur domicile ; et si, de loin en loin, il est des imprudentes qui exigent prématurément leur sortie, on peut bien, pour les retenir, employer toutes les ressources de la persuasion, mais pas autre chose : si elles insistent, on ne peut que les laisser partir à leurs risques et périls.

En tous cas, si parfois (en dehors de ces sorties exigées) des accouchées plus ou moins récemment rentrées chez elles deviennent malades et succombent, il faut voir en cela plutôt le résultat de nombreuses imprudences commises, que celui d'un mal contracté à l'établissement. Il serait bien étrange, en effet, qu'au moment de leur départ, ces femmes ne présentassent aucun signe de maladie, pas même cette fréquence du pouls qui ne manque jamais, alors que tous autres symptômes peuvent faire défaut.

M. Marcowitz (Bucharest). — Comme l'honorable M. Vleminckx, je tiens à défendre l'institution des maternités, par des arguments tirés de trois ordres : les besoins de l'enseignement, la statistique et les améliorations à introduire.

L'enseignement est chose assez précieuse, et, comme l'a dit M. le directeur de la Maternité de Bruxelles, je crois qu'il serait impossible si les maternités n'existaient pas. Comment admettre, en effet, qu'un étudiant, qui a déjà besoin de quatre années pour faire ses études, puisse connaître l'obstétrique à fond, à moins d'avoir été attaché à quelque professeur, s'il n'a pas à sa portée les secours des maternités ?

A ce titre donc déjà, celles-ci devraient être maintenues. Cet argument toutefois, je le reconnais, serait insuffisant; mais il y en a d'autres puisés dans un second ordre d'idées : je veux parler de la statistique. Que dit-elle ? Elle dit qu'à domicile les cas de mortalité ne s'élèvent qu'à quatre ou cinq pour mille, tandis que, dans les maternités, il y a une mortalité à peu près décuple, c'est-à-dire de cinquante pour mille.

Eh bien, Messieurs, la question n'est pas de savoir si cette statistique est vraie, mais bien si elle serait vraie dans le cas où toutes les femmes qui accouchent à la maternité accouchaient chez elles. En d'autres termes, demandons-nous, comme l'a fait M. Hyernaux, quelles sont les femmes qui accouchent à la maternité et dans quelles conditions elles y arrivent ? Ainsi que l'a parfaitement dit l'honorable professeur de Bruxelles, ces femmes sont fatiguées, elles ont travaillé quelquefois jusqu'au moment même où elles vont accoucher. Ici ce sont des scrofuleuses, des filles perdues; là, des femmes qui ont eu l'espoir d'accoucher à domicile, qui ont été livrées à des manœuvres intempestives et dont l'accouchement ne se termine à l'hôpital qu'après trente ou quarante heures de travail.

Il faudrait tenir compte de ces faits.

M. Von Sigmund (Vienne). — La Maternité de Vienne, la plus grande peut-être du continent, est située dans les conditions hygiéniques les plus défavorables, environnée de deux grands hôpitaux qui renferment plus de 3000 lits, au milieu d'un centre populeux et à proximité d'une très-vaste caserne. Avant que, par une sage application des principes de l'hygiène, on en eût fait la maternité modèle d'aujourd'hui, la mortalité, il y a quinze ans, y était immense, tant du côté des femmes que du côté des enfants.

Les mesures qu'on a prises pour opérer cette conversion sont de divers ordres : la première consiste dans un système de ventilation empêchant la stagnation de l'air et l'accumulation des miasmes morbigènes. Jadis on partait de cette idée fausse qu'il faut éviter avant tout les causes de refroidissement. Quand, en 1862, M. Spaeth prit la direction de la clinique obstétricale instituée pour élèves sages-femmes à l'hôpital général de Vienne, il fit donner une vaste circulation à l'air, en ouvrant toutes les fenêtres, et insista sur la nécessité d'une propreté absolue. L'épidémie qui régnait dans cet hôpital céda en juillet 1862. Le nouveau système de ventilation ne fut néanmoins établi qu'en 1863, en commençant par les salles du professeur Braun, chargé de la clinique obstétricale pour médecins. Ce qui prouve qu'il faut rapporter les résultats obtenus dans ces maternités au principe de la ventilation lui-même, et non à la méthode spéciale de ventilation qui a été adoptée, c'est que la mortalité, dans le service du professeur Braun, a été le moins élevée en 1863, époque à laquelle la circulation de l'air s'opérait encore par les fenêtres.

En second lieu, on n'a plus admis les élèves venant des salles de dissection ou de chirurgie, dont les doigts pouvaient apporter à la femme un germe de maladie ou de mort.

En troisième lieu, on a décrété la libre admission de toutes les pauvres femmes qui se présentaient. Remarquez-le bien, Messieurs, il se fait dans cette maison jusqu'à 8,000 accouchements en une année. La ville de Vienne, dont la population est d'un million environ, n'est pas seule tributaire de cet établissement. Des femmes y accourent de toutes les parties du monde pour y cacher leur accouchement et abandonner leur enfant à l'institution des Enfants-trouvés.

Eh bien, Messieurs, depuis que l'on a pris toutes ces mesures, que je veux appeler mesures d'amélioration, la mortalité a subi une telle diminution qu'il n'existe pas au monde une seule institution pouvant rivaliser à cet égard avec la Maternité de Vienne. Je ne me suis pas rendu ici pour y faire l'éloge des choses de mon pays, mais il me sera permis néanmoins de constater ce fait, parce que c'est la vérité.

La vérité, c'est que la mortalité totale à la Maternité de Vienne est actuellement, en moyenne, de seize pour mille. D'après la statistique communiquée par M. Spaeth (1), le chiffre de cette mortalité ne s'est élevé dans

(1)   **STATISTIQUE DE M. SPAETH.**

	DATES.	ACCOUCHEMENTS.		CAS DE MORT		°/₀
1861	Septembre	274	—	8	—	2.9
	Octobre	540	—	21	—	6.7
	Novembre	278	—	52	—	18.7
	Décembre	277	—	19	—	6.8
1862	Janvier	245	—	19	—	7,8
	Février	275	—	10	—	5.6
	Mars	289	—	17	—	5.8
	Avril	265	—	7	—	2.6
	Mai	276	—	15	—	4.7
	Juin	280	—	10	—	5.5
	En 10 mois. .	2765	—	176	—	6.50 °/₀

son service, pendant les années 1861 à 1873, qu'à 1,6 %, et dans celui de M. Braun (1), pendant les années 1863 à 1874, qu'à 1,6 % pour la mortalité totale, et à 1,3 % pour la mortalité par affection puerpérale.

Si l'on compare cette mortalité à celle des hôpitaux militaires de Vienne, on constate que celle-ci est deux fois plus élevée, puisque, sur mille hommes, il y a trente-quatre cas de mort.

Quelle différence aussi avec les résultats d'un passé peu éloigné! De 1830 à 1849, la clinique du professeur Braun a donné une mortalité moyenne de 7,7 %, tandis que, depuis onze ans, elle est de 1,6, soit 61 femmes sauvées sur 1,000 accouchées.

Les accouchées dont l'état de santé ne laisse rien à désirer sont renvoyées dès le dixième jour ou servent de nourrices. Celles qui sont atteintes de fièvre puerpérale sont traitées à la Maternité même, mais non à l'hôpital, et celles qui sont frappées du choléra ou de la variole sont transportées dans des salles spécialement destinées à ces affections épidémiques.

Les femmes syphilitiques sont renvoyées à l'hôpital après leur accouchement, pour autant qu'elles soient indemnes de tout processus puerpéral.

A la clinique d'accouchements se trouve reliée une clinique gynécolo-

DATES.	ACCOUCHEMENTS.		CAS DE MORT.		%
1862 Du 1er juillet à fin déc. .	1662	—	11	—	0.65
1863	5658	—	19	—	0.52
1864	5772	—	29	—	0.76
1865	3636	—	59	—	0.93
1866	5820	—	41	—	1.07
1867	5564	—	44	—	1.15
1868	5436	—	50	—	1 45
1869	5376	—	64	—	1.89
1870	3264	—	94	...	2.87
1871	5253	—	98	—	5.05
1872	5145	—	86	—	2.73
1873 Du 1er janvier à fin sept.	2511	—	59	—	2.54
En 11 ans et 3 mois. .	59057	—	626	—	1.60 %

(1) **STATISTIQUE DE M. BRAUN.**

ANNÉES.	ACCOUCHEMENTS.	CAS DE MORT.		MORTALITÉ %.	
		Affect. puerp.	Non puerp.	Totale.	Puerpérale.
1863 (3 mois)	1174	12	2	1.2	1.0
1864	4998	56	21	1.1	0.7
1865	4768	67	10	1.6	1.4
1866	4946	60	20	1.6	1.2
1867	4206	51	17	1.1	0.7
1868	5949	54	14	1.2	0.8
1869	4155	43	10	1.2	1.0
1870	4106	60	17	1.8	1.4
1871	4109	44	10	1.5	1.1
1872	3884	90	8	2.5	2.2
1873	3796	82	10	2.4	2.1
1874	2797	65	6	2.5	2.3
	46888	624	145	1.6 %	1.3 %

gique pour affections chroniques des organes génitaux; elle se trouve sous la direction du même professeur et de deux médecins assistants de la Clinique obstétricale.

L'enseignement pratique se donne annuellement en deux semestres, devant 300 à 600 étudiants.

Nonobstant toutes ces conditions, qui à première vue semblent mauvaises, la grande Maternité est supérieure, quant à l'hygiène et à la santé des femmes, aux petites maternités où l'enseignement ne se donne même pas.

On me demandera peut-être : mais quelle est la statistique des accouchements à domicile? Je ne pourrais pas vous répondre, par la raison qu'elle n'existe pas sur ce point. Mais vous me permettrez peut-être, à moi qui compte un demi-siècle de pratique dans l'hôpital où je suis encore, de vous dire quel est, à cet égard, l'esprit dominant de la population. Eh bien, notre population aime tellement cette institution qu'elle préfère l'accouchement à l'hôpital à l'accouchement à domicile. J'en puis donc conclure que, chez nous, la statistique parle en faveur de notre Maternité.

Laissez-moi ajouter quelques paroles. Certainement un pays comme le mien, l'Autriche-Hongrie, a besoin d'accoucheurs. Pensez-vous que les accouchements à domicile suffisent pour en former? C'est une question.

Nous reconnaissons donc que les maternités, que les hôpitaux sont des établissements indispensables dans les grands centres de population, mais nous ajoutons qu'ils doivent répondre à toutes les conditions hygiéniques. Néanmoins rien ne s'oppose à ce que l'on fasse tout ce qui est possible pour favoriser les accouchements à domicile. On aura ainsi rempli doublement ses devoirs envers l'humanité.

M. GALLARD (France). — Je ne m'attendais pas à voir recommencer ici, en assemblée générale, la discussion qui a dû avoir lieu dans la section. Mais puisqu'il en est ainsi, je demanderai à ajouter quelques paroles pour combattre certaines opinions qui viennent d'être exposées devant vous.

Je me suis étonné de voir défendre ici le principe des maternités d'une façon aussi absolue. Il me semblait que toutes les statistiques qui ont été produites sont contraires à ce principe. Mais, comme l'a dit avec beaucoup d'à-propos M. Laussedat, ce principe peut, sous l'empire de certaines circonstances, constituer un mal nécessaire et qu'il nous faut accepter.

Il y a peut-être quelques villes où l'institution des maternités est moins meurtrière qu'elle ne l'est dans d'autres; mais Paris nous a fourni la cruelle expérience des dangers sérieux inhérents à cette institution, nonobstant les améliorations sérieuses provoquées par notre administration municipale. J'ai toujours vu que les maternités, les agglomérations d'un certain nombre de femmes venant accoucher dans le même établissement, constituaient pour elles un danger imminent qu'il faut prévenir à tout prix.

Notre Administration parisienne en a cherché le remède en favorisant, dans la plus large mesure possible, les accouchements à domicile. Mais, à peine entrée dans cette voie, dont les résultats ont été extrêmement favorables, elle est venue se heurter contre une impossibilité : elle a trouvé un certain nombre de femmes vivant dans des conditions rendant l'accouchement à domicile illusoire, par cette raison bien simple qu'elles n'en ont pas. Pour ces femmes, il est nécessaire de conserver l'institution des maternités.

Il en est de même pour celles dont on vous parlait tout-à-l'heure, et qui ne peuvent trouver à leur domicile, quand elles en ont un, les secours indispensables à leur position.

Dans le cas d'une opération obstétricale, on comprend encore la nécessité de diriger ces femmes sur un établissement où elles puissent trouver toutes les ressources médicales et chirurgicales. Or, le nombre de ces femmes a été calculé. On nous a dit que, dans une autre capitale de l'Europe, la statistique n'avait pas été faite. A Paris, elle l'a été avec beaucoup de soin, et l'on a constaté — je vous demande, pour éviter toute inexactitude, de ne pas citer les chiffres, qui ne sont pas présents à ma mémoire, — on a constaté, dis-je, qu'une proportion relativement peu considérable de femmes se trouvaient dans la nécessité de venir accoucher dans les établissements hospitaliers. Pour celles-là, on a reconnu la nécessité absolue des maternités. Seulement, ce fait étant établi pour cette minorité, on s'est demandé comment l'on pouvait, pour ce nombre de femmes relativement petit, réaliser les conditions de salubrité suffisantes pour que la mortalité chez elles ne fût pas si considérable que lorsqu'elles étaient agglomérées. C'est alors que nous avons établi dans les hôpitaux de petites maternités, de petites salles affectées spécialement aux accouchements. A l'hôpital de la Pitié, par exemple, dont j'ai l'honneur d'être aujourd'hui le médecin, nous avons pratiqué, M. Empis et moi, 5.108 accouchements, à la suite desquels la mortalité a été réduite à la proportion de 2 °/₀. Précédemment, j'avais vu pratiquer en un an 1,080 accouchements à l'hôpital Lariboisière, dans les mêmes proportions de mortalité.

Une des précautions les plus simples est d'empêcher l'encombrement, et l'on a obtenu ce résultat en disséminant les femmes, aussitôt que leur santé laissait à désirer, dans les autres salles de l'hôpital. Grâce à cette dissémination, on est parvenu à combattre les effets dangereux de la maternité, impossibles à supprimer d'une façon absolue, mais qu'il faut chercher à amoindrir autant que possible.

J'ai présenté ces réflexions uniquement comme une opposition au principe du maintien des grandes maternités, principe que je m'étonne de voir défendre ici. Je me rallie complétement aux conclusions de la section, qui ne pose ni une loi, ni une règle — ce droit nous fait défaut,—mais qui émet le vœu de voir les peuples éclairés, à mesure du progrès de la civilisation, supprimer les grandes agglomérations, ces centres d'infection, ces lieux créés en quelque sorte pour la mort, et arriver à faire faire les accouchements, autant que possible, au domicile des malades, en ne conservant dans les établissements hospitaliers que le plus petit nombre de lits possible, et en entourant les maternités de toutes les précautions hygiéniques dont la science a démontré l'utilité.

M. Vleminckx. — Après les discours qu'on vient d'entendre, on en arrive à la conclusion que j'ai formulée tout d'abord. Il y a de bonnes et de mauvaises maternités, et l'on ne peut prendre les maternités de la ville de Paris comme exemple de ce qui se passe dans les autres.

Je vous ai cité tel de ces établissements où les maladies qui déciment notre population sont pour ainsi dire inconnues.

Demanderiez-vous la suppression des maternités, si leur organisation était calquée sur celle de Gand? Je ne le pense pas, et je demande qu'on réserve cette grave question de savoir s'il faut pratiquer à domicile l'accouchement de toutes les femmes.

Réclamer la disparition des maternités, c'est tendre implicitement à la suppression de l'enseignement obstétrical. J'insiste donc, Messieurs, sur mon amendement, à savoir que les mauvaises maternités doivent disparaître et qu'il faut organiser les bonnes dans les meilleures conditions de l'hygiène.

M. Testelin (France). — Messieurs, je ne serai pas long, mais je vous prierai de vouloir fixer votre attention sur un point. En fait, vous allez vous prononcer sur la suppression de tous les hôpitaux sans exception. Les objections qui ont été faites contre l'accouchement des femmes dans les hôpitaux, on peut les faire à propos de tous les malades recueillis dans ces établissements. Je suis profondément convaincu que la mortalité produite par les fièvres typhoïdes, par l'amputation des bras et des jambes, est, dans les hôpitaux, dix fois supérieure à celle qu'on remarque dans les maisons particulières. Est-ce une raison pour supprimer les hôpitaux?

J'avais toujours cru qu'un des plus grands progrès qui eussent été faits en médecine consistait dans l'institution des cliniques. Comment voulez-vous que le professeur enseigne, si vous déclarez l'assainissement des hôpitaux et des maternités au-dessus du possible et leur suppression indispensable?

Je ne croyais pas que la fonction des hygiénistes était de dire en présence d'une difficulté : voilà un cas fâcheux, une institution qui ne marche pas bien, supprimons-la. Je croyais, au contraire, que l'hygiéniste devait avoir pour objectif la recherche des améliorations. Sans doute, le meilleur moyen de diminuer la mortalité, c'est de supprimer les malades, mais est-ce bien ce que nous avons à faire? .

Si je me permets de prendre la parole sur cette question, c'est que j'ai procédé aux accouchements dans une ville où il n'y avait pas de maternité, et où l'on ne recevait pas à l'hôpital des femmes sur le point d'accoucher. L'entrée leur en a été accordée plus tard, et je me félicite d'y avoir contribué. Eh bien, j'ai assisté aux spectacles les plus lamentables. La ville que j'habitais comptait un grand nombre de fabriques de fil; les femmes, pour la plupart, y étaient rachitiques et avaient le bassin déprimé. Pour vous donner une idée de la situation, je vous dirai que j'ai pratiqué quatre-vingt fois l'embryotomie. Quelquefois la femme était sous un dessous d'escalier. Parfois aussi, j'ai mendié pour obtenir une paillasse, destinée à remplacer celle sur laquelle j'avais pratiqué l'opération césarienne. La femme n'était reçue nulle part; elle n'avait pas de paillasse, pas de feu, pas de drap, pas de nourriture, et le Bureau de bienfaisance se contentait de lui accorder deux pains.

Et vous prétendez qu'une maternité est plus dangereuse qu'une pareille situation? Quant à moi, je n'en crois rien. Sans doute, il ne faut pas autoriser la première venue à entrer à la maternité, mais je crois l'existence des maternités indispensable; je pense que leur suppression serait à la fois dangereuse et funeste, susceptible de conduire directement à l'abolition complète des hôpitaux.

Il fallait, autrefois, pour devenir médecin ou chirurgien, se faire l'élève, le domestique, en quelque sorte, d'un praticien qu'on accompagnait dans toutes ses visites. C'était la seule manière de parfaire son instruction. La création des hôpitaux et des cliniques, en donnant des facilités à l'instruction, a été l'origine d'un progrès manifeste. Je le répète donc, Messieurs, en votant la suppression des maternités, vous voteriez, en fait, celle des hôpitaux et des cliniques.

M. LE PRÉSIDENT. — Voici un amendement que vient de déposer M. Vleminckx :

« Les Maternités qui ne réunissent pas toutes les conditions de salubrité reconnues indispensables doivent être supprimées. »

M. FEIGNEAUX (secrétaire de la 3e Section). — Les conclusions de la Section ne sont pas aussi absolues que notre honorable Président veut bien le croire. La Section vous propose de décider l'urgence d'une réforme plus ou moins radicale dans le système d'assistance des femmes en couches; elle ne vous demande pas la suppression des maternités, mais leur assainissement; non pas leur réduction en cendres, mais la réalisation de certaines conditions susceptibles d'éloigner toutes les causes délétères qui exposent les femmes à la mort. Je crois donc que les conclusions de la Section peuvent être maintenues.

M. VLEMINCKX. — Si les conclusions de la Section doivent être entendues de cette façon, je n'insiste pas.

M. Feigneaux. — Je le répète, nous ne demandons pas la suppression, mais une réforme radicale des maternités.

M. Laussedat. — Messieurs, le vœu qui vient d'être exprimé et formulé par notre honorable Président, est un vœu d'une nature telle que nous devons tous nous y associer. Mais il y a aussi un regret à exprimer : c'est que l'on n'ait pas défini, comme il eût été désirable et utile de le faire, quelles sont les *mauvaises conditions d'hygiène* dont on parle. J'espère que, dans un prochain Congrès, cela sera discuté.

M. Pigeolet. — Vous trouverez la réponse à cette question dans les mémoires qui ont été publiés sur la matière.

M. Hubert (fils). — Je ne sais si j'ai bien compris, mais je ne crois pas que mon rapport ait mérité le reproche qu'on lui a fait. Si vous le permettez, je vais vous le résumer en quelque mots. La première partie a pour but d'établir, d'une manière générale, que les maternités sont mauvaises, parce que la femme qui y accouche court plus de dangers que celle qui accouche à son domicile.

Voilà le fait général résultant de toutes les statistiques.

En présence de ce fait, fallait-il conclure à la suppression des maternités? Ma réponse eût été affirmative si j'avais eu la persuasion que l'on ne pouvait améliorer cet état de chose déplorable.

Dans la seconde partie de mon travail, j'ai indiqué, au point de vue de la prophylaxie, les mesures propres à transformer une mauvaise maternité en une bonne. Je crois que personne ne veut la mort du pécheur et que tout le monde demande sa conversion. C'est pourquoi je ne suis pas partisan de la suppression absolue, et les membres du Congrès me paraissent être d'accord sur ce point qu'il faut modifier en bien ce qui existe en mal. Dans les conclusions que j'ai présentées, j'ai constaté que ces réformes étaient non-seulement indispensables, mais encore urgentes.

M. Laussedat. — Force m'est bien de prendre de nouveau la parole, puisque j'ai été mis en cause. Il a été bien loin de ma pensée d'accuser M. le rapporteur de négligence, de lui reprocher d'avoir manqué à son mandat, ce qui eût été une injure gratuite et imméritée. Ce que j'ai voulu expliquer, c'est que la discussion aurait dû porter sur un autre point.

M. Crocq. — Il me semble, Messieurs, que nous nous entendrons difficilement sur les conclusions qui ont été formulées par la Section, et que ces conclusions auraient besoin d'être modifiées, afin de ne pas prêter à confusion. En effet, l'abandon complet des maternités nuirait énormément à l'enseignement, auquel elles sont indispensables ; il l'anéantirait, et nous ne pouvons pas aller jusque là.

M. Laussedat nous a dit qu'il eût été souhaitable que la Section d'accouchements se fût adjoint à la Section d'hygiène pour l'examen de cette grave question... Je crois qu'il a eu grandement raison et que si l'on avait procédé ainsi, nous aurions eu à délibérer sur d'autres conclusions.

En effet, abandonner *hic et nunc* les maternités, c'est aller trop vite en besogne. Il y a de mauvaises maternités et il y en a de bonnes. Il faut condamner les mauvaises mais non les bonnes en même temps, d'autant plus que les bonnes maternités — on les a citées, il en existe — sont tout à fait nécessaires à l'enseignement. Or, il est impossible de ne pas tenir compte des besoins de celui-ci.

Quand vous avez un établissement dans lequel la mortalité n'est pas considérable, pourquoi le condamner? Parce qu'il y a des établissements dont les conditions hygiéniques sont mauvaises, ce n'est pas une raison pour que les maternités soient mauvaises en elle-même. Ayez de bonnes maternités, établies conformément aux règles de l'hygiène, et vous n'aurez plus ces désastres que nous avons eu a déplorer.

Les règles de l'hygiène n'exigent pas que les établissements de maternité aient telles dimensions déterminées, mais bien une excellente situation; c'est là le point capital. Je crois pouvoir affirmer que, si l'on observait complétement les lois de l'hygiène dans l'établissement des maternités, on ne verrait plus se produire cette mortalité effrayante sur laquelle on a tant insisté. Je demande que les conclusions de la Section soient modifiées dans ce sens, de façon à exprimer ce que je viens de dire. Nous ne devons pas, je le répète, condamner les maternités qui sont bonnes, parce qu'il y en a d'autres qui sont mauvaises.

L'honorable M. Vleminckx nous a présenté un amendement; je voudrais en modifier la rédaction, qui n'atteint pas tout à fait le but que nous nous proposons. Il faut exiger que les maternités réunissent toutes les conditions hygiéniques et que l'on supprime celles qui ne les réunissent pas.

Voilà la proposition telle que je voudrais qu'elle fût formulée.

M. VLEMINCKX (père). — Je m'y rallie.

M. BORLÉE (de Liége). — Je ne veux pas prolonger longtemps la discussion sur la question des maternités, bien qu'elle soit éminemment humanitaire. Mais, quand j'entends M. Crocq établir une distinction entre les bonnes maternités et les mauvaises, je voudrais savoir ce qu'il entend par bonne maternité. Il n'y en a pas de bonnes. *(Applaudissements.)* Je vais le démontrer, sans vouloir abuser de la bienveillante attention de l'Assemblée.

Chaque fois que vous réunissez sur un même point un certain nombre de femmes accouchées, vous faites naître un foyer d'infection et c'est de là que provient la fièvre puerpérale. Que voyons-nous partout où se trouvent ces agglomérations? Nous voyons l'Administration des hospices obligée d'intervenir.

M. VLEMINCKX (père). — Pas à Gand.

M. BORLÉE. — Il n'y a donc pas de bonnes maternités. Les maternités doivent disparaître, non pas immédiatement mais dans l'avenir. Qu'on les maintienne encore par nécessité d'enseignement ou par nécessité sociale, soit, puisqu'on ne peut du jour au lendemain changer l'état des choses. Mais dire qu'il y a de bonnes maternités, c'est réellement un non-sens. Cette question a du reste été parfaitement élucidée à la Société de Chirurgie de Paris. Nos collègues de Paris qui sont ici vous diront qu'ils ont envisagé la question sous toutes ses faces et qu'ils sont arrivés à cette solution : « les maternités doivent disparaître, puisqu'elles constituent un véritable fléau social. »

On invoque les nécessités de l'enseignement, mais en me plaçant sur le terrain démocratique, je soutiens qu'il convient d'envisager avant toutes choses l'intérêt de l'humanité.

M. Crocq. — J'ai dit qu'il y avait de bonnes maternités et qu'il y en avait de mauvaises. L'honorable préopinant me met au défi de lui en citer une bonne. Je lui indiquerai la maternité de Gand, établissement qui réunit toutes les conditions de l'hygiène. Ne créons pas des maternités à côté des hôpitaux, dans les quartiers populeux. Qu'elles soient situées au contraire dans un lieu bien aéré, en pleine campagne, et, pour Bruxelles, à la Plaine des Manœuvres, par exemple, sur les hauteurs d'Etterbeek. Une maternité établie ainsi que l'a dit M. Hyernaux, conformément aux lois de l'hygiène, réaliserait ce que l'on a obtenu à Gand. La mortalité y deviendrait inférieure à celle que l'on constate à domicile. Mais il faut, je le répète, que les maternités soient établies dans de bonnes conditions, conformément aux principes de la raison et de l'hygiène. Ces conditions n'étant pas réalisées dans certaines maternités, il faut supprimer celles-ci, pour en établir d'autres, conformément aux principes de la science. *(Applaudissements.)*

M. Ahmed (Turquie). — Une maternité, quelque mauvaise qu'elle soit, sera toujours une consolation pour ces malheureuses femmes errantes qui n'ont de secours à espérer que dans ces établissements élevés par la charité publique. C'est pourquoi je propose de clore cette discussion et de passer au vote. Je crois que tous les membres du Congrès ont cette conviction que toute maternité réalisant les conditions prescrites par les lois de l'hygiène, et d'après les principes de la science, constitue un bienfait pour l'humanité.

M. Pasquali (Italie). — Il y a, me semble-t-il, une petite exagération dans les paroles de M. Crocq. Nous avons demandé la destruction des mauvaises maternités, la conservation des bonnes, et la création de nouvelles dans les endroits salubres, à l'abri des émanations délétères des hôpitaux. Je crois qu'à ce point de vue nous pouvons adopter les conclusions qui nous sont soumises.

M. le Président. — Voici l'amendement proposé par M. Crocq :

« Les maternités doivent être établies conformément aux règles de l'hygiène. Celles qui ne les réunissent pas doivent être réformées. »

M. Feigneaux. — M. Crocq vient de proposer une modification aux conclusions de la Section et en fait il demande la même chose qu'elle.

Voici notre formule : « Une réforme plus ou moins radicale est urgente dans le système d'assistance des femmes en couches. »

La Section a posé la première ces conclusions. Je demande qu'on ne vienne pas les lui prendre et qu'on maintienne sa rédaction.

M. Crocq. — Ce n'est pas tout à fait la même chose. « Une réforme plus ou moins radicale est urgente dans le système d'assistance des femmes en couches. » Ceci n'est pas assez explicite, et les partisans de la suppression des maternités pourraient invoquer en leur faveur ces conclusions, tandis que je demande de la manière la plus explicite et la plus nette le maintien de maternités, mais dans de bonnes conditions.

Je ne dis pas que le sens des deux propositions ne soit pas à peu près le même; mais je maintiens mon amendement, parce qu'il est plus clair, plus explicite, que la proposition de la section.

M. Forget (France). — Messieurs, quelque chose me frappe et je tiens à soumettre au Congrès la réflexion qui m'est suggérée par ce débat. Une Assemblée comme celle-ci, composée des hommes les plus compétents, réunis dans le but de décider des questions de principe, ne me semble pas appelée convenablement à trancher cette question tout à fait subsidiaire. Il faut conserver le bon, il faut supprimer le mauvais. C'est là une vérité des plus primordiales, à laquelle il est inutile que le Congrès donne sa sanction.

Il y a un principe qui résulte de l'observation des praticiens et que vient appuyer la sagesse des économistes. Les maternités n'existent pas d'hier. Elles ont été observées depuis longtemps et sous toutes les latitudes. Eh bien! le travail d'ensemble qui a été fait sur les différents points a donné un résultat identique, à savoir qu'en principe, pour une cause ou pour une autre que je n'ai pas à examiner ici, les agglomérations de femmes qui accouchent simultanément dans un endroit plus ou moins aéré, plus ou moins fermé, dans des conditions qui paraissent bonnes ordinairement, constituent un ensemble d'influences susceptibles d'altérer plus ou moins profondément ces conditions hygiéniques, de manière que, de bonnes ou à peu près bonnes, elles deviennent tout à fait mauvaises et entraînent des conséquences désastreuses pour la mère et pour l'enfant.

En présence de cette vérité authentiquement constatée, je demande s'il ne vous appartient pas de formuler nettement votre opinion, et de déclarer si les maternités doivent être maintenues comme institutions utiles au peuple, si ces institutions sont un bien ou un mal. Pour moi, il n'y a aucun doute, ces institutions sont mauvaises.

Est-ce à dire que vous allez imposer aux gouvernements, aux communes, un décret qui supprime les maternités? Nous n'avons pas ici à rendre des décrets ; nous avons à dire ce qui est conforme à la science et à la vérité. La Section vous propose de poser ce principe incontestable d'une réforme nécessaire dans le système d'assistance des femmes en couches. On soulève une question subsidiaire dont vous n'avez pas à vous occuper. Le Congrès fait un appel à la sagesse des gouvernements et des administrations ; il leur demande de modifier leurs institutions. On sait très-bien que ces institutions ne peuvent être modifiées radicalement du jour au lendemain, mais les gouvernements avertis sont invités à agir, dans la sphère des municipalités, pour que celles-ci transforment ce qui est mauvais, en attendant que, grâce au progrès et à l'éducation des peuples, on puisse restituer à la famille ce qui n'aurait jamais dû lui être enlevé, ce qu'elle aurait dû toujours conserver, car c'est sa base constitutive : la naissance de l'enfant au foyer domestique. *(Applaudissements.)*

M. LE PRÉSIDENT. — Je mets aux voix l'amendement proposé par M. Crocq.

— Cet amendement n'est pas adopté.

M. LE PRÉSIDENT. — Le 1° des conclusions de la Section est ainsi conçu :

« 1° Une réforme plus ou moins radicale est urgente dans le système d'assistance des femmes en couches. »

M. THIRY. — Je ne puis, quant à moi, admettre les mots *plus ou moins,* et je demande que l'on dise : « une réforme radicale est urgente, etc. »

M. FEIGNEAUX. — Nous ne nous opposons pas à cet amendement ; il nous accorde plus que nous ne demandions.

M. THIRY. — Il est bien entendu que la demande de cette réforme radicale ne doit pas être considérée comme un acquiescement à l'avis qu'a émis M. Forget, à savoir que les maternités sont une institution absolument mauvaise. Je dis, avec M. le Président du Congrès, qu'une réforme radicale doit être apportée dans les maternités mauvaises, mais c'est aux pouvoirs politiques ou administratifs à examiner quelle doit être cette réforme.

Le 1° des conclusions, modifié comme le propose M. Thiry, est adopté.

« 2° L'abandon complet du système des grandes maternités. »

— Adopté.

3° Le remplacement des grandes maternités avec écoles d'accouchements pour des sages-femmes, par de petites maisons d'accouchements, avec chambres séparées.

DES MEMBRES. — Aux voix !

M. THIRY. — Vous avez défendu à votre point de vue l'opinion que les maternités sont absolument mauvaises. Je dis qu'une opinion exprimée d'une manière aussi générale est exagérée.

Il y a encore un intérêt sacré dont vous devez tenir compte. A côté de la malheureuse qui est sans ressources pour accomplir les fonctions de la reproduction, il y a autre chose encore, c'est l'enseignement des accouchements. Abandonnerez-vous la femme au sort des animaux qui accouchent comme ils peuvent? *(Interruption.)* Comment établirez-vous votre enseignement?

M. LE PRÉSIDENT. — Nous rentrons dans la discussion.

M. THIRY. — Je n'abuserai pas de vos instants. Comme vous avez dit qu'il y aurait un établissement pour l'enseignement des sages-femmes, je voudrais qu'il y eût un établissement pour l'enseignement des élèves en médecine qui étudient les accouchements.

UN MEMBRE. — Cela sera discuté tout à l'heure.

M. LE PRÉSIDENT. — Je mets aux voix le 3°.

M. GALLARD. — M. Thiry a demandé une addition à cet article. Je viens appuyer sa proposition. M. Thiry demande que les petites maternités puissent servir non-seulement à l'enseignement des sages-femmes, mais aussi à l'enseignement des étudiants.

M. CROCQ appuie la proposition, qui est adoptée.

Le 3° ainsi modifié est *adopté* dans les termes suivants : 3° Remplacement des grandes maternités, par de petites maisons d'accouchements à chambres séparées, *avec des écoles d'accouchements pour les sages-femmes et pour les étudiants en médecine.*

4° Création d'une maison de rechange placée dans le voisinage de la maternité; mais la direction médicale, le mobilier et l'administration des deux établissements doivent être complétement séparés.

M. VLEMINCKX, père. — Une administration spéciale! à quoi bon? Ce détail n'est pas admissible dans une résolution relative à la suppression des maternités.

UN MEMBRE. — On demande la suppression des mots « et l'administration. »

M. FEIGNEAUX. — Nous acceptons la modification.

M. CROCQ. — La rédaction serait donc modifiée comme suit : « Création d'une maison de rechange placée dans le voisinage de la maternité; mais la direction médicale et le mobilier des deux établissements doivent être complétement séparés. »

Cette rédaction est *adoptée.*

5° Extension aussi grande que possible de l'assistance à domicile, en fournissant aux femmes enceintes et aux accouchées des secours de toute nature.

— Adopté.

M. LEFORT (Paris). — Messieurs, j'ai demandé la parole pour vous proposer une sixième conclusion qui serait ainsi conçue :

« Toutes les fois que les ressources de la ville le permettront, et surtout dans le cas d'épidémie dans un établissement, il est désirable que la femme sans domicile soit accouchée au domicile des sages-femmes de la ville. »

Et voici comment je justifie cette conclusion :

La grande objection que l'on fait à la suppression des maternités, c'est la nécessité de recevoir dans ces établissements publics un certain nombre de femmes sur le point d'accoucher.

Eh bien, en 1865, frappé de la mortalité considérable qui régnait dans les hôpitaux de Paris, j'ai demandé à M. le Directeur de l'assistance publique, de vouloir bien, à titre d'expérience, faire opérer les accouchements chez les sages-femmes pendant l'épidémie. La mesure a été adoptée et a donné d'excellents résultats.

En 1867, M. Husson étendit cette mesure à tous les établissements de Paris, mais toujours à titre temporaire et provisoire, et dans les cas d'épidémie. Les résultats obtenus l'engagèrent, en 1869, à donner à la mesure un caractère permanent et à l'étendre à tous les hôpitaux, dans le cas où la population de la Maternité, c'est-à-dire de la salle des accouchements, serait considérable ou exposée à des émanations délétères.

Les résultats furent encore très-bons. En 1873, à partir du 1er avril, l'Administration des hôpitaux attacha à ses établissements les sages-femmes qui sont au service du Bureau de bienfaisance.

J'ai eu l'honneur de communiquer à la 3e Section du Congrès les résultats obtenus par les mesures dont je viens de vous entretenir. Une statistique a été faite s'étendant depuis le 1er avril 1873 jusqu'au 30 juin 1875.

Eh bien ! l'accouchement chez les sages-femmes n'a donné qu'une mortalité infime, pendant que la mortalité dans les hôpitaux de Paris était d'une femme sur vingt-sept accouchées.

Il est une autre question que je ne veux pas aborder ici, mais qui, dans les administrations, rencontre souvent des fins de non-recevoir. C'est celle de la dépense. Eh bien, cette question, voici comment elle se présente : elle se résout à Paris par une augmentation de dépense de 20 francs environ au maximum par accouchement effectué au domicile des sages-femmes. Si donc les 6,081 femmes accouchées à l'hôpital en 1854, avaient accouché chez les sages-femmes, l'administration hospitalière de Paris eût dépensé 121,000 francs de plus, ce qui n'est guère sur un budget annuel de 25 millions. Mais, au lieu de 227 décès, elle n'en eût eu que 19 environ, c'est donc 208 femmes qu'on eût de la sorte sauvée. Ainsi, le salut de chaque femme eût coûté 582 francs. Or quand, à ce prix, on peut racheter la vie d'une femme, d'une mère de famille, ce rachat est du devoir de l'assistance publique.

Je crois qu'en présence de ces faits, il est impossible de ne pas proposer aux villes de prendre les mesures que je viens d'indiquer et qui réunissent tous ces avantages. (*Applaudissements.*)

M. LE PRÉSIDENT. — Voici l'article additionnel proposé par M. Lefort :

« Toutes les fois que les ressources de la ville le permettront, et surtout dans les cas d'épidémie dans un établissement, il est désirable que les femmes sans domicile soient accouchées au domicile des sages-femmes de la ville. »

M. Thiry. — Cette proposition est séduisante en apparence ; mais nous ne devons pas la voter à la légère. Je demande qu'on nous laisse le temps de la réflexion.

M. Laussedat. — Les faits sont là.

M. Thiry. — Ils ne sont pas là pour moi. Prenons garde de prendre des résolutions dont nous aurions plus tard à regretter les conséquences.

Je demande que l'Assemblée, mue par un sentiment de sagesse et de prudence, renvoie la proposition de M. Lefort à la Section.

M. Laussedat. — S'il reste dans l'esprit de quelques membres de l'incertitude ou des doutes sur une question qui a été expliquée d'une façon si nette, et avec des faits à l'appui, par M. Lefort, je ne m'opposerai pas au renvoi à la section. Mais je demande que, cette question restant réservée, le Congrès vote sur l'ensemble des dispositions qui ont été déjà adoptées. *(Adhésion.)*

— Le renvoi de la proposition de M. Lefort à la Section est mis aux voix et adopté. L'ensemble des conclusions de la Section est ensuite mis aux voix et adopté, avec la modification apportée au § 3. (Voyez plus haut.)

(M. Vleminckx remonte au fauteuil.)

M. le Président. — La parole est à M. Janssens, l'un des secrétaires de la 5e Section.

M. Janssens. —Avant de vous donner connaissance des propositions que vous soumet la 5e Section, j'ai l'honneur de déposer, au nom de l'Administration communale de Bruxelles, pour être mis à la disposition des membres du Congrès, des exemplaires de notices sommaires que la ville a fait imprimer sur la création d'un Bureau d'hygiène publique, sur un système de distribution d'eau, et sur les travaux d'assainissement de la Senne.

M. Janssens donne ensuite lecture du résumé des discussions qui ont eu lieu dans la 5e Section (*Voy.* 5e Section) sur la question : « *Des moyens d'assainissement des ateliers où se manipule le phosphore* » (Rapp. M. Crocq), et des conclusions suivantes adoptées par la section.

1° La section de médecine publique émet le vœu que l'emploi du phosphore rouge amorphe soit substitué à celui du phosphore ordinaire dans toutes les fabriques d'allumettes ;

2° En attendant l'adoption universelle de cette mesure radicale, elle recommande, dans les conditions actuelles de fabrication, les mesures suivantes, qui sont destinées à prévenir les accidents toxiques généraux, et plus spécialement la nécrose du maxillaire : installation de la fabrication dans des locaux suffisamment spacieux ; ventilation puissante exercée au moyen des tuyaux d'appel établis dans le sol et aboutissant à une cheminée d'aspiration. Soins constants de propreté.

A côté de ces moyens physiques de préservation, vient se ranger l'emploi, comme antidote chimique, de l'essence de térébenthine dans les ateliers ;

3° Les accidents locaux pourront être conjurés par des gargarismes astringents, et surtout par l'obligation imposée aux fabricants de ne pas admettre dans leurs ateliers des ouvriers chez lesquels un examen préalable de la bouche aura permis de constater que l'appareil dentaire est affecté de carie pénétrante, ou de toute autre affection de nature à favoriser l'action nocive des vapeurs phosphorées.

4° Les enfants ne peuvent être employés dans les ateliers où l'on manipule le phosphore ;

5° Lorsque les autorités permettent l'établissement de fabriques où l'on travaille cette substance, elles doivent imposer ces conditions et tenir la main à leur exécution, aussi bien dans l'intérêt des ouvriers que dans celui des fabricants, qui sont civilement responsables des accidents dus à leur incurie ou à leur négligence.

— Les cinq n°ˢ des conclusions sont successivement mis aux voix et adoptés.

M. LEDEGANCK, l'un des secrétaires de la 7ᵉ Section, lit le résumé des discussions qui y ont eu lieu (*Voy.* 7ᵉ Section) sur la question : « *Des moyens de mesurer l'ouïe et d'en enregistrer le degré de façon uniforme pour tous les pays* » (Rapp. M. Delstanche, père), et des conclusions qui ont été adoptées. Ce sont celles du rapport ; elles sont ainsi conçues :

1° Dans l'état normal, un acoumètre simple, quel qu'il soit, peut servir de mesure commune pour tous les pays ;

2° En cas de lésion de l'ouïe, la surdité pouvant n'être que partielle et relative à certains bruits, ce moyen est insuffisant ;

3° Dans ce cas, un acoumètre composé, réunissant les deux éléments acoumétriques, c'est-à-dire le bruit et le son, pourrait, dans certaine mesure, remplir cette indication ;

4° Quant au moyen d'enregistrer la portée de l'ouïe à distance, la mesure métrique doit être préférée.

— Ces conclusions sont successivement adoptées.

M. DE SMETH, Jos., l'un des secrétaires de la 9ᵉ Section, donne lecture du résumé des discussions (*Voy.* 9ᵉ Section) qui y ont eu lieu sur la question : « *De la situation morale et légale et du placement des aliénés criminels et dangereux* » (Rapp. M. Semal), et des conclusions qui ont été adoptées par la Section. Elles sont ainsi conçues :

1° La Section déclare que, dans les pays où le nombre des condamnés aliénés est suffisant pour créer un service hospitalier complet, il y a lieu de séparer complétement cette catégorie de malades ;

2° Adoptant la conclusion du rapport de M. Semal, la Section émet le vœu que, dans tous les autres cas, ces malades restent confondus avec les autres aliénés et soient soumis au régime de surveillance et d'isolement que nécessitent leur état mental et la sécurité de leur entourage.

La discussion est ouverte sur ces conclusions.

M. LENTZ (directeur au Ministère de la Justice, à Bruxelles). — N'y a-t-il pas lieu de faire une séparation entre les condamnés et les prévenus ou accusés ?

M. DE SMETH, Jos. — Nous ne demandons pas que les prévenus et les accusés soient envoyés à l'établissement spécial ; nous ne nous occupons que des condamnés aliénés, c'est-à-dire des aliénés condamnés avant leur maladie.

Voilà quel est le sens de la première proposition que je viens de lire.

M. Lentz. — Je demanderai alors s'il n'y a pas lieu de faire la séparation des condamnés d'après la gravité de la condamnation, et s'il faut confondre dans le même établissement les condamnés en simple police et les condamnés pour crimes graves. Je crois qu'il conviendrait d'avoir des asiles séparés.

M. De Smeth (Jos.). — Cela n'a pas été admis.

M. Semal. — Il me semble que M. Lentz n'a pas compris la conclusion ; elle dit que, dans les pays où il y aura un nombre suffisant d'aliénés *condamnés*, on fera un asile spécial pour cette catégorie de malades. Quant à la question de savoir s'il y a lieu de diviser les condamnés malades de l'asile d'après la gravité de leur peine, elle n'a pas été agitée au sein de la Section. Mais si elle devait l'être, je m'élèverais énergiquement contre un pareil principe, car, en l'adoptant, nous serions en contradiction avec la seconde proposition que nous avons admise en section.

Les malades sont des malades. S'il se trouve dans un même asile des aliénés ayant commis des crimes, et d'autres n'ayant commis qu'un délit correctionnel, cela ne regarde pas le médecin. Or, celui qui est à la tête d'un établissement d'aliénés, loin d'être un directeur de prison, est un médecin qui doit agir comme tel, car il n'a pas d'autre attribution que de traiter des malades.

Je demande, par conséquent, que, dans les pays où l'on créera un asile spécial, la question de la séparation des condamnés criminels et des condamnés correctionnels soit complétement écartée.

M. Lentz. — Les conclusions de M. Semal vont au delà de ce qu'elles veulent prouver, puisque, si un malade est un malade, il faut confondre les condamnés avec ceux qui ne le sont pas.

M. le Président. — Il entre bien dans les intentions de la Section que là où il n'y a pas d'établissement spécial, tous les malades seront confondus. On ne demande d'établissement spécial que là où il y a un nombre suffisant d'aliénés. On pourra, dans ces établissements, créer autant de catégories qu'on le voudra.

M. De Smeth (Jos.) — C'est cela.

M. Lentz. — Les prévenus et les accusés ne doivent pas être confondus avec les condamnés.

M. Semal. — M. Lentz n'a pas compris la conclusion. Cette conclusion, la voici : « Quand vous aurez un groupe suffisant de malades pour établir un service hospitalier, vous créerez un établissement spécial et vous y placerez les condamnés, non pas comme condamnés, mais comme malades. »

Quant à la seconde conclusion, elle dit que, « là où il n'y aura pas un nombre suffisant d'aliénés pour établir une maison hospitalière, les condamnés aliénés seront confondus avec les autres malades. »

Le § 1er est mis aux voix et adopté.

Le § 2 est également adopté.

M. BELVAL, l'un des secrétaires de la 9e Section, donne lecture du résumé des discussions qui y ont eu lieu (*Voy.* 9e Section) sur la question : « *De l'établissement d'une Pharmacopée universelle* » (Rapp. M. Gille), et des conclusions suivantes, qui ont été adoptées :

1° La Section, se ralliant aux vœux émis antérieurement sur l'utilité d'une pharmacopée universelle officielle, propose au Congrès d'attendre communication du projet rédigé à Saint-Pétersbourg pour s'occuper de cette question.

2° Elle charge les organisateurs du Congrès de 1877 de prendre les mesures qu'ils croiront nécessaires pour aboutir.

Ces conclusions sont mises aux voix et adoptées.

La séance est levée à 5 heures.

Le Président,
VLEMINCKX.

Les Secrétaires,
DUWEZ & VERRIEST.

SÉANCE DU 22 SEPTEMBRE.

Présidence de M. VLEMINCKX.

La séance est ouverte à deux heures.

I. *Communications du Bureau.*

M. DUWEZ, l'un des secrétaires des séances, donne lecture du procès-verbal de la séance du 21.

La rédaction en est approuvée.

M. WARLOMONT, secrétaire général. — La *Société royale linéenne* nous fait savoir que, sur la présentation de leurs cartes, MM. les membres du Congrès seront admis, avec leurs dames, à visiter l'exposition agricole et horticole qui aura lieu du 23 au 26 septembre.

Le Comité d'organisation de l'Exposition des appareils de sauvetage et du Congrès d'hygiène qui doivent avoir lieu à Bruxelles, en 1876, a bien voulu nous faire parvenir des circulaires, rapports, etc., sur cette double institution, sur laquelle nous appelons toute votre attention. Ces documents vont être distribués à MM. les membres.

Deux délégués de l'Association médicale américaine, organisée à New-York en 1847, sont arrivés hier. Ce sont MM. HARWOOD et ADRIAEN. Nous proposons de les nommer présidents d'honneur et d'adjoindre encore au bureau, comme président d'honneur, M. MADJEN, membre de la Société pharmaceutique de Copenhague.

Ces propositions sont adoptées par acclamation.

M. LE PRÉSIDENT. — Messieurs, je crois remplir un devoir envers un maître illustre, et en même temps être agréable à toute l'assemblée, en priant M. le professeur Bouillaud de venir présider la séance. (*Applaudissements.*)

M. BOUILLAUD. — Messieurs, le fauteuil ne pouvait être mieux occupé que par celui qui m'offre sa place. Je suis confus de l'honneur que vous me faites.

(M. Bouillaud prend place au fauteuil de la présidence.)

M. DELECOSSE, questeur. — Messieurs, vous savez que, par les soins de l'Administration communale de Bruxelles, des excursions dans les égouts ont été organisées. Deux voyages se font chaque jour. Malheureusement, soit par oubli de la part des membres du Congrès, soit par toute autre cause, peu de ces Messieurs prennent part à ces excursions si intéressantes. Je rappelle à l'Assemblée que je tiens des cartes à la disposition des membres qui voudraient demain, soit à 8 heures du matin, soit à 4 1/2 heures, faire la visite des égouts.

Il convient que nous répondions à l'invitation si bienveillante de l'administration de la ville de Bruxelles. Chaque jour le service technique s'est tenu à la disposition des visiteurs, et seulement deux membres du Congrès se sont présentés.

M. BOUILLAUD, président. — Il est entendu que les membres du Congrès profiteront de l'occasion qui leur est offerte. Je remercie M. Delecosse.

II. Rapports des sections.

M. MAHAUX et M. CARPENTIER, tous deux secrétaires de la 1re Section, donnent le résumé des trois séances qui y ont été consacrées à la discussion de la question « *sur la prophylaxie du Choléra* » (Rapp. M. Lefebvre). (*Voy.* 1re Section).

La discussion est ouverte sur ces rapports.

M. BOUILLAUD. — Vous venez d'entendre la lecture des procès-verbaux de la Section chargée d'étudier la question de la prophylaxie du choléra.

Je dois vous dire que ma présence au fauteuil n'était qu'un interrègne. Je rends le fauteuil à M. Vleminckx, qui est bien plus au courant que moi de la manière de présider, et, dans l'intérêt de l'assemblée, il importe qu'il veuille bien reprendre la direction des débats. Je demanderai seulement d'avoir l'honneur de siéger à côté de lui.

(M. Vleminckx remonte au fauteuil.)

M. LE PRÉSIDENT. — Messieurs, vous venez d'entendre la lecture des procès-verbaux de la 1re Section et des résolutions prises par cette Section. Je suppose qu'il ne s'agit pas de renouveler ici l'interminable discussion sur la question du choléra. En tout état de cause, la Section, vous le savez, le reconnaît elle-même, ce qu'elle propose ne peut pas être considéré comme l'expression de la vérité absolue. Il restera toujours un desideratum pour ceux qui ne sont pas complétement convaincus. La Section pense que telle est la manière de voir qui doit prévaloir maintenant, mais sous réserve de ce qui pourra arriver plus tard, lorsque de nouvelles lumières se produiront. Je demande donc que la discussion soit extrèmement limitée, qu'elle ne porte pas sur tous les points relatifs au choléra qui ont été agités dans les sociétés de médecine, les académies et même les conférences.

— Personne ne demandant la parole dans la discussion générale, l'Assemblée passe à l'examen des conclusions.

I. La prophylaxie du choléra asiatique doit avoir pour base une notion étiologique aussi complète que possible de la maladie.

— Adopté.

II. Le choléra est une maladie *spécifique*, c'est-à-dire qu'elle est produite par un principe morbide toujours le même et qu'elle ne peut être produite par d'autres causes.

— Adopté.

III. Le principe cholérigène nous est inconnu dans son essence, comme du reste le principe générateur de la variole, de la scarlatine, de la petite vérole, etc., mais nous possédons des connaissances très-importantes, au point de vue de la prophylaxie, sur son origine, ses attributs, les lois de sa propagation et de son évolution.

— Adopté.

IV. *Origine.* Le miasme cholérigène se développe spontanément dans certaines contrées de l'Inde, spécialement le delta du Gange et les contrées basses qui environnent Madras et Bombay. En partant de ces foyers originels, il s'est transporté à différentes reprises en Europe, en Afrique, en Amérique, en constituant ces grandes épidémies qui sont présentes à tous les souvenirs.

Toutefois, on a vu se produire en Europe des explosions plus limitées de choléra asiatique après la disparition des grandes épidémies dont il vient d'être question. Ces explosions sont-elles dues à la production spontanée, sur le sol européen, du miasme cholérigène, ou bien faut-il les attribuer au développement tardif de miasmes laissés en quelque sorte en provision par l'épidémie asiatique précédente? Le rapporteur adopte cette dernière opinion.

Quoi qu'il en soit, il n'en reste pas moins vrai que le choléra indien peut s'acclimater en Europe, soit par la production spontanée, sur notre sol, de son principe générateur, soit par la conservation et la régénération indéfinie du miasme arrivé primitivement de l'Inde.

M. BOUILLAUD. — Il me semble que la formule est un peu trop précise. On dit : « Il n'en reste pas moins vrai que le choléra indien peut s'acclimater en Europe. » Le vrai est ce qui est démontré ; or, la chose ici n'est pas rigoureusement démontrée. Je voudrais donc qu'au lieu du mot *vrai*, on dit : « il est probable, il est vraisemblable. »

M. LE PRÉSIDENT. — Je propose de substituer au mot *vrai* le mot *vraisemblable*.

— Le paragraphe ainsi modifié est adopté.

V. *Attributs du miasme cholérigène :* 1° Ce miasme se régénère dans le sujet qui est atteint du choléra, et, transporté de là sur des individus sains provoque, chez eux le développement de la maladie ; en d'autres termes, le choléra est essentiellement contagieux ;

— Adopté.

2° Le miasme cholérigène se conduit à la manière des corps solubles et volatils : ainsi il se dissout dans l'eau, il se répand dans l'atmosphère où il se maintient à l'état de diffusion homogène, c'est-à-dire sans s'accumuler dans les points déclives.

— Adopté.

3° Le pouvoir morbifique du miasme cholérigène est moins énergique, moins fatal dans son action, que celui d'autres miasmes et d'autres virus connus ;

— Adopté.

4° Il est peu stable : il paraît se détruire très-promptement, surtout quand l'air est fortement ozonisé. Toutefois, dans certaines conditions de confinement, à l'abri de l'air, il peut se conserver très-longtemps ;

— Adopté.

5° Ce miasme est détruit par une température élevée (cent degrés et au-dessus) et par un certain nombre d'agents chimiques à affinités énergiques. Cette question réclame encore des études pour arriver à une précision et à une netteté véritablement pratiques.

M. LEFEBVRE. — Ces conclusions, comme vous le voyez, sont extrêmement laconiques. Le rapport que j'ai eu l'honneur de présenter à l'assemblée en est le complément. Parmi les desiderata de la science, un des plus importants est celui des désinfectants. J'ai attiré l'attention du Congrès sur un désinfectant qui a la plus grande valeur à mes yeux, et, comme il n'en a pas été fait mention dans les conclusions, je crains qu'il n'échappe à l'attention. Ce désinfectant, c'est la chaleur. J'aurai l'honneur, dans une communication spéciale sur cet objet que je demanderai l'autorisation de faire dans la séance de samedi, de m'y étendre avec quelque détail.

— Le paragraphe est adopté.

6° Les individus exposés à l'action du miasme cholérigène acquièrent au bout de quelque temps une sorte d'accoutumance qui les met à l'abri de la maladie.

— Adopté.

VI. *Lois de propagation du choléra asiatique.* 1° Le contage cholérique réside principalement, sinon exclusivement, dans les déjections du malade (matières vomies et surtout évacuations intestinales) ;

— Adopté.

2° Il peut se transporter du sujet malade aux individus sains par différents véhicules, parmi lesquels il faut noter, après les déjections elles-mêmes : le malade ; le cadavre ; les linges et les vêtements qui leur ont servi ; les appartements, les navires et les voitures où des cholériques ont séjourné ; les latrines ; l'eau, qui a pu être contaminée par les déjections cholériques ; l'air, mais à faible distance, c'est-à-dire à quelques centaines de mètres; les animaux, les marchandises qui ont pu être chargés de miasmes cholérigènes, etc.

— Adopté.

VII. Imprégnation cholérique et évolution : 1º Le miasme cholérique pénètre dans l'économie par la muqueuse pulmonaire et les voies digestives.

La durée de l'incubation est très-courte, c'est-à-dire de quelques heures à plusieurs jours au maximum.

M. LE PRÉSIDENT. — Je crois que les mots : *très-courte* doivent disparaître, et qu'ils ne peuvent pas s'allier aux mots : *plusieurs jours*. Je propose de dire : « La durée de l'incubation est de quelques heures à quelques jours au maximum. »

— Le paragraphe ainsi modifié est adopté.

3º Les conditions morales et hygiéniques de nature dépressive favorisent l'évolution de l'empoisonnement cholérique.

— Adopté.

VIII. La prophylaxie du choléra dérive de ces notions étiologiques.

La première indication est de détruire par des travaux d'assainissement les foyers originels du choléra dans l'Inde et ses foyers secondaires en Europe. Le second principe est d'empêcher le transport du principe morbide dans les pays sains, par toutes les mesures vraiment efficaces et compatibles avec les exigences de la civilisation moderne. La troisième règle prophylactique, c'est de le neutraliser par des moyens désinfectants qu'il reste à déterminer. Le quatrième et dernier précepte est de diminuer ses ravages par des mesures hygiéniques bien entendues.

Enfin, le Congrès espère que les travaux d'assainissement entrepris dans l'Inde par l'Angleterre seront menés à bonne fin et parviendront à éteindre le foyer originel du choléra asiatique.

M. AHMED. — L'opinion de M. Lefebvre me paraît trop exclusive; si le calorique possède le pouvoir de détruire le miasme cholérigène, le froid peut revendiquer le même privilège. Il suffit, pour s'en convaincre, de rappeler que la propagation des épidémies cholériques, en Europe, a toujours revêtu un caractère plus aigu, plus meurtrier pendant la chaleur extrême, pour perdre de son activité à l'apparition des premières rigueurs de l'hiver. L'épidémie de 1853 à 1854 en est un exemple. La genèse du poison cholérigène démontre que les plus hautes températures, comme les plus basses, possèdent une action destructive sur le miasme. Je forme donc le vœu que les membres du Congrès dirigent leur attention sur l'action d'une température très-basse comme susceptible d'arrêter le développement du choléra.

M. SEMMOLA. — Maintes fois on a soutenu cette thèse. Mais il est démontré aujourd'hui par l'expérience que la température n'exerce aucune influence sur les épidémies, si ce n'est au point de vue des conditions hygiéniques. Il est démontré, en effet, qu'il y a eu, en hiver, en Allemagne par exemple, des épidémies cholériques terribles. L'influence de la chaleur n'a rien à voir dans la question. Elle n'est pernicieuse que parce qu'elle accélère la fermentation des aliments.

M. VON SIGMUND (Autriche). — Je me rappelle la première épidémie que j'ai vu sévir, étant alors comme aujourd'hui médecin en Autriche. Nous avons eu alors, en hiver, le spectacle d'une épidémie dévastant la Pologne.

La discussion sur la question du choléra est close.

M. Masoin, l'un des secrétaires de la 4me Section, donne lecture du résumé des discussions qui y ont eu lieu sur la question : « *Des nerfs vaso-moteurs et de leur mode d'action.* » Rapporteurs : MM. Masius et Vanlair. (*Voy.* 4me Section.)

Ces discussions, sur des points de science, n'ont pas donné lieu à des conclusions pratiques.

M. Bouillaud (de Paris). — Messieurs, la question qui vient d'être présentée devant vous est l'une des plus importantes que l'on puisse agiter. On pourrait dire aussi qu'elle est palpitante d'actualité. Des recherches ont été faites depuis un certain nombre d'années sur l'action des nerfs vaso-moteurs, qui ne sont entièrement neuves que sous un rapport, car l'action des nerfs vaso-moteurs est admise de temps immémorial. Mais on n'avait pas fait jusqu'ici de recherches assez précises. Toutefois, je le répète, la question a été étudiée dans toutes les parties de l'Europe, par un grand nombre de physiologistes allemands, français, belges, etc.

Eh bien, j'ai fait pour ma part des expériences, non pas sur les nerfs vaso-moteurs proprement dits, mais sur les battements des artères et du cœur auxquels ils sont destinés. J'ai constaté qu'avant de déterminer rigoureusement l'action vaso-motrice, il fallait posséder toutes les notions préalables sur le jeu du cœur et des artères. Jusqu'ici cela n'avait pas eu lieu.

Quelques mots à cet égard. Tout le monde sait qu'il y a dans le cœur, prenons surtout les ventricules, deux mouvements : un mouvement de systole, de contraction, par lequel le sang est chassé des ventricules et lancé dans le double système artériel ; un mouvement de diastole, qui survient après un temps de repos.

On a longuement discuté la question de savoir si ce dernier mouvement était actif, comme le mouvement de contraction, de systole. Mais peu importe qu'il ne soit pas de même nature, qu'il soit, par exemple, un effet du ressort, de l'élasticité propre du cœur, l'objet est toujours le même.

Or, il y a pour les artères un jeu inverse, mais exactement semblable à celui du cœur, c'est-à-dire qu'il y a d'abord un mouvement de diastole, lorsque la systole ventriculaire a lieu. Il y a ensuite un mouvement réglé, coordonné, exactement semblable à la systole ventriculaire. Ceci s'opère dans le second temps. Quand on veut étudier l'action du nerf dilatateur et contracteur, il ne faut pas perdre de vue qu'il y a un mouvement de dilatation forcée, en raison de la systole du cœur qui, comme un coup de piston, lance le sang dans les artères. Une fois que le sang est lancé dans le système artériel, celui-ci le lance à son tour dans le système capillaire, sans cela le système circulatoire serait impossible. La même régularité qui existe entre la systole et la diastole du cœur a lieu pour la systole et la diastole des artères.

C'est une question de savoir s'il y a un pouvoir de dilatation dans les artères. Les dernières recherches qui ont été faites sont pour cela d'une grande importance. Si l'action des nerfs vaso-dilatateurs n'est pas rigoureusement démontrée par l'expérience, il est à remarquer que cette influence n'est pas nécessaire, et qu'il suffirait de la systole cardiaque pour lancer le sang dans les artères.

Mais ce qui est nécessaire pour les artères, c'est de posséder un mouvement qui leur soit propre, un mouvement de systole en vertu duquel elles se débarrassent du sang. Il n'est pas démontré que le cœur ait des nerfs dilatateurs, mais son élasticité suffit pour sa dilatation. Eh bien, il y a encore une fois pour les artères un double mouvement réglé, coordonné, semblable à celui du cœur. Il n'y a pas de phénomène astronomique plus régulier que ce mouvement, à ce point que les artères et le cœur, à défaut de chronomètre, pourraient en tenir lieu, excepté dans les cas de maladies, de troubles quelconques; mais je parle d'un état normal.

Je voudrais que les physiologistes s'appliquassent à déterminer plus exactement s'il y a un double système nerveux pour présider aux mouvements de dilatation et de contraction des artères. Il ne faut pas s'imaginer qu'il y ait une action nerveuse permanente des artères; cette action est intermittente. J'ajoute que, lorsque l'artère s'est contractée, elle peut avoir une tendance élastique à revenir sur elle-même, comme le cœur lui-même après sa contraction. Permettez-moi de faire quelques réflexions à cet égard, se rapportant aux dégénérescences du système artériel. De quelque manière que se produisent ces altérations si nombreuses, et qui empêchent l'artère de jouer le rôle dynamique qui lui incombe, il y a beaucoup de cas dans lesquels la diastole a lieu sous l'influence du cœur, qui conserve son activité ordinaire. Mais comment voulez-vous qu'une artère ramollie, devenue graisseuse, ossifiée, puisse se contracter? C'est alors qu'il survient des troubles de la plus haute importance dans le système circulatoire artériel, l'arrêt même et la coagulation du sang, d'où résultent ces ramollissements blancs, ou gangrènes de divers organes, soit extérieurs, soit intérieurs. *(Applaudissements.)*

Personne ne demandant plus la parole, la discussion est close.

M. le Président. — Il n'y a plus de rapports prêts. Nous allons entendre quelques communications sur des sujets non portés au programme. La parole est à M. Bouchut, pour nous donner lecture d'une *Note sur la cérébroscopie*.

M. Bouchut (Paris). — (*Voy.* cette note aux *Annexes.*)

M. le Président. — Personne ne demande la parole sur cette communition? Elle sera insérée au Compte-rendu.

M. Testelin, vous avez quelque chose à nous dire, nous vous écoutons.

M. Testelin. — Je désire remercier le Bureau, au nom d'un grand nombre de mes collègues qui ont visité ce matin l'établissement cellulaire de Louvain. C'est une heureuse pensée que le Bureau a eue de nous faire voir un aussi beau spécimen du système cellulaire. Nous savons maintenant ce qu'est en Belgique le système pénitentiaire.

J'ai quelques mots encore à ajouter. Nous avons reçu un accueil extrêmement obligeant de la part de M. l'administrateur de la sûreté publique, qui a eu la complaisance non-seulement de recevoir les membres du Congrès, mais encore de leur faire l'historique de tous les systèmes d'internement de la maison de Louvain, et de nous accompagner dans toutes les parties de l'établissement.

Je suis l'interprète de tous mes confrères en priant le Bureau de bien vouloir transmettre nos remercîments à M. Berden. (*Applaudissements.*)

M. le Président. — J'étais bien certain que cet établissement vous intéresserait.

M. Testelin. — Énormément.

M. Leudet (Rouen) fait une lecture *Sur l'état mental des alcoolisés dans les diverses classes de la société.* (*Voy.* aux *Annexes.*)

M. Palasciano (Naples) présente une communication *Sur l'hygiène des tombeaux.* (*Voy.* aux *Annexes.*)

— La séance est levée à cinq heures.

Le Président,
Vleminckx.

Les Secrétaires,
Duwez & Verriest.

SÉANCE DU 23 SEPTEMBRE.

Présidence de M. Vleminckx.

La séance est ouverte à deux heures.

I. *Communications du Bureau.*

M. Verriest donne lecture du procès-verbal de la séance d'hier; la rédaction en est approuvée.

M. Warlomont, secrétaire-général. — Le Bureau vous propose de lui adjoindre encore, comme président d'honneur, M. le docteur Petersen (de Copenhague), dont le nom a été omis hier, par erreur, dans ses propositions. (*Applaudissements.*)

II. *Rapports des sections.*

M. Bouqué, l'un des secrétaires de la 2ᵉ Section, donne le résumé de la discussion qui y a eu lieu sur la question « *De l'anesthésie chirurgicale* » (Rapp. M. Willième).

Cette discussion s'est terminée par la résolution suivante :

« La Section, jugeant que la question qui vient d'être débattue est du domaine exclusivement scientifique, décide, sur la proposition de M. Michaux, président, qu'il y a lieu de surseoir à tout jugement sur ce point de science non encore susceptible de solution. » (*Voy.* 2ᵉ Section.)

La discussion est ouverte sur ce rapport.

M. Bouillaud. — Je regrette beaucoup que quelque autre membre du Congrès n'ait pas pris avant moi la parole sur cette question. Sans y être aussi compétent que bien d'autres, j'ai néanmoins pris une part assez active dans son examen en communiquant, d'une part à l'Institut, et d'autre part à l'Académie de médecine de Paris, les travaux de M. Oré. Je suis donc jusqu'à un certain point obligé de dire quelques mots en faveur de cette méthode.

Je n'attaque d'ailleurs pas le rapport; Dieu m'en garde! Je le trouve très-bien fait et très-sage. Mais, dans une question aussi nouvelle et aussi importante que celle-là, il est nécessaire que chacun fasse valoir en sa faveur les arguments qu'il possède, comme il convient que ceux qui ont des arguments défavorables à présenter s'empressent de le faire. J'insiste d'autant plus sur ce point, que la méthode de M. Oré a été favorablement accueillie par plusieurs médecins éminents de la Belgique, entre autres par MM. Deneffe et Van Wetter.

Les cas que j'ai communiqués à l'Institut et à l'Académie de médecine sont au nombre de 34, et, de ces 34 cas, aucun ne s'est terminé d'une manière funeste par le fait de la méthode. Quelques malades sont morts de maladie ou d'accident, mais ces morts ne dépendaient nullement du procédé anesthésique, et j'ignore jusqu'à présent s'il s'en est rencontré qui soient imputables à l'injection intra-veineuse de chloral.

Je dois rappeler que M. Oré, dont tout le monde connaît l'excellent esprit, les beaux travaux, les expériences, soit de chirurgie, soit de médecine, avant d'appliquer sa méthode à l'homme, n'a pas manqué de faire les expériences nécessaires pour prouver que ces injections, pratiquées chez les animaux, ne produisent aucune action nuisible lorsqu'elles sont bien faites et convenablement dosées.

Ce n'est donc qu'après une expérience préliminaire absolument nécessaire — on ne fait jamais sur l'homme des essais de ce genre sans être bien assuré qu'ils ne nuiront pas, — que MM. Oré et les praticiens que j'ai cités tout à l'heure et qui appartiennent à ce beau pays, ont pratiqué une trentaine de fois des injections intra-veineuses, sans qu'il soit survenu aucun des accidents qu'on s'est plu à porter à leur passif, à savoir la coagulation du sang dans les veines et les inflammations veineuses. Jamais, je le répète, aucun accident de ce genre ne s'est produit.

D'un autre côté, l'anesthésie s'est accomplie de la manière la plus inoffensive. Le malade est tombé dans une narcose profonde, calme, qui a permis de pratiquer les opérations les plus laborieuses et quelquefois les plus prolongées. Le malade se réveillait ensuite, en quelque sorte dans un état de béatitude.

Quant à cette crainte des maladies inflammatoires du système veineux et de la coagulation du sang dans les veines, sans doute, au premier abord, elle est fondée ; mais il ne faut pas juger *a priori*, il faut que des faits bien constatés viennent démontrer que la méthode que l'on applique produit des accidents de ce genre.

Je ne suis guère porté à croire qu'une petite ouverture faite à une veine, dans des conditions favorables, sans qu'aucune circonstance propre à déterminer des phénomènes d'infection se présente, puisse être offensive. C'est moins qu'une saignée, et vous savez combien la saignée, faite dans des conditions favorables, est généralement sans danger.

Je crois que l'opération, bien faite, donne lieu bien rarement à des accidents sérieux de phlébite. Quant à la coagulation, il me paraît bien difficile qu'une médiocre quantité de chloral injectée dans les veines puisse provoquer un phénomène de coagulation susceptible d'entraîner des accidents graves. Le seul que je craindrais serait des phénomènes d'intoxication. Or, on n'en a pas observé jusqu'ici, et je ne vois pas trop, à moins de circonstances extraordinaires, comment il en surgirait.

Je voudrais que, sans se prononcer d'une manière formelle et positive sur une méthode de cette importance, on voulût bien lui faire un bon accueil, comme à toutes les choses nouvelles qui rencontrent nécessairement une opposition plus ou moins vive, plus ou moins prononcée. Dans le procédé en question, cette opposition se présente d'autant plus naturellement qu'il s'agit d'un moyen qui vient pour ainsi dire en détrôner un autre, ou tout au moins porter atteinte à ses antiques privilèges.

Il est évident que l'éther, dans les derniers temps particulièrement, ainsi que le chloroforme, ont été employés depuis de longues années et ont produit des choses merveilleuses. Mais enfin, le chloroforme a bien à se reprocher un certain nombre d'accidents, et ce serait merveille que de trouver un autre moyen jouissant comme lui de la propriété d'engendrer, sans danger réel, ce sommeil chirurgical si favorable aux grandes opérations.

Trouver ce moyen de pratiquer de grandes opérations, celles qui peuvent, à raison même de la douleur qu'elles occasionnent, déterminer des accidents terribles et même la mort, trouver ce moyen de pratiquer de telles opérations sans que le malade s'en doute et sans qu'aucun accident puisse en résulter, c'est quelque chose d'admirable. Ce sont là des tentatives généreuses auxquelles il convient d'accorder l'éloge qui aiguillonne et non le blâme qui arrête.

Je crois donc qu'on ne doit pas faire une opposition sérieuse à un nouveau procédé qui pourrait, dans des conditions données, l'emporter sur les autres procédés employés jusqu'ici. *(Applaudissements.)*

M. Borlée (Liége). — Si je prends la parole après le témoignage éclatant que vient de rendre à la méthode d'injection intra-veineuse par le chloral l'illustre professeur Bouillaud, homme éminent et compétent, c'est simplement pour vous dire ce qui m'a déterminé, dans une autre enceinte, à venir au secours de cette méthode.

Je voulais prémunir les praticiens contre un reproche que l'on s'est plu à lui faire. Ce procédé d'anesthésie, avait-on dit, est hérissé de difficultés. Je dis, moi, que l'application en est, au contraire, très-facile, et qu'elle n'expose pas aux dangers qu'on lui a attribués, comme l'a d'ailleurs parfaitement établi M. Bouillaud.

La coagulation du sang dans les veines est excessivement rare, et encore ne se présente-t-elle que lorsqu'on a procédé d'une manière peu précise, peu exacte. En prenant les précautions qu'indique M. Oré, et qu'a mises en pratique l'honorable professeur de Gand, on est presque certain d'éviter les accidents.

Je ne me suis pas prononcé d'une manière catégorique en faveur de l'injection intra-veineuse ; j'ai seulement voulu détruire les préventions qu'on a élevées contre cette méthode.

En parlant du chloroforme, on m'a demandé pourquoi, étant convaincus de l'efficacité de cette méthode, nous n'y avions pas eu recours. J'ai répondu que le chloroforme ne nous a donné, depuis trente ans, aucun mécompte, aucun accident, bien que les praticiens de Liége en aient fait le plus fréquent usage. J'ai expliqué l'innocuité des émanations chloroformiques par les précautions minutieuses que nous prenions. Je me suis élevé contre les accusations que nous avons vu figurer dans un journal anglais, émanant d'un praticien très-distingué de Londres, qui reproche au corps médical d'exposer les malades en ayant recours au chloroforme. Il prétend que, dans tous les cas, il faut y substituer l'éther. On a toujours été très-heureux avec le chloroforme ; celui-ci s'est constamment montré très-docile, très-bienveillant. Voilà pourquoi, à Liége, on n'a pas eu recours à l'injection intra-veineuse du chloral.

M. L. Le Fort (Paris). — Il y a des inconvénients multiples à ce qu'une discussion qui a occupé une section recommence en assemblée générale, alors que des membres n'assistent pas à la séance, ne se doutant pas qu'une nouvelle discussion peut encore y surgir.

Je n'aurais pas pris la parole si je n'avais entendu faire l'éloge de l'injection intra-veineuse de chloral pour amener l'anesthésie chirurgicale. Autant qu'un pareil calcul peut être fait, on a environ un cas de mort par dix mille cas de chloroformisation. Moi aussi, j'ai eu le malheur de perdre un malade par le chloroforme. Ce que M. Bouillaud ignore en cette matière, ce sont les faits ; il y a eu quarante-quatre observations d'injections de chloral, et, par le fait seul de l'injection, deux malades ont succombé, ce qui fait un cas de mort sur vingt-deux. Il y a eu un cas à Gand et un cas dont a donné connaissance la *Gazette médicale de Bordeaux*. C'est assez, c'est trop.

M. A. FORGET (Paris). —Je regrette que notre honorable et vénéré maître, M. Bouillaud, ait cru devoir rentrer dans une discussion épuisée en section après trois séances. Si l'honorable membre avait dit en section ce qu'il vient de nous dire aujourd'hui, nous aurions pu combattre sa manière de voir.

La communication de M. Oré a été longuement et très-sérieusement discutée ; elle l'a été en dehors de toute prévention et de tout système préconçu. Eh bien, je dois le dire après M. Le Fort, si M. Oré a abandonné le chloroforme, c'est après avoir pratiqué la chirurgie par le chloroforme, deux cas malheureux l'ont engagé à passer à une méthode nouvelle.

Mais il l'a fait sans examiner s'il n'y avait pas à recourir à l'éther avant d'imaginer l'injection intra-veineuse du chloral.

Comme l'a dit M. Le Fort, comme je l'ai fait remarquer moi-même en section, sur quarante-un cas, la méthode nouvelle a donné quatre ou cinq décès. Elle ne constitue pas un progrès, c'est simplement une innovation ; c'est faire autrement que les autres, ce n'est pas faire mieux.

La discussion est close.

L'assemblée générale se range, quant aux conclusions, à l'avis de la Section.

M. le président cède le fauteuil à M. Bouillaud, président d'honneur.

M. FEIGNEAUX lit le rapport sur la proposition additionnelle de M. Le Fort, de Paris (question des *Maternités*). Voici la rédaction proposée par la troisième section, à l'examen de laquelle cette proposition avait été renvoyée. *(Voy.* 3e Section).

« L'accouchement au domicile des sages-femmes, aux frais et sous la surveillance de l'administration, donne les moyens de restreindre le nombre des accouchements dans les maternités et les hôpitaux et de diminuer la mortalité. Cette mesure, désirable en temps normal, s'impose comme une nécessité en temps d'épidémie. »

La discussion est ouverte sur cet article additionnel.

M. TESTELIN (Lille). — Messieurs, la philanthropie est certainement un des sentiments les plus respectables ; mais il en est de cette vertu comme de toutes les autres : s'il faut de la philanthropie, pas trop n'en faut.

Je pense que notre très-distingué collègue M. Le Fort s'est laissé égarer par un bon sentiment et qu'il veut pousser trop loin les choses. Il a été frappé d'un spectacle fort lamentable, celui de fièvres puerpérales dans les maisons d'accouchements. Il a vu beaucoup de morts, il a conclu de la fréquence des épidémies, dans un grand nombre de maternités, que c'étaient les maternités qui produisaient les épidémies de péritonite et de fièvre puerpérale.

Je puis affirmer que c'est aller beaucoup trop loin. J'ai pratiqué dans une ville où il n'y a de maternité que depuis 1851, et j'y ai vu huit ou dix de ces épidémies chez les femmes accouchées à domicile et chez les femmes les plus riches de la ville.

La destruction des maternités n'entraînera donc pas la disparition de la cause des épidémies puerpérales. Celles-ci éclatent dans des conditions qui ne sont pas toujours connues, comme il arrive pour les grandes maladies, même pour celles dont l'étiologie est bien définie.

Il ne faut pas exagérer les choses. Vous appelez « Maternités » les établissements dirigés par les administrations hospitalières ; mais voilà un autre bâtiment qui se trouve dans des conditions cent fois moins bonnes, et qui est dirigé par des sages-femmes d'une moralité douteuse, d'une instruction souvent élémentaire, et vous soutiendrez que ce second établissement n'est pas une « Maternité. » Vous direz que les miasmes ne s'accumuleront pas chez ces sages-femmes comme ils s'accumulent dans les maternités !

En vérité, je ne comprends pas cette manière de raisonner. Au point de vue pratique, comme vous le voyez, il n'y a aucune raison d'envoyer les accouchées chez les sages-femmes. Mais au point de vue moral, il y a bien autre chose. Les sages-femmes ne pratiquent pas seulement, M. Le Fort l'a reconnu lui-même, le culte de Vénus Lucille, elles pratiquent aussi celui de Vénus Anadgiomène ; non le culte de cette belle Vénus sortie un jour des flots azurés de la mer d'Ionie et dont Lucrèce a dit « *Aneadum genitrix, hominum divamque œterna voluptas, alma Venus ;* » mais de cette odieuse Vénus Pandémon, Vulgivaga, née un jour, ou plutôt une nuit, du flot bourbeux des ruisseaux des grandes villes.

Et c'est dans un pareil milieu que vous voulez envoyer les mères de famille ! La plupart de ces mères de famille sont, il est vrai, femmes d'ouvriers, ignorantes des raffinements de la civilisation ; mais elles ne connaissent pas non plus les vices qu'elle entraîne avec elle.

Eh bien ! je crois qu'au point de vue pratique, au point de vue matériel, vous ne ferez pas chose meilleure en envoyant les accouchées chez les sages-femmes qu'en les envoyant à la Maternité. Au point de vue moral, vous ferez une chose cent fois pire. Aussi, je supplie le Congrès de ne pas accepter la proposition de M. Lefort.

M. Le Fort. — Il y a dans les choses scientifiques des arguments de sentiment, des arguments de raisonnement, et des arguments qui se rapprochent des arguments mathématiques. La question des maternités comporte ces derniers.

Depuis une quinzaine d'années, cette question s'est imposée à l'attention de tous les accoucheurs, et il est aujourd'hui absolument impossible d'élever encore des doutes sur le chiffre de la mortalité différente des accouchées dans les hôpitaux, quelque salubres qu'ils soient en apparence, et des accouchées en ville. S'il y a une chose bien établie, c'est la vérité de ces mots, qui datent déjà de loin : « Mieux vaut pour une pauvre femme accoucher sur un triste grabat que dans la plus belle maternité. »

Comme vous le savez, je me suis beaucoup occupé de cette question. J'ai résumé, dans un livre que j'ai publié il y a quelques années, une statistique comprenant près de deux millions d'accouchements. Pour l'établir, j'ai parcouru l'Europe et visité toutes les maternités, sauf celles de l'Espagne.

Je regrette de devoir rentrer dans la discussion générale; mais je ne dirai que quelques mots.

Il est prouvé, par des chiffres considérables, que la mortalité des accouchées en ville, sous toutes les latitudes en Europe, ne supporte nulle part la comparaison avec celle qu'on observe dans les maternités les mieux organisées. En moyenne, il y meurt une femme sur trente tandis qu'en ville il en meurt une sur deux ou trois cents.

Nous ne devons pas oublier que cinq résolutions ont été votées par le Congrès sur la proposition de la Section. Mais je vais plus loin que celle-ci, et je crois que, lorsque la fièvre puerpérale se déclare dans une maternité, ce n'est pas la maternité qui est infectée, c'est l'accoucheur lui-même qui devient le vecteur du principe contagieux. Trop de faits le prouvent pour que le moindre doute subsiste encore à cet égard. Quand une épidémie de fièvre puerpérale éclate dans une ville, à quoi faut-il l'attribuer? J'ai prouvé, par des faits, par des tableaux graphiques portant sur une période assez longue, qu'il n'y avait pas coïncidence dans la mortalité de deux maternités appartenant à la même ville; j'ai démontré que cette coïncidence avait fait défaut dans deux maternités très-rapprochées, et, en citant celles de Vienne, j'en ai fourni la preuve en prenant pour base le service séparé de deux accoucheurs.

Ces deux services offraient cette différence que, dans l'un il y avait des sages-femmes, et dans l'autre des élèves-médecins aussi étaient-ils absolument distincts au point de vue du personnel. Dans l'une, la mortalité mensuelle était d'une femme sur quatre; tandis que, dans l'autre, située dans le même bâtiment, elle était d'une femme sur cent.

On a fait de grandes tentatives depuis dix ans, à l'effet de créer des maternités répondant à toutes les règles de l'hygiène : on a échoué. On a essayé à Copenhague comme on va essayer à Paris, avec cette différence qu'à Copenhague chaque femme accouche dans une chambre distincte et que ces chambres communiquent entre elles, tandis qu'à Paris elles accoucheront dans des chambres particulières ne communiquant que par un balcon extérieur, pour mieux établir la séparation. Je ne crains pas de dire qu'à Paris toutes les précautions seront prises par l'accoucheur en chef, M. Tarnier, car il est contagionniste comme moi, quoique un peu moins que moi. Mais ses absences indispensables ne lui permettront pas de toujours veiller sur les sages-femmes qui continueront à être des agents de contamination. Aussi, je crois pouvoir dire de la maternité de Paris ce que j'ai dit, il y a dix ans, de la maternité modèle de Saint-Pétersbourg, qui n'était pas encore en fonctionnement lors de ma visite. J'ai dit alors qu'elle serait, comme toutes les maternités, le siége de la fièvre puerpérale. Les faits ont prouvé la vérité de ma prédiction, et, dans un rapport présenté récemment sur le fonctionnement de cet établissement pendant une période de dix ans, on a bien voulu rappeler les paroles, en quelque sorte prophétiques, que j'avais prononcées.

Mais, pour en revenir aux faits pratiques, voici la situation. Vous avez voté des conclusions qui, par suite de concessions mutuelles, aboutissent à cette résolution : les grandes maternités surtout sont mauvaises. Pour moi, elles ne sont pas mauvaises parce qu'il y a plus ou moins de femmes, plus ou moins d'encombrement, mais parce que, quand un cas de fièvre puerpérale se développe, le chirurgien qui soigne cette femme, s'il en accouche dix, pourra en contaminer dix. Vous connaissez des faits curieux de cette contagion. Nous en devons la connaissance à la loyauté d'un médecin belge, M. Grisar.

En 1842, il accouche, à la campagne, une femme atteinte de fièvre puerpérale. En trois mois et demi, il en contamine seize, et onze de ces femmes meurent. Il renonce alors momentanément aux accouchements; vingt ans se passent, et ce n'est qu'en 1862, que M. Grisar, ayant, dans un cas analogue, accouché une femme atteinte de fièvre puerpérale, en contamine huit autres sur neuf accouchées. Prévenu par le passé, il interrompt de nouveau les accouchements et rapporte à l'Académie de médecine ces faits intéressants.

Aujourd'hui, je le répète, c'est une question de plus ou de moins, mais nous acceptons le principe de la contagion. Eh bien! vous avez voté que, si l'on ne pouvait supprimer complétement les maternités pour les accouchements des femmes pauvres, il fallait au moins les réduire dans la mesure du possible. Ceux qui avaient des opinions radicales ont cédé à ceux qui en avaient de moins radicales, et nous avons abouti à cette conclusion : il est dangereux d'avoir de grandes maternités, il faut restreindre, autant que possible, le nombre des femmes destinées à y être reçues, et, si les grandes maternités sont absolument indispensables, il faut en créer de petites. Eh bien! la mesure que je propose et qui a été suivie par l'administration à Paris, a produit à cet égard les meilleurs résultats.

On vous dit : Cela est très-beau en théorie, mais comment l'appliquer? L'administration parisienne vous indique comment on peut appliquer ce principe et restreindre le nombre des accouchements dans les hopitaux. Il ne faut pas perdre de vue que la règle doit être l'accouchement à domicile. A Paris, où il y a tant de femmes mal logées, l'accouchement à domicile produit des effets merveilleux. Là, on ne perd qu'une femme sur quatre à cinq cents, alors que, dans les hôpitaux, on en perd une sur vingt ou trente. N'est-ce pas un très-beau résultat?

Dans quelle situation se trouvent les administrations? Quand des fièvres puerpérales éclatent dans un hôpital, il faut le fermer. Vous me direz : Vous ne fermez pas tous les hôpitaux à la fois; on ferme l'un, on ouvre l'autre, mais cela n'est pas toujours facile; car le nombre des accouchements qui se font dans les hôpitaux étant très-considérable, il faut donner un asile à beaucoup de femmes qui n'en ont pas à elles.

Quelle a donc été la conduite de l'administration dans cette ville de Paris, où les accouchements sont si nombreux? Elle a dû chercher un moyen de remédier à la situation difficile où elle se trouvait, et ce moyen elle l'a trouvé dans l'accouchement chez les sages-femmes. Nous savons aussi bien que M. Testelin ce qu'il y a à dire sur le compte des sages-femmes, dont la généralité ne se distingue pas par la moralité, à Paris surtout. Nous savons que, chez beaucoup de sages-femmes, à Paris et peut-être ailleurs, le plus clair de leur revenu, c'est l'avortement; mais, ce qu'il y a d'intéressant dans la mesure qui a été prise, c'est qu'elle permet à l'administration, qui n'avait pas le droit de s'ingérer dans les affaires des sages-femmes, de pénétrer chez elles et de savoir ce qui s'y passe. L'administration ne dit pas brutalement à la femme qui doit accoucher : voilà 60 francs, voilà 50 francs, allez vous faire accoucher ailleurs. Ce n'est pas ainsi qu'elle procède. L'administration reçoit des demandes des sages-femmes, fait visiter leur demeure, charge le commissaire de police de faire une enquête sur leur moralité, et accorde sa confiance, je dirai sa pratique, à celles qui présentent toutes les garanties suffisantes au point de vue moral et matériel.

Et que fait-on si la fièvre puerpérale se déclare dans une de ces maisons, car il est évident que cela arrive quelquefois? L'administration, qui auparavant n'avait pas la main sur la sage-femme, lui dit : vous allez fermer votre maison, vous ne recevrez plus de femmes pendant un mois. On visite le logement, on s'assure que les literies ont été renouvelées ou désinfectées, et alors seulement on permet à la sage-femme de rouvrir sa maison.

Voilà l'institution, elle a produit des résultats tels que l'administration des hôpitaux n'a pas hésité à l'étendre. Cette extension a pris un dévelopment sérieux depuis huit ans. Elle a aujourd'hui à sa tête le directeur actuel, qui, pendant cinq années, avait été directeur de la sureté générale en France et qui par conséquent sait à quoi s'en tenir sur la valeur de l'argument produit par M. Testelin. Dans les trois dernières années, 5,020 femmes de la classe pauvre ont accouché chez les sages-femmes, et aujourd'hui, en 1875, on en est arrivé à faire pratiquer chez elles le quart des accouchements. Il en est résulté une diminution notable de la mortalité des femmes en couches, et cette diminution a même eu lieu dans les hôpitaux par le fait d'un encombrement moindre. Aussi, suis-je convaincu que l'administration donnera la plus grande extension à la mesure.

Mais, à côté d'un mal qui avait été signalé, il fallait apporter un remède. On accuse trop souvent les médecins de faire de l'utopie et non de la pratique. Ce remède, heureusement une grande ville comme Paris nous l'offre avec toutes les garanties possibles. C'est pour cela que je crois pouvoir dire ceci : il est désirable qu'en temps normal cette mesure soit appliquée quand les ressources de la ville le permettront. On ne peut pas faire de concession plus grande. Mais, en temps d'épidémie, je demande ici quelque chose de plus formel, cette mesure s'impose comme une nécessité, car il faut alors nécessairement fermer les maternités. (*Applaudissements.*)

La 6ᵉ conclusion (additionnelle) proposée par M. Le Fort et par la 3ᵉ section est mise aux voix et adoptée.

M. MASOIN, l'un des secrétaires de la 4ᵉ section, lit le résumé des discussions qui y ont eu lieu sur la question « *De la valeur des expériences fondées sur les circulations artificielles* » (Rapp. M. Héger). (*Voy.* 4ᵉ Section.)

Cette lecture ne donne lieu à aucune observation.

M. V. VLEMINCKX, l'un des secrétaires de la 5ᵉ section, donne lecture du résumé des discussions qui y ont eu lieu sur la question « *De l'organisation du service de l'hygiène publique* (Rapp. M. Belval).

Les conclusions proposées par la Section sont mises aux voix et adoptées. (*Voy.* 5ᵉ Section.)

M. NOËL, l'un des secrétaires de la 6ᵉ section, donne lecture du résumé des discussions qui y ont eu lieu sur la question « *Des défectuosités de la vision au point de vue du service militaire* » (Rapp. M. Duwez).

Les conclusions proposées par la Section sont mises aux voix et adoptées. (*Voy.* 6ᵉ Section.)

M. BELVAL, l'un des secrétaires de la 9ᵉ section, donne lecture du résumé des discussions qui y ont eu lieu sur la question : « *Faut-il étendre l'emploi des principes immédiats chimiquement définis et en multiplier les préparations dans les pharmacopées?* » (Rapp. M. Van Bastelaer).

Les conclusions de la Section sont mises aux voix et adoptées. (*Voy.* 9e Section.)

M. le Président. — L'ordre du jour appelle la communication de M. Chapmann (de Londres) « *Sur la prostitution en Angleterre.* »

M. Chapmann. (*Voy.* sa communication aux *Annexes.*)

M. Von Sigmund. — Je suis heureux d'entendre exprimer une opinion si favorable aux mesures qui ont été prises dans mon pays. Nous avons eu en Autriche une période d'évolution pendant laquelle les visites n'étaient pas encore bien réglées. Les corps d'armée manœuvraient souvent d'un côté à l'autre, de sorte qu'il était difficile de dresser des listes exactes des endroits où l'on prenait la maladie.

Chose importante, on n'avait pas osé dresser de statistique sur le diagnostic et surtout sur la durée du traitement. L'attention de nos autorités ayant été attirée par moi sur ces divers points, des mesures ont été prises. A Vienne, nous avons des visites qui ne sont pas assez régulières, mais la police fait son devoir d'une manière assez précise. Voici maintenant ce que nous avons constaté : 1° diminution du nombre des malades, soit du sexe masculin, soit du sexe féminin ; 2° décroissance notable du caractère de la maladie ; 3° diminution de la durée du traitement qui se prolongeait quelquefois. C'est ainsi qu'à Vienne, où la convalescence des militaires était telle autrefois qu'elle nécessitait souvent un congé, par l'effet de l'application de certaines mesures, elle s'affirme aujourd'hui dans le sens d'une guérison rapide. En ce qui concerne l'état militaire, on a fait en Autriche, dans ce pays qui compte des races différentes, des efforts persévérants et pénibles pour améliorer l'ordre des choses.

Les améliorations ont porté sur les conditions hygiéniques, sur le sort des médecins militaires, qui sont aujourd'hui des hommes instruits et dignes de leur mission.

D'un autre côté, Messieurs, le peuple se tient plus sur ses gardes. Là est le problème. Il faut, d'une part, instruire la population, et, d'autre part, instruire les médecins sur cette maladie spéciale. Il faut faire tout ce qui est possible pour étendre nos connaissances sur cette matière.

Toutes ces mesures, grâce au concours de la législation et au contrôle du pouvoir, ont eu pour conséquence de diminuer de jour en jour, d'année en année, le nombre et la gravité des maladies. (*Applaudissements.*)

M. Vleminckx, père. — Je suis profondément étonné d'entendre recommander ce principe qu'il ne faut pas astreindre les prostituées à des visites.

Nous qui, au point de vue de cette maladie, sommes en Europe un pays modèle, nous devons cet avantage à ces visites réitérées et obligatoires.

Si nous n'avions pas admis ce système, Messieurs, si nous n'avions pas admis surtout la fréquence des visites, nous en serions encore où l'on en était en France en 1842. J'assistais à cette époque au Congrès de Strasbourg, et j'allai visiter, comme inspecteur général du service de santé de l'armée, l'hôpital militaire de cette ville. A mon grand étonnement, je trouvai, sur une population infiniment moindre que celle de la ville de Bruxelles, 120 à 130 malades atteints de syphilis. J'écarte les gonorrhées, qu'on traite en France dans les infirmeries. A cette même date, je pouvais assurer au Congrès de Strasbourg que, dans la ville de Bruxelles dont la population était presque double avec une population militaire égale, nous avions à peine vingt petites gonorrhées. A quoi devions-nous cette situation? A nos règlements.

Je vais à ce sujet donner à mes collègues un petit renseignement. Sous le régime hollandais, qui nous a régis pendant quatorze années, on punissait le vénérien en le privant de la solde et en lui rendant des plus désagréables le séjour de l'hôpital. J'ai proposé au gouvernement un système nouveau. Je lui ai dit : récompensez les malades, mais à une condition, c'est qu'ils viennent déclarer leur mal.

Le résultat procuré par cette mesure a été immense. Les malades se sont présentés d'eux-mêmes. Que faisions-nous alors? Nous demandions au vénérien : où avez-vous contracté la maladie? dans quel lieu? quel jour? Dites-nous, autant que possible, la vérité à cet égard. S'il la disait, et il la disait très-souvent, on le récompensait, c'est-à-dire qu'on le soumettait au régime ordinaire des hôpitaux. Ces renseignements obtenus, nous les adressions à l'Administration communale, qui en profitait, et l'honorable M. de Brouckere, notre ancien bourgmestre, m'a répété souvent qu'ils avaient servi à lui faire découvrir plus d'un mauvais lieu. Voilà ce que nous avons fait.

S'il plaît à M. Chapmann de visiter nos hôpitaux militaires, il y verra quelques individus atteints de gonorrhée, rien de plus. Et cependant il fut un temps où ces hôpitaux regorgeaient d'affections syphilitiques primaires ou tertiaires. A peine en découvrez-vous encore aujourd'hui.

Je puis demander maintenant à tous les praticiens, à ceux-là qui voient tous les accidents médicaux et chirurgicaux, s'ils trouvent encore autant d'accidents syphilitiques tertiaires que jadis? J'affirme qu'ils sont en moins grande quantité que jamais. Du reste, par cela même qu'il y a moins d'affections primitives, les affections tertiaires doivent être moindres aussi.

Mais nous allons plus loin : non contents de récompenser le vénérien, nous récompensons encore les prostituées. Cela pourra vous paraître étrange, mais c'est ainsi. Nous leur disons : vous viendrez vous faire visiter tous les trois jours; si vous n'y venez pas, vous y serez contraintes, et, chaque fois que vous serez visitée, vous remettrez une certaine somme à l'agent de police que vous aurez dû suivre. Toutefois, cette somme vous sera restituée pour le prix de votre soumission volontaire à trois ou quatre autres visites. Et les prostituées arrivent en général d'elles-mêmes pour se faire visiter. Elles sont habituées à ces règlements et il n'y a pas ou il n'y a presque pas de réclamations.

Mais il reste un point noir qu'il ne nous appartient pas de dissiper. Si les mesures de police, les lois, les règlements peuvent être extrêmement efficaces en ce qui concerne les prostituées inscrites, je dois dire qu'il n'y a rien à faire pour la prostitution clandestine. Celle-là, nous devrons éternellement la subir. Nous ne pourrons jamais empêcher que des marchandes de tabac, des filles de boutiques, des servantes aient des rapports avec des hommes infectés. C'est, à l'heure qu'il est, presque la seule source de la syphilis dans notre pays.

Je n'oserais pas vous dire : « allez y voir. » mais je vous affirme que, de toutes les villes du continent, la plus pure, en ce qui concerne les mœurs publiques, c'est la nôtre.

M. Pini (Italie). — Je ne m'attendais pas à ce que, dans ce Congrès, on soulevât incidemment une question aussi importante que celle-là. Mais, puisqu'elle a été produite et qu'on la discute, je crois que le Congrès ne peut clore cette discussion sans prendre une décision.

Le mal dont on vous a parlé est plus grand qu'on ne le croit. Les Anglais, qui ont fait une grande opposition aux lois relatives à la prostitution, ne se sont pas contentés de la faire dans leur propre pays. Cette opposition ils la propagent ailleurs. Ainsi, il n'y a pas longtemps qu'une dame très-distinguée, Mme Betler, est venue en Italie faire de la propagande contre les lois qui y régissent la prostitution. Malheureusement pour mon pays, elle y a trouvé plus d'un adhérent, car il y a les *li arcadi* en Italie comme il y a les *li arcadi* en Angleterre.

Le corps médical tout entier devrait, à mon sens, agir avec toute son activité pour provoquer partout l'établissement de lois justes autant qu'humanitaires. Ces lois rencontrent une vive sympathie chez tous ceux au moins qui comprennent l'intérêt des populations.

Mais, pour être sérieuses, elles doivent émaner des gouvernements et ne pas exister, comme en Italie et presque universellement, à l'état de simples mesures de police. Celles-ci sont souvent incomplètes et partout vicieuses, injustes, et partant révoltantes. Je pense que le Congrès devrait émettre le vœu que les gouvernements se chargeassent de la réglementation de la prostitution, en faisant une loi régulière, uniforme, apte à écarter les abus et à étendre les bienfaits.

M. Vérité (France). — Je tiens à insister sur ce qu'a dit M. Von Sigmund quant à la grande utilité qu'il y aurait à instruire les gens du monde, le public, sur les dangers auxquels expose la prostitution clandestine. Je voudrais qu'on le fît surtout à propos de la syphilis, pour que l'on sût bien qu'elle ne doit pas toujours être considérée comme une maladie vénérienne. En la considérant toujours ainsi, on a fait de fausses statistiques comprenant, dans les affections vénériennes, des blennorrhagies, des ulcérations simples, qui ne devaient pas leur être attribuées. Il faudrait, pour faire une bonne statistique et en retirer du fruit, que l'on fît la distinction entre les affections réellement vénériennes et celles qui ne le sont pas.

Il y aurait, de plus, utilité à mettre le public en garde contre les différentes sources de la syphilis. Il s'en faut de beaucoup que les rapports sexuels en soient la seule. Depuis qu'on s'est aperçu que la muqueuse est la source des contagions les plus fréquentes, on a reconnu à la syphilis d'autres sources que celle des rapports sexuels. La connaissance encore peu étendue de ces faits pourrait amener une diminution de la contagion. Ainsi, je citerai comme une des sources de la syphilis, l'usage commun des pipes, des verres; l'usage des verres dont se servent les verriers de Lyon et chez qui vous connaissez le mode de contagion. Ce sont là des modes de propagation dont on ne s'occupe pas assez, et il me semble qu'il faudrait appeler l'attention du public sur l'usage banal et en commun de certains objets.

Il est à regretter que les livres destinés au public aient surtout pour but de faire connaître l'auteur plutôt que les maladies et les moyens de les prévenir. Ils ont pour effet de produire la syphilophobie, tandis que des ouvrages réellement scientifiques — et je voudrais qu'une commission fût chargée de les composer, — éclairerait le public sur la nature et sur les causes du mal. Un des meilleurs moyens de détruire la syphilis consiste à la bien faire connaître.

M. VLEMINCKX. — Je constate une chose : c'est la tendance qu'on a en Angleterre à abolir plutôt les visites qu'à les multiplier. C'est, pour le continent, un grand danger. On pourrait vous accuser, messieurs les Anglais, d'être les importateurs de la syphilis, et, à ce titre, j'appelle sur ce point l'attention du Congrès.

J'ai dit, dans mon discours d'ouverture, que l'hygiène doit être internationale. J'ai dit qu'il importerait que des conventions assurassent partout le succès des mesures destinées à protéger la santé publique. Eh bien, si les Anglais ne veulent pas nous protéger, s'ils veulent que leurs prostituées viennent nous apporter la maladie syphilitique, je dis que l'Europe tout entière doit protester contre elle.

Comment, messieurs les Anglais, vous avez décrété la vaccine obligatoire, ce que beaucoup de peuples n'ont pas encore osé. Vous avez bien fait, et, après avoir posé ce grand acte, vous voulez nous assujettir à subir votre contagion de la syphilis! Cela n'est pas possible. *(Applaudissements.)*

M. CHAPMANN. — Je partage l'opinion de M. Vleminckx et comme lui je tiens à la diminution de la syphilis. Nous différons d'avis dans l'application des mesures. J'ai établi, d'après mon tableau, que le renoncement aux mesures policières a causé une baisse considérable dans le chiffre des syphilitiques, et j'ai la conviction que le développement rapide de la prostitution clandestine a été provoqué, sur le continent, par l'application des moyens de surveillance. Nous avions été, en Angleterre, jusqu'à refuser l'entrée des syphilitiques dans les hôpitaux, par crainte de voir ceux-ci se transformer en foyers d'infection. On peut donc se demander, en présence des résultats de l'expérience, si la liberté, plutôt que la surveillance qui développe la prostitution clandestine, ne pourra pas supprimer ou réduire les maladies syphilitiques.

J'ai eu de fréquentes entrevues à ce sujet avec M. Ricord. Il est certain qu'il y a à Paris 30,000 femmes au moins vivant de la prostitution, tandis qu'il n'y en a jamais eu plus de 4,000 d'enregistrées. C'est encore une question très-intéressante, pour cette grande ville de Paris, de savoir si elle n'obtiendrait pas des résultats beaucoup plus avantageux qu'aujourd'hui en ouvrant les hôpitaux aux femmes syphilitiques, sans leur donner le cachet qui inspire les sentiments que vous connaissez pour les personnes atteintes de cette maladie.

M. Von Sigmund. — Vienne est une ville fameuse pour la syphilis, surtout pour la syphilis des femmes qui se livrent à la prostitution clandestine. Voici les mesures que nous avons prises :

D'abord libre admission dans les hôpitaux des femmes qui se présentent. Pas de demande : qui êtes-vous? d'où venez-vous? qui payera? Vous vous déclarez vénérienne; vous demandez à être admise? Entrez. Il n'y a pas chez nous de préjugés en cette matière.

Nous avons fait la plus grande opposition à l'établissement d'un hôpital de vénériens, et voici pourquoi : Aussitôt qu'une femme y entre, elle s'imprime par cela même une flétrissure. J'ai dû subir à cet égard de très-tristes expériences. Je me rappelle qu'il y a quinze ans on a voulu me forcer à transporter ma clinique autre part, me promettant, pour adoucir ce changement, une amélioration de position. J'ai dit : je ne sortirai pas. Mes malades ont le même droit que les autres d'être protégés par l'opinion publique. Mais je ne veux pas rester spécialiste; je veux imiter mes confrères.

Voilà ce que j'ai fait. Dans une grande ville, une clinique est indispensable pour faire connaître la syphilis. J'ai donc dit aux élèves et aux médecins qui se présentaient : assistez au cours, à la visite, voyez, examinez, constatez. Et c'est ainsi que nous sommes arrivés à diminuer le nombre des malades vénériens à Vienne. (*Applaudissements.*)

M. Drysdale. — On a vivement débattu, en Angleterre, depuis quelques années, la question de la réglementation de la prostitution.

Jusqu'en 1864, celle-ci était abandonnée à elle-même, et sans restriction d'aucune sorte dans toute l'étendue du pays. La police ne pouvait légalement pénétrer dans les maisons de débauche, à moins que la paix publique n'y fût troublée, ou qu'une plainte ne fût portée par deux contribuables, sous leur propre responsabilité.

D'après certains documents officiels, la proportion des vénériens dans l'armée du Royaume-Uni a été, pendant la période de cinq ans comprise entre les années 1860-65, de 325,6 admis à l'hôpital chaque année pour 1,000 hommes d'effectif. En Angleterre, tout soldat affecté de maladie vénérienne est traité à l'hôpital militaire jusqu'à guérison.

L'auteur de cette communication étant en 1867 secrétaire d'une des sociétés médicales de Londres, proposa à ses co-sociétaires de faire une enquête sur le nombre de vénériens traités dans les divers hôpitaux de la ville et des autres villes du Royaume-Uni.

M. Holmes Coots, chirurgien de Saint-Bartholomew's hospital (Londres), nous écrivait alors que presque la moitié des cas chirurgicaux, parmi les consultants externes, était composée de vénériens. Le Dr Steele, de son côté, faisait connaître qu'à Guy's hospital (Londres) la proportion des vénériens parmi les consultants chirurgicaux externes était de 43 pour 100, et que M. Cooper Forster, l'un des chirurgiens de cet hôpital, avait vu, en mai 1867, 174 vénériens sur 295 consultants externes, soit 53 pour 100. Au Royal Free Hospital (Londres), et dans d'autres hôpitaux de cette immense cité, la proportion des consultants vénériens s'élevait, en général, en 1867, à 33 pour 100 et même au delà.

En 1864, un premier essai de mesures préventives fut ordonné par une loi s'appliquant seulement à un certain nombre de stations navales et militaires, et en 1866 parut un nouveau décret qui fut prorogé en 1869.

Ces décrets étaient modelés sur les règlements appliqués en Belgique et en France. Ainsi l'article 15 disait : « Lorsque le surintendant de police aura fait connaître à la justice, sous serment, qu'il y a présomption suffisante qu'une femme, résidant dans l'une des places auxquelles le décret est applicable, ou dans un rayon de six milles autour de ces places, se livre à la prostitution publique, le juge-de-paix pourra donner à cette femme un ordre de comparution. »

Et l'article 16 : « Le juge pourra ordonner que cette femme soit soumise à un examen sanitaire périodique. L'ordre en sera communiqué au médecin visiteur, qui indiquera l'heure et le lieu des visites. Si, à la suite de la visite sanitaire, la femme est reconnue atteinte de maladie contagieuse, elle devra être internée dans un hôpital. »

Les stations militaires et navales actuellement soumises à ces lois sont les suivantes : Portsmouth, Plymouth, Woolwich, Chatham, Sheesnen, Aldershel, Windsor, Colchester, Sherncliffe, The Curragh, Cork, Winchester, Canterbury, Maidstone.

En 1867, on a trouvé 59,20 prostituées malades sur 100 dans plusieurs de ces places, selon les documents officiels. En 1872, seulement 8,40 sur 100. M. Jeannel écrit qu'on ne trouve à Paris que 15 à 16 prostituées malades sur 1,000 visites, tandis qu'il faut remarquer qu'en Angleterre encore il s'en trouve 80 pour 1,000 visites.

Malgré tout cela, l'auteur de cette communication ne trouve pas que la France ait beaucoup gagné, pour la prévention des maladies vénériennes, par les différents bureaux de mœurs établis dans ses villes. A Paris, par exemple, il lui a semblé que la syphilis est encore extrêmement répandue (et il en connaît bien les hôpitaux). Ainsi, le docteur A. Després, ancien chirurgien de l'hôpital Lourcine (Paris), lui a récemment affirmé que le dispensaire de Paris n'avait absolument rien fait pour la prévention de ce fléau. M. Drysdale pense, pour sa part, qu'il y a relativement plus de maladies vénériennes à Paris qu'à Londres.

L'Angleterre n'a certainement pas encore fait grand'chose pour arrêter le développement des maladies vénériennes, et, néanmoins, M. le docteur Jeannel est si désespéré de la condition de son pays, qu'il parle en ces termes de ce qui se passe à cet égard au delà de la Manche (Jeannel, *Sur la prostitution*. Paris, 1874, p. 503) :

« L'Angleterre, dit M. Jeannel, nous dépasse de beaucoup quant aux institutions destinées à diminuer les misères et à réprimer les scandales de la prostitution, comme à restreindre la propagation des maladies vénériennes : c'est chez elle que nous avons à chercher des modèles. Chez nous, les bureaux des mœurs, les dispensaires, les hôpitaux de vénériens, *dont nous avons eu pourtant l'initiative,* restent livrés sans contrôle à la plus complète anarchie, sont réfractaires à toute sorte de progrès, et semblent condamnés, par la dédaigneuse indifférence des pouvoirs publics, à une perpétuelle insuffisance; chez nous, les statistiques militaires ne fournissent que des lumières incertaines en ce qui concerne l'hygiène publique. »

La raison de cet état de choses ne doit pas être cherchée bien loin, et déjà M. Lecour en a donné l'explication (*La prostitution à Paris et à Londres*). « A Paris, dit-il, il n'y a que la neuvième partie des prostituées qui puisse être soumise aux règlements de police. 50,000 cas environ de maladies vénériennes y sont constatés chaque année, et, sur 40,000 prostituées, 36,000 sont clandestines. » Le bureau des mœurs à Paris n'a donc pas fait beaucoup jusqu'ici pour la prévention de ces maladies contagieuses.

M. Acton (de Londres) a beaucoup parlé de la perfection des règlements de police actuellement en vigueur en Belgique. Or, je voudrais savoir si la ville de Bruxelles est supérieure à Paris à cet égard.

En 1856, un règlement communal y a été introduit où l'on trouve ce qui suit :

« ART 3. — Les filles publiques subiront au moins deux visites sanitaires par semaine. Les filles éparses paieront, à chaque visite, une taxe dont le montant sera fixé par le Collége des bourgmestre et échevins. »

Cet article nous choquerait en Angleterre, car on y dirait que les pauvres femmes ne doivent pas payer pour un examen sanitaire fait contre leur volonté, et dans l'intérêt de leurs chalands mâles.

Poursuivons : le recensement de la ville de Bruxelles indique, pour 1873, une population de 185,000 âmes, qui s'élève à peu près à 400,000, en y comprenant les faubourgs composant l'agglomération bruxelloise. Or, il paraît qu'en ce moment 300 filles seulement y sont inscrites, alors que, de l'aveu de M. Janssens, il y en a peut-être dix fois plus (ou 3,000) s'y livrant à la prostitution clandestine.

Il y a très-peu de maladies vénériennes dans les hôpitaux de Bruxelles. A peu près vingt-cinq cas par jour y fréquentent les consultations que M. Thiry tient à l'hôpital Saint-Pierre, le seul hôpital de vénériens que possède l'agglomération. Mais il faut remarquer que les cabinets de plusieurs spécialistes y sont beaucoup fréquentés, ce qui tient, sans doute, à ce que, comme l'a déjà fait observer M. Verneuil, dans les villes relativement petites comme Bruxelles, les femmes et les hommes évitent de se rendre à l'hôpital, comme on le fait si facilement à Londres et à Paris, de peur d'y être reconnus.

Sur les 300 femmes inscrites sur les registres de la prostitution, 200 à peu près sont visitées chez elles ; quant aux filles éparses, elles viennent au dispensaire subir un examen deux fois par semaine.

MM. Vleminckx et Crocq sont très-convaincus de l'efficacité des règlements actuellement en vigueur en Belgique. Et cependant le premier publiait, en 1862 *(Presse médicale belge)*, une statistique dans laquelle il faisait voir, qu'en 1860, l'effectif moyen de la garnison de Bruxelles étant de 3,480 hommes, le chiffre des vénériens y était de 333, soit 95 pour 1,000, proportion alors de beaucoup inférieure à celle trouvée en Angleterre parmi les troupes.

Mais il n'est pas si facile qu'on semble le croire de comparer les statistiques de la syphilis en Angleterre et en Belgique. En Angleterre, tout soldat, sans exception aucune, entre immédiatement à l'hôpital militaire, tandis que j'ai entendu dire qu'en Belgique un certain nombre de cas de blennorrhagie, par exemple, sont traités à la caserne comme consultants externes et ne sont pas comptés.

Parmi la population civile de Bruxelles, il paraît qu'il y a encore beaucoup de cas de syphilis. M. le professeur Thiry nous assure *(Presse médicale belge, 1874)* qu'il y a toujours une quantité de cas de syphilis dans sa clinique. Aussi, je voudrais bien avoir une réponse à cette question : Est-ce que les règlements de la police de Bruxelles ont réellement fait quelque chose pour la prévention de ces maladies parmi la population de la ville?

Jusqu'à cette preuve faite, je doute qu'ils aient réussi à beaucoup diminuer ce fléau, parce que la prostitution clandestine est le résultat obligé de toutes ces lois.

Ces règlements sont partiels, et pour cette raison injustes. Ils s'attaquent seulement au sexe le plus faible et le moins coupable dans le fait de la communication des maladies vénériennes. Une femme soumise à ces lois, à Bruxelles ou à Paris, doit être vraiment une femme perdue; chiffrée et casée, elle est une esclave blanche de la police. En Angleterre, les prostituées, comme les jeunes hommes de leur classe, peuvent facilement abandonner leur triste métier sans être remarquées. Elles se marient alors, tout comme un homme qui a passé une jeunesse orageuse.

C'est pour cette raison que je crois le système de réglementation de la prostitution en Belgique et en France condamné à une chute prochaine. J'affirme qu'il faut désormais traiter les femmes comme on doit traiter les hommes : c'est-à-dire leur donner des asiles et des hôpitaux où elles puissent entrer facilement quand elles sont malades. En Angleterre, comme partout, un certain parti a toujours été contraire à l'admission des pauvres vénériens dans les hôpitaux. C'est pour cette raison qu'il existe tant de cas de syphilis à Londres et partout dans nos villes.

Admettez les femmes et les hommes atteints de maladies vénériennes dans tous les hôpitaux ; étudiez les maladies vénériennes et écrivez beaucoup sur elles (on les appelle à présent *maladies secrètes,* sans doute parce qu'on les ignore); soyez beaucoup plus compatissants aux femmes infortunées qui se vendent si souvent pour un morceau de pain, et vous aurez plus fait ainsi pour l'extinction de la syphilis que ne feront jamais les meilleurs règlements, que je crois devoir condamner, comme ils se condamnent eux-mêmes, ne fût-ce que pour leur impudicité.

M. Vleminckx, père. — Je n'ai que peu de mots à répondre à M. Drysdale. Je ne m'occuperai que de mon pays, le seul dont je puisse parler en connaissance de cause. Je constate seulement en passant, que, d'après M. Drysdale, l'Angleterre n'a presque rien fait pour la prophylaxie du mal vénérien, et que, d'après M. Jeannel, la France n'a pas fait assez.

J'ai dit que notre réglementation, à nous, de la prostitution a été un véritable bienfait. M. Drysdale semble en douter. Je l'affirme de nouveau et de la manière la plus positive. En voulez-vous d'ailleurs une preuve de plus? Je vais vous la donner. Il est généralement admis que le véritable *criterium* de l'*état* de la maladie vénérienne, dans une localité, se trouve dans le chiffre plus ou moins élevé des soldats qui en sont atteints. *(Signe de dénégation de M. Drysdale.)* Messieurs, j'ai eu l'honneur de diriger pendant trente-quatre années le service sanitaire de mon pays; je vous porte ici les résultats de mes observations, et j'affirme que les rapports entre les chiffres des vénériens dans la population civile et ces mêmes chiffres dans la population militaire sont constants. Comment voulez-vous qu'il en soit autrement? Qui donc a le plus de relations avec les prostituées de la pire espèce, et, par conséquent, les plus facilement infectées? Mais les soldats, n'est-ce pas? Or, ils ne sont pas riches, les soldats; ces faveurs qu'ils achètent ne leur coûtent généralement pas 50 centimes; bien mieux que cela, elles ne leur coûtent souvent qu'un morceau de pain.

Donc, Messieurs, si les soldats sont indemnes, c'est que la maladie vénérienne n'exerce pas de bien grands ravages dans la classe des prostituées. C'est là un fait immense.

Mais, dit M. Drysdale, il n'y a pas que les hôpitaux militaires où les vénériens soient traités; il en est un certain nombre de ceux-ci qui sont traités dans les casernes. Eh bien, Messieurs, cette assertion de M. Drysdale est absolument inexacte. Chez nous les instructions sont positives; tous les accidents vénériens sont traités dans les hôpitaux, tous sans exception.

Donc, encore une fois, le chiffre des vénériens dans nos hôpitaux représente le chiffre *total* des vénériens dans l'armée.

Mais, ajoute l'honorable membre, tous les vénériens civils ne vont pas dans les hôpitaux; il en est qui s'adressent à des spécialistes. C'est possible, mais si M. Drysdale connaissait mieux notre pays, il saurait que les spécialistes de l'espèce sont excessivement clairsemés.

Enfin, l'honorable membre se déclare peu satisfait de nos règlements en matière de prostitution. « Jamais, dit-il, l'Angleterre ne les accepterait. » Tant pis pour l'Angleterre. Je ne dis pas que nos règlement soient parfaits et qu'il serait impossible de les modifier avantageusement, mais je maintiens que, tels qu'ils sont, ils ont produit des résultats immenses. Faites mieux, messieurs les Anglais, nous vous applaudirons de tout cœur; mais sachez bien que, nous aussi, nous avons vécu à une époque où nous étions peu réglementés ou mal réglementés; alors nos hôpitaux regorgeaient de vénériens: nous avons aujourd'hui le bonheur de jouir de l'excellente situation qu'on nous a faite, et qui nous permet d'affirmer, une fois de plus, que la ville de Bruxelles est l'une des plus *pures* du continent.

M. Chapmann. — Je dois répondre un mot à M. Vleminckx pour lui expliquer ma manière de voir.

Le premier, j'ai écrit en Angleterre sur la grande extension des maladies vénériennes. Mon premier article n'a été publié que dix ans après avoir été écrit, c'est-à-dire en 1869. Il m'avait été impossible de le faire connaître plus tôt. Il avait pour titre : *La prostitution, ses effets sur la santé nationale*. Cet article, je dois le dire, a exercé une grande influence et avait pour objet de prouver qu'il était nécessaire de faire quelque chose.

— La séance est levée à cinq heures.

Le Président,
VLEMINCKX.

Les Secrétaires,
DUWEZ & VERRIEST.

SÉANCE DU 24 SEPTEMBRE.

Présidence de M. VERNEUIL.

La séance est ouverte à 2 heures.

M. DEROUBAIX, vice-président. — Messieurs, M. le président Vleminckx, obligé de s'absenter, ne pourra présider aujourd'hui le Congrès. Je vous propose, en conséquence, de le remplacer par l'un de nos honorables présidents honoraires, M. Verneuil. *(Applaudissements.)*

M. VERNEUIL vient occuper le fauteuil et s'exprime comme suit :

Messieurs, si, parmi les infirmités qui me sont échues en partage, je devais compter la vanité, je pourrais croire que l'honneur de vous présider aujourd'hui s'adresse au chirurgien et au professeur qui fait de son mieux pour cultiver la science, pour instruire ses élèves et pour guérir son prochain. Mais comme, Dieu merci, ce bourgeon de vanité, je crois, n'a pas encore germé chez moi, j'interprète autrement les intentions du Bureau, et je pense qu'il a voulu simplement donner, en la personne de son plus humble et de son plus dévoué enfant, un témoignage de bienveillance à un pays voisin, à ce pays que M. le Secrétaire général appelait si gracieusement, l'autre jour, « ce beau pays de France, » à un pays qui, malgré ses faiblesses et ses infortunes, est toujours un peu aimé, ce qu'il rend bien à ceux qui lui donnent des marques de sympathie, car ce pays, Dieu merci, n'a jamais connu l'ingratitude.

Messieurs, au nom de ma patrie, plus encore qu'en mon nom propre, permettez-moi de vous assurer de ma vive reconnaissance. *(Applaudissements.)*

M. DUWEZ donne lecture du procès-verbal de la séance du 23 ; la rédaction en est adoptée.

L'ordre du jour appelle la continuation de la lecture des procès-verbaux des sections.

M. CARPENTIER, l'un des secrétaires de la première Section, donne le résumé des discussions qui y ont eu lieu sur la question : « *De l'alcool en thérapeutique.* » (Rapp. M. Desguin.) *(Voy.* 1ʳᵉ Section.)

Cette lecture ne donne lieu à aucune observation.

M. Debaisieux, l'un des secrétaires de la deuxième Section, donne le résumé des discussions qui y ont eu lieu sur la question : « *Du pansement des plaies après les opérations.* » (Rapp. M. Debaisieux.) *(Voy.* 2ᵉ Section.)

Cette lecture ne donne lieu à aucune observation.

M. R. Boddaert, l'un des secrétaires de la quatrième Section, donne lecture du résumé des discussions qui y ont eu lieu : 1ᵒ sur une communication de M. Boddaert (R.) relative à l'exophthalmie provoquée par la ligature des quatre veines jugulaires et la double section du grand sympathique au bas du cou ; 2ᵒ sur un cas de fistule pancréatique chez l'homme, présenté à la Section par le docteur Lacompte (de Tubize). *(Voy.* 4ᵉ Section. Séances et Annexes.)

Pas d'observations.

M. Janssens, l'un des secrétaires de la cinquième Section, donne lecture du résumé des discussions qui y ont eu lieu sur la question « *De la fabrication de la bière.* » (Rapp. M. Depaire.) *(Voy.* 5ᵉ Section.)

M. le Président. — Messieurs, vous venez d'entendre un rapport très-intéressant, mais dans lequel nous devons distinguer deux choses : le compte-rendu des discussions de la cinquième section, et les conclusions qui, après mûr examen, ont été adoptées par cette section.

Je mets d'abord aux voix la rédaction du procès-verbal.

Cette rédaction est approuvée.

M. le Président. — Quelqu'un demande-t-il la parole sur les conclusions ? Si l'une ou l'autre de ces conclusions est contestée, nous pourrons procéder par division. Si aucune observation ne s'élève dans l'Assemblée, je mettrai aux voix l'ensemble des conclusions.

M. Kuborn. — La question de la falsification de la bière était portée au programme du Congrès. Aujourd'hui a été introduite incidemment à la cinquième section la question de la falsification du vin. Les conclusions de la section, relativement à ce dernier point, ont été comprises dans le rapport de M. le secrétaire. Je suppose que le Congrès entend sanctionner la seconde partie des conclusions en même temps que la première.

M. le Président. — Je propose de diviser la discussion. Cela me paraît indispensable, les conclusions relatives à la falsification du vin étant tout à fait étrangères à celles relatives à la falsification de la bière.

M. Kuborn. — L'observation que je veux faire, c'est que l'ordre du jour du Congrès porte l'examen de la question de la bière et non celle de la question du vin. Celle-ci n'a été portée qu'aujourd'hui devant la cinquième section. Il y aurait peut-être lieu de compléter ce qui a été fait, et c'est ce dont je prends acte vis-à-vis de la cinquième section pour la séance de demain.

M. LE PRÉSIDENT. — M. le rapporteur pourra nous dire comment la question de la fabrication du vin a été introduite à la cinquième section. Il pourra nous dire aussi si cette question a été vidée ou si la section se propose de l'examiner demain.

M. JANSSENS. — La section pourra s'en occuper demain, et, dans ce cas, un procès-verbal vous fera connaître le résumé de la discussion. Cette question ayant été introduite comme ayant de grands rapports avec celle de la fabrication de la bière, j'ai dû en faire mention au procès-verbal. L'auteur de la proposition l'a déposée aujourd'hui, parce qu'il a dû partir et qu'il ne pourra assister à la réunion de demain.

M. LE SECRÉTAIRE-GÉNÉRAL. — Je pense que nous ne pouvons pas voter sur des questions qui n'ont pas été portées au programme. Le programme des questions à soumettre au Congrès a été arrêté de concert par des savants de l'étranger et du pays, et publié longtemps à l'avance afin que l'on pût étudier et mûrir ces questions. On ne peut pas, me semble-t-il, en introduire incidemment d'autres et les discuter au pied-levé.

Qu'on débatte la question de la fabrication du vin dans la section, qu'on nous dise les résultats de la discussion, rien de mieux. Mais nous ne devons pas voter sur des questions autres que celles qui ont été portées au programme. C'est la marche qui a été suivie jusqu'à présent et je ne pense pas que nous devions nous en écarter.

M. KUBORN. — Je ne sais si l'honorable Secrétaire général s'est mépris sur la portée de ce que je viens de dire.

Je crois que l'honorable rapporteur, M. Janssens, a indiqué dans son rapport que la question du vin avait été portée devant la 5ᵉ section, au point de vue de la définition de sa falsification, comme ayant une analogie complète avec la question de la bière. Je ne crois pas que l'on soit ainsi sorti virtuellement du programme formulé avant la réunion du Congrès; mais je veux en venir à ceci, c'est que, si l'on introduit des conclusions concernant la fabrication du vin, que ces conclusions soient adoptées aujourd'hui ou qu'elles soient ajournées, je me réserve d'introduire demain, dans la section, la question de la fabrication du genièvre, que je considère comme étant, pour les populations ouvrières, d'une importance bien autrement considérable, en Belgique du moins, que la question de la fabrication du vin. Je m'en réfère, à cet égard, aux nombreux cas d'aliénation mentale qui se sont produits depuis dix ans, et à ceux de delirium tremens qui s'observent chaque jour.

M. LE SECRÉTAIRE-GÉNÉRAL. — Ce que nous dit M. Kuborn vient à l'appui de mes observations. Si l'on produit de nouveaux sujets de discussion, le temps nous manquera pour les approfondir. Je demanderai donc que la question de la fabrication du vin et celle de la fabrication du genièvre soient léguées par nous au prochain Congrès.

M. le Président. — Il est indispensable que nous nous prononcions sur les conclusions relatives à la question de la fabrication de la bière; c'est une question officielle.

Quant aux questions qui ont été introduites accessoirement dans la discussion des sections, soit comme argument, soit comme objet d'un examen à venir, elles ne comportent ni discussion ni conclusions. Il est clair que le procès-verbal doit reproduire tout ce qui s'est passé dans la section, mais nous n'avons pas à délibérer sur ces questions.

Je vais donc mettre aux voix les conclusions relatives à la question officielle, c'est-à-dire à la question de la bière.

— Ces conclusions sont adoptées.

M. le Président. — Il est entendu que, si la discussion se continue demain dans la section, le rapporteur viendra nous en instruire, mais sans que, fidèles au règlement, nous ayons à en venir à voter des conclusions.

L'ordre du jour appelle une communication de *M. Gaetano Pini*, de Milan, *Sur une nouvelle institution hygiénique*.

M. Pini (de Milan.) — Les congrès scientifiques de Florence et de Vienne ont sanctionné, de la manière la plus formelle, l'expérience clinique qui se poursuit depuis plusieurs années en Italie et en France, dans des hôpitaux spéciaux installés sur les bords de la mer, pour le traitement des malheureux enfants lymphatiques et scrofuleux des grands centres de population.

C'est sur l'initiative du docteur Barellai, aidé dans son œuvre de bienfaisance par toutes les dames de Florence, que furent installés les premiers établissements de cet ordre à Viareggio, sur les bords de la Méditerranée, non loin du golfe de la Spezzia. Les plus heureux résultats étant venus confirmer les aspirations de la philanthropie, des créations analogues ont vu le jour en Italie sur d'autres points du littoral de la mer Tyrrhénienne et de l'Adriatique, en France sur les dunes de Berck-sur-mer (Pas-de-Calais).

Je viens aujourd'hui demander au Congrès de Bruxelles quelques mots d'approbation et d'encouragement pour une œuvre non moins *pieuse*, qui, créée modestement et sans bruit à Turin, par la sollicitude et les soins éclairés du comte Ricardi de Netro, fleurit et prospère actuellement dans la capitale de la Lombardie.

Il ne s'agit plus d'hôpital ou de refuge d'un nouveau genre, dans lesquels le plus souvent les malheureux déshérités de la fortune qui y sont admis se trouvent voués à la souffrance et à la mort, mais d'un asile où l'on arrive à la guérison par le fait d'un traitement logiquement approprié.

J'ai eu la pensée de recueillir, dans des salles spéciales, pendant plusieurs heures de la journée, parmi ces fils du peuple, les plus infortunés, ceux qui, bossus et difformes, sont pour ainsi dire contournés par le rachitisme.

A leur entrée dans l'asile, les enfants deviennent l'objet des soins de toute nature les plus empressés. Au moyen d'une nourriture substantielle tonique et reconfortante, avec l'aide de toutes les ressources thérapeutiques de l'hydrothérapie, de l'électricité, de l'air comprimé, de la gymnastique raisonnée, l'enfant rachitique se métamorphose à vue d'œil, et les teintes rosées de son visage ne tardent pas à saluer les premières lueurs d'une guérison prochaine.

J'ai reçu, parmi mes premiers pens'onnaires, de pauvres êtres que la maladie avait rendus hébétés et déments, des malheureux qui se traînaient à terre dans l'attitude des brutes, des estropiés qui s'appuyaient, titubants et incertains, sur de grossières béquilles.

Aujourd'hui, après huit mois de traitement, vous auriez de la peine à les reconnaître, et vous seriez agréablement surpris en voyant cette petite population, les pieds et les jambes armés d'appareils orthopédiques, monter sur des cordes, courir dans les allées du jardin, traîner des brouettes, cultiver des fleurs, marcher en cadence, entonner en chœur des chansons populaires.

L'intelligence, jadis obtuse et indolente, s'est réveillée vivace et animée, et dans les yeux de plusieurs d'entre eux brille cette étincelle du génie, dont, par un contraste frappant, la nature les a doués.

Je me réserve de vous présenter plus tard un compte-rendu statistique des résultats obtenus, mais j'ajoute en finissant que déjà, à Turin comme à Milan, beaucoup de rachitiques ont pu suspendre aux murailles des écoles les béquilles qu'ils avaient en y entrant, et ces néfastes appareils deviennent ainsi les preuves irrécusables des combats heureux que la Science et la Charité, réunies dans une étreinte fraternelle, ont livrés contre la maladie et la douleur.

L'école est installée dans un vaste rez-de-chaussée, très-élevé de plafond; les chambres sont grandes et inondées de lumière; le jardin se trouve en plein soleil. Pendant l'été, à leur arrivée, les enfants sont déshabillés, lavés à grande eau froide des pieds à la tête, essuyés avec soin, et renvoyés à leurs jeux dans le jardin; un peu plus tard commencent les exercices gymnastiques. A midi, ils se retrouvent au réfectoire, autour de tables abondamment servies de bonne soupe et de viandes rôties, d'eaux ferrugineuses, etc. Dans la journée, après une sieste d'une heure et demie, se succèdent les leçons de lecture, d'écriture, d'arithmétique et de chant.

L'asile contient actuellement vingt-quatre enfants de familles pauvres; on rencontre parmi eux tous les types des difformités les plus extravagantes, des déviations les plus accentuées, des gibbosités les plus variées.

Messieurs, l'institution que j'ai fondée à Milan n'est pas une institution officielle; ce n'est pas un hôpital, car je suis d'avis que le médecin doit non pas chercher à établir des hôpitaux, mais faire la guerre à l'hôpital.

La charité de la population de Milan m'a aidé à fonder cette institution. Grâce aux efforts des dames de cette ville, j'ai pu recueillir en un mois 70,000 francs. Le nombre des enfants qui fréquentent l'école n'est aujourd'hui que de vingt-cinq environ, mais, eu égard au concours de la générosité publique, eu égard surtout aux résultats obtenus, ce nombre ne tardera pas à augmenter.

Mon but, en vous faisant cette communication, est de vous engager à vous efforcer à combattre le rachitisme, dont la fréquence est remarquable en Italie et dans le monde entier. Montrons au monde que nous savons aimer nos frères malheureux de cette fraternité sainte qui est si souvent un vain mot, et dont vous pouvez faire une réalité.

M. LE PRÉSIDENT. — Plusieurs des partisans du système de M. le docteur Pini ont déposé sur le bureau deux propositions couvertes d'un grand nombre de signatures, parmi lesquelles nous rencontrons les noms les plus honorables et les plus autorisés.

Ces signatures attestent de la sympathie qu'a trouvée, parmi les membres du Congrès, la proposition de M. Pini ; les conclusions qui ont été déposées, je l'apprends maintenant, l'ont été à l'insu de notre confrère, ce qui lui fait encore plus d'honneur, puisqu'il a trouvé le moyen de faire des prosélytes ignorés. Ce document ayant été déposé sur le bureau, nous n'avons pas cru qu'il fût possible de le passer sous silence. Néanmoins, nous ferons remarquer à l'assemblée que les congrès ne doivent pas procéder par sentiment, alors même qu'une proposition faite par un de leurs membres est approuvée de cœur par tous les autres.

Les congrès doivent être plus sévères, et si, par intuition, ils admettent le bien-fondé d'une proposition, il est encore préférable qu'ils ne se décident officiellement que sur preuves.

Nous sommes convaincus, surtout après avoir entendu la communication qui vient de nous être faite, que M. Pini est dans une excellente voie. Nous sommes convaincus que cette forme de traitement appliquée de cette manière, c'est-à-dire en fournissant aux enfants de bonne nourriture, de bons médicaments, et en ne les privant pas de cet accessoire si intéressant de tout traitement, le séjour auprès des parents, nous sommes convaincus, dis-je, que cette forme de traitement doit donner de bons résultats et qu'elle est une excellente chose.

Je crois donc que tout le monde s'associera au vœu que les membres du Bureau proposent d'exprimer à M. Pini pour le succès de son entreprise, mais je crois que M. Pini devra faire plus encore pour le succès de son œuvre. Qu'il nous apporte au prochain congrès quelques renseignements statistiques pour nous donner une idée de la durée du traitement, de son efficacité, etc., qu'il complète enfin les explications qu'il nous a fournies aujourd'hui. Il ne s'agira plus alors de lui décerner un éloge qu'on pourrait croire banal; il s'agira alors de rendre hommage à un homme qui pourra s'inscrire parmi les bienfaiteurs de l'humanité.

Je propose donc d'engager M. Pini à continuer ses recherches, de l'engager à nous en fournir les résultats, et, ce qui ne sera contesté par personne, d'adresser provisoirement des remerciements à l'auteur de l'intéressante communication que vous avez entendue.

M. Bouillaud. — Je demande à présenter quelques réflexions sur la communication de notre savant et excellent confrère de Milan.

J'applaudis, comme l'Assemblée toute entière, à ses bonnes intentions, mais je dois m'élever contre certaine allégation de son discours.

M. Pini a dit qu'il fallait « faire la guerre à l'hôpital. » Faire la guerre aux hôpitaux, cher confrère, à l'une des plus belles institutions qui nous aient été léguées par les temps anciens et qui rendent aujourd'hui des services qu'aucune autre institution ne peut rendre? Cette question a été agitée sous une autre forme dans différents endroits et à Paris en particulier.

Je me rappelle même avoir assisté à une discussion à ce sujet dans une commission formée par le Ministre de l'Intérieur du Gouvernement français, sous l'impression produite par les épidémies dans les maternités. On ne se proposait rien moins, en effet, que de généraliser le traitement à domicile et de faire disparaître en quelque sorte les hôpitaux. A celà je répondis : si vous faites disparaître les hôpitaux, vous décrétez l'abolition de la médecine, et en effet il est absolument impossible de faire des médecins dignes de ce nom, de vrais praticiens, si vous n'avez pas d'hôpitaux.

Ce qu'il faut faire, c'est perfectionner les hôpitaux sous tous les rapports, sous le rapport de leur situation, sous celui du nombre des malades qui doivent y être admis, de la spécialité de telle ou telle maladie dans tel ou tel hôpital, sous le rapport de l'alimentation, sous tous les rapports enfin que comporte l'institution d'un bon hôpital. Mais je ne saurais trop le redire : supprimer les hôpitaux, c'est, sous quelque forme qu'on veuille les remplacer, rendre impossible l'enseignement de médecins vraiment dignes de la science, enseignement qui, depuis un demi-siècle, a été fondé, on doit le dire, dans les hôpitaux.

Qu'étaient les médecins avant l'institution des cliniques? La clinique est une institution toute moderne. C'est à Vienne, je crois, que la première a été fondée. La nôtre l'a été, en France, à la fin du siècle dernier, par l'immortel Corvisard. Les progrès que la médecine a faits par les hôpitaux depuis l'établissement de ces cliniques, ces progrès, je ne crains pas d'être démenti par qui que ce soit, l'emportent depuis un demi-siècle sur tous les progrès antérieurs de la médecine depuis Hippocrate.

Ainsi, Messieurs, ne portons pas atteinte à l'institution des hôpitaux; mais améliorons-la, perfectionnons-la. Je crois, Messieurs, que l'assemblée sera de mon avis, qu'elle reconnaîtra avec moi que la suppression des hôpitaux serait un coup terrible porté à la médecine, à l'enseignement médical, c'est-à-dire à la guérison des malades. (*Applaudissements.*)

M. PINI. — Je dois faire une petite rectification. Quand j'ai dit que nous devions faire la guerre aux hôpitaux, je n'ai pas entendu dire que nous voulions les supprimer. Je me suis mal exprimé.

Voici à quel point de vue je me suis placé : C'est particulièrement sur l'hygiène qu'ont porté toutes mes études. Eh bien, je dois le dire, hygiénistes et philanthropes doivent être d'accord pour exprimer un vœu : c'est que le temps vienne, pour l'humanité, où l'on n'aura plus besoin d'hôpitaux et où tout le monde possédera une demeure. Il ne suffit pas de guérir les maladies, l'important est de les prévenir. C'est en ce sens que j'ai déclaré la guerre aux hôpitaux.

— La séance est levée à 3 heures 3/4.

Le Président,
VLEMINCKX.

Les Secrétaires,
DUWEZ & VERRIEST.

SÉANCE DU 25 SEPTEMBRE 1875.

Présidence de M. VLEMINCKX.

La séance est ouverte à 2 heures.

M. VERRIEST donne lecture du procès-verbal de la séance d'hier. La rédaction en est approuvée.

M. THIERNESSE. — M. Pini, à la fin de la séance d'hier, nous a donné la description d'un établissement, sorte d'hospice-école, qu'il a fondé récemment à Milan, avec l'aide de la charité publique, pour les enfants rachitiques. Or, je crois devoir dire, pour les membres de l'Assemblée qui ne sont pas complétement renseignés sur les diverses institutions de la Belgique, que nous avons depuis longtemps à Ixelles, l'un des faubourgs de Bruxelles, un établissement se rapprochant beaucoup de celui dont M. Pini a entretenu le Congrès. Il a été érigé en 1841, sous les auspices du Roi et de la Reine, au moyen des dons de Leurs Majestés et surtout des souscriptions de diverses personnes charitables.

L'organisation et l'administration en ont été déférées à une Commission dont faisaient partie, entr'autres notabilités, M. Dugniolle, administrateur des établissements de bienfaisance au ministère de la Justice, et un compatriote de M. Pini, le comte Arrivabene, qui en est resté membre jusqu'au jour de sa rentrée en Italie, et qui, quoiqu'éloigné plus tard de cet hospice, lui a continué, jusqu'à sa mort, sa généreuse cotisation.

L'établissement d'Ixelles est subsidié par la commune, par la ville, par le Conseil des hospices de Bruxelles et par le Conseil provincial du Brabant. Le vaste local dans lequel il est établi est parfaitement approprié à sa destination, et un jardin de près d'un demi-hectare y est annexé. Deux médecins y sont attachés et le visitent au moins une fois par jour. Les enfants rachitiques, scrofuleux, etc. des classes pauvres y sont reçus à l'âge de deux à douze ans. On ne refuse que ceux qui sont atteints de maladies contagieuses.

A leur entrée, ils sont mis au bain et habillés de bons vêtements appartenant à l'hospice. Leur nourriture se compose : de viande de premier choix, deux fois par jour au moins, de bouillon, de légumes, de fruits, de bonne bière, etc. Ils font trois repas par jour, et on leur sert, en outre, à 10 heures du matin et à 4 heures du soir, une collation substantielle : bouillon, lait, pain beurré, etc.

Ils fréquentent l'école et prennent part à des exercices appropriés à leur âge, lorsque leur état de maladie ne s'y oppose point. Les plus âgés sont soumis pendant quelque temps à des travaux manuels, afin de les préparer à exercer plus tard un métier quelconque.

Dans une école-gardienne y annexée, plusieurs centaines d'enfants, de l'âge de deux à huit ans, sont admis chaque jour, du matin au soir, et reçoivent gratuitement une partie de la nourriture et l'instruction. Les petites filles sont en outre exercées à la couture, au tricot, etc.

Cet établissement est digne, à tous égards, de l'attention des savants médecins étrangers que la capitale de la Belgique est heureuse et fière de posséder à l'occasion de ces imposantes assises médicales. Je les engage à le visiter avant de nous quitter. Ils y constateront sans doute des imperfections — il y en a dans les choses les mieux réussies, — mais ils y recueilleront aussi des enseignements utiles. Je convie surtout l'honorable M. Pini à faire cette visite, pour laquelle je me tiendrai à sa disposition.

M. Debaisieux donne lecture du résumé des communications, étrangères au programme, qui ont été faites dans la deuxième Section, dans les séances du 24. *(Voy.* ces communications au compte-rendu de la 2ᵉ Section.)

M. R. Boddaert donne lecture du résumé des communications, étrangères au programme, qui ont été faites, dans la 4ᵉ Section, dans la séance du 24. *(Voy.* ces communications au compte-rendu de la 4ᵉ Section.)

M. Delstanche (Ch.), l'un des secrétaires de la septième Section, donne lecture du résumé des discussions qui y ont eu lieu sur la question : « *Des défectuosités de l'ouïe au point de vue du service militaire.* » (Rapp. M. Ch. Delstanche.) *(Voy.* 7ᵉ Section.)

Pas d'observation. Les conclusions de la Section sont adoptées.

M. Sapolini (Milan). — Ne discute-t-on pas le rapport de la septième Section en ce qui concerne le nerf du tympan ?

M. le Président. — Pour tout ce qui est purement scientifique, il a été entendu que le Congrès ne prendrait pas de décisions, attendu que rien n'est plus dangereux que de prendre des décisions en semblable matière. Ce que nous déciderions aujourd'hui pourrait être renversé demain. Cependant, si vous avez des observations à présenter, nous les écouterons avec plaisir. Mais n'oubliez pas que nos instants sont comptés et que la Section compétente s'est déjà occupée de ce sujet.

M. Sapolini. — Messieurs, les nombreuses investigations auxquelles je me suis livré depuis trois ans, en vue d'élucider l'anatomie de la corde du tympan, et dont témoignent les préparations déposées par moi au Musée anatomique du grand hôpital de Milan, m'autorisent, je crois, à établir de la façon suivante l'origine, le cours et la terminaison de ce nerf.

Entre le nerf auditif (8me paire) et le facial (7me paire) se rencontre constamment un filet nerveux assez visible que nous allons suivre à rebours. Il tire son origine des cordons latéraux de la moelle allongée et s'élève, sous forme de filament cylindrique, jusqu'au plancher du quatrième ventricule, où il est masqué par une mince couche de tissu cérébral et par l'épendyme. De là, il continue à monter en se portant vers l'extérieur, passe sous les houppes qui constituent les origines supposées du nerf acoustique, pénètre ensuite dans la pulpe cérébrale du mésocéphale, et s'écartant de plus en plus de la ligne médiane à mesure qu'il s'élève, se fraie une voie entre le pédoncule moyen et le pédoncule inférieur ou restiforme du cervelet. Au delà de ce point, le rameau en question, toujours cylindrique, s'unit antérieurement au nerf de la huitième paire, puis, avant d'atteindre le rocher, s'adosse au névrilème du nerf facial, lequel est situé devant lui.

Tel est le nerf de Wrisberg, désigné aussi sous le nom de *communicant facial*. Un petit filet nerveux émanant de lui ou du facial l'unit à ce dernier, tandis qu'il s'anastomose par un ou plusieurs autres filets au nerf auditif. J'ai constaté qu'une petite artère, se détachant de haut en bas de l'artère transversale supérieure, branche de l'artère acoustique centrale, sépare non-seulement toujours l'une de l'autre la septième et la huitième paire, mais encore celles-ci du nerf de Wrisberg (1).

Parvenu au ganglion géniculé, le nerf de Wrisberg, ainsi que le prouvent neuf préparations anatomiques dans lesquelles j'ai réussi, en m'aidant de la loupe, à en *épingler* le parcours, forme un coude qui le reporte en arrière et lui permet de pénétrer dans le canal de Faloppe avec le nerf facial. Après s'être engagé dans ce canal jusqu'à environ 8 millimètres de

____

(1) Cette artériole a été décrite par moi il y a un an sous le nom d'artère perpendiculaire, dans les : *Annali universali di medicina*. Voyez : *Arteria acustica centrale*.

l'ouverture du conduit, il forme un second coude à concavité supérieure, et, se portant en haut, pénètre directement dans un petit canal qui lui est propre, en compagnie d'une petite artériole, pour aboutir enfin à la caisse du tympan. Il se trouve alors placé à 2 millimètres au-dessous, et tant soit peu en dehors de la branche fixe de l'enclume.

Une fois dans cette cavité, le nerf de Wrisberg constitue la *corde du tympan*. Sa sortie s'effectue, en apparence, par la fissure de Glaser, car en réalité ce rameau nerveux ne passe pas par là, mais par un canalicule éburné (non par un simple pertuis) creusé dans l'apophyse montante des grandes ailes du sphénoïde(1). La nature, toujours prévoyante, n'aurait pu en effet faire passer ce nerf entre les bords tailladés de la fente de Glaser sans l'exposer à de nombreuses lésions.

A sa sortie du canalicule qui vient d'être mentionné, la corde du tympan, ou pour mieux dire le nerf de Wrisberg, se porte en bas vers le nerf lingual, avec lequel il communique par des filets nerveux tellement abondants qu'ils forment en cet endroit un véritable lacis, auquel j'ai donné le nom de « plexus tympano-lingual. »

J'ai à maintes reprises préparé ce plexus, et l'on peut voir de ces préparations au Musée de notre hôpital de Milan. Grâce à leur parfait état de conservation, il est facile de constater que ces nombreux filets nerveux vont tous se perdre dans les différents muscles de la langue.

Les recherches dont je viens de faire connaître les résultats ont fait naître en moi la conviction que le nerf de Wrisberg n'est autre chose en définitive que la corde du tympan. Comme tout autre nerf, il a une origine, un parcours et une terminaison qui lui appartiennent en propre, et dès lors il convient selon moi de lui assigner une place parmi les nerfs crâniens, dont il constituerait la treizième paire.

De même que les autres nerfs, celui dont nous nous occupons doit avoir nécessairement un but physiologique, une raison d'être spéciale, et je me permets, jusqu'à preuve du contraire, de lui attribuer la mission de présider à l'articulation des sons, c'est-à-dire à la parole.

Le *bégaiement* et le *mutisme simple*, qu'ils soient congénitaux ou acquis, doivent trouver leur explication dans un désordre fonctionnel de ce nerf, si l'hypothèse que j'avance se confirme, après avoir été contrôlée par l'examen des cas de *surdité simple*.

Vous comprenez maintenant, Messieurs, quel est le motif pour lequel je propose à l'assemblée d'instituer une nouvelle enquête statistique internationale en vue d'établir à quelles causes se rattachent :

1° La surdi-mutité ;

2° La surdité simple ;

(1) Voyez *Annali universali di medicina. Descrizione di due mostri.*

3° Le mutisme sans surdité, et

4° Le bégaiement.

M. INGELS, l'un des secrétaires de la huitième Section, donne lecture du résumé des discussions qui y ont eu lieu sur la question « *De l'appréciation de la responsabilité des aliénés.* » (*Voy.* 8ᵉ Section.)

M. BODDAERT (R.), l'un des secrétaires de la quatrième Section, donne lecture du procès-verbal de la séance du 24 septembre. (*Voy.* 4ᵉ Section.)

M. DELSTANCHE (Ch.), l'un des secrétaires de la septième Section, donne le résumé des discussions qui y ont eu lieu sur la question : « *Des défectuosités de l'ouïe au point de vue du service militaire* » dont il a été le rapporteur. (*Voy.* 7ᵉ Section.)

M. MAHAUX, l'un des secrétaires de la première Section, donne le résumé des discussions qui y ont eu lieu sur la question : « *De l'inoculabilité du tubercule.* » (Rapp. M. Crocq.) (*Voy.* 1ʳᵉ Section.)

M. LEFEBVRE lit une note « *Sur la désinfection.* » (*Voy.* aux *Annexes.*)

M. VLEMINCKX (M. De Roubaix le remplace au fauteuil de la présidence). — Je me lève pour dire au Congrès que je m'associe à ce que vient de vous exposer l'honorable M. Lefebvre sur la valeur des désinfectants.

L'honorable membre a bien voulu prononcer mon nom à cette occasion ; je tiens à compléter ce qu'il vous a dit.

Ce n'est pas d'aujourd'hui seulement que le feu est considéré comme le désinfectant par excellence. Lorsque je fis, en 1853, ma première communication à l'Académie royale de médecine de Belgique, sur le traitement rapide de la gale ainsi que sur le moyen de débarrasser promptement de leur vermine les objets de couchage et d'habillement des galeux, un de mes honorables collègues, M. Dehemptinne, me fit observer que, lors de l'apparition du choléra, en 1832, il avait déjà proposé de faire *cuire* les literies, afin d'anéantir le principe contagieux dont elles pourraient être imprégnées, et l'honorable M. Lebeau nous rapporta qu'il avait ouï dire par un illustre homme d'État, qui avait longtemps régi l'Autriche, que, pendant une peste qui régnait en Turquie, le commerce autrichien souffrant énormément des restrictions apportées à l'importation des provenances de l'Orient, on avait chargé une commission de médecins de s'enquérir d'un procédé qui pût être utilement employé pour en opérer la désinfection, et que cette commission avait recommandé le moyen qui vient de vous être indiqué ; j'ajoutai, pour mon compte, que je ne doutais pas le moins du monde que l'emploi de la chaleur, pour la désinfection des principes contagieux quels qu'ils fussent, s'étendrait bientôt plus loin qu'aux sarcoptes ; si ce ne sont pas tous des virus animés, disais-je, ce sont, au moins, des matières organiques ; or, celles-ci ne sauraient être soumises à une température élevée sans subir une profonde altération.

Je le répète donc, le moyen n'est pas nouveau, et je m'étonne même qu'on l'ait abandonné. Il n'y a pas de désinfectant plus certain que celui-là. Les autres, mais, Messieurs, il faut bien le reconnaître, nous les employons au hasard, à l'aventure, ignorant complétement s'il y a, ou s'il n'y a pas d'affinité entre eux et les principes que nous voulons annihiler. Ils ne méritent d'après moi aucune confiance. Le feu, le feu seul peut nous donner à cet égard tous nos apaisements. Pourquoi donc n'y insisterions-nous pas? Pourquoi d'ailleurs, puisque nous avons fait construire dans nos hôpitaux des appareils pour détruire les quelques insectes, les *acarus* et leurs œufs, que les objets des galeux peuvent renfermer, n'y en ferions-nous pas introduire pour la désinfection des objets ayant servi aux varioleux, aux typhisés, aux cholériques, etc. ? Nos mécaniciens, nos ingénieurs ne seront pas embarrassés pour les trouver. Pourquoi le feu ne serait-il pas employé aussi pour détruire les émanations des égouts qui vicient et infectent l'atmosphère de nos cités? En un mot, pourquoi le feu ne serait-il pas le désinfectant général? Je me permets de recommander cette idée au Congrès; j'ai la conviction que les applications que je propose seraient fécondes en heureux résultats.

M. LE PRÉSIDENT. (M. Vleminckx a repris le fauteuil de la présidence.) — L'ordre du jour est épuisé quant aux travaux scientifiques. Quelqu'un a-t-il quelques observations à présenter en ce qui concerne l'organisation et le siége du prochain Congrès, dont nous avons maintenant à nous occuper?

M. FRAPPAZ propose que le Règlement du *Congrès médical international* renferme la disposition suivante : « Tous les rapports sur les questions portées au programme seront imprimés et envoyés aux médecins qui en feront la demande, deux mois avant l'ouverture de la session. » On éviterait ainsi, dit-il, la lecture en section de manuscrits étendus et l'on ferait une économie de temps. D'un autre côté, tout le monde saurait d'avance quels sont les sujets qui doivent être traités et chacun pourrait se préparer à des discussions qui en deviendraient plus fructueuses.

M. SAPOLINI désirerait qu'on s'occupât, dans le cours de la prochaine session, d'une enquête sur les sourds-muets et d'une statistique portant sur le nombre, le sexe des sujets, l'origine, le genre de l'infirmité, sa cause, sa nature. Il voudrait aussi que la question du bégaiement y fût posée; ce qu'il a dit plus haut sur le treizième nerf cérébral fera comprendre le motif de cette motion connexe. L'influence des liens de consanguinité n'y serait pas non plus négligée.

M. BORLÉE demande que le prochain Congrès porte à son programme la question des hôpitaux-baraques. Il est évident, dit-il, que si l'on veut voir disparaître des hôpitaux les terribles complications des plaies et des opérations, qui viennent faire échouer tous les efforts du chirurgien, il faut modifier radicalement le système des établissements hospitaliers.

M. Crocq. — Il ne nous appartient pas d'imposer la question des baraquements aux successeurs de ce Congrès. Elle n'est ni urgente, ni nouvelle. On pratique ce système partout, non-seulement pour les blessés, mais parfois pour les personnes atteintes d'affections présentant un caractère épidémique. En voulant arrêter un programme, nous ferons peut-être de la mauvaise besogne, car il est probable que les organisateurs du futur Congrès auront égard pour la composition du leur à des influences locales, hygiéniques ou morbides.

Si le Congrès auquel nous venons d'assister a laissé quelque chose à désirer, c'est que la perfection n'est pas l'apanage des œuvres humaines. On peut affirmer que, s'il a été bien conduit, et s'il a bien abouti, cela provient du choix des questions et de leur opportunité.

Laissons au Comité du futur Congrès le soin d'organiser son programme, et souhaitons-lui de marcher encore mieux, s'il est possible, que celui-ci.

M. Warlomont, secrétaire général, répondant à M. Frappaz, dit que le Comité de Bruxelles avait cherché à faire tout ce qu'il recommande, en demandant aux rapporteurs le dépôt de leurs conclusions pour le 15 janvier, celui de leur travail complet pour le 15 juin, afin précisément que l'objet des discussions futures fût déterminé complétement et longtemps à l'avance, et pût être ainsi mûri et étudié. Malheureusement, ces honorables collaborateurs étaient en même temps des professeurs, des praticiens retenus par une foule d'autres devoirs, dont on ne pouvait leur demander l'abandon, et se sont, malgré leur bon vouloir, trouvés en retard ; c'est ainsi que tel sommaire de rapport n'est parvenu au Comité qu'à la fin de juillet, tel autre plus tard encore, de telle façon que ses intentions n'ont pu recevoir leur exécution complète dans le temps voulu. Ce sont là des difficultés avec lesquelles il faudra toujours compter. L'interpellation de M. Frappaz aura toujours cela de bon qu'elle servira à les faire prévoir, et, il faut l'espérer, à les faire écarter, au moins dans une certaine mesure, à l'avenir.

Quant à insérer, à cet égard, une disposition quelconque dans le règlement des congrès futurs, il n'y faut pas penser. Le Comité organisateur de chaque session doit pouvoir faire son règlement comme il l'entend. Si des entraves avaient été apportées à l'initiative du Comité de Bruxelles, il n'aurait pu, ainsi qu'il l'a fait, répartir le congrès en sections, ce qui, de l'aveu de tous, est un progrès. Il ne faut pas empêcher les congrès à venir d'améliorer encore une organisation toujours perfectible.

Voilà pour le règlement. Il en est de même des programmes. Il faut laisser à ceux qui nous succèderont le soin de les constituer selon l'inspiration et les besoins du moment. Le Comité de Bruxelles a fait appel, avant de décider du choix des questions à porter au sien, aux conseils des médecins de tous pays. Sans doute, il en sera fait de même pour la session prochaine; MM. Sapolini et Borlée auront ainsi le moyen de suggérer les points sur lesquels ils désireront voir s'ouvrir des débats; mais, quant au Congrès actuel, il n'a nullement qualité pour l'imposer à celui qui le suivra.

M. LE PRÉSIDENT. — Les propositions de M. Sapolini et de M. Borlée, de même que les observations de M. Frappaz, seront consignées au procès-verbal de la séance.

Nous avons maintenant à nous occuper de la fixation du siége et de l'époque du prochain Congrès. Quelqu'un a-t-il des communications à faire à cet égard.

M. LAUSSEDAT, au nom de la cinquième Section, demande que la session prochaine se tienne en Suisse, en 1877. Il ne précise pas la ville où il voudrait qu'elle eût lieu : Berne, Zurich, Bâle et Genève lui paraissent y convenir également.

M. SAPOLINI dit avoir reçu des lettres de ces diverses villes, qui lui apprennent que toutes seraient heureuses d'être désignées.

M. WARLOMONT trouve la proposition de M. Laussedat un peu vague. Ce n'est pas tout de désigner le lieu, il est bon qu'on sache auparavant si la ville choisie acceptera l'honneur qu'on lui offre; il importe aussi que le Congrès actuel nomme au dit lieu un Comité exécutif. C'est ainsi qu'il a été fait à Vienne, d'où le Comité belge est sorti tout formé et nanti de pouvoirs qui ne lui ont pas été contestés. Or, la proposition faite au nom de la cinquième Section manque de ce complément nécessaire pour être réellement pratique et viable.

D'un autre côté, aucune invitation n'a été adressée au Congrès ni par la Suisse ni par aucun autre pays. Cette situation, un peu embarrassante, engage l'orateur à faire une proposition dont il demande qu'on veuille bien ne pas s'effrayer : « J'ai dit plus haut, ajoute M. Warlomont, que l'on ne nous avait invité de nulle part; je me suis trompé. Un télégramme d'invitation vient de nous arriver de Philadelphie, de la part de M. le docteur Gross, président du Comité médical de cette ville. *(On rit.)* Je vois que j'ai bien fait de vous prémunir contre ce que ma proposition pourrait offrir de bizarre; peut-être cependant arriverez-vous, avec un peu de réflexion, à la trouver moins étrange qu'elle n'en a l'air d'abord. Ce télégramme nous demande d'envoyer des délégués au Congrès américain qui se tiendra à Philadelphie, en 1876, époque où doit se célébrer aux États-Unis le centenaire de la république Américaine. Une grande masse d'Européens passeront les mers à cette occasion. Je pense bien que tous nous n'entreprendrons pas cette traversée, mais il est bien certain que, si la prochaine session de notre Congrès était appelée à s'y tenir, nous y serions assez nombreux pour y constituer un groupe important. Ce groupe aurait pour mission de proposer la fixation du siége de la session suivante, d'après des données plus complètes que celles que nous possédons aujourd'hui, et que notre Comité pourrait d'ici là se charger de rassembler. La session américaine serait hors nombre, ayant lieu en 1876 ; la suivante aurait lieu en 1878, et l'ordre chronologique dérangé pendant la guerre s'en trouverait ainsi rétabli. Je pense donc que le projet de nous réunir à Philadelphie, en 1876, mérite d'être examiné.

M. Laussedat combat cette proposition. Le but des réunions médicales est de poursuivre l'étude de la science ; or, au milieu des grandes pensées, des violentes émotions qui présideront à l'imposante manifestation qui aura lieu aux États-Unis à l'époque où il serait question pour le Congrès d'y faire sa cinquième session, la concentration d'esprit si nécessaire à l'élaboration des questions à y discuter ferait certainement défaut. Pourquoi d'ailleurs fuir l'Europe? Craint-on de ne plus y trouver d'asiles? Qu'on se rassure, il ne sera pas nécessaire d'aller les demander au Nouveau-Monde. Les villes européennes se disputeront l'honneur de recevoir le Congrès, et le choix est la seule chose qui puisse embarrasser. « Vouloir nous transporter à Philadelphie, dit pour terminer M. Laussedat, serait préparer l'enterrement de nos Congrès. Dès lors, notre banquet de ce soir ne serait pour nous qu'un nouveau banquet des Girondins. »

M. Crocq partage l'opinion de M. Laussedat. Le Congrès périodique international n'est pas universel; c'est un Congrès européen. Si on le transportait en Amérique, on risquerait de le transformer pour toujours en Congrès américain. Pourquoi vouloir fixer le terme de la réunion à trois ans? Le Congrès s'assemble habituellement tous les deux ans, et il n'y a eu, jusqu'aujourd'hui, qu'une seule dérogation à cette règle, et elle a été provoquée par les événements de 1870. Pour réveiller l'intelligence scientifique comme par une secousse électrique, il importe qu'entre chaque Congrès il n'y ait pas de trop longs intervalles. Le but de ces assises consiste à propager le goût de la science, à diffuser la lumière sur les questions obscures, à entraîner le mouvement scientifique vers leur solution. Le terme de deux ans est donc préférable. S'il existe quelque difficulté dans le choix de la localité où doit se réunir le prochain Congrès, ne pourrait-on accorder au Comité organisateur un bill d'indemnité à l'effet de rechercher la ville la plus propre à son installation? (*Applaudissements.*)

M. Vérité propose de conférer au Bureau actuel le soin et l'honneur difficiles de fixer la ville qui sera le siége de la session prochaine, en prenant pour base que cette session se tienne dans deux ans et qu'elle ait lieu en Suisse. Il engage l'assemblée à prier ses membres de faire les démarches nécessaires pour aboutir à la réalisation de ce vœu.

M. Javal pense que la proposition faite par M. Warlomont avec une certaine timidité mérite cependant d'être prise en sérieuse considération, et que, si l'on se réunissait à Philadelphie en 1876, on n'en pourrait pas moins se réunir l'année suivante dans une ville de l'Europe. A défaut de cette résolution, il demande que ceux des membres du Congrès qui iront assister au centenaire des États-Unis ne s'y rendent point en simples voyageurs, mais comme délégués du Congrès médical international.

M. Palasciano rappelle qu'une discussion semblable à celle-ci s'est élevée à l'issue du premier Congrès, qui s'est tenu à Paris. En l'absence de toute invitation formelle ou officielle, des allemands, des russes, des italiens proposèrent leur pays respectif. L'Italie l'emporta, et la ville de Florence fut désignée ; mais le Congrès de Paris ne fit pas autre chose et ne songea pas même à nommer un Comité d'organisation. L'orateur prit l'initiative et convoqua, à cette dernière fin, les médecins italiens qui avaient assisté à la session de Paris et le reste marcha tout seul. Il envisagerait donc l'avenir avec la plus entière sérénité si l'on se bornait à décider qu'on se réunira en Suisse en 1877. « Sans doute, dit pour terminer M. Palasciano, nous ne serions pas assurés de trouver partout des salons dorés pour nous recevoir et des festins splendides, comme ceux que nous avons rencontrés ici, pour nous faire fête, mais ce n'est pas d'une nécessité absolue pour discuter les questions de science. Nous remercions le Comité, et en particulier M. Warlomont, qui en a été la cheville ouvrière, de nous avoir procuré l'aisance, le confort, les honneurs que nous avons rencontrés à Bruxelles ; nous en avons le cœur plein, nous lui en serons toute notre vie reconnaissants et ne l'oublierons jamais. Mais tout cela, comme nous ne pourrons le rencontrer partout, il faut nous apprendre à nous en passer, et c'est un sacrifice que nous saurons faire, quand il le faudra, sur l'autel de la science. (*Applaudissements.*)

M. Verneuil parle dans le même sens. « Nous sommes, dit-il, au commencement, au printemps d'une institution qui n'est inaugurée que depuis huit ans. Nous sommes un peu surpris que tout ne marche pas pour la prochaine session comme tout a marché pour les sessions précédentes, et, comme malheureusement en Europe, chez beaucoup de peuples, surtout chez les grands, on est habitué à trouver la besogne toute faite, on s'inquiète aussitôt qu'il reste quelque chose à faire. Ce quelque chose à faire paraît assez grave. Il s'agit de savoir où nous nous réunirons dans deux ans, et il eût été très-doux à chacun de nous, en quittant Bruxelles le 26 septembre 1875, de savoir où nous irions le 19 septembre 1877.

Eh bien ! si nous ne savons pas cela le 26 septembre, il est très-probable que nous le saurons le 30 novembre ou le 30 décembre, et nous aurons dès lors tout le temps de nous préparer. Je pense donc qu'il ne faut pas trop nous préoccuper de ce que, dans notre dernière réunion, nous nous quittions sans avoir absolument la conviction que nous aurons un asile. Cet asile ne nous manquera pas.

Il faut évidemment que nous décidions où nous irons. On vous a proposé la Suisse d'une manière extrêmement formelle, et, pour ma part, je suis persuadé que nous y serions admirablement reçus. Que faut-il pour cela, surtout si le Comité belge veut bien nous continuer encore un peu sa bienveillance et sa bonne volonté? Il lui suffira, avec l'habitude qu'il a déjà des Congrès, d'échanger quelques correspondances avec la Suisse. Cela fait, grâce à l'immense publicité médicale, avant la fin de l'année tout le monde saura dans quelle ville de la Suisse nous serons accueillis.

D'ailleurs M. Palasciano nous l'a dit avec infiniment de raison, nous ne devons pas avoir de crainte pour la réunion du futur Congrès. Il ne faut pas des palais pour faire de la science. Ce qu'il nous faut, c'est une salle assez vaste, des hommes de bonne volonté et de bons travaux. Eh bien! nous connaissons assez la Suisse pour savoir qu'elle nous fournira tout cela, car depuis longtemps elle a prouvé combien elle s'intéresse à la science. Nous n'avons besoin de rien d'autre; cela suffit à l'austérité de la science, ce qui ne nous empêche pas d'apprécier les perfectionnements de la civilisation moderne, y compris les fêtes et les festins splendides. Mais nous devons nous faire à l'idée d'avaler quelquefois le brouet spartiate de la science.

On vous a parlé de Philadelphie. Il est possible, je crois, de concilier les deux propositions. Il est incontestable que nous devons faire notre possible pour répondre à la gracieuse invitation de Philadelphie, et, lors même qu'il n'y aurait que six ou sept membres de ce Congrès qui s'y rendissent en 1876, je crois qu'il serait bon de les charger d'y représenter la grande association scientifique actuelle, de les y faire considérer comme nos délégués.

Nous pourrions discuter longuement cette question, mais nous n'aboutirions à rien. Notre Secrétaire général nous a donné une idée exacte des difficultés d'installation d'un Congrès. Comme il nous est impossible de rien dire de positif, nous ne pouvons prendre de résolution complète à cet égard. Mais, entre ne pas prendre de résolution complète et ne pas prendre de résolution du tout, il y a une très-grande différence. Une résolution que je vous adjure de prendre, c'est que, dans deux ans, nous ayons un Congrès quelque part et que vous donniez à votre Comité organisateur un bill d'indemnité pour choisir la localité où le prochain Congrès se réunira.

Voilà, Messieurs, le moyen que je vous propose pour nous tirer d'affaire et sortir d'embarras. Et, en suivant cette marche, Messieurs, nous observerions ce qui constitue, en quelque sorte, le statut fondamental de notre organisation; nous continuerions à nous réunir tous les deux ans, et notre prochaine réunion aurait lieu en Suisse, puisque l'on veut bien nous y offrir l'hospitalité. *(Applaudissements.)*

M. LE PRÉSIDENT. — La première question dont vous êtes saisis consiste à dire que le Congrès continue à être biennal. Je la mets aux voix.

— Adopté.

M. LE PRÉSIDENT. — La seconde proposition a pour but de décider : 1º que le prochain Congrès aura lieu en Suisse, et 2º que le Comité actuel prendra les dispositions nécessaires pour que cette décision reçoive son exécution.

— Adopté.

M. LE PRÉSIDENT. — Il nous resterait à fixer la date du prochain Congrès, mais c'est un soin qu'il me paraît préférable d'abandonner au Comité Suisse.

M. WARLOMONT. — L'expérience vient de nous prouver que la date du 19 septembre coïncide malheureusement avec celle de la réunion traditionnelle des médecins et naturalistes allemands. Je crois qu'il serait préférable de se réunir un peu avant cette date. Ce que j'en dis n'a d'autre but que d'appeler sur cette circonstance l'attention de qui de droit.

M. LE PRÉSIDENT. — Le Comité Suisse décidera.

M. VERNEUIL. — Je prends la parole pour faire une dernière proposition. Je demande que le Congrès, avant de se séparer, envoie un télégramme de remercîments à M. Gross de Philadelphie, pour l'aimable invitation qu'il nous a faite. *(Applaudissements.)*

M. LE PRÉSIDENT. — Messieurs, l'ordre du jour est épuisé. Vos travaux sont terminés. J'ai la ferme espérance qu'ils ne seront pas frappés de stérilité. De vives lumières ont été jetées sur des questions de l'ordre scientifique, et peuples et gouvernements puiseront d'utiles enseignements dans vos résolutions relatives à l'hygiène publique. Votre autorité est si grande qu'il me paraît impossible qu'ils n'y aient pas les plus grands égards.

Je constate ici qu'aucune résolution n'a été prise en matière d'hygiène publique qui n'ait été précédée d'une discussion approfondie au sein des sections, et je saisis avec bonheur cette occasion pour adresser mes remercîments les plus vifs à MM. les présidents, secrétaires et rapporteurs des sections pour le zèle et le dévouement qu'ils ont apportés dans l'exercice de leurs importantes fonctions.

A vous tous, Messieurs, nos remercîments les plus chaleureux pour le concours bienveillant que vous avez bien voulu nous prêter.

Et maintenant, Messieurs, arrive le pénible moment de la séparation, après huit jours de bonnes et aimables relations. J'espère que cette séparation ne sera pas éternelle et que l'occasion nous sera fournie de nous revoir et de nous serrer de nouveau la main. Je ne puis donc me résoudre à vous dire adieu ! Je vous dis au revoir, et au revoir dans un bref délai !

La session est déclarée close et la séance est levée à 4 heures.

Annexes

I. — De l'ophthalmoscopie dans les différentes espèces de méningite aiguë,
par E. Bouchut, *de Paris* (1).

Messieurs,

Je craindrais de fatiguer l'attention de ce savant auditoire, si j'entreprenais d'exposer, en trop peu de temps, l'immense quantité de faits relatifs à *l'ophthalmoscopie médicale* et à la *cérébroscopie*. Je préfère me limiter à un point particulier de ce vaste ensemble de recherches, et je prendrai pour objet de ma communication *l'ophthalmoscopie dans les méningites simples, tuberculeuses, rhumastismales et typhoïdes.*

C'est il y a plus de treize ans, le 15 mars et 16 octobre 1862, que je publiai, dans la *Gazette des hôpitaux*, mes premières recherches à ce sujet. Depuis lors, je n'ai cessé de recueillir de nouvelles observations, et ce que je vais dire est le résumé de huit cents cas pour la plupart suivis d'autopsie et d'histologie de l'œil ou des centres nerveux malades.

Sauf quelques cas assez rares, dans les méningites simples, tuberculeuses, rhumatismales et typhoïdes, le nerf optique, la rétine et la choroïde sont affectés par la maladie cérébrale. Cela se voit quatre-vingt-quinze fois environ sur cent malades. La lésion est plus ou moins marquée, variable selon les formes de la méningite, mais elle est très-facilement appréciable.

La papille se gonfle, cesse d'être aussi distincte, paraît plate, perd ses nuances concentriques, est rouge, un peu nébuleuse, parfois grisâtre opaline, et ses contours tendent à s'effacer sous l'hypérémie et sous l'œdème.

A un degré plus avancé, les contours s'effacent davantage sous l'infiltration séreuse, d'abord sur la moitié interne, puis dans toute la circonférence. Alors elle paraît confuse, voilée par un nuage transparent très-clair.

Plus tard, elle se cache plus complétement, disparaît aux regards, et l'on n'en devine la place que par les irradiations des vaisseaux qui rayonnent de sa partie centrale. Dans ce cas, elle est uniformément rouge ou bien entourée d'une zône grisâtre demi-transparente d'infiltration séreuse qui se prolonge le long des veines, mais cette infiltration n'est quelquefois qu'un commencement de stéatose des éléments nerveux de la rétine. C'est une névrite optique et une névro-rétinite dont j'indiquerai les caractères anatomiques dans un instant.

Chez quelques malades affectés de méningite simple, toute la papille est couverte d'un exsudat grisâtre, épais, mal limité, semé de parties plus blanches, couvrant la rétine péripapillaire. Les vaisseaux artériels et veineux sont peu visibles, les veines semblent interrompues parce qu'elles plongent et se relèvent dans cet exsudat. Elles sont dilatées, quelques-unes déchirées, ce qui amène des hémorrhagies miliaires plus ou moins nombreuses. Ici, il y a étranglement du nerf optique dans l'anneau sclérotical, et l'exsudat dont je viens de parler, avec ses hémorrhagies veineuses, est la conséquence de cet étranglement.

Les vaisseaux du nerf optique et de la rétine sont également altérés. Dans beau-

(1) Communication faite dans l'assemblée générale du 22 septembre.

coup de cas, les artères rétiniennes, comprimées par le gonflement du nerf optique dans sa gaîne ou par l'épanchement séreux de cette dernière, cessent d'être apparentes pour l'observateur. Mais il y a sur la papille, en forme d'irradiation stellaire, un grand nombre de petits capillaires nouveaux. Les veines sont toujours dilatées, parfois très-flexueuses, et souvent remplies de thromboses qui révèlent des thromboses semblables dans les veines méningées ou dans les sinus. Quelques-unes ont leur tunique interne déchirée avec hémorrhagie plus ou moins marquée dans la gaîne celluleuse. Ce sont de véritables anévrysmes veineux ; chez d'autres malades, il en résulte de véritables hémorrhagies rétiniennes.

Chez les tuberculeux, il y a de petites granulations miliaires blanches de la rétine que l'on retrouve sur le cadavre et qui sont formées d'éléments nerveux de la rétine en voie de régression caséeuse.

Dans la choroïde, les lésions sont plus considérables ; ce sont d'abord des plaques congestives de la membrane, une atrophie partielle ou générale de la couche pigmentaire, et enfin des granulations tuberculeuses en plus ou moins grand nombre, saillantes et d'un volume qui varie entre celui d'un grain de sable et celui d'une petite lentille.

Telles sont, en abrégé, les lésions que l'on trouve dans le fond de l'œil, sur le nerf optique, dans la rétine et ses vaisseaux et sur la choroïde. chez des malades affectés de méningite aiguë.

Dans la méningite simple, on ne trouve que l'hypérémie et l'infiltration séreuse de la papille avec dilatation des veines rétiniennes, ou bien cette forme d'exsudat épais, grisâtre, hémorrhagique, des papilles étranglées dans l'anneau sclérotical. Cette lésion guérit, et cette année j'en ai eu un cas dans mon service de l'hôpital des Enfants. Là, j'ai vu, avec les vomissements, la constipation, la somnolence, le ralentissement et l'intermittence du pouls, se développer la lésion papillaire. Je l'ai suivie jour par jour. J'ai vu la lésion s'accroître, les hémorrhagies se former, et tout cela disparaître complétement en deux mois. Ce cas n'est pas le seul que j'aie eu l'occasion d'observer, et tous se sont terminés de la même manière, d'une façon aussi favorable.

Dans les méningites rhumatismales et typhoïdes, les lésions ne sont jamais très-marquées. Elles consistent surtout dans une énorme hypérémie de la papille avec vascularité anormale et diffusion des bords papillaires.

Dans la méningite typhoïde, qui dure plus longtemps, il y a souvent avec l'hypérémie un peu d'infiltration séreuse péripapillaire. J'appelle méningites typhoïdes ces cas de fièvre typhoïde ataxique avec carphologie et violent délire, qui produisent la suffusion séreuse opaline de la pie-mère, l'infiltration leucocythique de la couche corticale du cerveau, et l'accumulation des leucocytes dans la gaîne lymphatique des vaisseaux superficiels de l'encéphale.

C'est dans la méningite tuberculeuse que les lésions du nerf optique, de la rétine et de la choroïde sont le plus considérables. Là elles ont tous les caractères que je viens d'indiquer plus haut.

On les voit naître avec la maladie, augmenter avec elle, persister jusqu'à la mort et on les retrouve sur le cadavre.

Quelquefois elles existent à un degré très-prononcé chez un enfant à peine malade. Ainsi, j'ai vu, en consultation avec le docteur Robinet, de Paris, un enfant de trois ans qui était habillé, allait et venait dans la chambre, jouait à découper des images de papier. Depuis trois jours il était triste et avait vomi. Son médecin avait voulu que je le visse. Je l'examinai à l'ophthalmoscope qui me révéla la présence de tubercules dans la choroïde. Je pensai qu'il y avait une méningite tuberculeuse à ses débuts. Ce fut malheureusement vrai. Quinze jours plus tard l'enfant avait succombé.

Ailleurs, les lésions rétiniennes et papillaires sont plus marquées d'un côté que de l'autre, ou bien n'existent que dans un seul œil. Dans ce cas, la méningite est anatomiquement plus étendue dans l'hémisphère cérébral correspondant à l'œil affecté. Une fois j'ai vu un seul œil atteint de névro-rétinite et de stase veineuse, tandis que l'autre était resté sain. A l'autopsie faite en public, chacun a pu voir une seule scissure sylvienne et un seul hémisphère infiltrés de pus, tandis que du côté opposé tout était normal.

Ainsi, non-seulement dans les différentes lésions du nerf optique et de la rétine, on reconnaît certaines maladies aiguës des méninges, du cerveau et de la moelle, mais, dans certains cas, la lésion d'un seul œil permet de dire quel est l'hémisphère cérébral affecté.

A cette partie clinique du sujet correspondent des recherches anatomiques qui, plusieurs centaines de fois, m'ont permis d'étudier et de faire étudier par différents histologistes la nature des lésions que j'avais observées pendant la vie.

Je parle devant des confrères trop éclairés pour oser leur décrire, comme je le ferais dans un cours ou dans un livre, l'histologie de l'œil dans la méningite. La prolixité de ce genre de descriptions est trop fatigante et je me bornerai à un simple résumé.

Outre les thromboses du sinus et des veines méningées, l'hydrocéphalie ventriculaire aiguë, l'encéphalite avec ou sans tubercules cérébraux, l'infiltration séro-purulente et tuberculeuse de la pie-mère dans ces méningites, le nerf optique est quelquefois altéré dans toute son étendue. Il ne l'est souvent que dans sa gaîne. Alors, cette gaîne est distendue par le liquide des espaces sous-arachnoïdiens, comme cela résulte des recherches de Schwalbé et de Key, le nerf est comprimé, son artère rétrécie et les veines étranglées à l'anneau sclérotical ne peuvent déverser leur sang dans le sinus caverneux. De là les varices, les flexuosités, les hémorrhagies rétiniennes et les infiltrations séreuses péripapillaires.

Dans le nerf optique enflammé, il y a une prolifération abondante de tissu conjonctif qui étouffe les éléments nerveux, fait disparaître la myéline, les réduit à leur *axis* et quelquefois produit leur dilatation variqueuse Si, après macération, on fait des coupes transversales et longitudinales, on voit cette énorme quantité de tissu conjonctif interposé et les tubes nerveux profondément altérés. J'ai fait faire ces préparations dans une vingtaine de cas et les résultats ont été partout les mêmes.

Dans la rétine, la recherche est bien plus difficile. Dans quelques cas, les différentes couches de cette membrane restent intactes. Ailleurs, il y a infiltration séreuse et granuleuse de la partie qui avoisine et entoure la papille. Les éléments nerveux sont parfois variqueux, infiltrés de granulations graisseuses, ou entourés de quelques fibres de tissu conjonctif. On y trouve des plaques graisseuses, et parfois des granulations miliaires qui ont l'apparence ophthalmoscopique des granulations tuberculeuses. Elles sont formées d'éléments de la rétine en dégénérescence caséeuse. C'est ce que j'ai considéré depuis 1866 comme des granulations tuberculeuses rétiniennes. Quelques médecins ne partagent pas mon opinion, et ne croient pas que les tubercules puissent se développer dans la rétine. C'est une discussion à établir.

Enfin, dans la choroïde, il y a un fait constant, c'est l'atrophie de la lamina fusca ou vernis choroïdien. Les cellules pigmentaires disparaissent p u à peu dans le segment postérieur de l'œil seulement, et pendant la vie la lésion se reconnaît à l'ophthalmoscope par un aspect pointillé blanc spécial du fond de l'œil que j'ai figuré dans mon atlas. De temps à autre se montrent enfin les tubercules de la choroïde formés le long des vaisseaux par une prolifération de cellules embryonnaires qui, graduellement, s'infiltrent de granulations moléculaires graisseuses. D'abord, à peine proéminentes, elles font saillie et peuvent être aisément vues pendant la vie avec l'ophthalmoscope. Je les ai fait connaître en 1866 à l'hôpital Ste-Eugénie et en 1867 au Congrès de Paris. Ces tubercules ne sont pas rares, mais ils sont loin d'être aussi fréquents qu'on pourrait le supposer. Je ne les ai rencontrés que dans le dixième des cas de méningite tuberculeuse dont j'ai fait l'examen ophthalmoscopique et cadavérique.

L'anatomie pathologique et l'histologie sont donc d'accord avec la clinique pour montrer que l'ophthalmoscopie n'est pas une recherche inutile dans le diagnostic de la méningite aiguë. Il y a là des lésions appréciables pendant la vie, que l'on peut étudier sur le cadavre et dont la corrélation est évidente.

Ces lésions se retrouvent sous différentes formes dans les autres maladies aiguës du cerveau et de la moëlle épinière. Je les ai fait connaître dans l'hémorrhagie cérébrale et dans le ramollissement; dans la contusion du cerveau et dans sa commotion; dans l'hydrocéphalie chronique; dans la myélite aiguë et chronique ou sclérose spinale; dans la première période de l'ataxie locomotrice; dans la chorée, etc.

Je les ai retrouvées chez le chien mis en expérience à l'aide de la trépanation; chez le mouton atteint de *tournis;* enfin, en les étudiant jusqu'à la période extrême des maladies, je suis arrivé à trouver, dans les changements qui s'opèrent par la mort, des signes qui ne permettent pas de se tromper sur ce qu'on appelle la mort apparente.

Tant de faits nouveaux ne peuvent être inutiles et je ne crois pas avoir rien exagéré en disant que *l'on pouvait voir dans certaines lésions du fond de l'œil l'indice d'altérations semblables dans le cerveau.* Seulement, pour tirer tout le parti désirable de ces signes nouveaux dans le diagnostic des maladies cérébro-spinales, il faut les joindre aux autres symptômes offerts par les malades, de façon à les éclairer réciproquement.

Dans certaines circonstances cependant, l'ophthalmoscopie seule permet de faire un diagnostic immédiat d'une précision absolue. Ainsi, il y a des cas de tuberculose aiguë qui simulent, soit le début de la méningite tuberculeuse, soit la fièvre typhoïde. Je crois que tous les médecins peuvent se tromper dans les faits de ce genre. Tout récemment encore, je soignais une enfant qui me paraissait commencer une fièvre typhoïde, et comme, après huit jours de maladie, les symptômes ne s'accentuaient pas d'une façon évidente, j'examinai les yeux à l'ophthalmoscope. J'y trouvai des tubercules de la choroïde autour d'une faible névro-rétinite Il n'en fallut pas davantage pour modifier le premier diagnostic et démontrer qu'il s'agissait d'une tuberculose aiguë miliaire, ce qui a été vérifié par l'autopsie.

En résumé, dans la presque totalité des méningites aiguës simples, tuberculeuses, rhumatismales et typhoïdes, il se forme une nevro-rétinite dont la constatation donne au diagnostic une certitude absolue.

Et j'ajouterai pour terminer cette communication, que, dans toutes les maladies cérébro-spinales aiguës et chroniques, si les troubles d'innervation sont accompagnés d'une altération du nerf optique, de la rétine et de la choroïde, on peut être assuré qu'il existe une altération de la substance nerveuse ou des méninges.

Ainsi, l'*hypérémie œdémateuse* papillaire ou péripapillaire, unie à des troubles nerveux fonctionnels, indique l'hypérémie et l'œdème de la pie-mère du cerveau et de la moelle. A ce titre, on la rencontre dans toutes les variétés de méningite; dans les chorées violentes, dans la première période de l'ataxie locomotrice, dans certaines tumeurs cérébrales, dans quelques épilepsies.

Du *reflux sanguin des veines rétiniennes* il faut conclure au reflux du sang dans le cœur par insuffisance aortique.

De *la pneumatose des veines rétiniennes*, je conclus à la pneumatose des veines méningées, fait résultant de la mise en liberté des gaz du sang aussitôt après la mort.

De *la dilatation, des varices et des thromboses dans les veines rétiniennes*, il faut conclure à la gêne circulatoire intra-crânienne, aux thromboses des veines méningées, à la compression de l'encéphale par un épanchement sanguin ou séreux et enfin à des tumeurs cérébrales.

Dans les exsudats péripapillaires de la névro-rétinite avec ou sans hémorrhagies miliaires, on peut deviner, selon les symptômes, une méningite simple, une tumeur cérébrale gliomateuse ou tuberculeuse, une encéphalite chronique, etc.

Par *les anévrysmes artériels miliaires de l'artère rétinienne*, on reconnaît les anévrysmes miliaires du cerveau.

Des hémorrhagies de la rétine et de la choroïde, accompagnées de troubles nerveux fonctionnels, indiquent une compression intra-crânienne gênant la circulation de l'œil, ou une altération granulo-graisseuse (stéatose) des capillaires du cerveau.

Des hémorrhagies rétiniennes avec stéatose de la rétine révèlent la glycosurie ou l'albuminurie.

Les *dépôts leucocythiques de la papille et dans les vaisseaux rétiniens* caractérisent la leucémie.

De la choroïdite tuberculeuse avec ou sans symptômes nerveux, on devra toujours conclure à l'existence de tubercules des méninges, du cerveau, de la moelle et souvent des viscères. Mais s'il y a des troubles cérébraux, il faut admettre une méningo-encéphalite tuberculeuse.

Dans l'atrophie ou sclérose du nerf optique, avec paralysie motrice ou sensoriale, il est permis de croire à l'atrophie des origines du nerf optique et souvent à une sclérose cérébrale ou spinale plus ou moins étendue.

Enfin, *l'arrêt de la circulation rétino-choroïdienne* révèle la suspension des mouvements du cœur et l'arrêt de la circulation, c'est-à-dire la mort.

Il ne me reste plus, messieurs, qu'à vous remercier de votre bienveillante attention. Je suis à vos ordres, si M. le président veut bien m'autoriser à faire, dans un local particulier, la démonstration de mes dessins cliniques et histologiques au moyen d'appareils de grandissement éclairés par le feu du magnésium. Il m'indiquera le moment favorable, afin de ne rien troubler dans la régularité des séances, et vous pourrez voir là le fonctionnement d'un appareil nouveau dit Réflectroscope, extrêmement intéressant pour nos démonstrations scientifiques.

SÉANCE D'OPHTHALMOSCOPIE DU SOIR AVEC PROJECTIONS LUMINEUSES D'IMAGES OPHTHALMOSCOPIQUES. — Le soir, dans la grande salle du Cercle artistique et littéraire de Bruxelles, et en présence d'une nombreuse assistance, M. Bouchut a montré ses images ophthalmoscopiques éclairées au magnésium, très agrandies et projetées par son réflectoscope sur un large écran placé au haut de la salle. On a vu successivement l'image colorée du fond de l'œil normal avec ses artères et ses veines, puis le fond de l'œil décoloré grisâtre, sans papille et sans artères, de la mort. M. Bouchut a étalé ensuite les images ophthalmoscopiques des méningites, des tubercules de la choroïde, et de la plupart des maladies du cerveau et de la moelle épinière, ainsi que leurs altérations microscopiques, également éclairées et agrandies par le même appareil d'optique.

En montrant ces images ophthalmoscopiques, M. Bouchut a indiqué le mécanisme de leur formation, qui est *mécanique* par obstacle de circulation intra-crânienne ou hydropisie de la gaîne du nerf optique; *inflammatoire*, descendant du cerveau; *réflexe*, provenant du grand sympathique, dans les maladies de la moelle épinière, et enfin *diabétique*.

II. — DE L'ÉTAT MENTAL DES ALCOOLISÉS, *par le docteur* E. LEUDET, *de Rouen* (1).

> « Agund adeoque hæc inebriandia ut ignis
> potentialis qui in gradu 1. favet, 2. calescit.
> 3. urit, 4. comburit. »
> (C. LINNÆUS. *Dissert. sistens inebriantia.*
> Upsal, 1762.)

Messieurs,

L'alcoolisme, ou l'ensemble des maladies provoquées par l'usage des boissons alcooliques. constitue un paragraphe relativement nouveau de la pathologie médicale ; les premiers travaux parus en Allemagne furent suivis d'autres publications qui se succédèrent rapidement en Suède, en Russie, en Angleterre et enfin en France. Cette chronologie des publications médicales correspond à l'extension graduelle de l'abus des boissons alcooliques dans les diverses parties de l'Europe. Bien que considérables, les habitudes d'ivrognerie paraissent encore envahir de nouvelles populations, pénétrer plus profondément parmi celles où ces funestes habitudes comptent trop de victimes. Il y a peu de jours, mon savant ami le professeur Teissier, de Lyon, me faisait remarquer que les formes diverses de l'alcoolisme, qu'il ne connaissait que de nom lors du premier congrès médical de Lyon, sont devenues depuis lors d'une fréquence déplorable dans la classe ouvrière comme dans la classe aisée de la population du centre de la France. Il est donc incontestable, et il me paraît superflu d'accumuler des preuves, que l'abus des boissons alcooliques tend de plus en plus à infecter de nouvelles populations.

Les effets désastreux et multiples de l'abus des boissons alcooliques sont trop connus pour que j'y insiste. Le grand Linné (*Dissert. in qua spiritus fromenti proponitur*, Ups., 1764) écrivait déjà, il y a plus d'un siècle : « *Si omnes enumerarem morbos, quos potui huic spirituso, originem debere medici observarunt, nullus foret orationis exitus.* » Aussi n'ai-je pas l'intention de mentionner même les lésions diverses dont l'organisme peut être atteint sous l'influence de l'usage exagéré de l'alcool.

Les phrénopathies, comme les nommait l'un des médecins aliénistes qui ont illustré la Belgique, J. Guislain, ont été dans le XIXᵉ siècle mieux étudiées au point de vue de leur origine, et, à l'exemple de Guislain, tous les aliénistes de notre époque ont attribué à l'abus de l'alcool un nombre plus ou moins considérable de troubles intellectuels.

En citant les travaux d'illustres aliénistes, et en indiquant le mérite de leurs publications, il semble que je viens démontrer d'avance mon incompétence pour traiter un sujet tel que celui qui va m'occuper. Je ne crois pas que l'état mental des alcoolisés se présente uniquement à l'observation des médecins qui se consacrent surtout à l'étude de la médecine mentale. Je dirai même que je suis convaincu que les médecins aliénistes n'observent que la partie la moins nombreuse de ce genre d'affections, c'est-à-dire les formes les plus graves, celles dans lesquelles les malades peuvent être dangereux pour eux-mêmes et pour la société. Une foule de malades atteints de formes légères, ou bien sont soignés dans les hôpitaux, ou bien, s'ils appartiennent à la classe aisée, restent dans leurs familles et reçoivent les soins de leurs médecins ordinaires.

On comprend que mon expérience personnelle portera principalement sur ce genre de faits, d'autant plus intéressants à mes yeux qu'ils peuvent être méconnus par les gens du monde, même parfois par des médecins non prévenus, et que ce genre de perturbation mentale est susceptible de provoquer l'accomplissement d'actes préju-

(1) Communication faite dans l'assemblée générale du 22 septembre.

diciables aux autres membres de la société, et qui, par conséquent, tombent sous le coup de la loi pénale.

Comment reconnaître l'origine alcoolique des perversions de l'intelligence? « — Construire l'histoire pathologique de l'alcoolisme avec les antécédents et les commémoratifs, écrit Lasègue, (*Arch. gén. de méd.*, sér. V, vol. 1, p. 60, 1853), c'est tomber forcément dans l'exagération, que n'ont pas évitée beaucoup de médecins d'asiles d'aliénés ; il ne suffit pas de savoir qu'un homme a abusé des liqueurs spiritueuses pour conclure que son état de maladie physique ou mentale est sous la dépendance d'une intoxication. D'un autre côté, établir un diagnostic positif avec des signes peu nombreux, communs à d'autres affections, observés isolément alors qu'ils n'auraient de valeur que par leur réunion, est une hardiesse que ne couronne pas toujours le succès. » Sans aucun doute, cette réserve est fort judicieuse, et je me suis strictement conformé aux préceptes qu'elle renferme, parce que j'en ai compris toute l'importance. Déjà Magnus Huss, dans l'introduction de son livre, qui a été depuis vingt-cinq ans notre meilleur guide à tous, a magistralement indiqué que, prise isolément, chaque lésion organique pouvait se rencontrer sous l'influence d'autres causes que l'abus de l'alcool, que ces lésions n'avaient pas en général de caractère propre, mais que la coordination de chaque lésion pouvait permettre de rétablir l'évolution morbide, et de remonter à la cause commune de tous ces symptômes, de toutes ces lésions : l'abus de l'alcool.

C'est donc surtout dans l'évolution morbide que l'on peut trouver l'explication pathogénique du trouble psychique qui nous est soumis. Il faut ajouter que c'est souvent dans les lésions et symptômes concomitants, tels que les paralysies motrices ou sensitives, les lésions de l'estomac, du foie, etc., que le médecin trouve un secours utile dans le travail de détermination pathogénique auquel il se livre.

Est-ce à dire que les dérangements psychiques ne peuvent exister que chez des individus qui ont présenté antérieurement des troubles physiques? Je ne le crois pas, tout en faisant remarquer qu'il est fort rare que les individus alcoolisés, à intelligence pervertie, ne présentent pas simultanément ou antérieurement la série des symptômes qui caractérisent la gastrite aiguë ou chronique des ivrognes.

Dans quelles conditions l'observateur s'est-il placé? Mon expérience personnelle a pour base la pratique d'hôpital et la pratique civile. Depuis 21 ans, j'ai recueilli des notes exactes sur 334 malades soignés pour des maladies alcooliques : 260 appartenaient au sexe masculin, 74 au sexe féminin. De ces 334 malades, 59 ont été observés plusieurs fois dans un laps de temps prolongé qui variait de 2 à 16 ans. Il faut ajouter à ces chiffres d'autres malades qui, dans le cours d'affections aiguës : pneumonies, rhumatismes articulaires, etc., présentèrent des troubles mentaux qu'il fallait attribuer à des habitudes antérieures d'intempérance. Dans la classe aisée, je n'ai pu recueillir de notes aussi exactes. J'évalue à plus de 100 le nombre des alcoolisés observés à ma consultation dans l'espace de 4 ans, malades sur lesquels je possède des notes abrégées.

Quels sont, dans la classe ouvrière de ma localité, les gens qui offrent surtout les effets de l'intempérance, et qui par conséquent s'adonnent à l'usage des boissons alcooliques? Parmi les hommes de la classe ouvrière, ces habitudes sont surtout communes chez ceux que leur profession oblige à travailler en plein air, et qui jouissent d'un degré de liberté relative; tels sont au premier rang les débardeurs, c'est-à-dire les individus qui déchargent les navires arrivant dans notre port, les déchargeurs de voitures, ceux qui les conduisent, les ouvriers terrassiers, ceux auxquels leur profession facilite le moyen de se procurer de l'alcool, comme les ouvriers chez les marchands de vin, les garçons de café, etc. Les ouvriers des établissements industriels sont souvent préservés de cette funeste habitude par l'obligation qui leur est imposée de se présenter, sous peine d'amende, à l'heure exacte dans les établissements où ils sont attachés. Cependant, là encore, la règle trouve des exceptions. L'imtempérance est telle chez quelques ouvriers, que dernièrement un fabricant de produits chimiques me faisait remarquer que son industrie chômait toujours le dimanche et souvent le lundi, parce que les ouvriers continuaient le lundi les excès commencés la veille. En outre, l'introduction de l'eau-de-vie dans les ateliers, sévèrement défendue par les chefs d'établissements, s'effectue fréquemment grâce à des stratagèmes souvent trè-ingénieux et qui mériteraient d'être appliqués à la poursuite d'un but plus utile. Cette habitude du lundi est tellement déplorable, que plusieurs chefs d'établissements industriels accordent congé aux ouvriers la deuxième partie de la journée de samedi et le dimanche, tout chômage étant forcément interdit le lundi.

Les femmes qui s'adonnent à l'ivresse sont d'abord les prostituées officielles ou clandestines, c'est-à-dire un grand nombre de celles qu'on désigne sous le nom de couturières en chambre ; enfin, je signalerai les domestiques, qui trouvent fréquemment, chez la fruitière qu'elles fréquentent pour les besoins de l'approvisionnement, un débit d'alcool associé au commerce de la fruiterie.

Ce rapide examen de la profession et de la situation sociale des ouvriers qui abusent des boissons alcooliques n'est pas, il me semble, étranger à mon sujet ; en effet, je remarque que la position sociale de ces individus les plaçait sous l'influence de causes accessoires susceptibles, à elles seules, de provoquer une perturbation des facultés mentales ; ainsi, les débardeurs de notre port comprennent beaucoup de gens placés sous la surveillance de la haute police, et qui ne trouvent guère à se placer chez des patrons industriels, à cause de leurs antécédents judiciaires. Parmi les femmes, ai-je besoin de signaler les prostituées, dont Parent-Duchâtelet a si bien décrit les causes nombreuses de perturbations mentales.

Je disais, au Congrès de l'Association française pour l'avancement des sciences à Lille en 1874 (*l'alcoolisme dans la classe aisée*) : Parmi les riches, soit sans profession, ou parmi des commerçants, quelques-uns continuent encore les traditions de l'ancienne population normande, que Lepecq de la Clôture indiquait déjà comme aimant la bonne chère, comme aussi grands mangeurs que buveurs. J'en ai vu chez lesquels l'usage du vin et des alcooliques pouvait être poussé à un dégré extrême ; ainsi je connais un homme appartenant à la classe la plus aisée de la ville, qui le matin consomme un bol de café noir coupé à moitié d'alcool, et qui, dans la durée de son dîner, boit régulièrement un demi-litre et même plus d'eau-de-vie, sans compter le vin, les liqueurs, etc. Chez d'autres, l'usage des alcooliques semble être la conséquence de leur profession, ou, du moins, ce sont les occupations commerciales qui en fournissent la première incitation : tels sont un grand nombre d'individus s'occupant de la commission, du commerce de transit, les commerçants en vins, les débitants de liquide, enfin les cultivateurs eux-mêmes.

Parmi ces individus, j'ajouterai ceux qui boivent seuls, et alors de grandes quantités de boissons alcooliques. J'en ai connu des exemples parmi les hommes, et même chez une dame de la classe riche.

Je laisse de côté ces derniers sujets dont l'état mental n'était point peut-être irréprochable, puisqu'ils avaient pu contracter cette habitude de boire seuls et parfois jusqu'à l'ivresse. Les autres individus étaient en majeure partie des commerçants, des commis-voyageurs, c'est-à-dire des individus dont l'existence est souvent parsemée d'imprévu.

Je crois donc que, parmi les individus qui se livrent avec excès à l'usage des boissons alcooliques, une proportion assez considérable offre, dans les antécédents, dans le genre de vie, des causes prédisposantes aux troubles mentaux. Plusieurs auteurs ont précisément insisté sur cette variété de causes prédisposantes. W. B. Carpenter (*The Physiology of Temperance and total Abstinence*, etc., p. 85, 1858) a montré, très justement, que l'abus de l'alcool et les prédispositions héréditaires ou acquises avaient une connexité d'action très-étroite dans la production des perturbations mentales. L'ingestion habituelle des alcooliques favorise l'action de la prédisposition congénitale ou acquise ; elle devient la cause déterminante.

Nous ne pouvons que constater l'intervention de ces diverses causes pathogéniques, mais il est fort difficile d'attribuer à chacune d'elle sa part exclusive.

La nature des boissons alcooliques a-t-elle une part quelconque comme cause des accidents de l'alcoolisme et en particulier des troubles intellectuels? — Nous ne pourrions le dire. Notre classe ouvrière, comme celle de l'Angleterre et de la Suède, et peut-être même une partie de notre classe aisée, consomme une eau-de-vie dans laquelle l'alcool de grain, ou même de pomme de terre, tient une grande part. Des recherches antérieures de Richardson, Pelletan, Cros, et aujourd'hui encore celles de Dujardin-Beaumetz et Audigé, semblent démontrer les propriétés toxiques remarquables des alcools butylique et amylique; malheureusement nous manquons de contrôle clinique, et même nos connaissances chimiques nous rendent difficile la constatation de la composition des eaux-de-vie communes, au point de vue de la présence de telle ou telle variété d'alcool, en proportion plus ou moins considérable dans le liquide ingéré.

J'ai d'abord un scrupule relativement à l'action nocive de telle ou telle variété d'alcool : j'ai présente à l'esprit une page fort curieuse de Magnus Huss (*Alcoholismus chronicus*, trad. allem. de G. van den Busch, p. 569, 1852) dans laquelle il expose l'utilité de l'huile essentielle de pommes de terre dans le traitement de quelques accidents nerveux consécutifs à l'abus de l'alcool. Il raconte que les ivrognes invétérés préfèrent l'eau-de-vie contenant encore de l'huile essentielle de pommes de terre, à l'eau-de-vie qui en est débarrassée, non pas parce que le goût prononcé de cette variété d'alcool offre un attrait à leur palais blasé, mais parce qu'ils assurent que l'eau-de-vie riche en alcool butylique diminue la sensation d'oppression sous-sternale qu'ils éprouvent habituellement le matin. Suivant Huss, l'huile essentielle de pommes de terre qu'il administre en pilules diminue les fourmillements, et même l'affaiblissement général. Je rappelle ce résultat de l'observation d'un de nos cliniciens les plus distingués.

La *continuité de l'absorption des alcooliques* me semble une des conditions qui prédispose le plus au développement des accidents du côté du système nerveux, et spécialement de l'intelligence. Comme le dit Carpenter, l'abus de l'alcool déprime le système nerveux, et ces épuisements successifs agissent lentement sur la nutrition générale. Alors la moindre perturbation générale ou locale, une phlegmasie, une cause traumatique, provoque une éclosion de lésions, une apparition de symptômes, vers ce que mon excellent ami le professeur Verneuil nommait le « *locus minoris resistentiæ.* »

Il arrive même un moment où la résistance de l'individu se trouve incapable de supporter le nouvel excitant alcoolique. Il n'est pas rare, dans la classe ouvrière principalement, d'entendre des ivrognes assurer qu'ils ne peuvent plus supporter comme autrefois l'usage des alcooliques : « L'alcool me rend fou, » disent-ils ; en effet, une quantité relativement minime d'eau-de-vie, deux ou trois petits verres, suffit pour provoquer une perturbation intellectuelle marquée.

La *saturation alcoolique* joue donc le rôle de prédisposant à l'explosion des accidents cérébraux, et devient la cause fréquente de ce que Darwin nommait déjà le *delirium ebriosum*, sur lequel je reviendrai plus loin. J'ai déjà (*Clinique médicale de l'Hôtel-Dieu de Rouen*, 1874) signalé ce même phénomène à propos de l'absorption de la fumée de tabac. Consommé avec exagération, le tabac à fumer cesse souvent d'être toléré, même par le fumeur invétéré. Il semblerait que cette action nocive exagérée provient surtout d'un affaiblissement de la résistance nerveuse, car la fatigue mentale ou corporelle, celle qui résulte d'une maladie aiguë antécédente, provoque la même intolérance. On voit quelle est la multiplicité des causes qui, chez l'alcoolisé, concourent toutes au même but : la perversion des fonctions du système nerveux.

Je n'entrerai pas dans la discussion de la physiologie pathogénique de l'alcoolisme chronique. Je n'ai rien à ajouter aux recherches aujourd'hui incontestées de l'introduction de l'alcool dans les vaisseaux, des altérations de la composition du sang, de la liparémie, etc. Ce que je tiens à rappeler ici, c'est un des résultats de l'anatomie pathologique, que l'on n'a pas suffisamment mis en regard de la clinique et qui cependant est susceptible de fournir l'explication de quelques symptômes, et, ce qui est beaucoup plus important, de mettre sur la voie des indications thérapeutiques : je veux parler de l'état des circulations locales. Nous connaissons la fréquence extrême des lésions de l'appareil cardio-vasculaire chez les alcoolisés; on nous parle dans beaucoup de travaux des congestions : et ne doit-on pas y ajouter les anémies ? On les constate fréquemment dans les membres des ivrognes; il est probable qu'elles existent dans le cerveau et que l'oligaimie est aussi fréquente dans le cerveau qu'ailleurs.

Ces troubles de circulation locale sont peut-être une des conditions de production de ces troubles intellectuels si passagers, d'ordre purement moral, disait-on autrefois, mais que l'école moderne rattache à des altérations organiques et à des perturbations physiologiques.

Des variétés de troubles de l'état mental chez les alcoolisés. — Les perversions de l'intelligence offrent un grand nombre de variétés, depuis l'altération légère du caractère, à peine remarquée de l'entourage du malade, jusqu'à la manie, la lypémanie, la démence, l'idiotie.

Chez les individus appartenant à la classe aisée, on constate plus facilement les perturbations légères de l'intelligence. Elles ont le plus souvent un caractère commun : c'est la tendance dépressive, comme on l'a dit, la panophobie. La peur, l'angoisse, la frayeur, sont, dit M. Dagonet (*De l'alcoolisme au point de vue de l'aliénation mentale*, 1873, p. 42), les symptômes prédominants et quelquefois les plus caractéristiques de l'accès d'alcoolisme; on peut même dire que cette prédisposition particulière est bien réellement le principe général et comme le terrain sur lequel se développent les autres manifestations morbides, telles que les hallucinations, les idées de suicide, le délire de persécution, les actes extravagants et comme affolés que l'on observe dans une foule de circonstances. M. Auguste Voisin (*De l'état mental dans l'alcoolisme aigu et chronique et dans l'absinthisme*, 1864) a donné une bonne description des troubles intellectuels chez les individus quelque peu sobres d'habitude, mais qui, à la suite de grands excès commis en peu de temps, ou bien après une privation subite de boissons alcooliques, sont atteints d'aliénation mentale consécutive ou non à un *delirium tremens*. Il insiste aussi, chez ces malades, sur la constance des idées dépressives, la fugacité des symptômes, etc.

Chez les malades décrits par MM. Dagonet et Voisin, nous sommes en présence d'individus offrant les caractères d'une aliénation mentale; mais ce délire peut être beaucoup moindre, plus inoffensif pour ainsi dire. Même dans ces conditions, c'est en général la forme dépressive qui domine. Je pourrais citer plusieurs individus buveurs d'habitude, chez lesquels l'ingestion d'une quantité plus qu'habituelle, mais très-fréquemment répétée, d'eau-de-vie provoquait le lendemain un dérangement intellectuel. Ainsi, l'un d'eux ne pouvait se résoudre à entreprendre aucun travail, il demeurait couché toute la journée sans aucun motif, non qu'il ressentît aucun malaise ou aucune douleur, mais parce qu'il était indifférent à tout ce qui l'entourait. Un autre, buveur d'habitude également, était terrifié par tout; il ne pouvait franchir un tunnel sur un chemin de fer sans se boucher les oreilles, le bruit du convoi lui faisait perdre la tête. Un autre, commerçant depuis de longues années, n'osait pas demander au client qui fréquentait son magasin le prix de l'objet qu'il lui vendait, ou bien, au moment où il recevait le prix de sa vente, il sentait sa face se couvrir d'une vive rougeur. Chez un individu appartenant à la classe riche, c'étaient des accès de pleurs.

Tous ces individus n'avaient jamais eu de *delirium tremens;* ils n'avaient pas le plus souvent d'hallucinations, comme le remarque A. Voisin.

Plus rarement le délire est violent. Le malade devient irascible sous l'influence d'hallucinations le plus souvent effrayantes; idées de persécution, on veut l'empoisonner, on lui jette des sorts. Un de ces malades quitte son domicile, en prend un autre, vient à l'hôpital, le quitte deux jours après pour échapper aux influences fâcheuses, aux dangers de la contagion : c'est une panophobie.

Cette forme de délire essentiellement transitoire existe chez des individus qui n'offrent aucune trace de dyscrasie alcoolique. Il semble qu'un certain nombre de ces idées délirantes reconnaisse en réalité pour cause une congestion d'une partie de l'encéphale, et que l'absence de jugement de l'alcoolisé lui fasse donner une fausse interprétation à ces sensations réelles; je citerai les vertiges, les bluettes, les bourdonnements d'oreille. Lasègue (*Arch. gén. de méd.*, 1869, sér. vi, vol. XIII, p. 513) nous a donné une étude complète de cette variété de la maladie, qu'il nomme alcoolisme subaigu, et dont les caractères principaux sont empruntés aux troubles de l'état mental. « J'appelle alcoolisme subaigu, dit-il, la forme *apyrétique* exempte de grandes perturbations du système nerveux central (coma, fureur maniaque, etc.) et de troubles de la circulation locale ou générale, qui accompagnent la fièvre alcoolique aiguë, d'une durée qui excède rarement deux septénaires et qui est presque toujours de moins d'une semaine, caractérisée par *un état délirant assez particulier pour qu'à lui seul il permette d'affirmer la nature de la maladie,* par un tremblement également caractéristique, par de l'insomnie et par des troubles digestifs plus ou moins accusés; forme assez exactement définie, quoiqu'elle s'interpose entre l'acuité franche et la chronicité, pour autoriser un pronostic, assez commune pour qu'elle réponde aux *trois quarts* des cas qu'il est donné d'observer. » J'ai cité ce passage, car il nous montre que Lasègue considère cette forme comme la plus commune de toutes les variétés de délire des alcoolisés, et enfin, qu'il lui trouve des caractères assez tranchés pour la définir, diagnostic d'autant plus important que ce genre de délire guérit spontanément dans un espace de temps très-court et sans l'intervention d'aucun moyen thérapeutique.

Le premier caractère qu'a ce délire « est le besoin qu'éprouve tout malade de se figurer en mouvement les objets imaginaires avec lesquels sa fantaisie le met en contact. » Ce caractère appartient également du reste à l'état mental de l'alcoolisme aigu, du *delirium tremens.* Il en est de même de cet autre caractère : « les impressions se multiplient sans arrêt ; il les quitte, les reprend. »

Je viens de noter les points d'analogie entre l'alcoolisme subaigu et la forme aiguë, le *delirium tremens.* Ces rapprochements et ces analogies étaient faciles à prévoir pour ceux qui n'oublient jamais que nos divisions pathologiques sont toutes artificielles, et que le passage d'une forme à l'autre s'effectue au moyen de nombreux cas intermédiaires; aussi, cette forme de l'alcoolisme subaigu a-t-elle beaucoup de rapport avec le *delirium tremens* subaigu que décrit Delasiauve, et qu'il oppose aux formes graves, celles qui sont marquées surtout par le désordre et la violence des mouvements, et qui pour cette raison exigent en général l'emploi des moyens contentifs.

Le délire du genre de celui dont je viens d'emprunter la description à Lasègue touche donc d'une part au *delirium tremens,* de l'autre à l'alcoolisme chronique, et intervient souvent comme complication accidentelle dans le cours de l'évolution de la dyscrasie alcoolique. Cet ordre de fait, est compris par A. Voisin dans la première division de cette grande catégorie qui renferme les ivrognes de profession pris de délire ou d'aliénation mentale dans l'alcoolisme chronique. Je reviendrai plus loin sur les caractères de ces délires.

L'*impulsion au suicide* appartient à ces formes hâtives de perversions mentales. J'en ai observé cinq exemples sur un total de 334 malades ; de ces cinq malades, quatre ont eu recours à la submersion, le cinquième à l'introduction d'un instrument tranchant dans le cœur. Comme tous les auteurs, j'ai constaté que les alcoolisés ne préparent jamais longuement le suicide, qu'ils obéissent tous à une impulsion soudaine et choisissent le plus souvent le moyen le plus facile, par exemple, dans les localités où existent de grands cours d'eau, l'asphyxie par submersion. Du reste, cette impulsion immédiate, à laquelle tant d'alcoolisés semblent céder, comme le démontrent les travaux de Brierre de Boismont, de Decaisne, et de tant d'autres, cesse souvent aussitôt la perpétration de l'acte ; ainsi je rappellerai cet alcoolisé qui, après s'être précipité dans la Seine et retrouvant après l'immersion la volonté qui lui avait manqué pour résister à l'impulsion mélancolique, essayait de repêcher sa casquette tombée de sa tête, ou, assurait son sauveteur accouru dans une barque, de s'accrocher à sa barque pour gagner la rive.

Si l'alcoolisé, dans ces formes aiguës ou subaiguës du délire, montre avant tout un affaiblissement de la volonté, il n'offre pas moins des impulsions souvent lypémaniaques aboutissant au suicide ; elles peuvent quelquefois revêtir une autre forme et méritent le nom de férocité ébrieuse ; c'est ainsi que j'ai vu un homme, sous l'impréssion des hallucinations terrifiantes, suivre sa femme armé d'un pistolet. Ces exemples abondent et offrent fréquemment un caractère beaucoup plus grave et dangereux pour les autres membres de la société.

Avant de quitter ce sujet, et pour mieux affirmer encore la relation de causalité qui existe entre ce délire et l'abus des alcooliques, on a eu recours à des expériences sur les animaux. Richardson, Huss et Dahlstrœm, Dremiansky (*Virchow's Arch.*, 1868, XIII, p. 129), Neuman, etc., ont multiplié les expériences chez l'animal, surtout dans le but de déterminer s'il y avait une analogie entre les lésions produites artificiellement, intentionnellement chez l'animal, et celles que l'on observe chez l'homme. Je laisse de côté la partie anatomique, et je ne rappellerai ici qu'un fait fort curieux de troubles cérébraux chez un chien, présenté par Magnan, le 14 novembre 1868, à la Société de Biologie et reproduit dans les *Recherches de physiologie pathologique avec l'alcool et l'essence d'absinthe (Arch. de phys. norm, et path.*, 1873, vol. V, p. 115). « Ce fait, dit Magnan, suffira pour nous donner une idée nette de la succession des symptômes physiques et intellectuels dus à l'absorption prolongée de l'alcool. Cette expérience offre de l'intérêt par la marche régulière des accidents alcooliques qui se sont développés ici comme chez l'homme : c'est d'abord une susceptibilité nerveuse qui rend le chien irritable, très-impressionnable ; un peu plus tard il a des hallucinations, des frayeurs et de l'insomnie, puis le délire se montre nuit et jour ; ce délire devient moins actif vers la fin du quatrième mois, quand l'hébétude augmente et que la santé générale s'altère. » Je m'arrête dans ma citation, car les symptômes ultérieurs, et qui se succèdent jusqu'à la mort de l'animal, reproduisent les accidents de paralysie, de cachexie, que l'on observe chez l'homme.

De l'état mental dans l'alcoolisme chronique. — Je ne m'étendrai pas sur la signification que l'on a attachée au terme d'alcoolisme chronique ; ce terme a pris place dans la langue médicale. Je dois faire une remarque qui appartient plutôt à la pathologie générale qu'à la pathologie spéciale. Comme les autres empoisonnements, comme les maladies virulentes, et en premier lieu la syphilis, cet ordre de maladies ne présente guère que dans ses premières périodes des symptômes à caractères tranchés ; plus tard, dans la dyscrasie, l'idiotie, la démence, ne diffèrent en rien de ces mêmes troubles intellectuels survenant en dehors de la cause pathogénique : l'ingestion de l'alcool. Aussi aurons-nous à signaler, à mesure que nous avancerons dans cette étude, l'uniformité des troubles cérébraux.

Le médecin qui se trouve en présence des alcoolisés arrivés à cette période de l'intoxication, doit encore tenir compte d'autres difficultés, de la coexistence possible d'autres malades, et en particulier de la paralysie générale, de l'épilepsie, etc. Lasègue, J. Falret, ont insisté l'un et l'autre sur les caractères différentiels de l'alcoolisme et de la paralysie générale. Le diagnostic est d'autant plus important que presque tous les alcoolisés atteints de paralysies motrices et sensitives offrent en même temps des perturbations de l'état mental. On s'est beaucoup appuyé, pour établir cette distinction, sur le caractère du délire ambitieux, de la folie des grandeurs, qui serait propre à la paralysie générale. Comme le disait Lasègue (*Arch. gén. de méd*, 1853, sér. v, vol. I, p. 63) : « Les alcoolisés n'ont pas, bien s'en faut, l'indifférence, encore moins le contentement, des paralytiques. » Il a exprimé la même opinion dans sa thèse de concours d'agrégation (*Sur la paralysie générale*), publiée la même année.

A. Voisin signale cependant ce délire des grandeurs chez quelques alcoolisés ; mais, chez eux encore, le délire ambitieux présente des caractères qui ne permettent pas de le confondre avec celui de la méningo-encéphalite chronique. « Voici donc, dit-il, une forme spéciale de délire alcoolique caractérisée par de la satisfaction, du contentement de soi-même, une tendance à l'orgueil, par des idées de richesse et de bonheur, et en opposition formelle avec l'opinion généralement admise et écrite partout que les conceptions délirantes de l'alcoolisme sont essentiellement dépressives. Le délire n'est pas systématique, et, suivant l'heureuse expression de Morel, coordonné, ainsi que cela s'observe dans certains délires monomaniaques ; il pèche essentiellement par la logique, et rien dans les actes des malades ne concorde avec leurs récits. Le délire est tout superficiel, il n'impose son cachet qu'aux paroles et à la physionomie, semblable sous ce rapport à celui des paralytiques généraux ; dans les deux cas, en effet, les conceptions sont excessivement fugaces, l'aliéné en fait bon marché aussitôt qu'on les discute, il ne cherche nullement à faire passer dans l'esprit de l'observateur son apparence de conviction et ne prend pas devant vous ce port, ce maintien, ce regard du monomaniaque atteint du délire des grandeurs. Pourtant, malgré cette similitude entre le délire de mes malades atteints d'alcoolisme, et celui des paralytiques généraux, il n'était pas possible confondre leur état morbide avec la méningo-encéphalite chronique.

Dans cette époque de la dyscrasie alcoolique, *les idées délirantes empruntent souvent une partie de leur expression à la lésion anatomique du système nerveux.* L'état de nos connaissances est encore trop peu avancé pour nous permettre de préciser le rapport des lésions avec les troubles mentaux ; cependant, nous voyons journellement la tristesse, les hallucinations provoquées par des phénomènes subjectifs réels, tels que les hyperesthésies, l'ensemble des lésions dues à des altérations du cordon rachidien, altéré quelquefois de préférence au cerveau, ou en même temps que lui.

Je n'entrerai donc pas dans la discussion des altérations du système nerveux, de l'appareil circulatoire, du sang, des glandes. Je ne m'arrêterai pas sur l'action réciproque de ces lésions les unes sur les autres. Il y a là une série de relations physiologiques dont je tiendrai compte surtout à propos du pronostic.

L'épilepsie appartient souvent à la forme initiale de l'alcoolisme chronique ; je l'ai rencontrée dans une proportion plus élevée dans la classe aisée que dans la classe pauvre. Je n'ai pas à la décrire ici, je n'ai qu'à en parler au point de vue des perversions intellectuelles. On sait combien elles sont nombreuses dans l'épilepsie. Morel a beaucoup insisté sur ces variétés de délire, surtout au point de vue de ses conséquences médico-légales. L'épilepsie alcoolique est souvent fugace, provoquée par des excès ; d'autres fois, l'épilepsie alcoolique est une maladie permanente et qui persiste jusqu'à la mort. Il est incontestable qu'elle est beaucoup plus curable que les autres variétés d'épilepsie.

La *démence*, l'*idiotie*, sont quelquefois les indices de la dernière période de l'alcoolisme ; on les rencontre en même temps que les symptômes de lésions organiques plus ou moins étendues du cerveau, mais il n'en est pas toujours ainsi.

La démence, ou la lypémanie, apparaît chez beaucoup de malades de la classe ouvrière à une époque peu avancée de la maladie. Les lypémaniaques, les déments, présentent souvent des accès de manie intercurrente, accidents de manie à caractère très-variable, tantôt calmes, tantôt violents.

J'ai négligé de parler d'une variété de délire qui, depuis Bruhlkramer, a beaucoup occupé l'attention des médecins ; je veux parler de la dipsomanie, cette forme de délire dont les différentes désignations et la délimitation ont fait le sujet d'une critique très-intéressante d'Ach. Foville. Je n'en ai rencontré qu'un seul cas. On sait, du reste, qu'elle est assez rare.

Des maladies cachectiques survenant dans la dernière période de la dyscrasie alcoolique peuvent ajouter aux perturbations intellectuelles qui proviennent de l'affaiblissement général et de l'altération plus ou moins grave du système nerveux. Ces complications ne modifient en rien l'état d'hébétude de la dyscrasie alcoolique.

C'est à cette période qu'appartient une forme spéciale, la pseudopellagre des alcoolisés, qui a fait le sujet d'un mémoire que j'ai publié dans la collection de la Société de Biologie de Paris (sér. iv, vol. IV, p. 3). En désignant cette complication sous le nom de pseudopellagre, je n'ai fait que suivre une terminologie consacrée par l'usage, car, au moment de la publication de ce travail comme depuis cette époque, mon observation personnelle ne m'a pas permis d'adopter l'opinion défendue par Th. Roussel (*Traité de la pellagre*) que la pellagre ne pouvait pas exister en dehors du zéisme. Je me borne ici à insister sur ce point, que l'état mental des alcoolisés qui présentent la triade pellagreuse (l'éruption des mains, les accidents intestinaux et cérébraux), ne diffère guère de l'état mental des pellagreux non alcoolisés : même hébétude, amnésie, torpeur survenant dans la recrudescence vernale et diminuant considérablement avec elle.

Le *pronostic des troubles intellectuels* dans l'alcoolisme est souvent difficile à préciser. Le médecin hésite souvent, même dans l'alcoolisme aigu, le *delirium tremens*. Je n'ai besoin que de rappeler ces formes latentes au début, dans lesquelles un délire agité succède tout à coup à un délire calme. La différence n'est pas moins grande en général dans quelques formes de l'alcoolisme subaigu.

Je me hâte de dire que, dans la majorité des cas, le malade guérit de son trouble intellectuel à cette époque de l'alcoolisme.

A-t-on quelques données exactes qui permettent de déterminer dans quelle proportion l'alcoolisme provoque une perturbation telle de l'état mental qu'on le comprenne sous le nom de folie, ou, pour parler plus clairement, que l'état du malade nécessite son admission dans un asile ? Sur 334 alcoolisés soignés à l'hôpital, quatre malades seulement furent placés dans un asile. Sur une centaine d'individus de la classe aisée, usant de l'alcool et présentant des lésions plus ou moins nombreuses de la dyscrasie alcoolique, un seul fut atteint de folie.

Je n'ignore pas que les faits sur lesquels je m'appuie sont trop peu nombreux pour éviter toute chance d'erreur, mais les statistiques, compulsées d'après les chiffres des administrations, présentent de telles divergences que, par là même, ils doivent inspirer une certaine méfiance, et faire supposer que les éléments de statistique sont entachés de quelque erreur.

D'après mon observation, la folie réelle n'est pas commune chez l'alcoolisé ; mais l'affaiblissement des facultés mentales, la démence, sont fréquents chez l'alcoolisé qui échappe aux lésions somatiques du tube digestif, des glandes, de l'appareil circulatoire ou du cerveau.

Tous les médecins, les aliénistes, ont indiqué la curabilité des troubles du côté du système nerveux. J'ai dit que l'alcoolisme subaigu et le délire qui l'accompagne est toujours curable dans l'espace d'un à deux septenaires; il en est souvent de même des perturbations mentales beaucoup plus graves qui se manifestent au début de l'alcoolisme chronique, comme la manie, la lypémanie et même la démence qui sont encore curables.

Ainsi, les symptômes de démence peuvent être portés à un tel degré que le malade ne peut suivre aucun raisonnement, l'amnésie est complète, les excrétions involontaires. Cet état dure deux et même trois mois, et l'individu, qui paraissait condamné à l'idiotie et qu'on aurait pu ranger parmi les gâteux des asiles, retrouvait successivement le contrôle de ses sphincters, la direction de son intelligence et de sa volonté. En traçant cet exposé, je n'ai fait que reproduire l'histoire d'un malade soumis à mon observation.

L'intervention des accidents paralytiques, de ceux qui côtoient la paralysie générale, ajoute considérablement à la gravité de l'état mental, mais elle n'empêche pas encore la curabilité.

L'alcoolisé, malheureusement, après la cure, retombe dans ses habitudes d'intempérance, et souvent sa vie est abrégée par une maladie intercurrente quelquefois légère en apparence; ce sont ces maladies qui font le plus de victimes parmi les ivrognes.

III. — DE L'ASSAINISSEMENT DES TOMBEAUX RÉCLAMÉ PAR L'HYGIÈNE PUBLIQUE;
par le docteur PALASCIANO (1).

Messieurs,

Notre Congrès, dans sa deuxième session, celle de Florence, avait émis le vœu « que, par tous les moyens possibles, on tâchât d'obtenir légalement, dans l'intérêt des lois de l'hygiène, que l'incinération des cadavres fût substituée au système actuel d'inhumation. »

Ce vœu eut beaucoup de succès, et depuis lors la question de la crémation des cadavres a trouvé un grand appui parmi les amis du progrès et plusieurs corps savants des deux mondes.

Il a été exprimé, on le sait, à la suite de deux remarquables discours prononcés par MM. Castiglioni et Coletti; et, quoique M. de Seydewitz eût, avec beaucoup de raison, regretté que la discussion sur une aussi grave question se fût engagée en langue italienne, ce qui devait empêcher un grand nombre de membres présents de la suivre avec profit, la déclaration de M. Coletti sur l'insalubrité des cimetières ne fut pas moins entendue. Chacun commença à méditer sur « ces charniers immenses en putréfaction, détrempés par les pluies, vrais égoûts d'eau marécageuse où le soleil darde ses rayons, où planent les vents, qui viennent ensuite s'abattre et souffler dans nos rues, dans nos places et sur nos maisons, et qui doivent avoir pour suite l'infiltration et le mélange d'éléments d'infection, c'est-à-dire de maladie et de mort. »

Du 1er octobre 1869 date donc non-seulement le ravivement de la question de la crémation, mais un mouvement d'enquête sur les conditions hygiéniques des cimetières actuels.

(1) Communication faite dans l'assemblée générale du 22 septembre.

Le mouvement du siècle passé contre la sépulture par tumulation dans les églises, l'inhumation dans les villes et les ensevelissements prématurés, a abouti, avec beaucoup de difficulté mais néanmoins avec une rapidité relative, à la généralisation des cimetières en dehors des villes et à la vérification des décès.

En moins d'un siècle, on a vu ce progrès réalisé sur presque tout le continent européen. C'est beaucoup, si l'on considère que, pour abattre le système de la crémation dans l'empire romain, il a fallu attendre quatre siècles, malgré la ferveur des SS. PP. et l'enthousiasme des premiers chrétiens. C'est immense, si l'on considère que, cette fois, il s'agissait de déposséder l'Eglise de la sépulture et d'en transférer la propriété à l'autorité municipale.

Nos devanciers du siècle passé travaillèrent beaucoup pour faire cesser les mauvais effets de la tumulation dans les églises et ceux de l'inhumation dans les villes. Aucun d'eux ne se dissimula que les méthodes les plus hygiéniques de sépulture sont l'embaumement et la crémation ; mais ils acceptèrent l'inhumation en dehors des villes comme un système qui susciterait moins d'opposition et choquerait moins de préventions.

Parmi les hommes éminents qui, depuis le Congrès de Florence, se sont occupés de l'enquête sur les cimetières, la première place appartient à M. Maxime Ducamp, illustre rejeton de la famille médicale. Il rendit compte de l'état des cimetières à Paris, dans la livraison du 15 avril 1874 de la *Revue des deux mondes*.

Le résultat de l'enquête de M. Ducamp fut « qu'on demande à la terre un travail qu'elle ne peut fournir : on veut que des tranchées où un espace de 20 centimètres seulement sépare les bières les unes des autres, dévorent en cinq ans une énorme masse de corps. Cela est normal pour la première période ; pour la seconde, c'est déjà difficile ; à la troisième, c'est impossible ; la terre, repue de matières animales, refuse de faire son œuvre. Lorsqu'une fosse commune est retournée pour la troisième fois, on est presque certain d'y retrouver les corps entiers ; ils s'y sont saponifiés. En 1851, on fit des fouilles dans la partie du cimetière du Sud abandonnée aux hôpitaux ; les fosses, qui avaient 7 mètres de profondeur, renfermaient des corps superposés ; les cadavres des couches supérieures étaient des squelettes, ceux des couches inférieures étaient conservés. »

M. Ducamp a reconnu que : « la pluie qui tombe sur la surface des cimetières pénètre le sol, rencontre les corps, aide à leur désagrégation, se charge de molécules méphitiques, glisse sur les couches d'argile et de marne et va empoisonner les puits. Parfois même elle se fraie une route invisible pour aboutir subitement au jour. C'est une source. On y goûte, elle a une saveur singulière qui rappelle celle du soufre ; si on l'analyse, on y rencontre le sulfure de calcium, invariablement produit par la décomposition des matières organiques. Il y en a plus de dix à Paris, qui proviennent tout simplement de l'écoulement des eaux pluviales filtrées à travers les cimetières. Une de ces sources est exploitée, j'en lis le prospectus : « Eau sulfhydratée, hydro-sulfurique calcaire. » Elle guérit toute sorte de maladies à deux sous le verre. On peut aller boire cette putréfaction liquide : c'est pour rien. »

Et remarquez, Messieurs, que M. Ducamp ne s'est occupé que des cimetières de Paris, qui sont les meilleurs. Qu'aurait-il écrit, s'il avait eu connaissance des cimetières d'autres grandes villes où existe encore le système de la tumulation en masse, c'est-à-dire des charniers où les cadavres sont jetés pêle-mêle, et où, pour tout progrès, l'on ne s'occupe que de les faire tomber plus ou moins commodément ?

Néanmoins, M. Ducamp se crut en droit de conclure que le moyen le plus simple de remédier à tous ces inconvénients, à l'entassement irrespectueux des corps, à l'air vicié, à l'eau putride, est de retourner aux usages des Romains de l'antiquité, et d'élever des bûchers au lieu de creuser des fosses ; mais il regrette que la longue campagne entreprise en faveur de la crémation ait échoué.

Je ne suis pas de son avis sur ce dernier point, et je crois que la question de la crémation, dans ces six dernières années, a fait des progrès auxquels on ne pouvait jamais s'attendre. Et lorsqu'on pense qu'il a fallu, je le répète, quatre siècles pour l'abattre, on peut s'imaginer combien de temps il faudra pour la remettre en vigueur.

Pour la rendre acceptable, je crois qu'il faudrait ne pas l'imposer, mais en démontrer l'utilité et lui faciliter l'avenir, en intéressant en sa faveur ses adversaires les plus décidés.

En attendant, personne ne niera qu'il n'y ait lieu de s'occuper avec le plus grand soin de faire disparaître le système d'ensevelissement en vigueur, à cause des inconvénients qu'on lui reproche avec tant de justesse.

1° La première mesure que je crois utile et nécessaire pour l'assainissement des cimetières est que le cimetière public et gratuit de chaque commune soit placé sur la limite extrême du territoire communal, et qu'il ait une étendue suffisante pour permettre que chaque cadavre ne soit exhumé qu'après huit ans au moins de sépulture. Il est juste que les inhumations temporaires soient les plus éloignées des villes parce qu'elles sont gratuites.

2° Il est urgent d'interdire avec la plus grande rigueur la persistance des tumulations communes dans les cimetières. Les caveaux, les charniers et les fosses communes ne pourront être réservées qu'à l'usage d'ossuaires exclusivement.

3° La troisième mesure, aussi profitable que les deux premières, serait de reconnaître et de garantir à chaque propriétaire, en le subordonnant, bien entendu, à toutes les conditions voulues par l'hygiène publique, le droit d'être enseveli et de se faire ensevelir dans ses propres terres, avec les mêmes prérogatives que dans les cimetières publics.

Il ne suffit plus que le corps humain soit enseveli dans une terre sainte et inviolable, il faut que la présence du corps humain puisse rendre sainte et inviolable la terre qui le recouvre. Abolissant ainsi le monopole, la concurrence ferait baisser le prix des concessions perpétuelles des terrains pour sépulture, et diminuerait, par conséquent, le nombre des inhumations temporaires, qui épuisent la capacité du terrain et rendent le cimetière malsain.

4° Et enfin, nous pourrons déclarer que les cadavres embaumés ou incinérés peuvent être conservés dans les églises sans aucun détriment pour l'hygiène publique. Les lois des XII *tables* défendaient bien de brûler ou d'ensevelir les cadavres dans la ville, mais elles ne défendaient pas d'y conserver ou d'y transporter les cendres des morts. Par cette mesure, il est très-probable que le principal argument contre la crémation sera vaincu, tandis que l'industrie se chargera de faire disparaître l'obstacle du prix en faveur de l'embaumement.

Telles sont, Messieurs, les mesures d'hygiène publique que je crois indispensables à l'assainissement des tombeaux. Je ne les présente pas, dans ce moment, à l'approbation du Congrès. Je propose, au contraire, de renvoyer cette question au Comité organisateur de la cinquième session, parce que je crois qu'à l'heure qu'il est, après le vote en faveur de la crémation, il n'y a pas de question plus urgente à traiter dans la prochaine session que l'assainissement des cimetières.

IV. — DE LA PROSTITUTION EN ANGLETERRE ET DES EFFETS SANITAIRES DES Acts DU PARLEMENT SUR LES MALADIES CONTAGIEUSES, *par* M. CHAPMAN (1).

Messieurs,

Les *Acts* du Parlement anglais sur les maladies contagieuses, leur mise en œuvre et leurs effets pratiques ont attiré l'attention des auteurs de plusieurs ouvrages sur la prostitution, récemment publiés sur le continent. Ainsi, M. le docteur Jeannel, dans son important traité : *De la prostitution dans les grandes villes au dix-neuvième siècle*, s'exprime en ces termes :

« Nous sommes intéressés directement à la réforme des désordres monstrueux que l'incurie des Anglais, entretenue par leurs préjugés, a fomentés jusqu'à présent. C'est par eux, par leur influence, que des mesures efficaces pourraient être prises contre la contagion vénérienne dans le monde entier, comme eux seuls ont pu réprimer efficacement la traite des nègres. Il arrivera, je n'en puis pas douter, il arrivera ce que nous avons pu déjà constater en de solennelles circonstances, après avoir médité nos principes, ils ont perfectionné notre pratique; ils n'ont pas suivi servilement nos exemples, ils s'en sont inspirés pour approcher beaucoup plus que nous de l'idéal absolu du bien ; et lorsque notre vanité nationale aurait voulu leur reprocher un plagiat, notre conscience nous obligeait à reconnaître en eux des rivaux et des modèles. »

Un grand nombre d'esprits sérieux, surtout parmi les médecins, partagent les espérances que M. le docteur Jeannel fonde sur la mise en œuvre des *Acts* du Parlement ayant pour objet la diminution de la contagion vénérienne, et j'ai pensé qu'un complément statistique et exact des effets sanitaires de cette législation dans l'armée anglaise ne serait pas sans intérêt pour ce Congrès ; c'est dans cet espoir que j'ai l'honneur de lui soumettre l'exposé suivant.

Avant 1864, la prostitution n'était soumise, en Angleterre, à aucun contrôle législatif, mais, à cette époque, le Parlement passa sous le titre de : « Un *Act* pour la prévention des maladies contagieuses à certaines stations navales et militaires, » une loi en vertu de laquelle les filles de quelques villes de garnison devaient être soumises à une faible tentative de surveillance.

En 1866, cette loi fut remplacée par un nouvel *Act* intitulé : « Un *Act* pour la prévention plus complète des maladies contagieuses à certaines stations navales et militaires, » lequel fut lui-même amendé et étendu dans son application par « un *Act* pour amender celui de 1866 sur les maladies contagieuses. » Cet amendement reçut la sanction royale au mois d'août 1869.

L'objet immédiat de cette loi fut de soumettre les filles fréquentées par les soldats et matelots au contrôle de la police, à l'inspection périodique et au traitement médical obligatoire, afin de les empêcher de propager la contagion vénérienne.

Le but principal de la loi étant la protection de la santé de nos soldats et marins, les *Acts* sont appliqués principalement dans les localités qui servent de séjour aux uns ou aux autres. Voici le nom de ces localités : Devenport et Plymouth, Portsmouth, Chatham et Sheerness, Woolwich, Aldershot, Windsor, Sharncliffe, Colchester, Winchester, Douvres, Canterbury, Cork et Curragh, ainsi que les districts à l'entour de chaque localité dans un rayon de 24 kilom. De plus, la police est autorisée à arrêter les filles suspectes trouvées à 16 kilomètres au delà des limites de chaque district; de sorte que, sans être générale, l'application de ces *Acts* s'étend à une importante superficie du Royaume-Uni. Et comme cette législation s'est uniquement proposé d'amoindrir les effets de la contagion vénérienne chez les soldats et les marins, je

____

(1) Communication faite dans l'assemblée générale du 23 septembre.

me bornerai dans ce mémoire à fournir des données statistiques officielles relatives à l'armée, qui permettront à chacun de se former une idée claire et précise de la mesure dans laquelle l'application de ces lois a atteint le but ci-dessus indiqué.

Ces *Acts* sur les maladies contagieuses ont provoqué une violente opposition contre le système qu'ils ont inauguré en Angleterre, et cette opposition doit sa force à une grande variété d'opinions et de sentiments.

Des considérations multiples, religieuses. morales, politiques et hygiéniques, sont invoquées comme arguments, soit en faveur, soit à l'encontre de ces lois ; et non-seulement un grand nombre de personnes des deux sexes prennent part à ces débats dans presque toutes les villes du Royaume-Uni, mais encore dans la Chambre des communes, le maintien même de ces lois est mis en question et donne lieu, à chaque session, à des débats vifs et véhéments.

Dans la dernière session, le Gouvernement, représenté par M. Hardy, ministre de la Guerre, en s'opposant à la motion pour l'abrogation de ces lois, a cherché à justifier la position prise par lui, par la présentation d'un exposé comparatif des entrées des soldats à l'hôpital pour cause de maladies vénériennes, dans deux groupes de stations militaires : le premier comprenant les quatorze stations soumises au régime des *Acts*, et le second groupe embrassant les quatorze stations où ceux-ci ne sont pas en vigueur. Ces deux groupes, formant ensemble vingt-huit stations, se composent de toutes les stations militaires dont le chiffre atteint ou dépasse 500 hommes. En outre, le département de la guerre a donné un compte-rendu détaillé du chiffre des admissions à l'hôpital, pour cause de maladies vénériennes, pour chacune des stations soumises au régime des *Acts*, et pour chacune des stations où ceux-ci ne sont pas mis en vigueur. Ces relevés statistiques donnent, d'une part les *accidents vénériens primaires*, d'autre part les cas de *gonorrhée*. Je m'occuperai d'abord des *premiers*.

Suivant l'exposé comparatif fourni par le Gouvernement, le nombre annuel des entrées à l'hôpital pour *accidents vénériens primaires* a été considérablement moindre dans les stations *soumises* que dans celles non *soumises* aux *Acts*.

Nous avons déjà fait remarquer que l'*Act* de 1864 ne fut qu'une tentative de législation, dont l'influence, en bien comme en mal, fut tout à fait insignifiante. Mais, quels qu'eussent été les résultats d'une application générale de la loi, le fait principal qui nous touche en ce moment est celui-ci : l'*Act* de 1864 ne fut appliqué en 1865 qu'à trois stations sur quatorze ; celui de 1866, qui le remplaça, ne fut, dans cette année, appliqué qu'à quatre sur quatorze stations, et encore, pendant le dernier trimestre seulement, à deux stations en octobre, et aux deux autres en novembre. De plus, en 1867, il fut appliqué à cinq stations seulement, et à huit en 1868. Ce n'est qu'en 1870 que cette législation, y compris l'*Act* supplémentaire de 1869, fut mise en vigueur dans les quatorze stations.

Ainsi, si nous voulions grouper les diverses années auxquelles se rapportent les documents statistiques récemment publiés par le Gouvernement, de manière à en tirer les renseignements les plus exacts (aussi longtemps que nous considérons le taux des admissions aux quatorze stations en bloc), nous devrions classer les taux d'admission en trois groupes, comme suit :

Premier groupe, comprenant les années 1860 à 1866 inclusivement, avant qu'aucune législation sur les maladies contagieuses eût été sérieusement mise en vigueur, et pendant laquelle période le taux moyen des entrées à l'hôpital a été de 113.7 sur 1000.

Deuxième groupe, comprenant les années 1867 à 1870 inclusivement, pendant lesquelles les *Acts* ont été appliqués à un nombre considérable des quatorze stations. Cette période fournit comme taux moyen des entrées à l'hôpital 73.5 sur 1000.

Troisième groupe, comprenant les années 1871 à 1873 inclusivement. Dans cette dernière période, les *Acts* sont appliqués dans les quatorze stations, et le taux moyen des entrées à l'hôpital est de 52.

Quant aux quatorze stations où ils n'ont jamais été appliqués, le taux moyen des entrées à l'hôpital, pendant les trois périodes ci-dessus, a été de 107.4, 114.7 et 106 par 1000. Il semble résulter de ces chiffres que, dans la première période de l'application de la loi, le taux moyen des entrées à l'hôpital a été de 41.7 moindre dans les stations *soumises* que dans celles *non soumises*, et que, dans la seconde période de cette application, la différence a atteint 54 en moins dans les stations où elle a été en vigueur.

Les résultats de cette comparaison paraissent plaider fortement en faveur de l'efficacité de la loi, quant aux accidents *vénériens primaires*.

Mais une question se présente ici :

Ces deux groupes, de quatorze stations chacun, sont-ils bien comparables l'un à l'autre? L'opinion affirmative est partagée par le directeur-général, qui a signé le compte-rendu parlementaire dont nous avons fait usage, mais nous pensons qu'un examen minutieux des faits en question ne justifie pas cette manière de voir.

Les caractères généraux du groupe de stations non *soumis* diffèrent considérablement de ceux du groupe de stations où la loi a été mise en vigueur.

Le premier groupe comprend plusieurs grands centres ; à savoir : Preston, Sheffield, Manchester, Edimbourg, Belfast, Dublin, et la grande métropole elle-même avec ses 4 millions d'habitants ; tandis que plusieurs des quatorze stations soumises à l'action de la loi, ne sont, en réalité, que de grands camps militaires, comme, par exemple, Aldershot, Sharncliffe, et le *Curragh*, ou formées par de petites villes tranquilles, comme par exemple, Winchester, Canterbury, Colchester, Maidstone et Douvres. Dans ces dernières, les conditions et les milieux ambiants diffèrent totalement de celles des principales stations non soumises à l'action de la loi. Et, comme le fait remarquer le docteur Vevins, « avant la promulgation de cette dernière, les stations des divers groupes présentaient des différences si marquées, en ce qui touche à la santé, que le docteur Balfour, dans ses rapports médicaux sur l'armée, antérieurement à la loi, plaçait dans des colonnes spéciales Londres, Windsor et Dublin, comme ne pouvant être ni classées ensemble, ni assimilées à aucun autre groupe de stations. Il classait aussi séparément Sheffield et quelques autres villes, sous la dénomination de « grandes villes manufacturières, » ayant leurs caractères spéciaux. D'autres stations reçoivent de même une désignation *spéciale*, « arsenaux, chantiers de construction navale, camps militaires, » et ainsi de suite, ce qui nous démontre clairement que, bien avant qu'il fût question de lois sur les maladies contagieuses, on avait reconnu des différences si marquées dans les *conditions* des stations des divers groupes, qu'il était impossible de les assimiler les unes aux autres. Or, plus on étudie la question à ce point de vue, plus on découvre clairement, non seulement les différentes conditions hygiéniques des divers groupes de stations, mais encore l'existence, dans chacune d'elles prise isolément, de conditions hygiéniques lui appartenant en propre; de sorte que, en comparant deux stations l'une à l'autre, quant au chiffre des entrées à l'hôpital pour cause de contagion vénérienne, il serait impossible d'attribuer sérieusement la différence à une cause spéciale et exclusive avant d'avoir recherché et étudié, pour en tenir compte, les influences hygiéniques, favorables ou défavorables, existant dans chacune des deux stations comparées.

En outre, dès 1870, un écrivain, dans le *Pall Mall Gazette*, avait mis en relief le fait remarquable que, bien avant l'existence des lois sur les maladies contagieuses, la contagion vénérienne avait subi une diminution progressive et régulière dans les diverses stations soumises aujourd'hui au régime de ces lois. La considération sérieuse de ce fait capital est devenue un élément précieux pour la recherche de l'influence exacte sur la santé des soldats, qu'il est permis d'attribuer aux *Acts* dans les districts où ils sont mis en vigueur.

De 1860 à 1865, dans les stations n'ayant jamais été soumises à ces lois, le chiffre des entrées à l'hôpital pour *accidents vénériens primaires* a diminué de 134 à 101, soit de 24 pour 100 ; pendant la même période, dans les stations où ultérieurement les *Acts* ont été appliqués, le taux des admissions à l'hôpital pour la même cause a diminué de 146 à 95, soit de 35 pour 100. Ces faits, rapprochés des considérations exposées dans les paragraphes qui précèdent, nous paraissent indiquer d'une façon péremptoire que la seule méthode d'arriver à une juste appréciation des effets sanitaires obtenus par les *Acts* sur les maladies contagieuses, consiste à comparer séparément les chiffres des entrées à l'hôpital, pendant une certaine période, dans chaque station protégée par les *Acts*, depuis leur mise en vigueur, avec les chiffres correspondants des entrées à l'hôpital, dans chaque station, pendant une période égale, avant la mise en vigueur de la nouvelle législation.

C'est ce que nous avons fait dans le tableau suivant :

Proportion par mille des entrées à l'hôpital pour accidents vénériens primaires.

NOMS DES STATIONS.	DIMINUTION pendant les 6 années ayant précédé l'application des *Acts* :	DIMINUTION pendant les 6 années ayant suivi l'application des *Acts* :
Chatham et Sheemen.	De 106 à 85 ou 21 p. 100. Diminution moyenne, 40 p. 100.	De 85 à 49 ou 40 p. 100. Diminution moyenne, 56,6.

NOMS DES STATIONS.	DIMINUTION pendant les 5 années ayant précédé l'application des *Acts* :	DIMINUTION pendant les 5 années ayant suivi l'application des *Acts* :
Cork. Shaructleffe.	De 109 à 72 ou 55 p. 100. De 65 à 42 ou 55 — Diminution moyenne, 34 p. 100.	De 72 à 62 ou 15 p. 100. De 42 à 55 ou 21 — Diminution moyenne, 17 p. 100.

NOMS DES STATIONS.	DIMINUTION pendant les 5 années ayant précédé l'application des *Acts* :	DIMINUTION pendant les 5 années ayant suivi l'application des *Acts* :
Canterbury. Maidstone. Douvres.	De 117 à 45 ou 61 p. 100. De 159 à 128 ou 8 — De 90 à 80 ou 11 — Diminution moyenne, 26,6.	De 45 à 45 ou 4 p. 100. De 128 à 57 ou 55 — De 80 à 47 ou 41 — Diminution moyenne, 55,5.

NOMS DES STATIONS.	AUGMENTATION pendant les 4 années ayant précédé l'application des *Acts* :	DIMINUTION pendant les 4 années ayant suivi l'application des *Acts* :
Colchester.	De 108 à 182 ou 55 p. 100.	De 182 à 55 ou 69 p. 100.

NOMS DES STATIONS.	AUGMENTATION pendant les 5 années ayant précédé l'application des *Acts* :	DIMINUTION pendant les 5 années ayant suivi l'application des *Acts* :
Winchester. Curragh.	De 77 à 88 ou 12 p. 100. De 46 à 101 ou 54 — Augmentation moyenne, 55 p. 100.	De 88 à 50 ou 43 p. 100. De 101 à 57 ou 43 — Diminution moyenne, 45 p. 100.

Il résulte de ce tableau que le nombre par mille des entrées à l'hôpital pour accidents *vénériens* primaires subissait, avant la mise en vigueur de la loi de 1866, une décroissance *régulière* dans les stations dont il est question.

Le problème à résoudre est donc celui-ci : Faut-il attribuer au régime nouveau des *Acts*, la diminution des accidents vénériens primaires, où cette diminution est-elle le résultat de causes entièrement ou partiellement indépendantes de l'influence de la législation nouvelle?

Eh bien, si, à une station quelconque parmi celles soumises à l'opération des *Acts*, la décroissance du chiffre des vénériens, pendant une certaine période antérieure à l'application de la loi, était aussi considérable que celle subie pendant une période égale, postérieurement à cette même application, il ne serait vraiment pas logique d'attribuer à l'influence du régime nouveau la diminution effectuée pendant la seconde période.

En priant mes auditeurs de ne pas perdre de vue cette considération essentielle, j'appellerai maintenant leur attention sur les faits révélés par le tableau ci-dessus.

A la fin de 1872, il y avait cinq stations dans lesquelles la loi fonctionnait depuis environ six années; à savoir : Chatham et Sheerness, Aldershot, Portsmouth, Devonport et Plymouth, et Woolwich. Eh bien, dans trois stations, sur les cinq susnommées, la diminution par mille subie par les chiffres des vénériens a été beaucoup plus considérable pendant les six années ayant précédé, que pendant les six années ayant suivi l'introduction de la nouvelle loi, et la diminution moyenne aux cinq stations, pendant la première période, a dépassé de 3.4 pour 100 la diminution dans les mêmes stations pendant la seconde période, période correspondant à l'application des *Acts*.

De plus, deux de ces quatorze stations, à savoir Cork et Shorncliffe, présentent, dans le mouvement des entrées à l'hôpital, des résultats encore moins favorables : à chacune de ces stations qui, à la fin de 1872, avaient été soumises à l'action des *Acts* depuis cinq ans, la diminution du chiffre des entrées à l'hôpital a été beaucoup plus considérable, dans la période de cinq ans précédant l'application des *Acts*, que pendant les cinq années suivantes, et la diminution moyenne des deux stations a été de 34 p. 100 dans la première période, contre 17 p. 100 dans la seconde, correspondant à la mise en vigueur de la législation nouvelle. A Canterbury, la diminution a été de 61 pour 100 pendant la première période, tandis qu'elle n'a été que de 4 pour 100 pendant la seconde.

A Maidstone et à Douvres, une diminution analogue a été remarquée pendant la première période, mais pas aussi considérable que pendant la seconde. Et dans ces trois stations où, à la fin de 1872, les *Acts* fonctionnaient depuis trois ans, la diminution moyenne pendant les trois années antérieures à l'introduction de la loi, fut de 26.6 pour 100, inférieure seulement de 6.7 pour 100 à la diminution moyenne effectuée pendant les trois années ayant précédé l'introduction de la loi.

A Colchester où, à la fin de 1872, les *Acts* fonctionnaient depuis quatre ans, la période de quatre ans antérieure à l'introduction des *Acts* présente une augmentation de 35 pour 100, tandis que la seconde période de quatre ans ayant suivi l'introduction de la loi, offre une diminution de 69 pour 100 !

A Winchester où, à la fin de 1872, les *Acts* fonctionnaient depuis trois ans, la période de trois années antérieure à la loi avait présenté une augmentation de 54 pour 100 contre une diminution de 45 pour 100 pendant la seconde période des trois années ayant suivi la mise en vigueur de la législation nouvelle.

A Curragh, où les actes, à la fin de 1872, fonctionnaient également depuis trois ans, la période de trois années ayant précédé la mise en vigueur des *Acts* présente une augmentation de 12 pour 100, contre une diminution de 43 pour 100 pendant la seconde période de trois années ayant suivi l'introduction de la loi.

Le tableau ci-dessus comprend toutes les stations soumises aux *Acts*, à l'exception de celle de Windsor.

Jusqu'en 1867, Windsor et Londres étaient considérées statistiquement comme ne formant qu'une seule station; nous manquons donc de données spéciales pour établir le mouvement d'augmentation ou de diminution des entrées à l'hôpital de Windsor avant la mise en vigueur des *Acts*, qui eut lieu le 1er avril 1868; dès lors, il ne nous est pas possible de comparer, avec une période antérieure, le mouvement des admissions à l'hôpital de Windsor pour accidents vénériens primaires pendant les années qui ont suivi l'introduction de la loi. En 1867, les entrées à cet hôpital avaient été de 58 sur 1000; en 1868 ce chiffre s'éleva à 136, et, dans les quatre années suivantes, y compris 1872, il fut de 93, 67, 78 et 96.

Dans les six stations suivantes : Devenport et Plymouth, Wolwich, Cork, Shorncliffe et Canterbury, la diminution des entrées à l'hôpital a été beaucoup plus considérable avant l'application des *Acts* que postérieurement, et, comme à Windsor, il y a eu une augmentation postérieurement à cette application. Il y a donc sept stations, exactement la moitié de celles soumises aux *Acts*, dans lesquelles l'application de ceux-ci, loin d'avoir eu des résultats favorables, a été suivie d'une augmentation de la contagion vénérienne, sous la forme d'accidents syphilitiques primaires, beaucoup plus nombreux qu'avant l'introduction de la loi. Et même la diminution avait été si considérable précédemment, dans les six stations ci-dessus, non compris Windsor, que, si l'on additionnait les proportions sur mille de la diminution dans les dix premières stations du tableau ci-dessus, divisant le total par 10, afin d'obtenir la moyenne générale, on trouverait, pour cette moyenne, 34.5 pour 100, contre 31.7 que donnerait la moyenne de la diminution dans les dix mêmes stations après l'introduction des *Acts*, soit une différence de 2.8 pour 100 en faveur de la période *antérieure à l'application de la loi!!* Et à Windsor, il y a eu une augmentation depuis les *Acts*, de sorte que les résultats moyens de onze stations sur les quatorze soumises donnent *une augmentation de cas d'accidents vénériens primaires depuis la mise en œuvre de la nouvelle législation.*

Mais il faut dire qu'à trois stations, à savoir : Cochester, Winchester et Curragh, les résultats ont été diamétralement opposés. Avant les *Acts*, les entrées à l'hôpital avaient subi une augmentation moyenne de 33.6 pour 100, contre une diminution moyenne de 51.6 pour 100, pendant la période postérieure à l'introduction des *Acts*. En considérant isolément les résultats obtenus à ces trois stations, on ne peut s'empêcher de reconnaître que leur application a été, dans ces trois localités, suivie d'un véritable succès.

Mais ce résultat favorable ne s'applique qu'à trois stations sur quatorze, et à une seule des trois catégories de maladies faisant l'objet des statistiques médicales de l'armée. Circonscrit dans ses véritables limites, ce résultat favorable est-il assez important pour justifier la promulgation et le maintien des *Acts* du Parlement sur les maladies contagieuses? C'est à mes auditeurs que je laisserai le soin de répondre à cette question.

En terminant cette analyse et ces commentaires sur le tableau ci-dessus, je ferai remarquer que les chiffres en ont été fournis par le gouvernement anglais. Le principe de comparer des périodes d'une durée égale, *avant* et *après* l'introduction des *Acts*, m'a paru être le seul qui pût donner aux chiffres du tableau leur véritable signification; et quant aux défauts inhérents à la construction même du tableau, il faut les attribuer à la courte durée de la période qu'il embrasse.

J'aborde maintenant une question nouvelle : « Dans quelle mesure les *Acts* ont-ils contribué à la diminution de la *syphilis constitutionnelle?* »

Pendant le cours des six années antérieures à 1866, époque de la première application des *Acts*, la proportion par mille des admissions à l'hôpital pour cause de syphilis constitutionnelle, parmi les soldats de toute l'armée en service intérieur, avait subi une diminution de 32.68 à 24.73 pour 1000, soit 7.95; tandis que, dans les années postérieures à 1866, la diminution ne fut que de 24.73 à 24.26, soit 0.47.

Après l'application des *Acts*, la proportion par mille des entrées à l'hôpital s'éleva jusqu'en 1868, et, malgré la diminution subie à partir de cette époque, la moyenne de la période entière a été de 1/16 plus élevée que pendant l'année 1866, époque de la première application des *Acts*. Sans nul doute, cette moyenne est bien au-dessous de la proportion moyenne pendant la première période ; mais le fait significatif et d'une suprême importance est celui-ci : le nombre par mille de cette moyenne minime est le résultat d'une diminution constante subie, non pas après, mais, au contraire, avant l'introduction des *Acts*, laquelle diminution doit, par conséquent, être attribuée à des causes tout à fait indépendantes de l'influence de la nouvelle législation...

Et maintenant, quelques mots sur la gonorrhée.

En 1866, époque de l'application de la présente loi, la proportion moyenne annuelle des entrées à l'hôpital pour cause de gonorrhée à toutes les stations définitivement soumises à la loi était de 116 sur 1000. Depuis cette époque jusqu'à 1872 y compris, la proportion a été chaque année successivement de 132, 133, 106, 98, 115, 104, et la moyenne générale de la période entière de 114.3.

Le chiffre de la dernière année 1872 est donc exceptionnellement bas ; mais, en le prenant tel quel, soit 104, et le défalquant de la proportion de 1866, qui est de 116, nous trouvons une diminution de 12, soit environ 10 pour 100 pendant ces six années.

Maintenant, si nous défalquons la proportion des entrées à l'hôpital en 1866, qui offre 116, de la proportion des entrées en 1860, qui est de 139, nous trouvons que, dans le cours des six années ayant précédé l'application des *Acts*, il s'est effectué une diminution constante et régulière de 23, ou 16 pour 100.

Il est donc manifeste que le nombre des cas de gonorrhée n'a nullement été amoindri, dans l'armée anglaise, par l'influence des *Acts*, car la diminution constatée plus haut a été moins rapide et moins continue postérieurement à ceux-ci que dans la période qui les a précédés. Et nous pouvons ajouter, sans cependant attacher à ce fait beaucoup d'importance, pour les motifs déjà expliqués, que les chiffres des entrées à l'hôpital pour cause de gonorrhée sont moindres dans les stations où les *Acts* ne fonctionnent pas que dans celles où ils sont mis en vigueur.

Ainsi nous trouvons que, pendant les trois années finissant en décembre 1869, la proportion moyenne annuelle a été de 123.6 aux stations protégées par la loi, contre 113.6 aux stations dans lesquelles la loi n'est pas appliquée ; dans les trois années se terminant en décembre 1872, les chiffres sont plus rapprochés, mais toujours en faveur des stations où la loi ne fonctionne pas, savoir : 105.6 pour les stations protégées, contre 103 dans les stations où la loi n'est pas appliquée.

Voici le resumé de la diminution qui a suivi l'application des *Acts* quant aux maladies vénériennes. Ce résumé ressort des analyses qui précèdent, et nous le croyons tout à fait exact :

1° Dans dix sur quatorze des stations soumises aux *Acts*, la proportion annuelle moyenne des entrées à l'hôpital, pour cause d'accidents vénériens primaires, était en diminution constante avant l'application de la loi. La comparaison de périodes de durée égale, avant et après les *Acts*, nous a montré que la décroissance moyenne était plus rapide de 2 8 dans la période ayant *précédé* leur mise en vigueur que dans la période égale ayant *suivi* cette introduction. A Windsor, où manquaient les données nécessaires à une semblable comparaison, la proportion des admissions a positivement augmenté depuis la nouvelle loi ; et, sur les quatorze stations, trois seulement avaient subi une augmentation avant la loi, contre une diminution après elle.

2° Dans le cours des six années ayant précédé l'application des *Acts*, la proportion moyenne des entrées à l'hôpital, pour cause de syphilis constitutionnelle, a diminué de 7.95 ; mais après leur mise en vigueur, cette amélioration progressive a été interrompue d'une manière permanente.

3° La diminution de la proportion moyenne des entrées à l'hôpital pour cause de gonorrhée a été moins rapide et moins constante après les *Acts* que dans la période antérieure ; et, pendant les trois années finissant en 1872, la proportion moyenne des entrées pour la même cause a été de 2.6 plus considérable aux stations protégées par la loi qu'à celles où la loi n'est pas appliquée.

Si l'on prend en sérieuse considération les faits de ce résumé, on est amené à se demander s'il est vraiment avantageux de maintenir l'existence des *Acts* sur les maladies contagieuses, et, dans la négative, ce qu'on peut faire pour faciliter et augmenter l'action des causes auxquelles, en dehors de l'influence de la législation, on peut attribuer la diminution du chiffre des entrées à l'hôpital pour contagion vénérienne, arrivée au niveau actuel comparativement si abaissé ?

Je n'ai pas l'intention de discuter maintenant la première de ces questions ; mais, en terminant ce mémoire, je me permettrai quelques observations qui serviront de réponse à la seconde.

En jetant un coup d'œil sur le tableau que j'ai présenté ci-dessus, nous voyons qu'à trois stations le taux des entrées à l'hôpital a été en augmentation *avant* les *Acts*, puis a subi une diminution après la mise en vigueur de la loi. De plus, nous pouvons constater que la rapidité de cette décroissance a présenté, dans les diverses stations, de remarquables différences. Quelle est la principale cause de ces variations ? Eh bien, elles correspondent, d'une manière frappante, avec l'absence d'hôpitaux où les prostituées vénériennes puissent se faire soigner, et au degré de facilité que leur offrent les hôpitaux des diverses stations. Je n'hésite pas à affirmer qu'il y a là plus qu'une coïncidence, qu'il y a une relation de cause et d'effet.

Parmi un grand nombre de personnes, dans toutes les nations chrétiennes, on trouve encore aujourd'hui, bien qu'à un degré moindre qu'autrefois, la croyance superstitieuse et funeste que la contagion vénérienne doit être considérée et acceptée comme le châtiment envoyé par Dieu en punition du péché de fornication.

Cette croyance exerce encore aujourd'hui son influence désastreuse. En ce moment même, elle est le principal obstacle à l'extinction ou au prompt traitement de ces maladies.

Veuillez bien remarquer l'action de cette superstition dans les trois stations où nous avons noté *augmentation* avant et *diminution* après les *Acts*.

A Winchester et à Colchester, on trouve, dans chacune de ces villes, un hôpital pour les maladies ordinaires ; mais les gouverneurs de ces hôpitaux ne voulaient pas y admettre les filles publiques atteintes de maladies vénériennes.

A Colchester, une partie de l'hôpital était vide et sans emploi, et cependant, quand un des employés chargés de l'exécution des nouvelles lois sur les maladies contagieuses proposa de consacrer ces locaux inoccupés à la réception et au traitement des femmes en question, *et ce aux frais de l'Etat*, les gouverneurs de l'hôpital refusèrent « dans les termes les plus énergiques. »

Avant l'application des *Acts* à Curragh, en 1869, il n'y avait pas d'admission possible à l'hôpital pour les femmes atteintes de maladies vénériennes. Un grand nombre de ces pauvres créatures, insouciantes et abandonnées, se trouvaient dans un état si pitoyable, qu'il eut été difficile de trouver une dégradation plus complète parmi des êtres humains appartenant à des communautés soi-disant civilisées. On rapporte, sur bonne autorité, que, couvertes d'ordures et de vermine, elles étaient presque dans l'habitude de se creuser des gîtes souterrains à la façon des lapins.

Il est notoire qu'il y avait à Aldershot des femmes dans le même état et vivant de la même manière, avant l'application de la nouvelle loi. Maidstone, Chatham et Sheerness, Douvres, stations remarquables par l'amélioration comparativement rapide de la santé des soldats atteints de maladies vénériennes depuis l'application des *Acts*, se faisaient aussi remarquer par l'absence complète de facilités pour le traitement des filles publiques malades, jusqu'au moment où leur entrée à l'hôpital fut assurée par le gouvernement, et à ses frais. Et même on peut dire que, dans plusieurs stations, les *Acts* n'auraient pas pu fonctionner du tout, si l'on eût dû compter seulement sur les facilités accordées par les hôpitaux locaux pour l'admission et le traitement des femmes malades. En présence de cette difficulté, le Lock Hospital de Londres, se trouve être la principale et souvent la seule ressource. C'est à cet hôpital que l'on dut envoyer les filles malades provenant de quelques-uns des districts soumis à l'application de la loi.

Si l'on considère dans quelle large mesure l'influence de préjugés religieux a privé les filles publiques malades du bienfait de tout secours médical, on ne peut que se féliciter de ce que la contagion vénérienne ne soit pas plus répandue et plus désastreuse qu'elle ne l'est aujourd'hui. Nous ne pouvons être surpris d'autre part qu'après l'admission dans des hôpitaux spéciaux des filles malades à Winchester, Colchester, Curragh et autres endroits, où elles ont enfin reçu des soins médicaux efficaces par l'autorité de la nouvelle loi, la santé des soldats qui fréquentent ces filles se soit améliorée.

Selon nous, l'essence de ces *Acts* consiste dans les facilités nouvellement accordées pour l'admission et pour le traitement, à l'hôpital, des malades atteints de contagion vénérienne, facilités données enfin, par l'autorité des nouvelles lois, sur une échelle suffisante (mais seulement dans les districts soumis aux *Acts*), et ce, pour la première fois depuis que la syphilis est devenue endémique en Angleterre.

Si, dans toutes les parties du Royaume-Uni non encore soumises aux *Acts*, on prenait des mesures aussi complètes que celles existantes aujourd'hui dans les districts soumis à la loi, pour assurer le traitement efficace de tous les malades des deux sexes atteints de maladies vénériennes, nous sommes persuadés que le taux des admissions de soldats à l'hôpital pour maladies vénériennes diminuerait plus rapidement encore qu'il n'avait diminué dans les districts soumis aux *Acts* dans la période ayant précédé leur application.

Qu'il me soit permis, en terminant, d'ajouter que cette opinion est fortement appuyée par les conclusions du rapport des commissaires royaux chargés, en 1871, de s'enquérir de l'opération et de l'administration des *Acts* sur les maladies contagieuses, alors que ces commissaires, après avoir entendu et interrogé contradictoirement une foule de témoins, déclarèrent, pour citer leurs propres expressions, « qu'il était de leur devoir de recommander la cessation des visites régulières et obligatoires auxquelles les filles publiques sont soumises. »

V. — DE LA DÉSINFECTION, *par* M. LEFEBVRE, *professeur à l'Université de Louvain* (1).

Messieurs,

Je ne viens pas faire un discours. Je tiens trop à économiser les derniers moments que nos confrères étrangers — et après ces huit jours de rapports sympathiques je devrais dire nos amis étrangers, — peuvent encore accorder à l'hospitalité belge. Je vous apporte une simple note sur la prophylaxie des maladies contagieuses et épidémiques, pour compléter les indications, trop sommaires, que j'ai eu l'honneur d'exposer à la séance générale de mercredi dernier.

(1) Communication faite dans l'assemblée générale du 25 septembre.

Le Comité organisateur du Congrès international avait bien voulu me charger du rapport sur la prophylaxie du choléra épidémique. En méditant ce sujet, j'ai été frappé de deux grands faits : d'une part, de l'énorme tribut que les maladies contagieuses prélèvent sur la vie humaine; d'autre part, de notre impuissance en face de la plupart de ces maladies.

Permettez-moi d'arrêter un instant votre attention sur ces deux faits.

Au point de vue de leur propagation, vous le savez assez, les maladies peuvent se partager en deux grandes classes. La première comprend les maladies individuelles ou sporadiques. Elles s'attaquent à un seul individu et s'épuisent dans leur évolution. Ce sont des maladies stériles, car il y a des maladies stériles, comme la pneumonie ou la gastrite, qui s'éteignent sans postérité sur les sujets qu'elles atteignent; il y a des maladies fécondes, comme le typhus, la petite vérole et le choléra, qui se régénèrent au sein de l'organisme malade, en reproduisent les germes et se répandent avec une profusion souvent effroyable dans une population saine jusque-là. C'est ainsi qu'un seul cas de choléra importé d'aventure dans une localité peut y provoquer l'explosion d'une épidémie qui décimera la population.

J'ai cité dans mon rapport le cas du village de Havelange, où le choléra, apporté de Liége par un ouvrier malade, frappa plus de 200 habitants sur 1,100, et en tua 110, c'est-à-dire prit exactement la dîme sur la population. Cette hécatombe, accomplie en quelques semaines, eut je ne sais quoi de douloureusement solennel par le contraste : les habitants des villages qui entourent Havelange ayant suspendu toute communication avec cette localité, jouissaient d'une santé splendide.

Les maladies qui se propagent ainsi constituent les épidémies.

Les maladies épidémiques, et surtout les maladies épidémiques par contagion, prélèvent un tribut très-onéreux sur les populations et abaissent singulièrement la moyenne de la vie humaine.

Voulez-vous me permettre, Messieurs, de vous citer quelques chiffres? Parlons d'abord de Bruxelles, et, dans ces journées de fête, retournons un moment sur des années de deuil.

Parmi les maladies individuelles ou sporadiques les plus fréquentes et les plus meurtrières, il faut citer la pneumonie, les inflammations du tube digestif, spécialement l'entérite, et les affections organiques du cœur. Sur une population de 185,000 habitants, la pneumonie et la bronchite réunies enlèvent chaque année, dans notre capitale, environ 500 habitants (1), l'entérite 450 (2), et les affections organiques du cœur 380 (3).

Voilà le bilan des décès imputables aux maladies individuelles ou sporadiques les plus communes. On le voit, ce sont des maladies meurtrières, mais meurtrières avec une certaine mesure et une sorte de réserve. Mettons en parallèle avec elles les grandes maladies contagieuses et épidémiques.

En 1865, le choléra a enlevé à Bruxelles 3,028 habitants. La mortalité annuelle de cette ville étant environ de 5,500 personnes, il en résulte qu'une seule maladie contagieuse a pu entraîner une perte de population équivalente aux trois cinquièmes

(1) La moyenne décennale (1864 à 1873) est de 488 morts de pneumonie et bronchite par an. (*Relevé statistique des causes de décès dans la ville de Bruxelles*, par M. le docteur Janssens, correspondant de l'Académie royale de médecine, *Bulletin de l'Académie royale de médecine de Belgique*, t. IX, page 846.)

(2) La moyenne annuelle exacte pendant la même période est de 454 habitants. (M. Janssens. *loc. cit.*)

(3) La moyenne est de 379,1. (M. Janssens, *loc. cit.*)

Je ne cite pas la phthisie pulmonaire, parce qu'elle est elle-même suspecte de contagion, et qu'en ce moment elle ne peut entrer légitimement dans une statistique, ni comme maladie stérile, ni comme maladie féconde ou contagieuse.

du total des décès par toutes les maladies réunies. Si l'on tient compte des cas de mort causés par la scarlatine, la variole, la diphthérite, etc., en un mot par les autres maladies contagieuses, on arrive à cette autre conclusion : que les maladies épidémiques par contagion tuent, certaines années, autant de personnes que *toutes* les maladies individuelles ou sporadiques réunies.

Mais sortons un instant de notre pays. En France, en 1832, le choléra asiatique a fait périr 120,000 personnes ; Paris seul a perdu plus de 18.000 habitants ; en un seul jour, le 9 avril, cette capitale en a vu succomber 668. En Russie, d'après un rapport officiel, l'épidémie de 1848 a tué 668,000 personnes.

Encore faut-il constater, comme une consolation, qu'en arrivant sous nos latitudes tempérées, le poison indien perd de sa violence ; son action est bien plus meurtrière dans son pays originaire : d'après Annesley, de 1817 à 1840, c'est-à-dire en vingt-trois ans, le choléra a enlevé près de 18 millions d'habitants. En 1818, alors que le choléra n'était encore connu en Europe que par sa néfaste mais lointaine réputation, l'Angleterre apprit un jour avec stupeur que la belle armée du général marquis Hastings, composée de quatre-vingt dix-huit mille hommes, venait de perdre quinze mille soldats foudroyés par le choléra asiatique! Il n'y a pas, que je sache de fait historique où un général ait laissé autant de morts sur le champ de bataille.

Au nécrologe du choléra, je pourrais ajouter celui des autres maladies épidémiques et contagieuses : la diphthérite, qui nous revient si souvent aujourd'hui par bouffées épidémiques, et qui nous enlève si souvent huit ou neuf personnes sur dix malades, surtout quand elle prend la forme du croup ; la petite vérole, la mieux domptée des maladies populaires, et qui pourtant s'est réveillée avec une si grande intensité il y a quelques années ; la fièvre typhoïde, dont Bruxelles conserve un si récent et si douloureux souvenir.

Mais c'est assez. Si vous voulez bien vous rappeler que le chiffre des maladies contagieuses, qui, d'ailleurs, peuvent régner presque toutes à l'état épidémique, c'est-à-dire s'étendre sur des populations tout entières, est au moins de quinze ou seize, on sera frappé comme moi du tribut considérable que ces maladies prélèvent sur la vie humaine (1).

Je disais, Messieurs, en commençant cette lecture, qu'un autre fait m'avait frappé : le peu de puissance de la médecine quand elle est aux prises avec les grandes épidémies. Prenons encore pour type le choléra asiatique ; cette préférence est assez justifiée : le choléra est la peste de notre siècle ; en moins de cinquante ans, il a fait cinq fois le tour de l'Europe en enlevant chaque fois des millions d'habitants. La perspective de l'acclimatation de la maladie indienne sous nos latitudes nous fait craindre un avenir plus redoutable encore que par le passé.

Eh bien ! Messieurs, quelles sont nos ressources contre ce fléau? La plus radicale et la plus efficace serait de supprimer la maladie en éteignant ses foyers originels dans l'Inde : le choléra nous vient de là et exclusivement de là. Le gouvernement anglais s'est mis à l'œuvre avec une admirable énergie, et l'Europe entière ne saurait lui en témoigner assez de reconnaissance. Nos neveux verront peut-être disparaître le choléra, comme nous avons vu disparaître la peste, dont nos pères nous ont décrit les ravages. Mais ce n'est là qu'une espérance lointaine, et nous devons rester dans la réalité des faits actuels : le choléra, qui nous est arrivé cinq fois des bords du Gange, sortira encore de son pays natal et recommencera ses pérégrinations meurtrières. La seconde ressource serait donc de chercher à lui

____

(1) **Je** cite les principales : 1° Le choléra ; 2° la peste, longtemps endormie et qui semble nous menacer d'un réveil ; 3° la fièvre jaune ; 4° la suette ; 5° le typhus ; 6° la dyssenterie ; 7° la diphthérie ; 8° la variole ; 9° la scarlatine ; 10° la rougeole ; 11° le charbon ; 12° la pustule maligne ; 13° la syphilis ; 14° la morve ; 15° la rage ; 16° la coqueluche, etc., peut-être la tuberculose.

barrer le passage et à l'empêcher de pénétrer en Europe. Tous les médecins sont à
peu près d'accord pour reconnaître, avec la Conférence de Vienne, qu'une quarantaine idéale, c'est-à-dire l'isolement absolu de l'Europe au moyen de mesures quarantenaires, la préserverait sûrement des épidémies cholériques quand elles
approchent de ses frontières. Mais ce n'est qu'une déclaration platonique ; la plupart
des médecins et des gouvernements paraissent d'accord pour affirmer que ce système de protection constitue, au point de vue pratique, une impossibilité, et au point
de vue social une restriction à la liberté, que repousse la civilisation moderne.
C'est la doctrine du laisser faire et du laisser passer. Je confesse que, malgré le peu
de popularité de cette doctrine, j'ai exprimé dans mon rapport l'espoir que l'Europe
reconnaîtra quelque jour la nécessité, et trouvera le moyen, de mettre en œuvre
contre la peste humaine les mesures d'isolement qu'elle pratique avec tant de succès
contre la peste bovine.

En attendant, puisque l'on veut admettre la maladie indienne en libre pratique, il ne
nous reste, quand elle a pénétré parmi nous, qu'à la combattre, c'est-à-dire à la traiter.

Le traitement curatif est-il bien efficace? Est-il en progrès depuis cinquante ans,
c'est-à-dire depuis qu'on connaît le choléra épidémique en Europe?

Voici ce que la statistique répond à ces deux questions : Briquet, dans son fameux
Rapport sur les épidémies de cholera qui ont régné de 1847 *à* 1850, établit que la
moyenne générale est de un décès sur deux personnes atteintes. Cette proportion
se maintient dans les épidémies suivantes. Ainsi, pour citer quelques exemples, à
Anvers, en 1865, la maladie a frappé 4,800 personnes et en a tué 2,300. Pendant la
même épidémie, la Belgique entière compte 63,000 cas de choléra et 32,000 morts.
La même proportion, un mort sur deux malades, se répète avec quelques variantes
dans toutes les contrées de l'Europe. Devons-nous nous croiser les bras comme
devant une loi fatale? Non, sans doute.

Il n'est guère douteux que des efforts persévérants ne conduisent un jour à un traitement curatif plus satisfaisant. Mais nous avons une ressource meilleure, une ressource immédiate et souverainement efficace. Il n'est pas vrai, Messieurs, que la
médecine ne soit que l'art de guérir. Pour les maladies les plus graves, pour celles
qui font le plus de ravages dans le monde, le typhus, la petite vérole, le choléra, la
médecine est surtout l'art de prévenir. Nous avons le pouvoir de prévenir le développement du choléra, en détruisant le principe contagieux qui le transmet d'individu à individu, par certains agents qu'on désigne sous le nom générique, quoique
impropre, de désinfectants.

Quels sont les désinfectants que l'on peut considérer, dans l'état actuel de la
science, comme réellement efficaces et pratiques?

Le principe cholérigène, quel qu'il soit, ne résiste pas à l'action des corps à affinités énergiques, comme les acides minéraux et les alcalis. Malheureusement, ces
agents chimiques portent leur action destructive sur tous les tissus organiques avec
lesquels on les met en contact; de là le peu de services qu'ils rendent dans la
pratique (1).

On avait espéré que le virus cholérique perdrait aussi ses propriétés morbifiques
au contact d'autres substances relativement inoffensives, telles que l'iode, l'alcool,
les chlorures alcalins, les permanganates, le sulfate de fer, l'acide phénique, l'acide
sulfureux, etc., mais les expériences récentes de Demarquay, confirmées par celles
de M. Collin, infirment singulièrement ces espérances. D'après ces habiles expérimentateurs, ces divers agents n'empêchent pas le développement des protozoaires dans

(1) On peut cependant s'en servir avec beaucoup d'avantage pour désinfecter les
évacuations intestinales des cholériques, qui sont le réceptacle principal, peut-être
exclusif, du principe contagieux.

les liquides albumineux, et quand ces protorganismes s'y sont déjà formés, ils ne les empêchent pas de vivre et de se multiplier. Ces expériences confirment les observations cliniques, nombreuses déjà, qui tendent à prouver que l'acide phénique, les chlorures, etc., n'arrêtent pas la transmission du choléra.

Si, parmi les désinfectants chimiques, les uns, comme la potasse et l'acide sulfurique, sont sûrs mais inapplicables, les autres, comme l'acide phénique et l'acide sulfureux, inefficaces ou douteux, il nous reste heureusement un désinfectant sûr dans ses effets et facile à manier, c'est le calorique.

Je dis donc que le calorique est un désinfectant sûr, c'est-à-dire un agent qui détruit certainement le principe générateur des maladies contagieuses quelles qu'elles soient. Que sont, en effet, ces principes ou contages? Nous sommes loin de posséder des notions précises et complètes sur cette question, mais il est infiniment probable qu'ils rentrent tous dans une des catégories suivantes : 1º les uns sont des organismes, de véritables parasites protozoaires ou protophytes bien définis, comme l'acarus de la gale, le favus de la teigne, l'oïdium albicans du muguet, les bactéries du charbon : 2º Les autres sont des leucocythes ou des granulations élémentaires, comme Chauveau l'a démontré pour le virus vaccin et le virus variolique ; 3º D'autres enfin, qu'on appelle plus spécialement « miasmes, » se comportent à la manière des gaz ; mais il est très-probable que ces gaz sont simplement de l'air atmosphérique chargé de granulations morbifiques. Tyndall a démontré que ces granulations se diffusent facilement à travers les membranes organiques.

En résumé, dans l'hypothèse la plus vraisemblable, les contages sont donc des organismes complets ou des organismes élémentaires, ou des leucocythes ou enfin de simples granulations élémentaires : en d'autres termes, c'est la vie à son état rudimentaire, mais la vie rudimentaire s'attaquant à la vie parvenue à sa manifestation la plus complète et la plus élevée, la vie humaine.

Les contages sont donc très-probablement des organismes plus ou moins rudimentaires (1); or, tout organisme vivant est détruit par une température élevée.

Que si l'on conteste cette théorie, si l'on prétend que nous ne savons absolument rien de la nature de la plupart des contages, il n'en reste pas moins vrai que ce sont des principes organiques, et les principes organiques sont décomposés par une haute température.

L'expérience directe l'a prouvé pour un certain nombre de contages, comme les contages charbonneux, morveux, syphilitiques, etc., et l'analogie permet d'étendre cette conclusion aux autres contages.

Le calorique est donc un désinfectant sûr. Mais est-il pratique, facile à manier? Les procédés d'application sont aisés et nombreux.

Le premier consiste dans la combustion : c'est le plus simple et le plus sûr. Toutes les fois qu'on peut brûler le véhicule du miasme cholérigène, en d'autres termes la substance qui en est imprégnée, comme les paillasses, les linges souillés de déjections cholériques, etc., la désinfection est nécessairement radicale : ce procédé est coûteux et souvent inapplicable. Une application plus pratique de ce premier procédé, c'est le flambage des vaisseaux qui ont servi au transport des sujets atteints d'une maladie contagieuse.

On peut comburer directement le principe cholérigène dans l'air. Souvenons-nous que les déjections des malades sont le réceptacle principal, peut-être exclusif, du miasme. Dans les villes, ces déjections sont versées dans les égouts et circulent dans

____

(1) Il n'importe pas dans la question qui nous occupe de rechercher comment agissent ces protorganismes pour provoquer l'évolution de la maladie dont ils constituent la cause primordiale. Il est très-vraisemblable pourtant que c'est une véritable fermentation. Je n'ai pas besoin d'ajouter que je ne parle ici que de la vie animale.

les rues à quelques pieds sous terre, et les miasmes qu'elles contiennent tendent à s'échapper par toutes les issues. Ce n'est pas une vue purement théorique, c'est un fait prouvé par une foule d'observations. Eh bien, qu'on établisse de distance en distance sur la bouche des égouts des cheminées d'aérage : elles entretiendront dans tout le réseau des conduits souterrains un courant continu et rapide; elles préviendront les échappées du miasme. C'est un premier avantage; il y en a un second plus considérable : l'air aspiré par ces cheminées devra passer tout entier dans le foyer de la cheminée, il y sera soumis à l'action de la chaleur rouge et il n'est pas douteux que la destruction du principe cholérigène n'y soit complète : c'est un second procédé.

Le troisième procédé est applicable à l'eau. Pendant une épidémie, l'eau chargée du contage cholérique transmet peut-être la maladie dans la moitié des cas ; si l'on s'en rapportait aux médecins qui pratiquent dans l'Inde, ce serait presque exclusivement par cette voie que la contagion aurait lieu. Quand on songe avec quelle facilité l'eau des rivières se charge de miasmes par le déversement des matières fécales, et l'eau des puits par l'infiltration de ces déjections, on doit considérer comme suspectes toutes les eaux puisées sur le lieu même où sévit une épidémie 1). La désinfection de l'eau par le calorique est aussi sûre que facile : il suffit de la soumettre à l'ébullition pendant quelque temps, quitte à l'aérer après pour lui rendre ses propriétés digestibles.

Enfin, le quatrième et dernier procédé, le plus important de tous, permet de détruire le principe générateur des maladies contagieuses, tout en conservant les effets qui lui servent de véhicules. Vous savez, Messieurs, que l'honorable Président de l'Académie de médecine de Belgique, M. Vleminckx, a fait construire pour les hôpitaux militaires une sorte d'étuve où l'on place les vêtements et les linges des sujets atteints de la gale, dans le but de détruire l'acarus et de prévenir la récidive de la maladie. C'est cette idée féconde qui m'a inspiré la pensée de ce travail. Qu'on la généralise, qu'on construise dans tous les hôpitaux des appareils dans lesquels la température puisse être élevée et maintenue à 100 degrés, et qu'ils soient assez vastes pour y faire passer tous les effets des malades en y comprenant la literie; qu'on établisse des fours de désinfection dans les ports par lesquels la maladie indienne est le plus souvent importée ; que les familles aisées se procurent des appareils analogues construits dans de moindres proportions; que l'on prenne l'habitude dans les hôpitaux de faire passer par cette chambre purificatoire tous les effets des individus atteints d'une maladie suspecte de contagion, car l'application ne doit pas se borner au choléra, elle doit s'étendre à toute la grande famille des maladies contagieuses et cause des parasites les plus vulgaires (2); que les médecins des pauvres engagent les indigents qu'ils traitent à domicile à porter dans les mêmes cas leurs effets à l'hôpital pour les assainir ; que la classe aisée prenne les mêmes précautions à domicile, et j'estime qu'on aura fait faire un pas très-important, sinon décisif, à la prophylaxie des maladies contagieuses.

(1) Pour le dire en passant, la distribution des eaux arrivant d'une contrée saine et plus ou moins éloignée, comme elle se fait, bien qu'incomplétement encore, à Bruxelles, constitue un avantage inappréciable en temps d'épidémie.

(2) Comme application secondaire, mais considérable encore, ces étuves constitueraient le moyen le plus sûr et le plus économique de débarrasser les literies, les vêtements et les linges des parasites de toute espèce qui les infestent si souvent.

VISITE D'ÉTABLISSEMENTS PUBLICS.

I. — Maison pénitentiaire cellulaire de Louvain.

L'excursion de MM. les membres du Congrès à Louvain, pour la visite de la prison cellulaire, a eu lieu le 23 septembre. Une quarantaine de membres y ont pris part. A leur arrivée, ils ont été reçus par M. V. Berden, Administrateur de la sûreté publique et des prisons, qui leur a souhaité la bien-venue au nom de M. le Ministre de la Justice et au sien, et, avant de procéder à la visite de l'établissement, leur a dit en substance ce qui suit :

« Votre visite au pénitentier central cellulaire de Louvain me rappelle, qu'il y a un siècle environ, un illustre philanthrope, John Howard, visita aussi les prisons de la Belgique. Ce n'étaient point alors des prisons modèles, mais, comme dans presque toutes les contrées de l'Europe, des lieux infects dont on aurait pu dire avec Dante : « *Lasciate ogni speranza voi ch'entrate.* » Nulle idée de classification, promiscuité la plus complète, absence de tout travail, tel était le régime d'alors, si l'on peut appeler de ce nom l'absence de toute organisation.

» Le cri d'alarme jeté dans le monde par John Howard ne devait pas être perdu pour l'humanité. Un grand citoyen, dont le nom commande jusqu'aujourd'hui le respect dans les Flandres, le vicomte Vilain XIIII, songea à réformer ces abus nombreux, et son appel trouva de l'écho dans le cœur d'une souveraine dont le souvenir est toujours cher au pays. La prison de Gand fut décrétée. C'était en 1772. Ce vaste établissement, qui fait encore aujourd'hui l'admiration des étrangers, fut définitivement inauguré en 1775. Les idées qui présidèrent à son organisation marquèrent un progrès immense dans le régime des prisons. A la confusion des âges et des sexes, à l'oisiveté, à l'immoralité et au désordre succédèrent la séparation des hommes, des femmes et des enfants, le travail, ce puissant agent de moralisation, l'ordre et la discipline. Malheureusement, ces heureuses innovations n'eurent qu'une durée éphémère ; dix ans s'étaient à peine écoulés, que des influences intéressées arrêtèrent l'essor de cette œuvre si bien inaugurée, et John Howard lui-même put constater, en 1783, le déclin d'une institution qui s'était ouverte sous de si heureux auspices. Arrivèrent enfin les années désastreuses où le pays, livré à la révolte et plus tard à la conquête, eut à pourvoir à d'autres besoins, à d'autres nécessités. La réforme pénitentiaire en subit le rude contre-coup, et il fallut de longues années, après une succession de régimes politiques divers, pour ramener les esprits à l'étude des questions que l'heureuse initiative du vicomte Vilain XIIII avait préparée.

« Pendant qu'une partie de l'Europe se débattait dans les convulsions révolutionnaires et que la guerre ensanglantait le Continent, les États-Unis affranchis s'emparèrent des idées rénovatrices appliquées en Belgique au régime pénitentiaire à la fin du siècle dernier. Deux systèmes pénitentiaires sortirent de cette réforme : l'un, le système d'Auburn, fut l'application de l'idée qui avait présidé à la création de la prison de Gand, l'autre fut connu sous la dénomination de « Système de Philadelphie » ou Pensylvanien.

» L'Angleterre ne tarda pas à suivre l'exemple des États-Unis, et l'on vit successivement s'élever en ce pays des prisons cellulaires qui furent pendant longtemps des modèles pour les États du Continent.

» Je crois superflu, Messieurs, de vous retracer toutes les vicissitudes par lesquelles passa en Belgique le régime pénitentiaire. Il suffira de savoir que, dans notre pays, on songea sérieusement, depuis le jour de notre indépendance, à substituer au régime ancien les améliorations et les changements dont l'expérience faite à l'étranger avait démontré la nécessité.

» Qu'il me soit permis de rappeler ici un nom qui s'identifie avec le système qui fonctionne aujourd'hui presque partout en Belgique, et qui, dans peu d'années, sera appliqué dans toutes les parties du pays. Chacun de vous se souviendra que c'est grâce à l'initiative intelligente et active de feu Ducpétiaux que la Belgique doit la création de nos établissements cellulaires, qui, nous pouvons le dire avec fierté, font l'admiration de tous ceux qui s'occupent de la réforme pénitentiaire.

» L'établissement que vous allez visiter dans quelques instants est l'œuvre de cet homme éminent, qui consacra toute son existence à l'étude des graves questions que soulève l'application des lois pénales.

» J'ai démontré ailleurs les avantages du régime pénitentiaire qui fonctionne en Belgique. Est-ce à dire qu'il soit parfait et qu'il faille exclure d'autres systèmes qui rivalisent avec lui? Le régime de la séparation de jour et de nuit a ses partisans et ses détracteurs. Des études nouvelles ont mis en question ce qui semblait au premier abord définitivement acquis à la science; quel sera le résultat de ces recherches et de ces expériences? C'est ce qu'il est difficile de prévoir. Le système cellulaire tel qu'il fonctionne ici sortira-t-il victorieux de la lutte? L'avenir seul pourra répondre à la question. Ainsi, tandis que certains États ont renoncé à l'application de ce système, d'autres paraissent disposés à en faire l'expérience. Tout récemment, le gouvernement français a été autorisé par la législature à en faire une application restreinte. L'Angleterre, après bien des tâtonnements, en est arrivée à abandonner ce qu'elle avait prôné d'abord, et le régime de la séparation, tel que nous l'appliquons en Belgique, est presque entièrement délaissé. Les États-Unis paraissent aussi enclins à chercher une formule nouvelle, et des esprits distingués y ont soumis à un examen sérieux le système irlandais dit Croftonien. Quoi qu'il advienne de ces recherches, de ces expériences nouvelles, nous pouvons affirmer que les résultats obtenus en Belgique, par l'application du système pensylvanien modifié, sont largement satisfaisants.

« Permettez-moi maintenant, Messieurs, de vous donner un court aperçu de l'établissement que vous allez visiter.

» L'occupation de la maison remonte au mois d'octobre de l'année 1860.

» Elle était destinée d'abord à recevoir les condamnés à plus d'un an de captivité, sans distinction de peines, à l'exception des condamnés aux travaux forcés à perpétuité.

» Depuis, cette destination a subi des modifications; la prison est affectée spécialement aujourd'hui à recevoir tous les détenus valides de corps et d'esprit que les arrêts ont frappés de peines criminelles à tous les degrés. Ce n'est qu'exceptionnellement et transitoirement qu'elle reçoit des condamnés à des peines correctionnelles, et encore ces peines doivent-elles dépasser la durée de 5 ans. Quant aux condamnés criminels et correctionnels dont l'état de santé ou l'état intellectuel laissent à désirer, l'Administration leur a affecté un quartier spécial dans la maison centrale de Gand et dans la maison de sûreté de Mons.

» Les condamnés aux travaux forcés à perpétuité, après 10 ans de cellule en cet établissement, sont transférés dans la maison de force de Gand, à moins qu'ils ne manifestent le désir de continuer à subir leur peine en cellule.

» Le nombre des cellules s'élève à 596, et la population moyenne dépasse habituellement le chiffre de 550.

» Tous les détenus, à l'exception de ceux qui font le service domestique, sont astreints à des travaux industriels, sous la surveillance des gardiens et la direction des contre-maîtres des travaux.

» Tous les métiers s'exercent dans la cellule et aucun travail ne se fait en commun. Aucun détenu, à moins qu'il ne soit malade, ne reste inoccupé. L'Administration a eu soin d'organiser les travaux de manière telle que les métiers les plus utiles trouvent à s'exercer. C'est ainsi que la cordonnerie, la confection des vêtements, la reliure, le tissage, etc., occupent les bras de nos détenus depuis leur entrée dans l'établissement. L'Administration cherche moins, dans l'organisation de ce travail, à créer une source de revenus pour le trésor qu'à perfectionner l'éducation professionnelle des détenus. Cependant les salaires sont, en général, en rapport avec ceux de l'industrie libre.

» Les détenus perçoivent, sur le salaire intégral, une part proportionnelle suivant la nature de la condamnation, et cette part est d'autant plus élevée que la peine est moins grave. C'est ainsi que les condamnés aux peines correctionnelles touchent les cinq dixièmes du salaire intégral, tandis que les condamnés aux travaux forcés n'en touchent que les trois dixièmes.

» Une moitié du salaire est versée à la masse, une autre sert aux détenus de denier de poche. Le condamné trouve ainsi à compléter au besoin le régime alimentaire de la maison, et à se procurer certains objets de consommation, tels que le tabac à fumer, etc., dont l'usage est autorisé dans de certaines limites.

» La durée du travail est de 10 heures au moins.

» *En dehors des visites que les détenus reçoivent de leurs parents, les règlements imposent au personnel de surveillance, ainsi qu'au Directeur, à l'aumônier, à l'instituteur et aux médecins, l'obligation de visiter régulièrement les condamnés. La cellule n'est donc pas l'isolement ; le détenu conserve toutes les relations sociales* qui peuvent contribuer à son amendement.

» L'instruction religieuse et l'éducation scolaire font partie également du régime moral, et rien n'est négligé pour faire appel aux sentiments religieux et pour développer les connaissances utiles.

» Si, d'un côté, le règlement permet les punitions des détenus, d'autre part, il autorise les récompenses, ce stimulant puissant pour le bien. C'est, du reste, d'après la conduite du détenu pendant sa détention que se règlent les propositions à faire en sa faveur pour l'obtention d'une réduction dans la durée de la peine, ou d'un changement dans la nature de celle-ci.

» Est-il besoin de le dire, les détenus malades reçoivent, dans cet établissement, tous les soins que leur état comporte. Deux médecins sont attachés au service de l'infirmerie. Les malades sont traités ou bien dans les cellules, lorsque leur état ne présente aucune gravité, ou bien dans l'infirmerie, lorsque la maladie prend un caractère grave.

» Une alimentation substantielle, le travail régulier, les promenades dans les préaux, les soins de l'hygiène, voilà les préservatifs contre les maladies. Le nombre des malades à l'infirmerie, en 1874, a été de 32, celui des décès de 10. La phthisie et la bronchite y ont tenu une grande place.

» Depuis l'ouverture de l'établissement, la moyenne annuelle des décès a été de 1-61 p. c., c'est-à-dire de beaucoup inférieure à celle des maisons en régime commun.

» J'ai déjà eu l'occasion de démontrer, dans le rapport présenté à M. le ministre de la Justice, en 1869, que les suicides et les cas d'aliénation mentale sont rares dans cet établissement. En 1874, l'Administration n'a eu à compter qu'un seul cas de suicide et 3 cas d'aliénation mentale.

» Les aliénés ne sont pas retenus dans l'établissement; ils sont dirigés, par les soins de l'Administration, sur la maison de santé de Froidmont, sur laquelle elle exerce sa haute surveillance.

» Le régime alimentaire est au niveau des besoins des détenus. Je me bornerai à vous dire que chacun d'eux reçoit, par jour, 600 grammes de pain de méteil, que les soupes à la viande sont distribuées quatre fois par semaine, et que la moyenne, par jour, du poids de la ration est de 1 kil. 858 grammes. Les mets sont d'ailleurs préparés avec les plus grands soins et l'assaisonnement en est disposé de manière à stimuler l'appétit des détenus.

» Vous verrez, Messieurs, par l'examen des locaux, que les soins de propreté sont poussés aux extrêmes limites, et que ceux qui touchent directement aux détenus ne laissent absolument rien à désirer. Les bains fréquents, le changement de linge tous les 8 jours, le nettoyage des vêtements à des époques déterminées, telles sont les mesures prescrites pour entretenir chez eux la propreté, si essentielle pour la conservation de la santé.

» Vous remarquerez, Messieurs, que le chauffage des cellules a lieu au moyen de l'eau chaude. Le système donne une moyenne de 15 à 16 degrés centigrades, lorsque la température extérieure s'abaisse au-dessous de 0. La ventilation dans les cellules est toujours active et l'extraction de l'air vicié se fait à l'aide de valves, dont l'action est assez puissante pour dégager l'atmosphère de tous les principes viciés.

» Le système adopté dans cette maison pour l'évacuation des matières solides et liquides, est le siége fixe, qui, tout en offrant, suivant nous, des avantages moindres que le vase mobile adopté dans d'autres de nos établissements, ne présente cependant pas des inconvénients assez sérieux pour en faire proscrire absolument l'usage. Enfin, une distribution abondante d'eau, pour les besoins des détenus, complète l'organisation matérielle de l'établissement.

» Le régime moral, qui comporte l'éducation religieuse et l'instruction, se complète à l'aide de la comptabilité et de la statistique morales, qui permettent le classement du détenu, classement dans lequel interviennent tous ceux qui visitent les condamnés et auquel concourt également le comité d'inspection et de surveillance. Ce collége, dont les attributions sont très-étendues, forme pour ainsi dire l'intermédiaire entre l'Administration supérieure et la Direction. Composé d'hommes dévoués et intelligents, ce collége rend des services importants par le contrôle incessant qu'il exerce sur l'exécution des règlements.

» Telle est, Messieurs, en quelques mots, l'organisation de cette importante maison, dont la mission est d'assurer la répression du crime, tout en préparant aux criminels les voies de l'amendement. Tout fait espérer que les efforts de l'Administration seront couronnés de succès, alors surtout que nous serons parvenus à organiser sur de nouvelles bases le patronage des condamnés libérés. C'est là une œuvre difficile, dont je m'occupe avec l'espoir de triompher des nombreux obstacles que rencontre la création d'une pareille institution en dehors de l'action directe du Gouvernement.

» Vous apprécierez du reste vous-mêmes, Messieurs, par l'examen auquel vous allez vous livrer, si l'institution répond aux conditions, aux exigences d'une saine application des principes qui régissent la matière si importante en même temps que si délicate de la répression pénale.

» Châtier et amender, voilà le desideratum. Je serais heureux que nos efforts pour atteindre ce double résultat obtinssent vos suffrages (1). »

II. — Institut vaccinal de l'État a Bruxelles, *créé par arrêté royal du 11 juillet 1868, sur la proposition M. le docteur* Warlomont, *membre titulaire de l'Académie royale de médecine de Belgique, et placé sous sa direction* (2).

Dans tous les pays civilisés, la vaccine est acceptée et mise en pratique comme le plus sûr et même le seul moyen préservateur de la variole. Vainement, de loin en loin, des esprits sceptiques élèvent-ils encore des doutes sur sa valeur, leur opposition ne sert plus qu'à rendre plus vivace et plus convaincante une vérité désormais acquise.

Les objections faites à la vaccination sont de deux ordres : pour les uns, elle contribuerait à enfermer dans l'organisme des principes morbides qu'une évolution variolique aurait pour effet et pour but d'entraîner au dehors : elle serait ainsi susceptible de donner lieu à d'autres affections tout aussi graves, dont on n'aurait fait que reculer l'éclosion; pour d'autres — et ceci s'adresse surtout au public — elle offrirait, en outre, cet immense danger d'exposer les sujets vaccinés à recevoir, dans l'acte de la vaccination, l'imprégnation de maladies constitutionnelles dont peuvent être atteints ceux qui fournissent la matière d'inoculation.

Il a été fait justice depuis longtemps de la première de ces objections,

(1) Voy. séance du 22 septembre, p. cvi.
(2) Les renseignements renfermés dans ce travail ont été fournis par M. Warlomont à MM. les membres du Congrès, lors de la visite qu'ils ont faite à l'Institut vaccinal de Bruxelles.

due à MM. les statisticiens, et nous n'avons pas à y revenir. Quant à la seconde, force nous est de l'accepter comme fondée, au moins dans une certaine mesure et en ce qui concerne la syphilis, et nous ne pouvons nous refuser à donner satisfaction à ceux qui, en présence des coërcitions de la vaccine légalement obligatoire, éprouvent des répugnances dont la légitimité ne saurait être équitablement contestée. Les faits de contagion, en effet, s'ils ont été considérablement exagérés par la méfiance publique, ne s'en présentent pas moins périodiquement dans la pratique.

On nous a reproché plus d'une fois de nous en être servi pour les besoins de la cause. Ce reproche était immérité. Nous avons dit que c'était un élément de la question dont il fallait tenir grand compte, et nous le répétons. A quoi bon d'ailleurs en faire profession? L'aveu n'en est-il pas dans toutes les consciences, et devons-nous, en refusant de nous en expliquer, nous croire en sûreté comme l'autruche quand elle a caché sa tête sous son aile?

Quelle satisfaction peut-il être donné à ces inquiétudes et à ces répugnances? On l'a indiqué depuis longtemps. Il suffit que le vaccinateur prenne soin de n'accepter comme vaccinifères que des individus bien portants et bien constitués, et surtout, vu les difficultés que présente semblable sélection, de ne charger son instrument inoculateur que d'un vaccin pur, vierge de tout mélange avec le sang ou les sucs divers du sujet qui le fournit.

Mais tout n'est pas dit quand cette recommandation a été faite. Admettant qu'elle ait été rigoureusement observée — et c'est être large, car on sait combien de négligences coupables entraînent les pratiques quotidiennes qui ont été longtemps inoffensives, — ne sait-on pas combien les familles ont de propension à mettre sur le compte de la vaccination les accidents morbides dont les enfants sont atteints par la suite, et combien peu d'entre elles se mettent en peine de rechercher si leurs déductions sont fondées? De là une source de méfiances dont trop de parents se couvrent pour justifier, soit leur négligence, soit leur résistance aux prescriptions de la loi ou de l'hygiène.

Il y a donc là un premier desideratum à faire disparaître. Il y en a encore un second, qu'il n'importe pas moins d'écarter : je veux parler de la pénurie relative de la matière vaccinale.

Dans les pays où fleurit la vaccination obligatoire, en Angleterre par exemple, où tout enfant, quelle que soit la saison, non-seulement doit être, sous peine de l'amende ou même de la prison pour les parents, amené par eux à la vaccination dans les trois mois qui suivent sa naissance, mais où ceux-ci sont passibles de la même peine s'ils ne le ramènent à huitaine et ne le laissent servir de vaccinifère, la pénurie de vaccin ne peut guère se faire sentir, et, à ce point de vue du moins, ses sources ne demandent pas à être renforcées. Mais combien n'en est-il pas autrement dans d'autres pays où, comme en Belgique et en France par exemple, la vaccination est abandonnée à l'arbitraire des familles, et combien n'importe-t-il pas de s'en préoccuper? Là, non-seulement les parents, quand c'est leur caprice, négligent de faire vacciner leurs enfants, mais, ce qui est presque aussi grave au point de vue de la matière disponible, peuvent refuser si c'est leur bon plaisir — et ne s'en font point faute — d'en laisser prélever la moindre parcelle au profit des autres. Ce n'est pas tout : il règne en beaucoup d'endroits ce préjugé qu'il est dangereux de faire vacciner les enfants pendant l'hiver; de là une suspension presque complète des opérations, du 1er octobre au 1er mai, c'est-à-dire pendant sept mois de l'année.

On voit les conséquences de cet état de choses : une épidémie variolique vient-elle à se manifester l'hiver, et avec elle le besoin d'une grande quantité de vaccin pour faire face aux demandes de revaccination, le virus manque, ou au moins sa production n'est pas en proportion des demandes. Les médecins des dépôts, des maternités, des instituts de vaccination humaine, ont beau faire alors des prodiges de bon vouloir et d'activité, les sujets leur manquent, et ils sont ainsi réduits à être plus coulants dans le choix des sujets producteurs, à distribuer même, — qui sait? — du vaccin de revacciné qui, neuf fois sur dix, ne mérite aucune confiance, et, utilisé dans les revaccinations, crée une sécurité d'autant plus dangereuse que tout contrôle puisé dans les résultats y est impossible.

Ainsi, dans les centres où la vaccination n'est pas obligatoire de par la loi, il y a utilité publique à renforcer les sources de vaccin par des moyens qui ne soient pas à la merci du public.

Nous avons reconnu plus haut que, dans les autres, cette utilité est moins grande, parce que les vaccinifères y font rarement défaut, que là, par conséquent, des procédés nouveaux auraient mauvaise grâce à vouloir s'imposer pour cause d'insuffisance du vaccin jennérien.

Mais ce n'est là qu'un des côtés de la question. Il en est un autre sur lequel nous avons déjà insisté plus haut. Dans les pays où il y a obligation pour les parents à faire vacciner leurs enfants, il y a aussi obligation morale pour l'État à fournir aux familles du vaccin qui soit à l'abri de toute suspicion au point de vue des adultérations diathésiques.

§

Tels sont les deux défauts offerts par la vaccination en usage depuis Jenner, et auxquels il importait de chercher un correctif efficace par l'adjonction de ressources nouvelles. Ces ressources, nous les avons trouvées en répandant dans la pratique ce qu'on est convenu d'appeler « *la vaccination animale*, » méthode qui consiste à semer le vaccin originel sur de jeunes sujets de l'espèce bovine et à faire servir à la vaccination des hommes le produit de cet ensemencement. Ce produit, outre qu'il échappe au danger des adultérations diathésiques, peut être, à bref délai, multiplié à l'infini, et créer une source illimitée de matière vaccinale, capable de répondre presque instantanément aux besoins les plus impérieux et les plus étendus. Or, ce sont ces deux résultats qu'il s'agissait d'atteindre et que le Gouvernement belge a atteints en créant, sur ma proposition, par arrêté royal du 11 juillet 1868, un établissement spécial qu'il a appelé : *Institut vaccinal de l'État.*

Voici le texte de cet arrêté :

« LÉOPOLD II, roi des Belges, à tous présents et à venir, Salut.

« Vu les rapports faits à l'Académie royale de médecine sur l'opportunité de renouveler le vaccin par l'inoculation du cowpox spontané à des génisses, ainsi que les conclusions adoptées à ce sujet par l'Académie, dans sa séance du 30 mars 1867, conclusions ainsi formulées :

« 1º L'Académie a déjà reconnu l'utilité et même la nécessité de renouveler et de rajeunir le vaccin, et elle n'a pas changé d'avis à cet égard;

« 2º Un moyen réellement pratique d'obtenir ce renouvellement consisterait dans une large application de la vaccination animale, fondée sur l'inoculation du cowpox spontané à des génisses, sur lesquelles les produits de cette inoculation seraient incessamment entretenus par les procédés récemment introduits dans la science.

« Vu l'avis émis dans le même sens par le Conseil supérieur d'hygiène publique, le 26 avril 1865,

« Sur le rapport de notre Ministre de l'Intérieur,

« Nous avons arrêté et arrêtons :

« Art. 1er. Les dispositions de l'arrêté royal du 18 avril 1818 concernant les médailles dont parle l'art. 9 du dit arrêté sont rapportées.

« Art. 2. Au moyen des fonds qui sont affectés au payement des dites médailles, il sera créé par les soins de notre Ministre de l'Intérieur un service spécial ayant pour objet :

« 1º Le renouvellement du vaccin actuellement en usage, au moyen de la vaccination animale, fondée sur l'inoculation du cowpox spontané à des génisses, sur lesquelles le produit de cette inoculation sera incessamment entretenu par les procédés récemment introduits dans la science;

« 2º La distribution gratuite à tous les médecins du pays et aux administrations communales des localités privées de médecins, qui en feront la demande par écrit, de la matière vaccinale ainsi obtenue, ainsi que du vaccin humanisé, produit de la vaccination de génisse à bras.

« Art. 3. Le chef de ce service aura le titre de *Directeur de l'Institut vaccinal de l'État.*

« Art. 4. Le Directeur de l'Institut vaccinal de l'État est chargé :

« *A*. De veiller à ce qu'il y ait constamment, dans le local qui sera affecté à cette destination, au moins une génisse vaccinée par ses soins, soit au moyen des produits du cowpox spontané découvert à Beaugency, en 1866 (1), et entretenu depuis cette époque à l'office vaccinogène du docteur Warlomont, à Bruxelles, soit au moyen du cowpox spontané que le hasard ou les recherches pourraient faire découvrir dans le pays ou à l'étranger.

« *B*. De recueillir le cowpox fourni par les génisses, suivant les procédés reconnus les plus avantageux, et de le distribuer gratis, sous les réserves qui seront indiquées ci-après.

« *C*. De vacciner des enfants, de génisse à bras, afin de pouvoir, *dans les limites du possible*, distribuer, gratuitement aussi, du vaccin humanisé de première transmission, que certains vaccinateurs pourraient préférer au cowpox venu directement de la génisse.

« *D*. D'éviter qu'aucune interruption ne se produise dans les inoculations successives des génisses.

« Art. 5. La distribution gratuite du vaccin recueilli à l'Institut vaccinal de l'État est limitée, tant pour les vaccinateurs que pour les autorités communales, à l'envoi de deux tubes ou de deux pointes de matière vaccinale par année (2).

« Le Directeur de l'Institut vaccinal sera tenu toutefois de satisfaire, autant que possible, à toutes les demandes de vaccin qui lui seront faites ; mais il pourra exiger des administrations communales une rétribution d'un franc, et des médecins un honoraire de deux francs par tube ou par pointe de matière animale, pour tout envoi excédant les limites indiquées ci-dessus. Il est autorisé, en outre, à délivrer du vaccin à raison de deux francs par tube ou par pointe aux particuliers qui en feraient la demande (3).

(1) M. Pétry, membre titulaire de l'Académie royale de médecine de Belgique, a signalé à cette Compagnie, dans sa séance du 11 de ce mois, un cas de cowpox spontané découvert par lui à Esneux (Liége), le 2 juillet courant, et a déposé sur le bureau le procès-verbal en due forme de cette découverte.

Il lui a fait savoir, en même temps, que M. le docteur Warlomont, informé du fait par dépêche télégraphique, s'était empressé de se rendre sur les lieux et de recueillir de la matière vaccinale, qu'il a inoculée avec un succès complet à une de ses génisses.

(2) La direction s'est, depuis, spontanément engagée à fournir du vaccin aux médecins, *gratis*, toutes les fois qu'ils en ont besoin pour refaire leur souche.

(3) On s'est demandé et parfois l'on se demande encore s'il n'y a pas lieu de supprimer le débit du vaccin au public, moyennant honoraire, débit qui, au premier aperçu, semble incompatible avec le caractère exclusif d'une institution d'intérêt public et la dignité de ses préposés, et de décider, par conséquent, que tout vaccin produit à l'institut serait distribué gratuitement. Mais on s'est refusé — et ce n'est pas sans raison — à priver les parents de la possibilité de se pourvoir, sans intermédiaire et *à la source même*, de la seule espèce de vaccin dans laquelle beaucoup d'entre eux ont placé toute

« Par arrêté royal du 11 juillet 1868, M. le docteur Warlomont, membre titulaire de l'Académie royale de médecine, est nommé *Directeur de l'Institut vaccinal de l'État.* »

(*Moniteur belge* du 14 juillet 1868).

Indépendamment des deux lacunes que nous avons signalées plus haut, à savoir le danger, réel ou imaginaire, de la transmission de maladies diathésiques et la pénurie possible et souvent réelle de la matière à inoculer, lacune qu'il s'agissait de faire disparaître, l'arrêté royal vise un troisième objet : le renouvellement et le rajeunissement du vaccin ordinaire des souches. Cet objet n'a pas moins d'importance que les autres. Il n'est pas, en effet, de vaccinateur qui n'ait vu parfois, à un moment donné et sans raison bien appréciable, les pustules vaccinales de ses inoculés prendre petit à petit un aspect moins florissant, devenir chétives ou même cesser de se produire. Est-ce à dire que le vaccin se soit ainsi affaibli *ipso facto* par la loi du temps? Cette hypothèse n'est pas démontrée; mais, ce qui l'est, c'est qu'il suffit que le germe ait traversé un organisme débile ou cachectique pour ne rendre, à son tour, qu'un produit moins vigoureux qui, d'encore en encore, pourra finir par s'éteindre tout-à-fait. L'existence d'un établissement où le praticien puisse, dans ces cas de défaillance, renouveler et rajeunir sa souche, a donc une utilité réelle et incontestable.

§

L'Institut vaccinal de l'État fonctionne en Belgique depuis huit ans environ, et, à part quelques critiques de détail relatives à son organisation, y a été accueilli avec la plus grande faveur. Veut-on savoir dans quelle mesure les médecins y ont recours? Voici des chiffres : sur 2000 médecins environ qui pratiquent en Belgique, on peut compter qu'une moitié à peine, soit 1000 environ, s'y occupent de vaccination. Eh bien, sur ce nombre, 305 ont eu recours au vaccin animal de l'Institut dans le seul mois de juin 1873; 463 dans le courant du mois de juillet de la même année, soit, au total : 768, dans le cours de deux mois. Depuis cette époque, ces chiffres se sont encore notablement élevés ; ils ont bien leur éloquence.

Le vaccin fourni par l'Institut est-il digne de cette confiance? Voici notre réponse : employé vivant, c'est-à-dire de génisse à bras, quand les boutons sont bien venus et à point, à savoir dans le courant du cinquième ou du sixième jour, suivant la saison, le vaccin animal inoculé à des sujets

leur confiance : les médecins, en effet, ne pouvant s'adresser à l'Institut pour chaque sujet à vacciner ou à revacciner, continueront à faire usage d'un vaccin régénéré (humain), leur donnant toute satisfaction, mais n'en inspirant pas une aussi entière confiance à certaines familles. Il résulterait de la cessation de cette tolérance une restriction volontairement apportée aux bénéfices d'une organisation fonctionnant depuis six ans à la satisfaction du public, et à laquelle il ne faut toucher qu'à bon escient.

vierges ne connaît de revers que ceux venus de la précipitation ou de l'inhabileté de l'opérateur. Bien inoculé — et avec le vaccin *vivant* les piqûres suffisent — il donne autant de pustules qu'on a fait d'insertions, et ces pustules peuvent soutenir avec avantage la comparaison avec les plus beaux produits de la vaccine humaine. S'agit-il de vaccin conservé — et ici nous entendons tout spécialement parler du vaccin sec sur plaques d'ivoire, suivant le mode adopté par nous d'après la méthode anglaise, — nous puiserons notre réponse dans un rapport consigné dans le BULLETIN DE L'ACADÉMIE ROYALE DE MÉDECINE DE BELGIQUE (1871, p. 1217), et d'où il résulte : que les vaccinations et les revaccinations opérées en 1870 et 1871 par trente-six des médecins les plus recommandables de la Belgique, au moyen des *pointes* délivrées par l'Institut vaccinal de l'État, ont donné les résultats suivants, savoir :

1º Dans les *vaccinations* : sur un total de 500 cas, 479 succès, soit 96 pour 100 ;

2º Dans les *revaccinations* : sur un total de 5425 cas, 3419 succès, soit 62 pour 100.

Chiffres supérieurs à ceux relevés dans toutes les statistiques, car, en Angleterre, les *meilleurs vaccinateurs* n'évaluent qu'à 90 pour 100 le chiffre de leurs succès dans les vaccinations au moyen du vaccin humain en tubes, et à 95 pour 100 celui procuré par le même vaccin sur pointes d'ivoire.

Il reste à établir la réalité de la préservation procurée par le vaccin animal, puis enfin la durée de la vertu préservatrice. Pour le premier point, il y a ceci à répondre, que, sur plus de 10,000 enfants vaccinés à Bruxelles par le vaccin animal, de 1865 à 1870 et ayant essuyé la terrible épidémie variolique qui, en 1870 et 1871, a effrayé le monde, il n'en a pas été signalé un seul comme ayant été atteint par le fléau ; que la même immunité absolue a été le partage de nos revaccinés, bien autrement nombreux encore, qui, dans le même temps, se sont trouvés dans les foyers épidémiques. En ce qui concerne la durée de la préservation, il nous sera permis de laisser au temps le soin de la fixer.

Il est beaucoup de pays où les parents ne permettent pas au médecin de prendre leurs enfants pour les faire servir de vaccinifères, d'autres où ils n'y consentent qu'à prix d'argent. A Paris, si je suis bien informé, un bon vaccinifère se paye 5 francs. Là le mal n'est pas grand, puisque le remède est à côté ; mais combien ne rencontre-t-on pas de mères qui repoussent avec horreur toute offre pécuniaire : « Laisser torturer mon enfant pour de l'argent, jamais ! » Et les plus belles pustules disparaissent infructueuses pour autrui.

Les mères qui refusent de laisser vider les pustules vaccinales ont-elles tort, au point de vue de l'immunité variolique dont elles entendent doter leurs enfants ? Question grave et que nous ne toucherons pas, mais qui mérite au plus haut point d'être examinée. La justification de cette résistance n'est-elle pas en germe dans cette disposition, existante dans certains règlements, qu'il faut ménager toujours un bouton au moins?

En Belgique, pendant l'épidémie de 1870-1871, qui a sévi surtout par le fort d'un hiver rigoureux, les instituts de vaccination humaine ont fait l'impossible pour se procurer des vaccinifères, mais on se fera une idée de l'insuffisance où se serait trouvé le service des revaccinations, si l'on n'avait eu l'Institut vaccinal de l'État, quand on saura que cet établissement a distribué, pendant plus de 6 mois, du vaccin animal pour plus de cinq cents vaccinations PAR JOUR! Grâce à l'existence de l'Institut, le vaccin n'a jamais manqué un seul instant, malgré la prodigieuse quantité de demandes auxquelles il avait à satisfaire. Quatre-vingt-dix-neuf fois sur cent, les expéditions étaient faites, comme elles le sont encore, par retour du courrier, de telle sorte que, mis à la poste avant la dernière levée du soir, les envois arrivaient à destination, dans tous les coins du pays, transmis par les trains de nuit, dans la matinée du lendemain. Le service n'a jamais subi une heure d'interruption, ni le médecin plus de 24 heures d'attente. Il a été satisfait avec le même empressement et la même ponctualité à de nombreuses demandes venues de l'étranger.

§

L'Institut vaccinal de l'État est installé au Jardin zoologique de Bruxelles, où la Société a fait construire un local *ad hoc* qu'elle cède à bail au Gouvernement. Il se compose d'un salon d'attente pour la clientèle aisée, qui vient s'y faire vacciner, d'une grande salle d'attente pour la clientèle indigente, d'un cabinet de travail et d'une dernière salle, pourvue du mobilier nécessaire. C'est dans cette salle, qui se trouve en communication avec une petite étable suffisante pour contenir six veaux, que les animaux sont amenés pour y être couchés sur des tables à bascule, où ils sont solidement fixés pour tout le temps nécessaire aux opérations que réclament, tantôt l'insertion sur des veaux du vaccin d'ensemencement, tantôt la récolte du produit obtenu, tantôt les vaccinations. (1) Cette petite étable communique elle-même avec la ferme du Jardin zoologique, et c'est par cette communication particulière que les animaux sont introduits, nourris, soignés, et que leur étable est entretenue dans l'état de propreté voulue.

Les génisses sont amenées régulièrement, à mesure des commandes, par un boucher, qui les *loue* à l'établissement pour un terme de sept jours; passé ce temps, elles sont rendues à leur propriétaire, après avoir servi à

____

(1) L'Institut vaccinal de l'État n'est destiné, en vertu des statuts, qu'à la *culture* et à la *récolte* du vaccin animal. C'est par extension et par pure philanthropie que la Direction le fait servir également pour la vaccination, laquelle y est gratuite pour les indigents.

la vaccination et à la récolte du vaccin, et sans avoir subi, de ce chef, aucune dépréciation sensible : on les nourrit d'œufs et de lait. En temps ordinaire, deux génisses par semaine suffisent; durant l'épidémie de 1870-71, il en était vacciné au moins une chaque jour.

Le jour où l'animal doit être vacciné, ou au plus tôt la veille, car il ne faut pas laisser au poil le temps de repousser, il est fixé sur la table à bascule et rasé, opération laborieuse qu'il faut abandonner à un homme de peine : la surface à dénuder doit être à peu près équivalente à celle du fond d'un chapeau d'homme, et s'étendre à partir de la région inguino-mammaire dans la direction de l'ombilic. C'est sur cette surface que seront faites les insertions, par le dépôt de vaccin liquide, emprunté *illico* à la génisse vaccinifère fixée sur la seconde table à bascule, dans des incisions n'intéressant guère que l'épiderme et d'une longueur d'un centimètre environ.

Ces incisions doivent être faites dans la direction de l'axe de l'animal, afin que, plus tard, au moment d'utiliser les pustules, la pince à ressort fixe appliquée sur elles, ne soit pas chassée dans les mouvements que l'ennui ou la douleur provoquent chez le vaccinifère, et qui ont pour effet l'élongation de l'axe longitudinal aux dépens de l'axe bi-latéral. Les incisions sont distantes l'une de l'autre de deux centimètres environ, L'animal étant étendu sur l'un des côtés, quand l'opération est terminée, elles se présentent comme une série d'échelles situées à côté et à une distance de deux centimètres environ l'une de l'autre, distance qui est celle séparant également les échelons entre eux. Pour laisser toute liberté à l'épanouissement des pustules, il est bon que les échelons de deux séries voisines se contrarient.

Au bout de quarante-huit heures déjà, si l'inoculation doit réussir, chaque incision s'entoure d'une légère bordure rouge, qui, vingt-quatre heures après, s'appuie sur une induration dont le volume augmente rapidement pour aboutir, au bout du quatrième ou du cinquième jour, selon le climat et la saison, à des boutons de vaccine.

Ces boutons ont la forme d'une fève de café allongée, à dépression cicatricielle longitudinale, en rapport d'étendue avec l'incision d'insertion, environnée d'une zône d'un blanc-argenté, transparente, encadrée elle-même d'une autre zône rouge. La petite tumeur se développe encore pendant les septième et huitième jour; la zône transparente prend une couleur blanche, crayeuse, puis jaunâtre; les jours suivants, le bouton devient purulent, puis se déssèche et se transforme en une croûte noirâtre, qui ne tombe guère que du quinzième au vingtième jour.

Le contenu des tumeurs vaccinales ainsi obtenues n'est guère valable que pendant 24 heures : pour s'en servir avantageusement, tant pour la vaccination que pour la récolte, il faut choisir le moment opportun. Or, ce moment, que l'expérience apprend seule à bien reconnaître et qui est celui durant lequel l'auréole blanchâtre a son apparence transparente et sa couleur argentée, varie selon la température : l'été, il appartient en général à la durée du cinquième jour, l'hiver à celle du sixième. Il peut y avoir 24 heures de marge, pendant lesquelles la matière se conserve, mais il n'y faut pas compter : l'instant le plus favorable est celui qui se rapproche le plus de celui où l'auréole argentée a *commencé* à se manifester, sous la forme d'un petit liséré blanc parallèle à l'incision ou plutôt à la cicatrice qui la remplace.

Dans les boutons de vaccine humaine, la matière fluide est distribuée de telle façon, dans le parenchyme de la petite tumeur, qu'elle en transsude sous la forme de gouttelettes transparentes, dès qu'on en perce légèrement, au moyen d'une lancette ou même d'une aiguille, l'enveloppe extérieure. Dans ceux de la vaccine animale, il n'en est pas ainsi, et l'on peut en transpercer, même largement, la cuticule externe, sans en voir sourdre la moindre parcelle de lymphe. Il faut donc ici, tant pour la vaccination que pour la récolte de la matière, appeler celle-ci au dehors par la compression de la tumeur. Nous avons fait construire, à cet effet, une pince courbe, exerçant une pression qu'on soutient au moyen d'un coulisseau. Cette pince doit être placée de façon que sa partie convexe extrême étreigne, non les tissus situés au delà de la tumeur, mais la base de celle-ci seulement, de peur d'y appeler des liquides inertes; les parties montantes de la pince limitant de chaque côté la tumeur elle-même, empêchent également ces liquides d'y affluer par les côtés. C'est donc le vaccin seul dont elle sollicite la sortie. Au moment où la pince est assujettie par le coulisseau, nous avons la coutume de frotter, doucement mais rapidement, la surface de la pustule, d'un coup de mouchoir, qui en enlève, avec la promptitude de l'éclair, la croûte cicatricielle et la gouttelette de sang qui se présente tout d'abord. Cela fait, le parenchyme de la tumeur est à nu et livre tout son contenu, limpide et débarrassé de toutes particules étrangères, soit à la lancette, soit à la pointe d'ivoire, qui vont en tirer le parti voulu.

Pour la vaccination, nous nous servons d'une aiguille canelée ou de tout autre instrument approprié. Une simple insertion sous-épidermique suffit quand on a affaire à du *vaccin vivant*.

Quand on emploie du vaccin *conservé*, qu'il soit humain ou animal, il faut ouvrir à l'entrée de la matière une porte plus large, à ciel ouvert, ainsi que nous l'exposerons plus loin.

Pour la récolte, nous employons deux modes : la conservation *à l'état liquide* dans des tubes; celle *à l'état sec* sur pointes d'ivoire.

1. Pour recueillir le vaccin animal dans des tubes, on doit s'y prendre comme suit : On dépose dans une capsule de porcelaine le contenu d'un certain nombre de pustules exprimé au moyen de la pince construite à cet

effet, et qu'on a recueilli avec une curette quelconque. Dans le liquide ainsi collecté, on verse quelques gouttes d'eau distillée glycérinée; on mêle, on sépare les détritus, résidus ou coagulum, qu'on exprime avec soin et qui renferment des globules sanguins, des fragments d'épithélium, etc., et l'on fait passer dans les tubes le liquide qui, ainsi expurgé et débarrassé de ses principes coagulants, s'y précipite et s'y conserve bien, sans être encore exposé à s'y coaguler, ainsi qu'il arrive, comme on le lui a reproché avec raison, quand on l'a introduit dans les tubes sans avoir subi cette préparation.

Les tubes dont nous nous servons actuellement sont cylindriques, dépourvus de renflement médian, et effilés à leurs deux extrémités, pour se prêter mieux à l'occlusion : il suffit, en effet, de les présenter à la flamme d'une bougie pour les y voir rougir incontinent, et donner ainsi la garantie d'une fermeture exacte. Les autres moyens d'occlusion, cire à cacheter, etc. sont loin d'être aussi fidèles.

Le vaccin animal ainsi préparé se conserve relativement assez bien, mais beaucoup moins longtemps cependant que ne fait le vaccin humain recueilli directement dans les tubes. On n'y doit guère compter que pour une semaine; il est d'autant plus sûr qu'il est employé à un moment plus rapproché de celui où il a été prélevé.

C'est à cause de cette inconsistance de l'activité du vaccin fluide que nous y préférons de beaucoup le mode suivant :

B. *Vaccin animal sur pointes.* Les pointes que nous employons sont des plaques d'ivoire, carrées à l'une de leurs extrémités, pointues à l'autre, longues de 5 centimètres, larges de 7 millimètres, épaisses comme une carte anglaise à jouer. Quand la pince est appliquée, on plonge la pointe dans la matière qui se présente à la surface de la pustule, de façon à ce qu'elle soit recouverte de vaccin, sur ses deux faces et sur une étendue de 1 à 2 centimètres, à partir de son extrémité effilée. On la dépose alors sur le fond d'une assiette retournée, la base appuyée sur le rebord en saillie circulaire qui s'y trouve, la pointe dirigée vers le centre de l'assiette; ainsi inclinée, c'est vers cette pointe que se porte la matière liquide qu'elle vient de recevoir; on en dispose ainsi de 30 à 40 en rayons, les unes à côté des autres sur le fond d'une même assiette, et l'on expose celle-ci, garnie de la sorte, soit à un soleil ardent, soit au rayonnement d'un foyer donnant une chaleur de même intensité. En un quart d'heure, le vaccin déposé s'est desséché par l'évaporation de sa partie liquide, et la pointe peut être utilisée. Nous avons la coutume, néanmoins, de la revêtir, soit le jour même, soit le lendemain, d'une seconde couche appliquée de même façon que la première, et même d'une troisième si la matière et le temps nous le permettent. Nous prenons encore le soin, pour éviter que le vaccin de la première couche ne se perde par la porosité de l'ivoire, de plonger, plus ou moins longtemps à l'avance, la pointe dans une solution de gomme arabique, qui la revêt ainsi d'un vernis préservateur qu'on laisse bien sécher.

Ainsi préparées, nos pointes de vaccin conservent toute leur efficacité pendant des semaines, des mois et même des années; ce qui s'explique, la partie liquide ayant débarrassé, par son évaporation, les parties solides ou granulations vaccinales des éléments favorables à la putréfaction.

Pour faire usage des pointes, il faut ouvrir au vaccin une porte d'entrée plus large que ne comportent les piqûres, et pour cela s'y prendre comme suit:

Déposer sur l'une des faces de la lame d'ivoire, puis sur l'autre, une goutte d'eau TIÈDE qu'on y laisse jusqu'à ce que le vaccin s'y soit bien ramolli. Faire ensuite, à 1 millimètre de distance l'une de l'autre, 2 ou 3 mouchetures de 4 millimètres de longueur environ, n'intéressant que l'épiderme, ou, *mieux,* une seule incision circulaire au moyen du *vaccinateur-tréphine.* Si un peu de sang s'écoule, le laisser tarir, puis promener sur la plaie, bien étanchée, à plat et pendant assez longtemps, la plaque chargée de vaccin ainsi bien ramolli. Si du sang s'y mêle, rassembler le tout sur les incisions et l'y laisser sécher.

La vaccination par mouchetures rencontre encore de rares opposants. Ils lui reprochent: d'être douloureuse et difficile, de donner lieu à des hémorrhagies et à des pustules trop grandes; d'être un objet d'effroi pour les opérés et les témoins.

L'emploi du vaccinateur-tréphine met à néant toutes ces accusations. Il se compose d'une lame circulaire de 2 millimètres de diamètre, renfermée dans une armature de forme cylindrique. On y imprime un mouvement de rotation par le jeu d'une spirale intérieure. Étroitement appliqué sur la peau bien tendue, il suffit d'appuyer vivement du bout de l'index sur le bouton, pour mettre en action la lame, qui trace *avec la rapidité de l'éclair* un sillon annulaire de

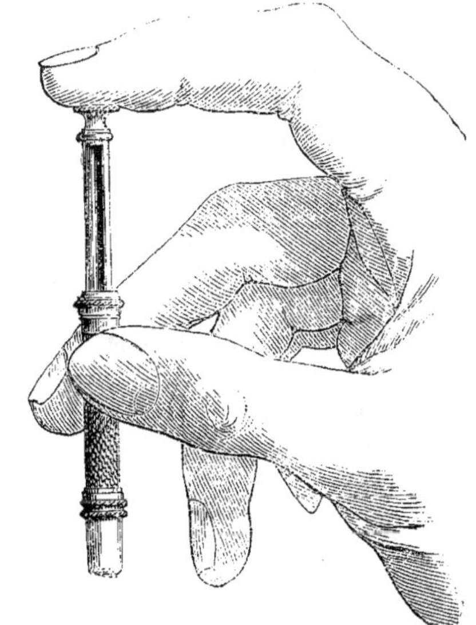

profondeur mesurée à la saillie qu'on a donné à la lame, saillie qu'on augmente ou diminue en tournant ou détournant la virole protectrice. Pour les tout petits enfants, à peau très-fine, la lame ne doit dépasser qu'à peine le niveau de la virole. L'incision faite, le vaccin est appliqué comme à l'ordinaire (1).

On a dit que le vaccin animal devait avoir moins de puissance que le vaccin humain, puisqu'il avait fallu inventer un mode nouveau pour l'introduire. Erreur. La vaccination par mouchetures n'est pas un procédé nouveau; depuis de longues années elle est usitée en Angleterre et en Belgique. D'autre part, elle n'a pas été imaginée en vue du vaccin animal seul; toute vaccination *avec du vaccin conservé* doit être faite largement et à ciel ouvert, si l'on veut en assurer le succès.

Nous avons complétement abandonné le mode de conservation du vaccin entre plaques de verre, que la routine la plus aveugle peut seule maintenir encore. Veut-on, par ce moyen, avoir du vaccin liquide, on n'y parvient qu'à la faveur de précautions demandant beaucoup de temps et de soin : il faut préserver la matière du contact de l'air — et l'on prétend y arriver en entourant avec le plus grand soin de lames de plomb ou d'étain les bords accolés des plaques, ce qui est parfaitement illusoire, — lui conserver sa fraîcheur en l'entourant de feuilles de plantes fraîches, les placer dans des endroits frais et humides, etc., etc. Et quand on a fait tout cela, on n'a rien obtenu qui puisse se comparer au vaccin des tubes. Est-ce de vaccin sec que l'on veut faire provision? Oh! alors, le déboire est bien plus grand encore : les parties liquides n'ayant été éliminées que très-lentement, ont permis à l'altération putride de se produire, et le « *quelque chose de sec* » qui se retrouve alors entre les plaques si minutieusement disposées est absolument inerte. Que de mécomptes on se ménage ainsi, que de temps perdu, que de difficultés pour l'expédition au loin! Au lieu de cela, nos tubes glissés dans des étuis de bois, nos pointes piquées au papier-instruction qui accompagne chaque envoi, les uns et les autres introduits dans une simple enveloppe de lettre et mises à la poste, arrivent sans dégâts, sans encombre, avec la rapidité et la facilité d'une lettre simple, aux plus lointaines destinations.

Ces données justifient les considérations que nous avons fait valoir, quand nous avons proposé, en 1868, à M. le Ministre de l'Intérieur de Belgique, la création d'un établissement central de vaccination fondé sur la vaccination animale. En en tenant compte, le Gouvernement belge a, le premier et le seul, pensons-nous, jusqu'ici, offert à l'hygiène publique cette ressource précieuse dont la valeur s'apprécie davantage chaque jour.

---

(1) L'instrument est fabriqué par M. Denis, rue du Marché-aux-Herbes, 79, à Bruxelles. Prix : 20 francs.

III. — Colonie d'aliénés de Gheel.

Le Comité d'organisation du Congrès avait inséré à son programme : *Visite à la Colonie d'aliénés à Gheel*. L'excursion devait être conduite, et le fut en effet, par M. le docteur Bulckens, président de la section de psychiâtrie et médecin-directeur de la célèbre colonie. Le 25 septembre 1875, vers sept heures du matin, trente-cinq membres du Congrès international, parmi lesquels se trouvaient des médecins allemands, anglais, français, hollandais, italiens, espagnols, russes, plusieurs médecins belges, des philanthropes et des littérateurs, étaient réunis à la station du Nord.

Le voyage de Bruxelles à Herenthals, par Louvain, se fit en chemin de fer. De Herenthals à Gheel, les visiteurs furent transportés par des omnibus, ce qui leur permit de faire connaissance avec la Campine anversoise, contrée jadis stérile, mais dont les progrès de l'agriculture augmentent de jour en jour la prospérité.

Vers onze heures, on s'arrêta devant un vaste et beau bâtiment, qui est l'asile central ou infirmerie pour aliénés de Gheel. M. Bulckens, son médecin-adjoint M. le docteur Peeters, et M. le docteur Vygen, qui avait bien voulu se joindre à ses confrères, firent les honneurs de la maison aux membres excursionnistes. Ceux-ci furent introduits dans la salle de réunion, où M. Bulckens, après leur avoir souhaité la bienvenue et offert le vin d'honneur, leur donna, sur la colonie de Gheel, les renseignements qui suivent :

L'origine de cette institution se perd dans la nuit des temps; elle se rattache, comme beaucoup d'autres institutions charitables, à une légende qui date déjà du viie siècle; les traditions officielles, toutefois, ne font remonter qu'au xiiie la première installation d'aliénés étrangers dans le village de Gheel.

A cette époque, et même dans ces derniers siècles, les maladies nerveuses étaient considérées comme l'œuvre du démon. Devant l'impuissance des moyens curatifs naturels, on y avait recours aux prières, aux neuvaines, à l'exorcisme même. Les aliénés étaient enfermés et enchaînés dans des réduits construits à cet effet près d'une chapelle, mais l'insuffisance de ces cabanons obligea bientôt les thaumaturges à recourir à l'hospitalité des habitants voisins de l'église où se pratiquait l'exorcisme. C'est ainsi qu'avant et après les cérémonies religieuses, les aliénés étaient logés chez les habitants, et que de cette pratique naquit l'institution bien simple du régime familial des aliénés. Les habitants de Gheel, naturellement pieux et soumis, se sont ainsi familiarisés insensiblement avec le contact des aliénés. Par tradition, par prédisposition, les enfants y héritent des vertus charitables de leurs parents, et naissent, pour ainsi dire, infirmiers d'aliénés. Cette heureuse prédisposition s'est transmise à travers les siècles, sans inconvénients graves pour la population de l'endroit. En effet, depuis vingt ans que M. Bulckens vit au milieu d'elle, il en est encore à chercher, sans les avoir découvertes, les traces caractéristiques d'une génération morbide, dont le contact des malades privés de la raison aurait été l'origine. Dans beaucoup de familles gheeloises anciennes, où de tout temps les aliénés ont été hébergés et soignés, l'on ne trouve aucun membre atteint d'aliénation mentale ni même d'affection névrosique. Proportion égale, Gheel ne compte pas plus d'aliénés que les autres communes rurales de la province d'Anvers.

Cette préservation, cette quasi-immunité, fort digne de remarque, n'a pas peu contribué à perpétuer la mission charitable qui, pour beaucoup d'habitants, semble être devenue un besoin moral, et il est touchant de voir combien les parents s'imposent de peines et de sacrifices pour inculquer à leurs enfants la pratique de la charité envers les infortunés qui leur sont confiés.

La Colonie de Gheel, naturellement, n'est pas restée à l'abri des commotions des révolutions politiques et religieuses. Les aliénés y ont subi les influences des temps, des mœurs, des croyances, des préjugés; ils y ont été victimes de spéculations peu dignes, comme ils y ont ressenti la salutaire intervention de la civilisation, mais une réforme radicale est venue depuis longtemps mettre un terme à plus d'un abus.

La loi et des règlements spéciaux sur le régime des aliénés ont été mis à exécution à Gheel, et ont concentré entre les mains de l'État une action qui jusque-là était sans unité et sans contrôle. L'introduction de ces réformes utiles, dans une institution d'où l'on avait pris soin d'exclure jusque-là l'intervention active du médecin, ne fut point aisée, mais, « pénétré du devoir qui nous incombait, dit M. Bulckens, et fort du sentiment de notre mission, nous nous sommes efforcé de combattre l'opposition qui nous était faite, et nous avons fini par surmonter les obstacles sans cesse renaissants sous nos pas. Par un travail persévérant, nous sommes heureusement parvenu à mettre de l'ordre dans ce chaos! Grâce au puissant et intelligent concours de l'autorité supérieure, les progrès réalisés sont restés debout, et témoignent des intentions réfléchies et pratiques de leurs auteurs. Ces progrès sont aujourd'hui reconnus comme rationnels, indispensables, même par ceux qui les avaient entravés d'abord, nouvelle preuve que la vérité, quoique parfois acceptée lentement et avec répugnance, finit toujours par triompher. »

§

Gheel est un grand et beau village, aux rues larges et régulièrement bâties. Il compte douze mille habitants, disséminés sur une étendue de onze mille hectares, d'un périmètre de neuf lieues, et logés dans plus de deux mille habitations. Parmi celles-ci, néuf cent soixante servaient, au 1er juillet 1875, de logement aux treize cents et deux aliénés qui constituaient, à ce moment, la population des aliénés à l'asile de Gheel.

Les habitants qui reçoivent des aliénés se divisent en hôtes et en nourriciers. Les premiers se consacrent aux pensionnaires de la classe aisée, les autres aux indigents.

Il y a quatre classes de nourriciers :

La première classe compte 62 hôtes ┐
La deuxième   —   85 — ┘ pour les aliénés aisés.
La troisième   —   621 nourriciers ┐
La quatrième   —   192 —   ┘ pour les aliénés indigents.

Dénombrement des aliénés d'après les formes morbides :

Formes morbides.	Hommes.	Femmes.	Totaux.
Mélancolie et ses associations.	45	87	132
Manie et ses associations.	162	217	379
Monomanie.	14	21	35
Stupidité.	15	14	26
Imbécillité.	104	121	225
Idiotie.	78	44	122
Démence et ses divers degrés.	116	123	239
Folie paralytique.	25	15	36
— épileptique.	44	64	108
	598	704	1302

Ces treize cents aliénés reçoivent l'hospitalité dans l'aggloméré et dans dix hameaux de la commune. Ils sont placés dans quatre circonscriptions médicales ou sections :

	Aliénés.	Hôtes et nourriciers.
La première section compte	350	288
La deuxième —	331	262
La troisième —	285	213
La quatrième —	319	227
	1265	960

Un médecin, sous la désignation de « médecin de section, » est chargé du service sanitaire de chaque circonscription. Un garde, surveillant spécial, est attaché à chaque section.

On a utilisé les dispositions topographiques avantageuses que présente la commune de Gheel pour placer et classer les aliénés. Ce classement comprend :

1° LES PENSIONNAIRES INTERNES; ils habitent l'aggloméré du village; ce sont les malades tranquilles et curables, appartenant à la classe aisée des deux sexes. C'est le *quartier des aliénés paisibles* ;

2° LES PENSIONNAIRES EXTERNES; ils sont subdivisés d'après les caractères de leur état morbide : Les aliénés agités et offrant des chances de curabilité sont placés dans les hameaux rapprochés du centre (*quartier des demi-agités*). Les turbulents, les criards, les très-agités sont isolés dans les hameaux éloignés, dans les bruyères (*quartier des agités*). Les épileptiques, les paralytiques, les déments se trouvent dans les hameaux où il n'y a pas de cours d'eau (*quartier des gâteux*). Les jeunes idiots sont réunis dans un hameau, où ils fréquentent une école particulière; ils y sont confondus, jouent et s'instruisent avec les autres écoliers (*quartier des idiots*).

Les aliénés wallons valides sont placés dans une circonscription où la langue française est enseignée et en usage chez les nourriciers.

Un nourricier ne peut recevoir, à moins d'une autorisation spéciale, très-rarement accordée, que deux aliénés, et ils doivent être du même sexe.

Cette mesure permet de répartir les malades d'une manière plus facile, plus équitable, et garantissant mieux les soins à leur donner.

Le placement et le déplacement des aliénés chez les nourriciers s'effectuent sur la proposition du médecin inspecteur et de commun accord avec un comité permanent. Ce comité, nommé par le ministre de la Justice, est chargé de l'administration ainsi que des intérêts et de la surveillance des aliénés.

On tâche toujours de placer les aliénés dans les conditions qui se rapprochent le plus de celles qui leur sont habituelles. Pour les pensionnaires de la classe aisée, on tient compte de leur position sociale, du prix de la pension alimentaire qu'ils peuvent payer, des exigences de la famille, et, par dessus tout, du caractère de leur état morbide. A cet effet, l'on dispose de maisons convenables, spacieuses, riantes, emménagées même avec un certain luxe, et où les pensionnaires ont à leur disposition des jardins, des instruments de musique, des voitures, etc.

Pour les aliénés indigents, ils sont habituellement placés d'après leur profession antérieure; on les consulte du reste sur le choix de leurs occupations. C'est ainsi qu'on trouvera chez des tailleurs, des cordonniers, des sabotiers, des tisserands, des cultivateurs, des tailleuses, des dentellières, etc., des ouvriers aliénés confondus avec les autres ouvriers et ouvrières. Comme la vie de famille, le travail est en commun.

Le déplacement d'un aliéné est parfois utile et nécessaire. L'incompatibilité d'humeur, le défaut de soins, la négligence et la malpropreté habituelles, l'incurie des nourriciers, les mauvais traitements surtout, sont des motifs qui font provoquer un déplacement. Il est très-rare qu'on soit obligé de faire déclarer le nourricier inhabile à recevoir des aliénés. Une flétrissure pareille entraîne la honte et la déconsidération. L'aliéné, en effet, est considéré comme un membre aimé, respecté, de la famille, qui fait dépendre son honneur et son crédit du bien-être qu'elle lui procure.

Une disposition réglementaire oblige tous les aliénés arrivant à Gheel à faire une quarantaine à l'infirmerie. Toutefois le médecin-inspecteur peut autoriser l'exception à cette règle.

Les malades sont donc au préalable *placés en observation,* et, au besoin, soumis au traitement médical que leur affection mentale réclame. Sous ce rapport, l'infirmerie peut être considérée comme un LAZARET. Après observation, et les dispositions morbides le permettant, le malade est confié au nourricier désigné.

Lorsque les aliénés placés chez les nourriciers contractent des infirmités, des maladies accidentelles réclamant des soins continus et spéciaux, lorsqu'il survient des paroxysmes violents, ou dans les cas de refus de manger, de débilité physique, etc., ils sont internés à l'infirmerie *par mesure sanitaire,* et y reçoivent les soins nécessaires. L'infirmerie devient alors l'HÔPITAL DES ALIÉNÉS.

Lorsque les aliénés se livrent à des actes extravagants, manifestent des tendances à l'évasion, à l'ébriété, à l'indécence, à l'insubordination, ils sont internés à l'infirmerie par *mesure d'ordre.* L'infirmerie sert alors de MAISON DE CORRECTION.

L'internement pour les motifs énumérés ci-dessus n'est jamais que temporaire. Cette faculté d'interner a beaucoup contribué à diminuer, même à supprimer l'application des moyens matériels de coërcition, lesquels ont été notablement modifiés et mitigés. Partout le cuir a remplacé le fer. Le chiffre exact des aliénés portant actuellement des entraves est de seize, soit cinq hommes et onze femmes sur treize cents aliénés vivant en liberté et en famille ! Cette proportion restreinte témoigne des progrès réalisés à Gheel, où la coërcition était jadis largement et lourdement appliquée, et donne à espérer que bientôt on en arrivera à l'application du *non restreint* dans toute l'acception du mot.

En visitant l'infirmerie, ajoute M. Bulckens, vous constaterez la présence d'aliénés des diverses catégories désignées ci-dessus, et vous remarquerez aussi que les dispositions des locaux, les divisions, les préaux, les salles des bains, etc., répondent à cette destination.

Cet asile central est partagé en deux parties égales : *section des hommes* et *section des femmes.* La description d'une division suffira pour indiquer ce que toutes deux contiennent.

A l'étage du bâtiment principal, il y a trois dortoirs : un à trois lits, pour les pensionnaires aisés ; un à six lits et un à dix lits pour les indigents ; une chambre avec lavabos fixes. La chapelle sépare la section des hommes de celle des femmes.

Au rez-de-chaussée : une salle de six lits pour gâteux ; dans le quartier d'observation, sept cellules ; puis un pavillon d'isolement, contenant deux lits pour les agités, les bruyants. En tout soixante-quatre lits.

Trois salles de bains. Un grand réfectoire pour les indigents. Un petit réfectoire pour les pensionnaires.

Trois préaux de plain pied de différentes étendues, animés de volières, de fleurs, d'arbustes, etc., avec galeries couvertes.

Les réfectoires servent en même temps de salles de réunion et de jeu. On y trouve un billard, des jeux divers, des volières peuplées, des lithographies, des cartes géographiques. Pendant leur séjour à l'infirmerie, les malades, pour autant que leur état morbide le permet, sont occupés aux travaux du ménage, à la buanderie, à l'entretien des divers quartiers, des préaux, à la culture maraîchère dans l'enclos. Ils ont la faculté de fréquenter la chapelle.

Il est fait un large et généreux usage des bains; les aliénés placés chez les nourriciers viennent par escouades, pendant la bonne saison, prendre des bains de propreté à l'infirmerie.

Cet asile central est un auxiliaire précieux et indispensable, vers lequel les divers services convergent et sur lequel pivote toute l'institution, que l'on nomme très-improprement « Colonie de Gheel. »

Pendant leur quarantaine, le médecin directeur se fait un devoir de faire comprendre aux malades le régime et la discipline qu'ils ont à observer chez les nourriciers. Il établit la différence entre la réclusion, l'internement dans l'asile, et la vie libre en famille.

Placés dans les sections, les malades y sont l'objet d'une surveillance continue, mais non apparente. Toute l'attention de la famille est concentrée vers le pensionnaire qui lui est confié. Et comme il existe une solidarité d'intérêts entre tous les habitants de Gheel, et que, d'autre part, entre hôtes et nourriciers il existe aussi de la rivalité, de l'émulation, de la jalousie, le sort de l'aliéné est sauvegardé, car, en définitive, toutes ces dispositions, jointes au sentiment inné de la charité, tournent au profit de l'aliéné.

En outre, la surveillance est journellement exercée par les gardes des sections; les visites des médecins, les inspections des membres du Comité assurent les soins et préviennent les mauvais traitements envers les aliénés. Du reste, le nourricier a tout intérêt à établir entre lui et son pensionnaire des relations affectueuses, à bien le nourrir et à le soigner avec dévouement. De cette manière, il se l'attache et il en fait un membre utile, serviable, parfois précieux de la famille, tandis que le défaut de soins, les traitements inconvenants, l'insuffisance se découvrent facilement et entraînent le déplacement, le retrait du pensionnaire ou des punitions sévères. Or, une flétrissure semblable, cela a déjà été dit plus haut, frappe de discrédit le nourricier fautif, car la faveur de recevoir des aliénés est un témoignage public de moralité, d'aisance et de solvabilité.

La discipline et la surveillance établies et observées permettent de maintenir l'ordre et la tranquillité dans la commune. C'est au point que l'étranger y débarquant ne peut pas s'apercevoir qu'il se trouve au milieu de treize cents aliénés jouissant en liberté de la vie sociale.

Les distractions procurées aux malades de la classe aisée et de la classe indigente sont multiples et variées. Les occupations professionnelles, les scènes de la vie de famille, les travaux agricoles, le jardinage, la musique, la peinture, le dessin, la tapisserie, la dentelle, la broderie ; les promenades dans les champs, la pêche, la tenderie, le tir à l'arc, les jeux de quilles, de billard, d'échecs, de dominos, de tric-trac ; les concerts, les bals, les représentations dramatiques, la participation active à des exercices littéraires et artistiques, se partagent les instants qui ne sont pas consacrés au travail. Il y a à Gheel une société de symphonie et de fanfares qui compte de nombreux membres et dont plusieurs pensionnaires de la classe aisée font partie. Ce Cercle possède une fort belle salle de concert et de représentation, et les fêtes qui s'y donnent attirent toujours beaucoup d'auditeurs du village et des environs ; les aliénés y assistent en grand nombre.

Il faut ajouter à ces nombreux moyens de distraction les réunions et fêtes de famille, les *kermesses*, les excursions lointaines en compagnie des hôtes, la facilité accordée aux familles des pensionnaires de venir séjourner à Gheel pendant un temps assez long pour rendre visite à leurs malades, pour les consoler, pour se promener et se divertir avec eux. Habituellement, ce sont les hôtes et les nourriciers qui accordent l'hospitalité aux familles de leurs pensionnaires. Cette cohabitation est à la fois un moyen de contrôle et une garantie des soins donnés aux malades. Elle contribue à établir entre les familles des relations amicales et un échange de témoignages de reconnaissance ; reconnaissance souvent bien méritée, car le prix de la pension alimentaire ne compense pas toujours les peines et les sacrifices que les nourriciers s'imposent si généreusement.

La pension alimentaire des aliénés indigents est, en effet, des plus modiques, elle est établie comme suit :

80 centimes par jour pour les aliénés valides et tranquilles.			
90 —	—	—	demi-gâteux et épileptiques.
95 —	—	—	gâteux, paralytiques et agités.

Ces frais d'entretien sont ainsi répartis :

Aliénés ordinaires à 80 centimes par jour.

Pour nourriture	fr. 0.60 soit fr. 219.00	au profit du nourricier.	
Pour service médical,	0.08 —	29.20	Au profit
Pour habillement,	0.10 —	36.50	de l'administration.
Pour frais d'administration,	0.02 —	7.30	
	0.80 —	292.00	

Pour les demi-gâteux, le nourricier reçoit 65 centimes par jour, soit fr. 237-25 par an. Pour les gâteux, 75 centimes par jour, soit 273 francs par an.

Le travail de quelques aliénés indigents, pour lequel d'ailleurs ils reçoivent encore un salaire, contribue à compenser les soins incomplétement rémunérés du nourricier.

Tous les samedis, les nourriciers viennent se pourvoir à l'infirmerie des effets d'habillement dont leurs aliénés ont besoin.

La pension alimentaire des aliénés de la classe aisée varie beaucoup; elle est de 400 à 6,000 francs par an. Cette pension est majorée de 11 p. 100 : pour la retenue médicale (10 p. 100) et pour frais d'administration (1 p. 100).

La fourniture, l'entretien des habillements et les menues dépenses sont à la charge de la famille des pensionnaires.

§

L'infirmerie se compose de vastes salles bien aérées et éclairées, les murs en sont ornés de gravures, les jardins bien soignés et égayés par des volières bien occupées.

Les literies, les objets d'habillement sont irréprochables. Quant aux moyens de coërcition, de simples lanières en cuir remplacent actuellement les chaînes d'autrefois.

Pour la visite des aliénés placés dans le village, Messieurs les excursionnistes se sont partagés en trois groupes, sous la conduite de MM. Bulckens, Vygen et Pœeters. On parcourut les habitations destinées aux malades de toutes les classes, depuis les appartements luxueux d'un pensionnaire payant 6,000 francs par an, jusqu'à la chambrette humble, mais propre, de l'indigent. Partout on reçut le meilleur accueil de la part tant des nourriciers que des patients. Ceux-là semblaient fiers de leurs malades comme d'un titre à la considération et à l'estime publiques; ceux-ci semblaient heureux et contents.

Comme beaucoup d'aliénés sont occupés pendant la semaine, on en rencontre fort peu dans les rues. Ceux qui circulent se conduisent d'une manière convenable. Parfois, mais rarement, ils adressent la parole aux étrangers et trahissent ainsi leur état moral.

Toutes les maisons de Gheel qui reçoivent des aliénés sont d'une grande propreté, aussi bien celles qui hébergent les pauvres que celles qui logent les riches. Si dans les unes on trouve le confortable que peuvent désirer les personnes appartenant aux hautes classes sociales, des salons luxueusement meublés, de beaux jardins, etc., dans les autres se voient des chambres carrelées en rouge, avec des fenêtres qu'on a soin d'ouvrir après le lever des malades, et qui ont vue, soit sur les jardins, soit sur la campagne; des murs blanchis à la chaux, des lits convenables pourvus de matelas en crin végétal et faits dès le matin, des draps sans souillures, en un mot, tout ce qui constitue le luxe du pauvre à la campagne.

Cette propreté ne se rencontre pas seulement dans l'aggloméré du village, elle existe jusque dans le moindre hameau, du moins pour ce qui concerne la partie occupée par l'aliéné, grâce à l'impulsion imprimée par la surveillance, car le nourricier ne semble pas toujours fortement convaincu pour lui-même de l'utilité et de la nécessité des soins hygiéniques et de propreté qu'il prodigue à son hôte ; la chambre de celui-ci fait souvent contraste avec les autres parties de la maison. Les literies, les vêtements du nourricier sont loin de valoir ceux du malade. C'est qu'il y a en général, chez les habitants de cette commune, une tendance pour ainsi dire spéciale : pour eux, les soins à donner aux aliénés sont devenus une industrie, à laquelle ils se dévouent entièrement et qui, tout en leur apportant les éléments du bien-être matériel, a développé chez eux un des bons côtés de la nature humaine : ils ont appris à compâtir au malheur d'autrui et cherchent à soulager ceux qui souffrent. Ce qui est propre à tous, aux pauvres comme aux riches, c'est qu'ils ont l'esprit, le cœur, la volonté expressément cultivés en vue du sacerdoce auquel ils se sont consacrés ; c'est que ces qualités, qu'ils ont dans le sang, sont encore développées par l'éducation. Une veuve, mère de cinq enfants jeunes encore, se plaint du surcroît de besogne que lui occasionne la présence d'un aliéné dans la famille. Quand on lui demande pourquoi elle ne le renvoie pas, elle répond qu'elle tient à le conserver, non pour le bénéfice qu'elle en retire, mais pour familiariser ses enfants avec de pareils patients et leur apprendre à les soigner ! Les enfants grandissent ainsi en voyant partout des aliénés, dans les rues, dans les champs, à l'église, autour du foyer domestique. Il y a là partout pour les habitants de Gheel un véritable apprentissage, qui commence dès l'âge le plus tendre.

§

Une visite à la belle église de Sainte-Dymphne, avec ses lignes architecturales gothiques si pures et ses rétables d'autel si curieusement sculptés, a terminé cette journée. En examinant là les sombres cellules où l'on plaçait autrefois les malades pendant la durée des neuvaines d'exorcisme, en y considérant les énormes chaines de fer qui réduisaient ces malheureux à l'impuissance, les visiteurs purent faire un retour vers le passé, et, par la comparaison avec ce qu'ils venaient de voir avant d'entrer dans l'église, juger de l'étendue des progrès qui s'étaient accomplis dans cette institution séculaire. Ici les aliénés étaient encore un objet de terreur contre lesquels tous les moyens étaient légitimes pour se défendre ; là ils étaient devenus des malheureux, auxquels on cherchait à faire oublier leur infortune par tous les bons procédés que peut suggérer une affection éclairée.

Tels sont les souvenirs qu'auront pu rapporter de leur voyage à Gheel MM. les excursionnistes du Congrès. Leurs noms, consignés dans le registre de l'asile central, y témoigne de leur étonnement admiratif et de leur satisfaction.

Il n'est pas un d'eux qui, se reportant par la pensée vers quelque client, quelque membre de sa famille peut-être, renfermés dans un asile ordinaire par suite du naufrage de leur raison, considérant l'existence calme et heureuse que le séjour de Gheel peut leur offrir en leur rappelant la vie du foyer, ne voie désormais d'un œil serein les destinées meilleures dont ils pourront les faire jouir encore.

Le retour à Bruxelles a eu lieu à 9 1/2 heures du soir.

———————

IV. — Travaux de la Senne et réseau général des égouts de la ville de Bruxelles.

Les membres du Congrès ont été admis à visiter les vastes travaux souterrains construits à Bruxelles depuis 1867, dans le but d'assainir et d'embellir la ville et d'éviter les inondations de la Senne. Les honneurs des différentes excursions ont été faites par M. le bourgmestre de Bruxelles, qui a bien voulu, en personne, donner aux membres du Congrès les explications les plus complètes au sujet de ces remarquables travaux. Les visiteurs ont parcouru le *collecteur accolé de la rive droite* sur toute sa longueur, soit 2,000 mètres environ, s'étendant sous les boulevards intérieurs, depuis le boulevard du Midi jusqu'au boulevard d'Anvers. Le voyage se fait sur une voiture parfaitement installée *ad hoc*, portant quinze à vingt personnes, munie d'un phare électrique et poussée, à volonté, soit à bras d'homme, soit par un des wagons-vannes servant au curage des collecteurs. Il dure de vingt à vingt-cinq minutes, y compris les arrêts nécessaires pour l'inspection des deux arches de la Senne et du collecteur accolé de la rive gauche, et de différents ouvrages accessoires, tels que : les portes à clapet, les égouts ordinaires sans rails, les regards avec échelles (du voûtement de la Senne près du boulevard d'Anvers), escaliers, chambres, etc. Il est exempt de tout désagrément : l'éclairage est tel qu'on se croirait en plein jour et non dans un souterrain ou tunnel; les banquettes et voûtes, couvertes d'enduits en ciment lissé, sont parfaitement propres, et, malgré la présence des déjections de 150,000 habitants que reçoit le collecteur de la rive droite, l'odeur y est extrêmement peu prononcée et peut être comparée à celle d'une cave humide ou de certaines galeries de mines.

Voici une description succincte des différents travaux, et le résumé des explications qui ont été données par M. le bourgmestre et MM. les ingénieurs du service des égouts :

Le *voûtement de la Senne* s'étend sous les nouveaux boulevards intérieurs, du sud au nord de la ville de Bruxelles, dans toute l'étendue du territoire de celle-ci. Il a 2,151 mètres de longueur et comprend *deux arches* séparées par une pile formant mur longitudinal. Chaque arche a 6^{m}10 de largeur et présente un radier de 0^{m}90 de flèche, des piédroits de 2^{m}50 de hauteur et une voûte de 1^{m}10 de flèche.

En amont et en aval de la ville, la Senne coule à ciel ouvert.

A chacune des deux culées du voûtement et sur toute la longueur de celui-ci est accolé un *égout collecteur*.

Celui-ci comprend deux parties distinctes : la *cunette* et la *voûte*.

La *cunette*, placée en contrebas du radier des égouts publics ordinaires et destinée à l'écoulement des eaux amenées par ces égouts, a 2 mètres de profondeur et présente un radier de 0^{m}50 de flèche.

La partie supérieure, destinée à la circulation des égoutiers, comprend la *voûte* proprement dite et deux *banquettes* longeant la cunette de part et d'autre. Elle a les dimensions nécessaires pour rendre le parcours extrêmement facile.

Eu égard à la superficie et à la configuration des deux parties de l'agglomération bruxelloise qui sont respectivement desservies par l'un et par l'autre des deux collecteurs, la largeur de la cunette est différente pour les deux rives : elle est de 1^{m}20 *pour la rive gauche* et de 1^{m}70 *pour la rive droite*.

A partir du boulevard d'Anvers, les deux collecteurs latéraux, tout en conservant leur section intérieure sans modification, se séparent de la Senne et passent sous deux rues parallèles à celle-ci. A 1,500 mètres environ de la ville, la cunette du collecteur de la rive gauche passe sous la rivière, et, à quelques mètres plus loin, ce collecteur vient rejoindre celui de la rive droite.

A partir de la *jonction*, il n'existe plus qu'un seul collecteur appelé *émissaire*. Sa disposition est analogue à celle des collecteurs précédents ; seulement la cunette a 2^{m}20 de largeur.

L'émissaire se prolonge parallèlement au chemin de fer du Nord jusque près de la station de Haeren, où il se termine à l'emplacement désigné pour l'usine des eaux d'égout.

Des collecteurs du même type que le collecteur accolé de la rive gauche débouchent dans celui-ci sous la rue Marché-aux-Poulets, entre la Bourse et les Halles-Centrales, et se ramifient sous diverses rues de la ville et des faubourgs de Molenbeek et d'Anderlecht.

C'est le défaut complet de pente transversale sur la rive gauche qui a rendu nécessaire la construction de collecteurs isolés sur cette rive, à la différence de la rive droite qui, elle, présente une inclinaison suffisante pour l'établissement dans de bonnes conditions d'égoûts sans rails.

La longueur totale de tous les collecteurs à rails est de 17,775 mètres.

La *pente* longitudinale de ceux-ci est généralement de 0m30 par kilomètres ; pour certaines parties, elle est exceptionnellement de 0m50.

Partout où l'un des collecteurs passe sous un cours d'eau, le radier du passage et tout le collecteur en aval de celui-ci sont établis à 0m20 ou 0m30 plus bas qu'en amont. Cette *chute* est destinée à obvier aux inconvénients qui pourraient résulter du rétrécissement produit par la suppression de la voûte.

Tout l'intérieur des collecteurs est recouvert d'*enduits* parfaitement lissés.

Les bords de la cunette sont munis de *rails* pour la circulation des wagons, des *anneaux* sont placés par paire, tous les 25 mètres, pour amarrer ces wagons.

Des *mains-courantes* règnent à 0m90 au-dessus des banquettes le long des piédroits de la voûte.

A tous les 50 mètres, et alternativement sur chacune de ces deux banquettes, se trouve un *regard* avec échelle pour la sortie des égoutiers. En certains points principaux, les échelles sont remplacées par des *escaliers* d'un parcours facile.

Entre le voûtement et les collecteurs accolés en ville, ainsi qu'à la rencontre des collecteurs isolés avec les différents bras de la rivière hors ville, sont ménagés des *déversoirs* munis de *portes s'ouvrant du collecteur vers la Senne*. Ces ouvertures sont destinées à livrer passage aux eaux des averses extraordinaires, qui trouvent ainsi un débouché dans la rivière sans encombrer les collecteurs ni l'usine de Haeren.

Vers les extrémités en amont des différentes branches des collecteurs, sont établies des *prises d'eau* permettant d'introduire, en cas de besoin, dans les collecteurs, une partie plus ou moins considérable des eaux de la rivière.

La *tête amont* du voûtement est munie de deux grandes *vannes* en fer destinées à retenir la rivière en amont à un niveau suffisamment élevé pour pouvoir diriger les eaux dans le canal de Willebroeck, dont la navigation extrêmement active exige très-souvent cette alimentation supplémentaire. Ces vannes sont manœuvrées à l'aide de la pression des eaux de la distribution, pression qui est de 7 atmosphères en ce point.

Les *égouts publics ordinaires* (c'est-à-dire sans rails) existant actuellement sous toutes les rues de Bruxelles présentent un grand nombre de types différents, depuis les anciens petits conduits de forme rectangulaire de 0m30 sur 0m35 seulement dans œuvre jusqu'aux galeries les plus récentes, de forme ovoïde, ayant 2m00 de hauteur intérieure sur 1m33 de largeur maxima, qui font partie de l'ensemble des travaux de la Senne. Ce dernier type, dont il existe déjà plusieurs kilomètres, sera suivi à l'avenir, à l'exclusion de tout autre, pour tous les égouts à établir ou à reconstruire par la ville.

Ses dimensions sont suffisantes pour que les ouvriers égoutiers puissent y circuler avec la plus grande facilité, même avec des brouettes, et pour que les conducteurs et ingénieurs puissent les visiter aisément.

Un enduit parfaitement lisse en mortier de ciment les recouvre intérieurement et s'oppose, plus efficacement que la surface rugueuse des briques à la formation de dépôts, en même temps qu'il assure l'imperméabilité.

Ces égouts reçoivent les eaux pluviales et les eaux d'arrosage de la voirie, les eaux ménagères et industrielles, et enfin toutes les matières fécales, liquides et solides.

Les fosses d'aisance et les puits d'absorption qui, il y a un quart de siècle à peine, étaient la règle générale, sont tous supprimés aujourd'hui.

Sur la rive droite de la Senne, les égouts existants présentent en très-majeure partie des pentes suffisantes pour empêcher la formation de tout dépôt. Sur la rive gauche, au contraire, les pentes des égouts sont très-faibles et la plupart d'entre eux doivent être curés, soit annuellement, soit à des intervalles plus longs.

Pour les égouts dont la hauteur intérieure est de 1^m20 à 1^m10 au moins, ce curage se fait par des ouvriers qui pénètrent dans les égouts et amènent les dépôts sous les cheminées de curage qui y sont ménagées, de distance en distance, à 25 mètres d'intervalle le plus souvent, et par lesquelles d'autres ouvriers élèvent les produits du curage au niveau de la voie publique.

Pour les égouts dont la hauteur est inférieure à 1 mètre, le nettoyage présente de grandes difficultés et ne se fait que très-imparfaitement, en enlevant le pavage, les terres et les dalles qui recouvrent ces égouts, et ce à des intervalles peu considérables, à tous les 10 mètres par exemple ou moins encore.

Ces curages se font la nuit.

L'adoption du nouveau type de 2 mètres de hauteur intérieure permet de faire le curage pendant le jour, sans amener les dépôts à la surface de la voirie. Ils sont conduits souterrainement d'un point quelconque des égouts ordinaires aux collecteurs à rails.

Les bouches des égouts sont à fermeture hydraulique; toute communication entre l'air de l'égout et l'atmosphère extérieure est donc intercepté.

Ceux-ci n'ont pas une pente suffisante pour que les eaux d'égout, coulant librement, n'y déposent pas une partie des matières qu'elles tiennent en suspension.

C'est au moyen d'engins spéciaux, appelés *wagons-vannes*, que se fait l'enlèvement des dépôts au fur et à mesure qu'ils se forment.

Les wagons-vannes se composent d'une vanne présentant la forme de la cunette et suspendue à un truc ou wagon à 4 roues roulant sur les rails qui bordent la cunette. Un mécanisme très-simple permet à l'égoutier de baisser et de lever la vanne à telle profondeur que l'on veut dans la cunette. Lorsqu'elle est à peu près à fond, les eaux de l'amont de la vanne sont retenues par celle-ci à une certaine hauteur au-dessus du niveau des eaux à l'aval de la vanne. La dénivellation qui s'établit ainsi, en même temps qu'elle fait avancer le wagon-vanne, imprime aux eaux qui passent sous la vanne une vitesse suffisante pour balayer les matières déposées au fond de la cunette et pour entrainer vers l'aval les matières qui s'amoncèlent en avant du wagon après un certain parcours de celui-ci.

Neuf wagons-vannes pareils desservent l'ensemble des collecteurs : 2 pour l'émissaire, 1 pour les collecteurs de rive droite, 6 pour les différents collecteurs de rive gauche. Chaque wagon est manœuvré par deux égoutiers. Les eaux d'égout recueillies dans les collecteurs et amenées par le grand émissaire jusqu'à 7 kilomètres de la ville, y sont élevées à l'aide de machines et déversées dans la rivière. Mais ce déversement n'est que provisoire.

D'après un projet récemment approuvé par les autorités compétentes, les eaux d'égout seront utilisées pour l'irrigation des terrains sablonneux et perméables formant les plateaux de Loo et de Peuthy, près de Vilvorde, et des prairies qui s'étendent, au pied de ces plateaux, sur la rive droite de la Senne.

A cet effet, elles devront être refoulées à une hauteur moyenne de 27 mètres environ, au moyen de machines d'exhaure d'une force de 600 chevaux-vapeur.

La surface des terrains indiqués comme devant être irrigués est de 4,000 hectares environ.

Le débit de l'émissaire est évalué à 1 mètre cube par seconde ; la hauteur de la couche d'eau d'égout déversée annuellement sur cette surface sera de 0^{m}80 à peu près, c'est-à-dire approximativement égale à la hauteur moyenne annuelle de la pluie en Belgique. Il paraît hors de doute que, sans aucun inconvénient, les terrains de Loo et de Peuthy pourront absorber et filtrer une dose aussi faible d'eau d'égout, et que la végétation sera assez puissante pour s'emparer des matières putrescibles qu'elle renferme.

EXPOSITION DU CONGRÈS

Le but de cette exposition a été de mettre sous les yeux de messieurs les membres du Congrès les instruments récemment introduits dans l'étude et la pratique des sciences médicales et y impliquant un progrès. L'idée en appartient à M. le docteur Casse, qui, bien qu'il n'eût été chargé que tardivement de la mettre à exécution, a su néanmoins la mener à bonne fin (*Voy.* pour les conditions, p. xxi). Le Comité a pu lui en adresser et lui en renouvelle ici ses félicitations et ses remerciements.

Les instruments et appareils envoyés à la Commission avaient été placés dans la rotonde de l'Académie royale de médecine, sorte de salle des pas-perdus servant d'antichambre aux salles des 1re, 2e, 3e, 6e et 7e sections, et y sont demeurés exposés pendant toute la durée du Congrès. Nous ne pouvons en donner ici l'inventaire complet, mais les quelques détails qui vont suivre donneront un aperçu des objets les plus marquants, en même temps qu'une idée du succès de cette première et heureuse tentative.

Physiologie. — Les appareils enregistreurs nouveaux de M. Marey, professeur au Collége de France, et spécialement les appareils à transmission pour le changement de volume des organes, figurent en première ligne, avec ses appareils pour l'exploration du muscle (pince myographique, tambours explorateurs, myographe simple et comparatif, myographe disposé sur le chariot), les chronographes et appareils à signaux électriques, le pantographe à transmission, l'interrupteur rotatif, le tambour à levier, l'appareil à transmission disposé pour la lanterne électrique, le pneumographe, l'appareil interrupteur pour l'étude des vibrations du larynx, les appareils explorateurs du cœur et du pouls, les appareils pour la vitesse des liquides.

Viennent ensuite : un magnifique *kymographion* de Ludwig, avec tous les accessoires nécessaires aux expériences les plus délicates, accompagné de *l'horloge* de Bowitsch, qui permet de mesurer les secondes par fraction de 1, 2, 3, 5, 10, 15, 20, 30, 60" à la fois; puis le nouvel appareil de CHIERADINI, pour les *circulations artificielles*, qui permettra, dans un temps rapproché peut-être, de résoudre des problèmes physiologiques et pathologiques tels que les actions de certains agents (poisons, etc.) sur les organes isolés.

MÉDECINE. — On remarque dans ce département les *plessimètres métalliques* de M. CROCQ, un appareil destiné au *traitement pneumatique* des maladies de la poitrine, par le professeur SCHNITZLER, de Vienne, et un *réophore bifide* du docteur GOZZINI, de Florence, servant aux applications du courant constant et destiné à enlever ou à ajouter un élément à la fois, sans donner au malade la secousse d'ouverture ou de fermeture et à maintenir ainsi les conditions de constance du courant. Le même auteur expose encore deux *excitateurs à colonne d'eau* appelés « à résistance constante » et fort utiles dans les applications du courant galvanique constant.

CHIRURGIE. — Cette section est mieux fournie que la précédente. Elle comprend d'abord divers appareils de déligation. Les *attelles* du docteur GRAVEZ, de Houdeng-Gœgnies; les *appareils en zinc modelé* du docteur GUILLERY, de Bruxelles; l'appareil pour la fabrication des *bandes plâtrées* du docteur VAN DE LOO; les appareils de M. ORÉ, de Bordeaux, pour la *coxalgie*; un appareil ingénieux du docteur DE PLASSE, de Charleroi, qui a trouvé le moyen de rendre très-supportables, pour le malade atteint de *déviation de la colonne vertébrale*, des appareils jusque là fort lourds et d'un mécanisme compliqué. Citons encore les bandages herniaires du même, dans lesquels le sous-cuisse est supprimé et la pelote maintenue dans une direction convenable par un ressort disposé de telle manière que cette dernière oblitère complétement l'ouverture herniaire.

Vient alors un *compresseur gradué* du docteur BERTHERAND, d'Alger, destiné à la compression des vaisseaux, des kystes synoviaux, etc.

Nous trouvons ensuite un appareil du docteur DE ROUBAIX pour couper les sutures faites profondément, surtout dans l'opération de la fistule vésicovaginale. Le fil saisi par un crochet mousse situé à l'extrémité de l'instrument est coupé par une lame très-étroite, que l'on fait mouvoir par un simple mouvement de bascule. M. De Roubaix expose encore une boîte pour *l'opération de la hernie étranglée*, un appareil pour le *varicocèle* et un instrument pour le *bec-de-lièvre*.

Au sujet de cette opération, disons un mot d'un appareil de M. VANDERMARCKEN, qui permet de saisir les bords des lambeaux, de faire l'avivement sans perdre une goutte de sang, de rapprocher intimement les bords avivés, et enfin, de poser les épingles pour la suture entortillée pendant que l'appareil se trouve en place.

M. Barbiroli, de Venise, a envoyé deux instruments, dont l'un sert de *tire-balle* et permet d'apprécier le volume de l'objet à extraire quand il se trouve encore dans la profondeur de la plaie, et l'autre à l'extraction des corps étrangers de l'oreille. Ceux-ci sont chassés de l'organe par un levier que l'on fait basculer en appuyant sur l'extrémité du manche de l'instrument.

Le professeur Oré, de Bordeaux, expose son appareil pour les *injections intra-veineuses de chloral*, dont la seringue a été simplifiée, et en même temps un nouvel *appareil pour la transfusion du sang*. Dans cet appareil, l'auteur a combiné l'irrigateur d'Eguisier avec l'appareil Dieulafoy.

A côté du *transfuseur* de M. Oré, se trouve celui de M. Casse, de Bruxelles, dans lequel sont supprimés les robinets, les pistons et les soupapes, et qui permet l'introduction du sang dans les vaisseaux, par le seul poids de la colonne liquide. La canule destinée à être introduite dans la veine est remplacée par une aiguille creuse de forme nouvelle, dont on peut recouvrir la pointe quand elle se trouve dans le vaisseau, et qui permet d'enfoncer ainsi la canule aussi loin qu'on le désire. Le docteur Casse expose en même temps un *appareil pour les injections intra-veineuses d'oxygène*. L'auteur compte se servir de ce genre d'injections dans les cas d'empoisonnement par le phosphore. Les expériences nombreuses qu'il a faites à ce sujet avec le professeur Thiernesse, sur les animaux, tendent à prouver que, dans cette affection, incurable quand elle est arrivée à un certain degré, ce moyen est le seul que jusqu'à présent l'on puisse employer avec certitude. Le même auteur a exposé un nouvel *écraseur* qui permet de se servir de l'instrument à la fois pour écraser la tumeur et comme serre-nœud.

Le professeur Thiry, de Bruxelles, a exposé deux nouveaux instruments, dont l'un est destiné à réduire l'utérus dans les cas de renversement de cet organe. Cet instrument est composé de deux branches s'articulant à charnière libre; chacune d'elles se termine par un arc de cercle qui, réuni à celui du côté opposé, forme une circonférence. La matrice, saisie à son point de renversement par chacun de ces arcs de cercle, présente une résistance qui permet d'opérer la réduction de l'utérus renversé.

Le second instrument, destiné à la *pulvérisation intra-utérine* des médicaments, est surtout applicable aux inflammations de la muqueuse intra-utérine, aux flueurs blanches qui proviennent d'une hypersécrétion de cette muqueuse, aux engorgements de la matrice. On peut, par son moyen, pulvériser toutes les substances médicamenteuses en solution, ayant une action, soit émolliente, soit astringente, soit résolutive, soit légèrement stimulante.

Vient ensuite une *pince galvanique pour l'opération du phimosis*. Cet instrument est destiné à prévenir les hémorrhagies consécutives, à éviter les points de suture pour la réunion de la muqueuse et de la peau, en appliquant le galvano-cautère à cette opération. Le docteur GILLET DE GRANDMONT, de Paris, est l'inventeur de cet appareil.

Le docteur SMITH, de Bruxelles, expose des embouts métalliques permettant l'application facile de bougies de tous les calibres sans qu'elles soient munies d'ajutage spécial. Il ajoute à cet envoi des sondes de caoutchouc dans lesquelles un mandrin en zinc, plus résistant que le plomb, remplace les mandrins de ce dernier métal que l'on a employés depuis quelque temps. Pour la *galvano-caustique*, le docteur GOZZINI, déjà nommé, expose une modification très-heureuse de la pile du système Grenet.

Viennent enfin les *sacs d'ambulances* de M. HERMANT, médecin de régiment à Bruges ; ces sacs servent, les uns pour l'infanterie, les autres pour la cavalerie, et présentent, par leur légèreté et leur aménagement, de grands avantages sur les sacs employés avant eux.

OBSTÉTRICIE. — En tête figure le *forceps-scie* de VAN HUEVEL, et, à côté de son instrument perfectionné, la série des modèles qu'il avait fait confectionner tout d'abord. En même temps que ces instruments, M. Van Huevel expose des pinces à dents de loup pour l'extraction des fragments coupés par la scie, puis son porte-lacs, et enfin son ingénieux pelvimètre universel. Après les instruments de M. Van Huevel, on voit le forceps de J. B. UYTTERHOEVEN. Ce forceps antéro-postérieur, quoique inventé en 1805, figurait à l'exposition, parce qu'un médecin étranger en a refait la découverte il y a quelques années. Nous trouvons ensuite les instruments de M. HYERNAUX, savoir : son *refouloir* du cordon ombilical, son *porte-nœud*, son *crochet mousse articulé* pour la décollation fœtale, des *excitateurs utérins*, avec la pince destinée à les introduire dans la matrice ; instruments destinés à provoquer les douleurs et à faciliter ainsi l'accouchement prématuré.

M. WASSEIGE, de Liége, nous montre son *crochet mousse* articulé, destiné au placement d'une chaîne ou d'une ficelle sur le cou, pour en pratiquer la section et pour l'abaissement des bras relevés au-dessus du détroit supérieur vicié. M. Wasseige a ajouté au modèle qu'il a montré à l'exposition, deux crochets, dont l'un, de M. le docteur STANESCO, est destiné à faire la section rapide du cou — la chaîne servant à fléchir l'instrument est employée à couper directement la partie ; — l'autre, appelé *levier décollateur*, est de M. le docteur VERARDINI, de Bologne ; ce ne sont que des modifications de celui de M. Wasseige.

M. HUBERT, père, professeur à l'Université de Louvain, expose : son nouveau *perforateur*, un *porte-cordon*, un *crochet à décollation*, un *forceps* avec des modifications permettant d'opérer des tractions suivant l'axe du détroit supérieur, enfin un *tire-tête*. M. le professeur Eugène HUBERT, fils,

PROCÈS-VERBAUX DES SECTIONS.

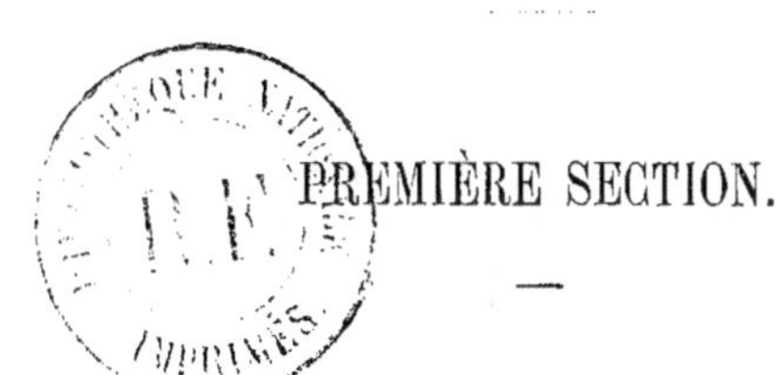

PREMIÈRE SECTION.

—

Les membres inscrits dans la section sont : MM.

1. Adrian.
2. Ahmed.
3. Aschmann.
4. Audigé.
5. Bergman.
6. Bertini.
7. Boddaert, R.
8. Bonmariage.
9. Bonnafont.
10. Bouchut.
11. Bouillaud.
12. Bouloumié.
13. Bureaux.
14. Capart.
15. Carpentier.
16. Charbonnier.
17. Charlier.
18. Chéron.
19. Collignon.
20. Colmant.
21. Coppin.
22. Crocq.
23. Cuylits.
24. Davreux.
25. Deboom.
26. Debruyne.
27. Downarowicz.
28. De Gros.
29. Dehacher.
30. Dejean.
31. De Mayer.
32. Demoor.
33. De Preter.
34. De Rode.
35. Desquin.
36. De Smeth, Jos.
37. De Smeth, V.
38. Devaucleroy.
39. Dewindt.
40. Dudart.
41. Dujardin.
42. Du Moulin.
43. Dupré.
44. Faralli.
45. Forget.
46. Frappaz.
47. Friard.
48. Gallard.

49. Gallez.
50. Gérard.
51. Godineaux.
52. Goetseels.
53. Grégoire.
54. Haïdar.
55. Halla.
56. Hanau.
57. Harwood.
58. Hauben.
59. Hopfgartner.
60. Harbaur.
61. Hebra (Von).
62. Houzé, E.
63. Hugues.
64. Hyernaux.
65. Ide.
66. Jaccoud.
67. Jacobs.
68. Jottrand.
69. Jourot.
70. Kock.
71. Kuborn.
72. Lahillonne.
73. Lambert.
74. Larondelle.
75. Lebrun.
76. Lecocq.
77. Ledresseur.
78. Lefebvre, de Marchiennes.
79. Lefebvre, de Louvain.
80. Leudet.
81. Lubinsky.
82. Magaud.
83. Mahaux.
84. Manayra.
85. Marcovitz.
86. Marshall Calkens.
87. Martha.
88. Martin, E.
89. Masoin.
90. Masius.

91. Matagne.
92. Nicolaïew (de).
93. Parini.
94. Parise.
95. Pasquier.
96. Peeters.
97. Petersen.
98. Porparati.
99. Prochoroff.
100. Putégnat.
101. Quintin.
102. Rasse.
103. Reusens.
104. Riche.
105. Rinq.
106. Rommelaere.
107. Roustan.
108. Saggini.
109. Schiefferdecker.
110. Schneider.
111. Schnitzler.
112. Schuermans.
113. Sigmund (Von).
114. Stiénon.
115. Tandel.
116. Thiry.
117. Thompson.
118. Thys.
119. Vandam.
120. Vandenheuvel.
121. Vanden Schrick, F.
122. Van Dromme.
123. Vanermengem.
124. Vanhoof.
125. Vanhoorde.
126. Vanlair.
127. Van Roechoudt.
128. Vermeulen.
129. Vleminckx, V.
130. Vygen.
131. Wauters.
132. Wittmann, fils.

SÉANCE DU 19 SEPTEMBRE 1875.

—

La séance est ouverte à deux heures et demie.

Le bureau provisoire se compose de MM. THIRY, *président*, CARPENTIER et MAHAUX, *secrétaires*.

M. THIRY. Messieurs, je ne vous referai pas le discours que vient de vous adresser, dans la séance générale, l'honorable Président du Congrès. Les sentiments de cordiale sympathie qu'il vous a exprimés, sont ceux de tous les médecins Belges. Je m'estime heureux que la position que j'occupe momentanément me permette de vous dire que vous trouverez parmi nous cette confraternité sincère qui s'attachera à vous rendre agréable le séjour de notre capitale, et vous facilitera l'accomplissement des importants travaux que vous êtes appelés à y réaliser.

La médecine est cosmopolite. Elle ne peut que gagner à se voir discuter par des hommes aussi autorisés que vous. On l'a dit bien souvent, du choc des opinions doit jaillir la lumière; à ce point de vue, notre libre pays vous présentera les conditions les plus favorables ; vous pourrez sans crainte, sans arrière-pensée, exprimer, en toute franchise, votre manière de voir. L'opposition que vous pourriez diriger contre des principes généralement accueillis sera toujours respectée et examinée avec la considération que commandent la réputation et l'autorité d'hommes aussi considérables que ceux devant lesquels j'ai en ce moment l'honneur de parler.

Pour ce qui me concerne personnellement, si je suis appelé à diriger ultérieurement vos débats, je puis vous promettre la plus grande impartialité; je m'efforcerai de me rendre digne de la mission que vous m'aurez imposée, et je m'honorerai de l'approbation que vous pourriez m'accorder comme récompense de mes efforts.

A l'œuvre donc, et que rien ne vous arrête. Dans un pays libre comme la Belgique, on doit savoir parler librement.

Le programme qui est soumis à vos discussions est assez vaste et assez important pour mériter toute votre sollicitude. Il ne vous oblige point pourtant à vous renfermer strictement dans ses limites. La pensée des organisateurs de ce Congrès ne serait pas comprise, s'il ne vous était permis de soulever d'autres questions en dehors de celles indiquées dans son programme. Il est de votre devoir, et la médecine Belge le réclame comme un service, de nous communiquer toutes les idées, tous les faits que vous croirez capables de faire progresser la science et d'apporter quelque soulagement aux souffrances de l'humanité.

Dans de telles dispositions d'esprit, nous pouvons hardiment aborder l'étude des graves questions qui nous sont soumises, et livrer à la discussion publique les résultats de nos recherches et de nos méditations.

Je ne veux pas abuser de vos moments. Encore une fois, je vous souhaite la bienvenue au nom du corps médical Belge. A partir de ce jour, vous êtes nos hôtes, et j'ose croire qu'au moment de la séparation, vous emporterez de Bruxelles un agréable souvenir et pourrez répéter ce vers du poète :

Omne tulit punctum qui miscuit utile dulci.

Je déclare ouverts les travaux de la première section du Congrès périodique international des sciences médicales de Bruxelles.

L'ordre du jour appelle la constitution du bureau définitif. Sur la proposition d'un membre, la section maintient le bureau provisoire à titre définitif. M. Thiry accepte cette décision en ce qui concerne les secrétaires. Pour lui il y pose la condition qu'il lui soit adjoint deux vice-présidents d'honneur, et propose de nommer à ces fonctions M. le docteur *Bouchut* (de Paris) et M. le professeur *Schnitzler* (de Vienne). Ces noms sont acclamés.

Le bureau ainsi constitué fixe la prochaine séance au lendemain 20, à dix heures.

La séance est levée à trois heures.

SÉANCE DU 20 SEPTEMBRE 1875.

—

La séance est ouverte à dix heures.

Prennent place au bureau : M. le professeur Thiry, *président*, MM. les docteurs Bouchut (de Paris) et Schnitzler (de Vienne), *vice-présidents d'honneur*, MM. les professeurs Carpentier et Mahaux, *secrétaires*.

Le procès-verbal de la séance précédente est lu et adopté.

MM. Bonnafont et Von Sigmund déposent sur le bureau deux brochures relatives au choléra et aux quarantaines.

L'ordre du jour appelle la lecture du rapport de M. le prof. Lefebvre de l'Université de Louvain, *sur la prophylaxie du choléra.*

M. Lefebvre (délégué à la Conférence sanitaire internationale de Vienne de 1874).

Messieurs,

Le comité organisateur du *Congrès périodique international des Sciences médicales* m'a fait l'honneur de me charger du rapport sur la prophylaxie du choléra épidémique.

La première règle que je me suis imposée dans ce travail, c'est la sobriété. Dans une session de huit jours, le Congrès est appelé à passer en revue une foule de questions importantes, et ce serait une indiscrétion, sinon une faute, de lui prendre plus de temps que l'étude dont je suis chargé ne l'exige impérieusement.

I. — C'est une banalité, mais une banalité qui a l'importance d'un axiôme, de rappeler, en tête de ce travail, que la prophylaxie du choléra ne peut avoir d'autre base qu'une notion étiologique aussi complète que possible de la maladie. Tâchons donc de dresser rapidement le bilan de nos connaissances sur la pathogénie du choléra et les desiderata qui restent à combler.

Le choléra, comme le typhus pétéchial, a deux modes de genèse. Dans certaines régions de l'Inde, et spécialement dans les contrées basses qui environnent Madras et Bombay (1), il se développe, par des réactions telluriques mal connues, un miasme dont l'absorption provoque chez l'homme cette évolution morbide à laquelle on a donné le nom de choléra. Mais, pendant cette évolution, le miasme se régénère, et ce principe morbide qui a germé dans l'organisme, transmis à un individu sain, lui communique le choléra absolument comme le miasme primitif qui a germé dans le sol indien. En d'autres termes, le choléra, né primitivement d'un miasme tellurique, est une maladie féconde ; car il y a des maladies stériles et des maladies fécondes ; des maladies stériles, comme la fièvre intermittente ou la pneumonie, qui s'éteignent, sans postérité, sur le sujet qui les porte ; des maladies fécondes, qui, pendant leur évolution, reproduisent des germes capables de les perpétuer indéfiniment, comme le typhus, la scarlatine, la variole, la syphilis.

Résumons cette question en deux mots : le choléra est une maladie à la fois miasmatique et contagieuse.

II. — Il y a peu de temps encore, on admettait généralement que le choléra épidémique ne se développait jamais spontanément en Europe, ni dans les provinces Caucasiennes, la Turquie d'Asie, le Nord de l'Afrique, et les deux Amériques. C'était donc une doctrine reçue à peu près sans conteste dans la science, que le choléra était un produit exotique auquel notre sol ne pouvait donner naissance et qu'il était toujours importé de l'Inde, d'ailleurs par des voies diverses et après des étapes variables. Dans ces derniers temps, on a observé quelques petites épidémies dont l'importation a laissé des doutes. La troisième irruption du choléra asiatique en Europe, on le sait, a commencé en 1851. Elle parut à Saint-Pétersbourg en 1853, et au lieu de s'éteindre définitivement après un règne de cinq ou six mois, elle reparut chaque année jusqu'en 1860 pendant deux ou trois mois. En Suède, pendant la même période, le choléra renaît chaque année au mois de juillet ou au mois d'août et règne dans des zônes plus ou moins circonscrites jusqu'à l'entrée de l'hiver. Quelle est la genèse de ces épidémies naissant sur place, s'éteignant pour reparaître une seconde ou une troisième fois ? La première pensée qui se présente à l'esprit, c'est que le choléra peut se développer spontanément en Europe. Dans une discussion récente, soulevée au sein de l'Académie de médecine de Paris, M. Jules Guérin s'est fait le champion de cette doctrine qu'il a singu-

---

(1) Il n'est pas encore possible, dans l'état actuel de nos connaissances, de déterminer d'une manière précise les limites géographiques du territoire dans lequel se produit le principe cholérigène, ou, en d'autres termes, dans lequel le choléra indien est endémique. Toutefois Bryden a tracé des cartes qui indiquent avec assez d'exactitude les régions où la maladie se développe spontanément. Elles sont toutes caractérisées par deux conditions atmosphériques : l'excès d'humidité (au Bengale il tombe 210 centimètres d'eau par an), et l'excès de chaleur (à Madras, le thermomètre oscille entre 40 et 46 degrés).

lièrement élargie. Résumons-la en quelques traits : l'Inde n'est pas le foyer originel et exclusif du choléra épidémique ; l'importation est une utopie ; cette maladie se développe spontanément sous nos latitudes comme elle se développe sur les bords du Gange ; elle résulte d'une constitution médicale qui se prépare et s'annonce par divers troubles intestinaux et particulièrement par des diarrhées, par des accidents cholériformes, par des cas de choléra sporadiques d'abord peu nombreux et peu intenses, puis se multipliant de plus en plus et devenant de plus en plus graves, jusqu'à ce qu'enfin la maladie prenne franchement le caractère épidémique (1).

Telle est la doctrine que l'on désigne sous le nom de doctrine de la spontanéité du choléra.

Mais pour peu qu'on médite la question, une autre interprétation des épidémies locales se présente à l'esprit. On peut la formuler ainsi : le choléra épidémique nous arrive toujours de la presqu'île indienne. Une épidémie par importation franchit-elle nos frontières? Elle dure, dans une région donnée, cinq ou six mois, puis les manifestations cholériques disparaissent; on croit l'épidémie terminée sans retour : il n'en est rien. Le sol conserve dans ses entrailles le virus asiatique, comme il conserve dans les silos pendant l'hiver nos grains pour les semailles du printemps. Le virus sommeille pendant cinq ou six mois. Au retour des chaleurs, il s'éveille : une nouvelle efflorescence de choléra se manifeste : c'est une épidémie de seconde génération; le virus indien, mis en provision après une première épidémie, en produit une seconde qui peut, à son tour, en produire une troisième.

Telle est la doctrine par importation et revivification des germes.

Génération spontanée du choléra sur notre sol, ou importation de germes, mais de germes féconds qui peuvent s'y reproduire; voilà le dilemme devant lequel nous sommes placés aujourd'hui. Lequel des deux termes répond à la réalité des faits?

Pour ma part, je n'hésite pas à accepter la seconde interprétation : le choléra ne naît jamais spontanément en Europe (2); il y est toujours importé, mais c'est une maladie féconde; une fois implantée sur notre sol, elle peut s'y propager, du moins pendant quelque temps, comme se propagent certaines plantes, importées des régions tropicales.

Ma conviction est basée sur les considérations suivantes :

1° Si les conditions de température, d'humidité, d'électricité, etc., propres à engendrer le virus cholérigène, se trouvaient réunies sous notre latitude, elles n'auraient pas attendu jusqu'au 19me siècle pour produire leur effet ; en d'autres termes, le choléra serait depuis longtemps endémique parmi nous. Dans les régions où règne la malaria, comme dans les marais Pontins ou dans nos Polders, la fièvre intermittente est aussi ancienne que la malaria elle-même.

2° La constitution médicale dont M. Jules Guérin fait dériver les épidémies cholériques est un fait fréquent, on pourrait même dire habituel en Europe. Quoi de plus commun que cette constitution saisonnière qui engendre des dérangements intestinaux, la diarrhée, les cholérines, en un mot l'ensemble des manifestations morbides que M. Jules Guérin considère comme la préparation immédiate et néces-

---

(1) Académie de Médecine de Paris, séance du 27 juillet 1875.

(2) La même conclusion est applicable aux deux Amériques, à l'Afrique du Nord, etc. Mais je me borne à parler de l'Europe, qui nous intéresse plus spécialement.

saire du choléra épidémique ? Elle règne en ce moment même en Belgique. Les observateurs de tous les temps, depuis Hippocrate et Arétée jusqu'à Sydenham et Trousseau, l'ont décrite comme un fait vulgaire. Comment admettre que cette élaboration menaçante du choléra aurait constamment avorté en Europe jusqu'en 1830, tandis que depuis cette époque jusqu'aujourd'hui, c'est-à-dire dans le court espace de 45 ans, la constitution saisonnière cholérigène aurait abouti cinq fois aux manifestations épidémiques les plus violentes !

5° Je suis loin de nier que l'on n'ait constaté plusieurs fois, pendant le règne du choléra épidémique ou immédiatement avant son arrivée, cette constitution médicale spéciale qu'on peut appeler la constitution diarrhéïque ; je la considère même comme une cause adjuvante fort puissante du choléra ; mais elle ne constitue pas, comme M. Jules Guérin le prétend, l'épidémie cholérique à l'état d'ébauche. En voulez-vous la preuve ? D'un côté cette constitution saisonnière, qui serait la condition essentielle et la préparation immédiate d'une explosion épidémique, n'est pas un fait constant. Tous les observateurs ont vu le choléra s'abattre comme un coup de foudre sur des populations dont l'état de santé, au point de vue des fonctions digestives comme de toutes les autres, ne laissait rien à désirer. D'un autre côté, alors que règne cette constitution médicale diarrhéïque, elle est d'ordinaire généralisée dans toute une contrée, dans les campagnes comme dans les villes ; et pourtant le choléra épidémique n'éclate que dans un nombre relativement restreint de localités. Pendant l'été de 1855, alors que le choléra sévissait en Belgique, l'influence diarrhéique régnait un peu partout ; elle régnait entr'autres sur ce vaste plateau qu'on appelle le Condroz. Parmi les nombreux villages dont il est parsemé, un seul, Havelange, y fut visité par l'épidémie. Toutes les localités ambiantes soumises à la même constitution médicale restèrent parfaitement indemnes. La préférence du choléra pour une seule localité, l'une des plus salubres et des plus aisées de la région, l'immunité absolue des autres, s'expliquent avec une merveilleuse simplicité : un soir, un ouvrier de Havelange, quittant Liége, où régnait le choléra épidémique, rentrait dans son village natal. Il était atteint d'une diarrhée : le lendemain il mourait du choléra. Peu de jours après, sa femme succombait à la même maladie. De la maison qu'ils habitaient, rayonna immédiatement une épidémie qui enleva 110 habitants sur 1100, c'est-à-dire dix pour cent de la population. Quant aux villages environnants, ils entourèrent Havelange d'un véritable cordon sanitaire et se préservèrent complétement de l'invasion du fléau.

Le fait de Havelange, c'est-à-dire le fait de l'importation, nous le retrouvons partout quand nous le recherchons attentivement et dans les conditions où nos recherches peuvent aboutir. Ce n'est pas dans le pêle-mêle inextricable des grandes villes, qu'on peut suivre la piste du choléra indien : la trace des hommes et des choses se perd trop facilement dans ce fouillis. Quoi d'étonnant ? Dans un autre ordre de faits, ne voyons-nous pas tous les jours, dans les grandes villes, la justice avec son armée d'agents intelligents, habiles, rompus à toutes les finesses du métier, rechercher en vain la trace d'un assassin ? Et l'on voudrait que le médecin isolé et harcelé, retrouvât dans tous les cas le fil des communications morbides, qui conduisent le choléra d'étape en étape !

Dans les communes rurales, cette difficulté n'existe pas : les médecins qui pratiquent à la campagne ont les mains remplies de faits analogues à celui que je viens de citer ; les archives de l'Académie royale de Médecine de Belgique fourniraient des centaines d'observations aussi probantes que la mienne à l'appui de sa thèse de l'importation. Aussi bien, presque tous les médecins qui ont suivi de près quelques épidémies de choléra, sont amenés par l'évidence des faits à considérer l'importation, et par conséquent la contagion de la maladie comme un fait indiscutable. S'il est permis de se citer soi-même, je confesserai ici, qu'en 1848, j'ai publié un travail dans lequel je soutenais la doctrine de la non-contagion par une foule d'arguments, que je croyais plus décisifs les uns que les autres. C'est que je n'avais étudié le fléau indien que dans les livres; depuis que je l'ai rencontré face à face sur le terrain de la pratique, je suis complètement converti à la doctrine de l'importation et de la contagion. Voici un autre exemple de conversions plus éclatantes et qui ont plus de conséquences que la mienne. En 1850, dit M. Schleisner, alors que le choléra a paru pour la première fois en Europe, la loi du 8 février 1805 sur les quarantaines contre la peste et la fièvre jaune était encore en vigueur, et elle fut appliquée avec toutes ses rigueurs contre le choléra. On mit un cordon de troupes de terre sur la frontière sud du pays, des patrouilles le long des rivages, et l'on établit un service actif de croiseurs dans le Sund. Le Danemark ne fut pas touché par l'épidémie, bien que le choléra sévit avec intensité, tant en 1831 qu'en 1832, à Hambourg, dont les maisons s'étendent presque jusqu'à Altona, qui à cette époque, était encore sous la domination Danoise, et bien que cette épidémie fit des ravages en 1832 à Lubeck, qui entretient un grand commerce avec le Danemark. En 1852, à la suite de l'initiative prise par le gouvernement Anglais, et sans doute, sous l'impulsion des médecins qui, presque tous, étaient anti-contagionistes, toutes les dispositions de quarantaines et d'observations contre la fièvre jaune et le choléra, furent entièrement abolies en Danemark. L'année suivante, c'est-à-dire en 1853, le choléra sévit dans ce royaume avec une grande intensité : l'épidémie frappa 7217 personnes à Copenhague ; 4737 succombèrent ; c'est une mortalité de près de 4 pour cent. De Copenhague, l'épidémie se répandit pendant six mois et demi dans les provinces de la monarchie, *notamment dans les villes maritimes et dans les villages à proximité de la capitale*. Le choléra enleva alors dans toute l'étendue de la monarchie 6688 personnes. Les médecins danois, complètement convertis à la doctrine de l'importation et de la contagion, et spécialement le Dr Schleisner, inspecteur de santé pour le duché de Schleswig, sollicitèrent des mesures protectrices contre l'importation et la propagation des épidémies cholériques. Il fut impossible de revenir aux règlements radicaux de 1805 ; les quarantaines ne furent pas rétablies, mais on prit administrativement toutes les mesures de préservation qui n'étaient pas en contradiction avec la loi de 1852 qui les avait abolies. Quelqu'incomplètes qu'elles fussent, ces mesures eurent les résultats les plus favorables, et depuis cette époque, malgré des relations très-fréquentes et très-actives avec la plupart des ports de la Baltique et d'autres pays où le choléra s'est fréquemment montré, le Danemark n'a souffert que des dommages insignifiants du chef de la maladie asiatique. Je ne saurais trop recommander à vos méditations l'important travail du Dr Schleisner dans lequel ces faits sont consignés (1).

Quoi de plus instructif encore que l'histoire du choléra en Grèce ? Elle est sans doute présente à tous les souvenirs, et je me borne à un simple

---

(1) *L'apparition du choléra en Danemark depuis sa première invasion en Europe, comparée avec l'apparition de la maladie dans les pays limitrophes et les ports voisins.* Mémoire présenté à la conférence sanitaire internationale par E. A. Schleisner, docteur en médecine délégué du Danemark à la conférence.

sommaire. La Grèce échappe complétement aux épidémies de 1832 et de 1849 en s'isolant rigoureusement du reste de l'Europe par le système des quarantaines. En 1854, des exigences diplomatiques l'amènent à laisser en libre pratique le port du Pirée : le choléra y pénètre avec les flottes de la France et de l'Angleterre et fait de grands ravages dans le petit royaume. En 1865, la Grèce revient à son système d'isolement, et se préserve complétement de l'épidémie régnante. Voilà l'épreuve et la contre-épreuve dans toute leur lumineuse évidence. Comment n'être pas frappé de ce grand fait qui se répète partout : les pays ou les localités qui se défendent rigoureusement contre l'importation sont préservés de la maladie. Ils en sont atteints quand ils se relâchent de leur sévérité. Voici un autre fait parallèle : les populations qui ont le bonheur de ne pas se trouver sur la grand route du choléra asiatique n'en sont jamais atteintes ; ainsi en est-il des villages isolés, ainsi en est-il encore des iles placées en dehors des grands courants de la navigation : les Açores, l'ile de l'Ascension, l'ile de Sainte-Hélène (1) n'ont jamais subi d'épidémie cholérique. Dira-t-on que le choléra n'a jamais fait explosion dans ces villages ou dans ces iles parce que la constitution médicale qui, dans la doctrine de M. Jules Guérin doit engendrer le choléra, ne s'y montre jamais ? Ce serait vraiment trop facile.

Je conclus : le choléra, en dehors de l'Inde, arrive toujours par importation.

Reste à expliquer la pathogénie des épidémies circonscrites qu'on a observées à Stockolm, à Saint-Pétersbourg, à Kiew, etc.

Cette interprétation me semble facile. Ces épidémies locales sont toujours précédées d'une grande épidémie, d'une épidémie d'origine indienne, et par conséquent d'une production abondante de virus cholérigène. Ce virus, quoique peu stable, peut se conserver longtemps dans certaines conditions favorables. Dissous dans l'eau il peut pénétrer dans le sol à des profondeurs variables et s'y conserver à l'abri de l'air, pour reprendre son activité quand se représenteront les conditions de chaleur et d'humidité nécessaires à son développement ; le sol ne crée pas le virus, mais il lui sert de réservoir. C'est ici que l'ingénieuse théorie de Pettenköfer, (2) qu'il m'est d'ailleurs impossible d'accepter dans sa généralité, peut-être invoquée pour expliquer l'aptitude de certaines contrées à la production des épidémies secondaires et l'immunité de certaines autres. Le poison cholérique pénétrera dans les sols d'alluvion, perméables à l'eau et aux matières organiques ; il glissera à la surface des terrains granitiques.

Quelle que soit la doctrine que l'on adopte pour l'interprétation de la genèse des épidémies secondaires, il n'en reste pas moins vrai — et c'est une perspective formidable pour l'avenir — que le choléra asiatique peut s'acclimater en Europe, soit par la production spontanée sur notre sol de son principe générateur, soit par la conservation et la régénération du virus arrivé primitivement de l'Inde. Toutefois, dans cette dernière hypothèse, je considère comme probable que le principe cholérigène en se reproduisant dans nos régions tempérées, perdra de son énergie virulente à chaque régénération et qu'ainsi la maladie s'éteindra après un règne plus ou moins long.

III. — Quelle est la nature du principe cholérigène ?

---

(1) W. Swart. *Mémoire lu devant la société épidémiologique de Londres. The Lancett* Mars, avril et mai 1873

(2) 5 *Fragen aus der Ætiologie der Cholera ; Pappenheim's Monatsschrift*, 1859.

Malgré les recherches de Chevreul (1), de Guttmann et Baginski (2), de Legros et Goujon (3), de Bruberger (4), de Thiersch (5), de Fauvel, dont je ne saurais apprécier trop hautement la valeur pratique (6', de Klob (7), de Cahen (8), de Hirsch (9), de Pettenköffer (10), de Crocq (11), et d'une foule d'autres, nous ne savons absolument rien sur la nature intime du virus cholérique. Au demeurant, on peut regretter, mais on ne peut s'étonner, que nous ne connaissions pas l'essence du virus propagateur d'une maladie toute moderne, quand la même obscurité enveloppe encore la genèse de maladies aussi vieilles que le monde, la peste, le typhus, etc.

IV. — Si nous ne savons rien de la nature intime du principe cholé-rigène, nous avons des notions précises et importantes sur son réceptacle, sur ses attributs, sur ses modes de transport de l'individu malade aux individus sains, en d'autres termes sur ses véhicules, sur ses voies d'in-troduction dans l'économie saine, sur la durée de son incubation, sur ses causes adjuvantes.

V. — Et d'abord, nous avons cherché à établir que non-seulement le choléra est contagieux, mais que, sous nos latitudes, il ne se propage que par contagion. Le sujet malade est donc le seul foyer producteur du miasme cholérigène, et il le répand autour de lui. Par quelles voies ce miasme s'échappe-t-il de l'homme malade? S'il est un fait bien acquis aujourd'hui à la science, c'est que le principe générateur du choléra, quel qu'il soit, réside dans les déjections des sujets atteints de cette maladie. Nous comprenons sous le nom de déjections les matières vomies et les évacuations intestinales, celles-ci étant très probablement plus virulentes que celles-là. Les recherches de Tiersch (12), de Legros et Goujon (13), de Guttmann et Baginski (14), de Pellarin (15), de Pettenköffer (16), d'Aclan (17), de Hirsch (18), de Delbrück (19), de Crocq (20), ne peuvent guère laisser de doute

---

(1) *Vues chimiques sur le Choléra*. Académie des sciences, séances du 6 novembre et du 11 décembre 1865.

(2) *Revue expérimentale sur le choléra*. (Gaz. hebd., 22 novembre 1866).

(5) *Recherches expérimentales sur le choléra* (Journ. de l'anat., etc. de M. Robin novembre 1866).

(4) *Recherches chimiques et microscopiques sur le choléra*. (Arch. de Virchow, t. XXXVIII, p. 296).

(5) *Essais d'infection artificielle, etc.*, Munich, 1856.

(6) *Rapport à la conférence sanitaire internationale de Constantinople, 1866. — Dis-cussion acad. — Procès-verbaux de la conférence de Vienne, etc., etc.*

(7) *Étude anatom. pathologique sur la nature du processus cholérique*. Leipzig, 1867.

(8) *Du choléra*. Sa nature et son traitement, 1868.

(9) *Uber die specifische Ursache sur Cholera, etc.* (Den Regierungen und Aertzen. Mainz, 1866.

(10) *Ouvrages cités.*

(11) *Bulletins de l'acad. roy. de méd. de Belgique, etc., etc.*

(12) Tiersch, *loc. cit.*

(13) Legros et Goujon, *loc. cit.*

(14) Guttmann et Baginski, *loc. cit.*

(15) *Bulletins de l'Académie de médecine de Paris*, 1850, t. XIV et t. XV.

(16) *Recherches et considérations sur le mode de propagation du choléra*. Munich, 1855. — *Idem. sur l'étiologie du choléra*, 1859.

(17) W. Aclan, *Mémoire sur le choléra*. Oxford, 1854.

(18) Hirsch, *loc. cit.*

(19) Delbrück, *le choléra dans la prison de Halle*, 1856.

(20) Crocq, *loc. cit.*

à cet égard ; mais s'il restait une nuance d'incertitude dans quelques
esprits, elle se dissiperait sans doute devant les déclarations unanimes
des médecins qui observent le choléra dans son pays originaire. Dans un
rapport officiel publié en 1869, le docteur Murray, inspecteur général des
hôpitaux du Bengale, résume les réponses faites par 505 médecins, pratiquant dans les Indes, à un questionnaire qui leur avait été adressé par le
gouvernement anglais. Tous ces praticiens sont d'accord pour déclarer
que le principe contagieux du choléra réside dans les déjections des
malades. Il y a plus : ils sont à peu près unanimes pour admettre qu'on ne
le constate dans aucune autre excrétion, et que, par conséquent, le
choléra n'est jamais transmis par le toucher ou l'haleine du sujet malade.

Malgré cette masse imposante d'autorités, il serait peut-être prématuré
d'accepter en pratique cette dernière assertion comme une vérité absolue.
Il serait étrange, en effet, que le miasme qui circule sans doute dans le
sang du cholérique ne puisse s'échapper en aucune proportion par la surface pulmonaire ou par la peau. C'est un premier point obscur dans la
question du réceptacle du virus. Il y en a un second. On ne sait pas d'une
manière précise si les déjections du sujet atteint de choléra renferment
déjà le principe contagieux, alors qu'elles sont encore contenues dans ses
entrailles, ou immédiatement après leur évacuation, ou si elles doivent
subir, comme le professe T.ersch, un travail de fermentation. On sait
que, d'après cet observateur, le virus cholérigène ne se développe dans
les déjections que du 3e au 9e jour. Je me permets de considérer cette
assertion comme très hasardée. Elle repose uniquement sur des expériences faites sur des souris. L'observation clinique me paraît prouver
surabondamment que dès le moment de leur évacuation les déjections
cholériques peuvent communiquer la maladie. Je me borne à rappeler ici
l'exemple du docteur Swéron, de Haecht (Belgique), qui contracta un
choléra foudroyant en examinant les selles d'un cholérique quelques
heures après leur évacuation.

J'appelle toute l'attention du Congrès sur ces deux questions, dont la
solution aurait des conséquences importantes pour la pratique. S'il était
démontré, d'une part que le contage cholérique ne réside que dans les
selles, d'autre part qu'il ne s'y développe que trois ou quatre jours après
leur évacuation, on comprend que la prophylaxie du choléra serait
singulièrement simplifiée. Dans l'état actuel de la science, on est autorisé
à considérer les évacuations gastro-intestinales comme le réceptacle principal du poison cholérique. Jusqu'à plus ample informé, il faut considérer
les déjections cholériques comme contagieuses dès le moment de leur
évacuation. Enfin, bien qu'aucun fait ne prouve que la maladie se soit
jamais transmise par le contact d'un sujet malade ou par l'inspiration de
son haleine, il serait imprudent de considérer ces modes de transmission
comme absolument impossibles.

VI. — Recherchons maintenant les principaux attributs du contage cholérique.

Constatons d'abord qu'il se comporte à la manière des gaz. Éliminé de
l'organisme malade soit exclusivement par la muqueuse digestive, soit
concurremment avec celle-ci par d'autres voies d'excrétion, il se diffuse
dans l'atmosphère d'une manière homogène, c'est-à-dire sans s'accumuler
dans les points déclives.

Le virus cholérique se dissout dans l'eau. Nous verrons tout à l'heure,
en effet, que l'eau est un des plus sûrs véhicules de ce principe morbide.

Le contage cholérique n'a pas une puissance morbifique très énergique :
il n'agit pas à coup sûr, fatalement en quelque sorte, comme le virus vario-

lique, le virus syphilitique, et dans les espèces animales le miasme de la peste bovine. Qu'on n'objecte pas que le choléra, en arrivant dans une agglomération d'hommes, y fait souvent en quelques jours des ravages considérables ; cette observation prouve sans doute que l'action du virus cholérique est très rapide, mais elle ne démontre pas qu'elle est d'une énergie fatale. Sur cette masse d'habitants, il ne frappe en définitive qu'un nombre assez restreint de victimes. Souvent la maladie n'atteint que 5 à 10 habitants sur mille. On considère comme une épidémie sévère celle qui, sur le même chiffre de la population, en frappe 50 et en tue 25. Quand elle atteint 200 personnes sur 1000 et qu'elle en enlève 100, elle est citée, en Europe du moins, comme une invasion violente, quoiqu'elle dépasse quelquefois ce chiffre (1).

D'où vient cette bénignité relative du virus cholérique? Les considérations suivantes jetteront peut-être quelque lumière sur cette question.

Et d'abord, il est très probable que le poison en lui-même n'a qu'une médiocre énergie. Il faut bien le reconnaître : les virus morbifiques dont on admet aujourd'hui l'existence n'ont pas tous la même puissance. En se basant sur l'expérience clinique, on pourrait dresser une échelle des différents degrés d'activité des contages les mieux connus, comme on a fait l'échelle des poisons végétaux et minéraux.

En Europe, les cas de choléra épidémique que nous observons, ne proviennent pas immédiatement du virus né spontanément sur les rives du Gange, mais d'un virus qui s'est reproduit déjà 100 fois, 200 fois peut-être, dans l'organisme humain. N'est-il pas probable que ce virus exotique, en se reproduisant dans notre pays, s'abâtardit, s'atténue, et perd progressivement de son énergie ? Du moins est-il certain que l'action du miasme indien, dans son pays natal, est plus violente que dans notre pays. D'après Annesley, de 1817 à 1840, le choléra a fait périr près de 18 millions d'habitants dans la presqu'île indienne. D'ailleurs, si le virus asiatique n'allait pas s'atténuant dans nos latitudes à mesure qu'il se reproduit, comment expliquer la cessation spontanée des épidémies (2)?

Une autre considération qui peut expliquer la bénignité d'action du choléra, c'est que, comme je l'ai déjà dit, il se comporte tout-à-fait à la manière des gaz. Supposons un moment que ce soit en effet un gaz dans le sens exact du mot, et comparons-le sous ce rapport à d'autres virus, qui sont très probablement liquides et fixes, c'est-à-dire incapables de se volatiliser, comme le virus syphilitique et le vaccin. J'ai souvent réfléchi à

---

(1) Citons quelques chiffres :

Lieux et dates.	Malades sur 1000 habitants.	Morts sur 1000 habitants.
Berlin, 1853.	3.1	2.
Tessin, 1857.	8.1	4.6
Vienne, 1832.	13.	6.5
Osnabruck, 1859.	19.	9.
Gênes, juin 1854.	33.	18.
Copenhague, 1853.	55.	36.
Kittau, 1848.	125.	61.
Riga, 1848.	140.	40.
Havelange, 1855.	200.	100.
Küscamp, 1859.	400.	200.

(2) J'ai dit plus haut que c'est sur cette considération que je me base quand j'exprime l'espoir que le choléra ne s'établirait pas à perpétuelle demeure en Europe par la seule régénération des germes cholérigènes.

la différence immense qui se manifeste dans le degré de contagiosité entre un virus fixe et un virus que j'appelle gazeux. Inoculez à 100 individus qui se trouvent dans les conditions ordinaires de réceptivité, une goutte de virus syphilitique ou de virus vaccin, et vous communiquerez la maladie à 90 ou 95 sujets, c'est-à-dire que presque personne n'échappera à l'action du virus morbifique.

Faites au contraire respirer à cent individus un virus qui se conduit à la manière des gaz : le virus typhique, ou le virus cholérique, par exemple, et les proportions seront renversées, c'est-à-dire que trois ou quatre sujets seulement contracteront la maladie contagieuse. Cela ne tiendrait-il pas à ce que les poisons qui passent dans le sang à l'état de gaz s'éliminent de l'économie avec la plus grande facilité? Les expériences de Hering prouvent que le sang parcourt le cercle circulatoire en entier en trente secondes; donc, un poison gazeux que je suppose dissous dans le sang est présenté toutes les trente secondes à cette vaste surface d'évaporation qu'on appelle le poumon ; en une heure il y a passé cent ou cent et vingt fois, et s'il n'est pas éliminé en entier, le fait est bien surprenant. Ce n'est pas une simple hypothèse que j'avance là. Voici des faits analogues.

On sait que dix centigrammes, c'est-à-dire deux gouttes d'acide cyan-hydrique anhydre, introduits en une seule dose dans l'économie suffisent pour donner la mort à un adulte. Eh bien, en espaçant suffisamment les prises, vous pouvez en faire absorber en vingt-quatre heures, huit à dix gouttes impunément; cela vient de l'extrême volatilité du poison qui s'élimine presque à mesure que le sujet l'ingère, de sorte que la dose toxique de dix centigrammes ne se trouve jamais toute entière dans l'économie.

N'est-ce pas là ce qui explique l'innocuité habituelle des gaz méphitiques que les étudiants en médecine respirent à pleins poumons dans les hôpitaux et surtout dans les amphithéâtres? Quel organisme résisterait à cet empoisonnement continu et prolongé, si le principe toxique ne s'échappait avec une extrême facilité de l'organisme par les voies pulmonaires et surtout par la muqueuse intestinale, comme le prouve, du reste, d'une manière aussi irréfragable que désagréable, l'odeur des gaz exhalés par la voie pulmonaire et surtout par la voie rectale?

Je sais bien que cette explication ne sera pas admise par les partisans des contages animés, mais je sais aussi que cette magnifique théorie, vers laquelle j'incline pour mon compte, est loin d'être démontrée aujourd'hui.

Enfin, dans toutes les aggressions dirigées contre l'économie humaine, il faut tenir compte de cette force mystérieuse mais réelle, qu'on appelle la résistance vitale. L'observation prouve que cette résistance est plus efficace contre certains agents que contre certains autres. Quelle que soit la nature du contage cholérique, il est très probable qu'il détermine, dans les tissus et les liquides de l'économie, un travail de fermentation. Or, toutes les fermentations se ressemblent : c'est une réaction qui s'opère dans un composé d'origine organique pour en ramener progressivement les éléments à l'état inorganique. Le type des fermentations est la fermentation putride : elle ne s'établit pas dans un organisme sain, parce que la force vitale, quelle qu'elle soit, lutte contre toute fermentation, c'est-à-dire contre la destruction des tissus qu'elle anime; c'est tellement vrai que plus d'un physiologiste a défini la vie : la lutte d'un organisme contre les lois physiques et chimiques de la matière brute. Eh bien l'organisme lutte avec plus de succès contre telle fermentation

que contre telle autre. Sans doute, je n'exprime là qu'un fait d'observation, mais c'est un fait indubitable et fécond.

Enfin, un dernier caractère du contage cholérique, qui tend à expliquer sa bénignité, c'est que l'homme s'y accoutume. L'économie s'habitue
à ce poison, et au bout d'un certain temps, nous devenons tous, à son
égard, de véritables Mithridate : nous le humons, nous le buvons et nous
échappons à ses atteintes. Ce fait qui est un des faits capitaux de la
pathogénie du choléra, mérite de nous arrêter quelques instants. Nous
avons déjà dit en parlant du peu de stabilité du principe cholérigène
que les épidémies de choléra ont peu de durée. Cela tient sans doute en
grande partie à l'affaiblissement progressif et à l'épuisement de ce
principe. Mais cela tient aussi à l'accoutumance ou assuétude dont nous
parlons en ce moment. En voulez-vous la preuve? Voici une ville où
l'épidémie est à son déclin ; on ne constate plus que quelques cas retardataires, un ou deux par semaines. Qu'un flot de population vierge de
l'influence cholérique soit versé dans ses murs, et presque immédiatement le choléra se développe parmi les nouveaux venus ; c'est ce qu'on
observe, par exemple, quand un régiment partant d'une localité indemne
arrive dans une garnison où le choléra est à sa fin. Lisez l'admirable
Histoire de la guerre de Crimée, par Baudens, et vous y trouverez plusieurs
faits de ce genre. Voici une observation qui m'est personnelle.

En 1849, une épidémie de choléra sévit à Namur, comme dans la
plupart des autres villes de notre pays. Parmi mes clients se trouvait un
major d'infanterie en retraite, ancien commandant de place de cette ville,
Il habitait la rue des Moulins, que son insalubrité désignait d'avance aux
plus rudes atteintes de la maladie. Au début de l'épidémie nous enga-
geâmes ce respectable vieillard, qu'aucun devoir d'ailleurs ne retenait
parmi nous, à s'éloigner de Namur. Il céda à nos instances et alla habiter
une campagne où le choléra ne pénétra point.

Quatre mois après, alors que depuis huit jours il ne s'était plus
présenté un seul cas de choléra à Namur, le major rentra avec une
sécurité complète dans sa maison, qu'on avait d'ailleurs assainie comme
toutes les autres. Trente-six heures après, il fut pris d'une attaque de
choléra qui l'emporta en moins de deux jours.

Que prouve ce fait ? Que le miasme cholérique régnait encore dans cette
rue, mais que les habitants qui l'avaient respiré depuis quatre mois, n'en
ressentaient plus d'impression. Ils jouissaient du bénéfice de l'accoutumance.

Arrive un sujet sain qui n'a pas le même privilége, et il est saisi et tué
par un contage devenu inoffensif pour ses voisins.

Pour confirmer l'interprétation que je donne à ce fait, je donne ici son
complément, car il eut un douloureux complément. Le fils du major D...,
fonctionnaire à Andennes où le choléra ne régnait pas, vint visiter son
père à son lit de mort. Puis il retourna dans la petite ville qu'il habitait.
Le lendemain il était saisi d'une attaque de choléra à marche plus rapide
encore, il mourut au bout de dix-huit à vingt heures.

Un de mes honorables collègues de l'Académie de médecine de Belgique,
M. Kuborn, nous a rapporté un fait tout aussi probant. En 1854, trois
personnes d'une même famille quittèrent Seraing, et après un assez long
voyage rentrèrent dans cette localité, dix à quinze jours après que l'épidémie avait cessé. Deux de ces personnes furent saisies du choléra et y
succombèrent. Il se rétablit là un nouveau petit foyer de choléra ; il y eut
en tout sept atteintes et six morts.

Une sorte de bénignité dans son action, tel est donc le premier attribut du virus cholérique. En voici un second qui n'a pas moins d'importance au point de vue pratique : ce virus est peu stable. Quelqu'il soit, c'est un produit qui, abandonné à l'air libre, se décompose rapidement et perd par conséquent sa puissance nocive. C'est une question de journées et de peu de journées, sans qu'il soit possible de préciser plus exactement la question. Il est très-probable que le miasme cholérigène se détruit avec plus de promptitude quand l'air est fortement ozonisé. Ajoutons de suite cette réserve importante : dans certaines conditions, le principe cholérigène peut conserver longtemps son activité. Je me borne à citer l'observation bien connue de Lébert : un homme fut pris du choléra à Lugano après la cessation complète de la maladie dans cette ville, pour avoir fait usage d'habits provenant d'un cholérique mort deux mois auparavant dans la même maison. Du reste la science fourmille de faits analogues. Je ne connais pas d'exemple plus frappant que celui que rapporte Sydenham à propos du virus variolique — et tous les virus ont la plus grande analogie dans leur action. — Je le cite de mémoire, sans garantir l'exactitude absolue des chiffres : une douzaine de personnes assistent à l'exhumation du cadavre d'un sujet mort de la variole 8 ou 9 ans auparavant ; plus de la moitié des assistants sont atteints de cette maladie et la plupart y succombent.

Indépendamment de cette destruction en quelque sorte spontanée, le virus cholérigène se décompose au contact de divers agents. Ainsi, il ne résiste pas à l'action des corps à affinités énergiques, comme les acides minéraux et les alcalis. Malheureusement ces agents chimiques portent leur action destructive sur tous les tissus organiques avec lesquels on les met en contact, et de là le peu de services qu'il rendent dans la pratique. On avait espéré que le virus cholérigène perdrait aussi ses propriétés morbifiques au contact d'autres substances relativement inoffensives qu'on désigne aujourd'hui sous le nom générique de désinfectants : l'iode, l'alcool, les chlorures, l'acide phénique, les permanganates alcalins, le sulfate de fer, etc, etc. Malheureusement les expériences de M. Demarquay et celles de M. Colin infirment singulièrement ces espérances. Ces agents n'arrêteraient pas le développement des protozoaires dans les liquides albumineux, et quand ils y sont déjà formés, ils ne les empêcheraient pas de vivre et de se multiplier (1).

Mais si parmi les désinfectants chimiques les uns sont sûrs mais inapplicables, les autres inefficaces, il nous reste un désinfectant puissant, sûr dans ses effets, et facile à manier : c'est le calorique. Il était facile de prévoir que les principes virulents et spécialement le principe cholérigène seraient détruits par une température élevée — une centaine de degrés, — puisque, quels qu'ils soient, ce sont des principes organiques, et la constitution des principes organiques est détruite par l'action de cette température. Voilà ce que la chimie organique indiquait à priori. Vous savez assez que les recherches de M. Pasteur, entr'autres, ont pleinement confirmé ces prévisions (2). Nous verrons plus loin le parti considérable que l'on peut tirer de ces principes pour la prophylaxie du choléra.

VII. — Comment le contage cholérique se transmet-il du sujet malade

---

(1) DEMARQUAY. *Sur la résistance des protozoaires aux divers agents du traitement généralement employés en chirurgie.* Communication à l'Académie des sciences de Paris. Janvier 1875 — COLIN. *L'iode est-il un agent anti-virulent ?* Commmunication à l'Académie de Médecine de Paris. Séance du 12 janvier 1875.

(2) PASTEUR. *Compte-rendu hebdomadaire des séances de l'Académie des sciences, et bulletin de la Société Chimique de Paris.*

aux individus sains? La réponse à cette question va sortir des prémisses que nous avons posées. Résumons-les en peu de mots : le choléra épidémique est toujours le résultat de la contagion, du moins sous nos latitudes. Le sujet atteint de la maladie régénère et multiplie le virus producteur. Il en est lui même imprégné. Ce virus s'élimine principalement, peut-être exclusivement, par la muqueuse digestive, et se retrouve dans les déjections. Il se comporte à la manière d'un gaz soluble dans l'eau.

Si ces propositions sont vraies, il en résulte que le virus cholérique se propagera du sujet malade aux individus sains, d'abord par le malade lui-même et par les objets qui ont été en contact médiat ou immédiat avec lui (vêtements, appartements, voitures, navires), par les excrétions dans lesquelles le virus cholérique peut être dissous, les selles en particulier, par l'air et par l'eau, etc.

Entrons dans quelques détails.

L'homme, l'homme malade, l'homme à l'état de cadavre, quelquefois, par exception, l'homme sain. Que le sujet malade porte partout avec lui le principe cholérigène, rien de plus simple ni de plus fatal à la fois, puisque c'est au sein de son organisme que ce principe s'élabore. Il l'exhale surtout, comme nous l'avons dit, avec ses évacuations intestinales, quand il est atteint du choléra confirmé. Mais l'expérience prouve qu'il peut communiquer la maladie aux autres alors qu'il n'a lui-même que cette diarrhée qu'on a appelée diarrhée prémonitoire, qui lui permet encore de sortir et de vaquer à ses affaires. Le transport du choléra par le cholérique est une thèse démontrée aujourd'hui par une telle abondance de faits, que je m'abstiens de m'y arrêter. Je me borne à quelques indications.

Le Dr Laveran rapporte, d'après le *Public Herald*, l'histoire d'une épidémie amenée dans un petit village du comté d'Essex, par le maître d'une maison de ferme qui rapportait le choléra de Southampton (1). Briquet rapporte le fait suivant : la petite ville d'Yport était en 1848, dans un état sanitaire parfait, lorsqu'arrivèrent de Dunkerque, où régnait le choléra, deux matelots déjà plongés dans l'état algide. L'un deux finit par guérir ; mais sa mère qui, pour le réchauffer, avait couché avec lui, périt du choléra ; une petite sœur de 10 ans eut le même sort ; l'autre guérit également, mais une petite fille qui était restée auprès de lui, fut atteinte, quatre jours après son arrivée, et mourut le lendemain. Une garde malade et sa fille, qui avaient soigné le malade et l'enfant furent atteintes de la maladie et y succombèrent. L'épidémie s'étendit, des deux maisons des malades, dans la commune entière (2).

Le Dr Pellarin a établi que l'épidémie de choléra fut introduite le 17 Août 1849 à Givet par un domestique arrivé de Bruxelles, et qui y mourut du choléra. La servante qui l'avait soigné fut la seconde victime de la maladie, et la troisième fut un grenadier qui avait une liaison particulière avec cet servante (3). Le Dr Brochard (4), Léon Gros (5), le Dr Huette (6) le Dr Bucquoy (7), ont rapporté des faits qui déposent dans le même sens avec une évidence saisissante.

---

(1) *Dictionnaire encyclopédique*. Art. Choléra.

(2) Briquet. *Rapport sur l'épidémie de 1849* (*Mémoires de l'Académie de Médecine*, t. XXVIII, p. 181.

(5) Pellarin. *Gazette Médicale*, 1849.

(4) Brochard. *Du mode de propagation du choléra*, etc. Paris 1854.

(5) Léon Gros. *Le choléra dans la vallée de St-Marie aux Mines*.

(6) Huette. *Archiv. génér. de Médec.*, 1856.

(7) Bucquoy. *Bull. et mém. de la soc. méd. des hôp.*, 1866, 2e série, t. II.

J'ai déjà cité dans ce rapport le fait de l'importation du choléra par un ouvrier malade dans une commune isolée du Condroz, qui fut la seule atteinte de l'épidémie dans un rayon de plus de quatre lieues.

Si le Congrès international en exprimait le désir, je pourrais recueillir dans les archives de l'Académie de Médecine de Belgique une vingtaine de cas tout aussi probants que celui que je viens de rappeler.

Est-il vrai que les cadavres des sujets qui ont succombé à cette maladie peuvent la transmettre à des individus sains? Il est clair que, si le principe cholérigène, quel qu'il soit, conserve son activité quelque temps après la mort du sujet, le cadavre sera un agent de transmission redoutable. Or l'analogie permet de croire à cette conservation. On l'observe du moins pour le virus variolique. On possède d'ailleurs quelques faits qui plaident dans le même sens. Ainsi, le D' Ancelon a remarqué une mortalité très grande chez les personnes chargées de veiller les morts pendant l'épidémie de Dieuze (1). D'après Jules Worms, le second cas de choléra déclaré à Strasbourg en 1849 aurait été provoqué par le séjour du sujet près du cadavre du premier malade. On cite encore ces cas de choléra qui se développèrent dans une localité où il n'y avait pas de malades, chez les hommes qui veillèrent près du cadavre du général Miolis, succombant en voyage à une atteinte de choléra contractée à Munich. La conférence internationale de Vienne, tenant compte de ces considérations et de ces faits, a considéré le transport du virus cholérique par les cadavres comme un fait très probable, sinon absolument démontré.

L'homme sain lui-même ne peut-il pas devenir le véhicule du principe cholérigène? Quant à moi, je n'en doute guère. C'est un principe volatile, qui peut imprégner les substances poreuses, comme les vêtements, et s'y conserver quelque temps. Qui doute encore aujourd'hui que l'accoucheur ne puisse transporter le germe de la fièvre puerpérale d'une maison à l'autre? Je crois donc que les praticiens devront tenir grand compte de cette chance fâcheuse, dans l'intérêt de leurs clients comme dans celui de leurs familles.

Cette considération nous amène à parler des vêtements, et en général des effets à usage du cholérique. Ils servent très souvent de véhicule au principe morbide, surtout quand ils ont été imprégnés de déjections cholériques. Dans une foule de cas où il est impossible d'invoquer aucune autre cause de l'explosion de la maladie, ce mode de transport bien démontré suffit à lui seul pour prouver l'importation et la contagion du choléra. Je crois donc devoir m'y arrêter quelques instants pour l'établir d'une manière irréfragable.

En 1855, le choléra régnait dans plusieurs villes de la Belgique, et notamment à Charleroi. La plupart des communes rurales étaient restées à l'abri du fléau, et la commune de Marbais entre autres, distante de 4 lieues de Charleroi, jouissait, comme les villages ambiants, d'un état sanitaire parfait. Une jeune fille de Marbais, en service à Charleroi, contracta la maladie régnante et y succomba au bout de 24 heures. On jeta dans un panier ses vêtements et ses linges imprégnés encore de déjections cholériques. La misère força sa pauvre mère à laver elle-même ces tristes épaves. Elle gagna la maladie avec une voisine aussi pauvre qu'elle qui était venue l'aider dans cette besogne. Elles moururent toutes deux et la maladie se diffusa de proche en proche dans la commune. M. Simpson cite un cas tout-à-fait analogue. En 1852, une personne mourut du choléra à Leedts où la maladie régnait épidémiquement; quinze jours après,

<hr>

(1) ANCELON. *Gazette hebdomadaire*, 1854.

ses effets, envoyés par le roulage sans avoir été lavés, arrivèrent dans son village natal, à Monkton. Un nommé Barnés ouvrit la caisse, et le lendemain tomba malade du choléra. Ce fut le premier cas observé dans cette localité. Il se propagea à la famille et à ses proches. Dans ce moment, la maladie n'existait pas dans le voisinage à plus de 50 milles à la ronde (1).

Pettenköfer rapporte à son tour un fait du même genre : à Lustheim, près de Munich, les premiers cas de choléra eurent lieu dans une famille de journaliers dont la fille, servante à Munich, avait envoyé à ses parents des effets provenant de personnes mortes de cette maladie (2).

Le Dr Hamilton, de New-York, rapporte que, pendant l'épidémie qui sévit en 1866 dans l'hospice de Blackwel-Island, le linge souillé, au lieu d'être plongé immédiatement dans l'eau bouillante, fut trempé quelque temps dans l'eau froide, puis lavé dans l'eau chaude. Sur 34 femmes employées à la blanchisserie, 12, c'est-à-dire plus du tiers, succombèrent au choléra (3).

Les appartements dans lesquels des cholériques ont été soignés, surtout les appartements chargés de tentures et de tapis, restent imprégnés plus longtemps du miasme cholérigène. Ils peuvent le transmettre aux individus sains qui viennent les habiter après les malades ou les morts.

Les navires et les voitures, qui, en définitive, ne sont que des appartements ambulants, peuvent au même titre servir d'intermédiaires pour la propagation du virus cholérique.

Les déjections des cholériques, nous l'avons dit plus haut, constituent le réceptacle principal et peut-être exclusif du contage cholérique. C'est le véhicule le plus redoutable de la maladie. Tantôt elles la transmettent d'une manière immédiate : c'est le cas de ces empoisonnements directs par les latrines, source d'infection à laquelle on n'accorde pas assez d'attention ; c'est le cas du Dr Swéron, examinant curieusement les selles d'un cholérique dans le vase où elles viennent d'être déposées ; c'est le cas des blanchisseuses qui lavent les linges des cholériques ; c'est le cas encore de ces pauvres familles à qui l'on renvoie à la campagne les nippes d'une jeune fille morte en service dans une ville où règne l'épidémie. Tantôt les déjections cholériques transmettent la maladie médiatement, c'est-à-dire que le miasme cholérigène s'en dégage et se répand dans l'atmosphère, qui devient lui-même un véhicule secondaire de la maladie, ou bien il se dissout dans l'eau, qui devient à son tour un poison cholérigène.

L'air et l'eau sont ainsi des véhicules secondaires, mais redoutables, de la maladie. L'air atmosphérique peut transporter le principe générateur du choléra du sujet malade à des sujets sains. Mais l'infection, comme dit le Dr Laveran, va se perdre rapidement dans l'immensité de l'Océan aérien. A mesure que le poison charrié par l'air s'éloigne du lieu qui l'a produit, il s'atténue et bientôt s'annihile. Il serait sans doute important, au point de vue pratique, de fixer le rayon partant du centre cholérique dans lequel le virus conserve sa puissance morbifique et par conséquent les limites où il la perd. Mais le problème n'est pas susceptible d'une solution mathématique. L'abondance des miasmes produits, la direction des vents, le degré d'humidité ou de sécheresse sont des coëfficients dont il faut tenir compte. Il faut donc s'en tenir à des approximations que l'on a pu établir en examinant ce qui se passe autour des lazarets où se trouvent isolés des cholériques, ou sur les navires arrivant du large vers une région où règne l'épidémie, et frappés du choléra avant le débarquement. Les

---

(1) J. SIMPSON. *Observations on Asiatic Cholera.* London 1849.
(2) PETTENKOFER. *Ouvrage cité.*
(3) Recueil intitulé : *Sanitorium,* 1867.

observations recueillies dans ces conditions prouvent que le choléra ne se transmet jamais par le seul intermédiaire de l'air au delà de quelques kilomètres.

L'eau est peut-être l'un des agents les plus redoutables de transmission du choléra. Les médecins qui pratiquent dans les Indes expriment à peu près unanimement cette conviction que, dans la majorité des cas, la transmission de la maladie a lieu par des déjections cholériques. Les 505 praticiens dont le Dr Murray a analysé les réponses déposent presque tous dans ce sens. Cette opinion est partagée par la plupart des médecins américains, et, dans la pratique, ils se conduisent en conséquence. Pendant l'épidémie de 1866, on a poussé les précautions jusqu'à distribuer de l'eau distillée pour boisson aux troupes casernées dans des localités atteintes par l'épidémie.

Beaucoup de médecins européens ont attiré l'attention sur le même fait. En Angleterre, en particulier, la transmission du choléra par l'ingestion de l'eau souillée par des déjections cholériques est passée à l'état d'axiome, depuis les observations de Snow, de Miller, de Franckland. M. Fauvel a rapporté beaucoup de faits qui parlent dans le même sens [1].

L'eau peut jouer le rôle de véhicule du choléra dans deux circonstances fort différentes, mais aussi importantes l'une que l'autre : tantôt absorbée par le sol, elle va déposer dans ses profondeurs le germe cholérique qui se réveillera plus tard avec toute sa puissance délétère, pour créer une épidémie de seconde génération, — nous avons traité ce point, — tantôt, employée comme boisson, elle empoisonne les sujets qui en font usage.

A propos de cette boisson délétère, la conférence de Vienne a soulevé cette question : les aliments ne peuvent-ils pas, eux aussi, devenir des instruments de propagation du choléra ? L'opinion qui a dominé dans l'assemblée, c'est qu'il est rationnel de croire que les aliments peuvent servir de véhicule à la maladie, et ce mode de transmission est infiniment probable pour les préparations alimentaires dans lesquelles il entre de l'eau qui n'a pas été portée à l'ébullition.

Les animaux peuvent-ils transmettre le choléra à l'homme ? Voici les résultats de la délibération de la conférence de Vienne sur cette question : elle est complexe ; on peut en effet distinguer deux modes de transmission du choléra à l'homme par les animaux.

1° Les animaux contracteraient le choléra et le communiqueraient à l'homme ;

2° Le germe cholérique s'attacherait à certaines parties de l'animal, la fourrure, les sabots, et l'animal, sans être malade lui-même, serait simplement un véhicule du principe cholérigène.

Quant au premier point, on a apporté un certain nombre de faits, et spécialement les expériences de Thiersch, celles de Bolkine et celles de Burton Sanderson, tendant à prouver que les animaux peuvent contracter le choléra. Mais on n'a pas cité d'observations démontrant que les animaux atteints de choléra peuvent transmettre cette maladie à l'homme.

Quant au second mode, c'est-à-dire la transmission à l'homme du germe cholérique attaché à quelque partie de l'animal, la conférence le considère comme plus probable encore.

Toutefois, la science ne possédant pas de faits absolument concluants ni pour l'un ni pour l'autre de ces deux modes de propagation, l'assemblée s'est bornée à déclarer qu'il est très rationnel d'en admettre la possibilité.

---

[1] Fauvel. *Op. cit.*, p. 358.

Restent les marchandises. La Conférence de Vienne s'est tenue dans la même réserve que pour la question précédente : elle estime que les marchandises, et surtout les marchandises à textures poreuses, comme les chiffons, les laines, les tissus de tous genres, surtout quand elles sont entassées dans une habitation ou dans un navire où le choléra a régné, doivent s'imprégner de miasmes cholérigènes, mais elle déclare manquer de faits pour affirmer positivement cette loi de transmission.

VIII. — Tels sont les principaux moyens de transport du virus cholérique, de l'individu qui l'a engendré aux individus sains. Par quelles voies pénètre-t-il dans l'économie de ceux-ci ? L'expérience permet de répondre qu'il arrive surtout au sein de l'organisme par deux routes : il est le plus souvent absorbé par la muqueuse pulmonaire ; il peut, en second lieu, pénétrer par les voies digestives à l'état de solution dans les boissons, peut-être dans les aliments. Nous avons déjà dit qu'aucun fait à notre connaissance ne prouve, jusqu'aujourd'hui, que le virus cholérique peut infecter l'économie en se mettant en contact avec la peau.

IX. — Que va devenir le miasme cholérique ainsi absorbé par un individu sain ?

Il peut faire germer le choléra ; tantôt ce sera une attaque franche et complète qui, une fois sur deux, tuera l'individu ; tantôt ce sera un empoisonnement avorté qui se manifestera par des dérangements gastro-intestinaux, un état d'hyposthénisation général, et qu'un traitement convenable guérira presque toujours ; le plus souvent, heureusement, le malade se débarrassera du poison qu'il a ingéré sans en éprouver de dérangement notable.

Examinons successivement les deux cas.

Le malade contracte le choléra, soit dans sa forme grave, mortelle une fois sur deux, soit dans cette forme mitigée, habituellement curable, qu'on appelle la cholérine. Ici se pose l'importante question de l'incubation. Voici un individu qui vient de subir l'impression du miasme cholérigène. La première question qui se présente est de savoir en combien de temps ce miasme va provoquer l'explosion des symptômes cholériques, en d'autres termes, quelle sera la durée de l'incubation. Cette durée est fort courte. L'expérience prouve que souvent la maladie éclate au bout de vingt-quatre heures, et qu'en tout cas l'incubation ne peut pas dépasser cinq ou six jours. Ce fait important a été mis hors de doute par une foule d'observations.

Il résulte de là que, quand un individu qui a été exposé aux émanations cholérigènes n'a pas contracté la maladie au bout de six à sept jours, on peut être sûr qu'il ne la gagnera pas pour son propre compte et qu'il ne pourra pas la transmettre à d'autres.

Nous venons de dire, et c'est le second cas à examiner, que le plus grand nombre des sujets exposés à l'action du virus cholérigène, n'en éprouvent pas de dérangement notable. Quelle est la cause de cette immunité ? Elle réside d'abord dans les attributs du virus cholérigène lui-même. Nous avons exposé déjà cette face de la question. Ajoutons que tout ce qui maintient ou fortifie la résistance vitale rend cette immunité plus sûre, et qu'au contraire, une foule de causes, qu'on a nommé adjuvantes, favorisent le développement du germe cholérique.

X. — C'est donc ici le lieu d'exposer rapidement le rôle de ces causes, qui n'ont pas la puissance de créer la maladie, mais qui favorisent son développement et que l'on a nommées justement les causes adjuvantes du choléra.

Pour ne pas abuser de votre temps, je me bornerai, Messieurs, à quelques indications sommaires relatives à l'air, aux eaux. à l'alimentation, aux excès de tout genre, et aux conditions morales.

L'air trop chaud favorise le travail de fermentation, quel qu'il soit, qui aboutit à la régénération du virus cholérique.

L'air confiné a pour résultat de condenser le poison.

Ajoutons encore que toutes les altérations de l'air, quelles qu'elles soient, agissent sur l'économie comme causes débilitantes, et nous avons déjà dit que tout ce qui diminue la résistance vitale ouvre la porte à la maladie.

Le rôle des eaux a une grande importance : trop rares, elles privent l'hygiène d'un désinfectant puissant ; stagnantes, elles condensent les miasmes dont elles constituent des véhicules ; impures, elles agissent comme les aliments altérés dont nous allons parler.

Les vices de l'alimentation peuvent devenir de puissants auxiliaires de l'influence cholérique à différents titres.

Il faut remarquer d'abord que la muqueuse digestive est le théâtre de l'une des principales manifestations du choléra, les évacuations riziformes. N'est-il pas probable que toute erreur de régime pourra avoir pour conséquence de *déterminer* ces manifestations, lorsque le sujet est exposé à l'action du contage?

En second lieu, nous avons dit que la surface intestinale est très probablement le principal émonctoire du poison cholérique ; il est donc important de maintenir l'intégrité des tissus et des fonctions du tube digestif, et spécialement de ses fonctions sécrétoires.

Enfin je répète l'observation que je faisais tout à l'heure : toute cause débilitante devient un auxiliaire de la maladie, et une alimentation insuffisante ou de mauvaise qualité jouera nécessairement ce rôle.

C'est au même titre, c'est-à-dire comme conditions débilitantes, que les excès de toute espèce sont si dangereux en temps d'épidémie : excès de travail corporel ou intellectuel, excès alcooliques, et surtout excès sexuels. Un vieux médecin, je crois que c'est Hildebrand, faisant l'histoire d'une épidémie de typhus, rapporte que tous ceux qui se marièrent pendant le règne de la maladie furent frappés de ses atteintes. La volupté est un complice redoutable du choléra.

Enfin les causes morales ont aussi leur part comme auxiliaires du virus cholérique. Toutes les impressions débilitantes et surtout la peur, sorte de poison moral qui paralyse l'innervation, constituent des conditions prédisposantes à l'action du contage cholérique. Il est rare qu'un médecin jouissant d'une bonne santé, vivant hygiéniquement et abordant les cholériques qu'il doit traiter avec un courage tranquille, soit atteint de la maladie.

D'un autre côté les sujets qui se laissent démoraliser par une folle terreur sont souvent les premières victimes du fléau.

X. Nous arrivons enfin à la prophylaxie.

Si les lois de l'étiologie telle que j'ai essayé de les formuler dans ce rapport sont l'expression de la vérité, les règles de la prophylaxie vont en découler d'une manière aussi simple que logique.

A ce point de vue, les problèmes à résoudre peuvent en définitive se résumer ainsi :

1° Il faut chercher à éteindre le choléra dans ses foyers originels de l'Inde, comme dans les foyers secondaires qui se créent quelquefois en Europe.

2° S'il est permis de prévoir qu'on arrivera un jour à éteindre les sources du choléra dans l'Inde, il faut reconnaître que longtemps encore le principe cholérigène se produira dans la vallée du Gange. Il est donc nécessaire de prendre des mesures pour empêcher son importation en Europe.

3° L'expérience ayant prouvé que ces mesures, malgré leur incontestable utilité, ne suffisent pas toujours pour empêcher l'importation du choléra en Europe, il faut organiser les moyens propres à opposer à sa propagation de contrée en contrée et à diminuer ses ravages dans chaque localité envahie.

Reprenons successivement les trois termes du problème.

Le choléra ne naissant pas spontanément en Europe et nous arrivant toujours de l'Inde par importation, il est clair que le premier but à poursuivre, c'est de supprimer cette source unique de la maladie. Il faudrait donc déterminer d'une manière plus exacte encore les limites géographiques des contrées asiatiques où le choléra envahissant se développe spontanément, préciser les conditions spéciales qui y produisent et y entretiennent l'épidémie cholérique, chercher par des travaux d'assainissement bien dirigés à éteindre le foyer de la maladie.

Malgré les difficultés de la question, on ne doit pas désespérer d'arriver à ce résultat radical, qui rendrait toutes les autres mesures prophylactiques inutiles. Les Anglais, avec cette vigueur tenace qui les caractérise, ont pris dans ces dernières années des mesures d'hygiène énergiques, et les efforts incessants du gouvernement ont amené des résultats très considérables déjà. Le Dr Dickson a communiqué à la Conférence de Vienne des renseignements extrêmement frappant sur cette question. Le choléra, dit-il, grâce aux travaux d'assainissement accomplis par notre gouvernement, a disparu de Calcutta et va disparaissant même à Bombay, comme le prouvent les chiffres suivants : En 1870, 396 habitants de cette dernière ville ont succombé au choléra, en 1871, 295; en 1872, 197; en 1875 99 (1).

Nous avons dit que le choléra une fois importé en Europe se fixe parfois dans certaines localités avec une grande ténacité. Ces foyers secondaires sont une menace perpétuelle pour les pays voisins et même pour l'Europe entière. Ils méritent donc toute l'attention des autorités sanitaires et des gouvernements. Les mesures à prendre pour empêcher la formation de ces foyers ou pour les détruire consistent dans des travaux d'assainissement d'une part, d'autre part dans l'application rigoureuse des mesures destinées à combattre le choléra en Europe et que nous indiquerons plus loin.

La seconde série des mesures à prendre comprend celles qui ont pour but d'empêcher l'importation du choléra en Europe. Si l'on arrivait à ce résultat, le problème de la prophylaxie serait encore une fois complétement résolu pour nos populations. Ici se présente la grave et difficile question des quarantaines et des cordons sanitaires. Cette question, qui avait été débattue à la Conférence de Constantinople, a longtemps encore occupé la Conférence de Vienne. Vous connaissez assez les travaux de cette assemblée pour je me dispense de vous les exposer. Je les résume en quelques mots.

Au point de vue scientifique, la Conférence a été unanime (2) pour reconnaître qu'une quarantaine idéale, c'est-à-dire l'isolement absolu d'un pays, au moyen de mesures quarantenaires, préserverait sûrement ce pays de l'épidémie cholérique.

Les délégués se sont divisés sur la question pratique. Les uns, considérant que la multiplicité toujours croissante des relations entre les diffé-

---

(1) *Procès-verbaux de la Conférence sanitaire internationale de Vienne*, p. 14 et 15.

(2) Toutefois, l'un des délégués de l'Allemagne, M. de Pettenköffer a fait une réserve sur ce point. La science, dit-il, ne fournit pas encore de certitude à cet égard.

rents pays rendrait les mesures d'isolement complet absolument inexécutables ; que l'on serait par conséquent réduit à des mesures partielles et dès lors illusoires ; que ces mesures, outre leur inutilité, auraient le tort grave de porter une atteinte sérieuse aux intérêts commerciaux, exprimèrent l'avis de rejeter toutes les mesures restrictives désignées sous le nom de quarantaine, de cordon sanitaire, etc. D'autres, tenant compte des résultats obtenus dans différents pays, en Grèce, en Danemark, en France, par le système des quarantaines, insistaient pour leur conservation. La Conférence ne pouvant arriver à une entente pour l'adoption d'un système uniforme, finit par organiser deux systèmes qu'elle a abandonnés au libre choix des gouvernements. Le premier, qu'elle a désigné sous le nom de « système de l'inspection », consiste dans un ensemble de mesures d'hygiène et désinfection. Le second, indiqué sous le nom de « système des quarantaines maritimes », a donc conservé ces mesures protectrices et les a organisées. Comme vous le voyez, Messieurs, la question n'est pas résolue. Pour mon compte, je me rallie au système des quarantaines, en demandant qu'il soit aussi complet que possible. Je me rallie à ces mesures, parce que je les considère comme praticables, comme les seules véritablement efficaces, et enfin, parce que je crois qu'elles n'auraient pas, pour le commerce et l'industrie, les conséquences ruineuses que l'on redoute.

Et d'abord je crois ces mesures praticables. Pour les arrivages par mer, leur pratique n'entraîne pas de difficultés sérieuses. Quant aux relations par voie de terre, le succès des mesures prises dans notre pays pendant le règne de la peste bovine prouve que l'on pourrait réaliser dans l'intérêt de la santé des hommes ce qu'on a pu accomplir pour sauvegarder la santé du bétail. Il est à peine besoin de faire remarquer que, si tous les gouvernements arrivaient à une entente commune, il leur serait plus facile de protéger l'Europe entière qu'à un gouvernement isolé de sauvegarder son territoire.

Quant à leur efficacité, elle résulte de la doctrine de l'importation et de la contagion du choléra, que nous avons cherché à établir La Conférence de Vienne a reconnu à l'unanimité l'efficacité absolue de l'isolement d'une contrée donnée pour la protéger contre le choléra. Plusieurs de ses membres ont cité les faits les plus probants. M. Souza-Martins, délégué du Portugal, M. Bartoletti-Effendi, délégué de la Turquie, M. Colucci-Pacha, délégué de l'Egypte, M. Fauvel, délégué, de la France, ont cité des faits qui mettent la question hors de doute (1). Ajoutons que le système des précautions purement hygiéniques, c'est-à-dire le système auquel on est réduit quand on abandonne les mesures de protection, ne peut que mitiger très partiellement les ravages de la maladie.

Enfin, je pense que les mesures de restriction n'auraient pas pour le commerce et l'industrie les conséquences graves que l'on redoute. Mettez un moment de côté la question humanitaire et réduisez le problème à une affaire de chiffres. Combien valent, au point de vue économique, les milliers de vies humaines, le plus souvent arrivées à la plénitude de leur développement et, par conséquent, de leur valeur productive (2), que le choléra enlève à chaque épidémie?

Je dis des milliers de vies : est il nécessaire de rappeler comme exemple, que la France a perdu en 1832, 120,000 habitants; en 1849,

---

(1) *Procès-verbaux de la Conférence de Vienne*, pp, 122, 123, 136, 157.

(2) Le choléra, toute proportion gardée, attaque plus d'adultes que d'enfants et de vieillards.

112,000; en 1854, 114,000, et que, dans une seule épidémie, celle de 1848, la Russie seule a compté jusqu'à 668,000 victimes?

Dans le calcul des profits et pertes, il faut encore faire entrer en ligne de compte la perturbation profonde qu'un pareil fléau jette dans l'industrie et le commerce, quand il sévit avec quelque violence.

Du reste, il ne faut pas perdre de vue que l'incubation du choléra étant fort courte (1), il suffirait d'une quarantaine de huit jours pour avoir tous ses apaisements.

Enfin, n'oublions pas que nous possédons aujourd'hui dans la télégraphie un moyen de communication rapide, toujours inoffensif, toujours applicable, qui corrigerait jusqu'à un certain point les fâcheux résultats de la restriction apportée aux autres modes de relation.

Nous arrivons à la troisième série de mesures prophylactiques. Le choléra est en Europe; il faut organiser les moyens propres à limiter sa diffusion et à diminuer ses ravages. Avant d'aborder le détail de ces mesures, je veux en exposer une qui est indiquée à chaque instant; en la mettant en relief ici, j'éviterai des répétitions nombreuses. Je veux parler de la question de désinfection. Nous avons vu que, en dehors des agents chimiques qui détruisent les tissus vivants et qui sont par conséquent inapplicables, la science ne possède pas d'autre désinfectant sûr que le calorique. Mais celui-là du moins est infaillible et nous devons l'appliquer dans une large mesure. Vous savez, Messieurs, que l'honorable président de l'Académie de médecine de Belgique a fait construire pour les hôpitaux militaires une sorte d'étuve où l'on place les vêtements et les linges des sujets atteints de la gale pour détruire le sarcopte et prévenir la récidive de la maladie. Cette idée féconde devrait être généralisée. Chaque hôpital devrait avoir un appareil dans lequel la température pourrait être élevée à 100 degrés et qui serait assez vaste pour recevoir les effets des cholériques en y comprenant la literie toute entière. Les familles devraient avoir un appareil analogue construit dans de moindres proportions. Quels services n'aurait-on pas le droit d'attendre de ces étuves, non-seulement pour la prophylaxie du choléra, mais pour la prophylaxie de toutes les maladies contagieuses quelles qu'elles soient? Ajoutons, comme application secondaire mais considérable encore, qu'elles constitueraient le moyen le plus sûr et le plus économique de débarrasser des parasites de toute espèce les literis, les linges et les vêtements qui en seraient le réceptacle (2).

Dans certains cas, le calorique n'est pas applicable comme désinfectant; ainsi on ne peut l'utiliser pour assainir un appartement, pour les gros meubles, etc. Dans ces circonstances, il faudra recourir aux désinfectants chimiques qui, dans l'état actuel de nos connaissances, présentent le plus de probabilité d'action : les solutions d'acide phénique, de permanganates alcalins, le chlorure d'alumine, de sulfate de fer, les fumigations d'acide sulfureux, etc.

Ces préliminaires posés, nous pouvons aborder l'indication des mesures

---

(1) Si un jour les gouvernements songeaient à revenir aux quarantaines, il serait à la fois intéressant et instructif de recueillir l'avis des industriels, des armateurs et des commerçants en général sur les résultats comparatifs que pourraient avoir, à leur avis au point de vue économique, les mesures restrictives comparées aux perturbation résultant des épidémies.

(2) J'ai cherché à compléter cette intéressante question dans une communication faite dans l'assemblée publique du 23 septembre.

à prendre quand règne dans une localité une épidémie de choléra ; ces mesures dérivent encore une fois des considérations étiologiques que nous avons formulées.

Nous avons établi que, le contage cholérique créé au sein d'un organisme malade, la seule source du virus sous nos latitudes arrive à l'individu sain par différents véhicules.

Le principe morbide peut être communiqué aux sujets sains par le malade lui-même. De là résultent des indications pratiques importantes :

Prendre certaines précautions dans ses rapports avec les sujets malades, en se souvenant toutefois que les évacuations surtout sont contagieuses, et que, en thèse générale, on peut impunément toucher le cholérique et même respirer l'air qu'il expire.

Préparer d'avance, dans des endroits élevés, bien aérés, aussi isolés que possible, des hôpitaux vastes et bien conditionnés pour recevoir exclusivement les cholériques.

Aussitôt après le décès, transporter le corps dans une pièce écartée, qu'on désinfectera sans relâche. Le cadavre lui-même sera désinfecté. Dans ce but, M. le professeur Guillery a proposé récemment l'enveloppement dans un drap imbibé d'une solution au 100ᵉ ou même au 50ᵉ d'acide phénique. On pourrait aussi répandre autour du cadavre, dans le cercueil, une couche suffisamment épaisse d'un mélange de coaltar plâtré et de chaux (1).

Le choléra est souvent transmis par les effets à usage des cholériques. Il faut donc que les vêtements, les linges et la literie des cholériques soient l'objet de la plus grande attention, surtout quand ils ont été maculés par des déjections : les enlever sans délai de la chambre du malade ou du mort, les brûler ou du moins les désinfecter, de préférence par le calorique, telle est la règle pratique à suivre.

Les *appartements* où des sujets malades ont séjourné, les *navires* et les *voitures*, peuvent servir d'intermédiaires pour la propagation du virus cholérique. C'est dire que leur aération et leur désinfection sont toujours nécessaires. Il est bon d'appeler l'attention des autorités sur les voitures des chemins de fer, où passent en temps d'épidémie une foule d'individus atteints de diarrhée cholérique. Il serait utile que, dans tous les trains, le public eût à sa disposition des voitures pourvues d'un lieu d'aisance : l'individu atteint de cholérine n'est pas toujours maître d'attendre l'arrivée dans une gare, il peut en voyage souiller son linge et imprégner la voiture elle-même de miasmes cholériques. La mesure que j'indique préviendrait le danger ; elle aurait encore un autre avantage : les voyageurs qui se sentiraient atteints de diarrhée, choisiraient spontanément ces voitures et s'isoleraient ainsi d'eux-mêmes des voyageurs sains.

Les déjections cholériques sont le réceptacle principal, peut-être exclusif, du poison cholérique.

Une conséquence pratique d'une extrême importance jaillit comme d'elle-même de ce grand fait : c'est que la prophylaxie du choléra serait toute trouvée s'il était possible de détruire ou au moins d'annihiler leurs propriétés virulentes au moment même où ces évacuations se produisent.

On peut réaliser cette indication en grande partie en recevant les déjections dans un vase contenant un composé désinfectant choisi parmi les plus énergiques. Ici l'on n'a aucun tissu à ménager et l'on peut employer

____

(1) Il serait désirable qu'on ne fît pas de cérémonie religieuse dans l'intérieur des églises, *le corps présent.*

les solutions concentrées de potasse caustique ou les acides minéraux énergiques. Le docteur Blanc, chirurgien-major dans l'armée Britannique, déclare que, d'après ses observations, la solution concentrée de chlorure d'alumine est toujours suffisante. Pour surcroît de sûreté, les matières désinfectées devraient être immédiatement enfouies dans le sol sur un lit de chaux. Il faut surtout se garder de les jeter dans les fosses d'aisance.

Cette précaution n'est pas toujours prise. D'ailleurs des individus atteints de cholérine peuvent se servir des latrines. Il en résulte que les lieux d'aisance constituent en temps d'épidémie un des plus redoutables foyers d'infection. Il est donc de la plus haute importance de désinfecter les latrines publiques, comme celles des stations, des casernes, des colléges, des hôtels, des cafés. M. Crocq a insisté avec raison sur le danger qu'entraînent les latrines des cabarets de bas étage où s'amasse la popula-tion ouvrière, et il appelle spécialement l'attention de la police sur ce point.

Au reste, malgré toutes les recommandations, ces mesures seront sou-vent négligées, et, en temps d'épidémie, il faudra considérer comme suspecte toute latrine publique.

L'air peut se charger du miasme cholérique et le transporter, du moins dans un rayon de quelques centaines de mètres à quelques kilomètres.

Les conséquences pratiques de cette observation se présentent d'elles-mêmes : propreté des linges, des literies, des appartements des malades, des salles d'hôpitaux ; aération très large, désinfection ; destruction ou neutralisation, encore une fois, des déjections cholériques partout où elles peuvent se rencontrer. L'autorité publique procédera à l'assainissement spécial des quartiers et des maisons d'ouvriers ; elle n'hésitera pas à faire fermer les logements profondément infectés ; comme complément de cette mesure, il faudrait que les administrations communales fissent préparer d'avance des logements provisoires dans de bonnes conditions de salubrité. Le professeur Craninx a fait à cet égard une remarque pratique fort importante : c'est que les autorités doivent surtout porter leur attention sur les ruelles et les logements où le choléra a sévi particulièrement dans les épidémies précédentes : le fléau s'est en quelque sorte chargé de désigner lui-même leur insalubrité et les prédispositions qu'il y rencontre.

Nous avons établi que l'eau est un des véhicules les plus ordinaires du miasme cholérique.

De ce fait découlent des inductions pratiques d'une importance capi-tale : appeler de plus en plus l'attention des administrations communales sur les immenses avantages des distributions d'eaux abondantes et pures (1), veiller à la pureté des eaux de source, de fontaine, de puits, de rivière ; éviter en particulier avec le plus grand soin que les déjections cholériques ou l'eau provenant du lavage des appartements et surtout du linge des malades ne puisse y pénétrer, soit directement, soit par infiltra-tion ; entretenir les chemins, les rues, les marchés dans le plus grand état de propreté et prendre garde surtout que les déjections humaines n'y séjournent jamais ; veiller au bon état des rigoles et des égouts, les désinfecter et y entretenir un courant d'eau continu. Ajoutons ici que la bonne construction et le fonctionnement régulier des égouts est d'une grande importance dans l'espèce, pour éviter l'imprégnation par des

---

(1) Ces eaux prises ordinairement à une distance considérable du foyer cholérique ne sont pas contaminées : elles fournissent donc une boisson qui ne peut pas être suspectée, son abondance invite aux soins de propreté, elle permet d'entretenir un courant continu dans les rigoles et les égouts, etc.

matières morbifiques, du sol des villes, qui pourrait devenir ainsi un véritable réservoir du miasme et le conserver longtemps.

Les aliments peuvent peut-être s'imprégner du miasme cholérique. De là quelques précautions à prendre : ne pas manger de comestibles ayant séjourné dans un endroit infecté ; se servir de préférence d'aliments ayant, dans leurs préparations culinaires, subi une température élevée.

Les marchandises provenant d'un local infecté — magasin, navire, etc. — doivent être l'objet d'une désinfection soigneuse. C'est dans ces cas que l'appareil dont j'ai parlé plus haut serait encore appelé à rendre de grands services.

Je ne m'arrêterai pas au transport hypothétique du virus par les animaux. D'ailleurs les précautions qu'on pourrait prendre se présentent d'elles-mêmes à l'esprit.

Malgré l'attention qu'on y apporte, on est exposé, quand on habite des lieux infectés, à absorber par diverses voies le miasme cholérique. On prévient souvent son action ou du moins on l'amoindrit en vivant hygiéniquement : veiller à la pureté de l'air qu'on respire, éviter les refroidissements comme l'action des chaleurs excessives, suivre un régime modéré mais suffisamment réparateur, éviter les aliments indigestes, irritants ou trop relâchants, fuir tous les excès, excès de fatigue, excès alcooliques, abus sexuels ; se souvenir que le courage, la confiance dans les moyens préservatifs constituent des garanties très sérieuses contre les atteintes du fléau.

On demandait un jour à un vieil officier : pourquoi le général X perd-il donc toutes les batailles qu'il engage ? Parce que, répondit-il, il craint toujours de les perdre. On contracte surtout le choléra quand on craint trop de le contracter.

DISCUSSION.

M. LE PRÉSIDENT, la discussion est ouverte sur les conclusions du rapport. Nous allons les reprendre article par article.

I. La prophylaxie du choléra asiatique doit avoir pour base une notion étiologique aussi complète que possible de la maladie.

II. Le choléra est une maladie *spécifique*, c'est-à-dire qu'elle est produite par un principe morbide toujours le même et qu'elle ne peut être produite par d'autres causes.

III. Le principe cholérigène nous est inconnu dans son essence, comme du reste le principe générateur de la variole, de la scarlatine, de la petite vérole, etc., mais nous possédons des connaissances très-importantes, au point de vue de la prophylaxie, sur son origine, ses attributs, les lois de sa propagation et de son évolution.

Ces trois articles sont adoptés sans discussion :

IV. *Origine.* Le miasme cholérigène se développe spontanément dans certaines contrées de l'Inde, spécialement le Delta du Gange et les contrées bases qui environnent Madras et Bombay. En partant de ces foyers originels, il s'est transporté à différentes reprises en Europe, en Afrique, en Amérique, en constituant ces grandes épidémies qui sont présentes à tous les souvenirs.

Toutefois, on a vu se produire en Europe des explosions plus limitées de choléra asiatique, après la disparition des grandes épidémies dont il vient d'être question. Ces explosions sont-elles dues à la production spontanée, sur le sol européen, du miasme cholérigène, ou bien faut-il les attribuer au développement tardif de miasmes laissés en quelque sorte en provision par l'épidémie asiatique précédente ? Le rapporteur adopte cette dernière opinion.

Quoi qu'il en soit, il n'en reste pas moins vrai que le choléra indien peut s'acclimater en Europe, soit par la production spontanée, sur notre sol, de son principe générateur, soit par la conservation et la régénération indéfinie du miasme arrivé primitivement de l'Inde.

M. Drysdale (de Londres) croit à l'origine indienne de la maladie, qu'il fait naître sur les bords du Gange. Il signale ensuite les mesures prophylactiques prises par le Gouvernement anglais aux Indes, et exprime l'espoir qu'elles auront pour conséquence la disparition du choléra asiatique.

M. Bonnafont (de Paris) fait remarquer que les migrations du choléra ont commencé à l'époque où les Anglais, arrivés aux Indes en conquérants, ont profondément troublé toute l'économie du pays. Des canaux ont été supprimés ; les cours d'eau ont cessé d'être entretenus ; des marais en nombre considérable se sont formés, et ainsi ont pris naissance les conditions telluriques les plus favorables au développement du miasme cholérigène. L'orateur croit que la propagation de la maladie s'effectue par l'intermédiaire de l'atmosphère, il n'admet pas qu'elle puisse s'acclimater en Europe et d'une manière définitive.

M. Von Sigmund (de Vienne) signale ce fait remarquable que, dans les cinq grandes épidémies que l'on a observées en Autriche depuis 1830, on a toujours pu rapporter d'une façon précise à l'importation les premiers cas de la maladie. Ces épidémies ont constamment présenté d'ailleurs une marche régulière, ont eu une durée déterminée et n'ont pas récidivé.

Les cas de choléra sporadique qu'il a eu souvent l'occasion d'observer se sont toujours nettement distingués des cas de choléra asiatique par l'absence de propagation.

La discussion est close sur l'article IV. Il est adopté.

V. *Attributs du miasme cholérigène* : 1° Ce miasme se régénère dans le sujet qui est atteint du choléra et peut être transporté de là sur des individus sains ; il provoque chez eux le développement de la maladie ; en d'autres termes, le choléra est essentiellement contagieux ;

2° Le miasme cholérigène se conduit à la manière des corps solubles et volatils : ainsi il se dissout dans l'eau, il se répand dans l'atmosphère où il se maintient à l'état de diffusion homogène, c'est-à-dire sans s'accumuler dans les points déclives ;

3° Le pouvoir morbifique du miasme cholérigène est moins énergique, moins fatal dans son action que celui d'autres miasmes et d'autres virus connus ;

4° Il est peu stable : il paraît se détruire très-promptement, surtout quand l'air est fortement ozonisé. Toutefois, dans certaines conditions de confinement, à l'abri de l'air, il peut se conserver très-longtemps ;

5° Ce miasme est détruit par une température élevée (cent degrés et au-dessus) et par un certain nombre d'agents chimiques à affinités énergiques. Cette question réclame encore des études pour arriver à une précision et à une netteté véritablement pratiques ;

6° Les individus exposés à l'action du miasme cholérigène acquièrent au bout de quelque temps une sorte d'accoutumance qui les met à l'abri de la maladie.

M. Putégnat (de Lunéville) ne comprend pas comment on a pu constater la solubilité du miasme cholérigène dans l'eau.

M. Von Sigmund signale le fait, rapporté par Pettenkofer, qui a vu dans une prison (Laufen), le choléra se déclarer chez les anciens détenus, à la suite de l'incarcération de condamnés venant de localités infectées, tandis que ceux-ci restaient à l'abri de la maladie.

L'orateur ajoute que, dans le service de vénériens qu'il dirige à Vienne, le choléra a atteint, dans des conditions semblables, d'anciens malades, même ceux qui étaient soumis au traitement mercuriel ; dans ces cas le mal ne s'est pas propagé. Il a vu également des navires partis de lieux infectés, transporter la maladie dans le pays d'arrivée, sans avoir eu un seul cas à bord pendant une traversée qui a été quelquefois de 9 jours. — Prenant ces faits en considération, l'orateur ne croit pas que la transmission ait lieu nécessairement et toujours par l'intermédiaire d'un malade. Il ne peut partager l'avis du rapporteur relativement à l'énergie du poison cholérique ; il l'a vu très souvent en effet tuer en 12 ou 15 heures.

Il n'attache pas grande importance à l'action désinfectante de l'ozone.

M. Lefebvre, rapporteur, répondant au précédent orateur, se refuse à croire que le choléra puisse jamais éclater dans une prison dont les détenus n'auraient aucune communication avec l'extérieur ; des faits nombreux démontrent, au contraire, que, dans ces dernières conditions, ces établissements restent intacts.

Quant aux faits cités par M. Von Sigmund, on peut les interpréter en invoquant l'accoutumance, pour les individus qui ont importé la maladie sans en être eux-mêmes atteints.

Expliquant sa pensée au sujet de l'énergie du poison cholérigène, M. Lefebvre constate qu'il est beaucoup moins fatal dans ses effets que certains autres virus, tels que ceux de la peste bovine, de la syphilis, de la vaccine, etc.

Le mode d'action de l'ozone, continue l'honorable rapporteur, est certes loin d'être connu ; on sait toutefois que l'ozone est un comburant énergique, et, à ce titre, il doit agir sur le virus cholérique qui est de nature organique, partant combustible.

M. Von Sigmund, maintenant son opinion relativement à l'énergie du virus cholérique, ajoute que, n'ayant pas observé de relation constante entre la marche des épidémies et les conditions météorologiques, il ne peut attribuer d'action destructive, sur ce virus, à l'ozone, dont il est impossible au reste de déterminer exactement la quantité existant dans l'air.

M. Lefebvre, rapporteur, répondant à quelques remarques faites par le précédent orateur sur la forme qu'il a donnée à ses conclusions, dit que de semblables propositions ne peuvent jamais être considérées comme étant l'expression de la vérité absolue, mais seulement comme des probabilités tirées de l'état actuel de la science.

M. Chapman (de Londres) s'efforce d'établir qu'il y a identité d'essence entre le choléra asiatique, le choléra nostras et le choléra infantile ; ces affections se développent sous l'influence de conditions spéciales des

centres nerveux. On peut, dit-il, donner naissance aux symptômes du
choléra par l'application de la chaleur dans le dos, c'est-à-dire en provoquant l'hypérémie des centres nerveux, de même qu'on peut les faire
disparaître par l'action du froid sur la colonne vertébrale, même dans la
période algide. L'orateur cite l'exemple de soldats qui ont été pris en
grand nombre des symptômes du choléra, à la suite d'une marche forcée.

Il explique par un mécanisme analogue les symptômes du mal de mer,
les vomissements des femmes enceintes, etc., et fait observer qu'ils sont
justiciables d'un traitement semblable.

S'appuyant sur ces notions, il conclut à l'identité d'essence entre les
maladies citées plus haut.

MM. Davreux (de Liége) et Aschman (de Luxembourg), combattent les
idées de M. Chapman ; sans méconnaître l'importance des données fournies
à l'assemblée par ce dernier, quant à la symptomatologie et au traitement
du choléra, ils ne peuvent cependant admettre qu'il y ait identité de
nature entre le choléra asiatique, toujours contagieux, et le choléra
nostras, toujours sporadique.

La discusion est close sur l'article V. Cet article est adopté.

La séance est levée à une heure.

La Secrétaire,
Mahaux.

Le Président,
Thiry.

SÉANCE DU 21 SEPTEMBRE.

—

La séance est ouverte à 10 heures. Le procès-verbal de la précédente
séance est lu et adopté.

L'ordre du jour appelle la suite de la discussion sur le choléra. On en
est arrivé à l'art. VI : *Lois de propagation **du** choléra asiatique.*

Le § 1 du rapport est ainsi conçu :

Le contage cholérique réside principalement, sinon exclusivement, dans les
déjections du malade (matières vomies et surtout évacuations intestinales).

M. Bonnafont rapporte des faits qui lui semblent essentiellement contraires à la contagiosité du choléra. Il rapporte qu'en Crimée, au milieu
des conditions hygiéniques les plus détestables, alors que les hommes
subissaient le voisinage des déjections intestinales, des matières vomies, les
médecins, les infirmiers, les sœurs, n'ont presque pas été atteints. C'est à
peine si une douzaine d'entre eux ont succombé. A Constantine, à Milan,
les mêmes faits se sont reproduits.

Au point de vue de la contagion, il est nécessaire, dit l'orateur, de scinder la question : il faut l'examiner au point de vue scientifique et au point de vue social. Au point de vue scientifique, il a été converti à l'idée de la non-contagiosité du choléra, depuis les faits qui se sont passés à Milan en 1867. Le médecin chargé à l'hôpital du service des cholériques, voulant prouver à la ville affolée que la contagion n'existait pas, fit entremêler tous les malades : il y avait là de 150 à 200 cholériques ; pas un cas de choléra ne se produisit parmi les autres patients. Au contraire, à Varna, quand le typhus y eut succédé au choléra, en peu de temps, 85 médecins, 50 infirmiers, 60 sœurs y avaient succombé.

L'orateur lit un passage du discours qu'il a prononcé à l'Académie de Médecine de Paris dans la discussion sur le choléra. Il établit qu'au point de vue social, l'idée de la contagiosité n'a eu d'autres résultats que le rétablissement de quarantaines *sans utilité*, car, s'il n'y a pas eu de fortes irruptions cholériques depuis qu'elles ont été rétablies, cela résulte tout simplement des travaux d'assainissement que les Anglais ont exécutés et exécutent encore dans l'Inde. Et cependant les populations accordent encore toute confiance à des moyens qui semblent être leur préservatif le plus sûr.

M. SEMMOLA, tout en acceptant les faits rapportés par M. Bonnafont, déclare que, pour lui, ils ne sauraient renverser la contagiosité du choléra. En effet, il en est du choléra comme de tous les principes infectieux : pour qu'ils produisent leur action, il faut une condition essentielle, la réceptivité organique. L'orateur admet les conclusions du rapporteur, mais il voudrait une modification à la rédaction du § 1 de l'article VI. Les déjections du malade sont incontestablement, pour lui, le moyen de propagation du fléau, mais il n'est pas prouvé qu'il n'en existe pas d'autres. M. Semmola propose donc de supprimer du paragraphe les mots *sinon exclusivement*.

M. LEFEBVRE, répondant d'abord aux arguments de M. Bonnafont, établit que des faits nombreux prouvent la contagiosité du choléra. D'un autre côté, le poison cholérique n'est pas constamment fatal dans son action comme les poisons minéraux ; les poisons vitaux n'ont jamais une action constante, infaillible ; c'est la question de résistance vitale ou de réceptivité qui est ici soulevée. Il en revient donc au § 3 de l'article V.

Quant aux mots *sinon exclusivement* dont M. Semmola demande la suppression, ils tendent à indiquer que les voies digestives sont très probablement la seule voie d'élimination du poison cholérique, mais sans vouloir dire que le fait soit démontré.

M. CROCQ appuie la suppression demandée par M. Semmola. Il a la conviction que le contage cholérique réside exclusivement dans les déjections.

M. DRYSDALE se rallie aux conclusions du rapporteur, qui sont adoptées.

La discussion s'ouvre ensuite sur le § 2.

Le contage cholérique peut se transporter du sujet malade aux individus sains par différents véhicules, parmi lesquels il faut noter, après les déjections elles-mêmes :

Le malade ; le cadavre ; les linges et les vêtements qui leur ont servi ; les appartements, les navires et les voitures où des cholériques ont séjourné ; les latrines ; l'eau, qui a pu être contaminée par des déjections cholériques ; l'air, mais à faible distance, c'est-à-dire à quelques centaines de mètres ; les animaux, les marchandises qui ont pu être chargés de miasmes cholérigènes, etc.

M. Jacobs demande si, réellement, les animaux peuvent être soupçonnés de transporter le contage cholérique.

M. Semmola se prononce pour l'affirmative. On en a observé des cas, quoique peu nombreux.

M. Von Sigmund est du même avis.

M. Lefebvre ne voit pas pourquoi les animaux ne pourraient servir à la propagation du choléra, puisque leur fourrure, etc., sert à la confection de nos vêtements, qui, eux, servent de véhicule au virus.

M. Davreux soulève un point spécial de la propagation du choléra, il s'agit du cadavre considéré comme contage cholérique. Cette question, indiquée par M. Lefebvre dans son rapport, a été abordée par la Conférence de Vienne de 1874, et celle-ci a déclaré qu'à défaut de faits positifs, il fallait considérer les cadavres cholériques comme dangereux.

Ces cadavres doivent être ajoutés aux véhicules ordinaires du virus cholérique : qui dit cadavre cholérique, dit en même temps déjections, linges, etc.; or, lorsque ces dépouilles humaines sont confiées à la terre, tout danger va-t-il cesser complétement et à jamais pour les vivants? Si l'on procède après plusieurs mois à une exhumation de cholérique, qui oserait nier *la possibilité* de l'infection miasmatique spécifique? La putréfaction de son côté me constitue-t-elle pas une cause adjuvante de production de germes ou tout au moins de propagation du choléra?

D'après ces idées, la tombe d'un cholérique devrait être considérée comme un foyer de choléra ; mais ce foyer, loin de devoir agir fatalement, n'est qu'en puissance, et naturellement doit avoir une existence limitée. Grâce aux circonstances ordinaires qui se trouvent habituellement réunies dans nos sépultures, le principe spécifique ne se développe pas, ne se reproduit pas, dès lors il doit cesser d'être ; dans d'autres cas, s'il se développe, il reste latent, parce que son domicile souterrain est respecté. Mais que des circonstances extraordinaires entrent en jeu, et qu'une exhumation de cholérique ait lieu, en temps voulu et dans certaines conditions, qui peut répondre alors des effets qui vont se produire?

M. Davreux termine en renvoyant ceux que la chose pourrait intéresser à son travail intitulé : « *Choléra et cimetières* » (1).

L'artile VI est adopté.

---

(1) *Choléra et cimetières*. A. Delahaye. Paris 1874. Ce travail tend à prouver, d'après les faits établis, et en s'appuyant sur la pathologie générale, que les foyers dits secondaires *doivent* renfermer le principe spécifique du choléra, c'est-à-dire ce principe qui reproduit la maladie dans le cas de transmission ordinaire.

VII. *Imprégnation cholérique et évolution.* 1° Le miasme cholérigène pénètre dans l'économie par deux routes : il est le plus souvent absorbé par la muqueuse pulmonaire ; il peut pénétrer par les voies digestives à l'état de solution dans les boissons et peut-être dans les aliments ;

2° La durée de l'incubation est très-courte, c'est-à-dire de quelques heures à quelques jours au maximum.

3° Les conditions morales et hygiéniques de nature dépressive favorisent l'évolution de l'empoisonnement cholérique.

M. Bonmariage n'admet pas que le miasme cholérique pénètre dans l'économie spécialement par les voies pulmonaires. Une série de lésions est constante dans le choléra, ce sont les lésions du tube digestif; pour lui, c'est donc par les voies digestives que le miasme doit être absorbé, en provoquant une fermentation qui déterminerait les lésions anatomiques constatées dans le choléra.

M. Semmola fait observer que ces faits ne sont pas démontrés. Il est d'avis que les miasmes peuvent pénétrer partout.

Il propose de rédiger le § 1ᵉʳ comme suit : « *Le miasme cholérique pénètre* principalement *par la muqueuse pulmonaire et par les voies digestives.* »

M. Von Sigmund se rallie à l'opinion de M. Semmola, la question ne pouvant être actuellement tranchée.

M. Crocq approuve également la manière de voir de M. Semmola. Il l'accentue même davantage, et propose de dire que le miasme cholérigène pénètre *essentiellement* dans l'économie par les membranes muqueuses. Il ne peut se décider plutôt pour l'une que pour l'autre.

M. Lahillonne ne partage pas cette opinion ; il y a des muqueuses de protection et non d'absorption. Il lui semble préférable de dire : « nous ne connaissons pas les voies d'absorption ».

M. Jaccoud ne croit pas que l'ignorance des voies de pénétration des miasmes cholérigènes sont si absolue. Il se rallie à la rédaction de M. Semmola, pour préciser qu'il y a prépondérance en faveur des muqueuses pulmonaire et digestive, ainsi que le prouvent, pour la première, les cas de choléra chez des sujets exposés aux émanations de fosses d'aisance contenant le poison cholérique, pour la seconde ceux déterminés par l'eau potable.

M Semmola fait encore remarquer à M. Crocq qu'il ne peut accepter son avis sur le rôle absorbant de toutes les membranes muqueuses ; il en est qui n'absorbent pas.

M Crocq, répondant à M. Jaccoud, dit que la pénétration par les voies pulmonaires est au moins douteuse. Le miasme ne pénètre-t-il pas, au contraire, dans la cavité buccale, ne s'y dissout-il pas et n'est-il pas introduit par la voie du pharynx dans les voies digestives?

Quant à savoir s'il y a des membranes muqueuses qui n'absorbent pas, il hésite à l'admettre; ainsi la conjonctive, qui est la voie d'absorption de certaines substances, comme l'atropine; ainsi encore la muqueuse vaginale, qui sert à l'absorption des divers médicaments. Il voudrait avoir une rédaction qui marquât l'incertitude en ce qui concerne les voies d'introduction. Ne pourrait-on supprimer le § 1er et dire : « Après l'absorption du miasme, la durée de l'incubation est très courte, etc. »

M. Drysdale propose de dire que, dans l'état actuel de la science, il n'est pas possible de préciser quelles sont les voies de pénétration, mais qu'on a des raisons de croire que ce sont les muqueuses pulmonaire et digestive.

M. Lefebvre déclare qu'il appuie la manière de voir de MM. Semmola et Jaccoud, vu les faits positifs qui démontrent la pénétration par les voies digestive et pulmonaire. Il propose en conséquence d'adopter la rédaction proposée par M. Semmola.

M. Ahmed est d'avis que la muqueuse pulmonaire possède un pouvoir absorbant plus actif que la muqueuse digestive.

La discussion est close. La rédaction de M. Semmola est mise aux voix et adoptée ; elle est ainsi conçue : « *Le miasme cholérique pénètre principalement par la muqueuse pulmonaire et par les voies digestives.* »

§ 2. M. Jaccoud demande si, depuis le Congrès de 1873, des faits nouveaux ont permis d'attribuer à l'incubation du choléra une durée plus courte que celle qu'il a entendu primitivement citer par des confrères de Hongrie et de Pologne.

M. Lefebvre fait remarquer qu'une foule de faits prouvent que l'incubation ne va pas au-delà de quatre jours. Il croit que les conclusions doivent résumer l'observation la plus générale ayant servi à la rédaction du § 2 ; ces conclusions ont du reste été admises à la Conférence de Vienne, par 15 voix contre une et 4 abstentions.

M. Von Sigmund fait remarquer que M. Pettenköffer a déclaré qu'il ne pouvait s'associer à un terme aussi court pour la durée de l'incubation.

M. Drysdale dit que, d'après les rapports des officiers de l'Inde, la durée de l'incubation cholérique serait beaucoup plus longue.

M. Ahmed déclare que, pour lui, la question de la durée de l'incubation n'est pas résolue ; elle peut être de plusieurs jours à un mois.

M. Jaccoud demande s'il ne serait pas convenable d'introduire, dans la rédaction, la possibilité d'une incubation plus longue, ainsi substituer « plusieurs jours » à « quelques ».

M. Lefebvre se rallie à cet amendement, qui est mis aux voix et adopté.

Le § 3 est adopté sans observation.

L'ensemble de l'article VII est ensuite mis aux voix et adopté.

VIII. La prophylaxie du choléra dérive de ces notions étiologiques.

La première indication est de détruire, par des travaux d'assainissement, les foyers originels du choléra dans l'Inde, et ses foyers secondaires en Europe Longtemps encore, malgré les efforts des gouvernements, ces sources d'épidémie subsisteront. Le second précepte est d'empêcher le transport du principe morbide dans les pays sains, par toutes les mesures de quarantaines compatibles avec les exigences de la civilisation moderne. Nonobstant ces mesures de préservation, le miasme cholérigène se diffusera encore en certaine proportion : la troisième règle prophylactique, c'est de le neutraliser par des moyens désinfectants qu'il reste à déterminer.

Enfin, dans une foule de circonstances, le miasme cholérigène échappera à la désinfection, et il faudra s'attacher — c'est le quatrième et dernier précepte — à diminuer ses ravages par des mesures hygiéniques bien entendues.

M. SEMMOLA propose de retrancher la phrase : « longtemps encore, malgré les efforts des gouvernements, ces sources d'épidémie subsisteront.»

Il fait remarquer que, pour les mesures destinées à empêcher le transport des principes morbides dans les pays sains, il n'en existe pas à la vérité. Les quarantaines sont une absurdité. Il propose de dire : « le second précepte est d'empêcher le transport des principes cholériques dans les pays sains par tous les moyens sérieux et pratiques. Quant à la 3ᵉ règle prophylactique, elle lui paraît très équivoque. Elle consiste, pour lui, à modifier par des moyens chimiques la constitution des substances susceptibles de contenir le germe cholérigène.

Quant au dernier paragraphe, il propose de dire : le 4ᵉ précepte est de donner le plus d'extension possible aux mesures hygiéniques possédant une valeur réelle pour détruire le miasme cholérique. »

M. JACCOUD, s'étendant sur les mesures quarantenaires, dit qu'elles constituent avant tout une entrave à la liberté individuelle, et que, pour être adoptées, leur efficacité devrait au moins être démontrée. Celle-ci doit être examinée selon la nature des communications qui existent entre deux pays, et il distingue les cas suivants :

1° Les deux pays communiquent largement par les voies de terre et fluviales, et alors les quarantaines sont impossibles ;

2° Les pays communiquent par terre et par mer; mais ici l'on peut encore distinguer : tantôt les communications sont également faciles, et l'on ne peut sérieusement songer à fermer une porte en laissant l'autre ouverte. Tantôt les communications par mer sont plus fréquentes, plus usitées, mais il y a toujours des communications multiples ; si l'on en ferme une, la principale, d'autres restent ouvertes. Donc, ici encore, les quarantaines doivent être condamnées, car elles ne sont que des attentats à la liberté individuelle. M. Jaccoud arrive à cette conclusion que, pour les pays de l'Europe entre eux, les mesures quarantenaires sont en définitive illusoires.

Le dernier cas, enfin, comprend les communications transatlantiques; ici il faut envisager si le navire possède ou non des malades à bord. S'il n'en possède pas, on établit une quarantaine d'observation, mais qui ne peut se justifier s'il n'y a pas unanimité dans la décision des nations, si enfin l'on peut tourner les quarantaines et s'y dérober.

Reste le seul cas où le navire possède des malades. Ici la quarantaine est évidemment nécessaire, mais aucun pays, si ce n'est le Portugal, n'est en mesure d'en établir. De ces considérations, M. Jaccoud conclut que les quarantaines doivent être réservées au dernier ordre de faits, et qu'il faut inviter les gouvernements à prendre les mesures nécessaires pour les exécuter efficacement.

M. Von Sigmund déclare qu'il s'est opposé au maintien ultérieur des quarantaines, depuis qu'il les a visitées a différentes reprises, en Europe, en Asie, en Afrique, de 1857 jusqu'aujourd'hui. (Voyez le Rapport présenté au Congrès de Vienne, sur celles d'Italie 1871-1872.) Les quarantaines actuelles constituent un anachronisme, la plupart une barbarie avec leurs pratiques et mesures illusoires et injustes, incompatibles avec l'état actuel de la société, tandis que celles que voudraient établir les contagionistes ne sont qu'un idéal irréalisable. Au contraire, les mesures hygiéniques possibles fournissent presque tous les avantages, sinon tous, que l'on s'imagine retirer des quarantaines. Dans toute occasion, il les a donc condamnées, à l'exception de l'isolément du territoire Indien, qui est considéré comme le foyer originel du choléra. Il s'est associé à l'idée de les établir sur les bords de la mer Rouge et de la mer Caspienne, de les réserver même à ces contrées isolées par leur position physique, et dont les populations qui les réclament absolument pourront ainsi s'éclairer sur la valeur de ces institutions. C'est dans ce sens qu'il s'est prononcé au Congrès de Vienne de 1873, comme délégué de son Gouvernement, et plus tard dans la Conférence sanitaire internationale de Vienne, en 1874, également comme délégué officiel.

La position de l'Autriche la mettait dans la nécessité de faire examiner à fond cette grave question par des délégués spéciaux. On sait que la plupart se sont déclarés contre les quarantaines, dans le même sens que lui, mais qu'ils se sont ralliés à l'idée de l'application la plus large possible des mesures hygiéniques.

Depuis près de deux siècles, l'Autriche a fait d'immenses sacrifices pour établir le système de quarantaine le plus vaste qui existe en Europe, par terre, aux fleuves et à quelques parties de l'Adriatique. Or, depuis 1872, on a supprimé toutes les quarantaines par terre qui, du reste depuis 1848, n'existaient plus que sur le papier. Les tentatives d'arrêter, par l'isolément, l'invasion du choléra de la Bosnie en Hongrie, en 1873, n'eurent non plus que très peu de durée, l'invasion se faisant de tous les côtés. Il en résulte qu'en Autriche il n'existe plus que les quarantaines maritimes, parmi lesquelles on doit citer celle de Trieste comme l'une des meilleures qui soient connues, et c'est précisément en Autriche que l'on peut démontrer, plus évidemment que partout ailleurs, l'impossibilité, l'inutilité, et, ajoutons-le, tous les désavantages des quarantaines.

En présence de l'impossibilité démontrée de les établir, et de la nécessité de mesures nouvelles adaptées aux exigences actuelles, on convoqua la Conférence internationale de Vienne, en 1874, et l'on dressa un programme donnant la préférence aux idées de progrès et surtout aux mesures hygiéniques à introduire d'une manière uniforme dans tous les pays. Faire sanctionner ce principe par les gouvernements, le faire reconnaître partout comme loi, c'était l'aspiration de l'Autriche, et presque tous l'acceptèrent. Le système quarantenaire ne conserva que quelques adhérents assez tenaces, parmi lesquels la France vient en première ligne. Je ne puis donc cacher ma satisfaction d'avoir entendu l'argumentation éloquente d'un représentant de cette nation plaidant contre les quarantaines.

Dans les discussions qui ont eu lieu à Bruxelles comme à Vienne, on a traité toutes les questions qui ont rapport au fléau, on a précisé ce que nous ignorons encore, ce qui est douteux, ce qui reste à étudier. Ces études doivent être continuées sur un plan sagement tracé, pendant tout une série d'années, sur les différents points du globe. Ce sont ces considérations qui ont donné l'idée d'une Commission sanitaire internationale et permanente, et celle-ci a été adoptée, à l'unanimité, à la Conférence de 1874. Je ne doute aucunement que le Congrès de Bruxelles ne s'associe à une institution ainsi acceptée par tous les délégués de Vienne.

M. SEMMOLA s'associe entièrement aux idées de MM. Jaccoud et Von Sigmund.

M. LEFEBVRE dit qu'au sujet des quarantaines il a envisagé l'intérêt sanitaire et celui de la civilisation. Au point de vue médical, on ne peut pas condamner les quarantaines d'une manière absolue ; au point de vue de la civilisation, on peut y substituer le mot « isolement ». Donc, quand l'*isolement* des malades pourra se faire pratiquement, en second lieu, quand il pourra se faire sans trop gêner les relations, on ne pourra le condamner. D'après ces considérations, M. Lefebvre propose la rédaction suivante : « le second précepte est d'empêcher le transport du principe morbide dans les pays sains, par des mesures d'isolement, quand elles sont pratiques et compatibles avec les exigences de la civilisation moderne. »

M. JACCOUD accepte l'amendement de M. Lefebvre, mais à la condition qu'il y soit introduit l'idée de l'efficacité réelle.

La discussion sur cet article est close. La rédaction proposée par MM. Jaccoud, Semmola et Von Sigmund et appuyée par le rapporteur est ainsi arrêtée :

« La première indication est de détruire par des travaux d'assainisse-
» ment les foyers originels du choléra dans l'Inde, et ses foyers secon·
» daires en Europe. Le second précepte est d'empêcher le transport du
» principe morbide dans les pays sains, par toutes les mesures vraiment
» efficaces et compatibles avec les exigences de la civilisation moderne.
» La troisième règle prophylactique, c'est de le neutraliser par des
» moyens désinfectants qu'il reste à déterminer. »

Ce § est mis aux voix et adopté.

M. BONNAFONT rappelle que c'est en 1853 qu'il a exprimé, au Congrès scientifique d'Arras, l'idée de la nécessité de former un Congrès international pour aviser aux mesures prophylactiques destinées à combattre le choléra à son foyer d'origine. Cela dit, et après quelques observations de MM. Lefebvre et Thiry, il propose la rédaction suivante, qui est mise aux voix et adoptée :

« Le quatrième et dernier précepte consistera à diminuer les ravages du miasme cholérigène par des mesures hygiéniques bien entendues. Enfin, le Congrès espère que les travaux d'assainissement entrepris dans l'Inde par l'Angleterre seront menés à bonne fin, et parviendront à éteindre le foyer originel du choléra asiatique. »

La séance est levée à une heure.

Le Président,
THIRY.

Le Secrétaire,
CARPENTIER.

SÉANCE DU 22 SEPTEMBRE.

—

La séance s'ouvre à 10 heures, sous la présidence de M. BOUCHUT, président d'honneur.

Le procès-verbal de la séance précédente est lu et adopté.

L'ordre du jour appelle les communications sur des questions étrangères au programme.

M. SCHNITZLER (de Vienne) fait la démonstration d'un « *Appareil pour le traitement pneumatique des maladies du poumon et du cœur* ». (*Voy.* aux *Annexes de la section*).

M. SEMMOLA (de Naples) donne lecture d'un travail « *Sur la nature et le traitement de l'albuminurie* ». (*Voy.* aux *Annexes de la section*).

La séance est levée à midi et demi.

Le Président,
THIRY.

Le Secrétaire,
MAHAUX.

SÉANCE DU 23 SEPTEMBRE 1875.

—

La séance est ouverte à dix heures sous la présidence de M. THIRY.

Le procès-verbal de la séance précédente est lu et adopté.

L'ordre du jour appelle la lecture et la discussion du rapport sur la question « *De l'alcool en thérapeutique.* » Rapp. M. Desguin.

M. DESGUIN (médecin à Anvers.) Messieurs, si nous recherchons la cause de la diversité des interprétations adoptées par les physiologistes à propos de l'action de l'alcool et des boissons alcooliques sur notre organisme, nous la trouvons en grande partie dans la nature même du produit qui fait l'objet des expérimentations.

Deux choses en effet nous frappent tout d'abord : la grande volatilité de l'alcool et par suite la rapidité d'action des substances qui en contiennent, rapidité et en même temps fugacité d'action qui bien souvent empêchent de distinguer exactement quels sont les effets primitifs de la substance et quels en sont les effets secondaires. Le second point, qui tout d'abord éveille également notre attention, c'est la diversité de composition chimique des boissons qui doivent à l'alcool leurs propriétés principales : elles diffèrent en effet, non-seulement par l'âge, mais aussi par leur origine.

Il y a là deux éléments d'appréciation, dont le second surtout est resté inaperçu de la plupart des expérimentateurs, qui, en relatant les résultats de leurs recherches, ont omis de dire de quels produits ils s'étaient servis.

Pour faire convenablement l'histoire thérapeutique de l'alcool, il est important d'être fixé sur ses propriétés physiologiques.

La question de l'influence que peuvent exercer sur les effets organoleptiques l'âge et l'origine des boissons alcooliques, n'est pas encore aujourd'hui résolue d'une manière incontestable. Un grand pas cependant nous semble avoir été fait dans cette voie, et nous croyons devoir signaler à l'attention du public médical les recherches, encore peu connues, de M. Haeck, relatées dans un travail traitant des causes des effets bienfaisants et des causes des effets nuisibles des boissons alcooliques. Il n'entre pas dans notre programme d'exposer ici ces théories au complet. Nous ne pouvons que les signaler, dans l'espoir qu'elles feront l'objet de recherches consciencieuses, où chimistes et physiologistes apporteront le contingent de leur science et de leur sagacité. Ces théories, du reste, qui tendent à attribuer à diverses substances (aldéhydes, hydrocarbures, alcool amylique), provenant du jeune âge des boissons et de leur origine, et qui ne se retrouvent plus dans les boissons vieillies, les propriétés nuisibles des alcooliques, et qui aboutissent logiquement à un procédé industriel constituant, selon l'auteur, la solution de la grave question de l'alcoolisme, intéressent évidemment bien plus l'hygiéniste que le thérapeutiste, et ne sauraient faire ici l'objet de notre examen. Elles doivent toutefois tenir notre esprit en éveil, et nous mettre en garde contre certains phénomènes que l'on attribue le plus généralement à l'ingestion de l'alcool, et à la production desquels cette dernière substance pourrait bien être étrangère.

Il est vrai que les effets physiologiques des substances que le vieillissement fait disparaître des boissons alcooliques, ne doivent guère se manifester que par l'abus ou l'usage fréquent et continué de ces boissons, et de la sorte n'interviennent que fort peu dans l'appréciation des effets de l'alcool considéré au point de vue thérapeutique.

Un grand nombre de mémoires ont traité des effets physiologiques et thérapeutiques de l'alcool. Il ne peut entrer dans notre pensée de les analyser tous. Nous remplirons notre programme en prenant la quintescence de chacun d'eux, et en discutant au besoin les assertions parfois contradictoires qu'ils renferment. De cette étude sortiront les règles qui doivent présider à l'administration de l'alcool dans un but thérapeutique.

L'influence exercée par les alcooliques sur les différents appareils et systèmes organiques ne peut s'apprécier qu'en se plaçant dans de bonnes conditions d'expérimentation, c'est-à-dire en l'étudiant sur l'homme et non sur les animaux, qui ne réagissent pas toujours de la même manière que l'homme, et dans l'alimentation desquels l'alcool n'entre jamais, et en prenant l'homme dans des conditions normales de santé et d'alimentation. Les expérimentateurs qui ont étudié les effets de l'alcool sur des animaux à jeun, ont pu facilement être trompés dans leurs résultats par les effets mêmes du jeûne forcé auquel avaient été soumis les sujets en expérience.

L'ouvrage qui nous semble avoir résolu de la manière la plus satisfaisante les problèmes incontestablement compliqués que soulève l'étude physiologique de l'alcool, est celui des docteurs Pierre Albertoni et Félix Lussana (Sull' alcool, sull' aldeide, e sugli eteri vinici, ricerche sperimentali fate nel laboratorio fisiologico di Padova). Parmi les autres ouvrages, très nombreux, que nous avons encore consultés, ceux qui nous paraissent devoir le plus attirer l'attention sont les travaux de Lallemand, Perrin et Duroy (Du rôle de l'alcool et des anesthésiques dans l'organisme, 1860); Bouisson (Traité de la méthode anesthésique); Bouchardat et Sandras (De la digestion des boissons alcooliques et de leur rôle dans la nutrition, 1847); Duchek (Uber das Verhalten des Alcohols im thierischen Organismus, 1855); Binz (On some Effects of Alcohol on warmblooded Animals, 1873); Marvaud (L'alcool, études de physiologie thérapeutique, 1872); Faliu (De l'action physiologique et thérapeutique de l'alcool, 1874); Maurice Perrin et Béhier (Art. Alcool du Dict. encycl. des sciences méd.); Rabuteau (Traité de thérapeutique); Jouffroy (De la médication par l'alcool, thèse de Paris, 1875); Anstie (The Alcohol question etc. 1862); Rob. Bentl. Todd (Clinical Lectures on certain acute Diseases, 1860); Strassburg (Experimenteller Beitrag zur Wirkung des Alkohols im Fieber, 1874); Riegel (Uber den Einfluss des Alkohols auf die Körperwärme, 1875).

La première phase de l'action des boissons alcooliques, prises modérément, est sans contredit une phase d'excitation. Cette excitation se produit très rapidement, mais elle ne dure guère. Elle se manifeste sur toutes les parties du système nerveux. L'activité cérébrale et l'activité musculaire sont augmentées tout d'abord, ce qui n'est contesté par personne; en même temps se perçoit une sensation générale de chaleur. Plus tard, après un temps qui varie avec les habitudes et la susceptibilité des individus, qui diffère également avec la quantité d'alcoolique consommée, se produit une période ou phase de dépression, qui porte, comme la première, sur toutes les fonctions dépendantes des diverses parties du système nerveux.

Analysons brièvement l'action de l'alcool sur les différents appareils.

L'augmentation de la chaleur du corps, l'accroissement de l'activité cérébrale et de l'activité musculaire, l'ampleur et la force plus grande du pouls, sans accélération (quand le sujet est à l'état sain), indiquent sans conteste une stimulation du cerveau, de la moelle épinière et du système ganglionnaire; à priori, on est tenté d'admettre que cette stimulation doit sortir tous ses effets, et produire par conséquent une suractivité des sécrétions de la peau, des poumons et des reins. Todd a prouvé, en effet, qu'il y a alors augmentation de l'excrétion de l'acide carbonique. Si, après lui, d'autres expérimentateurs ont constaté une diminution de l'acide carbonique dans l'air exhalé, on est en droit d'attribuer, avec M. Faliu, cette divergence à ce que l'augmentation de l'acide carbonique, qui n'est possible qu'immédiatement après l'administration de l'alcool, quand ce corps est donné à dose modérée, a fort bien pu échapper, pendant le temps que prennent les préparatifs des recherches faites presque toutes sur des animaux. Longtemps on a cru, de par l'autorité de MM. Ludger Lallemand, Maurice Perrin et Duroy, que l'alcool dans l'organisme se conduisait comme un corps étranger et était éliminé en nature. Mais depuis lors on a remarqué que la quantité d'alcool recueillie dans les expériences est minime relativement à la quantité d'alcool absorbée : si, en outre, on réfléchit à la grande altérabilité de ce corps, à sa grande affinité pour l'eau et pour l'oxygène, à sa facile combustion, on ne saurait plus admettre sa complète élimination en nature. Toutefois il est positif que, après un certain temps, lorsque la dose d'alcool ingérée est considérable, ou que son administration est continuée sans interruption, la combustion n'a plus lieu, et alors il est effectivement éliminé en nature; nous verrons plus loin pour quelle raison il en est ainsi. Les premières portions d'alcool introduites dans l'économie sont brûlées par l'oxygène qu'elles y rencontrent et par celui dont elles provoquent l'introduction; les résultats terminaux de cette combustion sont de l'eau et de l'acide carbonique; et, si l'on ne rencontre nulle part les produits intermédiaires de la combustion, c'est qu'eux-mêmes sont encore plus instables que l'alcool qui leur a donné naissance.

L'alcool est donc essentiellement un stimulant général, un excitant de toutes les fonctions; quand il est administré médicalement, méthodiquement, il excite le fonctionnement plus grand des organes, et en particulier de l'appareil respiratoire, qui doit lui fournir l'air dont l'oxygène est nécessaire à la combustion. En même temps que l'alcool brûle, il détermine nécessairement un accroissement dans la chaleur animale, il est un agent de calorification; et si le thermomètre n'accuse pas d'augmentation de la chaleur, et en montre même quelquefois la diminution, c'est parce que la chaleur produite a été transformée en travail, ce qu'indique l'accroissement de l'activité cérébrale et de l'activité musculaire, ainsi que la cessation du sentiment de fatigue, s'il existait auparavant, en un mot une sensation générale de bien-être.

Nous n'insisterons pas sur les phénomènes qui accompagnent l'administration modérée de l'alcool, ou plutôt de boissons alcooliques vieilles et de bonne qualité, chez l'homme sain. Ce que nous venons de dire suffit à l'étude des propriétés thérapeutiques de l'alcool.

Voyons maintenant ce qui se passe quand la dose d'alcool primitivement absorbée est considérable, ou que son ingestion est semblent engraisser.

Au lieu de la stimulation signalée plus haut dans les fonctions cérébrales et dans l'activité musculaire, on observe l'affaissement de l'intelligence et la diminution de l'aptitude au travail; les passions, excitées dans la première phase, sont anéanties dans la seconde; à la sensation de bien-être, de chaleur générale répandue dans tout l'organisme, succède la sensation de froid, et cette diminution de température se perçoit toujours au thermomètre, chez les individus qui ne sont pas buveurs par habitude; au lieu de la diaphorèse que détermine l'ingestion de quantités modérées d'alcool, convenablement dilué, ou pouvant être ramené par l'organisme à 10 ou 12 degrés centigrades, il y a suppression de la transpiration; l'abolition de toutes les fonctions est manifeste, et en particulier de celles de la peau, qui peut aller jusqu'à l'anesthésie complète. La diurèse est alors de règle, et d'un autre côté l'acide carbonique cesse de se montrer dans l'air expiré, qui, au contraire, est chargé de vapeurs alcooliques.

Quant aux fonctions digestives excitées primitivement, comme tous les autres actes organiques, elles languissent plus tard; le besoin de manger même finit pas faire défaut, et cependant les buveurs semblent engraisser.

L'action physiologique de l'alcool, selon qu'il est donné à petites doses, convenablement dilué, ou pouvant trouver dans l'estomac les liquides suffisants pour le faire descendre à une concentration de 10 ou 12° cent., à doses en outre méthodiquement espacées et combinées d'ailleurs avec une alimentation bien entendue, est donc une action véritablement excitante, et semble de ce chef être en opposition avec l'action du même alcool trop concentré, administré à des intervalles trop rapprochés ou servi à des doses trop fortes à un estomac qui se trouverait d'ailleurs dans des conditions anormales, soit par suite d'un état pathologique, soit à cause de la diète à laquelle il serait soumis, action qui, dans ces diverses circonstances, est éminemment dépressive, débilitante, anesthésiante, enrayante des fonctions qui, dans la première phase, avaient subi une évidente excitation. Cette opposition n'existe qu'en apparence et s'explique aisément par la physiologie.

L'alcool est un excitant général de toutes les fonctions, et son action se porte à la fois sur toutes les parties du système nerveux, tant ganglionnaire que cérébro-spinal, bien que celui-ci la ressente en premier lieu. C'est sous l'influence de cette excitation générale du système nerveux que se manifeste la suractivité des combustions avec apport plus considérable d'oxygène, qui lui-même nécessite une activité plus grande des organes respiratoires. L'appareil digestif de son côté subit l'influence de cette stimulation, qui dans ce cas est double : réflexe par suite de l'action excitante de l'alcool sur les cellules nerveuses multipolaires et sur les nerfs vaso-moteurs, et d'un autre côté, action directe sur la muqueuse même de l'estomac, dont les glandes à pepsine principalement, puis le pancréas, voient augmenter notablement leur sécrétion, d'où résulte que la digestion est favorisée par les alcooliques pris à doses modérées, et que, par conséquent, la nutrition se trouve améliorée.

Le système nerveux subit, de la part des alcooliques, deux actions successives : la première est une action excitante; elle est déterminée par le contact direct de l'alcool avec les cellules nerveuses et se manifeste par l'augmentation de l'activité cérébrale et de l'activité musculaire, signes de l'excitation du système nerveux cérébro-spinal, et ensuite par l'anémie momentanée des téguments, le refroidissement de la peau, la diurèse, etc., signes de l'excitation du système trisplanchnique, dont la paralysie produirait au contraire des congestions, une suractivité des combustions, l'élévation de la température, etc., c'est-à-dire l'opposé de ce qui arrive à la suite de l'ingestion des alcooliques et des agents qui ont été placés dans la même classe, tels que le café, le thé, le cacao, l'arsenic, etc.

Mais, plus tard, le système nerveux subit une autre action, et celle-ci est indirecte : elle se fait par l'intermédiaire du sang. Le sang aussi absorbe de l'alcool, et montre seulement ses effets d'une manière sensible quand la quantité d'alcool ingérée a été assez considérable; les globules du sang, vecteurs de l'oxygène, perdent ce gaz, dont l'alcool est avide; dans plusieurs cas on a trouvé noires les hématies d'animaux qu'on avait soumis à l'action de l'alcool ; non-seulement l'oxygène des hématies disparaît, mais, par suite de la combustion de l'alcool dans le sein même du liquide sanguin, ce liquide renferme une certaine quantité d'acide carbonique ; le sang est ainsi asphyxié et ne peut plus influencer normalement les cellules nerveuses. Par suite de cet état du sang, il y a paralysie dans les fonctions nerveuses, et c'est alors qu'à l'activité cérébrale et musculaire, si énergique parfois au début de l'ingestion d'alcooliques, on voit succéder l'abattement, l'affaissement, l'impuissance cérébrale et musculaire, impuissance qui porte ensuite tant de personnes à recourir sans retard à l'usage du moyen qui leur avait procuré d'abord des résultats si avantageux; c'est alors aussi que la sensibilité, aiguisée par les premières doses de l'alcool, est remplacée peu à peu par une obtusion des sens, et même, si les libations continuent, par une véritable anesthésie; c'est alors encore que l'activité augmentée des fonctions digestives cesse et que progressivement diminue le besoin de manger, modification qui d'ailleurs trouve sa cause seconde dans l'action chimique et locale exercée par l'alcool sur la muqueuse de l'appareil digestif, qui s'hyperémie fortement, et dont un certain nombre de glandes finissent même par disparaître; enfin, continuant l'énumération des lésions que détermine l'état asphyxique du sang produit par la privation d'oxygène et par la présence d'acide carbonique, et par suite l'état de paralysie du système nerveux, succédant à sa surectivité, nous découvrons, au lieu de l'anémie des téguments, une injection permanente de la peau, puis des hypérémies de tous les parenchymes, cerveau, foie, reins, poumons.

L'oxygène qui existe dans le sang et celui qu'apporte à l'organisme l'exercice de l'acte respiratoire, étant soustrait à ses fonctions nécessaires, qui consistent à exciter normalement par l'intermédiaire du sang les cellules nerveuses et à brûler les éléments devenus impropres à la nutrition des tissus, il en résulte que, non-seulement les fonctions nerveuses sont perturbées par suite de la nutrition imparfaite des éléments du système nerveux, mais encore que les détritus des tissus, n'étant plus comburés, n'étant plus dans les conditions d'une excrétion normale, restent dans l'organisme, persistent dans le sang, dont la viciation devient ainsi de plus en plus complète, et peuvent devenir l'origine de lésions organiques permanentes, peut-être même de tumeurs dont on peut aisément admettre et comprendre la malignité future.

L'influence de l'alcool sur l'organisme produit donc des effets qui semblent au premier abord en contradiction flagrante les uns avec les autres, mais qui, en réalité, comme nous venons de le montrer, découlent logiquement du mode d'action que nous avons reconnu à cet agent, et ne diffèrent que selon le degré de concentration ou la dose mise en contact avec les organes, ou selon le temps pendant lequel il a impressionné le sang, le système nerveux et par suite les fonctions et les éléments des tissus.

Avant de passer à l'énumération des propriétés thérapeutiques de l'alcool, il nous reste à élucider une question qui préoccupe à bon droit les observateurs. L'alcool est-il un aliment ?

Ceux qui nient la combustion de l'alcool, et qui prétendent que l'alcool sort en nature de l'organisme qui l'a reçu, Lallemand, Perrin et Duroy, Rabuteau et d'autres affirment que l'alcool n'est pas un aliment. D'après Liebig, Bouchardat et Sandras, l'alcool est un aliment respiratoire.

Voici quelques-unes des raisons qui nous font admettre la théorie de Liebig, bien qu'elle ait été dans ces derniers temps fortement battue en brèche : La composition chimique de l'alcool se rapproche notablement de celle des sucres et des matières amyloïdes; — la quantité d'alcool non altéré, recueillie par les expérimentateurs qui refusent de le reconnaître comme aliment est tellement inférieure à la quantité ingérée, que l'on ne peut attribuer cette différence si grande aux pertes inévitablement liées aux procédés mêmes des expériences, mais qu'on est obligé de la considérer comme une preuve qu'une partie considérable de l'alcool a été brûlée ; — de ce qu'une partie de l'alcool n'a pas été brûlée, il ne s'en suivrait pas encore qu'il ne fût pas un aliment, la graisse et le sucre sont dans le même cas, et cependant jamais on ne leur conteste la qualité d'aliment ; — de la même manière que le sucre et les amyloïdes, l'alcool est un aliment thermogène; d'ailleurs nous avons expliqué plus haut que, si le thermomètre n'accuse pas toujours d'augmentation de la température, c'est que l'alcool est manifestement dynamogène ; et c'est le résultat seul de la combustion qui lui donne ces propriétés; — en tant qu'il n'a pas subi d'altération, l'alcool est encore un aliment nervin, mais il n'est en rien un antidéperditeur, car il n'empêche pas la désassimilation des tissus, il retarde seulement la transformation des détritus organiques ; il n'en entrave pas la production, il en retarde seulement l'excrétion, et par conséquent les maintient dans le sang, ce qui constitue précisément le plus sérieux des inconvénients attachés à son emploi. Il n'est pas non plus un aliment d'épargne, car il ne diminue en rien la quantité des détritus organiques ; il ne pourrait mériter le nom d'aliment d'épargne qu'en ce sens qu'étant un aliment lui-même, il dispense jusqu'à un certain point de l'usage d'autres substances ; tout aliment, à ce titre, est un aliment d'épargne. Toutefois il ne faut pas s'exagérer cette propriété : l'alcool ne peut remplacer indifféremment tout aliment, il ne peut se substituer qu'à ceux qui lui sont similaires, et son emploi ne saurait dispenser de l'usage des autres aliments, notamment des aliments azotés. Il ne nourrit pas, il n'est en rien un aliment plastique.

Pour résumer cette étude physiologique, dans ce qu'elle a de plus directement applicable à la thérapeutique, nous dirons donc que l'alcool, pris à doses modérées, à un degré de concentration convenable et dans des conditions normales d'alimentation, excite les fonctions du système nerveux, tant ganglionnaire que cérébro-spinal, que notamment il active les fonctions de l'appareil respiratoire ; pris à doses plus fortes, et quelque temps continuées, il modifie la crase du sang dont l'oxygène est soustrait aux globules et remplacé vraisemblablement par de l'acide carbonique ; il agit ensuite sur le système nerveux comme paralysant, il enraie toutes les fonctions, et entrave la transformation, et par conséquent le départ des éléments mauvais des tissus, sans empêcher en rien la dénutrition de ces tissus ; il retient donc dans l'organisme les détritus, dont il se borne à retarder l'excrétion.

Telles sont, en quelques mots, les vues théoriques qui nous paraissent devoir guider le praticien dans l'application thérapeutique de l'alcool.

Tout d'abord, les doses élevées et l'usage prolongé du médicament doivent être absolument proscrits, à cause de l'action physiologique que nous leur avons reconnue. La médication alcoolique doit donc toujours être de courte durée, sous peine de voir se produire un alcoolisme expérimental, ou une intoxication dans un but thérapeutique.

Pour que le traitement alcoolique soit inoffensif, et c'est toujours la première condition à laquelle doit satisfaire un traitement quelconque, il faut que l'alcool soit toujours réduit à 10 ou 12 degrés centigrades de concentration, ou qu'il puisse, par son mélange avec les liquides de l'organisme, descendre à ce degré ; l'alcool plus concentré coagule l'albumine et détermine alors les lésions organiques dont nous avons parlé.

La quantité d'alcool, convenablement dilué, qui peut être ingérée sans danger, diffère selon les habitudes des malades, selon leur manière d'être, et selon le genre d'affection dont ils sont atteints.

Aucune règle précise ne saurait être posée à ce sujet : c'est à la sagacité du praticien de reconnaître, après quelques tâtonnements, quelle sera la dose efficace et quelle sera celle à laquelle il sera obligé de s'arrêter.

L'application thérapeutique de l'alcool ne saurait être la même quand elle s'adresse aux maladies aiguës, fébriles, ou qu'elle vise les maladies chroniques, qui sont apyrétiques, ou accompagnées d'un appareil fébrile léger.

Dans les maladies aiguës, la première condition qui indique l'emploi de l'alcool, c'est l'apparition de l'adynamie, de la prostration, à la condition toutefois que ce phénomène ne soit pas explicable par les lésions des organes ; auquel cas c'est à ces dernières qu'il faut s'adresser, et l'on voit alors l'adynamie et la faiblesse cesser, et les forces revenir, même quand un traitement débilitant a été mis en usage.

Il est bien vrai que l'alcool, donné à certaines doses, et fréquemment renouvelées, abaisse la température, diminue la force et la fréquence du pouls, et que, pour cette raison, on a été conduit à l'administrer dans les maladies aiguës auxquelles jamais autrefois on n'aurait osé l'adresser ; mais on est un peu stupéfait de voir que, à notre époque qui se pique d'être positive, des esprits, si éminents du reste et qui d'ailleurs n'arborent généralement pas le drapeau de la médecine vitaliste, fassent si bon marché des lésions locales qui tiennent l'état général sous leur dépendance, pour ne viser que des phénomènes accessoires, qui constituent des éléments du diagnostic et du traitement, mais qui ne sont par eux-mêmes ni tout le diagnostic, ni l'indication unique du traitement : la fièvre, c'est-à-dire l'élévation de la température et l'accélération du pouls, n'acquiert de valeur, au point de vue thérapeutique, que pour autant que la cause en a été bien déterminée ; chercher à supprimer seulement ces deux phénomènes sans s'inquiéter d'abord des conditions de leur production et sans rechercher la modification que les agents opposés à ces phénomènes impriment aux lésions des organes, comme le préconise au fond M. Todd dans son système exclusif, c'est faire non seulement une pétition de principes, mais c'est encore faire table rase de toutes les notions pathogéniques.

Avouons toutefois que faire descendre la température et tomber le pouls n'est pas le seul objectif que se proposent les partisans de la médication alcoolique appliquée à la curation des maladies aiguës franches. Pour eux, la maladie a une marche fatale ; elle suivra son évolution naturelle, quoi qu'on fasse ; le rôle du médecin doit consister à soutenir son patient pendant la durée de cette maladie, durée sur laquelle il n'a d'ailleurs aucune action ; pour arriver à ce résultat, il faut intégrer au malade une quantité suffisante de forces pour le mettre en état de supporter jusqu'à la fin le mal dont il est atteint ; et c'est l'alcool seul qui est chargé de lui donner ces forces, tout autre aliment ne pouvant être toléré par lui. Or, il est trop aisé de combattre cette assertion doublement étrange : les mots maladie et force jurent de se trouver accolés ; maladie implique faiblesse, et la force ne revient que quand la maladie n'existe plus. D'ailleurs, s'il était nécessaire de donner des forces à un malade, atteint bien entendu d'une affection franchement aiguë, y parviendrait-on ? Les organes sont-ils dans des conditions à élaborer les aliments quelconques, qui leur seraient offerts ? Et si même ils le pouvaient, est-ce bien à l'alcool qu'il faudrait recourir ? Nous avons vu quelles sont les propriétés physiologiques de cet agent ; il est avant tout et primitivement un excitant des systèmes nerveux cérébro-spinal et trisplanchnique ; à ce titre, il ne donne pas de force, il excite seulement, et met pour un temps, fort court du reste, l'organisme dans un état anormal qui simule la force ; en même temps, il est un aliment thermo-dynamogène, il stimule les fonctions et augmente à la fois la chaleur du corps et l'activité musculaire ; il est un aliment respiratoire, jamais un aliment plastique ; or les aliments plastiques sont les seuls qui nourrissent, qui empêchent de périr d'inanition. Cette action de l'alcool est d'ailleurs de courte durée, et si l'on veut obtenir la continuation de cette stimulation, qu'on prend pour de la force, on est bien obligé de répéter, même à des intervalles assez rapprochés, l'administration du médicament. Et alors on tombe sur un écueil ; les doses étant rapprochées et augmentées, c'est la seconde phase de l'action de l'alcool que subit le malade : la phase anesthésiante, paralysante ; l'excitation ne s'obtient plus, mais, au contraire, une sorte d'hébétude, que l'on constate chez tous les malades, non alcooliques auparavant, et qui ont été soumis à ce traitement ; en outre chez eux l'alcool produit, comme nous le savons déjà, ce résultat de retenir dans le sein de l'organisme les détritus des tissus, qui devaient en être éliminés, et dont la rétention n'est pas sans danger ; aussi voit-on souvent la lésion locale s'étendre et se perpétuer, alors que les phénomènes : accélération du pouls et élévation de la température, ont diminué sous l'influence de l'alcool.

L'engraissement que présentent un certain nombre de buveurs a pu faire admettre par quelques praticiens que l'alcool nourrit et les porter à le faire ingérer dans les maladies fébriles, toujours caractérisées par l'amaigrissement ; mais cette graisse des buveurs ne justifie en rien la prétention de ceux qui veulent donner à l'alcool, dans la thérapeutique des affections aiguës, le rôle de reconstituant, et milite même, contre eux, en faveur de notre manière de voir. Ce ne sont pas, en effet, les personnes usant modérément des boissons alcooliques, qui engraissent ; ce sont, au contraire, les personnes qui en abusent, les buveurs de profession, les ivrognes ; ceux-là seuls prennent de l'embonpoint, à la condition toutefois que leur appareil digestif supporte, sans avaries trop fortes, leurs libations continuelles : car alors l'embonpoint même ne se montre pas chez eux. Cet engraissement d'ailleurs, qu'aucun thérapeutiste ne cherchera à communiquer à des malades au prix d'excès alcooliques, et qu'une simple vue spéculative peut faire considérer comme un argument en faveur de la médication, cet engraissement n'est ni la santé, ni la force, il est au contraire un état pathologique, inexpliqué ou mal défini encore, moins fréquent qu'on ne l'a dit, et qui peut-être dépend de ce que l'absorption et la digestion de l'alcool chez ces individus se font d'une manière plus parfaite que chez la plupart des autres, et qu'ainsi l'alcool se montre effectivement chez eux comme un aliment hydrocarboné et engraisse à la manière des amylacés ; mais en tous cas c'est un état pathologique, car ces buveurs gras ne mangent presque plus : leurs facultés digestives se bornent à l'élaboration des éléments de l'alcool. Nous disons en outre que cet état, qui n'est pas la santé, n'est pas non plus la force ; a priori un état pathologique ne peut être que faiblesse, et l'observation nous montre que ces buveurs gras, non seulement ont perdu toute activité intellectuelle, mais qu'ils sont en grande partie dépourvus de force musculaire ; ce n'est que par soubresauts, pour ainsi dire, qu'ils peuvent fournir un travail matériel quelque peu important.

Agent dynamophore et anti-déperditeur, aliment d'épargne, médicament anti-fébrile, telles sont les qualités qu'attribuent à l'alcool les thérapeutistes qui en pronent l'emploi dans les maladies aiguës. Nous venons de voir qu'à aucun de ces points de vue l'alcool ne doit entrer dans le traitement des phlegmasies franches. Et comme aucune autre raison ne milite en faveur de son introduction dans la thérapeutique de ces affections, force nous est de le condamner d'une manière absolue dans les cas dont nous nous occupons en ce moment.

Mais si l'affection qu'il s'agit de combattre se présente chez un individu adonné auparavant à l'usage des boissons alcooliques, il y aurait souvent danger à le soustraire complétement à l'influence de son stimulant habituel, et alors il y a nécessité de lui rendre, quoique parcimonieusement, l'alcool, dont la privation absolue ne saurait, sans grand dommage, lui être imposée.

Une seconde indication qui permet l'introduction des alcooliques dans la thérapeutique des maladies, même aiguës, est tirée de la nécessité de produire, d'une manière immédiate, une stimulation énergique, que ne pourrait déterminer au même degré aucun autre agent ; ainsi, la malignité de la maladie ne dépendant ni de la forme ni du genre de la lésion, mais seulement de l'impression trop profonde et trop rapide faite sur l'organisme par l'agent morbifique; ainsi encore l'adynamie suite de maladies de longue durée et le plus souvent d'origine infectieuse, adynamie mettant en péril la vie même du malade, mais toujours indépendante des lésions, qui peuvent même ne plus exister; la stimulation demandée à l'alcool pourra dans ce cas restituer aux organes leur fonctionnement normal.

Il est encore une circonstance où nous admettons que l'alcool prenne place dans la thérapeutique des affection aiguës : c'est lorsque la violence de la fièvre est accompagnée d'un amaigrissement, d'un dépérissement si prompts, d'une détérioration des traits si accentuée, que la vie du malade est évidemment compromise ; alors l'alcool, donné à haute dose et d'un seul coup, sortira ses effets antifébriles ; l'imminence du danger ne peut faire songer aux conséquences ultérieures de la thérapeutique; ce qu'il faut avant tout, c'est sauver le moment présent, et alors il arrivera souvent que l'alcool, soit seul, soit uni à la quinine, triomphera du péril et arrachera le malade à une mort qui semblait inévitable ; encore faut-il qu'il ne s'agisse pas ici d'une affection des centres nerveux, auquel cas l'alcool serait évidemment contre-indiqué.

Enfin l'alcool, sous forme de vin ou de bières fortes, rend d'incontestables services dans la convalescence de beaucoup d'affections aiguës ; mais ce cas ne rentre plus dans le cadre de la médication alcoolique, il est du domaine du traitement tonique, dont nous n'avons pas à nous occuper.

Telles sont les bases des indications de l'alcool dans les maladies aiguës; elles sont tirées logiquement de nos prémisses, c'est-à-dire de l'étude des propriétés physiologiques de l'alcool.

Voyons maintenant quelles en sont les applications possibles aux maladies chroniques.

La plupart des maladies chroniques, caractérisées le plus souvent par la débilité, se trouvent bien de la médication tonique, dont le vin est un des agents les plus recommandés et les plus efficaces ; mais ce n'est pas là la médication alcoolique proprement dite. Cette dernière rencontre cependant, dans le traitement des affections chroniques, un certain nombre d'indications tirées de la propriété que présente l'alcool, pris à doses modérées et suffisamment dilué, d'augmenter l'impulsion cardiaque, d'exciter l'activité cérébrale et musculaire, d'aiguiser la sensibilité, de favoriser la digestion, en un mot de stimuler toutes les fonctions.

Cette stimulation des fonctions toutefois peut devenir un écueil contre lequel il faut bien prendre garde d'aller se briser. Dans certains maladies, comme la phthisie pulmonaire, qui, dans ces derniers temps, a semblé devoir trouver dans l'alcool un agent précieux de traitement, il est toujours à craindre que la médication alcoolique, appelée par l'état de paresse fonctionnelle d'un certain nombre d'organes, ne dépasse le but qu'on s'est proposé, et ne stimule précisément trop fort l'appareil respiratoire, qui a tant besoin d'être ménagé. Certains symptômes ou plutôt certains accidents qui accompagnent parfois la phthisie et ne constituent pas le moindre tourment de ceux qui en sont atteints, sont quelquefois heureusement influencés par l'administration de petites doses d'alcool, pris très modérément et à titre d'exception seulement ; nous citerons surtout : les vomissements, la diarrhée, la perte de l'appétit. Mais continuer l'emploi de l'alcool et en faire la base du traitement de la phthisie, c'est déterminer, au bout de peu de temps, un alcoolisme thérapeutique, qui pourra bien momentanément masquer les lésions locales, mais ne les empêchera pas de progresser et de s'étendre.

L'indication principale du traitement alcoolique dans les maladies chroniques se tire des habitudes antérieures du sujet; s'il était adonné aux boissons alcooliques et qu'on les lui retire tout-d'un-coup, on ne tarde pas à observer des symptômes très semblables à ceux du delirium tremens : le système nerveux est privé de son stimulant habituel, et les fonctions intellectuelles et motrices, ainsi que la sensibilité, sont troublées; qu'on rende à ce malade une partie des boissons alcooliques auxquelles il était accoutumé, et bientôt il rentrera dans son état vicieusement physiologique, et ses fonctions s'accompliront de ce chef avec une intégrité relative.

Nous voyons donc, en résumé, que le nombre des indications de l'alcool, soit dans les maladies aiguës, soit dans les maladies chroniques, est infiniment plus restreint que ne l'ont prétendu les partisans trop enthousiastes de cette méthode thérapeutique. Nous irons plus loin : dans un certain nombre de circonstances où nous avons reconnu à l'alcool une valeur thérapeutique réelle, l'indication peut être remplie également par d'autres agents appartenant à la matière médicale; dans ces cas, nous n'hésitons pas à recommander ces derniers et à proscrire l'alcool, craignant que son introduction trop fréquente en médecine ne constitue, aux yeux du vulgaire, un encouragement à sa consommation en dehors de tout état pathologique, encouragement qui tirerait une valeur considérable de l'autorité scientifique sur laquelle elle s'appuierait. La seule circonstance qui établisse sans conteste la nécessité de l'administration de l'alcool, et où cet agent ne peut être remplacé par aucun autre, est la constatation d'habitudes alcooliques antérieures. Dans ces cas, l'alcool devient indispensable; il constitue le seul moyen qui permette ensuite d'appliquer les méthodes thérapeutiques adaptées à chaque affection particulière, et remet le malade dans les conditions seules où les fonctions peuvent encore s'accomplir avec plus ou moins de régularité.

Ce que nous disons ici de la médication alcoolique ne s'applique nullement à l'administration du vin ou de la bonne bière, qui sont des agents de la médication tonique, bien différente de l'autre et par ses prétentions et par ses résultats, et dont les indications sont aussi nombreuses que sont rares celles de la médication alcoolique proprement dite.

Si nous n'avons pas énuméré dans ce travail toutes les affections dans lesquelles l'alcool a été prescrit, c'est que nous avons trouvé plus utile de nous borner à des vues générales, dont il sera toujours facile de tirer, pour chaque cas particulier, les conséquences qu'elles récèlent.

DISCUSSION.

M. DRYSDALE (Londres). La question qui vient d'être soulevée est surtout importante pour les praticiens de Londres. Il y a à peu près 20 ans, que les idées d'un grand et célèbre professeur, M. Todd, ont régné sur la pratique de cette capitale. Le docteur Todd était grand partisan de l'alcool dans beaucoup de maladies : son opinion, qu'il faut *soutenir* les malades par le moyen de grandes quantités d'eau-de-vie, etc., a été le mot d'ordre d'une foule de croyants; et la foi dans le pouvoir réparateur du vin, de la bière et de l'eau-de-vie s'est depuis sa mort répandue à Londres.

L'alcool est essentiellement un excitant général. Dans les boissons dont on fait usage (bière, vin, whiskey, etc.), il y a de l'eau, de l'alcool, des matières salines et des matières organiques. L'alcool fournit dans l'estomac un peu d'acide acétique : mais il est en grande quantité absorbé en nature

Lorsque de grandes quantités d'alcool ont été ingérées dans le tube digestif, une petite portion est exhalée en vapeur par les voies respiratoires, ou en nature par les reins. La grande masse de l'alcool contenue dans le système semble quitter le corps par le foie, sous forme probablement d'aldéhyde ou d'acide acétique.

L'alcool n'est pas du tout un agent alimentaire. Quand un animal prend de l'alcool, sa température tend bientôt à baisser, et l'on a trouvé que la quantité d'acide carbonique exhalée par les poumons diminue alors au lieu d'accroître. Ainsi, il semble acquis à la science que l'alcool pur n'a pas pour effet de nourrir le corps, comme le font l'albumine, les amylacés ou l'eau. Lorsqu'une personne a pris de l'alcool, l'air qu'elle expire contient, pendant quelque temps, des vapeurs d'alcool reconnaissables à leur odeur, mais la plus grande partie circule pendant longtemps avec le sang, et dérange les fonctions animales.

C'est pour ces raisons que je ne puis pas admettre, avec M. le docteur Desguin, que « dans la première période de son administration, l'alcool *active* les fonctions organiques et augmente les combustions. » Je ne vois aucune preuve de cette théorie. Il n'est pas prouvé non plus, me semble-t-il, que, quand il est donné à doses élevées ou souvent répétées, il diminue les combustions, et par là devienne agent anti-déperditeur, anti-dénutritif, aliment d'épargne.

L'alcool n'est pas du tout un aliment; il est un excitant général et perturbateur de toutes les fonctions; et je crois, avec M. le Rapporteur, qu'il laisse s'accumuler dans l'organisme des matières qui devraient en être expulsées, et qui sont devenues impropres à la nutrition.

La pratique qui consiste à donner de grandes quantités d'alcool, telles qu'un litre d'eau-de-vie journellement, dans la fièvre typhoïde, comme on a fait si souvent à Londres dans le temps, n'a pour moi aucune théorie qui puisse la justifier. J'ai la conviction d'avoir vu plus d'une victime de la théorie qui considère l'alcool comme aliment d'épargne ou anti-déperditeur. Les malades m'ont semblé succomber à une intoxication alcoolique produite dans un but thérapeutique.

Je crois, d'après M. le Rapporteur, que l'action excitante de l'alcool est la seule à laquelle on doive recourir, c'est-à-dire que, quand on l'emploie comme médicament, on doit en donner une très petite quantité et seulement pour produire un effet bien déterminé. Ainsi, l'alcool est sans doute quelquefois utile, quand un malade est en état de prostration, comme dans les fièvres adynamiques ou typhoïdes, dans certaines hémorrhagies, quand on désire exciter le système nerveux, etc. Il l'est aussi parfois dans les coliques intestinales, pour calmer la spasme; dans l'asthme, par la même raison, et dans la dysménorrhée.

Cependant, comme il y a d'autres agents plus puissants encore que l'alcool comme anti-spasmodiques, je les préfère pour la raison suivante, invoquée déja par le rapport : Il est très dangereux de permettre que nos malades contractent l'habitude funeste de prendre souvent une substance aussi dangereuse à la santé que l'alcool, qui est, de plus, débitée partout. Les hommes, et les femmes surtout, sont trop inclins à citer les opinions de leurs médecins à l'appui de leurs vices.

Je crois aussi, avec M. le Rapporteur, que l'alcool est contre-indiqué dans les maladies fébriles franches, car, ainsi qu'il, dit, s'il fait tomber le pouls et s'il diminue l'excrétion d'urée, ces résultats sont dus à l'enraiement des fonctions ; ils masquent la lésion organique. Règle générale, il vaut beaucoup mieux, dans ces fièvres, laisser le malade en repos, lui administrer de petites quantités de lait, des œufs ou du bouillon, etc., et ne pas jouer avec des remèdes violents, tels que l'alcool, qui met l'organisme dans un état anormal. Je crois qu'il ne faut prescrire l'alcool que très-rarement dans la pratique journalière. La plupart des cas de fièvre typhoïde ou de pneumonie peuvent être mieux traités, si je m'en rapporte à mon expérience, par le lait que par l'alcool ; et ce n'est que dans les cas vraiment exceptionnels que j'ai jamais prescrit de donner quelques verres de vin. On a conseillé dernièrement à Londres d'ingérer de grandes doses d'alcool dans quelques cas de fièvre rhumatique, mais je n'ai pas pu suivre la théorie de l'auteur.

Il paraît que l'on doit discuter dans la 5e section, celle d'hygiène publique, les poisons contenus dans la bière. Pour ma part, je crois que, si l'on pouvait faire la bière sans aucun alcool, ce serait une belle découverte pour les populations de Bruxelles, de Londres et de Berlin. Dans mon expérience des hôpitaux de Londres, j'ai vu tant de maladies causées par l'alcool, et si peu de bienfaits dus à cette substance employée comme remède, que je serais enchanté qu'on pût oublier l'art de la distillation.

M. Crocq fut remarquer qu'il reste encore beaucoup à dire sur l'action physiologique de l'alcool. Ainsi, l'on a dit que l'alcool, à sa première période, administré à doses modérées, est un excitant ; qu'il est, au contraire, déprimant à la seconde. Or, comme, à ces deux périodes, il aurait la propriété d'abaisser la température, rien ne les distinguerait plus, alors que l'on constate que, pendant la première phase de son action, il y a de la chaleur, de la rougeur à la peau, que la circulation devient plus active, etc. Il semble donc qu'il y a ici contradiction.

M. le Rapporteur a dit que l'alcool retient dans l'organisme les matériaux devenus impropres à la nutrition. Le fait est-il appuyé sur des expériences positives ? Les détritus ne sont-ils pas fournis par une modification de fonctions ?

L'honorable Rapporteur est d'avis que l'usage continu de l'alcool conduit à la surtaxe graisseuse ; le buveur engraisse. L'orateur croit, au contraire, que les buveurs maigrissent ; ce qui chez eux devient gras, ce sont certains organes, tels que le foie, le rein, les muscles. La bière seule, parmi les boissons fermentées, possède la propriété de conduire à l'embonpoint.

Quant au rôle de l'alcool dans les maladies aiguës, cet agent serait pour celles-ci, d'après certains auteurs, une panacée universelle. Si l'on examine d'abord la question de l'abaissement de température provoqué par l'alcool, M. Crocq est d'avis qu'au point de vue de la guérison l'on n'a fait qu'un pas. La lésion anatomique de la maladie est restée étrangère aux effets de l'alcool; elle subsiste. La question de la calorification n'est donc pas aussi importante qu'on le croit.

Est-ce à dire que l'orateur bannisse l'alcool du domaine thérapeutique des maladies aiguës? Nullement, il s'inspire des indications, et celles-ci se rencontrent dans l'adynamie. Mais les causes de l'adynamie ne sont pas toujours les mêmes; elle peut provenir de lésions organiques, d'une complication de pneumonie, par exemple dans la fièvre typhoïde; mais elle peut être aussi le résultat de la prostration du système nerveux, et, dans ce cas, l'alcool est avantageux. Mais les adynamies les plus graves sont celles qui, principalement dans la fièvre typhoïde et la pneumonie, proviennent de la stéarose du cœur : ici se rencontre la principale indication de l'alcool, qui est appelé à stimuler la force contractile du cœur, et qui y réussit souvent. Pour M. Crocq, c'est là l'unique règle générale d'administration de l'alcool dans les affections aiguës.

M. Semmola parle de l'influence de l'alcool sur les substances albuminoïdes; il diminue l'oxydation des substances protéïques, et ce qui le prouve, c'est la diminution de la quantité d'urée dans les urines. L'alcool est donc un aliment d'épargne, en ce qu'il s'oppose à la combustion des tissus, et c'est ce qui fait que l'ouvrier qui boit de l'alcool au lieu de manger de la viande voit ses forces se soutenir; il y a 35 ans, Liebig avait déjà dit que l'alcool devait être considéré comme l'aliment d'épargne des classes ouvrières.

Quant au rôle de l'alcool en thérapeutique, il apparaît quand l'organisme se trouve sous l'influence d'une trop haute température, capable d'amener les dégénérescences organiques, comme celles du cœur, des muscles, du cerveau, etc. Dans ces cas, l'orateur n'hésite pas à administrer l'alcool de préférence à d'autres agents médicamenteux, comme le sulfate de quinine, la digitale, le veratrum viride, qui déterminent des accidents, ou qui, comme le sulfate de quinine, ne donnent pas de résultats. L'alcool, au contraire, devient le véritable agent antithermique.

M. Mahaux veut examiner, à propos de l'alcool, deux points principaux : son action physiologique et son action thérapeutique.

Au point de vue physiologique, comment agit l'alcool? C'est en diminuant pour les globules sanguins la faculté de céder leur oxygène aux tissus. L'oxydation des éléments organiques est donc entravée; d'où abaissement de la température. D'un autre côté, les capillaires cutanés se dilatent et les capillaires internes se rétrécissent; de là nouvel abaissement de température.

Quant à l'action thérapeutique de l'alcool, elle a été nettement établie par M. Crocq, c'est-à-dire qu'elle sera puissante dans les cas où l'élévation de la température ou le processus morbide ont produit, soit la dégénérescence graisseuse, soit l'insuffisance du cœur.

Mais l'alcool comme antithermique doit être répudié. En effet, quand doit-on abaisser la température? c'est quand elle s'élève vers 41°; or, une dose thérapeutique ne produit qu'un abaissement d'un à deux degrés, diminution insuffisante alors, car le malade ne se trouve point dans les conditions de celui dont la température n'aurait jamais été supérieure à 39°. Il faut un abaissement de 3 à 4 degrés, et, pour atteindre ce but, les doses d'alcool seraient toxiques. Le sulfate de quinine, au contraire, a toujours été, dans ses mains, un moyen certain et inoffensif, car il a vu différentes fois la température s'abaisser de 3 à 4 degrés au grand avantage du malade.

En résumé, la température ne devient jamais l'indication de l'alcool dans les maladies aiguës, c'est l'état du centre de la circulation au milieu dans la fièvre typhoïde que dans la pneumonie.

M. AHMED a vu l'alcool produire chez trois personnes une hépatite avec abcès du foie; il l'a vu réussir dans la pneumonie des enfants, des vieillards et des ivrognes, de plus, dans des cas d'hémorrhagies graves, comme la métrorrhagie, par suite de l'action de l'alcool sur la contractilité musculaire.

M. DUJARDIN-BEAUMETZ. — J'adresserai tout d'abord mes félicitations à M. Desguin pour son remarquable rapport, et, si je ne me rallie pas à toutes ses conclusions, je dois cependant reconnaître la grande valeur scientifique de son travail.

M. le rapporteur est d'avis qu'en thérapeutique nous ne devons utiliser que les propriétés excitantes de l'alcool; il repousse comme dangereuse l'action dépressive de ce corps, qu'il considère comme toxique et préjudiciable aux malades. C'est cette opinion trop exclusive que je veux combattre.

Lorsqu'on étudie l'action d'un médicament, il faut s'efforcer de mettre d'accord les résultats obtenus, d'une part dans les recherches expérimentales, de l'autre dans la clinique.

Voyons donc, à propos de l'alcool, ce que nous fournissent ces deux modes d'investigation, et examinons si nous pouvons tirer de leur comparaison des applications pratiques.

L'étude de l'action physiologique de l'alcool sur l'homme sain et sur les animaux a fait, dans ces dernières années, le sujet de mémoires importants, et l'on peut dire que la science est désormais fixée sur ce point. En effet, en Angleterre, MM. Ainstie et Dupré ont démontré que l'alcool à dose moyenne (40 à 80 grammes d'eau-de-vie en 24 heures) abaissait toujours la température de quelques dixièmes de degrés, et que, de plus, le chiffre de l'urée excrétée ainsi que celui de l'acide carbonique exhalé subissait une diminution notable. M. Franz Riegel, en Allemagne, arrivait de son côté à des résultats identiques, et aujourd'hui tous les physiologistes sont d'accord pour admettre que l'alcool, même à dose moyenne, diminue les combustions de l'économie.

La clinique avait depuis longtemps devancé, sur ce point, la physiologie expérimentale, et mon maître, le professeur Béhier, à qui revient l'honneur d'avoir introduit en France la pratique de M. Todd, avait signalé depuis longtemps cette action dépressive sur le pouls et la température chez les malades atteints de phlegmasie aiguë auxquels on administre de l'alcool. Il y a donc ici, comme on le voit, concordance parfaite entre la physiologie expérimentale et la clinique ; ainsi, l'alcool est une substance qui, chez l'homme sain comme chez l'homme malade, tend à diminuer les combustions de l'économie. La thérapeutique peut-elle tirer de cette propriété des résultats avantageux ? c'est ce que je vais maintenant examiner.

Grâce aux applications du thermomètre à l'étude des maladies, grâce aux progrès constants de l'anatomie pathologique, grâce aussi à une étude plus attentive de l'évolution naturelle des affections morbides, nous avons acquis, sur la connaissance de certaines maladies et en particulier sur celle des phlegmasies aiguës, des données qui paraissaient avoir échappé à nos devanciers et que l'on me permettra de résumer ici en quelques mots.

Il existe un groupe de maladies auquel on a donné le nom de cycliques ; elles suivent une marche prévue d'avance et dont nous pouvons indiquer, dès le début, les diverses évolutions : ces maladies peuvent présenter de nombreuses complications qui nécessitent des traitements variés, mais il est une de ces dernières sur laquelle on passe trop légèrement, à mon avis, je veux parler de l'hyperthermie. Je crois, en effet, qu'on meurt parfois de température trop élevée, et tout le monde connaît aujourd'hui les désordres que détermine cette hyperthermie, lorsqu'elle est prolongée. Je signalerai surtout l'état graisseux des muscles et du cœur en particulier. Je crois donc qu'il est nécessaire de s'opposer à ces combustions exagérées, et que la thérapeutique doit intervenir pour diminuer les effets désastreux dont elles sont le point de départ.

La médecine possède plusieurs moyens d'arriver à ce but ; la digitale, le tartre stibié, le sulfate de quinine, la vératrine, agissent aussi sur le pouls et la température, mais je crois que ces moyens, très énergiques, je le reconnais tout d'abord, sont, toutes choses égales d'ailleurs, plus dangereux que l'alcool ; tous ont une action toxique beaucoup plus nocive que ce dernier. La médication alcoolique, en effet, lorsqu'on ne dépasse pas la dose de 60 à 80 grammes d'alcool par jour, et que surtout on ne prolonge pas trop longtemps cette médication, ne présente, dans le plus grand nombre des cas, aucun danger, et presque toujours elle est fort bien supportée.

A côté des moyens dont je viens de parler, il faut signaler aussi le plus énergique de tous, l'eau froide ; mais si cette dernière peut donner dans les fièvres des résultats avantageux, il n'en est pas de même dans les affections pulmonaires aiguës, où cette médication pourrait être le point de départ d'accidents graves.

De tout ce qui précède, nous voyons donc que, d'une part l'alcool diminue les combustions, que de l'autre, le thérapeute a, dans certains cas, intérêt à diminuer ces combustions exagérées, et qu'il peut trouver dans ce médicament un moyen énergique ne présentant pas les dangers que veut bien lui attribuer le savant rapporteur.

Il me reste maintenant à indiquer les maladies où l'alcool, au point de vue ou je me suis placé, nous paraît utile. Je signalerai en première ligne la pneumonie, cette maladie à cycle défini où la température atteint très rapidement un degré fort élevé. Lorsque le thermomètre s'élèvera au delà de 40, on devra intervenir par l'alcool. Les résultats obtenus jusqu'à ce jour de cette médication donnent encore la mortalité la moins considérable. Je signalerai à ce propos la statistique fournie par mon savant ami le Dr Jaccoud, où nous voyons que, tandis que les pneumonies traitées par la saignée seule ou par le tartre stibié seul ou enfin par l'une et l'autre méthode donnent une mortalité de 27 à 14 pour cent, la médication alcoolique ne donne, dans les mêmes circonstances, qu'une mortalité de 5, 10 °/₀

L'expectation seule donne un chiffre un peu plus élevé, celui de 7, 4 °/₀. Aussi à Paris, dans nos hôpitaux, la méthode de M. Todd s'est-elle généralisée, et l'on peut dire que le plus grand nombre des pneumonies est traité par ce moyen. Il faut noter ici, comme circonstance favorable, que notre population des grandes villes est le plus souvent affaiblie, et que, de plus, dans un grand nombre de cas, on y rencontre des habitudes alcooliques antérieures.

Dans la fièvre typhoïde, la médication alcoolique, en France du moins, ne s'est pas généralisée, et l'on a trouvé, dans les bains ou dans les lavements froids, une médication antithermique qui paraît préférable à l'emploi des alcooliques.

En résumé donc, je crois qu'il ne faut pas repousser aussi énergiquement que l'a fait M. Desguin, l'action dépressive de l'alcool, qui peut donner chaque jour des résultats avantageux dans certaines phlegmasies aiguës et en particulier dans la pneumonie, et ce serait, à mon sens, une faute de repousser de la thérapeutique les heureux effets antithermiques que l'on peut tirer de cette médication.

M. Croq est d'avis que l'on accorde trop d'importance à la thermalité en pathologie, et pas assez aux lésions des organes qui constituent la maladie. Il proteste contre l'idée que la pneumonie est une maladie cyclique, idée illusoire provenant de l'attention trop exclusive que l'on accorde à la température. Combien de fois n'a-t-il pas vu la température s'abaisser au point de signifier guérison, tandis que la pneumonie passait à l'état chronique ?

Il y a certainement des cas de pneumonie où la thermalité mérite toute attention, comme dans la fièvre typhoïde ; mais l'alcool n'est alors qu'un moyen douteux et susceptible d'agir défavorablement sur d'autres organes, comme l'estomac, le cerveau. Une longue observation lui permet d'affirmer l'efficacité, comme antithermiques dans la pneumonie, de l'émétique, de la digitale et surtout du sulfate de quinine ; les expériences de laboratoire doivent ici s'incliner devant le fait clinique.

M. Lahillonne trouve qu'on accorde à l'alcool un bien grand pouvoir comme antithermique. N'a-t-on pas des moyens plus puissants, le sulfate de quinine et surtout l'emploi des bains froids? Il est aussi d'avis que l'on aurait dû généraliser la question, étudier d'une manière précise l'action antithermique de l'alcool, comparativement à celle des autres agents médicamenteux.

M. Dujardin-Beaumetz dit, à propos de ces derniers, qu'on ne peut les employer impunément : ainsi le tartre stibié, qui a déterminé de graves accidents chez les enfants; ainsi le sulfate de quinine, qui donne lieu à l'ivresse quinique, la digitale qui est un poison du cœur. Il défie qu'on lui prouve que l'alcool a produit des effets dangereux pour le malade. De plus, en France, le sulfate de quinine n'a jamais produit l'abaissement de température qu'on lui accorde à Bruxelles.

M. Mahaux répond à M. Dujardin-Beaumetz qu'il n'a pas préconisé l'émétique dans la pneumonie des enfants où l'on ne l'emploie jamais. Chez les adultes, son action favorable est incontestable. M. Dujardin-Baumetz a parlé des accidents quiniques : pour lui, il n'a constaté que les bienfaits de ce médicament, et s'il n'a pas agi en France comme antithermique, c'est peut-être à cause de son emploi défectueux : il faut de fortes doses, 2 grammes et plus administrés en un court espace de temps.

L'orateur rappelle les accidents graves auxquels a donné lieu l'emploi de l'alcool dans la dernière épidémie de fièvre typhoïde à Bruxelles. Il pense que l'eau froide n'est pas toujours inoffensive, qu'elle peut déterminer le collapsus passager ou même définitif. Enfin, elle est d'un emploi très difficile, à cause du défaut d'appareils, non-seulement dans les hôpitaux mais même à domicile.

M. Masius appuie sur l'action antithermique de l'alcool, outre sa propriété d'activer l'action du cœur. Il en conclut que, dans les cas où il y a exagération de température et affaiblissement des contractions cardiaques, l'alcool devient un bon agent antiphlogistique.

M. Desguin, rapporteur. Au point de vue de l'action physiologique de l'alcool, il dit que les dernières expériences ont bien démontré que cet agent, à doses thérapeutiques, n'abaisse pas la température chez l'homme sain, ou tout au moins d'une manière extrêment faible, ainsi 1/10 degré Farhenheidt. Il croit que l'alcool est en partie comburé par l'organisme; si l'on ne trouve pas l'acide carbonique exhalé au début, c'est peut-être par suite du défaut d'une expérimentation exacte. L'action physiologique est d'ailleurs certaine : c'est une action excitante des facultés intellectuelles et de l'activité musculaire.

Au point de vue thérapeutique, M. le rapporteur en revient aux conclusions qu'il a déjà formulées.

Personne ne demandant plus la parole, la discussion est close.

La séance est levée à midi.

Le Secrétaire
Carpentier.

Le Président
Thiry.

SÉANCE DU 24 SEPTEMBRE 1875.

La séance est ouverte à 10 heures sous la présidence de M. Thiry.
Le procès-verbal de la séance précédente est lu et adopté.

M. Chapman (Londres) lit un travail « *Sur la médecine névro-dynamique* »
(*Voy.* aux *Annexes de la section*).

M. Lahillonne (Pau) communique une « *Note sur une nouvelle méthode de
traitement du croup* » (*Voy.* aux *Annexes de la section*).

M. le Secrétaire Carpentier donne lecture des conclusions d'un travail
de M. Putégnat (de Lunéville) « *Sur l'étiologie de la rage* » (*Voy.* aux
Annexes de la section).

L'ordre du jour appelle la lecture du rapport de M. Crocq « *Sur l'inoculabilité du tubercule.* »

M. Crocq. De tout temps il s'est trouvé des médecins qui ont affirmé la
contagiosité de la phthisie pulmonaire. Parmi eux, nous trouvons en première ligne le père de la médecine, celui qui l'a réellement constituée
comme science. Hippocrate fut suivi dans cette voie par de nombreux
imitateurs. Aucune idée préconçue, aucune théorie n'ayant été pour eux le
point de départ de cette allégation, on doit croire qu'elle provenait de
l'observation impartiale des faits. Ceux-ci étaient relatifs surtout à des
cas où un époux phthisique avait transmis son affection à son conjoint,
dépourvu d'ailleurs de toute prédisposition constitutionnelle ou héréditaire. Il est donc étonnant qu'il faille arriver jusqu'à ces dernières années
pour voir poser la question de l'inoculabilité de la tuberculose et pour la
voir soumettre au tribunal de l'expérimentation. Laennec raconte s'être
inoculé accidentellement un tubercule au doigt; il est étonnant que ce
fait n'ait pas éveillé l'attention de cet homme de génie ni de ses successeurs, et ne soit pas devenu pour eux le point de départ d'une série d'expériences. En 1834, Albers signala plusieurs faits semblables, sans que le
public médical s'en émût. (Albers, dans *Rust. Magazin* 1834.) Ce n'est que
neuf ans plus tard, en 1843, que furent publiées par Klencke les premières
observations d'inoculation de matière tuberculeuse pratiquées avec succès
(Klencke, *Untersuchungen und Erfahrungen im Gebiete der Anatomie,
Physiologie*, etc., Leipzig, 1843, tome I, p. 123), et, chose étonnante, les
travaux de cet expérimentateur passèrent tout aussi inaperçus que les faits
relatés précédemment.

A M. Villemin revient le mérite d'avoir réussi à appeler et à fixer l'attention sur cet important objet; et c'est à sa persistance aussi bien qu'au
nombre et à la valeur de ses expériences que cette question doit la vogue
qu'elle a acquise dans ces dernières années. C'est là un mérite que personne ne peut lui contester, quel que soit le jugement qu'on porte sur
les conclusions et les théories auxquelles il est arrivé, et qui sont les suivantes : La tuberculose reconnaît pour point de départ un virus spécifique,
tout comme la variole, le typhus, et surtout la syphilis et la morve. Elle ne
peut être produite que par l'introduction de ce virus, que ce soit par inoculation, par contagion, ou par des germes flottant dans l'atmosphère et

renfermant le virus. (Villemin, *Etudes sur la tuberculose*, Paris, 1868, p. 625.) Conséquent avec lui-même, M. Villemin nie l'influence de l'hérédité, des dispositions constitutionnelles et des refroidissements, par conséquent absolument tout ce que l'expérience des siècles nous a légué concernant l'étiologie de la tuberculose. Allant plus loin encore, il proclame qu'il existe un seul caractère certain de la tuberculose, et que ce caractère est la présence du virus, démontrée par l'inoculation. (Villemin, *ouvrage cité*, p. 175.) Il va tellement loin dans cette voie, qu'un produit pathologique ne présentât-il même pas les caractères du tubercule, il serait néanmoins tuberculeux, si son inoculation était suivie d'une production tuberculeuse. (*Ibid.*, p. 559.) La récente discussion qui a eu lieu à l'Académie de médecine de Paris prouve que, depuis qu'il a écrit ces lignes, M. Villemin n'a, en aucune manière, modifié ses convictions.

La forme absolue de celles-ci serait déjà un motif suffisant pour douter de leur valeur. En effet, quel est le praticien qui pourrait douter un instant de l'influence de certaines dispositions constitutionnelles conduisant directement à la tuberculisation ceux qui les présentent? Quel est surtout celui qui oserait infirmer l'action de l'hérédité et l'existence de familles fatalement vouées à cette grave altération pathologique? Pour ma part, je déclare que, pour nier ces choses, il faut faire table rase de l'observation, pour mettre à sa place des théories et des idées préconçues. Une fois lancé dans cette voie, l'esprit de l'homme ne se borne plus à étudier la nature et à constater ses phénomènes, il la crée de toutes pièces et la façonne à son image.

Ces considérations suffisent pour faire apprécier à leur juste valeur les théories de M. Villemin. Ajoutons qu'il n'établit aucune distinction entre les tubercules proprement dits et les produits caséeux d'origine quelconque qui lui ont aussi fourni des résultats positifs. Le seul point qu'il ait établi réellement, c'est le fait de la production de la tuberculose par l'inoculation des produits tuberculeux, et ceux qui l'ont suivi dans cette voie n'ont fait, en général, que confirmer ce fait.

Cependant M. Colin, dans le rapport qu'il présenta à l'Académie de médecine de Paris, le 16 juillet 1867, sur le mémoire de M. Villemin, arriva à des conclusions différentes. Tout en constatant la réalité de la production de tubercules à la suite de l'inoculation, il nia la spécificité de la tuberculose, et attribua les faits, non à un virus ou à un principe spécifique, mais à la pénétration des matières inoculées dans les voies lymphatiques et sanguines, à leur transport dans les tissus, et à l'action irritante qu'elles y déterminent (*Bulletin de l'Académie de médecine de Paris*, séance du 16 juillet 1867.) Cependant, d'après lui, les produits tuberculeux seuls sont capables d'engendrer des tubercules; l'inoculation de toute autre substance ne peut en produire. Dans deux cas, M. Colin vit des plaies par morsure amener chez des lapins des tubercules pulmonaires, sans inoculation d'aucune sorte; ces cas ne changèrent toutefois en rien sa manière de voir. Il trouva sous la peau, dans le voisinage des plaies, des dépôts caséeux; il les considéra comme des tubercules survenus consécutivement à la lésion traumatique, et déclara qu'ils étaient le point de départ de l'infection. Je rappellerai ici qu'en 1859, j'ai publié un cas dans lequel j'ai produit dans les poumons d'un lapin une formation de produits qui ne différaient en rien du tubercule, en injectant dans les bronches du chromate de plomb délayé dans de l'eau.

Il y avait dans les expériences de M. Colin et dans les conclusions qu'il en avait tirées, quelque chose qui ne satisfaisait pas l'esprit. Il ne brisait pas avec l'observation des siècles, avec l'expérience de tous les médecins, comme M. Villemin ; mais ses conclusions offraient quelque chose qui choquait, qui ne semblait pas bien conforme à la logique. Ses recherches en appelaient d'autres, destinées à éclaircir ce qu'elles présentaient de douteux et de contradictoire.

Aussitôt que M. Villemin eut publié ses expériences, elles furent répétées par M. Lebert, qui en constata l'exactitude ; mais bientôt ce savant, dans des expériences instituées tant par lui seul qu'avec M. Oscar Wyss, fit un pas de plus et aboutit à des conclusions bien différentes. (Lebert et Wyss, *Beiträge zur experimental Pathologie der heerdartigen, umschriebenen, disseminirten Lungenentzündung*, dans *Virchow's Archivs*, t. XL, 1867, p. 169.)

Il démontra que l'inoculation de substances organiques bien différentes de la matière tuberculeuse, la substance du sarcôme ou de la mélanose, la matière caséeuse provenant d'une inflammation, le pus, pouvaient produire des résultats absolument identiques avec ceux de l'inoculation du tubercule. Il vit l'injection de mercure métallique dans la trachée-artère et la veine jugulaire des lapins amener les mêmes conséquences.

MM Simon et Sanderson (*British medical Journal*, 1868) virent, chez des cochons d'Inde, l'inoculation du pus et même l'application du séton de coton déterminer la tuberculisation. M. Wilson Fox (1 *Lecture on the Artificial Production of Tubercle in the Lower Animals ; the Lancet*, mai 1868), la produisit par l'inoculation des matières les plus hétérogènes, telles que le virus vaccin, le tissu rénal affecté de cirrhose, le foie gras, des portions de muscles putréfiés. En présence de faits semblables, il devient tout à fait impossible de soutenir la spécificité de la tuberculose et l'existence d'un virus inoculable ; pour le faire désormais, il faudrait nier les faits ou les torturer, procédés qu'un étroit esprit de système peut seul expliquer, mais que la vraie science réprouve. On a prétendu que le lapin offrait souvent, par suite des conditions dans lesquelles il vit, la tuberculose spontanée. Ce fait a été sérieusement contesté, et il est très contestable ; je n'ai d'ailleurs pas ici à m'en préoccuper, la plupart des expériences dont je viens de parler ayant été pratiquées sur des cochons d'Inde, chez lesquels on n'a jamais rencontré la tuberculose spontanée.

Prenant tous ces faits en considération, M. Lebert (travail cité dans *Virchow's Archiv*, t. XL, p. 578 ; Lebert, *Klinik der Brustkrankheiten*, Tübingen, 1874, t II, p. 504), renversant complétement la spécificité de la tuberculose, dont il avait été l'un des plus fervents adeptes, a formulé une doctrine toute différente. D'après lui, c'est l'inflammation que l'on rencontre toujours et partout au point de départ de la tuberculisation ; c'est elle qui l'engendre et la domine. Ses causes peuvent être purement mécaniques, comme lorsqu'elle se développe à la suite d'injections de substances minérales. Celles-ci pénètrent-elles dans les vaisseaux, elles y produisent de petites embolies qui amènent à leur suite la périartérite, puis l'inflammation des tissus voisins. Lorsque ce sont des produits organiques qui pénètrent, ce qui peut avoir lieu par les lymphatiques ou par les veines, il est très-vraisemblable qu'il y a un suc infectant qui provient de l'objet ou du foyer qui sert de point de départ. Ce suc est en rapport plus ou moins intime avec des éléments corpusculaires qui peuvent lui servir de support. Il peut amener directement la formation d'embolies dans les petits vaisseaux ; il peut sortir par exosmose de leur cavité, et aller directement irriter les éléments anatomiques avec lesquels il se met en contact. De là, par la prolifération et par la diapédèse des leucocythes, le début de la formation tuberculeuse.

M. Waldenburg répéta sur une large échelle toutes les expériences de ses prédécesseurs, dont je viens de tracer le compte-rendu, et en fit d'autres du plus grand intérêt. Ces nouveaux essais peuvent se sousdiviser en quatre séries. La première se compose d'inoculations pratiquées sur des lapins avec des matières tuberculeuses ou caséeuses conservées pendant plusieurs mois dans de l'esprit-de-vin (Waldenburg, *Die Tuberculose*, Berlin, 1869, p. 308). Ces matières, ainsi altérées, amenèrent presque constamment la tuberculisation, et se montrèrent plus actives qu'à l'état frais. Dans la seconde, ces mêmes substances, conservées dans l'alcool, furent traitées par l'acide nitrique plus ou moins concentré ou bouillies avec de l'eau. (Même ouvrage, p. 321.) Celles qui, traitées par l'acide nitrique concentré, furent ensuite neutralisées par le carbonate de soude, perdaient par là leur état moléculaire et devenaient solubles dans l'eau ; elles ne fournirent aucun résultat. La même matière, lavée avec une solution étendue de ce sel, puis desséchée à 40° R., pulvérisée et inoculée à un hérisson, détermina une tuberculisation des ganglions lymphatiques. Les matières, conservées dans l'esprit-de-vin, puis bouillies dans l'eau, produisirent chez un cochon d'Inde des granulations tuberculeuses dans le foie, et chez un autre dans la muqueuse de l'intestin et dans le mésentère Une troisième série, la plus importante sans doute, fut instituée à l'aide d'un produit de sécrétion non tuberculeux, le muco-pus de la pharyngite chronique, profondément altéré par l'alcool et le permanganate de potasse. (Même ouvrage, p 330). Ces inoculations amenèrent chez les cochons d'Inde des résultats des plus curieux : des inflammations caséeuses et des tuberculisations généralisées parfaitement caractérisées. Le pus provenant de ces animaux, inoculé à d'autres, détermina chez ceux-ci des tuberculisations, absolument comme les produits soi-disant spécifiques. (Même ouvrage, p. 298.) Dans une dernière série, l'inoculation de substances inorganiques, telles que le bleu d'aniline, amena la formation d'inflammations caséeuses étendues, provenant généralement de la confluence de nombreux foyers miliaires, et aussi de granulations en tout semblables aux granulations tuberculeuses. (Même ouvrage, p. 351.) Les molécules se retrouvèrent dans les granulations et aussi dans les parties saines (1).

Il résulte de ces nouvelles séries d'expériences, que la présence d'un agent chimique ou organique quelconque n'est nullement nécessaire pour la production des tubercules. Ce qui est nécessaire, c'est la présence de substances corpusculaires susceptibles de s'introduire dans l'économie et de provoquer dans les tissus des inflammations limitées en foyer, dont le résultat est la formation des nodules tuberculeux.

D'après M. Waldenburg, ces particules devraient être très ténues, ayant au plus le volume des leucocytes du sang ; elles agiraient pour engendrer la tuberculisation lorsque, sortant des vaisseaux, elles s'engageraient dans les tissus Peut-être en sortent-elles en compagnie de nombreux leucocytes, dont l'issue résulte de l'irritation produite par l'action du corps étranger. (Waldenburg, ouvrage cité, p. 413 et 455.)

---

(1) Il y a longtemps que j'ai établi la pénétration des particules organiques très ténues introduites dans les tissus de l'économie animale par des expériences nombreuses et variées. Voy. J. Crocq, *De la pénétration des particules solides à travers les tissus de l'économie animale*, Bruxelles, 1859. M. Waldenburg n'a donc pas le premier établi ce fait, comme il paraît le croire (p. 412). Ce qu'il a établi, ce sont les rapports des corpuscules ainsi introduits avec certains produits pathologiques.

Il est évident que tout cela appartient au domaine de l'hypothèse, et ne doit, par conséquent, pas nous occuper. Le seul fait positif, c'est qu'une donnée générale nous apparaît comme reliant ensemble tous les faits expérimentaux acquis jusqu'à présent ; cette donnée, c'est la présence de corpuscules moléculaires qui, partant d'un point quelconque de l'économie, pénètrent dans l'appareil de la circulation. Ces corpuscules ne doivent nullement être doués de vie ; ils paraissent, au contraire, avoir le plus d'activité lorsqu'ils en sont tout à fait privés. Il est évident qu'ils doivent en effet agir d'autant plus qu'ils seront moins altérables, moins susceptibles de transformation et d'assimilation. Voilà pourquoi toute absorption de substances quelconques n'est pas apte à produire ce résultat. Ces produits peuvent provenir du dehors ou bien avoir été engendrés par l'économie elle-même, ainsi que cela se voit dans les inflammations caséeuses, qu'elles soient spontanées ou traumatiques.

C'est à ce dernier cas que se rapportent les résultats obtenus par des plaies, par l'application d'un séton opérée par MM. Simon et Sanderson, et aussi par l'introduction dans les tissus de corps étrangers quelconques. C'est ainsi que MM. Cohnheim et Fraenkel ont produit la tuberculisation par l'insertion de coton, de charpie, de cinabre, de caoutchouc, etc. (*Archiv für pathologische Anatomie*, Berlin, 1868, t XLV.)

Un point me reste encore à élucider. Les granulations produites par des inoculations ou des injections de substances quelconques, ou par les procédés que je viens de mentionner, sont-elles bien des tubercules ?

Pour le savoir, il faut comparer leur structure et leur évolution avec celles des vrais tubercules, acceptés comme tels par tout le monde.

Ces granulations sont grises et translucides, ou blanchâtres, jaunâtres, ou jaunes et opaques ; quelquefois elles sont jaunâtres à leur centre et grises à leur périphérie. Leur volume varie : parfois visibles seulement à la loupe, elles atteignent au maximum le volume d'un petit pois. Elles peuvent occuper les parois des artérioles ou les interstices des tissus.

Par leur volume, leur forme, leur consistance, leurs couleurs, leurs relations anatomiques, elles sont tout à fait identiques avec les granulations tuberleuses. Et leur structure, que nous dit-elle ? Le tubercule est formé de leucocytes plus ou moins altérés, de cellules plus grosses appelées épithéloïdes, à cause de leur analogie avec celles de l'épithélium, et de cellules géantes à noyaux nombreux, auxquelles, dans ces derniers temps, on a accordé une grande importance. Il ne contient pas de vaisseaux, et présente un réticulum plus ou moins prononcé. Les granulations obtenues expérimentalement offrent une composition identique, et l'on ne saurait pas distinguer celles qui proviennent de l'inoculation de la matière tuberculeuse, de celles qui sont dues à l'introduction de toutes autres substances. Ce serait donc sacrifier à une vue *à priori*, à une idée préconçue, que de déclarer les unes tuberculeuses et les autres non tuberculeuses. Les unes et les autres suivent la même marche et peuvent aboutir à la formation de cavernes dans les poumons et d'ulcérations dans les intestins. M. Ziegler a démontré que l'on pouvait observer des éléments anatomiques identiques et évoluant de la même manière, dans l'exsudat qui se dépose entre deux plaques de verre accolées et introduites dans les tissus. (Ziegler, *Experimentelle Untersuchungen über die Herkunft der Tuberkelelemente*, Würzburg, 1875.) Ces expériences prouvent une fois de plus que c'est l'inflammation, et rien que l'inflammation, qui préside à l'évolution des lésions tuberculeuses.

De ces faits et de ces considérations découlent nécessairement les conclusions suivantes :

1° La tuberculose est le résultat d'un processus inflammatoire évoluant selon un mode particulier.

2° Elle est transmissible par l'inoculation de ses produits.

3° Elle peut être déterminée également par l'introduction dans l'économie de substances diverses dépourvues de toute activité spécifique.

4° Ses propres produits ne paraissent pas agir autrement que ces dernières substances.

5° Leur action est le résultat de leur état moléculaire et de l'irritation que leur présence amène dans les tissus.

M. Von Sigmund remplace, au fauteuil de la présidence, M. Thiry à qui la parole est accordée.

M. Thiry. Après avoir fait ressortir l'importance, tant au point de vue économique et social qu'au point de vue médical, de la question qui occupe l'assemblée, l'orateur s'attache à démontrer que la spécificité de la tuberculose est une vérité traditionnelle. Cette vérité a cependant été combattue, d'abord par Broussais, puis par les expérimentateurs modernes qui n'ont fait que reproduire ses idées sous une autre forme. L'honorable rapporteur accorde trop d'importance à leurs travaux.

Il est impossible de transporter dans la clinique les données fournies par la physiologie expérimentale : ce qui est vrai pour le lapin et le cochon d'Inde peut ne l'être plus du tout quand il s'agit de l'homme.

Du vivant et à côté de Broussais, Laennec revendiquait déjà la spécificité pour le tubercule, et l'observation impartiale des faits nous force à reconnaître la justesse de ses vues. La tuberculose est, en effet, une maladie héréditaire, se transmettant fatalement des parents aux enfants et évoluant suivant un mode spécial. L'enfant naît tuberculeux, et le virus spécifique qui existe en lui se manifeste tôt ou tard, sous forme de méningite granuleuse, de tumeur blanche ou de phthisie pulmonaire. Presque jamais il n'atteint l'âge de 40 ans.

La tuberculose n'est presque jamais une maladie accidentelle, et il est impossible que des produits de l'*inflammation pulmonaire simple* donnent naissance à cette maladie, la matière spécifique leur faisant défaut. Il est encore moins admissible que des substances étrangères à l'organisme puissent devenir le point de départ d'une formation tuberculeuse. Le tubercule en lui-même constitue donc un produit spécial, se déposant dans les tissus, sourdement, sans inflammation antécédente ni concomitante, mais provoquant tôt ou tard, par sa seule présence, l'explosion de symptômes phlegmasiques à marche et à physionomie variables.

L'orateur termine en insistant sur les preuves que l'on peut tirer de la thérapeutique : celle-ci en effet ne peut jamais être antiphlogistique, elle doit toujours être reconstituante.

Les considérations qui précèdent, l'orateur les a puisées dans l'observation des nombreux cas de tuberculose qu'il a eu à traiter.

M. Semmola (de Naples) insiste sur l'impossibilité de déceler la nature des lésions au moyen du microscope ; la spécificité, dit-il, réside dans les phénomènes d'ordre chimique, et non dans les phénomènes morphologiques qui ne sont pas plus spécifiques pour les produits de la tuberculose qu'ils ne le sont pour ceux d'une autre maladie diathésique quelconque.

La spécificité de la tuberculose ressort à toute évidence de l'observation clinique et a été admise dans tous les temps : la marche de cette maladie peut varier, être aiguë ou chronique, mais ses produits sont toujours semblables à eux-mêmes.

Il ne peut par conséquent adopter les conclusions du rapporteur.

M. Dutreux, après avoir défini le tubercule, « la granulation dans toutes les phases de son existence, » s'efforce d'établir que le tubercule n'est pas un produit d'inflammation, mais qu'il amène l'inflammation à sa suite; il décrit la tuberculose comme le résultat d'un vice spécial primitif de la nutrition, caractérisé par le tubercule, amenant l'un et l'autre à leur suite un processus inflammatoire auquel ils impriment un mode particulier d'évolution. Il admet l'inoculabilité du tubercule, mais révoque en doute les résultats des inoculations pratiquées au moyen de substances non tuberculeuses. Il déclare en terminant que l'action des matières inoculées doit être considérée comme étant « inconnue dans son essence ».

M. Marcovitz (Bucharest) se rallie aux idées émises par M. Thiry, tout en faisant ressortir l'erreur où l'on est tombé en établissant une distinction entre la substance caséeuse et le tubercule. L'orateur a toujours rencontré les deux produits simultanément et il considère le tubercule comme l'élément primitif dont la substance caséeuse n'est que le produit.

On a pu, dit-il, produire la phthisie en faisant avaler à des animaux des matières tuberculeuses, mais jamais on n'a vu cette maladie se développer à la suite de l'ingestion de substances non tuberculeuses.

M. Petersen (de Copenhague) se rallie aux conclusions du rapport quant à l'inoculabilité du tubercule; il ne reconnaît à celui-ci aucune propriété spécifique, ni virulente. Il admet que le tubercule peut être produit par l'inoculation de substances très diverses, mais que dans ces cas le point de départ de la tuberculisation se trouve dans un foyer caséeux qui a pris naissance au lieu d'inoculation. L'orateur est porté à croire à un processus semblable chez l'homme qui devient tuberculeux; il est d'avis qu'un foyer caséeux, développé d'une façon quelconque, devient la cause de la tuberculisation ; il cite plusieurs observations cliniques à l'appui de sa manière de voir, et insiste sur le fait souvent constaté, entr'autres par lui, que la formation tuberculeuse entoure le foyer caséeux et atteint son maximum de développement au voisinage de celui-ci.

Demain, continuation de la discussion « *Sur l'inoculabilité du tubercule.* »

La séance est levée à une heure.

<table>
<tr><td>*Le Secrétaire*</td><td>*Le Président*</td></tr>
<tr><td>Mahaux.</td><td>Thiry.</td></tr>
</table>

SÉANCE DU 25 SEPTEMBRE.

La séance est ouverte à 10 heures sous la présidence de M. Thiry.

Le procès-verbal de la séance précédente est lu et adopté.

M. Von Hebra remplace M. Thiry au fauteuil de la présidence.

M. Thiry fait un communication spéciale sur la tuberculisation de l'utérus et les rapports qu'elles présente avec la transmission héréditaire de la maladie tuberculeuse.

L'orateur établit que le tubercule, dans des cas assez nombreux, spécialement dans la grossesse, offre une certaine prédilection pour la matrice, et il fait ressortir l'influence favorable que cette localisation peut exercer sur l'état général et sur l'affection pulmonaire.

S'appuyant sur des faits nombreux, M. Thiry s'attache à démontrer que les tubercules utérins et placentaires, influençant directement l'enfant contenu dans la matrice, jouent un rôle capital dans la propagation de la phthisie, et d'un autre côté produisent un temps d'arrêt dans la marche de la maladie pulmonaire. Il termine en relatant l'observation d'un cas de ce genre qu'il vient de recueillir et en montrant à l'Assemblée le dessin d'un col utérin tuberculeux.

M. Semmola fait une communication « *Sur la maladie d'Addison.* » (Voy. aux *Annexes de la section*).

Cette communication soulève une discussion dans laquelle M. Marcowitz cherche à établir que l'hyperpigmentation est souvent le résultat de l'intoxication palustre, et qu'il faut se prémunir contre la possibilité d'une confusion entre cet état morbide et la maladie d'Addison ou des capsules surrénales.

M. Semmola répond que, dans le cas qu'il a relaté, il n'y avait pas de tumeur caractéristique, et que d'ailleurs on ne considère plus aujourd'hui l'altération des capsules comme fondamentale, que l'on tend plutôt à admettre une altération des fonctions du grand sympathique, altération qui peut être sous la dépendance du virus syphilitique, du miasme palustre, etc.

L'assemblée reprend la discussion sur le rapport de M. Crocq.

M. Mahaux. A propos de la spécificité que l'on a revendiquée pour la tuberculose, l'orateur fait remarquer qu'on ne doit en rechercher les caractères ni dans l'hérédité, ni dans la marche de la maladie, mais dans la cause, toujours la même, et dans les effets, toujours identiques, que cette cause produit. Il oppose à la phthisie déterminée par tant de causes différentes, la variole et la syphilis — maladies spécifiques types — dont la source est toujours la même.

Il cherche à démontrer la réaction inflammatoire de la formation tuberleuse ; se basant sur les caractères macroscopiques et microscopiques du tubercule spontané et du tubercule expérimental, ainsi que sur leur distribution au sein des tissus et sur les réactions qu'ils provoquent de la part de l'organisme, il affirme l'identité parfaite de ces deux néoplasmes.

Il termine en émettant l'avis que l'inoculation, quelle qu'elle soit, donne naissance à un foyer caséeux qui devient le point de départ de la tuberculisation, et en proclamant l'efficacité de la médication antiphlogistique dans la phthisie pulmonaire.

M. SEMMOLA émet l'avis que la discussion ne peut aboutir, faute de s'entendre sur la signification des mots, et que du reste elle ne peut être d'aucune utilité au point de vue du traitement de la phthisie.

M. MARCOVITZ, après avoir fait quelques remarques relativement à la spécificité, rappelle les expériences récentes de Chauveau sur l'inoculation de matières tuberculeuses délayées dans l'eau, puis filtrées, et sur l'ingestion de matières tuberculeuses. Il cherche à établir que les résultats obtenus par cet expérimentateur ne peuvent s'accorder avec les conclusions du rapport.

M. DRYSDALE, qui a fait des expériences lui-même, se rallie aux idées du rapporteur pour ce qui concerne la transmissibilité du tubercule ; il ne peut toutefois les admettre totalement quant à l'action des substances étrangères à l'organisme dans les expériences d'inoculation.

M. THIRY prend de nouveau la parole pour confirmer, par de nouvelles déductions, l'opinion exprimée précédemment par lui, à savoir que la tuberculose est une maladie spécifique héréditaire et constitutionnelle.

M. CROCQ, rapporteur, résume la discussion et s'efforce de rencontrer, pour les combattre, les objections qui ont été formulées contre les conclusions de son rapport.

L'orateur signale d'abord l'erreur où l'on est tombé en citant la spécificité de la tuberculose comme une vérité traditionnelle : l'idée en remonte, dit-il, à Laennec, qui accordait également un caractère spécifique à la cirrhose du foie. Il démonter que la phthisie pulmonaire est une maladie constitutionnelle, traduisant une déchéance de l'organisme, qui peut être héréditaire ou acquise. Toutes les causes d'épuisement peuvent entraîner la phthisie à leur suite, même chez les individus les moins prédisposés. L'orateur s'élève ensuite contre l'idée de spécificité qui a dominé la discussion sur le tubercule ; il est impossible de placer sur la même ligue la maladie tuberculeuse et les affections vraiment spécifiques, telles que la syphilis et la variole, qui sont de véritables empoisonnements.

Il admet que, dans la grande majorité des cas, la formation tuberculeuse est consécutive à la résorption de molécules caséeuses, même dans les expériences d'inoculation avec des substances étrangères à l'organisme ; toutefois, il est porté à croire, par certains faits observés par lui, que le développement du tubercule peut être causé par la pénétration de molécules non caséeuses. Ce dernier cas est cependant exceptionnel. Il donne l'explication de ces faits en cherchant à démontrer que les molécules résorbées doivent, pour être susceptibles de produire le tubercule, posséder certaines propriétés irritantes mal connues dans leur essence, mais appréciables dans leurs effets.

L'orateur termine en signalant les bons effets de la médication anti-phlogistique dans la phthisie pulmonaire et en donnant des exemples à l'appui de son affirmation.

L'ordre du jour étant épuisé, **M.** le président déclare close la session du Congrès pour la première section.

ANNEXES DE LA 1re SECTION.

—

Le traitement pneumatique des maladies de la poitrine et du cœur.

par le Docteur SCHNITZLER (de Vienne) (1).

—

L'introduction de l'air comprimé ou raréfié dans la thérapeutique médicale date de fort loin, car c'est en 1664 qu'un médecin anglais, du nom de Henshaw, construisit le premier appareil spécial au moyen duquel il pouvait faire respirer à volonté aux malades un air tour à tour comprimé ou raréfié. L'appareil du médecin anglais était aussi primitif que l'indication constituant la base de son traitement était problématique : il traitait les maladies aiguës par l'air comprimé, les maladies chroniques par l'air raréfié.

Les essais de Henshaw tombèrent bientôt dant l'oubli.

Deux siècles plus tard, l'idée du médecin anglais fut reprise : en France, Junod (1834) puis Fabarié (1838) et Pravaz (1840), furent les premiers qui étudièrent sur l'homme l'action de l'air comprimé ou raréfié. Introduits dans la pratique médicale par le physicien Fabarié, les bains d'air comprimé furent mis en vogue par le professeur Bertin, qui fit connaître en 1855 les résultats d'une pratique de quinze années. Peu après, des cabinets pneumatiques s'ouvrirent à Lyon, Nice, Londres, Stockholm et Saint-Pétersbourg. En Allemagne, le premier appareil pneumatique un peu perfectionné fut installé en 1862 par Lange au Johann'sberg, dans la vallée du Rhin. Mais ce n'est que depuis le moment où Vivenot (de Vienne) publia sur la médication pneumatique une série de travaux d'une haute valeur scientifique, que l'attention du public médical fut attirée sur ce sujet. Dès 1864, on construisit à Vienne un cabinet pneumatique d'après les données de Vivenot, et cet exemple fut suivi dans d'autres villes et particulièrement dans les stations d'hiver : le malade passait un temps variable dans une chambre pneuma tique, et l'air comprimé constituait la base de la pneumothérapie. La nouvelle médication pneumatique, qui fait le sujet de cette conférence, est bien différente de l'ancienne. Elle fut inaugurée par Haucke (de Vienne) qui inventa un appareil aussi simple qu'ingénieux, dans lequel on raréfiait ou comprimait l'air par le jeu d'un ballon ou d'un soufflet. Nous fûmes frappé du nouveau principe que Haucke venait d'introduire dans la pneumothérapie, et, bientôt après, en 1875, nous fîmes connaître, dans la *Medizinische Presse*, les résultats très encourageants que nous venions d'obtenir au moyen de cet appareil.

---

(1) Travail lu dans la séance du 22 septembre.

Störck construisit un instrument assez semblable à celui de Haucke ; mais la pression atmosphérique y était trop faible, et de plus tout-à-fait inconstante.

C'est pour obvier à ces inconvénients que Waldenbourg construisit son *appareil pneumatique transportable*. Cet appareil se compose de deux cylindres métalliques emboîtés l'un dans l'autre. Le cylindre externe, ouvert à sa partie supérieure, contient de l'eau ; le cylindre interne est ouvert à sa partie inférieure et mis en communication, par sa partie supérieure, avec un tube terminé par un embout en caoutchouc qui s'applique sur le nez et la bouche du malade. Pour mettre l'appareil en mouvement, il suffit de faire monter et descendre le cylindre interne au moyen de poids additionnels. La pression de l'air contenu dans le cylindre reste constante, et le patient aspire ou refoule l'air contenu dans l'appareil.

En Angleterre, J. B. Berkart, et Horace Dobell ont construit l'un et l'autre une sorte de pompe à air qui n'est pas entrée dans la pratique. Enfin Hogyes à Pesth, Biedert à Worms, et Von Cube à Menton ont décrit des instruments qui ne répondent qu'imparfaitement au but pour lequel ils ont été construits.

De tous ces appareils pneumatiques, le meilleur et le plus simple nous paraissait être celui de Waldenbourg ; mais, après l'avoir utilisé pendant un certain temps, nous avons cherché à en corriger les défauts de construction ; nous l'avons perfectionné, transformé, et de ces modifications successives est résulté un appareil pneumatique qu'un mécanicien Viennois, M. Hauck, a construit d'après nos données.

Cet appareil, que nous allons décrire, se compose des pièces suivantes : un cylindre métallique à base élargie, évasé à sa partie supérieure pour empêcher le débordement de l'eau qu'il devra contenir ; une cloche, à laquelle sont fixées trois tiges métalliques conductrices glissant dans de petits tubes et maintenant ainsi la cloche dans la direction voulue. A la base de chaque tube, se trouve un crochet sur lequel se fixe une corde s'enroulant sur une double poulie. Une deuxième corde à laquelle doit être suspendu un poids passe dans la gorge de la poulie.

Si l'on remplit le cylindre d'eau jusqu'à une certaine hauteur et qu'on ajoute au contrepoids un poids additionnel, la cloche s'élève, et l'air qu'elle contient est raréfié. Le degré de raréfraction de l'air se déduit de la hauteur de la colonne mercurielle d'un manomètre adapté au tube coudé, qui est lui-même en communication avec la cloche. Si l'on ouvre les deux robinets T et V ou simplement l'un d'eux, l'air pénètre dans la cloche jusqu'à ce qu'il y ait équilibré le contrepoids.

Pour comprimer l'air contenu dans la cloche, on immobilise, au moyen d'un ressort, l'une des poulies ; l'autre devient libre, et, le contrepoids cessant d'agir, la cloche comprime l'air et descend d'autant plus vite que l'on a ouvert plus complétement le robinet. Veut-on augmenter la tension de l'air comprimé, on fait passer la corde de l'une des poulies sur l'autre, on remonte le poids, on fixe la poulie, et la traction s'opère en sens inverse.

Quand la cloche a opéré sa descente, il suffit, pour la remplir d'air, d'élever le poids au moyen de la manivelle, de mettre en rapport les poulies, et d'y ajouter un poids additionnel suffisant pour produire la raréfaction de l'air.

Pour évaluer la quantité d'air qui a pénétré dans l'instrument, on lit sur une échelle graduée en centimètres de combien la cloche est montée ou descendue.

L'analyse de l'air qui est contenu dans l'instrument se fait en mettant le robinet en communication avec des appareils spéciaux. Enfin, un tube de verre permet de juger du niveau de l'eau contenue dans le cylindre ; on vide ce dernier par le robinet. L'appareil a 1 mètre 20 cent. de hauteur ; le diamètre du cylindre externe est de 28 centimètres ; celui du cylindre interne de 25,25 centimètres.

La pression de l'air se calcule aisément de la manière suivante : La surface de la cloche ($= r^2 \pi = 12{,}625 \times 12{,}625 \times 3{,}14$) qui égalent 500,486, soit en chiffres ronds environ 500 centimètres carrés.

Le poids d'une atmosphère étant par centimètre carré de 1033 grammes, nous aurons ainsi pour notre appareil 1033 × 500 = 516,5 kilog. Pour simplifier le calcul, nous considérerons la pression atmosphérique comme étant à la surface de notre appareil de 500 kilogr. = 1000 livres; d'où il est facile de déduire la pression équivalente à un poids donné.

Nous aurons ainsi pour notre appareil :

$$
\begin{array}{llllll}
1000 \text{ livres} & \text{équivalent à} & 1 \text{ atmosphère} & = & 760 \text{ millim. de mercure.} \\
100\ \text{»} & \text{»} & 1/10 & \text{»} & = 76,0 & \text{»} \quad \text{»} \\
50\ \text{»} & \text{»} & 1/20 & \text{»} & = 38,0 & \text{»} \quad \text{»} \\
40\ \text{»} & \text{»} & 1/25 & \text{»} & = 30,4 & \text{»} \quad \text{»} \\
30\ \text{»} & \text{»} & 3/100 & \text{»} & = 22,8 & \text{»} \quad \text{»} \\
20\ \text{»} & \text{»} & 1/50 & \text{»} & = 15,2 & \text{»} \quad \text{»} \\
10\ \text{»} & \text{»} & 1/100 & \text{»} & = 7,6 & \text{»} \quad \text{»} \\
1\ \text{»} & \text{»} & 1/1000 & \text{»} & = 0,76 & \text{»} \quad \text{»} \\
\end{array}
$$

En ajoutant ou en enlevant des poids, on augmente ou l'on diminue la pression dans la cloche; il est facile de se convaincre par l'inspection du manomètre que cette pression reste invariable tant que l'appareil fonctionne. Il faut faire intervenir dans le calcul de l'air comprimé le poids de la cloche à air; car, ainsi qu'il a été dit plus haut, dès que les poulies deviennent mobiles, la cloche pèse de tout son poids sur la masse gazeuse. La cloche de notre appareil pesant 20 livres, son poids seul équivaut à une pression d'1/50 d'atmosphère.

Il suffit de modifier légèrement le manomètre de l'appareil pour le faire servir de pneumatomètre. A cet effet, un robinet met en communication le manomètre avec l'air extérieur et l'isole de la cloche. On adapte à la branche du manomètre qui communique avec l'air extérieur un tube de caoutchouc muni d'un embout; en fermant le robinet comme ci-dessus, le manomètre se transforme en un pneumatomètre.

Si maintenant l'on inspire ou expire par le tube en caoutchouc, les variations du niveau de la colonne mercurielle nous indiquent la pression négative ou positive ainsi développée. Pendant l'expiration, qui est positive, la colonne de mercure s'élève dans l'une des branches; pendant l'inspiration, la pression négative la fait monter dans l'autre. On peut donc utiliser le manomètre comme pneumatomètre, et lire sur son échelle la valeur de la pression expiratrice ou inspiratrice du poumon.

Pour faire fonctionner l'appareil, il suffit d'adapter aux voies respiratoires du sujet une embouchure reliée par un tube flexible au cylindre interne de l'appareil. Ce tube a une longueur de 40 à 50 centimètres sur environ un centimètre de diamètre; l'embouchure qui le termine se compose d'un tube en métal (en ivoire ou en verre) pourvu d'une soupape qui peut être ouverte ou fermée instantanément par la pression du doigt. Cette disposition permet d'aspirer à volonté l'air atmosphérique pour l'expirer ensuite dans la cloche, ou d'aspirer l'air de la cloche pour l'expirer dans l'atmosphère. (Il est indifférent de maintenir l'embouchure entre les lèvres pendant la respiration). L'embouchure peut être remplacée par un embout de caoutchouc qui s'applique aussi hermétiquement que possible sur la bouche et sur le nez du malade. (La soupape se déplace facilement et peut être ajustée à peu de frais à une embouchure ou à un embout d'un calibre différent).

Nous avons dit plus haut qu'il était indifférent de se servir soit d'une embouchure, soit d'un embout approprié. L'un et l'autre ont leurs avantages et leurs désavantages. Waldenbourg préfère les embouts parce que, d'après lui, il est plus difficile d'effectuer des inspirations pleines et profondes avec les embouchures. L'auteur cité peut avoir raison, mais il n'en est pas moins vrai que l'embout peut présenter exactement le même inconvénient. De plus, il est rare qu'il se ferme hermétiquement, et pour y parvenir, il faudrait réellement se servir du procédé de

Wertheim qui cimente sur le visage du patient l'embout de gypse dont il fait usage dans ses expériences. (Pour éviter les fuites d'air pendant la respiration, il faut que l'embouchure pénètre d'un ou deux centimètres dans la cavité buccale du malade ; pour celà il est bon d'abaisser un peu la langue et de serrer les lèvres.

Emploi de notre appareil.

Après avoir fait descendre la cloche jusqu'au fond du cylindre extérieur, on remplit celui-ci d'eau jusqu'à une hauteur de 100 centimètres, puis on ferme les robinets.

Si l'on expire par l'embouchure, la cloche montera ou descendra ; que l'on expire fortement, et la cloche s'élèvera proportionnellement à la quantité d'air expirée ; si l'on aspire, la cloche s'abaisse en raison de la quantité d'air qui vient de lui être soutirée.

Ainsi utilisé l'appareil sert donc de spiromètre.

D'après le calcul qui a été fait plus haut, chaque centimètre d'ascension ou de chute de la cloche correspond à 500 centimètres cubes d'air. Suspendons des poids aux contrepoids, la cloche s'élèvera à une hauteur proportionnelle, l'air qu'elle contient sera raréfié et son degré de raréfaction se lira sur l'échelle manométrique.

Ouvrons le robinet, la cloche s'élève en vertu de l'appel d'air qui se fait de l'extérieur à l'intérieu ; le gazomètre étant mis en rapport avec les organes respiratoires, le courant s'établit du poumon vers la cloche. Dans ces conditions, lorsque l'appareil est rempli d'air raréfié et que l'on respire par le tube, l'appel se fait du poumon vers l'appareil, sans que pour celà le malade ait fait une expiration. En d'autres termes, la respiration est allégée et l'air résidual est aspiré. On observe souvent des personnes qui n'élèvent la cloche que de 5 à 6 centimètres et la poussent plus tard à une hauteur de 7 et 8 centimètres. En sorte qu'au lieu d'expirer 2500 à 3000 centimètres cubes d'air, ils en rendent 3500 à 4000.

Veut-on respirer de l'air comprimé, on raréfie l'air de l'appareil en ajoutant des poids. En ouvrant le robinet, l'air atmosphérique pénètre dans la cloche, et celle-ci s'élève immédiatement. Lorsqu'elle est parvenue à une hauteur de 100 centimètres, ou referme le robinet, les poids et le contrepoids sont enlevés, et la cloche à air comprime d'elle-même le gaz que renferme l'appareil. Désire-t-on augmenter la pression au-delà d'un 1/50 à 1/40 d'atmosphère, il suffit de faire passer les cordes dans la gorge de la poulie ; la traction ainsi exercée sur la cloche augmente énormément la pression de l'air. Toutefois, l'on ne saurait guère conseiller l'emploi de l'air porté à une haute pression ; il est probable que son usage pourrait causer de graves désordres, et il est préférable de s'en abstenir complètement.

Appareil.

Il se compose d'un vase métallique, ovale, de 60 centimètres de hauteur, 55 de longueur et 28 d'épaisseur. Pour prévenir le débordement de l'eau qu'il est appelé à contenir, son bord supérieur est évasé.

Ce vase contient deux cylindres d'une hauteur de 60 centimètres, dont le diamètre est de 25, 25 centim.. qui jouent le rôle de gazomètres.

Les parois du vase ovalaire supportent quatre tiges métalliques qui le dépassent de 60 centimètres en hauteur. Elles sont reliées entre elles par un cercle de fer dont le contour et les diamètres répondent exactement à celui du récipient à eau. Sur ce vase sont disposées quatre poulies, pourvues de leurs cordes qui relient entre eux les gazomètres, de telle sorte que, tandis que le premier monte l'autre descend, pour ne s'arrêter qu'à l'instant où il arrive en contact avec le fond du vase.

Du milieu de chaque gazomètre part un tube recourbé en U qui, arrivé sur le bord élargi et extérieur du récipient à eau, s'y termine par un robinet. Celui-ci est pourvu de deux ajutages qui correspondent aux deux orifices de sa pièce fixe. Enfin, les gazomètres communiquent avec l'atmosphère par deux tubes, terminés à leur extrémité par deux autres robinets.

Mode d'emploi. — On remplit d'eau le vase extérieur jusqu'à une hauteur de 55 centimètres, et l'on ferme les deux robinets qui se trouvent au bas de l'appareil.

Un plateau soutenu par une tige métallique se trouve disposé sur chaque gazomètre; il est destiné à contenir des poids qui correspondent au degré voulu de compression ou de raréfaction de l'atmosphère. Il suffit de dégager un crochet pour que le plateau pourvu de ses poids pèse sur le gazomètre supérieur. Mais celui-ci étant relié à l'autre gazomètre par un système de cordes, pendant que l'un s'élève, l'autre s'abaisse. Il résulte de ce mouvement, que, lorsque le robinet est ouvert, le malade peut respirer à volonté, soit l'air comprimé du gazomètre inférieur, soit l'air raréfié du gazomètre supérieur.

Du moment où l'un des cylindres a touché le fond du vase, on replace les poids; la tige et le plateau qu'elle supporte reprennent leur position primitive par le jeu d'une poulie. En tournant de 150° le robinet principal, le malade peut respirer immédiatement une atmosphère dont le degré de tension est identique à celui de l'air qu'il vient d'inspirer.

La pression de l'air se calcule comme dans mon appareil primitif; les cloches ayant le même diamètre que celui-ci, 5 kilog. donneront une pression 1/100 = 7,6 mm. de mercure, par conséquent, 10 kilo 1/50 = 15 mm. de mercure, 20 kilo 1/25 = 22 mm.

La quantité de l'air expiré qui a pénétré dans la cloche s'évalue de la même façon, chaque centimètre de la cloche correspondant à 500 centimètres cubes d'air.

Quoique très content du fonctionnement de mon appareil et des résultats cliniques que j'en ai obtenus, je cherche encore à le simplifier et à le rendre plus pratique.

Action physiologique.

L'expiration de l'air comprimé procure aux malades une sensation particulière; l'air pénètre plus complétement leurs poumons, les inspirations sont plus fortes, la poitrine s'amplifie et se développe. Toutefois, ce bien-être ne s'accuse que dans des limites de pression restreintes, c'est-à-dire entre 1/60 et 1/50 d'atmosphère, qui équivalent à 10 ou 15 millimètres de mercure. Si la pression augmente, le malade dit ressentir un poids sur la poitrine, une gêne respiratoire se manifeste, et il faut interrompre l'expérience.

Ces sensations subjectives s'expliquent par l'observation des faits. Il est facile de constater par le thoracomètre une ampliation de la poitrine; d'autre part, les personnes qui au début inspiraient de 1500 à 2500 centimètres cubes d'air, arrivent au chiffre de deux à trois mille et plus.

Pour étudier d'une manière complète l'action physiologique et thérapeutique de l'air comprimé, il faut encore tenir compte de la pression sous laquelle cet air pénètre dans le poumon. Sous l'influence d'une augmentation de pression, les alvéoles se dilatent, et l'air arrive jusque dans les dernières ramifications, c'est-à-dire en des points où il ne peut guère pénétrer alors qu'il y a catarrhe, compression et atelectase du poumon. Non-seulement la quantité d'oxygène qui pénètre dans le poumon est alors augmentée, mais ce gaz afflue encore sous une plus haute pression, et d'après les données physiologiques actuelles, il en résulte une augmentation de l'acide carbonique exhalé. Ainsi donc, durant chaque respiration effectuée dans l'air comprimé, il y a une plus grande quantité d'oxygène absorbé et un plus grand volume d'acide carbonique exhalé. Par contre, l'expiration dans l'air comprimé ne fournit aucun avantage ; elle fatigue au contraire le malade, et l'échange gazeux au lieu d'être favorisé est plutôt retardé.

L'expiration dans l'air raréfié occasionne des sensations d'une autre nature. Les uns ressentent une constriction de la poitrine ; d'autres accusent une véritable aspiration de l'air, et certaines personnes sentent une sorte de refoulement du diaphragme. Dans la majorité des cas, lorsque le patient a effectué quelques fortes expirations dans l'air raréfié, il se sent généralement plus léger et un bien-être succède à l'état de choses qui vient d'être esquissé.

L'expiration dans l'air comprimé produit d'abord un effet purement mécanique. L'appareil pneumatique aspire littéralement jusqu'à cette partie de l'air qui constitue le « résidu respiratoire. »

Cet effet est surtout manifeste dans le catarrhe des voies respiratoires, et dans l'emphysème, où l'échange des gaz est ralenti. Outre cela, l'expiration dans l'air raréfié augmente l'exhalation de l'acide carbonique ; or, l'inspiration devient elle-même plus profonde à l'air libre, et l'échange des gaz est facilité et augmenté.

L'effet général produit par l'expiration dans l'air raréfié peut donc être résumé comme suit : augmentation de la puissance respiratoire, de la capacité pulmonaire et de l'échange des gaz.

D'après Waldenbourg, l'effet produit par l'inspiration de l'air raréfié est identique à celui de l'expiration. Mais ce qui peut être vrai pour le séjour dans l'air raréfié des hautes montagnes ne l'est plus pour nos appareils pneumatiques. Ainsi que nous l'avons déjà constaté, la cloche ne s'abaisse que fort peu lorsque l'on inspire dans l'air raréfié de l'appareil. En chargeant la cloche d'un poids, elle restait presque immobile, c'est-à-dire qu'une quantité d'air vraiment minime passait de l'appareil dans les poumons.

Même en augmentant ce poids la cloche reste immobile, et si l'on arrive à faire une inspiration négative d'1/20 à 1/25 (qui représente un poids de 40 à 50 livres), celle-ci se transforme contre le gré du malade en une expiration. La pression négative de l'air contenu dans l'appareil a donc prédominé sur l'aspiration pulmonaire.

Il arrive qu'à une respiration profonde succède une sensation particulière de vide dans la poitrine ; cette sensation provient bien plutôt du défaut d'inspiration que de l'aspiration de l'air raréfié. En aspirant l'air raréfié de l'appareil, on raréfie par cela même l'air du poumon, puisque dans l'acte inspiratoire le thorax s'élargit sans qu'une quantité correspondante d'air atmosphérique pénètre dans les poumons. On peut induire de là que la respiration de l'air raréfié de l'appareil n'augmente pas l'échange des gaz, ce qui est le point capital.

Il faut conclure de ces considérations physiologiques, basées sur de nombreuses expériences, que l'inspiration d'air comprimé et l'expiration dans l'air raréfié ont seules une valeur thérapeutique positive. Quant à la méthode recommandée par Waldenbourg, l'expiration dans l'air comprimé et l'aspiration dans l'air raréfié, elle ne peut fournir que des résultats négatifs.

Puisque les phénomènes respiratoires sont en rapport intime avec la circulation, il est tout naturel d'admettre que les changements de pression produits par l'air comprimé ou raréfié se répercutent aussi sur le cœur. En vertu de l'élasticité pulmonaire, la pression exercée sur le cœur est toujours négative ; elle va en augmentant et arrive à son maximum vers la fin de l'inspiration. Durant l'expiration, la pression diminue et arrive à son minimum vers la fin d'une profonde expiration.

L'inspiration d'air comprimé diminue cette pression négative ; or, si la compression de l'air est considérable, de négative qu'elle était elle devient positive, de sorte que les poumons déterminent en retour une pression sur le cœur et les gros vaisseaux du thorax.

Il résulte de ces changements de pression que le cœur se contracte plus énergiquement et que le sang est chassé plus vivement dans les artères ; d'autre part, l'arrivée du sang veineux est retardée. La pression du système aortique étant augmentée, le pouls est fort, plein, tandis que le système veineux se gorge et que les jugulaires deviennent turgescentes.

L'effet général produit par l'air comprimé est donc une augmentation de la masse sanguine dans la grande circulation, et une diminution dans la petite.

La diminution de pression dans le système aortique réagit sur le pouls, qui devient plus petit ; mais les jugulaires doivent aussi diminuer de volume par suite d'une plus forte aspiration veineuse dans le cœur droit.

En résumé : La respiration de l'air raréfié produirait donc une diminution de la quantité de sang de la grande circulation et une augmentation dans la petite circulation et par suite dans le poumon.

Mais d'autres éléments viennent encore influer sur la circulation.

Traube a montré que, lorsqu'on coupe le pneumogastrique et le grand sympathique d'un animal curarisé, et que l'on entretient la respiration artificielle pour l'interrompre ensuite, la pression sanguine s'élève immédiatement et décrit ensuite de lentes oscillations ; il en a conclu que cette augmentation de pression était due à une irritation du système nerveux central causée par l'accumulation d'acide carbonique dans le sang.

Ludwig et Thiry, puis plus tard Hering ont confirmé les observations de Traube et ils adoptent son interprétation des faits.

Mais comme à une inspiration d'air comprimé correspond une plus grande absorption d'oxygène, que d'autre part il y a très probablement élimination plus considérable d'acide carbonique durant l'expiration dans l'air raréfié, nous devons tenir compte de tous ces facteurs, qui ont bien leur importance.

La pression atmosphérique exerce sur la petite circulation des effets qui sont loin d'être aussi simples qu'on pourrait le croire au premier abord. L'influence qu'exerce la respiration sur le cœur droit est connue, et elle nous fournit des éléments intéressants pour la question qui nous occupe.

Il n'en est pas de même pour la circulation pulmonaire. Les vivisections ont démontré que, lorsqu'on cesse d'entretenir la respiration artificielle et que le poumon se rétracte, le ventricule gauche ne contient que peu de sang, et que le ventricule droit ne se vide qu'incomplétement. Toutefois, les expériences que Quinke a faites il y a quelque temps prouvent qu'il faut tenir compte, non-seulement de la contraction et de la dilatation du poumon, mais encore de la circulation capillaire de cet organe. Le sang circule bien plus librement dans un poumon dilaté par l'inspiration que dans un poumon contracté par l'expiration. Par contre, le sang circule plus difficilement dans le poumon si les alvéoles ont à supporter une assez forte pression ; c'est précisément ce qui a lieu pour l'inspiration de l'air comprimé.

D'après ce qui précède, il est évident qu'une force donnée agissant sur la respiration ne produit pas en retour des effets identiques sur la circulation. Waldenbourg a pourtant soutenu une opinion diamétralement opposée. La contradiction apparente qui paraît exister entre les observations du savant berlinois et les nôtres s'explique facilement par ce qui précède.

Nous ne serons donc pas surpris de voir MM Hänisch, à Greifswald, Drosdoff et Botschetskaroff à Saint-Pétersbourg, étudiant tous trois la question si complexe de l'action de l'air comprimé sur le cœur et sur la pression sanguine, arriver à des résultats fort différents. Tandis, par exemple, que Hänisch conclut de ses recherches sur l'air comprimé qu'il produit une augmentation de la tension artérielle, MM. Drosdoff avancent, au contraire, que les animaux soumis à l'air comprimé présentent une diminution de la tension artérielle.

Nous tenions ainsi à signaler d'autres facteurs qui ne doivent pas être négligés pour arriver à la solution de la question déjà assez compliquée du mécanisme de la circulation et de la respiration. Nous pensons aussi que Waldenbourg expose sous une forme beaucoup trop schématique l'influence des changements de pression sur l'organisme.

Emploi thérapeutique.

« Nous avons vu que l'effet général produit par l'emploi méthodique de l'air » comprimé ou raréfié est d'augmenter la puissance respiratoire du malade, d'am- » plifier sa capacité pulmonaire, et de favoriser l'échange des gaz. »

Il découle de là que le traitement pneumatique est spécialement indiqué dans la faiblesse des organes respiratoires, dans la diminution de la quantité d'air normalement contenu dans le poumon, et dans la ventilation défectueuse de cet organe.

Comme ces conditions se trouvent réunies dans la plupart des maladies de la poitrine, on pourrait admettre, qu'à l'exception des maladies fébriles et aiguës, on peut appliquer indifféremment cette méthode à toutes les affections de la respiration. Cette manière de concevoir les choses nous paraît être trop générale, et nous croyons que la nouveauté du sujet nous autorise à faire une énumération détaillée des indications de cette méthode.

L'emploi de l'air comprimé ou raréfié est indiqué dans les cas suivants :

1° Faiblesse générale des organes respiratoires. Ce terme général peut être appliqué à cet état particulier du poumon dans lequel, sans pouvoir constater l'invasion d'une maladie proprement dite de cet organe, on doit cependant en redouter le prochain développement. Tel est le cas de ces personnes à la poitrine étroite, allongée, aplatie, dont le thorax est dit paralytique ; puis des individus qui, par suite de leur genre de vie, respirent plus ou moins superficiellement.

Il en est de même pour les chlorotiques, les anémiques, chez lesquels la nutrition est défectueuse, insuffisante, qui respirent mal, et dont le poumon n'offre pas de signes physiques spéciaux. Enfin, on l'emploiera dans les cas de pleurésie sèche où l'adhérence des plèvres rend la respiration douloureuse, et où les patients respirent instinctivement d'une façon très superficielle. Nous avons souvent observé cette pleurésie adhésive comme premier symptôme de la phthisie, et nous croyons pouvoir avancer que cette affection contribue au développement de cette maladie.

Dans tous les cas qui précèdent, l'emploi judicieux et méthodique de l'air raréfié constitue une sorte de « gymnastique de la poitrine. » Ce qu'il y a de plus essentiel encore que l'aspiration de l'air comprimé ou raréfié, c'est que le sujet est en quelque sorte forcé de respirer profondément, qu'il absorbe ainsi plus d'oxygène et qu'il élimine plus d'acide carbonique. Comprise en ces termes, la méthode pneumatique est certainement bien préférable à la gymnastique expiratoire pure et simple.

Le succès de cette médication est souvent très remarquable. Dans la plupart des cas, il y a non-seulement amélioration dans l'état du malade, mais on peut encore constater directement par l'examen l'heureuse influence qu'exerce cette méthode sur les organes respiratoires.

C'est ainsi que nous avons observé, dans certains cas, qu'après un traitement prolongé pendant 4 ou 6 semaines, la poitrine s'amplifiait de 1 à 3 centimètres en circonférence, et que la capacité vitale du poumon s'augmentait de 500 à 1000 centimètres cubes.

2° Catarrhe chronique des bronches. Le traitement pneumatique rend souvent de très bons services dans la forme qui est caractérisée par une dyspnée fatiguante, une toux opiniâtre, et une sécrétion considérable. Quoique l'inspiration d'air comprimé ne nous ait jamais valu de succès aussi étonnants que ceux de Sommerbrodt (ce médecin a eu l'heureuse chance de voir disparaître, après une seule séance, la toux, la dyspnée et l'expectoration), nous en avons pourtant retiré de bons résultats. Sous l'action prolongée de l'air comprimé, le catarrhe finit par céder peu à peu, la toux disparaît, l'oxygène est plus facilement absorbé et la capacité pulmonaire augmente.

Les auteurs qui ont traité du catarrhe bronchique vantent particulièrement l'usage de l'air comprimé. Nous croyons devoir recommander particulièrement l'usage de l'air raréfié, car il agit également comme expectorant. Il est des malades qui, pour favoriser leur expectoration, avaient épuisé tous les médicaments bronchiques, et qui ne se sont trouvés réellement soulagés que par l'expiration dans l'air raréfié.

3° Catarrhe du poumon et phthisie commençante. Quoique nous ne partagions nullement l'opinion de quelques-uns de nos confrères qui admettent que l'emploi de l'air comprimé suffit pour arrêter la marche d'une infiltration déjà avancée du poumon, nous pensons toutefois que l'aérothérapie peut leur être très utile en favorisant l'échange des gaz. Il contribue aussi à régulariser la circulation et favorise la nutrition du poumon. Les malades soumis à ce traitement ont tous présenté une amélioration sensible de l'état général ; c'est ainsi que nous avons pu constater une augmentation du thorax et de la capacité vitale ; le son de percussion mat au sommet du poumon reprenait de la sonorité, et nous entendions le bruit respiratoire au point d'où il avait disparu autrefois.

Dans tous ces cas on peut employer l'air comprimé ou raréfié ; le premier favorise l'inspiration, le second l'expiration. Mais c'est dans l'emphysème pulmonaire que le traitement pneumatique se montre le plus efficace.

On sait que l'emphysème est la conséquence de la diminution d'élasticité des alvéoles, à laquelle s'ajoute, à une période plus avancée de la maladie, une disparition des cloisons inter-alvéolaires. Si cette diminution d'élasticité rend la respiration difficile, la raréfaction du tissu pulmonaire l'entrave encore d'avantage.

C'est surtout l'expiration qui est difficile dans l'emphysème. Au début, l'inspiration n'est guère modifiée ; mais si la diminution d'élasticité était seule en jeu, elle se trouverait plutôt favorisée. Or, comme le poumon qui a perdu son élasticité ne peut plus se contracter suffisamment durant l'expiration, il suit de là que l'excursion du poumon est diminuée durant l'inspiration. Cet état de choses amène une diminution dans l'échange des gaz, et la dyspnée ne tarde pas à survenir. Qu'un catarrhe se manifeste, et tous ces symptômes s'exaspéreront encore.

Si maintenant nous faisons respirer un malade atteint d'emphysème dans l'air raréfié de notre appareil, il commencera par exhaler la même quantité d'air que sa rétraction pulmonaire lui eût permis de rendre à l'air libre. Or, comme les poumons de notre malade sont en communication avec un récipient contenant de l'air raréfié, l'air du poumon s'écoulera en vertu de la loi de diffusion des gaz. Malgré la perte d'élasticité du poumon, on pourrait encore répomper tout l'air qu'il contient en augmentant la raréfaction de l'air de l'appareil, ce qui est parfaitement inutile. Nous nous contentons donc de faire expirer le malade dans un air raréfié jusqu'à 1/60, 1/40 à 1/20 de pression négative. S'il existe en même temps un catarrhe bronchique, il est bon de faire expirer le malade dans de l'air raréfié, et de combiner l'inspiration d'air comprimé.

Après quelques respirations, le malade se trouve déjà allégé. Ce traitement mécanique permet d'obtenir, non-seulement une amélioration sensible, mais, si la maladie n'est pas trop ancienne, si la destruction du tissu pulmonaire n'est guère avancée, il est possible de guérir radicalement le malade.

5. Nous avons obtenu de bons résultats de l'emploi de la pneumothérapie dans l'asthme nerveux, forme dans laquelle il est impossible de découvrir la moindre altération des poumons ni du cœur. Sans vouloir nous étendre ici sur la théorie

de l'asthme essentiel, nous dirons seulement qu'à nos yeux cette affection est due à une irritation du nerf vague. Dans l'état actuel de la question, il est impossible de décider si cette irritation détermine une contraction tonique des bronches moyennes ou des petites bronches (Biermer), ou si elle est due à la dilatation des vaisseaux sanguins (Weber). Toutefois, il est probable que cette affection est causée par un spasme des dernières ramifications bronchiques. Cette manière de voir a été soutenue par Romberg qui est l'auteur de cette théorie. Biermer, qui a fait une étude clinique très complète de cette maladie, est arrivé aux mêmes conclusions que Romberg et Trousseau.

6. Quant aux maladies du larynx, nous ne les avons traitées jusqu'ici qu'en petit nombre par la méthode pneumatique. Cette médication est parfois utile dans les sténoses laryngées, alors que la difficulté respiratoire s'accentue et met l'organisme en souffrance.

Nous arrivons au traitement pneumatique des affections du cœur. Waldenbour pose les indications suivantes pour le traitement de ces maladies par l'air comprimé ou raréfié :

L'inspiration de l'air comprimé est indiqué : dans les affections du cœur gauche, dans l'insuffisance des valvules mitrale et aortique, et dans les sténoses des orifices veineux et artériels gauche.

L'expiration dans l'air raréfié est indiquée : dans les maladies du cœur droit, dans l'insuffisance de la valvule tricuspide, des valvules pulmonaires, et les sténoses du cœur droit.

Waldenbourg recommande aussi l'expiration dans l'air comprimé et l'inspiration de l'air raréfié, quoique, d'après les vues théoriques de l'auteur, cette dernière recommandation soit encore la meilleure. Pour nous, fidèle aux principes que nous venons d'exposer, nous ne recommandons que l'inspiration d'air comprimé et l'expiration dans l'air raréfié. Quoique l'échange des gaz ne soit pas aussi important dans les maladies du cœur que dans celles du poumon, il n'en est pas moins vrai que l'expiration dans l'air comprimé et l'inspiration dans l'air raréfié exigent de grands efforts de la part des malades, et que la méthode précitée ne peut être que déconseillée.

Nous devons ajouter encore que nous n'avons pas retiré grand profit du traitement mécanique des maladies du cœur. Dans quelques cas, il a fallu même interrompre la cure, car le malade se plaignait de maux de tête, de bourdonnements d'oreilles, et de vertiges qui témoignaient d'un commencement de congestion cérébrale.

Mais, quelque modestes que puissent être à l'heure actuelle les résultats thérapeutiques du traitement pneumatique des affections du cœur, nous n'en devons pas moins poursuivre nos essais. Le traitement pneumatique repose sur une base scientifique incontestable, qui manque à beaucoup d'autres méthodes thérapeutiques. S'il ne procure pas de guérison durable, il a le grand avantage de soulager les malades en atténuant les symptômes d'insuffisance respiratoire qui accompagnent les maladies de cœur.

(Traduit par E. du Plessis-Couret.)

Principes généraux de la Médecine Névro-Dynamique

par le Dr John Chapman M. R. C. P., M. R. C. S. ex-médecin de l'hôpital Métropolitain.

—

En 1862, j'allai assidûment à l'Hôpital établi pour les Paralytiques et les Epileptiques au Square de la Reine, à Londres, et, tout en observant avec soin les résultats du traitement qui y est généralement appliqué, je fus vivement frappé de voir que, sur le nombre total des malades atteints de paralysie, d'épilepsie et d'autres affections analogues, qui étaient reçus dans cet établissement, la proportion des guérisons représentait un chiffre d'une insignifiance vraiment lamentable ; et cependant, l'hôpital avait à sa tête l'un des praticiens les plus distingués de l'Europe, le Dr Brown-Sequard. En réfléchissant sur ce triste résultat, j'arrivai à conclure qu'il fallait trouver la solution d'un problème jusque là considéré comme insoluble, avant que les médecins pussent raisonnablement espérer avoir toutes les indications voulues pour triompher de la majorité des cas compris communément sous le nom de maladies du système nerveux.

Ce problème se présenta à mon esprit de la manière suivante :

« Comment arriver à augmenter ou à diminuer la quantité du sang qui circule dans la moëlle épinière, y compris la moëlle allongée, et dans les ganglions du système nerveux sympathique ? »

Après avoir médité pendant plusieurs mois, nuit et jour, sur ce point, il me sembla qu'on pourrait le résoudre en modifiant légèrement la température des centres nerveux en question, par l'application de la chaleur ou du froid, immédiatement au-dessus et de chaque côté de la colonne vertébrale. Mais ce n'était là qu'une idée ; il fallait la soumettre à l'épreuve de l'expérience et c'est à quoi je consacrai la première moitié de l'année 1863. J'eus la satisfaction inexprimable de trouver alors qu'elle représentait une réalité positive, dont il serait difficile d'exagérer la valeur et l'importance au point de vue curatif.

Je fis part pour la première fois de cette découverte dans un article publié le 18 juillet 1863 dans le « Medical Times and Gazette » et intitulé : « Nouvelle méthode de traitement à l'aide du contrôle exercé sur la circulation du sang dans les différentes parties du corps. » Depuis cette époque, j'ai acquis, sur la nature et l'étendue du pouvoir thérapeutique que comporte cette méthode, une expérience très-considérable, et je vais essayer d'en décrire les résultats, aussi clairement qu'il me sera possible dans les limites étroites imposées à ce travail.

La tension des muscles involontaires en général et spécialement la tension de la couche musculaire des artères peut être atténuée, ou en d'autres termes, la circulation périphérique dans toutes les parties du corps peut être augmentée par l'application de glace le long de la colonne vertébrale.

La vérité de cette proposition a été démontrée par un ensemble de preuves tellement considérable que je n'aurais pas le temps d'en exposer ici la centième partie. Ces preuves sont d'ailleurs de nature variée. Celle qui est la plus frappante pour les malades eux-mêmes consiste dans le fait, souvent observé par eux, de l'augmentation de la température à la surface du corps par l'application de glace sur le trajet de la colonne vertébrale. En voici un exemple : Une femme de 60 ans, bien que chaudement vêtue, souffrait extraordinairement du froid ; l'abaissement de la température était, selon son dire, toujours perceptible au toucher, même sur les épaules et le sein. Une affection nerveuse compliquée l'amena à se soumettre au traitement par le sac de glace spinal. Au bout de la première semaine, ses pieds étaient devenus continuellement chauds, plus chauds, disait-elle, qu'elle ne les avait eus jusqu'alors ; et, moins d'un mois après le début de cette médication, sa température s'était accrue partout d'une manière étonnante. Une autre malade, Miss B***, souffrait d'un refroidissement général, notamment aux extrémités, et c'étaient les pieds qui étaient le plus affectés. Traitée par le sac de glace spinal, elle constata, à l'expiration des sept premiers jours, qu'il suffisait d'environ cinq minutes d'application de la glace pour que la chaleur revînt partout d'une manière régulière ; toutefois, le froid se faisait de nouveau sentir dans les intervalles. A une date ultérieure, elle faisait observer que l'application du sac pendant une demi-heure lui causait une sensation de chaleur si désagréable, qu'il lui serait impossible de la supporter pendant le temps prescrit, c'est-à-dire quarante-cinq minutes.

L'inconvénient positif qui résulte pour les malades de cette élévation de température n'est pas ordinaire ; j'ai pourtant observé ce fait plusieurs fois. Chez l'un de mes clients, les extrémités inférieures devinrent si chaudes, que je fus obligé de modérer l'action de la glace appliquée sur l'épine, en enveloppant de flanelle le sac qui la contenait. Un autre malade (paralytique) qui, au moment où il me consulta, se plaignait entre autres choses d'avoir froid par tout le corps et surtout aux mains et aux pieds, même durant la saison la plus chaude (en Angleterre), me dit, après un peu moins d'un mois de traitement, que ses extrémités étaient devenues « *très-chaudes, très-chaudes.* »

En ce qui concerne la possibilité de relâcher les artères cérébrales, et partant d'augmenter la quantité de sang qui se rend au cerveau, par l'application du sac de glace sur la région cilio-spinale, c'est un fait dont l'expérience m'a convaincu dans une multitude de cas. On rencontre des cas d'anémie cérébrale allant souvent jusqu'au point d'amener la syncope (ce phénomène n'est pas rare dans la grossesse) ; en pareil cas, la glace appliquée de la sorte, agit comme un charme ; sous son influence, le front auparavant froid ne tarde pas à donner à la main qui le touche une sensation de chaleur. Dans le n° du 7 janvier 1865 de « The Lancet, » M. Ernest Hart, aujourd'hui éditeur — rédacteur du « *British Medical Journal,* » a publié une observation remarquable d'« *Amaurose* » résultant d'une atrophie progressive du nerf optique, avec des complications épileptiques, traitée avec succès par l'application de glace sur l'épine. »

Au moment où la malade, dame d'environ 53 ans, alla trouver M. Hart, ses attaques épileptiques revenaient quelquefois 2 ou 3 fois la semaine, duraient de 1 à 1 h. 1/2, et laissaient à leur suite un violent mal de tête qui mettait la patiente dans un état de prostration pour toute la journée. Sa vue avait graduellement diminué. Elle lisait avec peine le n° 10 de l'échelle de Giraud-Teulon ; à l'ophthalmoscope, les deux disques optiques présentaient une blancheur remarquable. Les pupilles, à moitié dilatées, refusaient de se contracter à la dernière limite sous l'influence des rayons réfléchis par l'instrument. Il était difficile de donner le moindre espoir de guérison. Cependant, après avoir temporisé une quinzaine de jours sans avantage, M. Hart se résolut à essayer l'application de la glace sur les régions cervicale inférieure et dorsale supérieure de l'épine, dans le but d'augmenter l'afflux du sang, en agissant par l'intermédiaire du sympathique.

Le sac de glace fut appliqué pendant cinq semaines, généralement trois fois par jour et environ une demi-heure chaque fois. A l'expiration des cinq semaines, M. Hart publiait le résultat. La malade n'avait eu que trois attaques durant toute cette période, et elles avaient été relativement légères. Mais ce qui concerne plus directement le sujet de mon mémoire, continue M. Hart, c'est la grande amélioration survenue dans la faculté visuelle. Au début du traitement, elle ne pouvait lire de caractères plus petits que le n° 10 de Giraud-Teulon ; il lui est facile actuellement de lire le n° 4. Les pupilles ne sont plus dilatées, bien qu'elles agissent avec paresse. Mais, fait de grand intérêt, les disques optiques sont revenus

tion rose pâle. Au point de vue physiologique, ce cas est remarquable comme exemple de régénérescence visible, pour ainsi parler, d'un nerf en voie de destruction par suite de désordres nutritifs. Nul autre instrument que l'ophthalmoscope n'aurait pu le montrer, et il était impossible de le voir ailleurs que dans l'œil, car cet organe est le seul où se laisse observer un nerf vivant. »

Le temps ne me permettrait pas d'attirer l'attention sur l'action du sac de glace spinal, action qui s'exerce pas l'intermédiaire des nerfs vaso-moteurs sur la face, la gorge, les tubes bronchiques, les poumons, l'estomac, l'intestin et la vessie, mais je ne puis m'empêcher de parler de son influence sur l'utérus, d'autant mieux que tout médecin, désireux de contrôler par lui-même la réalité des assertions émises par moi, sera à même de les vérifier de la manière la plus décisive et la plus convaincante en ce qui concerne la circulation utérine. Dans une monographie sur les « *Maladies fonctionnelles de la femme* » que j'ai publiée en 1865, je rapporte plusieurs observations attestant que le flux menstruel peut être provoqué et augmenté par l'application de glace le long des dernières vertèbres dorsales et des premières lombaires ; l'expérience que m'ont donnée depuis lors des centaines de cas confirme les témoignages produits à cette époque et m'autorise à poser comme règle générale qu'il est possible de déterminer la sécrétion cataméniale et d'en accroître la quantité, la durée et la fréquence, aussi bien que le retour, à l'aide du sac de glace spinal appliqué comme il est dit ci-dessus.

La tension des muscles volontaires peut être atténuée par l'application de glace le long de l'épine.

La vérité de cette proposition a été confirmée par un grand nombre d'expériences portant sur chacune des diverses formes de contracture musculaire. Les crampes ordinaires des extrémités inférieures dont souffrent beaucoup de personnes pendant la nuit ; les crampes de la diarrhée et du choléra et celles qu'on éprouve dans les cas très-intenses de mal de mer, peuvent être annulées par le procédé décrit. Je suis encore parvenu de la sorte à triompher complétement de la rigidité musculaire prolongée qui s'associe avec l'hémiplégie.

La violence et la durée des convulsions infantiles, puerpérales et épileptiques ordinaires, diminuent sous l'influence du sac de glace spinal, qui fait aussi évanouir les spasmes toniques de la fièvre cérébro-spinale, désignée communément sous le nom de méningite cérébro-spinale, comme le prouvent des observations publiées.

La sensibilité peut être atténuée par l'application de la glace sur le trajet de la colonne vertébrale.

J'ai soumis cette proposition à l'épreuve de l'expérience dans des cas nombreux, et les preuves à l'appui abondent dans mon ouvrage « sur la névralgie et les maladies analogues du système nerveux » où sont soigneusement recueillies des observations qui montrent, d'une manière décisive, que la sensation exaltée jusqu'à l'état morbide, ou la douleur, peut être détruite plus rapidement et plus complétement au moyen de la glace appliquée sur les centres sensitifs pathologiquement affectés, que par toute autre médication. Le temps me fait défaut pour rapporter ici un exemple de ces cas où la douleur constituait le principal symptôme, mais j'espère qu'il me sera permis d'en citer deux dans lesquels cette méthode triompha complétement d'une hyperesthésie intense associée avec la variole. Le premier cas, pour lequel je fus appelé le 6 mars 1871, concernait une jeune dame dont le corps était couvert de *papules*. A la face, l'éruption était tellement considérable qu'on n'aurait pu placer le bout du doigt entre les boutons ; et, au-dessous des orbites, elle était plus ou moins confluente. Il y avait une irritation intense sur la surface du corps, la malade était extrêmement agitée et excitable, et avait eu du délire pendant la nuit qui avait précédé ma visite. J'avais à une teinte que l'on peut considérer comme normale ; elles offrent une colorale plus vif désir d'éviter qu'elle fût défigurée, aussi bien que d'apaiser l'excitation physique et mentale à laquelle elle était en proie. Je la fis coucher sur deux sacs de glace spinaux, dont l'un s'étendait tout le long de la colonne vertébrale et l'autre en travers de l'occiput. L'effet du froid pour dissiper le prurit des *papules* fut presque magique.

Au moment où la glace fut appliquée, l'irritation n'avait peut-être jamais été aussi violente, néanmoins cinq minutes ne s'étaient pas écoulées que la malade jouissait d'un calme parfait. Telle fut l'heureuse influence du traitement qu'à peine la glace était fondue, elle suppliait la garde de remplir les sacs immédiatement. C'est ce que l'on fit comme règle générale, et pendant six jours consécutifs et la plus grande partie des nuits correspondantes, elle reposa continuellement sur la glace.

L'effet sédatif exercé par le sac spinal sur des *papules* occasionnant un prurit excessif fut tellement prononcé, que l'expérience acquise par moi dans ce cas seul m'obligea à me demander s'il ne serait pas possible d'utiliser cette influence (et si en fait elle n'agit pas) pour retarder le développement de l'éruption et arrêter positivement les progrès de la maladie elle-même. Les considérations que j'aurai à présenter tout-à-l'heure, relativement aux nerfs trophiques et à la possibilité de ces influences, en modifiant la température de la région spinale, m'ont poussé à répondre par l'affirmative à cette question.

Je venais de cesser de donner mes soins à cette malade, lorsque je fus appelé à voir un autre cas de variole, en consultation avec le médecin d'un homme de lettres, qui était fort avancé dans la maladie au moment de ma première visite. Son corps était couvert de *papules* pleinement développées. En proie à un violent délire, il voulait à toute force se promener tout nu et incessamment dans la chambre. Les narcotiques prescrits à haute dose par son médecin avaient été inutiles, et c'est là ce qui m'avait fait demander.

Après avoir conseillé de suspendre complétement cette médication, j'appliquai un court sac de glace le long de la moitié inférieure de la colonne vertébrale et un autre en travers de l'occiput. Au bout de quelques minutes, le malade était profondément endormi. Je recommandai de persévérer dans de semblables applications jusqu'à la complète disparition de l'excitation mentale, pour les interrompre ensuite à intervalles de longueur progressive.

Après le premier sommeil provoqué par la glace, le malade n'eut pour ainsi dire plus de délire, et, pendant chacune des nuits suivantes, il dormit plusieurs heures. Mais le fait sur lequel je désire en ce moment appeler tout spécialement l'attention, c'est que l'excessive hyperesthésie dont souffrait également ce deuxième sujet, céda à l'emploi de la glace aussi complétement et avec une rapidité non moins remarquable qu'elle le fit sur celui de la première observation. Le malade, qui était un de mes amis, terminait ainsi une lettre qu'il m'écrivit plus tard à propos des effets de son traitement : « Le sac avait une action étonnante pour calmer la température de la face et empêcher l'irritation des pustules au moment de leur disparition. Lorsque parfois je me sentais enclin à me frotter ou à me gratter la figure, il me suffisait d'une application de glace pour me permettre de lutter victorieusement contre cette tentation. »

Les sécrétions peuvent être diminuées par l'application du froid le long de l'épine.

Voilà encore une proposition de la vérité de laquelle je me suis assuré expérimentalement dans des cas nombreux.

La sudation portée jusqu'à l'exagération morbide, la bronchorrhée, l'action excessive de la muqueuse du tube digestif (qui constitue l'élément principal de la diarrhée), l'activité exagérée des reins, la leucorrhée et la spermatorrhée sont autant d'affections que je suis parvenu à modérer par le froid convenablement appliqué, dans chaque cas, sur la partie voulue de la colonne vertébrale. En 1864, je m'assurai d'une manière positive que la transpiration et la sécrétion des mucosités bronchiques peuvent être sollicitées par l'application de la chaleur le long de l'épine et que le froid, appliqué sur la même partie, permet d'arrêter ou de diminuer l'une et l'autre. Or, s'il en est ainsi, il est clair, non-seulement que les glandes sont excitées à agir par l'influence nerveuse, mais encore qu'elles doivent être innervées par des nerfs tout-à-fait indépendants de ceux qui se distribuent à leurs vaisseaux sanguins. Et, de fait, le professeur Claude Bernard a démontré que les glandes sous-maxillaire et parotide sont l'une et l'autre pourvues d'un nerf moteur spécial, émanant du système cérébro-spinal, aussi bien que des rameaux du sympathique qui se rendent dans les artères de ces glandes. Il a prouvé en outre que, quand on excite le nerf cérébro-spinal, la glande entre en activité, que la quantité de sang qui la traverse s'accroît considérablement, que la couleur du sang ramené par la veine devient rouge et que la quantité de salive sécrétée est proportionnée à l'irritation du nerf cérébro-spinal; et d'autre part que, si l'on irrite les branches du nerf sympathique qui se distribuent à la glande, l'on interrompt presque complètement l'arrivée du sang dans cet organe, que la sécrétion salivaire est arrêtée, et enfin qu'il suffit de sectionner ces mêmes branches pour voir le sang affluer à la glande et rendre la sécrétion de la salive abondante. Le nerf moteur spécial de la glande sous-maxillaire est la corde du tympan; celui de la parotide dérive du nerf auriculo-temporal qui lui envoie un ou plusieurs filets. Il ressort de là que ces deux glandes, tout au moins, sont équilibrées entre deux forces, l'une cérébro-spinale, l'autre sympathique et, en raisonnant par analogie, l'on est autorisé à conclure qu'il existe un mode semblable d'innervation dans toutes les autres glandes et dans toutes les surfaces glandulaires de l'organisme. Cette conclusion est d'ailleurs justifiée, non-seulement par les faits que j'ai vérifiés à propos des membranes muqueuses bronchique et intestinale, mais encore par un grand nombre d'autres faits dispersés dans tous les ouvrages médicaux. Le nerf cérébro-spinal fournissant à chaque glande la force positive en vertu de laquelle elle fonctionne, je le distingue du nerf vaso-moteur qui se distribue aussi à la glande mais en se ramifiant seulement sur ses artères, par le nom de *moteur positif*; car il me semble que ce nom, conjointement avec son correspondant, *moteur négatif*, sert à répondre à un besoin pressant, j'entends celui d'exprimer sous une formule brève la double nature de l'innervation glandulaire.

Ces expressions finiront-elles par passer dans la science, lorsque les fonctions qu'elles désignent respectivement seront comprises de la généralité des médecins, ou sont-elles destinées à céder la place à de meilleures? l'avenir le dira; mais, en attendant, elles ont certainement le mérite de la clarté et de la précision, non-seulement en tant qu'elles s'appliquent, à l'innervation des glandes, mais encore, comme nous le verrons tout-à-l'heure, aux forces qui président aux processus nutritifs de tous les tissus de l'organisme et qui les gouvernent.

La théorie que nous venons d'exposer relativement à l'innervation des glandes considérée d'une manière générale, en nous appuyant sur les données anatomiques et physiologiques établies en ce qui concerne les glandes parotide et sous-maxillaire, nous permet de nous expliquer clairement comment il se fait que la fonction de sécrétion peut être diminuée par l'application du froid et augmentée par celle de la chaleur le long de la colonne vertébrale.

La nutrition des tissus peut être diminuée, j'ai de bonnes raisons de le croire, par l'application du froid sur le trajet de l'épine.

L'opinion énoncée dans cette proposition se fonde sur plusieurs faits importants observés par moi. Dire que le processus de transformation qui constitue l'assimilation et la désamissilation des éléments — la nutrition et le dépérissement de toutes les parties de l'organisme humain — s'effectue sous l'influence d'une force *vive* et sélective émanant du système nerveux, c'est émettre une proposition que tous les faits nouveaux, ajoutés de jour en jour par des observateurs attentifs et compétents au trésor de connaissances que nous possédons déjà en matière de science physiologique et pathologique, établissent d'une manière de plus en plus complète, et les notions exactes que nous possédons actuellement sur le mode d'innervation des glandes salivaires, et la conclusion légitime que tous les organes sécrétoires sont innervés d'une manière semblable, nous fournissent, si je ne me trompe, une indication sûre pour arriver à découvrir le mystère des tranformations histologiques, soit normales, soit pathologiques. De même que le mouvement régulier des planètes est une condition d'équilibre entre deux forces antagonistes, de même la vie normale des parties élémentaires des organismes supérieurs, tout au moins, paraît constituer un processus résultant de l'action continue de deux forces contraires, qui se contrebalancent réciproquement; de plus, l'anémie et l'atrophie d'une part, et l'hypérémie, l'hypertrophie et l'inflammation de l'autre, sont des conséquences de la prédominance de l'une de ces forces, conséquences, en un mot, d'une perturbation des mouvements transformateurs réguliers des tissus organiques.

On comprendra par ce qui précède que je veux parler de la force, maintenant bien connue, que doivent transmettre les nerfs vaso-moteurs, ou moteurs négatifs, qui accompagnent toutes les artères du corps, et de son balancement par ce que j'ai appelé les nerfs moteurs positifs, — nerfs dont les rapports structuraux sont reconnus anatomiquement en ce qui concerne certaines glandes et dont l'existence relativement, non-seulement à toutes les autres glandes, mais encore à tous les autres tissus de l'organisme, peut être considérée comme établie, aussi bien par des arguments valables empruntés à l'analogie que par un grand nombre de faits physiologiques parfaitement constatés. — Les vues qui précèdent sur l'existence et la fonction des nerfs *trophiques* reçoivent un appui considérable de la part d'un homme éminent, non moins illustre comme pathologiste que comme chirurgien, de Sir James Nagel qui s'exprime ainsi dans ses admirables « Leçons sur la pathologie chirurgicale : »

« Le processus de sécrétion ressemble d'une manière si essentielle à celui de nutrition que tout ce que l'on peut démontrer sur le mécanisme de l'un pourrait s'appliquer à l'autre par voie de déduction. » Et ailleurs : « il est bien difficile de concevoir qu'aucune des propriétés essentielles d'une sécrétion soit modifiée par une altération dans la quantité et le mouvement du sang dans une glande; cependant, de semblables changements se manifestent fréquemment dans le lait, les larmes et la sueur, sous l'influence d'affections mentales de la force nerveuse; et les analogies de la sécrétion et de la nutrition donnent à ces cas presque la valeur d'une preuve dans la question de l'influence des troubles de la force nerveuse pour produire des inflammations. »

Mes auditeurs concluront sans doute que, si ces divers résultats peuvent être produits par le froid appliqué sur la colonne vertébrale, la chaleur, semblablement appliquée, doit être capable de déterminer des résultats d'un caractère opposé; et de fait, l'expérience prouve qu'il en est ainsi.

La tension des muscles involontaires peut s'accroître sous l'action de la chaleur appliquée sur l'épine.

La vérité de cette proposition a été démontrée dans un très grand nombre de cas. Je pourrais citer des centaines d'observations d'hypérémie cérébrale, amenant de violents maux de tête, dont j'ai triomphé par l'application de la chaleur sur la région cilio-spinale; le même moyen m'a permis de guérir rapidement et complétement la congestion cérébrale aboutissant à la perte de connaissance (apoplexie congestive); on arrive même parfois à provoquer la contraction des artères du cerveau, à l'aide de la chaleur appliquée comme je viens de le dire, au point de déterminer une anémie cérébrale allant jusqu'à la syncope.

Entre autres faits de ce genre arrivés à ma connaissance, en voici un qui prouve d'une manière remarquable la possibilité de faire contracter les artères intrà-crâniennes. sous l'influence en question ; je l'emprunte à M. Ernest Hart, rédacteur du *British Medical Journal*, qui, après avoir traité le cas, en a publié l'observation. « Le malade, âgé de 70 ans, était atteint d'une sorte d'amaurose intermittente. Il voyait les objets comme à travers un brouillard qui en voilait graduellement certaines parties et finissait par les obscurcir en totalité ; quand l'obscurcissement avait atteint son maximum, peu à peu il s'atténuait de nouveau ; les différentes parties visibles augmentaient progressivement jusqu'à ce que tout l'ensemble des objets pût se percevoir ; au bout d'environ une heure à partir du commencement de l'attaque, la vue de l'œil gauche était revenue, tandis que celle du côté droit demeurait encore obscurcie, de 30 à 60 minutes, par un épais nuage. Ces attaques de cécité temporaire avaient débuté environ cinq ans avant que M. Hart vit le malade. A cette époque, elles revenaient au moins 2 ou 3 fois par semaine, mais à certaines périodes, deux ou trois fois par jour, et elles laissaient *toujours* après elles un mal de tête violent et prolongé. Plusieurs oculistes de Londres avaient examiné les yeux à l'ophthalmoscope et tous s'accordaient à attribuer les symptômes à une congestion des vaisseaux sanguins de la rétine. M. Hart prescrivit l'application de la chaleur sur la région cilio-spinale. Dans le courant de la première semaine du traitement, les attaques s'étaient considérablement atténuées sous le double rapport de la fréquence et de la gravité, et, au bout d'un mois, elles avaient cessé à peu près complétement A partir de là, on n'appliqua plus la chaleur que pendant quelques semaines, et le malade resta à l'abri de toute attaque environ six mois ; une seule est survenue depuis.

J'ai vu nombre de fois l'application de la chaleur entre les deux omoplates réussir à faire disparaître la congestion bronchique et pulmonaire ; la dysentérie a également cédé à la même application faite le long des dernières vertèbres dorsales et des premières lombaires. Le Dʳ N. Guéneau de Mussy, médecin de l'Hôtel-Dieu de Paris, a publié un cas dans lequel il parvint à réduire, d'une manière remarquable, le volume d'un utérus hypertrophié, flasque et étalé, et à amener l'occlusion du col, au moyen de la chaleur appliquée sur la région lombaire ; et c'est un fait parfaitement établi que l'on peut, par l'application de la chaleur le long de l'épine, faire généralement contracter les artères périphériques au point d'arriver à affaiblir sensiblement la température de la surface du corps.

Mais la preuve probablement la plus frappante de la possibilité d'augmenter, par ce moyen, la tension des muscles involontaires, se trouve dans les témoignages nombreux et variés que nous pourrions invoquer pour montrer que l'on réussit ainsi à arrêter des hémorrhagies d'origine diverse, dans des cas même où toutes les médications ordinaires ont été essayées en vain. L'épistaxis, l'hémoptysie, l'hémorrhagie pulmonaire grave, l'hémorrhagie entérique et la ménorrhagie ordinaire, aussi bien que la métrorrhagie assez sérieuse et assez rebelle pour mettre la vie en danger, se laissent aujourd'hui réduire par l'application de la chaleur à la partie appropriée de l'épine, avec une certitude, une rapidité et une sûreté incomparablement plus grandes, j'ose le dire, qu'on ne pouvait l'obtenir par aucun autre procédé hémostatique. En 1863, j'ai publié six observations attestant que les menstrues peuvent être diminuées ou arrêtées par une semblable application ; depuis cette époque, une expérience étendue et variée m'a convaincu de la valeur de cette méthode de constriction des vaisseaux donnant du sang ; beaucoup de médecins en ont vérifié l'efficacité ; je citerai entre autres : le professeur M. Lean, de « The Royal Military Hospital Netley ; le Dʳ Goolden, ex-médecin de St-Thoma's Hospital ; le docteur

Füller, ex-médecin de St-George's Hospital et président de la Société médicale de Londres; le professeur Beneke, de Marburg, qui a bien voulu me faire part d'une douzaine de cas traités par lui, et le Dr G. de Mussy qui, dans le numéro de juillet des « Annales de Gynécologie, » vient de publier deux observations intéressantes de cas soignés par lui à l'Hôtel-Dieu et dont l'un est fort remarquable.

La tension des muscles volontaires peut être augmentée par la chaleur appliquée sur la colonne vertébrale.

C'est un fait de l'exactitude duquel je me suis également assuré par de nombreuses observations. Les sujets qui permettent de le vérifier de la manière la plus frappante sont ceux dans le système nerveux desquels la circulation sanguine se fait d'une manière particulière instable. Chez de semblables personnes, lorsqu'on applique pendant une heure la chaleur sur toute l'étendue des vertèbres cervicales, on voit, dans une proportion considérable de cas, les muscles de la face se contracter légèrement et déterminer ainsi une expression de physionomie plus ou moins fixe et rigide, qui rappelle à l'observateur l'aspect essentiellement semblable, mais porté à un degré extrême, qu'offrent les cholériques à la période de collapsus. Cette tension des muscles faciaux, qui résulte encore souvent de douleurs intenses et prolongées, fait paraître la personne chez laquelle on l'observe beaucoup plus âgée qu'elle ne l'est réellement; je dirai en passant que, dans les cas de ce genre, l'application de la glace le long de l'épine cervicale et en travers de l'occiput, qui a pour effet de relâcher les muscles de la face et de faire ainsi paraître, souvent en une heure, la personne de plusieurs années plus jeune qu'auparavant, est un phénomène très frappant. Comme je le disais dans un mémoire sur le traitement de l'épilepsie, on rencontre au moins quelques épileptiques prédisposés à avoir des attaques sous l'influence de l'application de la chaleur le long de l'épine. La raison pour laquelle, sans doute, la chaleur appliquée sur le trajet de la colonne vertébrale ne provoque pas l'action des muscles volontaires, est que la *volonté* qui les maintient en repos constitue l'influence prédominante. Les épileptiques, dont les tendances aux mouvements convulsifs sont augmentées par la chaleur appliquée de la sorte, ne *montrent* pas ces tendances, mais se *plaignent* de ressentir une « disposition aux attaques. »

La sensibilité peut être augmentée par l'application de la chaleur le long de l'épine.

Il sera difficile, je le crains, de donner la démonstration purement physiologique de cette proposition. Mais j'en ai eu plusieurs fois la preuve pathologique et je désire soumettre un des faits dont j'ai été témoin. Une femme mariée, de 32 ans, souffrant de névralgie des quatre extrémités et du côté gauche de la poitrine, en même temps que d'autres désordres fonctionnels, me consulta dans les premiers jours de janvier 1868, au Farringdon Dispensary. Mon traitement fut assez heureux pour que la névralgie eût complétement disparu le 5 février; mais elle se plaignait alors d'un rhume léger et d'une toux qui l'avait singulièrement fatiguée les 2 ou 3 nuits précédentes. Je lui recommandai de cesser l'application de la glace pendant une semaine, et de la remplacer par le sac à double colonne contenant de l'eau à 48°C, qu'elle poserait entre les deux omoplates, en se mettant au lit; *mais je la prévins en même temps du retour probable d'un certain degré de névralgie aux mains.* L'ayant revue le 15 février, elle me dit que sa poitrine avait été soulagée par l'usage du sac d'eau chaude et ajouta : « Depuis que j'ai interrompu l'application de la glace, mes pieds sont redevenus froids; le dos commence à me faire souffrir; *un peu de douleur est revenu dans les mains;* et j'ai de nouveau uriné très abondamment. » On remarquera que cette courte citation offre la preuve de l'action de la chaleur pour faire contracter les artères périphériques (ce qui explique le refroidissement des pieds), pour augmenter la sensibilité, de même que l'activité glandulaire.

La sécrétion peut être augmentée par l'application de la chaleur le long de l'épine.
Pendant la première période de la bronchite, qui se caractérise par un sentiment de gêne et de tension s'irradiant aux parois latérales de la poitrine, et par
l'absence d'expectoration avec un pénible sentiment de sécheresse des bronches,
l'application le long de l'épine dorsale d'un sac à double colonne rempli d'eau à
la température de 46 à 48° c., amène généralement un soulagement rapide, comme
nous l'avons vu dans le cas précédent, tout en favorisant la sécrétion des mucosités bronchiques. C'est un fait que j'ai souvent vérifié. En appliquant la chaleur
le long de la moitié inférieure de l'épine, j'ai vu également plusieurs fois se
produire la diarrhée, dont l'excessive sécrétion du mucus intestinal constitue,
cela va sans dire, l'un des principaux éléments. Le même moyen a réussi, dans
d'autres cas où la peau était chaude et sèche, à ramener le froid et l'humidité dans
les téguments; enfin, il est encore possible, comme nous l'avons déjà signalé,
d'augmenter ainsi la sécrétion ordinaire. Convaincu, comme je le suis, de la
vérité des diverses propositions énoncées ci-dessus, et je répète que cette conviction est justifiée par une expérience embrassant une douzaine d'années, voici
les conclusions pratiques que j'en tire :

1° Chez l'homme, aussi bien que chez tous les animaux pourvus d'un système
nerveux fortement différencié, l'apparition de troubles ou de maladies même dans
toute autre partie du corps que le système nerveux lui-même, est un
phénomène ou une expression et une conséquence de l'existence de désordres
ou de maladies dans quelque partie de ce système. C'est là une règle générale, qui
comporte cependant des exceptions difficiles à préciser dans l'état actuel de la
science ; le seul principe de guérison vraiment rationnel ou scientifique est celui
qui, pour faire disparaître les phénomènes morbides, prescrit une méthode de
traitement capable d'agir aussi directement que possible sur les centres nerveux
eux-mêmes, afin de déraciner et d'enlever la cause immédiate de ces phénomènes,
en quelque partie des centres nerveux qu'elle se trouve.

2° Il est possible de traiter de la manière la plus sûre et la plus efficace une
large proportion des maladies auxquelles l'homme est sujet, en agissant sur les
centres nerveux eux-mêmes, de façon à en modifier la vitalité ; et cette modification peut s'obtenir avec aisance et facilité, sans le secours de médicaments, par
l'application pratique des doctrines et de la méthode qu'il m'a paru convenable
de désigner collectivement sous le nom de « médecine névro-dynamique. »

J'ajoute ici la liste alphabétique des diverses maladies qui, comme je puis le
certifier, ont déjà été traitées avec succès par la méthode en question.

Amaurose.	Catarrhe.
Anasarque.	Céphalalgie.
Anémie cérébrale (Délire dans l').	Chlorose.
Anesthésie.	Choc.
Angine de poitrine.	Choléra.
Aphonie.	Chorée.
Apoplexie.	Colique.
» sanguine.	» biliaire (ou hépatique).
» séreuse.	» de plomb.
Ascite.	» néphrétique.
Asthme.	Congestion cérébrale.
Avortement.	» pulmonaire.
Borborygmes.	Convulsions.
Bronchite.	» chez les enfants.
Bronchorrhée.	Coma.
Cancer?	Coqueluche.

Coup de soleil.
Délire.
Delirium tremens.
Diabète.
Diarrhée.
Dysménorrhée.
Dysentérie.
Dyspepsie.
Eclampsie puerpérale.
Eczéma.
Embarras gastrique.
Enurésie.
Epilepsie.
Epistaxis.
Erythème.
Fièvre.
Flatulence.
Gargouillement intestinal.
Gastrodynie.
Grippe.
Hémicrânie (migraine).
Hémiplégie.
Hémoptysie.
Hémorrhagie.
    »   cérébrale.
    »   intestinale.
    »   pulmonaire.
    »   utérine.
Hémorrhoïdes.
Hoquet.
Hydropisie.
Hyperesthésie.
Hystérie.
Indigestion.
Inflammation.
Impuissance.
Insomnie.
Laryngisme.
Leucorrhée.
Mal de mer.
Manie.
Méningite cérébro-spinale.

Ménorrhagie.
Métrorrhagie.
Myélite.
Néphrite.
    »   (OEdème dans la)
    »   albumineuse,
    »   ascite.
Névralgie.
OEdème.
Paralysie sous diverses formes.
Parotidite.
Phthisie pulmonaire.
Pléthore cérébrale.
Pleurésie.
Pneumonie.
Prolapsus de la matrice.
Pyrosis.
Rétroversion utérine.
Rhumatisme.
Somnambulisme.
Spasme.
Stérilité.
Tétanos.
Tympanite.
Urticaire.
Utérus (Catarrhe de l').
    »   (Congestion de l').
    »   (Déplacement de l').
    »   (Engorgement de l').
    »   (Flexions de l').
    »   (Irritabilité de l').
    »   (Névroses de l').
Vertige.
    »   épileptique.
    »   stomacal.
Vomissement.
Vessie (Atonie de la).
    »   (Maladies de la).
    »   (Névralgie et spasme).
    »   (Paralysie de la).
    »   (Sus-contractilité de la)
Zona.

Note sur le traitement du croup

par le Dr LAHILLONNE (de Pau).

Cette courte note a pour objet d'appeler l'attention sur trois faits relatifs au traitement du croup. Je m'y renfermerai strictement dans ce qu'ils peuvent présenter de nouveau pour le traitement de cette horrible maladie.

Ces trois faits concernent trois enfants du sexe féminin, âgés de 3 ans 1/2, 2 1/2, 6 ans.

Pour la première (il s'agit de ma propre fille) les débuts de la maladie furent assez brusques, quoique d'un caractère peu inquiétant. Depuis deux jours l'enfant était triste, sans appétit; elle avait la peau chaude et sèche. Elle ne se plaignait point du cou, toussait un peu et d'une toux sèche; sa respiration était facile. Le jour de l'explosion du mal, l'enfant eut une faiblesse vers 11 heures, et perdit complétement la voix pendant que la respiration s'embarrassait graduellement. J'examinai l'arrière-gorge ; des fausses membranes d'un blanc éclatant, fortement adhérentes, s'étaient rapidement formées sur les amygdales. Je les arrachai avec une éponge rude imbibée d'une solution au 1/8 de nitrate d'argent. Mais la dyspnée fit des progrès, la toux devint complétement insonore, l'agitation de l'enfant de plus en plus inquiétante. Bientôt survint ce que j'appellerai *un premier accès de suffocation*. Un vomitif administré dès le matin avait beaucoup affaibli l'enfant, sans lui procurer le moindre soulagement. En raison de l'âge et de la faiblesse de constitution de la petite malade, je ne pouvais insister sur ce moyen. Je n'attendais aucun résultat de la trachéotomie ; l'idée seule de cette opération éveillait en moi un sentiment de répulsion que je ne saurais exprimer.

Avant de faire connaître le parti auquel je m'arrêtai, je dois dire que le premier malade que j'ai soigné au début de ma clientèle était un enfant atteint du croup. Il mourut, malgré tous mes soins, malgré l'opération ! Depuis cette époque, j'ai toujours songé à trouver un traitement qui permît de vaincre cet affreux mal. Or, j'habite un pays, une ville, Pau, chef-lieu des Basses Pyrénées, où le croup est une maladie excessivement rare, et il est arrivé que la malade sur laquelle j'ai appliqué pour la première fois le traitement qui va suivre, était ma propre fille, âgée de 3 ans 1/2. Ce traitement, je le recommande alors que l'enfant est menacé d'asphyxie par les membranes croupales, qu'on a épuisé l'action des vomitifs et des révulsifs limités (vésicatoires, sinapismes) et que la trachéotomie se présente comme l'*ultima ratio*, opération que les familles acceptent très difficilement et dont le pronostic n'est guère favorable au-dessous de l'âge de 6 ans. — Je reviens à l'observation. — Je fis préparer un bain (de 40° à 44° C.), renfermant une forte dose de farine de moutarde. J'y plongeai l'enfant, la tête et le cou enveloppés de linges mouillés froids, et hors de l'eau du bain. Je l'y laissai pendant 8 à 10 minutes, jusqu'à ce que sa peau fût rougie, sinapisée. Puis, la faisant soulever par un aide qui l'avait saisie sous les bras, les membres inférieurs encore plongés dans le bain chaud, je versai coup sur coup deux *brocs* d'eau froide sur la tête, la nuque, la colonne vertébrale. A ce moment, sous la puissance de l'action réflexe, *en présence de cet état congestif, carbonique, si je puis m'exprimer ainsi, de la moëlle allongée, du bulbe, vivement et subitement modifié par la douche froide,* l'enfant inspira profondément, expira, toussa avec force, et le courant d'air expiratoire entraîna au-dehors des fausses membranes dont la forme reproduisait celle des ramifications trachiales bronchiques. J'ai pu recueillir ces tubes, les examiner dans un verre d'eau, et me convaincre ainsi de la puissance du réflexe centrifuge m teur qui émanait de la moëlle. Ces réflexions physiologiques, sur lesquelles j'insiste ici, je les ai mûries plus tard. Mais, au moment du danger, je faisais purement et simplement le *traitement de l'asphyxie*, et ce traitement, je me permets de le recommander quelle que soit la cause qui la produise. Au sortir du bain, après la douche froide A LA MAIN, si je puis m'exprimer ainsi, j'enveloppai l'enfant dans des couvertures de laine, préalablement chauffées. Le calme se fit, la suffocation avait disparu. L'enfant put prendre du bouillon, du vin de champagne. Son corps se couvrit rapidement d'une sueur abondante, et elle s'endormit paisiblement, LA TÊTE ET LE COU RESTANT TOUJOURS ENTOURÉS DE LINGES FROIDS MOUILLÉS. Or, avant le bain, la température, prise dans le creux de l'aisselle, était de 39°; après le bain, elle descendit à 37°; le pouls devint perceptible, lent et régulier. Au bout de 3 à 4 heures, *au réveil*, la dyspnée reparut, augmentant graduellement. *jusqu'à un nouvel accès de suffocation*. Mais le bain, qui m'avait si bien réussi était prêt. J'y mis de nouveau l'enfant. *Mêmes effets physiologiques, mêmes résultats*. Le troisième bain fut séparé du second par un intervalle de temps plus considérable que celui qui s'était écoulé entre le 1r et le 2me bain. Je dois dire qu'avant le 2me bain, la fièvre était remontée au-dessus de 39°. Dans l'intention de diminuer la fièvre et par contre l'épaisseur des membranes croupales, j'administrai par de petits lavements, de 2 en 2 heures, 2 à 3 grains de sulfate de quinine. (Il ne faut pas donner plus de 15 grammes d'eau par 0,05 de quinine, si l'on veut que l'absorption soit rapide et complète par le rectum). Or, au bout de sept bains, administrés pendant un laps de temps de 57 heures, *le mal était vaincu*. La fièvre avait disparu. L'enfant respirait facilement; mais sa toux sèche *restait insonore*, la déglutition des liquides était devenue plus difficile. Les boissons qu'elle consentait à prendre, avec une certaine avidité même, après les bains, elle faisait des difficultés pour les accepter alors que la respiration était devenue libre. Mais le succès était certain. Cependant il s'écoula de six à sept semaines avant que la voix revînt, avant que la déglutition des liquides s'opérât sans répugnance de la part de l'enfant. Depuis cette époque, la santé a été excellente, à peine interrompue par quelques angines catarrhales, amygdalites sans gravité. Cette enfant a atteint sa 8e année et se porte fort bien.

Tel est le premier fait. Une année plus tard environ, je fus appelé auprès de la seconde malade par mon confrère M. le Dr de Voogt, qui m'avait assisté dans le premier cas. Nous fîmes le même traitement; nous eûmes le même succès. L'enfant n'avait que 2 ans et demi. Quatre bains suffirent pour vaincre le mal.

C'est enfin l'année dernière que j'ai eu l'occasion de soigner la 3e malade. (Le croup est fort heureusement une maladie très rare à Pau et aux environs). Je n'ai pas suivi les débuts de la maladie. L'enfant était âgée de 6 ans. J'ai été appelé au moment où le médecin traitant, un chirurgien distingué, ne voyait de ressources que dans la trachéotomie. Six bains, dans l'espace de 50 heures environ, ont suffi pour vaincre le mal.

Je dois être sobre de remarques en présence de ces cas, au nombre de 3 seulement. On me permettra cependant un simple rapprochement que voici : Dans le traitement de la fièvre typhoïde par l'eau froide, on donne des bains en nombre variable, suivant les cas. Or les bains, non-seulement diminuent la chaleur fébrile, mais encore maintiennent les fonctions de la peau, l'intégrité des réflexes qui influent sur la circulation du cœur en partant du tégument, alors que les lésions de la muqueuse intestinale troublent des réflexes circulatoires centripètes dont cette membrane est le point de départ.

Dans le traitement que je propose, les bains déterminent un travail considérable du côté de la peau; le résultat de ce travail est de soulager l'excrétion, l'inhalation pulmonaires, et par contre d'assurer le jeu des réflexes circulatoires et respiratoires.

Je me résume en disant que ce mode de traitement soutient les forces des malades, permet de les alimenter, abaisse la chaleur fébrile du processus, enraye la production des fausses membranes, et augmente l'énergie des réflexes de la respiration et du cœur.

Ces conditions meilleures, obtenues rapidement, in extremis, par des moyens simples, facilement réalisables et acceptés avec empressement par les familles frappées de l'évidence par les premiers résultats, ces conditions, dis-je, contribuent à assurer le succès de la trachéotomie s'il faut définitivement y recourir.

———

Quelques mots sur la Rage spontanée.

par le Dr Putégnat (de Lunéville).

———

> *Non debemus adhærere omnibus quæ legimus et audimus; sed attentè debemus majorum dicta et verba examinare ut addamus et corrigamus quæ errata sunt* (Roger Bacon).
>
> L'honneur de notre science se trouve lésé lorsque nous avons pour l'opinion des autres une déférence si aveugle qu'elle nous empêche de nous servir de notre propre jugement, et de déclarer avec liberté le résultat de notre expérience (Pott).

Est-il possible d'admettre, chez le chien, le développement spontané et instantané du virus rabique, localisé dans la salive?

Un chien peut-il, dans certaines circonstances, déterminer la rage par la morsure, et continuer, à partir de ce moment comme auparavant, à jouir d'une santé parfaite?

Tels sont les problèmes que je vais essayer d'élucider, encouragé que je suis par cette maxime de Malgaigne : « La science est, avant tout, l'œuvre du temps et, à ce titre, elle est l'œuvre de tous, » et guidé par celle-ci, empruntée à J. Simon : « Ne rien recevoir en sa créance qui ne paraisse clairement et évidemment vrai (1). »

Ces problèmes, bien des fois abordés par des observateurs consciencieux, sont tellement difficiles à résoudre, et cependant d'un si grand intérêt humanitaire, que le lecteur voudra bien, je l'espère du moins, excuser ce modeste travail arrivant après des écrits dus à des savants, en tête desquels on voit M. le professeur H. Bouley, et M. le docteur S. Brouardel, auteurs des articles *Rage*, *Rage chez l'homme*, dans le « Dictionnaire encyclopédique des sciences médicales (2), » dont l'ensemble constitue une véritable monographie.

Quelque puisse être le résultat de ce mémoire, fondé principalement sur une observation recueillie par moi-même et avec beaucoup d'attention, j'ose penser que tout lecteur connaissant cette sentence de Baglivus : *Quæ sensus demonstrat, nulla ætas, nulla auctoritas infirmare potest*, le recevra comme le louable effort d'un médecin zélé pour sa profession et ami de l'humanité, et en excusera les affirmations.

———

(1) *La Religion naturelle*, édition de 1856, p. 459.
(2) Troisième série, t. II, pp. 55 à 246.

Bien certainement, j'aurai heureusement atteint mon but ou je me croirai satisfait, si mon travail, quelque mince qu'il soit, peut contribuer en quelque chose à éclairer les praticiens; à détruire des opinions pernicieuses; à donner une notion plus exacte sur certains points de l'étiologie de la rage virulente; et si, ne m'asservissant à aucune hypothèse et à aucune autorité, je parviens à confirmer, par l'étude des nombreux écrits et, principalement, par une observation sur l'authenticité de laquelle on ne doit avoir aucun doute, certaines découvertes qui n'ont pas encore été suffisamment sanctionnées par l'expérience.

Voici le curieux fait de rage, que j'ai observé avec tout le soin dont il est digne. Cette observation mérite la sérieuse attention de MM. les vétérinaires et les médecins, parce que, suivant un axiome de Zimmerman, « une observation faite avec justesse conduit à des conclusions également justes (1). » Elle a été citée et commentée par presque tous les auteurs qui écrivent sur la rage spontanée.

Le 1 janvier 1867, à dix heures du matin, Nicolas Gadon, âgé de neuf ans et demi, d'une robuste constitution, demeurant chez son père, charron au n° 106 du faubourg de Viller, à Lunéville, est mordu, à l'avant-bras gauche, par un chien de haute taille, chassé à coups de bâton du fond de l'allée d'une maison de la rue de Viller, située en face du magasin militaire, où s'était réfugiée une chienne en folie, qu'il poursuivait avec ardeur et qui avait une nombreuse suite de prétendants, petits et grands, tous plus ou moins irrités et passionnés.

Appelé immédiatement, je reconnais à ce petit garçon deux plaies, ayant chacune quatre centimètres de longueur, situées à l'avant-bras gauche : l'une au niveau de l'articulation radio-humérale, l'autre du côté opposé.

Le chien, qu'on me dit connaître et que le petit blessé me montre se promenant dans la rue, étant bien portant, selon le dire des assistants et comme les six mois suivants le prouvèrent, je fais un simple pansement, ne me préoccupe pas de l'avenir et déclare qu'une seconde mienne visite me semble inutile.

Le 18 février suivant, dans la soirée, la mère de Nicolas Gadon vient chez moi, me demander quelques conseils pour lui, me disant que, depuis la veille au soir, où promptement il a parcouru à pied environ dix kilomètres, il se plaint continuellement d'une grande lassitude et que, dans ce moment, il est agité d'une espèce de délire et accuse un mal de tête.

Je conseille deux sangsues derrière chaque oreille, de l'eau froide sur la tête, un pédiluve sinapisé, un lavement laxatif, une tisane rafraîchissante, la diète, le repos au lit, et de maintenir la tête élevée sur un oreiller de crin végétal.

Malgré ce traitement, exécuté soigneusement, la position de ce petit garçon s'aggravant, le frère du malade vient me chercher à cinq heures du matin.

Je trouve Nicolas Gadon, qui me reconnaît et me tend la main, se plaignant d'un violent mal de gorge, poussant des cris extraordinaires, ayant des grincements de dents et des convulsions.

Tout d'abord, je persiste *in petto* à diagnostiquer une méningite aiguë ; mais bientôt je tombe dans le doute et enfin je reconnais, aux symptômes suivants, la rage, que je n'avais point encore vue :

Constriction pharyngienne ; salivation très-abondante ; bouche ouverte et langue pendante ; horreur de l'eau, du vin, de la tisane et de tout liquide, de la lumière, du brillant d'une glace et de celui des verres de mes lunettes ; frayeurs et tressaillements à tout instant, au moindre bruit et à l'aspect des hommes (son père, son frère et moi), qui sont dans la chambre ; mouvements convulsifs extra-

---

(1) *Traité de l'Expérience.* livre IV, chapitre V, et livre V, chapitre II.

ordinaires; cris perçants et plaintifs et même espèce de hurlement; strabisme, tantôt supérieur, tantôt inférieur ou interne ou externe; tranquillité pendant quelques minutes; puis subitement, des frayeurs, des soupirs, des cris, des sanglots et des convulsions, pendant lesquelles plusieurs personnes maintiennent difficilement le malheureux.

Gadon, qui a conservé son intelligence, reconnaît bien les personnes qui sont dans sa chambre et, dans l'intervalle de ses crises, leur adresse la parole et répond sensément à leurs questions.

A neuf heures, les convulsions sont plus fortes, plus effrayantes; les envies de mordre s'annoncent, mais le patient se retient comme il le dit lui-même. Les symptômes d'asphyxie apparaissent : les pieds, les mains et les lèvres deviennent bleuâtres, les yeux cernés, la figure bouffie.

Pas de délire, mais crainte d'un empoisonnement qu'il croit conseillé par moi, et conscience d'une mort prochaine.

A onze heures, salivation plus abondante, facies terreux, convulsions plus effrayantes, extrémités froides. La figure est horrible; la bouche, grimaçante, béante, est remplie d'écume; les pupilles sont dilatées. L'intelligence est encore intacte entre les crises. L'horreur du bruit le plus léger, de l'air, des liquides, de la lumière et des objets brillants, subsiste toujours. La prostration est très grande. Dans l'intervalle des accès, Gadon, dont les mouvements volontaires des membres sont paralysés, tient le dos tourné vers le jour et le tronc incliné en avant; il soutient avec peine sa tête qui est penchée en avant.

C'est dans un de ces moments qu'il peut enfin, après de nombreuses tentatives, me montrer le dessous de sa langue, où je ne remarque rien de particulier, et qu'il me permet d'examiner les deux cicatrices de son coude gauche, qui sont violacées et peut-être un peu tuméfiées.

Gadon me remercie des soins que je lui donne et témoigne un profond chagrin à l'aspect du désespoir de ses parents, auxquels j'ai révélé le nom de sa maladie.

Je le quitte dans ce moment où le pouls est presque insensible, annonçant à la famille une fin très prochaine.

A midi, c'est-à-dire vingt minutes après mon départ, Nicolas Gadon meurt doucement, à la suite d'une horrible convulsion générale, pendant laquelle il a été tourmenté par des envies de mordre et il a eu des évacuations involontaires d'urine et de matière fécale.

A deux heures, le cadavre exhale déjà une forte odeur de putréfaction, et les membres, tièdes encore, commencent à devenir raides (1).

J'avoue n'avoir point osé faire la nécropsie de Gadon, car alors je ne savais pas que l'autopsie d'un individu mort de la rage ne fût pas plus dangereuse que celle d'un autre cadavre, parce que, en 1837, pour avoir pratiqué, malgré le conseil de quatre de mes collègues, et même avec des précautions très-grandes, l'ouverture d'un enfant mort d'une gangrène générale, je fus atteint d'une maladie douloureuse et dangereuse, qui me retint sur mon lit durant trois mois.

Avant de tirer de cette observation la solution logique de chacun des problèmes soulevés dans ce travail, je dois voir si Gardon a eu la rage ou, autrement dit, si réellement il est mort de la rage.

---

(1) Cette observation, si intéressante à plusieurs points de vue et que je rapporte avec quelques variantes à la page 237 d'un roman intitulé : *Aventures d'un médecin* (Paris, Ernest Leroux, éditeur), a été adressée, en 1867, à l'Académie de médecine de Paris. La Commission, composée de Jolly. Rayer et Renault, nommée pour en rendre compte, n'a point fait de rapport.

Cette question préliminaire est d'une haute importance, car — et qui pourrait le croire après la lecture attentive de mon observation ? — la rage, chez le petit Gadon, n'est pas démontrée aux yeux de quelques cliniciens sceptiques; ce qui me rappelle cette sentence de Boerhaave : « *Quæ sensus demonstrat, nulla ætas, nulla* » *auctoritas infirmare potest, nisi sceptici impugnare,* » et celle-ci de Deslandes : « Il faut savoir démêler la vérité des vraisemblances, la certitude des probabilités, » l'évidence des fausses lueurs qui n'ont qu'un éclat passager (1). »

Voici ce que disent MM. Valleix et Lorain (2) :

« M. Putegnat, de Lunéville, a observé un cas de rage mortelle, communiquée » à un enfant par la morsure d'un chien qui n'était pas enragé, mais seulement » furieux. On ne peut nier l'exactitude du fait; mais n'est-ce pas là une de ces » hydrophobies non rabiques causées par la frayeur? »

Avant d'aller plus loin, que le lecteur remarque ceci : MM. Valleix et Lorain, après avoir écrit que le chien était « seulement furieux, » se demandent si sa maladie n'était pas un résultat de la *frayeur.* Singulière façon de faire de la science, surtout quand on voit que le chien, effrayé et furieux, éprouvait de la douleur et était surexcité par un extrême désir génital, interrompu ou non satisfait, et quand on confond la rage avec l'hydrophobie non rabique!

Écoutons maintenant M. H. Bouley (3) :

« Dans l'observation de M. Putégnat, dit ce savant, il ne semble pas contestable » que la morsure subie par l'enfant ait été le point de départ de la maladie à » laquelle il a succombé Mais cette maladie était-elle la rage ou n'en avait-elle » que les apparences? Et, si c'était la rage, n'était-il pas possible que l'enfant eût » subi une autre morsure sans qu'on l'ait su? On est bien obligé de poser ces » questions, tant il répugne à la raison d'admettre le développement instantané » d'un virus éphémère qui, naisssant sous l'influence de la colère, disparaîtrait » avec elle. »

Bien certainement malgré le doute exprimé par MM. Valleix et Lorain, Nicolas Gadon a eu la véritable rage et point une hydrophobie rabique; Hippocrate, merci ! Quoique petit et obscur praticien, je sais distinguer la rage contagieuse de l'hydrophobie que j'ai vue une fois mortelle, sous la forme intermittente pernicieuse; et deux miens collègues, MM. les docteurs Gueury et Tomassin ont donné, comme moi, le nom de rage à la maladie de Gadon.

Bien certainement Nicolas Gadon est mort de la rage et non, suivant la supposition de M. Bouley, d'une maladie (hydrophobie, convulsions, tétanos, etc), ayant les apparences de la rage.

Outre l'affirmation des trois docteurs qui ont vu, interrogé et examiné avec soin le jeune garçon, outre l'ensemble des symptômes, voici d'autres renseignements qui éclairent suffisamment le diagnostic.

D'abord, il y a eu morsure d'un chien, quarante huit jours avant l'apparition des symptômes rabiques, donc une incubation de virus, ce qui a toujours lieu lorsque le virus est inoculé.

L'explosion des accidents symptomatiques s'est montrée aussitôt après un excès de fatigue; or on sait que divers auteurs, ainsi Portal (4), M. Brouardel (5), etc., disent que, parmi les causes qui hâtent l'apparition des symptômes de la rage inoculée ou qui couve, il faut compter les travaux pénibles, etc.

---

(1) *Histoire de la Philosophie,* tome III.

(2) *Guide du médecin praticien,* 187), t. **V**, p 932.

(3) L. c., t II, p. 89

(4) *Observations sur la nature et le traitement de la rage.* Alençon, 1780.

(5) *Dictionnaire encyclopédique des sciences médicales,* l. c., p. 205.

ordinaires; cris perçants et plaintifs et même espèce de hurlement; strabisme, tantôt supérieur, tantôt inférieur ou interne ou externe; tranquillité pendant quelques minutes; puis subitement, des frayeurs, des soupirs, des cris, des sanglots et des convulsions, pendant lesquelles plusieurs personnes maintiennent difficilement le malheureux.

Gadon, qui a conservé son intelligence, reconnaît bien les personnes qui sont dans sa chambre et, dans l'intervalle de ses crises, leur adresse la parole et répond sensément à leurs questions.

A neuf heures, les convulsions sont plus fortes, plus effrayantes; les envies de mordre s'annoncent, mais le patient se retient comme il le dit lui-même. Les symptômes d'asphyxie apparaissent : les pieds, les mains et les lèvres deviennent bleuâtres, les yeux cernés, la figure bouffie.

Pas de délire, mais crainte d'un empoisonnement qu'il croit conseillé par moi, et conscience d'une mort prochaine.

A onze heures, salivation plus abondante, facies terreux, convulsions plus effrayantes, extrémités froides. La figure est horrible; la bouche, grimaçante, béante, est remplie d'écume; les pupilles sont dilatées. L'intelligence est encore intacte entre les crises. L'horreur du bruit le plus léger, de l'air, des liquides, de la lumière et des objets brillants, subsiste toujours. La prostration est très grande. Dans l'intervalle des accès, Gadon, dont les mouvements volontaires des membres sont paralysés, tient le dos tourné vers le jour et le tronc incliné en avant; il soutient avec peine sa tête qui est penchée en avant.

C'est dans un de ces moments qu'il peut enfin, après de nombreuses tentatives, me montrer le dessous de sa langue, où je ne remarque rien de particulier, et qu'il me permet d'examiner les deux cicatrices de son coude gauche, qui sont violacées et peut-être un peu tuméfiées.

Gadon me remercie des soins que je lui donne et témoigne un profond chagrin à l'aspect du désespoir de ses parents, auxquels j'ai révélé le nom de sa maladie.

Je le quitte dans ce moment où le pouls est presque insensible, annonçant à la famille une fin très prochaine.

A midi, c'est-à-dire vingt minutes après mon départ, Nicolas Gadon meurt doucement, à la suite d'une horrible convulsion générale, pendant laquelle il a été tourmenté par des envies de mordre et il a eu des évacuations involontaires d'urine et de matière fécale.

A deux heures, le cadavre exhale déjà une forte odeur de putréfaction, et les membres, tièdes encore, commencent à devenir raides (1).

J'avoue n'avoir point osé faire la nécropsie de Gadon, car alors je ne savais pas que l'autopsie d'un individu mort de la rage ne fût pas plus dangereuse que celle d'un autre cadavre, parce que, en 1837, pour avoir pratiqué, malgré le conseil de quatre de mes collègues, et même avec des précautions très-grandes, l'ouverture d'un enfant mort d'une gangrène générale, je fus atteint d'une maladie douloureuse et dangereuse, qui me retint sur mon lit durant trois mois.

Avant de tirer de cette observation la solution logique de chacun des problèmes soulevés dans ce travail, je dois voir si Gardon a eu la rage ou, autrement dit, si réellement il est mort de la rage.

____

(1) Cette observation, si intéressante à plusieurs points de vue et que je rapporte avec quelques variantes à la page 237 d'un roman intitulé : *Aventures d'un médecin* (Paris, Ernest Leroux, éditeur), a été adressée, en 1867, à l'Académie de médecine de Paris. La Commission, composée de Jolly, Rayer et Renault, nommée pour en rendre compte, n'a point fait de rapport.

Pour moi donc, qui ai vu de mes propres yeux, le petit Gadon est mort le 18 février de la rage inoculée par la morsure du chien de Chailly, faite le premier janvier.

Telle est ma conviction intime, que nulle objection ne peut et ne pourra détruire ni même ébranler, parce qu'elle est basée sur un fait authentique et scrupuleusement observé : aussi ai-je le droit de dire, attendu que je le pense : *Nulla œtas, nulla auctoritas hanc affirmationem infirmare potest, nisi sceptici impugnare.*

Est-il indispensable d'ajouter que, longtemps avant la morsure de Gadon, il n'y a pas eu de cas de rage à Lunéville, et qu'on n'y a pas entendu parler de cette maladie pendant l'année qui a suivie la mort de ce jeune garçon ?

Du moment donc que le petit Gadon est mort de la rage, inoculée par la seule morsure du chien de Chailly, nécessairement il faut admettre, en vertu de cet adage : *Qui nil habet nihil potest dare,* que la salive de ce chien, au moment où celui-ci blessait le garçon, contenait du virus rabique.

Tel est un nouveau point incontestable.

Mais alors, comment donc le chien de Chailly, indemne du virus rabique jusqu'au premier janvier, à dix heures du matin (et même depuis pendant six mois, comme nous le verrons plus loin), a-t-il eu subitement, au moment où il mordait Nicolas Gadon, la funeste propriété de pouvoir transmettre le virus de la rage, par l'inoculation de sa salive, dans les plaies faites avec ses dents ? Autrement dit : qu'elle a pu être l'étiologie de ce virus, développé spontanément ou sans inoculation, instantanément, et localisé passagèrement dans la salive ?

Me voici, comme on le voit, en face de plusieurs points, très-importants, de l'histoire de la rage canine, sur lesquels, dans l'art vétérinaire et la médecine humaine, on n'est point d'accord aujourd'hui.

J'ai dit la race canine, car maintenant, malgré les affirmations de Cælius-Aurelianus, de F. Hoffmann, malgré celles de Salius Diversus, de Boerhaave, de Malpighi, de Pouteau et de beaucoup d'autres, la rage virulente, je ne dis point l'hydrophobie, ne naît pas spontanément chez l'homme, mais résulte toujours, en tout temps et en tout lieu, de l'inoculation de son virus.

Parmi les observateurs modernes, qui nient, et avec toute raison, la spontanéité de la rage virulente chez l'homme, je dois me contenter, vu le plan modeste de ce travail, de citer Villermé et Trolliet (1), les auteurs du Compendium de médecine pratique (2), le professeur Requin (3), Valleix et Lorain (4).

Ainsi, voilà un second fait axiome qui, démontrant l'impossibilité absolue de la spontanéité de la vraie rage chez l'homme, prouve que le petit Gadon, puisqu'il est réellement mort de cette maladie, a été inoculé par le virus rabique d'un chien que je dis, et comme je vais le prouver, avoir été spontanément, instantanément et passagèrement, en jouissance du virus rabique, localisé.

Voyons maintenant les motifs qui me font admettre, avec une profonde conviction, le développement instantané, spontané du virus de la rage, chez le chien du jardinier Chailly; nous donnerons ensuite ceux qui nous font penser que ce virus est resté localisé passagèrement dans la salive de ce chien.

On le reconnaît, ces points de l'histoire de la rage sont d'une haute importance; aussi ont-ils, surtout le premier, fixé la sérieuse attention de nombreux vétérinaires et médecins et feront-ils excuser les quelques détails dans lesquels je me sens forcé d'entrer.

---

(1) *Dictionnaire des sciences médicales,* t. XLVII, p. 45.
(2) Tome VII, p. 292.
(3) *Éléments de pathologie interne,* t. III, p. 377.
(4) *Guide du médecin praticien,* t. V, p. 932.

Tout d'abord, je dois citer les noms des observateurs qui admettent la spontanéité de la rage virulente chez le chien, de ceux qui la nient ; et de ceux qui me
paraissent être dans le doute.

Le plan de mon travail ne me permettant pas un article bibliographique bien
étendu, à plus forte raison complet, ce qui d'ailleurs serait au-dessus de mes
forces, je vais seulement donner quelques noms, pris, surtout et avec intention,
dans les auteurs contemporains.

Parmi les observateurs qui admettent le développement spontané de la rage
virulente chez le chien, outre ceux que déjà j'ai indiqués, je nommerai les suivants : Van Swieten, qui a écrit cette phrase : *Canes videntur frequentissime in
rabiem incidere à causis internis* (1), Bourgelat, Chabert (2), Huzard, Villermé
et Trolliet (3), Mondeville (4), Capelle (5), Fleming (6), Rochoux (7), Youatt (8),
Toffoli (9) et Putégnat (10). Je nommerai encore : Renault (11), Donat Matton (12),
Tardieu (13), Decroix (14), Leblanc, père et fils (15), Percheron (16), Felizet (17) et
P. Simon, qui a écrit cette phrase : « Aujourd'hui j'ai la conviction profonde que
› la rage naît sontanément chez le chien (18).

Parmi les observateurs qui se prononcent contre le développement spontané
de la rage chez le chien, j'en citerai seulement quelques-uns pris dans les contemporains : Delabère-Blaine (19), Boudin (20), le professeur Saint-Cyr (21), le
professeur Trasbot (22), MM. Bourrel (23), Tabourin (24), Weber (25).

Parmi les observateurs modernes ou tout-à-fait contemporains, qui semblent

---

(1) L. c., t, III, p. 537.

(2) *Réflexions sur la rage*, 1778.

(3) L. c.

(4) Thèse de Paris, 1821.

(5) *Archives générales de médecine*, 1826.

(6) *Edinburg and Surgical Journal*, 1841.

(7) *Répertoire général des sciences médicales*, t. XXVII, p. 184.

(8) *Recueil de médecine vétérinaire pratique*, mars 1867, p. 222.

(9) *Mémoire sur la rage canine*, 1843.

(10) *Journal de méd. de Bruxelles*, décembre 1847. Ce travail a été reproduit, en 1860,
par la *Gazette hebdomadaire de médecine* ; dans les ouvrages de Requin, de Valleix et
Lorain ; dans un mémoire de M. Decroix ; dans différents thèses, articles et dictionnaires,
puis encore dans un roman, intitulé : *Aventures d'un médecin*, publié par le docteur
Putégnat, chez Ernest Leroux, éditeur de Paris.

(11) *Recueil de médecine vétérinaire pratique*, 1852.

(12) Thèse. Strasbourg. 1862.

(13) *Dictionnaire d'hygiène publique et discussions académiques*, 1863.

(14) *Abeille médicale*, 1863. *Bulletin de la société centrale de médecine vétérinaire*,
1874, p. 118.

(15) *Documents pour servir à l'histoire de la rage*, 1873, etc.

(16) *Recueil de médecine vétérinaire pratique*, 1874, p. 488.

(17) Même journal, février 1875, p. 89.

(18) Même journal, 1874, p. 29.

(19) *Pathologie canine*. Traduction de DELAGUETTE. Paris, 1828.

(20) *Annales de médecine et de chirurgie militaires*, 1862.

(21) *Journal de l'École vétérinaire de Lyon*, 1866.

(22) *Société centrale de médecine vétérinaire*, séance du 11 juin 1873.

(23) *Traité complet de la rage chez le chien et le chat*, 1874.

(24) *Spontanéité des maladies contagieuses. Recueil de méd. vétér. pratique*, 1874.
n° de mai, p. 322.

(25) *Bulletin de la société centrale de médecine vétérinaire*, 1874, p. 93.

douter du développement spontané de la rage, chez le chien, je nommerai : Reynal (1), N. Bouley (2), Piétrement (3).

Les opinions de ces vétérinaires, surtout celle de M. le professeur Bouley qui jadis admettait la spontanéité, sont si importantes que je ne puis hésiter à les rappeler ici.

M. Reynal n'hésite pas à déclarer que « La part de la spontanéité sur le dévelop-
» pement de la rage est des plus minimes (une chose minime existe, soit dit en
» passant), car les enquêtes les plus minutieuses auxquelles nous nous sommes
» livré (dit-il), pour reconnaître l'origine de plus de deux mille cas de rage canine,
» nous ont fait reconnaître que tous, à part quelques exceptions pour lesquelles le
» doute était commandé, se rattachaient à l'inoculation par morsure ; nous sommes
» donc porté à conclure que nous ignorons à peu près tout, pour ce qui concerne
» l'étiologie de la rage spontanée. »

Voici ce que pense aujourd'hui M. le professeur Bouley : « La rareté excessive
» des cas de rage spontanée (donc celle-ci existe, soit encore dit en passant), rela-
» tivement à la fréquence des circonstances qui sont réputées efficaces à les faire
» naître, ne témoigne-t-elle pas, à elle seule, que cette efficacité est au moins
» douteuse ! »

Pour dire toute la vérité, ajoutons que, quelques lignes plus bas, M. Bouley avoue s'être rallié à l'opinion de M. Boudin, autrefois combattue par lui, opinion qui n'admet pas la spontanéité de la rage virulente chez le chien.

Ces variations donnent, ce me semble, beaucoup à réfléchir.

M. Piétrement s'exprime ainsi : « Il paraît donc permis d'admettre la possibilité
» de l'évolution spontanée de la rage, jusqu'à ce que l'étiologie mieux connue de
» cette affection soit venue nous donner, sur cette question, des documents plus
» précis et plus concluants que ceux dont nous pouvons disposer aujourd'hui. »

Dans la séance du 11 juin 1873, de la Société centrale de médecine vétérinaire de Paris, M. Piétrement a dit : « S'il n'est pas démontré scientifiquement que la
» rage se développe encore spontanément, il n'est pas davantage prouvé qu'elle
» n'apparaît plus spontanément ; il me paraît donc permis d'admettre l'évolution
» spontanée de la rage. »

On le voit, plus ce vétérinaire avance, moins l'évolution spontanée de la rage canine lui semble douteuse, dans certaines circonstances.

Maintenant que j'ai fait connaître les trois opinions qui règnent sur la possibilité du développement spontané du virus rabique, dans la race canine, après avoir démontré clairement, à ceux qui ne sont pas systématiques, que Nicolas Gadon est mort de la rage qui lui a été inoculée par la morsure du chien de Chailly, indemne du virus rabique un peu avant la morsure (et même après pendant six mois), il me reste à rechercher comment ce chien a pu gagner son privilège si funeste au petit Gadon. Autrement dit, il me faut rechercher quelles influences ou quelles circonstances ont pu, subitement et même passagèrement, produire, dans sa base, le virus rabique, lequel, introduit dans une plaie de morsure, a transmis la vraie rage au jeune Gadon.

Cet examen, écourté comme l'ordonne la place de ce modeste mémoire, suffira cependant à faire voir, non seulement ce qui déjà est de toute évidence, la trans-mission du virus rabique à Nicolas Gadon, par la morsure du chien de Chailly ; mais aussi lesquels sont dans le vrai, de ceux qui admettent, dans certaines circon-

---

(1) *Traité de la police sanitaire.*

(2) *Dictionnaire encyclopédique des sciences médicales,* l. c., p. 81 et *Recueil de médecine vétérinaire pratique,* 1874, p. 329.

(3) Même journal, 1874, p. 126.

stances, la spontanéité du développement du virus de la rage, chez le chien, ou de ceux qui la nient absolument, en tous lieux, temps et circonstances.

« Mais, pourquoi donc la rage ne se produirait-elle pas spontanément chez le » chien? dit M. Simon (1). Est-ce que, dans l'échelle animale, chaque race ne » possède pas le triste privilège de donner naissance à des maladies particulières, » sous l'influence de causes déterminées? Est-ce que la morve et le farcin ne se » développent pas spontanément chez le cheval, et n'ont point, comme la rage, le » funeste privilège d'être transmissibles à l'homme? »

Parmi les nombreuses causes auxquelles les observateurs, modernes et anciens, attribuent le développement spontané de la rage virulente chez le chien, les plus importantes vont seules m'occuper, parce qu'elles se rencontrent dans mon observation.

Je passerai donc sous silence les influences climatériques; celles des saisons, de la soif, de la faim, de l'alimentation, du sexe, de l'âge et de la race. Je ne m'arrêterai que sur celles dites : *Frayeur, Douleur, Colère, Orgasme génital.*

Remarquons tout d'abord que le chien de Chailly, reconnu hargneux, d'un naturel méchant, c'est-à-dire, vulgairement, rageur (circonstances qu'il ne faut pas oublier), a subi en même temps la frayeur, la douleur, la colère et la furie vénérienne non-satisfaite.

En effet, au moment où il est réfugié au fond d'une allée obscure, et qu'il juge propice à la satisfaction de son extrême désir vénérien, il est effrayé subitement, à la vue d'un homme muni d'un manche à balai. Presque en même temps, il éprouve de la douleur sous les coups qu'il reçoit et une furieuse colère d'être ainsi troublé, alors qu'il commence à sentir la suprême jouissance après laquelle il a couru pendant des heures, pour laquelle il a enduré plusieurs horions et coups de dents, précédés de menaces et impitoyablement administrés par quelques-uns des nombreux et passionnés adorateurs de la chienne en rue.

Frayeur. Elle ne contribue pas seulement à faire apparaître brusquement les symptômes de la rage virulente qui couve chez l'homme, à la suite de l'inoculation produite par la morsure d'un chien enragé mais encore au développement spontané d'un virus rabique, chez le chien.

Parmi les faits cités à l'appui de ce point de l'étiologie de la rage du chien, je donnerai le suivant, que MM. Laquerrière et Decroix rapportent d'après H. Bouley qui, lui-même, l'a emprunté à Flemming.

Un petit chien, dormant en wagon, fut brusquement éveillé par le bruit strident d'un train qui passait en sens contraire. Dès ce moment il se mit à pousser des hurlements extrêmes; les symptômes de la rage se développèrent et le lendemain le chien mourut de cette affection.

Mais, dira peut-être M. H. Bouley, qui oserait affirmer que ce chien, au moment où il fut subitement effrayé, ne couvait pas la rage, inoculée auparavant?

A cette objection, je répondrai : toute cause, même désespérée, trouve un habile avocat pour la défendre, et l'on voit la frayeur blanchir subitement les cheveux.

Douleur. M. le professeur Tardieu parle d'un chat, devenu enragé à la suite de la douleur que lui avait infligée une large brûlure.

Ce fait, quoique donné comme authentique, est contesté par M. Bouley, parce que, dit ce professeur, la rage s'est développée instantanément, parce que la douleur ne rend pas enragés les animaux, torturés dans les amphithéâtres.

Je reviendrai sur ces deux points de l'étiologie du virus de la rage, chez le chien.

Colère. Parmi les causes que les observateurs anciens et modernes indiquent comme des plus capables de produire la spontanéité de la rage virulente chez le chien, on cite la colère extrême.

F. Hoffmann a écrit cette phrase : « *Rabies extrema et continua irascentia*

---

(1) *Recueil de médecine vétérinaire*, 1874, p. 30 du numéro de janvier.

est (1). Pouteau (2), Sauvages (3), Chabert (4) admettent cette cause.

M. Bouley, dans son article *Rage* du « Dictionnaire encyclopédique des sciences médicales (5) » ne reconnaît pas cette cause de la rage spontanée dans le fait de M. Tardieu.

Voici ses raisons : la rage s'est développée subitement ; un pareil fait est très-exceptionnel et il contraste, par sa rareté, de même que ceux où l'on admet la douleur comme pouvant produire la spontanéité de la rage canine, avec le cas fréquent où la rage trouverait l'occasion de se développer si le fureur était efficace à la produire.

Disons d'abord que cet argument, auquel je répondrai, est emprunté à Trolliet, qui l'a exposé en ces termes : « Si les morsures des animaux furieux étaient une cause de rage, les chiens, etc., qui se battent avec acharnement, se la donneraient souvent par les blessures qu'ils se font (6).

On le reconnaît : M. le professeur Bouley, pas plus que Rochoux et Trolliet, n'ajoute confiance, *ici*, à cette maxime de Zimmerman : « On ne voit que trop souvent, dans les maladies, des particularités très singulières (7). »

Je ferai remarquer cependant que M. Bouley, dans ce cas, n'ose pas nier la possibilité du développement spontané et instantané du virus rabique, puisqu'il déclare « qu'un pareil fait est très exceptionnel. » Cet aveu est bon à conserver ; c'est un soupir de la conscience.

Orgasme génital. Commençons par rappeler un fait bien connu : c'est une altération spéciale de la chair de quelques animaux pendant le rut. Qui ne sait aussi que la chair de certains poissons, notamment du barbeau, à l'époque du frai, peut être un aliment dangereux ?

La passion vénérienne, que les anciens désignaient sous le nom d'*œstrum venereum*, a été signalée par Cœlius Aurelianus (8), par J. Hildenbrand et Roserus (9), comme une cause pouvant engendrer la rage non inoculée ou spontanée chez le chien.

Depuis lors, de nombreux observateurs ont cité des faits à l'appui de cette opinion. Parmi eux, je nommerai seulement Gorry (10), Capelle et Greve (11), Toffoli (12), Bachelet et Froussard (13), MM. Leblanc père et fils (14), Fitte (15) et Simon (16).

MM. Bachelet et Froussard soutiennent (opinion un peu exagérée) que la cause de la rage réside uniquement, lorsque celle-ci est spontanée, dans la privation de la fonction génératrice.

---

(1) L. c., *Pars secunda*, p. 193, § VI.

(2) *Essai sur la rage*.

(3) *Nosologie*. 1771, t. II, p. 704.

(4) *Réflexions sur la rage*.

(5) L. c., p. 90.

(6) L. c., p. 49.

(7) *Traité de l'Expérience*, livre I, chapitre III.

(8) L. c., p. 219, c. IX.

(9) Voir Sprengel, *Histoire de la médecine*, t. VI, p. 419.

(10) *Journal de médecine de Corvisart*, 1807, t. III.

(11) *Archives générales de médecine*, 1874, n° de juillet.

(12) *Journal vétérinaire et agricole de Belgique*, t. XI, p. 126.

(13) *Causes de la rage et moyens d'en préserver l'humanité*. Paris, 1857.

(14) *Bulletin de l'Académie de médecine de Paris*.

(15) *Recueil de médecine vétérinaire*, 1874, page 6 du n° de janvier.

(16) Mêmes journal et numéro, p. 29.

Aux questions, dit M. Leblanc père, que j'adresse toujours aux personnes qui me conduisent des chiens enragés, il est très-rare qu'on ne me réponde pas que ces chiens ont manifesté le vif désir de couvrir des chiennes.

En présence de ces affirmations, dues à des observateurs instruits et consciencieux, le scepticisme de M. H. Bouley est ébranlé, et l'on voit ce professeur revenir forcément, mais avec une extrême prudence, vers sa première opinion, à celle qu'il a soutenue avec ardeur contre M. Boudin, c'est-à-dire à la possibilité du développement spontané de la rage virulente chez le chien.

En effet, voici ce qu'il a écrit, dans le dictionnaire cité : « Quelques faits ont été » publiés qui, rapprochés de ceux de Toffoli, donnent à réfléchir, et s'ils ne sont » pas encore suffisants pour résoudre la question d'une manière décisive, il serait » imprudent, croyons-nous, ... de ne pas admettre comme possible l'influence » de la circonstance étiologique dont ils paraissent témoigner. »

A la page suivante, il dit : « ..... En définitive, si le doute est encore permis à » l'endroit de l'influence de l'orgasme génital....., cependant la prudence exige » que, dès maintenant, on se tienne en garde contre elle, comme si son activité » était certaine et incontestable. » Cette opinion est encore exprimée dans le Recueil de médecine vétérinaire (1).

Quand on voit M. le professeur Bouley ne pas nier la possibilité du développement spontané de la rage, par suite d'un violent accès de colère, mais le regarder comme un fait *très exceptionnel;* quand on lit les passages de M. Bouley, que je viens de rapporter, au sujet de l'influence possible de l'orgasme génital sur le développement spontané et instantané de la rage chez le chien, on est en droit de se demander pour quels motifs ce professeur a pu élever des doutes sur la nature du mal qui a tué Gadon, surtout après l'exposé des symptômes que j'en ai fait. On se demande pourquoi M. Bouley est porté à soupçonner que ce garçon a pu être mordu par un autre chien que celui de Chailly ; pour quelles causes il lui répugne d'admettre le développement spontané du virus rabique chez un chien, tourmenté en même temps et au suprême degré par la frayeur, la colère et la furie vénérienne, dont il a été contraint par la douleur, résultat des coups de bâton, d'interrompre la satisfaction au moment où il commençait à l'éprouver.

Si M. Bouley n'a pas été convaincu par son examen de mon observation, le motif, ce me semble, en est facile à reconnaître.

En effet, pourquoi ce professeur n'a-t-il vu : ici, que l'*orgasme génital;* là, que l'*extrême colère.* Pourquoi donc deux fois cet exclusivisme, favorable à sa doctrine actuelle, lorsque mon observation renferme quatre causes : *frayeur, douleur, extrême colère* et *furie érotique?*

Est-ce que, sous le rapport de l'influence de l'orgasme génital, mon observation n'a point une très grande ressemblance avec celle de cet artisan de Vénise qui, ayant séparé deux chiens accouplés, fut mordu par l'un d'eux et atteint, quelques jours après, de la rage, dont il mourut (2)?

Et quand même j'aurais simplement indiqué la colère dans mon observation, cette cause ne suffirait-elle pas, comme je l'ai démontré ci-dessus, à permettre d'admettre dans certaines circonstances la possibilité du développement spontané et instantané du virus rabique dans la salive du chien?

Écoutons, à ce sujet, F. Hoffmann : « *Non modo rabies, sed etiam vehementiores animi affectus in corpore humano, ut terror et ira, totam lymphæ massam qualitate imbuunt, id quod clarissimè ex eo apperere puto, quod infante ex assumpto lacte nutricis quæ brevis antè irâ vel terrore percussa fuit, in gravis-*

----

(1) 1875, n° de février, p. 88.
(2) *Histoire de la Société royale de médecine,* 1783, 2me partie, p. 91.

7

simá pathematá convulsivá epilepticá, et sœvissimè alvi tormina incident, non secus ac si venenis quid illis propinatur (1). »

Voilà donc un fait que maintenant rien ne peut ébranler : soupçonné dans les temps anciens, démontré de nos jours et même avoué (*sic fata voluerunt*), timidement il est vrai, par le plus savant des non-spontanéistes, lequel jadis s'était prononcé énergiquement pour la spontanéité, le développement spontané de la rage peut avoir lieu et a lieu, dans certaines circonstances, chez le chien.

L'on sait que, depuis 1847, je soutiens cette doctrine, basée sur mon observation, inattaquable à mes yeux, je le répète, par sa véracité et par le soin extrême que j'ai mis à l'étudier et à la recueillir.

Dès maintenant, le lecteur connait la juste valeur de cette sentence de Rochoux (auteur d'habitude trop tranchant, comme le prouvent par exemple ses discours académiques, niant contre l'évidence la propagation par la contagion, dans certaines circonstances, de la fièvre typhoïde) : « Les faits dans lesquels on a cru « voir la rage naître indépendamment de toute inoculation, ont été admis par des « hommes chez qui l'esprit de critique n'a jamais été la qualité dominante, « témoin Marc... »

Je ne remplirais pas complétement la lourde tâche, que je me suis imposée, avec l'honorable encouragement de M. Bouley, si je terminais ce travail sans avoir répondu à deux autres objections, formulées timidement il est vrai, par ce professeur (2).

Les deux objections reposent sur l'instantanéité de l'apparition du virus rabique dans la rage spontanée du chien, et sur la prompte disparition de ce virus dans quelques cas.

Parlons d'abord de l'instantanéité.

Quoi ! s'écrie-t-on, un état de virulence qui naîtrait instantanément !

Si le virus varioleux, si le virus vaccinal, si le virus du charbon, si celui du chancre induré ont besoin, chacun, après l'inoculation, d'une période d'incubation, variable suivant nombreuses circonstances, pour faire sentir, apparaître et reconnaître leurs conséquences particulières ; si le virus rabique, lui-même, lorsqu'il est inoculé, exige une incubation de quarante jours environ (3), pour montrer ses funestes effets, est-ce donc une raison suffisante pour que sa création, dans certaines circonstances, et sous l'influence, indéniable maintenant, de causes connues, ne puisse avoir lieu instantanément ? Est-ce que le lait d'une femme nourrice n'est pas instantanément modifié sous l'influence d'une terreur, d'un accès de colère, comme le témoignent la jaunisse, les convulsions, les coliques, et l'insomnie, dont est atteint l'enfant qui a tété pendant ou tout de suite après la crise maternelle ? Quel est le médecin praticien qui, maintes fois, n'a point observé l'ictère chez un individu (une femme spécialement, comme encore j'en ai la preuve sous les yeux), qui a eu, il y a quelques moments, un violent accès de colère ou de rage, comme on le dit vulgairement ? Est-ce que l'on ne sait pas que, sous l'influence d'une violente frayeur, les cheveux de l'homme peuvent blanchir ? Eh bien ! pourquoi donc un chien, d'un naturel méchant, sous l'influence d'une grande frayeur, de la dou-

---

(1, *Opera omnia*, 1760, t. I, p. 196, Scolie du § VII.

(2) *Recueil de médecine vétérinaire*, avril 1874, p. 246.

(3) Le Cœur, *Essai sur la rage*, 1857, avant lui Enaux et Chaussier. Chez le chien, la période moyenne d'incubation de la rage, après inoculation du virus, est, suivant Renault, Leblanc, Saint-Cyr et Haubner, de deux mois. Elle est de trois à sept semaines, suivant Delabère-Blaise et de six semaines, dit Jouatt. On a coutume, à Alfort, disent les auteurs du *Compendium de médecine pratique*, de ne rendre à leurs propriétaires les animaux suspects, que quarante jours après qu'ils ont été mis en observation.

leur, soit d'une colère extrême ou de la furie vénérienne, et, surtout, sous l'influence de ces causes réunies, comme dans mon observation (circonstance dont M. Bouley, à tort suivant moi, n'a pas tenu compte), ne jouirait-il pas du privilège, funeste aux hommes, à ses semblables, etc., de voir sa salive, seulement, contenir du virus rabique, formé instantanément, puisqu'il est reconnu et admis, même par M. Bouley, qu'exceptionnellement il peut être atteint de la rage spontanée, dans certaines circonstances, point ignorées aujourd'hui !

Au surplus, à quoi bon, à mon avis du moins, tant discuter sur cette instantanéité, puisqu'elle est nécessairement admise, du moment que la spontanéité est reconnue pouvant avoir lieu, dans des cas exceptionnels il est vrai, et comme le prouve d'une manière inattaquable l'observation de Nicolas Gadon ?

Maintenant que nous avons démontré, par des faits bien vus et bien observés, par des comparaisons physiologiques qu'aucun médecin praticien n'ignore, que le virus de la rage, dans certaines circonstances ou sous l'influence de certaines conditions, reconnues aujourd'hui, même par des sceptiques, peut apparaître, non-seulement spontanément, mais encore instantanément, chez le chien, voyons jusqu'à quel point il peut répugner d'admettre sa présence seulement dans sa salive et qu'elle y soit éphémère.

Voici, sur ce point, d'une très-haute importance étiologique, l'opinion de M. le professeur Bouley ; je l'extrais, mot pour mot, d'une lettre qu'il m'a fait l'honneur de m'écrire (1) :

« Je ne crois pas que la rage, c'est-à-dire une maladie impliquant l'existence
« d'un virus tout élaboré au moment où elle se manifeste, puisse ne durer que le
« temps d'un éclair dans l'organisme d'un chien, et passer de cet organisme dans
« un autre où il donne lieu à toutes ses terribles conséquences. »

Avant de donner ma réponse à cet argument qui, au premier coup-d'œil, semble irréfutable, écoutons ce que Gorry a écrit (2) :

» Pendant le rut, la morsure du chien peut être dangereuse même pour les
« animaux de son espèce (ainsi, ce me semble, peuvent être expliquées ces appa-
« ritions, en même temps, de nombreux cas de rage canine); mais elle l'est
« davantage pour l'homme, qui succombe à un principe inoculé n'ayant encore
« aucune propriété délétère pour l'animal qui l'a engendré ; dans cet état, il peut
« transmettre la rage et lui-même échapper à la maladie, s'il parvient à satisfaire
« ses désirs effrénés, car alors les humeurs rentreront dans l'état normal, et le
« levain de la rage pourra être détruit, si, à cette satisfaction, s'ajoute quelque
« autre condition qui change l'état du sang. »

MM. Tardieu, Decroix et C. Bourrel (3), s'appuyant, en grande partie, sur le fait de Gadon, pensent qu'un chien peut donner la rage, par la morsure, et continuer à jouir d'une bonne santé.

Telle est ma conviction; de là vient qu'en 1847 j'ai écrit ceci : « Un chien,
« qui n'est pas malade de la rage ou qui n'est pas enragé, peut, dans certaines
« circonstances, donner la rage, par la morsure. »

Maintenant, voyons la valeur de l'argument de M. Bouley.

Le virus rabique, chez le chien de Chailly, engendré spontanément et instantanément, a été localisé seulement, avons-nous dit, dans la salive, liquide organisé, qu'il ne faut pas confondre avec l'organisme du chien ou ensemble des fonctions des organes de cet animal (4). Cette distinction est très-importante, car, dans le

---

(1) Le 6 avril 1875.

(2) *Journal de médecine de Coroisart*, 1807, t. XIII, p 83.

(3) *Traité complet de la rage chez le chien et le chat*, 1874, p. 29.

(4) *Dictionnaire de l'Académie*, t. II, p. 313 ; *Dictionnaire de Littré*, t. III, p. 836.

dernier cas, le virus est fatalement mortel pour l'animal, tandis que, dans l'autre, seulement localisé, il peut n'en être pas de même. Il n'est donc pas étonnant que nous ne soyons pas d'accord avec M. Bouley,

Allons plus au fond de cette si grave question.

Le chien qui a blessé Gadon, le premier janvier, et qui, plusieurs fois, a été caressé par celui-ci, entre ce jour et le 18 février, n'a point été malade, non-seulement pendant ces 48 jours, mais encore pendant 6 mois à partir du 1 janvier, donc il n'a point été enragé ou son organisme n'a point été atteint; donc, de toute évidence, il a eu simplement la salive (ou un liquide organisé) renfermant du virus rabique pendant quelques instants, c'est-à-dire au moment de la morsure faite à l'enfant; donc enfin ce virus spontané, instantané et localisé, n'a eu qu'une durée éphémère.

Si, au bout de six mois, pendant lesquels je l'ai vu maintes fois et fait observer, ce chien a été tué, d'après mon conseil réitéré, donné à la police de la ville et à son propriétaire, c'est que celui-ci et l'administration municipale, bien renseignés par moi, sur le triste et funeste privilège dont avait joui ce chien le 1 janvier, ont enfin apprécié la grave responsabilité morale et pécuniaire qui pesait sur eux.

MM. Tardieu et Decroix sont donc dans la voie du vrai, lorsqu'ils inclinent à penser, comme le dit M. Bouley : « qu'un chien peut déterminer la rage par sa morsure et continuer à jouir d'une parfaite santé. »

L'observation que j'ai rapportée (sur laquelle, avec raison, s'appuyent MM. Tardieu et Decroix) et les considérations dans lesquelles je viens d'entrer, démontrent clairement, à mes yeux du moins, que, fort de l'opinion de M. Hurtel-d'Arboval (1) et de cet axiome: « il n'y a pas d'effet sans cause, » M. Piétrement (2), qui n'admet pas que le chien de Chailly, point enragé, ait pu, par la morsure, déterminer la rage bien caractérisée dont est mort Nicolas Gadon, commet, suivant mon humble appréciation, une grave erreur, par sa fausse interprétation du fait Gadon, cependant bien clair.

En effet, le chien de Chailly n'était pas enragé, ou, mieux, son organisme n'était point infecté de la rage au moment où il a blessé le jeune Gadon, et cependant il a donné la rage à ce petit garçon, par la morsure, parce que le virus rabique, développé spontanément et subitement, n'était encore que simplement localisé dans sa salive.

Si, après la morsure, qui a eu lieu le premier janvier, il n'est pas devenu enragé, c'est que le virus, localisé dans la salive, a disparu avec la cessation des causes qui l'avaient engendré ; comme l'influence pernicieuse du lait de la femme, sur son nourrisson, cesse peu après la disparition de la crise colérique, hystérique, épileptique etc., qui a altéré le lait.

Je n'ai pas jugé convenable de rappeler, dans ce mémoire, le fait publié par Marc, dans lequel il est dit qu'un enfant est mort de la rage pour avoir été mordu par un chien dont la bonne santé ne s'est pas démentie ensuite, parce que je n'ai pu me le procurer, malgré l'indication donnée par Rochoux, dans le Répertoire des sciences médicales (3).

Il résulte de l'observation du jeune Gadon des conséquences justes et rigoureuses qu'on est en droit d'en tirer, suivant cet axiome de Baglivi : « *Ex veritate*

---

(1) *Dictionnaire de médecine et de chirurgie vétérinaires*, Paris, 1838.

(2) *Recueil de médecine vétérinaire*, 1874, p, 126 du mois de juillet.

(3) Tome XXVII, p. 183. En effet, à la page 440 du tome XIII (année 1827) *des Archives générales de médecine*, on lit seulement : « *Académie royale de médecine*, de Paris, séance du 15 février 1827, Marc rappelle l'observation de rage qu'il a publiée Mais où et quand ?

» *quid aliud sperare nisi veritas* (1) ; » de l'étude impartiale et bien réfléchie des auteurs qui ont écrit sur la rage et quoique M. Bouley m'ait dit : « Votre fait est » inexplicable ; il y existe un inconnu, mais à coup sûr il ne saurait servir de base » à une loi (2), » que je puis terminer ce mémoire par les conclusions suivantes, dont chacun appréciera l'extrême importance, et qui constitueront la solution de chacun des problèmes que j'ai posés en commençant ce travail :

1° La rage virulente du chien reconnaît quelquefois, sous l'influence d'une et surtout de plusieurs causes particulières réunies, une étiologie autre que celle de l'inoculation du virus rabique.

2° On doit admettre, chez le chien, le développement spontané (ou sans inoculation préalable) et instantané du virus rabique, sous l'influence de certaines causes.

3° Le chien, dans certaines circonstances, peut inoculer le virus de la rage, par la morsure, bien qu'ayant joui d'une parfaite santé jusqu'au moment de la morsure, et quoique pouvant encore jouir de la même santé pendant les six mois qui suivent le jour où a eu lieu la morsure ; celle-ci ayant été faite alors que le virus rabique, né spontanément et subitement, était localisé seulement dans la salive.

D'aucuns diront peut-être : ces conclusions sont tellement graves, effrayantes et extraordinaires, qu'on hésite à les admettre.

A ces sceptiques, médecins ou vétérinaires, je répondrai en leur rappelant cette sentence de Zimmermann : « On ne voit que trop souvent, dans les maladiès, » des particularités très singulières », et en leur citant ces paroles de M. le professeur Bouley : « Il y a bien des choses qui sont, et dont il faut bien admettre l'existence, tout inexplicables qu'elles nous paraissent (3). »

La connaissance de ces vérités, incontestables depuis quatre cents ans avant la chrétienté, c'est-à-dire depuis Hippocrate, m'a fait écrire, en 1850, cette phrase : « En pathologie, l'absolue identité de condition ne peut exister, à » cause de la diversité des organismes et des influences ; en dehors des lois » générales, il y a réellement de nombreuses exceptions, ainsi que chaque jour » tout praticien en a des preuves, quand il rencontre des individus qui ne con- » tractent point, malgré certaines circonstances, la morve, le vaccin, la variole, » la syphilis, etc. (4). »

---

(1) *Opera omnia Præfatio*, p. 20.

(2) Lettre de M. Bouley au docteur Putegnat, en date du 6 avril 1875.

(3) *Recueil de médecine vétérinaire pratique*, avril 1874, p. 242.

(4) *Nature, contagion, et génie épidémique de la fièvre typhoïde*, Paris, 1850, p. 23.

DEUXIÈME SECTION.

CHIRURGIE (y compris la chirurgie des champs de bataille
et la syphilographie.)

Les membres inscrits dans la section sont : MM.

1.	Ahmed.	25.	De Merdieu.
2.	Amabile.	26.	De Moor.
5.	Arnould.	27.	De Mulder.
4.	Balisaux.	28.	Deneffe.
5.	Barbière.	29.	Dewindt.
6.	Bonnafont.	50.	Dubois, de Quiévrain.
7.	Bougard.	51.	Dubois, Victor.
8.	Bouqué.	52.	Dudart.
9.	Bouloumié.	55.	Dupont.
10.	Bowman.	54.	Engelmann.
11.	Brems.	55.	Faralli.
12.	Buys.	56.	Félix.
15.	Capart.	57.	Forget.
14.	Casse.	58.	Friard.
15.	Cazin.	59.	Fromont.
16.	Charlier.	40.	Gallez.
17.	Chéron.	41.	Gayet.
18.	Clinquart.	42.	Gérard.
19.	Collignon.	45.	Giraldès.
20.	Coppée.	44.	Giore.
21.	De Baisieux.	45.	Guérin.
22.	Debout d'Estrées.	46.	Gustin.
25.	De Man.	47.	Gys.
24.	De Mayer.	48.	Haïdar.

49. Haïreddin.
50. Harbaur.
51. Hebra.
52. Hendrix.
53. Hermant.
54. Heynen.
55. Hicguet, de Liége.
56. Hillaert.
57. Houzé, de Schaerbeck.
58. Houzé, de l'Aulnoit.
59. Hugues.
60. Hyernaux.
61. Lacompte, d'Alost.
62. Land.
63. Larrey.
64. Lavisé.
65. Ledresseur.
66. Lefort.
67. Lelong.
68. Leuduger-Fortmorel.
69. Magitot.
70. Manayra.
71. Martha.
72. Martin.
73. Meyer.
74. Michaux.
75. Mottart.
76. Noël.
77. Ogston.
78. Ominus.
79. Oré.
80. Palasciano.
81. Parini.
82. Parise.
83. Pasquali.
84. Pasquier.

85. Pieters.
86. Perrin, Maurice.
87. Piessens.
88. Poncet.
89. Quinet.
90. Rasse.
91. Reusens.
92. Riche.
93. Ring.
94. Thibaut.
95. Thiriar.
96. Thompson.
97. Sacré.
98. Saggini.
99. Schneider.
100. Schuermans.
101. Smeets.
102. Stobbaerts.
103. Vanden Schrick (F.).
104. Vanhoof.
105. Van Roechoudt.
106. Van Volxom.
107. Vérité.
108. Verneuil.
109. Von Langenbeck.
110. Wallaert.
111. Wasseige.
112. Weadyseau-Orlowski.
113. Willième.
114. Wimmer.
115. Winsback.
116. Wittmann, fils.
117. Woldeman, de Poray-Koschity.
118. Ziemssen.

SÉANCE DU 19 SEPTEMBRE 1875.

—

La séance est ouverte à deux heures et demie de relevée.

Le Bureau provisoire se compose de MM. Michaux, *président*, Bouqué et Debaisieux, *secrétaires*.

M. le Président souhaite la bienvenue aux membres de la Section de Chirurgie et les invite à constituer leur bureau définitif. Sur la proposition de M. le professeur Von Langenbeck, le bureau provisoire est maintenu. M. le Président remercie, au nom du Bureau, et demande à l'Assemblée de lui adjoindre comme vice-présidents d'honneur : M. le professeur Von Langenbeck (Berlin) et M. le baron Larrey (Paris). Ces noms sont acclamés.

M. le Président informe la Section que la séance prochaine aura lieu le lendemain 20 septembre, à 10 heures du matin. L'ordre du jour porte la lecture et la discussion du rapport de M. le docteur Willième (Mons) « *Sur l'anesthésie chirurgicale* ».

La séance est levée à 5 heures.

—

SÉANCE DU 20 SEPTEMBRE 1875.

—

La séance est ouverte à 10 heures,

Prennent place au bureau : M. Michaux, *président*, MM. Von Langenbeck et Larrey, *vice-présidents d'honneur*, MM. Bouqué et Debaisieux, *secrétaires*.

Le procès-verbal de la séance précédente est lu et adopté.

L'ordre du jour appelle la lecture du rapport de M. Willième, sur la question « *de l'anesthésie chirurgicale.* »

M. Willième. Messieurs, je n'ai pu, dans le rapport que je vais avoir l'honneur de vous soumettre, aborder tous les points intéressants de la question dont l'élaboration m'a été confiée. J'ai dû forcément me borner à en examiner les plus importants, ceux sur lesquels les opinions sont surtout divisées et qui peuvent le mieux devenir ici l'objet d'une discussion. Je ne vois pas, du reste, ce que j'aurais pu vous apprendre de neuf après les travaux de MM. Snow, Simpson, Lister, Giraldès, Maurice Perrin, Sabarth, Nussbaum et beaucoup d'autres. Je me suis donc attaché uniquement à deux points : 1° A passer en revue les nouveaux anesthésiques qui ont été expérimentés et introduits dans la pratique pendant ces dix dernières années ; 2° A étudier les effets physiologiques des anesthésiques en général, afin d'en déduire, dans la mesure du possible, le mode de production des accidents qu'ils occasionnent et la valeur des moyens employés pour les conjurer ou les combattre.

De l'exposition de ces deux points ressortiront, d'une part les *indications* et les *contre-indications*, de l'autre le choix de l'anesthésique le mieux approprié à chaque cas particulier.

Je n'ai considéré l'anesthésie qu'au seul point de vue chirurgical, abstraction faite de l'obstétrique. Envisagée à ce point de vue, elle se divise en *anesthésie générale* et *anesthésie locale*.

CHAPITRE Iᵉʳ.

De l'Anesthésie générale.

Supprimer la douleur et les angoisses du patient qui doit se soumettre à une opération a toujours paru un bien si désirable, que, de tout temps, des chirurgiens se sont mis à la recherche du précieux talisman qui devait les conduire à ce but.

Mais les essais tentés restèrent longtemps sans résultat pratique; il fallut arriver jusque vers le milieu de notre siècle, pour voir se réaliser cette importante découverte de l'anesthésie et de son application comme méthode courante en chirurgie. En quelques années, on constata, pour trois substances, cette propriété de suspendre ou de supprimer la douleur pendant les opérations : pour le protoxyde d'azote en 1844, pour l'éther en 1846, pour le chloroforme en 1847. Ces trois agents, les premiers employés, sont encore ceux dont l'usage est le plus répandu aujourd'hui. Ce n'est pas, toutefois, qu'ils se soient révélés comme des anesthésiques parfaits, exempts d'inconvénient et même de danger. Leur imperfection est assez connue pour que, depuis leur introduction dans la pratique, les expérimentateurs n'aient cessé d'en rechercher de meilleurs. On a, pendant vingt ans, proposé une foule de substances pour les remplacer ; mais, comme elles partageaient encore plus leurs défauts que leurs vertus, elles furent successivement abandonnées. C'est pourquoi nous ne les mentionnerons pas.

Les expériences ont été reprises avec une nouvelle ardeur dans ces dernières années. D'importants travaux sur cette question ont vu le jour en Angleterre, en France et en Allemagne. M. le Dʳ Richardson, surtout, a publié depuis quelque temps des études d'une grande valeur sur ce sujet; nous lui sommes redevables des données les plus explicites sur les effets des anesthésiques. Ce sont ces travaux récents, remontant tout au plus à une dizaine d'années, que j'ai essayé d'utiliser pour porter, autant que faire se pouvait, la lumière sur les points obscurs et sujets à controverse.

Relativement à leur mode d'action, les anesthésiques se divisent en deux classes ; dans la première, viennent se ranger tous ceux qui agissent à la façon de l'éther et du chloroforme; dans la seconde, ceux qui agissent à la façon du protoxyde d'azote.

Les agents de la première classe étudiés jusqu'à ce jour, sont tous des dérivés des radicaux organiques *méthyle, éthyle, amyle*. Les hydrures, les alcools, les éthers, les chlorures, même les bromures et les iodures de ces bases provoquent tous l'anesthésie. Mais, chacun de ces composés joint à ses propriétés anesthésiques des propriétés spéciales dépendant de la nature du corps combiné avec le radical.

Les agents de la seconde classe sont : le protoxyde d'azote, l'oxyde de carbone, l'acide carbonique et le sulfure de carbone.

Nous donnons ci-après le tableau des anesthésiques avec leurs principales propriétés, tel que l'a tracé Richardson ; cette reproduction aura pour effet de rendre plus facile l'intelligence de notre travail.

NOMS.	FORMULE.	PROPRIÉTÉS.	Point d'ébullition en degrés C.	Densité de vapeur comparée à l'hydrogène. H = 1.
Hydrure de Méthyle. (Gaz des marais.	CH^4	Brûle à l'air.	Gaz.	8
Alcool de Méthyle.	CH^4O	Vapeur brûlant à l'air.	59°	16
Ether Méthylique.	$(CH^3)^2O$	Brûle à l'air.	Gaz.	23
Chlorure de Méthyle.	CH^3Cl	Id.	Id.	25.25
Bichlorure de Méthylène.	CH^2Cl^2	Id.	30,5	42.5
Trichlorure de formyle. (Chloroforme.)	$CHCl^3$	Éteint la flamme.	62°	59.75
Tétrachlorure de Carbone.	CCl^4	Id.	78°	77
Bromoforme.	$CHBr$	Id.	82°	126
Alcool éthylique.	C^2H^6O	Vapeur brûlant à l'air.	78°	23
Ether éthylique.	$(C^2H^5)^2O$	Id.	35°	37
Chlorure d'éthyle.	C^2H^5Cl	Id.	11°	32.25
Bichlorure d'éthylène.(Liqueur des Hollandais.)	$C^2H^2Cl^2$	Id.	64°	49.5
Alcool amylique.	$C^5H^{12}O$	Id.	135°	44
Hydrure d'Amyle.	C^5H^{12}	Id.	30°	36
Amylène.	C^5H^{10}	Id.	32°	35
Protoxyde d'Azote.	N^2O	Entretient la combustion.	Gaz.	22
Oxyde de Carbone.	CO	Brûle dans l'oxygène.	Id.	14
Acide Carbonique.	CO^2	Arrête la combustion.	Id.	22
Sulfure de Carbone.	CS^2	Brûle à l'air.	47°	38

§ Ier. ANESTHÉSIQUES DE LA PREMIÈRE CLASSE.

A. — *Alcools.*

Les alcools ne sont pas généralement rangés parmi les anesthésiques, mais leurs propriétés physiologiques les rapprochent tellement des agents de cette catégorie, que nous croyons utile, pour faire mieux comprendre les effets de ces derniers, de passer rapidement en revue les effets des premiers.

L'alcool ordinaire, *alcool éthylique* (C^2H^6O; ébull. 78°C.; densité de vapeur 23), peut s'administrer en ingestion dans l'estomac, en injection sous-cutanée, en inhalation par la voie pulmonaire, soit à l'état de vapeur, soit à l'état de liquide pulvérisé. On connaît ses effets sur l'homme ; on observe d'abord une excitation plus ou moins marquée des fonctions psychiques, accompagnée d'une excitation des autres fonctions, avec légère élévation de la température ; puis les idées s'obscurcissent, se dissocient peu à peu, deviennent incohérentes ; les mouvements perdent de leur énergie et sont mal coordonnés ; la sensibilité s'émousse ; la tête s'alourdit et le sommeil commence à peser sur les paupières. Enfin la perception s'éteint de plus en plus, le sommeil se prononce, la conscience disparaît progressivement ; la résolution musculaire et la perte de la sensibilité suivent une marche parallèle à cet anéantissement de la conscience ; elles finissent par devenir complètes, la première d'abord, puis la seconde, si le degré d'intoxication est suffisant.

Dans les expériences sur les animaux, on a constaté que la température, qui s'était élevée avec l'introduction des premières doses, revient à son point de départ à partir de l'instant où la sensibilité commence à diminuer. Elle s'abaisse ensuite jusqu'à un certain degré, variable suivant l'espèce animale mise en expérience. Elle demeure à ce degré jusqu'au moment où se manifestent les premiers signes de réveil, c'est-à-dire les premiers mouvements conscients ou semi-conscients, puis elle baisse de nouveau d'un à un et demi degré C. environ, pour ne reprendre son mouvement ascendant qu'après le réveil complet. Il faut quatre fois plus de temps pour la ramener à son point de départ qu'il n'en a fallu pour l'abaisser à son minimum.

Le docteur Sulzynski a reconnu que la température se comporte d'une manière tout à fait semblable vis-à-vis du chloroforme ; seulement les écarts sont beaucoup plus marqués qu'avec l'alcool. C'est un point important à noter relativement à la surveillance qu'il faut exercer sur les opérés soumis à l'anesthésie chloroformique. Chassaignac faillit perdre un jour un de ses malades qui fut pris, quelque temps après avoir été reporté dans son lit, d'un tel refroidissement que l'on eut mille peines à l'en tirer.

Quand le sommeil alcoolique est poussé jusqu'à sa dernière limite, il se passe un temps fort long, après la perte de conscience parfaitement établie, avant que les muscles respirateurs et cardiaques, et même certains muscles volontaires, cessent d'agir. Les contractions des muscles de relation qui persistent encore à ce moment ne sont toutefois, ni volontaires, ni réflexes ; elles sont purement automatiques. A la fin, les mouvements du cœur et du diaphragme sont les seuls signes auxquels se reconnaisse la persistance de la vie. La scène se termine par l'extinction des mouvements respiratoires d'abord, puis par l'arrêt du cœur.

L'autopsie révèle chez l'animal mort de la sorte : une vive congestion du cerveau avec épanchement séreux dans les ventricules et les méninges ; les poumons sont pâles, sans trace d'hyperémie ; les cavités du cœur sont remplies de sang noir, et ses propres vaisseaux sont gorgés d'un liquide semblable.

Le foie et la rate ne présentent pas de lésions.

L'estomac est congestionné et exhale l'odeur d'alcool, même après une injection sous-cutanée.

Les reins sont fortement hyperémiés.

Le sang rougit à l'air et donne un caillot ferme. La forme des globules est très altérée, même avant la mort ; ils sont ratatinés et crénelés sur leur bord, allongés, aplatis, etc., etc.

L'*alcool méthylique* (CH⁴O ; ébullit. 50ᵒC. ; dens. de vap. 16), plus volatile que l'alcool ordinaire, peut être administré en inhalation. Ses effets sont les mêmes, mais moins intenses, sauf relativement à la température. Celle-ci commence à baisser au début de l'administration et descend plus bas qu'avec l'alcool éthylique Le thermomètre ne révèle les premiers indices du retour de la chaleur qu'environ deux heures après le réveil.

Le cadavre des animaux tués par cet agent présente les mêmes congestions; le poumon lui-même contient un peu de sang. Ce liquide n'est pas altéré, les globules conservent leurs caractères physiques normaux.

L'*alcool amylique* ($C^5H^{12}O$; ébull. 135°C. densit. de vap. 44) et les autres alcools d'un poids moléculaire élevé agissent à beaucoup plus petite dose. Le meilleur procédé pour les introduire dans l'organisme est l'injection sous-cutanée. Leur action est si intense que, si l'injection n'est pas faite très lentement, il devient impossible de noter la première période, et qu'on arrive d'emblée à la seconde et à la troisième. Quand les périodes sont distinctes, on observe, dans la troisième, un tremblement musculaire qui ne se produit pas avec les alcools précédents. Ce tremblement peut se répéter pendant dix à douze heures à des intervalles plus ou moins éloignés. Le moindre attouchement le provoque.

La température baisse dès le début de l'administration et descend très bas. Richardson a vu le refroidissement atteindre près de 13°C.

Dans les cas d'intoxication par cet alcool, le sang est noir même dans les artères. Le caillot est mou et nage dans un sérum coloré. Les corpuscules sont complétement déformés. Les vaisseaux du cerveau sont gorgés de ce sang noir, ainsi que les muscles. Le cerveau lui-même est blanc; il présente seulement de petites taches de sang sur la surface des coupes qu'on y opère.

En résumé, l'action des alcools est d'autant plus intense et plus prolongée que leur poids moléculaire est plus élevé. Tous abaissent la température. Donnés en quantité suffisante, ils paralysent les mouvements et la sensibilité. Leur mode d'action sur le système nerveux est uniforme. Cette action paralysante semble s'exercer d'abord sur les centres des mouvements volontaires, puis sur les centres de la conscience, substance grise, et enfin sur les centres de la sensibilité ou les centres par lesquels les sensations sont transmises à la conscience. Quand toutes ces parties sont sous l'influence de l'alcool, les centres qui président aux mouvements du cœur et de la respiration gardent encore une bonne partie de leur activité; il faut que l'intoxication soit poussée plus loin pour que la mort arrive.

Quelle est la nature intime de l'action exercée sur l'économie par les alcools? Ces substances suspendent-elles l'oxydation dans le sang et dans les tissus, ou bien s'oxydent-elles elles-mêmes? Les expérimentateurs sont partagés sur ce point : Percy, Perrin, L'Allemand et Duroy n'admettent pas leur oxydation, et Richardson partage en grande partie cette opinion; mais Dupré, Tudichum, Anstie et d'autres pensent que les alcools s'oxydent presque complétement. Nous ne pouvons entrer dans la discussion de ces vues différentes; cela nous conduirait trop loin.

De ce qui précède il résulte incontestablement que les alcools sont de véritables anesthésiques. Nous ne comprenons donc pas sur quelles raisons s'appuient MM. Albertoni et Lussana, dans le travail qu'ils ont publié l'année dernière dans *Lo Sperimentale,* pour se refuser à leur reconnaître cette propriété. Ils la possèdent en effet si sûrement, qu'une des premières opérations faites pendant le sommeil anesthésique fut exécutée en 1859 sur un nègre rendu insensible par des vapeurs d'alcool.

B. — *Éthers.*

L'Éther sulfurique, éther éthylique, oxyde d'éthyle, ou simplement *l'Ether* [(C²H⁵)T O] boùt à 35° C., la densité de sa vapeur égale 37. Il ne se dissout que dans neuf fois son volume d'eau. Sa volatilité permet de l'administrer facilement par inhalation pulmonaire, procédé par lequel l'absorption est très-rapide. Pour ces différentes raisons, il agit beaucoup plus promptement que l'alcool, mais ses effets offrent la plus parfaite analogie avec ceux de ce dernier. Seulement la simple exhilaration psychique, qui existe toujours et se traduit si nettement par l'alcool, n'a plus ici le temps de se produire : la saturation du sang est trop rapide. Une autre différence, c'est qu'avec l'alcool la sensibilité ne disparait qu'après la perte de conscience et la résolution musculaire, tandis qu'avec l'éther elle disparaît, d'ordinaire, avant la paralysie des muscles volontaires et même souvent avant l'abolition de la conscience.

Les effets de l'éther inhalé seront pris en considération avec ceux du chloroforme, dans le paragraphe où nous étudierons les effets des anesthésiques en général. Nous ne nous y arrêterons pas ici. Nous noterons seulement en passant que, pendant l'inhalation des vapeurs d'éther, le pouls et la respiration trahissent assez bien l'état du système nerveux, accélérés pendant la période d'excitation, ils se ralentissent ordinairement pendant la période de résolution musculaire. A la fréquence du pouls correspond sa plénitude, à son ralentissement, sa dépressibilité. Toutefois, il est en même temps petit et fréquent à la quatrième période du narcotisme (Longet).

La température baisse pendant l'éthérisation comme pendant l'ivresse alcoolique, et la coloration en noir du sang artériel se prononce de plus en plus à mesure que les derniers degrés du narcotisme font des progrès (Thiernesse et Longet).

Ether méthylique, oxyde de méthyle [(CH³)²O ; densit. de vap. 23]. L'eau le dissout dans la proportion de 37 fois son volume ; l'alcool et l'éther en absorbent plus de cent volumes. C'est sa solution dans ce dernier liquide qui est employée en inhalation, sous le nom d'éther *méthyle-éthylique.*

M. Richardson expérimenta ce composé sur lui-même en 1868, et en fit connaître les propriétés à la Société de Médecine de Londres en 1870.

Cet anesthésique est surtout propre pour produire une anesthésie rapide et de courte durée. Six grammes administrés au moyen d'un appareil suffisent. L'insensibilité avec conservation d'une semi-conscience, qui permet au malade d'obéir aux ordres qu'on lui donne, est obtenue en une minute et parfois moins ; elle dure de une à deux minutes. L'inhalation ne s'accompagne ni de spasme, ni de symptômes de défaillance ou d'asphyxie. Le réveil est presque instantané et ne laisse après lui, ni céphalalgie, ni nausée.

Administré aux animaux dans le dessein de les tuer, la mort arrive par paralysie des centres nerveux organiques. Elle est précédée de convulsions semblables à celles que l'on observe chez les animaux qui meurent d'hémorrhagie. Ces convulsion dépendent d'une insuffisance de sang artérialisé dans les muscles. Après la mort apparente, le cœur garde encore à tel point sa contractilité, qu'on a vu, par exemple, chez un cabiai, la respiration se rétablir spontanément 4 minutes et 45 secondes après qu'elle avait cessée.

Methylène éther. Le même expérimentateur, interrogé sur le choix du meilleur anesthésique, a proposé en 1872 un mélange d'éther et de bichlorure de méthylène dans de telles proportions que le mélange eût une pesanteur spécifique de 1,100. C'est ce qu'il a appelé « méthylène-éther ». Des chimistes découvrirent l'année suivante que, dans le susdit mélange, l'éther et le bichlorure n'existaient plus comme tels, qu'ils avaient donné naissance à un composé nouveau ayant la même pesanteur spécifique que l'eau, et bouillant vers 32° C. Ce liquide s'obtient par la distillation du mélange sur du chlorure de calcium. Son action anesthésique est considérable ; de 5 à 6 grammes en inhalation, dans un appareil approprié, produisent en 1 1/2 à deux minutes une anesthésie suffisante pour les petites opérations ; de 6 à 18 grammes provoquent un sommeil prolongé avec insensibilité. Ce sommeil est doux, rarement accompagné de mouvements convulsifs. En règle générale, la pupille ne subit que des variations fort légères ; elle est parfois un peu dilatée quand le narcotisme est profond. Les vomissements sont moins fréquents qu'avec le chloroforme, le bichlorure de méthylène ou l'éther ; ils n'arrivent qu'exceptionnellement et durent peu.

Quand on l'administre à dose toxique à un animal, il est assez difficile de dire si c'est la respiration ou le cœur qui cesse le premier ses fonctions, il semble cependant que c'est la respiration. Dans tous les cas on peut pousser l'intoxication jusqu'à l'arrêt de la respiration et rétablir ensuite celle-ci par la respiration artificielle.

« Des propriétés physiques et physiologiques du méthylène-éther, je pourrais inférer que son usage occasionnera moins souvent la mort que le chloroforme et le bichlorure, disait M. Richardson, au moment de sa communication, le 15 février 1875 ; qu'il se montrera aussi sûr que l'éther ordinaire, sur lequel il possède, au point de vue de son maniement, tous les avantages du chloroforme et du bichlorure. Je ne prétends pas, ajoutait-il, qu'il ne fait absolument courir aucun danger, car, bien qu'un anesthésique général doué de cette qualité doive être le fruit qui sortira un jour d'un labeur sans relâche, c'est une illusion des esprits paresseux ou ignorants que de croire qu'on le possède déjà. » Cette prudente réserve du savant physiologiste n'était que trop fondée, car, le 28 juin suivant, M. Lawson Tait observait un cas de mort chez une femme âgée de 62 ans qu'il anesthésiait avec cet agent. Elle succomba à une syncope avant l'opération. L'autopsie ne révéla rien de particulier sinon que le sang était noir aussi bien dans les cavités gauches que dans les cavités droites du cœur.

M. Lawson Tait avait, jusque là, administré le méthylène-éther environ deux cents fois sans voir d'accidents.

C. — Chlorures.

Parmi les chlorures employés comme anesthésiques, nous citerons particulièrement le chloroforme, le bichlorure de méthylène, le bichlorure d'éthylène et le chlorure de méthyle.

Le Chloroforme ($CHCl^3$) boût à 62° C., la densité de sa vapeur est de 59, 75 ; il est très peu soluble dans l'eau ; il faut, d'après Snow, 288 volumes de ce liquide pour dissoudre un volume de chloroforme. De cette quasi insolubilité dépend principalement sa grande activité. Nous renverrons aussi l'exposé de ses effets au paragraphe où seront étudiés les effets des anesthésiques considérés d'une manière générale.

Nous ne nous arrêterons pas sur le bichlorure de carbone (tetrachlour of Carbon, Zweifach Chlorkohlenstoff) que les expériences démontrent être trop dangereux pour être employé comme anesthésique général, et nous passerons immédiatement au

Bichlorure de méthylène (CH^2Cl^2). C'est un liquide bouillant à 30°5 C. et dont la vapeur égale 42,5 de densité. Il est donc beaucoup plus volatil que le chloroforme et plus pesant que l'éther. Il agit par conséquent plus rapidement que le premier et requiert un poids moindre que le second pour développer l'anesthésie. Il doit être conservé dans l'obscurité et être neutre, car sa réaction acide dénote la présence de l'acide chlorhydrique libre.

L'administration du bichlorure donne aussi parfois lieu à des vomissements; elle n'occasionne ni sentiment de plénitude dans la tête, ni bruits dans les oreilles; le réveil n'est pas suivi de malaise. Le pouls et la respiration sont tantôt ralentis, tantôt accélérés.

L'anesthésie obtenue par cet agent se distingue de celle du chloroforme et du bichlorure de carbone, en ce qu'elle ne s'accompagne pas d'excitation et qu'elle disparaît plus promptement lorsqu'on laisse respirer l'air pur. Elle diffère de l'anesthésie produite par l'éther et l'amylène par sa plus longue durée après suspension de l'inhalation.

Des expériences sur les animaux il résulte qu'il tue moins rapidement que le chloroforme, dans le rapport de 14 : 9, les conditions de l'expérience étant absolument les mêmes. L'irritabilité musculaire s'éteint beaucoup moins vite qu'avec le chloroforme et le bichlorure de carbone : elle dure, avec le bichlorure de méthylène 58 min., avec le chloroforme 25, et avec le bichlorure de carbone seulement 5 minutes.

On ne constate pas après la mort les mêmes anémies du poumon et du cerveau qu'avec les deux derniers; le sang n'offre aucune irrégularité dans sa distribution.

Telles étaient les propriétés attribuées au bichlorure par M. Richardson, lorsqu'il le proposa en 1867. Il a été, depuis, fréquemment employé dans la pratique ! et des chirurgiens comme Spencer Wells et Gaine lui donnent encore la préférence sur le chloroforme; mais il résulte des expériences de Hollander, Miall, Nussbaum, Tourdes et Hepp, qu'il ne possède réellement aucun avantage sérieux sur ce dernier.

Le bichlorure d'éthylène, chlorure d'éthyle monochloré (Snow) *éthylidenchlorid* (Liebreich) $(C^2H^4Cl^2)$ est un liquide bouillant vers 64 à 65° C. et ayant pour densité de vapeur 49,5.

Signalé comme anesthésique par Snow, vers 1851, il fut à cette époque employé dans quelques opérations par Robert Lee, Fergusson, Bowman, etc. Oscar Liebreich remit ses propriétés en lumière en 1870 et MM. Von Langenbeck, Bardeleben ainsi que d'autres chirurgiens de Berlin le soumirent à l'expérimentation clinique. M. Von Langenbeck, après l'avoir employé dans six cas, lui attribuait les avantages suivants sur le chloroforme : l'anesthésie se produit plus rapidement et se maintient plus longtemps. Il agit aussi à dose moindre, tout en donnant des effets plus réguliers, plus tranquilles, sans apparence de suffocation ni changement du pouls. Steffen a obtenu, avec cet agent, de semblables résultats; mais Sauer, qui l'a administré dans 33 cas n'a pas observé la même régularité dans les phénomènes.

M. Oscar Liebreich dit avoir reconnu aux deux bichlorures que nous venons de passer en revue une propriété qui serait d'une certaine valeur pratique, s'ils la possédaient réellement : avec ces agents, l'anesthésie commencerait par la tête pour ne s'étendre que plus tard au reste du corps. La dilatation de la pupille serait aussi un effet leur appartenant en propre; le chloroforme ne déterminerait cette dilatation que parce qu'il contient un de ces composés bichlorés.

D. — *Chloral.*

L'emploi de l'hydrate de chloral comme moyen anesthésique dans la pratique des opérations est dû à M. le professeur Oré, de Bordeaux, puissamment secondé dans ses essais par MM. les professeurs Deneffe et Van Wetter de Gand.

L'hydrate de chloral est un corps que l'on peut appeler fixe, bien qu'il se volatilise entièrement à l'air libre. Il est très soluble dans l'eau et par conséquent dans le sang.

Son degré de fixité rend impossible son administration par inhalation pulmonaire; on est obligé de l'administrer en solution dans l'eau, soit par la voie gastrique, soit en injection dans le rectum, en injection sous-cutanée, ou en injection dans les veines. C'est cette dernière voie qui a été choisie par M. Oré, comme la plus sûre pour bien en mesurer les effets.

Le chloral en injection intrà-veineuse ne donne lieu à aucun phénomène d'excitation, le sommeil se prononce d'une manière progressive, suivi pas à pas par la résolution musculaire et l'anesthésie. Le pouls faiblit, la respiration devient moins profonde, et la température s'abaisse à mesure que le narcotisme augmente. Comme nous l'avons constaté dans nos expériences sur les animaux en 1869, la résolution musculaire dévance l'anesthésie; elle est complète avant que certaines parties, comme la muqueuse pituitaire, aient perdu leur sensibilité. L'homme anesthésié par une injection de chloral dans les veines ressemble, suivant l'expression de M. Deneffe, à un cadavre. C'est donc un mode d'anesthésie très puissant.

E. — *Hydrures et carbures.*

Les *hydrures de méthyle et d'éthyle* jouissent de propriétés anesthésiques marquées, mais ce sont des gaz, ce qui les rend d'un emploi difficile ou impossible dans la pratique. Il n'en est pas de même de *l'hydrure d'amyle*, liquide bouillant à 30° C. et par conséquent d'un maniement facile.

Le Rhigolène employé en 1866 par le docteur Bigelow, de Boston, pour provoquer l'anesthésie locale, est une réunion des carbures d'hydrogène les plus légers du pétrole. Richardson en retira l'année suivante l'hydrure d'amyle, qu'il mélangea avec quatre parties d'éther, pour former ce qu'il appela *l'éther composé pour anesthésie locale.* C'est en employant ce mélange localement à l'aide du pulvérisateur, dans une opération que pratiquait le docteur Heath pour une division du palais, qu'il lui reconnut la propriété de produire facilement l'anesthésie générale. Cela le porta à expérimenter l'hydrure d'amyle seul. Respiré par des animaux dans la proportion de 35 à 40 % pour 60 à 65 % d'air, la somnolence et l'anesthésie apparaissent en une à deux minutes. Si l'animal est alors placé à l'air pur, il revient au bout de 1 1/2 à 2 minutes. Pousse-t-on l'expérience jusqu'à déterminer la mort, on ne remarque aucune excitation musculaire, la température est à peine influencée; la respiration et les mouvements du cœur cessent presque en même temps; le cœur meurt toutefois le dernier. La pupille se dilate à la période ultime.

A l'autopsie, on trouve le cœur chargé de sang dans ses quatre cavités; le sang artériel est plus foncé, sa coagulabilité n'a pas souffert et les globules ne présentent point de variation de forme.

Les poumons ne sont, ni congestionnés comme dans l'asphyxie, ni blanchis comme avec les chlorures; ils conservent leur aspect naturel.

Pas de lésion appréciable du côté du cerveau.

Les muscles volontaires et semi-volontaires gardent très-longtemps leur excitabilité.

Ses vapeurs administrées à une personne dans la proportion de 60 %, dans le but de la rendre insensible, amènent facilement l'anesthésie en moins d'une minute, et même avant qu'il y ait suspension de la conscience et de la volonté. Cet état d'insensibilité, suffisant pour les opérations de courte durée, disparaît à peu près aussi rapidement qu'il s'est établi, sans laisser après lui ni nausées, ni céphalalgie, ni malaise quelconque. Il a été fréquemment utilisé par Peter Matthews pour des extractions de dents.

Comme l'hydrure d'amyle se volatilise trop rapidement à une température élevée, Richardson a essayé de l'unir au bichlorure de méthylène. Le mode de préparation employé à cet effet fournit un produit qui équivaut à 9 parties d'hydramyle pour 1 partie de bichlorure. Ce mélange a reçu le nom d'*hydramyl-chlore*. Ses effets sont tout-à-fait analogues à ceux de l'hydramyle pur.

L'action de l'hydrure de caproyle ne diffère de celle du précédent que par un peu plus d'intensité.

L'amylène et l'hydrure d'amyle sont entre eux dans les rapports de la plus étroite parenté. Il suffit pour s'en convaincre de mettre en regard leurs propriétés physiques et chimiques.

	COMPOSITION chimique.	PESANTEUR spécifique.	POINT d'ébullition	DENSITÉ de vapeur.	SOLUBILITÉ dans l'eau.
Amylène.	C^5H^{10}	0.659	35° C.	35	1 p. sur 9310.
Hydrure d'amyle.	C^2H^{12}	0.625	36°	45	insoluble.

Aussi les effets de ces deux corps sont-il identiques ou à peu près. Le travail de Snow sur l'amylène en fournit les preuves les plus démonstratives. L'hydrure d'amyle pourrait donc à la rigueur être utilisé pour les grandes opérations en les faisant respirer toutes les demi-minutes, comme Snow le pratiquait avec l'amylène.

§ 2. Anesthésiques de la seconde classe.

Parmi les anesthésiques de cette classe, nous n'examinerons que le *protoxyde d'azote*, parce que seul il tient encore une place considérable dans la pratique.

Le protoxyde d'azote provoque l'anesthésie, principalement et selon toutes les apparences uniquement, par asphyxie. Pour le démontrer, les docteurs Sanderson et Murray ont expérimenté avec l'azote pur; les effets qu'ils ont observés concordent de tous points avec ceux obtenus par le docteur Berghamer, à l'hôpital général de Vienne, par protoxyde. En outre, les phénomènes sthétoscopiques notés par Holden, de Newark (Amérique), nous paraissent confirmer de la manière la plus évidente cet état asphyxique. Ces phénomènes, les voici : Après trois ou quatre inspirations, le bruit bronchique devient moins apparent et le bruit vésiculaire plus marqué ; mais, immédiatement, la respiration bronchique prend plus d'intensité, tandis que la respiration vésiculaire disparaît ; des ronchus sous-crépitants se prononcent, puis l'expiration prolongée, avec une résonnance exagérée. Les signes perçus s'expliquent, selon nous, d'une seule manière : le sang n'absorbant plus d'oxygène devient veineux ; le cœur faiblit, ce qui est prouvé par l'expérience ; le sang demeuré veineux stagne dans les capillaires du poumon et donne lieu à un exsudat dans les vésicules et les petites bronches, qui rend raison et de l'absence du bruit vésiculaire et de l'apparition du râle sous-crépitant. Les récentes expériences de Jolyet et Blanche font du reste bien ressortir que c'est uniquement par son action asphyxique que le protoxyde d'azote produit l'insensibilité : Des chiens qui respiraient un mélange de 18 à 24 parties d'oxygène pour 60 à 80 parties de protoxyde, ne présentaient aucun signe d'anesthésie, et cependant le sang de ces animaux renfermait à peu près autant de protoxyde que celui d'autres individus de la même espèce tués par le protoxyde pur. Les mêmes faits résultent d'expériences semblables faites par le docteur Thompson, de Philadelphie. D'autre part, les oiseaux plongés dans ce dernier gaz succombent en 30 secondes, les cabiais et les lapins en 2 1/2 minutes, et à l'autopsie on trouve le sang aussi noir que chez les animaux asphyxiés par l'hydrogène ou par l'azote. Nussbaum a en outre constaté que les globules sont profondément altérés. Aussi ce chirurgien, comme Chevreul, Proust et Richardson, se prononce-t-il énergiquement contre l'usage de cet agent anesthésique.

Malgré cette réprobation, on en a singulièrement multiplié l'emploi dans ces dernières années. Nous reviendrons sur sa valeur en parlant du choix d'un anesthésique.

§ 3. — DES EFFETS DES ANESTHÉSIQUES CONSIDÉRÉS D'UNE MANIÈRE GÉNÉRALE.

Des détails dans lesquels nous sommes entré jusqu'ici, il résulte que les anesthésiques de la première classe exercent une action identique sur le système nerveux, le sang et la température ; action qui ne diffère, pour chacun d'eux, que par son plus ou moins d'intensité ou par quelques phénomènes accessoires. Les causes d'où dépend la variété de leurs effets sont : leur composition chimique, les chlorures n'ont pas la même action que les iodures ou les bromures de la même base ; leur poids moléculaire, auquel correspond en général la densité de leur vapeur ; leur point d'ébullition, au moins pour tous ceux qui s'administrent en inhalation ; enfin, leur degré de solubilité dans l'eau, et par conséquent dans le sang. Toutes choses égales d'ailleurs, l'action d'un anesthésique est d'autant plus prompte que la densité de sa vapeur est plus considérable, son point d'ébullition moins élevé, et qu'il est moins soluble dans le sang ; elle est, par contre, d'autant plus profonde et plus durable qu'il lui a fallu plus de temps pour se produire, et ce temps a sa mesure dans la solubilité de l'anesthésique et le degré de chaleur qu'il faut pour le réduire en vapeur. Une substance très volatile et peu soluble dans le sang, comme l'hydrure d'amyle et l'amylène, provoque rapidement l'anesthésie, mais celle-ci se dissipe presque instantanément. L'éther, qui est à peu de chose près aussi volatil, étant beaucoup plus soluble, demande plus de temps pour amener l'insensibilité ; mais une fois produite, elle se prolonge d'avantage.

Nous pourrions citer une foule d'exemples empruntés aux effets des anesthésiques que nous avons passés en revue.

Un autre fait important nous parait clairement ressortir des expériences pratiquées avec ces mêmes agents : l'excitation qui se montre au début de l'administration de plusieurs d'entre eux, est d'autant moins prononcée que l'on en fait respirer les vapeurs à dose plus concentrée. De là le précepte, pour ceux dont on ne redoute pas la trop grande activité, de les faire inhaler en excluant entièrement ou presque entièrement l'accès de l'air.

Enfin, un point qui ne doit pas passer non plus sans être noté, c'est que les anesthésiques introduits dans le sang par une autre voie que le poumon ne donnent pas lieu à cette excitation ; elle n'apparait pas avec l'injection de l'hydrate de chloral dans les veines, et Richardson a constaté, dans les expériences que nous avons rapportées en 1870, qu'elle manquait également avec le chloroforme, le bichlorure de méthylène, etc., lorsqu'on les injecte dans le tissu cellulaire sous-cutané.

Les phénomènes de narcotisme [1], dont le système nerveux devient le siége sous l'influence des anesthésiques de la première classe, se développent en général suivant l'ordre indiqué par Flourens et Longet. Prenons comme type de ces phénomènes les effets du chloroforme et de l'éther.

Après l'excitation plus ou moins marquée qui se montre dans l'inhalation des premières doses, arrivent successivement : la suspension des fonctions des lobes cérébraux, accompagnée du sommeil ; celle du centre ou des centres nerveux de la sensibilité, dont le siége se trouve, pour Flourens, dans la moëlle, pour Longet, dans la protubérance annulaire ; enfin, la suspension du pouvoir réflexe des centres cérébro-spinaux, avec résolution musculaire. C'est la limite extrême où il faut s'arrêter dans l'anesthésie chirurgicale, et il n'est même pas toujours utile de la pousser jusque là. Une fois la résolution musculaire obtenue, si l'on continue à faire inhaler des vapeurs, la respiration qui était devenue calme et régulière, s'accélère et devient plus superficielle ; le pouls augmente aussi de fréquence et se déprime. Encore un degré de narcotisme de plus, les muscles intercostaux se paralysent et la respiration ne s'opère plus que par le diaphragme. Parvenue alors à son maximum de fréquence, la respiration commence à se ralentir, les inspirations retardent de plus en plus en même temps qu'elles diminuent de profondeur, pour cesser enfin d'une façon presque inaperçue. Tandis que ces phénomènes se passent du côté de la respiration, le pouls se précipite, devient à peine perceptible, présente de nombreuses intermittences, puis disparait. La respiration et le pouls arrêtés, on peut encore ordinairement constater l'existence de quelques battements du cœur, c'est l'extinction de la vie qui termine la scène, *ultimum moriens.* Ces symptômes de dépression des fonctions respiratoire et cardiaque correspondent à la paralysie progressive du bulbe et des nerfs organiques.

La phénoménalité de l'anesthésie proprement dite, abstraction faite de la période d'excitation qui le marque en début, comprend donc quatre périodes :

1ʳᵉ Période. Suspension des fonctions des lobes cérébraux. (Sommeil.)

---

[1] Comme Snow, nous comprenons sous le titre de narcotisme l'ensemble des phénomènes que provoque l'anesthésique, depuis le début de son administration jusqu'au moment où il détermine la mort.

2me Période. Suspension des fonctions de la moëlle ou de la protubérance comme organe de sensibilité. (Anesthésie.)

3me Période. Suspension des fonctions des centres cérébro-spinaux comme organe excito-moteur. (Résolution musculaire.)

4me Période. Suspension des fonctions du bulbe et des nerfs organiques comme principe des mouvements respiratoires et cardiaques. (Asphyxie syncopale et mort.)

Mais ces périodes ne sont pas toujours aussi distinctes ni aussi régulières que cette division pourrait le faire supposer ; elles empiétent souvent les unes sur les autres, de telle façon qu'il est impossible de tracer les limites qui les circonscrivent; l'anesthésie et la résolution musculaire marchent parallèlement avec la production du sommeil. Dans d'autres circonstances, leur ordre de succession est renversé; ainsi l'on voit, fréquemment avec l'éther et parfois avec le chloroforme, l'anesthésie s'établir avant l'hypnotisme et la perte de connaissance.

Maintenant, comment les anesthésiques de la première classe agissent-ils sur le système nerveux? Cette action est-elle directe ou bien s'exerce-t-elle d'abord sur le sang, puis indirectement sur l'appareil nerveux? Les auteurs qui l'expliquent par ce dernier mode sont nombreux; nous pouvons citer MM. Snow, Samson, Faure, Sulzynski et d'autres, et leur manière de voir est fondée sur toutes les analogies, car, il faut bien le reconnaître, l'asphyxie produit l'anesthésie et les anesthésiques de la seconde classe ne paraissent pas la provoquer autrement. Il y a toutefois un fait expérimental qui nous semble implicitement infirmer cette opinion : un nerf soumis aux vapeurs anesthésiques finit par perdre son excitabilité. N'en est-il pas de même du système nerveux central? Cela ne nous paraît pas douteux, puisque l'anesthésie se montre même avant que le sang ait perdu son caractère artériel. Cela signifie-t-il que les altérations que la plupart des anesthésiques font subir au sang sont sans influence sur sa production? Non. Pour nous, l'ensemble des phénomènes qui résultent de l'inhalation d'un anesthésique sous forme de vapeurs, — et nous avons particulièrement en vue en ce moment le chloroforme, — dérivent d'une triple cause: d'une action locale sur les nerfs des voies respiratoires, d'une action spéciale sur l'appareil nerveux général, et des modifications éprouvées par le sang, c'est-à-dire d'un certain degré d'asphyxie. Opinion éclectique, me dira-t-on. Oui, évidemment, mais je la crois seule conforme aux faits et par conséquent à la vérité.

L'action locale des vapeurs du chloroforme sur les nerfs des voies respiratoires a été mise en lumière seulement depuis quelques années. M. Dogiel constata le premier cette action en 1866. L'année suivante MM. Holmgren et Grade, dans des expériences faites au laboratoire de l'Université d'Upsal, virent se confirmer les faits annoncés par M. Dogiel; ils reconnurent que l'introduction des vapeurs de l'anesthésique dans les seules voies respiratoires supérieures, c'est-à-dire, dans le nez et le larynx, déterminait l'arrêt subit de la respiration, le ralentissement et même la cessation des battements du cœur; mais ils n'observèrent jamais, comme leur prédécesseur, une suspension des mouvements cardiaques durant plusieurs minutes; d'ordinaire, il voyaient, après quelques contractions musculaires, les fonctions du cœur et du poumon reprendre régulièrement et se continuer, quelque prolongée que fût l'expérience.

Les phénomènes différaient sensiblement lorsque ces expérimentateurs introduisaient les vapeurs par une canule trachéale en excluant le nez et le larynx. Dans ce cas, ils observaient une plus grande fréquence des mouvements du cœur et de la respiration, tandis que la force des uns et la profondeur des autres diminuaient progressivement jusqu'au moment de leur arrêt complet, qui était précédé de secousses musculaires des membres. Ces derniers phénomènes représentent, suivant MM. Holmgren et Grade, l'évolution de l'anesthésie proprement dite, qu'ils rattachent à l'absorption du chloroforme par le sang et à son action sur le système nerveux.

Ils croient toutefois que l'augmentation de fréquence de la respiration peut avoir sa raison d'être dans l'action directe des vapeurs sur les ramifications du vague dans les bronches, puisque, dans l'anesthésie complète et même avant qu'elle le soit, la respiration accélérée fait place à une respiration régulière, et que l'accélération n'a pas lieu si l'on a préalablement coupé les pneumogastriques. Cette manière de voir est d'autant plus logique pour ces auteurs, qu'ils ont également constaté que la section des trijumeaux annihilait l'action du chloroforme sur la pituitaire.

En 1869, MM. Krishaber et Dieulafoy, en France, le Dʳ Rutherford, en Angleterre, arrivèrent par leurs expériences à des résultats analogues à ceux des observateurs que nous venons de citer.

Des effets locaux semblables à ceux du chloroforme sont déterminés par l'introduction d'autres substances volatiles irritantes dans le nez et le larynx, par exemple, par l'éther et l'ammoniaque. On les attribue à l'action réflexe qui, partant des fibres sensitives de la muqueuse naso-laryngienne, exécute son retour centrifuge par les vagues.

L'action propre des vapeurs anesthésiques transportées dans tous les tissus par le sang, se traduit spécialement par les phénomènes qui se développent dans la sphère du système nerveux général. Elle débute par une excitation passagère affectant à la fois les muscles de la vie de relation et les muscles de la vie organique, et pouvant aller jusqu'au spasme ; puis arrivent la dépression ou la paralysie. La dépression atteint uniquement les centres nerveux suivant les uns, aussi simultanément, leurs ramifications suivant les autres. Ceux-ci invoquent à l'appui de leur opinion les faits physiologiques suivants qui sont établis par l'expérience : les nerfs soumis directement aux vapeurs anesthésiques perdent leur excitabilité ; la compression de l'artère d'un membre retarde l'anesthésie de ce membre ; une grenouille à laquelle on a enlevé le cœur peut encore être anesthésié lorsqu'on l'expose aux vapeurs du chloroforme ; il en est de même des animaux de cette espèce chez lesquels on a remplacé le sang par une solution saline. Nous ne nous arrêterons pas à discuter la valeur de chacune de ces opinions, parce que cela ne peut nous conduire à aucun résultat pratique. Ce qu'il y a de certain, c'est que les centres nerveux subissent à un haut degré l'action déprimante des anesthésiques, suivant l'ordre indiqué ci-dessus : les lobes cérébraux d'abord, les centres de la sensibilité ensuite, puis les centres excito-moteurs, enfin la moëlle allongée et les centres d'innervation du cœur. C'est en cela que consiste l'action propre, spéciale, des agents anesthésiques de la première classe ; mais leurs effets sont incontestablement renforcés par les modifications qu'éprouve le sang sous leur influence. Nous avons vu que la plupart de ces corps, administrés en quantité suffisante, altèrent très notablement les caractères physico-chimiques du sang : le liquide se fonce en couleur, devient noir, et les globules subissent souvent les changements de forme les plus variés. Le sang ainsi transformé cesse-t-il d'absorber l'oxygène, ou ce gaz, quoique absorbé, a-t-il perdu sa puissance d'agir sur les tissus ? L'un ou l'autre, car il y a diminution de l'acide carbonique exhalé et de chaleur produite. Des expériences nouvelles sont nécessaires pour décider entre ces deux points. Quoi qu'il en soit, cet état du sang engendre

nécessairement les phénomènes du degré d'asphyxie qu'il représente, et
son action s'ajoute à l'action spéciale stupéfiante de l'anesthésique pour
donner lieu à un effet total plus considérable. Nous concevons d'autant
mieux que beaucoup d'auteurs lui attribuent à lui seul l'anesthésie, qu'il
la provoquerait en effet si elle n'existait déjà en partie : c'est par l'asphyxie
seule que le protoxyde d'azote, l'oxyde de carbone, l'acide carbonique et
le sulfure de carbone déterminent le sommeil et les phénomènes d'insensibilité.

§ 4. ACCIDENTS PRODUITS PAR LES ANESTHÉSIQUES.

Si nous nous sommes si longuement étendu sur les effets des anesthésiques, c'est afin de pénétrer plus facilement jusqu'à la cause des accidents qui
accompagnent parfois leur administration. Dans une anesthésie à marche
régulière, les effets physiologiques, excitation locale, excitation générale,
sommeil, anesthésie et résolution musculaire se succèdent avec ordre et
sans rien présenter d'exagéré; on atteint sans encombre le dernier qui
constitue ce que l'on a appelé la période de *tolérance*. En pareil cas, le
malade ne court généralement aucun danger, si l'on suspend l'inhalation
des vapeurs dès que cette période de tolérance est établie. Malheureusement, dans beaucoup de circonstances, l'anesthésie ne se présente pas
avec ce caractère de simplicité; certains phénomènes s'exagèrent au point
de constituer des complications formidables, pouvant entraîner rapidement la mort. Tous les anesthésiques ont donné lieu à des accidents de
cette espèce, sans que l'on pût toujours accuser la prudence ou la prévoyance de ceux qui les avaient administrés. Le chloroforme surtout a
eu souvent ce triste privilége; mais c'est encore une question non résolue
que celle de savoir si, toute proportion gardée, son passif est plus chargé
que celui des autres anesthésiques. Il y a des statistiques qui concluent
contre lui, mais, j'ose le déclarer hautement, jusqu'aujourd'hui une bonne
statistique sur la mortalité par les différents anesthésiques est absolument
impossible.

Il y a d'abord un premier point qui ne doit pas être perdu de vue quand
on entreprend l'examen de cette question ; tous les accidents qui se sont
produits pendant l'administration d'un anesthésique doivent-ils toujours
lui être attribués? Nous ne rappellerons pas tous les cas de mort qui sont
arrivés pendant des opérations exécutées sans le secours des anesthésiques, ce serait vous répéter des choses que vous connaissez mieux que
nous. Citons seulement, comme un exemple frappant, un fait rapporté par
Simpson : ce chirurgien, après avoir découvert les propriétés anesthésiques du chloroforme, en 1847, ne l'avait encore employé qu'une seule fois ;
c'était pour une extraction de dent. Il attendait avec impatience l'occasion
de l'expérimenter dans une opération plus importante. Le professeur
Miller, qui avait à opérer à l'hôpital un homme porteur d'une hernie,
étranglée seulement depuis quelques heures, le fit demander pour administrer le nouvel anesthésique au patient. Simpson était absent et ne put
être trouvé. On fit donc l'opération sans anesthésie. A peine le bistouri
avait-il divisé la peau que le malade fut pris d'une syncope dont on ne
put le faire revenir; il mourut avant la fin de l'opération. « Si le chloroforme avait été administré et si cette syncope était survenue pendant
son influence, dit Simpson, c'en eût été fait de la carrière du nouvel
anesthésique ; elle eût été du premier coup arrêtée. »

En somme, il est très vraisemblable qu'il y a eu, pour le chloroforme
comme pour les autres anesthésiques, des coïncidences malheureuses, et

qu'ils sont réellement moins dangereux qu'on ne le dit. Nous irons même plus loin et nous nous demanderons, avec Lister, si beaucoup d'opérés n'ont pas dû la vie aux anesthésiques, tandis qu'ils auraient succombé sans eux. C'est une question dont la portée ne sera pas méconnue par les chirurgiens, qui sont si souvent témoins de syncopes ou de convulsions plus ou moins graves, chez les sujets auxquels on pratique des incisions douloureuses.

Mais en voilà assez sur ce point. Ne nous constituons pas avocat d'office pour plaider les circonstances atténuantes; acceptons les faits tels qu'ils se présentent et tâchons d'en tirer quelque enseignement.

Snow, qui écrivait en 1858, avait déjà recueilli 50 cas de mort par le chloroforme, indépendamment de quelques autres cas, dus, selon toutes les apparences, à la même cause, mais qu'il répudiait parce qu'ils ne cadraient pas bien avec sa théorie. En 1865, Sabarth en avait recueilli 119, en comptant les cas accidentels où le chloroforme avait été employé sans discernement par des personnes souffrantes pour soulager leurs douleurs, et même les cas de mort tardive. De ces 119 cas, 48 seulement étaient relatés avec des détails suffisants pour permettre de porter un jugement sur leur cause essentielle. Il en attribue 36 à l'asphyxie, 11 à la syncope et 1 à une apoplexie spinale. La statistique publiée par Reeve en 1867 ne fait que reproduire les mêmes faits, en y ajoutant 14 cas nouveaux. Nous ne voyons donc aucune utilité à l'analyser, d'autant plus que nous avons nous-même complété, dans la mesure du possible, les chiffres de Sabarth en recueillant les faits analogues, depuis 1865 inclusivement jusqu'à ce jour. Nous avons pu noter 55 cas : 35 avec renseignements plus ou moins étendus et permettant de se faire une idée de la cause de la mort, asphyxie ou syncope; 14 où les données sont insuffisantes, et 6 qui sont simplement cités. Ces faits ne nous ont rien appris de neuf; ils ne font qu'étendre le nécrologe du chloroforme sans en changer la physionomie. Ce sont toujours les mêmes accidents, se produisant suivant les mêmes modes et aboutissant, malgré tous les secours, à la même catastrophe. Nous ne disons pas, toutefois, qu'il n'y ait point, dans les circonstances qui ont accompagné quelques-uns de ces faits, un enseignement digne d'être médité : on n'a pas toujours mis dans l'administration de l'anesthésique tous les soins qu'elle réclamait; les secours n'ont pas toujours reçu la meilleure direction possible; mais nous n'insisterons pas ici sur ces détails, nous réservant d'y revenir ultérieurement.

Ces 174 cas de mort forment-ils tout le passif du chloroforme? Non certes; il y en a qui restent ignorés. Nous avons été nous-même témoin d'un fait qui ne figure pas parmi ceux que nous venons de faire entrer en ligne de compte, et il en est probablement ainsi de beaucoup d'autres. En supposant qu'il en fût autrement, une bonne statistique des accidents mortels par le chloroforme serait encore impossible, car le second terme nécessaire, c'est-à-dire, le nombre d'anesthésies pratiquées à l'aide de cet agent, est encore plus indéterminé que le nombre de morts.

Les difficultés sont les mêmes, si pas plus grandes encore, pour l'éther. Dans la période de 1865 à 1874, pour laquelle nous avons relevé tous les cas de mort par les anesthésiques, nous n'avons pu trouver que 3 cas dus à l'éther, deux où les détails sont suffisamment complets, un où ils ne le sont pas. Mais, dans les discussions qui se sont élevées à propos de ces 3 cas, on en a cité jusque 14 autres sur lesquels nous ne savons absolument rien. Ainsi, dans une de ces discussions au sein de la Société de médecine de Lyon, le docteur Marduel a avancé qu'en 1870 il y avait eu, en trois mois, 4 cas de mort par l'éther à Boston et un à Auxerre. Le temps nous a fait défaut pour faire des recherches à cet égard, nous espérons qu'il se trouvera dans l'assemblée quelqu'un de nos honorables confrères en position de nous fournir les renseignements qui nous manquent. Dans tous les cas, une chose est indubitable, l'éther aussi peut tuer et tue de la même manière que le chloroforme.

Il en est de même du bichlorure de méthylène, qui a causé cinq fois la mort dans la période de ces dix dernières années.

D'après Sauer, le bichlorure d'éthylène aurait également occasionné une fois la mort, dans le service de M. le professeur Von Langenbeck, chez un homme portant une maladie du cœur. Nous n'avons pu vérifier l'exactitude de ce dire; M. Von Langenbeck, ici présent, voudra bien, j'espère, nous faire connaître ce qu'il peut avoir de vrai.

Le mélange d'éther et de chloroforme a donné deux morts Le méthylène-éther, que Richardson regarde comme l'anesthésique général le meilleur et le moins dangereux, a occasionné le cas de mort observé par Lawson Tait, et le protoxyde d'azote a eu aussi sa victime, qui a succombé après avoir présenté les signes les moins douteux de l'asphyxie.

Enfin l'hydrate de chloral, arrivé le dernier et administré seulement une cinquantaine de fois, en compte déjà deux. Nous ne pouvons, en effet, l'exonérer de la mort de la femme opérée par M. le docteur Durodié et anesthésiée au moyen d'une injection intrà-veineuse de chloral par M. Lande. Tous les cas de ce genre ont été jusqu'ici porté au passif des autres anesthésiques; il serait donc souverainement injuste d'établir la comparaison entre eux, si des unités d'un certain ordre étaient comptées en défaveur des uns etpas des autres.

Des accidents mortels que nous venons de citer et dont nous n'avons pu donner une analyse même succincte, parce que cela nous aurait entraîné trop loin, essayons au moins de tirer une leçon pratique.

Abstraction faite du protoxyde d'azote, c'est par des troubles fonctionnels ou des complic tions identiques que les anesthésiques déterminent la mort; en d'autres termes, la mort par l'éther, le bichlorure de méthylène, le méthylène-éther, etc., se produit absolument de la même manière que par le chloroforme. Nous pouvons donc nous borner à faire connaître les différents modes de mort par ce dernier, et tout ce que nous en dirons sera parfaitement applicable aux autres anesthésiques.

Voici ce que révèle un examen attentif des faits :

Une personne soumise à l'inhalation fait une, deux ou trois inspirations. Soudain elle est saisie par un sentiment de suffocation; elle repousse l'appareil en s'écriant, comme Marie Stock, la malade du docteur Gorré : « J'étouffe. » La face pâlit ou devient livide, la respiration s'embarrasse, puis se suspend, le pouls disparaît. Cette effrayante surprise peut se dissiper rapidement et surtout par l'emploi des moyens appropriés, mais elle peut aussi tuer en peu de temps.

Chez une autre, — et ce cas-ci est le plus commun de beaucoup — les premiers moments de l'inhalation se passent assez bien; mais l'individu entre ensuite dans un état d'excitation plus ou moins violent; il veut se lever, lutte, se débat, serre les mâchoires, suspend sa respiration, la face devient violacée, le pouls se précipite; puis, surtout si, au milieu de la lutte, il fait tout-à-coup une profonde inspiration d'air chargé de chloroforme, le pouls et la respiration cessent et la mort est là menaçante.

Dans une troisième catégorie de faits, la chloroformisation a marché régulièrement jusqu'à l'anesthésie; l'opération est en train ou même terminée, lorsqu'on s'aperçoit que le pouls s'affaiblit et disparaît ainsi que la respiration. Dans plusieurs cas l'accident s'est produit au moment où l'on changeait le malade de position.

Enfin la mort peut encore arriver d'une façon différente : l'anesthésie a été obtenue avec ou sans difficulté ; on la sait incomplète ou on la croit complète ; l'opération commence et au moment de l'acte chirurgical la personne révèle par certains phénomènes que toute sensibilité réflexe n'était pas éteinte chez elle ; à l'instant elle pâlit, le cœur cesse de battre et elle s'affaisse. C'est ce que nos confrères d'Outre-Manche ont appelé le *choc*.

On a donné diverses explications des causes de la mort, mais la plupart ont le tort de se baser sur un seul genre de faits. Nous les passerons sous silence afin d'abréger, et nous donnerons l'interprétation qui nous paraît la plus plausible et la mieux fondée.

Nous venons d'indiquer quatre modes suivant lesquels se produit la mort. Eh bien, dans les deux premiers, c'est l'asphyxie qui en est la première cause ; dans le troisième, c'est l'asphyxie ou la syncope ; dans le quatrième, c'est toujours la syncope. C'est à ces propositions, d'une grande importance pratique, que nous allons consacrer quelques développements.

Les faits physiologiques, établis par les expériences de **M.** Dogiel et autres, nous avaient apparu comme un point lumineux projetant le jour sur la cause des phénomènes qui précèdent la mort subite au début de l'inhalation ; c'était par eux que nous cherchions à les expliquer, lorsque la lecture des travaux de **M.** Richardson nous livra cette explication toute faite. S'appuyant sur les données des expériences de **M.** Rutherford, il conclut que les patients morts d'après le premier mode, ont succombé à l'action directe des vapeurs sur les nerfs périphériques des surfaces respiratoires ; le spasme a fait cesser la respiration, et les vagues, stimulés par le sang asphyxié, ont empêché le cœur de continuer ses mouvements. Des personnes, ajoute-t-il, sont indubitablement mortes de cette manière, sous l'influence de la frayeur.

La seconde partie de cette interprétation, c'est-à-dire, celle relative à la cessation des mouvements du cœur, n'est nullement nécessaire, si nous nous en rapportons aux expériences précédemment citées, puisque le spasme réflexe qui atteint les muscles respiratoires atteint en même temps le cœur par l'intermédiaire des vagues. Il va sans dire toutefois que l'asphyxie résultant du spasme des premiers n'est pas sans influence sur le second : le cœur, ne recevant plus que du sang imparfaitement oxygéné et contenant de plus une certaine quantité de vapeurs de chloroforme, doit assez rapidement se paralyser. Pour Snow, c'était uniquement le cœur paralysé par une trop grande abondance de vapeurs qui devenait, dans ce cas, la cause efficiente de la mort.

Les personnes particulièrement exposées au genre d'accidents dont nous venons de parler sont, d'après **M.** Richardson, les sujets jeunes ou faibles, les sujets nerveux, irritables ou craintifs, en un mot, ceux qui seraient probablement atteints de défaillance par un choc ou une alarme. Ou bien ce sont encore les individus qui, à la première impression des vapeurs, sont excités et deviennent violents à cause de la contrainte qu'on leur fait subir pour leur faire inhaler l'anesthésique.

La mort arrivant d'après le second mode est appelée par le même expérimentateur *syncope épileptiforme*. Cette dénomination cadre avec le mécanisme auquel il attribue la mort en pareil cas. Selon lui, l'excitation des muscles résultant de la présence du chloroforme dans le sang qui les arrose, s'étend aussi aux muscles de la vie organique et principalement à la tunique musculaire des artères ; celle-ci en se contractant rétrécit ou oblitère la lumière de ces vaisseaux, et comme ce sont les artères pulmonaires qui reçoivent les premières le sang chargé de chloroforme, ce sont elles qui sont d'abord affectées de spasme. Aussi le sang ne pouvant plus les traverser, s'accumule dans le cœur droit et le distend, tandis que les poumons et le cerveau demeurent exsangues et le cœur gauche vide.

Il y aurait lieu de s'étonner, si la mort se produisait suivant ce mécanisme, qu'elle ne fût pas plus fréquente, car une période prolongée d'excitation est chose assez commune avec les anesthésiques. M. Richardson s'en étonne lui-même, et avoue franchement qu'il ne saisit pas bien la raison pour laquelle certaines personnes succombent dans ces cas et non les autres. Eh bien! c'est probablement parce que son explication porte à faux. En effet, si elle répond aux données des expériences physiologiques, elle ne répond plus aux faits pathologiques, et l'exemple d'Anna Greener, qu'il cite à l'appui de sa manière de voir, ne peut lui servir de soutien, au moins si la relation que nous en a conservée Snow est exacte. Sir John Fife et le Dr Glover trouvèrent, à l'autopsie de cette jeune fille, les poumons fortement congestionnés et le cœur contenant du sang noir et fluide dans ses deux cavités ; peu, il est vrai, dans le ventricule gauche. L'opinion de ces deux médecins fut que cette personne était morte par congestion pulmonaire.

Ce fait appartient du reste plutôt au 4e mode de mort qu'à celui-ci, puisque c'est au moment où on lui faisait la première incision qu'elle exécuta un mouvement brusque et que les accidents convulsifs et asphyxiques se présentèrent.

A l'opinion de M. Richardson, nous préférons celle de M. d'Erichsen, plus conforme à la généralité des faits. Voici comment ce chirurgien explique en pareil cas et l'asphyxie et la syncope consécutive. Le chloroforme donne, dans tous les cas, une tendance à l'asphyxie et particulièrement au commencement de l'inhalation, au moment où le malade retient souvent sa respiration pendant quelques secondes; la poitrine étant fixée par la contracture des muscles et les poumons chargés de vapeurs anesthésiques, la circulation pulmonaire s'embarrasse, la pression du sang sur le cœur droit augmente, et si cet organe est pour l'une ou l'autre raison affaibli, il ne peut plus se décharger et succombe. Nous ajouterons que le sang reçu par le tissu cardiaque étant insuffisamment oxygéné et jusqu'à un certain point altéré par son mélange avec le chloroforme, il ne possède plus les qualités voulues pour entretenir les contractions. Il y a donc des raisons suffisantes pour que la mort arrive plus ou moins rapidement, si le cœur manque déjà originellement d'énergie.

Dans les faits de la troisième catégorie, la mort qui se produit après une anesthésie à marche normale, dépend encore, dans certains cas, de l'asphyxie. Tandis que le chirurgien et son assistance sont occupés de l'opération, on ne remarque pas que la respiration, qui était d'abord régulière, s'embarrasse et devient incomplète, parce qu'il s'est produit, du côté de la glotte, un obstacle au passage de l'air. Si l'on ne s'aperçoit pas à temps de cette asphyxie lente et tranquille, on est tout-à-coup surpris en voyant le malade pâlir et la respiration et la circulation s'arrêter presque en même temps. C'est l'insuffisance d'air oxygéné qui vient de tuer le cœur.

Dans d'autres cas de la même catégorie, c'est la syncope qui se produit, soit par le fait d'une action progressive encore inexpliquée de l'anesthésique, soit par suite d'une hémorrhagie portant à sa dernière limite l'affaiblissement dont le cœur avait été atteint par l'influence de cet agent. C'est un cas de ce genre que nous avons observé. C'était le 26 août 1870, pendant le siège de Metz. Ce jour là, après avoir fait nos pansements dans notre ambulance établie à l'École d'artillerie, nous étions allé, dans l'après midi, visiter l'ambulance installée au Palais de Justice, sous la direction de M. le docteur Méry, assisté de M. le docteur Buffet, de Wilwerwiltz (Luxembourg). Ces chirurgiens avaient à exécuter deux amputations de cuisse pour coups de feu qui avaient fracturé comminutivement le fémur droit dans son tiers supérieur. Le premier blessé qui fut apporté sur la table d'opération était un homme paraissant avoir une quarantaine d'années. Il était dans un tel état de prostration et de faiblesse qu'il semblait sur le seuil de la mort. M. Méry hésitait à entreprendre l'opération, disant qu'il ne se sentait pas le courage de porter le couteau sur un cadavre. Il me fit l'honneur de me demander mon avis : ma réponse fut : si vous ne l'opérez pas, cet homme mourra certainement; si vous l'opérez il sera peut-être sauvé : il faut donc l'opérer. Le patient fut soumis au chloroforme, amputé à la racine de la cuisse, puis reconforté par quelques verres de vin et reporté dans son lit dans un état satisfaisant.

Immédiatement après, on apporta son compagnon. C'était un homme jeune encore, de 25 à 30 ans, grand, blond et paraissant avoir beaucoup moins souffert. Je me rappelle les paroles de M. Méry en le voyant : au moins, dit-il, pour celui-ci, nous n'avons plus à hésiter, il offre assez de résistance.

Il fut donc soumis au chloroforme, comme le premier; l'anesthésie s'obtint avec la plus grande facilité et marcha tout-à-fait régulièrement, L'opération fut commencée La lésion était, comme chez le précédent. très haut. On procéda comme pour une désarticulation de la hanche, par un grand lambeau antérieur taillé pour transfixion, mais avec l'intention de ne pas enlever le col du fémur, si cela était possible. On dut scier l'os au-dessus du petit trochanter, ce qui présenta de très grandes difficultés, vu l'impossibilité de bien fixer le fragment supérieur. L'opération devint ainsi fort longue. Les aides qui se relevaient pour la compression de l'artère étaient fatigués; le sang coulait fréquemment avec abondance. Le malade continuait à respirer tranquillement, sans s'éveiller, bien qu'on ne lui eût pas donné de chloroforme depuis le commencement de l'opération. On était arrivé au pansement, lorsque je remarquai que la respiration s'arrêtait. Le pouls ne fut plus perçu. On eut successivement recours à la respiration artificielle, aux frictions et à différents autres moyens, mais sans le moindre succès. Le patient était mort.

Je cite ce fait de mémoire; je ne sache pas qu'il ait été publié.

Un certain nombre de cas de mort se sont présentés de la même façon, soit que le sujet fût primitivement affaibli, soit qu'une hémorrhagie ait produit la défaillance pendant l'opération.

La mort qui arrive suivant le quatrième mode est le fait d'une syncope par action réflexe. Cette syncope est analogue à celle qui se produit sous l'influence d'une vive douleur ou d'une forte perturbation nerveuse; mais elle est infiniment plus grave par suite de la dépression et de l'anesthésie du sujet. En effet, les moyens qui ravivent si facilement ceux dont les téguments ont conservé leur sensibilité, demeurent ici sans résultat, et c'est peut-être avec raison que Billroth prétend que tous les individus pris de syncope pendant l'anesthésie sont presque fatalement voués à la mort.

Telles sont les causes prochaines, immédiates des accidents par le chloroforme. Ces causes ne dépendent-elles pas de quelques causes médiates ou éloignées? On cite partout l'*idiosyncrasie*; mais c'est une monnaie dont on ne peut plus se payer, car nombre de personnes ont succombé après avoir été anesthésiées une ou plusieurs fois sans accident. Dans les 55 cas que nous avons relevés, onze fois les sujets avaient déjà été antérieurement soumis au chloroforme. Dans les 50 cas recueillis par Snow, il s'en trouvait également onze. Il faudrait donc, pour admettre l'idiosyncrasie, la supposer créée par l'état organo-physiologique d'un moment et non pas l'entendre dans le sens de l'état durable ou permanent de l'économie auquel on assigne généralement ce nom. Ce serait alors faire un abus de mots portant nécessairement la confusion dans les choses.

Richardson ne reconnaît qu'une seule condition organique dans laquelle l'anesthésie lui paraisse formellement contre-indiquée; elle est constituée par la présence chez l'individu d'un cœur droit dilaté, avec hémorrhoïdes, varices des membres inférieurs, veines développées et peu tendues dans les autres parties du corps. Ce sont là évidemment de mauvaises conditions, mais elles ne sont pas les seules; des lésions valvulaires qui troublent considérablement la circulation, et les maladies du poumon qui entravent gravement la respiration, exposent aussi à une syncope ou à une asphyxie mortelle.

La grande faiblesse du sujet, surtout à la suite d'hémorrhagies, et la dégénérescence graisseuse du cœur paraissent aussi avoir exercé, dans plusieurs cas, une influence marquée sur la production des accidents.

Il faut bien le reconnaître, toutefois, puisque cela résulte d'un examen impartial des faits, les circonstances extérieures n'ont peut-être pas toujours été étrangères à ces accidents. Voici ce que l'on a observé dans plusieurs cas : Une personne est soumise à l'anesthésie; une asphyxie menaçante se déclare, on y remédie par des moyens appropriés, la mort est conjurée; le malade est revenu complétement à lui. Quelques minutes plus tard, on recommence l'inhalation, le danger reparait, plus formidable, tous les secours restent sans effets, le sujet succombe. Chez une autre, personne nerveuse sous le coup d'une grande appréhension ou d'une grande frayeur, on fait aspirer dès le début des vapeurs trop abondantes, elle est saisie d'un spasme effrayant et qui peut devenir rapidement funeste. Un tel spasme se déclare surtout facilement et même chez les individus qui ne paraissent point dans un état défavorable, si le chloroforme est impur et contient des principes irritants : le professeur Kœnig, de Rostock, a vu, en quinze jours, l'anesthésie se compliquer cinq fois d'asphyxie par l'emploi d'un chloroforme contenant du chlore libre. On a observé des faits analogues dans une clinique de Strasbourg, en 1875. Une autre circonstance qui mérite de fixer désormais l'attention des praticiens et que nous avons déjà signalée plus haut, c'est le changement de position imprimé au malade pendant qu'il est plongé dans l'anesthésie. Nous avions été frappé, dans le relevé que nous avons fait pour la période de ces dix dernières années, de voir, pour 4 cas de mort et peut-être pour un cinquième, les accidents se déclarer dans une anesthésie jusque là parfaitement calme et régulière, juste au moment où l'on change l'individu de position. C'était un fait que nous avions noté sans en tirer immédiatement de conclusions. Une réflexion de Richardson nous fait maintenant supposer que le changement de position pourrait bien être une cause efficiente de mort. Dans une expérience qu'il faisait dans le but de démontrer la puissance de la respiration artificielle pour faire revivre un lapin chloroformé jusqu'à suspension de la respiration, il fait remarquer qu'il ne le touche ni ne le remue, parce que la moindre pression sur le thorax ou l'abdomen, même l'action de le soulever brusquement, serait fatale au succès de l'opération, C'est donc qu'en pareil cas le mouvement aggrave la situation de l'anesthésié.

Si le changement de position peut créer un danger, anesthésier un individu assis n'est pas non plus sans inconvénient, surtout si on le fixe sur son siége par un lien passé autour de la poitrine ou de l'abdomen. Ces conditions favorisent, en effet, la syncope et l'asphyxie, et on les trouve réunies dans des cas où la mort s'est déclarée.

Enfin, il est une dernière condition extérieure qui peut n'être pas sans influence sur le développement des complications, c'est l'élévation de la température ambiante. Snow a expérimentalement démontré, et l'on pouvait du reste en conclure ainsi *à priori*, que si à 16°C. l'air saturé de vapeurs de chloroforme en contient 12 %, à 20°C. il en contient 19 %. La dose devient donc plus facilement excessive par un temps chaud. Or, d'après Richardson, les accidents sont toujours surmontés avec beaucoup plus de difficulté quand règne une température élevée que par le temps froid. Ces données nous paraissent assez importantes pour que l'on entoure de plus de précautions l'administration des anesthésiques pendant la saison des grandes chaleurs.

§ 5. Remèdes contre les accidents.

Le premier remède c'est évidemment la prophylaxie, laquelle consiste dans l'observance des règles qui doivent présider à une bonne administration. Nonobstant la plus grande attention et les soins les mieux entendus, on voit cependant encore des accidents surgir; ces accidents sont, comme nous l'avons dit, l'asphyxie ou la syncope.

L'asphyxie qui se déclare dès les premières inspirations, c'est-à-dire, le spasme de surprise qui atteint à la fois les muscles respirateurs et le cœur, est d'ordinaire sans gravité.

Il devient pourtant grave dans quelques cas; mais il l'est toujours moins que l'asphyxie qui arrive pendant la période d'excitation, parce que, le sang n'étant pas encore chargé de vapeurs anesthésiques, le cœur conserve à peu près toute son excitabilité. En règle générale, l'asphyxie menace d'autant plus la vie du malade que la quantité de vapeurs inhalées a été plus considérable et la durée de leur administration plus longue.

Elle débute le plus souvent par l'obstruction ou l'occlusion de la glotte. On a attribué l'obstacle qui s'établit de ce côté à diverses causes : à la chute ou à la rétraction de la base de la langue en arrière, avec renversement de l'épiglotte sur l'ouverture laryngée; à l'introduction des mucosités de l'arrière-gorge dans le larynx ; le professeur Lister le fait dépendre d'une espèce de relâchement de la partie postérieure des replis arythéno-épiglottiques, laquelle se porte en dedans et en avant vers la base de l'épiglotte et obstrue de la sorte l'entrée du larynx.

Quelle que soit la nature de cet obstacle, le remède de l'asphyxie consiste à le lever d'abord, puis à employer les moyens propres à suppléer les mouvements respiratoires suspendus, jusqu'à ce qu'ils s'exécutent de nouveau spontanément.

La levée de l'obstruction laryngienne s'obtient, en général, facilement : il suffit d'attirer *fortement* la langue en dehors de la bouche. Nous insistons sur le mot fortement, parce que ce n'est qu'à cette condition qu'on parvient sûrement au résultat désiré. Pour le plus grand nombre, cette traction de la langue dégage le larynx par simple action mécanique; pour Lister, elle met en jeu une action réflexe. On sait, d'après les expériences de la Commission de la Société d'Émulation de Paris en 1855, que ce sont la base de la langue et le pharynx qui conservent les derniers leur sensibilité et leur motilité dans l'anesthésie. Il est donc possible, comme le prétend Lister, que les tiraillements exercés sur la langue provoquent une sensation qui se réfléchit sur les muscles dilatateurs de la glotte. Peu importe du reste le mode suivant lequel le larynx est rendu perméable à l'air ; une fois libre, l'asphyxie se dissipe ordinairement seule, si les mouvements respiratoires ne sont pas encore abolis. Il n'en est plus de même dans le cas contraire ; il faut alors absolument remplacer d'une manière quelconque le jeu naturel de la cage thoracique, afin de faire arriver l'oxygène au contact du sang contenu dans les poumons. On a recours, à cet effet, à trois procédés :

1º A l'insufflation, soit de bouche à bouche, soit à l'aide d'appareils ;

2º A la production mécanique de mouvements du thorax pouvant alternativement introduire et chasser l'air ;

3º A l'excitation des muscles respiratoires au moyen du galvanisme.

L'insufflation bouche à bouche est un mauvais procédé, parce que l'air que l'on introduit de cette façon dans la bouche est d'une température élevée, et de plus chargé d'humidité et d'acide carbonique. Il est par conséquent peu vivifiant. Ce procédé présente encore un second inconvénient qu'il partage avec le suivant : l'air poussé par la bouche passe facilement dans l'estomac, et cet organe distendu constitue une nouvelle entrave pour la respiration.

L'insufflation de l'air par une fosse nasale à l'aide d'un soufflet à double effet, semblable à celui employé par Richardson dans ses expériences sur la respiration artificielle, offre sur l'insufflation bouche à bouche l'avantage de n'user que d'air pur ; mais cet air peut encore passer par l'œsophage.

Le vrai moyen pour obtenir de l'insufflation tout le bien qu'elle peut donner, c'est d'introduire dans le larynx un tube approprié sur lequel sera ensuite fixé le soufflet. Ainsi complété, ce procédé deviendra, selon nous, le plus parfait pour réveiller la respiration et par suite l'action du cœur.

La seconde méthode de respiration artificielle a pour but de faire pénétrer l'air dans la poitrine par des mouvements passifs qui en augmentent et en diminuent alternativement la capacité.

Elle comprend trois procédés :

a) Le procédé ordinaire, qui consiste à opérer une pression momentanée sur le haut de l'abdomen et la base du thorax, afin d'expulser une partie de l'air contenu dans celui-ci, puis à lever cette pression afin de permettre à l'air pur de venir prendre la place de celui qui a été chassé. Les pressions s'exercent à intervalles plus ou moins rapprochés, de façon à imiter le jeu de la respiration normale.

b) Un autre procédé est celui de Hall. Il s'exécute de la manière suivante : On place le patient sur son plan antérieur et l'on presse sur la poitrine ; on le retourne ensuite en supination. On le replace dans la première position, pour exécuter la même pression, puis on le ramène de nouveau dans la seconde. La même manœuvre se répète aussi longtemps qu'il est nécessaire.

c) Le troisième procédé est dû à Sylvestre. Sylvestre couche le sujet sur le dos, amène les deux bras sur les côtés de la tête en attirant fortement les épaules ; puis il les abaisse et les fait presser par les coudes sur les côtés du thorax. Il réitère ces mouvements jusqu'à ce qu'ils soient couronnés de succès ou reconnus vains pour rappeler la vie.

Les procédés mécaniques nous paraissent tous sujets à critique. Aucun d'eux ne dilate suffisamment la poitrine pour faire pénétrer l'air en quantité convenable dans les petites bronches et les vésicules pulmonaires; la respiration que l'on entend se passe particulièrement dans le larynx, la trachée et les grosses bronches. Nussbaum s'applaudit beaucoup cependant des heureux résultats du procédé ordinaire. Les deux derniers, et surtout celui de Hall, impriment en outre à l'individu des mouvements exagérés qui, d'après ce que nous avons dit, pourraient bien lui être préjudiciables.

Une dernière observation : quel que soit celui de ces procédés que l'on emploie, il ne faut jamais y mettre de violence. On a trouvé une fois chez un sujet qui avait été soumis à la respiration artificielle par le procédé ordinaire, une rupture du foie. Qu'en serait-il résulté si cet individu n'était pas mort dans son asphyxie? Le précepte général est que, dans la respiration artificielle, il faut toujours mettre beaucoup de calme et de mesure.

On a eu souvent recours au galvanisme pour exciter les muscles de la respiration ou les contractions du cœur. Ce moyen compte plusieurs succès, mais il est loin d'être infaillible. D'après Richardson, c'est une arme à deux tranchants : si l'asphyxie est peu prononcée et si les muscles ne sont pas trop chargés par l'agent anesthésique, elle peut réussir; dans le cas contraire, elle épuise vite la contractilité musculaire et place le mal au-dessus de toute ressource. Les opinions contradictoires d'autres expérimentateurs sur la valeur de ce moyen, pourraient bien trouver leur raison d'être dans cette diversité d'effets signalée par Richardson; mais c'est un point sur lequel nous n'avons pu étendre nos recherches et que nous nous abstenons de juger. Le choix du courant et le mode d'application sont du reste des questions encore très-discutées entre médecins, questions d'un très-haut intérêt pratique, mais que nous ne pouvons examiner ici, faute de temps.

Avant d'indiquer les moyens propres à combattre la syncope, il faut d'abord bien se pénétrer de sa nature. La syncope ou l'arrêt des mouvements du cœur est un élément morbide qui est loin d'être toujours identique dans sa cause organique. Le cœur peut s'arrêter, parce que le sang, son stimulant physiologique, vient à lui faire défaut (syncope par anémie); il peut s'arrêter, parce que l'action prédominante de son nerf *empêchant* le nerf vague, rend insuffisante l'action de son système nerveux moteur (syncope par spasme ou convulsion); enfin, il peut s'arrêter parce que la puissance de cet appareil nerveux moteur lui-même est annihilée (syncope par paralysie).

Ces trois espèces de syncope peuvent se présenter dans l'anesthésie; mais, on le comprend, elles sont d'une gravité différente, et cette gravité varie encore pour chacune d'elles suivant la période du narcotisme avec laquelle elles coïncident.

Les dangers que court l'individu pris de syncope anémique est en raison du degré d'insensibilité où il se trouve plongé. Comme elle survient le plus ordinairement vers la fin de l'opération, lorsque l'anesthésie s'est déjà en grande partie dissipée, elle cède en général facilement aux moyens ordinaires, c'est-à-dire à une excitation plus ou moins vive du tégument et des muqueuses. C'est dans un accident de ce genre que Denonvilliers, Nélaton, M. Michaux, Sir John Cormack et Marion Sims se sont bien trouvés de l'inversion du corps ou de la position de l'individu les pieds en l'air et la tête en bas. C'est probablement dans des cas analogues que Schuppert a réussi avec le même procédé. On ramène, en effet, de cette façon une certaine quantité de sang veineux dans le cœur droit, et les moindres contractions du cœur poussent facilement le sang artériel vers le cerveau.

Dans la syncope convulsive par action réflexe exagérée des vagues, le cœur s'arrête en diastole, comme l'ont démontré les expériences de Holmgren ; ses cavités droites se chargent de sang veineux. Cette syncope se complique, comme nous l'avons vu, de la suspension des mouvements respiratoires. Le meilleur remède à lui opposer est la respiration artificielle qui, d'une part dégage les bronches et le sang des vapeurs anesthésiques qu'ils contiennent, et de l'autre, permet au cœur droit de se décharger facilement dans les vaisseaux pulmonaires dès que le spasme diminue ou cesse.

La syncope par paralysie arrive de deux façons : dans l'une, les vapeurs anesthésiques portent directement leur action stupéfiante sur l'appareil nerveux excito-moteur des mouvements du cœur, dont elles affaiblissent progressivement l'activité pour finir par l'anéantir entièrement. Cette action stupéfiante, directe, sur le cœur, à laquelle Snow attribuait tous les accidents produits par le chloroforme, serait péremptoirement établie par les expériences récentes de Scheinesson, de Dorpat, si elle avait encore besoin de preuves.

Ce qu'il y a de remarquable, c'est que ses effets peuvent, chez certains individus, se prononcer de plus en plus, même assez longtemps après qu'on a suspendu l'inhalation. Cela ne prouverait-il pas que l'altération des globules du sang peut réellement empêcher dans une certaine mesure l'absorption de l'oxygène ou son action revivifiante sur le système nerveux ?

Dans la seconde manière, la syncope survient comme phénomène secondaire de l'asphyxie. Elle se produit suivant le mode indiqué par Erichsen.

Dans l'un et l'autre cas, le cœur s'arrête aussi en diastole.

Des auteurs d'une grande expérience prétendent que, si le cœur en est arrivé jusqu'au point d'avoir cessé de battre, la syncope est à peu près infailliblement mortelle. Cependant, dans 9 cas où les accidents se déclarèrent suivant le troisième mode que nous avons indiqué plus haut, Nussbaum parvint à ranimer ses malades par la respiration artificielle, bien que les mouvements du thorax fussent suspendus et que le pouls eût disparu. Plusieurs partisans du galvanisme disent aussi avoir réussi dans des cas analogues, en faisant passer un courant peu fort de la bouche jusqu'au rectum.

Il serait parfaitement rationnel d'essayer les mêmes moyens dans la syncope par choc, laquelle est aussi de nature paralytique.

§ 6. Choix d'un anesthésique et modes d'administration.

Le choix d'un anesthésique dépend de l'importance et de la nature de l'opération. Pour une opération de longue durée, il faut s'adresser à un agent à longue portée, comme le chloroforme, l'éther, le bichlorure de méthylène, le bichlorure d'éthylène, le méthylène-éther ou le chloral ; pour les opérations qui ne réclament qu'un moment, c'est parmi les anesthésiques à action moins profonde et dont les effets se dissipent plus rapidement qu'il faut faire son choix. Celui-ci peut porter sur le protoxyde d'azote, l'éther méthylique, l'hydrure d'amyle ou l'amylène.

Quel est maintenant, parmi les agents de la première catégorie, celui qui mérite la préférence? On rencontre généralement cet aveu que, si le chloroforme était moins dangereux, il serait incontestablement le meilleur, vu la facilité de son administration, la rapidité de son action, le degré et la durée de l'anesthésie qui en est la conséquence.

Eh bien, c'est à cause de ces avantages et parce que nous n'avons pas de preuve bien établie qu'il est, toute proportion gardée, plus dangereux que les autres, que nous lui avons toujours accordé jusqu'aujourd'hui la préférence. Des chirurgiens de grand renom et très occupés, comme Syme, Lister, Erichsen, Nussbaum, Billroth, Michaux, et probablement une foule d'autres dont nous pourrions citer le témoignage s'ils avaient publié les résultats de leur pratique, ont administré des milliers de fois le chloroforme sans avoir vu survenir d'accidents mortels. Aussi serions-nous presque tenté de répéter avec M. Sédillot que le chloroforme pur et bien administré ne tue jamais.

Mais le reproche de causer plus souvent la mort n'est pas le seul que l'on adresse au chloroforme ; on lui reproche aussi, entre autres, d'occasionner plus fréquemment des vomissements. Or, l'expérience nous a prouvé que les vomissements sont excessivement rares quand on opère sur un malade à jeun. Ce n'est donc pas l'anesthésique lui-même qu'il faut accuser, mais bien le défaut de précaution dans son administration. Nous reconnaissons d'ailleurs qu'on ne saurait prendre trop de soin pour se prémunir contre les vomissements, car c'est fréquemment par eux que débutent les accidents.

Quoi qu'il en soit, nous savons qu'un grand nombre de chirurgiens ne partagent pas notre conviction sur l'innocuité relative du chloroforme et que beaucoup, imbus de préventions graves à son égard, le bannissent entièrement de leur pratique et le remplacent par d'autres agents qu'ils considèrent comme moins dangereux.

L'éther, que l'emploi du chloroforme avait presque fait tomber dans l'oubli, voit, depuis quelques années, un revirement marqué s'opérer en sa faveur. C'est des écoles de Boston et de Lyon qu'est principalement parti ce mouvement. On le préfère, dit-on, parce qu'il est moins fort que le chloroforme et déprime moins le cœur.

Si nous nous en rapportons aux faits publiés lorsqu'il fut introduit dans la pratique, entre autres, aux observations si bien faites et si complètes de Heyfelder, dans sa clinique d'Erlangen, nous ne voyons pas que l'action du cœur soit parfaitement en sûreté sous son influence.

En outre, nous trouvons dans ces observations — ce que d'autres cliniciens constataient également, — que les propriétés irritantes des vapeurs d'éther déterminent de la chaleur dans le larynx et les bronches, de la toux, un sentiment de suffocation avec serrement de la poitrine ; puis l'excitation des centres nerveux, atteignant parfois jusqu'au degré d'un délire violent accompagné de convulsions ; enfin, le retour d'un délire à peu près semblable après le réveil. Ces phénomènes ne plaident pas, nous semble-t-il, en faveur de l'éther. On affirme, il est vrai, aujourd'hui, qu'ils ne se produisent pas quand on emploi de l'*éther rectifié à éthériser*, que l'on fait inhaler en excluant presque complétement l'air. Telle est la méthode américaine préconisée par Jeffriesie de Boston, dans la croisade qu'il entreprit en faveur de l'éther en Angleterre en 1872, méthode adoptée par Morgan, de Dublin, Haward, Couper et la plupart des chirurgiens qui sont revenus, dans ces derniers temps, à l'usage de cet agent. La simplification des phénomènes par ce mode d'administration est possible, mais cela résout-il la question de préférence ? Parce que la morphine est plus active que l'extrait d'opium, va-t-on rejeter l'emploi de la première pour ne plus utiliser que le second ? Nous continuons à penser avec Lister que le chloroforme n'a pas cessé de garder sa supériorité ; seulement, comme il est plus actif que l'éther, il demande à être administré avec plus de prudence. Ce chirurgien reconnaît d'ailleurs que l'éther peut, dans certains cas, valoir mieux que le chloroforme, si, comme le docteur Keith l'avance, il donne moins fréquemment lieu aux vomissements.

Le bichlorure de méthylène ne possède pas d'avantage bien marqué sur le chloroforme. Peut-être occasionne-t-il aussi moins souvent les vomissements. Dans tous les cas, le docteur Richardson, qui l'a proposé le premier comme réalisant un progrès sur les anesthésiques antérieurement connus, confesse loyalement qu'il n'a pas répondu à son attente.

Le bichlorure d'éthylène et le méthylène-éther n'ont pas jusqu'à ce moment suffisamment fait leurs preuves pour prendre le pas sur le chloroforme. Nous les signalons à l'attention des praticiens sans nous y arrêter davantage.

Mais nous ne pouvons passer sous silence les injections intrà-veineuses d'hydrate de chloral, dont on a beaucoup parlé dans ces derniers temps. L'injection du chloral dans les veines provoque d'une manière si simple, si calme, une anesthésie complète, qu'il était impossible qu'on ne fût pas frappé de ses effets. Pas d'excitation, pas de délire, pas de troubles de la respiration, pas de vomissements ; sommeil tranquille, arrivant progressivement, escorté par la résolution musculaire et l'anesthésie, qui suivent une marche parallèle ; simplicité et régularité telles, dans les phénomènes, que l'on a dû se dire du premier coup : voilà la perfection si longtemps cherchée. Malheureusement, il y a au fond un danger excessivement grave et qui, pour nous, rend le procédé inadmissible comme méthode d'anesthésie préalable aux opérations. On n'a rien de certain pour calculer exactement la dose, et, si on la dépasse, c'est à la paralysie du cœur que l'on arrive. Or, une paralysie de ce genre, fort dangereuse dans tous les cas, est ici d'autant plus difficile à combattre que l'on a affaire à un anesthésique fixe, très soluble dans le sang et dont les effets sont très prolongés ; les moyens de révivification devront par conséquent être continués plus longtemps avant que l'économie se débarrasse de la dose en excès et, pendant ce temps, souvent le malade succombera. Une semblable menace de paralysie par le chloroforme se dissipera, au contraire, toujours beaucoup plus rapidement, parce que, ce principe étant volatil et infiniment moins soluble dans le sang, il suffira, en général, d'entretenir la respiration pendant quelques instants pour le faire rejeter au dehors avec l'air expiré. On nous dira que les accidents asphyxiques, qui sont fréquents avec le chloroforme, ne se montrent pas avec le chloral. Nous ne le nions pas. Mais la gravité de l'asphyxie est-elle comparable à celle de la paralysie du cœur ? Les expériences physiologiques et les faits cliniques sont là pour répondre.

En somme donc, pour nous, le chloroforme est encore aujourd'hui le meilleur agent pour provoquer l'anesthésie réclamée par les grandes opérations.

Est-ce à dire que d'autres ne lui soient pas préférables dans certains cas particuliers ? Non, nous admettons parfaitement que les chirurgiens convaincus de la fréquence moins grande des vomissements avec l'éther ou le bichlorure de méthylène, préfèrent, par exemple, ces corps lorsqu'ils veulent pratiquer une ovariotomie. Nous admettons également que Liebreich, s'appuyant sur ses expériences, recommande l'usage du bichlorure de méthylène ou du bichlorure d'éthylène pour les opérations sur les yeux. Pourquoi, en effet, n'utiliserait-on pas les propriétés spéciales de ces agents, si ces propriétés sont réelles. N'est-ce pas ce que l'on pratique tous les jours en thérapeutique avec les médicaments d'un même genre?

C'est ainsi que la nature de l'opération peut aussi influer sur le choix de l'anesthésique; mais sa durée nous paraît mériter encore plus de considération. N'est-il pas irrationnel, en effet, d'employer pour une opération qui ne doit durer que quelques instants un de ces anesthésiques à action profonde et dont les dangers sont en rapport avec son activité? Poser la question, pour nous, c'est la résoudre. Nous pensons que, dans les cas de cette espèce, c'est un anesthésique à action plus superficielle et se dissipant rapidement ou bien l'anesthésie locale, si elle est possible, qu'il faut préférer.

Parmi les anesthésiques employés aujourd'hui pour les opérations de courte durée, par exemple, pour les extractions de dents, le protoxyde d'azote a pris le pas sur tous les autres. Tombé en désuétude pendant fort longtemps, les dentistes américains et anglais en font de nouveau un fréquent usage depuis quelques années. Cet usage s'est même à tel point multiplié qu'un seul dentiste de Boston, Colton, accuse le chiffre à peine croyable de 67,455 anesthésies pratiquées par lui dans l'espace de moins de dix ans. Il entre également dans la pratique courante des dentistes anglais comme de beaucoup de leurs confrères français de l'administrer à leurs clients; et les résultats sont tels que Lister, si grand partisan du chloroforme, n'hésite pas à déclarer que, pour éviter la cruelle douleur de l'extraction des dents, il semble être un bienfait incontestable pour l'humanité. « Le coma avec lividité de la face et dilatation exagérée des pupilles que présentent les personnes soumises à son influence, paraît, dit-il, à première vue, un état très alarmant; mais l'expérience montre que cet état est exempt de danger et se dissipe aussi rapidement qu'il est survenu, sans laisser après lui, dans la majorité des cas, ni nausées, ni aucun autre effet désagréable. » Nous nous demandons, néanmoins, s'il ne serait pas préférable de lui substituer un anesthésique ayant une action à la fois moins asphyxiante et moins défavorable sur le sang, comme l'éther méthylique, l'hydrure d'amyle, l'amyle-chlore, l'amylène. Les données cliniques ne sont pas aujourd'hui suffisantes pour résoudre cette question; l'expérimentation seule en fournira la solution.

Le mode d'administration des anesthésiques dépend de leurs propriétés physiques et de leur degré d'activité : pour les volatils — et c'est comme on le sait la très grande majorité, — l'inhalation; pour les fixes, c'est-à-dire pour le chloral, l'ingestion, l'injection sous-cutanée ou l'injection dans les veines. Pour les plus énergiques, par exemple, le chloroforme, le bichlorure de méthylène, etc., l'administration, en les mélangeant à une grande quantité d'air; pour les moins forts, comme l'éther, le protoxyde d'azote, etc. le précepte aujourd'hui inscrit partout de les faire inhaler en excluant presque complétement l'air.

Faut-il, oui ou non, se servir d'un appareil? Nous pensons avec les chirurgiens les plus autorisés que pour les anesthésiques actifs il vaut mieux s'en passer, et n'employer que la compresse ou le mouchoir plié en plusieurs doubles. Snow, qui regardait comme un grave danger la respiration d'un air contenant plus de 5 % de vapeurs de chloroforme, voulait un appareil afin de doser exactement cet anesthésique; Glover, qui professe une opinion analogue, fait la même recommandation. Mais la statistique a clairement démontré que l'emploi d'un appareil, quelque bon qu'il soit, ne met pas plus sûrement à l'abri du danger qu'une compresse; et cela ne doit pas étonner, car Lister a prouvé, par ses expériences, que la compresse ou le mouchoir donnent plutôt un air moins saturé de vapeurs. Débarrasser la pratique d'un instrument non-seulement inutile, mais dont l'emploi inspire toujours une certaine appréhension au malade et rend souvent sa respiration irrégulière, s'il n'en comprend pas bien le mécanisme, tel est l'avantage du procédé que nous préférons.

Les anesthésiques qui doivent être administrés à dose concentrée, réclament au contraire un appareil ; mais cet appareil est des plus simples. Pour l'éther, Jeffries se contente de rouler un linge épais en un cornet, au fond duquel il place une éponge imbibée d'éther et dont il applique l'ouverture sur le nez et la bouche du patient. En France, on se sert du sac de Jules Roux, muni d'une semblable éponge et appliqué de la même façon sur la bouche et le nez. Le malade inspire et expire dans l'appareil. La recommandation sur laquelle on insiste surtout pour vaincre la résistance et le sentiment de suffocation dont sont ordinairement saisis les sujets, c'est de les obliger à faire quelques profondes inspirations de suite : le spasme cesse, dit-on, presque aussitôt. Pour le protoxyde d'azote, on emploie également un sac de dimension suffisante pour recevoir la quantité de gaz nécessaire pour une anesthésie, ou bien une cloche-réservoir portant un tube avec embouchure pour l'inhalation. Il faut, d'après Colton, que le gaz ne soit pas vieux de plus d'un jour, que le chirurgien le respire d'abord lui-même, pour reconnaître s'il n'irrite pas les bronches. Le patient doit faire une expiration aussi complète que possible immédiatement avant d'inspirer le gaz ; ce qui indique bien jusqu'à quel point on s'efforce d'exclure l'air.

Rappellerons-nous le procédé de MM. Oré, Deneffe et Van Wetter, pour l'administration de l'hydrate de chloral? Une solution au quart ou au cinquième dans l'eau distillée et dont l'excès d'acidité est, au besoin, saturé par une solution titrée de carbonate de soude, est injectée doucement et progressivement dans une veine, à l'aide d'une seringue spéciale inventée par M. Oré. Au début, l'injection est faite dans la proportion de 50 centigrammes d'hydrate à chaque demi minute ; vers la fin, la dose est un peu moindre, afin de mieux mesurer les effets ; mais l'on doit, dans tous les cas, ne pas pratiquer cette injection de façon à la faire durer trop longtemps, afin d'empêcher le séjour trop prolongé de la canule dans la veine.

Nous avions d'abord l'intention de rappeler ici les règles qui doivent présider à l'administration des anesthésiques et surtout du chloroforme, principalement en vue d'en prévenir les dangers ; mais ces règles ont été si bien établies par les travaux de Nussbaum, Lister, Giraldès, Maurice Perrin, Sabarth et autres, que ce serait réellement abuser de votre temps que de venir vous les répéter. Nous insisterons seulement sur la nécessité généralement reconnue, une fois le chloroforme choisi pour une anesthésie préalable à une opération, de ne pas commencer celle-ci avant qu'on ne soit parvenu à une insensibilité complète.

Notons aussi, en passant, un fait nouveau, relatif à l'administration des anesthésiques, dont ces auteurs ne se sont pas occupés, excepté toutefois Nussbaum. Ce chirurgien, pratiquant un jour à un homme de 40 ans, une ablation d'un carcinome du cou, qui nécessitait une dissection complète du plexus cervical, eut l'idée, pour prévenir les douleurs consécutives à l'opération, de lui injecter sous la peau, pendant la période de tolérance de l'anesthésie, un grain d'acétate de morphine. Son malade ne s'éveilla pas comme cela arrive d'ordinaire dans la simple anesthésie par le chloroforme ; il continua à dormir pendant douze heures d'un sommeil tellement profond que rien ne pouvait l'en tirer, la respiration un peu ronflante et le corps couvert de sueur. L'anesthésie dura dix heures. Il se réveilla enfin comme à la suite d'une chloroformisation ordinaire sans éprouver ni nausées, ni vomissements.

Tandis que le hasard conduisait Nussbaum à la découverte de ce fait, qu'il utilisa ensuite chez plusieurs de ses opérés, M. Claude Bernard constatait l'existence du même phénomène par ses expériences: il reconnaissait que l'administration préalable d'une certaine dose de morphine permet d'obtenir l'anesthésie avec une dose moindre de chloroforme et, de plus, que cette anesthésie se prolonge toujours beaucoup plus longtemps.

La morphine ne paraît pas du reste être le seul narcotique jouissant de cette propriété de renforcer les effets des anesthésiques En 1861, le professeur Pitha, ayant à pratiquer une herniotomie, essaya vainement, pendant deux heures, de chloroformer son malade. Ne pouvant y parvenir, il lui injecta, l'un après l'autre, jusqu'à 20 grains d'extrait de belladone dans le rectum; il en résulta une anesthésie complète et tranquille, qui dura douze heures sans qu'il fût possible d'éveiller l'individu.

Ces faits ne pouvaient naturellement manquer de fixer l'attention. Les docteurs Guibert, Labbé, Goujon et Demarquay, s'appuyant sur les données de Claude Bernard, administrèrent la morphine en injection sous-cutanée avant de faire respirer le choloforme. Guibert reconnut qu'avec un à deux centigrammes du sel narcotique et une petite quantité de vapeurs de chloroforme, il obtenait d'abord un état d'analgésie avec conservation de la conscience, de la volonté et des mouvements ; en poussant l'inhalation plus loin, il arrivait au sommeil et à l'anesthésie. MM. Labbé et Goujon ont observé à peu près les mêmes phénomènes ; mais Demarquay a constaté que, dans ces expériences, l'action antithermique de la morphine s'ajoute à celle du chloroforme, et que de là peut sortir un véritable danger pour l'opéré

Après l'essai d'un narcotique, l'essai d'un autre, telle est la chose à laquelle il fallait s'attendre. Aussi ne doit-on pas s'étonner que M. le docteur Forné soit venu proposer le chloral au lieu de la morphine ; mais cette substitution ne nous paraît pas être un progrès En effet, si l'on n'est pas encore fixé sur les inconvénients de l'action adjuvante de la morphine, les faits que l'on possède sur celle du chloral ne semblent pas de nature à lui valoir la préférence : en 1870, MM. Liégeois et Giraud-Teulon ont observé que l'ingestion d'une dose de chloral avant l'inhalation du chloroforme ou de l'éther occasionnait une excitation de plus longue durée ; dans la discussion qui eut lieu l'année dernière à la Société de Chirurgie, à propos du mémoire de M. Forné, MM. Dolbeau et Guyon rapportèrent des cas où les malades tombèrent dans un état grave, à la suite d'une chloroformisation faite consécutivement à une ingestion de chloral. Rien ne doit paraître étrange dans ces faits, si l'on veut bien se rappeler que le chloral déprime beaucoup plus la température que la morphine, et, quant à nous, le sentiment de Demarquay sur ce point ne nous surprend pas : « Notons, en passant, dit-il, qu'on n'a plus aucune action sur le chloral une fois administré, si l'on a affaire à des accidents tels que la syncope, une hémorrhagie secondaire, etc. Aussi, considérant le chloroforme comme déjà suffisamment redoutable, je me révolte contre l'association de cet agent anesthésique avec le chloral. »

L'emploi de la morphine, du chloral et d'autres narcotiques comme adjuvants des anesthésiques, est donc un point qui réclame encore la plus grande circonspection. On ne doit pas y recourir trop légèrement, malgré la confiance que pourraient inspirer les observations de certains médecins qui, comme le docteur Uterhart, de Rostock, se louent des injections préalables de morphine, surtout chez les buveurs.

§ 7. Indications et contre-indications.

Nous nous en rapportons pour ce paragraphe à nos conclusions 7 et 8. Nous inscrivons seulement ici quelques observations pour bien préciser la portée que nous donnons à l'énoncé de certaines de ces indications ou contre-indications.

Ainsi, quand nous parlons de l'emploi des anesthésiques contre le tétanos, nous avons surtout en vue le chloral, et, de plus, le chloral en injection dans les veines. Nous savons qu'on a guéri le tétanos par cet agent en ingestion, mais l'ingestion devient parfois impossible. C'est ce que nous avons observé dans un cas où nous avons eu recours à l'injection. Or, le tétanos est un accident tellement grave qu'un moyen à action sûre et rapide pour faire tomber la contracture des muscles d'où résulte l'asphyxie menaçante du malade, nous paraît parfaitement justifié. L'introduction directe du chloral dans les veines est ce moyen. Quitte, après la détente, à recourir à l'administration par la voie gastrique, si le mal a de la tendance à se reproduire, ou à faire une nouvelle injection si elle est jugée nécessaire. Telle est la pratique qui, d'après ce que nous avons vu, nous semble parfaitement rationnelle.

A propos des contre-indications, nous avons souligné les lésions *avancées* des voies respiratoires et du cœur pour indiquer qu'il ne s'agit pas d'une lésion quelconque de ces organes. On a, en effet, administré les anesthésiques sans le moindre inconvénient dans une foule de maladies pulmonaires ou cardiaques. Le secret pour éviter les accidents est tout entier dans la prudence dont on entoure l'anesthésie. Il en est de même pour les individus affaiblis par la maladie ou des hémorrhagies : ce sont les plus faciles à anesthésier ; mais, par contre, ce sont aussi ceux chez lesquels on voit le plus facilement survenir la syncope. Il faut donc, chez eux, surveiller attentivement, pendant la chloroformisation ou l'éthérisation, la respiration et le pouls.

CHAPITRE II.

Anesthésie locale.

Les dangers que font courir tous les anesthésiques généraux, les inquiétudes et les craintes que leur emploi inspire à tous les chirurgiens, les contre-indications qui s'opposent parfois à leur administration, ont fait naître depuis longtemps l'idée de rechercher un moyen capable de suspendre ou supprimer la sensibilité uniquement dans le champ de l'opération. Les expérimentateurs se sont livrés avec ardeur à cette recherche. Les résultats acquis ne sont pas sans importance ; mais disons-le de suite, on n'a pas atteint jusqu'ici le but que l'on poursuivait : l'insensibilité obtenue par les différents procédés d'anesthésie locale n'a jamais pénétré les tissus assez profondément pour permettre de pratiquer, sans douleur, une opération importante, par exemple, l'amputation d'un membre, l'ablation d'une tumeur un peu volumineuse, etc. On est bien parvenu à rendre insensibles la peau, le tissu cellulaire sous-cutané et, peut-être jusqu'à certain point, les tissus immédiatement sous-jacents ; mais les gros troncs nerveaux ont toujours gardé leur sensibilité. Jusqu'aujourd'hui donc, il y a un grand nombre d'opérations pour lesquelles la seule anesthésie possible est l'anesthésie générale.

Les expériences sur l'anesthésie locale n'ont pas été cependant sans produire des fruits précieux pour la pratique. Toutes les opérations qui se bornent à des incisions superficielles : ouverture d'abcès, de bubons ! incision de furoncles, anthrax, panaris, plegmons, etc.; ablation de petites tumeurs, kystes sébacés, tumeurs érectiles, etc., etc.; toutes les opérations sur les doigts et les orteils, peuvent, comme il a été reconnu, s'exécuter sans douleur à l'aide de l'anesthésie locale, et un chirurgien ne pourrait maintenant donner aucune bonne raison pour justifier l'emploi de l'anesthésie générale dans une opération de ce genre, à moins qu'elle ne soit impérieusement réclamée par le malade ou qu'une contre-indication ne s'oppose à l'application de l'anesthésie locale. Or, les contre-indications sont rares et d'importance secondaires; la première consiste dans les difficultés que la condensation des tissus apporte parfois à la dissection; la seconde, dans la menace de sphacèle dont pourraient être atteints des lambeaux délicats à la suite de la dépression vitale, qu'ils subissent sous l'influence du procédé anesthésique. Ces contre-indications, dont l'existence est réelle pour certains cas particuliers. ont-elles une valeur suffisante pour faire préférer l'anesthésie générale à l'anesthésie locale? La solution de cette question appartient à l'opérateur, seul en état de décider ce que réclament les circonstances du moment.

L'anesthésie locale s'obtient par deux méthodes ou, plutôt, par deux modes d'une même méthode, car c'est toujours par le refroidissement des parties que l'insensibilité est produite.

Dans le premier mode, on emprunte la source du froid à un mélange réfrigérant renfermé dans un sac ou nouet en tissu mince, perméable ou imperméable. Le tissu perméable est le meilleur, parce que l'eau s'écoule à mesure qu'elle se forme et la température du mélange augmente, de la sorte, moins rapidement. Le sachet demeure appliqué sur la partie jusqu'à ce que la peau soit complétement blanchie, devenue insensible, ou, s'il s'agit d'un autre tissu, jusqu'à anesthésie bien établie de celui-ci.

Ce mode, dû à James Arnott, a été employé avec succès par beaucoup de chirurgiens, entr'autres, par Velpeau, qui s'en est loué dans plusieurs circonstances. Il n'est pas cependant sans inconvénients : la réfrigération intense et profonde des parties sur lesquelles on agit, détermine assez fréquemment de vives douleurs; d'autre part, si l'on dépasse le degré de congélation voulue, on voit les tissus superficiels se sphacéler, et demander ensuite un temps considérable pour se cicatriser.

Dans le second mode, plus simple et par conséquent plus pratique, on emploie comme source de froid, l'évaporation de liquides très volatils. En recourant aux douches de vapeurs de chloroforme dans le vagin, pour calmer les douleurs du cancer utérin, Hardy de Dublin avait uniquement en vue les effets anesthésiques propres de cet agent. Guérard fit la remarque que le chloroforme n'agissait nullement dans ce cas par ses propriétés stupéfiantes, mais bien par réfrigération. Il proposa l'éther, liquide plus volatil, pour remplacer le chloroforme, et le succès fut le même. Aussi M. Giraldès, au courant de ces faits et de ces déductions, écrivait en 1865 : « Toutes les fois que le besoin de la pratique exigera l'emploi d'un moyen anesthésique local, je crois que l'éther ou le chloroforme, pulvérisé par un des nombreux instruments connus, notamment celui de Lüer, pourra donner des résultats avantageux. »

Richardson se chargea de démontrer le bien fondé de cette supposition l'année suivante. Il expérimenta un grand nombre de liquides pulvérisés par un courant d'air froid. Il arriva à cette conclusion que l'éther rectifié, le sulfure de carbone, le righolène, auxquels il a ajouté depuis l'éther anesthésique pour anesthésie locale (1 partie d'hydrure d'amyle pour 4 parties d'éther). sont les meilleurs liquides pour provoquer l'anesthésie au moyen d'un pulvérisateur. Le chloroforme ne peut, selon lui, servir à moins d'être fortement étendu d'éther (1 partie sur 8 d'éther), autrement il amène de l'inflammation.

L'éther rectifié usé comme anesthésique local doit avoir une pesanteur spécifique ne dépassant pas 0,725, bouillir par la chaleur de la main, ne pas brûler étant appliqué sur les muqueuses, ne laisser aucune odeur étrangère après évaporation, être nentre et colorer la peau en blanc en 50 secondes par sa poussière. Quand il renferme de l'alcool, l'anesthésie est empêchée et il survient de la brûlure. Aucun autre liquide ou mélange ne vaut, pour Richardson, l'éther réunissant ces qualités.

Diriger à courte distance sur le point que l'on veut rendre insensible un liquide très volatil, pulvérisé à l'aide d'un appareil quelconque, tel est donc un premier procédé de ce mode d'anesthésie locale.

Il y en a un second. Pendant que Richardson faisait ses expériences le professeur Delcominète de Nancy obtenait également une bonne anesthésie circonscrite, en laissant tomber goutte à goutte du sulfure de carbone sur la partie à insensibiliser, et en réduisant rapidement ce liquide en vapeurs à l'aide du courant d'air produit par le jeu d'un soufflet à mains. Ce procédé est très efficace ; l'anesthésie qui en résulte est prompte et pénètre assez profondément. Cette grande efficacité dépendrait, d'après l'auteur, de ce que le sulfure de carbone produit un froid plus intense que l'éther ; en effet, si l'on dirige un courant de sulfure de carbone pulvérisé à travers l'air expiré, on voit se précipiter une espèce de givre ; ce que l'on n'observe pas si l'on remplace le sulfure de carbone par l'éther rectifié. Le premier détermine donc, selon lui, un refroidissement plus considérable que le second. Mais, MM. les professeurs Deneffe et Van Wetter, qui, pour le dire en passant, ont employé avec grand succès l'anesthésie localisée par le sulfure de carbone, dans une amputation de cuisse où l'anesthésie générale était contre-indiquée, ont reconnu, par des expériences comparatives avec les différents liquides anesthésiques, que l'éther pulvérisé dirigé sur la boule d'un thermomètre le fait descendre jusqu'à — 15°, tandis que le sulfure n'abaisse la température que jusqu'à — 12°. Comment alors expliquer la production de givre avec l'un et pas avec l'autre ? M. Swartz donna aux expérimentateurs la solution de ce problème : « Ce que vous prenez pour de la glace, leur dit-il, n'en présente que l'apparence ; c'est un hydrate de sulfure de carbone solide qui ressemble a de la glace. » L'éther seul produit donc plus de froid que le sulfure seul, mais, MM. Deneffe et Van Wetter ont trouvé que ces deux liquides réunis à parties égales donnent un froid de   17°. Cette dernière température aurait aussi été obtenue au moyen de l'éther pur par MM. Lecomte et Follin, Betbèze et Bourdillat. On voit par là quels faciles et puissants moyens on a à sa disposition pour provoquer l'anesthésie par le refroidissement.

Une foule de chirurgiens se louent de l'emploi de l'anesthésie locale pour les petites opérations, mais elle ne paraît pas avoir jusqu'ici complétement satisfait les dentistes. Austen fait observer relativement aux mélanges réfrigérants que, si la dent n'est pas morte, les douleurs qui accompagnent leur application est telle que les personnes y préfèrent la douleur de l'extraction. D'un autre côté, Gregson trouve que le jet de vapeur d'éther sur la gencive éveille souvent aussi une vive douleur et presque toujours un sentiment désagréable qui ne disparaît qu'au bout de 40 à 60 secondes. Il faut ensuite, après l'opération, faire baigner la bouche avec de l'eau froide, sinon il arrive encore de violentes douleurs. L'opinion de Kempton, Hulme et Magitot n'est pas plus favorable au procédé. Voilà pourquoi nous n'avons pas cité l'extraction des dents au nombre des opérations pouvant bénéficier de l'anesthésie locale, bien qu'elle ait été pratiquée plusieurs fois en recourant seulement à ce moyen.

Les contre-indications du second mode d'anesthésie locale sont les mêmes que pour le premier. Cependant Richardson prétend que la condensation des tissus est beaucoup moins prononcée avec l'emploi des liquides pulvérisés. C'est une assertion que nous n'avons pas encore pu vérifier.

On a, par contre, fréquemment observé avec les vapeurs d'éther des hémorrhagies consécutives. C'est un point sur lequel doit également se porter l'attention des praticiens.

Je termine ici le rapport dont avait bien voulu me charger le Comité d'organisation du Congrès. Je me suis efforcé de vous présenter le côté pratique de la question, négligeant une foule de détails qui n'ont qu'une importance fort secondaire à ce point de vue. Mon but a été de soumettre à vos discussions un certain nombre de propositions sur lesquelles les opinions sont plus ou moins divergentes. J'espère qu'il sortira des travaux de la Section sur ce sujet des résultats utiles pour nos malades et des lumières nouvelles pour chacun de nous.

CONCLUSIONS :

On a recours, dans la pratique de la chirurgie, à l'anesthésie générale ou à l'anesthésie locale.

I. Anesthésie générale.

1º La plupart des agents dont on se sert pour provoquer l'anesthésie générale, chloroforme, éther sulfurique, bichlorure de méthylène, chloral, etc., etc., exercent une action analogue sinon identique sur le sang et le système nerveux.

2º De ces divers agents, le chloroforme, le plus ordinairement employé, mérite aussi la préférence dans la généralité des cas. Cependant il en est, parmi les autres, qui peuvent avoir de l'avantage sur lui dans certains cas particuliers.

3º Les anesthésiques s'administrent en inhalation, soit à l'aide d'un appareil, soit au moyen d'une compresse de linge. Le procédé par la compresse est le plus simple et le meilleur pour les anesthésiques puissants comme le chloroforme et le bichlorure de méthylène. Le chloral seul s'administre en ingestion dans l'estomac, en injection dans le rectum ou dans les veines.

4º Tout anesthésique peut donner lieu à des accidents mortels.

5º La mort arrive le plus souvent par asphyxie, quelquefois par syncope.

6º L'impureté du médicament, son mode d'administration, des secours insuffisants ou trop tardifs, paraissent avoir été les causes de la mort dans beaucoup de cas. Il en est toutefois où l'on ne peut accuser aucune d'elles.

7º L'anesthésie générale est indiquée : a) dans les opérations longues et douloureuses et dans toutes celles qui exigent une grande tranquilité de la part du malade et une grande précision dans la manœuvre opératoire ; b) dans les cas d'exploration très douloureuse ; c) pour obtenir un relâchement musculaire complet ; d) enfin, dans certains accidents, suite de plaies, comme le tétanos.

8° Elle est contre-indiquée : *a*) dans les opérations qui peuvent amener un écoulement de sang plus ou moins considérable dans l'arrière-gorge ; *b*) dans les lésions *avancées*, aiguës ou chroniques, des voies respiratoires ou du cœur ; *c*) dans le cas de grand affaiblissement du sujet. La faiblesse n'est pas cependant une contre-indication absolue : on peut encore anesthésier en prenant les précautions nécessaires.

II. Anesthésie locale.

1° L'anesthésie locale s'obtient au moyen de mélanges réfrigérants appliqués sur la partie que l'on veut rendre insensible, ou au moyen de liquides très volatils, pulvérisés, dirigés sur cette partie. Dans un cas comme dans l'autre, c'est le refroidissement qui produit l'insensibilité ; les liquides doués de propriétés narcotiques n'agissent pas sensiblement par ces propriétés. On obtient aussi un certain degré d'anesthésie locale par les injections sous-cutanées de substances narcotiques ; mais ce procédé est insuffisant pour les opérations chirurgicales.

2° L'anesthésie locale est indiquée dans les opérations qui peuvent se borner à des incisions superficielles, ouverture d'abcès, incisions de furoncles et de panaris, etc., etc., et dans les opérations qui se pratiquent sur les doigts et les orteils.

3° Elle est contre-indiquée dans les opérations, mêmes superficielles, mais qui réclament une dissection délicate : la condensation qu'elle fait subir aux tissus rendant cette dissection beaucoup plus difficile. Elle est également contre-indiquée dans les opérations autoplastiques et dans celles qui donnent lieu à des lambeaux minces et peu nourris.

DISCUSSION.

M. LE PRÉSIDENT. La parole est à M. le Colonel-médecin MANAYRA (Rome) pour développer la proposition suivante, qu'il a déposée sur le bureau :

« Quand on a de graves raisons de croire que certaines maladies allé- » guées par des conscrits — contractions, ankyloses, paralysies, surdi- » mutité — sont simulées, peut-on recourir à l'anesthésie pour éclairer » promptement le diagnostic? »

M. MANAYRA. MM. Tous les ans, après le tirage au sort, les hôpitaux militaires reçoivent un certain nombre de conscrits qui y sont envoyés dans les conditions ci-dessus. Pour reconnaître la réalité ou le degré des lésions mises en avant, le médecin expert n'a qu'un seul moyen, l'observation, et ce moyen est long et d'une application souvent difficile, humiliant pour l'expert comme pour le sujet en suspicion. Il y a, en effet, des simulateurs dont la ténacité déjoue les plus scrupuleuses investigations. De là des séjours prolongés dans les hôpitaux, ce qui est une charge en pure perte pour l'État et un encouragement pour ceux que leur succès convie à les imiter ; enfin, une humiliation pour le médecin et pour la science.

Afin d'écarter ces inconvénients et d'enlever tous les doutes relatifs au diagnostic des susdites imperfections, la chirurgie, qui autrefois était obligée de marcher en tâtonnant, de soumettre en quelque façon les sujets à la torture, et d'attendre du temps et de l'épuisement de leurs forces la solution du problème, possède aujourd'hui, dans les anesthésiques, un moyen aussi prompt que sûr d'éclairer ces diagnostics, même les plus douteux et les plus difficiles. L'emploi des anesthésiques paralysant la volonté et provoquant du même coup la résolution complète des muscles qui en relèvent, met le patient dans l'impossibilité de continuer à feindre une altération de forme ou de fonctionnement d'un membre, dont il ne serait pas atteint, et par là la vérité, quelle qu'elle soit, se montre tout de suite et de la manière la plus éclatante.

Malheureusement, tous les agents anesthésiques ont leurs dangers. Il s'ensuit que, lorsqu'on a affaire à un des cas sus-énoncés, on se trouve fort embarrassé, ne sachant à qui entendre, de ceux qui, ainsi que Billroth et Baudens, recommandent sans la moindre hésitation de chloroformiser, ou bien des autres qui, comme Boisseau et Baroffio, prescrivent de s'en abstenir.

La forme de ma question montre d'elle-même que je n'ai cherché à faire pencher la balance ni d'un côté ni de l'autre; mais, si j'étais sommé de dire franchement ma pensée, je ne pourrais nier que je tiens pour MM. Billroth et Baudens, dont l'opinion est tout-à-fait d'accord avec les résultats de ma propre expérience. Il m'est arrivé maintes fois, en effet, d'avoir recours au chloroforme, soit dans un but chirurgical, soit comme moyen de diagnostic dans des cas de médecine légale, et jamais son administration n'a été suivie d'aucun accident fâcheux; toujours il a produit l'effet que j'en attendais. J'en citerai pour exemple un cas où tous les moyens employés pour convaincre la simulation d'un conscrit soi-disant frappé d'ankylose de l'articulation fémoro-tibiale droite avaient échoué, et où le chef de service était sur le point de le renvoyer avec un certificat d'impropriété au service.

Le sujet était un calabrais robuste et trapu, pourvu de muscles très puissants et entêté au plus haut point. Ni la persuasion, ni les menaces, ni la violence n'avaient pu avoir raison de son opiniâtreté, et les forces combinées de deux aides et du chef de service s'étaient brisées contre la résistance opposée par ses muscles d'athlète secondés par une inébranlable volonté. Appelé à décider en dernier ressort sur ce qui restait à faire, ennemi par nature de tous les moyens qui sentent l'inquisition, après m'être assuré par la plus scrupuleuse inspection qu'il n'y avait chez cet individu aucune trace de lésion antécédente qui pût légitimer plus ou moins la maladie alléguée, je conseillai la chloroformisation, que je pratiquai moi-même séance tenante. L'effet fut merveilleux et décisif. Avant que l'insensibilité fût complète, le membre prétendûment ankylosé s'allongea peu à peu et finit par atteindre le maximum de l'extension normale, sans que personne y aidât.

On pourrait objecter, je le sais, que M. Duchenne de Boulogne a indiqué un expédient qui, sans mettre aucunement en danger la vie du sujet, ainsi que le ferait le chloroforme, atteindrait jusqu'à un certain point le but auquel vise l'expert et servirait à dévoiler la supercherie et à contraindre l'imposteur à capituler. Mais cet expédient, qui consiste à suspendre des poids à l'extrémité des membres rétractés et à remplacer successivement les premiers par des poids plus lourds, n'est pas applicable dans toutes les circonstances et l'effet n'en est pas constamment sûr.

C'est à vous, MM., de résoudre cette question. Quelle que puisse être en dernière analyse votre réponse, je l'accepte d'avance et la considère dès à présent comme un bienfait, parce qu'il n'y a chez moi ni parti pris, ni prévention systématique, et parce que ce sera un très grand avantage pour les jeunes praticiens que d'avoir, dans votre verdict si compétent et si autorisé, une règle de conduite qui les sauve de la critique et du blâme, et coupe court à leurs incertitudes et à leurs hésitations.

M. Maurice Perrin propose d'adjoindre la discussion sur la question soulevée par M. Manayra à la discussion générale sur l'anesthésie chirurgicale. — Cette proposition est adoptée.

M. Giraldès a demandé la parole pour prier la Section de Chirurgie de concentrer la discussion sur les anesthésiques récemment introduits dans la pratique chirurgicale. Il nous est impossible, à l'heure actuelle, de savoir si le chloroforme est plus nuisible que l'éther. Nous ne connaissons ni le chiffre des chloroformisations faites, ni le chiffre exact des morts que cet agent a occasionnées. Nous connaissons encore moins les circonstances dans lesquelles la chloroformisation a été pratiquée. La discussion sur la préférence que mérite l'un ou l'autre de ces agents anesthésiques manquant de ces données si importantes, ne saurait donc mener à aucun résultat pratique. Autre chose est de l'étude des anesthésiques nouveaux, qu'on veut substituer au chloroforme et à l'éther. L'orateur croit que la Section ferait œuvre utile en se limitant à cette étude et il en fait la proposition formelle. Quant à la question soulevée par M. Manayra, elle est loin d'être nouvelle. L'orateur a eu l'occasion d'employer l'anesthésie dans des cas de simulation chez des personnes qui réclamaient des indemnités à des compagnies de chemin de fer. A un individu qui se prétendait atteint d'ankylose du genou, il a administré l'éther en inhalations et a pu s'assurer ainsi que l'articulation prétendûment ankylosée était dans son état normal. Malgré cela, M. Giraldès ne croit pas qu'on puisse faire de l'anesthésie une méthode générale pour découvrir la simulation, parce que, quel que soit l'agent employé, il peut donner lieu à la mort. Or, un principe au nom duquel on mettrait en danger la vie de l'homme, ne peut pas être admis en médecine légale comme principe général.

M. Maurice Perrin (Paris). MM. Le temps consacré aux séances du Congrès est trop précieux pour qu'il me soit possible de suivre M. le rapporteur dans l'examen des nombreuses questions dont il nous a déroulé le tableau avec une si grande abondance de détails et tant d'érudition.

Je vais droit au but et je viens vous dire ce qui m'importe, ce qui me préoccupe au lit du malade. Je désire savoir quel est le moins dangereux des anesthésiques, quel est celui que nous devons employer de préférence ?

Trois agents sont en présence : l'éther, le chloroforme et le chloral employé en injections intra-veineuses.

Je commence par le dernier venu, le chloral, dont la phase d'expérimentation me paraît assez étendue pour qu'il soit possible dès-à-présent de porter un jugement sur sa valeur.

Cette substance a été d'abord employée chez les animaux en injections intrà-veineuses. On reconnut aisément qu'elle provoquait une insensibilité profonde, prolongée, avec résolution musculaire complète, et qu'elle représentait, pour les expériences de physiologie, un auxiliaire très précieux.

Il vint à la pensée de M. le docteur Douaud (de Bordeaux) de recourir à ce procédé pour calmer les accès convulsifs d'un tétaniqu᷒ chez lequel le chloral, administré pendant trois jours par la voie stomacale, n'avait procuré aucun résultat. Le projet fut soumis à M. le docteur Oré, qui avait étudié avec grand soin, chez les animaux, les effets physiologiques du chloral administré en injections, et celui-ci se chargea de l'exécution. Huit injections successives furent pratiquées; chacune d'elles fut suivie d'un arrêt complet plus ou moins prolongé des crises tétaniques. Le malade finit bien par succomber, mais il semble résulter des détails de l'observation que la médication fut inoffensive pour le malade. (Association française pour l'avancement des sciences. *Comptes-rendus* de la première session, p. 1015.)

Chez un deuxième malade atteint de tétanos, M. Oré tenta du même moyen. Il annonça à l'Académie des Sciences (séances des 16 et 27 février 1874) qu'il avait injecté en deux fois, dans la veine radiale droite, une solution de 9 grammes d'hydrate de chloral dans 10 grammes d'eau, qu'il avait provoqué de la sorte une anesthésie complète, avec sommeil profond et résolution musculaire, et que cette anesthésie avait duré jusqu'au lendemain matin.

L'inventeur, en faisant connaître à l'Institut, le 2 mars 1874, la fin de son observation, s'empressa d'annoncer « que les injections veineuses de chloral étaient inoffensives. » Il y avait eu pourtant un petit abcès à la partie inférieure de l'avant-bras provenant de la pénétration du chloral dans le tissu cellulaire.

Deux nouveaux faits d'injections intrà-veineuses contre le tétanos furent communiqués à la Société de Chirurgie. Dans l'un, traité par M. Cruveilhier, l'effet anesthésique et hypnotique immédiat n'avait rien laissé à désirer; mais à l'autopsie du malade on avait reconnu des altérations provoquées par le chloral, qu'il importe de signaler. La veine cubitale, entre autres, bien qu'elle eût été ponctionnée sans dénudation préalable, renfermait un caillot assez volumineux, qui remplissait la veine dans une étendue de 30 centimètres environ, et dont l'extrémité effilée arrivait jusqu'au niveau de la ponction. Il existait aussi un thrombus entre la paroi de la veine et la peau.

Pour l'autre, rapporté par M. Léon Labbé, l'effet anti-convulsif avait été également complet, et, de plus, « dans la veine superficielle droite, au

point où l'injection avait été faite, il n'y avait ni caillot dans la veine, ni
inflammation de la paroi du vaisseau ou des parties voisines. » Et pourtant
ici la solution était de 10 grammes de chloral pour 10 grammes d'eau,
tandis que, dans le cas précédent, la même quantité d'eau ne dissolvait
que 9 grammes du médicament.

La question des injections intra-veineuses de chloral en était arrivée à
ce point, lorsqu'il vint à l'esprit de M. le docteur Oré d'utiliser les
propriétés anesthésiques incontestables du choral injecté dans les veines,
pour provoquer l'anesthésie chirurgicale. « La méthode des injections
intra-veineuses, écrivit-il à la Société de Chirurgie, est appelée à donner
des résultats incomparables dans l'anesthésie chirurgicale. Pouvoir doser
l'anesthésie, faire durer son action tout le temps nécessaire, et supprimer
cette action à volonté, n'est-ce pas la solution du problème de l'anesthésie? » (*Bulletins de la Société de Chirurgie*, 5ᵐᵉ série, t. III, p. 276.)

Ajoutant l'exemple au précepte, le docteur Oré annonçait bientôt après,
à l'Académie des Sciences (séances des 4 et 11 mai 1874) qu'il avait provoqué une anesthésie complète en dix minutes chez un jeune homme auquel
il devait pratiquer une résection partielle du calcanéum, à l'aide d'une
injection de 22 gr. de solution de chloral au tiers. Le malade, profondément anesthésié pendant vingt-cinq minutes, avait été instantanément
réveillé par un courant dirigé « dans le pneumo-gastrique gauche. »

Sur ces entrefaites, M. Tillaux communiqua à la Société de Chirurgie
les résultats de l'autopsie d'une malade atteinte de tétanos, qui avait été
traitée par les injections veineuses de chloral. La veine céphalique et la
veine médiane céphalique étaient remplies par un caillot qui remontait
jusqu'à l'embouchure de la veine dans l'axillaire. Il est vrai que les piqûres
avaient été faites à quatre reprises successives sur les mêmes vaisseaux,
que ces opérations avaient été pratiquées par un interne, toutes circonstances qui pouvaient être invoquées à la décharge du chloral. Mais, en
poursuivant son examen, M. Tillaux avait trouvé dans la veine axillaire un
énorme caillot tout-à-fait indépendant du premier, puis un gros coagulum
dans l'oreillette droite Enfin, un volumineux caillot siégeant dans le
ventricule gauche démontrait jusqu'à l'évidence, au distingué chirurgien,
que la présence du chloral dans le sang avait communiqué à ce liquide
une disposition toute spéciale à la coagulation.

Un nouveau fait d'injections intra-veineuses pratiquées par M. Oré, fut
communiqué à l'Académie des Sciences (séance du 24 août 1874) par
M. Bouillaud. L'injection avait été faite par la saphène; on avait employé
12 grammes de chloral dissous dans 80 grammes d'eau. L'anesthésie avait
été complète pendant trois heures, après lesquelles l'opéré était resté
endormi depuis midi jusqu'au lendemain matin.

Ces essais d'anesthésie chirurgicale furent continués par deux de nos
distingués confrères belges : MM. Deneffe et Van Wetter, qui, par l'organe de
M. Bouillaud, communiquèrent à l'Académie des Sciences (séance du 16 juin
1874) un nouveau fait d'anesthésie provoquée en injectant 10 grammes de

chloral dans 50 grammes d'eau. L'opération avait duré trois quarts d'heure. L'anesthésie n'avait été complète qu'au bout de deux heures, mais le malade avait dormi tant et si bien, qu'on n'avait pu le reveiller, quels qu'aient été les moyens employés par les opérateurs... Le sommeil avait duré huit ou dix heures et le réveil n'était revenu que le lendemain. Les mêmes chirurgiens firent connaître à l'Académie de médecine de Belgique (séance du 5 octobre 1874) d'autres faits d'anesthésie par la nouvelle méthode. Il y est question de quatre anesthésies pratiquées par eux à Gand, et de cinq obtenues à Bordeaux par MM. Oré et Poinsot, ce qui représente, avec les deux faits précédents, onze observations..... toutes suivies de succès ! Il résultait de cette première statistique que la durée de l'injection avait varié entre six et onze minutes; que la quantité de chloral employée avait été de 4, 5 grammes au moins et de 12 grammes au plus; que la durée de l'anesthésie absolue avait été de douze à trente deux minutes, et même une fois de trois heures, une autre fois d'une heure; qu'à cette anesthésie complète avait succédé un sommeil prolongé pendant de longues heures et même une journée tout entière.

Onze jours après la communication de M. Deneffe, M. Azam (de Bordeaux) adressait à la Société de Chirurgie (séance du 14 octobre) l'observation d'un nouveau cas de tétanos traité par les injections de chloral. Le malade avait succombé, ce qui ne faisait rien à la chose, mais, à l'autopsie, pratiquée en présence de M. Oré, on avait reconnu une fois de plus des altérations pathologiques qui sont du plus haut intérêt dans la question qui nous occupe.

La veine radiale gauche, qui avait été ouverte par simple ponction, sans dénudation préalable, était remplie par un caillot noir très consistant, adhérent par places à la paroi veineuse manifestement épaissie et enflammée. Ce caillot s'étendait jusqu'à l'axillaire. Comme l'injection avait duré vingt-cinq minutes, la coagulation du sang pouvait être attribuée par les sceptiques au contact prolongé de l'instrument avec la paroi vasculaire. Mais la saphène droite, qui avait été ouverte par M. Oré lui-même, renfermait aussi un caillot cylindrique noir et condensé. Dans tous les autres points du système veineux, le sang formait des caillots mous; il était manifestement plus poisseux, plus consistant, plus caillebotté que dans les circonstances ordinaires.

Malgré cet avertissement, MM. Deneffe et Van Wetter communiquèrent à l'Académie de médecine de Belgique (séance du 14 novembre 1874) cinq nouveaux cas d'injections intrà-veineuses de chloral.

Dans le premier, il s'agissait d'une femme de quarante ans, anesthésiée pour subir l'amputation du col utérin. L'anesthésie absolue avait durée cinquante deux minutes, et la patiente avait dormi pendant quinze heures; 4 grammes de chloral avaient été employés.

Dans le second, l'injection de 4,5 grammes n'avait amené qu'une insensibilité cutanée; l'intelligence s'était conservée.

Chez un troisième malade, l'anesthésie avait duré une demi-heure, et le sommeil avait persisté jusqu'au lendemain.

Enfin, le cinquième opéré, endormi, à propos d'une opération de cataracte, était resté plongé pendant une heure dans une insensibilité absolue, suivie de six heures de sommeil. De plus, la première urine expulrenfermait un peu de sang.

Enfin, à la séance du 24 avril 1875 de la même Académie, MM. Deneffe et Van Wetter annonçaient encore de nouveaux exemples d'anesthésie provoquée de la même façon, ce qui élevait à trente-trois le chiffre total des faits observés. Dans ce nombre se trouve un cas de mort (obs. XXX) observé chez un malade qui devait être opéré de la cataracte. L'accident s'était révélé pendant l'opération par l'arrêt brusque de la respiration et de la circulation, reproduisant fidèlement le tableau des accidents provoqués par le chloroforme. Sous l'action de l'électricité, la vie avait paru se ranimer un instant, mais la respiration et le pouls avaient disparu de nouveau, et définitivement, parce que, disent les auteurs de l'observation, la machine électrique ne fonctionnait plus. Aussi en tirèrent-ils cette conclusion, non pas qu'ils renonceraient à leurs essais imprudents, mais simplement qu'ils « seraient pourvus à l'avenir d'une machine électrique fonctionnant puissamment, ou même d'une machine de rechange!!! »

Tel est aujourd'hui le bilan connu des injections intrà-veineuses de chloral employées comme procédé anesthésique.

Il nous a paru édifiant d'exposer les détails des faits, au risque de quelques longueurs, parce que ces détails valent mieux qu'un long discours.

Pour bien juger la question, ne perdons pas de vue qu'aucune innovation n'est digne d'intérêt qu'autant qu'elle représente un progrès. Dans le cas particulier, les injections intrà-veineuses se posaient en rivales d'une méthode qui a pour elle près de trente années de succès à peine assombries par de rares revers. On demeure confondu en face de l'agitation qui a été provoquée dans les Académies, dans les Sociétés savantes, pour quelques faits d'anesthésie chirurgicale qui ne différaient des autres que par l'étrangeté du procédé mis en œuvre! Certes, nos souvenirs sont encore assez vivaces pour nous permettre d'affirmer que l'éther et le chloroforme furent moins bruyants à leur entrée dans le monde. Et pourtant ils apportaient avec eux la plus grande, la plus philanthropique découverte des temps modernes.

Cependant les injections intrà-veineuses, à tous les points de vue, valent beaucoup moins, à notre avis, que les inhalations d'éther et de chloroforme.

Le mode d'administration par inhalation est considéré à juste titre comme absolument inoffensif; le mode d'administration par injections veineuses est au contraire incontestablement dangereux. Le chloral, même dilué, expose à des coagulations sanguines : on soutiendrait en vain le contraire. Les faits de M. Cruveilhier, de M. Tillaux, de M. Oré lui-même, détruisent à cet égard toutes les affirmations contraires.

Par la voie des injections veineuses, on ne dose ni plus ni moins que dans les inhalations, l'agent que l'on emploie, puisque, dans un cas comme dans l'autre, on se règle sur les effets produits.   11

L'anesthésie par inhalation s'obtient facilement : pour les injections, il faut pratiquer des ponctions veineuses successives, ou tenir le trocart dans la veine ouverte pendant un temps qui varie entre six et treize minutes.

Les vapeurs anesthésiques absorbées n'occasionnent aucune lésion organique ; le chloral injecté expose parfois à de très fortes congestions rénales et à des hématuries. M. Vulpian a observé deux ou trois fois cet accident chez les animaux. On le trouve mentionné dans l'une des observations de M. Deneffe. Une autre fois, M. Bucquoy. (Société de Médecine des hôpitaux, 26 juin 1874) retira de la vessie d'un homme, atteint de la rage et soumis aux injections veineuses de chloral, une urine sanglante et peu abondante.

On attribue au chloral injecté l'avantage de supprimer la période d'excitation de l'anesthésie, Le fait ne serait pas sans intérêt, car c'est à cette période que se produisent le plus d'accidents, mais cette excitation a été mentionnée dans le fait déjà cité de M Bucquoy.

Les inhalations provoquent des effets rapides tout à fait passagers : les injections intrà-veineuses déterminent des effets plus compliqués, beaucoup plus prolongés, pendant lesquels la vie reste menacée par une syncope toujours possible, souvent grave.

Dans le premier cas, en quelques minutes on endort et l'on réveille le malade. Dans le second, le sommeil est lent à se produire ; mais il dure, à des degrés divers, de six à huit et même douze heures.

Toutefois, ce qui était propre surtout à séduire dans le programme des novateurs, c'était la promesse d'obtenir des effets réguliers, soustraits à ces réactions imprévues, trop souvent mortelles, qui restent et resteront le souci du chirurgien.

Hélas ! la dure réalité n'a pas tardé à démontrer que l'état anesthésique, de quelque façon qu'il soit provoqué, est exposé à cette sorte de dangers. L'un des opérés de M. Deneffe, dont il a été question précédemment, soumis aux injections de chloral pour une extraction de cataracte, succomba brusquement pendant l'opération, comme cela arrive pendant l'anesthésie par inhalation.

En résumé, les injections intrà-veineuses de chloral, ne se recommandant par aucun avantage spécial, exposant au contraire à des dangers incontestables, sans prémunir contre les accidents imprévus, nous paraissent devoir être abandonnées.

Aujourd'hui comme il y a vingt-cinq ans, les seuls agents anesthésiques recommandables pour la pratique chirurgicale sont encore l'éther et le chloroforme.

Mais quel est celui des deux qui mérite la préférence ? Bien que la question paraisse jugée dans la pratique par l'immense et durable popularité du chloroforme, il s'est élevé depuis longtemps, et surtout pendant ces dernières années, des protestations si énergiques contre lui, que la science et la pratique ont le devoir de compter avec elles. Cette considération justifiera les détails dans lesquels nous nous proposons d'entrer pour faire connaître l'état de cette grave question.

Si, au début de la méthode anesthésique, les qualités du chloroforme eurent pour conséquence d'en généraliser rapidement l'usage, son énergie ne tarda pas à lui nuire. A la suite de plusieurs cas de mort subite, qui provoquèrent une enquête mémorable à l'Académie de médecine de Paris, le chloroforme commença à perdre de son prestige aux yeux de quelques médecins. C'est de Strasbourg et de Montpellier que partit un commence-ment de réaction ; elle eut pour organes MM. Sédillot et Bouisson. Bientôt, à propos d'un cas de mort subite survenu à l'Hôtel-Dieu de Lyon, M. Diday écrivit un chaleureux plaidoyer en faveur de l'éther. Celui-ci fut alors substitué au chloroforme d'abord par quelques praticiens, plus bientôt par toute la chirurgie lyonnaise, avec un tel ensemble que, depuis plus de vingt ans, on l'emploie exclusivement, soit en ville, soit dans les hôpi-taux. Aussi, dès 1859, la Société de médecine de cette ville affirmait-elle sa croyance en déclarant, après de longs débats, que l'éther était moins dan-gereux que le chloroforme et qu'il devait lui être préféré.

La même préférence a été affirmée avec plus de force et surtout moins de tolérance par M. Pétrequin, qui, dans un mémoire adressé, en 1865, à l'Académie des Sciences de Paris, demande la proscription du chloroforme et propose l'emploi exclusif de l'éther, « dans le but de rendre aux malades le service de préserver ceux dont un agent dangereux menace l'existence, et à ses confrères celui de leur épargner le remords d'avoir, par une pratique mauvaise, porté atteinte à la vie de leurs clients. »

D'un autre côté, l'Amérique, dans certains centres, était toujours restée fidèle au culte de l'éther.

A l'hôpital général de Massachusetts, au témoignage du professeur Bigelow, qui, depuis 1846, n'a pas cessé de s'occuper de cette question, il s'est pratiqué plus de quinze mille étherisations, dont six mille on été enregistrées dans ces cinq dernières années, sans qu'il se soit produit un seul accident mortel.

Le docteur Packard, Chirurgien de *the Hospital Episcopal Philadelphie*, n'a jamais cessé non plus d'employer l'éther ; il se servit indistinctement de ce dernier et du chloroforme jusqu'en 1864, époque à laquelle un cas de mort par le chloroforme le conduisit à faire exclusivement usage de l'éther. La pratique toujours heureuse de quelques chirurgiens en renom, les avis favorables émis dans le sein de la Société médicale de Boston, ne tardèrent pas à gagner tous les esprits à la cause de l'éther. On peut dire sans exagération que, depuis huit ou dix ans, le chloroforme est proscrit de l'Amérique du Nord.

Frappés des bons résultats obtenus au moyen de l'éther par les chirur-giens américains, sollicités par les appels énergiques de la presse et en particulier par la campagne entre prise dans le *British Medical Journal*, un certain nombre de chirurgiens éminents de l'Angleterre substituèrent l'éther au chloroforme. Tous furent conduits par l'expérience à donner la préférence au premier. Thomas Jones, de Saint-Georges Hospital, qui se sert de l'éther depuis 1861, n'hésite pas à déclarer que cet agent est destiné à détrôner prochainement le chloroforme. Le docteur Green (de Bristol), est tellement assuré de la supériorité de l'éther, que rien ne saurait le décider à donner du chloroforme. Le docteur Morgan (de Dublin), déclare l'éther le plus inoffensif des anesthésiques. J. Cooper déduit d'une expérience considérable que l'éther est moins dangereux que le chloroforme. Mackenzie fait connaître qu'à *London Hospital* tous les chirurgiens ont adopté l'éther. Les docteurs Jacob (de Dublin), Teale (de Leeds), Taylor (de Nottingham), et beaucoup d'autres ont fait de même. Enfin, plusieurs sociétés savantes anglaises, et en particulier la Société chirurgicale d'Irlande, le Collège royal des chirurgiens de Londres, et plus récemment l'Association médicale d'Angleterre, ont nommé des commissions et mis à l'ordre du jour de leurs travaux : *La valeur comparative des anesthésiques.* De toutes parts, un concert d'éloges en faveur de l'éther! aucune voix pour soutenir le chloroforme! On peut dire qu'aujourd'hui la chirurgie anglaise a complété son évolution, et qu'à l'exemple des chirurgiens américains elle a abandonné le chloroforme, si chaudement défendu jadis par Simpson.

Pour la troisième fois, j'examine la question déjà discutée dans mon *Traité d'anesthésie* en 1865, puis dans l'article *Anesthésie chirurgicale* du *Dictionnaire encyclopédique* en 1866 : Quel est le meilleur, le moins dangereux des anesthésiques? Je dois à la vérité de dire que, durant ces douze années, la cause de l'éther contre le chloroforme n'a cessé de faire des progrès. Aujourd'hui donc plus que jamais il y a lieu de se demander, comme je l'écrivais en 1866, si la pratique suivie sur tout le continent à peu près universellement, et en particulier par l'école de Paris, n'est pas soutenue par l'esprit de routine, ou un engouement irréfléchi dont les sciences d'observation elles-mêmes ne savent pas toujours se défendre.

Il serait sans intérêt de rééditer l'étude dogmatique des avantages comparatifs de l'éther et du chloroforme. Une fois de plus notre conclusion serait en faveur de ce dernier; mais cela ne convertirait personne. L'éther a repris faveur par peur du chloroforme. Toute la question est de savoir si cette peur est fondée, si elle est imputable à l'agent ou à la manière de s'en servir. S'il était possible d'avoir une bonne statistique établie sur une base suffisamment large, comprenant plusieurs années et un très grand nombre de faits, on pourrait arriver à une solution digne de confiance. Cette entreprise n'est pas absolument irréalisable. Il suffirait d'ouvrir une enquête, de recueillir tous les cas d'anesthésie pendant un temps suffisant, puis d'établir la proportion des accidents, mais à une condition essentielle : c'est que ces cas soient comparables entre eux, non pas à l'égard de l'identité des sujets, ce qui est impossible, mais au point de vue du mode d'administration adopté, ce qui est autrement important. Jusqu'alors, rien n'est fait : aucun document numérique ne mérite confiance, pas même la statistique des docteurs. Andrews et Richardson, cités par

M. Morgan dans le *British Medical Journal* du 12 octobre 1872, et qui aboutit à cette conclusion que le chloroforme est huit fois plus dangereux que l'éther. Selon toute présomption, la question qui nous occupe ne sera jamais résolue par la statistique. A défaut de raisons péremptoires, nous en sommes réduits à des conjectures, à ce que je voudrais pouvoir appeler *des raisons d'intuition*. Il est incontestable que le chiffre des accidents par le chloroforme a été considérable en Amérique et en Angleterre, principalement pendant ces dernières années. Ainsi le *British Medical Journal* (2 juillet 1870) renferme un tableau de dix-sept morts subites observées en Angleterre du 1ᵉʳ janvier 1869 au 50 juin 1870.

Le *Medical News*, dans son numéro de décembre 1869, dit avoir relaté dans le courant de cette même année vingt-cinq cas de morts survenus en Angleterre. M. Morgan va plus loin encore dans l'article du *British* déjà cité : d'après lui le chiffre des morts par le chloroforme serait d'un par semaine. Quelle que soit la valeur que l'on attribue à ces assertions, on ne saurait contester que le chloroforme s'est montré peu clément pour nos confrères anglais, et que ce n'est pas sans motifs personnels que beaucoup l'ont abandonné. Mais en a-t-il été de même partout? Cela me paraît fort douteux. J'ai relevé les cas de mort par le chloroforme publiés dans les journaux français depuis 1864 jusqu'à 1875 ; je n'en ai trouvé que dix-huit, et un dix-neuvième survenu pendant une anesthésie avec un mélange d'éther et de chloroforme. Si nous avions quelque goût pour les artifices de calcul appliqués à un semblable sujet, nous dirions qu'en comparant ce chiffre de dix-neuf morts observées en dix ans pour une population de 40 millions d'habitants à celui de dix-sept, représentant le nombre le moins élevé des accidents survenus en dix-huit mois pour une population de 55 millions, on est conduit à croire que le chloroforme s'est montré à peu près huit fois plus dangereux en Angleterre qu'en France. On trouvera sans doute cette disproportion exagérée, on l'attribuera à ce que les cas de mort n'ont pas tous été publiés. C'est possible ; mais, en faisant même la part de regrettables omissions, la différence, bien que diminuée, n'en restera pas moins frappante. S'il m'est permis de mettre en ligne de compte ma petite expérience personnelle, j'ajouterai que cette différence ne saurait guère être contestée. Il y a maintenant plus de vingt-cinq ans que je donne ou que je vois donner du chloroforme. Je l'ai employé dans les cas les plus graves, les plus compromettants pour la méthode. Je ne crois pas me tromper en avançant que j'ai pratiqué ou vu pratiquer plusieurs milliers de chloroformisations.... Jamais je n'ai eu ni vu d'accidents. Dans la statistique de l'armée, publiée par les soins du Ministre de la guerre depuis 1864, on ne constate pas un seul cas de mort par le chloroforme, et certes dans ce document les faits sont rigoureusement comptés. Comment ne pas admettre que la proportion de morts a été moindre en France qu'en Angleterre? Mais à quoi cela tient-il? Il serait hors de propos de le rechercher. Contentons-nous de dire que nos éminents confrères anglais ont eu raison d'abandonner le chloroforme pour un autre agent qui se montre moins dangereux entre leurs mains. Cela veut-il dire que leur exemple, leurs affirmations, ajoutées à celles de la presque totalité des chirurgiens américains, doivent entraîner de nombreuses conversions ? Je ne le pense pas. Dans l'état actuel de la question, quelles raisons donner à un opérateur pour le décider à abandonner le chloroforme, dont il a l'habitude, et qui lui a toujours réussi ? Si l'éther était tout à fait inoffensif, à la bonne heure ; mais il a son nécrologue comme le chloroforme. Le fait ne peut être contesté, et les accidents, quoi qu'on en dise, ressemblent à ceux de la chloroformisation : ils résultent de perturbations accidentelles du côté des grands appareils qui sont sans rapport direct avec l'action progressive de l'agent anesthésique. Il suffit, pour s'en convaincre, de lire le récit des faits : Un homme de soixante-huit ans, dans le service du docteur Dunning, à Bellevue-Hospital de New-York, est éthérisé lentement, progressivement. Au bout de dix minutes, on commence l'opération qui, réveillant la contraction musculaire, nécessite de nouvelles inhalations. Subitement les pupilles se dilatent, la respiration cesse ainsi que le cœur. Il est vrai que l'observateur ajoute, pour la défense de l'éther, que l'on constata à l'autopsie des adhérences pleurales, de l'emphysème pulmonaire, de l'hépatisation du lobe inférieur du poumon droit ! C'était peut-être un peu tard pour découvrir tant de contre-indications.

Une autre fois, le 4 décembre 1873, une dame H*** succomba à Linn pendant qu'on lui ponctionnait un abcès pelvien. Ici l'accident fut attribué par l'organe du tribunal à l'état de faiblesse de la patiente.

Trois cas de mort par l'éther empruntés aux journaux anglais sont relatés sommairement dans la *Gazette hebdomadaire* de l'année 1871, p. 700.

Plus récemment encore, deux nouveaux exemples de mort subite ont été publiés ; ils sont empruntés à la clinique de Boston, le berceau de l'éthérisation ! L'un d'eux survint le 11 novembre 1873 ; il est relatif à une femme (Mrs. Trie) qui fut endormie incomplétement par un dentiste nommé Eastham au moyen d'un mélange de chloroforme (40 p.) et d'éther (60 p.) La malade assise se débattait en criant pendant l'avulsion de sa dent ; elle eut un accès de convulsion suivi de mort brusque. Une expertise eut lieu. Il était rationnel d'incriminer à titre égal, ou, si l'on veut, dans la proportion même du mélange, l'éther et le chloroforme. Mais l'affaire se passait à Boston, où il paraît arrêté en principe que l'éther ne saurait être suspect. Des experts aussi sérieux que les éminents cliniciens Bigelow et Tabot déclarèrent dans leur déposition que l'éther ne pouvait être inculpé en cette circonstance. Le chloroforme seul avait causé la mort, et le nouveau malheur devait être considéré comme un avertissement de n'avoir plus à s'en servir.

L'autre fait a été publié dans le *Médical and Surgical Journal of Boston* (novembre 1873). Il est relatif à un garçon de quatorze ans, scrofuleux, atteint de kératite, et placé dans le service du docteur Lake. Le docteur Griffin, chargé de l'anesthésie, donna d'un coup 15 grammes d'éther versés sur une éponge qui était contenue dans un cône de *spongiopiline*. Cet appareil fut appliqué directement sur la figure du malade, de manière à lui recouvrir la bouche et le nez. On en versa de nouveau 10 grammes quelques minutes après. Le patient se mit alors à lutter violemment; il survint de l'opisthotonos, la face devint cramoisie. On cessa les inhalations; on fit l'opération qui ne dura que quelques secondes; le pouls devint brusquement imperceptible et la face livide. Après quelques mouvements respiratoires, le malade succomba. Ici il était impossible d'accuser le chloroforme; on accusa le procédé mis en œuvre : le malade n'avait pas succombé à l'éthérisation, mais bien à l'asphyxie déterminée par l'appareil. A Dieu ne plaise que je cherche à semer quelque doute dans des esprits qui ont une foi si vive dans l'éther! Mais j'éprouve quelque embarras pour concilier l'opinion émise à Boston sur les dangers de l'asphyxie pendant l'éthérisation avec la pratique qui tend à prévaloir en Angleterre, qui n'a soulevé aucune objection dans le sein de la Société chirurgicale d'Irlande, et qui consiste à administrer l'éther avec l'appareil de M. J. Morgan. Or cet appareil est formé d'un cône imperméable qui emboîte exactement la face et dans lequel on verse l'éther en abondance. Dans cette pratique, non-seulement on ne redoute pas l'asphyxie, mais on la recherche, puisqu'on recommande de ne point laisser pénétrer l'air, pour que l'anesthésie soit plus prompte.

Le procédé est loin d'être nouveau. On trouvera dans notre *Traité d'anesthésie chirurgicale* (p. 115) la mention des *appareils a air confiné* de Mayor (de Lausanne), de Herapath (de Bristol), de Porta (de Pavie), de Jules Roux (de Toulon), qui, dès 1847, auraient pu donner d'excellentes inspirations à M. Morgan. Tous ont été employés plus ou moins ; nous avons vu particulièrement celui de M. Jules Roux servir pendant toute la carrière chirurgicale de Bonnet (de Lyon). Tous, de même que l'édition rajeunie de M. Morgan, provoquent nécessairement de l'asphyxie et développent parallèlement l'asphyxie et l'anesthésie, sans faire courir de plus grands risques aux malades, paraît il. Mais, s'il en est ainsi, que devient l'incrimination de M. Bigelow à propos du second cas de mort de Boston ? Cliniciens, pleins de ferveur pour l'éther, expliquez-nous comment la vérité, affirmée en France puis en Irlande, par un grand nombre de chirurgiens, devient une erreur dangereuse à Boston? Pour nous, qui n'avons aucun parti pris dans ce débat, il n'est pas douteux, d'après les quelques citations faites précédemment, que l'éther expose, comme le chloroforme, à des accidents brusques, tout à fait imprévus et dus à des syncopes accidentelles. L'un en provoque-t-il plus que l'autre? Qui le sait? Qui le démontre? Le chloroforme est incontestablement plus actif que l'éther; il réclame plus d'habileté et d'expérience, et, par conséquent, expose à plus de maladresses; mais, d'autre part, les effets de l'éther sont si lents à se produire, que la coutume qui tend à prévaloir consiste à substituer à l'état anesthésique simple un état complexe dû à un mélange d'asphyxie et d'anesthésie, lequel n'est guère de nature, il faut bien en convenir, à inspirer confiance.

Ce qui me frappe d'avantage, c'est le fait suivant : l'École de Lyon, les chirurgiens Américains, puis les chirurgiens Anglais ont abandonné le chloroforme, sous la pression de quelque déception personnelle ; ils lui ont substitué l'éther. Depuis lors, tous, je crois, sont restés fidèles à ce dernier, ce qui paraît démontrer qu'ils ont été plus satisfaits jusqu'ici du second que du premier.

La question du choix d'un anesthésique est loin d'être épuisée, comme on le voit. Chacun, dans de telles conditions, doit garder provisoirement ses préférences, à la charge par lui de les changer si l'avenir lui réserve quelque déconvenue. C'est ainsi que les choses se sont passées le plus souvent jusqu'ici ; c'est ainsi qu'elles se passeront dans l'avenir ; c'est ainsi, je n'en doute pas, que l'éther poursuivra la conquête du monde chirurgical, si, par un singulier retour des choses d'ici-bas, il est destiné à remplacer définitivement le chloroforme.

Les objurgations, les protestations déclamatoires, les anathèmes lancés contre ce dernier ne feront guère de prosélytes et ne pourront avoir d'autre effet que d'engager maladroitement la responsabilité médicale.

En attendant que l'avenir se prononce, nous devons redoubler d'efforts pour apprendre à bien manier le chloroforme, pour réduire au minimum, sinon supprimer ses dangereux écarts. J'ai constaté avec regret, dans le cours d'une discussion récente, que, sur cette question, nous n'étions pas en voie de progrès. On croit encore, on croit plus qu'il y a quinze ans, que le degré d'anesthésie doit être proportionné à la durée et à l'importance de l'opération. Peu de chloroforme, un simple engourdissement, une demie anesthésie pour les opérations légères ; l'anesthésie complète pour les opérations longues, très douloureuses, etc. Nous nous sommes élevé déjà contre cette pratique dans notre *Traité d'anesthésie*. Depuis lors, le temps et l'expérience n'ont fait que fortifier notre conviction. Agir de la sorte, c'est s'exposer à ces brusques retours de la sensibilité qui sont si fréquents pendant la durée de l'anesthésie incomplète, c'est compromettre parfois le succès de l'opération et l'habileté de l'opérateur ; mais surtout c'est ajouter, par l'action prématurée de l'instrument tranchant, une 'citation puissante aux perturbations réflexes qui constituent, comme eɔ   s croyons l'avoir démontré, un des principaux dangers de l'état nou.   hésique.

anesti.   's inconvénients ne sont contre-balancés par aucun avantage réel.
De tei.   'u prévenir de la sorte les pernicieux effets de l'accumulation du
On a voui.   dans les centres nerveux ; mais l'expérience démontre que
chloroforme   facile, en se basant seulement sur les effets obtenus, que de
rien n'est plus   à l'élimination incessante qui s'effectue par l'appareil
maintenir, grâce   isme au même degré pendant un temps plus long que
pulmonaire, l'éthér.   'rations.
la plus longue des op.   hésie chirurgicale, de ses insuccès ou de ses
L'histoire de l'anest.   'ement que les malheurs dus au chloroforme ne
erreurs, nous apprend éga.   administration méthodique trop longtemps
sont point le résultat d'une

prolongée, mais la conséquence d'un accident survenu le plus souvent pendant le labeur d'une inhalation incomplète ou intempestive. Il faut toutefois se garder de confondre les inhalations méthodiques longtemps prolongées avec l'administration, dans une atmosphère confinée, d'une quantité excessive de vapeurs à un instant quelconque de l'anesthésie. En d'autres termes, on court beaucoup moins de risques en allant résolument jusqu'aux limites marquées par une sage expérience qu'en allant trop vite ou en s'arrêtant trop tôt.

Toutes ces raisons me conduisent encore aujourd'hui, comme par le passé, à déclarer sans réserves que l'anesthésie chirurgicale doit toujours être obtenue de la même façon et conduite au même degré, quelles que soient l'espèce et la durée de l'opération qui la réclame, quels que soient l'âge et l'état de santé du patient.

La seule méthode à suivre consiste à donner le chloroforme à l'air libre ; on assure de la sorte le fonctionnement de la respiration et l'on évite de mêler ensemble l'asphyxie et l'anesthésie. Le degré qui doit être recherché dans tous les cas est celui qui succède immédiatement à l'abolition du pouvoir excito-moteur, et qui correspond à ce que nous avons désigné, après M. Chassaignac, sous le nom de *période de tolérance anesthésique*. Cette période de tolérance ne représente pas une phase de convention, taillée arbitrairement et artificiellement dans le tableau mouvant et souvent confus des phénomènes anesthésiques ; elle peut être toujours reconnue et presque toujours obtenue. Nous lui avons attribué les caractères suivants : abolition de l'intelligence ; cessation des rêves ; anéantissement de la sensibilité générale et de l'activité musculaire ; circulation plus régulière, plus calme ; pâleur, décoloration de la face ; respiration profonde ; sommeil calme, accompagné parfois de ronflements sonores.

Dans cet état, l'homme, dépouillé de ses prérogatives, paraît ne plus vivre que par son animalité. Les fonctions de son système nerveux, réduites aux fonctions élémentaires de la vie végétative, s'exercent avec plus de régularité et ne présentent plus cette excessive mobilité qui caractérise la période d'excitation ; alors les nuances s'effacent, les individualités disparaissent, et le corps du patient peut être livré à l'instrument tranchant sans qu'il survienne d'autres manifestations que le frémissement des chairs et quelques mouvements réflexes isolés.

Quelles que soient les précautions prises et l'expérience de l'opérateur, il n'est malheureusement que trop certain que des accidents graves ou mortels peuvent encore se déclarer, et j'ai démontré par les faits, il n'y a qu'un instant, qu'aucun agent anesthésique connu n'en mettait sûrement à l'abri.

Ces accidents, dont j'ai étudié longuement la nature et la cause prochaines dans mon *Traité d'anesthésie*, me paraissent devoir être attribués dans tous les cas à une syncope accidentelle ou, en d'autres termes et pour éviter toute amphibologie, à une mort par le cœur. Je ne connais pas encore de fait dans lequel on ait constaté, soit au moment des accidents, soit après la mort, des signes d'une asphyxie vraie, de l'asphyxie progressive, de cette asphyxie bleue qui rend la vie impossible par la désoxigénation du sang. Sur ce point je suis donc obligé de me séparer de M. le rapporteur, qui admet comme causes distinctes de la mort : l'asphyxie et la syncope. Pour moi il n'y en a qu'une, occasionnée par l'arrêt brusque, imprévu et définitif des mouvements du cœur. A cet égard, l'expérience n'a fait que corroborer dans mon esprit l'opinion que j'ai toujours soutenue. Si je me permets d'insister sur ce point, c'est qu'il est d'une importance capitale au point de vue du traitement.

L'unité et l'identité dans la nature des accidents conduisent à l'unité de traitement. Lorsqu'on aura la conviction qu'en pareille conjoncture il s'agit toujours d'un arrêt du cœur, qu'il soit provoqué par un accès de suffocation ou par toute autre cause, on sera bien près de renoncer à tous ces moyens plus ou moins recommandables, dont l'opérateur ému prend à tâche d'épuiser la liste, pour ne s'attacher qu'à un seul que l'on appliquera avec persévérance, avec ténacité, jusqu'à ce que toute chance de réveil ait disparu.

Ce moyen de traitement est celui de la syncope ou de la mort par le cœur. Il consiste d'abord, *tout de suite*, à placer le malade la tête en bas, pour combattre l'anémie cérébrale, puis à pratiquer énergiquement, avec persévérance, l'insufflation à l'aide d'une sonde introduite dans la trachée. Les courants continus pourront être appliqués concurremment.

La séance est levée à midi et demi.

Le Président,
MICHAUX.

Le Secrétaire,
BOUQUÉ.

SÉANCE DU 21 SEPTEMBRE.

La séance est ouverte à 10 heures.

Prennent place au bureau : M. MICHAUX, *président*, MM. VON LANGENBECK et LARREY, *vice-présidents d'honneur*, MM. BOUQUÉ et DEBAISIEUX. *secrétaires.*

Le procès-verbal de la précédente séance est lu et adopté.

L'ordre du jour appelle la suite de la *discussion sur le rapport de M. le docteur Willième et la proposition de M. Manayra.*

M. FARALLI (Florence), rédacteur en chef de l'*Imparziale*. Messieurs, je ne dirai que quelques mots, et ce sera pour vous rappeler la manière de voir de M. le prof. Schiff sur la cause de la mort qui suit quelquefois la chloroformisation et l'éthérisation, manière de voir qui n'est pas conforme aux opinions de M. le rapporteur et des orateurs qui m'ont précédé dans cette importante discussion. J'ai déposé sur le bureau deux numéros du journal l'*Imparziale*, dans lesquels se trouve le résumé de la communication faite à ce sujet par M. le prof. Schiff, à la *Société Médico-physique* de Florence, dans ses séances du 1 mars et du 18 avril 1875, et de la discussion qui y a eu lieu à cette occasion.

Sans m'arrêter sur les expériences nombreuses qu'il a exécutées en présence d'une commission nommée par la *Société Médico-physique*, je me limiterai à vous dire qu'il a observé, lui aussi, parmi les autres phénomènes produits par l'éther et le chloroforme, la paralysie de la respiration et de la circulation. Mais il résulte de ses observations que la paralysie respiratoire, dans l'éthérisation, se produit quand la circulation et la pression du sang se trouvent encore dans des limites compatibles avec la conservation de la vie : la paralysie vasculaire suit toujours la paralysie de la respiration. On peut donc, dans ces cas, pratiquer avec succès la respiration artificielle.

Avec le chloroforme, au contraire, les choses ne se passent pas toujours de cette manière : chez certains individus, une quantité de chloroforme tout-à-fait insuffisante à amener la paralysie respiratoire, même l'anesthésie complète, peut produire cependant une paralysie vasculaire dangereuse, et, dans ce cas, il n'est pas possible d'empêcher la mort, parce que la respiration artificielle reste sans effet, à cause de la diminution rapide de la pression sanguine, qui empêche l'échange des gaz dans les poumons.

Vous voyez, Messieurs, que, dans ces cas, nous n'avons à redouter que l'asphyxie, contre laquelle nous avons, dans la respiration artificielle, un remède presque sûr, quand il est appliqué peu après la cessation de la respiration naturelle, et qu'on peut encore entendre les battements du cœur.

Dans l'autre cas, au contraire, c'est-à-dire quand la paralysie circulatoire précède la paralysie respiratoire, comme on ne peut fonder aucun espoir sur la respiration artificielle, il ne reste entre nos mains aucun autre moyen de sauver la vie. Quoi qu'il en soit, dans ces derniers cas, on peut arriver, par la respiration artificielle, à faire exécuter à l'animal quelques inspirations automatiques ; mais cela n'empêche pas que la respiration ne reste bientôt dans l'asphyxie produite par l'éther ; au contraire, une fois qu'on a obtenu quelques mouvements respiratoires automatiques, on peut être sûr que la respiration continuera et que l'animal vivra.

M. le prof. Schiff, en analysant aussi les nombreux faits cliniques connus jusqu'ici, croit que les résultats de ses observations expérimentales sont applicables à l'homme, sauf la différence de proportion, et en conclut que le chloroforme doit être absolument abandonné dans les opérations chirurgicales, pour être remplacé exclusivement par l'éther, qui serait toujours sans danger, pourvu que l'on surveillât attentivement la respiration et qu'on se hâtât de pratiquer la respiration artificielle quand la vie est menacée par l'asphyxie.

Je ne fais, Messieurs, aucune proposition; j'ai seulement voulu vous exposer les idées d'un savant éminent de l'Institut de Florence, qui n'ont pas encore reçu une grande publicité, et qui me semblent étroitement liées tant à la question de l'anesthésie générale qu'à la question médico-légale posée par notre distingué confrère, M. le colonel Manayra. En ce qui me concerne, je regrette seulement que les opinions de M. le prof. Schiff n'aient pas trouvé ici un interprète plus compétent que moi.

M. Cazin (Boulogne s. m). **M. Perrin**, dans le remarquable discours qu'il a prononcé à la première réunion de la deuxième section, a abordé incidemment une question sur laquelle je vous demande la permission de vous entretenir à mon tour quelques instants.

Ce sujet, qui n'a été qu'effleuré par cet éloquent chirurgien, est l'*association du chloral au chloroforme*. Il ne vous en a montré que ce que la théorie présente de séduisant, sans vous en indiquer les dangers possibles dans la pratique; si les médecins, sur la foi de cette assertion, sans attendre les études ultérieures, se laissaient aller à recourir habituellement à l'usage de ces deux agents combinés, ils s'exposeraient, je le pense, à de cruels mécomptes.

Pour bien saisir la filiation qui a amené les esprits à l'idée de cette association, permettez-moi de retourner en arrière et d'en rechercher l'origine. Nous serons ainsi conduits à élargir la question et à traiter à un point de vue général, de l'association des narcotiques aux anesthésiques.

La pensée de supprimer la douleur dans les opérations chirurgicales au moyen de narcotiques remonte aux temps les plus reculés. Déjà Hippocrate, Galien, Celse, puis Dioscoride et son commentateur Matthiole préconisaient dans ce but la Mandragore. Cette réputation s'est perpétuée jusqu'à la fin du XVIᵉ siècle, car nous lisons dans la « Démonomanie des sorciers, » de Bodin (1), les lignes suivantes que je ne reproduis qu'à titre de curiosité scientifique, et pour faire voir aussi que, dans ce temps-là, les moyens employés n'étaient pas plus inoffensifs que les nôtres : « L'on peut bien, dit cet auteur, endormir les personnes avec la Mandragore et autres breuvages narcotiques, en sorte que la personne semblera morte, et néanmoins *il y en a que l'on endort si bien qu'ils ne se réveillent plus*, et les autres ayant pris les breuvages dorment quelquefois trois ou quatre jours sans s'éveiller, comme on fait en Turquie à ceux qu'on veut chastrer, et se pratiqua en un garçon du Bas-Languedoc étant esclave, qui depuis fut racheté. »

Il faut arriver vers la fin du dernier siècle pour voir cette idée appliquée scientifiquement. A notre connaissance, Sassard est le premier qui ait étudié sérieusement les effets anesthésiques de l'opium (2). Puis Percy essaya l'injection d'extrait thébaïque dans les veines. Domme (3) dit avoir pratiqué,

---

(1) Édition in-12, 1598 p. 247.
(2) Dissertation sur les moyens de calmer les douleurs in *Journ. de physique*, 1781.
(3) Cité par *Courty*. *Thèse* de concours de Montpellier, 1849.

sans provoquer de douleur, une désarticulation coxo-fémorale, après narcotisation. Dauriol (1) réussit dans cinq cas. Scrive (2), en donnant, pendant dix jours. la dose progressive de 5 à 50 centigr. d'extrait gommeux,
parvint à enlever un éléphantiasis du scrotum sans souffrance appréciable. Du reste, n'a-t-on pas signalé l'anesthésie cutanée toute particulière des fumeurs d'opium, qui arrivent quelquefois à tenir dans la main
un tison enflammé sans en éprouver de sensation pénible(3). Jusque là
l'action réellement anesthésique de l'opium avait pu être révoquée en
doute et l'infidélité même du moyen en avait empêché la vulgarisation ;
l'apparition des anesthésiques vrais avait rapidement éclipsé ce que ces
premières tentatives pouvaient avoir eu de brillant.

Mais où l'opium ne réussissait pas d'une façon constante comme agent
exclusif, Nusbaum l'utilisa comme adjuvant anesthésique.

L'influence prolongée du chloroforme peut présenter des dangers ; ce
chirurgien tenta le premier d'y suppléer en pratiquant l'injection hypodermique préalable de cinq centigrammes d'acétate de morphine. Les
résultats répondirent à son attente. Il est bon de noter que, dans les faits
qu'il a cités, ainsi que dans les expériences instituées par Rabot près de
la Société de médecine de Versailles (4), les injections faites en dehors de
l'état d'anesthésie chloroformique ont totalement échoué, et n'ont amené
qu'une ivresse, une torpeur momentanées.

A la suite de ces deux savants, nous citerons MM. Liégard, Rigaud,
Sarrazin, Guilbert (de St.-Brienne) Druitt, Labbé, Goujon, Surmay, comme
s'étant livrés, en opérant sur les animaux et sur l'homme, à des recherches
des plus sérieuses. Presque tous ont conclu favorablement à cette
association. Rappelons cependant que Sarrazin et Poncet ont relevé dans
leurs expériences sur les animaux un abaissement de température plus
marqué qu'avec le chloroforme et l'opium seuls et qu'ils paraissent
redouter cette action dans les grands traumatismes.

Notre illustre physiologiste, Cl. Bernard, est venu, dans ces derniers temps,
apporter à l'analyse de ces effets combinés l'autorité de son habile expérimentation (5). Il résulte de ses belles recherches que, soit que l'on injecte
le sel de morphine avant, soit qu'on injecte après l'inhalation chloroformique, les effets du chloroforme s'accusent plus rapidement dans le
premier cas, ou reparaissent dans le second. Cl. Bernard fait observer
qu'il y a simple superposition des deux effets, sans qu'il y ait combinaison
proprement dite, et qu'il faut, pour réussir, opérer sur des sujets ayant
qui ont subi longtemps l'action du chloroforme.

Dans la dernière session de la « Société Française pour l'avancement des

(1) *Journal de Méd.* et de *Chirurgie* de Toulouse, 1847.
(2) *Journal des Hôpitaux*, 1863, Nᵒ 67.
(3) *Les Fumeurs d'opium en Chine*, par LIEBERMANN, 1862.
(4) *Union Médicale*, 1863 p. 25 et 60.
(5) Revue des cours scientifiques, août 1869.

sciences » siégeant à Lille, le professeur Leudet, dans son travail sur l'alcoolisme dans les classes aisées (1), a cité un cas fort curieux qui vient prouver que cette action se produit même en dehors de l'influence immédiate de l'inhalation des vapeurs chloroformiques. Il s'agit d'un gastralgique, adonné depuis cinq ans aux anesthésiques. Ce malade ne trouvait de calme que par l'absorption de quantités souvent considérables de chloroforme et ne pouvait plus vivre sans lui. Or, depuis le début de cette passion funeste, qui avait fini par amener de la paraplégie, il avait remarqué que lui, qui autrefois supportait sans aucun effet fâcheux des doses ordinaires de narcotiques, il ne pouvait plus prendre un centigramme d'extrait d'opium sans éprouver une anesthésie de tout le corps, qui durait deux ou trois jours. Aussi, ayant à lui faire subir l'amputation d'un orteil, son médecin se contenta-t-il de lui administrer un centigramme d'extrait thébaïque, et il put ainsi avoir à peine conscience de la section des parties par l'instrument tranchant.

Ce mode d'anesthésie par l'opium et le chloroforme superposés a reçu le nom « d'anesthésie en deux temps » et jusqu'a présent n'a pas été suivi d'accidents. On n'a cependant pas suffisamment profité des travaux que nous venons de passer en revue, et, malgré les succès signalés, la méthode n'est pas rentrée dans la pratique courante.

Les choses en étaient là lorsque l'an dernier, s'inspirant d'une ingénieuse application physiologique, M. Forné, médecin de première classe de la Marine, présenta à la Société de Chirurgie de Paris un mémoire intitulé : « Contributions à l'anesthésie chirurgicale, » où il propose un nouveau procédé en deux temps. Tout à l'heure l'agent narcotique était l'opium, l'agent anesthésique le chloroforme. A l'opium ou à l'injection hypodermique d'un des sels de morphine, M. Forné substitue le chloral, soit par la bouche soit par le rectum.

Dans un premier temps, il fait ingérer une dose d'hydrate de chloral, de 2 à 5 gr. suivant les sujets, leur âge, etc; au bout d'une heure, en général, le sommeil étant obtenu, il administre le chloroforme et une dose souvent minime amène l'insensibilité. Le nombre de cas présentés ne dépasse malheureusement pas deux, et ils sont, ainsi que le fait remarquer M. Lannelongue (2), rapporteur de ce travail, insuffisants pour autoriser un rapprochement avec la méthode ordinaire.

Ce que recherche surtout l'auteur de ce mémoire, c'est de diminuer la dose de chloroforme. Suivant lui, en plaçant un malade dans un sommeil préparatoire, on annihile la résistance qu'on rencontre trop souvent. On évite l'influence nocive de la peur ; on surprend l'économie en la faisant passer du sommeil, que l'on peut déjà considérer comme un premier degré d'anesthésie, à une insensibilité complète.

Pour les chimistes qui pensent que, dans le sang, grâce à l'alcalinité du

---

(1) Pag. 723 du volume publié par l'Association. G. Masson, Paris, 1875.
(2) *Bulletin de la Société de Chirurgie.* 1874.

véhicule, le chloral absorbé devient chloroforme, — et chacun connaît les beaux travaux de M. Personn sur ce point délicat de chimie biologique, — il est évident que l'inhalation d'une petite dose de chloroforme par la voie pulmonaire doit avoir un effet plus rapide et plus intense si le liquide de la circulation en est déjà imprégné.

C'est justement ici que l'action des deux agents ne serait plus superposée, ainsi que Claude Bernard l'à établi pour la morphine et le chloroforme. Nous aurions une véritable combinaison. Les deux substances réellement surajoutées l'une à l'autre seraient de véritables synergiques.

Cette opinion, en supposant qu'elle ait une base irréfutable, serait cependant infirmée ou tout au moins perdrait de sa valeur par les résultats des expériences de M. Dolbeau. Ce chirurgien, en recherchant, au point de vue médico-légal, s'il est possible de faire succéder le sommeil chloroformique au sommeil naturel, est arrivé à établir que, pour obtenir alors l'anesthésie, il fallait également très peu de chloroforme ; ce qui tendrait à faire croire que l'exagération dans ces effets doit être moins rattachée à des changements d'ordre chimique qu'à des modifications physiologiques dans la circulation cérébrale.

Laissons de côte ces vues théoriques où la pratique n'a rien à gagner et revenons aux faits.

Or, cette application physiologique, si rationnelle qu'elle paraisse, a rencontré à la Société de Chirurgie de nombreux opposants. Seul, M. Perrin qui, vous avez pu en juger hier, a fait des anesthésiques une étude approfondie, a cité un cas favorable à l'adoption du nouveau procédé. C'est celui dont il a produit la relation dans cette enceinte. Il avait à soigner un officier extrêmement nerveux et atteint d'un rétrécissement uréthral justiciable de l'uréthrotomie ; il avait déjà plusieurs fois tenté de le chloroformiser ; son agitation avait été telle, de véritables crises hystériformes si intenses s'étaient manifestées qu'il avait dû y renoncer. Une heure avant l'opération, il lui administra 5 grammes de chloral, puis lui donna le chloroforme sans difficulté et l'opéra. Le réveil se fit dans des conditions normales. Mais MM. Dolbeau, Guyon et Demarquay présentent le tableau avec des couleurs plus sombres.

Les faits de la nature de ceux qu'ils citèrent sont trop peu connus pour que je n'en donne pas un résumé.

Une dame, souffrant d'une fissure à l'anus, prenait habituellement du sirop de chloral ; au moment où M. Dolbeau se disposait à l'opérer, elle dormait, on ne put la réveiller qu'à demi, on la chloroforma dans cet état et avec une faible dose ; la dilatation terminée, on eut beaucoup de peine à la réveiller ; elle prononçait quelques paroles et se rendormait, et, bien que la température extérieure fût élevée, elle se refroidissait progressivement ; il fut très difficile de la ranimer.

En 1875, ayant à pratiquer la résection du maxillaire inférieur à un général anglais revenant des Indes, le même chirurgien remarqua, après le réveil, qu'il avait une singulière tendance à se rendormir et à se refroidir. Après deux heures, il était encore dans un état de mort probable et ce n'est que le lendemain qu'une amélioration notable se déclara. M. Dolbeau apprit alors seulement que son malade avait pris, avant l'opération, 10 grammes de chloral, dose énorme!

Un autre patient avait aussi, sans que ce chirurgien s'en doutât, absorbé le jour précédent, une opération ayant nécessité l'usage du chloroforme, 14 grammes de chloral. La tendance à l'abaissement de la température fut aussi considérable et le malade succomba dans la nuit qui suivit.

Demarquay s'éleva aussi contre l'emploi simultané des deux substances. Considérant que le chloroforme est déjà assez redoutable, il se révolte contre l'idée de son association avec le chloral, autre agent puissant, sur lequel en outre on n'a plus aucune action, une fois administré.

Cette impossibilité de suspendre les effets du chloral, de les graduer une fois que ce corps est charrié dans le torrent circulatoire, sera, disons-le en passant, une des objections les plus fondées à opposer au procédé de M. Oré.

Il m'a semblé, Messieurs, qu'il serait de quelque utilité de revenir sur ce point vraiment intéressant de l'art chirurgical, dont l'étude n'a pas eu, selon nous, le retentissement qu'il méritait Je compte m'occuper avec vous de l'association du chloral au chloroforme, non-seulement au point de vue auquel s'est placé M. Forné, mais en raison de certaines circonstances sur lesquelles je me propose d'insister tout-à-l'heure et qui me paraissent avoir une importance capitale comme établissant une nouvelle contre-indication à l'emploi des anesthésiques.

Suivant moi, mes honorables maîtres et collègues de la Société de Chirurgie n'ont pas suffisamment différencié les cas. Il est nécessaire de faire des catégories.

On ne saurait, en effet, mettre en parallèle l'état d'un malade à qui l'on donne pour la première fois du chloral et qu'on chloroformise immédiatement après, avec celui d'un homme qui en absorbe depuis plusieurs jours, ou même depuis plusieurs mois. Ce sont là des conditions absolument distinctes.

En outre, il peut arriver que l'on administre le chloroforme dans le sommeil chloralique, ou bien que l'on donne l'anesthésique pendant la veille, mais à un individu qui boit depuis quelques jours le narcotique qui nous occupe, qui est *en puissance de chloral*, si je puis m'exprimer ainsi.

Le premier cas, celui que crée M. Forné est un moyen méthodique, volontairement mis en œuvre, recherché par le chirurgien pour diminuer la quantité du chloroforme inhalé, et conséquemment pour permettre de laisser longtemps le sujet sous l'influence anesthésique. Il est à regretter dès lors que les deux observations citées par l'auteur aient eu trait justement à deux opérations très courtes, une exploration de la vessie et l'incision d'un abcès de la fesse; celle de M. Perrin n'a pas dû être beaucoup plus longue.

L'avenir seul pourra établir la valeur réelle de ce procédé. En attendant la consécration du temps, il nous paraît du devoir de tout praticien d'apporter le contingent des faits qu'il lui a été donné d'enregistrer. Je n'ai que deux cas à citer, dont un peu favorable.

Il s'agit d'abord d'une jeune anglaise de 17 ans, très craintive, portant au niveau du deltoïde un énorme lipôme. Elle avait le chloroforme en horreur, parce qu'une de ses parentes avait succombé, en Angleterre, après l'emploi de cet anesthésique dans la parturition, non subitement, mais par cette espèce de stupeur générale, lente, progressive, véritable intoxication que l'on a notée plusieurs fois.

Je lui fais prendre 3 grammes de chloral à 9 h., et, dès 9 h. 1/2, elle dormait paisiblement ; 4 grammes de chloroforme seulement me permirent alors de disséquer entièrement la tumeur. Le réveil ne présenta rien de particulier. Jusque là tout avait été sans encombre.

La seconde observation a trait à un jeune homme de vingt ans, robuste campagnard n'ayant jamais pris de chloral, et que je devais opérer du phimosis. Je lui en donnai quatre grammes. Une heure après, cherchant à utiliser l'action hypnotique seule du chloral, j'essayai de faire l'opération, mais il ressentit de la douleur. Je lui administrai alors environ cinq grammes de chloroforme ; il fut immédiatement pris d'un frisson intense, ses extrémités se refroidirent, et j'eus toutes les peines du monde à le rappeler à la vie ; il resta jusqu'au lendemain avec une tendance à l'algidité, le thermomètre étant descendu à 35,5.

Vis-à-vis de cet accident qui ne saurait être imputable au chloroforme, car les symptômes n'avaient rien de l'asphyxie due à ses vapeurs, on est en droit d'éprouver quelques hésitations. Il prouve que le chloral et le chloroforme, associés volontairement, à des doses pourtant fixées d'avance, ne sont pas toujours inoffensifs et n'ont pas constamment répondu au but qu'on se proposait d'atteindre.

Mais la situation devient bien plus grave, lorsque le hasard seul a combiné les deux agents, et cela arrive plus souvent qu'on ne pense, surtout lorsqu'il s'agit d'intervenir chirurgicalement dans des affections chroniques et très douloureuses ayant nécessité pendant un temps plus ou moins long l'usage des calmants, et qui en somme constituent l'apport le plus important de nos interventions.

C'est dans ces circonstances que M. Dolbeau a observé, et c'est sur ces faits qu'il s'est appuyé pour rejeter formellement l'usage simultané du chloroforme et du chloral.

Il faut cependant faire remarquer que les doses prises par les malades qu'à rencontrés ce chirurgien étaient beaucoup trop élevées ; le chloral donné avec cette terrible libéralité n'aurait-il pas suffi à lui seul à déterminer des symptômes graves ?

Il résulte néanmoins de ces faits qu'il paraît nécessaire, avant que de soumettre les patients aux anesthésiques, de s'informer s'ils n'ont pas ingéré du chloral, quand et à quelles doses ils l'ont ingéré.

Enfin, et c'est là la partie réellement neuve de ma communication, il peut se faire que l'on ait à chloroformer un individu adonné au chloral. Vous savez comme moi que, peu de temps après l'introduction de ce précieux hypnotique dans la thérapeutique, et grâce à la déplorable facilité avec laquelle on le livre à tout venant dans les officines pharmaceutiques, il y a eu dans le vulgaire un véritable engouement pour ce moyen si facile de remédier aux insomnies. De l'usage à l'abus il n'y a pas loin, et, de même que nous avons des buveurs d'absinthe, d'éther, etc., nous avons maintenant des buveurs de chloral, des *chloralistes*, comme on les appelle en Angleterre.

Vous avez sans aucun doute rencontré souvent de ces malheureux allourdis, hébétés, privés de la mémoire, à l'haleine caractéristique, aux yeux congestionnés, affectés d'un état général particulier. C'est le chloralisme chronique qui les déprime, ralentit l'énergie et la fréquence des battements de leur cœur, entrave la régularité de leur circulation céphalique, leur enlève l'appétit et les met secondairement dans des conditions déplorables de nutrition.

Il me souvient d'avoir lu, dans une revue anglaise non scientifique, la description de cette dégradation morale et physique, très bien faite, sous le nom de : « Confessions d'un buveur de chloral. »

J'ai toujours eu peur de donner le chloroforme aux alcooliques ; le seul cas de mort dont j'aie été témoin — c'était à la Pitié en 1858, service de Maisonneuve   on rapportait à un homme qui, la veille, en état d'ivresse, s'était luxé la cuisse sur le bassin. Il y a quelques mois, un fait analogue s'est produit dans les environs de St-Omer chez un buveur de profession, et toujours pour la réduction d'une luxation.

Eh bien, j'ai encore plus peur des chloralistes que des alcooliques.

Ces craintes m'ont été inspirées par quelques faits qui, s'ils n'ont pas été mortels, n'en resteront pas moins gravés dans mon souvenir en caractères ineffaçables.

Le premier est celui d'une jeune dame de Strasbourg, Madame D., opérée par le professeur Courty, de Montpellier, d'un allongement hypertrophique de la lèvre antérieure du col utérin par l'instrument tranchant, et qui avait conservé une atrésie du canal cervical déterminant des attaques terribles de dysménorrhée. Le chloral, prescrit au moment des règles, lui avait tellement plu qu'elle y avait pris goût, et que, graduellement, suivant une pente irrésistible, elle en était arrivée à en faire, à mon insu, une consommation effrayante.

J'eus la faiblesse, je le reconnais humblement, de souscrire à lui donner le chloroforme pour faciliter l'ablation d'une canine. Elle était en assez bon état de santé apparent et éveillée, lorsque je la soumis aux inhalations ; elle n'en absorba pas plus de 9 à 10 grammes. La période d'excitation fut insignifiante de durée et d'intensité. L'opération, très subtilement faite par un dentiste, était à peine terminée, que Mᵐᵉ D. fut soudainement cyanosée ; la respiration, irrégulière, devint bientôt stertoreuse, la peau froide et visqueuse, le pouls imperceptible ; les pupilles, encore contractées il y a un instant, s'étaient subitement dilatées. J'eus recours à tous les moyens usités en pareil cas, y compris la respiration artificielle et la flagellation du creux épigastrique, les frictions, etc., et je fus assez heureux, après trois heures d'efforts persévérants, pour la rappeler à la vie.

Ce n'est que lors du second accident que je reconnus la cause du danger que ma cliente avait couru.

Cette fois, je donnais mes soins à un de mes confrères. Ce médecin ne pouvait supporter la moindre douleur. Affecté de rhumatismes goutteux très pénibles, il avait, depuis fort longtemps et avec une déplorable facilité, employé la respiration du chloroforme à doses élevées, entretenant quelquefois le sommeil artificiel pendant une heure. Jamais jusqu'alors il n'avait ressenti d'accidents. Je l'endormis moi-même pour pratiquer l'incision d'un volumineux anthrax au poignet, et je puis affirmer qu'il supporte très bien les anesthésiques.

Depuis l'apparition de l'hydrate de chloral, il s'est rejeté sur ce moyen de se soulager. Dans une dernière atteinte de rhumatisme qui a duré plusieurs mois, il en a pris au minimum six grammes par jour. Vers la fin de sa crise, la jambe gauche était fléchie à angle aigu ; le moindre effort ayant pour but de ramener le membre dans la rectitude réveillait de vives douleurs. Je fus obligé de donner le chloroforme pour en opérer le redressement.

Les accidents furent les mêmes que ceux que je viens de décrire. La température descendit à 55,8 ; je fus obligé de le sinapiser et ce ne fut qu'après plusieurs heures qu'on parvint à le réchauffer ; il conserva pendant plusieurs jours un défaut de coordination dans les mouvements.

Alors seulement le cas de Madame D. me revint en mémoire. Je pris des informations auprès de son mari et je crus pouvoir rattacher les symptômes observés antérieurement à leur véritable source.

C'est que, dans la seconde observation, j'avais la contre-épreuve, c'est-à-dire la certitude de la facilité avec laquelle mon confrère supportait le chloroforme avant qu'il se fût chloralisé. De plus, c'était du chloroforme de même provenance que j'avais employé. On n'aurait donc pas pu accuser la pureté du produit employé dans la dernière inhalation.

Depuis l'époque de mes premières observations, j'ai rencontré successivement deux anglaises buveuses de chloral, et j'ai formellement refusé de les soumettre à l'anesthésie, avant qu'elles n'eussent renoncé pendant un temps suffisant à leur fatale passion.

Il y aurait donc, chez les personnes adonnées au chloral ou en prenant depuis fort longtemps, un état particulier que les esprits désireux de tout expliquer rapporteront à une paralysie des vaso-moteurs, mais qui, ce qui est plus sérieux, impose au chirurgien le devoir de se livrer à une enquête dans ce sens avant de commencer l'administration des vapeurs anesthésiques.

De cette communication, je crois pouvoir déduire les conclusions suivantes :

1° L'association de l'opium au chloroforme ne paraît pas avoir déterminé d'accidents, en dehors toutefois des grands traumatismes.

2° L'administration préalable, dosée, méthodique, du chloral, avant le chloroforme, doit encore tenir les chirurgiens en grande réserve.

3° La chloroformisation doit être considérée comme dangereuse chez les individus ayant l'habitude de prendre des doses élevées et quotidiennes de chloral.

L'existence de cette habitude nous paraît devoir constituer une contre-indication absolue à l'emploi immédiat du chloroforme.

M. Palasciano (Naples) n'accepte pas celles des conclusions de M. le rapporteur sur la question de l'anesthésie chirurgicale, qui tendent à donner dans la pratique la préférence au chloroforme sur l'éther. Il a employé pendant trente ans presqu'exclusivement ce dernier agent et s'en est toujours très bien trouvé. Une chose importante et sur laquelle M. Willième n'a pas assez insisté, c'est la statistique. Morgan a démontré que l'éther n'a donné la mort qu'une fois sur 23,303 cas, tandis que, pour le chloroforme, cette proportion est de 1 sur 2,873. En outre, les expériences que vient de faire M. le professeur Schiff, de Florence, ont prouvé la grande supériorité du premier de ces agents sur le second. Ceux qui sont d'un avis contraire n'ont aucune idée des conditions requises pour une bonne éthérisation. Le succès obtenu par le chloroforme dès le principe, en 1857, au détriment de l'éther, tient à ce que la plupart des chirurgiens n'ont pas compris tout le parti qu'on pouvait tirer de l'éthérisation. Tout le monde a voulu mélanger l'air atmosphérique aux vapeurs de l'éther, tandis que, pour bien faire, il faut exclure absolument tout air atmosphérique et ne laisser inhaler que l'anesthésique. Pour donner une idée de ce qu'aujourd'hui encore, à Bruxelles même, on entend par éthérisation, et ce qu'on doit entendre en effet, je vous donnerai lecture d'un passage de la *Presse médicale belge* du 1ᵉʳ septembre 1872.

Voici comment M. Warlomont, l'un des vice-présidents du Congrès international d'Ophthalmologie de Londres, 4ᵐ session, rend compte de la pratique d'un chirurgien américain : « M. Joy Jeffries, de Boston, a fait la démonstration d'une pratique anesthésique par l'éther, dont on se loue beaucoup aux États-Unis. Le malade, couché et à jeûn, on lui applique sur la bouche et les narines, de façon à les fermer complétement, un cornet fait d'une serviette pliée *ad hoc* et au fond duquel se trouve une éponge qu'on a mouillée *d'une grande quantité* d'éther sulfurique. Le sujet surpris, s'agite, se débat et lutte. L'opérateur, ou des aides plus forts que lui, résistent et le contiennent. La lutte dure de 25 à 30 secondes, après lesquelles le collapsus survient. Nous avons vu faire par cette méthode des énucléations qui ont duré deux minutes et demie, y compris l'éthérisation. L'insensibilité ainsi obtenue peut être, *suivant l'auteur*, continuée pendant des heures sans crainte d'accident. »

L'honorable M. Willième croit que le chloroforme n'est pas dangereux quand il est bien administré. Ces paroles sont bien imprudentes et périlleuses pour ceux qui emploient encore le chloroforme ; car, si la proposition de M. Willième était admise et qu'après cela ils eussent des accidents, ceux-ci seraient évidemment attribués à leur négligence ou à leur ignorance. Ces paroles sont d'autant plus compromettantes pour les chirurgiens qui emploient le chloroforme, qu'à l'heure actuelle la prati·· que de l'éthérisation gagne tous les jours du terrain. Le chirurgien anglais Pollock, qui s'était converti à l'éther après avoir été un chaud partisan du chloroforme, est allé jusqu'à demander s'il n'était pas criminel d'administrer encore ce dernier agent quand on sait qu'il est si dangereux. Le 22 juillet dernier, le docteur Pollock a adressé au *Times*, de Londres, une lettre dans laquelle il porte la question devant le public anglais. Bien que l'orateur condamne beaucoup cette façon de procéder, il croit devoir néanmoins communiquer cette lettre. La voici :

L'ÉTHER ET LE CHLOROFORME.

A l'éditeur du « Times, »

Dans le *Times* d'aujourd'hui, deux enquêtes sont rapportées. Dans les deux cas, la mort a été produite par le chloroforme, administré pour une opération chirurgicale. Dans le *Lancet* du 26 décembre 1874, l'attention du monde médical était attirée sur le danger de l'emploi du chloroforme, tandis que la sûreté, je puis dire absolue, des effets de l'éther, y a été démontrée. L'effet du premier souvent n'est pas seulement alarmant, mais encore il est reconnu qu'il a été fatal alors même qu'il avait été administré par des mains expérimentées. Le second peut être administré plus librement, est exempt de tout danger quand il est pur, et n'a jamais été convaincu d'avoir donné la mort.

M. Clover, M. Howard et M. Brudenell-Carter, dans leurs lettres au *Lancet*, ont confirmé les raisons écrites dans la communication à laquelle je me suis rapporté. Il n'y a pas de meilleure autorité que celle de M. Clover sur cette question. Il a abandonné l'usage du chloroforme pour adopter celui de l'éther.

Le chloroforme agit directement sur le cœur, et, en arrêtant son action presque à l'imprévu, détruit la vie. L'éther peut tuer aussi, mais tout-à-fait comme lorsqu'on tient la tête d'un homme longtemps sous l'eau, en produisant la suffocation, mais il est un stimulant pour l'action du cœur.

Je n'ai aucun désir de commencer une dissertation physiologique à ce sujet. Il me suffit de dire que, si l'usage de l'un des anesthésiants est dangereux et celui de l'autre sûr, il convient d'employer seulement celui qui est sûr. N'est-il pas tout-à-fait criminel de s'aventurer sur celui qui ne l'est pas ?

Je devrais peut-être m'excuser d'avoir introduit une question professionnelle dans un journal extrà-médical ; mais il faut se servir d'un grand marteau pour introduire un grand clou dans une grosse pièce de bois. Et ce sont de très grandes pièces de bois auxquelles nous avons à faire. La question avait été posée dans un des meilleurs journaux médicaux du jour, et, malgré cela, une semaine après, nous y lisions la narration de la perte de deux vies, ce qui, je le dis avec regret, ne serait pas arrivé si l'éther avait été employé au lieu du chloroforme. Ainsi, je recours à votre grande influence pour faire comprendre au public, ainsi qu'à la profession en général, l'importance d'une connaissance juste de ce sujet. C'est un grand sujet, c'est une question de vie et de mort. Si nos juges, coroners et magistrats, si les membres du barreau et le public étaient une fois instruits du danger de l'un et de la sûreté de l'autre, je n'ai pas besoin de m'arrêter pour demander quelle serait la position de l'homme assez malheureux pour perdre un malade sous l'influence du chloroforme.

Je n'ai aucun intérêt personnel dans la question. J'écris purement par égard pour ceux qui peuvent réclamer et ceux qui peuvent être appelés à administrer les anesthésiques, dans l'espoir de voir aboli l'usage de celui qui est prouvé pour être souvent fatal en faveur de celui qui est connu pour être sûr et efficace.

En publiant cette lettre, vous pourrez faire beaucoup pour le résultat de cet objet, et aider à arrêter les annonces de *mort par mésaventure*, (v. le *Times*), lorsqu'un anesthésisant a été administré.

Votre obéissant Serviteur,
GEORGE POLLOCK.

Grosveonor Street, 22 july 1875.

L'orateur termine en informant les membres de la Section qu'il compte pratiquer une éthérisation à l'hôpital St-Jean, dans le service de M. le professeur Deroubaix, et les invite à assister à cette séance.

M. ORÉ (Bordeaux). Messieurs, Vous avez entendu hier le rapport de M. Willième sur les anesthésiques. Il renferme une histoire complète de la question ; mais, pressé sans doute par le temps, l'honorable rapporteur n'a pu donner à certaines parties de son travail tout le développement nécessaire. En ce qui concerne les injections intra-veineuses de chloral, par exemple, il les adopte dans le traitement du tétanos, mais ne semble pas disposé à les admettre pour produire l'anesthésie chirurgicale. Il serait plutôt porté à les repousser, sans discuter toutefois les motifs de ses préférences ou de son abstention. Quoi qu'il en soit, il a fait une œuvre consciencieuse et remarquable, à laquelle je m'empresse de rendre hommage.

Vous avez aussi entendu ce que j'appellerai volontiers le roman de l'anesthésie, fait par M. Maurice Perrin. M. Perrin vous a présenté le chloroforme comme un agent si simple, d'une administration si facile, surtout si inoffensive, que l'on est en droit de se demander pourquoi on le discute depuis si longtemps, pourquoi cette tendance à le remplacer, pourquoi enfin les chirurgiens Américains et Anglais, ceux de l'École de Lyon et de Montpellier, le proscrivent presque universellement de leur pratique

e son mes-nous pas en droit de nous demander aussi comment M. Mauri ce Perrin peut rester conséquent avec lui-même, quand il repousse avec énergie la proposition de M. Manayra, demandant au Congrès l'emploi de cet anesthésique dans les cas de simulation, en s'appuyant sur ce fait : « que l'on ne doit jamais se servir d'un agent qui peut compromettre la vie de l'homme. » C'est, l'on en conviendra, une conclusion que les prémisses posées par notre éminent collègue ne pouvaient faire prévoir. Il ajoute toutefois que, jusqu'à ce jour, le chloroforme a été *gracieux* pour lui, mais que le jour où il cessera de l'être, il se retournera du côté de l'éther.

Eh! bien, le chloroforme a cessé d'être gracieux pour moi dans les deux circonstances suivantes : la première fois, il s'agissait d'un jeune homme *atteint d'une tumeur blanche* suppurée de l'articulation du poignet droit. L'amputation étant devenue indispensable, il fut soumis au chloroforme ; à la 4ᵉ ou 5ᵉ inspiration il était mort. En vain j'essayai, comme le conseille M. Maurice Perrin, de mettre la tête en bas, procédé que j'avais vu employer par Nélaton, en vain j'employai la respiration artificielle, l'électricité; tout fut inutile, le malade ne put revenir à la vie.

La seconde fois, il s'agissait d'un homme de 35 ans, atteint d'un traumatisme si grave à la cuisse gauche que l'amputation immédiate était la seule ressource à laquelle il me fût permis de recourir. Soumis au chloroforme, il succomba pendant l'opération, par suite d'accidents sur la cause desquels il n'était pas permis de conserver le moindre doute. Les mêmes moyens furent inutilement employés pour empêcher la mort.

Ces deux revers ont laissé dans mon souvenir des traces qui ne s'effaceront pas; ils m'ont inspiré pour le chloroforme un tel sentiment d'effroi, que depuis lors je ne l'ai plus employé sans prévenir ceux qui entouraient le malade que je devais opérer, du danger que cet anesthé. sique allait lui faire courir.

Aussi comprendra-t-on facilement que, lorsque des circonstances tout à fait inattendues m'ont mis en présence d'une substance qui, administrée d'une certaine manière, m'a paru propre à remplacer avec avantage le chloroforme, je me sois attaché à étudier expérimentalement l'action et le mode d'administration de cette substance. Je me trouve ainsi amené, pour légitimer ma ligne de conduite, à vous faire l'historique rapide de la méthode des injections de chloral dans les veines.

J'ai exposé à l'École de Médecine de Bordeaux, pendant le semestre d'hiver 1872, l'histoire de l'absorption. Après avoir indiqué les forces nécessaires à l'accomplissement de cet acte physiologique et les voies diverses que suivent les substances venues du dehors pour pénétrer dans l'organisme, je suis arrivé à cette conclusion que, si le but final de l'absorption est d'amener au contact du sang les éléments nécessaires à la réparation des matériaux usés de l'organisme, à l'entretien de la vie et de la santé, il était beaucoup plus sûr de les faire pénétrer directement dans l'appareil circulatoire, en les injectant dans les vaisseaux. De là l'idée de l'*infusion veineuse*. Les recherches bibliographiques auxquelles je me suis livré sur ce sujet, m'ont démontré qu'en dehors de la transfusion du sang, les injections de substances médicamenteuses dans les veines avaient, à diverses époques, été employées avec succès pour le traitement de maladies graves. C'est ainsi que, sur quinze cas de tétanos, huit auraient été guéris par l'opium, la belladone, le datura, administrés par Percy à l'aide de cette méthode; qu'en Angleterre, en Écosse, en Amérique, en France, dans le service de M. Lorrain, les injections d'eau chaude dans les veines auraient donné plusieurs fois des résultats avantageux dans le choléra.

Parmi tous les faits d'injections intrà-veineuses, mon attention s'arrêta particulièrement sur ceux de Magendie.

Magendie reçut un jour, à l'Hôtel-Dieu, un malade dans un état d'agitation extrême; il offrait beaucoup des symptômes de la rage. On affirmait qu'il avait été mordu par un chien enragé. L'illustre physiologiste pratiqua des injections d'eau tiède dans les veines. Le malade, qui était atteint, non pas de la rage, mais d'un état ataxique aigu, devint calme et guérit. Il succomba plus tard à l'infection purulente survenue à la suite d'une saignée de la saphène interne. A l'autopsie, on trouva que la pointe de la lancette qui avait servi à cette opération s'était brisée en s'implantant dans la malléole. La présence de ce corps étranger dans l'intérieur du vaisseau avait été la cause des accidents.

Plus tard, Magendie fit la même injection à un chien atteint d'une rage bien confirmée. Celui-ci succomba à une congestion pulmonaire qui survint par suite de la dose trop élevée du liquide injecté.

Ces deux derniers faits, fortifiés par cette conclusion de M. le dʳ Ladevi-Roche que, « si les injections intrà-veineuses n'ont pas toujours guéri les » malades, elles n'ont jamais été nuisibles et ont même été souvent utiles, » m'inspirèrent la pensée de recourir à ce moyen à la première occasion qui s'offrirait à moi. Elle ne se fit pas longtemps attendre.

Au mois de mai 1872, on conduisit dans mon service de chirurgie, à l'hôpital Saint-André, de Bordeaux, deux malades, une femme et un homme présentant les symptômes les plus caractérisés de la rage. La femme était arrivée à la dernière période, l'homme au quatrième jour. Mon confrère et ami le dʳ Landes et moi pratiquâmes, à ces deux malades, des injections d'eau tiède dans la veine médiane céphalique. Le calme revint immédiatement, les malades demandèrent à boire, burent avec une extrême facilité, et succombèrent sans présenter aucun des phénomènes convulsifs qu'on observe habituellement.

Au lieu d'employer l'eau tiède, j'avais eu d'abord la pensée d'injecter une solution d'hydrate de chloral. Mais, ignorant si cette substance n'aurait pas d'influence fâcheuse sur la composition du sang ou sur les parois vasculaires, je dus y renoncer, me promettant de demander à l'expérimentation la solution du problème. Il devenait même indispensable de n'apporter aucun retard à ces recherches, car on nous avait annoncé l'arrivée prochaine, à l'hôpital, de personnes mordues par le même chien.

C'est ainsi que j'ai été conduit à injecter dans les veines des solutions plus ou moins concentrées d'hydrate de chloral.

Je commençai mes premières recherches au mois de mars 1872; le 8 juin, mon ami, le dʳ Léon Labbé, les communiqua à la Société de Chirurgie; elles furent continuées avec persévérance jusqu'au mois de septembre, où je les exposai moi-même devant le Congrès qui fut tenu pour la première fois à Bordeaux, par l'Association française pour l'avancement des sciences. Le mémoire que je lus devant la section médicale, présidée par M. le professeur Bouillaud, a été publié dans le premier volume de cette Association. Je ne m'en suis pas tenu là, car, depuis cette époque jusqu'à ces jours derniers où j'ai répété mes expériences devant les élèves qui suivent mon cours de physiologie à l'école de médecine de Bordeaux, je les ai continuées sans relâche. Je n'exagère donc pas en portant à 500, au moins, le nombre des injections intra-veineuses que j'ai faites depuis deux ans et demi sur les animaux, principalement sur les chiens.

Les premières injections que je fis me mirent en présence de phénomènes tout-à-fait inattendus :

1° L'abolition complète et immédiate des mouvements ;

2° L'abolition plus complète encore et immédiate de la sensibilité, qu'aucun excitant, à part les courants électriques, ne pouvait faire cesser, ces deux phénomènes s'accompagnant toujours d'un sommeil profond ;

3° Le maintien régulier de la respiration, malgré cette double paralysie momentanée du mouvement et de la sensibilité.

Cet état durait une, deux, trois, quatre, cinq heures, suivant la dose de chloral injectée. Puis l'animal sortait de son sommeil, ne conservant aucune trace de ce qui s'était passé. J'ai vu cependant des animaux, le sommeil une fois dissipé, rester somnolents pendant deux, trois, quatre jours ; leur sensibilité, quoique revenue, paraissait un peu émoussée, mais habituellement, après quatre ou cinq heures, tout rentre dans l'état physiologique.

Voilà ce que j'ai vu et constamment vu pendant deux ans et demi.

Cette paralysie momentanée et si complète du mouvement, à la suite de l'injection intra-veineuse de chloral, me fit penser que cette substance qui, par les voies digestives, avait fourni quelques bons résultats dans le traitement du tétanos traumatique, entre les mains de M. le prof. Verneuil, pourrait en donner peut être de plus sûrs et de plus rapides par ce nouveau mode d'administration. Je fus ainsi conduit à produire chez les animaux un tétanos artificiel, en leur faisant des injections sous-cutanées de strychnine. Afin de rendre mes expériences aussi précises et aussi concluantes que possible, je recherchai avec grand soin à quelle dose la strychnine était mortelle, en tenant compte du poids des animaux.

La dose toxique une fois déterminée, je l'injectai à un chien par la méthode hypodermique.

J'attendis les convulsions ; dès qu'elles se montrèrent, je fis pénétrer dans la veine crurale une solution de chloral qui les suspendit presque aussitôt. Après quinze ou vingt minutes, elles reparurent ; je fis alors une deuxième injection qui les fit cesser de nouveau. Je continuai ainsi, chaque fois que l'état convulsif se montrait, à le combattre par une injection. Après six à sept heures d'expérimentation, pendant lesquelles la strychnine, tenue en échec par le chloral, avait eu le temps de s'éliminer, l'état convulsif s'épuisa peu-à-peu, et finalement l'animal resta sous l'influence de la dernière substance qui se trouvait dans l'organisme, sous l'influence du chloral.

Cette action si immédiate, si instantanée du chloral, administré par la voie veineuse, pour neutraliser les convulsions strychniques, me fit songer qu'on pourrait l'employer avantageusement, par le même procédé, dans le tétanos traumatique.

C'est donc par une expérimentation raisonnée, journellement répétée, que j'ai été conduit à faire des injections de chloral dans les veines de l'homme, pour combattre cette terrible affection.

Chez un premier tétanique, auprès duquel j'avais été appelé par mon confrère, le dʳ Douaud de Bordeaux, je fis *neuf injections* de chloral dans les veines des membres supérieurs. Toutes ces injections amenèrent aussitôt la cessation complète, mais momentanée, du trismus et de l'opisthothonos, en même temps qu'elles produisirent un sommeil profond et l'insensibilité.

Le 12ᵉ jour, le malade nous parut si bien que, le croyant hors d'affaire, nous cessâmes les injections. Nous les cessâmes malheureusement trop tôt, car, vers le 15ᵉ jour, les accidents tétaniques reparurent et la mort arriva.

Chez un second tétanique, j'ai été plus heureux. Quatre injections de 10 grammes de chloral dans 10 grammes d'eau, faites en 4 jours, ont amené la guérison. J'ai pu, en outre, chez ce malade, grâce à l'anesthésie produite par l'injection intrà-veineuse de chloral, pratiquer l'avulsion d'un ongle écrasé et douloureux qui avait été le point de départ des accidents, sans que le malade en éprouvât la moindre souffrance. C'est la première fois que l'insensibilité chirurgicale a été produite par cette méthode.

Depuis cette époque, MM. Cruveilhier, Tillaux, Léon Labbé, Lanelongue, Willième, Winsback, ont employé l'injection intrà-veineuse de chloral contre le tétanos. Ils ont tous constaté, comme moi, qu'elle produisait :

1° La cessation immédiate des accidents convulsifs et des crises parfois si douloureuses qu'éprouvent les tétaniques,

2° Le sommeil presque instantané et profond ;

3° L'anesthésie complète.

Or, ces faits, constamment observés chez l'homme, n'ont été que la reproduction absolue de ceux que l'expérimentation du laboratoire m'avait révélés chez les animaux.

Personne, je l'espère, ne songera à en discuter l'authenticité, personne ne songera à nier qu'au point de vue de la physiologie expérimentale, l'injection intrà-veineuse de chloral ne fournisse un précieux moyen d'anesthésie, car tous ceux qui, après moi, ont voulu répéter mes expériences, en ont proclamé l'exactitude. J'invoquerai notamment l'opinion de l'éminent professeur Vulpian, dont mes honorables collègues ici présents ne contesteront pas la compétence.

M. Vulpian s'exprime ainsi :

« M. Oré a fait connaître des expériences très intéressantes, que nous » avons maintes fois répétées, et dans lesquelles l'hydrate de chloral est » introduit dans les veines d'un chien. L'injection est faite lentement, » graduellement. On l'interrompt dès que l'effet est produit. *Cet effet,* » *c'est l'anesthésie absolue complète, avec abolition absolue de la réflectivité* » *médullaire.* L'injection intrà-veineuse de chloral est, sans contredit, un » des moyens les plus commodes d'obtenir l'immobilité et l'insensibilité » des animaux que l'on veut soumettre à des vivisections longues, » difficiles et douloureuses. Puis ces animaux, après un temps variant » d'une demi-heure à une ou deux heures, recouvrent peu à peu toutes

» leurs fonctions. *Il ne reste plus alors aucun trouble que l'on puisse
» attribuer à l'action du chloral.*

» Je ne connais pas de procédé plus précieux pour la physiologie
» expérimentale ; grâce à ces injections, un animal peut rester engourdi
» deux ou trois heures, *anesthésié à un point tel* que l'on peut se livrer
» sur lui à l'expérimentation la plus délicate et la plus laborieuse, telle
» que l'arrachement du ganglion cervical supérieur ou du ganglion thora-
» cique. Il a sur le chloroforme et l'éther une supériorité réelle, car, avec
» l'un ou l'autre de ces agents, on ne peut obtenir qu'une anesthésie de
» courte durée, et si l'on fait une opération longue, on est obligé de re-
» nouveler deux ou trois fois les inhalations.

» Un autre avantage de cette méthode, c'est de pouvoir donner à
» volonté à l'animal le degré de sensibilité qu'on désire ; il n'y a pour cela
» qu'à faire varier la dose injectée. »

Déjà j'avais pu apprécier, chez l'homme, l'insensibilité produite par la
méthode intra-veineuse, en pratiquant l'avulsion d'un ongle. Pour la
rendre plus évidente encore, il fallait répondre à l'objection qui me fut
faite alors. On prétendit que, si l'injection avait été supportée sans
accidents, c'est qu'il s'agissait d'un état nerveux tel que l'on pouvait le
soumettre impunément à toutes les médications ; mais qu'il n'en serait pas
probablement de même si le malade se trouvait dans des conditions plus
physiologiques.

L'occasion de répondre à cette objection ne se fit pas longtemps
attendre. Je m'empressai de la saisir.

Un jeune homme de dix-huit ans, porteur d'un séquestre du calcanéum, entra dans mon service à l'hôpital Saint-André. Le 4 mai, je
procédai à l'extraction de ce séquestre. L'opération devant être longue,
je résolus d'insensibiliser ce malade à l'aide d'une injection intrà-veineuse.
10 grammes de chloral furent dissous dans 30 grammes d'eau et injectés
lentement par l'une des radiales droites. Le malade s'endormit tranquillement, *sans présenter le moindre trouble dans la respiration*, qui resta
toujours calme et régulière. L'insensibilité étant aussi complète que
possible, j'enlevai la portion d'os nécrosée. L'opération dura vingt-cinq
minutes. Une fois achevée, je dirigeai un courant dans le pneumogastrique gauche, qui fit cesser immédiatement l'anesthésie.

C'est à ce moment, Messieurs, que je communiquai ces deux faits à
l'Institut, où ils furent accueillis avec bienveillance. Il n'en fut pas de
même à la Société de Chirurgie et à l'Académie de Médecine. Vous
l'avouerais-je, je me suis trouvé alors dans la situation la plus grave, la
plus difficile où un chirurgien puisse être placé. Non-seulement on
n'employa pas vis-à-vis d'une méthode nouvelle, s'affirmant déjà par deux
succès incontestables, cette sage réserve qui, en pareil cas, doit inspirer
et guider le jugement ; mais des délibérations violentes intervinrent,
frappant à la fois et la méthode et son auteur. C'est ainsi, Messieurs, que
si malheureusement j'avais eu alors un revers j'aurais été livré à une

procureur-général qui, armé de ces deux délibérations, m'aurait traduit sur les bancs d'une cour d'assises comme homicide volontaire et par entê-tement. On n'aurait pas manqué de dire qu'il fallait « arrêter ces expé-riences qui jouent avec la vie humaine », qu'il était nécessaire de faire un exemple. J'aurais servi d'exemple et j'aurais été impitoyablement frappé.

Tout cela aurait pu amener des défaillances si j'avais été susceptible d'en avoir. Mais, à ce moment où les sociétés savantes et la presse médicale françaises condamnaient les injections intrà-veineuses de chloral, une voix partit de cette terre hospitalière de Belgique, des mains se tendi-rent vers moi. Je n'étais plus seul pour soutenir la lutte. Je trouvais des confrères convaincus, énergiques, décidés à marcher et à accepter leur part de responsabilité. A partir de ce jour, la cause était gagnée. C'est à la Belgique, je suis heureux de le proclamer bien haut, que revient l'hon-neur d'avoir sauvé la méthode, et de lui avoir assuré une place dans la chirurgie contemporaine. (*Applaudissements.*)

Quarante fois l'injection intra-veineuse de chloral a été employée pour produire l'anesthésie. *Trente-neuf fois* elle a été suivie d'un plein succès. Une fois seulement le malade a succombé par suite de l'injection; le fait s'est passé à Gand. Je laisse à mon confrère et ami le professeur Deneffe le soin de vous en parler.

J'arrive aux objections qui ont été formulées contre la méthode. On a dit d'abord, et c'est là une objection générale, que l'on ne peut pas com-parer l'influence qu'un médicament exerce sur l'animal sain à celle que le même médicament exerce sur l'homme malade.

C'est M. le professeur Verneuil surtout qui a formulé et soutenu cette objection à la Société de Chirurgie.

Si cette opinion était fondée, il faudrait renoncer à l'expérimentation physiologique, qui deviendrait inutile d'abord, criminelle ensuite. Le physiologiste n'a le droit, en effet, de sacrifier les animaux qu'à la condi-tion de réaliser des applications utiles à l'homme. Les expériences faites dans un but purement fantaisiste ou pour satisfaire la curiosité, seraient coupables.

Or, s'il n'est pas possible de comparer *l'influence qu'un médicament exerce sur l'animal sain à celle que le même médicament exerce sur l'homme malade*, je me demande à quoi servent toutes les vivisections par les-quelles on étudie les propriétés de tant de substances nouvelles. Heureu-sement qu'il n'en est pas ainsi. Il me serait bien facile de faire l'histoire de tous les corps nouveaux dont l'expérimentation, en découvrant les propriétés physiologiques, a réveillé en même temps les propriétés thé-rapeutiques.

Mais je me garderai bien d'accumuler les preuves qui démontrent que l'on ne peut arriver à formuler de vérités thérapeuthiques qu'après avoir consulté l'expérience faite *in anima vili*, je ne veux pas sortir de mon sujet, et, m'en tenant au chloral, je recherche comment M. O. Liebreich a établi les propriétés de cette substance.

M. Osc. Liebreich a expérimenté sur six grenouilles et cinq lapins ; onze expériences en tout. Il leur a injecté de l'hydrate de chloral sous la peau. Il les a vus dormir ; il a vu en outre que leur pouvoir réflexe était considérablement amoindri ; cela lui a suffi pour lui faire admettre qu'il pouvait expérimenter sur l'homme malade. De là toutes les expériences faites à l'Hôpital de la Charité de Berlin, dans les services de MM. les professeurs Westphal, Joseph Meyer, Bardeleben, Virchow, sur des malades atteints d'épilepsie, de paralysie progressive avec folie furieuse, de cancer du foie, d'arthrite aiguë, d'endocardite ; de là aussi l'idée de faire l'application de l'hydrate de chloral au traitement du tétanos.

Or, les grenouilles et les lapins qui ont servi à établir les propriétés du chloral ne jouissaient-ils pas de la santé la plus parfaite? On a expérimenté sur eux ; on a constaté des effets physiologiques *constants*, et l'on en a conclu que, puisque le chloral produisait snr l'animal sain tel et tel phénomène, il devait en être ainsi chez l'homme malade ; le résultat a prouvé que l'on avait eu raison d'agir de la sorte ; c'est ainsi que le chloral est entré dans la thérapeutique, qu'il a permis à M. Verneuil de guérir plusieurs tétaniques, et qu'il est appelé à prendre rang parmi les médicaments les plus utiles.

Or, je le demande, si c'est avec un tel bagage de faits, onze expériences, que l'expérimentateur allemand s'est cru autorisé à agir sur l'homme, que n'étais-je pas en droit de faire après deux ans d'expériences journalières pratiquées sur des animaux supérieurs, alors que mes expériences s'élevaient à plus de 500?

N'étais-je pas autorisé à demander aux injections intrà-veineuses, un moyen non-seulement de lutter contre les convulsions tétaniques, mais encore de produire l'anesthésie chirurgicale, puisque l'expérience avait démontré qu'elles déterminaient une abolition de la sensibilité dont la durée moyenne variait, suivant la dose, entre 1|2 heure et 3 heures?

Du reste, le choix de cette méthode était facile à légitimer. Comme beaucoup d'expérimentateurs, j'avais vu que, si l'on cherche à faire pénétrer le chloral en l'injectant dans le tissu cellulaire sous-cutané, il peut arriver deux choses : ou la dose est concentrée, ou elle est faible ; dans le premier cas, elle détermine des phlegmons ; elle est donc dangereuse ; dans le second, elle ne produit aucune action, elle est dès lors inutile.

Quant à la voie stomacale, ce n'est pas sans un véritable effroi que je l'ai vu choisir pour l'administration de ces doses formidables de chloral, 180-200-250 grammes, destinées à maintenir le tétanique dans la narcose pendant 20 ou 25 jours. Je me suis demandé dans quel état devait être la muqueuse de l'estomac par suite d'un contact continu aussi longtemps prolongé avec cette substance. Un cas de tétanos suivi de mort et traité par mon ami le dr Landes, à l'hôpital Saint-André, de Bordeaux, à l'aide du chloral à haute dose, a révélé à l'autopsie une lésion profonde et très étendue de la muqueuse stomacale, qui offrait une vésication semblable à celle qu'amène l'application des cantharides. Ce fait m'a inspiré le désir de

me rendre compte, expérimentalement, des désordres que le chloral, introduit dans l'estomac des chiens à l'aide d'une sonde œsophagienne, déterminerait du côté de cet organe. La planche en chromolithographie, que j'ai
l'honneur de soumettre à mes honorables confrères de la Section de Chirurgie, démontrera des lésions diverses que le chloral y a produites, depuis
les simples îlots congestifs jusqu'aux escarres, aux ulcérations et jusqu'à
la perforation même de l'estomac.

L'introduction directe de la solution chloralique dans le sang échappe
au contraire à tous ces inconvénients et reste sans action sur la membrane
interne de la veine On conçoit, en effet, que cette solution, dès qu'elle se
trouve dans le vaisseau, est bien vite transportée dans tout l'appareil circulatoire, et ne peut avoir ainsi d'action spéciale sur tel ou tel point. C'est
là ce qui explique l'absence de toute lésion veineuse dans les injections
de chloral, faites chez l'homme par MM. Deneffe et Van Wetter, Poinsot,
Landes, Willième, Léon Labbé, Bucquoy et moi.

Mais il n'en a pas toujours été ainsi ; *trois fois* on a observé des caillots et
la phlébite, et c'est même sur ces trois faits, qui appartiennent à MM. Cruveilhier, Tillaux et Lanelongue, de Bordeaux, que M. Maurice Perrin s'ap-
puyait hier pour repousser l'anesthésie par l'injection intrà-veineuse de
chloral.

Je me suis déjà expliqué sur ces faits ; j'ai déjà démontré que, dans ces
trois cas, l'on n'avait pas employé la méthode, mais, pour me servir d'une
expression de M. Verneuil, *l'aberration de la méthode* ; que l'on ne pouvait
pas rendre le chloral responsable de caillots résultant uniquement de la
manière dont il avait été employé ; que *découvrir* les veines, les *disséquer*, les
soulever avec un stylet, cas de M. Cruveilhier, ou les piquer 4 ou 5 fois de
suite, cas de M. Tillaux, ou 8 fois, comme M. Lanelongue, de Bordeaux, en
injectant la solution, tantôt dans le vaisseau traversé de part en part,
tantôt dans le tissu-cellulaire péri-veineux, c'était là des procédés infaillibles pour amener la coagulation et la phlébite. Lorsqu'au contraire on
emploie les injections intrà-veineuses comme je le conseille, on n'observe
jamais rien de semblable.

C'est ainsi que, soit pour amener l'anesthésie, soit pour combattre le
tétanos, l'injection intrà-veineuse a été employée 62 fois sans produire ni
phlébite, ni caillots.

Dans 3 autres cas de tétanos, publiés par MM. Léon Labbé, Willième et
moi, il en a été de même.

A la suite d'une ovariotomie ayant entraîné la mort par hémorrhagie,
M. le dr Landes n'a rien trouvé dans la veine qui avait été piquée pour
faire pénétrer l'injection. M. le dr Buquoy a constaté la même absence de
toute lésion chez un malade atteint de la rage, et qui avait cependant reçu
55 grammes de chloral en 24 heures.

MM. Boucqué et Leboucq n'ont constaté ni phlébite ni caillot, chez le
malade qui a succombé dans le service de M. le professeur Deneffe.

Ainsi, chez les animaux, ni M. Vulpian, ni M. Carville, ni moi, ni aucun des expérimentateurs qui ont répété mes expériences, n'ont constaté de coagulation ni de phlébite. A la suite des injections de chloral dans les veines, il en a été de même chez l'homme, toutes les fois que l'on a suivi rigoureusement les règles que j'ai formulées.

Dans les trois cas seulement où ces lésions se sont montrées, il est manifeste qu'elles ont été la conséquence d'un manuel opératoire défectueux.

Du reste, les adversaires des injections intrà-veineuses de chloral pour l'anesthésie sont si bien convaincus de ce fait, qu'ils sont disposés à les accepter pour combattre *le tétanos, la rage,* etc. Or, il faut avant tout être logique : Ou le chloral, ainsi administré, coagule le sang, ou il ne le coagule pas. S'il le coagule, il faut le repousser absolument, car il serait bien étrange de chercher à empêcher de mourir du tétanos des malades que l'on tuerait par des caillots. S'il ne le coagule pas, il faut l'admettre aussi bien comme anesthésique que comme agent puissant dans le tétanos.

J'ai fini. Ou je me fais une bien étrange illusion, ou j'ai répondu à toutes les objections qu'ont soulevées les injections intrà-veineuses de chloral. Pour ma part, je crois à leur avenir; aussi vais-je continuer mes recherches. L'occasion de nous retrouver plus tard dans un nouveau Congrès se présentera, j'espère. J'espère aussi qu'il me sera permis alors de vous offrir un nombre de faits suffisant pour vaincre toutes les résistances. Peut-être même quelques-uns d'entre vous, ramenés et convaincus, nous prêteront-ils leur concours, et nous aideront-t-ils à assurer ainsi l'avenir de la méthode. (*Applaudissements.*)

M. VERNEUIL : Messieurs. La question des injections de chloral dans les veines est d'autant plus délicate, que le jugement à porter sur ce procédé nouveau menace en même temps des personnes aussi honorables que sympathiques, qu'à aucun prix je ne voudrais blesser.

Je vais dire pourquoi je rejette absolument les injections susdites comme moyen usuel d'obtenir l'anesthésie chirurgicale ; mais, à l'avance, je prie M. Oré, que j'ai eu l'honneur d'avoir pour élève et que je conserve pour ami, je prie M. Deneffe, pour qui j'ai la plus grande estime, de ne voir dans mon opposition formelle rien qui ressemble, de près ou de loin, à de la malveillance.

Les faits n'étant pas assez nombreux pour juger définitivement l'innovation, il faut bien invoquer le raisonnement et le simple bon sens.

Le but de l'anesthésie est l'abolition temporaire de la sensibilité ; nul n'ignore que cette suppression est dangereuse par elle-même, et que la prolongation exagérée de l'acte anesthésique conduit fatalement à la mort. Le péril étant à un moment donné indiscutable, il s'agit d'atteindre un certain degré, sans jamais le dépasser, et, comme ce degré varie infiniment suivant les individus sans qu'on puisse le connaître à l'avance, le praticien toujours perplexe doit procéder avec la plus grande prudence pour éviter l'écueil double d'une suppression insuffisante où

d'une suppression trop complète de la sensibilité. On obtient l'anesthésie en introduisant dans le torrent circulatoire un agent dangereux, qui
devra pénétrer jusqu'aux centres nerveux pour les stupéfier ou en modifier profondément l'hématose par l'intermédiaire de la respiration.

Occupons-nous seulement du premier de ces mécanismes.

L'agent est introduit par des voies diverses :

La muqueuse respiratoire — inhalation.

La muqueuse digestive — ingestion stomacale ou rectale.

Le tissu conjonctif — injection sous-cutanée.

Les cavités vasculaires — injection intra-veineuse.

Donc, comme la plupart des grandes méthodes thérapeutiques, l'anesthésie compte plusieurs procédés, parmi lesquels le clinicien doit faire un
choix. Or, pour se guider dans ce choix, il doit comparer les procédés au
triple point de vue de l'*efficacité*, de l'*innocuité*, et enfin de la *commodité* ou
facilité d'exécution.

Pour serrer de plus près la solution du problème pendant, laissons de
côté l'ingestion par les voies digestives et la pénétration par injections
dans le tissu conjonctif, et comparons uniquement la chloroformisation
par les voies respiratoires et la chloralisation par les veines.

Efficacité. Elle est démontrée pour les deux procédés, et je ne fais nulle
difficulté pour admettre même l'incontestable supériorité de la chloralisation. A vrai dire, je trouve même cette dernière trop efficace, c'est-à-dire trop
puissante et capable de supprimer trop longtemps la sensibilité ; il parait,
en effet, prouvé par les expériences sur les animaux et les faits recueillis
sur l'homme, que le sommeil chloralique, fort analogue au coma, se prolonge
souvent plusieurs heures, une demi journée même, après la cessation de
l'action chirurgicale. Or, j'ignore jusqu'à quel point cette prolongation
est innocente ou dangereuse, mais jusqu'à nouvel ordre elle m'effraie.

Je me rappelle qu'on l'observe parfois après les chloroformisations, et
même qu'elle inquiète l'entourage de l'opéré et le chirurgien lui-même,
à ce point qu'il est de règle de ne jamais quitter le patient avant qu'il
n'ait tout-à-fait repris l'usage de ses sens. Nous faudra-t-il donc désormais passer une partie du jour au chevet de chacun de nos opérés ? On
dit, à la vérité, que l'électrisation dissipe instantanément ce coma chloralique, mais, outre que l'emploi de l'électricité dans l'anesthésie est assez
difficile et d'une valeur fort contestée, il faudra donc traîner toujours avec
soi une machine spéciale, ce qui, j'en ai peur, ne sera point facilement
accepté par la majorité des praticiens.

Innocuité. L'anesthésie en général, il serait puéril de le nier, a déjà
fait d'assez nombreuses victimes et sans doute en fera d'autres encore.
Je crois fermement que l'observation rigoureuse de certaines précautions,
d'ailleurs fort simples, en diminuera progressivement le nombre, mais
il est probable que les anesthésiques, comme tous les agents actifs du
reste, causeront toujours quelques malheurs ; cependant, on peut déjà
soutenir que certains agents sont plus compromettants que d'autres, et

essayer d'établir des proportions. Mon éminent ami Palasciano vous a cité des chiffres, approximatifs sans doute, mais qu'on ne peut ni qu'on ne doit dédaigner : en chiffres ronds, par l'éther un mort sur 20,000, par le chloroforme un mort sur 2,500.

Les injections chloraliques se comptent sans peine; elles n'atteignent pas encore la centaine et déjà leur passif est chargé de quelques désastres! A ceux que nous signalait très-loyalement M. Oré, il en faut ajouter un autre, tout récent, qui a eu pour théâtre un grand hôpital de province, pour auteur un jeune chirurgien fort distingué, et qui se trouve sommairement indiqué dans l'un des derniers numéros du *Bordeaux médical*.

A quoi attribuer ces revers relativement nombreux; sont-ils le résultat d'une série malheureuse, faut-il invoquer l'inexpérience des opérateurs? je ne veux point me prononcer. Je ferai remarquer toutefois que l'éthérisation et la chloroformisation ont eu aussi leur période d'essai pendant laquelle bien des praticiens inexpérimentés les ont mises en usage, et que cependant les cas néfastes ont été, par bonheur, bien tardifs et sont encore aujourd'hui largement espacés.

En toute conscience, l'innocuité n'est pas jusqu'ici du coté du procédé nouveau.

Commodité. Facilité d'exécution. Sous ce rapport, la comparaison entre les deux procédés rivaux est accablante pour le dernier venu. Un mouchoir, une pince, pour attirer la langue, me servent au besoin pour pratiquer la respiration artificielle; ajoutez-y un linge mouillé pour flageller l'épigastre et vous aurez l'attirail complet de la chloroformisation; nulle connaissance fine de l'anatomie, nulle dextérité opératoire particulière ne sont nécessaires; le doigt sur la radiale, le regard sur le thorax pour surveiller la respiration, assez de force musculaire pour soulever le patient et lui mettre la tête en bas et tout est dit; cela suffit, dut-on endormir cent malades ou cent fois le même sujet.

Pour la chloralisation par les veines, un instrument spécial qu'il faut savoir manier habilement, et qui se détériore assez aisément, la connaissance exacte des veines superficielles, comme dans l'opération de la saignée qui paraît bien facile et qui ne l'est pas déjà tant, une habileté manuelle au moins moyenne, une attention minutieuse pour n'introduire que juste la quantité nécessaire du poison, quantité d'ailleurs que nous ne connaissons pas encore à l'avance pour tel ou tel individu, voilà, sans exagération aucune, ce que réclame le procédé que j'examine. Pour M. Oré, tout cela est un jeu et le manuel opératoire d'une extrême facilité; je crois, en effet, qu'avec son adresse bien connue, il ne se doute guère des difficultés d'exécution; mais enfin tout le monde n'est pas doué comme lui, toutes les veines ne sont pas aussi aisément accessibles; chez les jeunes enfants, chez les vieillards, chez les personnes chargées d'embonpoint, la pénétration directe dans le vaisseau sera presqu'impossible.

Dans les cas ordinaires même, ces obstacles qu'on voudrait nier ont arrêté des hommes qui cependant ont largement fait leurs preuves comme opérateurs et qui sont chirurgiens en titre de grands hôpitaux; les uns ont dû dénuder la veine, les autres l'ont transpercée, ceux-ci ont fait plusieurs piqûres avant d'entrer dans la cavité vasculaire, ceux-là ont poussé le fluide dans le tissu conjonctif. Ils sont donc bien maladroits si le manuel opératoire est si simple; un interne de nos hôpitaux n'a pas été plus heureux; or, je le connais personnellement comme très habile dans la dissection fine et dans la pratique même des vivisections.

A chaque revers, à chaque accident opératoire dans la pratique de ses collègues, M. Oré répond impéritie, inattention, inobservance des règles, exécution défectueuse; toujours il accuse les artistes et toujours il absout l'art. Moi je prétends que, si les premiers sont si souvent en défaut, c'est que le second est hérissé d'obstacles. Si tant de mes confrères en réputation ont failli, en vérité je n'oserais pas m'aventurer moi-même et me croirais véritablement incapable de mener à bien une opération si facile à manquer.

J'ajoute qu'une manœuvre opératoire si scabreuse que jusqu'ici deux ou trois cliniciens éminents sont seuls parvenus à la bien exécuter, ne passera certainement jamais dans la pratique usuelle, et sera toujours repoussée par les modestes praticiens de la ville et des campagnes.

Quand les difficultés d'exécution sont inévitables, comme dans certaines opérations chirurgicales, il faut bien les subir bon gré mal gré, mais quand on peut choisir entre un procédé extrêmement commode et un autre fort malaisé, il ne saurait y avoir d'embarras. J'ai sur les lèvres une comparaison bien peu sérieuse en apparence et bien peu digne d'un tel débat, et cependant je vous prie de m'autoriser à vous la faire. La méthode purgative compte aussi plusieurs procédés, l'ingestion par la bouche est si simple et réussit si bien qu'on s'en contente. Et bien! que diriez-vous, si pour purger un malade, on vous proposait non plus de lui faire prendre en 4 verres une bouteille d'eau de Sedlitz, mais de la lui injecter dans la veine céphalique?

Est-ce à dire pour cela que toujours, à tout jamais, dans le présent et dans l'avenir, je proscrive l'injection chloralique? Non, Messieurs, j'ai déclaré jadis qu'en certain cas je lui reconnaissais des indications utiles, dans le tétanos par exemple, quand l'injection par la bouche, le rectum et le tissu conjonctif est impossible, et, puisque le tétanos a été cité dans cette discussion, laissez-moi vous en parler quelques instants. Je crois que le chloral est un moyen précieux dans cette terrible maladie, puisque pour ma part je compte déjà six guérisons, tandis que j'avais vu mourir tous les tétaniques traités par d'autres agents. Mais je pense que l'ingestion ordinaire par la bouche est suffisante dans la majorité des cas et c'est elle seule que j'ai toujours employée; elle amène rapidement le sommeil profond et prolongé aussi bien que l'injection par la voie veineuse et permet d'entretenir la résolution pendant un temps infini, 10, 15 et 20 jours et plus. On administre le chloral en potion, par fraction d'un gramme environ; chaque fois que le sujet se réveille et s'agite; une moyenne de 8 à 10 grammes par jour suffit ordinairement, et peut être soutenue presque indéfiniment sans provoquer le moindre accident imputable au remède. De temps à autre, on fait manger et boire le malade, qui se rendort aussitôt.

Ce qui doit faire préférer la voie buccale, c'est que le tétanos n'est point une affection qu'on jugule. La guérison, quand on a le bonheur de l'obtenir, exige au moins 20 jours de traitement non interrompu, pendant lesquels la résolution et la somnolence doivent être entretenues sans relâche, sous peine de voir revenir les accidents, aussi redoutables à la fin qu'au commencement. Or, dans ces conditions, n'est-il pas plus simple de faire avaler la potion chloralique, que de revenir sans cesse, pendant deux à trois semaines consécutives, aux injections intrà-veineuses ?

M. Oré combat le procédé ordinaire pour deux raisons ; il est d'abord effrayé des doses énormes de chloral ingéré : 150, 180 grammes lui semblent des quantités exorbitantes, mais il oublie qu'elles ont été réparties dans l'espace de 20 à 50 jours et par doses fractionnées d'un gramme, tandis que, par son procédé, il jette d'un seul coup dans le torrent circulatoire 4 ou 5 fois plus du médicament.

Il redoute encore les effets topiques et locaux du chloral sur la muqueuse stomacale, et, à ce propos, nous montre un estomac de chien terriblement endommagé par le médicament introduit directement par l'œsophage. L'argument ne me touche pas et me semble facile à réfuter : J'ai donné de fortes doses de chloral à nos tétaniques, les uns ont guéri, et, comme d'un bout à l'autre de la cure ils ont très bien digéré, j'en conclus que leur estomac n'a point souffert ; les autres sont morts, et à l'autopsie je n'ai point remarqué de lésions graves du tube digestif. Ce qui trompe d'ailleurs M. Oré, c'est qu'il veut conclure directement des animaux à l'homme, et transporter d'une seule pièce les résultats du laboratoire à la salle de la clinique. Quiconque professe une opinion différente méconnaît ou dédaigne les magnifiques enseignements de la méthode expérimentale. Je proteste pour ma part contre ces accusations et ces assertions ; personne ne saurait contester les services qu'a rendus et que rend tous les jours la pathologie expérimentale ; mais nul ne doit en faire le guide exclusif de la pratique ; les expériences sur les animaux sont une source d'informations, source précieuse tant qu'on voudra, mais rien de plus, et qui ne permettra jamais de conclure sans restrictions de l'*animal sain à l'homme malade*.

Il a suffi, nous dit M. Oré, pour démontrer les merveilleuses propriétés du chloral, d'un petit nombre d'expériences sur quelques grenouilles et quelques lapins ; la chose est vraie ; mais les expériences, prudemment conduites sur l'homme, ont été beaucoup plus fructueuses encore, et l'on pourrait citer bien d'autres agents thérapeutiques ayant prouvé leur puissance et leur efficacité, bien avant que la méthode expérimentale sur les animaux eût été mise en honneur.

Je n'ajouterai qu'une simple réflexion sur ce sujet. M. Oré préfère la voie veineuse à la voie stomacale, parce que chez le chien les injections vasculaires n'ont rien produit de fâcheux sur les vaisseaux, et que l'introduction par l'œsophage a fortement endommagé la paroi stomacale. Contradictoirement, et en me basant sur l'observation clinique, je pense qu'on peut assez hardiment expérimenter sur les surfaces digestives de l'homme, mais qu'on doit avoir un grand respect pour son système circulatoire et en particulier pour ses veines.

Je termine, en suppliant mes jeunes et chers confrères de réfléchir encore avant d'aller plus avant dans une voie pleine d'incertitudes et de dangers.

M. Oré répond qu'une des chromo-lithographies qu'il a présentées à l'Assemblée a été faite, d'après des lésions observées chez une femme morte du tétanos, dans le service de M. Lande, et qui avait pris 8 grammes de chloral par jour.

M. Deneffe (Gand). MM. Quand M. Oré proposa de produire l'anesthésie par injection intrà-veineuse de chloral, nous ne partageâmes pas à Gand l'émotion que ce projet semblait provoquer ailleurs. A plus d'une reprise, selon l'expression de M. Maurice Perrin, le chloroforme avait cessé d'être gràcieux pour nous. M. Van Wetter et moi avions trouvé des sujets réfractaires à son action, et, l'an dernier, entre les mains de M. le professeur Boupart, un maître assurément dans l'art d'anesthésier, un malade avait succombé sous les vapeurs du chloroforme. Cet accident, joint à une foule d'autres dont la presse des deux mondes retentit à chaque instant (1), avait diminué notre foi dans l'anesthésique en vogue, et nous avait rendu la bienveillance facile pour tout rival de ce dangereux agent. Assurément, l'innovation proposée par M. Oré présente, au premier aspect, un caractère effrayant, mais notre siècle a vu naître tant de conceptions qui ont paru tout d'abord téméraires, irrationnelles, et qui pourtant se sont imposées plus tard aux meilleurs esprits, que l'expérience du passé doit nous avoir appris le respect des idées neuves et

---

(1) En 1864, la Société de médecine de Boston, faisant une enquête sur les accidents produits par le chloroforme, releva deux cent cinquante cas de mort à la charge de cet anesthésique. Ces catastrophes ne paraissent pas avoir diminué depuis, puisque, dans la seule année 1869, le *Medical News* enregistrait vingt cinq cas de mort par ce même agent.

Les autres anesthésiques employés jusqu'aujourd'hui ne semblent pas avoir été plus heureux, puisque l'éther, en 1862, d'après Maurice Perrin, avait déjà produit onze morts, quarante quatre en 1864, d'après Kidd, quarante et un seulement d'après la Société de médecine de Boston; qu'à Lyon même, quoi qu'on en ait dit, il a produit sept morts ; que l'amylène a tué deux fois, le bichlorure de méthylène 3 fois pour le moins, que l'œthiliden chloride, les mélanges d'éther et de chloroforme, l'azote comptent aussi plusieurs morts à leur charge. Quand on se rappelle tous ces malheurs, quand on songe que la plupart sont soigneusement cachés, on reste confondu devant l'optimisme de certains auteurs qui écrivent : « l'anesthésie par inhalation a pour elle près de 30 années de succès, à peine assombries par de rares revers. »

nous avoir prouvé que c'est bien plutôt aux lumières de l'expérience qu'à celles de la raison qu'il nous les faut apprécier. Quand nous avons vu l'accueil fait en France à la découverte de M. Oré, nous nous sommes demandés, à Gand, qui donc était ce novateur au souvenir de qui l'Académie de Médecine et la Société de Chirurgie venaient de rappeler si durement le vieil adage : « nul n'est prophète en son pays. » Nous ne connaissions pas alors personnellement M. Oré ; mais, nous souvenant que c'était un des membres les plus distingués du haut enseignement français, nous souvenant qu'il avait publié, sur les injections des substances liquides et gazeuses dans les veines, des travaux plusieurs fois couronnés et qui lui avaient mérité l'honneur d'être admis dans le sein d'une des premières compagnies scientifiques du monde, la Société de Chirurgie de Paris, nous avons cru que, dans la question en litige, M. Oré était une autorité assez imposante pour qu'il méritât d'être écouté avec déférence. Et alors, Messieurs, nous avons, nous autres Belges, fait à ce vaincu d'une lutte scientifique, l'accueil qui nous paraissait lui revenir à tant de titres, nous lui avons fraternellement ouvert les bras et nous avons donné l'hospitalité à sa découverte. Un autre sentiment d'ailleurs que celui de la sympathie guidait aussi notre conduite, c'était celui du devoir. Quand une idée neuve surgit, tous les médecins ne sont pas également bien placés pour la juger. La clientèle ordinaire n'est le champ ni des innovations, ni des luttes scientifiques ; c'est la région sereine où les vérités incontestées, je me garde bien de dire incontestables, sont mises en pratique. Mais les médecins qui appartiennent aux sociétés savantes, aux hôpitaux ou à l'enseignement, ont d'autres devoirs à remplir. Placés à l'avant-garde du corps médical, ils ont la mission, aussi honorable que délicate, de reculer les limites de la science, de juger la valeur des innovations, et de tendre une main amie à ceux qui travaillent honnêtement aux progrès de notre art. Tels sont les sentiments qui nous animaient, quand M. Oré proposa sa nouvelle méthode d'anesthésie ; tels étaient les sentiments de nos maîtres, les professeurs Soupart et Burggraeve. Et quand je me souviens de l'intérêt sympathique qui accueillit, à l'Académie royale de Belgique et à la Société de médecine de Gand, nos premières communications sur l'anesthésie par infusion veineuse de chloral, j'ose croire que ces sentiments étaient partagés par ces illustres Compagnies.

Il y a quelques instants, notre éminent collègue, M. Verneuil, nous disait : réfléchissez bien avant d'abandonner le chloroforme pour l'infusion veineuse de chloral. La réflexion ne nous a pas manqué ; nous savons bien qu'innover n'est pas progresser, et, avant de suivre M. Oré, M. Van Wetter et moi, avons longuement réfléchi. Mais, au milieu de nos hésitations, nous nous sommes souvenus du conseil que donnait une des sommités chirurgicales de la France à ceux qui cherchent la vérité scientifique : Malgaigne disait que, la nature ayant mis à notre disposition trois moyens de connaître, l'*expérience*, la *tradition* ou l'*histoire* et la *raison*, il nous les fallait employer tous trois dans nos reche... es, sans jamais les séparer. Nous avons soumis à ce triple contrôle la méthode proposée par M. Oré, et c'est en interrogeant ces trois sources ...ute vérité que notre conviction s'est formée.

Que disait l'*expérience*? Vous avez entendu, il y a quelques instants, l'honorable M Oré, vous retraçant à grands traits les belles expériences qu'il a faites sur les animaux. Plus de 500 fois, il a pratiqué sur eux l'injection intrà-veineuse de chloral, et les résultats obtenus, toujours identiques, ont permis à l'éminent physiologiste de poser cette loi : « Au point de vue de la physiologie expérimentale, l'injection intrà-veineuse de chloral constitue le plus puissant de tous les anesthésiques. » Les expériences du professeur de Bordeaux ont été contrôlées par d'autres physiologistes non moins autorisés, en France par MM. Claude Bernard, Vulpian, Carville et Colin, en Belgique par MM. Heger et Stiénon. Les résultats, obtenus à Paris et à Bruxelles, confirment pleinement la loi posée à Bordeaux. Mais, nous dira-t-on, c'est de la physiologie expérimentale. C'est vrai, mais il faut commencer par quelque chose, et l'honorable M. Oré a déjà le mérite d'avoir commencé par le commencement. Que d'axiómes cliniques sont nés dans le laboratoire, comme l'infusion veineuse de chloral. Assuré par les résultats obtenus sur les animaux, M. Oré transporta sur l'homme lui-même le champ de ses expériences. En avait-il le droit? Au point où la question en était arrivée, j'affirme ce droit avec M. Oré; car, si la physiologie expérimentale n'est pas applicable à l'homme, elle n'a plus sa raison d'être. Les expériences faites sur l'homme confirmèrent celles faites sur les animaux; tout se passa dans la salle de clinique comme dans le laboratoire. Pour nous, qui regardons l'autorité des faits comme la première de toutes, les expériences d'Oré, de Claude Bernard, Vulpian, Carville, Colin, Heger et Stiénon avaient une haute importance.

Que disait l'*histoire*? Beaucoup de personnes s'imaginent que les injections intrà-veineuses sont nées d'hier dans le laboratoire de M. Oré. Il ne faut pas remonter bien haut dans l'histoire de notre art pour trouver cette méthode thérapeutique, trop oubliée des modernes. Au XVIIᵐᵉ siècle (1628), De Colle, professeur à Padoue, conseilla l'infusion des médicaments dans les veines, dans les cas où la déglutition en était impossible. Les substances infusées lui paraissaient devoir produire une action d'autant plus prompte et certaine, qu'elles ne subissaient aucune décomposition dans l'estomac. De nombreuses expériences furent alors pratiquées sur les animaux; mais, d'après nos recherches bien peu étendues encore, il faudrait arriver jusqu'en 1668 pour voir le dr Schmidt, de Dantzig injecter des médicaments dans les veines de malades atteints de la goutte, de la syphilis ou de l'épilepsie.

Cette méthode adoptée par un grand nombre de médecins eut ses détracteurs, mais elle eut aussi des partisans enthousiastes, puisqu'un de nos confrères, (1685), Mathieu Godefroi Purmann, se soumit deux fois aux infusions veineuses, l'une fois pour se guérir d'une gale opiniâtre, l'autre pour combattre une fièvre intermittente chronique. En 1770, Lieberkühn et Lœscke infusèrent avec le plus grand succès des substances purgatives et émétiques dans les veines. C'est parce qu'il avait constaté les résultats favorables de ces tentatives que Koehler infusa six grains d'émétique dans les veines d'un soldat dont l'œsophage était bouché par un morceau de tendon de bœuf qu'on ne pouvait déplacer. Schmucker rapporte avoir obtenu le même succès dans une circonstance pareille. En 1775, Hemann, médecin allemand, injecta heureusement dans les veines de l'eau de muguet, de chardon bénit, du mercure, des substances aromatiques. Dans un cas d'épilepsie, Hemann injecta une once à la fois de la solution d'un demi gros de musc dans six onces d'eau. Chez un malade atteint de fièvre putride, il injecta trois onces d'une forte teinture de quinquina, animée d'un peu d'esprit de cerf; un autre jour, chez le même malade, il infusa une dose de sel essentiel et d'extrait de quinquina.

Au commencement de ce siècle, Percy, l'un des plus grands noms de la chirurgie militaire française, fit fréquemment usage des infusions médicamenteuses dans les veines ; quinze fois, il injecta l'extrait aqueux d'opium dans les vaisseaux de tétaniques et sauva ainsi huit de ces malheureux. Dans d'autres circonstances, il injecta des décoctions de datura stramonium, la teinture de quinquina, celles de digitale pourprée, de valériane, et, après avoir longtemps expérimenté cette méthode, Percy porta sur elle ce jugement : « l'infusion de médicaments dans les veines transmet ceux-ci avec toutes leurs propriétés et l'effet en est aussi prompt qu'assuré. C'est un moyen curatif si actif qu'il faut regretter de le voir si rarement employé. » En 1822, le Dr Coindet, d'Edimbourg, injecta avec succès de l'opium dans les veines d'une jeune fille atteinte de spasmes tétaniques des plus graves. Magendie, Guersent injectèrent de l'eau tiède dans les veines d'hydrophobes. Parlerai-je enfin des nombreuses injections médicamenteuses faites depuis 1830 dans les veines des cholériques ? Jaenichen, Dujardin, Piorry, Lorain, Potain, Germain Sée, Hérard, Duchaussoy, plusieurs médecins anglais, infusèrent dans les veines des cholériques de l'eau tiède, de l'eau additionnée d'alcool, de chlorure de sodium, de laudanum, d'acide acétique, d'acide sulfurique, d'extrait de belladone, de sulfate de quinine, de sulfate de strychnine, de carbonate de soude, de vin, de wiskey, d'eau-de-vie camphrée; enfin on injecta du lait, du sérum artificiel. Rapporterai-je encore les nombreuses injections d'ammoniaque pratiquées dans les veines d'individus mordus par des serpents ?

J'ai tout-à-l'heure rappelé qu'au 17me siècle Purmann avait prouvé toute la confiance que lui inspiraient les infusions veineuses, en se soumettant lui-même à deux reprises à cette médication. Le même fait s'est reproduit plus près de nous et dans des circonstances qui méritent d'être rappelées. En 1821, le Dr Hales, de Boston, qui avait assisté à de nombreuses expériences d'infusions médicamenteuses dans les veines, et avait pu constater la valeur et l'innocuité de cette méthode, s'injecta une demi-once d'huile de ricin dans la veine médiane du bras gauche. Notre honorable confrère désirait se purger.

Ainsi donc l'histoire nous enseigne que les infusions veineuses ont été pratiquées fréquemment et avec succès par un grand nombre de médecins qui n'avaient pas à cette époque les instruments perfectionnés qui ont été imaginés par M. Oré.

Que dit la *raison?* L'introduction directe des médicaments dans le sang est-elle une pratique rationnelle? Toute substance dont on attend une action sur l'organisme doit arrriver dans le sang et il ne suffit même pas qu'elle soit dans le sang veineux ; il faut, dit Claude Bernard, qu'elle soit dans le sang artériel. Ce n'est donc pas la présence du médicament dans le sang qui doit nous inquiéter, puisqu'il doit toujours y arriver, quel que soit le mode d'absorption auquel il est soumis ; ce qui inquiète beaucoup de personnes, c'est le mode d'introduction, c'est l'introduction par les vaisseaux. Eh bien ! toute inquiétude disparaîtra si l'on veut songer aux résultats si favorables que nous donne tous les jours une petite opération que nous pratiquons d'une façon banale sous le nom d'injection sous-cutanée, et que j'appelle avec bien plus de raison injection vasculaire. Quand nous plongeons l'aiguille de Pravaz dans la profondeur des tissus ou même sous la peau, croyez-vous qu'elle ne déchire pas chaque fois des capillaires artériels et veineux, et que ce ne soit pas dans l'intérieur de ces tubes que le liquide médicamenteux pénètre? Cette idée a déjà été émise; je ne l'invente donc pas pour les besoins de la cause que je défends. Mais le traumatisme vasculaire ne porte pas seulement sur les capillaires artériels et veineux, il atteint aussi les lymphatiques. Or, d'après les dernières recherches de M. Sappey : 1° les vaisseaux lymphatiques naissent d'un système de lacunes et de capillicules auxquels succèdent les capillaires ; 2° les vaisseaux lymphatiques communiquent, à leur origine, avec les capillaires sanguins.

Je pense, avec Claude Bernard, que si l'aiguille ne pénètre pas dans les capillaires sanguins, elle pénètre tout au moins dans les lacunes d'origine du système lymphatique; c'est là que le liquide médicamenteux est versé et de là qu'il est entraîné immédiatement dans la circulation lymphatique.

Arrivé là, il pénètre presque instantanément dans les vaisseaux san-guins, soit par les communications qui existent entre les deux systèmes à leur origine, soit par la grande veine lymphatique et le canal thoracique, si l'on n'admet pas, avec Sappey et bien d'autres anatomistes, que les lym-phatiques et les capillaires sanguins communiquent à leur origine.

A mes yeux, les injections que nous pratiquons tous les jours au moyen de la seringue de Pravaz sont des injections vasculaires ; les liquides injectés pénètrent directement dans le sang et non pas par endosmose. Il y a beaucoup moins de différence qu'on ne le croit entre la méthode de M. Oré et celle de Pravaz; la première porte les médicaments dans les troncs vasculaires, la seconde les introduit dans les origines des vaisseaux;

l'une et l'autre portent directement les médicaments dans le sang. Ouvrir le cercle fermé de l'appareil circulatoire, pour y introduire des médicaments, n'offre rien d'irrationnel. Après avoir ainsi interrogé ces trois sources d'où découlent toutes nos connaissances, l'expérience, l'histoire et la raison, et les avoir vues toutes trois confirmer la méthode de M. Oré, nous avons cru qu'elle présentait les caractères de la vérité et nous l'avons accueillie comme telle. Mais nous n'avons pas borné là les réflexions qu'on nous recommande de faire, nous avons longuement discuté avec nos illustres maîtres les professeurs Soupart et Burggraeve, avec nos amis MM. Bouqué, De Lorge et Leboucq, cette question si controversée des injections veineuses, et ce n'est qu'après nous être entourés de toutes ces précautions, que nous sommes descendus sur ce terrain où nous convions nos adversaires, sur le terrain des faits.

Nous allions donc nous trouver en présence de cette grande difficulté dont l'honorable M. Verneuil nous parlait tout-à-l'heure : la ponction de la veine. Cette difficulté, nul de nous ne la soupçonnait; ce fut M. Van Wetter qui plongea le trocart dans la veine ; ce fut bien la chose la plus banale du monde, et, dans les vingt-cinq autres infusions veineuses que nous avons pratiquées ensemble, jamais la ponction de la veine n'a entraîné le moindre mécompte. Voici le procédé que M. Van Wetter nous a fait adopter et dont nous n'avons eu qu'à nous louer.

La veine étant rendue turgescente par l'arrêt local de la circulation de retour, nous plongeons le trocart sous la peau et le faisons cheminer entre la veine et le tégument, puis inclinant la pointe de l'instrument vers le vaisseau, nous l'y faisons pénétrer. Au moment où la paroi veineuse est traversée, la main de l'opérateur éprouve une sensation spéciale, caractéristique. Nous retirons alors le poinçon; si nous sommes dans la veine, le sang s'échappe par un jet ou à grosses gouttes; si rien ne s'écoule, c'est que nous ne sommes pas dans le vaisseau, nous réintroduisons alors le poinçon dans sa canule et nous recommençons la même manœuvre. Cette petite opération ne dure jamais une minute, et la veine n'est piquée qu'une seule fois. Nous pensons que notre procédé met plus sûrement l'opérateur à l'abri de la transfixion de la veine que celui de M. Oré, qui ponctionne directement le vaisseau.

M. Verneuil s'exagère évidemment les difficultés de la ponction veineuse, quand il nous dit qu'il n'est pas bien sûr de pouvoir réussir cette opération. Pendant deux années, j'ai eu l'occasion de voir opérer M. Verneuil et d'assez près, puisqu'à diverses reprises j'ai eu l'honneur de lui servir d'aide. On aime toujours à dire qu'on est l'élève d'une illustration, comme si l'on emportait avec soi quelque rayon de la gloire de son maître, mais ce n'est pas un sentiment d'amour-propre qui me porte à me rappeler le temps où je recevais les leçons de M. Verneuil, c'est que j'éprouve le besoin de défendre notre éminent collègue contre lui-même. Quand je l'ai vu pratiquer avec une merveilleuse habileté les opérations les plus délicates de la chirurgie, comment pourrais-je ne pas protester quand je l'entends dire : que peut-être il ne saurait ponctionner une veine. Mais la réputation de M. Verneuil le met à l'abri de pareil soupçon, et personne ne doute que, le jour où le savant professeur de la Faculté de Paris se mêlera de ponctionner des veines, il ne le fasse magistralement. Sans doute il y a des sujets chez lesquels les veines sont à peine visibles, il en est même où l'on ne les aperçoit pas du tout. M. Van Wetter et moi avons rencontré de ces cas, mais ils sont exceptionnels. Quand le vaisseau sera très visible, et c'est la règle, la ponction sera très facile; s'il l'est à peine, la difficulté existe; s'il ne l'est pas, il ne faut pas ponctionner. Loin de moi la pensée de dire que l'anesthésie par infusion veineuse soit à la portée de tout le monde, mais quelqu'un d'ici nous dira-t-il que l'anesthésie par inhalation soit une opération banale que tout le monde puisse entreprendre, et nos illustres collègues de la Société de Chirurgie, que nous sommes si heureux de voir au milieu de nous, MM. Giraldès, Forget, Maurice Perrin, Verneuil, Lefort, se laisseraient-ils chloroformer par le premier venu?

Il est du reste bien étrange que la difficulté de ponctionner la veine soit signalée par les chirurgiens qui n'ont pas fait cette petite opération, tandis que ceux qui l'ont pratiquée, tels que MM. Oré, Lande, Poinsot, Winsback, Willième, Bucquoy, Labbé, Van Wetter et nos amis de Gand, déclarent unanimement que rien n'est plus aisé.

Parmi les objections faites à la méthode de M. Oré, je rencontre la phlébite. Dans les vingt-six opérations que nous avons pratiquées dans notre clientèle et dans les cliniques de MM. Soupart et Burggraeve, jamais nous n'avons rencontré la moindre irritation de la veine, et pourtant nous n'avons pris, après l'opération, aucune précaution pour l'éviter, pas de bande sur le bras, pas même un morceau d'emplâtre sur la piqûre.

Mais il est un soin que nous avons toujours pris et qui nous a permis de maintenir impunément une canule pendant quarante minutes dans la veine, c'est d'immobiliser cette canule. Un des aides la tient entre les doigts, l'empêche de vaciller et d'irriter le vaisseau. Si une phlébite est survenue à Bordeaux, entre les mains de M. le dr Dudon, c'est que l'attention de notre honorable confrère n'aura pas été portée sur ce point important.

D'où proviendrait donc cette phlébite? Est-ce du chloral injecté? mais les nombreuses expériences faites sur l'homme et les animaux démontrent suffisamment qu'il n'irrite pas les veines. Est-ce de la ponction du vaisseau? mais si la saignée ne provoque la phlébite que dans des circonstances exceptionnelles, comment une ponction capillaire et sous-cutanée enflammerait-elle la veine? Qu'on lise d'ailleurs les nombreuses observations de transfusion du sang qui ont été publiées, et l'on verra que la phlébite n'est pas signalée comme un des accidents de cette infusion veineuse.

Je ne parlerai plus des caillots, cette objection ayant été suffisamment réfutée par l'honorable M. Oré. Si l'on a trouvé des caillots dans les veines des malades injectés par MM. Cruveilhier, Tillaux (Duré) et Lannelongue, c'est que ces estimables confrères ont opéré dans de malheureuses conditions sur lesquelles on a suffisamment insisté. Chez nos vingt-six opérés pas plus que chez ceux de MM. Oré, Labbé, Poinsot, Lande, Bucquoy, Willième, Winsback, jamais les caillots ne se sont produits.

Notre honorable collègue, M. Verneuil, a signalé la persistance du sommeil comme un phénomène inquiétant pour l'opérateur qui se verrait condamné à surveiller son malade pendant de longues heures. Jamais nous ne nous sommes imposé pareil ennui. L'opération terminée, nous quittons le malade, le laissant à la surveillance de ceux qui l'entourent. Nous le laissons dormir son long sommeil. Dans les nombreuses expériences faites sur les animaux par M. Oré, l'éminent physiologiste a toujours constaté que, si la syncope doit se produire, elle suit immédiatement l'injection. Un fait clinique a confirmé les expériences du laboratoire; le malade qui a succombé à la clinique ophthalmologique de Gand a été frappé d'une syncope mortelle immédiatement après l'injection. Une fois l'opération terminée, jamais rien d'inquiétant ne s'est produit; partant le chirurgien peut se retirer avec tranquillité.

On a signalé comme une des complications de la méthode de M. Oré, la nécessité pour les opérateurs de se munir d'appareils électriques. Je réponds à cette objection que, dans la séance de l'Académie de Médecine de Paris du 22 février 1847, M. Ducros donnait déjà le conseil de ne pas anesthésier sans avoir à sa disposition une semblable machine. L'expérience a démontré depuis toute la valeur de ce conseil. L'électricité étant le meilleur moyen de faire cesser la syncope anesthésique, il faut l'avoir sous la main, soit que l'on emploie le chloral en injection veineuse, soit qu'on se serve du chloroforme ou de l'éther en inhalation.

On a rappelé le cas de mort survenu à la clinique ophthalmologique de Gand. Je vous dois à ce sujet un mot d'explication. Il est bien difficile de dire quelle est, dans cet accident, la part de responsabilité qui incombe à la méthode, aux opérateurs et à l'opéré. Le malade était un étranger, absolument inconnu pour nous. Était-ce un ivrogne? Nous ne pûmes le savoir. Était-il prédisposé à la syncope? Il ne put nous renseigner sur ce point. A cette époque de notre pratique, nous étions encore trop imbus de cette idée que la quantité de chloral à injecter devait être en rapport avec le poids du sujet; à l'inspection du malade, nous crûmes qu'il lui faudrait de 8 à 10 grammes de chloral pour être anesthésié. Nous injectâmes sous l'influence de cette idée, mais, au sixième gramme, la cornée était insensible et un instant après la syncope se produisait. Un moment le courant électrique la fit disparaître, mais la machine cessa de fonctionner et l'homme succomba.

L'autopsie fut faite avec le plus grand soin par l'honorable secrétaire de la Section, M. Bouqué, en présence de MM. les dᵣˢ Van Wesemael et Leboucq; elle ne révéla absolument rien qui pût être mis à la charge de l'injection veineuse, ni altération des vaisseaux, ni gaz, ni caillots.

Le chloral a tué, parce qu'il a été introduit dans l'économie à trop haute dose, et non parce qu'il a été injecté dans les veines. Mais l'autopsie a révélé une lésion que j'ai tant de fois vu signaler dans les relations d'autopsies d'individus morts par les anesthésiques, que je me suis bien souvent demandé s'il n'y avait pas là une relation de cause à effet ; je veux parler des larges adhérences qui unissaient les poumons aux plèvres et aux parois de la poitrine.

Cette mort a été pour nous une cruelle leçon, mais elle n'a en rien diminué notre confiance dans la méthode de M. Oré. Elle nous a rendu plus prudents, sans nous décourager.

Je crois avoir répondu aux objections faites à l'anesthésie par infusion veineuse de chloral.

Le principal reproche que je leur adresse, c'est de n'être pas fondées sur une étude attentive des faits ; c'est d'être purement théoriques. Il ne saurait du reste en être autrement, puisque nos honorables adversaires n'ont ni pratiqué ni vu pratiquer la méthode qu'ils combattent.

On nous a demandé quel progrès l'anesthésie par infusion veineuse de chloral réalisait ?

Il nous est facile de répondre à cette question.

Les anesthésiques en inhalation sont souvent bien lents à produire leurs effets ; avant qu'ils n'amènent l'insensibilité, ils provoquent toujours une période d'excitation des plus désagréables.

Certains sujets restent absolument réfractaires à leur action; un grand nombre d'autres la subissent d'une manière fort incomplète. Écoutez le tableau que trace de l'anesthésie un chirurgien fort éminent et que l'on n'accusera certes pas de décrier le chloroforme et l'éther au profit des infusions veineuses de chloral. Le 13 juin 1866, M. Léon Lefort disait à la Société de Chirurgie : « Quand on observe un opéré soumis à l'anes-
» thésie et arrivé à cette période d'insensibilité où il chante et rit pendant
» l'opération, on peut observer pourtant que, toutes les fois que le chirur-
» gien reprend le bistouri, toutes les fois qu'au lieu d'attaquer des parties
» douées d'une faible sensibilité, le bistouri attaque la peau ou des filets
» nerveux, le malade donne des signes évidents de sensibilité. L'on n'a
» pas affaire à des mouvements réflexes, car le patient crie, se plaint,
» prononce quelques mots ou quelques interjections qui ne laissent aucun
» doute sur la douleur qu'il éprouve. Mais quand le réveil survient,
» l'opéré ne se rappelle rien, il déclare n'avoir pas souffert, et souvent il
» ne sait pas si l'opération a été commencée, alors que, soit au début, soit
» dans un instant de réveil pendant l'anesthésie, il a causé de son état avec
» son chirurgien, et qu'il a assisté parfaitement conscient, à une partie de
» ce qui lui a été fait. Il est impossible de nier ce fait qu'on peut constater
» chaque jour. Ne le voyons-nous pas d'ailleurs se reproduire dans
» l'ivresse, alors que l'ivrogne, après un long sommeil, ne se rappelle plus
» ce qui a été fait la veille ? Pour moi donc, le chloroforme, sauf dans les
» cas où on le donne très exceptionnellement jusqu'à abolition de toute
» sensation, jusqu'à résolution absolue, jusqu'à l'apparition du stertor,

» de la congestion de la face, le chloroforme, dis-je, ne supprime pas
» pour l'économie le choc, l'ébranlement produit par l'opération ; l'homme
» sent, souffre, mais ne se rappelle pas avoir souffert. »

Ce n'est pas le roman de l'anesthésie que M. Lefort vient de nous tracer, c'est, sous une forme saisissante, le réalisme le plus pur. C'est une photographie.

A cet égard comme à beaucoup d'autres, les infusions veineuses de chloral présentent sur les anesthésiques en inhalation une supériorité manifeste.

L'anesthésique est mathématiquement dosé, il développe ses effets dans le temps voulu par l'opérateur.

Le chloral injecté dans les veines amène l'anesthésie sans provoquer la moindre excitation chez le malade ; on voit celui-ci s'endormir comme sous l'influence du sommeil physiologique ; peu après l'insensibilité survient ; elle est profonde, absolue, et sa durée dépasse de beaucoup celle des plus longues opérations. Puis elle diminue peu à peu ; mais, la sensibilité mettant parfois quarante huit heures avant de revenir à son état normal, on peut affirmer que le malade échappe au choc chirurgical. Jamais l'infusion veineuse de chloral n'a produit ces vomissements inséparables de l'anesthésie par inhalation, et qui troublent si désagréablement les opérations délicates.

Selon moi, une méthode qui procure de pareils avantages constitue un progrès réel.

En terminant, qu'il me soit permis de faire une dernière réflexion. L'anesthésie par infusion veineuse de chloral a eu d'illustres parrains, en France Bouillaud, en Belgique Soupart et Burggraeve ; elle compte des adversaires et des défenseurs convaincus. Nous l'avons pratiquée bien souvent déjà devant de nombreux spectateurs, parmi lesquels se trouvaient les chirurgiens les plus distingués de Gand; ils ont applaudi à nos tentatives, nous ont encouragé de leur présence, de leurs conseils bienveillants, et, au jour où un revers nous a frappés, ce sont eux qui ont soutenu notre courage et nous ont engagés à persévérer. Une méthode qui apparaît au milieu de pareilles conditions n'est pas la première venue; elle vivra. Assurément elle est loin d'être parfaite, le dernier mot n'est pas dit sur elle, mais le dernier mot sur l'anesthésie par inhalation est-il dit ? Il y a trente ans que cette méthode est en vigueur, et elle fait l'objet encore de discussions incessantes devant les corps savants.

Nous vous promettons de continuer à Gand nos recherches sur cette importante question, et j'espère qu'à la prochaine session du Congrès nous pourrons vous présenter des résultats plus importants et plus décisifs que ceux que nous avons eu l'honneur de soumettre cette fois à votre appréciation.

M. Bouchut (Paris), a demandé la parole, non pas pour attaquer la méthode de M. Oré, mais simplement pour faire part à l'Assemblée des résultats qu'il obtient en administrant le chloral à l'intérieur, dans son service d'enfants. Le chloral donné à haute dose à l'enfant, produit non seulement un effet hypnotique comme chez l'adulte, mais encore une véritable anesthésie.

M. Bouchut a donné le chloral par l'estomac au moins dans 3000 cas, et jamais il n'a vu d'accidents se produire. Il n'en est pas de même pour la muqueuse rectale. Les lavements et les suppositoires de chloral donnent lieu à la rectite. L'honorable orateur a dû y renoncer.

La séance est levée à midi et demi.

Le Président,
MICHAUX.

Le Secrétaire,
BOUQUÉ.

SÉANCE DU 22 SEPTEMBRE 1875.

La séance est ouverte à 10 heures.

M. MICHAUX, Président; MM. Bouqué et Dubaimhon, Secrétaires.

Le procès-verbal de la séance précédente est lu et adopté.

L'ordre du jour appelle la suite de la discussion « *sur l'anesthésie chirurgicale.* »

M. BOULOUMIÉ. MM, dans son important et consciencieux rapport sur les anesthésiques, Monsieur le rapporteur exprimait le regret de n'avoir pu, faute de temps, répéter les expériences faites sur les animaux pour s'assurer de l'utilité des applications électriques dans le cas d'asphyxie chloroformique.

Peu après, dans son remarquable discours, que nous avons tous écouté avec le plus vif intérêt, M. le professeur Perrin, parlant des applications de l'électricité au traitement de l'asphyxie chloroformique, disait que c'était là un moyen illusoire, et que, si les animaux revenaient à la vie par leur emploi, c'est qu'ils y seraient revenus d'eux-mêmes, sans traitement.

Depuis, dans le cours de la brillante discussion à laquelle nous venons d'assister, plusieurs savants orateurs, MM. Oré et Deneffe notamment, ont parlé de l'application des courants électriques au traitement de l'asphyxie chloroformique et du sommeil chloralique, mais ils n'ont fait qu'effleurer cette importante question.

Il y a là pour moi un double motif de porter à la connaissance de l'Assemblée les résultats d'expériences faites en commun à ce sujet par le docteur Chéron et moi, en 1870.

Le docteur Abeille venait de publier un mémoire sur l'emploi des courants intermittents contre les accidents de la chloroformisation; mis sur la voie des objections à faire à ce mode d'emploi de l'électricité par des

phénomènes observés antérieurement par l'un de nous, le docteur Chéron,
et par les expériences de MM. Legros et Onimus, nous avons comparativement employé, dans des cas aussi identiques que possible, les divers
moyens proposés, et nous sommes arrivés à cette conviction que les courants
continus appliqués avec méthode peuvent rappeler à la vie des animaux
à l'état de mort apparente, dans le cas où les autres moyens sont
impuissants.

Nos expériences ont porté sur des cobayes et des lapins ; elles ont été
plusieurs fois répétées en faisant varier certaines conditions, et elles ont
toujours donné des résultats conformes à la conclusion que je viens de
formuler. Voici comment nous avons procédé :

Nous avons tout d'abord fait nos expériences sur des animaux asphyxiés
par privation d'air.

Nous avons pris d'abord 3 cobayes de même âge, de même poids, de
même vigueur apparente, etc., etc.

Nous avons placé ces trois animaux sous une cloche dont l'air avait été
en partie expulsé par la chaleur. Cette cloche était placée sur une table
recouverte de linges mouillés pour éviter la pénétration de l'air extérieur;
après un temps variable suivant l'état plus ou moins complet de raréfaction
de l'air, les animaux cessaient de donner signe de vie. Ils étaient dès lors
retirés simultanément, soit immédiatement, soit après 1, 2, 3, 4, 5 minutes;
l'un d'eux était laissé à l'air libre sur une table rapprochée d'une fenêtre
ouverte, un second soumis à l'action des courants intermittents, un 3me à
l'action des courants continus, appliqués sur divers points.

Le 1er restait immobile et ne donnait plus signe de vie.

Le 2me (celui qui était soumis à l'action des courants intermittents) présentait des contractions musculaires variant avec l'intensité des courants et
le point d'application des réophores, puis des inspirations saccadées,
quelquefois des mouvements généraux se manifestaient, puis enfin dans
quelques cas le retour à la vie, mais le plus souvent des contractions de
moins en moins fortes qui se terminaient par la mort; quelquefois des
contractions violentes suivies brusquement de la mort.

Les muscles et les nerfs paraissaient épuisés dans ces contractions, leurs
derniers restes de vie, et la mort semblait survenir par défaut de stimulation des organes de la vie organique, en même temps que par excès de
stimulation des organes de la vie de relation.

Le 3me animal, celui qui était soumis à l'action des courants continus,
ne donnait d'abord aucun signe de vie pendant un temps que nous avons
vu varier de 30 secondes à 12 minutes. Puis un frémissement léger à peine
perceptible agitait les flancs de l'animal, et une très faible inspiration se
produisait après un temps variant de 10 à 30 secondes; une seconde
inspiration se produisait, plus profonde que la première, une troisième,
puis une quatrième, une cinquième lui succédaient, progressivement plus
rapprochées, puis plus profondes, et enfin l'animal se relevait et mar-
chait; il était revenu à la vie, tandis que les deux autres, soumis à la

même cause de destruction mais à des traitements différents, avaient succombé.

Une série d'expériences analogues faites à l'aide d'animaux de même espèce, en substituant les vapeurs de chloroforme à la privation d'air, a donné des résultats complétement analogues.

Une tasse évasée contenant de la charpie imbibée largement de chloroforme était placée au centre de la cloche sous laquelle se trouvaient les animaux. Ceux-ci, comme dans l'expérience précédente, étaient retirés après être restés pendant un temps variable à l'état de mort apparente, puis ils étaient soumis, l'un à l'action d'un courant d'air, un autre aux courants intermittents, un 3me aux courants continus.

Les phénomènes que nous avons observés ont toujours été les mêmes que ceux que nous avions observés dans le cas d'asphyxie par privation d'air, et l'avantage de l'application des courants continus sur les courants intermittents est pour nous incontestable en pareil cas.

L'emploi des courants intermittents nous paraît même dangereux ; après une série de contractions déterminées par son passage, il semble que ce qui restait de contractilité et de vie dans l'animal ait été épuisé, car ensuite, quel que soit le traitement employé, il succombe.

Nous avons en effet essayé comparativement, non seulement l'action des courants intermittents et celle des courants continus, mais encore l'action de ces deux courants successivement appliqués ; nous n'avons obtenu, dans aucun cas, de résultats manifestement favorables ; dans quelques-uns ils nous ont au contraire paru funestes.

Un autre genre d'applications nous a semblé, sans que nous puissions cependant rien affirmer d'une manière absolue à ce sujet, donner de bons résultats ; c'est l'interruption répétée, 5 ou 6 fois, du courant continu au début de l'application. Ce procédé nous a semblé rappeler un peu plus vite les animaux à la vie.

Les appareils employés dans ces expériences étaient :

1° Une bobine à graduation de Rhumkorff.

2° L'appareil à courants continus au sulfo-amidure de mercure du dr Chéron.

Les points d'application des réophores qui nous ont paru le plus favorables sont les extrémités supérieure et inférieure du tube digestif, afin de faire traverser séparément par un courant profond les organes de la vie végétative.

Ces expériences que je viens de résumer brièvement prouvent :

Que les applications de l'électricité à la médecine peuvent être étendues au traitement de l'asphyxie par privation d'air et à celui de l'asphyxie par vapeurs chloroformiques.

Que ce sont les courants continus qui doivent être employés de préférence aux courants intermittents.

Que leur application doit être continuée pendant un temps très long. Cette application très simple d'ailleurs, peut être combinée avec le renversement du malade, la tête en bas, et la respiration artificielle que l'on peut toujours pratiquer.

L'action des courants continus dans ce cas s'explique par ce fait, démontré d'ailleurs, que ces courants éveillent avec la plus grande facilité les contractions dans les fibres de la vie organique (mouvements péristaltiques de l'intestin et des vaisseaux, mouvements du cœur) tandis que les courants interrompus très faibles n'éveillent que très difficilement les contractions et les suspendent complétement quand on les emploie plus énergiques.

Les courants intermittents, employés avec prudence, ont donné parfois de bons résultats à plusieurs expérimentateurs ; mais ils constituent un moyen trop délicat et trop dangereux pour être employé au traitement des accidents chloroformiques.

Ainsi que l'a fait très justement ressortir M. le professeur Perrin, les moyens à employer en pareil cas doivent être sûrs et d'une application facile. L'électrisation par les courants continus réunit selon moi ces deux conditions. Qu'on l'expérimente donc encore, s'il reste des doutes à quel·ques-uns, mais que, du jour où il sera évident qu'elle constitue un moyen des plus efficaces, qu'une pile à courants continus fasse partie de l'instrumentation de la chloroformisation, au même titre que les fils à ligature, le perchlorure de fer, les pinces à artères, sans lesquels nous ne saurions entreprendre avec sécurité aucune opération.

M. Winsback (Metz). C'est à tort, dit-il, qu'on a invoqué les résultats statistiques *généraux* pour donner la prééminence à l'un ou à l'autre des anesthésiques, car dans ces grands nombres les unités ne sont pas comparables. Les différents chirurgiens administrent-ils, par exemple, le chloroforme de la même façon? Assurément non. Pourtant ces différents modes ne sont pas indifférents pour les résultats. L'un, qui s'entourera de toutes les précautions recommandées, qui ne fera faire d'inhalations qu'à une personne à jeun, qui aura soin qu'aucun lien ne lui serre la poitrine ou le ventre, qui fera coucher son malade dans une situation presque horizontale, qui aura soin qu'un air pur ait un accès facile autour du malade, qui ne donnera le chloroforme que graduellement et non d'une façon massive dès le début, qui aura mis son malade dans une situation d'esprit aussi tranquille que possible, qui se sera précautionné de tous les moyens à mettre en œuvre en cas d'accident, pince, cuillère, machine électrique, qui aura soin de n'employer que du chloroforme bien pur, etc., etc., celui qui aura pris toutes ces précautions et qui, sur un très grand nombre d'anesthésies, n'aura eu aucun accident, verra-t-il son bon résultat confondu avec ceux d'un autre chirurgien qui aura employé une autre manière de faire ?

M. Winsback insiste sur les différentes qualités de chloroforme que livre le commerce et qui entraînent des différences étonnantes dans les résultats ; avec celui-ci, effet calme, paisible ; avec celui-là, le malade tousse, est agité ; tout récemment, sur une petite fille qu'il a été dans la nécessité d'anesthésier environ quinze fois avec du chloroforme venu de deux sources différentes, cette diversité d'effet a été constante. Il faut donc toujours *apporter beaucoup de soin au choix du chloroforme dont on se sert.*

M. Winsback dit que, dans sa propre pratique ou celle de ses confrères de Metz, en ville et surtout à l'hôpital *Bon-Secours* de Metz, il a été témoin de près de cinq mille anesthésies, sans aucun accident mortel qui pût être attribué au chloroforme.

Il a encore sur la question des injections intrà-veineuses d'hydrate de chloral quelques résultats à faire connaître au Congrès, puisque, ainsi que l'a dit M. Oré, il a pratiqué cette opération deux fois, il y a une année et plus. Dans le premier cas, il s'agissait d'un enragé, dans le second, d'un homme atteint de tétanos. Dans les deux cas, malgré les imperfections de l'appareil, l'opération a été très facile et les résultats au point de vue de l'anesthésie étonnants.

M. Winsback s'est servi la première fois d'une simple seringue d'Anel, à l'extrémité de laquelle il avait adapté une des canules à injection hypodermique de Pravaz. Dans le second, l'instrument employé fut le transfuseur du sang de Mathieu. La veine, gonflée au préalable par l'application d'une ligature, fut entamée très facilement par le petit trocart, et le sang qui coula par l'extrémité externe de la canule ne laissa aucun doute sur sa pénétration dans la veine.

L'orateur pense que cette petite opération sera, pour l'ordinaire, très facile. Chez les personnes, dont les veines seraient difficiles à ponctionner à cause de la finesse de leur calibre ou par suite d'une très grande abondance de graisse, on aurait toujours la ressource des inhalations.

Du fait de l'injection, aucun accident. L'anesthésie a été obtenue avec une rapidité des plus satisfaisantes, sans période d'excitation ou avec une excitation tout-à-fait fugace. Quand l'anesthésie fut complète, il cessa l'injection; le sommeil dura assez longtemps. Les deux malades succombèrent à leur affection, et l'autopsie ne fut pas pratiquée, mais rien chez eux ne révéla la formation de caillots, et après la mort, la palpation la plus attentive n'en fit pas soupçonner.

M. Winsback pense que cette manière de faire parvenir le chloral sur les centres nerveux, où il exerce son action, est plus naturelle, puisqu'elle est plus directe. Par là, on peut mieux doser le remède, pense-t il, puisqu'on n'est pas obligé d'en saturer les voies respiratoires avant de le faire arriver au cerveau.

Quel que soit l'avenir réservé à cette nouvelle méthode, il regarde M. Oré, et après lui M. Deneffe, comme de hardis initiateurs dans la voie du progrès et pense qu'ils doivent être encouragés à poursuivre leurs études avec la même prudence qu'ils y ont apportée jusqu'à présent.

M. Giraldès exprime l'opinion que l'Assemblée n'est pas en possession d'éléments suffisants pour juger de la valeur des injections intrà-veineuses de chloral. Au point de vue de l'expérimentation physiologique, cette méthode lui semble acceptable; mais, au point de vue de l'expérimentation clinique, il y a des éléments qui doivent nous mettre en garde contre elle. Ces éléments sont les cas malheureux qu'elle a fournis déjà. Nous sommes en présence de méthodes ayant fait leurs preuves; pourquoi dès lors en adopter une nouvelle qui n'a que 40 faits à nous offrir? Quand MM. Oré et Deneffe viendront nous présenter 2,000, 3,000 cas, dans lesquels l'injection de chloral aura été inoffensive, nous serons forcés d'accepter leur méthode d'anesthésie.

Quant à l'action délétère du chloral sur la muqueuse gastro-intestinale, indiquée par M. Oré, l'orateur ne l'a jamais rencontrée. En admettant du reste qu'elle existe, elle doit s'exercer encore bien plus facilement sur la membrane interne des veines.

L'orateur, en terminant, exprime l'opinion que la méthode des injections intrà-veineuses de chloral étant à l'étude, le Congrès ne doit pas se prononcer sur cette question.

M. Borlée. Messieurs, puisque aucun membre de la Section ne se lève plus pour appuyer le nouveau procédé d'anesthésie, employé par MM. Oré et Deneffe, je déclare que je n'ai aucune raison pour ne pas sympathiser avec cette méthode. Je ne puis donc pas partager les préventions, insuffisamment justifiées, de mes éminents collègues parisiens.

MM. Oré et Deneffe ont d'ailleurs éloquemment défendu leurs idées et réfuté victorieusement les objections qui leur ont été faites.

Quand mon savant collègue de Gand est venu entretenir l'Académie de médecine de Belgique des magnifiques résultats, obtenus à l'aide de l'injection intrà-veineuse de chloral, j'avais la plus grande confiance dans ce procédé, j'étais entièrement convaincu de son innocuité et très disposé à le mettre en usage à la première occasion. Si je n'y ai pas encore eu recours, ce n'est, croyez-le bien, Messieurs, pas la crainte qui m'a retenu, mais la vieille habitude que j'ai, depuis plus de 25 ans, d'employer avec succès le chloroforme en inhalations. Dans les opérations fort nombreuses que nous avons pratiquées, mon collègue M. N. Ansiaux et moi, soit à l'hôpital, soit dans la pratique civile, nous n'avons jamais eu un seul cas de mort à déplorer.

Si les inhalations de chloroforme nous ont toujours réussi, c'est sans nul doute à cause des précautions minutieuses que nous avons prises pour prévenir les accidents, et parce que nous nous sommes scrupuleusement conformés aux judicieux conseils d'un chirurgien qui fait autorité dans la question, de M. Perrin, dans ses remarquables publications sur les anesthésiques.

Voilà pourquoi je n'ai pas encore tenu la promesse que j'ai faite à l'honorable professeur gantois, malgré toute la confiance, j'aime à le répéter, que m'inspire sa méthode d'anesthésie.

Pour condamner les injections de chloral dans le système veineux, on a été jusqu'à les accuser de déterminer des coagulations dangereuses. Mais les expériences, faites sur les animaux, prouvent que cet accident n'est pas à craindre. Dans deux cas de tétanos, suivis de mort, l'autopsie n'a révélé aucune coagulation dans les veines, et, dans le seul cas de mort occasionné par le chloral, à Gand, on a pu constater aussi l'absence de coagulum.

Pour détourner les chirurgiens de la nouvelle méthode, pour intimider ceux qui seraient tentés d'y recourir, on s'est plu à l'entourer de grandes difficultés. Il y en a, dit-on, de grandes à piquer une veine, souvent plusieurs fois avant de parvenir à y injecter le chloral. Mais lorsque le sujet n'aura pas les veines bien apparentes, on renoncera à l'opération, qui est d'ailleurs à la portée de tous les praticiens.

M. Bouqué (Gand). Sans vouloir entrer dans le fond d'un débat qui s'est prolongé assez longtemps et dans lequel d'éminents orateurs ont pris la parole et ont, pour ainsi dire, épuisé la question, je désire cependant, ayant assisté et coopéré activement à toutes les injections intrà-veineuses de chloral qui ont été pratiquées à Gand, dans les cliniques de MM. Soupart et Deneffe et dans le service de M. Burggraeve, dire quelques mots sur cette importante question.

Messieurs, nous ne pouvons pas oublier que nous sommes ici devant une méthode d'anesthésie entièrement neuve, que l'étude de ses effets, soit bienfaisants, soit dangereux sur l'économie, et, par conséquent, l'étude de sa valeur comme méthode d'anesthésie est à peine entamée, et qu'à l'heure actuelle, une résolution prise par le Congrès ne pourrait avoir aucun résultat pratique. Nous ne devons pas imiter d'autres corps savants qui ont condamné, avec trop de précipitation à notre avis, une méthode encore inconnue de tout le monde, au moment où elle se présentait devant eux.

Suivons plutôt l'exemple, que nous a donné l'Académie royale de médecine de Belgique, qui, malgré le grand nombre de faits qui lui ont été présentés depuis un an, n'a pas cru devoir encore se prononcer. Je demande que le Congrès réserve son opinion sur la question des injections intrà-veineuses de chloral. J'ai été témoin d'une trentaine d'expériences, et je ne peux pas le cacher à l'assemblée, l'impression générale qui m'en est restée, est favorable à la méthode de notre éminent confrère de Bordeaux.

Il est démontré à mes yeux que les injections intrà-veineuses de chloral, loin d'avoir, comme l'a prétendu dans cette enceinte M. Maurice Perrin, un cachet quelconque d'infériorité, présentent au contraire un cachet de supériorité sur tous les autres procédés anesthésiques.

Cette proposition, Messieurs, a été longuement discutée devant nous et il est inutile que je répète les arguments présentés par les honorables orateurs qui m'ont précédé à la tribune. Je dirai seulement que le cas de mort survenu à la clinique ophthalmologique de Gand, après une injection intrà-veineuse de chloral, m'a plutôt confirmé dans l'opinion favorable que je professe au sujet du nouveau procédé d'anesthésie. J'ai assisté à toute la scène, depuis le premier moment jusqu'au dernier, j'ai fait, avec le plus grand soin, l'autopsie de la malheureuse victime, et je dois déclarer que rien, mais absolument rien, ne doit être reproché à la méthode employée. C'est l'anesthésie qui a tué l'opéré et non l'injection dans les veines, et l'absence complète de toute lésion imputable à la méthode nous met en droit de dire que le chloroforme ou tout autre anesthésique en vapeur aurait eu, vraisemblablement, chez le même sujet, le même résultat fatal.

Messieurs, je ne prétends pas imposer au Congrès mon opinion, quelqu'impartiale, quelque désintéressée qu'elle soit. Je suis au contraire d'avis qu'il s'abstienne jusqu'à ce que la question soit mieux étudiée.

M. Amédée Forget (Paris). Je ne voudrais pas, Messieurs, au point où en est la discussion, entrer dans de longs développements sur l'anesthésie, je me bornerai à quelques courtes remarques que les opinions émises par les précédents orateurs m'ont suggérées. Tout d'abord je m'arrête au chloral et je m'étonne avec beaucoup d'entre vous sans doute, de la prétention qu'ont manifestée ses partisans, MM. Oré et Deneffe, de le faire accepter comme le meilleur des anesthésiques, par conséquent, comme le moins dangereux de tous. Qu'ils y prennent garde, le chloral date d'hier ; il est loin d'avoir dit son dernier mot, et il faut, convenons-en, une foi bien robuste en sa prééminence sur ses ainés, le chloroforme et l'éther, pour vouloir le préconiser comme méthode générale d'anesthésie par injection intrà-veineuse. Quel si puissant motif avez-vous eu de renoncer aux agents anesthésiques? M. Oré nous l'a dit, le chloroforme m'a donné un insuccès, peut être deux — j'accepte ce dernier chiffre — et je me demande si, devant le nombre considérable de succès que vous lui deviez dans une pratique déjà longue, il suffisait à en justifier l'abandon. Eh bien, aujourd'hui même, au début des applications de la méthode nouvelle qu'il préconise, notre honorable et savant confrère de Bordeaux sait qu'elle compte déjà cinq cas, dans lesquels la mort à suivi son emploi ; or, en saine logique, ce chiffre de cinq cas, dont l'issue a été funeste, sur le nombre de quarante observations cliniques où la méthode a été pratiquée, est plus que suffisant pour frapper celle-ci de discrédit et engager son auteur à y renoncer. Je sais bien que l'on cherche à donner à ces cas malheureux une interprétation qui serait à la décharge de la méthode ; on dit que l'opération n'a pas été bien faite; qu'aucune trace de coagulation du sang dans les vaisseaux n'existait à l'autopsie ; que, par conséquent, on est mal fondé à attribuer l'accident au chloral. Je réponds à ces deux objections, que des caillots, dans l'observation de M. Tillaux, existaient non pas seulement au voisinage et dans le tissu adjacent au point où la veine avait été piquée, mais que leur présence a été constatée dans la longueur de la veine, dans la sous-clavière et dans le cœur. Mais j'admets que le chloral, ainsi que le prétend M. Oré, ne coagule par le sang, quand il est titré ainsi qu'il l'administre ; si la mort s'est produite nonobstant, que faut-il en conclure, sinon que vous n'avez pas, comme je l'ai dit en commençant, le dernier mot de l'action du chloral introduit dans la veine, et qu'il peut tuer autrement que par coagulation sanguine et formation d'embolies vasculaires.

Messieurs, cette connaissance imparfaite où nous sommes de cette action sur l'organisme humain du chloral administré par la voie des veines, doit laisser quelqu'incertitude et même une certaine appréhension dans l'esprit du praticien qui y a eu recours ; aussi, n'est-ce pas sans un vif étonnement que j'ai entendu M. Deneffe nous décrire sous les traits de la plus parfaite quiétude, l'état d'esprit où le laissait un opéré plongé pendant plusieurs heures dans un profond et comme léthargique sommeil. J'avoue que, comme l'a dit déjà M. Verneuil, j'aime bien, à la suite d'une anesthésie, ne quitter mon malade qu'après avoir bien constaté qu'il est complétement rentré en possession de lui-même, et je demande aux initiateurs du chloral s'ils sont en mesure d'affirmer que ce malade qu'ils abandonnent ainsi, plongé dans un profond sommeil, s'en tirera toujours à leur satisfaction et s'il ne peut pas arriver un jour ou l'autre qu'il ne se réveille plus? Je sais bien qu'on répondra par le résultat des expériences sur les animaux qui ont servi à étudier les effets du chloral. J'avoue que je repousse, avec tous ceux qui comme moi admettent une dualité différenciant l'homme de l'animal, cette assimilation de l'un à l'autre dans l'ordre physiologique. Conclure de ce que l'on observe chez l'animal sain à ce qui doit se produire sur l'homme malade, c'est faire de la méthode inductive une application fausse et dont les conséquences n'ont été déjà que trop souvent funestes.

En voulez-vous la preuve? Je la trouve dans les effets du traumatisme sur l'animal et sur l'homme, traumatisme très circonscrit mais inévitable pour l'application de la méthode en question. Il est nécessaire de faire à la veine quelquefois deux piqûres ; eh bien, qui de nous n'a vu une piqûre de la veine, à la suite d'une saignée irréprochable à tous égards, donner lieu à la phlébite?

Ces mêmes piqûres ont donné lieu aussi à l'érysipèle ; on sait que la moindre lésion du derme peut en être le point de départ.

Sur les animaux, dans les laboratoires, on n'a jamais, que je sache, observé ces états morbides. En résumé, l'injection intrà-veineuse de chloral, comme méthode anesthésique devant se substituer à celles qui sont en vigueur, me paraît inadmissible; elle ne constitue pas un progrès, elle ne fait pas mieux que ce qui se faisait, elle fait autrement, elle aggrave et multiplie les dangers.

Au surplus, c'est par crainte du chloroforme que M. Oré a inauguré sa méthode. Eh bien! je lui demanderai pourquoi, avant d'entrer dans une voie nouvelle dont il a trop de sagacité et d'expérience clinique pour s'être dissimulé les périls que je viens d'énumérer, il ne s'est pas, à défaut du chloroforme, retourné vers l'éther.

Il savait que, dans une école du midi voisine de celle où il enseigne, à

Lyon, l'éther, depuis la découverte de l'anesthésie, ne comptait que de rares insuccès et y était employé exclusivement à tout autre agent anesthésiant. Je suis très porté à croire que, s'il y avait eu recours pour les deux malades dont un appartient à M. Lannelongue et l'autre lui est propre, tous deux morts après l'injection intrà-veineuse, il n'aurait pas eu ces deux insuccès à enregistrer.

Ceci me conduit à m'expliquer en quelques mots sur le chloroforme et l'éther. Pour ma part, mon opinion est connue depuis longtemps, et c'est de l'éther que j'ai constamment fait usage dans ma pratique, sans avoir jamais eu lieu de m'en plaindre. La manifestation qui se produit en sa faveur en Amérique, qui l'a délaissé pour le chloroforme, en Angleterre où ce dernier était exclusivement employé, et en France où il n'a jamais cessé de l'être à l'école de Lyon, cette grande manifestation vaut mieux et dit plus que toutes les statistiques; elle est l'expression réfléchie d'un jugement mûri par l'expérience et du consensus de tous les chirurgiens à proclamer une vérité utile.

Cette vérité, Messieurs, permettez-moi de le rappeler ici avec une satisfaction que vous trouverez légitime, j'ai été seul à la soutenir en 1855, dans la mémorable discussion de la Société de Chirurgie sur le rapport de mon savant collègue et ami, Robert. J'y disais (De l'emploi de l'éther et du chloroforme dans la pratique chirurgicale, brochure 1855, et *Bulletin de la Société*) :

1° Le chloroforme pur et bien administré peut donner la mort.

2° L'art ne possède aucun moyen infaillible de prévenir les funestes accidents qui peuvent suivre l'inhalation du chloroforme.

3° La constatation de cette impuissance de l'art prescrit, en saine logique, de renoncer à l'emploi du chloroforme dans la pratique chirurgicale et de lui préférer l'éther, qui est loin d'offrir les mêmes dangers.

Cette dernière conclusion, si bien justifiée par la statistique que nous a communiquée le savant professeur Palasciano, me paraît être celle qui ressortira de la discussion et qui restera dans l'esprit des membres du Congrès comme un des plus utiles résultats pratiques qu'il aura produits.

Est-ce à dire que l'innocuité la plus absolue puisse être attribuée à l'usage de l'anesthésie en médecine opératoire, même avec l'éther? Je ne prétends pas à cette perfection, car je pense aujourd'hui ce que j'écrivais en 1855, et cela contrairement à l'assertion émise par l'honorable M. Willième, le rapporteur de la Section, qui ne veut plus admettre l'existence d'idiosyncrasies, je pense et je répète que « c'est une vérité vulgaire en médecine pratique que l'existence de dispositions individuelles ne permettant pas de déterminer à priori le degré de tolérance de l'organisme pour certaines modifications auxquelles on le soumet, non plus que la puissance de réaction qu'il peut leur opposer. C'est la constatation de cette vérité, dont le principe demeure insaisissable, qui a constamment réglé la conduite des grands praticiens, et c'est d'elle qu'il est sage de s'inspirer toutes les fois que l'on met l'organisme aux prises avec un agent perturbateur, dont le mode d'action nous échappe, et dont la puissance finale compose une inconnue qui reste encore à dégager ». Or, tout anesthésique est dans ce cas ; le nier, c'est se refuser à l'évidence.

M. Maurice Perrin n'a pas voulu dire que le chloroforme et l'éther fussent des agents inoffensifs, mais bien que leur administration était inoffensive. Quant à la prétendue condamnation, prononcée par la Société de Chirurgie sur la méthode de M. Oré, l'honorable professeur croit qu'elle n'a pas eu le caractère qui lui a été attribué.

A la Société de Chirurgie, chaque membre donne son opinion en respectant les personnes et en tenant compte de la valeur scientifique de leurs communications.

M. Willième. Messieurs, vous voudrez bien me permettre, avant la clôture de cette discussion, de répondre en peu de mots à quelques-uns des orateurs qui y ont pris part et avec lesquels je me trouve en divergence d'opinion sur certains points. Le temps nous presse, je serai bref.

Dans son remarquable discours, M. Perrin s'est particulièrement attaché à deux points : le choix d'un anesthésique et la nature de la cause immédiate de la mort par les agents de cette catégorie. Il s'est vivement élevé contre l'introduction du chloral dans la pratique de l'anesthésie chirurgicale. MM. Oré et Deneffe, directement mis en cause, ont répondu, comme ils l'entendaient à cette partie de son argumentation. Je dirai, dans un instant à M. Oré pourquoi je suis disposé à employer le chloral dans le tétanos et non comme moyen anesthésique en général. Comme M. Perrin, je donne, dans ce cas, la préférence au chloroforme ; c'est un point sur lequel nous sommes parfaitement d'accord. Mais il n'en est plus de même relativement à la nature des accidents qui résultent parfois de l'usage des anesthésiques généraux. Pour M. Perrin, la mort est toujours, en pareil cas, le fait d'une syncope ; c'est toujours une mort par le cœur. Même lorsqu'il y a arrêt plus ou moins brusque de la respiration, avec turgescence et lividité de la face et des lèvres, c'est encore, suivant lui, la cessation des mouvements du cœur qui est l'accident primitif, les phénomènes d'asphyxie ne comptant pour rien. Comme preuve à l'appui de son opinion, il nous a cité le résultat des autopsies, dans lesquelles on n'aurait jamais, dit-il, trouvé le cœur droit chargé de sang noir. Je regrette d'être ici en désaccord complet avec notre savant confrère ; mais cette dernière affirmation est en contradiction patente avec les faits : Je pourrais citer plusieurs des observations rapportées dans leurs détails les plus circonstanciés par Snow, et où l'on a rencontré à l'autopsie les cavités droites du cœur remplies de sang noir, tandis que le cœur gauche n'en contenait que fort peu ou était vide. Et les autres lésions en quoi consistaient-elles ? Les poumons étaient, en général, fortement congestionnés, ainsi que le système veineux cérébral ; les sinus de la dure-mère regorgeaient de sang noir. Ne sont-ce pas là les lésions ordinaires de l'asphyxie et non de la syncope ? D'ailleurs, l'expérience de chaque jour ne montre-t-elle pas qu'une asphyxie qui se terminerait à

peu près infailliblement par la mort, si l'on n'y portait immédiatement
remède, cesse bientôt d'être menaçante, si l'on attire fortement la langue
au dehors pour rendre la glotte perméable et libre pour le passage de
l'air. Enfin l'expérimentation sur les animaux n'a-t-elle pas aussi fait voir
nombre de fois, que la respiration peut se suspendre et le pouls disparaître, bien que le cœur continue à vivre et à se contracter? l'animal finit
cependant par succomber si on le laisse dans cet état sans secours : le
cœur cesse de battre parce que l'oxygène, son aliment, lui fait défaut; la
syncope est secondaire. Tous ces faits ne démontrent-ils pas, à la dernière évidence, que l'arrêt de la respiration et l'asphyxie qui s'ensuit sont
bien la première cause de la mort. L'individu succombe comme celui dont
le larynx est subitement obstrué par un corps étranger; seulement, dans
l'anesthésie, la mort est plus rapide parce que le sang, plus ou moins
désoxygéné, est en outre chargé d'un principe toxique paralysant.

M. Maurice Perrin a insisté avec raison sur la bonne interprétation de
la nature des accidents; je suis d'avis comme lui qu'une bonne interprétation peut seule conduire à l'institution d'un traitement rationnel; aussi
notre distingué confrère ne s'étonnera-t-il pas, après les idées que je viens
d'émettre, de m'entendre dire que je ne considérerai jamais comme une
pratique recommandable de placer la tête en bas, un individu dont tout
le système veineux cérébral est déjà surchargé de sang. Pour moi l'inversion du corps n'est utile que dans l'anémie réelle du cœur ou du cerveau.

M. le professeur Palasciano préfère, dit-il, l'éther au chloroforme.
Avec l'autorité qui s'attache à son nom et à sa science, son opinion a naturellement un grand poids dans une question comme celle-ci. Les raisons
qu'il a apportées à l'appui de la supériorité de l'éther ne m'ont pas cependant paru décisives.

M. Palasciano nous a cité sa pratique constamment heureuse pendant
trente années avec cet agent anesthésique. Pour moi, cet argument est
sans valeur; car je pourrais à mon tour citer nombre de chirurgiens,
entre autres, notre honorable président, M. Michaux, qui, depuis la découverte des propriétés anesthésiques du chloroforme, n'a pas cessé de
s'en servir, et n'a jamais observé d'accidents mortels. MM. Verneuil et
Perrin vous ont déclaré qu'ils avaient été tout aussi heureux dans leur
pratique. M. Billroth avait administré environ 12,500 fois le chloroforme,
avant d'avoir à déplorer la perte d'un malade et M. Nussbaum, à la date où
il écrivait, en 1865, avait pratiqué plus de 15,000 anesthésies à l'aide de
cet agent sans voir un seul cas de mort. Ce n'est donc pas une preuve de
ce genre qui peut me rallier à la cause de l'éther.

Il en est de même de la statistique. L'honorable M. Palasciano m'a
reproché de ne pas avoir tenu compte de la statistique. J'ai, au contraire,
dit très-nettement ma pensée sur ce sujet, en déclarant que je considérais
une bonne statistique comme absolument impossible. Je connaissais parfaitement celle de Morgan, déjà reproduite par le docteur Schweigger, de
Berlin, dans un plaidoyer en faveur de l'éther, comme l'a reproduite ici

M. Palasciano; mais elle m'inspire aussi peu de confiance que tout autre. En effet, si l'on connaît à peu près tous les services hospitaliers où l'on emploie l'éther, on ne connait pas les milliers de chloroformisations qui se font chaque année dans les nombreux hôpitaux de province, en France, en Allemagne, en Belgique, et dans plusieurs pays, sans voir surgir des cas de mort. A notre hôpital de Mons, on s'est servi jusqu'à ce jour exclusivement du chloroforme sans avoir jamais observé d'accident grave.

Malgré cela, je n'ai nullement avancé, comme a cru le comprendre M. Palasciano, que le chloroforme bien administré n'est jamais dangereux. J'ai bien dit, pour faire comprendre la confiance que je place dans les règles d'une bonne administration, que *l'on serait presque tenté* de répéter avec M. Sédillot que le chloroforme pur, bien administré ne tue jamais; mais j'ai aussi écrit ailleurs que, dans plus d'une circonstance, il avait occasionné la mort, sans qu'on pût accuser en rien la prudence et la prévoyance de ceux qui l'avaient donné. De ces paroles il ressort clairement que, dans mon opinion, un accident peut arriver même entre les mains du plus habile. Ce n'est donc pas moi qu'on peut accuser d'ouvrir la porte aux accusations mal fondées. Peut-on en dire autant de certains partisans de l'éther? La lettre du docteur Pollock, que nous a lue hier M. Palasciano, ne place-t-elle pas précisément les chirurgiens qui se servent du chloroforme dans la position périlleuse que mon honorable contradicteur supposait que je leur avais faite? Cela n'est pas douteux. Publier une lettre de cette teneur dans un journal médical eût déjà été chose grave; mais porter une question aussi difficile et aussi délicate devant un public incapable d'en apprécier les divers éléments et, par conséquent, de se former une opinion juste et raisonnable, c'est poser un acte qui, selon moi, mérite le blâme le plus sévère. J'ai vu avec plaisir que M. Palasciano désapprouve aussi hautement que moi une telle conduite.

Les arguments de l'éminent professeur de Naples n'avaient donc pas été suffisants pour me convaincre de la supériorité de l'éther; mais il a bien voulu, ce matin à l'hôpital St-Pierre, me faire voir, ainsi qu'à quelques autres membres de la Section de Chirurgie, sa méthode d'anesthésie par l'éther. Or, cette méthode ma paru tellement simple et tellement facile que je suis tout disposé à en faire l'essai; et si l'expérience me prouve qu'elle a des avantages réels sur l'emploi du chloroforme, je n'hésiterai pas à l'adopter (1).

---

(1) Depuis l'époque du Congrès, je me suis toujours servi de l'éther, en me conformant exactement à la manière d'agir de M. Palasciano. Il m'a pleinement satisfait dans certains cas, dans d'autres pas. Chez un premier malade que je devais opérer d'un phimosis, je n'ai pu obtenir l'anesthésie avec plus de deux onces d'éther, et pourtant l'éther et l'appareil étaient ceux qu'avait employés à l'hôpital St-Pierre M. Palasciano et dont il m'avait fait gracieusement l'abandon. Chez un autre, la respiration s'est arrêtée et le pouls est devenu filant et précipité avant que le sujet fut endormi; aussi a-t-il suffi de lui recommander de faire des efforts d'inspiration pour éloigner tout danger. L'expérimentation ne m'a donc pas encore entièrement convaincu. (15 *Déc.*)

W.

M. Oré m'a demandé pourquoi j'accepte l'injection du chloral dans les veines contre le tétanos et pourquoi je le rejette pour provoquer l'anesthésie chirurgicale. La raison en est fort simple : dans le tétanos, j'ai affaire à un accident excessivement grave, presque toujours mortel ; la contracture des muscles respirateurs va rapidement amener l'asphyxie et la mort de mon malade, si je ne la fais cesser tout de suite ; je cours donc au plus pressé ; l'injection intra-veineuse de chloral fait disparaître immédiatement la contracture et l'asphyxie qui rendaient le danger imminent ; aucun autre moyen ne me conduit aussi sûrement à ce résultat.

Il en est tout autrement dans le cas ou je veux rendre insensible un patient, pour lui épargner les douleurs d'une opération. Ici, pas de danger immédiat ; il s'agit simplement de faire bénéficier mon malade des avantages de l'anesthésie ; plus rien ne me presse. Si l'anesthésique, auquel je m'adresse, ne répond pas à mon attente, la vie du malade n'est pas menacée et je puis tranquillement recourir à un autre, différer l'opération ou agir sans anesthésie. Eh bien! j'avoue que, dans une telle situation, je ne me sens pas assez sûr et surtout assez maître des effets du chloral pour lui accorder la préférence. Je crois, avec MM. Verneuil et Giraldès, qu'il est difficile, pour ne pas dire impossible, de préciser la limite juste où il faut s'arrêter, et, si on la dépasse, on arrive à la paralysie du cœur, accident le plus grave qui puisse compliquer l'anesthésie. Or, cet accident est, comme je l'ai dit, bien autrement grave encore avec le chloral qu'avec les autres anesthésiques ; car, vu sa grande solubilité dans le sang, son action est plus intense et plus durable et, par conséquent, moins facile à surmonter par les moyens de revivification dont on dispose.

M. Oré invoque encore l'idiosyncrasie pour rendre raison des accidents ; il a rappelé à ce propos les exemples d'idiosyncrasie avec les narcotiques et différents autres médicaments. Mais il faut noter que lorsqu'une personne présente une idiosyncrasie quelconque pour une substance, les mêmes phénomènes spéciaux se répètent chez elle chaque fois qu'elle absorbe cette substance. En est-il de même pour les accidents provenant des anesthésiques? Non, souvent un individu est tué brusquement par l'un de ces agents, bien qu'il ait été soumis plusieurs fois à son influence sans avoir rien éprouvé de particulier. Ce que l'on appelle idiosyncrasie dans ce cas-ci, ne ressemble donc nullement à ce que l'on entend généralement par ce terme. Laissons aux mots leur signification ordinaire et évitons de la sorte la confusion dans les idées.

Personne ne demandant plus la parole, M. le Président rappelle que les Académies et Sociétés savantes ne prennent jamais de conclusions sur des questions scientifiques. Or, l'anesthésie chirurgicale étant une question essentiellement scientifique, M. le Président propose à la Section de réserver son opinion sur cette question non résolue.

Cette proposition est adoptée à l'unanimité.

M. le Président informe l'Assemblée qu'une séance supplémentaire aura lieu l'après-diner, à 2 heures.

La séance est levée à midi et demi.

Le Président,
MICHAUX.

Le Secrétaire,
BOUQUÉ.

SÉANCE SUPPLÉMENTAIRE DU 22 SEPTEMBRE.

La séance est ouverte à 2 heures.

M. MICHAUX, *Président* ; MM. BOUQUÉ et DEBAISIEUX, *Secrétaires.*

M. le Président d'honneur VON LANGENBECK prend place au bureau.

Le procès-verbal de la séance du matin est lu et approuvé.

M. GAYET (Lyon), à propos du procès-verbal, dit que c'est avec une véritable satisfaction qu'il a entendu les orateurs qui l'ont précédé parler de l'éthérisation en des termes qui permettent d'espérer un retour vers ce mode d'anesthésie.

Il appartient à une École qui n'a jamais abandonné l'éther, et qui s'en sert depuis 27 ans avec un succès qui ne s'est jamais démenti.

Il a toujours trouvé cet agent sûr, fidèle et innocent. Sans entrer dans une discussion si souvent à l'ordre du jour et à coup sûr épuisée, il ne veut d'autre preuve de l'innocuité de l'éthérisation que la façon dont on la pratique dans les hôpitaux de Lyon.

Si une quantité d'anesthésies qu'on ne peut pas estimer à moins de 50,000, n'était pas là pour justifier les praticiens, c'est à peine s'il oserait dire à la Section le *laisser aller* avec lequel ceux-ci emploient l'éther. Ils le laissent entre les mains des élèves les plus jeunes et souvent les plus inexpérimentés, et cela sans le moindre inconvénient. Certainement, si l'on usait du chloroforme dans des conditions semblables, les accidents se compteraient par centaines.

L'opinion de M. Gayet, en pareille matière, est d'autant plus impartiale, que, chargé en 1867, par la Société des sciences médicales de Lyon, de faire une enquête sur l'éthérisation dans cette ville, il n'a pas hésité à mettre à sa charge sept cas de mort, avec cette remarque qu'aucun d'eux n'avait eu le caractère de foudroiement propre au chloroforme. En second lieu, il emploie, lui-même, ce dernier agent, quand il s'agit d'opérer sur les yeux et aussi dans la pratique de l'ovariotomie. Mais, ces réserves faites, il tient à proclamer bien haut qu'il reste attaché à l'éthérisation telle qu'elle est employée à Lyon, qu'il la regarde comme tout aussi fidèle que la chloroformisation, comme beaucoup moins dangereuse, et pour ces raisons, il sent le besoin d'exprimer, en son nom et en celui de ses collègues Lyonnais, le plaisir qu'il éprouve à surprendre ce retour de faveur vers leur mode préféré d'anesthésie.

L'ordre du jour appelle la lecture du rapport de M. Debaisieux, de Louvain, sur la question : « *Du pansement des plaies après les opérations.* »

M. Debaisieux, rapporteur. On appelle *pansements* les soins que l'on donne aux plaies pour favoriser leur guérison.

La nature et la fréquence de ces soins varient beaucoup selon les caractères de la lésion, les indications de chaque cas particulier, et, l'on peut ajouter, selon les vues et les habitudes personnelles de chaque chirurgien.

Je me propose, dans ce rapport, d'étudier les principaux modes de pansement en usage aujourd'hui, et de rassembler les éléments capables d'en faire apprécier la valeur. J'aurai surtout en vue le pansement des plaies après les opérations, mais il est évident qu'on ne peut séparer entièrement ce sujet du pansement des plaies en général. Si, malgré mes efforts, bien des côtés de la question restent dans l'ombre, j'en accuse mon insuffisance, et, dans une certaine mesure, l'imperfection de nos données actuelles ; car, les résultats de l'expérience sont incomplets et la science n'a pas dit son dernier mot sur des sujets dont la connaissance serait nécessaire à la détermination définitive du meilleur mode de pansement.

J'étudierai successivement le *pansement classique*, les *pansements modificateurs* et les *pansements spéciaux*.

I.

Pansement classique (1).

Je réunis sous ce titre les règles générales du pansement des plaies telles qu'elles sont acceptées par la plupart des chirurgiens. Je supposerai qu'il s'agit d'une opération par instrument tranchant, une amputation par exemple : la manœuvre opératoire est terminée et l'hémostasie définitive. Nous aurons à étudier, dans l'ordre où ils se présentent naturellement, l'application du premier appareil et les pansements consécutifs.

A. *Application du premier appareil.*

1° *Préliminaires.* Avant de procéder au pansement, le chirurgien veillera à ce que tous les objets nécessaires soient présents et disposés méthodiquement sur un meuble ou sur un plateau, dans l'ordre suivant lequel ils doivent être employés.

Il veillera de même au choix de ses aides, qui seront autant que possible intelligents et exercés, attentifs à remplir chacun la fonction qui lui a été confiée, sans faire souffrir le malade ni gêner l'opérateur.

Il donne au patient la position qu'il juge la plus commode. Si les conditions atmosphériques le réclament, il a soin de le garantir par une couverture ou un vêtement de tout danger de refroidissement. Au moyen d'alèses ou d'autres linges, il garnit sa literie ou son fauteuil, de manière à éviter de les souiller.

---

(1) Les *Leçons de médecine opératoire* de mon savant maître, M. Lefebvre, m'ont été d'un grand secours pour cette première partie de mon travail.

Il lave la plaie pour la débarrasser du sang qui la recouvre, avec de l'eau tiède qu'il exprime d'une éponge mouillée. Remarquons cependant qu'il y aurait tout avantage, particulièrement dans la pratique hospitalière, à proscrire enfin l'emploi des éponges, dont la propreté laisse si souvent à désirer. On pourrait les remplacer par l'irrigateur d'Eguisier ou, plus simplement, par un vase en métal à la partie inférieure duquel s'adapterait un tube en caoutchouc, terminé par une canule. Cet irrigateur, d'une simplicité toute primitive, est d'un usage général dans les hôpitaux d'Allemagne (Irrigationskanne). Il est tenu par un aide ou accroché à l'une des colonnes du lit, à une hauteur plus ou moins grande, suivant la force du jet que l'on veut obtenir. Pour interrompre l'écoulement, il suffit de comprimer le tube en caoutchouc et de passer la canule dans un anneau fixé au bord supérieur du vase. Lorsque la plaie est bien détergée, on en essuie les bords et le voisinage avec un linge sec. On a donné le conseil d'essuyer aussi la surface saignante en appuyant sur elle, sans frottement, le plein d'une compresse ; mais cette manœuvre est pour le moins inutile.

S'il y a des ligatures, on les dispose convenablement. Lorsque la plaie doit suppurer, on les réunit en un seul faisceau qu'on dirige vers l'angle le plus déclive. Quand, au contraire, on veut obtenir la réunion par première intention, comme il importe de ne laisser dans la plaie que le moins possible de corps étrangers, on coupe un des deux bouts de chaque ligature tout près du nœud et l'on conduit l'autre en ligne droite sur le point le plus rapproché de la peau, où on le fixe par une mouche de sparadrap.

2° *Pansement proprement dit.* Le moment est venu de procéder au pansement proprement dit, qui varie suivant qu'on veut obtenir la réunion par première ou par seconde intention.

a. Réunion par première intention. Dans le premier cas, il faut affronter exactement les lèvres de la plaie, de manière à ce qu'elles soient dans un contact parfait, peau contre peau, muscles contre muscles, tissu cellulaire contre tissu cellulaire Il faut ensuite les maintenir dans ce contact jusqu'à ce que l'agglutination soit obtenue, à l'aide de la suture, des bandelettes agglutinatives, des bandages, de la position, etc. Il faut veiller surtout, dans le pansement des amputations, à obtenir l'agglutination immédiate des parties les plus profondes, les plus voisines du point où l'on a scié l'os; on y parvient par un rapprochement bien fait, par quelques compresses graduées placées transversalement à l'extérieur du moignon, et au besoin par un point de suture profonde. Cette réunion immédiate des parties molles qui sont en contact avec l'os a l'avantage, lorsqu'elle réussit, de mettre les extrémités osseuses à l'abri de l'ostéite et de l'ostéomyélite suppurative qui sont si souvent le point de départ de l'infection purulente.

b. Réunion par seconde intention. Quand on veut laisser suppurer la plaie, on pratique le *pansement à plat*, dans le double but de la préserver du contact de l'air et des corps ambiants, et de recueillir les produits de la suppuration.

On applique donc sur la surface saignante un linge fenêtré enduit de cérat ou de glycérine; on met par-dessus des boulettes ou des plumasseaux de charpie, imbibés ou non et en quantité variable, suivant l'espace à combler; on recouvre la charpie de quelques compresses, et l'on fixe le

---

(1) Thèse de concours, 1840, p. 46.

tout par un bandage contentif modérément serré afin de permettre au gonflement inflammatoire de se produire en toute liberté.

Philippe Boyer (1) s'est élevé contre l'emploi du linge cératé dans le pansement à plat. A la vérité, dit-il, son contact est plus doux que celui de la charpie sèche, et la levée du premier appareil est plus facile ; mais, loin de s'opposer au cours du sang, il le favorise, parce que celui-ci, coulant sur le cérat, ne s'épaissit pas en caillots. Il conseille donc la charpie sèche, surtout sous forme de boulettes, car la charpie en plumasseau offrant des fibres parallèles permet au sang de couler entre elles et par conséquent n'arrête pas aussi bien l'hémorrhagie. Ajoutons que la charpie sèche possède aussi l'avantage d'activer le bourgeonnement des plaies à chairs molles et blafardes.

c. Réunion immédiate secondaire. Velpeau a donné ce nom à un mode de réunion intermédiaire aux deux précédents. On panse la plaie comme pour la réunion médiate jusqu'à ce que sa surface soit couverte de bourgeons celluleux petits et vermeils, puis on rapproche ses bords de manière à obteni: une agglutination secondaire. Ce rapprochement s'opère habituellement à l'aide des bandages et des agglutinatifs ; la suture est plus rarement applicable, parce que, la réunion ne s'opérant qu'après un laps de temps assez long, les points de suture couperaient les tissus avant que l'agglutination fût obtenue.

5° *Du mode de réunion qu'il faut préférer.* Nous venons de voir que la conduite du chirurgien diffère suivant le mode de réunion qu'il veut obtenir. Mais auquel doit-il donner la préférence ?

De nombreux travaux ont paru sur ce difficile problème sans que l'entente ait pu s'établir entre les chirurgiens. Je n'insisterai pas sur la question historique qui m'entraînerait trop loin. Qu'il me suffise de rappeler que la réunion immédiate fut connue des anciens, mais semble n'avoir été employée que de loin en loin avant la fin du siècle dernier. A cette époque, elle fut mise en honneur par les travaux de Hunter, de John Bell, d'Alanson, et plus tard par ceux de Serre, de Delpech et d'un grand nombre de chirurgiens français (1). Cependant elle ne parvint jamais à se généraliser, et, à l'heure qu'il est, elle rencontre, de la part des praticiens même les plus éclairés, une opposition difficile à comprendre, car la réunion par première intention offre sur les autres modes de réunion des avantages considérables, et je n'hésite pas à dire qu'on doit la tenter dans tous les cas où elle peut être obtenue.

J'ajoute à dessein : dans tous les cas où elle peut être obtenue, parce que plusieurs conditions sont indispensables pour que la réunion immédiate soit possible. Il faut que les éléments anatomiques de la plaie soient dans des conditions normales et que les surfaces traumatiques puissent être rapprochées mollement dans toute leur étendue. En d'autres termes, la section doit être nette, sans mâchures ni contusion ; la plaie doit être soigneusement débarrassée de tout corps étranger, y compris les caillots de sang ; s'il existe quelque perte de substance, il faut que les tissus puissent être affrontés sans efforts ni tiraillements ; enfin la solution de continuité doit être récente. A côté de ces conditions purement locales, il en est d'autres plus générales dont on ne peut nier l'influence, ce sont : une constitution saine, un air pur, une température modérément élevée.

---

(1) SERRE, *Traité de la réunion immédiate.* Paris, 1830. — SANSON, *Avantages et inconvénients de la réunion immédiate.* Thèse, 1834.

l'expérience ayant prouvé que la réunion par première intention s'obtient plus souvent à la campagne et dans les pays chauds que dans les climats froids et dans les hôpitaux des grandes villes.

J'ai dit que la réunion par première intention présente des avantages qui doivent la faire préférer, pour les plaies susceptibles de ce mode de réunion; ces avantages, les voici :

a. La durée du travail de cicatrisation est beaucoup moindre. Certes on ne peut raisonnablement espérer de voir des amputations de la cuisse guérir en quelques jours, comme on en a signalé l'un ou l'autre exemple (1); il n'en reste pas moins établi que la réunion immédiate, même quand elle ne réussit que partiellement, abrège de moitié ou des deux tiers la durée du traitement.

b. La réunion immédiate met à l'abri des complications des plaies les plus meurtrières, de l'infection purulente et de la pourriture d'hôpital. Il n'y a pas d'infection purulente sans suppuration, et nous savons par l'expérience que la suppuration des extrémités osseuses y expose plus particulièrement. Si donc, dans une plaie d'amputation, l'étendue de la surface traumatique ou quelque autre circonstance ne permet pas d'espérer une réunion immédiate totale, on doit à l'exemple de Syme (2), de Billroth (3), et de M. Lefort (4), tenter la réunion des parties les plus profondes pour obtenir l'agglutination directe des tissus en contact avec l'os.

c. Les douleurs que l'opéré éprouve sont nulles ou presque nulles quand la réunion par première intention réussit; sans être vives, elles persistent et surtout s'éveillent à chaque pansement lorsque la plaie suppure.

d. La cicatrice est linéaire après la réunion immédiate, tandis qu'elle est toujours plus ou moins difforme après les autres modes de réunion.

Ces avantages, surtout ceux qui résultent de la rapidité de la guérison et de l'absence d'infection purulente et de pourriture d'hôpital, sont tellement précieux, qu'on pourrait s'étonner de voir la réunion immédiate repoussée systématiquement par un grand nombre de chirurgiens si, dans certains cas, il n'en était résulté des accidents graves. Mais ces accidents dépendent moins du mode de réunion lui-même, que d'un défaut de surveillance ou d'une application défectueuse des moyens de rapprochement. L'importance de ce point mérite que nous nous y arrêtions un instant.

a. Rétention du pus. — Fusées purulentes. — Un des plus graves reproches que l'on puisse faire à la réunion par première intention est le suivant : la peau se réunissant beaucoup plus facilement que les muscles et autres tissus profonds, il arrive que les téguments sont parfaitement agglutinés, tandis que la suppuration va son chemin dans les profondeurs de la plaie, dissèque le tissu cellulaire et les vaisseaux, s'infiltre dans les interstices musculaires, dénude les os, amène en un mot la nécrose, la pyohémie, les fusées purulentes et souvent la mort.

Ces redoutables accidents n'arriveront pas, si l'on suit le conseil des chirurgiens anglais qui, tout en recommandant la réunion par première intention, veulent qu'on ménage toujours une libre issue à la sérosité qui ne manque pas de s'écouler en plus ou moins grande abondance pendant les 24 premières heures. Syme semble avoir le premier fixé l'attention des chirurgiens sur ce point. Frappé des résultats déplorables dont il avait

---

(1) Thèse de Dubreuil. Paris, 1869.
(2) *Edimburg Medical and Surgical Journal*, vol. XXIV.
(3) *Chirurgische Briefe*, Berlin, 1872.
(4) *Médec. Opér. de Malgaigne*, nouvelle édition, vol. I.

été témoin à la suite de tentatives défectueuses de réunion immédiate, il en était arrivé à dire que « fermer les plaies était le meilleur moyen de les tenir ouvertes » ; ce qui ne l'empêcha pas de contribuer plus que tout autre à vulgariser en Angleterre la réunion par première intention, mais avec des précautions qui devaient la rendre inoffensive. Il établit en principe la nécessité de permettre le libre écoulement des liquides de la plaie et fit ressortir combien il était urgent de rechercher avant tout la réunion des parties profondes, dûssent les lèvres de la plaie ne se réunir que plus tard. Pour atteindre ce double but, il mettait quelques points de suture entrecoupée sur les lèvres de la plaie mais à une distance suffisante pour ne pas emprisonner la sérosité dans les tissus. Ensuite il appliquait sur les téguments, à une certaine distance des sutures, un coussinet de lin, maintenu par une bande et placé de manière à exercer une légère compression sur le corps des lambeaux, tout en laissant la ligne de réunion parfaitement libre (1). Lister, qui compte parmi les opérateurs les plus heureux de notre époque, professe à cet égard les mêmes principes que son illustre maître. Il insiste peut-être plus encore sur la nécessité de faciliter le libre écoulement des liquides et emploie à cet effet des fragments de drains en caoutchouc, placés dans les angles de la plaie : grâce à ces précautions, jointes aux particularités d'un pansement spécial, que j'exposerai plus loin, la réunion par première intention est un fait presque journalier à l'infirmerie royale d'Edimbourg.

b. Hémorrhagie. — En cas d'hémorrhagie, le sang retenu dans la plaie s'infiltre au milieu des tissus, compromet la réunion et peut devenir le noyau d'abcès et de fusées purulentes.

La conclusion à tirer de là, c'est qu'il ne faut rapprocher les lèvres de la plaie que quand tout suintement a cessé. On pourrait, à l'exemple de Dupuytren, attendre quelques heures avant de procéder au pansement; mais on a fait observer, avec raison, que cette pratique était une source d'ennuis pour le chirurgien et d'inquiétudes pour le patient. Si l'opérateur a pratiqué l'hémostasie, avec tout le soin que réclame ce dernier temps de l'opération, il n'aura que bien rarement à regretter une hémorrhagie consécutive. La juxtaposition intime, je ne dis pas seulement des lèvres, mais des surfaces de la plaie, la préviendra le plus souvent, et dans les cas très rares, où une collection sanguine se formerait en dépit de toutes les précautions, on n'aurait qu'à lui donner issue en désunissant une partie de la ligne de suture.

c. Inflammation. — Si le gonflement inflammatoire est considérable, les liens unissants peuvent occasionner un étranglement dangereux. Aussi faut-il surveiller avec le plus grand soin les plaies réunies par première intention, afin de relâcher et au besoin d'enlever quelques points de suture, lorsque la tuméfaction, dépassant les bornes ordinaires, occasionne des douleurs vives et une tension considérable des lèvres de la plaie.

En résumé les reproches que l'on a faits à la réunion immédiate, quelque fondés qu'ils soient, ne sont pas un motif pour y renoncer. Il ressort au contraire de la comparaison entre ses avantages et ses inconvénients, qu'il faut tâcher de réunir par première intention toutes les plaies susceptibles de ce mode de réunion, c'est-à-dire celles qui se présentent dans les conditions énumérées plus haut; mais il faut d'autre part avoir toujours présent à l'esprit les dangers auxquels cette pratique expose, afin de les prévenir par un emploi raisonné des moyens de rapprochement et

---

(1) Holmes, *System of Surgery*, vol. V, p. 614.

au besoin de les combattre à temps. Si l'on ne réussit que rarement à obtenir l'agglutination immédiate d'une vaste plaie d'amputation, presque toujours on obtient une réunion partielle qui diminue de moitié et souvent des trois quarts l'étendue primitive du traumatisme. C'est un immense bénéfice qu'il serait imprudent de dédaigner, sous le prétexte spécieux que la réunion immédiate totale est un résultat chimérique ou du moins trop exceptionnel, pour qu'il soit permis d'y compter.

Le pansement à plat sera réservé pour les cas encore assez nombreux où la réunion immédiate est impossible. Je citerai : les plaies contuses; celles dont la surface est hâchée, anfractueuse; celles qui s'accompagnent d'une perte de substance considérable, rendant impossible le rapprochement des lèvres sans tiraillement ni tension ; celles qui sont salies par des corps étrangers ; celles qui datent de plusieurs jours ; les plaies qui résultent d'une opération faite au milieu des tissus, ébranlés par un traumatisme; celles qui communiquent avec une surface articulaire, dont le cartilage doit nécessairement s'exfolier, etc.

Enfin quand la réunion par première intention a échoué, que la surface de la plaie est recouverte de bourgeons cicatriciels petits et vermeils, que ses lèvres se prêtent à un rapprochement facile, on fera toujours bien d'opérer ce rapprochement qui hâte la guérison et diminue la surface cicatricielle. En d'autres termes, la réunion immédiate secondaire doit être tentée chaque fois qu'elle est praticable.

4° *Position et immobilité.* — Le pansement terminé, il faut reporter le malade dans son lit et donner à la partie souffrante la position la plus convenable. Or, on peut par la position remplir quatre indications fondamentales, à savoir :

a. Maintenir rapprochées les surfaces qu'on veut réunir, comme après les amputations, les ablations de tumeurs, etc.

b. Maintenir écartées les surfaces dont on veut éviter la réunion, comme après la ténotomie ou quand on craint une difformité par rétraction cicatricielle.

c. Prévenir ou modérer l'inflammation en aidant la circulation de retour.

d. Favoriser l'écoulement des liquides de la plaie.

A vrai dire, il n'est pas toujours possible de donner aux parties la position qui paraît la plus convenable; il arrive aussi qu'il existe deux indications qui exigeraient des positions contradictoires. C'est au sens pratique du chirurgien à tirer le meilleur parti des circonstances En règle générale, l'indication de placer les parties dans le relâchement prime toutes les autres; c'est ainsi qu'après une amputation, on met le moignon dans une position horizontale ou légèrement élevée, ce qui a le double avantage de favoriser la réunion par première intention et de prévenir une réaction inflammatoire trop considérable. Mais après quelques jours, lorsque l'époque de la réunion par première intention et de l'inflammation traumatique est passée, mieux vaut donner au moignon une position déclive qui facilite la sortie du pus et prévient, dans une certaine mesure, la formation des clapiers et des fusées purulentes.

Le repos et l'immobilité sont de rigueur et il n'est guère besoin d'en faire la recommandation à l'opéré. Après les amputations, il arrive que le moignon est pris, de tremblements convulsifs qui ont le grave inconvénient d'être fort douloureux, de compromettre la réunion, d'exposer aux hémorrhagies, à l'inflammation, etc. On se trouvera bien dans ces cas d'un bandage contentif modérément serré et d'une compresse longuette, dont le plein est appliqué sur le moignon et dont les extrémités sont fixées latéralement aux coussins qui supportent le membre malade.

B. *Pansements consécutifs.*

1° *Levée du premier appareil.* — Les chirurgiens sont loin de s'entendre sur l'époque, à laquelle il convient de lever le premier appareil. La plupart cependant suivent, encore aujourd'hui, le précepte d'A. Paré de faire le renouvellement vers le 4° jour, et cette pratique très rationnelle peut être adoptée comme règle générale.

En effet, si l'on recherche la réunion par première intention, il ne faut lever le premier appareil que quand l'adhérence des lèvres de la plaie est déjà assez solide, pour se maintenir d'elle-même, c'est-à-dire vers le 4° jour ; lorsqu'on a fait le pansement à plat, qu'on ne cherche par conséquent que la réunion médiate, il faut attendre que le pus ait détaché la charpie et les pièces de pansement de la surface traumatique, c'est-à-dire encore une fois du 5° au 8° jour.

Toutefois cette règle n'est pas absolue. On a fait observer, avec raison, que certaines plaies laissent suinter pendant les premiers jours un liquide séreux ou séro-sanguinolent fort copieux et que, pendant les chaleurs de l'été, ce liquide se décomposant très vite, exerce sur la plaie une action irritante et nuisible. Il est évident qu'en pareil cas la levée précoce du premier appareil est indiquée ; on renouvellera donc les pièces extérieures du pansement ; mais on laissera les sutures et les bandelettes agglutinatives et l'on n'imitera pas la conduite de Blandin qui introduisait un stylet entre les lèvres de la plaie, sous prétexte de faire écouler les liquides accumulés à l'intérieur.

On renouvellera l'appareil de bonne heure, quand des douleurs persistantes feront craindre quelque phénomène anormal, quelque complication qu'il importe de combattre : étranglement des lèvres de la plaie, inflammation excessive, érysipèle, phlegmon, etc.

Enfin si une hémorrhagie se manifestait, si la suppuration était plus précoce et plus abondante que de coutume, si l'appareil avait été mal appliqué primitivement, s'était déplacé ou ne remplissait pas son but, il est clair qu'on n'attendrait pas le troisième jour pour le réappliquer convenablement.

2° *Fréquence des pansements consécutifs.* — A quels intervalles faut-il renouveler les pansements consécutifs? Doivent-ils être rares, doivent-ils être fréquents?

Cette question ne divise pas moins les chirurgiens que celle de la levée du premier appareil. Voici quelques données qui peuvent nous aider à répondre.

Les *pansements rares* assurent aux plaies trois conditions éminemment favorables à leur guérison : le repos, une température uniforme et la soustraction au contact de l'air.

Quelque soin que l'on apporte à simplifier les pièces de pansement, il n'est guère possible de les renouveler, sans faire éprouver aux parties un ébranlement préjudiciable. Aussi peut-on dire avec Bouisson que « faire des pansements rares, quand ils ne sont pas contre-indiqués par quelque circonstance particulière, c'est rendre à la nature son action véritablement curative, en la troublant le moins possible dans son œuvre intime de réparation organique (1). » Faire des pansements rares, c'est en outre sous-

______

(1) *Gaz. médic.*, 1858.

traire la plaie à l'action des agents extérieurs et particulièrement de l'air, dont il est difficile de contester l'influence funeste; c'est lui assurer le bénéfice d'une température douce, humide, uniforme, circonstance si avantageuse, que des chirurgiens éminents en ont fait le principe fondamental de certains pansements spéciaux, que nous aurons à examiner plus loin.

Aussi sommes-nous autorisé à conclure qu'on ne doit renouveler les pièces d'appareil que quand ce renouvellement est absolument nécessaire. Or, quels sont les conditions qui peuvent nous y obliger?

a. C'est en premier lieu la présence du pus. Il est vrai que le pus, lorsqu'il est de bonne nature, n'exerce par lui-même aucune action nuisible; sans être, comme on l'a dit, un baume salutaire, c'est un milieu qui convient parfaitement à l'évolution des phénomènes organiques qui se passent dans une plaie en voie de réparation. Mais il n'en est plus de même, quand il est ancien et qu'il s'est décomposé sous l'action combinée de l'air et de la chaleur. Alors il exhale une odeur fétide, pénible au malade, insupportable à ses voisins, funeste à la salubrité des salles; en outre il est dangereux et irritant pour la plaie elle-même. Dans ces conditions, le pus doit rester le moins longtemps possible en contact avec la plaie.

b. Le dérangement des pièces d'appareil. — Un appareil de pansement ordinaire, quelle que soit l'habileté du chirurgien qui l'a mis, ne tarde pas à se déranger : il ne comprime plus suffisamment ou bien il n'exerce plus qu'une compression inégale et fatiguante. Aussi voyons-nous tous les jours les malades nous en demander eux-mêmes le renouvellement et nous donner l'assurance du sentiment de bien-être que ce renouvellement leur procure.

c. Les accidents. — Il est utile de surveiller les plaies et de constater *de visu* les modifications qui s'y produisent. L'érysipèle, les fusées purulentes, les phlegmons, les gangrènes, la pourriture d'hôpital sont des complications assez graves pour que le chirurgien ait besoin de les découvrir et de les combattre à temps.

d. Renouvellement des topiques. — Ajoutons que certaines plaies doivent recevoir tel ou tel topique et que le renouvellement du pansement est subordonné au renouvellement de ce topique lui-même.

En présence de ces indications contradictoires, on conçoit que la pratique des chirurgiens ait beaucoup varié et qu'il soit difficile de soumettre à une règle fixe la fréquence du pansement des plaies. Il résulte cependant des considérations qui précèdent, que, si la perte de substance est petite, suppure peu et ne présente aucune trace de complication, il y a tout avantage à laisser l'appareil plusieurs jours en place; tandis que dans le cas contraire, il peut être utile de faire le renouvellement plusieurs fois par jour. Le terme de 24 heures est assez généralement admis, pour les plaies d'étendue moyenne comme les plaies d'amputation et celles qui succèdent à l'extirpation d'un grand nombre de tumeurs.

Il est bien entendu que ces conclusions ne s'appliquent qu'aux pansements ordinaires; car nous verrons, en étudiant les pansements spéciaux, comment certains chirurgiens : Lister, Thiersch, A. Guérin, etc., peuvent, dans des conditions déterminées, laisser les pièces d'appareil pendant plusieurs semaines, sans qu'il en résulte le moindre inconvénient.

3º *De l'exécution des pansements consécutifs.* — Il serait fastidieux d'insister sur ce point. Disons en deux mots qu'il faut enlever l'appareil précédent sans secousses ni tiraillements, humecter les pièces adhérentes et au besoin les détremper quelque temps d'avance, déterger la surface traumatique à l'aide d'un courant d'eau tiède et que, pendant toute la manœuvre, on doit procéder avec une extrême douceur, en évitant de tirailler les ligatures ou de faire saigner la plaie. On applique alors un second appareil, semblable au premier et l'on renouvelle le même pansement simple, en se conformant aux règles que nous avons exposées plus haut. On continue de la sorte jusqu'à ce que la guérison soit complète, ou bien, quand les bourgeons charnus sont dans les conditions requises, on a recours à la position, aux bandages, aux bandelettes agglutinatives, pour amener en contact la totalité des lèvres de la plaie et obtenir ainsi la réunion immédiate secondaire.

C. *Appréciation du pansement classique.*

Il est incontestable que le pansement classique, dont je viens d'exposer les préceptes essentiels, a rendu et rend encore tous les jours de grands services. Dans la pratique des campagnes et dans la pratique privée, où les plaies ne demandent souvent, pour guérir, que le repos et quelques soins de propreté, il mérite de conserver la faveur des chirurgiens, parce qu'il est d'une application simple et facile; parce qu'il n'exige qu'un appareil peu coûteux, peu compliqué et qui se rencontre partout; parce que enfin, grâce à ce traitement rationnel, les plaies guérissent d'ordinaire avec une remarquable régularité.

Cependant, le pansement classique ne saurait convenir dans tous les cas. Il est clair qu'on ne doit point soumettre à un traitement uniforme les plaies normales et les plaies compliquées; celles qui s'acheminent doucement à la guérison et celles dont la cicatrisation reste stationnaire ou suit une marche rétrograde; celles qui sont molles, blafardes, exubérantes et celles dont la surface est unie, sèche, sans trace de prolifération vasculaire et de bourgeons charnus.

D'autre part, il ne faut pas avoir séjourné longtemps dans les hôpitaux des grandes villes et dans les ambulances, pour être convaincu de l'impuissance du pansement classique à prévenir la plupart des accidents des plaies et, en particulier, l'infection purulente, le fléau de nos salles de chirurgie. Il y a donc là une grande lacune à combler, un grand progrès à poursuivre. Certes, l'amélioration des conditions hygiéniques et la ventilation plus parfaite des hôpitaux, l'isolement et la dispersion des blessés, la construction des barraques en plein air, ont contribué dans une large mesure à restreindre la mortalité des opérés; mais ne resterait-il pas une réforme à introduire dans le traitement local des plaies d'opération? Il n'est guère de chirurgien qui ne se soit posé ce problème et qui n'ait tâché de le résoudre; de là, ces systèmes de pansement si nombreux, si divers et parfois si contradictoires, qu'il nous reste à étudier à présent.

II.

Pansements modificateurs.

Comme leur nom l'indique, ces pansements ont pour principal caractère d'activer ou de ralentir, de *modifier* en un mot la vitalité des plaies. Par les changements qu'ils impriment aux phénomènes chimiques et morphologiques, qui se passent dans les parties malades, ils exercent une grande influence sur le développement des bourgeons charnus et les progrès de la cicatrisation.

La question des pansements modificateurs est trop vaste pour qu'il me soit permis de la traiter en détail. Je devrais, pour être complet, passer en revue toutes les indications particulières, qui peuvent surgir dans le traitement des plaies et mettre en regard de ces indications la longue série des remèdes qui y correspondent. Un pareil travail m'entraînerait bien au-delà des limites imposées à ce rapport et je dois me borner à quelques remarques générales.

1° *Pansements émollients.*

Ce sont des pansements qui ont pour but d'amener le relâchement des parties enflammées en diminuant la tonicité des tissus, en y ralentissant la circulation capillaire, en modérant la douleur.

On obtient ce résultat par l'emploi des topiques émollients qui doivent, en grande partie, leur efficacité à la chaleur et à l'humidité dont ils sont le support. Tels sont les cataplasmes, les décoctions mucilagineuses, les bains, les fumigations, etc.

Les pansements émollients conviennent dans le traitement des plaies douloureuses et enflammées et pour combattre les complications phlegmoneuses. « Leur action, dit M. le Dʳ Guyon, est bien plus sûre que celle des réfrigérants, bien qu'au premier abord elle semble moins certaine. La réfrigération soustrait rapidement le calorique en excès et produit par cela même du soulagement ; mais il est rare qu'elle résolve franchement une inflammation phlegmoneuse. Sous l'influence des émollients, les phénomènes inflammatoires s'amendent moins rapidement, mais ils sont plus sûrement vaincus (1). »

On leur a reproché, surtout aux cataplasmes, de porter à la suppuration, de fatiguer le malade, de se décomposer à la surface des plaies, de nuire à l'hygiène des salles. Ces reproches sont fondés et nous imposent l'obligation d'éviter l'abus des émollients, sans nous faire oublier les précieux avantages qu'il est souvent permis d'en retirer.

2° *Pansements sédatifs ou calmants.*

Ils ont pour but de combattre la douleur dans la partie malade et doivent leurs propriétés à un principe narcotique qui engourdit la sensibilité et paralyse l'action nerveuse.

Ces pansements se font à l'aide de fomentations narcotiques, d'embrocations huileuses, de cataplasmes calmants, de cérats, de poudres, etc.

Les meilleures applications calmantes sont celles qui joignent l'action relâchante et antiphlogistique des émollients à l'action stupéfiante des narcotiques.

3° *Pansements excitants. — Alcool.*

Ces pansements ont pour caractère commun de réveiller la vitalité, d'activer la circulation, de favoriser le développement des bourgeons charnus.

Les principaux topiques dont on se sert pour les pansements excitants sont :

---

(1) Guyon, *Éléments de chirurgie clinique.* Paris, 1873.

a. A l'état pulvérulent : la poudre de quinquina, l'iodoforme, le camphre, etc.

b. A l'état mou : les cataplasmes excitants, l'onguent styrax, l'onguent de la mère, l'onguent basilicum, l'emplâtre de diachylon, etc.

c. A l'état liquide : l'alcool, les teintures alcooliques, le vin aromatique, l'eau de vie camphrée, etc.

Je n'insiste pas sur l'action bien connue de ces nombreux topiques. Un seul va nous occuper un instant, car il a pris depuis quelque temps une place importante dans la thérapeutique chirurgicale, je veux parler de l'alcool. Son étude a été faite avec un soin tout particulier par M. le Dr Guyon qui a publié les résultats de son observation dans ses *Éléments de chirurgie clinique* (1).

Action locale de l'alcool. — Appliqué sur une plaie récente l'alcool pur y produit d'abord une action irritante qui se traduit par une douleur cuisante, parfois intolérable. Cela dure 1/4 d'heure, 1/2 heure, quelquefois davantage. On peut calmer cette douleur en appliquant, à l'exemple de M. le Dr Guyon, une vessie de glace par dessus les pièces de pansement. Au reste, si le premier pansement est si douloureux, les pansements ultérieurs le deviennent de moins en moins.

L'alcool coagule le sang qui baigne les tissus et le transforme en un liquide brunâtre, poisseux, qui adhère aux doigts et recouvre comme une couche de vernis la surface de la plaie. Cette action coagulante contribue à faire cesser bientôt le suintement des vaisseaux capillaires.

Si l'on examine la plaie, après 24 heures, on est frappé de sa sécheresse, de sa couleur grise ou légèrement rosée, de l'uniformité de sa surface. Le sérum, exsudé et coagulé par l'alcool, s'est transformé en un vernis protecteur qui met les tissus divisés dans des conditions comparables à celles des plaies sous-crustacées.

La plaie conserve cet aspect pendant plusieurs jours, si l'on continue le même pansement. La couche protectrice, dont je viens de parler, et qui n'est que l'exsudation plastique coagulée au contact de l'alcool, va s'épaississant tous les jours et bientôt se présente sous la forme d'un dépôt pultacé, adhérent, grisâtre, qui n'a rien de commun avec les productions diphthéritiques.

D'après les observations de M. Guyon, la suppuration s'établit du 7me au 9me jour ; à mesure qu'elle se produit, elle détache l'enduit pultacé qui recouvrait la plaie, mais il n'est pas rare de voir celui-ci se reproduire à diverses reprises tant que dure l'emploi de l'alcool.

Un phénomène, tout aussi remarquable et tout aussi constant, que l'apparition tardive du pus, c'est sa petite quantité ; elle est moindre qu'avec tout autre mode de pansement ; en outre, ce n'est point un pus crémeux, épais, louable, mais un liquide séro-purulent d'un jaune grisâtre ou légèrement rosé. Les bourgeons charnus sont petits et pâles et souvent atteints de petites hémorrhagies ecchymotiques. Les bords de la plaie ne présentent ni gonflement, ni douleur, ni rougeur, rien en un mot qui caractérise l'inflammation. Les phénomènes de réparation marchent avec une grande lenteur ; c'est au point, que l'on est forcé de cesser après quelques semaines les pansements à l'alcool, sous peine de voir la plaie se perpétuer pour ainsi dire indéfiniment.

L'alcool jouit enfin de propriétés antiseptiques. On sait qu'il convient

---

(1) Guyon, *Op. cit.*, p. 498.

parfaitement pour la conservation des pièces anatomiques; il réussit également bien à empêcher la décomposition des liquides exsudés ou des tissus mortifiés qui se rencontrent à la surface des plaies. Cet avantage, précieux pour le blessé, ne l'est pas moins pour ses voisins dans les salles de nos hôpitaux.

Action générale. — Après le pansement à l'alcool, la réaction générale, marchant de pair avec la réaction locale, est modérée; la fièvre de suppuration est parfois à peine sensible; le pouls reste calme, la température peu élevée, l'appétit ouvert, le facies excellent.

On a signalé des cas où l'alcool fut absorbé par la plaie et produisit une véritable ivresse. Cependant ces faits sont exceptionnels et arrivent seulement quand la quantité d'alcool dépensée est considérable.

Indications. — Il ressort de ce qui précède, que l'alcool agit sur les plaies comme un antiphlogistique puissant, en restreignant considérablement les phénomènes de réaction inflammatoire, tant locale que générale. Il empêche en second lieu la décomposition putride. Enfin, il contrarie le développement et l'organisation des bourgeons charnus et retarde longtemps la cicatrisation.

Comme antiphlogistique, l'alcool est précieux après les grands traumatismes, qu'il s'agisse d'une opération chirurgicale ou d'une plaie accidentelle. Bien qu'il ne paraisse pas nuire à la réunion immédiate, c'est surtout dans les plaies qui doivent suppurer qu'on y aura recours de préférence. « Il nous a été principalement utile, dit M. Guyon, dans les plaies qui pénètrent dans les articulations, qui ouvrent les gaines synoviales, qui intéressent les parties musculaires. »

Comme antiputride, l'alcool est appelé à rendre service dans le traitement des plaies contuses, en prévenant la putréfaction des tissus mortifiés, et par le fait même, les accidents d'infection qui peuvent en résulter.

Mais il faut savoir s'arrêter à temps dans son emploi. Dès que les phénomènes inflammatoires ne sont plus à redouter et que tout danger d'infection est écarté, il est utile de cesser son usage pour recourir à des moyens plus propres au développement des bourgeons et à l'organisation de la cicatrice.

Mode d'emploi. — Pour obtenir de l'alcool les effets que je viens de passer en revue, il faut l'employer pur. Il faut, en outre, le mettre en contact avec toute la surface de la plaie, soit par des injections, soit en introduisant, dans les anfractuosités ou les sinus, des boulettes de charpie, bien imprignées de ce liquide. Ces boulettes doivent être maintenues humides d'alcool, ce qui s'obtient :

1° En les recouvrant de plusieurs compresses faisant obstacle à l'évaporation.

2" En les arrosant d'alcool quand elles sont desséchées.

3° En laissant au milieu du pansement un tube à drainage par lequel on fait de temps en temps des injections d'alcool.

4° En renouvelant le pansement une ou deux fois dans les 24 heures.

4° *Pansements caustiques.*

Les caustiques les plus fréquemment employés pour le pansement des plaies sont : le nitrate d'argent, le perchlorure de fer, la teinture d'iode, le chlorure de zinc, etc.

Le nitrate d'argent rend tous les jours des services pour stimuler et cautériser légèrement les plaies dont le bourgeonnement est flasque, grisâtre, exubérant.

Le perchlorure de fer est également très utile, tantôt comme hémostatique et tantôt comme modificateur' des plaies. M. Bourgade, de Clermont-Ferrand, l'emploie en badigeonnage sur les plaies récentes et a obtenu de bons résultats de cette pratique. Il est à remarquer pourtant que son action est irritante et caustique, et qu'on a vu quelquefois se développer après son application des inflammations excessives, des phlébites, des érysipèles, des ostéo-myélites suppuratives et l'infection purulente (1). J'ai été moi-même plusieurs fois témoin de ces accidents.

III.

Pansements spéciaux.

Parmi les agents capables d'influencer la marche et la terminaison des lésions chirurgicales, il y en a trois dont l'importance est particulièrement démontrée : l'*air atmosphérique*, la *température* et les *miasmes*.

On les a, tour à tour, rendus responsables des plus dangereuses complications des plaies et, dans le but de prévenir leurs funestes effets, on a imaginé divers systèmes de pansement que je vais exposer sous le titre de pansements spéciaux.

Toutefois l'entente est loin d'être unanime sur la part d'influence qui revient à chacun de ces trois agents. L'air atmosphérique est redouté par un grand nombre de chirurgiens, comme le plus grand danger des plaies récentes, tandis que d'autres ne lui trouvent aucun inconvénient sérieux : ceux-ci se déclarent partisans du pansement à ciel ouvert, ceux-là du pansement à l'abri de l'air ou par occlusion.

Le même dissentiment existant, quant à l'influence de la température, a engendré deux pratiques diamétralement opposées : les pansements par la chaleur et les pansements par le froid.

Quant aux miasmes, personne ne conteste leur existence ni leur intervention, dans l'étiologie des complications chirurgicales, mais leur connaissance est encore bien incomplète et la découverte des bactéries n'a fait que multiplier les difficultés sans en résoudre aucune. Que d'incertitude à cet égard ! Les bactéries ont-elles véritablement le pouvoir d'infecter l'économie? Ont-elles toutes ce pouvoir ou faut il distinguer des bactéries infectieuses et des bactéries inoffensives? N'y a-t-il pas d'autres organismes infectieux, dont la ténuité défie les plus forts grossissements de nos microscopes? Tous ces organismes microscopiques sont-ils dangereux par eux-mêmes ou par les produits qu'ils engendrent? Peuvent-ils se développer sur toute sorte de plaie ou faut-il un terrain particulièrement préparé à les recevoir? N'y a-t-il que des éléments organisés qui puissent infecter l'économie? Quelles sont au juste les complications des plaies produites par leur intervention, etc., etc. ?

Il est évident que le praticien n'a pas le temps d'attendre la réponse à toutes ces questions et, puisque l'existence des miasmes paraît incontestable et que malheureusement c'est dans les plus graves complications des plaies que leur influence est la mieux démontrée, il faut applaudir à

(1) Billroth, *Chirurgische Briefe*.

tous les efforts, tentés pour les arrêter au passage ou pour les tuer sur place. C'est dans ce but, qu'ont été conçus les pansements désinfectants, le pansement antiseptique de Lister et le pansement ouaté de M. A. Guérin.

J'étudierai successivement :

A. Les pansements à ciel ouvert.
B. Les pansements à l'abri de l'air ou par occlusion.
C. Les pansements par la chaleur.
D. Les pansements par le froid.
E. Le pansement ouaté.
F. Le pansement antiseptique de Lister.

A. *Pansements à ciel ouvert.*

On a défini les pansements l'application méthodique sur une plaie d'un topique ou d'un appareil. Celui, dont je vais dire un mot, n'exige l'emploi d'aucun topique ni d'aucun appareil ; il consiste à laisser la surface traumatique, librement exposée au contact de l'air, dans une position convenable, sans substances médicamenteuses, ni charpie, ni compresses, ni bandages. S'il fallait s'en tenir à la définition qui précède, ce serait un pansement sans pansement.

Il y a longtemps que les chirurgiens se sont efforcés de simplifier l'appareil, autrefois si compliqué, du traitement des plaies. Hunter semble avoir montré la voie en déclarant que les plaies guérissent d'elles-mêmes et que le repos et la propreté sont les deux conditions qui doivent surtout nous préoccuper. Dès 1829, Syme, renonçant aux pansements compliqués en usage avant lui, se contentait de réunir les plaies par la suture et de les recouvrir par quelques pièces de protection (1). Plus tard Vezin, Bartscher (1856) et à leur exemple Burow (2) en Allemagne, Humphry (3) en Angleterre, érigèrent au rang d'une méthode véritable, le pansement à ciel ouvert. Cette pratique fut accueillie, avec faveur, par un grand nombre de chirurgiens éminents qui, à l'heure qu'il est, n'ont pas cessé de lui attribuer de très heureux résultats.

Lorsque une plaie reste exposée librement au contact de l'air, les liquides se dessèchent à sa surface et ne tardent pas à former des croûtes. Pendant les premières heures, les premiers jours même, le patient accuse un sentiment de chaleur, de cuisson, quelquefois de tension, dû à la sécheresse et à la réaction inflammatoire. Mais ces douleurs sont modérées et cessent dès que la suppuration s'établit. A partir de ce moment, la plaie demeure indolore aussi longtemps que sa marche est régulière. Le pus soulève les croûtes et s'écoule. On a soin de mettre les parties malades, dans une position qui facilite l'issue des liquides et de placer en dessous un vase plat pour les recevoir. Dans les plaies du tronc, de même qu'après les désarticulations de l'épaule et de la hanche, on dispose autour de la surface suppurante des alèses ou d'autres pièces de linge pour absorber le pus et garantir les vêtements du malade.

Le pansement à ciel ouvert est aujourd'hui reçu dans un grand nombre d'hôpitaux de premier ordre. Je citerai l'hôpital Saint-Georges à Londres,

---

(1) CLARKE, *Surgical dressings. British and foreign med. chir. Review*, 1870.
(2) BUROW. SEN., *Deutsch. Zeitschr. f. Chirurgie*, vol. II, p. 425.
(3) CLARKE, *Loc. cit.*

où il est devenu la règle après les amputations. Ses résultats sont fort satisfaisants, au témoignage d'un des éminents chirurgiens de cet établissement, M. le prof. Hewett, qui voulut bien me permettre de l'accompagner dans sa visite et me fit voir un grand nombre d'opérés traités de cette manière.

Billroth emploie très souvent ce pansement si simple dans son important service, à l'hôpital général de Vienne. « J'ai essayé cette méthode, dit-il, et je trouve qu'elle est à la fois très utile et très avantageuse. Je n'ai jamais mis beaucoup de bandages autour des plaies. Ordinairement je ne recours aux pansements complétement fermés que chez les malades qui demeurent toute la journée hors de leur lit. Toutefois, ce n'est que dans ces derniers temps et sur les conseils de Burow, que j'ai commencé à n'employer aucune espèce de pansement sur les plaies récentes, bien que depuis longtemps cette pratique ait été recommandée, tantôt sous une forme et tantôt sous une autre..... D'après ma propre expérience, je ne puis que recommander les pansements à l'air libre ; ils méritent toute notre attention (1). »

Le Dr Krönlein a publié sur ce sujet une monographie (2) qui nous fournit des renseignements statistiques précieux. Les faits ont été puisés dans les registres de l'hôpital cantonnal de Zurich, pendant les périodes de 1860-67 et 1867-71. Pendant la première période, Billroth était chirurgien de l'hôpital et n'avait pas encore adopté la pratique des pansements à ciel ouvert; pendant la seconde période, Rose, successeur de Billroth, pratiquait ce pansement chez tous ses opérés. Les résultats comparatifs que je résume ici sont intéressants à consulter :

1° *Grandes amputations.*

1e Période : total 140   morts 72 soit 51,4 %
2e   «   «   85   »   17   »   20   %

Après avoir analysé les conditions, dans lesquelles ces opérations furent pratiquées, Krönlein conclut que la différence des résultats ne peut s'expliquer autrement que par la modification apportée au pansement. Le pansement à ciel ouvert serait la véritable cause de la diminution si notable de la mortalité, tombant de 51,4 %, à 20 % seulement.

2° *Extirpations du sein.*

1e Période : total 34   morts 11 soit 32   %
2e   »   «   22   »   5   »   13,6 %

Il est à remarquer que la durée du traitement fut notablement plus longue après le pansement à l'air libre, la moyenne ayant été pour la 1e période de 45,6 jours et pour la seconde de 68,7 jours.

3° *Fractures compliquées.*

1e Période : total 86   mortalité 23,5 %
2e   »   «   65   »   21,5 %

---

(1) Pitha et Billroth, *Handb. der allg. und spec. Chirurg.*, I B, II Abth, 2 H., p. 68.
(2) Krönlein, *Die offene Wundbehandlung nach Erfahrungen aus der Chirurgischen Klin. zu Zürich*, 1872.

4° *Complications.*

Etudiant l'influence du pansement, au point de vue des complications des plaies, nous trouvons, dans la 1ᵉ période, 146 cas d'*infection purulente* sur 4000 malades et dans la 2ᵉ, 19 sur 2300, c'est-à-dire que le pansement à ciel ouvert a donné à peine le quart du nombre d'infections purulentes observées auparavant.

Par contre, il semble favoriser l'*érysipèle* traumatique, puisque dans la 1ᵉ période il y en eut 148 sur 4000 malades, soit 3,7 °/₀ et dans la deuxième 127 sur 2300 soit 5,5 °/₀

Variétés du pansement à ciel ouvert. — La plupart des chirurgiens qui emploient le pansement à ciel ouvert, ne font usage ni de suture ni de bandelettes agglutinatives : ils laissent la plaie largement étalée au contact de l'air, sans chercher à en diminuer l'étendue. Cette pratique a le sérieux inconvénient de retarder beaucoup la cicatrisation; aussi Burow a-t-il conseillé de rapprocher les lèvres à l'aide de bandelettes de diachylon et d'autres fois à l'aide de quelques points de suture. Mais il ne serre pas les fils : il se contente de les nouer lâchement, afin de pouvoir les détendre au besoin et de rendre à la solution de continuité ses dimensions primitives. En agissant ainsi, Burow croit pouvoir diminuer de moitié la durée du traitement. (1).

La conduite de M. Sédillot dans le traitement des amputations est fort analogue à la précédente. « Dès que les pansements fréquents ou retardés, dit il, sont une source d'accidents, la question est résolue et il faut les supprimer autant que possible. » Pour atteindre ce but, l'éminent chirurgien préfère aux amputations circulaires les amputations à lambeau antérieur : celui-ci retombant par son propre poids maintient en contact, sans le secours de moyens mécaniques, les surfaces de la plaie. Un point de suture, placé de chaque côté, suffit à fixer le lambeau, une languette de linge, trempée dans le digestif, est appliquée sur l'os de manière à constituer un canal pour l'écoulement des liquides. Le moignon reste nu, exposé au regard du chirurgien et les moindres accidents sont sur le champ combattus par un traitement approprié (2).

Appréciation du pansement à ciel ouvert. — Il ne peut venir à l'esprit de personne que l'air atmosphérique, et en particulier l'air d'une salle d'opérés, soit capable d'exercer sur les plaies une heureuse influence. Si donc les plaies, librement exposées, guérissent souvent bien, c'est malgré le contact de l'air et non, comme on aurait pu le supposer autrefois, à cause de lui. Les partisans du pansement à ciel ouvert sont les premiers à le reconnaître. A leurs yeux, il est surtout utile en ce qu'il laisse la plaie dans l'immobilité la plus absolue, condition très avantageuse à la guérison. On pourrait craindre que les produits de la plaie ne se décomposassent rapidement au contact de l'air; mais Billroth, invoquant son expérience personnelle, combat cette appréhension : « Je pensais autrefois, dit-il, que le pansement à l'air libre et les liquides, qui s'en écoulent, doivent répandre une odeur infecte dans la salle des opérés. Aussi fus-je très étonné de voir que la plaie restait parfaitement inodore et qu'il en était de même des sécrétions lorsqu'elles peuvent s'écouler librement » (3).

---

(1) *Deutsche Zeitschrift für Chirurgie.* Vol. II, p 423.

(2) *Traité de méd. opér.* 1870. Tom. I. p 375.

(3) Pitha et Billroth, loc. cit

Malgré le haut témoignage et les chiffres satisfaisants que j'ai rapportés, il faut bien reconnaître que le pansement à l'air libre présente de graves inconvénients et même des dangers. L'immobilité, qu'il procure à la plaie, et qui semble son principal avantage, est loin d'être complète. Le patient se remue presque toujours involontairement, pendant son sommeil et il en résulte pour la plaie des déplacements, des froissements et des chocs qui peuvent être nuisibles ; en outre, il n'est pas rare de voir, après les amputations pansées de cette manière, des tremblements convulsifs du moignon qui deviennent la cause de douleurs, de déchirures et quelquefois d'hémorrhagies sérieuses. La plaie, constamment exposée à l'air, est soumise à tous les changements de température de l'atmosphère ; en hiver, cette température trop basse peut être dangereuse et son élévation pendant les chaleurs de l'été doit amener, quoiqu'on en ait dit, la décomposition des produits de la plaie avec toutes ses conséquences. Dans la chirurgie des camps, le pansement à ciel ouvert, ne permettant pas le transport des blessés, serait impraticable ; et pendant les épidémies d'infection purulente, d'érysipèle et de pourriture d'hôpital, il serait dangereux, à moins de nier absolument l'influence contagieuse de l'air atmosphérique sur l'étiologie de ces complications.

B. *Pansements par occlusion.*

« Toute plaie soustraite complétement au contact de l'air, dès l'instant où elle est produite, se cicatrise par l'organisation immédiate et directe du blastème réparateur, pourvu qu'il n'y ait ni contusion désorganisatrice, ni épanchement trop abondant de sang, ni aucune autre cause accidentelle d'irritation (1).

Ce principe fécond, une des plus belles conquêtes de l'observation moderne, ressort clairement des travaux de M. J. Guérin. Nous en voyons chaque jour la démonstration dans l'innocuité des opérations sous-cutanées et dans la bénignité remarquable des lésions les plus étendues, lorsque les téguments n'ont pas été divisés.

« Si la préservation du contact de l'air n'est pas immédiate, c'est-à-dire, si elle ne suit pas de très près l'action vulnérante, ou si elle n'est pas complète ou bien enfin, si elle n'est obtenue qu'à l'aide de substances qui exercent elles-mêmes une action irritante sur les surfaces traumatiques, la réparation peut n'être pas immédiate et directe ; mais en tout cas l'inflammation concomitante est diminuée, les douleurs sont mitigées, la suppuration est amoindrie, la cicatrisation est hâtée (2). »

De ces vérités d'observation, à la découverte du pansement par occlusion, il n'y avait qu'un pas et l'on put croire un instant que le traitement des plaies, entré dans une phase nouvelle, touchait presque à la perfection. En mettant les surfaces traumatiques à l'abri de l'air, on obtiendrait la réunion immédiate de celles, dont les bords peuvent être aisément rapprochés. Quant à celles qui, à raison de leur siége ou d'une perte de substance, doivent rester étalées, quant aux plaies contuses ou compliquées de la présence de corps étrangers, ce mode de pansement aurait encore l'avantage de hâter leur guérison, en modérant l'inflammation locale et l'abondance de la suppuration. Malheureusement cette conception si sédui-

----

(1) Lefebvre. *Lec. de méd. opér.,* II, p. 207.
(2) Id.

sante rencontra dans la pratique des difficultés d'exécution que l'on n'a pas encore entièrement surmontées.

Rien n'est plus aisé que de fermer hermétiquement les petites plaies qui résultent d'une coupure accidentelle ou d'une section sous-cutanée : une mouche de sparadrap ou de taffetas d'Angleterre, quelques bandelettes collodionnées suffisent dans ces cas. Il n'en est plus de même dans les pertes de substance considérables. Divers chirurgiens ont cherché à réaliser l'occlusion des plaies, sans aboutir jusqu'ici à la découverte d'un appareil qui remplisse toutes les indications. Je vais passer en revue les principaux essais, en examinant successivement : 1' l'occlusion simple; 2° la ventilation; 3° l'occlusion pneumatique; 4° l'occlusion par immersion.

1° Occlusion simple.

a. Occlusion avec la baudruche. — Les premières tentatives d'occlusion furent faites, presque en même temps, par MM. J. Guérin, Laugier et Chassaignac. La première publication sur ce sujet est une note de Laugier à l'académie des sciences sur l'heureux emploi du mucilage de gomme arabique et de la baudruche, dans le traitement des plaies suppurantes (1). Ce pansement est d'une extrême simplicité : c'est une feuille de baudruche d'une dimension, correspondante à celle de la plaie, sur laquelle on la fixe avec un mucilage de gomme. La gomme et la baudruche, substances tout-à-fait inertes, n'ont d'autre rôle que de couvrir exactement la surface traumatique, de s'opposer à l'action de l'air et au contact de tout corps nuisible.

A l'époque où M. Laugier fit sa communication, M. J. Guérin pratiquait déjà, depuis plusieurs années, l'occlusion artificielle des plaies à l'aide de manchons en baudruche, appareils éminemment souples et flexibles, qu'il suffit de mouiller pour qu'ils obéissent à la pression de l'air atmosphérique et adhèrent aux surfaces qu'ils sont destinés à protéger (2).

L'occlusion avec la baudruche a rendu quelques services en modérant la réaction inflammatoire, diminuant la douleur et peut-être dans une certaine mesure les dangers de la contagion. Mais elle n'empêche pas la suppuration et alors elle a le grave désavantage de faire obstacle à l'écoulement du pus. Celui-ci s'accumule sous la membrane protectrice et distend douloureusement la plaie. Les ouvertures, que l'on pratique à l'appareil, pour lui donner une issue, permettent le passage de l'air, et avec lui la décomposition putride de la plaie et toutes ses conséquences. Il ne faut pas s'étonner dès lors que le pansement avec la baudruche ne soit pas resté plus longtemps dans la pratique chirurgicale et que ses inventeurs eux-mêmes ne l'aient conservé que pour quelques cas exceptionnels.

b. Occlusion avec le sparadrap. — En 1841, M. Chassaignac, reprenant une idée déjà émise par Velpeau, commença d'appliquer aux plaies récentes, et en particulier aux plaies d'amputation, le pansement de Baynton, employé depuis longtemps dans le traitement des ulcères de la jambe. Voici son procédé :

Une plaie récente étant donnée, il modèle sur la partie blessée une cuirasse avec des bandelettes de diachylon qui se recouvrent par im-

---

(1) *Comptes-rendus de l'Ac. d. Sc.*, 1841, p. 914.
(2) Id., p. 1113.

brication, mais sans jamais faire le tour du membre, afin d'éviter l'étranglement. Au dessus des bandelettes il applique un linge enduit de cérat et criblé de trous, puis un gâteau de charpie soutenu par des compresses et des bandes. Ce pansement reste en place pendant 8 à 10 jours. Si l'abondance de la suppuration l'exige, il renouvelle les pièces extérieures jusqu'au linge cératé inclusivement, mais sans toucher à la cuirasse. Si elle s'affaiblit, il la soutient par l'addition de bandelettes supplémentaires et se borne à en laver la surface avec un liquide renfermant quelques gouttes d'eau de vie camphrée ou du jus de citron.

Pendant les 8 ou 10 premiers jours, il surveille l'état de la blessure dérobée aux regards, par des pressions exploratrices douces, exercées soit sur la plaie elle-même, soit sur le trajet des vaisseaux lymphatiques et sanguins, les gaines des tendons et les grands cordons nerveux qui se trouvent dans le champ d'irradiation des parties blessées.

Le pansement ainsi fait remplit une double indication : il tient la surface traumatique constamment recouverte et il assure aux produits de la plaie un libre écoulement. Parmi les autres avantages que M Chassaignac attribue à son mode de pansement, je citerai : la diminution immédiate de la douleur, l'absence fréquente de fièvre traumatique, une suppuration peu abondante, la suppression des irritations quotidiennes que déterminent les pansements ordinaires et la promptitude de la guérison.

Malgré ces avantages, il faut bien admettre que la cuirasse agglutinative de M. Chassaignac ne permet d'obtenir qu'une occlusion fort imparfaite : l'air pénètre sans peine sous les bandelettes de diachylon et ne tarde pas à décomposer les produits de la plaie, comme l'atteste la mauvaise odeur exhalée par le pansement. Pour diminuer cet inconvénient, il faut renouveler souvent les pièces extérieures et prodiguer les lotions avec l'alcool camphré ou tout autre liquide antiseptique. (1)

c. Occlusion avec les feuilles de plomb. — Ce pansement est employé depuis longtemps avec succès par M. le professeur Burgraeve. Il consiste dans l'application sur la plaie de très minces feuilles de plomb que l'on maintient en place à l'aide de bandelettes agglutinatives. L'éminent professeur de Gand résume ainsi les avantages de cette pratique : « 1° Le plomb est doux et frais au contact de la plaie : 2° Il dispense d'employer la charpie qui est une cause permanente d'échauffement et d'infection ; 3° La couche de sulfure qui se forme empêche la putréfaction et le développement des organismes qui l'accompagnent; 4° La plaie une fois pansée peut être lavée et rafraîchie au moyen de l'eau froide sans qu'on ait à déranger le pansement ; 5° C'est un moyen d'éviter les opérations sommaires. » (2)

d. Occlusion avec le collodion. — On ne peut guère y recourir que pour les solutions de continuité peu étendues. M. F. Guyon recommande la combinaison du collodion et de la ouate qui constitue, d'après lui, un excellent mode d'occlusion. Il recouvre la petite plaie et son voisinage d'une mince pellicule d'ouate ; il passe une seconde couche de collodion, met une nouvelle pellicule d'ouate et continue de la sorte jusqu'à ce qu'il obtienne une croûte artificielle, épaisse de quelques millimètres. Cette occlusion, lorsqu'elle est bien faite, résiste à l'application de cataplasmes pendant plusieurs jours, à de grands bains et aux lavages. (3)

---

(1) *Compt. Rend. de l'ac. des sc.* 1844, p. 1006.

(2) *Compt. Rend. de l'ac. de sc.* 1870.

(3) *Guyon. Chir. clinique*, p. 510.

2° *Ventilation.*

Les plaies superficielles, faites à des animaux et abandonnées à elles-mêmes, ne tardent pas à se recouvrir d'une croûte, formée par le dessèchement du sang, de la sérosité et plus tard du pus. C'est une enveloppe naturelle, une sorte d'épiderme temporaire sous lequel la nature accomplit silencieusement son travail réparateur. Elle empêche le contact de l'air et des corps étrangers et, lorsqu'elle se détache, la cicatrisation est achevée.

Partant de ce fait d'observation, M. le professeur Bouisson de Montpellier eut l'idée de favoriser, dans le traitement des plaies, la formation de cette cuirasse protectrice, en dirigeant sur la perte de substance un courant d'air frais. C'est en 1857, qu'il appliqua pour la première fois sa nouvelle méthode à laquelle il donna le nom de ventilation.

Le procédé opératoire est des plus simples. A l'aide d'un soufflet ordinaire, d'une poire en caoutchouc ou simplement d'un éventail, le chirurgien, un aide quelconque ou le malade lui même, produit un courant d'air sur la plaie, pour hâter l'évaporation des liquides. La durée de l'opération varie suivant l'étendue de la surface à dessécher. En général, un quart d'heure suffit, pour chaque séance de ventilation, et la même opération doit être reprise 3 ou 4 fois dans la journée. La première formation crustacée est rarement assez épaisse et assez cohérente, pour suffire au but qu'on se propose : force est donc de réitérer l'action du ventilateur jusqu'à ce que la croûte ait acquis une consistance suffisante. Lorsqu'elle est irrégulière dans sa forme, inégale dans sa dureté et qu'elle semble exercer des pressions douloureuses, il faut la faire tomber et recommencer la ventilation qui décide d'ordinaire la formation d'un opercule, mieux toléré par les tissus.

D'après M. Bouisson, le courant d'air frais, appliqué localement, calme la douleur, produit des effets astringents et antiphlogistiques, dessèche la plaie et développe à sa surface une croûte qui l'affranchit du contact de l'air. Il prévient ou empêche la décomposition du pus : c'est un moyen d'hygiène générale dans les hôpitaux et un artifice local, pour prévenir la résorption putride. « Le dessèchement des liquides de la plaie, dit l'auteur, leur enlève toute propriété malfaisante et nous n'avons vu, dans aucun cas, la cicatrisation sous-crustacée troublée par des érysipèles, des angioleucites, et à plus forte raison, par des phénomènes de résorption purulente ou putride (1). »

La cicatrisation sous-crustacée est, pour les plaies ouvertes, ce que la cicatrisation sous-cutanée est pour les plaies fermées. La guérison est plus prompte et les accidents primitifs ou consécutifs sont plus rares qu'après les pansements par les corps gras ou autres topiques médicamenteux.

Enfin la ventilation des plaies offre plusieurs avantages indirects, notamment l'économie de la charpie, des compresses et des bandes, la simplification du service des malades, la propreté des plaies et la salubrité des salles.

Cette méthode est surtout applicable au traitement des plaies non réunies, d'une étendue petite ou moyenne et peu profondes. Elle serait inutile ou nuisible, dans le traitement des plaies fistuleuses où la matière formée doit être nécessairement éliminée, dans les pertes de substance

---

(1) *Gaz. méd.*, 1858, p. 686, etc.

larges, profondes et suppurant abondamment, dans les plaies enflammées et en général dans toutes celles, où une complication dominante relèguerait au second plan la question de la prompte cicatrisation.

En résumé, la ventilation ne peut être utile que dans un nombre de cas relativement restreint et ce sont malheureusement les plus simples, ceux qui guérissent à peu près également bien par toute sorte de pansement. Aussi, malgré ses bases rationnelles et sa grande simplicité, la méthode de M. Bouisson n'est-elle pas entrée dans la pratique chirurgicale.

5° *Occlusion pneumatique.*

A. *Occlusion par aspiration pneumatique.* — a. *Procédé de M. J. Guérin.* — M. J. Guérin, ayant reconnu lui-même les inconvénients de l'occlusion simple avec la baudruche, proposa pour y remédier des appareils d'occlusion pneumatique par aspiration, qui devaient réaliser les conditions suivantes :

1° Maintenir les plaies dans un espace complètement fermé à l'air.

2° Favoriser l'écoulement des produits exhalés et prévenir leur putréfaction.

5° Permettre l'exercice physiologique des exhalations et des excrétions cutanées.

Ces appareils, dont j'emprunte la description au savant inventeur lui-même, se composent :

« 1° D'un récipient métallique parfaitement étanche, d'une capacité variable dans lequel on a fait le vide; ce récipient est muni de deux robinets et d'un indicateur de vide.

» 2° D'une série d'enveloppes ou manchons en caoutchouc vulcanisé de 2 mm. d'épaisseur à une ou deux ouvertures, de forme et de dimensions variées et telles qu'elles puissent s'adapter aisément à toutes les parties du corps. Ces enveloppes sont munies, à une de leurs extrémités ou sur le côté, d'un tube en caoutchouc vulcanisé, capable de résister à la pression atmosphérique.

» 5° D'une série d'enveloppes intermédiaires en tissu plastique très fin, perméable, de façon à se mouler sur les parties qui doivent être enfermées dans les manchons en caoutchouc.·

» Muni de ces trois ordres de moyens, on introduit le membre blessé, préalablement recouvert de l'enveloppe en tissu perméable(du tissu feutré en coton fin ou en laine fine) dans le manchon en caoutchouc: l'ouverture d'entrée de ce dernier, ayant été calculée d'un diamètre suffisant, pour embrasser, par une pression élastique très modérée, la circonférence du membre enveloppé.

» Le membre étant introduit, on met l'intérieur du manchon qui le recouvre en rapport avec le récipient pneumatique par l'intermédiaire du tube incompressible; immédiatement l'air et les gaz, renfermés dans le manchon, passent dans le récipient pneumatique et la poche enveloppante, obéissant à la pression atmosphérique, suit le retrait des gaz aspirés, se moule hermétiquement sur la surface enveloppée et y reste incessamment appliquée (1). »

Le rôle du récipient pneumatique est donc d'aspirer les liquides de la plaie et de maintenir le manchon extérieur constamment appliqué sur le

----

(1) *Gaz. médic.*, 1866, p. 87.

membre malade. On peut graduer à volonté l'énergie du tirage ou même le suspendre tout-à-fait. Quant à l'enveloppe intermédiaire en tissu élastique perméable, elle permet, sur toute l'étendue de la plaie, la circulation facile des liquides et des gaz aspirés.

Dans le but de rendre sa méthode d'un emploi *facile, usuel* et très *général*, M. J. Guérin y apporta l'année suivante quelques modifications. Le récipient primitif, d'une capacité assez considérable, pour suffire pendant 24 heures à toutes les exigences de chaque cas particulier, offrait le double inconvénient de coûter cher et d'être d'un entretien compliqué. L'appareil perfectionné consiste en un ballon hémisphérique en verre de cristal, offrant trois tubulures : l'une centrale plus considérable, dans laquelle est logé un manomètre ; les deux autres sont destinées, l'une à mettre le malade en communication avec l'appareil et l'autre à mettre l'appareil lui-même en communication avec un réservoir central de vide. Lorsque le manomètre accuse une insuffisance de vide dans la cloche en cristal, il suffit d'ouvrir le robinet de communication avec l'appareil central, pour rétablir le vide au degré voulu. On peut ainsi munir toute une salle d'hôpital du bénéfice de l'occlusion pneumatique au moyen d'un appareil central, d'un tube commun régnant tout le long de cette salle et d'autant de tubes d'embranchement qu'il y a de lits (1).

b. Procédé de M. Maisonneuve. — Aspiration continue. — L'appareil de M. Maisonneuve, calqué sur celui de M. J. Guérin, se compose : 1° d'un bonnet en caoutchouc destiné à coiffer le membre malade ; 2° d'un flacon faisant office de récipient ; 5° d'une pompe aspirante reliée au flacon par un tube flexible.

Avant de l'appliquer, il faut panser la plaie à la manière ordinaire. On en rapproche doucement les lèvres avec quelques bandelettes de diachylon ; mais *sans mettre obstacle à l'écoulement des liquides* et on applique de la charpie et des bandes imbibées d'une solution antiseptique.

La plaie, ainsi pansée, est coiffée d'un manchon en caoutchouc et mise en communication avec le récipient. L'air, contenu dans celui-ci, est expulsé en partie, les liquides du pansement, mêlés à ceux qui suintent de la plaie, sont aspirés et viennent tomber dans le flacon, le manchon s'applique exactement sur le moignon et produit une compression puissante qui maintient en contact les parties divisées et empêche toute stagnation des liquides.

Il n'y a donc pas de différence réelle entre l'occlusion pneumatique de M. J. Guérin et l'aspiration continue de M. Maisonneuve. Il est vrai que le premier vise surtout à procurer la cicatrisation à l'abri du contact de l'air, tandis que M. Maisonneuve veut éviter avant tout la rétention des produits secrétés, mais ces vues purement théoriques ne changent rien à la réalité ni aux résultats pratiques de la méthode.

c. Appréciation. — N'ayant jamais vu appliquer l'appareil pneumatique de M. J. Guérin, je ne veux pas aborder la question de savoir s'il remplit toutes les conditions d'une occlusion parfaite et inoffensive. J'ai bien quelques doutes à cet égard et je me demande si le collet du manchon ne gêne pas la circulation de retour, si l'aspiration n'expose pas aux hémorrhagies en nappe et si, quoiqu'on fasse, le pus ne se décompose pas sous l'appareil ? Mais le point capital est de décider si, sur le terrain de la clinique, la méthode par occlusion s'est montrée supérieure aux autres ? La question est difficile à résoudre. Car l'occlusion pneumatique n'a guère

____

(1) *Gaz. médic.*, 1867, p. 737. — *Id.*, 1870, p. 448.

été pratiquée jusqu'ici que par **M. J.** Guérin lui-même, qui n'a pas publié les résultats de son expérimentation avec la rigoureuse précision, que l'on a coutume d'exiger aujourd'hui dans les statistiques chirurgicales.

Nous savons seulement, d'après les affirmations de **M. J.** Guérin, qu'en 1870, il n'avait eu qu'un seul insuccès sur une centaine de cas, traités par sa méthode (1); nous savons encore que, pendant le siège de Paris, **M. J.** Guérin n'a pas perdu un seul malade dans l'ambulance dont il avait la direction; mais aussi qu'aucune plaie d'amputation n'a été traitée dans cette ambulance (2).

D'autre part, il est avéré que l'application de l'appareil pneumatique, dans des salles infectées, fut impuissante à protéger les plaies et à sauver les malades; que les trois amputés de la cuisse, traités par l'occlusion, ont tous trois succombé à la pyohémie et que **M. J.** Guérin a refusé de continuer son intervention dans ces conditions défavorables. C'est là pourtant qu'il aurait dû triompher. Si l'appareil pneumatique a véritablement la propriété de permettre la guérison des plaies à l'abri de l'air, c'est dans le cas où cet air est chargé de principes délétères, qu'il doit rendre les plus signalés services. C'est malheureusement ce qui n'a pas eu lieu et ce qui m'oblige à conclure que la supériorité de l'occlusion pneumatique est loin d'être démontrée.

B. *Occlusion par compression pneumatique.*

M. le D\u02b3 Buys, de Bruxelles, a présenté à l'Académie Royale de médecine de Belgique (3), le 27 novembre 1869, un appareil *pneumato-compresseur*, destiné à produire l'occlusion des plaies par un mécanisme diamétralement opposé à celui de **M. J.** Guérin. Il comprend :

1º Une poche en caoutchouc, formée de deux feuillets adossés comme ceux d'un bonnet de coton et destinée à envelopper la partie malade. L'espace, qui sépare les deux feuillets, livre accès à l'air par un tube en caoutchouc, placé près du sommet.

2º Une enveloppe rigide en cuivre, en cuir ou en toile épaisse.

3º Une pompe à air comprimé et un manomètre indiquant le degré de pression interne de l'air.

La plaie, préalablement pansée, est introduite dans l'appareil; au moyen de la pompe, on insuffle de l'air entre les deux parois de la poche élastique qui se distend jusqu'à ce que son feuillet externe s'applique contre l'enveloppe rigide, tandis que son feuillet interne se moule sur le membre malade; en expulsant l'air et les fluides interposés entre eux.

Une condensation de l'air d'un 1/16 d'atmosphère est celle qui convient, d'après l'expérience de l'auteur : la sensation de fourmillement, qui l'accompagne, peut être supportée pendant des semaines entières. Une pression d'une demie atmosphère devient intolérable au bout d'une heure.

Grâce à cet appareil, on peut, dit **M.** Buys, obtenir « une compression graduée, régulière, égale, se montrant avec la même intensité dans les creux que sur les saillies et se produisant fatalement avec tous ses avantages, sans que l'habileté du chirurgien soit nécessaire. Cette compression, unie à l'expulsion radicale de l'air du milieu des plaies, qui en est la con-

---

(1) *Gaz médic.*, 1870.
(2) *Bullet. de l'Ac. de méd.*, août, 1875.
(3) *Mémoires de l'Ac. de méd. de Belg.*, 1869.

séquence, empêche l'afflux sanguin exagéré, évite par conséquent l'engorgement des tissus et leur suppuration ; elle est un obstacle à l'hémorrhagie, tout en rendant l'emploi des ligatures des vaisseaux inutile ; elle détermine la coaptation exacte des parties divisées, sans permettre l'interposition d'aucun corps étranger et rend superflu le secours des sutures. En un mot elle procure tous les bénéfices du traitement pneumatique sans en présenter les inconvénients. »

4° *Occlusion par immersion.*

Plusieurs chirurgiens éminents, **MM.** Von Langenbeck, Vallette de Lyon, Ollier, etc., ont imaginé de soustraire les plaies au contact de l'air, en les plongeant dans un milieu artificiel, liquide ou gazeux (acide carbonique, etc.)

Vers 1855, Von Langenbeck proposa l'immersion prolongée dans l'eau. L'appareil consiste en une caisse de zinc, pouvant prendre différents degrés d'inclinaison ; elle est pourvue de deux manchettes en caoutchouc, si la blessure siége dans la continuité et d'une seule, s'il s'agit du pansement d'un moignon ; le membre y est introduit et fixé par des bandes de toile forte, s'attachant à des crochets intérieurs ; un robinet permet de vider le réservoir sans déranger le malade [1]. Au début de l'immersion, l'eau n'a que 12° à 15° centigrades. Le chirurgien de Berlin recommande toutefois d'abaisser cette température, quand il y a lieu de craindre soit une réaction trop forte, soit une hémorrhagie consécutive. Comme d'ordinaire ces phénomènes ne se produisent pas, il élève graduellement la température jusqu'à 50° centigrades ; mais sans dépasser jamais cette limite.

L'immersion dans l'eau simple fut employée par Von Langenbeck et Stromeyer, pendant la guerre de Schleswig-Holstein. Voici les conclusions de l'éminent chirurgien allemand : « 1° Le bain chaud apaise la douleur. En assouplissant les tissus, il diminue la tension des parties, calme les nerfs irrités, leur épargne l'excitation produite par la pression inégale d'un bandage. 2° L'inflammation locale diminue, la réaction générale perd de son intensité ; l'appétit est conservé ; pas de frisson. 3° La plaie change entièrement de nature. Les granulations s'accroissent rapidement, marchent avec rapidité et sont même exubérantes. 4° Enfin, en rendant le refroidissement du membre et le contact de l'air extérieur impossibles, le bain chaud semble, mieux que tout autre moyen, préserver l'opéré de la pyohémie. En pénétrant dans tous les recoins de la plaie, l'eau empêche l'accumulation du pus, nettoie la blessure, permet au chirurgien de suivre tous les progrès de la cicatrisation, sans que le membre soit remué, sans que la nature soit dérangée dans son travail réparateur. L'odeur est nulle. L'application est aisée et prompte. Le renouvellement n'a lieu que deux fois par jour et sans dérangement. Dans le cas où la suppuration serait trop abondante, on entretiendrait un courant constant. »

Un peu après Von Langenbeck, M. le professeur Valette, de Lyon, cherchant le moyen de prévenir l'infection purulente après les amputations, arrivait à se servir du même mode de pansement ; seulement il remplaçait l'eau tiéde, qui se décompose, par de l'eau aromatisée avec du benjoin, ou additionnée d'alcool, de créosote, de perchlorure de fer, etc. Son appareil est une caisse rectangulaire, munie d'un manchon de caoutchouc et dont le couvercle est fermé par une vitre à coulisse qui permet d'observer con-

---

(1) **Gaujot** et **Spillman**. *Arsenal de la Chirurg.* I, p. 60.

stamment l'état de la plaie. Il n'a fait malheureusement qu'un petit nombre d'essais et le chiffre de 8 amputés, guéris sans accidents, est trop insignifiant pour permettre d'apprécier la valeur de la méthode (1).

Ce qui paraît mieux établi que les succès de l'immersion, ce sont les nombreux inconvénients qui en ont fait abandonner l'usage, même par ses inventeurs. Il y a deux ans, j'ai suivi journellement et pendant plusieurs mois la clinique de Von Langenbeck, sans l'avoir jamais vu recourir à ce mode de pansement qu'il avait préconisé le premier (2). M. Ollier qui employa l'immersion dans l'huile, pendant un certain temps, y a renoncé pour l'appareil ouato-silicaté, qu'il regarde comme supérieur et M. Valette, découragé par les difficultés pratiques, abandonna ses essais presque au début. L'inconvénient principal réside dans la constriction exercée par la manchette élastique : si cette constriction est forte, elle devient bientôt insupportable et compromet la circulation ; si elle est faible, le liquide s'échappe et vient inonder le malade. Ajoutons que cette méthode n'empêche pas l'eau de se décomposer, le pus de stagner dans les anfractuosités du moignon et que les expériences, tentées à Paris dans plusieurs services de chirurgie (Gosselin, Laugier, etc.) n'ont point démontré son efficacité contre l'infection purulente.

C. Pansements par la chaleur.

Les phénomènes réparateurs, qui s'accomplissent à la surface des plaies, n'échappant point aux lois générales de la nutrition, ne peuvent s'accomplir normalement que dans un milieu d'une température déterminée. Ambroise Paré avait déjà fait observer « que beaucoup d'hommes blessés meurent en hiver, même de petites plaies, qui ne mourraient de plus grandes en été. » Plus près de nous, Larrey rapporte que, pendant la campagne d'Égypte, sous un ciel brûlant, mais dont la chaleur était uniforme, les plaies les plus graves se cicatrisaient avec une promptitude étonnante, tandis que, pendant les campagnes d'Allemagne, les mêmes plaies ne guérissaient pas à cause de l'influence délétère du froid. L'observation est donc ici d'accord avec le raisonnement ; ils nous enseignent qu'une température, constante et voisine de celle du corps, est favorable au travail de cicatrisation. Sous son influence, les phénomènes inflammatoires se modèrent, la nutrition se régularise et la plaie marche à une guérison plus prompte et plus sûre.

Les chirurgiens ont tâché de procurer aux plaies les avantages d'une chaleur douce et uniforme par différents procédés, que je vais passer en revue.

1° *Pansement à l'air chaud. — Incubation.* — Vers 1840, M. Jules Guyot proposa de maintenir constamment les parties blessées dans un air chauffé à 36°. Sa méthode qui jouit d'une vogue momentanée, prit le nom d'*incubation.* L'appareil incubateur se compose d'une boîte en bois à double fond ; c'est dans l'intervalle des deux planchers que l'air arrive, à la température voulue, en passant à travers un tuyau, sous l'orifice duquel

---

(1) VALETTE. *Clinique chir.*, p. 75.

(2) Je dois faire remarquer cependant que Langenbeck recommande encore ce traitement pour les plaies des extrémités, dont l'immersion est facile et peut être prolongée sans inconvénient. Il y eut recours souvent pendant la dernière guerre. Les caisses à immersion font partie du matériel d'ambulance de l'armée allemande.

brûle une petite lampe à esprit de vin. La région blessée est introduite dans l'appareil et mise dans une position, favorable au relâchement des muscles et à l'écoulement du pus. S'il s'agit d'une amputation, il faut prendre garde que le moignon ne puisse sortir de la boîte par un mouvement du malade. Des sarraus en coton, cloués aux extrémités, se resserrent autour du membre au moyen de fronces; leur tissu ne doit pas être trop serré et les fronces ne doivent exercer aucune constriction, car un renouvellement lent de l'air de l'appareil est utile et même indispensable. A moins d'indications spéciales, on s'abstient de tout pansement, sauf l'emploi des moyens, nécessaires pour rapprocher les lèvres de la plaie, quand ce rapprochement est indiqué. L'incubation doit être prolongée jusqu'à ce que le patient soit hors de danger, en moyenne pendant 10 ou 20 jours, selon la gravité des blessures.

M. Robert, après une longue expérience de la méthode de Guyot, en était arrivé à ne jamais pousser la chaleur de l'air au-delà de 28° ou 30°, et n'appliquait l'appareil que 12 heures au moins après les opérations. La pratique lui avait enseigné qu'en agissant autrement, on s'exposait à des accidents sérieux.

D'après M. Guyot, l'incubation présenterait les avantages suivants: absence de douleur et de rougeur, inflammation très modérée, disparition du gonflement et de l'œdème, aspect vermeil de la surface bourgeonnante, qualités louables du pus, promptitude de la cicatrisation. Ces résultats sont sans doute bien contestables, puisqu'ils n'ont pas empêché la méthode d'être aujourd'hui complétement abandonnée. Voici du reste la statistique de Guyot :

Amputations.		Guérisons.	Morts.
De la cuisse	15	8	5
De la jambe	8	3	3
De l'avant-bras	1	1	
Du gros orteil	1	1	
De l'annulaire	1	1	

2° *Immersion dans l'eau tiède.* — J'en ai parlé plus haut et je ne crois plus devoir y revenir.

3° *Irrigations d'eau tiède.* — On a imaginé beaucoup d'appareils pour les pratiquer; tous sont bons, dès qu'ils remplissent les conditions suivantes. Les parties saines seront garanties de l'humidité par des tissus imperméables; le membre malade sera placé dans une gouttière métallique, appropriée à sa forme et dans une position convenable; la plaie sera recouverte d'une compresse, pour amortir la chute de l'eau et la répartir également sur toute la surface.

L'irrigateur se composera d'un vase contenant l'eau tiède, d'un conducteur qui l'amène sur la partie blessée et d'un second vase, destiné à recevoir l'eau qui aura baigné la plaie. Le plus simple, dans la pratique ordinaire, consiste en un bassin placé sur une table ou sur un meuble, à côté du lit du patient et sur un plan un peu plus élevé. Une mèche de coton plonge, par une de ses extrémités, dans l'eau du bassin, tandis que l'autre bout repose sur la compresse qui recouvre la plaie; cette mèche fait office de siphon et amène goutte à goutte l'eau tiède sur la surface blessée.

4° *Fomentations.* — Des compresses, imbibées d'eau tiède et recouvertes d'un taffetas imperméable, constituent tout l'appareil des fomentations. On peut se servir d'eau pure à la température de 25° à 30° ou d'une décoction médicamenteuse. Ce pansement a conservé la faveur d'un grand nombre de chirurgiens éminents, à cause de sa simplicité et des bons effets qu'il produit. M. le professeur Michaux l'emploie constamment à la suite des amputations. Il rapproche, en partie, les levres de la plaie par quelques points de suture, introduit une mèche, enduite de styrax, jusque sur l'os et recouvre le moignon d'une compresse, trempée dans une décoction tiède de racine d'althœa et de têtes de pavot. Les résultats, qu'il a obtenus par ce pansement si facile, dans le cours de sa longue carrière chirurgicale, le lui font encore préférer aujourd'hui.

5° *Water dressing*. — Le pansement à l'eau des chirurgiens anglais (*Water dressing*) agit à peu près comme le précédent. L'eau exerce une action sédative et émolliente, grâce au calorique dont elle est le véhicule. L'immobilité et la propreté sont deux autres avantages de ce pansement, dont l'emploi est devenu presque universel dans les hôpitaux de la Grande-Bretagne. Pour le pratiquer, on prend une compresse de lint où tissu-charpie d'une dimension appropriée ; on la trempe dans l'eau simple ou dans une solution médicamenteuse, l'eau blanche par exemple, et on l'applique sur la plaie. On place par dessus une pièce de gutta-percha ou de soie huilée, pour empêcher l'évaporation du liquide. Le tissu charpie doit être un peu plus large que la pièce de lint ; au besoin, on la maintiendrait en place par quelques bandelettes de diachylon ou par un bandage. S'agit-il d'un moignon d'amputation, on peut couper le lint en longues bandelettes, dont on entoure méthodiquement le moignon, pour soutenir le lambeau et l'on recouvre le tout d'une toile de caoutchouc.

On a reproché au *Water dressing* de favoriser la suppuration et de compromettre la réunion immédiate, dans les cas où elle pourrait être obtenue. Souvent aussi on voit survenir, sous son influence, ce qui arrive aussi après l'usage prolongé des cataplasmes émollients, une éruption de petites pustules ou papulo-pustules accompagnées de démangeaisons, ce qui oblige à y renoncer pour recourir aux pansements secs.

6° *Balnéation continue*. — Sous le titre de pansement simple par balnéation continue, M. le prof. Lefort présenta en 1870, à l'Académie de Médecine de Paris, un mémoire dont voici les principales conclusions :

« Si nous recherchons, si nous rapprochons les indications, que les chirurgiens ont cherché à réaliser par leurs différentes méthodes de pansement, nous trouvons les indications suivantes :

» Mettre la plaie à l'abri du contact de l'air, la modifier quand il y a lieu, par l'application de substances médicamenteuses.

» Entretenir autour d'elles une certaine humidité.

» Empêcher la décomposition du pus qui imbibe le pansement.

» Maintenir la plaie dans un grand état de propreté.

» Prévenir l'adhérence des pièces de pansement.

» Détruire les germes qui pourraient être le point de départ d'une infection.

» Une légère, très légère modification aux pansements généralement employés, m'a permis, je crois, de remplir ces indications. Je rejette d'une manière absolue l'usage des corps gras, quels qu'ils soient ; j'étends la même proscription au diachylon, mais seulement quand il s'agit d'une plaie récente, et dans aucun cas, du moins dans les hôpitaux, je n'emploie la charpie, car par sa faculté d'absorption, elle peut être le réceptacle de germes infectieux. Je recouvre la plaie d'une ou plusieurs compresses, trempées dans un mélange d'eau et d'un dixième environ d'alcool ordinaire ou d'alcool camphré ; si la plaie a besoin d'être excitée, j'ajoute en diverses proportions, suivant les cas, une solution de sulfate de zinc au 1/10e et j'enveloppe toute la partie correspondante du membre avec un morceau de taffetas ciré, maintenu lui-même en place par quelques tours de bande, et je veille avec soin à ce que l'enveloppement soit complet et hermétique. L'évaporation du liquide, qui imprègne les compresses, ne pouvant avoir lieu, les produits de l'évaporation insensible, qui s'opère normalement à la surface de la peau, étant retenus, le pansement se trouve transformé en une sorte de bain continu.

» Sans les inconvénients d'une macération qui gonfle les tissus et semble diminuer leur vitalité, sans les ennuis, amenés par la nécessité d'appareils difficiles à manier et qui ne sauraient être d'un usage général, on obtient ainsi les avantages des bains de Mayor, de Langenbeck et de Valette, de Lyon. L'action sédative de l'eau, tempérée suivant les indications par l'usage de solutions médicamenteuses, modère l'inflammation et la maintient dans les limites nécessaires au travail de cicatrisation. »

D. *Pansement par le froid.*

Depuis les temps les plus reculés, les pansements par le froid ont rendu des services dans la pratique chirurgicale. Hippocrate, Galien, Celse, Guy de Chauliac en ont recommandé l'usage ; Ambroise Paré y recourut fréquemment ; dans les guerres, qui ont désolé la fin du siècle dernier et le commencement du nôtre, Lombard, Larrey, Percy et beaucoup d'autres employèrent l'eau froide à l'exclusion de tout autre topique ; tout près de nous, Sanson, Breschet, Josse, Velpeau s'en servirent avec avantage et aujourd'hui son emploi est vulgaire dans une foule de lésions traumatiques.

L'action physiologique du froid permet de comprendre quelles grandes ressources la chirurgie peut en retirer. L'eau froide appliquée localement abaisse la température, ralentit la circulation, déprime l'innervation, suspend les sécrétions, en un mot, enraie le mouvement nutritif dans les tissus soumis à son influence. Par le fait même, elle prévient ou suspend les phénomènes inflammatoires.

Le froid est le plus puissant des sédatifs et des antiphlogistiques ; en le maniant habilement, on peut restreindre à volonté les manifestations de la vie, dans une partie donnée, jusqu'à l'éteindre complétement, si la réfrigération est suffisamment intense et prolongée.

Mais le froid n'est sédatif qu'à la condition d'être employé d'une manière continue. Une application momentanée produirait des effets diamétralement opposés, en provoquant une réaction de l'organisme dont l'énergie varie avec l'intensité du refroidissement, la durée de l'application et la vigueur du sujet.

Ses modes d'application sont analogues à ceux que l'on met en œuvre pour les pansements par la chaleur.

1° *Pansement réfrigérant par immersion.* — Ils ne sont guère usités, car l'immersion momentanée ne saurait être utile et l'immersion prolongée produirait des effets trop énergiques, insupportables ou dangereux.

2° *Pansement réfrigérant par imbibition.* — Ils se pratiquent tout simplement, en appliquant sur la plaie une compresse, trempée dans l'eau froide ou dans un liquide susceptible de se volatiliser rapidement. La compresse doit être simple, pour permettre l'évaporation facile de l'eau et n'être recouverte d'aucun tissu imperméable ou autre. Elle doit être renouvelée fréquemment, la nuit comme le jour, car elle s'échauffe très vite au contact des parties vivantes.

Ce pansement, désigné par les chirurgiens anglais sous le nom de pansement évaporant (evaporating dressing) a le grave inconvénient d'exiger une surveillance de tous les instants et d'exposer la plaie à des passages continuels du chaud au froid et du froid au chaud. De pareilles alternatives ne sauraient être sans danger.

5° *Pansement réfrigérant par irrigation.* — L'appareil est extrêmement simple : un vase, rempli d'eau et placé près du patient ou suspendu au-dessus de lui, un tube en caoutchouc ou une mèche de coton, faisant office de siphon, une compresse sur la plaie pour disséminer l'eau sur toute sa surface, une toile cirée pour préserver le lit d'une inondation, un baquet pour recevoir l'eau qui a servi.

Bérard qui contribua beaucoup à la vulgarisation de ce mode de pansement, employait toujours l'eau de pompe, dont la température varie à peine de quelques degrés dans tout le cours de l'année ; il prolongeait l'irrigation de 6 à 15 jours, suivant la gravité de la blessure ; pour ne pas interrompre brusquement l'action de l'eau froide, il faisait ajouter le dernier jour de l'eau de plus en plus chaude à celle provenant de la pompe.

Voici les phénomènes observés : abaissement de la température locale, sensation douloureuse qui persiste parfois pendant 24 heures, décoloration de la peau qui prend bientôt une teinte rougeâtre et terne, due au ralentissement de la circulation, épaississement de l'épiderme, absence de tuméfaction inflammatoire, même à la suite des blessures les plus graves. La réunion par première intention n'est nullement contrariée par l'emploi de l'eau froide, lorsque les lèvres de la plaie ont été mises en contact.

Quant à la sécrétion du pus, voici ce qu'en disent les auteurs du Compendium : « 1° D'après nos propres expériences et celles de plusieurs autres praticiens, il paraît démontré que la formation du pus est plus tardive. 2° La matière, versée à la surface de la plaie, présente les qualités qui appartiennent au pus de bonne nature ; une portion reste adhérente à la surface de la plaie, l'autre est entraînée avec l'eau, sans qu'il soit nécessaire de recourir à aucun pansement. 3° Si on examine les surfaces suppurantes, on les trouve formées de bourgeons vasculaires fermes, petits, vermeils, aussi beaux en un mot que ceux que l'on observe dans les plaies les plus simples (1). »

À côté de ses avantages, le froid a des dangers contre lesquels il faut se prémunir.

1° L'accident le plus à redouter est la mortification des tissus. On l'a vue survenir, surtout à la suite des plaies contuses, lorsque la circulation et l'innervation étaient profondément enrayées ou qu'il ne restait plus assez de parties molles pour que le cours du sang put se rétablir facilement. Dans ces conditions, où la vitalité des tissus est déjà compromise, l'eau froide peut achever de l'éteindre.

2° Sanson et Velpeau reprochaient aux irrigations froides d'empêcher complétement l'inflammation de se produire, d'entraver le bourgeonnement, de rendre la suppuration fluide et de mauvais aspect, de ne pas s'opposer aux fusées purulentes : ces accidents exceptionnels ne se produisent que dans le cas d'une réfrigération mal dirigée.

---

(1) *Comp. de chir. pratiq.*, 1, p. 559.

3° Si l'eau froide n'est pas employée d'une manière continue, si les topiques réfrigérants sont enlevés prématurément ou s'ils viennent à s'échauffer, il se produit dans les tissus des réactions dangereuses.

4° Si l'action de l'eau n'est pas strictement limitée aux régions malades, mais refroidit les parties saines, le patient est exposé à gagner une pneumonie, un rhumatisme, un tétanos, etc.

En résumé, les irrigations froides constituent, dans la thérapeutique chirurgicale, une ressource précieuse. Elles permettent au chirurgien de maîtriser et pour ainsi dire de gouverner à son gré l'inflammation traumatique, cause fréquente des accidents des plaies. Mais en raison même de leur énergie, elles sont rarement employées à la suite des opérations, à moins que des circonstances spéciales ne fassent redouter une réaction inflammatoire excessive. Par contre, elles constituent peut-être la méthode de traitement la mieux éprouvée, dans les grands traumatismes et en particulier dans les plaies contuses des extrémités.

4° *Pansements réfrigérants par la glace.* — Dans les cas où la réfrigération, obtenue par l'eau froide, n'est pas suffisante, on peut se servir de glace pilée renfermée dans une vessie de cochon ou, ce qui vaut mieux, dans un sac en caoutchouc. Billroth emploie souvent ce moyen à la suite des amputations, dans le traitement des fractures compliquées de plaies et dans les plaies contuses ; il se sert alors de deux ou trois sacs en caoutchouc, disposés aussi régulièrement que possible autour de la partie malade (1). Il n'a jamais observé de gangrène, même après une application de plusieurs semaines ; mais il a vu plusieurs fois survenir, dans le voisinage des plaies contuses, des phlegmons volumineux, que l'emploi persévérant de la glace fut impuissant à prévenir ou à modifier dans leur marche.

La glace, appliquée sur les plaies, agit à la fois comme antiphlogistique, comme antiseptique et comme hémostatique ; mais il va de soi qu'on ne saurait être trop réservé dans l'emploi d'un moyen si perturbateur.

E. Pansement ouaté de M. A. Guérin.

Ce fut en 1871, pendant les désastreuses journées du siége et de la commune de Paris, que M. Alph. Guérin fit les premières applications du pansement qui porte son nom. Après une période d'essai, qui fut de courte durée, la nouvelle méthode acquit, entre les mains de son inventeur, le degré de perfection qu'elle possède aujourd'hui, M. Guérin en détermina les règles avec une précision qui laissa peu de chose à désirer.

L'emploi de la ouate dans la thérapeutique chirurgicale n'est pas nouveau. Anderson (de Glasgow) l'introduisit dans le traitement des brûlures et notre éminent compatriote, M. le professeur Burgraeve, en vulgarisa l'usage dans le traitement des fractures et des affections articulaires. Il n'en est pas moins vrai que le pansement ouaté de M. A. Guérin constitue une méthode entièrement nouvelle, originale dans sa conception non moins que dans ses procédés. Aussi n'est-il pas permis de contester à l'éminent chirurgien de Paris le mérite de cette heureuse innovation : l'invention lui appartient en propre et lui appartient tout entière. On retrouve, il est vrai, dans les écrits de Lister que dans quelques cas particuliers, ce chirurgien utilisa le pouvoir, que possède l'ouate, de filtrer l'air atmosphérique qui arrive au contact des plaies (2). Mais outre que la manière, dont

---

(1) PITHA et BILLROTH. I B. 2 Abth.. 2 H., p. 69.
(2) LISTER. *Adress in Surgery. British medical journal.* Aug. 26. 871.

Lister employa la ouate, ne ressemble en rien aux règles adoptées par M. A. Guérin, le chirurgien d'Edimbourg n'entrevit pas tout le parti qu'on pouvait tirer de cette substance. L'idée de l'employer seule et suivant des règles fixes, d'en faire en un mot l'objet exclusif d'un mode de pansement nouveau, ne semble même pas lui être venue à l'esprit.

Le but, poursuivi par M. A Guérin, fut avant tout de prévenir l'infection purulente qui en 1871, dépeuplait les hôpitaux de Paris. Etant donné que cette redoutable complication a pour point de départ l'absorption par la plaie d'un principe septique, le préservatif cherché doit répondre à deux conditions : 1° empêcher la putréfaction du pus et des autres liquides de la plaie. 2° Constituer une barrière efficace contre les miasmes répandus dans l'atmosphère. La ouate parut à M. A. Guérin répondre à cette double exigence puisque, appliquée en couche suffisamment épaisse autour d'une plaie, elle filtre l'air atmosphérique et le dépouille des germes capables d'infecter directement l'économie ou de produire la putréfaction des liquides sécrétés.

Il ne m'est pas possible d'aller plus loin, sans faire remarquer combien les travaux de M. Pasteur ont admirablement profité à la thérapeutique chirurgicale depuis quelques années. Sa théorie de la fermentation fut l'idée mère du pansement de Lister ; sa découverte du pouvoir filtrant de la ouate fit naître le pansement de M. A. Guérin. Ces deux méthodes, qui ont arraché tant d'opérés à la mort et fixent aujourd'hui l'attention du monde chirurgical, sont sœurs et françaises par leur origine. Avec un désintéressement qui rehausse leur mérite, les deux chirurgiens d'Edimbourg et de Paris se plaisent à rendre à M. Pasteur la part qui lui revient dans leurs découvertes et ce doit être une bien grande satisfaction, pour l'illustre savant français, de voir ses laborieuses recherches, fécondées par d'éminents praticiens, servir si efficacement la cause de l'humanité.

Pièces de pansement. — De la ouate et des bandes constituent tout l'appareil de pansement.

Il faut une grande sévérité dans le choix de la ouate. La ouate en feuilles, gommées sur les deux faces, pourrait servir au besoin ; mais il est préférable de choisir le coton cardé, qui se trouve dans le commerce en paquets de différentes grandeurs. Cette ouate ne peut servir qu'une fois. Elle doit être vierge de toute souillure et conservée loin des salles de malades, dans un endroit sec, bien aéré, à l'abri de toute infection. Les paquets ne seront ouverts qu'au moment de les utiliser.

Quant aux bandes, il suffit qu'elles soient solides et assez longues. Les bandes de toile neuve sont assurément les meilleures ; mais à leur défaut toute autre espèce de bandes, qui répond aux conditions précédentes, peut servir. Les bandes élastiques, les bandes en caoutchouc ou en flanelle doivent être rejetées.

Description du pansement. — M. le docteur Hervey qui fut l'élève de M. A. Guérin et son collaborateur, dans ses recherches sur le pansement ouaté nous en a donné la première description. Je ne puis mieux faire que de la transcrire fidèlement ici :

« L'ouate est employée dans le but de filtrer l'air qui arrivera jusqu'à la plaie ; elle doit donc être appliquée en quantité suffisante pour réaliser les qualités d'un filtre et en même temps les couches d'ouate doivent être assez abondantes, pour qu'on puisse soumettre les parties, qu'elles recouvrent, à la compression élastique.

« Voyons comment on y parvient : nous supposerons qu'il s'agit d'une amputation de la cuisse par la méthode circulaire.

« Une fois les ligatures principales faites, le chirurgien s'applique à

faire la recherche des vaisseaux qui donnent encore du sang, il en fait
la ligature et détermine ainsi l'hémostase aussi complétement que possible.
La plaie est alors lavée d'abord avec de l'eau tiède, puis avec un mélange
d'eau et d'alcool camphré ou d'un liquide antiseptique quelconque. Le
membre est débarrassé de toute souillure et essuyé avec soin. Les fils à
ligature sont coupés ras, sauf celui de l'artère principale....

« La manchette du moignon est confiée à un aide qui la maintient tendue,
en la prenant entre le pouce et l'index à chaque extrémité du diamètre
horizontal de la plaie. Un second aide embrasse entre ses deux mains le
membre, comme pour le rapprochement des lambeaux ; alors le chirurgien
dispose sur le fond de la manchette, par petites couches successives, des
fragments d'ouate qui adhèrent immédiatement aux tissus humides, avec
lesquels ils se trouvent en contact. Aucun point n'est laissé exposé ; peu à
peu la manchette se remplit d'ouate légèrement comprimée ; enfin elle est
comblée. Alors on se sert de lames d'ouate de plus en plus étendues qui,
recouvrant par leur centre l'extrémité du moignon, sont rabattues par
leurs bords sur le membre qu'elles enveloppent de plus en plus : puis ce
sont de véritables bandes d'ouate qui s'enroulent autour de la cuisse et,
renversées au pli de l'aine, vont s'appliquer sur le bassin qu'elles entourent complétement. Toute cette ouate est appliquée aussi exactement que
possible et quand enfin le membre a acquis le triple de son volume au
moins, quand il est empaqueté comme un objet des plus précieux, auquel
on voudrait éviter le moindre ébranlement, on commence l'application
des bandes.

« Cette application se fera comme pour la compression élastique : la
constriction sera progressive, elle devra devenir aussi énergique que
possible à la fin du pansement, également répartie sur le membre et le
segment du tronc auquel il est attaché. On maintiendra alors le bandage
avec des épingles ou mieux en le faisant coudre immédiatement. Après
avoir dépensé beaucoup de force à faire ce bandage, on sera très étonné
de ne pas le trouver trop serré ; cette constriction ainsi que l'application
de l'ouate, jusque sur le tronc où on la maintient par un bandage aussi
énergiquement appliqué, sont de la plus haute importance pour obtenir
de bons résultats.

« S'agit-il, au contraire, du pansement d'un bras amputé, le cou et la
poitrine devront être ensevelis dans l'ouate, afin de permettre une compression très forte au niveau de l'aisselle et de la région sus-claviculaire.

« Pour la jambe et l'avant-bras, la perfection de l'appareil ouaté sera
bien plus facilement obtenue, lorsque le chirurgien aura eu soin de le faire
remonter jusqu'à la racine du membre.

« Dans les amputations à lambeaux, on interpose de l'ouate entre eux,
comme on avait rempli la manchette de l'amputation par la méthode circulaire. Dans les résections, on comble de la même façon l'espace, occupé
par les os réséqués dans le fond de la plaie, puis le membre est soutenu
dans une espèce de gouttière, faite avec une lame d'ouate roulée suivant
deux de ses bords qui font ainsi l'office d'attelles. Enfin, quel que soit le cas,
l'application consiste toujours en un enveloppement très exact, très minutieux, maintenu par un bandage solidement compressif....

« Une fois pansé, l'amputé de cuisse sera porté dans son lit et le membre
soutenu seulement par une alèze, pliée en plusieurs doubles dans une
position horizontale. Le chirurgien ne devra pas oublier, au moment du
pansement, la position que devra garder la cuisse amputée ; aussi pendant
son application, devra-t-il faire grande attention à ce que le membre soit
maintenu presque dans l'axe du tronc couché, afin que le bandage ne le

prenne pas, pour l'y fixer, dans une position très relevée. Le pansement deviendrait très rapidement défectueux (1).

Quelques remarques suffiront à compléter la description qui précède :

1° Les chirurgiens qui n'ont pas l'habitude du pansement ouaté n'emploient souvent qu'une quantité d'ouate insuffisante. Cette première faute en entraîne une seconde, c'est que la compression ne peut être assez énergique sans devenir intolérable. Il faut donc se rappeler que la quantité d'ouate doit être énorme et voici le moyen donné par M. Hervey pour s'assurer qu'elle est suffisante : « Lorsque, après avoir appliqué couche par couche des lames de coton, on a donné à la partie, sur laquelle on opère, un volume considérable, il faut rassembler entre les deux mains la masse énorme qui a été employée et faire subir à la partie une compression très énergique; si cette épreuve a lieu, surtout dans les points qui sont le siége des plaies, sans que le patient trahisse la plus petite douleur, perçoive la moindre sensation pénible, alors, mais alors seulement, on peut être assuré qu'on a rempli une des conditions les plus importantes du pansement. La quantité, qu'il faut employer, est tellement considérable, relativement à la partie sur laquelle on opère, que très souvent on s'arrête satisfait en se disant qu'il doit bien y en avoir assez. Il faut, ainsi qu'on l'a dit, en mettre trop pour qu'il y en ait assez (2). »

2° Dans le pansement, tel que le pratiquait primitivement M. Guérin, on ne tentait jamais la réunion immédiate. Aujourd'hui cependant beaucoup de chirurgiens l'ont cherchée et souvent avec succès. M. Guérin réussit à la suite d'une amputation de la cuisse et de plusieurs autres opérations. MM. Guyon, Desormeaux, etc., l'ont également obtenue. Toutefois, il est essentiel, lorsqu'on recherche la réunion par première intention, sous le pansement ouaté, de ne pas réunir toute la plaie par la suture, de crainte de voir survenir en cas d'insuccès des phlegmons et des fusées purulentes.

3° On s'est demandé si toutes les méthodes opératoires et surtout si toutes les méthodes d'amputation étaient également favorables au pansement ouaté. Sous ce rapport, la méthode circulaire paraît offrir plus de garanties que les autres. « C'est elle en effet, dit M. Guyon, qui fournit la surface de section la plus favorablement disposée, pour que la convergence des effets compressifs conduise sûrement vers elle les liquides sécrétés. » Les méthodes à deux lambeaux sont presque aussi favorables que la méthode circulaire. Quant aux lambeaux uniques, qui se relèvent ou s'abaissent sur la surface de section, ils réclament quelques précautions spéciales, car ils pourraient devenir un obstacle à l'écoulement du pus, ou tomber en gangrène sous l'action compressive du pansement.

4° Après quelques jours, l'appareil se relâche d'ordinaire et des taches, produites par les sécrétions de la plaie, apparaissent à sa surface ou sur ses limites. Ce sont là des défauts auxquels il est nécessaire de remédier aussitôt, sous peine de perdre tout le bénéfice de la méthode (A. Guérin). On refait la compression au moyen de nouveaux tours de bande et, s'il y a des taches, on les recouvre d'une couche d'ouate, maintenue en place par un nouveau bandage. Ces corrections doivent se répéter aussi souvent que les défectuosités de l'appareil l'exigent.

5° Quand le pansement commence à sentir, un bon moyen de masquer la mauvaise odeur consiste à le saupoudrer de camphre pulvérisé. On

(1) HERVEY. *Archiv. gén. de médecine.* 1871.

(2) HERVEY. *Applications de l'ouate à la conservation des membres*, etc. Thèse. Paris, 1874.

pourrait aussi mettre des sachets de poudres aromatiques dans l'épaisseur même des couches d'ouate ; mais il ne faut pas humecter l'appareil avec des liquides phéniqués ou camphrés, l'humidité devant diminuer considérablement et peut-être annihiler tout-à-fait le pouvoir filtrant de la ouate.

6° L'appareil reste en place pendant quinze jours ou trois semaines et quelquefois davantage. Lorsqu'il est devenu trop défectueux, pour être encore susceptible de correction ou qu'une circonstance spéciale, la douleur, la fièvre, l'élévation de la température, indique son renouvellement, il faut procéder avec toutes les précautions prises la première fois. Ce renouvellement, non plus que la première application, n'aura jamais lieu dans les salles communes ou dans un local que l'on pourrait supposer infecté. M. A. Guérin attribue à l'oubli de cette précaution plusieurs cas de pyohémie, survenus dans son service.

7° Un seul appareil peut suffire à la guérison, mais le plus souvent M. A. Guérin le renouvelle deux ou trois fois et en continue l'usage pendant plusieurs mois. Il n'existe aucune règle fixe pour l'époque de la suppression du pansement. Toutefois il semble avantageux d'y renoncer, dès que l'os est bien recouvert de bourgeons charnus et la plaie suffisamment réduite, pour qu'on n'ait plus à redouter de complications sérieuses. Dès ce moment, on peut recourir aux bandelettes de diachylon pour parfaire la guérison : la cicatrisation n'en sera que plus rapide.

Avantages. — L'appareil ouaté, lorsqu'il est bien fait, procure un grand soulagement à l'opéré. La *douleur* des premiers moments ne tarde pas à disparaître ; on peut déplacer le membre malade ou percuter l'appareil sans la réveiller. Un peu de sensibilité, un léger sentiment de cuisson persiste quelquefois pendant les premières heures, ce qu'il faut attribuer tantôt à l'irritation, occasionnée dans la plaie par la lotion phéniquée ou camphrée, tantôt à la constriction d'un petit filet nerveux par la ligature d'une artère. Une douleur vive et durable trahirait un vice de l'appareil, le plus souvent une compression irrégulière, qu'il faudrait corriger aussitôt.

La *fièvre de suppuration* s'allume après 24 ou 36 heures ; elle est toujours modérée et souvent à peine sensible ; le pouls, légèrement accéléré et la température augmentée de quelques degrés, reviennent après deux ou trois jours à leur état primitif. Le *sommeil* et l'*appétit* sont à peine troublés, ce qui achève de procurer au patient un calme et une tranquillité, dont on n'apprécie bien toute la valeur, qu'en les comparant à ce qui se passe après les grandes opérations, pansées à la manière ordinaire.

Cette situation si satisfaisante dure aussi longtemps que l'appareil reste bien appliqué. Ce n'est pas sans un certain étonnement que l'on peut voir, pour la première fois, un amputé de la cuisse ou du bras, dont la plaie n'a pas été pansée depuis 20 ou 30 jours, conserver l'intégrité de son appétit, le calme de ses nuits et accuser un bien-être général que l'on aurait pu croire incompatible avec une aussi grave mutilation. Le temps si long, pendant lequel l'appareil peut et doit rester en place, épargne à l'opéré les impressions pénibles, les inquiétudes, les douleurs, les mouvements fébriles passagers, les troubles de toute sorte qui accompagnent d'ordinaire les pansements journaliers. Et quant au chirurgien, s'il est vrai que l'application de l'appareil réclame de lui du temps, des peines et une certaine habileté, il en est bientôt récompensé par la facilité du pansement consécutif. Tout son rôle se réduit pendant plusieurs semaines à inspecter journellement le bandage, pour s'assurer qu'il continue de remplir les conditions d'une application irréprochable. Il n'oubliera pas d'interroger

chaque jour les sensations du malade et surtout de consulter attentivement la température, car les variations thermométriques fournissent les
indications les plus précieuses, sur l'état de la plaie et la marche de la
guérison. Une douleur vive et persistante, le relâchement de l'appareil,
l'apparition d'un mouvement fébrile, dont l'interprétation reste obscure,
doivent déterminer le chirurgien à corriger le bandage ou à le renouveler.

Lorsque, après quinze jours ou trois semaines, on se détermine à défaire
le pansement, on découvre une plaie vermeille, couverte de bourgeons
charnus bien développés, baignée d'un pus crémeux, épais, d'aspect
variable, mais dont la quantité est le plus souvent bien petite, eu égard
au long temps qui s'est écoulé depuis l'opération. Dans le voisinage immédiat de la plaie, la ouate s'est agglutinée, tassée, transformée en un
véritable feutre qui coiffe exactement le moignon et emprisonne le pus.
Souvent elle adhère intimement à la peau, circonstance heureuse qui,
d'une part prévient l'accès direct de l'air vers la plaie et d'autre part
empêche les liquides de fuser vers l'extérieur. L'œdème des téguments,
la rougeur ou les excoriations superficielles de la peau que l'on a constatés
quelquefois, accusent un défaut dans la confection de l'appareil.

Les avantages que nous venons de passer en revue, quelques grands
qu'ils soient, ne sont que secondaires, si on les compare au véritable
but poursuivi par l'inventeur de la méthode. Il ne s'agit de rien moins
que d'arracher à la mort et de garantir de l'infection purulente le plus
grand nombre des opérés. Voyons jusqu'à quel point l'expérience a
réalisé ces espérances.

J'ai recueilli dans les thèses de MM. Hervey, Combes, Lasalle, etc.,
69 cas d'amputations graves, pansées par la méthode de M. A. Guérin.
Ces amputations, pratiquées pour la plupart dans les hôpitaux de Paris,
comprennent : 8 amp. de l'avant-bras, 11 du bras, 20 de la jambe, 25 de
la cuisse, 4 désarticulations de l'épaule et 1 désarticulation de la cuisse.
Elles ont donné ensemble 25 morts (54 °/₀), dont 10 causées par l'infection
purulente :

Avant-bras	8	Morts :	4	Inf. pur :	3
Bras	11		2		2
Jambe	20		5		3
Cuisse	25		12		2
Désart. épaule	4				
Désart. cuisse	1				
Total :	69	Morts :	25	Inf. pur :	10

Le chiffre de 25 morts pourrait paraître élevé, mais il faut se souvenir
qu'il s'agit d'une série d'opérations graves, comprenant 25 amputations
de la cuisse et 4 désarticulations de l'épaule. Il faut se rappeler, en outre,
que la plupart de ces opérations furent pratiquées, pour cause traumatique, dans les conditions désastreuses créées par le siége et la commune de Paris.

69 amputations ont donné 10 infections purulentes. Au premier abord,
la proportion semble considérable. Il n'en est plus de même, si l'on
considère qu'avant l'introduction de la méthode dans les hôpitaux de
Paris, *presque tous* les amputés succombaient à cette complication. En
outre, dans plusieurs des cas malheureux qui ont été enregistrés, toutes
les règles indiquées par M. A. Guérin, n'avaient pas été suffisamment

observées. Je parle surtout de la nécessité de refaire ou de corriger le pansement, lorsque les liquides de la plaie se montrent à l'extérieur, et du conseil de n'opérer jamais dans les salles des malades. Il n'est pas douteux que le nombre des insuccès ne diminue beaucoup encore, le jour où les chirurgiens, plus familiarisés avec la méthode, en suivront plus rigoureusement tous les préceptes. C'est ainsi que dans ces deux dernières années, M. A. Guérin a pratiqué 10 amputations et résections, et grâce au pansement ouaté, toutes les 10 ont été suivies de guérison.

Dans le courant de cette année, j'ai pu, grâce à la bienveillance de mon vénéré maître, M. le professeur Michaux, appliquer 7 fois le pansement ouaté sur des opérés de son service dont je résume plus loin les observations. C'étaient : 1 amputation du poignet, 1 amputation de l'avant-bras, 1 amputation du bras, 1 amputation des deux bras, 1 amputation de la jambe, 1 résection de l'extrémité inférieure du tibia et 1 amputation d'un métacarpien. Cinq opérés ont guéri, deux sont morts d'infection purulente. Mais je dois à la vérité d'ajouter que ces deux derniers cas doivent être considérés comme non avenus et ne peuvent en aucune façon être portés au passif de la méthode. En effet, dans l'un il s'agissait d'une amputation de l'avant-bras, faite pour un cancroïde volumineux de la main avec ganglions malades dans l'aisselle. Ces ganglions furent enlevés, mais je n'osai pas comprendre la plaie de l'aisselle dans l'appareil ouaté, de crainte de voir le pus, emprisonné dans cette plaie profonde et irrégulière, fuser vers le bras ou la poitrine. L'infection purulente survint et il est au moins permis de supposer que la plaie de l'aisselle, exposée tous les jours à l'air de la salle, lui a servi de porte d'entrée. Le second cas malheureux est celui d'un vieillard qui s'était fracturé la jambe au 1/4 inférieur. La fracture, qui était comminutive et compliquée d'une large plaie, nécessita la résection de l'extrémité inférieure du tibia. Après l'opération, le membre fut pansé à la manière de A. Guérin. Tout alla bien pendant 15 jours, c'est-à-dire jusqu'à la levée de l'appareil. A cette époque, trouvant plusieurs esquilles nécrosées et une suppuration fort abondante, retenue dans la plaie et d'un écoulement difficile, je crus bien faire en abandonnant le pansement ouaté. Ce fut un tort, car le troisième jour, après l'enlèvement du pansement, survint un premier frisson bientôt suivi de plusieurs autres, et le patient succomba. Cet insuccès plaide donc en faveur de la méthode, en nous montrant une plaie extrêmement grave, suivre une marche régulière et calme, pendant 15 jours sous l'appareil de Guérin et prendre une tournure fatale 5 jours après qu'on y eut renoncé.

Le pansement ouaté paraît aussi efficace contre les autres complications des plaies, l'érisypèle, la septicémie et la pourriture d'hôpital, que contre l'infection purulente. Sur un total de 145 opérations, dont j'ai consulté les observations détaillées, je n'ai rencontré la pourriture d'hôpital qu'une fois et l'érisypèle deux fois. Une autre preuve de la rareté de ces complications ressort des paroles suivantes, prononcées par M. Ollier à l'Académie des Sciences de Paris : « Dans un semestre, dit-il, où l'érisypèle régnait dans mon service, je n'eus à constater qu'un seul cas, développé sous le bandage, tandis que, dans le même espace de temps, 22 cas se déclarèrent autour des plaies de la tête et du tronc qui étaient pansées par les moyens ordinaires.

« Quelque temps après, j'eus à combattre une épidémie de pourriture d'hôpital. Or, je constatai que jamais cette complication n'envahit primitivement les plaies, placées sous le bandage ; elle ne se déclara sur leur surface, qu'après que celle-ci eut été mise à découvert par le renouvellement du pansement.

« J'ai observé peu de pyohémies sous le bandage ; mais celles que j'ai constatées, se sont présentées avec des modifications symptomatiques intéressantes à noter. » Leurs symptômes furent moins accusés et leur marche plus lente.

Il est facile de comprendre, par ce qui précède, les services que le pansement ouaté est appelé à rendre dans la pratique chirurgicale.

Le bien-être qui suit immédiatement l'application de l'appareil, la possibilité de remuer le membre et de déplacer le malade, sans éveiller de douleur ni déranger la plaie, la longue durée, pendant laquelle le pansement peut rester en place, sont des conditions précieuses dans la chirurgie militaire. Elles permettront de transporter les blessés sans aggraver leur état. Leur dispersion devenant chose facile, on n'aura plus à redouter l'encombrement des ambulances avec ses funestes conséquences. Si l'on joint à cela les avantages généraux de la méthode, on peut espérer que le pansement ouaté, introduit dans la chirurgie d'armée, diminuera notablement la mortalité des opérés en temps de guerre.

Les services, que le pansement ouaté a déjà rendus dans les hôpitaux, doivent engager les chirurgiens à en continuer l'usage. Il réunit trois qualités précieuses dans la pratique hospitalière, à savoir : une grande simplicité d'exécution, un grand soulagement pour l'opéré, une protection efficace contre les complications des plaies.

Dans la pratique privée et à la campagne, où les cas d'infection purulente sont très rares, l'utilité du pansement ouaté est exceptionnelle. Toutefois le bien-être non interrompu, qu'il assure à l'opéré pendant toute la durée du traitement et la rareté du renouvellement, non moins avantageuse au chirurgien qu'au malade, engageront souvent à y recourir. Mais jusqu'à ce que ce nouveau mode de pansement soit entré dans les mœurs, l'on doit s'attendre à rencontrer plus d'un obstacle dans les préjugés, l'impatiente curiosité, voire même l'inquiétude du malade et des siens. La nouvelle méthode est trop en opposition avec la manière, connue de tous temps, de traiter les plaies, pour ne pas susciter dans le public des résistances, dont il ne sera pas toujours facile de triompher.

Inconvénients. — Je n'ai parlé jusqu'à présent que des avantages de la méthode, sans rien dire de ses inconvénients. Il y en a quelques-uns, peu graves à la vérité, et pourtant assez fréquents, pour ne pouvoir être passés sous silence.

Je ne compte pas le danger d'une hémorrhagie sous l'appareil. On aurait pu craindre que le sang, n'arrivant que difficilement à se faire jour au dehors ne décelât trop tard l'existence d'une hémorrhagie. C'est une erreur. Si l'écoulement est faible, l'action hémostatique de la ouate pourra suffire à l'arrêter ; s'il est abondant, le sang parviendra toujours assez tôt à l'extérieur pour permettre d'y porter remède.

On accuse le pansement ouaté de soustraire pendant très longtemps la plaie aux regards du chirurgien. Sur ces entrefaites, de petits abcès peuvent se former, des fusées purulentes peuvent se déclarer, un lambeau d'amputation peut même tomber en grangrène sans que, ni le patient ni le chirurgien, ne s'en apperçoive. Il est bien vrai que jamais rien de grave ne surviendra, dans la plaie ou son voisinage, sans que l'état général du malade, la fréquence du pouls et surtout l'élévation de la courbe thermométrique ne l'annoncent aussitôt, ce qui atténue considérablement l'inconvénient que je viens de signaler.

Parmi les accidents, que l'on a vus se produire sous l'appareil ouaté, les fusées purulentes tiennent peut-être la première place. Elles sont surtout à craindre après les amputations à lambeau, celui-ci pouvant faire obstacle à la sortie du pus ; on les a vues se déclarer aussi après les amputations

qui ouvrent un grand nombre de gaines tendineuses comme la désarticulation du poignet et l'amputation tibio-tarsienne (Guyon); enfin, à la suite
des fractures comminutives compliquées de plaie, où leur production est
favorisée par les décollements produits au moment de la fracture et la difficulté, qu'éprouve le pus de sortir d'une plaie souvent profonde et anfractueuse. Le meilleur moyen de les prévenir est d'écarter tout ce qui peut
faire obstacle au libre écoulement des liquides et d'exercer sur le membre
une compression énergique et régulière.

Enfin l'on pourrait reprocher au pansement ouaté de retarder la cicatrisation. Ce grief est particulièrement fondé, lorsque l'on emploie le procédé
primitif qui consiste à remplir la manchette de flocons d'ouate ou à en
interposer des fragments entre le lambeau et la surface de la plaie. Il perd
de son importance, si dès le premier jour on tâche d'obtenir, ne fût-ce
qu'en partie, la réunion immédiate. Toutefois il n'en reste pas moins vrai
que la cicatrisation marche d'ordinaire sous la ouate avec une certaine
lenteur et que, vers la fin du traitement, on se trouve bien de recourir aux
bandelettes de diachylon pour terminer la cure.

En résumé, quels que soient les reproches, que l'on adresse à la méthode
de M. A. Guérin, ils ne portent que sur des points secondaires et l'on doit
s'estimer heureux d'acheter, au prix de quelques légers inconvénients, les
avantages précieux que le pansement ouaté procure dans le traitement
des plaies.

Interprétation des faits. — En inventant son nouveau mode de pansement, M. A. Guérin eut surtout en vue la propriété que possède l'ouate de
filtrer l'air atmosphérique. Aux yeux de l'éminent chirurgien, l'air qui
arrive à la plaie, après avoir traversé l'épais manchon d'ouate qui la protège,
s'est débarrassé de tous les germes septiques répandus dans l'atmosphère.
Devenu physiquement pur, il est aussi incapable d'infecter directement
l'économie que de produire la putridité du pus avec toutes ses conséquences. Telle est la théorie ingénieuse et séduisante du savant chirurgien; voyons si les faits sont d'accord avec elle.

Le pouvoir filtrant de la ouate ne peut plus être mis en question, après
les belles expériences de Pasteur. C'est un fait acquis sur lequel il est
inutile d'insister.

Le passage de l'air atmosphérique à travers l'énorme couche d'ouate qui
enveloppe la plaie, ne peut pas être contesté davantage. A défaut d'expériences directes, le raisonnement seul suffirait à le démontrer. En effet,
l'air atmosphérique, contenu dans l'appareil, s'échauffant à la chaleur du
corps, diminue de densité et s'élève dans les couches supérieures plus
froides : il en résulte un courant d'échange qui amène incessamment de
l'air nouveau, en contact avec la plaie. Rien n'est plus facile que de
démontrer expérimentalement l'existence de ce courant. Il suffit de disposer dans l'appareil, à différentes profondeurs, des morceaux de papier
trempés dans l'acétate de plomb et de dégager de l'hydrogène sulfuré sur
la peau pour voir les réactifs se colorer en noir. L'expérience renouvelée
en sens inverse réussit également. Si, par exemple, on place dans l'épaisseur du pansement des morceaux de papier brouillard ou des fragments
d'étoffe, enduits d'amidon et, si l'on applique de l'iode à la surface de l'appareil, les réactifs ne tardent pas à prendre une coloration bleue.

L'air passe donc à travers le pansement et, en passant, il se débarrasse
des corpuscules figurés qu'il contient. Cela suffit-il à toutes les exigences
d'un pansement antiseptique? Je n'hésite pas à dire que non. Car ce n'est
pas assez que l'air qui arrive à la plaie, soit pur; il faut encore que la plaie
elle-même, les téguments voisins, les couches d'ouate mises immédiate-

ment en contact avec eux, soient exemptes de tout germe de fermentation.
Or, qui peut affirmer qu'il en soit ainsi dans le pansement ouaté, tel qu'on
le pratique généralement? N'oublions pas que quelques-uns de ces germes
suffisent, qu'un seul sans doute suffirait à provoquer la décomposition des
liquides de la plaie, de même qu'il suffit d'une cellule de levûre (mico-
derma cervisiæ) pour déterminer la fermentation alcoolique d'une quantité
considérable de liqueur sucrée.

Il est vrai que M. A. Guérin conseille de faire d'abord le lavage de la
plaie avec une solution antiseptique, acide phénique ou alcool camphré
avant d'appliquer l'appareil. Quelque utile que soit cette précaution, elle
est insuffisante dans la plupart des cas : une simple lotion phéniquée,
dont l'action ne se prolonge pas au-delà de quelques heures, est impuissante
à neutraliser les éléments septiques, déposés sur une plaie et, du reste,
elle ne fait rien contre ceux qui peuvent se trouver emprisonnés dans
les mailles du coton.

Mais j'ai hâte de laisser ces raisonnements à priori, pour considérer ce
qui se passe en réalité sous le pansement ouaté.

On a dit qu'au moment où l'on enlève le pansement, le pus, contenu dans
l'appareil, n'a pas d'odeur ou du moins n'a pas l'odeur de la putréfaction.
C'est une odeur fade, mais non fétide, analogue à celle du fromage vieux
ou de la graisse rancie. On a dit en outre que ce pus, examiné au microscope ne contient pas de bactéries. Lorsque des faits, si faciles à constater,
sont affirmés par des observateurs aussi éminents que M. A. Guérin, il
n'est pas permis de les révoquer en doute. Mais, s'il en est quelquefois ainsi,
souvent d'autre part, le pus présente de tout autres caractères. Il suffit de
lire les observations qui ont été publiées, pour se convaincre que, dans bien
des cas, il offrait à l'enlèvement de l'appareil tous les signes d'un pus
décomposé, putride, avec odeur infecte (Verneuil) et bactéries en quantité
(Gosselin). S'il m'est permis d'invoquer ma courte expérience, je dirai que,
chaque fois que j'ai enlevé les appareils que j'avais placés, c'est-à-dire une
dizaine de fois au moins, le pus répandait une odeur fétide et repoussante.
Je l'ai examiné au microscope, avec toutes les précautions minutieuses
exigées pour de semblables recherches et chaque fois j'y ai trouvé des
bactéries en grand nombre.

Aussi faut-il considérer comme établi que, dans bien des cas du moins, le
pus se décompose sous l'appareil ouaté et que des bactéries s'y développent. Il n'est pas possible d'invoquer, pour ces cas, l'application défectueuse
de l'appareil; car ainsi que je crois l'avoir démontré : *l'appareil le mieux
appliqué ne satisfait pas à toutes les exigences d'un pansement antiseptique*
et, du reste, l'expérience nous montre que cette putréfaction du pus s'est
rencontrée dans des cas où la confection du pansement était irréprochable.
Enfin j'ajouterai que, dans la plupart des cas où l'on découvrit sous l'appareil
un pus infecte et riche en bactéries, les malades avaient néanmoins béné-
ficié de tous les avantages du pansement ouaté, preuve évidente que l'appareil n'agit pas en conservant le pus, mais par d'autres conditions qu'il
nous reste à signaler.

Le pansement ouaté réalise plusieurs conditions particulièrement
favorables à la guérison des plaies. C'est d'abord un *pansement rare*,
le plus rare même qui ait jamais été employé : il réunit tous les
caractères de ce genre de pansement et il en possède tous les avantages. Il permet de laisser la partie malade dans le *repos* et l'*immobilité*
la plus absolue : point de chocs, de déplacements, de froissements, de
contractions musculaires, capables d'amener une inflammation ou de contrarier la guérison. Il maintient, autour de la surface lésée, une *température*

uniforme et voisine de la température du corps, avantage précieux dont tous les chirurgiens ont compris l'importance et que plusieurs ont tâché d'obtenir à l'aide d'appareils plus ou moins compliqués ; mais aucun n'avait réussi par un procédé aussi simple, aussi pratique et aussi parfait que M. A. Guérin. Cette température constante prévient les dangers des variations atmosphériques, en même temps qu'elle est éminemment propre à l'évolution des phénomènes vitaux qui s'opèrent dans toute plaie en voie de réparation. C'est une des conditions de milieu les plus indispensables à la régularité de la nutrition et je ne doute pas qu'il ne faille lui attribuer une grande part dans les succès de la méthode. Jointe à l'*humidité* qui règne autour de la plaie, elle exerce une action antiphlogistique réelle, d'où la rareté de l'inflammation locale et le peu d'intensité de la fièvre des premiers jours. La *compression* enfin, en facilitant et régularisant la circulation du sang et de la lymphe dans le membre opéré, concourt avec les conditions précédentes aux résultats remarquables du pansement ouaté.

Modifications. — MM. Ollier, de Lyon et Sarrasin, de Nancy, ont apporté quelques changements au pansement de M. Guérin.

M. Ollier conseille de recouvrir l'appareil d'une couche de silicate de potasse, de manière à obtenir l'occlusion inamovible. C'est le pansement ouato-silicaté, qui aurait l'avantage d'immobiliser plus complétement le membre opéré et de permettre le transport du malade sans inconvénient.

En thèse générale, le simple pansement de M. Guérin permet d'obtenir l'immobilité la plus rigoureuse : il suffit pour cela d'employer une assez grande quantité d'ouate et une compression très énergique. La modification de M. Ollier paraît donc superflue dans la plupart des cas et l'on ne devrait y avoir recours que dans des circonstances exceptionnelles. Encore présente-elle plus d'inconvénients que d'avantages. Elle change les conditions du pansement ouaté, en entravant le renouvellement de l'air, contenu dans l'appareil, grâce à la couche imperméable de silicate de potasse. En outre, elle complique le procédé et ne permet pas les corrections qui deviennent presque toujours indispensables dès les premiers jours. Le pansement ouato-silicaté, ne pouvant être resserré par l'adjonction de nouveaux tours de bande, cesse bientôt non seulement d'immobiliser mais encore de comprimer le membre malade : le pus se fait jour au dehors en fusant le long des téguments, l'air entre par le même chemin, le membre joue librement dans l'appareil et l'on perd ainsi les plus précieux avantages de la méthode.

Quant à la modification proposée par M. Sarrazin, voici comment l'auteur lui-même la décrit : (1)

« La plaie, lavée et essuyée, est couverte d'une bonne couche de goudron végétal qui s'étend jusqu'aux articulations voisines, si c'est aux membres, et jusqu'à 15 ou 20 centimètres des lèvres, si c'est au tronc. Une coque d'ouate, suffisamment serrée, épaisse de deux bons travers de doigt recouvre et dépasse un peu toutes les parties enduites de goudron. Quelques légers plumasseaux de ouate sont interposés aux lèvres de la plaie. Cette première couche de ouate est tassée et maintenue par un bandage roulé. On badigeonne alors tout le pansement avec du goudron chaud et on le recouvre d'une couche d'ouate et d'une bande roulée, maintenue par quelques courroies de fil. Cette dernière partie du pansement ne joue

---

(1) *Gaz. des hôp.* 1874, p. 1123.

qu'un rôle de protection et de propreté : elle préserve des taches de goudron.

« Lorsque je cherche la réunion immédiate, je supprime la couche de goudron appliquée sur la peau. »

Le procédé de M. Sarrazin a pour résultat d'empêcher la mauvaise odeur de l'appareil, mais c'est en la remplaçant par une autre qui n'est guère moins désagréable. Il a l'inconvénient de compliquer le pansement si simple et, par le fait même, si pratique de M. Guérin. Enfin l'on pourrait craindre que la couche de goudron, appliquée sur la plaie, n'exerçât sur elle une action irritante et ne devint ainsi plus nuisible qu'utile.

Les faits, publiés par l'auteur, sont favorables; mais en trop petit nombre pour servir de base à une appréciation complète.

Observations recueillies dans le service de M. Michaux, à Louvain.

1.

Nicolas Stévenart, 70 ans. Épithélioma ulcéré du doigt médius.

11 *février*. M. Michaux ampute le métacarpien correspondant au doigt malade. Pansement de Guérin. Le malade eut un peu de réaction le lendemain, le troisième jour la température était redevenue normale.

4 *mars*. Levée du premier appareil, la guérison est complète.

2.

J. B. Walleinis, 43 ans. Écrasement du pied par la chute d'un corps pesant, datant de plusieurs semaines. Les téguments de la face dorsale ont disparu, les tendons sont à nu, quatre métatarsiens sont fracturés et nécrosés, presque toute la peau de la plante du pied et du talon est gangrénée.

6 *février*. M. Michaux pratique l'amputation sus-malléolaire à lambeau antérieur. Pansement de Guérin, en interposant de l'ouate entre le lambeau et la plaie. Le bandage remonte jusqu'à la racine du membre.

6 *février, soir*. L'opéré souffre beaucoup. Je desserre le bandage et les douleurs cessent.

2 *mars*. Levée du premier pansement. A mesure que j'enlève l'ouate, je découvre de nombreux îlots de moisissure dans l'épaisseur de l'appareil. Le pus est infect et présente au microscope des bactéries en quantité. Le lambeau est tombé en gangrène, la plaie est couverte de bourgeons pâles.

4 *mars*. M. Michaux ouvre un abcès volumineux, développé sur le trajet de l'artère tibiale antérieure, à 5 centimètres au-dessus de la plaie. Drain.

A partir de cette époque, pansement ordinaire. Le malade quitte l'hôpital en juin; il reste sur le moignon un ulcère de la grandeur d'une pièce de 2 francs, sans tendance à la guérison.

3.

Jean Van Goethem, 66 ans. Constitution délabrée.

A la suite d'une chute, fracture comminutive des deux os de la jambe au quart inférieur. Le tibia dépouillé de son périoste sort de la plaie dans une longueur de 4 centimètres.

18 février. M. Michaux fait la résection de la malléole interne et d'un fragment du tibia ; il enlève plusieurs esquilles libres. Pansement de Guérin.

19 février. Douleur vive, pouls 120, température 39.

21 février Les douleurs ont cessé, pouls 90, température 38.

4 mars. Enlèvement de l'appareil ; la plaie est belle, la suppuration fort abondante. Appareil plâtré et fenêtré pour permettre des pansements journaliers.

7 mars. Frisson qui se répète les jours suivants. Le malade succombe quelque temps après.

Autopsie. Collection purulente dans l'épaule droite. Pas de pus dans les viscères.

4.

Henri Witters, 58 ans. Épithélioma volumineux et ulcéré du dos de la main ; les ganglions lymphatiques sus-épitrochléens et axillaires sont malades.

20 février. M. Michaux enlève les ganglions sus-épitrochléens et axillaires et fait l'amputation de l'avant-bras au tiers inférieur ; lambeau postéro-externe. Pansement de Guérin. La plaie de l'aisselle n'est pas comprise dans l'appareil.

21 février. Pas de douleur ; pouls à 90.

6 mars (13e jour). Frisson suivi de chaleur et sueur.

7 mars. Nouveau frisson. Levée de l'appareil ; le pus est abondant, le lambeau intact et en parti réuni ; la plaie du coude s'est réunie par première intention.

10 mars. Le malade succombe après avoir eu de nouveaux frissons.

Autopsie. Abcès métastatiques à la base des deux poumons.

5.

Charles Werner, 52 ans. Cicatrice vicieuse et atrophie de l'avant-bras gauche avec ankylose du coude. Werner réclame l'amputation de son bras.

20 février. Amputation du bras par la méthode circulaire ; appareil de Guérin. Le soir, hémorrhagie abondante qui passe à travers les couches d'ouate et me force à renouveler le pansement.

16 mars. Levée du premier pansement. La plaie est réunie dans sa moitié supérieure ; la moitié inférieure est le siége d'un bourgeonnement flasque, revêtu d'une couche albumineuse de quelques millimètres d'épaisseur.

A partir de ce jour, pansements journaliers au jus de citron ; la cicatrisation marche lentement.

Le 1er *avril*, pansement aux bandelettes agglutinatives. Guérison.

6.

X...... 17 ans. Broiement des deux avant-bras par une roue de wagon.

26 mars. Jour de l'accident, à 10 heures du soir, je fais l'amputatiou du bras droit par la méthode circulaire ; deux points de suture ; pansement de Guérin.

27 mars. La main et l'avant-bras gauches sont froids et insensibles, la conservation du membre n'est plus possible. M. Michaux fait l'amputation circulaire du bras gauche ; deux points de suture ; pansement de Guérin.

28 mars. Pas de douleur, réaction modérée.

3 avril. Douleur vive à gauche qui me force à renouveler l'appareil. Les points de suture étranglent les parties molles et sont enlevés. La suppuration est franchement établie et le pus légèrement odorant ; la plaie est belle, un peu pâle, couverte de bourgeons ; pas de trace d'inflammation.

7 avril. Cédant aux supplications du patient, j'enlève l'appareil du côté droit ; la ouate adhère à tout le pourtour de la plaie ; la suppuration est crémeuse, de bonne nature, peu abondante ; les bourgeons d'un rose pâle, larges et saignant facilement. Le pus, examiné au microscope, présente des bactéries. Nouvel appareil

17 *avril*. Enlèvement des deux appareils.

A gauche, la réunion est complète dans les 2/3 de la plaie ; les bourgeons sont pâles et mous ; le pus est peu abondant, mais très fétide.

A droite, la réunion est un peu moins avancée ; pour le reste, l'aspect de la plaie est le même.

A partir de ce jour, pansement à plat. Guérison.

7.

Odine Debelle, 34 ans. Sarcôme volumineux, ayant envahi presque toute la main.

24 *juin*. M. Michaux fait la désarticulation du poignet par la méthode elliptique à lambeau externe, les téguments étant altérés partout ailleurs. Dans la crainte d'une hémorrhagie, le pansement de Guérin est seulement appliqué vers le soir, 8 heures après l'opération.

25 *juin*. Pas de douleur, pouls 92, fièvre modérée.

30 *juin*. L'appareil commence à sentir ; je le saupoudre de camphre et je réapplique de nouvelles couches d'ouate.

12 *juin* (18e jour). J'enlève le pansement. Au voisinage de la plaie, la ouate est remplie de moisissures et extrêmement fétide. La quantité de pus, en contact avec le moignon, est très modérée, 15 grammes au plus. Il est épais, sale et infect. Le lambeau est intact et la réunion à peu près complète ; il ne reste qu'une toute petite plaie comme une pièce de cinquante centimes. Pansement au diachylon.

20 *juillet*. L'opérée quitte l'hôpital parfaitement guérie.

F. *Pansement antiseptique de Lister.*

Il y a une dizaine d'années que M. le professeur Lister, successeur de l'illustre Syme, à l'infirmerie royale d'Edimbourg, introduit dans la thérapeutique chirurgicale un nouveau mode de pansement antiseptique. A son origine, ce pansement ressemblait à peine à ce qu'il est aujourd'hui. Je vais le décrire tel que je l'ai vu exécuter par Lister lui-même, au mois de décembre dernier et tel qu'il résulte des derniers articles, publiés par lui dans le courant de cette année. [1]

I. *Principe de la méthode.* — Pour bien comprendre et bien exécuter le pansement de Lister, il faut savoir que l'auteur attribue la plus funeste influence à la putréfaction du pus et des autres produits qui recouvrent la surface des plaies. Cette putréfaction qui survient habituellement, sinon toujours, quand les plaies sont pansées à la manière ordinaire, est à ses yeux la cause de la plupart des accidents ; car ses produits sont irritants et septiques : par leur action irritante, ils retardent et contrarient la cicatrisation ; par leur action septique, ils peuvent devenir le point de départ de complications graves. Eviter la décomposition des liquides de la plaie, tel est donc le but qu'il faut atteindre.

Les travaux de M. Pasteur nous ont appris à considérer la putréfaction comme une variété de fermentation, due à des organismes microscopiques, dont les germes abondent dans l'air atmosphérique. Ces germes deviennent ainsi la cause de tout le mal ; c'est à eux, et à eux seulement, que l'air doit ses propriétés nuisibles.

Si ces prémisses sont vraies, il est clair que le meilleur pansement serait celui qui, sans être irritant par lui-même, écarterait jusqu'à la possibilité de laisser un seul organisme microscopique dans la plaie ou d'y pouvoir

---

(1) *The Lancet*, 1875.

arriver. Lister croit avoir résolu ce problème, en inventant sa méthode de pansement.

II. *Objets de pansement.* — L'agent principal, dont se sert le chirurgien d'Edimbourg, pour détruire les organismes inférieurs et leurs germes est l'acide carbolique ou phénique. Une foule d'autres substances partagent avec l'acide phénique la propriété de tuer les ferments ; toutefois ce dernier mérite la préférence à cause de son énergie, de sa volatilité, de sa solubilité dans l'eau et les huiles fixes et de ses propriétés légèrement anesthésiques. Au reste, le succès de la méthode antiseptique dépend, moins du choix de l'agent que de la manière de l'employer. C'est dans l'observation minutieuse et presque pédantesque des moindres détails, que se trouve la principale garantie du succès.

Voici l'énumération des objets dont se sert Lister pour pratiquer son mode de pansement.

1° *Solution aqueuse d'acide phénique.* — La solution la plus généralement employée est au quarantième. Désireux de diminuer, autant que possible, la force de cette solution, l'auteur avait cru pendant longtemps pouvoir la réduire au centième ; mais l'expérience lui apprit qu'une solution plus concentrée était nécessaire. Il faut même une solution saturée au vingtième, pour purifier l'épiderme voisin du lieu de l'opération, pour nettoyer les instruments et les éponges, pour laver les plaies accidentelles récentes, dans le but de les débarrasser des corps étrangers et de détruire tous les organismes septiques qui pourraient y avoir été introduits.

2° *Solution huileuse d'acide phénique.* — La solution d'acide phénique dans les huiles fixes est peu employée aujourd'hui. Cependant Lister se sert encore d'une solution au 1/20 dans l'huile d'olive, pour frotter les cathéters, bougies, sondes, lithotriteurs et autres instruments, destinés à être introduits dans l'urèthre ou la vessie. Il recommande aussi de laver l'intérieur des cathéters avec une solution aqueuse au 1/20.

3° *Appareil pulvérisateur.* — Il joue un rôle important. Il sert à développer un nuage de vapeur phéniquée qui couvre tout le champ opératoire. C'est au milieu de ce nuage que l'opération se pratique.

Le petit appareil de Richardson pourrait suffire à la rigueur : beaucoup de chirurgiens n'en emploient pas d'autre. Cependant il ne donne qu'un jet fort mince, ce qui nécessite quelquefois l'emploi de deux appareils ; de plus, il exige le concours d'un aide spécialement chargé de le faire fonctionner. Depuis quelques années, Lister trouve préférable d'employer la vapeur à haute pression, pour obtenir la pulvérisation du liquide. L'appareil, construit sur le principe des inhalateurs à vapeur, présente l'avantage de fonctionner seul et de dispenser d'un assistant.

4° *Ligatures en corde à boyau* (Catgut ligatures). — Lister a remplacé le fil de soie par la corde à boyau, pour faire la ligature des artères. Pour être propre à cet usage, la corde à boyau doit avoir été préparée avec beaucoup de soin, sinon l'humidité de la plaie la rend molle et glissante et relâche le nœud. Il n'en est pas de même, si on la trempe pendant quelques semaines dans une émulsion d'eau, d'huile et d'acide phénique. L'émulsion, dont se sert Lister, se compose de 1 partie d'acide phénique cristallisé, dissous dans q. s. d'eau et ajoutée à 5 p. d'huile d'olive. Les cordes à boyau sont suspendues dans ce liquide et laissées en macération pendant 2 mois au moins. Ainsi préparées, les ligatures tiennent ferme et permettent de faire des nœuds tout aussi solides qu'avec la soie cirée.

Les ligatures en corde à boyau, lorsqu'elles sont bien faites, remplissent toutes les conditions d'un agent hémostatique parfait ; car elles donnent toute la sécurité désirable, sans laisser de corps étranger dans la plaie.

Les nœuds s'absorbent avec autant de facilité que les caillots et les fragments de tissus mortifiés, dans une fracture simple ; quelque nombreux qu'ils soient, ils n'empêchent nullement la réunion par première intention. Lister dit n'avoir jamais retrouvé les nœuds dans les sécrétions de la plaie et n'avoir jamais observé d'abcès occasionnés par eux ; il ajoute n'avoir jamais eu à regretter d'hémorrhagie secondaire à la suite de leur emploi.

5° *Fils à suture.* — La corde à boyau ne peut convenir à faire la suture car au bout de quelques jours toute la partie comprise dans l'épaisseur des tissus serait absorbée et les bords de la plaie, cessant d'être maintenus, courraient risque de s'écarter. Lister emploie les fils de soie enduits d'un mélange d'1 p. d'acide phénique et de 9 p. de cire. Il préfère la soie aux fils métalliques, à cause de sa souplesse; mais surtout parce qu'il est possible de la rendre antiseptique et d'éviter ainsi la putréfaction dans le trajet des sutures.

6° *Drains en caoutchouc.* — Lister attache une grande importance à leur emploi, surtout quand on recherche la réunion par première intention, pour empêcher la sérosité, qui s'écoule toujours en assez grande abondance pendant les premiers jours, de s'accumuler dans la plaie. Autrefois il employait une languette de *lint*, trempée dans de l'huile phéniquée au 1/10; aujourd'hui il se sert plutôt des drains de Chassaignac, ayant subi une préparation analogue à celle des ligatures.

7° *Taffetas protecteur* (Protective.) — Il est destiné à recouvrir immédiatement la plaie et a pour but de la protéger contre l'action irritante des substances antiseptiques. Car le contact de l'acide phénique, en assez grande quantité, enflammerait la plaie et aurait pour résultat d'empêcher la réunion par première intention et de retarder la guérison.

Le taffetas protecteur est de la soie huilée, enduite sur chaque face d'une couche de vernis de copal, pour la rendre moins perméable à l'acide phénique, puis d'une couche de dextrine, ce qui permet de la mouiller uniformément en la trempant dans une solution aqueuse d'acide phénique. On la trempe dans une solution phéniquée au moment de l'employer, afin d'être sûr qu'aucune molécule septique n'y demeure adhérente. La très petite quantité d'acide, qui est ainsi mise en contact avec la plaie, n'est pas suffisante pour l'irriter et du reste elle ne tarde pas à disparaître, entraînée qu'elle est par la sérosité qui s'écoule pendant les premières heures.

8° *Gaze antiseptique* (Antiseptic gauze.) — La gaze antiseptique joue, dans le pansement de Lister, le même rôle que la charpie dans le pansement ordinaire. Elle protège la plaie et en absorbe les sécrétions; de plus elle est douée de propriétés antiseptiques et désinfectantes. On la dispose en couche plus ou moins épaisse, le plus souvent de 8, quelquefois de 16 ou 32 feuilles superposées. Cette couche molle et poreuse recouvre nonseulement la plaie, mais encore la peau voisine, dans une étendue assez grande, pour que les liquides de la plaie ne puissent, en débordant les pièces de pansement, venir en contact avec l'air extérieur. Elle sert en outre à confectionner des bandes que l'on emploie aux usages ordinaires.

La gaze antiseptique mérite de nous arrêter un instant, vu le rôle considérable que Lister lui fait jouer.

C'est un tissu de coton à mailles fort larges, chargé d'un mélange d'acide phénique, de résine et de parafine. La résine sert de véhicule à l'acide et l'emprisonne dans les mailles du tissu. Sans elle, les sécrétions de la plaie, en traversant la gaze, chasseraient devant elles l'acide phénique et bientôt les couches les plus rapprochées de la plaie n'en contiendraient plus assez, pour exercer leur action antiseptique. L'insolubilité de la résine qui retient l'acide, rend ce déplacement impossible. Quant à la parafine, elle a surtout pour but de rendre le mélange plus doux et moins adhésif.

Pour préparer la gaze antiseptique, on commence par fondre ensemble au bain-marie 7 p. de parafine et 6 p. de résine; on y ajoute 1 p. d'acide phénique cristallisé et l'on mélange en remuant. Reste à répandre uniformément ce liquide sur le tissu de coton. On coupe la gaze en pièces de 6 mètres de long, sur 1 mètre de large; on plie ces pièces en carrés de 50 centimètres qu'on place dans une grande boîte en fer blanc et qu'on chauffe au bain-marie pendant 2 ou 5 heures. On les retire en prenant les précautions voulues pour empêcher leur refroidissement. Alors, reprenant une à une chaque pièce de gaze chaude, on la replace dans la boîte en fer blanc et on verse sur chacune d'elles une certaine quantité du mélange antiseptique. On se sert pour cela d'une grande seringue dont la canule se termine en tête d'arrosoir; elle est calculée de manière à contenir la moitié du liquide requis pour charger une pièce de mousseline. La quantité du mélange antiseptique employée est égale au poids du tissu. L'opération achevée, on recouvre le tout d'un couvercle de bois fort pesant qui comprime la gaze et facilite la diffusion du mélange. Deux ou trois heures après, cette diffusion est complète. La gaze antiseptique coûte cher. Son prix de revient à l'hôpital d'Edimbourg est de 20 centimes le mètre carré. Dans la pratique hospitalière, on pourrait à la rigueur la faire servir plusieurs fois après l'avoir lavée, purifiée et rechargée, mais il est clair que l'on ne se donnera la peine d'agir ainsi que pour les pièces de grande dimension.

9° *Mackintosh*. — Lorsque les sécrétions de la plaie sont abondantes, elles ne tardent pas à traverser la gaze antiseptique et même à la percer d'outre en outre. Or, il faut à tout prix les empêcher d'arriver au contact de l'air extérieur, sous peine de voir la putréfaction se déclarer et de perdre ainsi tout le bénéfice du pansement. Pour atteindre ce résultat, Lister interpose, entre les deux feuilles les plus superficielles de la couche de gaze, une pièce de tissu imperméable. On pourrait employer la baudruche en caoutchouc. Cependant Lister lui préfère un fin tissu de coton, recouvert sur une de ses faces d'une couche de caoutchouc et connu sous le nom de mackintosh. S'il est de bonne qualité, il peut être employé pendant des semaines. Mais s'il est de mauvaise fabrication, les plis qui se forment, quand il est mal appliqué, peuvent coller, et le caoutchouc se détache quand on veut défaire ces plis. On perd ainsi son unique avantage qui est d'être imperméable.

III. *Exécution du pansement*. — Je supposerai, pour fixer les idées, qu'il s'agit d'une amputation du sein :

1° Avant de commencer l'opération, le chirurgien et les aides se lavent les mains dans une solution phéniquée au 1/20. Toutes les éponges et tous les instruments sont trempés, pendant quelques minutes, dans le même liquide qui sert en outre à laver le sein, la poitrine, l'aisselle, en un mot toute l'étendue des téguments qui sera recouverte par les pièces de pansement.

2° Un aide fait fonctionner l'appareil pulvérisateur. Il développe un nuage de vapeur phéniquée et le projette sur le champ opératoire. Ce nuage doit être assez large pour envelopper non seulement toute la plaie, mais encore les mains du chirurgien et des aides. Quelquefois il est nécessaire d'employer deux appareils en même temps.

Le chirurgien pratique l'amputation du sein, dans cette atmosphère antiseptique suivant les règles ordinaires. Deux remarques faites par Lister trouvent ici leur place. La première c'est que si, pour l'une ou l'autre raison, on est obligé de suspendre quelque temps l'opération ou d'arrêter la pulvérisation, il faut, pendant ce temps d'arrêt, recouvrir la plaie d'un linge épais trempé dans l'eau phéniquée. La seconde c'est que, quand un instrument a été mis de côté pendant quelques instants et qu'on le reprend, pour s'en servir de nouveau, il faut le désinfecter par une lotion phéniquée ou le tenir un certain temps dans le brouillard antiseptique, pour tuer les germes qui pourraient s'y être déposés.

3° L'opération est terminée. L'opérateur pratique l'hémostasie en liant les artères avec la corde à boyau préparée, puis il rapproche si possible les bords de la plaie et les maintient affrontés à l'aide de fils de soie cirés et antiseptiques. S'il était obligé de se servir de sparadrap, il devrait, avant de l'appliquer, le tremper dans la solution phéniquée. Enfin il place deux drains antiseptiques dans les angles de la plaie, pour faciliter le libre écoulement du sang et de la sérosité.

4° Ici commence le pansement proprement dit. Le chirurgien taille un morceau de taffetas protecteur un peu plus grand que la plaie qu'il doit recouvrir. Il le trempe dans la solution phéniquée au 1/40 et l'applique avec précaution. Ce taffetas n'a, par lui-même, aucune propriété désinfectante; il n'a d'autre rôle que de protéger la plaie du contact irritant de la gaze phéniquée. En le trempant dans une solution au 1/40, Lister ne cherche pas à le rendre antiseptique; mais seulement aseptique, c'est-à-dire de le dépouiller des germes qui pourraient s'y être déposés.

5° Après le taffetas protecteur, vient la gaze antiseptique en couche de 16 ou 32 feuilles, selon l'abondance de l'écoulement que l'on prévoit. On peut se servir de la gaze antiseptique sèche. Cependant il faut savoir qu'à la température de l'air, l'acide phénique, mélangé à la résine, n'est mis en liberté qu'en très faible proportion, et que des particules de poussière, tombant sur la gaze, peuvent bien ne pas perdre leur énergie septique comme cela arrive dans une solution au 1/40. Par conséquent, si la gaze est appliquée à sec et si, par hasard, quelques particules de poussière septique se sont déposées à sa surface, la fermentation peut éclore dans les produits de la plaie. C'est pour éviter cette cause d'insuccès, que Lister donne le conseil de mouiller, avec la solution au 1/40, le côté de la gaze qui sera tourné vers la plaie ou mieux d'en appliquer deux couches superposées, la première trempée dans l'eau antiseptique et la seconde sèche.

Au demeurant, voici comment Lister dispose la gaze antiseptique dans le cas que j'ai choisi pour exemple, c'est-à-dire, après l'amputation du sein.

Il en fait une double cuirasse, une en avant et l'autre en arrière de la poitrine. La pièce postérieure mesure environ 50 centimètres carrés. Elle s'étend verticalement, depuis l'acromion jusqu'au coude et transversalement, depuis l'épine dorsale jusqu'au bras qu'elle recouvre, tandis qu'il est appliqué sur la poitrine. Elle forme ainsi une sorte de barrière antiseptique qui empêche les émanations du lit d'engendrer la putréfaction, dans l'angle externe de la plaie, ce qu'il serait fort difficile d'éviter autrement. La pièce antérieure, quoique moins large que la précédente, est à peu près aussi longue. Lorsqu'elle est appliquée sur la poitrine, elle s'étend depuis quelques pouces en avant de l'angle interne de la plaie jusqu'à la pièce postérieure, qu'elle rejoint au-dessous et en arrière de l'aisselle. La région axillaire est l'endroit où les liquides de la plaie arrivent en plus grande quantité. Aussi est-il très important que la pièce antérieure soit, en ce point, parfaitement maintenue en contact avec la peau et l'on arrive à ce résultat en tassant une masse irrégulière de gaze, entre le bras et la poitrine. Cette masse supplémentaire de gaze a de plus l'avantage de constituer un surcroît de matériel antiseptique et d'empêcher le bras d'être étroitement serré contre le tronc.

6° Il y a peu de chose à signaler, quant à l'application du mackintosh. On le glisse entre les deux feuillets de gaze les plus externes, en tournant le côté glacé vers la plaie. Il doit avoir les mêmes dimensions que la gaze antiseptique, mais sans aller au-delà. La couche imperméable sera bien intacte ; Lister ne laisse même pas passer une piqûre d'épingle, car c'est une grande porte pour les germes qu'il s'agit d'écarter à tout prix.

On fixe toutes les pièces qui précèdent à l'aide de bandes, taillées dans la gaze antiseptique. J'ai à peine besoin d'ajouter que, jusqu'au dernier moment, l'appareil pulvérisateur n'a cessé de fonctionner et que tout le pansement, aussi bien que toute l'opération, doivent s'exécuter dans l'atmosphère phéniquée

IV. *Levée du premier appareil.* — Après une opération, pratiquée suivant la méthode de Lister, il y a presque toujours un suintement fort abondant pendant les premiers jours. Aussi Lister fait-il la levée du premier appareil après 24 heures. Ce second pansement se pratique dans l'atmosphère antiseptique et avec le même luxe de précautions que j'ai décrites plus haut. Le pansement suivant a lieu 24 ou 48 heures après, suivant l'abondance de la suppuration. Les pansements ultérieurs peuvent rester en place 3, 4, 8 jours même, si la suppuration est faible. Au reste, on prendra pour règle de renouveler le pansement, dès que les pièces extérieures sont tachées par les sécrétions de la plaie ; jusque là il n'y a point de putréfaction à redouter.

V. *Appréciation.* — 1° Il n'y a qu'une voix, parmi les chirurgiens qui ont essayé rigoureusement la méthode antiseptique, pour en proclamer les heureux résultats. Au mois de décembre dernier, j'allai voir Lister à l'œuvre et j'y allai presque en incrédule. Je fus forcé, comme beaucoup d'autres avant moi, de céder à l'évidence des faits et de reconnaître au pansement antiseptique, à côté des inconvénients que je signalerai tout-à-l'heure, des avantages de premier ordre.

Il ressort des observations, faites par Lister et par ceux qui ont imité sa conduite avec toute la rigueur nécessaire, que le pansement antiseptique est très favorable à la réunion par première intention. Je n'irai pas jusqu'à dire que cette réunion soit la règle, mais elle est fréquente et je ne sache pas que, dans aucune méthode, on l'ait signalée aussi souvent. Lorsque la réunion par première intention n'a pas lieu, la suppuration est en général peu abondante. Le pus, examiné au microscope, ne présente pas de bactéries ; il est exempt d'odeur et de toute trace de putréfaction et n'a pas les qualités irritantes, qu'il acquiert souvent dans les circonstances ordinaires. Aussi la fièvre traumatique est-elle le plus souvent nulle et la réaction locale réduite à son minimum d'intensité. La marche de la cicatrisation est rapide et régulière.

Pendant les quelques jours que je passai à Edimbourg, j'eus l'occasion de voir Lister opérer un goître volumineux. L'opération fut longue et laborieuse. La plaie fut réunie par la suture et un tube à drainage placé dans chacun des angles. Quatre jours après, je revis l'opérée ; il n'y avait pas une goutte de pus, les bords de la plaie étaient à peine rougis par l'inflammation, la fièvre était nulle et tout faisait présager une réunion par première intention.

Chez un malade, à qui Lister avait réséqué la tête du radius, pour une luxation ancienne de cet os, la guérison s'était faite non-seulement sans accident, mais sans suppuration, par organisation directe de l'exsudation plastique. Un cas analogue et non moins remarquable avait déjà été rapporté par Lister.

Chez un homme, porteur d'une ancienne fracture non-consolidée de l'humérus, Lister mit à nu le foyer de la fracture, réséqua un fragment d'os de chaque côté de la fausse articulation et fit la suture osseuse avec un fil métallique. L'opération était faite depuis 3 semaines, quand je vis le patient; l'inflammation était nulle, la suppuration très peu abondante et la guérison presque complète. C'est du reste un mode de traitement, auquel le chirurgien d'Edimbourg recourt volontiers, dans les cas analogues, encouragé par les excellents résultats qu'il a toujours obtenus. Ainsi, dans un cas de pseudarthrose du col du fémur, il mit à découvert le foyer de la fausse articulation, aviva les deux surfaces osseuses avec l'instrument tranchant et obtint une heureuse guérison.

Le professeur Bardeleben fut en Allemagne un des premiers chirurgiens qui préconisèrent le pansement antiseptique et qui l'employèrent avec rigueur. Il y est resté fidèle et voici dans quels termes il l'apprécie dans un article récent (1). « Confiant dans cette méthode, j'ai osé entreprendre des opérations, auxquelles je n'aurais pu me résoudre autrefois et ma confiance n'a pas été trompée. Pas de suppuration ou suppuration insignifiante, jamais de fétidité du pus, pas de fièvre ou du moins peu d'élévation de la température et pendant quelques jours seulement, pas de douleurs aussi souvent qu'on n'irrite pas, qu'on ne tourmente pas la plaie, pas de fusées purulentes ni de phlegmons consécutifs; voilà la règle qui ne comporte qu'un petit nombre d'exceptions, lorsque pendant l'opération et pendant toute la durée du traitement consécutif, on reste strictement fidèle aux préceptes de la méthode antiseptique. »

2° Si maintenant nous recherchons qu'elle est l'influence du pansement de Lister sur les accidents des plaies et sur la mortalité dans les grandes opérations chirurgicales, nous nous trouvons en présence d'une série de faits, fort remarquables, que je vais tâcher de résumer brièvement.

A Glasgow, pendant les deux années qui précédèrent l'introduction ou l'invention de sa méthode, Lister eut sur 35 amputations 16 morts, soit 46 %. Dans le même hôpital, pendant les trois premières années de sa méthode antiseptique, il eut sur 40 amputations 6 morts, soit 15 %. Il n'est question, bien entendu, que des grandes amputations (2).

Depuis plus de cinq ans que Lister est à Edimbourg, il n'a eu qu'un seul cas de pyohémie, dans un service de chirurgie qui compte en moyenne 50 malades. Il est à remarquer que ses salles sont dans des conditions hygiéniques déplorables et que, du temps de Syme, elles étaient très souvent visitées par l'infection purulente.

Au reste, voici des chiffres recueillis par M. le d{r} Carl Reyher, de Dorpat, dans les registres de l'Infirmerie Royale d'Edimbourg. Ils établissent un parallèle intéressant, entre les résultats obtenus par Syme et ceux de Lister. Ils sont parfaitement comparables, puisqu'il s'agit de malades, traités dans le même hôpital et dans les mêmes salles, soumis au même régime alimentaire, placés en un mot dans des conditions extérieures, tout-à-fait identiques (3) :

Dans une période de 4 ans, de 1865 à 1868, Syme pratiqua 120 amputations et eut 28 morts, soit : 23 %.

Dans une période de 4 ans, de 1870 à 1873, Lister pratiqua 123 amputations et eut 21 morts, soit : 17 %.

(1) *Berliner Klinische Wochenschrift*, 19 juli 1875.

(2) Cf. *The Lancet*, jan. 1870.

(3) *Ueber die Lister'sche Wundbehandlung. — Archiv. für Klinische Chirurgie*, 1874.

Cette différence, déjà notable, devient encore plus significative, si l'on jette un coup d'œil sur le détail des amputations dont il s'agit. Car, du côté de Syme, nous ne trouvons qu'une seule désarticulation de la hanche et 9 amputations de la cuisse; du côté de Lister, 5 désarticulations de la hanche et 24 amputations de la cuisse. Au reste, voici la liste :

SYME.				LISTER.		
Hanche	1	morts :	1	Hanche	5	morts :	4
Cuisse	9	»	5	Cuisse	24	»	9
Genou et condyles	21	»	8	Genou et condyles	9	»	0
Jambe	10	»	4	Jambe	6	»	2
Rég. tibio-tars.	21	»	2	Rég. tibio-tars.	15	»	1
Epaule	3	»	2	Epaule	6	»	4
Bras	2	»	2	Bras	4	»	0
Avant-bras	8	»	1	Avant-bras	7	»	0
Main et pied	45	»	5	Main et pied	47	»	1
Total :	120	morts :	28	Total :	123	morts :	21

Quant aux causes de la mort, il y a entre les deux séries un contraste frappant; parmi les 21 morts du service de Lister, *pas un n'a succombé à l'infection purulente*, tandis qu'il y a eu 16 cas de pyohémie dans les 28 décès de la série de Syme, ainsi que cela ressort du tableau suivant :

SYME.		LISTER.	
Causes de la mort :		Causes de la mort :	
Infection purulente	16	Infection purulente	0
Septicémie	4	Septicémie	0
Choc et anémie	1	Choc et anémie	14
Méningite tuberc.	1	Phthisie pulm.	2
Epuisement	1	Epuisement	4
?	5	Tétanos	1
Total :	28	Total :	21

Un troisieme tableau nous indiquera l'époque de la mort de ces divers opérés. Les chiffres qui suivent sont la confirmation de ceux qui précèdent :

SYME.		LISTER.	
Epoque de la mort :		Epoque de la mort :	
1ᵉ jour	1	1ᵉ jour	11
2ᵉ et 3ᵉ jour	1	2ᵉ et 3ᵉ jour	3
4ᵉ à 26ᵉ jour	25	4ᵉ à 26ᵉ jour	3
Plus tard	1	Plus tard	4
Total :	28	Total :	21

Ces chiffres peuvent se passer de tout commentaire. Une méthode de pansement qui permet de faire 123 amputations, sans un seul cas d'infection purulente et j'ajoute, pour tout dire, sans un seul cas de septicémie, d'érisypèle ou de pourriture d'hôpital, est à coup sûr une méthode remarquable et supérieure à toutes celles que l'on connaissait jusqu'ici. Quant au chiffre de 21 décès, déjà si peu élevé, il devient encore plus significatif, si l'on considère que la mort est survenue 14 fois dans les 5 premiers jours, par suite du choc et de l'anémie, après des opérations toujours très meurtrières, comme la désarticulation de la hanche (4 fois), la désarticulation de l'épaule (4 fois), et l'amputation de la cuise (6 fois).

Le professeur Bardeleben n'est pas moins convaincu que Lister de l'efficacité du pansement antiseptique contre l'infection purulente. Depuis le printemps de 1872, il a fait dans son service, à l'hôpital de la Charité à Berlin, 587 opérations importantes par la méthode de Lister, savoir : abcès volumineux 154, phlegmons volumineux et profonds 56, amputations diverses des membres (celles des doigts non compris) 76, résections de grandes articulations 21, extirpations de tumeurs volumineuses 25, fractures compliquées de plaie 77.

Or parmi ces opérés, pas un n'a succombé à l'infection purulente ou à la septicémie, et cela dans une ville malsaine et dans un hôpital encombré. C'est, comme le fait remarquer Bardeleben, un résultat qu'on ne peut mettre sur le compte du hasard et qui plaide hautement en faveur de la méthode (1).

Les résultats, obtenus par Thiersch à l'hôpital de Leipzig, sans être tout-à-fait aussi brillants, sont encore extrêmement remarquables. Sur un total de 1155 maladies chirurgicales, traitées en 1873 dans cet hôpital, il n'y eut que 3 infections purulentes après le pansement de Lister.

Sur un total de 1225 maladies chirurgicales, traitées en 1874, il y eut 4 cas seulement d'infection purulente après le même pansement.

L'érisypèle fut plus fréquent. Thiersch en observa 72 cas, en 1873, et un peu moins, en 1874, aussi ne croit-il pas à l'action préventive du pansement de Lister contre cette complication (2).

5° Il est regrettable qu'un mode de pansement qui a donné des résultats si encourageants, présente des inconvénients qui rendent sa pratique difficile et s'opposent à sa vulgarisation.

Et d'abord, il y a maintes circonstances, dans lesquelles ce pansement n'est pas applicable. C'est lorsque malgré l'observance la plus minutieuse de toutes les précautions indiquées, la putrefaction du pus est inévitable. C'est ce qui arrive, chaque fois que la plaie communique avec une des ouvertures naturelles du corps et chaque fois qu'il s'agit d'une plaie, dans laquelle la putréfaction s'est déjà déclarée. De l'aveu de Lister lui-même, on ne doit rien attendre du pansement antiseptique dans les opérations que l'on pratique sur la bouche et les fosses nasales, sur le rectum et son voisinage etc. Il en est de même, dans les fractures compliquées déjà anciennes et dans les caries osseuses, accompagnées de fistules, lorsque la putréfaction existe dans la plaie et dans les trajets fistuleux.

Le pansement de Lister est fort compliqué et pas un de ses détails ne peut être négligé, si l'on veut retirer de la méthode tout le bénéfice, qu'on a le droit d'en attendre. Or, beaucoup de chirurgiens ne peuvent se résoudre à ces minuties d'exécution, dont l'importance leur échappe ou qui exigeraient un temps considérable, dont ils ne peuvent toujours disposer.

Il est difficile, lorsqu'on n'a pas une longue habitude de bien opérer au milieu du brouillard antiseptique : la vue est voilée, les mains sont humides et les doigts souvent engourdis par l'action anesthésique de l'acide. Le chirurgien est gêné dans ses mouvements, de crainte d'intercepter le jet de vapeur phéniquée et, au milieu du nuage dans lequel il opère, il a de la

(1) BARDELEBEN. *Berliner Klinische Wochenschrift*, juli 1875.
(2) THIERSCH. *Klinische Ergebnisse der Lister'schen Wundbehandlung* etc.

peine, surtout si la plaie est profonde, à en bien distinguer tous les détails.

Pour bien exécuter la méthode antiseptique, il faut un matériel compliqué qui ne se trouve pas dans la plupart de nos hôpitaux et même qu'on ne pourrait se procurer dans notre pays. Tous ces objets coûtent fort cher, particulièrement la gaze antiseptique, dont on fait une grande consommation. Le prix de revient du pansement de Lister est deux et trois fois plus élevé que celui du pansement ordinaire. C'est une considération qu'on peut bien négliger chez les malades riches, mais dont on ne peut s'empêcher de tenir compte, lorsqu'il s'agit du pauvre ou lorsqu'on pratique dans des hôpitaux, dont les dépenses sont réduites par l'Administration, à un taux insuffisant pour couvrir de pareils frais.

Tels sont, me semble-t-il, les motifs qui ont restreint jusqu'à présent la pratique du pansement de Lister à un si petit nombre d'hôpitaux. En Angleterre et en Écosse, bien que plus répandu que partout ailleurs, il n'est pratiqué que par la petite minorité des chirurgiens ; il fut accueilli avec une certaine faveur en Allemagne, cependant il y est encore moins répandu qu'en Angleterre. En France et en Belgique, je ne sache pas qu'il ait été pratiqué jusqu'ici d'une manière suivie. Si les résistances sont telles dans la pratique hospitalière, elles seront bien plus grandes encore dans la pratique civile, dans la pratique du village, sur les champs de bataille et dans les ambulances. Dans ces dernières conditions surtout, le pansement de Lister, par sa complication, par son prix, par le temps qu'il exige et par le grand nombre d'objets qu'il réclame, me paraît tout-à-fait impraticable.

G. *Pansement à l'acide salicylique.*

Dans ces derniers temps (mars 1874), Thiersch, professeur à l'université de Leipzig, modifia le pansement de Lister en substituant l'acide salicylique à l'acide phénique. La nouvelle méthode, étant aujourd'hui mise à l'épreuve par un grand nombre de chirurgiens allemands, nous ne tarderons pas à être complétement édifiés sur sa valeur ; mais en attendant, je crois devoir résumer ici le résultat des premières tentatives.

L'acide salicique ou salicylique s'obtient par la synthèse des acides carbonique et phénique. Il est blanc, cristallisable, inodore, non volatil et précipite les matières albuminoïdes. Il n'attire pas l'humidité de l'air et cette propriété, jointe à sa non volatilité, permet de conserver facilement la ouate, les bandes et autres pièces de pansement qui en sont imprégnées.

Cette substance n'a aucune action nuisible sur l'économie. Tandis que l'on a vu survenir plusieurs fois, à la suite du pansement de Lister, des néphrites ou même de véritables empoisonnements, avec symptômes de paralysie cardiaque et vasculaire, rien de semblable n'est arrivé, après l'emploi de l'acide salicylique. Le professeur Kolbe en a pris à l'intérieur 1 grm. 5, pendant plusieurs jours consécutifs, sans éprouver le moindre malaise.

Il jouit de propriétés antiseptiques évidentes. De l'urine, à laquelle on l'avait ajouté, dans la proportion de 1 à 500, a pu être conservée pendant 9 mois au contact de l'air sans trace de décomposition. Le sang et le pus se comportent de même. Sous son influence le sang change de couleur et prend une teinte violette, due sans doute à la présence du fer. Il n'exerce aucune action irritante sur les plaies récentes ou anciennes : mais son usage prolongé fait apparaître à leur surface une sorte de gélatine blanchâtre, produit de la coagulation des albuminates contenus dans le sérum du pus, mais qui n'entrave en aucune façon le développement et la marche normale des bourgeons charnus.

Il prévient la mauvaise odeur des plaies ; mais, comme son action est toute superficielle, il reste inefficace dans les cas, où la décomposition atteint une certaine profondeur, comme la gangrène sénile et les ulcères cancéreux.

En un mot, l'acide salicylique, dans la proposition de 1 : 500, prévient la putréfaction du pus et des substances albuminoïdes ; il n'exerce aucune action irritante sur les plaies et son passage dans le torrent circulatoire est inoffensif.

Pour les usages chirurgicaux, M. le professeur Thiersch recommande particulièrement l'eau salicylisée (Salicylwasser) et la ouate salicylisée (Salicylwatte).

Eau salicylisée. — L'acide salicylique est soluble dans 1000 p. d'eau froide et 5 p. d'eau bouillante ; par le refroidissement, il reste dissous dans la proportion de 1 : 500. C'est cette solution, au trois centième, qui est employée dans la pratique. On pourrait, en ajoutant du borax, obtenir une solution plus concentrée, mais il n'est pas prouvé qu'elle soit aussi bien supportée.

Ouate salicylisée. — C'est du coton cardé, chargé d'acide salicylique en poussière cristalline et jouissant par ce fait même de propriétés antiseptiques puissantes et durables. Il y en a de deux sortes : la première, contenant l'acide dans la proportion de 5 : 100, est blanche ; la seconde, chargée dans la proportion de 10 : 100, est colorée par le carmin pour éviter toute chance d'erreur.

Bien que la ouate salicylisée n'ait aucune odeur, il s'en dégage, quand on la manipule une poussière fine qui prend à la gorge et provoque la toux et l'éternuement. Ajoutons que l'acide salicylique, employé en solution concentrée, exerce sur la peau des mains une sorte de macération qui les rend rugueuses, comme ferait l'acide phénique. Il suffit de s'enduire les doigts d'une couche de glycérine, pour éviter ce léger inconvénient.

Procédé opératoire. — Thiersch procède avec toutes les précautions minutieuses, introduites par Lister, dans le pansement des plaies ; sa méthode est celle du chirurgien d'Edimbourg, à part le choix de l'agent antiseptique et quelques particularités que je vais indiquer.

Il opère au milieu d'un brouillard antiseptique, produit par la pulvérisation de l'eau salicylisée au trois centième. Quelques chirurgiens allemands continuent à préférer l'acide phénique, parce qu'il ne fait ni éternuer, ni tousser ; mais l'acide salicylique irrite moins la plaie et répond complétement au but qu'on se propose.

Pour désinfecter la région qui va devenir le siége de l'opération, on peut se servir indifféremment de l'eau salicylisée au trois centième ou de l'eau phéniquée au vingtième. Mais les instruments doivent être désinfectés avec l'acide phénique, car l'acide salicylique en attaque le fil. Quant aux éponges, elles doivent rester constamment dans une solution phénique au vingtième ; après chaque opération, elles sont lavées à l'eau chaude et remises immédiatement dans la solution antiseptique. On pourrait aussi les conserver dans l'acide salicylique.

Thiersch pratique l'hémostasie préventive par la méthode d'Esmarch et l'hémostasie définitive par la ligature avec la corde à boyau préparée. Il réunit par des points de suture, chaque fois que le rapprochement est possible et attache une grande importance comme Lister, aux tubes à drainage, pour faciliter l'écoulement de la sérosité pendant les premiers jours et du pus, lorsque la réunion immédiate ne réussit pas.

Le taffetas protecteur de Lister et le mac-intosh extérieur peuvent être supprimés ; mais pour empêcher la ouate d'adhérer à la plaie, il est bon de recouvrir celle-ci de baudruche en gutta-percha fenètrée ou de gaze antiseptique.

Lorsque l'opération est terminée, que l'hémostasie est achevée et que l'on a réuni les bords de la plaie, on peut procéder de diverses manières.

1° *Pansement sec.* — Dans certains cas, Thiersch se contente d'appliquer sur la surface traumatique une enveloppe d'ouate, épaisse d'un à deux doigts. Il met souvent une première couche d'ouate à 10 °/₀ d'acide et une seconde à 5 °/₀, le tout fixé par une bande. Dès que le sang ou les sécrétions de la plaie viennent tacher la surface de l'appareil, il applique, comme M. A. Guérin, une nouvelle couche d'ouate antiseptique.

2° *Pansement humide.* — Les produits de la suppuration, ne pénétrant que difficilement à travers la ouate, s'accumulent contre la plaie et ne tardent pas à devenir un obstacle à l'action antiseptique du pansement. C'est la raison, pour laquelle le professeur de Leipzig entretient, dans la plupart des cas, l'humidité de l'appareil au moyen d'un irrigateur qui déverse à sa surface de l'eau salicylisée. L'irrigation est calculée de manière à fournir environ 10 gouttes par minute.

3° *Irrigation.* — Enfin, dans certaines lésions accidentelles, comme les fractures compliquées, les plaies contuses, etc., Thiersch laisse la surface traumatique exposée à l'air, sous un filet d'eau salicylisée. C'est l'irrigation continue avec l'acide salicylique en plus.

Le pansement reste en place, après les grandes amputations, pendant 8 ou 10 jours et quelquefois davantage, à moins qu'une complication imprévue ne commande de le renouveler plus tôt. A cette époque, on peut généralement enlever les points de suture et les tubes à drainage; on renouvelle l'application de la ouate et souvent la guérison est achevée au pansement suivant.

Les résultats, que Thiersch a obtenus par sa nouvelle méthode, sont encourageants. Du 1ᵉʳ avril 1874 au 31 janvier 1875, il a traité de cette manière 109 lésions chirurgicales : amputations, résections, fractures compliquées, etc., sans avoir eu à déplorer un seul cas d'infection purulente. Toutefois, je me permettrai d'émettre un doute au sujet d'un amputé de la cuisse qui succombe, à la suite d'une suppuration aiguë de l'épaule, bien que l'éminent chirurgien de Leipzig se refuse à considérer cette complication comme un cas de pyohémie.

Sur le chiffre de 109 malades, il y eut 8 cas d'érysipèle. Thiersch fait observer à cet égard que le pansement de Lister ne met pas davantage à l'abri de l'érysipèle, puisqu'il en a observé 5 cas sur un total de 51 malades, pansés d'après la méthode du chirurgien d'Edimbourg.

Il a pansé, par l'acide salicylique, 21 plaies d'amputation qui ont donné les résultats suivants :

Amputation	de la cuisse	6	morts :	2	guéris :	4
»	de la jambe	8	»	2	»	6
»	du pied	5	»		»	5
»	de l'humérus	2	»		»	2
»	de l'avant-bras	1	»		»	1
»	du poignet	1	»		»	1
	Total :	21	morts :	.	guéris :	17

En résumé, le pansement à l'acide salicylique aurait tous les avantages du pansement de Lister, sans avoir les mêmes inconvénients. L'agent antiseptique, préconisé par le professeur de Leipzig, est beaucoup moins excitant que l'acide phénique et n'est pas volatile; on peut donc l'employer en plus grande quantité, l'appliquer directement sur la plaie et le laisser plus longtemps en place. Il a enfin l'avantage d'être complétement inodore.

Conclusions.

I. Pansement classique.

1° Il faut tenter la réunion par première intention, toutes les fois qu'elle est possible;

2° Lorsque la plaie n'est pas susceptible d'être réunie par première intention, on pratique le pansement désigné sous le nom de pansement à plat ;

3° La levée du premier appareil a lieu du 3e au 5e jour, et les pansements ultérieurs sont renouvelés, en moyenne, toutes les vingt-quatre heures. Ces chiffres n'ont rien d'absolu et doivent être modifiés selon les circonstances ;

4° Quand la réunion par première intention a échoué, il est souvent utile de faire la réunion *imméd.ate secondaire* ;

5° Le pansement classique bien exécuté, met la plaie dans des conditions de repos, de température, de propreté, d'occlusion qui, sans être parfaites, sont néanmoins favorables à la cicatrisation.

Ses résultats sont satisfaisants dans la pratique privée; ils laissent beaucoup à désirer dans les hôpitaux et dans la chirurgie d'armée.

II. Pansements modificateurs.

Les pansements modificateurs, pratiqués à l'aide de divers topiques médicamenteux, sont souvent utiles dans le traitement des plaies, pour combattre les complications, pour activer ou réprimer le bourgeonnement et pour hâter les progrès de la cicatrisation.

III. Pansements spéciaux.

A. *Pansement à ciel ouvert.*
Le pansement à ciel ouvert, à côté de quelques avantages, présente de trop graves inconvénients pour pouvoir être recommandé d'une manière générale.

B. *Pansement par occlusion.*
1° L'occlusion convie.t parfaitement aux plaies petites et récentes;

2° L'occlusion des grandes plaies, très rationnelle en principe, n'a pas donné jusqu'ici les résultats qu'on pouvait en attendre.

C. *Pansement par la chaleur.*
Les applications humides et tièdes sont utiles en modérant la réaction inflammatoire et favorisant le travail de cicatrisation.

D. *Pansement par le froid.*
L'eau froide, appliquée localement, est le plus puissant des sédatifs; la glace est à la fois antiphlogistique, antiseptique et hémostatique.

Ces moyens, d'une très grande puissance, doivent être réservés pour les cas où l'on veut prévenir ou combattre une réaction inflammatoire excessive.

E. *Pansement ouaté.*

1° Le pansement ouaté a donné dans les grands hôpitaux de très heureux résultats. Il modère l'inflammation, calme la douleur, diminue la fréquence de l'infection purulente, de la pourriture d'hôpital et de l'érysipèle traumatique ;

2° Il n'agit point par occlusion, car l'air atmosphérique peut passer à travers l'appareil ;

3° Il n'empêche pas toujours la putréfaction du pus et le développement des bactéries ;

4° Dans la plupart des cas où le pus s'est décomposé, le patient n'en a pas moins recueilli les avantages ordinaires de la méthode ;

5° Il agit en protégeant la plaie et maintenant les surfaces lésées dans des conditions d'immobilité, de repos, de compression, d'humidité et de température très favorables aux phénomènes de réparation ;

6° Sous le pansement ouaté, la marche des plaies est plus lente et les fusées purulentes semblent un peu plus fréquentes ;

7° Le pansement ouaté peut rendre de grands services dans la pratique des hôpitaux, dans la chirurgie militaire et pendant les épidémies d'infection purulente, de pourriture d'hôpital et d'érysipèle.

F. *Pansement antiseptique de Lister.*

1° Le pansement de Lister est le meilleur pansement antiseptique que nous connaissions ;

2° Il donne, quand il est bien fait, des succès remarquables ;

3° Les détails minutieux de son exécution, la complication de l'appareil instrumental, le grand nombre des pièces de pansement, son prix élevé et le temps qu'il exige, sont autant d'obstacles à sa vulgarisation ;

4° La substitution de l'acide salicylique à l'acide phénique, promet d'être avantageuse, mais il faudrait de nouveaux faits pour décider cette question.

DISCUSSION.

M. Houzé de l'Aulnoit (Lille), expose qu'il fut amené, au mois de Novembre 1871, lorsqu'il commença ses expériences sur les amputations sous-périostées, à recourir à l'immobilisation articulaire.

En plaçant, au devant de l'os sectionné, un lambeau revêtu à sa face profonde d'une lamelle de périoste, ce chirurgien avait pour but :

1° d'obtenir la réunion immédiate des parties profondes et de mettre ainsi ses opérés à l'abri de l'ostéomyélite et de la nécrose ;

2° de recouvrir l'extrémité des os d'une couche de parties molles, aussi épaisse que celle des autres points de la diaphyse, à l'effet de prévenir les accidents consécutifs.

Mais cette réunion exigeait la plus complète immobilité des membres. En conséquence, il ne lui parut pas suffisant de rapprocher les téguments avec des sutures et des bandelettes de diachylon. Il songea à lutter contre la contractilité musculaire, en immobilisant les articulations en rapport avec les extrémités supérieures des tissus divisés.

Si on ampute un doigt, l'immobilisation, d'après son principe, doit comprendre le poignet et le coude, puisque les muscles intéressés ont leurs insertions supérieures à la partie inférieure de l'humérus. Si on opère sur le pied ou sur la jambe, on ne doit pas hésiter à immobiliser le genou.

Pensant qu'il est toujours utile de pouvoir surveiller l'état du moignon, il ne voulut pas recourir à l'emploi des appareils inamovibles. Il fit faire des gouttières en zinc, aux bords desquelles se trouvaient cousues des lanières avec des boucles. Les gouttières pour la cuisse et le bras se composaient de deux valves, soudées ensemble sous un angle de 105 degrés ; celle de la cuisse occupait le pli de l'aine et celle du bras le creux axillaire.

Dans le premier cas, des deux valves, l'une se trouvait appliquée sur la face antérieure de la cuisse et l'autre sur la partie abdominale.

Dans le second, une des valves s'ajustait sur la partie supérieure et latérale du thorax et l'autre sur la face interne et supérieure du bras. Les boucles permettaient d'exercer une douce constriction sur les membres et sur le tronc, préalablement revêtus d'une couche assez épaisse de ouate. — Cette immobilisation lui offrit les avantages suivants : application facile de la gouttière ; possibilité, en quelques secondes, de l'enlever pour observer le moignon ; absence à peu près complète de toute douleur et d'inflammation ; position élevée du membre, mettant à l'abri de la congestion et de toute pression douloureuse directe ou indirecte ; diminution de la suppuration et, par conséquent, de l'absorption par la plaie et par les voies respiratoires des gaz putrides ; enfin cicatrisation plus rapide et plus régulière.

Ce mode de pansement, qu'approuvent les données les plus élémentaires de la physiologie, convient tout autant aux amputations ordinaires qu'à celles faites par la méthode sous-périostée.

Il est donc permis d'espérer sa vulgarisation, d'autant plus qu'il ne modifie en rien la composition des pansements classiques, qu'on peut rendre jusqu'à un certain point imperméables, en y ajoutant une couche plus ou moins grande de ouate, ce qui produirait une température douce et uniforme.

Dès le deuxième jour après l'amputation, il renouvelle les pièces superficielles du pansement. — Quant aux pièces profondes, il les enlève le quatrième jour.

Les jours suivants a lieu un nouveau pansement, jusqu'à parfaite guérison. L'odeur est modifiée par des lavages avec une légère solution de permanganate de potasse. Jamais ce chirurgien n'a recours à l'acide phénique qui pour lui détermine, à la surface des plaies, une assez vive douleur.

Dans ce mode de pansement, on trouve donc en partie les avantages de l'appareil de M. Alphonse Guérin sans ses inconvénients ; car pour M. Houzé de l'Aulnoit, le pansement ouaté ne doit surtout son efficacité qu'à l'immobilisation du moignon et des surfaces articulaires.

Ce précepte, qui doit devenir dans l'avenir un devoir pour tout chirurgien, il pense avoir été le premier à le préconiser devant les sociétés françaises.

M. Guérin ne peut le revendiquer, n'ayant jamais songé qu'à mettre les plaies à l'abri du contact de l'air, afin d'empêcher le développement des bactéries.

Sur 18 amputations, dont sept de cuisse, quatre de bras, une de jambe et six de doigts, il n'a eu à déplorer que deux cas de mort, l'un de cuisse, au cinquième jour, dû à une thrombose cardiaque, et l'autre, de jambe, au neuvième jour, après parfaite cicatrisation, dû à un affaiblissement, compliqué d'un muguet généralisé sur toute la muqueuse des voies digestives.

La durée moyenne générale, pour les seize cas de guérison, a été de dix-huit jours, chiffre non supérieur à celui obtenu, dans les cas les plus heureux, par les procédés ordinaires pour de semblables amputations.

Ce beau résultat doit être d'autant plus apprécié, qu'il n'a eu à constater, chez aucun de ces amputés, le moindre accident consécutif et que tous ont présenté des moignons, non moins remarquables par leur épaisseur que par la situation de la ligne cicatricielle, à quatre centimètres en arrière du fémur, du tibia et de l'humérus.

Une grande part de ses succès doit être attribuée à la méthode sous-périostée, aidée de l'immobilisation articulaire, qui procure aux malades des lambeaux vasculaires que la gangrène ne peut envahir, étant composés de toutes les couches de parties molles, depuis le périoste jusqu'à la peau.

Un examen, pendant plusieurs années de ses opérés, ne lui a pas offert le moindre signe d'ulcération, de conicité ou de cicatrices adhérentes ; — aucun n'a été affecté de nécrose et tous, dès les quatre premiers jours, ont présenté, non seulement une réunion immédiate des parties profondes, mais également celle des téguments, dont le rapprochement avait eu lieu à l'aide de points de suture et de bandelettes de diachylon. Quant à la partie médiane, la cicatrisation est retardée par la présence d'une petite mèche destinée à l'écoulement des liquides. Jamais il n'a revu un os qu'il avait amputé, ce qu'il considère comme le plus grand éloge, qu'il puisse faire de sa méthode et de son mode de pansement.

En résumé, M. Houzé de l'Aulnoit propose le maintien du pansement classique, aidé de l'immobilisation articulaire avec de petites gouttières bouclées, appliquées sur une couche assez épaisse de ouate, et recommande, surtout chez les enfants et les adultes, la méthode sous-périostée, tout autant pour les désarticulations que pour les amputations.

M. Winsback (Metz). J'ai employé le pansement ouaté à l'hôpital de Metz depuis 1871. Dès les premiers essais, je fus frappé de ses heureux résultats, au point de vue de l'infection purulente et de la conservation des membres blessés. Dans les cas où j'ai constaté de l'odeur, le pus ayant fusé entre l'appareil et le membre, n'était pas resté emprisonné dans la coque d'ouate qui coiffe d'ordinaire exactement la plaie. Pour éviter cet inconvénient, j'ai eu recours à une compression plus énergique ; mais je dois ajouter que cette compression eut un jour pour résultat la gangrène des tissus.

Depuis l'année dernière, un de nos confrères met en usage le pansement de Lister dans le même hôpital et les résultats, qu'il a obtenus jusqu'ici, sont conformes à ceux qu'a signalés M. le rapporteur. Je suis aussi de l'avis de M. le rapporteur, lorsqu'il dit que le pansement de Lister est fort désagréable pour le chirurgien. Chaque fois qu'il m'est arrivé d'y avoir recours, j'ai ressenti dans les doigts des picotements incommodes et qui persistaient presque toute la journée. Un jour même, je fus atteint d'un commencement d'eczéma des mains, que j'attribue à cette cause.

M. Parise (Lille). Messieurs, avant de vous faire connaître le pansement dont je me sers habituellement, je dois vous exposer en deux mots mes idées, un peu différentes des idées généralement acceptées, sur l'étiologie de l'infection purulente. J'ai beaucoup étudié la pyohémie et je suis convaincu, d'après mes recherches, qu'elle résulte toujours de la présence du pus dans le sang. Mais ce n'est pas l'absorption directe du pus, par les vaisseaux de la plaie, qui produit les accidents.

Le principe générateur de l'infection purulente est un agent septique qui pénètre par la plaie et qui, une fois dans le sang, provoque l'inflammation suppurative des veines. Tantôt cette phlébite se développe dans le voisinage immédiat de la plaie et tantôt dans les veines éloignées. C'est ce que j'ai désigné sous le nom de phlébite de voisinage et de phlébite à distance. Toutes les veines du corps peuvent être atteintes, mais il y a des lieux d'élection qui sont dans leur ordre de fréquence : les veines vésico-prostatiques, la fémorale profonde, les tibiales, les péronières etc. Les veines prostatiques sont le plus fréquemment enflammées ; je les ai trouvées malades, 18 fois sur 51 cas d'infection purulente. Dans toutes les autopsies d'infection purulente que j'ai faites, j'ai trouvé des veines enflammées et remplies de pus.

Pour empêcher le miasme phlébitigène de pénétrer dans le sang ou pour le tuer sur place, j'ai recours à l'alun en solution concentrée. Je trempe dans cette solution les instruments, dont je me sers et, lorsque l'opération est terminée, je fais une hémostasie complète, je lave la plaie avec le même liquide et j'en imbibe un gâteau de charpie, que j'applique sur la surface traumatique. Ce simple pansement, basé sur les propriétés antiseptiques de l'alun, m'a toujours donné d'excellents résultats ; mais je dois ajouter qu'un de mes collègues fut moins heureux et vit, malgré son emploi, se développer un cas de pyohémie.

La séance est levée à 4 heures.

Le Président,
Michaux.

Le Secrétaire,
Debaisieux.

SÉANCE DU 23 SEPTEMBRE.

—

La séance est ouverte à 10 heures.

M. Michaux, *Président ;* MM. Bouqué et Debaisieux, *Secrétaires.*

M. von Langenbeck, président d'honneur, prend place au bureau.

Le procès-verbal de la séance précédente est lu et adopté.

L'ordre du jour appelle la suite de la discussion « *sur le pansement des plaies* ».

M. Léop. Buys (Bruxelles). Messieurs, l'honorable rapporteur a émis l'opinion que certains pansements, ceux par occlusion entre autres, n'ont joui que d'une vogue passagère, soit à cause de l'inconstance des résultats, soit à cause des difficultés de leur exécution dans la pratique.

Il est évident qu'un pansement, quelque rationnel qu'il soit, ne constitue jamais qu'un des éléments de la guérison. Il en est d'autres, avec lesquels il faudra toujours compter; tels sont : le mode opératoire employé, les diathèses du blessé, son hygiène, son régime, etc. Par suite, les résultats ne laisseront pas que d'être toujours plus ou moins inconstants.

Quant aux difficultés d'exécution des appareils à occlusion, elles paraîtront grandes, si l'on songe à la force de pénétration de l'air. Bien des essais seront encore faits, avant d'aboutir au succès, mais certes il n'y a pas lieu de désespérer; l'idée est émise, elle est bonne et deviendra pratique.

C'est à M. J. Guérin, qu'il faut faire honneur des premières tentatives de pansement à l'abri de l'air. A-t-il réussi? Je suppose que non, puisque ses procédés n'ont été adoptés nulle part, que je sache. En 1868, j'accusai ses appareils d'avoir une trop grande puissance d'action, ce qui, joint à un autre défaut dont je parlerai, les rendait peu propres à leur usage. A cette époque, je proposai de substituer à son aspirateur un autre de moindre force, d'action plus régulière et qui, basé sur un principe d'hydrostatique, était d'un emploi plus facile. J'avais également préconisé antérieurement l'usage de boules en caoutchouc, pour produire l'aspiration, mais leur action était trop irrégulière.

Je modifiai également le gantelet, destiné à renfermer le membre lésé; l'épaisseur des parois en fut diminuée et un second tube adapté près du collet permit de faire des lavages sans exposition de la plaie à l'air.

Des expériences, faites à l'hôpital, dans les services de MM. Rossignol et De Roubaix, furent consignées dans mon mémoire de 1869 à l'Académie et elles ne laissèrent pas que d'être assez satisfaisantes.

Cependant ce procédé avait un défaut insurmontable, que me montra la pratique, et ici je suis en parfait accord avec M. le rapporteur. Le collet du gantelet détermine une pression qui manque en tout autre point; cette constriction circulaire au-dessus de la plaie, unie à l'aspiration, crée une tendance à l'hémorrhagie et surtout à la phlogose.

Les conditions du problème de la réunion immédiate des plaies, à l'abri de l'air, étaient donc insuffisamment remplies. Ces conditions peuvent, à mon avis, se formuler de la manière suivante :

1° Absence complète de tout contact de l'air avec la plaie ou occlusion hermétique ;

2° Adaptation exacte des diverses portions de tissus vivants, fraîchement sectionnés, la solution de continuité étant complétement masquée ;

5° Compression douce, égale dans tous ses points. Cette compression, qu'aucun pansement connu, quelque bien fait qu'il soit, ne donne réellement, est nécessaire pour empêcher l'écoulement du sang et son dépôt à la surface des tissus et pour maintenir l'irritation traumatique dans les bornes d'une inflammation adhésive.

En vue de remplir ces indications, je renversai le procédé et je demandai à la compression de l'air ce que l'aspiration ne pouvait me donner. En effet, l'air si élastique doit, s'il est comprimé à la surface d'un corps solide, dont le sépare un tissu imperméable, mouler ce tissu sur l'objet qu'il recouvre, chasser tout fluide interposé entre eux deux et déterminer une pression, aussi marquée dans les enfoncements que sur les saillies.

Il fallut bien des tâtonnements, avant de réaliser l'idée émise, et l'instrument, que je propose aujourd'hui, n'est plus le même que celui qui servit à faire les premières expériences. Celui-là, tout imparfait qu'il était, avait donné pourtant quelques résultats heureux, mais il avait échoué complétement dans [une expérience, faite à l'hôpital de Louvain, où M. le professeur Michaux m'avait généreusement appelé.

L'appareil actuel se compose d'un vaste sac ou manchon en caoutchouc à parois doubles, avec large canal central dans le sens de sa longueur. La paroi du canal interne, de dimension à peu près égale à celle de l'enveloppe externe, se continue avec celle-ci et limite une cavité close, dans laquelle aboutit un conduit ou tuyau également en caoutchouc. Le tout est contenu dans un sac en toile de proportions pareilles, se fermant aux extrémités par des rubans et des coulisses. A l'extrémité du tuyau, dont j'ai parlé, s'adapte un soufflet ou mieux une pompe à air avec manomètre, servant à injecter de l'air dans la cavité close de l'appareil. On comprend facilement que l'air, insufflé par le conduit dans la cavité close, distend la paroi élastique externe et l'accole contre la toile, qui lui sert de par-dessus, tandis qu'elle moule la paroi interne sur tout objet, qu'on aurait placé dans le canal médian. La pression, pression élastique et uniforme, est nécessairement proportionnée à la quantité d'air insufflé, et si cette pression est portée à un degré suffisant, ce qu'indiquera le manomètre, la plaie sera hermétiquement close. La place, occupée par la plaie, importe peu, le manchon pouvant s'appliquer, aussi bien sur la continuité que sur l'extrémité d'un membre.

Ce mode de traitement, surtout utile en cas de plaie d'amputation, exige un mode opératoire à large lambeau. Il évite tout pansement immédiat, en dehors de l'application d'une simple bande contentive qui maintienne dans leurs rapports les lèvres de la plaie.

Ses avantages sont, comme je l'ai dit, d'écarter le contact de l'air, d'affronter exactement les surfaces sectionnées, et par conséquent de permettre leur agglutination et leur réunion cicatricielle, et enfin de faire obstacle à l'inflammation suppurative par une pression douce, empêchant l'afflux sanguin.

Son mode d'action indique son but, c'est la réunion des plaies par première intention; s'il n'y aboutit, si la suppuration s'empare de la lésion, évidemment il n'a plus de raison d'être et doit être remplacé par tout autre pansement plus approprié. Cependant il existe un défaut à cet appareil, défaut auquel j'attribue en partie l'insuccès, que j'ai signalé en vous parlant de l'expérience faite à Louvain; cet appareil ne peut être renouvelé pour chaque cas nouveau et quelque bien qu'on le nettoie, il peut rester un germe, un principe infectieux provenant d'un pansement antérieur. Un moyen existe d'obvier à ce danger, c'est d'imbiber d'un liquide désinfectant, d'un liquide phéniqué, eau, huile ou alcool, la bande qui entoure le membre. L'acide phénique ressortira d'autant mieux ses effets, si bien prouvés par Lister, que son action est maintenue dans un milieu parfaitement clos.

M. Smets (Liége) conseille l'emploi de l'huile de pétrole dans le pansement des plaies. C'est un puissant antiseptique. Sa mauvaise odeur n'est pas une raison de le proscrire, car l'acide phénique, lui aussi, exhale une odeur fort désagréable. En supposant qu'on ne veuille pas s'en servir, lorsque l'on a sous la main d'autres agents d'un emploi plus commode, on y aura recours avec avantage à la campagne et dans les ambulances.

Chaque fois que M. Smets l'a mis en usage, il a vu la suppuration diminuer, les bourgeons charnus prendre un meilleur aspect et la cicatrisation marcher avec rapidité.

M. von Langenbeck (Berlin). Messieurs, permettez-moi de réclamer toute votre indulgence, car je n'ai pas l'habitude de m'exprimer en français. La difficulté que j'éprouve aura cependant un avantage pour vous, celui de me forcer à être bref.

C'est avec une grande répugnance que je me décidai à expérimenter pour la première fois le pansement antiseptique de Lister. Je me disais qu'une méthode qui n'est pas applicable à tous les cas et dont la pratique est entourée de tant de difficultés, devait être bien défectueuse. Cependant, je ne tardai pas à m'apercevoir qu'il y avait là quelque chose, et aujourd'hui, je n'hésite pas à dire que notre illustre collègue d'Edimbourg a bien mérité de la chirurgie. Dans un temps qui n'est pas éloigné, tous les chirurgiens devront se résoudre à employer un traitement antiseptique quelconque. Je dis quelconque, car je ne crois pas que le pansement de Lister soit le dernier mot de la question.

L'acide carbolique est hostile à toute organisation et c'est pour cela qu'il est antiseptique. J'ai trouvé à cet égard de grandes erreurs répandues parmi les praticiens. Beaucoup pensent qu'il suffit de recouvrir les plaies d'acide carbolique, pour les guérir; or la guérison est impossible dans ces conditions, parce que cette substance empêche le développement des bourgeons charnus et la formation de la cicatrice. Lister l'a parfaitement compris, aussi conseille-t-il l'emploi du taffetas protecteur (*protective*) pour empêcher l'agent antiseptique de venir en contact avec la plaie.

Un autre inconvénient, c'est qu'il peut être absorbé en assez grande quantité, pour produire une intoxication grave, se traduisant par la faiblesse générale, un collapsus profond, la petitesse du pouls, l'abaissement de la température, des urines noirâtres, etc. J'ai souvent été témoin de ces phénomènes, pendant la dernière guerre et j'ai vu bien des fois l'acide carbolique, mal employé, être beaucoup plus nuisible qu'utile à la marche des plaies.

Dans les cas nombreux, où j'ai pratiqué le pansement de Lister, j'ai obtenu de très beaux résultats. Malheureusement il n'est pas applicable à toute sorte de plaie: en outre il exige d'être souvent renouvelé. Il m'est arrivé plusieurs fois, après certaines amputations et résections, de devoir abandonner le pansement de Lister, que j'avais commencé, parce que l'appareil était resté trop longtemps en place et que le pus avait contracté de l'odeur.

J'ai essayé aussi le pansement à l'acide salicylique selon la méthode de M. Thiersch de Leipzig. L'acide salicylique donne les mêmes résultats antiseptiques que l'acide phénique, avec cette différence que la solution, préconisée par Thiersch, est moins irritante et par conséquent moins nuisible à la plaie. Chez les sujets très sensibles, il produit quelquefois une légère excitation locale, mais c'est exceptionnel. A l'intérieur, on peut l'administrer à haute dose sans inconvénient.

Je ne décrirai pas le procédé de Thiersch. Je me contenterai de dire qu'il a l'inconvénient d'exiger le renouvellement fréquent du pansement; dans les premiers jours il faut le renouveler deux ou trois fois, pour éviter la fétidité et l'altération du pus. L'acide salicylique n'est soluble dans l'eau pure que dans la proportion de 1 sur 300. Cette solution au troiscentième est celle qu'emploie M. Thiersch, mais elle n'est pas assez forte pour empêcher la décomposition des produits sécrétés par la plaie. Mon chef de clinique, M. Bose, est parvenu en ajoutant du borax à obtenir une solution plus concentrée. On pourrait, par cet artifice, obtenir une solution à 10 p. °/₀; mais elle pourrait être nuisible aux plaies, et je me sers exclusivement de la solution à 5 °/₀, composée de la manière suivante : borax 4 p., acide salicylique 5 p., eau distillée 100 p.

Le pansement, que j'emploie, n'est pas le même que celui de M. Thiersch; c'est non seulement un pansement antiseptique, mais de plus un pansement occlusif et compressif.

Que faut-il pour obtenir la guérison immédiate des plaies? Il faut d'abord les désinfecter, pour prévenir la fermentation putride et les accidents qui peuvent en être la conséquence. Il faut, en second lieu, arrêter l'hémorrhagie d'une manière complète et définitive. Enfin il est

nécessaire de mettre les bords et les surfaces de la plaie dans un contact
parfait et de les maintenir dans cet état par une légère compression.
Voici comment je procède pour obtenir ces résultats.

Avant l'opération, je nettoie la partie malade et ses alentours avec de
l'eau et du savon, puis avec une solution d'acide salicylique. Je fais
l'hémostasie préventive par la méthode d'Esmarch et je pratique l'opération, sans employer le brouillard de vapeur antiseptique, préconisé par
Lister et que je trouve fort incommode. L'opération terminée, je lave la
plaie avec la solution d'acide salicylique, je pratique la ligature des
artères avec les fils en corde à boyau, préparés à l'acide phénique et
je me sers des mêmes fils pour faire la suture. Cette suture doit être très
serrée, afin de fermer complétement la plaie, de maintenir ses lèvres
dans un contact intime, et de mettre obstacle à l'hémorrhagie. J'applique
par dessus une couche d'ouate salicylisée, que je trempe d'abord dans la
solution sus-indiquée et que je fixe par des bandes en flanelle modérément serrées. Ce pansement, je le répète, agit à la fois par occlusion, par
compression et comme antiseptique.

Je vous demande la permission de vous citer quelques faits. J'eus à
traiter une tumeur, grosse comme la tête d'un enfant nouveau-né, située
dans la région sus-claviculaire. J'en fis l'extirpation. La tumeur reposait
immédiatement sur les gros vaisseaux du cou qui furent mis à nu : l'artère
et la veine sous-clavières, l'artère carotide primitive et la veine jugulaire
interne. L'hémorrhagie ne fut pas très considérable. L'opération finie, je
fis la suture avec des fils en corde à boyau fortement serrés, je mis une
couche d'ouate salicylisée et j'exerçai une légère compression. Je craignais
beaucoup de ne pouvoir obtenir la réunion immédiate à cause des mouvements continuels qui se passent dans cette région. L'appareil resta
intact jusqu'au dixième jour; alors seulement je fis le premier pansement
et je trouvai la plaie complétement cicatrisée.

Un jeune homme entra dans mon service, avec une blessure de la main
produite par une scie circulaire. L'articulation métacarpo-phalangienne
de l'index était ouverte, les surfaces articulaires étaient sciées et les tendons extenseurs coupés. La plaie était très sale. Je commençai par la bien
laver avec une solution d'acide salicylique, après quoi je réunis par la
suture les bouts des tendons divisés; je réunis également la peau et j'appliquai une couche d'ouate salicylisée, maintenue par des bandes en flanelle
comprimant modérément. Il y eut un léger mouvement fébrile dans les
premiers jours; la température s'éleva jusqu'à 38° et je dois dire qu'il en
est assez souvent ainsi, ce qui tient peut-être à l'influence de l'acide salicylique. L'appareil ne fut levé qu'au dixième jour; il n'y avait pas de
trace d'inflammation ni de suppuration. Dans la crainte, que les tendons
ne fussent pas suffisamment soudés, je remis un second appareil, que je
laissai en place pendant 15 jours, après lesquels la guérison était définitive.

Voilà deux faits et je pourrais les multiplier. Mais je ne veux pas abuser
plus longtemps de votre attention et je conclus que, grâce au pansement

antiseptique, on peut souvent guérir les plaies par première intention, comme si elles étaient sous-cutanées. Certes, le pansement que je viens d'indiquer ne sera pas le dernier mot de la science. Nous devons au contraire considérer, comme une obligation, de perfectionner la méthode antiseptique, de la simplifier surtout, de la rendre facile en pratique et je suis persuadé que, de cette manière, nous arriverons un jour à obtenir la guérison immédiate de la plupart des plaies, même des grandes plaies d'amputation.

M. Le Fort (Paris). Je crois le pansement de Lister excellent, mais je n'y ai pas recours, à cause des difficultés d'exécution qu'il présente, et de l'odeur forte et pénétrante de l'acide phénique.

Il y a deux indications à remplir dans le traitement des plaies : 1° Obtenir la guérison de la lésion traumatique et dans le moins de temps possible.

2° Prévenir les complications, surtout l'érysipèle et l'infection purulente. Un grand nombre de pansements ont été proposés, pour atteindre ce double but et, dans ces derniers temps, les méthodes de Lister, de Jules Guérin et d'Alphonse Guérin ont donné des résultats que leurs auteurs n'obtenaient pas autrefois.

L'infection purulente, comme la fièvre puerpérale, sévit épidémiquement dans certains services. J'ai la conviction que ces épidémies tiennent à une seule cause, la contagiosité de l'infection purulente et que la mortalité serait fort peu élevée, si elle était limitée aux cas primitifs. Peut-on empêcher les cas primitifs, peut-on empêcher les épidémies, telles sont les deux questions qui s'imposent à notre attention.

Nous savons que l'infection purulente se montre surtout dans les opérations, pratiquées sur les tissus riches en veines ou, après la section des os, par exemple, après les amputations. Or, après les amputations, on peut mettre les opérés, dans une grande mesure, à l'abri de l'infection purulente par un procédé, que j'ai déjà indiqué depuis longtemps et que j'ai rappelé dans mon édition de la médecine opératoire de Malgaigne. Il consiste à réunir les parties les plus profondes, celles qui sont au voisinage de la section osseuse, sans s'inquiéter de la réunion des lèvres. C'est la *réunion immédiate profonde*, que j'obtiens le plus souvent en plaçant transversalement à l'extérieur du moignon, immédiatement en avant de l'extrémité de l'os, des compresses maintenues par des lamelles en guttapercha. Ce procédé a l'avantage de prévenir la suppuration des parties qui sont en contact avec l'os et de permettre l'issue au dehors de la sérosité sanguinolente, qui s'écoule toujours en plus ou moins grande abondance, pendant les premières heures qui suivent l'opération. L'issue en est facile, puisque je ne fais que partiellement la réunion de la peau. Depuis que j'emploie ce mode de réunion, les cas d'infection purulente primitive sont devenus extrêmement rares dans ma pratique hospitalière, même lorsque j'étais à l'hôpital Lariboisière, même pendant la Commune.

Peut-on empêcher les épidémies d'infection purulente? La contagion étant, comme je l'ai dit, la grande cause de ces épidémies, la première chose à faire est d'empêcher le transport de la maladie d'un opéré à l'autre, par tous les objets qui servent à l'exécution des pansements : instruments, sondes, éponges, charpie, etc. Ce n'est pas seulement au moment des pansements, mais encore au moment de l'opération elle-même, qu'il faut prendre de grandes précautions à cet égard. Pendant le siége de Paris, presque tous les amputés succombaient à l'ambulance du Grand-Hôtel. M. Marey demande les éponges, dites neuves, servant aux opérations, les trempe dans l'eau, examine cette eau au microscope et découvre des bactéries en quantité.

Les pansements rares contribuent au même résultat. Voici des modes de pansement complétement différents : ceux de M. Chassaignac, de M. J. Guérin et de M. A. Guérin, et tous donnent d'excellents résultats, parce qu'ils ont ceci de commun qu'on ne touche pas à la plaie pendant longtemps et qu'on ne la contamine pas. C'est là tout le secret des bons résultats produits par ces méthodes.

Enfin, dans le but de mettre mieux encore à l'abri de la contagion de la pyohémie, on emploie comme topiques certaines substances qui ont la propriété de tuer les germes. Il y a un antiseptique auquel je suis revenu, parce qu'il ne mérite pas l'oubli dans lequel il est tombé, c'est le camphre. Je n'emploie jamais ni cérat, ni onguent, ni charpie ; je lave la plaie avec un mélange d'eau et d'alcool camphré, à l'aide d'un irrigateur fort simple, composé d'un vase, auquel est adapté un long tube de caoutchouc, terminé par une canule. Pour tout pansement, je place sur la plaie des compresses, trempées dans l'alcool camphré étendu d'eau et couvertes d'un tissu imperméable. Cette enveloppe imperméable empêche l'évaporation du liquide et maintient la partie malade dans un état d'humidité très favorable à la guérison. Les résultats, que j'ai obtenus depuis six années, ne me laissent plus de doute sur l'efficacité de ce pansement. L'infection purulente est à peu près inconnue dans mon service.

Quant à l'érysipèle, il peut être amené par toutes les causes capables d'irriter une plaie : le contact de la charpie sèche, l'irritation des bourgeons charnus qu'on fait saigner au moment du pansement, un courant d'air, l'exploration avec le stylet d'une plaie déjà irritée ou enflammée, etc. Le pansement que je viens d'indiquer permet de le prévenir dans la plupart des cas. Pendant trois années, je n'en ai eu qu'un seul cas dans mon service de l'hôpital Cochin, dans lequel les plaies, les fractures compliquées, sont très fréquentes, et ce cas était survenu chez un malade, chez lequel un de mes internes, pendant mon absence, avait cru pouvoir supprimer tout pansement sur une petite plaie du cuir chevelu, presque entièrement guérie. A Lariboisière, à Beaujon, sans être aussi complétement heureux, j'ai eu rarement des érysipèles et je ne l'ai vu prendre le caractère épidémique, que dans trois circonstances fort singulières, que je demande la permission de signaler.

En 1869, je n'attachais pas à l'emploi du camphre, l'importance que j'y attache aujourd'hui et, si j'employai l'alcool camphré dans mon service des hommes, c'était pour empêcher mes infirmiers de boire l'alcool destiné aux pansements, ce qui serait arrivé avec l'alcool ordinaire. Dans mon service des femmes, n'ayant pas les mêmes craintes pour mes infirmières, je me contentai d'alcool sans addition de camphre. Or, tandis que je n'eus dans mon service des hommes que le cas d'érysipèle, dont j'ai parlé tout-à-l'heure, j'eus dans le service des femmes une quinzaine de cas, dont trois successivement dans le même lit. Cette différence m'avait frappé, mais je ne pouvais lui assigner aucune cause vraisemblable. En 1872, je pris le service à Lariboisière et j'y trouvai des érysipèles, laissés par mes prédécesseurs. Je repris dans mon service des hommes et pour les mêmes raisons de défiance, l'usage de l'alcool camphré. J'évitai l'apparition de nouveaux cas, mais vers le mois de mars, j'eus tout-à-coup, en quelques jours et simultanément cinq ou six malades atteints d'érysipèle. Croyant à un peu de négligence dans les pansements, je les fis moi-même et je m'aperçus, en mélangeant à l'eau de l'alcool que je croyais chargé de camphre, qu'on me donnait de l'alcool simple depuis quelques jours, la pharmacie manquant d'alcool camphré. Or, cette substitution avait coïncidé avec l'apparition des érysipèles. Les faits de l'hôpital Cochin me revinrent à la mémoire, je pensai que le camphre avait bien pu être la cause de l'absence des épidémies, je revins à l'alcool camphré et je continuai à n'avoir que de loin en loin des cas isolés d'érysipèle.

Ce n'est pas tout; deux fois à l'hôpital Beaujon, en 1873 et 1875, les mêmes faits se reproduisirent. Deux fois je vis l'érysipèle frapper simultanément un certain nombre de mes malades et deux fois cette apparente épidémie coïncida avec la substitution d'alcool ordinaire à l'alcool camphré, substitution toujours faite à mon insu et parce que la pharmacie manquait d'alcool camphré.

Pour moi donc, si la réunion immédiate profonde, après les amputations, si les pansements maintenus humides, si la précaution de ne jamais irriter les plaies ou de les faire saigner, mettent dans une large mesure à l'abri de l'infection purulente primitive, de l'érysipèle primitif, c'est à la contagiosité de ces maladies, c'est à la contamination du malade par les instruments et les objets de pansement, qu'on doit les apparentes épidémies d'érysipèle et d'infection purulente. L'absence ou du moins la rareté extrême des pansements, une extrême propreté et l'emploi des antiphlogistiques, mettent les malades à l'abri de la contagion.

Le camphre est peut-être un anti-miasmatique moins énergique que l'acide phénique, mais il me paraît avoir une énergie suffisante et, comme il n'a pas les inconvénients de l'acide phénique, dont l'odeur est désagréable et qui, cela est plus grave, a sur les plaies une action irritante, je préfère le camphre à l'acide phénique.

M. Von Langenbeck. M. Lefort a reproché à l'acide phénique sa mauvaise odeur. C'est là en vérité un désagrément, mais un désagrément que le chirurgien doit savoir supporter et qui ne nous autorise pas à proscrire l'emploi de cette substance. Le grand point est de savoir si le pansement de Lister a la puissance de prévenir la pyohémie? Quant à l'érysipèle, il est prouvé qu'il ne l'empêche point; nous en avons un certain nombre à Berlin et l'on en voit également à Halle, à Leipzig et à Edimbourg. Mais je crois parfaitement établi qu'il diminue beaucoup le nombre des infections purulentes. **MM.** Volkman et Lister vont jusqu'à dire qu'il supprime complétement cette complication; mais, quand on a mon âge, on devient un peu sceptique et je n'oserais pas être aussi absolu. Je me contente de dire que le traitement antiseptique n'empêche peut-être pas tout-à-fait la pyohémie, mais qu'il en diminue la fréquence dans une mesure considérable.

Si l'acide phénique a l'inconvénient d'avoir une mauvaise odeur, l'acide salicylique en a un autre, je l'avoue, c'est d'irriter fortement les muqueuses nasale et pharyngienne. Chaque fois qu'il m'arrive de manipuler dans mon amphithéâtre la ouate salicylisée, tout mon auditoire se met à éternuer et à tousser.

M. Lefort. Je partage l'opinion, de **M.** Langenbeck quant aux devoirs du chirurgien ; mais je crois, ainsi que je l'ai dit tout-à-l'heure, que le camphre possède les avantages de l'acide carbolique, sans offrir les mêmes inconvénients.

M. Von Langenbeck. Le camphre est un excellent remède, que j'aime beaucoup, mais pour les plaies ouvertes. On ne peut pas faire un traitement antiseptique efficace avec le camphre seul.

M. Forget demande à **M.** Von Langenbeck s'il croit à la contagiosité de l'infection purulente.

M. Von Langenbeck. Je crois l'infection purulente contagieuse et même très contagieuse, mais nous pouvons, par le pansement antiseptique, opposer une barrière à sa propagation. L'érysipèle est contagieux également et pourtant le traitement antiseptique ne peut le prévenir, sans doute parce que la nature du contage n'est pas la même.

M. Lefort. Je pense que l'action irritante de l'acide carbolique pourrait bien être la cause d'un grand nombre d'érysipèles primitifs, de telle sorte que les cas, que **M.** Langenbeck regarde comme des cas d'érysipèle, communiqué malgré l'usage de l'acide phénique, je serais tenté de les regarder comme des cas d'érysipèle primitif, provoqué par l'usage de l'acide phénique.

M. Schneider, de Bruxelles. Au cours de cette discussion, il a déjà été fait plusieurs fois mention de l'acide phénique. Votre honorable rapporteur lui a donné dans son travail une place honorable et bien méritée.

J'ai demandé la parole, pour ajouter mon suffrage au sien et pour vous exposer en peu de mots dans quelles circonstances j'ai été amené à me servir de l'acide phénique et quels services cet agent m'a rendus contre une des complications les plus fâcheuses des plaies : je veux parler de la pourriture d'hôpital.

Vous vous souvenez tous, Messieurs, du souffle de charité qui passa sur notre pays, à la nouvelle des sanglantes collisions qui ont amassé tant de ruines sur le sol de France. A Bruxelles, en particulier, l'administration communale, des particuliers et diverses associations rivalisèrent de zèle, pour venir en aide aux victimes de la guerre. La Société de St-Vincent de Paul fut une des premières à organiser une ambulance et nous fit l'honneur, au Dr Odry et à moi, de nous en confier la direction chirurgicale. Des locaux d'école presque neufs et placés dans toutes les conditions d'hygiène favorables, furent mis à notre disposition. Situés dans la partie élevée de la ville, entourés de vastes cours et jardins, ils se composaient de quatre grandes salles qui recevaient la lumière et l'air par deux rangs opposés de larges fenêtres. La générosité de la haute société bruxelloise fut intéressée au sort de notre ambulance et nous fournit, non seulement en abondance mais à profusion, de tout ce qui pouvait nous être nécessaire. Nous nous trouvions donc dans les meilleures conditions.

Bientôt nous arrivèrent quarante sept blessés français, sortis pour la plupart des ambulances qui fonctionnaient autour de Mousson, Givonne etc. Tous n'étaient pas mortellement atteints, tant s'en faut; mais tous étaient exténués par les fatigues, les privations et le manque de soins, couverts de vêtements sordides, à demi-pansés, les plaies remplies de vermine, ils offraient un spectacle lamentable. Cependant, grâce aux ressources nombreuses dont nous disposions, nous eûmes la satisfaction de voir leurs forces revenir, les plaies prendre un bel aspect et marcher franchement vers la cicatrisation. Bref leur état s'améliorait au point de faire prévoir leur guérison à tous.

Un seul se mit à faire tache au tableau. Il fut pris, trois jours après son entrée, de symptômes graves de dysenterie et je l'envoyai à l'hôpital St-Pierre. Cet homme nous revint, 13 jours après, lorsque sa dysenterie fut guérie : il était porteur d'une plaie en séton, tracée par une balle, dans une étendue de 30 centimètres sous la peau du dos. Le surlendemain de son retour, je constate avec chagrin que les orifices d'entrée et de sortie, ainsi que le trajet de la plaie, sont envahis par la pourriture d'hôpital et, malgré un isolement immédiat, cinq autres de mes blessés, précisément les plus gravement atteints, subissent la contagion et voient leur plaies envahies par la pourriture. Immédiatement je fais séquestrer ces six hommes, en les séparant complétement du reste de l'ambulance : des infirmiers spéciaux, des instruments et des appareils de pansement distincts sont employés exclusivement à leur service. La petite épidémie ne s'étend pas plus loin.

Restaient à guérir mes six infectés. Je les soumets à un régime très réconfortant, je leur prescris de larges rations de vin et de fréquentes doses de quinquina en décoction. Localement j'ai recours au jus de citron, au perchlorure de fer et, chez l'un même, au fer rouge. Tout cela reste sans effet, le mal gagne toujours en étendue, rongeant les cicatrices déjà faites et s'étendant au delà. Je puis vous donner une idée de ses ravages, en vous citant l'un de mes malades, chez lequel un éclat d'obus avait dilacéré le membre supérieur, depuis le poignet jusqu'au-dessus du coude. Chez celui-ci, la pourriture d'hôpital avait opéré une véritable dissection, avait mis l'artère humérale à découvert, après avoir interrompu la continuité de la veine et m'obligeait à tenir, en permanence, auprès du lit un aide qui avait pour mission de réprimer immédiatement l'hémorrhagie artérielle, si elle était venue à se produire.

Dans ces conditions d'insuccès, je me rappelai que j'avais vu mon éminent maître, M. Michaux, employer contre l'angine diphthéritique une solution concentrée d'acide phénique et je résolus d'appliquer ce même moyen au cas présent. Voici comment je m'y pris à cet effet :

Lorsque des cristaux d'acide phénique restent exposés quelque temps au contact de l'air, ils ne tardent pas à se liquéfier et à former un liquide de consistance sirupeuse, ordinairement incolore, quelquefois rose, toujours caustique. Ce liquide, promené sur une plaie au moyen d'un pinceau ou d'un bourdonnet de charpie, y laisse une coloration opaline rappelant la trace légère du crayon de nitrate d'argent. La mince escharre, ainsi formée, disparaît dès le lendemain.

Eh bien ! MM. C'est au moyen de l'acide phénique en cet état, que j'ai pu mettre fin à la complication qui me donnait de si sérieuses inquiétudes. Chaque fois que je l'ai appliqué sur une surface, envahie par la pourriture d'hôpital, j'ai vu, du jour au lendemain, cette surface se modifier et se recouvrir de bourgeons charnus de bonne nature ; au contraire, les endroits, épargnés par le caustique, conservaient toutes leurs mauvaises apparences.

Je ne dois pas oublier d'ajouter qu'après la cautérisation et jusqu'à la cicatrisation complète, les pansements étaient faits au moyen de gâteaux de charpie, bien imbibés d'huile phéniquée, dans la proportion de 10 %. J'ai essayé aussi la glycérine phéniquée dans les mêmes proportions ; mais cet essai n'a pas été heureux. Ce moyen semblait plutôt favoriser la marche envahissante du mal.

Il ne m'appartient pas, Messieurs, d'interpréter ou plutôt d'expliquer cette action favorable de la solution phénique concentrée ; je crois cependant pouvoir attribuer son efficacité à ce qu'il détruit le terrain, sur lequel pousse le germe de la pourriture et à ce que son état liquide lui permet d'atteindre toutes les anfractuosités des plaies. Je serais même porté à croire, vu l'insuccès des autres moyens, que celui-ci agit aussi directement sur le germe de la maladie.

Loin de moi l'idée de vous présenter l'acide phénique, comme un moyen toujours sûr et infailliblement efficace ; mes observations ne sont pas assez nombreuses, pour me permettre cette conclusion. J'en appelle donc à une expérimentation plus complète.

Les résultats rapides, satisfaisants et constants m'ont frappé, alors que

les autres moyens restaient inefficaces et c'est pour ce motif que j'ai cru
utile de vous présenter ces quelques remarques.

J'aurais pu, me basant sur les observations que je viens de relater,
émettre quelques considérations et sur la production et sur l'extension
de la pourriture d'hôpital ; mais ce serait sortir du programme qui vous a
été tracé et abandonner mon but qui était d'apporter un argument de plus,
en faveur des pansements par l'acide phénique.

M. Vérité (Paris). Le traitement des plaies, atteintes de pourriture d'hôpital, tel que vient de l'exposer l'honorable M. Schneider, n'est pas un
pansement, c'est une application caustique. C'est le remplacement d'une
plaie malade par une plaie normale.

Après avoir essayé différents modes de traitement, dans des cas analogues, je me suis définitivement arrêté aux applications de camphre pulvérisé, qui m'ont donné les meilleurs résultats.

M. Schneider. Il n'y a aucune raison de refuser le nom de pansement
aux applications d'acide phénique en déliquium à la surface des plaies.
C'est un pansement caustique, queje fais rentrer dans la grande classe des
pansements modificateurs, dont M. le rapporteur a parlé.

M. Forget (Paris). Dans la pratique de notre art, le pansement des
plaies, produites par l'amputation et la désarticulation que vise spécialement le programme de notre section, est un fait rare et même exceptionnel pour un grand nombre de praticiens ; au défaut de nos collègues
qui s'étaient fait inscrire pour prendre la parole sur cette question,
permettez-moi de vous communiquer un mode particulier de pansement,
que j'ai adopté, depuis vingt-cinq ans, dans le traitement de l'anthrax,
maladie qui, vous le savez, par l'étendue de l'inflammation qui la constitue,
aussi bien que par l'abondance de la suppuration et le sphacèle qui
envahit les tissus organiques, a très souvent pour issue la mort du
malade par infection.

Frappé de l'influence nocive du contact de l'air et de l'action délétère
du pus, j'ai pensé que le moyen le plus sûr de la soustraire aux effets
septiques de l'un et de l'autre, était de prévenir l'altération des liquides
dans la plaie et de la combattre quand elle existe. Fort de l'enseignement
clinique et expérimental, qui a démontré la propriété antiseptique de
l'iode et la faculté qu'il a de conserver, indemnes de la putréfaction, les
substances protéiques auxquelles on l'incorpore, la solution que j'emploie
est celle de Géribourt qui a l'avantage de prévenir le dépôt de l'iode
métallique sur les tissus, ce qui y produit une douleur vive.

Le pansement est renouvelé dès le lendemain, et chaque fois qu'il a
lieu, je m'assure de la qualité du pus au moyen de bandelettes de papier
amidonné, mis en contact avec ce liquide. Tant que le papier bleuit à ce
contact, j'en conclus qu'il y a de l'iode dans le liquide. Au moment, où
l'expérience est négative et où le papier ne revêt plus la coloration, qui

me révèle, dans les exsudats de la plaie, la présence de l'agent antiseptique, je renouvelle le lavage de celle-ci avec la teinture iodée; il n'y aurait aucun inconvénient à faire plus qu'il n'est nécessaire, en pareil cas.

J'ai présenté neuf cas de ces vastes anthrax, traités par cette méthode, dont deux existaient sur deux vieillards de 65 et 71 ans, tous deux très affaiblis et dans de mauvaises conditions; je n'ai perdu aucun de ces malades. Il va de soi que je les soumets à un régime tonique; pour autant qu'aucune contre-indication ne s'y oppose, c'est à l'iode que je me suis adressé. Voici comment je l'ai fait intervenir dans le traitement de l'anthrax et, par ce mot, j'élimine le furoncle plus ou moins étendu que l'on a conseillé de badigeonner avec la teinture d'iode. Je n'ai en vue que les anthrax d'une grande étendue, ayant au moins la largeur de la main ouverte avec les doigts écartés et dans lesquels, quand on a trop tardé à les inciser, la peau soulevée par le pus, infiltré dans les aréoles fibreuses, donne au toucher la sensation de clapotement qui est l'indice du développement de gaz putride.

Après avoir, en cas pareil, largement incisé la tumeur jusqu'à deux centimètres au-delà du point où l'inflammation paraît limitée, je m'applique à extraire tous les tissus sphacélés, à enlever tous les lambeaux du tissu conjonctif, interposé aux aréoles fibreuses, ce qui ne se fait pas sans un écoulement de sang quelquefois assez abondant. A l'aide d'un pinceau de charpie, je lave toutes les surfaces cruentées, qui ont été mises à nu avec un pinceau chargé de teinture d'iode, étendue de moitié ou au tiers. La solution pénètre dans tous les interstices et les sinuosités de la plaie, que je recouvre ensuite de charpie arrosée de la même solution.

Ce traitement a été adopté et suivi par mon savant confrère et ami, Nélaton, auquel je l'exposai à propos d'un cas grave, qui concernait un médecin de Paris, atteint d'un anthrax du cou. Nélaton, frappé de ce qu'il y avait de rationnel dans cette façon de procéder, y eut recours avec succès, et je sais qu'il n'a pas cessé de préconiser ce pansement, depuis la première application qu'il en avait faite à mon instigation, en rappelant devant nous cette dernière particularité.

C'est un appui, que j'ai voulu donner à la méthode que je propose; l'assentiment, qu'elle a reçu d'un des plus éminents chirurgiens de notre époque, est une garantie en faveur de son efficacité.

M. MANAYRA (Rome). MM., j'ai demandé la parole, non pas pour ajouter ou reprendre quelque chose à ce qu'ont dit, sur le pansement des plaies après les opérations, les éminents orateurs qui m'ont précédé, mais pour faire une remarque qui, si elle ne porte point à faux, pourrait fort bien avoir quelque importance et mériter votre attention. Ma remarque, Messieurs, consiste en ceci, que, malgré la latitude du programme, qui établissait que la deuxième Section comprendrait la chirurgie des champs de bataille et la présence au Congrès de plusieurs médecins militaires, rien n'a été dit, pendant cette discussion, qui intéressât directement la chirurgie militaire.

En ma qualité de médecin d'armée, j'ai été quelque peu surpris de cette lacune, à laquelle peut-être n'ont pas été étrangères les conclusions de M. Debaisieux, et je crois de mon devoir de la signaler.

Je viens d'émettre la supposition, que les conclusions de M. Debaisieux peuvent entrer pour quelque chose dans la lacune, dont je me plains, parce que, en effet, l'élégant et érudit rapporteur de la deuxième question, glissant sur tous les autres modes de pansement, s'est arrêté avec une certaine complaisance, je dirais presque avec une prédilection marquée, sur la méthode de MM Alphonse Guérin et sur celle de Lister.

La première de ces méthodes nous est représentée, dans les conclusions de M. Debaisieux, comme avantageuse dans la pratique des hôpitaux et des ambulances ; et je veux admettre, avec lui, que l'application de l'ouate sur les plaies soit d'une exécution facile, sur le champ de bataille et préserve, ainsi que le prétend M. Alphonse Guérin, de plusieurs accidents morbides et surtout de l'infection purulente. Mais n'avons-nous pas d'autres méthodes, encore plus expéditives, que celle de M. Guérin (qui après tout n'est guère qu'une variante de l'étoupade de Larrey) et tout aussi avantageuses, soit au point de vue économique, soit au point de vue de l'hygiène et de la thérapeutique ?

Le pansement, par le froid, n'est-il pas un pansement d'une application prompte, facile et féconde en excellents résultats ? Et pourtant M. Debaisieux, si je ne m'abuse, n'a donné dans ses conclusions aucune importance à ce genre de pansement. Il peut se faire que la mode, qui exerce son influence despotique sur la médecine, aussi bien que sur toutes les choses et les institutions humaines, fasse prévaloir chez la plupart des médecins les pansements nouvellement proposés ; mais il ne me semble ni juste, ni raisonnable, qu'on ne fasse point un plus grand cas d'une méthode qui, depuis qu'elle fut introduite dans la pratique, n'a cessé de satisfaire aux exigences cliniques, et s'est maintenue en faveur, auprès de tous les hommes prudents et positifs qui essayent la bonté des méthodes, avec la pierre de touche de l'expérience et n'abandonnent point si facilement l'ancienne route pour la nouvelle.

En nommant le pansement par le froid, je n'entends point parler de l'application de la glace sur les plaies qui, si elle est profitable, quand on peut la continuer sans interruption, et maintenir ainsi, à la surface et aux environs de la blessure, le même degré de fraicheur, cesse de l'être, lorsque on n'a ni les moyens, ni la commodité de ne pas l'interrompre : car, dans ce cas, il se développera une réaction plus ou moins intense, mais toujours fort dangereuse pour l'opéré. Un tel genre de pansement ne saurait être adopté par la chirurgie militaire, à cause des vicissitudes du champ de bataille et des ressources limitées des ambulances, où l'on ne peut avoir, ni la glace, ni le personnel nécessaires, pour renouveler le pansement aussi souvent qu'il le faudrait.

Le pansement, auquel je fais allusion, est celui qui, il y a trois mois, a été décrit par M. Jonathan Hutchinson dans le journal *The Lancet*, et qu'il appela *méthode antiphlogistique*.

Il consiste dans la réunion des bords de la plaie, soit avec des points de suture, soit à l'aide de bandelettes de sparadrap et dans des embrocations froides et légèrement astringentes ; que l'on fait sur la plaie et tout autour, au moyen de plumasseaux de charpie, imbibés d'une solution de sel de saturne aiguisée d'alcool, ou d'eau de Goulard. M. Hutchinson recommande de réhumecter ces plumasseaux tous les quarts d'heure, ou pour le moins chaque demi-heure.

Ce pansement sera mis en œuvre, six ou douze heures après l'opération, et il sera continué, jusqu'à ce que la blessure soit parfaitement cicatrisée, ce qui a lieu d'ordinaire dans l'espace d'une ou de deux semaines.

Les effets salutaires de cette méthode dépendraient, selon M. Hutchinson, de ce que, en saturant de plomb les tissus, on en prévient l'inflammation. Et c'est pour cela, qu'il appela *antiphlogistique* sa méthode, qu'il croit, dit-il, opposée à l'antiseptique, quoique quelques-uns de ses amis aient supposé que sa méthode à lui soit antiseptique, elle aussi.

Or, cette méthode qui est bien loin d'avoir le mérite de la nouveauté, n'est autre chose qu'une modification de la méthode classique ; et je l'ai vu appliquer pour la première fois, il y a environ quarante ans, à l'hôpital de St Jean de Turin, dont j'étais interne, et ensuite, étant déjà médecin militaire, je la revis employer par mon chirurgien major, dans une série de cas d'amputation qui guérirent rapidement et complétement; j'y ai eu recours moi-même plusieurs fois, dans les hôpitaux et dans les ambulances avec un résultat satisfaisant.

Je suis peut-être dans l'erreur; mais je pense que le plus souvent l'infection purulente, dont on a grandement raison de se préoccuper, dépend bien plus des conditions hygiéniques peu favorables aux malades, que de la méthode de pansement employée par l'opérateur. Je suis persuadé d'ailleurs que bon nombre de chirurgiens, surtout de chirurgiens militaires, pratiquent, même aujourd'hui, cette vieille méthode, en dépit des théories modernes sur les ferments et sur leurs conséquences, parceque, ainsi que je l'ai déjà noté, le pansement en question peut être exécuté facilement partout et toujours, et de plus il est efficace et exempt des inconvénients, qu'on reproche aux autres et c'est, à cause de toutes ses bonnes qualités, qu'il m'a semblé qu'en cette occasion, on n'aurait pas dû garder le silence à son égard, comme si elle était tout-à-fait tombée en désuétude, parcequ'on l'aurait reconnue inutile ou même nuisible.

Maintenant, au risque de passer pour un rétrograde et pour un ennemi du progrès, je déclare ici que je trouve le pansement de Hutchinson de beaucoup préférable, dans la pratique militaire, à la méthode de Lister, laquelle sera antiseptique tant qu'on veut; mais qui, en revanche, est trop longue, trop coûteuse et exige trop d'attentions et de petits soins, pour qu'elle puisse être convenablement exécutée sur le champ de bataille, sous le feu de l'ennemi et au milieu des émotions et du mouvement d'un combat, dont les ambulances se ressentent toujours plus ou moins et qui obligent le médecin à faire ses opérations pour ainsi dire au pas de charge.

Je rappellerai, en finissant, que l'ancienne méthode classique donna, sur le champ de bataille, les plus heureux résultats, puisque Percy sur quatre-vingt-douze militaires, traités par cette méthode, obtint quatre-vingt guérisons, et Lucas n'en perdit que cinq sur soixante-dix. Peut-on en dire autant de la méthode d'Alphonse Guérin et de celle de Lister?

Je ne le crois pas; aussi je ne leur accorderai la préférence sur l'ancienne méthode, dont celle, suivie par moi dès le début de ma carrière et prônée par Hutchinson, n'est qu'une modification, que lorsqu'elles auront mieux fait leurs preuves, et qu'il sera plus abondamment démontré que les malades, ainsi pansés, guérissent plus promptement, plus sûrement et souffrent moins *quod est in votis*.

M. DEBAISIEUX. — Je ferai observer à M. Manayra que M. Von Langenbeck avait déjà signalé l'incompatibilité du pansement de Lister avec la chirurgie militaire et que moi-même, dans mon rapport, j'ai dit à peu près la même chose.

Loin de me prononcer sans réserve en faveur de la méthode de Lister, je l'ai déclarée absolument impraticable sur les champs de bataille, ainsi que M. Manayra peut s'en assurer en consultant mon rapport déposé sur le bureau.

M. MANAYRA. — Je regrette fort de ne pas avoir entendu les paroles de M. Von Langenbeck : si j'en avais eu connaissance, je me serais abstenu d'aborder pareille question après lui; mais ne les ayant pas entendues, je suis heureux et fier de me trouver d'accord, sur ce point, avec un savant aussi distingué et aussi comp'tent que l'est M. Von Langenbeck. Quant à son rapport, M. Debaisieux voudra bien m'excuser, si je n'en ai pas saisi tous les passages et surtout celui concernant l'appréciation des différents modes de pansement.

Si mon avis est le sien, tout est pour le mieux. Cependant je crois ne pas me tromper en disant, que ses conclusions imprimées, tout en n'étant pas favorables à la méthode de Lister, n'établissent pas ouvertement son incompatibilité avec la chirurgie militaire, qui, opérant parfois en plein champ, ne saurait en aucune façon saturer l'air d'acide phénique.

M. GAYET (Lyon). MM., la question des pansements, soumise au Congrès, est une de celles auxquelles on ne saurait donner une solution complète et définitive; aussi, en la trouvant dans le programme, j'ai crû y reconnaître une invitation, adressée à chaque membre de cette Assemblée, de dire quelle est sa pratique et celle de son pays, en matière de pansement. C'est dans ce sens, que je me propose d'y répondre et encore ne veux-je envisager ce sujet qu'à un de ses points de vue, celui de la chirurgie conservatrice.

Quel est le meilleur des pansements, dans les cas de fractures compliquées de plaies, dans les luxations avec issue des extrémités articulaires à travers la peau, dans tous les traumatismes qui compromettent à la fois les os et les parties molles, dans tous ces cas, en un mot, où se pose le redoutable problème de conservation ou d'amputation, de vie ou de mort?

Comme la nature ne peut réparer de pareils désastres, que dans le repos et l'immobilité les plus absolus, le pansement le meilleur est celui qui réalisera tout d'abord cette indication.

Depuis longtemps, à Lyon, Bonnet avait donné à l'immobilisation toute son importance et il avait cherché à la réaliser, par l'emploi de ses gouttières en fil de fer qui ont rendu et rendent encore de si grands services. Mais, quelques soins qu'il eût mis à les adapter aux nécessités des pansements, en les munissant de valves mobiles, ces appareils laissaient beaucoup à désirer. Les soins à donner aux plaies étaient incompatibles avec l'immobilité nécessaire.

Vers cette époque, nous reçûmes la visite de Seutin, dont je prononce avec plaisir le nom dans cette enceinte, et nous pûmes apprécier la valeur de ses appareils amidonnés, munis de fenêtre pour le pansement des plaies. Mais tous ceux, qui les ont employés, savent que, dans les cas graves, les tissus qui bordent les plaies, se boursoufflent et viennent faire hernie à travers les ouvertures, au grand détriment de la cicatrisation.

Presqu'à mes débuts à l'Hôtel-Dieu de Lyon, je profitai des enseignements reçus et aussi des expériences, que je voyais faire à mon collègue Ollier, sur l'emploi de la gouttière de Bonnet, combinée avec les pointes de Malgaigne. J'appliquai cette combinaison à des cas de fractures du tibia, compliquées de plaies, et en y joignant l'occlusion de ces mêmes plaies, je fus assez heureux pour obtenir quelques très beaux succès.

Mais la difficulté de combiner l'immobilité absolue avec la surveillance et le soin des plaies, n'était pas encore levée, lorsqu'en 1871, les premiers essais de Guérin, sur les pansements ouatés, furent livrés à la publicité.

J'avoue que, pour des raisons que je n'ai pas à déduire ici, je n'ai jamais cru beaucoup à la filtration de l'air à travers les pansements ouatés, ni à l'innocuité du pus, produit sous le bandage, ni surtout à son innocence vis-à-vis de l'odorat, mais j'y ai vu le renversement complet d'un principe, regardé jusque là comme inattaquable, celui de la surveillance directe des plaies et de la nécessité de les panser fréquemment; or, ce principe était le seul en opposition directe avec celui de l'immobilisation; en lui cédant, il ouvrit de nouvelles voies à la chirurgie conservatrice.

Nous nous servions déjà de l'appareil inamovible, amidonné ou silicaté, nous n'avions plus qu'à en recouvrir les membres atteints des traumatismes, signalés plus haut et à en surveiller les effets; c'est à cela que je me bornai, tandis que mon collègue, Ollier, restait fidèle aux amoncellements d'ouate de **M** Guérin et se contentait de les recouvrir d'une carapace de silicate de potasse.

Les premiers résultats, que j'ai obtenus, ont été des plus encourageants et m'ont conduit à persévérer dans cette voie.

J'y suis allé aussi loin, peut-être plus loin que personne, car j'ai bravé les indications thermométriques, dans plusieurs circonstances et j'ai laissé sous le bandage, sans avoir à m'en repentir, des membres blessés, alors que le thermomètre accusait des températures plus élevées ; et ce que j'ai fait un peu empiriquement alors, faute de savoir quel secours efficace je pourrais donner à mes malades, une fois leur appareil levé, je le conseillerais aujourd'hui après ce que j'ai vu.

En effet, dans le repos, la chaleur et la douce compression du bandage, les suppurations se font sans exercer sur les blessés, ni sur le membre d'influence bien désastreuse. A la vérité, le patient maigrit, sa température s'élève, sa courbe fluctue du soir au matin, mais il ne frissonne pas. Quant aux parties, dans lesquelles se développent les fusées, elles ne se gonflent, ni ne s'œdématient, ni ne rougissent et il y a quelque chose de singulier à voir, par exemple, une fusée se faire dans toute la gaine du jambier postérieur, alors que la jambe reste maigre et même flétrie. Si j'en crois trois observations bien concluantes sur ce point, il est assez tôt de lever le bandage, lorsqu'on voit le pus sourdre à son orifice.

Depuis plusieurs années, que j'ai adopté l'occlusion inamovible pour les traumatismes graves des membres, j'ai obtenu des résultats très heureux ; je demande la permission d'en citer trois au Congrès :

1° Le premier, en date, est celui d'un jeune homme de 20 ans, qui s'était fait une fracture étoilée de la rotule droite, avec plaie de 5 centimètres de la région prérotulienne, à travers laquelle on pénétrait largement dans l'articulation du genou.

Application du bandage, trois ou quatre heures après l'accident, installation du malade dans une grande gouttière de Bonnet, pour assurer davantage l'immobilité. Persistance du bandage pendant 55 jours, bien que, vers la troisième semaine, la température axillaire se soit élevée pendant plusieurs jours au-dessus de 39°. Guérison complète à la sortie de l'appareil. Présentation à la Société des sciences médicales après deux mois. Intégrité des mouvements. Le malade saute sur sa jambe droite. (Observ. publiée.)

2° Le second fait a trait à un homme de 55 ans qui, en sautant de voiture, se fractura les deux os de la jambe et se luxa le pied avec issue du fragment supérieur du tibia à travers la peau. Large communication avec l'articulation tibio-tarsienne.

Pose de l'appareil après 36 heures seulement, alors que les caillots, qui remplissaient la plaie, étaient déjà fétides à cause des grandes chaleurs. Première levée d'appareil après 29 jours, seconde levée intempestive pour montrer la plaie à un chirurgien étranger. Fusée purulente sous le dernier bandage, qu'on ne lève qu'après une douzaine de jours, alors que le pus fait irruption. Guérison définitive, après l'élimination d'un séquestre, comprenant les cinq sixièmes de la surface articulaire du tibia.

5° Jeune homme de 52 ans, était sur le pied gauche embarrassé dans une échelle. Luxation sous-astragalienne. L'astragale, uni au tibia, mais détaché du calcanéum et du scaphoïde, fait issue à travers une large plaie interne. Arrachement du tendon du jambier postérieur qui fait une grande anse hors de la plaie.

Réduction difficile de la luxation après agrandissement de la plaie capsulaire. Résection du tendon arraché. Pose de l'appareil, après 12 heures. Au bout de 25 jours, élévation de la température, amaigrissement du malade, oscillations diurnes de la courbe. Douleurs du membre. Je ne lève l'appareil que le 51ᵐᵉ jour, lorsque je vois le pus s'échapper à flots sous le bandage. Vaste fusée de la gaine du muscle arraché dans un membre maigre et flétri, sans le moindre gonflement des parties molles ni du tissu cellulaire sous-cutané. Réapplication du bandage, après deux ou trois jours. Guérison définitive, au bout de 60 jours, avec ankylose tibio-tarsienne, astragalo-calcanéenne, astragalo-scaphoïdienne, inclinaison légère de l'avant-pied en équin-varus. Le malade commence à marcher.

Ma conclusion est donc :

Pour les cas de traumatismes graves, compromettant les os, les articulations et les parties molles, l'occlusion inamovible dans un appareil ouaté, peu épais, doublé d'une carapace solide et laissé avec persistance, même pendant le développement des fusées purulentes, constitue un admirable pansement.

M. BORLÉE (Liége). MM., j'ai écouté avec le plus vif intérêt la remarquable exposition que nous a faite notre savant rapporteur, M. Debaisieux, des divers modes de pansements imaginés jusqu'à ce jour, pour prévenir les complications à la suite des plaies et des opérations.

Notre jeune et très distingué collègue s'est montré enthousiaste de la méthode de Lister.

Pour prouver l'incontestable supériorité de ce procédé, M. le rapporteur nous a fait connaître les statistiques de plusieurs chirurgiens anglais et allemands, très favorables à la thèse qu'il a défendue.

Eh bien, Messieurs, je suis bien loin d'être convaincu de l'excellence de la méthode antiseptique.

Le professeur de clinique chirurgicale de Liége a mis, comme moi, pendant quelque temps en usage les pansements à l'acide phénique; les premiers essais furent d'abord très satisfaisants, mais bientôt, malgré toutes les précautions prises, pour suivre les prescriptions du célèbre chirurgien écossais, nous vîmes nos opérés succomber à l'infection purulente.

D'un autre côté, les plaies, pansées à l'acide phénique, restaient stationnaires, les bourgeons devenaient secs, pâles et comme flétris.

Voilà ce qui nous a fait renoncer à une méthode, hérissée de difficultés dans la pratique et, du reste, très compliquée.

Et cependant, on nous l'a présentée comme une panacée merveilleuse, infaillible contre les complications des plaies.

De toutes les causes de mort, à la suite des plaies et des opérations chirurgicales, la plus terrible assurément est la pyoémie.

N'y a-t-il donc pas moyen de prévenir cette funeste complication, qui cause une si grande mortalité parmi les opérés, jette le désespoir dans l'âme du chirurgien et fait échouer les opérations les plus habilement pratiquées ?

Pour atteindre ce but, le mode de pansement le plus simple est le meilleur, pourvu qu'il remplisse certaines indications.

La plaie doit d'abord être entretenue dans un état constant de propreté ; il faut éviter la fermentation des fluides sécrétés et faciliter leur issue au-dehors.

Les malades, surtout ceux qui ont subi une opération grave, doivent, autant que possible, être isolés et placés dans un air toujours pur.

Voici maintenant le mode de pansement que j'ai adopté, ainsi que mon honorable collègue, M. N. Ansiaux, depuis plusieurs années à l'hôpital de Liége et dans ma pratique privée.

Il se distingue par sa propreté, sa simplicité, son innocuité, l'absence d'odeur et la rareté excessive des accidents.

Je n'apprendrai rien de nouveau à mes savants collègues, en disant que ce procédé consiste à appliquer sur la plaie quelques plumasseaux de charpie, imbibés d'alcool simple ou camphré et tenus constamment humides ; une compresse et une bande complètent l'appareil.

Cette méthode met généralement à l'abri de la pyoémie, de la septicémie, de l'érysipèle, de l'angioleucite et de la pourriture d'hôpital.

Nélaton était un ardent partisan des pansements à l'alcool.

Si l'on examine les blessés, traités de cette manière, que remarque-t-on ?

Les plaies, pansées à l'alcool, ont un aspect très satisfaisant ; au lieu d'une plaie recouverte de bourgeons fongueux, à bords décollés, sécrétant un pus fétide et abondant, on voit cette plaie, dont les bords adhèrent parfaitement et sont au niveau de la superficie de l'espace dénudé, présenter des bourgeons charnus vermeils et ne sécrétant qu'une petite quantité d'un liquide inodore.

Quelle que soit l'étendue de la plaie, le malade est sans fièvre, la figure est épanouie, la peau fraîche, la langue rosée, l'appétit prononcé. Les blessés, pansés par les anciens procédés, ont un mouvement fébrile, la peau brûlante et sèche, ils maigrissent, ont l'aspect cachectique, les voies digestives en mauvais état.

Quand la plaie est profonde, étendue, sinueuse, je pratique le drainage. A travers les ouvertures des drains, je fais des injections répétées d'alcool camphré pour enlever les liquides sécrétés et empêcher leur décomposition.

A l'aide de cette méthode de pansement, je suis parvenu à guérir plusieurs malades, atteints de lésions traumatiques graves qui paraissaient exiger l'amputation immédiate.

L'occasion de tenter la conservation des membres blessés, de faire de la chirurgie conservatrice, se présente à chaque instant dans la ville de Liége.

Cette populeuse cité possède, en effet, un grand nombre d'établissements métallurgiques, de manufactures et d'exploitations houillières; l'industrie y prend une extension de plus en plus grande. On conçoit facilement que les lésions traumatiques doivent y être fréquentes et fournir à la chirurgie de nombreuses occasions de prouver sa puissante influence.

Je crois en avoir dit assez, pour prouver l'incontestable supériorité du pansement à l'alcool sur les autres procédés.

M. LE PRÉSIDENT. Si personne ne demande plus la parole sur la question des pansements, je proposerai de clore la discussion. Je crois répondre aux vœux de la Section en vous proposant, en outre, de ne voter aucune conclusion sur ce sujet. C'est une question encore à l'étude et qu'il serait prématuré de vouloir trancher aujourd'hui; nous ferons mieux de laisser à M. le rapporteur la responsabilité des conclusions qu'il a formulées.

Adopté.

La discussion sur le pansement des plaies est close.

La séance est levée à midi et demi.

Le Président,
MICHAUX.

Le Secrétaire,
DEBAISIEUX

SÉANCE DU 24 SEPTEMBRE 1875.

—

La séance est ouverte à 10 heures.

M. MICHAUX, *président* : MM. BOUQUÉ et DEBAISIEUX, *secrétaires* : M. VON LANGENBECK, *président d'honneur*, prend place au bureau.

Le procès-verbal de la précédente séance est lu et la rédaction en est approuvée.

M. LE PRÉSIDENT. — La parole est à M. Verneuil, pour une communication sur *l'influence qu'exercent les affections antérieures du foie sur la marche des lésions traumatiques.* (*Voy.* aux *Annexes de la section.*)

M. LE PRÉSIDENT. — La parole est à M. Guillery, pour une communication sur *un nouveau mode de déligation chirurgicale.* (*Voy.* aux *Annexes de la section.*)

M. le Président. -- La parole est à M. Van de Loo sur *la nécessité d'appliquer des appareils amovo-inamovibles d'emblée à toutes les fractures.*

M. Van de Loo (Venloo). MM., j'aurai l'honneur de vous entretenir de la nécessité d'appliquer toujours des appareils amovo-inamovibles à toutes les fractures, simples ou compliquées, aussi bien dans la pratique civile que dans la chirurgie militaire. Ils répondent à toutes les indications et peuvent être ouverts, à tout moment, sans que l'on ait besoin de les couper. Ils sont donc les seuls qui donnent une garantie contre les accidents.

Certes, Messieurs, on ne pouvait trouver d'occasion plus favorable pour prouver la supériorité d'un appareil que pendant la guerre de 1870-71. J'en ai profité, demeurant à la frontière de la province rhénane et je suis allé pendant 10 mois consécutifs, 2 à 4 jours par semaine, appliquer mes appareils amovo-inamovibles plâtrés dans les hôpitaux, tentes ou baraques, où se trouvaient des milliers de fracturés. Je les ai employés pour le traitement des fractures les plus compliquées et toujours avec les plus grands succès.

Mes appareils sont de la plus grande simplicité. Il peuvent se faire :
1° Avec des bandelettes de Scultet.
2° Avec des pièces de flanelle coupées d'après la forme du membre.
3° Avec des bandes roulées.
4° Avec des bandelettes ou des compresses en forme d'attelles.
5° Avec des bas (tricot plâtré).
6° Avec des bas en forme d'attelles.

Tous ces bandages se laissent ouvrir sans qu'on ait besoin de les couper. Ils m'ont donné, je le répète, les résultats les plus satisfaisants, constatés d'ailleurs par les autorités médicales de la province rhénane.

Il n'en est pas de même pour les appareils inamovibles qui sont extrêmement difficiles à couper et à enlever. Comme cette opération fait souffrir au malade des douleurs atroces, et demande beaucoup de temps, on laisse souvent les blessés trop longtemps avec leurs appareils : de là, les résultats déplorables que l'on a pu constater partout. A Aix-la-Chapelle entre autres, je vis les cas les plus lamentables.

Les appareils amovo-inamovibles se laissent appliquer plus facilement et plus régulièrement que les inamovibles ; en outre, ils immobilisent plus complétement les os fracturés, parcequ'il est possible de les resserrer lorsque, sous l'influence de la compression, le volume du membre a diminué.

J'ai donc l'honneur, Messieurs, de vous prier d'abandonner les procédés inamovibles et d'adopter franchement et dans l'intérêt de l'humanité souffrante, les appareils amovo-inamovibles d'emblée.

M. le Président. — La parole est à M. Mallez, pour une lecture sur *le pansement des plaies qui sont en contact avec l'urine. (Voy.* aux *Annexes de la section.)*

M. LE PRÉSIDENT. — La parole est à M. Vérité, pour une communication sur *le psoriasis et l'eczéma des ongles*. (*Voy.* aux *Annexes de la section.*)

M. BOUQUÉ, Secrétaire, lit les conclusions suivantes d'une note adressée par M. le docteur Debout d'Estrées, sur *la fragmentation spontanée des calculs dans la vessie :*

1° Il est démontré que des calculs peuvent se briser spontanément dans la vessie et donner naissance à des fragments susceptibles de sortir par l'urèthre.

2° Cette rupture peut se faire de deux manières, — la première, par des fissures partant du centre vers la circonférence, la seconde, par une exfoliation des couches les plus superficielles.

3° La contraction vésicale, la fermentation du noyau, sa dessication, le peu d'adhésion des différentes couches entre elles et la dessication de la matière interposée ont été invoquées comme causes de cette fragmentation.

M. LE PRÉSIDENT. — La parole est à M. Chéron, pour communiquer ses *recherches sur les applications à la thérapeutique des propriétés de l'acide picrique*. (*Voy.* aux *Annexes de la section.*)

M. LE PRÉSIDENT. — La parole est à M. Pierre Bouland, pour une communication sur les *lésions initiales de la scoliose spontanée.*

M. PIERRE BOULAND (Paris) a étudié ces lésions sur de jeunes sujets de 8 à 15 ans, indemnes de toute trace de rachitisme. Il a pris toutes les précautions nécessaires, pour éviter les causes d'erreur et pour obtenir des résultats comparables. Ses recherches anatomiques peuvent se résumer dans les conclusions suivantes :

1° Quelque faible que soit une scoliose *permanente* (c. a. d. celle qui sur le cadavre persiste à la colonne antérieure, après une traction suffisante et prolongée pendant plusieurs heures) on peut toujours trouver certaines modifications de forme des parties constituantes du rachis, au niveau des courbures, ou tout au moins, au niveau de la courbure principale. En général, les inégalités les plus grandes s'observent à la région dorsale, et portent à la fois sur le corps des vertèbres, sur l'arc apophysaire, et sur les ligaments intervertébraux ;

2° Jusqu'à présent, dans l'anatomie pathologique de la scoliose, on n'a pas tenu compte de ce fait que, chez les sujets au-dessous de 14 à 15 ans, le corps vertébral est formé d'un noyau osseux, dont les faces supérieure et inférieure sont recouvertes d'une lame de cartilage, d'autant plus épaisse que le sujet est plus jeune ;

3° La scoliose n'agit pas au même degré sur le noyau osseux et sur ses épiphyses cartilagineuses. Toute proportion gardée, son influence est moins prononcée sur l'élément osseux, que sur le cartilage. Ainsi, tandis que le noyau osseux ne perd guère, du côté de la concavité, que le vingtième de sa hauteur, les épiphyses peuvent, dans le même point, éprouver un amincissement du sixième de leur hauteur. Mais cette influence pathologique ne s'exerce pas d'une manière régulière sur toutes les parties constituantes du corps vertébral, on trouve même, vers le centre de la courbure, certains corps vertébraux dont le noyau osseux est resté symétrique, alors qu'une seule épiphyse ou toutes les deux sont amincies latéralement. On peut aussi, plus rarement il est vrai, constater la disposition inverse; dans ce cas, la lésion de nutrition n'a porté que sur le noyau osseux qui se trouve affaissé du côté de la concavité, et les épiphyses cartilagineuses ont, conservé une épaisseur sensiblement égale des deux côtés;

4° Au niveau des courbures principales, tous les fibro-cartilages inter-articulaires sont plus ou moins déprimés du côté concave;

5° En général, les pédicules sont plus longs du côté de la convexité, dans tous les cas où les côtes forment une saillie en arrière. Les apophyses épineuses sont souvent alors dirigées vers la concavité;

6° Les apophyses articulaires, les lames et les ligaments jaunes sont plus hauts du côté de la convexité; la différence est surtout très-appréciable vers le centre de la courbure, à la sixième ou septième dorsale;

7° Les muscles des gouttières vertébrales sont normaux. Leur section n'a pas augmenté le redressement obtenu par la traction seule. Il en a été de même du ligament commun antérieur.

8° Dans tous les faits observés, le bassin était régulièrement conformé et les membres inférieurs d'égale longueur.

La séance est levée à midi et demi.

Le Président,
MICHAUX.

Le Secrétaire,
DEBAISIEUX.

SÉANCE DU 25 SEPTEMBRE 1875.

La séance est ouverte à 11 heures.

M. MICHAUX, *président* : MM. BOUQUÉ et DEBAISIEUX, *secrétaires.*

Le procès-verbal de la séance précédente est lu et adopté.

M. LE PRÉSIDENT. — La parole est à M. CASSE, pour une communication, *sur la transfusion du sang.*

M. CASSE (Bruxelles). MM., la question de la transfusion, restée trop longtemps dans l'oubli et remise sérieusement à l'étude depuis quelques années, est maintenant l'objet des préoccupations, dans la plupart des contrées, et tend à se relever complétement du discrédit où elle était tombée.

Je n'entreprendrai pas de la traiter dans tous ses détails; je me bornerai aux deux points suivants :

Les accidents de la transfusion et les insuccès de cette opération.

Les causes des accidents sont multiples et peuvent dépendre, soit de l'instrument, soit de la matière injectée, soit de l'individu qui subit l'opération.

Occupons-nous d'abord d'une manière générale des instruments, imaginés pour la transfusion, et cela sans nous arrêter à tel ou tel d'entre eux.

Beaucoup de ceux-ci sont d'un maniement défectueux, par suite duquel le sang s'introduit par secousses, par conséquent, par intermittences, en plus ou moins grande quantité à la fois; ou bien, ils permettent une injection trop rapide, soit par la force d'impulsion du sang ou le diamètre trop considérable de la canule qui sert à l'introduction.

Ces inconvénients se rencontrent dans tous les instruments où la pression de la main agit sur une ampoule ou sur un piston. Il résulte de ces faits une réplétion, trop rapide et trop forte à la fois, du cœur droit et comme conséquence une diastole exagérée. Dans ce cas la systole, ne s'exécutant plus et les ventricules du cœur ne pouvant plus chasser le sang qui les distend, ils restent immobiles, comme paralysés, et la mort s'en suit nécessairement.

La défectuosité de certains instruments dépend de ce qu'ils ne donnent pas la mesure de la quantité de sang introduite, ou bien de ce que ces appareils n'ont pas la capacité qu'ils devraient avoir, ainsi que cela est arrivé dans le cas récent du dr Chadwick de Boston (1).

Dans ces circonstances, des quantités considérables sont introduites au grand détriment du malade, Enfin, par suite de leur complication, quelques-uns d'entre eux ne peuvent être que difficilement nettoyés, de sorte que les corps étrangers, qu'ils renferment, sont introduits dans la circulation et donnent lieu à des embolies.

La seconde cause des accidents, qui surviennent quelquefois pendant la transfusion, tient à la nature de la matière injectée, c'est-à-dire du sang, qui peut être introduit tel qu'il est fourni par un sujet sain, ou après avoir été préalablement défibriné.

Dans le premier cas, le sang arrive directement dans la circulation du malade, soit au moyen de l'introduction, dans l'artère d'un animal, d'un tube qui passe ensuite dans une veine de l'homme, soit en se servant d'un appareil interposé, tel que celui d'Eveling, de Schliep, etc.

Dans le premier cas, le sang sorti des vaisseaux entre en contact avec un corps étranger, ce qui en détermine la prompte coagulation. Or, si l'on tient compte de ce fait, on reconnaîtra qu'il faut injecter le sang avec beaucoup de rapidité, de manière à le faire entrer dans le vaisseau presqu'au moment même où il sort de la veine, sans quoi l'on introduirait

---

(1) A case of immediate transfusion; by JAMES R. CHADWICK M. D. *The Boston medical and surgical journal*, vol. XCII no 2, p. 35.

des caillots dans le système vasculaire du patient. Mais peut-on, sans danger, faire une injection si rapide dans le système circulatoire? Des auteurs répondent par l'affirmative à cette question, et l'on a même prétendu que l'on pouvait faire la transfusion en une demi-minute.

Je ne le conteste pas; mais j'ai fait aussi quelques transfusions, dans ces conditions, et j'ai constaté qu'il survient alors le plus souvent des syncopes plus ou moins graves et dans lesquelles la cyanose se manifeste rapidement.

La réplétion rapide du cœur droit, dans une transfusion que nous fîmes avec M. le professeur Thiry, amena la syncope en quelques secondes, et la malade serait restée entre nos mains, si immédiatement nous n'avions arrêté l'introduction. La syncope, dans ces cas, tient à ce que le cœur, trop fortement rempli, se trouve dans l'impossibilité de se contracter et reste forcément en diastole.

Si, au contraire, au lieu de faire pénétrer le sang avec vitesse, on l'introduit lentement, la coagulation survient, et des caillots passent dans la circulation. Il arrive encore que le sang se coagulant dans l'appareil, l'opération est forcément empêchée. Il faut alors enlever celui-ci et le nettoyer. Mais que deviendraient pendant ce temps le malade et celui qui donne son sang? Faut-il faire une nouvelle saignée? faut-il retirer la canule, ou bien faut-il avoir un deuxième appareil? Poser ces questions, c'est les résoudre.

L'on pourrait m'objecter que l'on peut agir plus activement en opérant au membre inférieur; c'est vrai, mais les accidents se manifestent encore dans une certaine limite. Je sais bien que l'on a réussi des transfusions, en injectant rapidement dans la tibiale postérieure avec la seringue de Schliep, par exemple; c'est ce qu'a fait, entre autres, M. Kuster, chirurgien à Berlin, et ce savant a eu l'obligeance de me montrer, dans son service chirurgical, à *Augusta Spital* des cas de ce genre. Mais M. Kuster faisait la transfusion artérielle, et je pense que l'on rencontrera rarement des personnes, disposées à subir des injections dans la tibiale postérieure. De plus, ce chirurgien n'introduisait dans la seringue que de toutes petites quantités à la fois; cinq à six grammes, si je ne me trompe.

Si, au lieu de la transfusion directe, on laisse couler le sang dans un récipient, comme le font les chirurgiens français, la difficulté est encore plus grande. J'ai essayé, à l'École vétérinaire de Bruxelles, sur des animaux, l'appareil de M. Mathieu en présence du fils de ce fabricant, et il ne nous a pas été possible, dans les différentes tentatives que nous avons faites, de pratiquer une transfusion. Les accidents, dont je viens de vous parler, se compliquent ici bien autrement: la difficulté de diriger le jet de sang, le maintien de l'appareil dans une situation convenable, la nécessité de plusieurs aides, la vue du sang qui coule devant le malade, ce sont bien là des considérations qui doivent faire réfléchir celui, qui veut se servir de ce mode de transfusion.

Si, par suite des accidents que nous avons signalés, et de la rapidité de

20

la coagulation, il arrive que la transfusion ne marche pas assez rapidement, on introduira fatalement des coagulums dans le vaisseau. Dans cette
occurrence, il faudra évidemment parer à ces inconvénients, et pour cela,
il existe deux moyens principaux : le premier qui consiste à n'injecter
qu'un ou deux grammes à chaque coup de piston, et le second à employer
le sang défibriné. Je ne m'arrêterai pas au premier moyen ; je ne m'occuperai que du dernier. La première objection que l'on fera à ce procédé,
c'est que le sang défibriné n'est plus du sang ; des auteurs allemands l'ont
même appelé *Theilblut.*

La fibrine ayant été enlevée du sang, on prétend que ce liquide est
privé de l'un des éléments essentiels, et que, par conséquent, l'on n'introduit plus, dans l'organisme, qu'un sang impropre à la reconstitution du
malade ; mais quelques-uns, plus généreux, veulent bien admettre que l'on
introduit autre chose qu'une matière colorée.

Considérons ici, sans parti pris, quelles sont les conditions dans lesquelles se trouve le sang après défibrination. Sans doute, la fibrine est un
des éléments du sang, qu'il préexiste dans ce liquide ou qu'il s'y forme au
moment de sa mort, et son enlèvement y détermine l'absence d'une substance plus ou moins importante.

Mais, si l'on veut bien examiner les choses, l'on verra bientôt que les
véritables éléments du sang ne sont autres que les globules. Je n'ai pas à
répéter ici ce que tout le monde connaît, mais je dois répondre à des
arguments présentés depuis quelque temps, et acceptés par une foule de
médecins. Les globules, dit-on, sont détruits par le battage, et ce n'est
que leur dissolution qu'on infuse dans les vaisseaux, après la défibrination.

Si le fait est vrai, l'examen microscopique du sang défibriné doit y
faire constater l'absence des globules et on ne doit point s'attendre à
retirer le moindre avantage de l'infusion d'un tel sang. Or, cet examen
microscopique, que j'ai fait plus d'une fois une heure et plus après la
défibrination, m'a convaincu que les globules sont restés intacts, c'est-
à-dire, indemnes de toute altération. Ce fait, du reste, a été constaté par
plusieurs médecins et élèves, qui assistaient à la démonstration. En
présence de ce résultat, il nous paraît que cette dissolution et destruction
des globules doit, comme beaucoup d'autres hypothèses scientifiques,
avoir été émise *à priori*, sans examen convenable. Nous ajouterons que
les effets, obtenus par l'infusion de sang défibriné, sont toujours évidents
et prompts à se produire. C'est ce qui résulte de mes nombreuses expériences.

Inutile d'insister sur ce dernier point, mis également hors de doute par
les observations sérieuses et consciencieuses d'une foule de chirurgiens.
Je n'entends toutefois pas parler de ces statistiques fantaisistes, au moyen
desquelles on a voulu infirmer les résultats obtenus par le sang défibriné.

En même temps que le sang, on peut injecter, avons-nous dit, des
caillots, si on se sert de sang non défibriné. Mais il est encore un autre

corps qui, par suite de l'imperfection de l'appareil, ou la négligence de l'opérateur, peut être également introduit; je veux parler de l'air. La pénétration de ce même corps est-elle donc aussi redoutable ,qu'on le pense encore généralement? Par suite d'une maladresse, la première fois que nous fîmes la transfusion, nous introduisîmes, en même temps que le sang, environ 16 à 17 centimètres cubes d'air dans les veines de la malade et celle-ci n'en éprouva heureusement aucun dérangement. C'est le seul cas de ce genre, que nous avons observé sur l'homme; chez les animaux, au contraire, nous en avons injecté de grandes quantités, et cela sans accident. Récemment encore, dans des recherches que nous fîmes, sur la valeur des infusions d'oxygène dans l'empoisonnement par le phosphore, M. le professeur Thiernesse et moi, nous avons constaté, en même temps que la vertu antidotique de ce premier corps, l'innocuité de l'infusion intrà-veineuse de gaz.

On a donc singulièrement exagéré les dangers de l'introduction de l'air dans la circulation, et il n'y a pas lieu de s'inquiéter, lorsque dans une transfusion, il pénètre une petite quantité de gaz en même temps que le sang infusé.

Il n'en est pas de même des corps solides qui, introduits par suite du manque de soin, peuvent, après leur entrée dans l'organisme, donner lieu à des accidents mortels.

Après les accidents, dus à l'appareil et à la matière injectée, nous avons à rechercher ceux qui résultent parfois du sujet qui subit la transfusion. L'oppression est un des premiers que l'on rencontre, pendant cette opération. La grande quantité de sang, introduite à la fois dans le poumon, congestionne cet organe, et le malade éprouve une grande difficulté dans la respiration; mais, en même temps, survient l'arythmie du cœur, affectant tantôt le nombre, tantôt la force de ses pulsations.

Nous avons vu ce phénomène se produire souvent et parfois avec une telle intensité, que nous en appréhendions des suites funestes.

Il survient quelquefois aussi une mydriase, existant seule ou concurremment avec les autres phénomènes pathologiques.

Dans une transfusion récente, que nous fîmes et à laquelle assistait M. le professeur Crocq, celui-ci nous la fit remarquer très manifeste et sans autre phénomène anormal.

Nous ne la considérons pas cependant comme un accident, pouvant avoir des suites fâcheuses, attendu qu'elle disparaît presque toujours peu après l'opération.

Les dérangements les plus fâcheux, que j'ai observés et qui rendent parfois l'opération fort difficile sinon impossible, ce sont les vomissements. Ils surviennent chaque fois que la personne vient de manger ou est en digestion pendant l'opération. On doit donc veiller à ce que l'individu, que l'on se prépare à opérer, soit parfaitement à jeûn.

Outre les vomissements, il se produit encore du ténesme anal, des envies d'aller à la garde-robe, qu'il est impossible d'empêcher. Je me suis trouvé, et beaucoup avec moi, dans de semblables circonstances. Dans ce cas, il faut suspendre l'opération et la reprendre, quand ces phénomènes ont cessé. Avant l'émission des selles et pendant l'opération, on observe souvent des douleurs abdominales atroces, persistant plusieurs heures après celle-ci.

Quels sont les moyens de parer aux premiers accidents, dont nous venons de parler? L'introduction excessivement lente du sang, et dans une veine éloignée, la saphène, par exemple, tel est le seul moyen d'y remédier. Dans une transfusion toute récente encore, que nous fîmes. le 27 juillet, dans le service de M. Vanhoeter, à l'hôpital St-Jean, en présence de ce chirurgien, de MM. De Roubaix, Vleminckx, des élèves internes et externes de l'hôpital, personne ne remarqua d'accident, à part une pulsation absente, toutes les 8 à 10 secondes. Les seuls phénomènes physiologiques furent un peu plus de plénitude dans le pouls; mais ni la mydriase ni aucun autre phénomène ne parurent.

Je pourrais citer d'autres cas du même genre, mais celui-ci suffit, je pense, l'autorité des personnes présentes ne pouvant permettre de le révoquer en doute.

Quant aux vomissements et aux douleurs abdominales, le seul moyen de les empêcher, c'est de ne faire la transfusion que quand le malade est parfaitement à jeûn et surtout qu'il n'y a aucun signe de constipation. Dans ce dernier cas, celle-ci devra être vaincue avant l'opération par les moyens, usités en semblable circonstance et que je ne puis énumérer i

uelques mots maintenant des accidents qui suivent l'opération.

premier phénomène anormal qui apparaît, c'est le frisson. Il survie t un quart d'heure, une demi-heure au plus après la transfusion; il est plus ou moins fort, mais son intensité est quelquefois telle, que l'on croirait le malade atteint de convulsions. Jamais je ne l'ai vu manquer, quel que soit le sang que l'on emploie, qu'il provienne du mouton ou de l'homme. L'administration de boissons et de bouillons chauds, les boules chaudes aux pieds, etc., sont les moyens qui nous réussissent le mieux, en semblable occurrence. Ce phénomène se reproduit rarement plusieurs fois, je n'en ai observé la réapparition qu'une seule fois sur 15 cas, que j'ai opérés moi-même.

La suppuration de la plaie et la phlébite surviennent fréquemment, dit-on, après la transfusion; mais jusqu'ici nous n'avons guère remarqué cet accident. Les veines malades sont certes bien susceptibles de s'enflammer; mais lorsqu'elles sont parfaitement saines, elles peuvent être piquées, j'oserais presque dire, si le mot n'était pas téméraire, impunément.

Nous avons vu la généralité des plaies de la transfusion se guérir par première intention et jamais nous n'avons eu de suppuration prolongée. Je sais bien que des chirurgiens en ont signalé, mais le fait est extrêmement rare.

Quoi qu'il en soit, dans la plupart des cas qui sont à notre connaissance, malgré une suppuration plus ou moins longue, ces plaies ont guéri sans accidents généraux et ne laissant après elles que des cicatrices, visibles, nous le voulons bien, mais ne produisant aucun des désagréments qui accompagnent si souvent ce genre d'accident.

A propos de phlébite et de phlegmon, que l'on veuille me permettre de citer un fait qui s'est passé récemment. Je fus appelé, au mois de juillet dernier, par mon confrère M. Van Hoorde, chez un hémophile, atteint d'épistaxis formidables, répétés à de cours intervalles. Le malade avait déjà eu des convulsions quand j'arrivai. Nous nous décidâmes à pratiquer la transfusion du sang et nous nous mîmes à rechercher une veine, dans laquelle nous aurions pu introduire la canule; nous n'en trouvâmes aucune, si ce n'est une petite veinule sur le premier métatarsien droit. Le faible volume du vaisseau nous fit hésiter à y introduire la canule de l'instrument et, le tamponnement des fosses nasales ayant arrêté l'hémorrhagie, nous remîmes à plus tard l'opération.

Le malade allant mieux, le lendemain et les jours suivants, nous ne crûmes pas devoir faire celle-ci. A la fin de la semaine, il se produisit chez l'individu une véritable phlébite de la saphène, dans laquelle nous voulions faire l'infusion sanguine.

Si nous avions fait celle-ci, personne n'eût certes manqué de l'attribuer à l'opération. C'eût été, je le veux bien, une conclusion logique; mais il n'en est pas moins vrai que c'est là une circonstance bizarre, dont les suites n'auraient pu cependant être imputées à l'opération (1).

Enfin la transfusion s'accompagne presque toujours de céphalalgie, quelquefois très intense, qui dure plusieurs jours, donne lieu à de l'insomnie et fatigue considérablement le malade.

Tels sont les accidents résultant de la transfusion. Nous nous sommes borné à en faire un exposé succinct, afin de pouvoir nous arrêter quelques instants à la détermination des causes d'insuccès dans cette opération. Ces causes sont multiples et nous ne nous occuperons que des principales, en nous attachant à en faire l'appréciation. La première et la principale cause des insuccès, c'est l'application de la transfusion à des cas qui ne s'y prêtent point. Comme toute autre médication, la transfusion a ses indications réelles, hors desquelles son application est tout au moins inutile. On nous objectera ici que les insuccès sont fréquents, que les cas, dans lesquels l'opération a échoué, sont nombreux relativement aux cas des autres médications.

On peut répondre à ces objection par ces deux arguments principaux :

Le premier, c'est que le terrain, sur lequel on se hasardait, était neuf et que, par conséquent, l'on ne pouvait prévoir quelles circonstances auraient

---

(1) J'ai revu ce malade, il y a quelques jours, et j'ai constaté l'altération complète du vaisseau avec les phénomènes qui accompagnent cet accident.

été favorables. L'expérience seule permettait de se prononcer ; c'est à elle que l'on s'est adressé et, aujourd'hui que les expériences ne sont pas encore complètes, est-on en droit d'attribuer les insuccès signalés à une méthode qui n'était et n'est encore que dans la période d'expérimentation?

Le second argument, c'est que dans presque tous les cas, les observations de transfusion ont été recueillies, ce qui n'a guère été fait pour d'autres méthodes thérapeutiques.

L'application de celles-ci peut donner de mauvais résultats; une manière de traiter les kystes de l'ovaire, les tumeurs blanches, les fistules, etc., peut être vicieuse, mais elle ne le sera que dans ces circonstances. La transfusion au contraire, appliquée à tous les cas, peut bien faire éprouver des déceptions, comme toutes les médications dont on a voulu faire une panacée universelle, et elle n'est applicable que dans des cas parfaitement déterminés et qui sont encore en petit nombre aujourd'hui.

Les diverses diathèses, les dyscrasies peuvent bien être modifiées avantageusement, mais jusqu'aujourd'hui l'on n'a pas pu réussir, du moins à notre connaissance, à guérir des affections dont les effets sont presque fatalement mortels.

Jusqu'aujourd'hui donc, la transfusion ne peut être considérée comme moyen curatif, que dans quelques circonstances bien précises; dans les autres, elle peut amener un mieux plus ou moins considérable, sans procurer une guérison définitive.

Malheureusement, pour beaucoup de médecins, le mieux ne suffit pas, il faut la guérison complète. Mais que l'on veuille bien me dire quel est le médicament qui réalise cette donnée?

Il faut bien le dire, hélas! le parti pris, l'esprit de contradiction inspirent trop certains médecins et les empêchent d'être toujours justes dans leurs appréciations.

Pour nous résumer, nous dirons que la transfusion n'est pas applicable dans tous les cas, où le sang est altéré dans sa qualité et sa quantité. Ce n'est que dans certaines circonstances, qu'elle doit être admise, et parmi ces circonstances : l'anémie aiguë et chronique simple, certains cas de manie, et parmi ces derniers, ceux qui tiennent à l'anémie, certains empoisonnements, tels que ceux produits par l'oxyde de carbone, le chloroforme, etc. Dans les autres cas, on peut obtenir une certaine amélioration dans l'état du malade, mais non sa guérison complète.

Cependant, dans ces mêmes cas, des insuccès peuvent encore se montrer et dépendre seulement de la trop faible quantité de sang injectée. Il est inutile, nous semble-t-il, d'insister sur ce point; on doit craindre encore un insuccès, quand les altérations organiques sont telles qu'on ne peut plus espérer d'en triompher.

En terminant, disons un mot des statistiques concernant la transfusion. La statistique est certes une excellente chose; je dirai même, une chose indispensable, dans une foule de circonstances ; mais il faut pour cela qu'elle ne soit point susceptible d'être entachée d'erreur.

En est-il bien ainsi dans la plupart de celles, dont la transfusion a été l'objet? nous ne le croyons pas. Quand on a voulu comparer entre eux les résultats de beaucoup de ces opérations, on s'est très peu enquis de savoir quelles étaient les circonstances, dans lesquelles elles avaient été faites; on n'a pas considéré la gravité de la maladie, son incurabilité par les moyens dont nous disposons, etc., etc. Or, c'est là un vice radical. Si l'on veut bien compulser les différentes observations de transfusion et examiner les circonstances qui militent en sa faveur, on verra que presque toujours, quand ses indications étaient formelles et qu'elle était bien faite, les résultats en ont été avantageux, que l'on ait employé le sang défibriné ou non défibriné.

Nous nous permettrons donc d'attirer l'attention sur ce point si important; car nous croyons à l'avenir de la transfusion, quand le temps et l'expérience auront déterminé ses véritables indications. Il y a là autre chose que du sang ajouté à du sang; il y a là un modificateur énergique de l'organisme, dont nous connaîtrons plus tard les lois; et ce n'est qu'à partir de ce moment, que nous pourrons apprécier toute la valeur de ce puissant moyen thérapeutique.

M. Oré (Bordeaux) présente un nouvel appareil pour la transfusion du sang. L'honorable orateur a cherché à réaliser un instrument assez perfectionné, pour que le chirurgien puisse se passer du secours d'aucun aide: c'est une combinaison de la seringue de Dieulafoy et de l'irrigateur d'Eguisier.

M. Drysdale (Londres) a la parole sur le traitement de la syphilis.

MM. Je commencerai mes observations sur ce sujet par une citation, extraite d'un discours fait par M. le docteur Thiry, que j'ai eu la bonne fortune de lire dans la *Presse médicale Belge*, n° 57 de cette année. « Faire du neuf est tellement à la mode, que les mêmes sujets sont traités de cent manières différentes, que les principes, affirmés la veille, sont renversés le lendemain, que les hérésies, condamnées par la raison, sont reproduites avec une nouvelle audace. Chacun a sa manière de voir sur la syphilis, et plus elle s'éloigne des vérités traditionelles, de ce que d'autres auteurs pourraient avoir dit et écrit, plus on la soutient avec amour et tenacité. »

Ces exclamations du professeur Thiry ne sont que trop vraies, car il n'y a pas bien longtemps, on discuta sérieusement, presque partout, cette formule paradoxale, que pour se garantir de la vérole, il fallait se la donner.

Je me déclare, cependant, un peu étonné de la manière dont l'illustre maître parla du traitement de la syphilis, dans la *Presse médicale Belge* de l'année passée. Si j'ai bon souvenir, M. Thiry y proclamait l'entière inefficacité de l'iodure de potassium dans tous les cas de syphilis. Comme je me range sous la bannière de l'école dualiste de France, représentée par MM. Bassereau, Diday, A. Fournier et Ricord, je n'ai pas pu partager les idées de M. Thiry sur la question de l'unité du chancre exposées dans son discours, déjà cité, de la *Presse médicale Belge*.

Pour moi, le chancre mou n'est pas un symptôme de la syphilis, pas plus que les vésicules de varicelle ne sont un symptôme de la variole. Le chancre mou n'a pas de période d'incubation, tandis que le vrai chancre syphilitique a toujours une période plus ou moins longue d'incubation.

Dans le traitement du chancre mou, c'est donc une erreur de faire usage du mercure. On doit traiter cette petite lésion localement. Et, si M. Thiry et M. Erichsen de Londres n'avaient pas exprimé si catégoriquement leurs opinions sur ce sujet, j'aurais été tenté de croire que personne, de nos jours, n'avait l'habitude de prescrire le mercure pour les chancres mous.

Je viens maintenant au traitement de la vraie syphilis, par et sans le mercure. Depuis le docteur W. Fergusson en 1812, et le docteur Rose, en Angleterre, en 1817, on a bien reconnu, qu'il existe certains cas de vraie syphilis qui sont assez bénins, et qui n'ont pas nécessité un traitement mercuriel.

Le docteur Fricke, de Hambourg, en 1826, faisait des expériences multiples sur le traitement de la syphilis, avec et sans mercure, et il trouvait que, maintes fois, il avait des résultats favorables dans la période des accidents primitifs et secondaires, sans l'usage du mercure.

Le professeur Boeck de Christiania, (*Recherches sur la Syphilis*), sur 1,008 cas de l'ulcère primitif, traités par le mercure, trouvait que 242, ou 24 pour cent, devinrent affectés, tandis que sur 522 cas traités sans mercure, 77 seulement, ou 14 pour cent furent suivis d'infection.

Après le docteur Fricke de Hambourg, vint M. Ricord, qui, en 1838, obtint, au concours, le poste de chirurgien de l'hôpital des vénériens à Paris. Dans ses spirituelles *Lettres sur la syphilis*, il s'exprime ainsi : «Quelques spécialistes, convaincus comme moi, que la plupart des accidents guérissent seuls, vite et bien, par des soins d'hygiène, ou des médications simples, veulent qu'on attende, pour recourir aux traitements énergiques spéciaux, qu'on ait des preuves de l'empoisonnement général, et que le traitement ne soit commencé que contre les accidents secondaires. Pour moi, quand j'ai affaire au chancre infectant, j'ai recours, et le plus tôt possible, à la médication spéciale, c'est-à-dire au traitement mercuriel. *Six mois* de traitement, à une dose journalière, qui influence les accidents qu'on a à combattre, et qui indique, après qu'ils ont été détruits, que le médicament agit encore par ses effets physiologiques connus, suivis d'un traitement de *trois mois* par l'iodure de potassium, destiné à prévenir les affections éloignées de la diathèse, tel est le mode de traitement, qui est suivi des résultats les plus heureux et qui est accompagné dans la grande majorité des cas, de la neutralisation du virus. »

Après M. Ricord, vient le docteur Diday qui, dans un ouvrage intitulé : *Histoire naturelle de la Syphilis*, (Paris, 1863), parle du traitement sans mercure de 18 cas de syphilis secondaire bénigne. « Il est donc prouvé, » dit M. Diday, « qu'on peut guérir la syphilis sans mercure. » Depuis la

publication de cet ouvrage de Diday, plusieurs discussions ont eu lieu à
Paris, à Londres, à Lyon et à Christiania, où les expériences de Bœck ont
fait étudier de nouveau l'histoire naturelle de la maladie. Dans une longue
et importante discussion sur ce sujet, au sein de la Société de Chirurgie
de Paris, MM. Dolbeau et Perrin ont émis l'opinion, que le mercure n'était
pas du tout nécessaire dans le traitement de la syphilis, puisque, disaient-
ils, les accidents primitifs et les accidents secondaires disparaissent très
bien sans son aide, tandis que les accidents tertiaires sont toujours
facilement guéris par l'iodure de potassium.

Cependant, M. Ricord, dans un débat sur ce sujet, à Birmingham en
1872, affirmait son opinion, que le traitement de la syphilis doit commencer avec la période de l'accident primitif. Après un traitement de six
mois par le mercure, il conseillait un traitement de *six mois* par l'iodure
de potassium.

Pour ce qui concerne mon expérience personnelle, je dois dire que j'ai
longtemps suivi la méthode de traitement de Fergusson, Fricke, Rose et
Syme; je crois donc être dans une position exceptionnelle, et pouvoir
apprécier les raisonnements des mercurialistes. J'ai, comme M. Diday,
observé beaucoup de cas de vraie syphilis, qui ont été très bénins
et qui ont guéri tout-à-fait sans mercure.

Tout le monde, je crois, sait aussi bien que moi, que le chancre induré
ne réclame pas l'action du mercure pour guérir assez vite et très bien.

Je pense aussi que tout le monde sait que les éruptions secondaires
sont assez souvent bénignes, et qu'elles peuvent disparaître maintes fois
sans aucun traitement spécifique. Cependant il semble acquis à la science,
que le mercure fait disparaître plus promptement l'induration du chancre
induré, et qu'il est très utile quelquefois en faisant disparaître les
éruptions rebelles, l'iritis, et d'autres symptômes secondaires.

Pour moi, je le confesse, le grand motif pour lequel j'administre le
mercure à présent, dans les périodes primitives et secondaires de la
syphilis, c'est que l'on a affirmé que son usage prévient les symptômes
tertiaires. En Angleterre, cette opinion a toujours été défendue par un
certain nombre de médecins d'expérience; et, en France, M. Ricord,
et dernièrement M. Verneuil, à la Société de Chirurgie et M. A. Fournier
ont traité ce point avec toute l'érudition et l'éloquence qu'ils possèdent.

M. Verneuil pense qu'on doit donner 4 mois du mercure à petites doses,
du moment qu'on a fait le diagnostic de la syphilis ; et, puis, pendant
2 ans, quand le malade présente des symptômes secondaires. Après ce
temps, si le malade désire se marier, M. Verneuil demande qu'il suive
encore 3 mois le traitement mercuriel et donne une dose de 5 centigrammes de protoiodure de mercure une fois par jour, quelque fois accompagnée de fer et de quinquina. Il prescrit en outre une vie réglée et en
plein air.

Selon Fournier (*Leçons sur la Syphilis*, Paris, 1873) il est obligatoire de
traiter tout cas de vraie syphilis par le mercure, pendant 18 à 24

mois, en donnant, durant toute cette époque, une dose journalière de six centigrammes d'iodure, pour six semaines à la fois laissant des intervalles.

Ainsi, un malade affecté de la syphilis, doit prendre 10 mois du mercure pendant un temps de 2 années. Fournier affirme, avec raison, qu'on ne peut pas diagnostiquer les cas bénins de syphilis, et, pour cette raison, on doit traiter *tout cas* de syphilis de la même façon, pour prévenir la période des gommes.

La question est donc posée dans ces termes ; serait-il nécessaire d'instituer un traitement de 10 mois de mercure, pendant 2 ans, pour prévenir la période tertiaire ? Pour ma part, je donne actuellement le mercure à petite dose (5 centigrammes de mercure à la craie, 2 fois par jour) dans *tout cas* de syphilis, pour un assez long espace de temps ; mais je n'ai pas assez d'expérience pour assurer que ce traitement empêche la période gommeuse d'arriver.

Dans la période tertiaire de la maladie, je suis convaincu que l'iodure de potassium est le seul remède qui doive être administré. Il est très rare qu'il faille combiner l'iodure avec le mercure, contrairement à l'opinion de M. Thiry, de M. Hardy et d'autres syphiliographes distingués. Pour moi, le mercure est souvent très nuisible dans la période tertiaire, tandis que l'iodure est un remède sans pareil dans la pharmacopée. Dans la période intermédiaire, je combine le mercure avec l'iodure, par exemple, dans le rupia syphilitique.

M. le Président. — Déclare la clôture des travaux.

Il félicite les membres de la section de Chirurgie du zèle, qu'ils ont apporté dans les discussions de la semaine, et les remercie de leur bienveillance à son égard.

M. Verneuil adresse à Monsieur le président et aux autres membres du bureau les remerciements de l'Assemblée.

La séance est levée à midi et demi.

<table>
<tr><td>Le Secrétaire,
Debaisieux.</td><td>Le Président,
Michaux.</td></tr>
</table>

ANNEXES DE LA 2ᵉ SECTION.

—

De l'influence qu'exercent les affections antérieures du foie sur la marche des lésions traumatiques,

par M. Verneuil, de Paris.

—

La présente note a pour but de démontrer que les sujets, atteints d'affections antérieures du foie, supportent mal le traumatisme accidentel et que, chez eux, la guérison est fréquemment compromise par des accidents d'une gravité incontestable.

Cette proposition est depuis longtemps dans mon esprit. En 1867, au premier congrès médical international, tenu à Paris, examinant l'influence que l'état organique du blessé exerce sur la marche des opérations, j'écrivais la phrase suivante : « Les affections du foie, de leur côté, n'assombrissent-elles pas le pronostic des opérations? En faisant l'autopsie de plusieurs opérés, j'ai constaté des cirrhoses plus ou moins avancées, ou cette infiltration graisseuse, si commune chez les sujets atteints d'ostéites anciennes ou minés par une longue suppuration. » (Verneuil, Congrès de Paris, 1867. p. 290.)

A cette date et dans un travail trop restreint, pour renfermer des observations détaillées, je présentais seulement mon opinion sous la forme modeste d'une hypothèse probable. Aujourd'hui, mieux éclairé par le raisonnement et l'expérience clinique, j'avance catégoriquement que le pronostic des blessures est, chez les hépatiques (qu'on me passe ce néologisme) d'une gravité particulière.

Certes, je ne me flatte pas de posséder tous les éléments de la question et de pouvoir dire le pourquoi et le comment les choses sont ainsi; mais j'ai la conviction d'être dans le vrai et de servir la cause chirurgicale en le disant.

A priori, quand on sait que les lésions organiques du poumon et des reins réagissent fâcheusement sur le processus traumatique et que la phthisie, l'albuminurie, le diabète constituent des contre-indications plus ou moins absolues à l'intervention opératoire, on ne doit pas s'étonner que la cirrhose, la stéatose, l'amylose hépatiques exercent également une influence défavorable sur l'évolution des blessures.

A priori encore, cette influence est admissible quand on songe que le foie est très communément altéré dans l'alcoolisme, le paludisme, la syphilis tertiaire, le diabète, la septicémie chronique, les affections cardiaques, en un mot dans une foule de cachexies, où la chirurgie enregistre certainement beaucoup plus de revers que de succès. Mais la science moderne préfère, aux a priori les plus séduisants, des faits précis et concluants. Aussi je m'efforce depuis quelques années d'en réunir, et c'est leur résumé que je vais avoir l'honneur de vous soumettre.

Avant de parler de moi et de revendiquer une part dans cette petite découverte, je dois, suivant la coutume et conformément à la justice, interroger l'histoire et rechercher, dans mes prédécesseurs, les traces de la présente idée. Or, sans me flatter d'avoir tout lu, je crois pouvoir dire que la littérature médicale est fort pauvre sur la question.

A la fin du siècle dernier et au commencement de celui-ci, nos vieux maîtres ont cherché une relation étiologique entre les blessures, celles de la tête en particulier, et la suppuration du foie; mais ils n'ont point soupçonné l'influence réciproque des affections du foie sur les blessures.

Nos traités classiques modernes de médecine et de chirurgie sont aussi muets; les monographies nombreuses sur la pathologie hépatique ne sont pas plus explicites, et si, en fouillant les livres, on découvre çà et là des observations où se trouve notée par hasard la coïncidence des affections du foie et des plaies, leurs auteurs, avant ces dernières années, n'ont guère cherché à en déduire un rapport entre les premières et les secondes.

Je me fais cependant un devoir de signaler quelques exceptions.

En 1845, un chirurgien anglais, d'un grand mérite à mon avis, Norman Chevers, insérait dans les *Guy's Hospital Reports* (2ᵉ série. t. 1, p. 78) un mémoire, *Sur certaines causes de mort, après les lésions traumatiques et les opérations chirurgicales dans les hôpitaux de Londres*. Notre Malgaigne, traduisant presque littéralement cette étude, dans son *Journal de Chirurgie*, (t. III, 1845, p. 225.) le déclarait *un des plus remarquables, qu'ait publiés la presse anglaise, dans ces derniers temps*.

L'auteur, se basant sur de nombreuses autopsies, posait en principe que la grande majorité des sujets, qui succombent à des blessures sérieuses ou légères, chirurgicales ou accidentelles, sont atteints d'inflammations viscérales graves. Sur 134 nécropsies, il trouvait 90 fois des affections évidentes des reins, du foie ou de la rate, et souvent de ces trois organes ensemble. Suivant lui, ces viscères étaient certainement malades, longtemps avant la blessure ou l'opération qui en apparence avaient entraîné la mort. Et il ajoutait que toute plaie et toute opération, si légères qu'elles paraissent, risquent extrêmement de devenir fatales, quand les organes susdits souffrent le moins du monde.

Il était impossible de poser plus nettement la question. Malheureusement M. Chevers, qui, pour les affections rénales, prouve jusqu'à l'évidence son assertion, se contente de dire que pour le foie et la rate il ne possède encore que des données incomplètes.

En 1854, Monneret publiait dans les *Arch. gén. de Méd.* (5 série, t. III. p. 562) un intéressant mémoire sur les affections du foie et signalait explicitement la cirrhose, comme cause d'hémorrhagies, d'érysipèles, et de lésions gangréneuses des membres. Médecin qu'il était, il ne faisait pas application de ces faits à la chirurgie. Mais quelques années plus tard, Follin, notre regretté condisciple, dans ses *Éléments de Pathologie chirurgicale*, utilisait la donnée dans une phrase concise. En parlant des hémorrhagies capillaires comme accident des plaies, il disait : « En dehors du scorbut, de la leukémie et de certaines maladies du foie (Monneret) qui permettent de comprendre une altération du sang, on trouve chez certains individus une prédisposition etc. (t. 1, 1871, p. 456.)

En 1857, M. Alf. Fournier, notre éminent syphilographe, présentait à la Société anatomique une série de pièces, recueillies chez des enfants scrofuleux, atteints de suppurations osseuses prolongées et morts dans le marasme. Dans les cinq cas, le foie, considérablement augmenté de volume, était atteint de cette dégénérescence cireuse, dont l'étude commençait alors et qu'on attribuait à l'usage de l'huile de foie de morue.

J'examinai ces pièces au microscope, ainsi que d'autres foies stéatosés, dans les vaisseaux desquels je fis des injections. A part moi, je pensais déjà à la coïncidence si commune de ces altérations hépatiques avec les lésions osseuses, si souvent de leur côté traitées chirurgicalement, et je me demandais si les résultats opératoires ne devaient pas s'en ressentir.

Lorsque j'entrai, comme chirurgien d'hôpital, en possession d'un champ d'observation personnelle, je n'avais, comme on le voit, qu'un mince bagage tiré de mes lectures, mais j'étais bien décidé à l'accroître. Comme Malgaigne, le travail de N. Chevers m'avait vivement impressionné et il me tardait de le contrôler. J'avais eu de plus l'insigne bonne fortune, pendant mon internat, d'être sous les ordres d'un des plus grands médecins de notre époque, M. Bazin, qui m'avait inspiré le goût de la pathologie générale et dont je cherchais à m'assimiler les larges conceptions.

Enfin j'avais, en 1846, pendant mon internat, recueilli l'observation d'un cas désastreux, qui s'était profondément gravé dans ma mémoire et qui avait trait précisément à une petite opération, suivie de mort rapide, chez un cirrhotique. Permettez-moi de vous le communiquer brièvement.

Cirrhose-ascite. Ponction abdominale. Mort rapide. Énorme infiltration sanguine sous-péritonéale.

Un homme de 25 ans était atteint de cirrhose et d'ascite. La ponction étant nécessaire, j'en fus chargé et l'exécutai avec le soin qu'on met à ses premières opérations. Quelques heures après, à ma visite du soir, je trouvai mon patient dans le plus triste état : pâleur extrême du visage, pouls à peine perceptible, ventre ballonné, très sensible au toucher, nausées, défaillances. etc. La mort survint dans la nuit, moins de 20 heures après la paracentèse.

Je fis l'autopsie avec la plus grande attention. Contre mon attente, il n'y avait pas de péritonite ; à peine il restait un litre du liquide ascitique, dans la cavité séreuse. En revanche, entre le péritoine et les muscles abdominaux du côté ponctionné, on constatait une infiltration sanguine énorme qui se prolongeait dans la cavité du grand et du petit bassin, ayant partout décollé la face profonde de la séreuse et formant en plusieurs points une couche de 4 à 5 cent. d'épaisseur. Le sang était coagulé et n'avait nulle part pénétré dans la cavité abdominale. Aucun viscère n'avait été blessé par le trocart. Le foie, cirrhosé au plus haut degré, avait à peine le volume de deux points d'adulte. La mort était due sans aucun doute à une hémorrhagie interne ; car la quantité de sang, sortie des vaisseaux, dépassait 1500 grammes. Je fis de la paroi abdominale une dissection très minutieuse pour découvrir le vaisseau blessé ; mais cette recherche fut vaine, car je retrouvai l'artère épigastrique et ses branches tout-à-fait indemnes. Je n'avais pas blessé davantage l'une de ces grosses veines qui, en cas de cirrhose, sillonnent la paroi abdominale. L'hémorrhagie provenait certainement d'un vaisseau de petit calibre ; mais dans lequel l'hémostase ne s'était point effectuée. (J'ai retrouvé des exemples de cette infiltration sanguine.)

C'est seulement beaucoup plus tard, en lisant le mémoire de Monneret, que j'eus l'interprétation de ce fait malheureux.

En 1865, placé à la tête d'un des importants services de l'hôpital Lariboisière, je pus enfin colliger des faits. Dès les premiers mois de mon installation, je recueillis une observation très curieuse. A la vérité il n'y avait pas blessure, ni opération, mais une coïncidence remarquable entre une maladie du foie et un anthrax à marche foudroyante. Début du mal, pyohémie et mort, tout avait évolué en cinq jours, chez un jeune homme de 21 ans, atteint de cirrhose latente (Gaz. hebd. de méd. et de chir. 1868, n. 46.)

Certes la lésion hépatique n'était pas seule responsable de la pyohémie, puisque l'anthrax labial est par lui-même d'une extrême gravité ; mais on pouvait supposer qu'à l'instar des lésions rénales, elle avait favorisé pour le moins l'issue fatale.

Dans les temps qui suivirent, plus j'autopsiais de blessés et d'opérés, plus je voyais se confirmer les assertions de N. Chevers, et plus je me pénétrais de cette idée, que la mort, dans les affections chirurgicales, est généralement causée par les lésions internes que la pathologie médicale étudie, et le plus souvent préparée par des désordres viscéraux persistants ou des adultérations du sang.

Soigneusement examiné, dans les cas d'hémorrhagies secondaires, de pyohémie, de septicémie, de phlegmons diffus, d'érysipèles et de lymphangites graves, le foie, presque sans exception, était altéré de diverses manières et à différents degrés.

En 1867, posant les bases d'une théorie générale sur l'influence des états organiques des blessés, je ne consacrai aux affections hépatiques qu'un paragraphe de quelques lignes ; mais je possédais déjà des faits concluants. Depuis cette époque, j'en ai sans cesse grossi le nombre. Quelques-uns ont été publiés par mes élèves (1).

---

(1) Voir MACHENAUD. Ligature de la fémorale, Thèse inaug. 1868, p. 37. — DELBARRE. Dénudation des artères. Thèse de 1870, obs. I et II. — PÉRONNE. De l'alcoolisme dans ses rapports avec le traumatisme. Thèse de 1870 (plusieurs obs.). — DUBUCLET. Epithélioma du pied. Thèse de 1874, obs. I. — H. CAZALIS. De la dégénérescence amyloïde et de la stéatose du foie et des reins, dans les longues suppurations et dans la septicémie chirurgicale. Thèse de 1875.

D'autres observations non moins importantes ont été perdues. Je les avais confiées à l'un de mes meilleurs internes, M. le Dr Michaud, aujourd'hui praticien distingué à St-Étienne, pour un mémoire, traitant des rapports entre les affections du foie et les maladies chirurgicales. Ce travail, resté inédit, a été détruit en 1871 dans l'incendie des bâtiments de l'assistance publique.

D'autres m'ont servi à poser nettement la question théorique à la Société anatomique, à la Société de chirurgie et à notre Académie de médecine (1). Enfin j'ai la satisfaction de voir plusieurs de mes jeunes compatriotes marcher dans la même voie, pendant qu'à l'étranger quelques praticiens éminents découvrent de leur côté les relations, dont je veux vous entretenir (2). Aussi tout porte à croire que cette question de pathologie médico-chirurgicale, à peine encore posée, sera prochainement élucidée.

Je n'imposerai point à votre patience le récit des faits cliniques, que j'ai rassemblés et je me contenterai de vous en présenter la substance.

Trois points surtout seront mis en relief :

1° La lésion hépatique antérieure à la blessure accidentelle ou chirurgicale ;

2° La nature de cette blessure elle-même ;

5° Le genre des accidents apparus à sa suite.

Lésion hépatique. J'ai observé jusqu'ici :

La cirrhose à différents degrés ;

La stéatose scrofuleuse, alcoolique ou suppurative ;

La dégénérescence cireuse ou amyloïde ;

La périhépatite ancienne, traduisant une phlegmasie plus ou moins éteinte ;

Les noyaux néoplasiques secondaires ;

La gravelle biliaire ;

Un cas de kyste hydatique (3).

Les blessures n'ont pas moins varié comme siége, étendue et gravité. Je compte plusieurs cas de fracture de jambe, compliquée de plaie, une fracture du crâne, deux amputations de la cuisse, une de la jambe, une résection de la hanche, une kélotomie, une uréthrotomie externe, l'ablation de tumeurs volumineuses des bourses, de l'aine, du cou, une désarticulation de deux métatarsiens, une fistule à l'anus, un empyème, une fracture simple de la jambe et une autre de côtes, une entorse d'un genou malade, enfin une paracentèse abdominale.

Bien que par leur variété ces traumas échappent à toute classification, on peut néanmoins en composer deux groupes, suivant leur gravité intrinsèque ; on remarquera en effet qu'à côté de blessures fort sérieuses et fort capables de provoquer de redoutables accidents, il s'en trouve d'insignifiantes ou qui, du moins dans l'immense majorité des cas, guérissent d'elles-mêmes sans présenter la moindre complication.

Les accidents consécutifs ont été tout aussi divers. J'ai observé :

Les hémorrhagies primaires prolongées et les hémorrhagies secondaires plus ou moins tardives ;

Les inflammations diffuses à marche rapide et à forme gangréneuse, phlegmons diffus, œdème aigu purulent ou séro-purulent, angéioleucite ou érysipèle phlegmoneux ;

La pyohémie ;

La septicémie plus ou moins aiguë ;

Plusieurs fois la mort rapide ;

Enfin l'ictère, les vomissements réitérés et la pleurésie purulente.

---

(1) Voir *Bull. de la Soc. anat.* Janvier et mars, 1869, id. en 1874. *Soc. de chir.* 14 oct. 1868. *Acad. de méd.* Note sur l'ictère traumatique. 1874.

(2) Murchison. *Clinical lectures on diseases of the liver.* 1868, p. 51 Rich. Barwell, *The Lancet,* 8 août 1874.

(3) Je ne compte point dans cette liste d'affections aiguës du foie, d'abord parce qu'elles sont rares sous notre latitude et qu'ensuite on n'opère guère de sujets, atteints d'hépatites ou de suppurations hépatiques. J'accorde d'ailleurs que la présente question pourrait être beaucoup plus fructueusement étudiée, dans les contrées où les hépatopathies sont communes.

On pourrait d'ailleurs ranger ces accidents en trois catégories, suivant qu'ils éclatent au point blessé, dans la glande hépatique ou dans les alentours, ou qu'enfin ils envahissent primitivement ou secondairement l'organisme tout entier.

En voyant figurer, dans la triple liste qui précède, la plupart des affections du foie, une grande diversité de lésions chirurgicales et enfin la série presque complète des complications traumatiques, vous vous demandez naturellement, si à telle altération hépatique correspond tel accident déterminé, si une blessure donnée chez un hépatique engendre une complication de préférence à tout autre.

Je me suis posé moi-même ces questions, mais, je dois le confesser, je ne suis point en mesure de les résoudre et, à moins que des faits plus nombreux ne permettent, dans la suite, d'établir des rapports aujourd'hui inconnus, force m'est de reconnaître qu'une lésion quelconque du foie peut, à l'occasion d'une blessure quelconque, provoquer indifféremment l'un ou l'autre des accidents indiqués plus haut, et que réciproquement l'un quelconque de ces accidents peut se montrer chez tous les hépatiques blessés. Je puis citer, pour exemple, les 7 sujets atteints de cirrhose.

Le premier a péri d'hémorrhagie à la suite d'une ponction d'ascite ;

Le second a succombé à la pyohémie, après avoir subi la désarticulation de deux métatarsiens ;

Le troisième, atteint de fracture de côte, a fini par une infiltration sous-pleurale avec pneumonie ;

Le quatrième, opéré d'uréthrotomie externe, a été enlevé par un ictère grave ;

Le cinquième, opéré d'empyème, a présenté les signes d'une septicémie à marche très rapide ;

Le sixième, atteint de fracture simple de la jambe, est mort d'hépatite et de péritonite ;

Le septième, à la suite d'une entorse légère, entée sur une vieille arthrite du genou, a été pris d'un phlegmon gangréneux de tout le membre inférieur correspondant.

Les cinq cas d'hémorrhagie se sont montrés dans des conditions aussi variées.
Cirrhose : ponction abdominale ;
Stéatose : fracture compliquée de la jambe, ligature de la fémorale ;
Kyste hydatique : amputation de la cuisse ;
Gravelle biliaire : Extirpation d'une tumeur axillaire ;
Noyaux néoplasiques secondaires : extirpation d'une tumeur inguinale.

Certes il est regrettable, qu'après avoir reconnu chez un des nos blessés une certaine affection du foie, nous ne puissions prévoir de quelle manière le processus réparateur sera perverti et quel accident menace ultérieurement la vie ; mais en attendant, il est déjà fort utile de savoir que le foyer traumatique a chance de fournir une hémorrhagie précoce ou tardive, d'être envahi par la gangrène ou le phlegmon, de savoir aussi que des phlegmasies intenses et rapides peuvent se développer dans le foie lui-même ou dans les organes qui l'entourent.

Tout approximatives qu'elles soient, ces données permettront déjà de faire un choix motivé entre les moyens hémostatiques, entre les procédés d'exérèse ou de diérèse, entre les différents modes de pansement ; enfin elles serviront à instituer un traitement prophylactique.

Je viens d'énumérer la série des accidents, que j'ai observés chez mes hépatiques blessés ; leur nature explique à coup sûr et sans peine, pourquoi la mortalité a été si grande et pourquoi je suis en droit de porter un pronostic si grave. Mais je n'ai pas encore démontré que les accidents susdits aient dépendu directement de l'affection hépatique antérieure et que celle-ci, par conséquent, régisse principalement la terminaison fatale.

C'est pourtant là que gît la question, car au lieu d'une relation de cause à effet, on pourrait invoquer simplement la coïncidence.

Le problème, comme tous ceux qui touchent à la pathogénie, est fort compliqué, j'en conviens, car souvent on saisit les rapports par intuition, avant de pouvoir les démontrer irréfragablement. On pourrait m'objecter sérieusement en effet :

1° Que, chez plusieurs de mes sujets, les blessures étaient assez graves (fractures compliquées, fracture du crâne, extirpation de tumeurs volumineuses, etc.) par elles mêmes, pour entraîner la mort, sans qu'il soit nécessaire d'invoquer la lésion hépatique et son influence néfaste.

2° Que les accidents observés, hémorrhagies, pyohémie, érysipèles, etc., n'ont pas de causes exclusives; qu'on les note, chez des blessés dont le foie est sain, dont tous les organes internes sont normaux ou qui sont affectés de toute autre lésion viscérale, que ces accidents même peuvent naître spontanément, en l'absence de toute lésion traumatique.

3° Qu'ils n'apparaissent pas fatalement chez tous les blessés, dont le foie est malade; que sous ce rapport j'ai exagéré le pronostic, certains hépatiques supportant fort bien le traumatisme et faisant convenablement les frais du travail réparateur.

4° Qu'enfin les affections du foie sont rarement isolées, que le plus souvent elles coïncident avec d'autres lésions viscérales, celles du rein en particulier, ou sont symptômatiques d'une maladie constitutionnelle, alcoolisme, paludisme, septicémie chronique, etc., dans laquelle le sang est profondément altéré et qu'en conséquence on n'est pas en droit de leur attribuer exclusivement des complications, dont l'état concomitant des solides et des humeurs rendrait tout aussi bien compte.

Sans contredit, ces arguments démasquent les points faibles et les côtés vulnérables de ma théorie, mais il n'est pas impossible d'y répondre.

Et d'abord, en pathologie nous admettons la relation de cause à effet, quand nous voyons un certain nombre de fois certains symptômes, observés pendant la vie, coïncider avec certains désordres constatés après la mort. La démonstration n'est pas mathématique ; mais là, où la méthode expérimentale n'intervient pas, il faut nous en contenter.

Or N. Chevers affirme que, chez la plupart des blessés ou opérés qui succombent, on trouve à l'autopsie des lésions hépatiques, spléniques ou rénales, — à l'amphithéâtre, je trouve qu'il a raison.

Alors j'observe avec soin mes blessés pendant la vie et je note la somme et la nature des accidents, interposés entre la blessure et la mort ; en d'autres termes, je cherche les causes de cette dernière : je consigne l'ictère, la pleurésie, la péritonite, les hémorrhagies, les inflammations diffuses, etc. Je me demande alors si, tout en reconnaissant la blessure comme cause occasionnelle, je ne dois pas considérer l'affection hépatique, comme cause prédisposante et je réponds par l'affirmative.

J'arrive à la même conclusion par d'autres voies non moins probantes.

J'opère un malade, il paraît bien portant et exempt de toute tare organique. Cependant la plaie marche mal, sans que j'en devine la cause; il est pris de vomissements et de symptômes graves et succombe; je lui trouve une cirrhose ignorée.

Chez un autre malade la cuisse est amputée, dans des conditions excellentes en apparence. Tout marche à souhait jusqu'à la 4ᵉ semaine ; une série d'hémorrhagies se déclare alors et entraîne la mort. Je trouve un kyste hydatique du foie.

Chez d'autres sujets blessés, je reconnais à l'avance l'affection hépatique, je prévois que le processus traumatique marchera mal; en effet, une inflammation de mauvaise nature envahit la plaie et la mort s'ensuit, malheureusement trop prévue. L'autopsie confirme la préexistence d'une affection hépatique.

Qu'un malheureux, dont la jambe est broyée, succombe à la pyohémie, à la septicémie, avec maladie antérieure du foie, rien de plus naturel ; il aurait pu périr tout aussi bien avec une glande hépatique normale. Mais qu'un homme, atteint de *fracture simple* de la jambe et niant toute maladie, soit pris au 6e jour de vomissement et d'ictère, qu'il meure le 19e jour d'une hépato-péritonite et qu'à l'autopsie on trouve une cirrhose, est-il possible de nier que c'est par le foie qu'il est mort?

J'ai été naturellement très impressionné et très convaincu par ces faits, où l'insignifiance de la blessure rendait la mort absolument invraisemblable et où il ne restait guère, pour l'expliquer, que l'influence funeste de la lésion hépatique antérieure.

Au reste, je ne pense pas qu'il soit impossible d'expliquer cette influence.

Suivez avec attention la marche naturelle des affections du foie, sans intervention quelconque du traumatisme; notez les accidents extra-hépatiques, hépatiques ou périhépatiques qui les accompagnent, et vous constaterez des hémorrhagies spontanées, des inflammations diffuses, phlegmoneuses, gangréneuses, une anémie profonde, une dénutrition manifeste, une cachexie évidente, des pleurésies, des péritonites, les vomissements, l'ictère, etc. Supposez maintenant un de ces sujets atteint d'une blessure, et raisonnez.

Si chez eux le sang rompt si aisément ses digues intactes, pourquoi ne profiterait-il pas, pour s'échapper, des solutions de continuité vasculaires créées par la diérèse traumatique?

Si chez eux les tissus se mortifient sans cause extérieure apparente, quoi d'étonnant que le sphacèle envahisse les bords des plaies, les lambeaux d'amputation, dont la contusion, l'arrachement, la dissection et jusqu'à l'hémostase traumatique normale ont amoindri les ressources circulatoires?

Si chez eux les inflammations spontanées ne parviennent point à se circonscrire et à provoquer autour d'elles la formation d'une barrière isolante, n'est-il pas naturel de voir manquer, à la circonférence du foyer traumatique, cette irritation créatrice précieuse, cette prolifération conjonctive, ayant pour mission de limiter les désordres au point vulnéré?

Si chez eux le sang appauvri ne donne aux tissus périphériques qu'une vie incertaine, une nutrition languissante, si enfin les hépatiques sont des cachectiques d'un genre particulier, comment leurs blessures seraient-elles exemptes de ces complications, si bien démontrées dans toutes les autres cachexies?

Si chez eux parfois l'état chronique ou latent passe brusquement à l'état aigu et à la période offensive, si les séreuses voisines, plèvre, péritoine, s'enflamment, si l'ictère, les vomissements, l'anasarque surgissent à l'improviste sous des influences mal connues, les mêmes phénomènes peuvent fort bien succéder à l'action provocatrice du traumatisme.

Il me semble que ces raisonnements, qui ne dépassent point les limites imposées à l'induction, font comprendre l'apparition des hémorrhagies, des gangrènes, des inflammations diffuses et autres perversions du travail réparateur, aussi bien que l'ictère, les vomissements, l'œdème aigu, la pleurésie, la péritonite, chez les hépatiques blessés et opérés.

Si cependant vous m'objectez que les accidents susdits n'apparaissent spontanément ou ne deviennent graves, que dans les hépatopathies aiguës ou très avancées, et que pourtant bon nombre de mes hépatiques blessés semblaient jouir, au moment de leurs blessures, d'une santé satisfaisante, je rappellerai à votre mémoire que souvent le traumatisme, même léger, suscite dans tout organisme, tantôt un ébranlement total, tantôt, par une sorte de sélection sur le point faible (*locus minoris resistentiæ*) (1) une aggravation subite et violente de lésions minimes ou qui sommeillaient.

---

(1) Voir au Congrès de Nantes (1875) une intéressante note du Dr Henri Petit, sur les *loci minoris resistentiæ*.

La souffrance de l'organe malade prend alors des allures vives et une marche redoutable.

Mais je m'aperçois, Messieurs, qu'entraîné par le désir de vous convaincre, je viole le sage article de votre règlement, qui limite le temps accordé aux orateurs. Je m'arrête donc, laissant à regret de côté bien des points importants de la question. Si je donnais à celle-ci tous les développements qu'elle comporte, j'examinerais tout d'abord les moyens d'arriver au diagnostic exact de l'affection hépatique, avant ou après la blessure et je regretterais, avec les médecins les plus éminents, les difficultés extrêmes que présente ce diagnostic préliminaire ou rétrospectif. Je reviendrais également sur le pronostic et j'atténuerais certainement l'impression, qu'a dû laisser dans votre esprit la longue exhibition de mes revers, en vous montrant que le traumatisme n'aggrave pas toutes les maladies du foie et que toutes les maladies du foie ne contrarient pas le travail réparateur; que de plus certaines opérations, en supprimant les causes de la stéatose et de l'amylose hépatiques, peuvent en constituer le traitement le plus efficace, avec le concours d'ailleurs de l'hygiène et de la thérapeutique interne.

Je prouverais enfin que ces recherches ne sont pas purement curieuses et spéculatives, et qu'elles peuvent très utilement éclairer et guider la pratique. Elles m'ont permis, tantôt de refuser certaines opérations qui eussent été presque inévitablement fatales, tantôt d'en ajourner d'autres, jusqu'à modification avantageuse de l'état morbide du foie; tantôt encore de préférer, en un cas donné, telle méthode curative à telle autre : et, par exemple, dans les suppurations périphériques anciennes, à pratiquer l'amputation plutôt que la résection; enfin de corriger, de perfectionner ma pratique chirurgicale et de la rendre plus rationnelle, partant plus efficace.

Mais, pour le moment, soucieux de vous indiquer, entre les lésions traumatiques et les affections du foie, un rapport mal connu, de vous signaler un point nouveau du pronostic chirurgical, je considère ma tâche comme remplie, heureux si vous n'avez pas trouvé trop longues les minutes que j'y ai consacrées.

Nouveau système d'attelles destinées au traitement des blessures des membres,

par le Dʳ GUILLERY.

Un militaire blessé vient de tomber sur le champ de bataille : un projectile lui a brisé les deux os de la jambe; la fracture est compliquée de plaie et d'hémorrhagie.

Que peut-on et que doit-on faire pour lui? — Évidemment le mettre promptement en état d'être transporté loin du lieu de l'action, dans un local convenable, une ambulance, où il puisse séjourner longtemps, entouré des soins les plus humains et les plus intelligents.

Mais, du lieu de l'action à l'ambulance, la distance peut être longue et le chemin difficile. Le sang du blessé coule abondamment, et le moindre mouvement du corps, en se transmettant au foyer de la fracture, occasionne des douleurs intenses et peut amener les désordres les plus graves.

On ne peut songer au transport du blessé, sans que préalablement le membre fracturé ne soit muni d'un appareil, qui maintienne les fragments osseux dans un repos relatif et qui arrête ou ralentisse l'hémorrhagie.

À quel mode de déligation donnera-t-on la préférence? À quel moyen hémostatique aura-t-on recours?

Les attelles en bois, maintenues par des liens, ont bien leur mérite : elles s'appliquent avec une certaine rapidité, le contact du sang ne leur enlève pas leur solidité, elles sont compatibles avec l'application d'un réfrigérant liquide et avec la plupart des moyens hémostatiques connus.

Leur défaut consiste dans l'application de leurs surfaces planes aux surfaces arrondies du membre blessé, application qui laisse des vides que l'on ne peut combler que par des matériaux volumineux. Ce défaut est généralement reconnu, témoins les efforts constants des chirurgiens, pour substituer aux attelles en planches des emboîtements plus parfaits.

Le bandage amidonné, composé d'ouate pour protéger les saillies osseuses, d'attelles en carton et de bandes de linge, réunies par de la colle d'amidon, jouit d'un crédit mérité. Il permet la visite fréquente du membre blessé dans son entier, il se combine avec des moyens hémostatiques et il peut servir, pendant toute la durée du traitement.

Ses défauts sont les suivants :

Son application longue et méthodique exige une main très exercée; il se solidifie lentement et il est incompatible avec l'emploi des réfrigérants liquides qui en ramolliraient la substance.

Son illustre auteur, le baron Seutin, médecin en chef de l'armée belge, promettait une trousse d'honneur à celui de ses élèves qui trouverait le moyen de hâter la solidification de son appareil.

Les chirurgiens de son école obvient à cet inconvénient d'une solidification trop lente, en appliquant des attelles en zinc, découpées et rapidement façonnées pour la circonstance, au-dessus du bandage amidonné. La solidification obtenue, les attelles en zinc sont enlevées.

Le bandage plâtré est en vogue en ce moment dans les armées du Nord : il a bien ses avantages. Composé d'ouate pour les saillies osseuses, et de bandes de linge, préalablement saupoudrées de plâtre et imbibées d'eau au moment de leur emploi, il se solidifie rapidement et atteint la dureté de la pierre. Il est compatible avec les moyens hémostatiques et avec les pansements subséquents.

Ses inconvénients sont les suivants :

Son application, moins compliquée peut-être que celle du bandage amidonné, exige encore une main très exercée. Il ne se prête pas à la visite complète du membre malade et son enlèvement est des plus difficiles.

Admettons donc que, dans l'état actuel de la science et dans le cas que nous avons supposé, nous ne possédons pas un moyen prompt et efficace de venir au secours du militaire blessé.

Voici comment nous pensons que le problème peut être résolu :

Choisissons des types parmi les individus bien conformés et robustes, de tailles différentes, et prenons avec du plâtre les empreintes de leurs membres.

Supposons, pour plus de clarté, qu'il s'agisse d'un type militaire et de la jambe.

Dans l'empreinte en plâtre, le mouleur coule du plâtre et obtient la reproduction de la jambe qui sert de modèle.

Sur la jambe en plâtre, le chirurgien dessine les attelles. La jambe en plâtre est confiée au fondeur, qui coule en fer les matrices et la contre-matrice.

Le zingueur à son tour prépare une feuille de zinc, la découpe, l'estampe et obtient l'attelle demandée.

Les attelles estampées sont dessinées de manière à ce que leurs bords correspondants soient écartés de 10 à 15 millimètres. Elles peuvent être l'une latérale interne, l'autre latérale externe, ou l'une antérieure et l'autre postérieure. L'écartement de leurs bords permet leur application sur des membres, dont les dimensions ne seraient pas précisément les mêmes que ceux qui ont servi de types.

S'agit-il d'en appliquer deux latérales sur la jambe du militaire blessé, on les choisit parmi celles de la taille, correspondante à la moyenne des hommes du régiment, elles sont garnies intérieurement d'une feuille d'ouate et, la fracture étant réduite autant que possible, elles sont appliquées à la surface du membre et maintenues par des courroies munies de boucles.

Ces attelles en zinc conservent leur rigidité, malgré une hémorrhagie et malgré l'application, sur le membre blessé, d'un liquide hémostatique ou réfrigérant quelconque. Elles peuvent être percées d'un nombre plus ou moins considérable de trous, pour donner passage à la transpiration, au sang ou au liquide médicamenteux.

Elles permettent la visite fréquente du membre, des pansements faciles et elles ne perdent rien de leur valeur, quelle que soit la durée de leur emploi.

En cas d'hémorrhagie, une pelotte de charpie imbibée d'une solution de perchlorure de fer, placée dans la plaie et maintenue par l'attelle estampée, nous paraît un moyen hémostatique facile et suffisant.

Du pansement des plaies qui sont en contact avec l'urine,

par M. MALLEZ (Paris).

En inscrivant dans votre programme l'étude du pansement des plaies, vous avez assurément désigné l'une des questions qui ont de tout temps le plus préoccupé les chirurgiens. J'ai pensé, de mon côté, qu'il y aurait peut-être quelque intérêt à vous communiquer une très petite note sur l'un des pansements les plus rares, celui que l'on fait quelquefois, après les opérations de taille sous-pubienne.

Le meilleur pansement, dit Deschamps, est de n'en pas faire. — On se contentait généralement, comme dans le plus grand nombre des cas aujourd'hui, de placer le siège du malade sur le bord d'un drap plié en quatre de manière à éviter de laisser baigner la plaie par l'urine.

Raw, au rapport d'Albinus, laissait passer quelques jours sans rien mettre sur la plaie, pour faciliter l'issue des matières.

Frère Jacques, dont Raw a été l'imitateur, n'employait non plus aucun appareil.

Les compresses unissantes, qui ont eu quelque faveur, ont été également abandonnées.

Bell avait conseillé de mettre de la charpie, entre les lèvres de la plaie, jusqu'à ce que le fond se remplit de chairs grenues. De quelle utilité peut être cette charpie introduite dans la plaie? Elle n'est au début qu'un obstacle au cours de l'urine et plus tard à la cicatrisation.

Malgaigne, faisant sans doute allusion à ce mode de pansement, dit qu'il est mauvais d'appliquer de la charpie sur la plaie ou même d'en affronter les bords par le simple rapprochement des cuisses.

J'avais pensé, il y a quelques années, à utiliser le pansement de Lister, lorsque l'ouverture périnéale tarde à se fermer; mais la première tentative a suffi pour me convaincre de l'impossibilité de son application à ce cas particulier.

Je pensai dès lors à employer le collodion pour prévenir l'hémorrhagie ou l'arrêter, dans une certaine mesure et pour préserver la plaie du contact de l'urine.

J'ai vu M. Hill, de « Royal Free Hospital, » après une résection de l'articulation fémoro-tibiale, badigeonner les surfaces osseuses d'un collodion hémostatique, dont la composition est la suivante :

Collodion	80 grammes.
Acide tannique.	4 »
Acide benzoïque	4 »
Baume du Pérou	4 »
f. s. a.	

Ce chirurgien attribuait à ce topique l'absence d'hémorrhagie, fournie par les vacuoles du tissu spongieux.

Les propriétés styptiques du collodion précédent me le firent préférer, pendant un temps et je l'employai avec succès dans un certain nombre de cas.

Sitôt que le cystotome est retiré (c'est de celui d'Amussat dont je me sers constamment) et avant d'introduire les tenettes, pour peu que l'écoulement de sang paraisse anormal, ou après l'extraction du calcul, si l'hémorrhagie n'est pas à redouter, je glisse dans la plaie un bâtonnet muni de ouate trempée dans le collodion ; et, comme on a pris soin de garnir de ouate l'autre extrémité du bâtonnet, il suffit de le retourner, pour renouveler la même petite opération par l'autre bout. On laisse la ouate collodionnée une minute dans la plaie et on profite de ce temps, si besoin est, c'est-à-dire si le sang ne s'arrête pas complétement, pour donner avec l'injecteur un petit lavement d'eau froide.

Le reste du pansement, lorsque le malade est reporté dans son lit, se réduit à des éponges trempées dans de l'eau froide, additionnée au 10me d'alcool, tenues contre la plaie et fréquemment renouvelées.

Le collodion agit ici, comme partout, comme un enduit élastique constricteur et protecteur ; mais il nous a semblé, à mon assistant M. le d^r Jardin et à moi, que les substances astringentes, que nous y avions incorporées, à l'exemple de M. Hill, étaient, sinon nuisibles, bien qu'on pût les soupçonner de retarder la cicatrisation, tout au moins inutiles.

Depuis longtemps déjà, nous sommes revenus au collodion élastique, de la meilleure qualité possible.

Tous les médecins, qui ont assisté aux opérations de taille, que nous avons faites, dans ces six dernières années, ont été frappés du peu d'écoulement de sang qui se produit. Il convient de noter que c'est toujours à la taille prérectale, procédé de Nélaton, que nous donnons la préférence.

Je n'avais eu qu'une seule hémorrhagie, ayant nécessité l'application de la canule à chemise depuis 15 ans, sur 45 opérations. Depuis 6 ans, je n'en compte plus un seul exemple et dans la dernière série de 25, que j'ai présentée récemment à l'Académie, on n'en trouve même pas la crainte. C'est que, sitôt que la quantité de sang, qui suit l'incision périnéale et le retrait du cystotome, me paraît quelque peu abondante, j'y pare au moyen d'un badigeonnage collodionné, auquel je reviens encore une fois avant de réveiller l'opéré.

La dimension de l'ouverture est un élément qui doit entrer en ligne de compte, pour juger les avantages de la pratique que j'ai suivie.

On peut voir, par quelques-unes de mes observations, que j'ai pratiqué des incisions transversales de 20, 30 et 40 millimètres, pour faire passer des sphéroïdes mesurant dans leur plus grande largeur 3 à 5 et jusqu'à 7 centimètres, sans que l'opération ait été suivie de ces hémorrhagies en nappe qui affaiblissent considérablement l'opéré, le prédisposent tout naturellement à une résorption urineuse et qui sont en même temps si difficiles à arrêter.

Mais c'est surtout, pour prévenir l'action fâcheuse de l'urine sur la plaie, que l'emploi du collodion me semble justifié. Tout le monde sait que cette action est très différente, suivant que l'urine est acide ou alcaline.

Bien qu'il ne faille pas exagérer les effets fâcheux de l'urine en général sur les tissus, puisque dans un certain nombre de cas d'uréthrotomie interne, dans les plaies du périnée, dans les fistules vésico-vaginales, la cicatrisation s'opère malgré le voisinage de ce liquide, on ne peut nier que l'urine à réaction alcaline, avec décomposition ammoniacale, ne devienne, soit un agent de mortification locale imminente, soit un agent toxique général.

L'urine qui baigne les tissus devient soumise aux lois osmotiques et il s'établit entre le sang et l'urine, à l'orifice des capillaires divisés ou plus généralement à travers leurs parois, un courant tout à l'avantage de l'urine, si elle offre une composition très riche en substances salines, ou en faveur du sang, si l'urine a une faible densité.

Il résulte d'expériences nombreuses et de faits cliniques non moins nombreux, que l'urine acide est moins dangereuse que l'urine alcaline par fermentation.

Il est superflu d'insister sur ce fait, connu de tous ; mais il était nécessaire de le rappeler pour faire remarquer que l'urine des 98 centièmes d'opérés de taille est alcaline, renferme une grande quantité de pus et de produits de décomposition ammoniacale et que c'est précisément de son contact, dont il faut préserver les tissus pour prévenir :

1° sa résorption par la plaie ;

2° la difficulté de la cicatrisation, qui s'accompagne, chez certains opérés de lithotomie, d'un affaiblissement graduel, que rien, pour quelques-uns de moins, ne peut arrêter jusqu'à la terminaison fatale.

La taille, pour être peu dangereuse, doit être exempte de lenteurs dans l'opération et dans ses suites. L'emploi du collodion, comme nous l'avons indiqué, nous a semblé très favorable à la réalisation de cette double condition.

Du Psoriasis superunguéal,

par le Dʳ A. VERITÉ (Paris).

Messieurs, j'ai l'honneur de soumettre à votre examen des pièces, qui proviennent d'un malade, que j'ai traité aux eaux de la Bourboule, pour un psoriasis herpétique. Une de ces pièces, revêtement épidermique de la région plantaire, est intéressante par le développement très considérable de la production cornée et par sa chute qui s'est effectuée en totalité.

Mais c'est particulièrement sur les pièces qui recouvraient les orteils, que je désire appeler votre attention, parce que cette lésion n'a pas été décrite et qu'elle peut servir à éclairer un point de l'anatomie normale de l'ongle.

Les lésions des ongles, dans le psoriasis, ont été maintes fois signalées par les dermatologistes. Alibert parle d'une « consomption dartreuse des ongles », Devergie signale deux formes de psoriasis unguium ; mais une de ces formes paraît se rapporter à l'eczéma unguium. C'est Bazin qui, dans ses ouvrages, et dans une thèse du Dʳ Ancel, faite sous son inspiration, a le premier décrit nettement le psoriasis unguium et indiqué les caractères qui le séparent, de l'eczéma des ongles.

Dans le psoriasis unguium, l'affection débute par de petits points, de petits trous qui se réunissent pour former des sillons et une poussière blanchâtre uniquement épidermique. Cette poussière tombe, laissant, sous forme de filaments, les parties d'ongle qui étaient comprises entre ces sillons. Ces sortes de fibres, peu adhérentes au derme, semblent provenir de la prolifération épidermique de la matrice de l'ongle. Ce sont elles qui, à l'état normal, produisent les stries longitudinales qui ont fait croire à certains anatomistes, que l'ongle est une agglomération de poils.

Les dépressions, au lieu d'être longitudinales, peuvent former des rangées transversales. Dans ces cas, M. Ancel a signalé au début de l'affection « un amincissement notable de la lame cornée, amincissement qui permet de voir par transparence le derme sous-unguéal beaucoup plus distinctement qu'on ne peut le faire à l'état normal ». A cet amincissement succèdent les dépressions.

« Celles-ci se réunissent et finissent par former des stries transversales qui se succèdent, de la partie postérieure à la partie antérieure de l'organe, et celui-ci présente bientôt, pour ainsi dire, une série de crans successifs. » (Bazin, Leçons sur les affections génériques de la peau.)

Que les dépressions aient amené la disjonction des lamelles ou qu'elles aient produit ces crans, parallèles à la circonférence de la lunule, l'ongle disparaît par parcelles épidermiques et sa chute a lieu de l'extérieur à l'intérieur.

Il en est autrement dans l'eczéma unguium, que M. Devergie a décrit comme une forme aiguë de psoriasis unguium. Cette affection de la matrice des ongles et du derme sous-unguéal est caractérisée par une sécrétion de lymphe plastique et de globules pyoïques; au début, s'il se produit des dépressions, elles restent rudimentaires, et, au fond de ces petits trous, il y a une matière séro-purulente concrétée; c'est la matière eczémateuse. Le poinçonnement, qui existe au début de l'affection, n'est suivi ni des gouttières ni des saillies, qu'on observe dans le psoriasis des ongles.

L'accumulation de matière eczémateuse, à la partie sous-unguéale du doigt, soulève l'ongle qui est projeté ou déjeté en totalité; l'affection marche de l'intérieur à l'extérieur.

L'eczéma unguium est rarement un effet de la propagation de l'eczéma des doigts; mais il coïncide assez souvent avec des placards d'eczéma nummulaire, siégeant sur la main ou sur les doigts. Il y a de la rougeur qui, tantôt n'existe que sur les parties contiguës à l'ongle et tantôt se propage aux parties voisines, qui prennent peu à peu les caractères de l'eczéma et donnent lieu à des démangeaisons peu vives, accompagnées de tension et de chaleur.

Tandis que le psoriasis unguium est toujours chronique, l'eczéma des ongles est aigu ou chronique. L'acuité peut être due à une cause occasionnelle, à la profession. J'ai vu dans le service de M. le professeur Bazin, mon éminent maître, un cas d'eczéma unguium chez une polisseuse qui ne s'était aperçue de son mal que trois mois avant son entrée à l'hôpital St-Louis; déjà les ongles des mains étaient surélevés de 26 millimètres. Mais cette affection survient chez des personnes, dont les mains ne sont soumises à aucun contact, à aucun frottement qui puisse être considéré comme une cause traumatique. Ces malades offrent d'ordinaire tous les signes du tempérament arthritique, tendance aux congestions, douleurs rhumatismales, etc.

L'eczéma des ongles peut guérir. Chez la jeune fille que j'ai citée plus haut, les ongles ont repris presque leur place, sous l'influence du traitement institué par M. Bazin, traitement qui a consisté dans l'emploi des alcalins, de l'eau de Vichy, des bains d'amidon légèrement alcalinisés et des cataplasmes de fécule.

Lorsque la chute de l'ongle se produit dans l'eczéma, elle a lieu en masse et l'ongle se reproduit souvent déformé.

L'affection, dont je place les résultats sous vos yeux, n'a rien de commun, Messieurs, avec l'eczéma unguium, décrit à tort par Devergie sous le nom de forme aiguë de psoriasis unguium.

Entre le véritable psoriasis unguium et l'affection que je propose d'appeler psoriasis superunguéal, il y a identité de nature, car tous deux sont herpétiques, mais la lésion est toute différente.

En effet, ces sortes de coques épidermiques, qui coiffaient les orteils à la manière de doigts de gants, ont laissé après leur chute des ongles atrophiés mais persistants.

On voit dans l'intérieur des coques la trace d'une excavation, où s'étaient logés les ongles.

Je ne vois pas comment il est possible de faire concorder la production de ces coques épidermiques avec les données, que nous possédons sur l'anatomie de l'ongle.

On sait que la peau de la face dorsale des doigts ne s'arrête pas là où l'ongle commence; mais qu'elle s'avance sur lui de 5 à 6 millimètres, fait un petit repli en forme de fer à cheval et s'adossant à elle-même remonte vers la racine. Le derme contourne l'ongle et se continue avec le derme situé sous l'ongle, derme sous unguéal ou lit de l'ongle.

Depuis Bichat, on considérait l'ongle comme la prolongation de l'épiderme qui accompagnait le derme, dans les diverses situations que nous venons d'indiquer. Suivant cette opinion, le corps muqueux formerait la partie profonde de l'ongle et la couche cornée sa partie superficielle.

M. Sappey refuse à la couche cornée toute participation à la constitution de l'ongle, en s'appuyant sur ce que toutes les cellules de l'ongle, aussi bien celles du plan superficiel que celles du plan profond, contiennent un noyau et des granulations, tandis que les cellules de la couche cornée ne contiennent aucune trace de noyaux ni de granulations pigmentaires.

Faut-il admettre que la prolongation de l'épiderme au-dessus de l'ongle qui va, dans les pièces que je présente, rejoindre l'épiderme de la pulpe des doigts, ne survient que dans l'état morbide? Ne vaut-il pas mieux penser qu'à l'état normal, la couche cornée de l'épiderme recouvre l'ongle, mais est réduite à une si minime épaisseur, que c'est seulement dans les cas pathologiques qu'on peut en constater la présence?

Quant à la nature herpétique du psoriasis superunguéal, il me suffira, Messieurs, pour que vous n'ayez aucun doute à ce sujet, de vous dire que les ordonnances de Cazenave, que ce malade avait vu d'abord et de Bazin qui me l'a adressé à la Bourboule, portaient ce diagnostic. Ces deux maîtres avaient ordonné les arsénicaux, qui ont pendant un certain temps enrayé l'affection. C'est également par la grande quantité d'arsenic qu'elle contient, que l'eau de la Bourboule a modifié très avantageusement l'état de ce malade.

Application à la thérapeutique des propriétés de l'acide picrique

par le Dʳ Chéron (Paris).

—

Faisant une application à la thérapeutique des propriétés de l'acide picrique, considéré seulement comme succédané du sulfate de quinine, et utilisé depuis peu par les anatomistes, j'ai tenté l'emploi de cette substance, dans le traitement des ulcères du col utérin à large surface sécrétante, comme on en observe si fréquemment dans les services hospitaliers, ce qui m'a conduit à des applications thérapeutiques de la plus haute importance.

Je mis en contact avec un ulcère du col, 40 centigr. d'acide picrique réduit en poudre fine, chez une malade atteinte en même temps de vaginite purulente. Une heure après, la sécrétion qui s'écoulait par le vagin était tarie; une teinte ictérique avait envahi la peau et les conjonctives, l'urine émise avait pris une teinte rougeâtre et entrainait des cristaux d'acide urique et du mucus coagulé sous la forme pulvérulente.

Le pouls était tombé de 76 à 64 et le sphygmographe donnait des courbes surbaissées, indiquant l'augmentation de tension du système artériel; une éruption, pouvant être prise pour de l'érythème noueux avait envahi les membres inférieurs.

Dès le lendemain, l'appétit était diminué, une sensation pénible de chaleur existait à l'estomac, les reins étaient douloureux, la malade était plongée dans une somnolence continuelle.

Ces phénomènes disparurent peu à peu, mais la coloration de la peau et des conjonctives persista pendant sept jours. L'éruption ne disparut que vers le onzième jour, et la coloration rougeâtre de l'urine, quoique s'atténuant progressivement, existait encore au douzième jour.

Cette urine, exposée à l'air, ne subit la fermentation ammoniacale que tardivement et sans exhaler l'odeur caractéristique. Les vibrions et les chapelets de torulacées qui prennent naissance en quantité considérable dans ce liquide en fermentation, ne s'y montrèrent pas ou s'y montrèrent en petit nombre.

La surface de l'ulcère du col, d'aspect blafard et molasse, avait pris au contact de l'acide picrique une couleur rosée.

A partir du dixième jour, tout étant rentré dans l'ordre, j'appliquai tous les jours sur l'ulcère du col des tampons d'ouate imbibés d'une solution aqueuse contenant 5 centigr. d'acide picrique. Sous cette influence, la vaginite rebelle depuis longtemps, fut guérie en douze jours; l'ulcère du col marcha promptement vers la cicatrisation. Les téguments ne reprirent pas la coloration ictérique, la quantité d'urine émise resta augmentée et ce liquide conserva, pendant tout le temps du traitement, un dépôt de mucus pulvérulent et la coloration rougeâtre caractéristique de l'élimination de l'acide picrique par cette voie.

La sensation de chaleur à l'estomac, la douleur rénale et la tendance au sommeil ne reparurent pas, mais l'appétit resta très-augmenté.

Quant à la tension artérielle, elle persista jusqu'à la fin du traitement et le nombre des pulsations ne s'éleva plus au delà de 70.

Ces applications, répétées sur des plaies de toute espèce, à des doses variant de 5 centigr. à 50 centigr., et l'administration de cette même substance par la voie stomacale ou en injections, chez des malades atteints de catarrhe de la vessie, de blennorrhagie, de blennorrhée, de vaginite ou d'otorrhée, m'ont donné des résultats rapides et durables, desquels j'ai cru pouvoir déduire trois grandes applications de l'acide picrique que je formule de la façon suivante:

I. *L'acide picrique imprime aux plaies et aux ulcères une vitalité, qui les entraîne rapidement vers la cicatrisation. Il prévient les complications des plaies; il peut même enrayer les effets de la résorption purulente.*

II. *L'acide picrique arrête l'incitation et le développement de la fermentation ammoniacale de l'urine dans l'organisme.*

III. *L'acide picrique tarit avec une très-grande rapidité les sécrétions morbides des muqueuses et arrête leur envahissement par l'inflammation.*

Je me suis livré dès lors à une série ininterrompue d'observations et d'expériences dont voici les résultats:

1° *L'acide picrique imprime aux plaies et aux ulcères une vitalité qui les entraîne rapidement vers la cicatrisation. Il prévient les complications des plaies et peut même enrayer les effets de la résorption purulente.*

Appliqué sur les ulcères, en solution aqueuse ou alcoolique ou en poudre fine, l'acide picrique avive leur surface qui se couvre alors de bourgeons charnus et arrive très-promptement à cicatrisation.

Appliqué de la même manière sur les plaies accidentelles ou sur les plaies chirurgicales, il donne aux unes et aux autres une coloration d'un rouge vif, et amène aussitôt la production de bourgeons charnus et la réparation. A partir du moment où l'acide picrique est employé, le pus prend l'aspect du pus de très-bonne nature et sa quantité diminue considérablement.

J'en ai fait depuis deux ans l'application, sur des plaies qui avaient pris l'aspect blafard et qui sécrétaient un pus grisâtre mal lié, fâcheux indices d'une résorption que les symptômes généraux venaient confirmer, et dans moins de 24 heures, la plaie avait changé d'aspect, et les symptômes généraux disparaissaient graduellement sous l'influence de l'absorption non douteuse de cette substance qui amenait la teinte ictérique déjà signalée.

La cicatrisation tend à s'établir si rapidement, sous l'influence du pansement picrique, qu'il y a un immense avantage de faire le pansement de toutes les plaies chirurgicales avec ma solution d'acide picrique au 1/2 millième, dont on imbibe les pièces du pansement. On obtient, par ce moyen, non-seulement une cicatrisation rapide, mais on évite la résorption purulente et l'érysipèle. Ce qui démontre ce fait d'une façon indéniable, c'est que, dans plusieurs circonstances dans mon service, j'ai pu arrêter les progrès de la résorption purulente et de l'érysipèle survenus à la suite d'opérations chirurgicales.

Dans les opérations de polypes utérins d'un volume considérable, dans les amputations du col, on sait combien sont à redouter les accidents septico-hémiques. En pratiquant le pansement picrique, je n'ai jamais eu le moindre accident, le moindre frisson dans plus de quarante opérations de ce genre (1).

Les sécrétions des plaies, étudiées à l'aide du microscope avant et après le pansement picrique, donnent les résultats les plus intéressants.

Ainsi une plaie chirurgicale qui se trouve dans de bonnes conditions, contient dans ses sécrétions, quelle que soit la substance employée pour le pansement (acide phénique, alcool, etc.) des vibrioniens qui n'entravent pas le travail de réparation, comme cela a été démontré ; mais si le pansement est fait avec ma solution picrique au demi-millième, la quantité de ces vibrioniens est grandement diminuée et avec une solution au 500ᵐᵉ ou n'en retrouve plus aucun.

Si on examine à l'aide d'un fort grossissement le pus sanieux et mal lié d'une plaie, qui est devenue le siége de la résorption purulente, on constate la présence de vibrioniens innombrables, animés de mouvements très-vifs. Un pansement avec la solution picrique saturée à froid, nécessaire en pareil cas, ramène en quelques heures après deux ou trois pansements, la sécrétion de cette plaie aux conditions d'une plaie de bonne nature, dont le pus ne contient plus qu'une petite quantité de vibrioniens. Si le pansement est continué pendant 24 heures, ces proto-organismes disparaissent complètement.

2º *L'acide picrique arrête l'incitation et le développement de la fermentation ammoniacale de l'urine dans l'organisme.*

Comme nous l'avons dit plus haut, l'acide picrique est éliminé à peu près en totalité par l'urine, qu'il soit absorbé par la surface d'une plaie, ou par la voie hypodermique.

D'après mes expériences, la dose thérapeutique ne doit pas habituellement dépasser 16 milligr. ; dans quelques cas très-rares, il est vrai, on peut la porter jusqu'à 30 milligr., mais progressivement.

Dans ces proportions, il augmente l'appétit, il augmente l'excrétion de l'urine qui prend une couleur rouge brunâtre, due à l'oxydation de ses matières colorantes dans l'organisme, et qui entraîne avec elle une certaine quantité de mucosités coagulées sous la forme pulvérulente.

Dans le catarrhe de la vessie, employé à la dose de 1 à 12 milligr. par 24 heures, *il rend acide l'urine alcaline*, et arrête complètement la fermentation ammoniacale. Ce fait à lieu dès que l'urine a pris, à l'émission, la couleur rouge-brunâtre déjà mentionnée.

Le malade, dont les parois de la vessie malade absorbent des produits septiques, qui maigrit, dont le teint reste jaune et l'état fébricitant, voit revenir l'embonpoint, le teint se colorer, et l'état fiévreux disparaître.

Pour élucider le mode d'action de l'acide picrique dans cet arrêt de la fermentation ammoniacale de l'urine, je me suis engagé dans une série d'expériences ayant pour base la triple hypothèse suivante :

---

(1) Il est bon de rappeler que toute plaie absorbe l'acide picrique et d'une autre part que cette substance possède des propriétés antipyrétiques bien démontrées.

1° L'acide picrique détruirait les ferments de l'urine ou s'opposerait à leur production.

2° L'acide picrique, sans détruire les ferments urinaires et sans s'opposer à leur production, se combinerait avec l'urée pour former un picrate, sur lequel les ferments seraient sans action.

3° Comme dans le cas précédent, l'acide picrique n'aurait aucune action sur les ferments et, la faible alcalinité de l'urée ne permettant pas la combinaison directe et immédiate de ces deux corps, la fermentation ammoniacale s'établirait ; mais à mesure de sa production, l'ammoniaque qui est une base puissante, se combinerait avec l'acide picrique et donnerait lieu à un composé soluble et *inodore*, le picrate d'ammoniaque.

Cela posé, les expériences ont été poursuivies :

A. Sur des urines de malades, dont les organes urinaires étaient en parfait état d'intégrité et qui absorbaient l'acide picrique, soit par la voie stomacale, soit par une surface ulcérée (ulcères du col, etc.).

B. Sur des urines de personnes en état de santé, auxquelles j'ajoutais une solution d'acide picrique immédiatement après l'émission.

C. Sur des urines, appartenant, comme dans le cas précédent, à des personnes en état de santé, mais auxquelles je n'ajoutais la solution d'acide picrique que lorsque la fermentation ammoniacale s'était établie ou lorsque je l'avais provoquée.

D. Enfin sur des urines, appartenant à des malades atteints de catarrhe de la vessie, chez lesquels l'acide picrique était employé, soit administré par la voie stomacale, soit en injections, ou encore sur les urines de ces mêmes malades, auxquelles je n'ajoutais l'acide picrique qu'après l'émission.

Dans chacune de ces urines, j'ai suivi les modifications quotidiennes, tant à l'aide du microscope que par le dosage quotidien de l'urée.

Pour doser l'urée, j'ai donné la préférence au procédé par l'hypobromite de soude ; mais, comme avec ce procédé je m'exposais à une cause d'erreur considérable (le dosage de l'azote de l'ammoniaque avec celui de l'urée) j'ai pris soin, avant chaque analyse uréométrique, de doser l'ammoniaque préalablement déplacée par la chaux.

J'ai pu constater, dans les trois premières catégories d'urine, que je viens de mentionner, une très-grande acidité, et dans le quatrième cas d'urines, appartenant à des malades atteints de catarrhe vésical, la disparition de l'alcalinité remplacée par une acidité normale, que l'acide picrique fut ingéré par l'estomac ou qu'il eût été employé en injection au millième ou au 1/2 millième.

Le microscope m'a permis de constater, dans tous les cas précédents, l'apparition tardive et en minime quantité de la torulacée à laquelle on attribue, en général, la décomposition alcaline de l'urée, aussi bien que l'absence de vibrioniens ou leur apparition tardive et en très-petit nombre.

Par le dosage quotidien de l'urée, j'ai pu constater la transformation lente de ce corps, et la fixation de l'ammoniaque par un acide ; j'ai pu constater encore qu'aucun des caractères organoleptiques de l'ammoniaque ne pouvait être apprécié et que l'urine, traitée par la chaux, permettait de recueillir une quantité d'ammoniaque mise brusquement en liberté.

L'ammoniaque s'engageait donc dans une combinaison, au fur et à mesure de la transformation très-ralentie de l'urée en carbonate d'ammoniaque.

En conséquence l'acide picrique, traversant l'organisme et arrivant dans la vessie ou ajouté à l'urine par injection ou après son émission, retarde la fermentation ammoniacale :

1° En coagulant et anihilant les matières albuminoïdes.

2° En rendant le milieu peu propre au développement des micro-organismes qui engendrent et favorisent cette fermentation.

La fermentation une fois établie, l'acide picrique, au fur et à mesure de la transformation de l'urée, forme avec l'ammoniaque, par déplacement de l'acide carbonique, un picrate d'ammoniaque qui reste en solution dans l'urine.

Le fait important, dans le cas de catarrhe vésical, est la coagulation de toutes les matières albuminoïdes sous la forme pulvérulente ; ce qui enlève déjà un aliment important à la fermentation, et la diminution rapide de la quantité de pus sécrétée par la muqueuse vésicale, comme cela a lieu, ainsi que nous l'avons déjà signalé, toutes les fois que l'acide picrique ou un picrate alcalin sont mis en contact avec les muqueuses.

Et, je le répète, le malade, dont la paroi vésicale altérée sécrète du pus et absorbe des produits septiques, qui maigrit, dont le teint reste jaune et l'état fébricitant, voit revenir l'embonpoint, le teint se colorer et l'état fiévreux disparaître en même temps que, sous l'influence de l'acide picrique, les parois de la vessie modifiées sécrétent moins de pus, la fermentation est retardée et ses produits engagés dans une combinaison fixe, le picrate d'ammoniaque, qui est un modificateur important des muqueuses altérées.

3° *L'acide picrique tarit, avec une très-grande rapidité, les secrétions morbides des muqueuses et arrête l'envahissement de celles-ci par l'inflammation. La plus remarquable de ces applications est relative à la blennorrhagie et à la blennorrhée.*

L'action thérapeutique de la solution d'acide picrique, sur la muqueuse vésicale altérée, permettait d'espérer les mêmes résultats, dans les diverses inflammations dont les muqueuses, en général, peuvent être le siège. D'ailleurs, les premières applications avaient été faites par moi sur la muqueuse du vagin, dans des cas de vaginite aiguë et les résultats obtenus avaient été très concluants.

Des lotions, faites avec une solution au demi-millième ou au millième, dans l'ozène, dans l'otorrhée, dans la blépharite chronique, dans la pharyngite, avaient modifié, voire même guéri, si rapidement ces différents états que je résolus d'étudier, de la façon la mieux suivie, l'action thérapeutique de l'acide picrique sur la muqueuse uréthrale, dans la blennorrhagie aiguë, la blennorrhagie chronique et la blennorrhée. La solution, dont j'ai fait usage, est celle à laquelle je me suis arrêté d'une façon générale, après des expériences comparatives, autant dans le pansement des plaies que pour les injections dans la vessie. Elle est au demi-millième, c'est-à-dire qu'un litre d'eau contient 50 centigrammes d'acide picrique pur.

Lorsqu'on injecte dans le canal de l'urèthre cette solution, la seule sensation qu'elle fait éprouver, est celle qui est due à la température. Si l'on prend soin de chauffer cette solution à 30 ou 32 degrés, la sensation est absolument nulle.

Avec une solution au millième la sensation reste nulle. Ce n'est qu'avec une solution au cinq centième que l'on éprouve une très légère sensation de chatouillement plutôt que de cuisson.

Sur un urèthre enflammé par une blennorrhagie aiguë ou subaiguë, la sensation que fait éprouver la solution au demi-millième, est nulle, si on prend la précaution d'élever jusqu'à 30 ou 32 degrés la température de la solution. Au millième, elle fait éprouver un peu de cuisson ; au cinq centième, elle est douloureuse.

Il convient donc de n'employer que la solution au demi-millième, en prenant soin de porter sa température au degré indiqué plus haut.

Lorsqu'on emploie dans la blennorrhagie aiguë, l'acide picrique en solution, au titre et avec les précautions que nous venons d'indiquer, la première modification qui survient est relative à la douleur. Peu de temps après, la secrétion se modifie et les érections nocturnes commencent d'abord par être moins douloureuses et disparaissent bientôt.

Dans les 102 cas de blennorrhagie aiguë, subaiguë ou chronique et de blennorrhée, que j'ai traités exclusivement par l'acide picrique, depuis cinq ans, j'ai fait employer par les malades les injections au nombre de 6 par jour, en même temps que je donnais l'acide picrique à l'intérieur en granules, à la dose de 8 à 12 milligrammes par jour. Quelques-uns de ces malades, empêchés par leurs occupations quotidiennes, n'ont pu faire chaque jour qu'un nombre plus limité d'injections ; d'autres au contraire les ont portées jusqu'à 10 et même 12 par jour. Eh bien ! chacun d'eux a accusé une disparition de la douleur, d'autant plus rapide et d'autant plus complète, que le nombre des injections quotidiennes avait été plus grand.

Est-il possible de donner une explication physiologique de l'action de l'acide picrique, dans le traitement des inflammations des muqueuses et spécialement dans celui de la blennorrhagie ?

Avant de répondre à une semblable question, il importe de rappeler en quelques mots un détail de texture des muqueuses qui peuvent être plus particulièrement le siège d'écoulements identiques, ou tout au moins analogues, à la blennorrhagie uréthrale.

D'après M. le Professeur Robin, il existerait dans la membrane muqueuse de l'urèthre un réseau lymphatique sous-épithélial sans parois propres, limité par les intervalles laissés entre elles par les parties profondes de cet épithélium.

Or, le siège de l'inflammation dans la blennorrhagie serait, d'après M. Bannière. ce réseau lymphatique, et il en donne pour preuve que l'on n'a observé la blennorrhagie que dans les cavités qui sont tapissées par une muqueuse, dont l'épithélium est identique à celui de l'urèthre.

L'acide picrique est coagulant des matières albuminoïdes. Dans ces dernières années on a même utilisé cette propriété au dosage rigoureux de l'albumine contenue dans l'urine.

Or, c'est précisément cette propriété coagulante, que j'invoque comme agissant sur le réseau lymphatique enflammé et sur l'épithélium qui le limite, pour modifier rapidement l'état de la muqueuse uréthrale.

C'est grâce à cette propriété coagulante, que nous voyons l'acide picrique déterger les vieux ulcères, et tenir les plaies dans un état de propreté remarquable, en laissant toute liberté d'expansion aux bourgeons charnus, débarassés du pus et des autres matières albuminoïdes qui embarrassent la cicatrisation. C'est encore à cette propriété coagulante, que l'on doit la disparition rapide de l'inflammation, de l'érysipèle et l'avivement des surfaces suppurantes, débarrassées de leurs sécrétions, laissant ainsi à nu la matière vivante apte à réformer des tissus.

Dans le traitement de la blennorrhagie uréthrale, par l'emploi de cette substance, le fait remarquable est certainement la disparition merveilleusement rapide de la douleur, sauf de très rares exceptions. En effet, ce symptôme disparaît du premier au troisième jour de l'emploi de l'acide picrique. Dans les 19 cas de blennorrhagie aiguë, où je l'ai employé, sauf un seul cas, la douleur en urinant a persisté jusqu'au 10me jour. Elle a disparu en moins de 72 heures, lorsque les injections ont été faites au nombre de 6 au moins chaque jour.

Il en a été de même, dans les 18 cas de blennorrhagie subaiguë, compliquée ou non de phénomènes cystiques.

Dans les 21 cas de blennorrhagie chronique, l'avantage de l'acide picrique a été surtout de se substituer d'une façon efficace aux traitements les plus variés, employés sans résultat.

Dans les 52 cas de blennorrhée, guéris par l'emploi de ce moyen, l'acide picrique a présenté ce même avantage de réussir là, où les autres moyens avaient échoué.

Quant aux 12 cas de blennorrhée, traités par l'acide picrique, mais suivis d'insuccès, l'existence d'un retrécissement, d'une prostatite chronique, d'un abcès de la prostate, d'une ulcération tuberculeuse de cet organe ou d'une congestion pelvienne avec hémorrhoïdes suffit à les expliquer sans discussion.

A(

Le:

1.
2.
5.
4.
5.
6.
7.
8.
9.
10.]
11. i
12.]
13. I
14. I
15. I
16. I
17. I
18. I
19. I
20. I

TROISIÈME SECTION.

ACCOUCHEMENTS (y compris les maladies des femmes et celles des enfants.)

Les membres inscrits dans la section sont : **MM.**

1. Allart.
2. Amabile.
3. Bertini.
4. Beydler.
5. Bruyr.
6. Buys, L.
7. Charlier, de Bruxelles.
8. Charlier, de Liége.
9. Davreux.
10. Demoor.
11. De Paepe.
12. Dewindt.
13. Feigneaux.
14. Fromont.
15. Hanau.
16. Hauchamps.
17. Harbaur.
18. Houzé, frère.
19. Houzé, E.
20. Houzé, de Schaerbeek.
21. Hubert, père.
22. Hubert, fils.
23. Hyernaux.
24. Joris.
25. Konrad.
26. Lambert.
27. Lefort, L.
28. Lebon.
29. Levkovitsch.
30. Martha.
31. Oré.
32. Pasquale.
33. Peeters.
34. Piessens.
35. Pigeolet.
36. Putégnat.
37. Schuermans.
38. Schultze.
39. Vandam.
40. Weverbergh.

SÉANCE DU 19 SEPTEMBRE 1875.

La séance est ouverte à deux heures et demie de relevée.

Le Bureau provisoire se compose de MM. PIGEOLET, *président*, FEIGNEAUX, et BUYS, *secrétaires*.

M. LE PRÉSIDENT souhaite la bienvenue à tous les Médecins présents et les remercie d'avoir momentanément abandonné leurs occupations, si assujétissantes, pour se réunir à Bruxelles; il espère que leurs efforts combinés auront un résultat favorable, pour l'avancement de la science obstétricale. Le premier objet à l'ordre du jour est la constitution du bureau définitif. M. Houzé demande que le bureau provisoire soit maintenu à titre définitif. Sa proposition est admise à l'unanimité.

M. le président accepte cet honneur pour ses secrétaires; pour lui, il n'y consent que pour autant qu'on lui adjoigne, comme présidents d'honneur, quelques-uns des illustres savants, faisant partie de la Section.

En conséquence sont appelés à prendre place au bureau, comme présidents d'honneur: MM. AMABILE Luigi, ex-professeur d'anatomie pathologique à l'université de Naples, BERTINI, professeur de clinique obstétricale à l'hôpital de Florence; LEVKOVITSCH, W. D. de St Pétersbourg et PASQUALE Ercole, directeur de la clinique obstétricale à l'université de Rome.

La séance est levée à trois heures et demie du soir.

Le Président,
PIGEOLET.

Le Secrétaire.
FEIGNEAUX.

SÉANCE DU 20 SEPTEMBRE 1875.

La séance est ouverte à dix heures.

Prennent place au bureau : MM. PIGEOLET, *président*, PASQUALE et AMABILE, *présidents d'honneur*, FEIGNEAUX et L. BUYS, *secrétaires*.

Le procès-verbal de la séance du 19 est lu et adopté.

L'ordre du jour appelle la lecture et la discussion du rapport sur la question « *des Maternités.* »

M. E. HUBERT (Louvain). MM., du temps de Molière déjà, l'usage voulait que, dans les délibérations des médecins, le plus jeune prît le premier la parole et donnât son avis: les Nestors de la profession venaient ensuite apporter dans le débat l'autorité de leur sagesse et de leur expérience. C'est assurément le respect de cette tradition qui m'a fait choisir, pour introduire devant vous à titre de rapporteur, la grave question des maternités. — Je n'aurais pas accepté le périlleux honneur qui m'était présenté, si je n'avais su devoir trouver, dans l'admirable monographie de M. L. Lefort, des éléments qui me dispenseraient de recherches personnelles impossibles et si je ne m'étais dit qu'après tout, le rôle de rapporteur, dans un congrès comme celui-ci, pouvait se borner à attirer votre attention sur les difficultés d'une question, en vous laissant, comme aux seules autorités, le soin de les élucider et l'honneur de les résoudre.

Je me propose de vous rappeler ce que sont les maternités, de vous dire ce que je voudrais qu'elles fussent ; et de vous laisser ensuite décider, dans vos discussions, ce qu'elles doivent être pour atteindre heureusement leur double but charitable et scientifique.

Les couches des femmes, assistées à domicile, sont heureuses, la mortalité dans les maternités est effrayante.

Avant que l'importante étude de M. Lefort sur les maternités (1) l'eût mise au-dessus de toute contestation, cette triste vérité avait déjà frappé les esprits. Dans un remarquable rapport, daté de 1788, Tenon attirait déjà l'attention sur la déplorable situation des femmes en couches dans les hôpitaux. En 1832 (Dict. de méd. en 30 vol.) P. Dubois comparait les rares accidents de la clientèle civile aux désastres des maternités et, en 1855, il déclarait à l'académie qu'une femme courait moins de danger à accoucher dans la rue, sans secours qu'à la maternité ou à la clinique. En 1858, devant la même assemblée, M. De Paul poussait le même cri d'alarme, bientôt répété en Angleterre, en Russie, en Allemagne, partout (2).

C'est que malheureusement nous ne nous trouvons pas en présence de faits exceptionnels, isolés, désolant un hospice ou une localité ; le mal, constaté par les statistiques, est plus grave, il est général et, à quelques nuances près, partout le même.

A St-Pétersbourg, une femme en couches sur 23, succombe dans les maternités, tandis qu'en ville on ne constate qu'un décès sur 149 accouchées. (3)

A Londres, les maternités perdent 1 femme sur 28 et les bureaux de bienfaisance 1 sur 261 seulement. (4)

---

(1) *Des maternités : Étude sur les maternités et les institutions charitables dans les principaux États de l'Europe* ; par le docteur Léon Lefort, prof. agrégé à la fac. de méd (Masson et fils, Paris 1866.)

(2) Barnes 1858 ; Arneth 1858 ; Semmelweiss 1861 ; Hugenberger 1863 ; Crédé 1860 Späth 1864 ; Braun 1864.

(3) En ville (1845-1859) : 209612 acch. 1403 morts -- 1 sur 149.

Dans les maternités :   23911 acch. 1117 morts — 1 sur 23.

(4) 1860-1864. Dans les 4 maternités 4000 acch. 142 morts — 1 sur 28.

en ville					
1860-1864 en ville	562623 acch.	2222 morts	— 1 sur 253.
1858-1864 St-Thomas	3512 »	9 »	— 1 » 390.
1854-1863 Guy's	14871 »	44 »	— 1 » 337.
1860-1864 R. Matern.	17252 »	53 »	— 1 » 525.

598258 acch. 2328 morts — 1 sur 261. (Barnes.)

(5)   en ville 12634 acch. 71 morts.

1861-1862 {   bureaux de bienf. 87277 »   488   »

(total en ville   99911 acch. 559 morts — 0.5 p °/° — 1 sur 178.

1861-1862 — dans les hôpitaux : 14197 acch. 1169 morts — 8,2 p °/. — 1 sur 12.

Husson.

En 1856 : dans l'arrondissement où est située la maternité : mortalité = 1/522 ; à la maternité 1/19 (Tarnier).

A Paris, en 1861 et 1862, la mortalité dans les hôpitaux est de 1 sur 12 et la mortalité en ville de 1 sur 178 (1).

Réunissant le chiffre de près de deux millions d'accouchements, que lui fournissent les villes des principaux États de l'Europe, M. Lefort établit qu'une accouchée, sur 29, meurt dans les hôpitaux ; une, sur 212, à domicile (1).

La nécrologie des services hospitaliers est donc tristement surchargée de noms et il est prouvé qu'une femme, entrant dans une maternité, court 7 *fois* plus de chances de mort que si elle restait faire ses couches chez elle. N'est-il pas grand temps, ou de faire cesser ce désastreux état des choses, ou de fermer à jamais les asiles néfastes, dont les services se paient à de tels prix? Une charité qui coûte tant d'existences humaines, est-ce encore la charité?

En 1866, M. Boulu a exprimé le vœu de voir, autant que possible, remplacer le traitement dans les maternités, par le placement des malades chez les sages-femmes et de ne laisser subsister dans les hôpitaux qu'une salle de travail, en ayant soin de répartir les femmes accouchées, dans les services des médecins, au lieu de les confiner dans des salles spéciales. Une circulaire ministérielle du 50 juin 1866, signée La Valette, prescrit, à titre d'essai, l'application de ces mesures. Eh bien! à la fin de 1869, les sages femmes avaient perdu 7 femmes sur 1000 et les hôpitaux 40! M. Lefort vous dira tout-à-l'heure les résultats obtenus jusqu'à ce jour.

La suppression des maternités, conclusion logique de ces faits, est-elle possible? Vous en déciderez, Messieurs, mais avant de mettre le feu à un établissement, laissez-moi vous demander, s'il n'existe peut être pas des moyens moins radicaux de l'assainir, ou permettez moi d'attirer votre attention sur les mesures, qu'il y aurait à prendre, pour enrayer le mal ou pour le supprimer; a-t-on fait, pour rendre les maternités moins meurtrières, tout ce qu'il fallait faire et dans qu'elle heureuse contrée se trouve situé l'établissement qu'on pourrait citer comme parfait?

Pour ne pas s'exposer à frapper, dans la lutte, des coups inutiles, il importe, avant d'y porter l'attaque, de bien reconnaître les positions de l'ennemi. Commençons donc par rechercher la raison, ou les raisons qui rendent le séjour dans une maternité si pernicieux à tant de malheureuses.

On a dit : la mortalité est plus grande dans les maisons d'accouchement qu'en ville, principalement pour trois causes : les maternités reçoivent les cas les plus graves. ceux que les médecins n'ont pas osé entreprendre, ou n'ont pas pu terminer en ville; les opérations y sont plus fréquentes; et, enfin, les femmes qui viennent y demander des secours, sont en proie à la détresse physique et à la détresse morale : il n'y aurait donc pas de comparaison à établir, entre les résultats obtenus dans une telle clientèle d'une part, et dans une clientèle dont on a retiré tous ces mauvais élémens d'autre part.

Mais à examiner attentivement ces causes, on s'aperçoit bientôt que leur influence ne suffit pas à expliquer les différences de mortalité. En effet, s'il est avéré que les maternités reçoivent les cas les plus graves, il faut reconnaître aussi que ces cas, de difficultés extrêmes, sont relativement très rares et que leur petit nombre ne peut pas influer d'une manière sensible, sur les chiffres énormes des statistiques que nous avons produites.

---

(1) Total général à l'hôpital : 888,311 acch. 30,594 morts — 3,4 p °/° — 1 sur 291.

   Total général à domicile : 954,781 acch. 4 405 morts — 0,4 p °/° — 1 sur 212.

Le chiffre des opérations, comme on pourrait le croire *à priori*, est loin d'être toujours en rapport avec celui des décès. Ainsi la plus funeste des maternités, celle de Paris, qui en 1864 perdait le quart de ses accouchées, est une de celles où l'on opère le moins : une fois sur 58; à la polyclinique de Leipzig, où une femme sur 4 a subi une opération, la mortalité est dans le rapport de 1 à 99 (1).

La détresse physique a-t-elle une importance plus grande sur la léthalité? Cela paraît évident à première vue; mais cela est-il prouvé? en 1861 et 1862, à Paris, (2) la mortalité des femmes, accouchées en ville par les bureaux de bienfaisance, est de 1 sur 177 et, en dehors des bureaux, de 1 sur 178; la différence des résultats, obtenus dans la clientèle aisée et la clientèle pauvre, est donc insignifiante, tandis qu'elle est énorme entre les pauvres de l'hôpital (1/12) et les pauvres de la ville (1/117).

D'un autre côté, l'influence de la misère devrait peser aussi bien sur les services de médecine et de chirurgie que sur ceux d'accouchement; or ceux-ci sont incomparablement les plus éprouvés.

Nous serions tentés d'accorder plus d'importance aux misères morales qu'à la misère physique, parce que l'expérience démontre que les filles mères ont des couches moins heureuses que les femmes mariées (3); mais il n'y a pas que des filles mères dans les maternités; toutes les femmes qui accouchent à domicile ne sont pas mariées et enfin ce n'est pas à l'hôpital seulement que les affections morales peuvent exercer leur pernicieuse influence.

Il faut donc chercher ailleurs la cause qui rend les services d'accouchement spécialement malheureux; cette cause, qu'en raison de son importance capitale, on peut considérer comme unique, c'est la fièvre puerpérale. Enlever aux maternités la fièvre puerpérale, c'est écarter d'elles le « Génie exterminateur » qui les décime.

Les statistiques disent le succès avec lequel on a lutté jusqu'ici contre l'ennemi que nous venons de signaler : sera-t-on plus heureux à le combattre dans l'avenir qu'on ne l'a été dans le passé? M. Husson (4) a écrit ces lignes désolantes : « Ainsi, depuis 60 ans, tous les efforts combinés de » l'administration et des chefs de service n'ont pu conjurer le fléau de la » fièvre puerpérale et le seul palliatif un peu efficace, qu'on ait trouvé à » opposer au mal, a été jusqu'à ce jour l'évacuation momentanée des salles » infectées. » Fermer les salles et attendre patiemment, pour les rouvrir, des jours meilleurs, serait-ce donc là le dernier mot du progrès? Je ne puis me résigner à le croire; il doit y avoir plus et mieux à faire et l'humanité a mieux à espérer de la science!

Et d'abord, *qu'est-ce que la fièvre puerpérale ?*

Pour les uns, c'est une fièvre essentielle, reconnaissant une cause spé-

---

(1) Maternité de Paris (1853-63) : 23102 acch. 1543 morts. 595 opérations — opérations [1/38 ; morts 1/14.

Polyclinique de Leipzig (1849-59 : 1203 acch. 13 morts, 258 opérations — opérations [1/4 ; morts 1/99.

(2) 1861-62 :   dans les hôpitaux : 14197 acch. 1169 morts — 1 sur 12.

en ville : bureaux de bienf. : 12634   »   71   »   — 1 sur 177.

»   en dehors des bur. : 99911   »   559   »   — 1 sur 178 (Husson)

(3) A l'hôpital de la Reine Charlotte à Londres :

de 1828 à 1863 sur 4125 femmes mariées 72 mortes — 1 sur 57.

sur 3611 filles-mères   126 mortes — 1 sur 28.

(4) *Étude sur les hôpitaux.*

cifique et consistant en une altération du sang, d'où dérivent tous les désordres fonctionnels et organiques.

Pour d'autres, c'est plutôt une fièvre putride, un typhus puerpéral, une septicémie de cause externe, miasmatique.

Pour d'autres, l'altération du sang serait le plus souvent, sinon toujours, consécutive à une lésion locale : elle reconnaît pour cause une résorption soit purulente, soit putride.

Pour d'autres enfin, la cause viendrait tantôt du dehors, tantôt du dedans : la septicémie serait tantôt primitive et générale, tantôt consécutive et généralisée.

Comme on le voit, les esprits sont profondément divisés sur la nature de la fièvre puerpérale que M. Bouillaud appelait la pomme de discorde médicale la plus heureusement trouvée. Il est difficile de prévoir quand l'accord se fera sur la question et je n'ai pas à la trancher; mais, comme j'aurai bientôt à poser des conclusions pratiques, je crois utile de signaler ici les points bien établis, sur lesquels je devrai les appuyer. Découvrir les voies que suit le fléau, n'est-ce pas découvrir en même temps les voies, par lesquelles il faudra se porter à sa rencontre?

Certaines maladies se communiquent à l'homme par l'air qu'il respire, mais non d'individu à individu : telles sont les fièvres paludéennes; d'autres passent d'un homme à un autre par infection : la rougeole, la scarlatine, la diphtérie ou par contagion : la teigne, la gale; d'autres par inoculation, mais non par infection : la vaccine, la rage, la syphilis; d'autres et par infection et par inoculation : la variole.

La fièvre puerpérale se propage-t-elle à la manière de la variole, de la rage, de la gale, de la scarlatine ou de la fièvre intermittente?

Il est incontestable qu'une épidémie de fièvre puerpérale peut éclater en dehors des maternités. Or, comme le disait mon Père à l'Académie de médecine (1), quand nous la voyons frapper à domicile un grand nombre de femmes, accouchées par des praticiens différents, sans qu'aucune imprudence ait été commise et souvent malgré un redoublement de précautions; lorsqu'en outre la similitude des troubles fonctionnels et organiques ne laisse aucun doute sur la nature de l'affection, la logique veut qu'à des effets communs nous cherchions une cause commune, et comme nous ne la trouvons ici, ni dans les circonstances de l'accouchement, ni dans l'encombrement, ni dans la contagion, force nous est de la supposer dans l'atmosphère.

L'air libre peut donc contenir un principe morbigène, une puissance malfaisante, dont l'essence nous échappe, mais dont nous touchons du doigt les effets; un x algébrique mais non un *zéro*, selon l'expression aussi juste que pittoresque de M. Beau.

C'est ce principe, mystérieux et délétère, qui a pénétré dans l'économie des malheureuses, qu'en temps d'épidémie on voit entrer dans une maternité, déjà gravement atteintes, quoique le travail soit à peine commencé et parfois même avant qu'il ait débuté. C'est lui, qu'emportent avec elles les femmes qui, fuyant trop tard un foyer épidémique, vont, comme nous pouvons en citer des exemples, mourir à vingt lieues de là d'une fièvre puerpérale, dans une localité salubre et où le cas reste tout-à-fait isolé. Peut-on nier cette influence atmosphérique, lorsqu'elle s'étend jusqu'au fœtus encore renfermé dans la matrice? lorsqu'elle se fait sentir en même temps sur les nouveaux-nés et sur les opérés, non-seulement dans

---

(1) *Bulletin de l'Académie royale de médecine de Belgique*, 1864, 2e série, t. VII, n° 7. Rapport sur la communication du dr Grisar.

les hôpitaux, mais aussi en ville ? lorsque, toutes les conditions restant les
mêmes, on voit les épidémies paraître et disparaître brusquement (1) ?
lorsque dans un même établissement, on voit le mal atteindre toutes les
accouchées d'un même jour, épargner toutes celles du lendemain et
frapper de nouveau celles du surlendemain (2)? Où trouver ailleurs, si
ce n'est dans l'atmosphère, la cause cachée mais réelle, qui donne à chaque
épidémie son cachet particulier et, pour ainsi dire, une physionomie
propre?

Nous admettons donc, comme rationnelle et conforme aux faits, la
doctrine hippocratique d'un agent aérien ou d'un miasme empoisonnant
la femme directement et primitivement.

Mais les faits montrent aussi que, dans certaines circonstances, le mal
peut suivre une marche diamétralement opposée, que l'affection n'est pas
toujours générale d'emblée et que, dans certains cas sporadiques, elle est
locale, avant de se généraliser.

A la suite d'un accouchement difficile, lorsque des manœuvres ont
favorisé la pénétration de l'air dans la matrice, on voit parfois la putréfaction survenir rapidement et la femme succomber à une véritable
septicémie, même avant d'être délivrée et avant que des lésions anatomiques bien évidentes aient eu le temps de s'établir. Les faits de ce genre
se produisent d'autant plus facilement, que les efforts du travail et les
manœuvres prolongées ont jeté la femme dans l'épuisement nerveux et
ont peut-être produit une altération du sang, analogue à celle qui survient
chez les animaux surmenés. Dans les cas de rétention de caillots, de
délivrance incomplète, de gangrène ou de putrescence de la matrice, des
liquides infects et des gaz putrides peuvent se produire et, absorbés.
altérer le sang et amener la mort plus ou moins sûrement et rapidement
selon leur dose, selon leur nature et selon les résistances de l'organisme.
Le pus altéré agit à la manière des poisons les plus violents et l'on comprend ainsi qu'une phlébite, une lymphangite, un phlegmon, s'accompagnent de phénomènes d'infection graves et bien difficiles à distinguer de
ceux de la fièvre puerpérale.

En résumé, nous ne nous expliquons certaines épidémies que par une
cause morbifique, suspendue dans l'atmosphère et infectant toute l'économie, avant de produire des lésions de tissus et, d'un autre côté, il se
rencontre des cas isolés, sporadiques, où le point de départ se trouve
évidemment dans le système utérin et où le traumatisme me semble avoir
ouvert la porte à l'infection.

Quelle que soit son origine, du reste, *la fièvre puerpérale est-elle
contagieuse?*

Tous les orateurs, qui ont pris part à la discussion célèbre, soulevée, en
1858. par M. Guérard à l'Académie de Paris (3), sur la fièvre puerpérale,
ont admis qu'elle peut se communiquer d'individu à individu et non-
seulement d'une accouchée à une autre accouchée, mais même d'une

---

(1) Qui pousse, en certains lieux, ce visiteur funeste, quelle circonstance heureuse le
chasse de ceux qu'il a désolés, se demande M. Danyau.

(2) TROUSSEAU rapporte, en ces termes, le fait observé par Moreau à la maternité : un
jour 17 femmes accouchent. toutes sont atteintes ; le lendemain 14, aucune ne prend la
fièvre puerpérale ; le troisième jour 12, qui toutes sont prises à leur tour. Il avait donc
passé là quelque chose, je ne sais quoi, mais une influence puissante qui était là un jour
et qui n'y était plus le lendemain.

(3) A l'exception peut-être de M. Beau, qui cependant ne nie pas la contagion d'une
manière absolue.

femme malade à une femme qui ne se trouve pas dans l'état puerpéral (1).

Mais la contagion peut-elle aussi se propager par l'intermédiaire d'objets contaminés? Le médecin, qui soigne une femme atteinte ou qui fait une autopsie, s'entoure-t-il, comme d'un nimbe, d'une atmosphère empoisonnée qu'il transporte partout avec lui? La maladie est-elle transmissible ou inoculable par le doigt, un forceps, une sonde ou une éponge? L'encombrement peut-il la faire naître? Un cas sporadique peut-il devenir le point de départ d'une épidémie?

Tous ces points ne sont pas encore scientifiquement démontrés, le microscope ou la cornue n'ont pas encore saisi le poison. Mais n'est-il pas évident qu'en attendant la démonstration, la prudence la plus élémentaire ordonne impérieusement qu'on se conduise, dans des circonstances aussi graves et lorsque tant d'existences peuvent dépendre d'une erreur, comme si toutes ces questions controversées étaient affirmativement résolues? On peut pousser le mépris de la vie jusqu'à l'héroïsme ou la témérité, lorsqu'il ne s'agit que de soi; mais, lorsque tant de vies humaines sont en jeu, l'imprudence et la légèreté deviennent des crimes et des malheurs publics.

PROPHYLAXIE. — La thérapeutique étant impuissante contre la fièvre puerpérale, c'est à prévenir l'invasion du mal ou à empêcher son extension, qu'il faut tendre de toutes ses forces.

Personnes. — Que le médecin puisse servir de véhicule au poison et transporter la maladie et la mort dans ses mains ou dans les plis de ses vêtements, cela n'est-il pas prouvé jusqu'à l'évidence et par ces prétendues épidémies, localisées dans la clientèle d'un seul médecin ou d'une seule sage-femme (2), qui cessent dès que le porte-fléau cesse momentanément de pratiquer les accouchements, et par cette foule de faits malheureux que rapportent Copland, Rigby, Ramsbotham, Gordon, Campbell, Simpson, Davies, Paddie, Robertson, Danyau, De Paul, Botrel, Simon, Grisar, Hugenberger et tant d'autres? Deneux crut devoir donner sa démission de médecin-en-chef d'une maternité de Paris, pour sauvegarder sa clientèle privée, et Moreau ne rencontra, dans sa pratique particulière, des cas de fièvre puerpérale, qu'aussi longtemps qu'il demeura attaché à la maternité.

Il importe donc que toute personne, ayant soigné une femme atteinte de fièvre puerpérale ou ayant assisté à une autopsie, se considère comme chargée du venin le plus subtil et prenne les précautions les plus minutieuses, avant de s'approcher d'une femme en couches.

L'odeur, qui s'attache aux mains pendant une autopsie et qui persiste, malgré le lavage et malgré le soin de se faire les ongles, prouve qu'il y reste quelque chose : pourquoi ne pas se servir dans ses ablutions d'eau chlorurée ou phéniquée? En 1859, à Vienne, on sépare le service de la maternité en deux cliniques : la première exclusivement réservée aux étudiants en médecine, la seconde aux élèves sages-femmes; et, durant les huit premières années de la séparation, la mortalité est de 6 p. °/₀ plus élevée, à la première clinique, qu'à la seconde. Chargé du service dans la

---

(1) Faits cités par De Paul, Tarnier. Pendant une épidémie de fièvre puerpérale, *toutes* les élèves sages-femmes de la maternité de Liége ont été plus ou moins gravement malades. (Wasseige.)

(2) En 1830, à Manchester, douze sages-femmes pratiquent à domicile 400 accouchements : une seule rencontre la fièvre puerpérale et perd 16 femmes sur 39 en 30 jours. (Robertson.) Le service de ces sages-femmes n'était pas limité à un seul quartier de la ville : toutes se rendaient dans tous les quartiers.

section le plus gravement atteinte, Semmelweis ne permet plus aux étudiants, qui venaient des amphithéâtres de dissection, de pénétrer dans les salles d'accouchements, sans s'être au préalable lavé les mains dans une solution de chlorure de chaux : la mortalité, qui était de 17 p. %, en avril, tombe à 12 p. % en mai et à 3 p. % dans les mois suivants. L'année suivante, la mortalité n'est plus que de 1,2 p. % et, depuis que ces mesures sont en vigueur, l'état sanitaire reste satisfaisant (1).

Mais il ne suffit pas de se laver les mains, il faut aussi désinfecter ses vêtements. L'aérage ne parait pas y suffire et, dans le doute, certains praticiens anglais vont jusqu'à les brûler : une vie humaine, sans doute, vaut bien le sacrifice d'un paletot; mais nous croyons qu'il est des moyens moins radicaux et moins dispendieux et qu'on peut sauvegarder à la fois ses accouchées et sa garde-robe, en traitant les vêtements contaminés, comme en Belgique on traite les effets des galeux.

Les précautions ne doivent pas s'arrêter là : instruments, forceps, sondes, éponges, tout ce qui peut avoir touché une femme malade ou avoir servi dans son accouchement, doit être passé à l'acide phénique. Une sage-femme ayant eu des malheurs exceptionnels dans sa pratique, une enquête est ouverte et il est constaté qu'une même éponge a servi pour toutes les accouchées !

Maternité. — La ville de Prague, ayant une maternité à ériger, a demandé des conseils aux médecins et donné ainsi un exemple de bon sens, qu'il serait heureux de voir suivre partout. Elle s'est adressée aux autorités les plus compétentes de l'Allemagne dans la matière, et je crois utile de résumer ici les réponses qu'elle a reçues, à cause de la valeur de ceux qui les ont signées : Oppolzer, Rokitanski, Skoda, Lange, Schwarz, Virchow, Loeschner et Hecker (2). Quatre questions étaient posées.

La fièvre puerpérale est-elle contagieuse? Un grand établissement est-il préférable à plusieurs petits séparés? Pendant les épidémies faut-il admettre le système d'évacuation et de désinfection et faut-il, en conséquence, construire une maison de rechange (*Wechselhaus*)? La maison d'accouchement et la maison de rechange peuvent-elles être en rapport direct ou doivent-elles être complétement séparées?

A part Loeschner, qui n'ose pas se prononcer, les médecins consultés sont unanimes à admettre la contagiosité de la fièvre puerpérale et, comme conséquence, la nécessité d'isoler les femmes atteintes.

Rokitanski, Oppolzer et Skoda pensent que les grands établissements ne sont pas *absolument moins avantageux* que les petits; mais Virchow, Schwarz, Lange, Loeschner et Hecker se prononcent énergiquement contre les grands établissements et Virchow ne veut pas qu'une maternité reçoive plus de 800 à 1500 femmes par an. Les grands établissements sont mauvais. (Loeschner, Lange.)

La nécessité d'une maison de rechange est déclarée à l'unanimité, même pour les petites maternités. En temps d'épidémie, il faut évacuer et désinfecter complétement les salles, occupées par des malades et, au besoin, même tout l'établissement.

La maison de rechange peut être placée dans le voisinage de la maternité, mais la direction médicale et l'administration des deux établissements doivent être complétement séparées.

---

(1) De 1839 à 1847 : 1e cliniq. 24,455 acch. : 2,482 morts = 10,1 p. %.

               2e » 21,155 » 810 » = 3,8 p. %.

De 1847 à 1864 : 1e » 67,784 » 2,176 » = 5,2 p. %.

               2e » 57,575 » 1,654 » = 2,8 p. %.

(2) *Monatschrift für Geburtskunde*, août 1864, p. 155.

Une maison d'accouchement, dit Lange, doit être isolée et entourée de jardins, la réunion avec des hôpitaux ou des services de gynécologie serait *impardonnable*.

Nous croyons, avec les autorités que nous venons de citer, qu'une maternité doit avoir au bout de son jardin un pavillon ou une infirmerie où l'on puisse transporter immédiatement toute femme, atteinte du fléau et où on puisse l'isoler d'une manière absolue : aux mêmes titres que le choléra, la fièvre puerpérale doit avoir ses lazarets.

A la suite des conseils, donnés par les chefs de la médecine allemande, nous émettrions volontiers cette opinion, que les salles contenant un grand nombre de lits, quelque spacieuses qu'elles puissent être, sont détestables.

Les chances de contagion physique, je pourrais ajouter et morale, sont évidemment d'autant plus grandes que plus de sujets sont réunis ; l'ordre, la propreté et le silence sont plus faciles à obtenir dans une petite salle que dans une grande, et enfin, on se décide plus aisément à évacuer, à repeindre et à laisser vide, pendant quelques jours, un petit appartement qu'un vaste dortoir. Les hôpitaux, où un grand nombre de femmes sont réunies dans une même salle, comme à la maternité et à la clinique de Paris, fournissent des résultats désastreux et il serait intéressant de rechercher pour les différents hospices, si le chiffre de la mortalité n'est pas en rapport avec le nombre de lits qu'abrite une même salle.

Aux grands dortoirs, nous voudrions donc voir substituer de vastes chambres, contenant 3 ou 4 lits au plus. L'adoption de cette mesure rendra peut-être le service un peu plus difficile ; mais est-ce pour la commodité du service ou pour le bien être et le salut des femmes enceintes, qu'on fonde des maternités? Ajoutons que la moitié seulement de ces chambres doit être occupée en même temps, car un appartement, qui renferme des accouchées, au bout de quinze jours et malgré les soins de propreté et d'aérage quotidiens, a grand besoin d'être vidé, ventilé et désinfecté à fond. Dans certains hôpitaux, les lits même sont démontés et lavés, portes et fenêtres sont laissées toutes grandes ouvertes et les murs sont rebadigeonnés.

L'alternance des salles est, à nos yeux, de première nécessité ; sans elle, il n'y a pas de désinfection sérieuse. Elle peut s'établir entre la partie droite et la partie gauche de la maison ou entre deux étages différents.

Murs. — Les murailles et les plafonds peints à l'huile, sont d'un lavage facile ; le passage d'une éponge les remet à neuf, mais plusieurs auteurs les préfèrent simplement blanchis à la chaux ; une nouvelle couche de badigeon ne demande ni long temps ni grand frais, et peut-être ne devons-nous l'innocuité extraordinaire de l'établissement insalubre, par nous dirigé, qu'au soin que nous prenons de faire rebadigeonner, plusieurs fois l'an, toutes nos salles (1). Clarke, de Dublin, a coupé une épidémie en faisant repeindre l'établissement qu'elle désolait.

Planchers. — Le bois est poreux et il convient que les planchers soient recouverts d'une couche de couleur qui les rende imperméables ou enduits, comme dans certains hôpitaux, d'une matière résineuse spéciale. Dans tous les cas, ils doivent être lavés tous les jours à grande eau; pas plus que M. Lefort, nous ne voulons de la *propreté sèche*, le brossage n'ayant le plus souvent qu'un seul effet, celui de remettre, en suspension dans l'air, les poussières et les malpropretés qui s'étaient déposées.

Lits. — Les couchettes en fer, faciles à démonter, à déplacer et à laver, conviennent seules dans un service d'accouchées.

---

(1) De 1869 à 1874 : 573 accouchements ; 2 femmes mortes = mortalité de 0,3 p. °/₀.

Rideaux. — Les rideaux doivent être proscrits ; mieux encore que les vêtements du médecin, ils peuvent s'imprégner d'émanations dangereuses et ils apportent un obstacle sérieux à la ventilation complète : toiles d'araignée pour la pudeur, ils constituent de véritables boucliers contre l'aération.

Matelas. — Le matelas, sur lequel une femme a fait ses couches, doit être éventré, la toile lavée, la paille brûlée ou le crin désinfecté. Il importe que les draps de lits, les alèzes, les toiles cirées et tous les linges soient fréquemment renouvelés. Les souillures qu'ils reçoivent, se décomposent très rapidement à la température du corps, et tout le monde connaît le *gravis odor puerperii.*

Instruments. — Nous l'avons dit déjà, tout ce qui a touché une femme malade : forceps, sondes, éponges, tout doit être désinfecté par le chlore ou par l'acide phénique.

Nourriture. — On commence, avec raison, à abandonner la sévérité excessive du régime auquel on soumettait, et l'on soumet encore dans certaines écoles, les nouvelles accouchées. L'accouchée n'est pas une malade, c'est une femme fatiguée par le travail, affaiblie par la gestation, par le sang perdu et qui a besoin de nourriture et pour le travail de réparation qui s'opère dans l'utérus et pour le travail de sécrétion et de dépouillement qui se fait dans les seins.

Ajouter à toutes ces débilitations inévitables la dépression des forces qui accompagne l'inanition, n'est-ce pas démanteler la place, en présence de l'ennemi et préparer, pour tous les germes de maladie, un terrain à souhait? On a comparé la nouvelle accouchée à un blessé ou à un amputé. Or, les faits ont prouvé (1) que la mortalité chez les blessés est en raison directe de la rigueur du régime qu'on leur impose. Pourquoi donc soumettre la femme au supplice et, en temps d'épidémie, aux dangers de l'inanition? Pour éviter l'indigestion qui serait grave? Mais on ne court pas ce risque, si l'on ne donne que des aliments facilement assimilables, nutritifs sous un petit volume et par petites quantités à la fois.

---

(1) Hippocrate mettait les amputés à une diète sévère. Celse, Galien, — qui cependant a la réputation de dire oui, quand Hippocrate dit non, — à Paré et plus près de nous, Lisfranc, Blandin, ont suivi l'enseignement du père de la médecine.

Velpeau le premier s'éleva contre la diète ; mais à Malgaigne revient l'honneur d'avoir démontré, comme un théorème, par des chiffres, l'erreur de la chirurgie ancienne. Il fit remarquer qu'après les guerres désastreuses de 1815, la mortalité était *quatre fois* moindre parmi les blessés russes qui étaient bien nourris, que parmi les blessés français, soignés dans les mêmes hôpitaux, mais soumis au régime diététique traditionnel français. Voir les chiffres :

Soldats français 1 mort sur 7,59 blessés
      »   russes 1   »   26,98   »

Cette différence énorme dans la mortalité ne s'explique pas par la différence de l'état moral des blessés, les uns abattus par la défaite, les autres exaltés par la victoire ; car voici d'autres chiffres, pris toujours dans les mêmes hôpitaux. Les blessés autrichiens et prussiens ne sont pas soumis à la diète, mais les premiers reçoivent une ration plus complète que les seconds. Eh bien ! c'est du côté où l'on nourrit le plus, qu'on meurt le moins : autrichiens 1 mort sur 12 blessés ; prussiens 1 mort sur 8 blessés. Le nombre des morts est donc en raison directe de la sévérité de la diète !

Pendant la guerre de Sécession, les blessés ont été nourris avec une hardiesse tout américaine, et peut-être jamais n'obtint-on de plus beaux résultats. (Voir Rapport du Dr Chenu.)

Aérage et *chauffage*. — Nous ne connaissons pas de système d'aérage et de chauffage supérieur à celui, que nous avons vu fonctionner à Vienne, dans le service du prof. Braun : même dans les salles contenant une vingtaine de lits, nous n'avons jamais perçu la moindre mauvaise odeur. Le renouvellement de l'air est incessant, lent ou instantané à volonté, et l'accoucheur, en quelques instants, peut élever ou abaisser la température

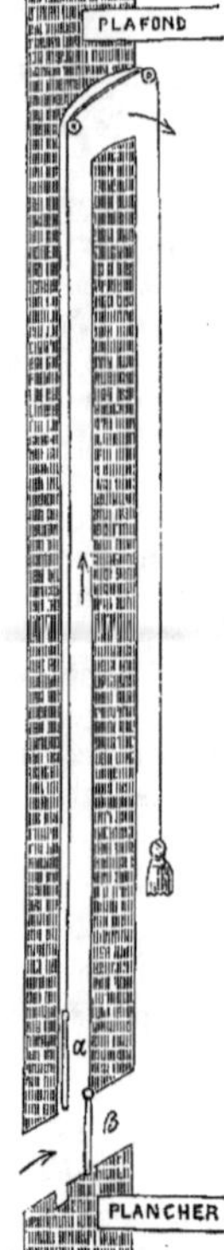

de la place comme il le veut. Un grand poële, enveloppé d'une chappe de maçonnerie, envoie l'air chaud dans la salle. L'air froid y arrive par un système de cheminées fort simple et peu frayeux à adapter à tous les hôpitaux. (Nous donnons ci-contre la coupe d'une de ces cheminées. L'appareil est disposé pour le refroidissement lent. Le refroidissement rapide s'obtient en ouvrant la plaque β.) En hiver, c'est parfait; nous n'avons pas vu fonctionner l'appareil en été.

M. Braun nous a dit, de combien le chiffre des morts était descendu, depuis qu'il avait introduit dans ses salles le système de ventilation, dont il se vante, avec raison, comme de son plus beau titre de gloire. Si l'homme, qui fait produire deux épis de froment au sol qui n'en donnait qu'un seul, a mieux mérité de l'humanité qu'un conquérant de provinces, quelle reconnaissance égalera les services de celui qui arrache au minotaure des maternités ses victimes et ne perd plus qu'une femme, là où auparavant 10 femmes succombaient !

Lorsqu'une épidémie de fièvre puerpérale s'abat sur une maternité, si les soins les plus vigilants et les précautions les plus minutieuses ne suffisent pas à arrêter bientôt le fléau, il faut se hâter de fermer les portes de l'établissement et prendre momentanément des mesures, pour assister à domicile les malheureuses, que l'hôpital tuerait presque sûrement. L'intérêt de l'enseignement ne peut pas faire hésiter à prendre cette mesure ; nous ne sommes plus au temps, où l'on étudiait sur des esclaves les effets des poisons. La science, acquise à de tels prix, est odieuse aux consciences chrétiennes !

Je ne me suis occupé jusqu'ici que du rôle de bienfaisance, que les maternités sont appelées à remplir dans la Société ; mais elles en ont un autre encore qui a bien aussi son importance. Dans la plupart des établissements, en échange du service rendu à l'accouchée, on lui demande d'être utile, sous la direction d'un chef de clinique, aux élèves médecins ou aux élèves sages-femmes.

L'organisation des cliniques obstétricales ne laisse-t-elle rien à désirer, au double point de vue des élèves, qui doivent voir pour apprendre et des pauvres femmes qui doivent fournir les éléments de l'instruction? En Belgique, du moins, cette organisation sauvegarde également les droits de la science et ceux de l'humanité et n'a jamais, à ma connaissance, provoqué de part ou d'autre, aucune réclamation. J'ai cependant tenu à poser la question, pour fournir l'occasion de se produire aux idées nouvelles ou plutôt au *mieux* qui, quoiqu'en disent les médiocrités, n'a jamais été et ne sera jamais l'ennemi *du bien*.

Je me résume en quelques lignes.

L'arbre se juge au fruit et les maternités sont condamnées par les résultats désastreux, qu'elles ont fournis jusqu'ici.

Cette condamnation serait sans appel, si les soins que nous avons indiqués, concernant le personnel de l'établissement, les salles, les objets de couchage, les linges, les instruments, le régime, l'aérage, etc , décevaient des espérances qu'il est encore permis de concevoir.

Dans tous les cas, le mal est assez grave pour que des mesures énergiques soient indispensables et urgentes.

Je termine ici cet exposé, que j'aurais voulu plus complet et plus digne de vous être présenté. Mais, je n'avais à vous fournir que le cadre ; vous, Messieurs, y placerez la toile du maître qui, seule, fait la valeur du tableau.

DISCUSSION.

Léon Lefort (Paris). Messieurs, bien que voué à l'étude et à la pratique de la chirurgie, bien que chirurgien et non accoucheur, je me permets d'intervenir dans vos discussions. La question des maternités, vous ne l'ignorez pas, m'a fort occupé depuis 15 ans, non pas seulement, parce qu'elle mérite l'attention de tous ceux qui ont quelque soin de la vie humaine, mais aussi, parce que l'étude de la fièvre puerpérale, de sa propagation, des moyens prophylactiques à lui opposer, éclaire l'étude de l'infection purulente, maladie qui est, pour nos blessés et pour nos opérés, ce que la fièvre puerpérale est pour les femmes en couches.

Je ne rechercherai pas quelle est la nature de la maladie des femmes en couches, quelles lésions vitales et organiques la caractérissent. Ce sont là des questions d'histoire naturelle médicale, dont la solution n'est pas nécessaire, heureusement, à la solution du problème bien autrement grave : arrêter la mortalité qui frappe les accouchées.

Nous ignorons la nature du cholera, de la fièvre jaune, de l'infection purulente, de la fièvre puerpérale ; nous sommes à peu-près, sinon complétement, impuissants à guérir par des remèdes les malades qui en sont atteints ; mais ce que nous savons, ce que la clinique, ce que l'observation des faits nous ont appris, c'est comment ces maladies se propagent, comment, par de bonnes mesures d'hygiène publique, par de sages précautions auprès du lit des malades déjà frappés, nous pouvons prévenir l'extension du mal, nous pouvons garantir nos semblables de ces maladies, que nous ne savons comment guérir. Avoir reconnu la contagiosité de beaucoup de maladies, avoir montré comment on en combat l'extension sera l'œuvre médicale et la gloire du dix-neuvième siècle.

Ainsi que l'a dit M. le rapporteur, la mortalité dans les maternités est effrayante. Elle offre ceci de remarquable qu'elle procède par saccades ; nulle ou à peu-près nulle, dans certains moments, elle arrive, dans certains autres, à causer la mort du tiers, de la moitié des femmes qui accouchent dans le service infecté. De là tout naturellement l'idée d'invoquer une cause extérieure à la malade et au médecin, qu'on caractérise par le mot d'épidémie, d'influence, de génie épidémique ; or, il faut bien le dire, admettre que l'ange exterminateur, se déguisant sous forme de miasmes, vient s'abattre sur une salle de femmes en couches, pour y frapper les accouchées, tandis qu'il épargne les accouchées d'un autre hôpital, d'un autre service du même hôpital, c'est accepter une idée mystique qui relève de la foi, mais non de la science.

Si donc, faute d'une autre expression, je me sers dans cette communication du mot *épidémie*, il est bien entendu que je ne l'emploie, que pour caractériser ce fait d'une maladie attaquant, dans le même temps et dans le même lieu, un nombre exceptionnel de personnes; j'ai cru, il y a dix ans environ, dans mon livre sur les maternités, devoir poser cette loi qui se confirme chaque jour : *toute maladie, susceptible de se transporter d'un lieu à un autre sous forme épidémique, est contagieuse.*

La fièvre puerpérale ne règne épidémiquement que parce qu'elle est contagieuse, parce qu'un cas, développé primitivement, accidentellement dans un hôpital, une maternité, se transmet aux autres accouchées, le plus souvent sinon toujours, par l'intermédiaire du médecin et des gens de service, c'est-à-dire, par le toucher vaginal, par les éponges, les instruments, etc. On conçoit que la dissémination des accouchées les mette à l'abri de la contagion ; de là, la différence entre la mortalité des femmes accouchées en ville ou dans les hôpitaux. Par une statistique, basée sur 1,843,093 accouchements, j'ai montré qu'en ville, sur 955,781 accouchements, la mortalité n'avait été que de 1 femme sur 212, tandis que, sur 888,512 femmes accouchées, dans les hôpitaux ou les maternités, il en était mort 1 sur 29.

Les choses n'ont pas changé depuis dix ans ; je le montrerai tout-à-l'heure pour Paris, car j'aurai à parler de la mortalité des femmes accouchées dans les hôpitaux, pendant les années 1872, 1874 et 1875.

Nous sommes donc, Messieurs, tous d'accord sur ce point, qu'il faut chercher à restreindre et, si l'on peut, à supprimer les maternités. Cette suppression est-elle possible? non, dit M. le rapporteur ; j'étais de son avis, il y a dix ans, je suis aujourd'hui d'un avis opposé et j'espère vous montrer, non pas en proposant des mesures admirables en théorie et inapplicables en pratique, mais en m'appuyant sur l'expérience des faits, sur les résultats d'une nouvelle organisation fonctionnant, à Paris depuis 6 ans, que cette suppression est possible et j'oserai même dire facile.

On fait à la suppression des maternités deux objections principales :

La première, que j'examinerai plus loin, c'est que les établissements spéciaux sont nécessaires à l'enseignement de l'obstétrique.

La seconde c'est qu'il faut donner un asile aux femmes n'ayant pas de domicile, à la jeune fille abandonnée par son séducteur, à la servante chassée par son maître, lorsqu'il s'est aperçu de son état de grossesse ; pour ces malheureuses sans abri, sans argent, l'hôpital parait être une institution nécessaire et telle est l'opinion manifestée par M. le rapporteur. Je réponds négativement à cette objection, on peut donner à ces infortunées un asile, où elles ne seront pas exposées à payer de leur vie l'hospitalité qu'on leur donne, cet asile c'est le logis des sages-femmes qui, dans presque toutes les grandes villes, prennent chez elles des pensionnaires qui viennent y faire leurs couches.

En 1865, ainsi que je le rapporte dans mon livre sur les maternités (page 517), au moment où la mortalité à la maternité de Paris était excessive, je proposai à M. Husson, alors directeur général de l'assistance publique, de tenter une expérience que m'imposaient mes convictions sur la contagiosité de la fièvre puerpérale ; cette expérience consistait à envoyer, aux frais de l'administration, accoucher chez les sages-femmes de la ville les femmes, se présentant pour accoucher à la maternité.

Si M. Husson avait le défaut, assez commun du reste, de ne pas aimer les critiques ou même les conseils publiquement donnés, il était animé d'un grand désir du bien; les innovations ne l'effrayaient pas, pourvu qu'il pût paraître en avoir l'initiative et, comme à une grande intelligence il joignait l'expérience acquise par la direction d'une vaste administration, sa retraite a été, pour nos hôpitaux, une véritable perte et sa mort a causé des regrets, dont je tiens à me faire l'interprète.

Il prit donc, en 1865, cette mesure à titre provisoire et les résultats favorables qu'il en obtint l'engagèrent, en 1867, à l'adopter définitivement et officiellement et à l'appliquer, dans tous les cas où une mortalité exceptionnelle frapperait un service d'accouchement. En 1869, elle fut prise à titre permanent et, toutes les fois que les lits d'un service d'accouchement étaient occupés ou que l'état sanitaire du service laissait à désirer, les femmes, se présentant à l'hôpital pour y accoucher, étaient envoyées chez les sages-femmes, habitant le voisinage et désignées par avance au directeur de l'hôpital.

Au mois d'avril 1873, alors qu'il fut acquis par une expérience de plusieurs années, que ce mode de traitement réussissait pleinement, l'administration décida que le nouveau service, confié dès l'origine à la division des hôpitaux et hospices, serait attaché à celle des secours, à cause de son caractère particulier d'assistance à domicile. Dès lors, les secrétaires-trésoriers des bureaux de bienfaisance furent substitués aux économes des hôpitaux pour l'acquittement, dans l'étendue de leur arrondissement, des dépenses résultant de cette branche du service, et ils durent en outre exercer une surveillance constante sur les malades reçues par les sages-femmes désignées.

Avant de confier des accouchées aux sages-femmes, qui en font la demande, l'administration s'assure que les postulantes possèdent un logement salubre, les ressources suffisantes en literies, en linge etc. Si une accouchée vient à succomber, la sage-femme cesse, pendant un temps qui n'est pas moindre d'un mois, de recevoir des pensionnaires, afin de permettre la désinfection du logement et des objets mobiliers. Si une accouchée a besoin des secours d'un médecin, la sage-femme prévient le bureau de bienfaisance de l'arrondissement, qui lui envoie un des médecins attachés au service du traitement à domicile des malades indigents.

Tel est sommairement cette organisation, encore au début de son fonc-tionnement; mais qui, depuis le 1 janvier 1875 jusqu'au 30 juin 1875, a permis d'accoucher hors de l'hôpital 5020 femmes, privées de domicile.

Quels résultats a donné cette organisation, au point de vue de la mortalité? Pour l'apprécier exactement, il est nécessaire de jeter un coup d'œil rapide sur l'étendue de la mortalité, dans les autres parties du service des accouchements, relevant de l'assistance publique de Paris, pendant la même période.

L'assistance des femmes en couches indigentes se donne à Paris sous quatre formes différentes.

1ᵉ Les services d'accouchements établis dans les hôpitaux généraux.

2ᵒ Les hôpitaux spécialement destinés à l'accouchement : 1ᵒ la maternité, 2ᵒ la clinique, 3ᵒ la maternité annexe de l'hôpital Cochin.

3ᵒ L'accouchement au domicile des indigentes par les sages-femmes, attachées au bureau de bienfaisance.

4ᵒ L'accouchement des indigentes sans domicile ou sans ressources suffisantes, effectué chez les sages-femmes de la ville.

Or, du 1 janvier 1875 au 30 juin 1875, la mortalité a été :

1ᵒ *Dans les hôpitaux généraux*, de 1 accouchée sur 24 (9298 accouche-ments, 385 décès).

2ᵒ Dans les hôpitaux spéciaux, de 1 accouchée sur 32 (6631 accouche-ments, 204 décès).

3ᵒ Dans le service à domicile, de 1 accouchée sur 528 (28,000 accouche-ments, 53 décès).

4ᵒ Chez les sages-femmes, de 1 accouchée sur 200 (5020 accouchements 25 décès).

Ces chiffres ont une terrible éloquence, ils montrent une fois de plus quels dangers l'hôpital fait courir aux accouchées, ils mettent en pleine lumière la supériorité de l'accouchement à domicile.

Ce service a pour lui une mortalité réduite au minimum ; il a également pour lui un autre avantage fort important, quand il s'agit d'institutions publiques ou privées : l'économie : 53,504 accouchements à domicile, effectués par les bureaux de bienfaisance, dans les années 1872, 1873, 1874, ont coûté à l'administration 536,590 fr. 87, ce qui donne, comme moyenne de dépense pour chaque accouchement, la somme minime de 16 fr. 04, dans laquelle entre pour moitié (8 fr.), l'indemnité payée à la sage-femme.

Malheureusement, la généralisation de l'accouchement à domicile est impossible; ce n'est donc, qu'avec les résultats de l'accouchement à l'hôpital, que nous avons à comparer la mortalité, observée sur les femmes accouchées chez les sages-femmes de la ville. Du 1 janvier 1875 au 30 juin 1875, 15,929 femmes ont accouché, soit dans les hôpitaux généraux, soit dans les hôpitaux spéciaux; 588 ont succombé, c'est-à-dire 1 sur 27.

Sur 5,020 femmes, accouchées chez les sages-femmes, pendant la même période, 25 seulement ont succombé. Si ce service n'avait pas existé, si ces femmes eussent dû accoucher à l'hôpital, il en serait mort également 1 sur 27, c'est-à-dire 185 ; on est par conséquent autorisé à dire que, pendant cette période, 160 femmes ont dû la vie à la création de ce nouveau service d'accouchements, au domicile des sages-femmes de la ville.

J'arrive à la deuxième objection. Comment enseigner l'obstétrique si l'on supprime les maternités? Cet enseignement est parfaitement compatible avec cette suppression.

L'Angleterre et l'Allemagne nous ont montré depuis longtemps comment, à l'aide de la polyclinique, on peut faire concorder l'enseignement avec l'accouchement à domicile. Je ne veux pas revenir sur un sujet que j'ai longuement traité, il y a dix ans ; malheureusement la France semble ignorer ce qui se fait à cet égard à l'étranger et je n'hésite pas à dire que, malgré le talent, le zèle, le dévouement de mon collègue, M. Depaul, l'enseignement de l'obstétrique est loin de présenter à nos élèves les ressources, qu'ils trouvent en abondance en Angleterre, en Allemagne et spécialement à Londres, à Vienne et à Berlin.

D'ailleurs, s'il est nécessaire d'enseigner aux futurs médecins et aux sages-femmes l'art de l'obstétrique, il est de devoir strict de ne pas sacrifier la vie des femmes à des nécessités d'instruction. A Paris, nos élèves reçoivent cette éducation spéciale à l'hôpital des cliniques; or, la mortalité dans cet établissement a été du 1 janvier 1875 au 30 juin 1875, de 1 femme sur 12 (1,474 accouchements, 119 décès).

Si ces malheureuses eussent été envoyées chez les sages-femmes de la ville, en leur attribuant la mortalité de ce service pendant cette période, il n'en aurait succombé que 8. Ces chiffres se passent de commentaires. Nous n'avons pas le droit de sacrifier, en deux ans et demi, la vie de 111 femmes aux nécessités de l'enseignement de l'obstétrique.

Enfin, une dernière objection se présente ; celle-là, capitale en apparence, puisqu'elle se base sur une impossibilité matérielle : le défaut d'argent. Cette objection, si forte en apparence, n'a presque pas de valeur. Les frais de l'accouchement au domicile des sages-femmes ne dépassent que peu les frais de l'accouchement dans les hôpitaux.

3,405 accouchements effectués, du 1 avril 1875 au 31 décembre 1874, ont coûté à l'administration 171,504 fr. 40, c'est-à-dire 53 fr. 58 par accouchement.

L'administration paie 50 fr. par accouchement chez les sages-femmes, elle n'entre pour aucune part dans les dépenses, sauf pour les visites d'un médecin, dans les cas très rares où ces visites sont nécessaires.

A l'hôpital, si le prix moyen de la journée pour les malades et les blessés est de 2 fr. 60, il s'élève, dans les hôpitaux spéciaux et les services d'accouchement, qui ont besoin de plus de personnel, de nourrices sédentaires, de lait pour les enfants, etc., ce prix moyen s'élève à 3 fr. 31 pour la clinique, à 3 fr. 80 pour la maternité, en moyenne 3 fr. 55 ; ce serait donc, pour chaque femme accouchée à l'hôpital et y séjournant 9 jours, une dépense de 51 fr. 95; ce qui ferait, pour l'accouchement chez les sages-femmes, une différence en plus de 21 fr. 75. Mais il faut ajouter, pour les accouchées des hôpitaux, la dépense qu'entraîne l'usure du linge, des literies, le loyer du lit d'hôpital, etc.; de plus, le séjour des accouchées à l'hôpital dépasse le plus souvent 9 jours. On peut donc dire que chaque accouchement à l'hôpital coûte au moins 40 fr. à l'administration. Mais pour ne pas être accusé d'atténuer la différence, conservons ce chiffre de 21 fr. 75. Si les 6,081 femmes, accouchées à l'hôpital et dans les maternités en 1874, fussent accouchées chez les sages-femmes de la ville, cette organisation eut occasionné à l'administration un surcroît de dépenses de 152,140 fr. 09, chiffre fort élevé sans doute, mais qui n'est relativement que minime pour une administration, dont le budget annuel des dépenses est d'environ 25 millions.

Mais ce n'est pas tout. Dans cette même année, 1874, la mortalité des femmes, accouchées dans les hôpitaux généraux et spéciaux, a été de 1 sur 20 (6,081 accouchements, 227 décès). Elle n'a été, dans le service des sages-femmes, que de 1 sur 312 (2,189 accouchements, 7 décès). Si les 6,081 accouchements des hôpitaux eussent été effectués chez les sages-femmes, au lieu de 227 décès, on n'en eut compté que 19. Une dépense de 152,140 fr. eut donc permis de sauver 208 femmes. Or, quand pour 635 francs on peut racheter la vie d'une mère de famille, ce rachat, quand l'expérience le démontre, non-seulement possible, mais facile, s'impose comme un devoir indiscutable.

En résumé :

1° Les maternités et les services spéciaux d'accouchement sont condamnés par l'expérience;

2° Ils peuvent être remplacés par l'accouchement à domicile et, pour les femmes sans asile, par l'accouchement au domicile des sages-femmes de la ville;

3° Ils peuvent, au point de vue de l'enseignement, être remplacés par l'institution des polycliniques.

M. Konrad (Hongrie) ne peut accorder, dans une question aussi grave que celle qui occupe la Section, la même confiance que M. Lefort, aux renseignements fournis par la statistique, pour prouver la nécessité de la suppression des maternités. Pour lui, la mesure est absolue et d'une efficacité douteuse. Il reconnaît néanmoins la nécessité incontestable et pressante de modifier profondément le système des maternités actuelles et de ne plus admettre que la création de petites maternités.

L'honorable orateur fait ressortir tous les avantages qui peuvent en résulter, pour la femme accouchée, dont la mortalité est moindre dans les petites que dans les grandes maternités.

Quant à l'enseignement obstétrical, M. Konrad est partisan de celui des polycliniques.

M. Pasquale (Rome) ne peut admettre, comme le demande M. Lefort, la suppression des maternités.

Selon lui, cette mesure ne changerait rien à l'état actuel des choses, en ce qui concerne le siége des premières manifestations épidémiques ; elle aurait, pour conséquence inévitable, la suppression de tout enseignement pratique, de l'une des branches les plus importantes de l'art de guérir.

Mais il croit qu'elles sont susceptibles de modifications profondes et de réformes radicales, pour en assurer la salubrité. Il est aussi d'avis que les petites maternités, isolées des grandes villes, sont préférables aux grandes maternités et surtout celles avoisinantes à des salles de malades ou de chirurgie.

Dans une question tout à la fois grave, délicate et obscure, comme celle de la fièvre puerpérale, il craint d'accorder à la statistique des tables de mortalité toute la portée, qu'on voudrait lui donner. Dans les appréciations de la statistique, l'orateur croit que l'on ne tient souvent pas assez compte du traumatisme qui expose les femmes, pour une si grande part, aux dangers puerpéraux par les manœuvres obstétricales réitérées, auxquelles sont soumises fréquemment les femmes, avant leur entrée dans ces maternités.

M. Hyernaux (Bruxelles) plaide la cause des grandes maternités ; il prétend que nulle part, aussi bien que là, les accouchements laborieux ne peuvent recevoir de l'intervention de l'art les secours qu'ils comportent.

M. Hyernaux dit que si la mortalité présente un chiffre parfois élevé dans sa maternité, la cause en est à l'état d'épuisement, dans lequel ont vécu trop souvent les malheureuses femmes qui ont été préalablement, en ville, l'objet de manœuvres inhabiles ou impuissantes à les délivrer ; enfin, il déclare qu'il ne comprend plus la possibilité de l'enseignement obstétrical, si les maternités sont supprimées.

Toutefois il a toute confiance dans les résultats, qu'on doit attendre de la création des petits hôpitaux d'accouchement isolés.

La discussion close, la Section adopte comme conclusions :

1° L'urgence d'une réforme, plus ou moins radicale, dans le système d'assistance des femmes en couche ;

2° L'abandon complet du système des grandes maternités ;

5° Le remplacement des grandes maternités, avec école d'accouchement pour les sages-femmes, par de petites maisons d'accouchement, chambres séparées ;

4° La création d'une *maison de rechange*, placée dans le voisinage de la maternité, mais avec direction administrative et médicale séparées ;

5° L'extension la plus large possible de l'assistance à domicile, en fournissant aux femmes enceintes et aux accouchées des secours de toute nature.

M. le Président fait connaitre à la Section qu'il n'y aura pas aujourd'hui d'assemblée générale, d'une part, faute du temps nécessaire à la rédaction des rapports, à l'audition desquels ces assemblées sont principalement consacrées, de l'autre, parce qu'il y aura une séance générale le soir,

au *Cercle artistique*, pour la conférence de M. Marey. Il propose, en conséquence, à la Section de se réunir, une seconde fois, à 2 heures, pour
entendre la communication que M. Hyernaux doit faire sur le forceps-
scie, et de demander à cet effet, l'hospitalité à la 2me Section, dont la
salle, plus spacieuse, permettra l'admission d'un plus grand nombre
d'auditeurs.

Cette proposition est adoptée.

(*Voy.* aux *Annexes de la section.*)

La séance est levée à midi et demi.

Le Président,
PIGEOLET.

Le Secrétaire,
FEIGNEAUX.

SÉANCE DU 21 SEPTEMBRE 1875.

La séance est ouverte à dix heures du matin.

Sont présents au bureau : MM. PIGEOLET, *président* ; PASQUALE, *président*
d'honneur ; FEIGNEAUX et BUYS, *secrétaires.*

Il est donné lecture du procès-verbal de la séance du matin du 20 septembre. Ce procès-verbal est adopté.

M. HOUZÉ, père, donne communication d'un cas *d'atrésie vaginale congé-*
nitale, observé dans sa clientèle privée.

(*Voy.* aux *Annexes de la section*).

DISCUSSION SUR LA COMMUNICATION DE M. HOUZÉ.

M. GAILLARD désire savoir si une exploration récente a permis de connaître l'état actuel des organes ; si cette exploration n'a pas été faite, il
engage M. Houzé à la faire ; il est très important, pour la valeur de l'opération, d'en connaître les résultats définitifs. Il s'informe également de la
forme que présentaient les tumeurs des hypochondres ; ces tumeurs peuvent-elles être attribuées au développement des trompes ou à toute autre
cause ?

L'ampoule sous-utérine est, pour lui, explicable par l'embryogénie ; il
s'étonne qu'on n'ait point trouvé de communication entre l'intérieur de la
matrice et le vagin supérieur ; cette communication a dû exister primitivement. Il est probable que le sang, contenu dans la poche inférieure,
provenait de la matrice ; le sang, après avoir rempli cette poche et la
matrice elle-même, a reflué dans les trompes. Ses études lui ont prouvé
que c'est le mode de formation des hématocèles péri-utérines, le sang ne
pouvant s'échapper par la bouche, par suite d'une cause quelconque, un
spasme par exemple, les ouvertures supérieures des trompes cèdent
finalement et laissent le sang se répandre dans le péritoine.

M. Houzé affirme qu'il n'existait pas d'hématocèle péri-utérine; il est possible qu'une communication ait existé entre la matrice et l'ampoule, mais il n'a pu, malgré des recherches attentives, en découvrir des traces. Aucune exploration n'a été faite depuis l'opération; il croit que la jeune fille et sa famille s'y opposeraient; il fera pourtant une tentative pour satisfaire à la demande qui lui est faite.

M. Hyernaux explique le fait relaté par la présence d'un septum membraneux très épais; un canalicule, donnant accès dans la matrice, a dû certainement exister, et le sang contenu dans la poche vaginale devait provenir de la matrice elle-même; bien qu'il puisse être attribué partiellement au col, mais cette source serait insuffisante. Le sang a afflué jusque dans les trompes, et il est probable que, sans l'opération, ce sang aurait fini par se répandre dans le péritoine, soit par l'ouverture supérieure des trompes, soit après déchirure de ces organes.

L'honorable orateur a lui-même observé un cas à-peu-près identique chez une femme en travail d'accouchement. Un septum obturait complétement le vagin, et, bien qu'il ait pu s'aider du spéculum, il lui a été impossible de découvrir le moindre orifice à la surface de la membrane; un petit point noir seul visible, marquait probablement la place du pertuis qui évidemment avait dû exister.

La séance est levée à midi, 20 minutes.

Le Secrétaire,
Buys.
Le Président,
Pigeolet.

SÉANCE DU 22 SEPTEMBRE 1875.

—

La Séance est ouverte à dix heures.

Sont présents au bureau : MM, Pigeolet, *président*; Pasquale, *président-d'honneur*; Buys et Feigneaux, *secrétaires*.

Le procès-verbal de la séance précédente est lu et adopté.

M. le Président. MM., l'assemblée générale, dans sa séance du 21, a envoyé à votre examen un article additionnel, proposé par M. Lefort, à vos conclusions dans la question « *des maternités* ».

Cet article est ainsi conçu :

« L'accouchement au domicile des sages-femmes, aux frais et sous la
» surveillance de l'administration, donne les moyens de restreindre le
» nombre des accouchements, dans les maternités et les hôpitaux, et de
» diminuer la mortalité; cette mesure, désirable en temps normal, s'im-
» pose comme une nécessité, en temps d'épidémie ».

La parole est à M. Léon Lefort, pour développer son amendement.

M. Lefort appuie sa proposition sur cette considération qu'après avoir voté en principe la suppression des grandes maternités, il faut indiquer à l'administration les moyens de pouvoir donner aux femmes sans domicile l'asile, dont elles ont besoin. On peut faire à l'accouchement, chez les sages-femmes, des objections, que l'expérience acquise, à Paris particulièrement, par une pratique de plusieurs années, renverse complétement. L'absence ou l'insuffisance de ressources nécessaires, les entraînements que l'âge et les situations expliquent, ont pour résultat que la moralité, la conduite de beaucoup de sages-femmes, établies dans les grandes villes, laisse à désirer. Il est impossible de nier que parfois la pratique de l'avortement criminel ne soit, pour quelques malheureuses, une industrie que révèlent trop souvent les débats judiciaires.

Mais les faits ont prouvé que l'ingérence, devenue légale et légitime, de l'administration dans la pratique des sages-femmes de la ville, l'augmentation de ressources que leur crée la clientèle de l'administration, ont eu, sous ce rapport, à Paris, où cette organisation existe depuis 1869, une influence favorable.

Il est nécessaire de dire que l'administration ne confie les indigentes aux sages-femmes qu'après une enquête préalable sur leur moralité; qu'après qu'un délégué de l'administration a constaté que leur logis présente des conditions suffisantes de salubrité et les ressources nécessaires en literie et en linge.

On fait encore cette objection que l'apparition au domicile d'une sage-femme, d'un cas primitif de fièvre puerpérale, contamine cette petite maternité. Cette objection tombe également devant l'expérience des faits. Les cas primitifs de fièvre puerpérale sont rares dans la clientèle civile; lorsqu'une sage-femme a dû faire transporter à l'hôpital une femme malade, lorsqu'elle a perdu une accouchée, l'administration cesse, pendant un mois au moins, de lui en envoyer d'autres, et elle n'en reçoit de nouvelle, qu'après constatation, par un délégué de l'administration, de l'assainissement de son logis.

L'objection, opposée aux chiffres statistiques, que les résultats fâcheux sont atténués par le transport des femmes à l'hôpital, est également renversée par les faits. En effet, à Paris, sur 55,504 femmes accouchées en ville, soit à domicile, soit chez les sages-femmes, en 1872, 1873 et 1874, trois seulement ont succombé à l'hôpital, où elles ont été transportées. Cela s'explique, si l'on veut bien remarquer que, le plus souvent, en cas de maladie, les accouchées sont soignées, chez les sages-femmes ou à domicile, par les médecins des bureaux de bienfaisance.

M. Houzé, fils, considère les maternités comme nuisibles et préconiserait de préférence l'établissement de baraquements et de tentes.

M. Lefort est partisan également de ce système, mais il ne peut admettre son emploi pour les femmes en couches, parce qu'il considère les baraques et les tentes comme exposées à l'incendie et à l'infection.

M. Levkovitsch (St-Pétersbourg) fait l'historique de l'état des maternités et des maisons d'accouchement, établies à St-Pétersbourg, d'où il résulte que dans cette ville il y a quatre maternités disséminées et pouvant recevoir annuellement : la première 2000 accouchées, la seconde 1000, la troisième 600 et la quatrième 500. Cette dernière, située dans un pavillon séparé, est annexée à l'Académie médico-chirurgicale et destinée exclusivement à l'enseignement. Pour prévenir le développement des épidémies de fièvres puerpérales ou en atténuer la gravité, le Gouvernement russe a créé de petites maternités dans diverses parties de la ville.

Les sages-femmes diplomées, avant d'obtenir l'autorisation d'ouvrir une maison d'accouchement, doivent préalablement en demander l'autorisation au Gouvernement, qui ne l'accorde que sur le rapport du médecin en chef de l'hôpital, affirmant qu'elle remplit toutes les conditions hygiéniques.

Les femmes, secourues par l'assistance publique, sont accouchées en ville par des sages-femmes nommées officiellement par le Gouvernement. Elles sont obligées, en cas d'accouchement difficile ou de maladie, de se faire assister par le médecin, également désigné par le Gouvernement.

M. Pasquale propose l'amendement suivant au § 5 :

« En cas d'épidémie dans les maternités, les villes devront, selon l'état de leurs ressources, soit envoyer les femmes accoucher chez les sages-femmes de la ville, soit créer de petits établissements temporaires à cet effet. »

M. Feigneaux fait observer à M. Pasquale, que la section n'est plus en droit de revenir sur la cinquième conclusion, le vote étant acquis en assemblée générale.

M. Konrad dit, qu'en temps d'épidémie, l'adoption du système de M. Lefort ne ferait que diviser le mal, en créant de nombreux foyers d'infection et qu'avec cette méthode, on serait amené, en dernière analyse, à reprendre les femmes pour les placer dans les hôpitaux.

M. Crocq est également opposé à l'amendement de M. Lefort, parce qu'il est implicitement contenu dans la cinquième conclusion, et que d'ailleurs, en principe, il est opposé à ce système, ne pouvant admettre que sous bénéfice d'inventaire, les résultats fournis par la statistique.

Après une discussion entre MM. Lefort et Crocq, sur l'interprétation qu'il convient de tirer des chiffres statistiques, fournis par l'assistance publique de Paris, pour les années 1872, 1873 et 1874, et qui donnent une mortalité plus grande dans les hôpitaux généraux que dans les hôpitaux spéciaux, il est procédé au vote.

L'amendement de M. Lefort est adopté.

M. Schuermans (Bruxelles) présente à la Section :

1° Un nouveau perforotracteur (1);

---

(1) On trouvera la description de cet instrument dans le *Journal de médecine* de Bruxelles, septembre 1875.

2° Un nouvel instrument pour pratiquer la section du crâne ;

3° Une bougie porte-ficelle pour les cas de présentations du tronc et du siége.

La séance est levée à midi et demi.

Le Président,
PIGEOLET.

Le Secrétaire,
FEIGNEAUX.

SÉANCE DU 23 SEPTEMBRE 1875.

La séance est ouverte à 10 heures du matin.

Sont présents au bureau : MM. PIGEOLET, *président* ; AMABILE et PASQUALE, *présidents d'honneur* ; FEIGNEAUX et L. BUYS, *secrétaires.*

Le procès-verbal de la séance précédente est lu et adopté.

M. AMABILE, ex-professeur d'anatomie pathologique à l'Université de Naples, a la parole pour faire la démonstration d'une *nouvelle méthode de traitement dite « mixte » des fistules vésico-vaginales.*

L'opération de la fistule vésico-vaginale par l'avivement sanglant et la suture, malgré ses résultats signalés, ne s'est point vulgarisée.

Peu de chirurgiens s'en occupent et plusieurs d'entre eux, d'une réputation incontestable, y ont renoncé, après un premier échec ; beaucoup de malades ont refusé de s'y soumettre, à cause de la durée de l'opération et de la fatigue qui en résulte pour elle.

Cet état de choses est de nature à préoccuper sérieusement les opérateurs ; leurs efforts doivent tendre à rechercher les moyens d'anihiler ces appréhensions, d'une part, et de vaincre les difficultés inhérentes à l'opération, d'autre part.

Il existe trois méthodes d'oblitération directe des fistules vésico-vaginales.

Chacune d'elles a ses avantages et ses indications spéciales.

L'une, la méthode par réparation graduelle ou par la cautérisation, doit être maintenue dans la pratique.

Elle a toujours été préconisée en Italie, et l'Université de Gand l'a prise sous son patronage. Le récent travail, publié par M. Bouqué (1), l'atteste par la statistique qu'il contient des nombreux succès recueillis. M. Amabile s'est efforcé de rechercher les indications les plus précises de cette méthode et son meilleur mode d'application.

---

(1) ED. F. BOUQUÉ, *Du traitement des fistu'es uro-génitales de la femme par la réunion secondaire.* Gand. 1875.

Il affirme qu'elle réussit souvent et qu'elle ne présente aucun danger; que, quand elle ne réussit pas, elle n'aggrave pas plus les conditions des fistules que l'avivement sanglant et la suture.

M. Amabile fait des vœux pour que cette méthode sorte de l'oubli et du discrédit, dans lesquels elle est laissée par beaucoup d'opérateurs et qu'on l'applique dans les cas de fistules en voie de formation et même confirmées, qui ne sont pas dans les conditions les plus mauvaises, parce qu'elle permet d'employer les autres méthodes, quand elle vient à échouer.

La seconde méthode, par réparation immédiate et secondaire, que l'on obtient par l'avivement granuleux, au moyen des caustiques, combinés avec l'emploi des instruments unissants, mérite l'attention la plus sérieuse. Elle est simple, la manœuvre opératoire est courte, facile, n'exige pas la présence d'aides capables, n'expose pas à l'hémorrhagie, n'inspire aucune répugnance à la malade et permet l'anesthésie avec la plus grande sécurité.

Depuis Lallemand jusqu'à nos jours, cette méthode a été suivie de guérisons nombreuses. Mais les succès de l'avivement sanglant et de la suture l'ont fait généralement abandonner; moins cependant dans ces dernières années.

MM. Cousot, de Dinant, Soupart, de Gand, et ses élèves, ont réellement soutenu l'indiscutabilité de son efficacité, et il ne s'agit plus que de simplifier la manœuvre opératoire de l'avivement et de perfectionner l'arsenal opératoire unissant.

Partisan de l'avivement par la scarification préalable, qui délimite parfaitement la surface à aviver, M. Amabile emploie l'acide sulfurique dilué pour opérer la cautérisation.

Pour pratiquer cette première partie de l'opération, l'honorable professeur fixe d'abord la fistule au moyen de plaques métalliques.

Il fait ensuite l'avivement au moyen de cuvettes, variant de forme selon la région; on doit pratiquer plusieurs fois l'opération selon les conditions, dans lesquelles se présente l'ouverture anormale. Les cuvettes sont garnies d'une petite éponge imbibée d'acide sulfurique. La cautérisation peut encore être faite au moyen d'un pinceau d'amianthe, trempé dans le même liquide.

Pour les fistulettes de petites dimensions, il emploie un fil de cuivre, replié en anse à son milieu et dont les deux extrémités sont contournées en spirale. L'anse est introduite dans le trajet fistuleux, et les deux extrémités sont mises en rapport avec un foyer de calorique. La chaleur se propage ainsi, par la conductibilité du métal, du foyer à l'extrémité cautérisante.

Quant aux instruments unissants, M. Amabile décrit des *griffes en rateau*, dont il fait usage et que plusieurs fois il a employées pour réunir des lambeaux, dans le sens longitudinal et transversal, dans un cas de réunion d'une fistule infundibuliforme avec superposition d'un lambeau à la fistule, dans un cas de fistule du col utérin avec perte d'un lambeau antérieur du museau de tanche et dans un cas d'oblitération transversale du vagin.

L'application des griffes à rateau a été suivie de succès 6 fois sur 7.

Elles se composent d'une plaque métallique, garnie de pointes courbées à concavité inférieure, pour chaque côté de la fistule à réunir.

L'une de ces plaques porte un appendice qui s'articule dans l'appendice à coulisse de la plaque qui griffe le côté opposé. Un fil de lin ou de soie passe dans les deux plaques et ferme l'appareil.

D'autres appendices très courts servent de points de prise pour chaque plaque, afin de permettre de les saisir dans les pinces conductrices qui les portent dans les lambeaux de la fistule.

En raison des cas de fistules à opérer, les griffes varient de dimensions. Ce procédé opératoire est simple et d'une exécution facile.

M. Amabile croit qu'il est des cas où sa méthode est formellement indiquée :

1° Pour les fistules ordinaires ;

2° Pour les fistules à trajets longs et

3° Pour les fistules extrèmement petites, dans lesquelles la suture est difficile et échoue le plus souvent.

Il croit sa méthode indiquée encore, dans les cas d'oblitération transversale du vagin, dans lesquels la suture est douloureuse, exposée à l'hémorrhagie et où l'avivement exige une large étendue.

Et enfin, dans les cas de fistules ordinaires, après avoir tenté vainement la cautérisation simple.

M. Amabile espère populariser, par la simplicité de sa méthode et sa prompte application, la méthode par avivement granuleux combiné à l'application des instruments unissants.

Quant aux divers autres moyens d'avivement des plaies fistuleuses vésico-vaginales, M. Amabile est d'avis qu'ils doivent rester dans la pratique chirurgicale, chacun d'eux pouvant trouver l'opportunité de leur application, dans des conditions spéciales.

Continuant la démonstration des instruments qui font partie du manuel opératoire, M. Amabile présente :

1° Un porte-aiguilles d'une forme spéciale, permettant de se servir d'aiguilles de la machine à coudre ;

2° Deux ajusteurs spéciaux pour fixer le sens des sutures métalliques avant de tordre le fil ;

3° Un spéculum d'une invention nouvelle. La partie essentielle est constituée par les valves du spéculum de Sims, auquel l'orateur rend le plus éclatant hommage.

Il y a ajouté deux élévateurs pour la paroi antérieure du vagin et deux dilatateurs latéraux qu'il fait agir au moyen de vis de rappel et de vis motrices, selon les indications. Ces dilatateurs et ces élévateurs ont pour but de se passer d'aides, qui généralement sont la cause de la longue durée de l'opération, par les mouvements de toute nature qu'ils impriment à l'instrument explorateur.

Ces appendices subissent des mouvements de retrait, de raccourcissement, d'élévation et d'abaissement.

Le spéculum s'introduit comme le spéculum de Sims, et après sa dilatation dans le vagin, il y reste fixé sans être maintenu et sans subir les mouvements signalés plus haut.

M. Amabile attache la plus haute importance à la position de la malade, pour lui permettre de supporter la longueur de l'opération, en même temps que de permettre à l'opérateur de manœuvrer patiemment sans fatigue et librement.

M. Amabile place la femme dans la position dorsale, qui est plus commode, et détermine l'abaissement de la fistule vers l'orifice vaginal.

L'orateur termine son intéressante conférence en émettant le vœu, que les chirurgiens cessent de considérer l'avivement sanglant des fistules vésico-vaginales et leur suture, comme une opération exclusive qui doit faire rejeter toutes les autres méthodes et que l'on s'efforce d'employer un spéculum qui donne la plus grande précision et la plus grande exactitude aux manœuvres opératoires.

Il espère que sa méthode sera appliquée sans prévention, dans les circonstances difficiles et ensuite dans les cas moins graves, toutefois après avoir vainement tenté l'application des autres méthodes.

En agissant ainsi, l'opération de la fistule vésico-vaginale ne restera plus le privilège de quelques opérateurs ; elle se pratiquera plus souvent et ses bienfaits s'étendront dans les campagnes et les villages, où les cas de fistules vésico-vaginales sont si fréquents.

La discussion du procédé opératoire de M. Amabile, dont la brillante exposition a occupé toute la séance et dont il se propose de faire prochainement l'objet d'une publication spéciale, est ajournée au lendemain.

La séance est levée à 12 1/2 heures.

Le Président,
PIGEOLET.

Le Secrétaire,
FEIGNEAUX.

SÉANCE DU 24 SEPTEMBRE 1875.

—

La séance est ouverte à 10 heures.

Sont présents au bureau : MM. PIGEOLET, *président ;* AMABILE et PASQUALE, *présidents-d'honneur ;* BUYS et FEIGNEAUX, *secrétaires.*

Le procès-verbal de la séance précédente est lu et adopté.

L'ordre du jour appelle la discussion sur la communication de M. le prof. AMABILE : *Nouvelle méthode de traitement des fistules vésico-vaginales.*

Discussion.

M. Schulze (Jena) n'admet pas que cette méthode ait les avantages que lui attribue son auteur; il n'est pas démontré pour lui qu'elle soit d'une application plus facile que celle des sutures. Le chirurgien peu exercé n'en pourra tirer partie; quant au praticien habile, il préfère toujours la deuxième méthode qui, à son avis, donne une plus grande certitude de succès.

Le spéculum de M. Amabile, lui paraît être construit sur le modèle de celui de Ulrich, avec des modifications et des applications plus étendues; mais celui de Ulrich a l'avantage de fixer les genoux et le bassin de la femme, ce qui diminue le nombre des aides nécessaires.

M. Konrad ne voit pas non plus de simplification dans le mode opératoire de M. Amabile; avec M. Simon et d'autres savants opérateurs, il préfère l'avivement profond à l'avivement superficiel; l'avivement profond présente l'avantage d'être plus expéditif.

M. Amabile réclame 3 ou 4 heures pour son opération; pour l'avivement profond 3/4 d'heure suffisent. D'autre part, par cette dernière méthode, la réunion est plus certaine et l'hémorrhagie n'est pas davantage à craindre; M. Konrad n'a vu qu'une fois cette complication se produire dans une opération pratiquée par O. Spiegelberg. La présence de l'urine dans la vessie n'est pas un empêchement à l'avivement profond.

M. Konrad cite l'avis de M. Simon qui, dans ses ouvrages, préconise ce mode opératoire; ce chirurgien doit à ce procédé de nombreux succès.

Revenant à l'emploi des griffes, M. Konrad prétend qu'elles sont peu avantageuses dans les cas de vastes fistules; et que, pour les petites fistules, le chirurgien expérimenté fera de préférence usage des sutures, tandis que l'opérateur inhabile rencontrera autant de difficultés dans l'emploi de l'une que de l'autre méthode.

Pour lui, le spéculum de M. Amabile, si excellent qu'il soit, a le désavantage de tous les instruments fixateurs; il lui préfère des aides tout au moins pour maintenir les dilatateurs latéraux.

Ces aides peuvent, sur les indications de l'opérateur, modifier la position lorsqu'il le juge nécessaire.

M. Amabile, répondant aux objections, dit qu'il ne prétend pas avoir découvert une méthode nouvelle; elle est utilisée depuis longtemps, mais il croit l'avoir simplifiée et facilitée dans son exécution. L'usage des griffes après bourgeonnement et avivement superficiel, est facile et rapide; c'est un fait de pratique, qu'il est prêt à prouver quand on le voudra. Il est aisé de comprendre que l'application de ces griffes est plus prompte que celle de 4 ou 5 ligatures et certainement elle ne présente pas autant de difficultés que le placement d'une seule d'entre elles; il n'y a pas de parallèle à établir. Les griffes sont inoffensives et ne peuvent jamais blesser la vessie; du reste, cette lésion serait sans valeur en cette

circonstance. Depuis longtemps on fait usage de griffes ; bien des auteurs
les préconisent, et les siennes moins que les autres présentent des
dangers ; la forme qu'il leur a donnée, l'a été dans ce but. Les griffes sont
arrondies à leur côté externe ; elles ont un écartement suffisamment
grand entre leurs dents et celles-ci alternent avec les dents de la griffe
opposée, de manière à tomber dans l'intervalle et à ne pouvoir se rencontrer.

On paraît vouloir lier l'emploi de son spéculum à celui des griffes, c'est
à tort ; ils sont indépendants l'un de l'autre. Les griffes s'appliquent au
moyen du spéculum ordinaire. Son spéculum sert spécialement pour
pratiquer la suture. Le plus grand défaut de cet instrument est son prix
élevé, mais ce défaut est racheté par bien des avantages ; on veut y voir
de la ressemblance avec celui de Ulrich. M. Amabile prouve par des
planches lithographiées que cette ressemblance n'existe pas. Le spéculum
de Ulrich n'a que deux mouvements, le sien en a six. Le spéculum de
Ulrich immobilise la femme, il l'attache par le vagin ; c'est un défaut, car
pour les opérations qui se pratiquent sur cet organe, il faut que la
femme puisse modifier sa position d'après les circonstances. Quant aux
dilatateurs latéraux de son spéculum, que M. Konrad a blamés, il n'en fait
généralement pas usage, il l'a dit dans sa communication.

La discussion est close.

M. Eug. Hubert fait une communication sur les *forceps et pinces porte-
ligatures et constricteurs*.

Il arrive parfois qu'un polype utérin volumineux, après avoir amené un
certain degré de dilatation du col, tarde à s'y engager et à le franchir
et cependant, les hémorrhagies continuant mettent les jours de la femme
en danger et il faut se hâter de la secourir. Il est toujours très difficile, et
il est souvent impossible, par les procédés actuels, d'aller porter sur le
pédicule de la tumeur, soit l'instrument tranchant, soit une ligature,
soit la chaîne de l'écraseur de Chassaignac, soit le fil métallique du
serre-nœud de Maisonneuve et MM. Michaux, Hubert père et fils ont
plusieurs fois dû appliquer le forceps sur le polype pour l'entraîner
au dehors comme une tête d'enfant. Dans le cours de cette opération
délicate, le forceps est très exposé à lâcher prise et, pour l'en empêcher,
M. Hubert, père, avait imaginé de forer deux trous dans le mors de
l'instrument et de lui faire porter une corde sur le polype. M. Hubert, fils
a pensé qu'on pourrait utiliser la ficelle, non-seulement pour éviter le
dérapement du forceps, qui en somme est peu de chose, mais surtout
pour éviter les dangers, beaucoup plus sérieux, des tractions exercées sur
la tumeur et médiatement sur la paroi utérine où elle est implantée. La
ficelle, en effet, est un excellent agent de section et il est facile de transformer l'une des branches du forceps (ou de la pince quelconque que l'on
a introduite) en y adaptant un petit treuil.

M. Eug. Hubert se sert, suivant le cas qui se présente, du forceps
ordinaire, d'un forceps plus étroit, ressemblant à celui de M. Guyon, ou

d'une longue pince. L'instrument est percé, près de ses mors, d'un trou large de 5 mill., long de 10 mill. La branche mâle du forceps, ou de la pince, porte sur son bord externe, un peu au-dessus du niveau du pivot, un anneau taraudé, destiné à une vis longue de 7 à 8 centimètres, épaisse de 6 à 7 mill. et percée d'un trou à son extrémité libre. La branche femelle présente 3 encochures, pour permettre l'articulation des branches dans 3 rapports différents.

L'appareil est complété par une ficelle à torons, de première qualité, longue de 2 mètres.

Mode d'emploi. — On passe les deux bouts de la ligature, de dedans en dehors, par le trou de la branche mâle et on les noue ensemble, de

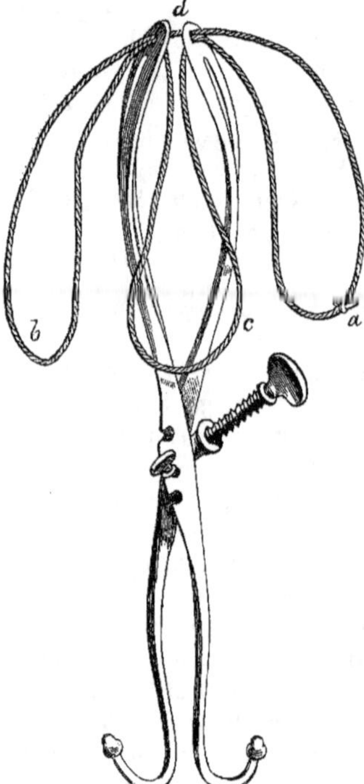

manière à former l'anse *a* (voir figure on passe ensuite une autre anse de la ligature, de dedans en dehors, par le trou de la branche femelle pour former l'anse *b* ; on attire enfin, entre les cuillers, un des chefs de la ligature qui vient former une troisième anse *c*, antérieure et médiane. L'instrument est chargé, et l'on comprend à première vue, qu'en tirant sur l'une de ces anses, on entraînera les autres et on dégagera la ligature de la pince.

Deux aides maintiennent les anses *a*, *b* et *c* pendant qu'on introduit la branche mâle, puis la branche femelle qui portent la partie *d* de la ficelle *derrière* le polype et jusque sur son pédicule. Les branches sont articulées, bien appuyées sur le périnée et confiées à un aide.

L'opérateur saisit alors les deux anses latérales *a* et *b*, tire doucement dessus et l'anse médiane remonte et va s'appliquer sur la face *antérieure* du pédicule. Elle est guidée dans son ascension par deux doigts ou au besoin par une lame de baleine. Tirant ensuite sur l'anse *a*, l'opérateur voit remonter et disparaître à son tour l'anse latérale *b*, qui va compléter le cercle qui embrasse le pédicule et le serre contre le mors de la branche mâle de la pince.

Il n'y a plus dès lors qu'à attacher les chefs de la ligature au treuil et à mettre celui-ci en mouvement ; puis, la section terminée, à entraîner le polype saisi dans les branches de la pince ou du forceps resté en place.

M. Hubert a essayé tous les procédés des auteurs, pour porter au fond
de la matrice une ligature autour d'une tumeur pédiculée : aucun ne lui
a paru aussi simple et aussi facile à exécuter, que celui dont on vient de
lire la description.

Cet instrument a été utilisé à diverses reprises, avec grand succès.

M. Hyernaux approuve l'instrument, le trouve utile et pratique; il le
croit surtout avantageux contre les grands polypes fibreux de la matrice,
dont le pédicule est généralement très difficile à atteindre; il pense qu'il
pourrait être employé dans les cas où l'on emploie le forceps ordinaire,
si la courbure de ses branches était plus prononcée, pour éviter le
dérapement.

M. Hubert ajoute à sa communication qu'il existe un modèle de
l'instrument avec courbure plus prononcée des branches, pour les cas de
très gros polypes utérins.

M. Pasquale reconnaît également l'utilité de l'instrument; seulement il
exprime la crainte que, dans la section faite de cette façon, on ne comprenne le tissu propre de la matrice, si l'on opère avant l'énucléation
complète de la tumeur d'entre les fibres de l'organe et avant que le pédicule
ne soit formé.

M. Hubert répond que ce danger n'est guère à craindre ; il insiste sur
l'avantage qu'il y a à atteindre le polype dans la matrice elle-même ; par
les moyens anciennement employés, il fallait attirer la tumeur en bas et
l'on courait le risque de déterminer une inversion de l'utérus.

M. Hyernaux fait remarquer qu'il a essayé de réaliser la même idée au
moyen de son serre-nœuds, dans lequel au cordon il avait substitué un
fil de fer.

M. Schultze fait l'exhibition d'un fantôme pour l'étude des accouchements.

Les avantages présentés par ce fantôme sont : 1° un mécanisme très
simple du support qui permet les inclinaisons latérales de l'instrument;
2° le simulacre en caoutchouc de la vulve et du périnée.

Dans cette sorte d'instrument d'étude, la position du décubitus dorsal
est l'ordinaire; elle a ses inconvénients, car elle ne permet que difficilement le toucher par les deux mains et gène certaines manœuvres : les
versions, par exemple, pour lesquelles il est nécessaire de pouvoir incliner
le bassin après introduction de la main.

C'est pour ces cas que M. Schultze a apporté la première modification.

Par l'élasticité que donne le caoutchouc à la vulve et au périnée, on se
rapproche de la nature et on fait mieux comprendre aux élèves la
nécessité et la manière de préserver le périnée de toute déchirure.

C'est également un avantage pour l'instrument lui-même qui se détériore moins vite.

M. Schultze utilise cet appareil depuis 17 ans, dans son cours d'obstétrique, à Jena Il termine sa communication par le simulacre d'une version, manœuvre qui fait ressortir et apprécier la supériorité du fantôme.

Généralement, la poupée ne sert qu'à l'étude des positions; pour les manœuvres, le professeur utilise le cadavre d'un fœtus à terme.

M. Eug. Hubert fait une communication *sur la Transforation*. (Voy. aux *Annexes*.)

La séance est levée à midi.

Le Président,
Pigeolet.

Le Secrétaire,
Buys.

SÉANCE DU 25 SEPTEMBRE 1875.

La séance est ouverte à 10 heures.

Sont présents au bureau : MM. Pigeolet, *président*; Pasquale, *président-d'honneur*; Feigneaux et L. Buys, *secrétaires*.

Le procès-verbal de la séance précédente est lu et adopté.

Dans cette séance, M. Hyernaux fait la démonstration sommaire de quelques instruments d'obstétrique, dont on trouvera la description plus détaillée dans les publications indiquées par l'orateur. Ces instruments sont :

1° Le forceps antéro-postérieur, inventé en 1804, par le dr J. B. Uytterhoeven, de Bruxelles, et réédité par M. Baumers, de Lyon, en 1849 (1) (fig. 1);

2° Le forceps-scie de Van Huevel (2) (fig. 2) ;

3° Le pelvimètre universel, du même (3) (fig. 3) ;

4° La pince porte-lacs, du même (4) (fig. 4).

M. Hyernaux présente ensuite des instruments qu'il a imaginés et perfectionnés dans ces derniers temps :

1° Un porte-nœud sur le pied de l'enfant dans la terminaison des accouchements laborieux ;

2° Un nouveau repoussoir en cas de prolapsus du cordon ombilical ;

3° Un excitateur utérin en cas d'accouchement prématuré artificiel et un porte-excitateur ;

4° Un crochet mousse articulé pour la décollation fœtale à l'aide d'une ficelle.

---

(1) Dr Hyernaux, *Traité d'accouchements*. Bruxelles, 1866, 2e édition, pp. 658-870-382-756.

(2) Idem.

(3) Idem.

(4) Idem.

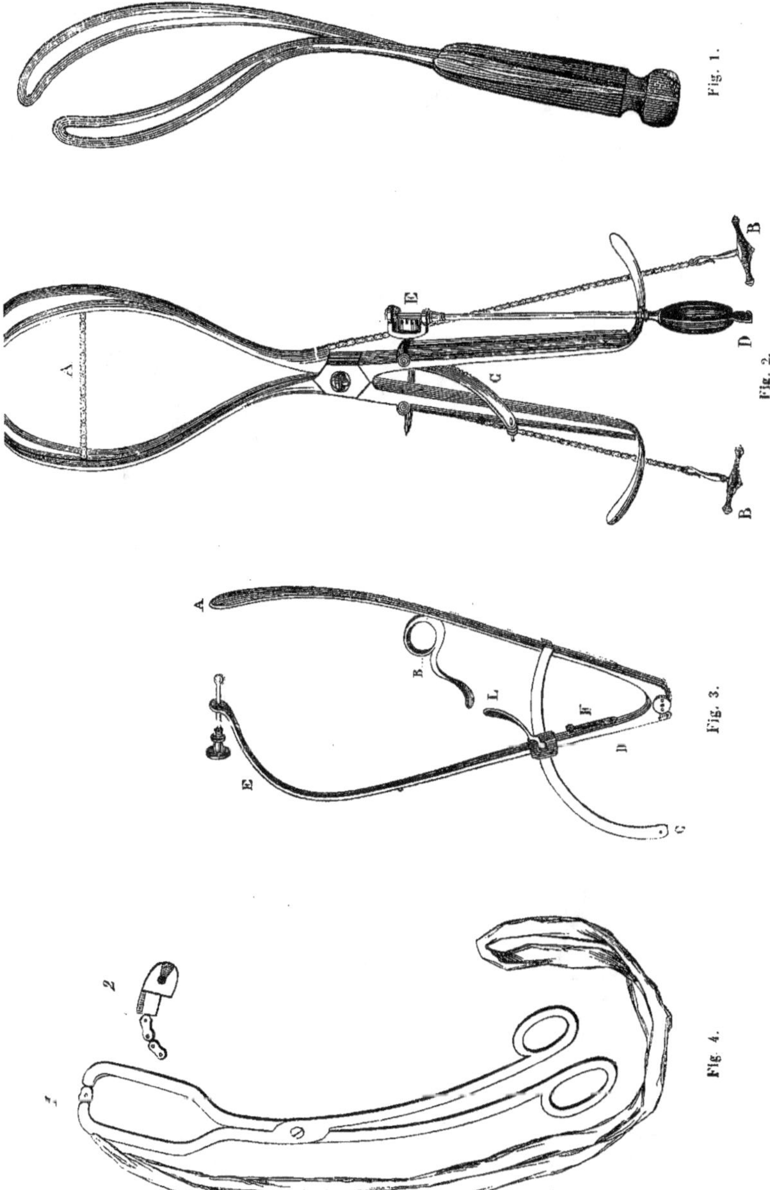
Fig. 1.
Fig. 2.
A
B
B
D
D
E
G
Fig. 3.
A
B
L
F
D
C
E
Fig. 4.

1° Le *porte-nœud* (fig. 5) de M. Hyernaux consiste en une tige creuse, munie d'un manche à l'une de ses extrémités; à l'autre, d'un tube

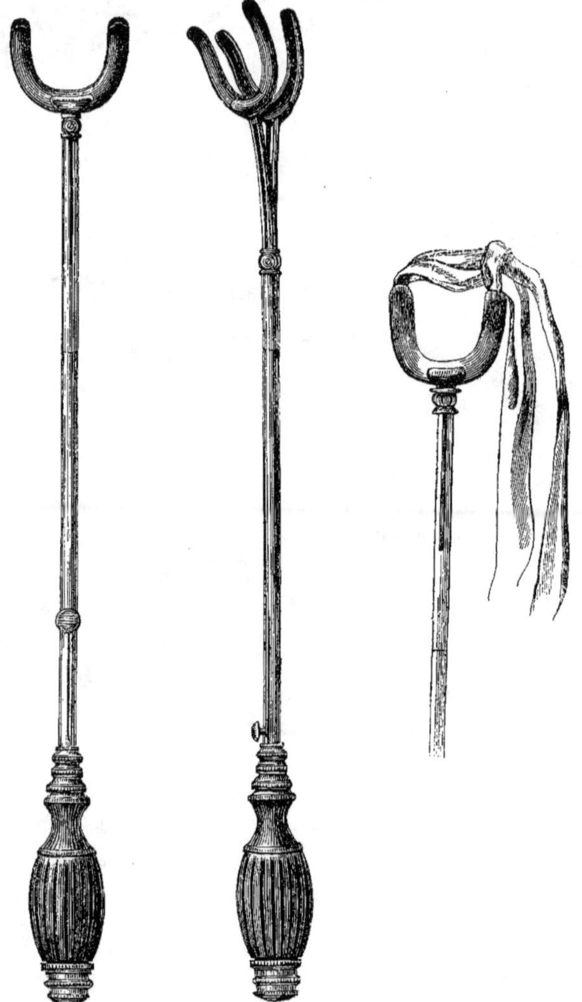

Fig. 5.

recourbé en forme de fer à cheval, et composé de deux moitiés juxta-posées ou écartées à volonté, suivant qu'on élève ou qu'on abaisse un petit coulant sur les ressorts à pincettes, auxquels chacune des portions du er à cheval est soudée. Celui-ci est destiné à recevoir le nœud fait d'avance et à le porter sur le pied, où il est abandonné par l'écartement des ressorts, ce qui s'obtient en abaissant le coulant. La longueur totale de l'instrument est de 41 centimètres, le fer à cheval est haut de 30 millimètres, large de 35 environ et d'une épaisseur de 6 millimètres (1).

2° Le *repoussoir du cordon ombilical* (fig. 6) est établi sur le même principe : même tige creuse, légèrement recourbée ; mêmes ressorts à pincettes, sur chacun desquels est fixé une petite tige en malchior qui, rapprochée de sa congénère, limite un espace triangulaire à base dirigée en bas et qui, écartées, prennent la forme d'un U parfait, grâce à ce que, à leur base, chacune des moitiés de l'U est taillée en sens opposé jusqu'à mi-épaisseur de manière à pouvoir glisser l'une sur l'autre, sans pouvoir jamais s'abandonner.

A leur point le plus culminant, les côtés du triangle sont percés en travers d'un trou, destiné à recevoir une ficelle qui, par une traction sur son bout libre, se tend et doit opérer l'échappement du cordon ombilical après ouverture du triangle qui le contient (2).

3° Une sonde d'homme, flexible, de très petit calibre et un sac en baudruche (condom), font tous les frais de l'*excitateur utérin* (fig. 7). Après avoir coupé le bout fermé de la sonde, on pratique à 3 centimètres plus bas que l'extrémité, un petit orifice à la paroi de la sonde.

Cela fait, le bout clos du sac est fixé par quelques tours de fil, à la toute extrémité de la sonde. Le sac est ensuite retourné sur la sonde ; on l'y fronce en lui laissant 3 centimètres environ de développement et quelques tours de fil le fixent ainsi, depuis l'extrémité de la sonde jusque près et un peu au-dessus de l'orifice perforé à la paroi de celle-ci. On obtient de la sorte l'ampoule supérieure.

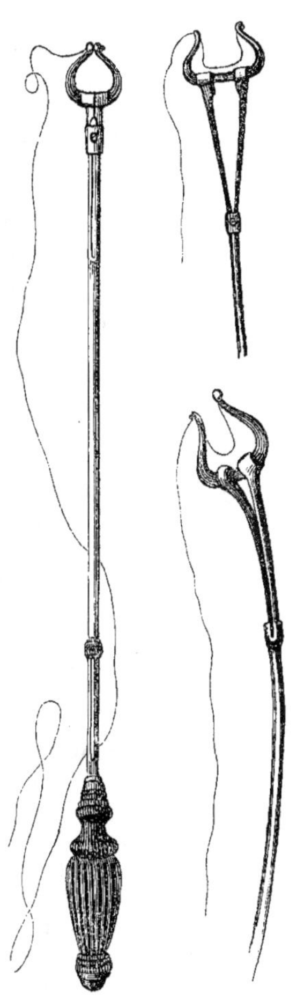

Fig. 6.

Pour former la seconde ampoule, il suffit de plisser sur la sonde le bout

---

(1) *Bulletin de l'Académie royale de Médecine de Belgique*, 2ᵉ série, tom. VI, n° 4.
(2) *Ibid.*

ouvert du sac et de le fixer par plusieurs tours de fil, un peu plus bas que l'orifice pariétal, cet orifice se trouvant ainsi compris entre les deux points d'attache.

Le prof. Hyernaux emploie de préférence à la sonde, un tube en argent, long de 5 à 6 centimètres, très mince, muni d'ouvertures comme ci-dessus et auquel il adapte un tuyau en caoutchouc.

Ainsi préparé, l'appareil offre évidemment deux ampoules qui, dilatées par l'air ou par l'eau, se développent simultanément, la supérieure, *intra-utérine*, étant aplatie et de la forme de certains champignons.

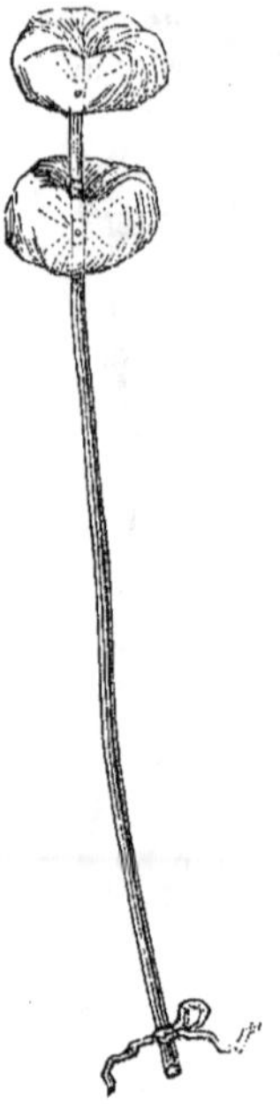

Toute pince peut servir à son application. Cependant, M. Hyernaux en a fait une spéciale (fig. 8) : elle est légèrement recourbée à son extrémité et chacune des branches, dans l'étendue de 4 centimètres environ, a la forme d'une gouttière lisse, de sorte que, rapprochées, elles constituent un tube fermé et arrondi en haut, ouvert en bas et en arrière. Ce tube est destiné à recevoir vide et à cacher le ballon supérieur. Il est du volume d'un crayon ordinaire, ce qui lui permet de pénétrer d'emblée dans la plupart des cols. Au besoin, la voie serait préparée par l'usage, pendant quelques heures, d'un mince cône d'éponge ou d'un bâtonnet de laminaria. L'articulation de cette pince est mobile, afin de pouvoir retirer isolément ses branches (1).

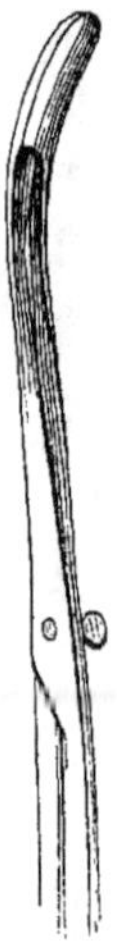

Fig. 7.   Fig. 8.

4° Le *crochet mousse articulé* du dʳ Hyernaux (fig. 9) est un doigt tel que la nature nous l'a fait ; seulement, c'est un doigt massif, tout entier en acier, dont les quatre phalanges se fléchissent en crochet régulier par leur propre poids, ou contre toute résistance, si faible qu'elle soit, au moment donné, et qui se raidit à volonté, grâce à un tendon extenseur, inflexible, de même métal et d'une pièce ; ce tendon extenseur glisse à la face dorsale des phalanges dans une rainure taillée dans leur épaisseur en queue d'aronde. La ficelle sécatrice, nouée par son bout supérieur à une olive mobile, parcourt des gaines ménagées à la face palmaire de chaque phalange pour sortir près de la dernière articulation, par une autre gaine située au bout fixe de la tige du crochet. Elle simule ainsi le tendon fléchisseur dont elle peut faire l'office au besoin.

Afin d'empêcher l'extenseur, en maniant avec inattention l'instrument,

---

(1) *Bulletin de l'Académie royale de Médecine de Belgique*, 3ᵉ série, t. IX, n° 4.

de dépasser la courbe, il y a, en bas, à la face dorsale du manche, une
saillie d'arrêt qui, en pénétrant dans une entaille, pratiquée à l'extrémité
inférieure de la tige mobile, la fixe sur place. Pour lui rendre toute liberté

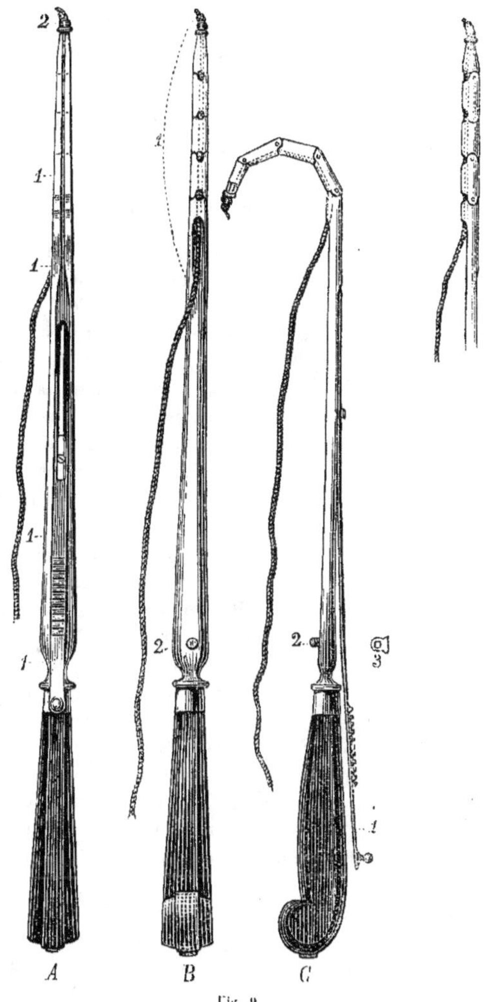

Fig. 9.

de glissement sur les phalanges, il suffit de redresser celles-ci et de
soulever du pouce, en le poussant, le bouton terminal de l'extenseur.

L'emploi de ce crochet est des plus simples. Tenu de la main droite, on
l'introduit droit et rigide sur la main gauche qui doit le guider ; arrivé

au point voulu, on abaisse du pouce le tendon extenseur en même temps qu'on enfonce plus profondément l'instrument, comme on le ferait de l'index, et aussitôt les phalanges embrassent la partie à saisir. Quant à la ficelle, elle se trouve immédiatement placée, libre, sans pouvoir jamais dévier, par le fait même du retrait du crochet en ligne droite, tandis que les doigts, introduits dans la matrice, retiennent et attirent ensuite l'olive à laquelle elle est attachée (1).

M. Eug. Hubert présente divers instruments de l'invention de M. Hubert, père, et de la sienne.

1. *Instruments de M. Hubert, père.*

1° Aussi longtemps que la tête du fœtus n'a pas franchi le détroit supérieur, le forceps est un instrument fort défectueux. Une grande partie de l'effort qu'on y applique, se décompose en compressions sur l'arc antérieur du bassin, compressions d'autant plus regrettables, qu'elles portent sur les parties qui ont le plus souffert de la durée du travail. Cet inconvénient du forceps est démontré et par le calcul et par les faits de la pratique.

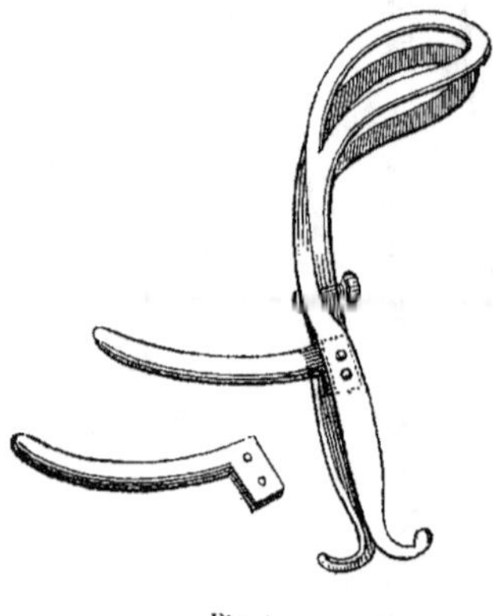

Fig. 1.

Pour permettre à la traction de s'exercer exactement dans l'axe du détroit supérieur et empêcher par conséquent qu'elle se décompose en pressions nuisibles, M. Hubert, père, adapte, au moyen de deux clous, au forceps une tige de fer rigide, sur laquelle il tire ensuite de manière à opposer directement la puissance à la résistance (fig. 1).

2° *Porte-cordon.* — Boër comparait la réduction instrumentale du cordon au travail de Sisyphe : comme le rocher, le cordon retombe toujours.

Les repoussoirs *flexibles* ont l'inconvénient de permettre la rechute du cordon ; les *inflexibles*, qui le maintiendraient réduit, ne peuvent être laissés en place sans danger.

Le porte-cordon du Prof. Hubert, père, est flexible, mais il peut être rendu rigide à volonté ; il le laisse en place et le roidit instantanément, lorsqu'il s'aperçoit que l'appareil descend et que le cordon a de la tendance à retomber.

Il se compose d'un petit morceau de linge, percé d'un trou à l'une de ses extrémités, armé d'un cordonnet à l'autre. Le cordonnet est passé :

---

(1) *Bulletin de l'Académie royale de Médecine de Belgique,* 3ᵉ série, tom. IX, n° 4.

1° dans l'anse funiculaire ; 2° dans le petit trou du linge qui embrasse alors mollement le cordon ; 5° dans une grosse sonde élastique, dont le bou a été coupé. On peut, à volonté, rendre cette sonde inflexible, en y intro duisant une autre sonde plus fine avec son mandrin (fig. 2).

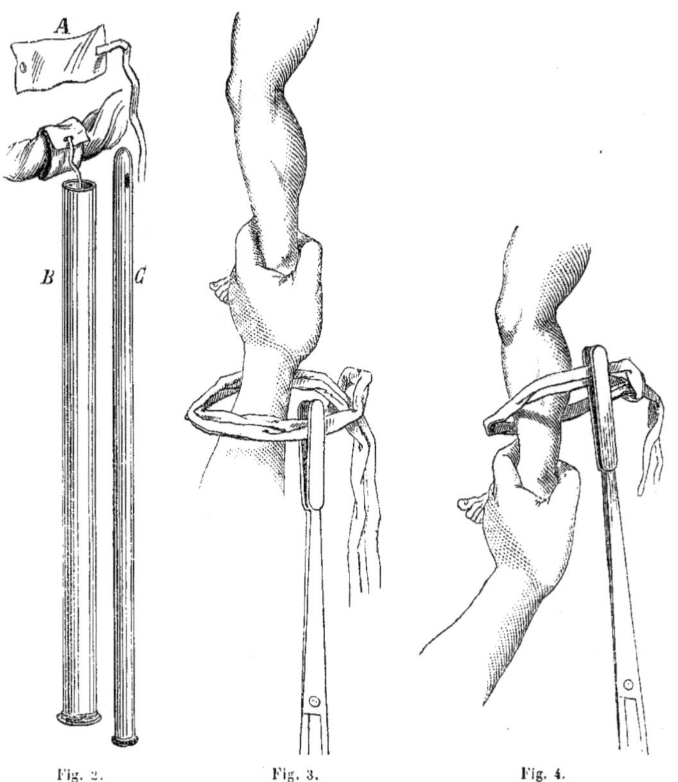

Fig. 2.   Fig. 3.   Fig. 4.

5° *Porte-lacs.* — On jette un lacs en nœud-coulant sur le poignet de la main, qui tient les membres. Une longue pince à polype saisit le lacs près du nœud (fig. 3) et le porte prudemment au-dessus de la main introduite. Un aide tire alors sur les bouts libres du lacs, dont l'anse glisse sur le dos de la main préalablement graissée (fig. 4). La pince est alors ouverte et reti.ee pendant que les doigts fixent le nœud sur le membre.

4° *Décollateur.* — M. Hubert, père, a fait construire pour décapiter le fœtus, un crochet tranchant, analogue à celui de Davis, se terminant par une extrémité renflée, arrondie et percée d'un petit trou. A travers ce trou, il passe une ficelle, à laquelle il a fait un gros nœud à rosace, et dont le bout libre est reçu dans une gouttière, creusée le long du bord convexe du crochet et fixé près du manche par un bouton.

Ainsi chargé, le crochet est introduit. En appuyant sur l'instrument et en lui imprimant de petits mouvements de scie, M. Hubert essaie d'entamer le cou : rencontre-t-il des difficultés ? il entraîne la rosace de la ficelle, retire le crochet et, comme Heyerdael l'a conseillé bien avant M. Pajot, il termine l'opération par *sercission*.

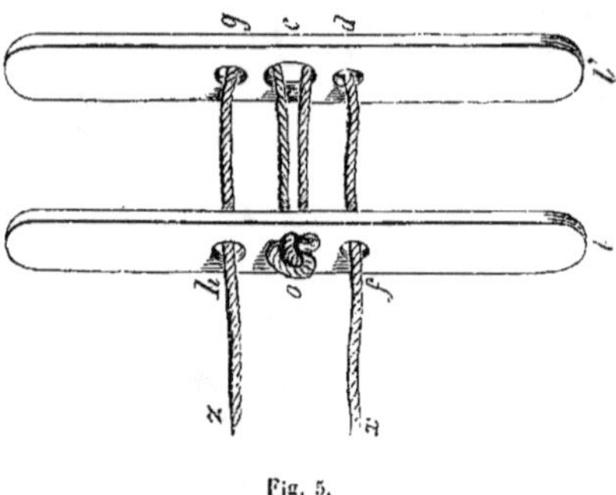

Fig. 5.

5° *Tire-tête.* — Le tire-tête de Danavia fait bâiller en avant l'ouverture osseuse, par laquelle il a été introduit et lâche prise dès qu'il faut tirer un peu fort. Le tire-tête de M. Hubert, père (fig. 5), se compose de deux lames métalliques reliées entre-elles par un système de ficelles. Une de ces lames est introduite dans le crâne : on tire sur la ficelle et on entraîne ainsi l'autre lame, qui vient s'appliquer contre la surface externe du crâne : plus on tire, plus les deux lames se rapprochent avec force et serrent les parties osseuses comprises entre elles. Ce tire-tête, très simple, ne peut pas lâcher prise.

II. *Instruments de M. Hubert, fils.*

1° Le meilleur des pelvimètres, celui de M. Van Huevel, donne souvent de fausses mesures, alors même qu'il est tenu par les mains les plus habiles. Cela tient à ce que sa lame vaginale, longue, mince et arrondie, est fort exposée à glisser à côté ou au-dessus de la saillie arrondie et lubréfiée de l'angle sacro-vertébral.

M. Eug. Hubert a cherché à obtenir un instrument d'un emploi plus facile et plus sûr. Son pelvimètre a la forme d'un V largement ouvert. La branche externe, longue de 18 centimètres, se compose d'une forte pince, montée sur une lame en acier, qui se recourbe à son extrémité inférieure, sous un angle de 45 degrés, pour se continuer avec la branche vaginale. Celle-ci mesure 20 cent. A 8 cent. de l'angle qu'elle forme sur la branche externe, elle se tord sur son axe, se place de champ et se dépolit pour offrir une prise solide à l'index et au médius entre lesquels elle doit être saisie. Elle se termine par une spatule dépolie et légèrement concave sur la face qui correspond à l'os.

Une demi-feuille de papier de poste, repliée 7 ou 8 fois dans le sens de sa longueur, et taillée en pointe par deux coups de ciseaux, complète l'instrument.

Mode d'emploi. — Après avoir marqué d'une tache noire le point qui correspond à la partie la plus élevée de la symphyse pubienne, M. Hubert saisit la partie de champ de la lame vaginale, entre l'index et le médius droits, de manière à abriter la spatule sous leur face palmaire. Ces doigts vont alors à la recherche du promontoire, et, dès qu'ils l'ont atteint de la main gauche, il pousse l'instrument plus avant jusqu'à ce que la spatule se trouve sous le bout des doigts et solidement fixée entre eux et l'os. A ce moment un aide pose la pointe du papier sur la tache, faite au pénil et engage son autre extrémité entre les mors de la pince. L'instrument est retiré et l'espace, qui sépare la pointe du papier du sommet de la spatule, lui donne la mesure exacte de la ligne *sacro-prépubienne*. Pour connaître le diamètre *sacro-pubien*, il y a à défalquer, de la ligne obtenue, l'épaisseur de la paroi antérieure du bassin que va faire connaître le deuxième temps de l'opération.

Deux doigts guident la spatule dans le vagin et maintiennent son sommet contre la partie supérieure des os pubiens, puis le papier est replacé comme plus haut. Pour retirer l'instrument, on fait au papier un pli qu'on redresse plus tard pour mesurer entre la pointe du papier et la spatule l'épaisseur des parties molles et osseuses.

2° Forceps ou pinces porte-ligature et écraseurs (décrits dans la séance précédente).

La séance est levée à midi et demi

Le Président,
PIGEOLET.

Le Secrétaire,
FEIGNEAUX.

ANNEXES DE LA 3me SECTION.

—

Le forceps-scie, son origine et ses faits,

par le Dr HYERNAUX,

Chirurgien à la maternité de Bruxelles, professeur honoraire à l'Université libre, membre correspondant de l'Académie royale de Médecine de Belgique, des Sociétés médico-chirurgicales de Liége, de Bologne, etc.

—

MESSIEURS,

En venant occuper cette tribune, il m'incombe un premier devoir, celui de vous remercier de l'insigne honneur que vous me faites, en assistant à cette séance, où j'ai désiré vous entretenir quelques instants. Mais, si vous me faites cet honneur, c'est aussi, je l'espère, avec la généreuse intention de m'accorder votre indulgence la plus bienveillante ; cette indulgence, Messieurs, je la réclame en toute sincérité, parceque, tout-à-fait étranger à l'art de la parole, je sens qu'elle m'est absolument nécessaire, d'autant plus que je me trouve en présence d'une assemblée imposante, non seulement par son nombre, mais encore et surtout par la distinction et les connaissances profondes de chacun de ses membres.

Ce que j'ai besoin de vous dire encore, Messieurs, c'est que cette place où je suis en ce moment, eu égard au motif qui m'y amène, devrait être occupée par un autre que par moi. De quoi s'agit-il, en effet, et comment suis-je ici? Pourquoi n'y voyons-nous pas celui auquel je fais allusion, lui dont l'âge et l'autorité en auraient imposé à cette assemblée, si imposante qu'elle soit d'ailleurs?

Messieurs, il s'agit de soumettre à votre appréciation et à votre jugement éclairé un instrument qui peut être considéré, ainsi que le dit Barnes, de Londres, comme caractéristique de l'école obstétricale de Bruxelles (1); je veux parler du forceps-scie de Van Huevel, instrument d'un âge déjà mûr pour nous, mais que bon nombre de praticiens, en dehors des limites étroites de notre modeste Belgique, continuent à traiter en mineur, puisque certains ne daignent pas même s'y arrêter, et que d'autres en méconnaissent encore tout le mérite.

Eh bien! Messieurs, c'est l'habile inventeur de cet instrument que j'aurais voulu voir ici ; c'est lui, avec la précision et la clarté de l'intelligence, au coin de laquelle il a marqué tout ce qu'il a fait pendant sa laborieuse carrière, qui devrait vous exposer ses principes et vous montrer ce que ses longues méditations et ses nombreux essais lui ont fait découvrir d'ingénieux. Les rôles sont intervertis : il s'est en allé, sous un ciel plus calme et plus serein, chercher le repos que l'état de sa santé lui imposait depuis longtemps déjà. Mais, comme le voyageur qui part pour un lointain pays, M. Van Huevel prit ses dispositions : il me légua son service à la maternité de Bruxelles, en même temps qu'il laissait sous ma garde ses instruments, à la direction et au maniement desquels je m'étais appliqué de bonne heure.

J'ai fait tous mes efforts pour justifier ses espérances, et aujourd'hui, en son absence bien regrettable, je n'hésite pas à saisir l'occasion de le représenter ici. Deux raisons m'y engagent : témoigner de mon amour sincère pour la science et pour l'humanité, en défendant le forceps-scie et partant l'école obstétricale de

---

(1) ROB. BARNES. *Leçons sur les opérations obstétricales,* traduites par le dr A, E. Cordes, 1873, p. 290.

Bruxelles, contre des appréciations injustes, irréfléchies et payer publiquement ma dette de reconnaissance au chef vénéré de cette école, au maître qui fut toujours pour moi aussi dévoué que bienveillant.

Messieurs, la question de l'embryotomie, en général, je ne dois pas vous le dire, en présence de la grandeur de son objectif, est une question grave, sérieuse à divers titres, et qui, dans tous les temps et dans tous les lieux, a justement préoccupé les hommes de l'art. Toujours et partout, en effet, il s'est trouvé des cas de dystocie dont on a eu plus ou moins facilement raison, suivant les idées et l'état de la science de l'époque. Et, pour n'envisager la question qu'au point de vue pratique, exclusivement instrumental, je dirai, ce que tous vous savez mieux que moi, c'est qu'une infinité d'instruments ont été imaginés. Je ne veux pas vous fatiguer en vous en faisant une étude comparative ; de longues pages n'y suffiraient pas, et j'aurais peine à les effleurer tous en une séance. Laissez-moi vous dire seulement que, sous des formes et des noms différents, on n'avait que des crochets, des perce-crâne et des écraseurs jusqu'en 1842. C'est d'alors que date le forceps-scie. Désirant vous édifier sur sa valeur, je vais, dans cette conférence, vous exposer son origine et le résultat fidèle des cas d'application qui me sont parfaitement connus, et dont plus des deux tiers me sont personnels.

Pour en venir, en toute chose, à une transformation radicale de ses idées, à l'adoption de principes nouveaux et à l'inauguration de procédés qui en sont l'expression matérielle, il faut avoir été frappé de l'erreur, de l'insuffisance ou des dangers de ce qui existe. Eh bien ! c'est ce qui est arrivé à Van Huevel : une femme ne pouvait accoucher par les moyens ordinaires, bien que la tête du fœtus eut déjà pénétré assez avant dans l'excavation pelvienne ; il en ouvre largement la suture occipito-frontale, puis il applique le céphalotribe. L'instrument placé, il en tourne doucement la vis ; bientôt un léger craquement se produit ; il continue lentement en se félicitant que le crâne s'écrase si bien. C'était cela, peut-être, mais c'était sans doute aussi, tant l'allongement de la tête et sa pression excentrique sur le bassin étaient forts, la symphyse sacro-iliaque gauche qui s'entrebâillait par la déchirure violente de ses ligaments antérieurs. L'opérée ne tarda guère à succomber et l'autopsie vint mettre en évidence la seconde cause de ce craquement.

Grande et stupéfiante leçon, Messieurs, pour ceux surtout à qui pareille catastrophe arrive. Aussi remua-t-elle profondément l'esprit si pratique du professeur Van Huevel qui, dès ce moment, fouilla tous les procédés embryotomiques connus, avec cette ardeur persistante qui soutient le courageux sauveteur qui veut ramener vers la rive un malheureux, que des flots avides vont bientôt submerger. Mais tous, il les abandonna, parce que tous lui parurent incomplets ou vicieux et qu'aucun ne le mettait sur la voie d'une amélioration sérieuse. Rompant donc avec les idées et les principes admis jusqu'alors, quittant les sentiers battus par ses devanciers , seul à seul avec lui-même, en face des résultats toujours identiques de ses nombreuses expériences, sur des têtes fœtales qu'il broyait dans les mors du céphalotribe dont l'action lui paraissait de plus en plus irrationnelle, il s'est résolument arrêté à une idée essentiellement originale, pleine de hardiesse et plus émouvante encore, s'il se peut, que lumineuse, car il s'agissait d'insinuer et de manœuvrer une longue scie, dans la profondeur du conduit vulvo-utérin, pour aller y faire deux moitiés, *antéro-postérieures*, de l'ovoïde céphalique du fœtus, dont la constante élongation d'avant en arrière, sous l'influence de l'écrasement transversal, après comme avant la perforation, lui avait été si funeste. Cette idée mûrie, travaillée, a enfanté le forceps-scie qui fut essayé à l'amphithéâtre, dans une circonstance analogue et aussi malheureuse que celle à laquelle il devait son existence. C'était le 19 novembre 1842, qu'entrait à la maternité une forte femme, mais à bassin trop petit : il n'avait de dimension, dans ses lignes sacro-pubienne et cotyloïdiennes gauche et droite, que 56, 58 et 54 millimètres. L'enfant, en présentation du siége,

descendit jusqu'aux épaules, sans qu'il fut possible d'extraire la tête. M. Van Heuvel
y applique le céphalotribe; les cuillers sont doucement rapprochées et, lorsque la
vis est à fond, il essaie avec précaution un léger mouvement de rotation, pour
accommoder le diamètre céphalique agrandi à un diamètre oblique du bassin. A
cet instant même, la patiente jette un cri strident, ce fut son dernier : elle pâlit,
une syncope survint, elle était morte! — Ce nouvel accident du céphalotribe
semblait fait pour démontrer d'emblée la supériorité du forceps-scie qui était alors
en voie d'exécution et dont la fabrication était presque terminée. En attendant, le
cadavre fut conservé, injecté à la liqueur de Gannal, et le corps du fœtus entouré
de linges imbibés de chlorure de chaux liquide. Dix jours plus tard, le 29, le
nouvel embryotôme est appliqué sur ce double cadavre et suivi d'une délivrance
facile, immédiate, à la grande admiration de tous ceux qui assistaient à cette séance
si intéressante et si pleine d'enseignement. — Le ventre ouvert, on a constaté le
fait du céphalotribe et la cause de cette mort si tragique, c'est-à-dire, que la
matrice était déchirée au niveau du promontoire, dans une étendue de 20 à
22 millimètres de haut en bas, et de 8 à 10 millimètres en travers.

Ce coup d'essai du forceps-scie était donc décisif; cependant, sa première
application, dix-huit mois plus tard, sur le vivant, son inventeur me l'a plus d'une
fois répété dans nos causeries, fit perler une goutte de sueur à chacun de ses cheveux.

Aujourd'hui, Messieurs, nous n'en sommes plus à l'expérimentation, à ces
moments de transes et d'angoisses qui accompagnent les premiers essais et, fort de
ce que j'ai vu, fort de ce que je fais et obtiens depuis près de vingt ans, je vous
dis sans hésiter, qu'en cas d'angustie pelvienne, le forceps-scie tel que nous
l'avons, est de tous les embryotômes, destinés à la réduction du crâne, le plus
expéditif, le plus inoffensif et le seul d'une applicabilité générale à toutes
les présentations fœtales. C'est ce qui découle de notre expérience et de l'examen
de nos faits cliniques.

Messieurs, je serais heureux, pour le bien que la pauvre humanité en retirerait,
si je puis apporter dans vos esprits la conviction qui m'anime. Oui, le forceps-scie
réunit toutes les qualités que je viens d'énumérer, et cependant, comme je le
disais, il n'a reçu qu'un accueil peu empressé et peu flatteur, à quelques exceptions
près, un peu tardives encore, pour la plupart.

Cazeaux, dans la 6ᵉ édition (1858) de son *Traité*, si justement répandu, *de l'Art
des accouchements*, reproduit, sous forme de renvoi, la note que Van Huevel avait
ajoutée en 1845, à l'édition belge de ce Traité. Mais, dans le texte, il se borne à
cette simple réflexion : « de nouveaux essais sont évidemment nécessaires, pour
« confirmer les avantages que M. Van Huevel prête à son instrument. Nous savons
« qu'en France, il a été peu essayé et a échoué entre des mains habiles. Ce n'est
« pas une raison pourtant, pour ne tenir aucun compte des succès que lui attribue
« l'accoucheur de Bruxelles, et nous croyons devoir le conseiller au moins à titre
« d'essai » — Il y avait alors plus de quatorze ans que cet instrument montrait, à
qui voulait le voir, ce qu'on peut en obtenir ; il y en avait déjà sept, qu'au sein de
notre Académie, il avait été l'objet d'une longue discussion, toute à son avantage, à
la suite des remarquables et savants rapports des Dʳˢ Marinus, de Bruxelles, et Simon,
de Liège, chacun au nom d'une commission, chargée d'en apprécier la valeur
pratique (1).

Chailly, édition 1861, reproduit le dessin de l'ancien forceps-scie, alors que le
dernier modèle avait été publié par l'Académie en 1851 (2). Il exprime « le regret
« qu'il soit d'un prix si élevé et, qu'à cause de sa largeur, il ne puisse pénétrer

---

(1) *Bulletin de l'Académie royale de méd. de Belgique*, 1851-1852, Tom. XI, nᵒ 1.
(2) Id.

« dans les bassins aussi rétrécis que le céphalotribe, et par conséquent qu'il ne
« puisse pas remplacer complétement cet instrument. » — Ce jugement porte avec
lui la preuve évidente que Chailly ne connaissait pas et n'avait jamais étudié
le forceps-scie qu'il critique. En effet, à propos du céphalotribe, cet auteur
enseigne qu'à 55 millimètres il n'est plus guère permis de songer à l'extraction du
produit, tandis qu'il devait savoir que nous le pouvons encore à 40 millimètres[1].

Dans Nœgele et Grenser, édition 1869, traduite par Aubenas, de Strasbourg, il
n'en est fait aucune mention dans le texte de l'ouvrage, mais nous lisons en note
« que le forceps-scie est non seulement très-compliqué et très-coûteux, mais qu'il
« est encore très-incertain dans son action et qu'il n'entrera jamais dans la
« pratique. » — Trente-trois années de services rendus à la société protestent contre
une semblable allégation et un pronostic aussi irréfléchi.

Scanzoni, dans son *Précis des accouchements*, traduit en 1859, par le D. Picard,
n'en dit pas un mot et Victor Hüter, dans son *Compendium des opérations obstétricales*, (1874) n'en parle pas davantage (2).

Le livre de Schrœder (3), traduit et considérablement annoté par le D^r. Charpen-
tier, 1875, garde le même silence; je me trompe, il s'y trouve une note de cinq
lignes pour dire que « le forceps-scie est vanté de plusieurs côtés ; mais que pour-
« tant il ne pourra jamais être d'un usage général, à cause de sa structure com-
« pliquée et de son prix élevé. »

M. Tarnier revoit, augmente et publie en 1874, une 9e édition du livre de
Cazeaux. Notre honorable confrère ne fait pas au forceps-scie l'honneur d'une
mention dans le corps de l'ouvrage ; mais en revanche nous y voyons une note
extraite d'un travail qu'il a produit, en 1865, avec le concours de MM. Lenoir et
Sée, note dans laquelle il énumère un peu plus longuement que d'autres ne
l'avaient encore fait, les défauts qu'il reconnaît à notre embryotôme.

« Cet instrument, dit-il, souvent employé en Belgique, a été peu essayé en
« France, encore a-t-il échoué entre des mains habiles. Ses cuillers présentent, dans
« leur partie la plus large, 4 centimètres et les opérateurs qui ont l'habitude de le
« manier n'osent pas le conseiller au-dessous de 4 centimètres et demi. Ce qu'on
« lui reproche surtout, c'est son prix élevé, son mécanisme compliqué, les détails
« nombreux auxquels il faut veiller pendant l'opération. Le mouvement de la scie
« à chaîne n'y est pas facile ; on peut être arrêté par son enclavement ou sa
« rupture. Une autre objection sérieuse c'est que l'on a besoin d'un aide
« exercé, les mouvements imprimés aux lames conductrices doivent être parfai-
« tement d'accord avec ceux de la chaîne, les deux opérateurs doivent manœuvrer
« à l'unisson. Enfin, le grand reproche qui s'adresse au forceps-scie, c'est qu'il
« est insuffisant comme moyen d'extraction, qu'on est souvent obligé d'employer
« les pinces à os, malgré tous les défauts qu'elles présentent. Néanmoins, il est à
« regretter que le maniement de cet instrument ne soit pas mieux connu en
« France, où le défaut d'expérience ne nous permet pas d'apprécier ses avantages
« ou ses inconvénients à leur juste valeur. »

Autant de mots, autant d'inexactitudes. Pardon, Messieurs, le premier et
le dernier mot de cette critique sont exacts, en ce qu'ils expriment l'aveu que cet
instrument a été peu essayé en France. A part cela tout est erreur.

En attendant que je vous fasse partager mon avis à cet égard, je vous dirai que
M. Tarnier a fait trois applications de notre forceps-scie et qu'il obtint trois

---

(1) CHAILLY, *Traité pratiq. de l'Art des accouchem.* 1861, q. 562.

(2) *Compendium der geburtshilflichen Operationen für den Gebrauch in der Praxis von
Victor Hüter (in Marburg).* — Leipzig, verlag von F. C. W. Vogel — 1874.

(3) SCHROEDER. *Manuel d'accouchements.*

succès (1). Ces succès l'ont-ils découragé et serait-il donc vrai, ainsi que le disait un jour, à sa clinique, un professeur de Vienne, que Dieu, dans sa colère, inspira au D' Van Huevel, l'idée de son céphalotôme pour le malheur de l'humanité ; ou bien un excès de complaisance, de vénération pour *un bon vieux serviteur*, comme l'a dit M. Depaul du céphalotribe, *qu'il ne faut pas laisser détrôner* (2) nous rend-il témoins d'une sorte d'indifférence, coupable dans l'espèce, pour ce que j'appelle, moi, un bienfait du ciel ; pour un autre serviteur qui, en fait d'égards, ne réclame qu'une sévère mais impartiale appréciation de ses actes?

Cependant, Messieurs, et votre présence à ce congrès en témoigne, la science est cosmopolite ; nulle frontière ne peut l'arrêter dans sa marche sans cesse envahissante. Issue d'un pays, elle doit être la fille d'adoption de tous les autres, et régner en souveraine sur l'univers entier, pour l'éclairer des feux étincelants de son flambeau, surtout quand la santé et la vie sont en jeu : devant elle, l'indifférence doit sortir de sa torpeur, comme les sentiments de nationalité, si louables d'ailleurs, doivent respectueusement s'effacer. Pourquoi donc n'assistons-nous pas chaque jour à ce spectacle sublime ? D'où vient cette réprobation pour le forceps-scie ? quel est le sentiment qui l'inspire ? pourquoi ce silence ou ce laconisme écrasants ? pourquoi quasi partout les mêmes affirmations et quasi nulle part de discussion sérieuse, basée sur une expérimentation suivie? A ces questions, Messieurs, je cherche une réponse sans la trouver, je vous l'avoue ; car je n'ai pas le droit, encore moins l'intention d'appliquer à qui que ce soit, les insinuations d'un médecin français, l'honorable M. Marchant, de Charenton, qui, lui, jugeant ses compatriotes, ne parait guère aussi embarrassé que moi. Seulement, s'il a la franchise d'exprimer son opinion avec beaucoup d'indépendance de caractère, il le fait en des termes si peu flatteurs à l'endroit de ses concitoyens que je me hâte de déclarer, pour l'honneur du corps médical français, que je n'en partage aucunement la responsabilité. En effet, voici ce qu'il écrit dans *Le Mouvement médical*, à propos d'un mémoire qu'il y publie sur le levier, mémoire condamné, selon lui, aux oubliettes de l'Académie de médecine de Paris, « parce que l'honorable rapporteur nommé avait, comme l'abbé Vertot, « son siège tout fait, c'est-à-dire, un article *levier* composé à l'imprimerie pour « un grand dictionnaire de médecine. » Bien que ce ne soit pas ici le lieu, dit-il, « je ne puis pas m'empêcher de penser, en raison de l'accueil fait à mon livre, « que l'obstétricie française constitue une petite église qui a son dogme et son « symbole, en dehors desquels nulle science ne peut exister. Ses prosélytes « convaincus vous répondent toujours par cette phrase : « Malgré l'autorité de « M. Velpeau, par exemple, nous pensons. » N'allez pas vous aviser d'invoquer « l'expérimentation. Levret et Baudelocque sont les continuateurs d'Aristote et « de Galien; ils ont parlé, ce sont des articles de foi. Bacon et Descartes, qui ont « établi la toute-puissance de l'expérience et du raisonnement, et qui ont régénéré « toutes les sciences et les arts qui s'appuient sur la science, sont comme non-« avenus dans la science et l'art des accouchements. L'autorité des noms l'emporte « sur celle des faits. » (3)

Je vous l'ai dit, Messieurs, et je veux vous en convaincre, je n'entends nullement partager la responsabilité de ces lignes, ni le jugement de leur auteur sur le caractère professionnel des praticiens de son pays. Je m'empresse même d'ajouter que ses paroles ont un sens trop général, et j'ai à cœur de réhabiliter, devant cette illustre assemblée, les médecins français qu'un langage un peu dur confond tous dans une injuste et commune accusation. Il est consolant, en effet,

---

(1) *Gazette obstétricale de Paris*, 1873, 20 novembre.
(2) D' L. HUBERT. *Cours d'accouchements*, 1869, p. 186.
(3) *Le Mouvement médical*, 1869, n° 46, p. 543 et 1870, n° 18, p. 214.

de savoir qu'à côté de ces médecins, auxquels notre honorable confrère fait allusion, il en est d'autres, et du plus haut mérite, qui, moins exclusifs, en France comme ailleurs, ont pressenti ou affirmé la supériorité du forceps-scie.

C'est ainsi que Jacquemier, dès 1846, alors que l'instrument de Van Huevel sortait à peine de ses ébauches, disait que « ce qu'il avait exposé des dangers et « des difficultés de se servir du céphalotribe, quand le rétrécissement du bassin « est un peu considérable, devait faire accueillir avec faveur les tentatives qui « ont pour but de trouver un moyen moins dangereux et moins limité. C'est à « ce titre, ajoutait-il, que je dois mentionner le *craniotôme* ou *le forceps-scie* de « M. Van Huevel. (1) — Cet appel à l'expérimentation est peut-être le premier qui ait été fait, et il dénote chez son auteur autant de perspicacité d'esprit que d'impartialité de caractère.

Voici comment le Dr R. Barnes, de Londres, professeur de clinique à l'hôpital St-Thomas, s'exprime dans ses *Leçons sur les opérations obstétricales,* traduites par le Dr A. E. Cordes, 1873 : « le professeur Faye, de Christiania, dit-il, homme « de jugement et d'habileté, estime que le forceps-scie est le seul instrument « qui puisse trancher une partie quelconque du fœtus, et ce chirurgien le pro- « clame commode, utile et sans danger. Nous ne pouvons pas, ajoute Barnes, « refuser un mot d'éloge à un instrument si bien recommandé ; il renferme une « idée nouvelle et il demande à être mis de niveau avec les autres méthodes « d'embryotomie, peut-être à les remplacer. »

Le Dr Saboia, professeur à la faculté de médecine de Rio-de-Janeiro, dans son *Traité d'accouchements*, 1873, se déclare aussi très-partisan du forceps-scie.

Si nous portons nos regards vers l'Italie, nous voyons qu'il y a conquis une fort belle place et qu'il est l'instrument familier des maîtres les plus autorisés, des Billi, des Agudio et d'autres qui l'ont employé un bon nombre de fois avec succès (2). Cela est si vrai que, dans une lettre, en date du 23 Octobre 1863, que M. Fabbri, de Bologne, m'adresse, cet habile et vénérable professeur, si connu du monde obstétrical par ses nombreux et remarquables travaux, s'exprime en ces termes : « Certes, m'écrit-il, que je garderai pour toujours le souvenir de « la belle expérience dont je fus témoin dans votre amphithéâtre de la maternité. « Je regrette de n'avoir pas une autorité toute puissante ; mais, si je la possédais, « le forceps-scie, à l'heure qu'il est, se trouverait déjà placé à la tête de tous les « autres instruments destinés à la réduction du volume du fœtus et la plupart « d'entre eux seraient déjà oubliés à jamais. »

En 1863, dans sa *Thèse inaugurale*, et depuis en plusieurs autres occasions, le Dr Verrier, de Paris, le premier en France, disons-le à son grand honneur, s'est constitué le défenseur éclairé et convaincu du forceps-scie ; et dans son *Manuel d'accouchements*, en 1867, il conclut en ces termes : « Le forceps-scie répond « donc à toutes les exigences de l'embryotomie ; de plus, si l'on ne peut pas dire « que cet instrument ne fera jamais courir de danger à la femme, on peut du moins « déclarer que ces dangers seront toujours moins grands que ceux auxquels « l'expose le céphalotribe ; je dirai plus, je considère ce moyen de délivrance « comme plus sûr, pour la mère, que le forceps ordinaire, dans les bassins très- « rétrécis, alors que l'on est obligé d'employer la force progressive ou les appareils « à tractions continues.

Dans son excellent *Traité d'accouchements*, 1867, le Dr Joulin, en commençant le chapitre où il va parler de l'instrument de Van Huevel, dit que tous les em- bryotômes, dont il vient de faire l'étude raisonnée, « ne fournissent que des

---

(1) J. Jacquemier, *Manuel d'accouchements*, 1846.
(2) *Del forcipe-sega.* Memoria di concorso del Dr F. Agudio. Milano, 1863.

« résultats assez peu encourageants. » Rapportant ensuite 89 cas qu'il a recueillis d'application du forceps-scie, il ajoute : « 19 femmes ont succombé, ce qui donne « une proportion de 21 pour 100. Ce résultat est assez favorable, dit-il encore, si « on le compare à celui fourni par le céphalotribe dont le chiffre de mortalité « s'élève à 50 pour 100.

» En résumé, continue-t-il, le forceps-scie donne 9 guérisons de plus que le « céphalotribe et c'est là un résultat assez imposant, pour qu'on adopte l'instru- « ment de Van Huevel, au moins dans tous les hôpitaux d'accouchements. Il est « regrettable qu'en France, on n'ait point encore tenté de l'appliquer, et l'on doit « féliciter Verrier des efforts qu'il a faits pour en vulgariser l'emploi parmi nous. « On n'a pas le droit de se montrer indifférent pour une opération qui sacrifie « moins de malades que celle qu'on a l'habitude de pratiquer ; la routine, en « pareil cas, devient de l'inhumanité. »

Qu'ajouterais-je, Messieurs, après ces éloquentes paroles de Joulin, ce maître en la matière ? Ne sont-elles pas la condamnation, sans appel, des embryotômes classiques employés par nos voisins, et la consécration définitive du forceps-scie ? Vingt et un pour cent de mortalité, c'est-à-dire, 9 guérisons de plus qu'avec le céphalotribe, c'est déjà là un résultat imposant, en effet, alors surtout qu'on a additionné les cas, tels qu'on les a recueillis dans diverses publications, sans s'arrêter aux circonstances fatalement meurtrières qui en ont accompagné plusieurs. Si je fais cette remarque, c'est que sur ces 89 cas, il en est 6 qui ont été opérés, en 1851, par le professeur Simon, de Liége, et 42 qui nous appar- tiennent et qui sont détaillés dans nos livres de clinique. Mais, qu'aurait dit Joulin, s'il avait connu nos chiffres ? Qu'en direz-vous, Messieurs, quand je vous les aurai fait connaître dans toute leur vérité ?

De 1847 au 5 septembre 1870, les registres de notre maternité renseignent 175 femmes délivrées par le forceps-scie(1) ; depuis lors 5 autres l'ont encore été ; en y ajoutant les 8 opérations du Dʳ Guillery, de Bruxelles, lequel, dans sa thèse (2) en mentionne une du Dʳ Grandry, de Tilleur-lez-Liége ; les 6 du professeur Simon, de Liége, parceque nous en avons aussi les observations détaillées (3) et 26 en dehors de ma pratique hospitalière, cela fait 221.

De ces 221 femmes, il en est 47 qui ne doivent pas, en toute justice, entrer en compte, parce qu'elles étaient *mortellement atteintes avant* l'emploi du forceps- scie (4). En effet :

2 succombaient sous les coups redoublés d'accès foudroyants d'éclampsie ;

5 avaient une péritonite bien caractérisée, suite d'essais variés de délivrance ;

1 a supporté cinq jours de travail et les plus grandes violences ;

2 présentaient une gangrène vulvo-utérine par suite de longueur excessive du travail et de diverses manœuvres ;

1 succombait d'hémorrhagie foudroyante, sans aucune lésion d'un organe quelconque ;

---

(1) Quelques uns de ces cas, dès les premières années du forceps-scie, ont été publiés, avec des réflexions y relatives, par le prof. Van Huevel, dans la *Presse médicale Belge ;* par le Dʳ Debiefve, en 1844, dans les *Archives de la médecine-Belge* ; par le Dʳ Feigneaux, en 1849, dans le *Journal des sciences médicales et naturelles de Bruxelles* ; par le Dʳ Marinus, en 1851, dans le *Bulletin de l'Académie royale de médecine de Belgique*, et par moi, en 1856, dans la *Presse médicale Belge.*

(2) Dʳ GUILLERY. *Dissertation sur la pelvimétrie et les différents modes de délivrance, en cas d'extrême étroitesse du bassin.* Bruxelles, 1855. p. 88.

(3) *Bulletin de l'Académie royale de médecine de Belgique.* 1851-1852. Tom XI, n° 1.

(4) Voir le résumé chronologique à la fin de ce travail.

1 frappée de méningo-encéphalite, avait un caillot à la base du cerveau ;

1 avait été l'objet de tous essais de délivrance : forceps, levier, perforation crânienne, crochet, pinces ;

54 étaient *in extremis* par suite de *déchirures* spontanées ou traumatiques du vagin, du col et du corps de l'utérus, toutes lésions préalablement constatées par nous, confirmées par les élèves et, le cas échéant, par les médecins qui avaient réclamé notre assistance. Une autre, opérée depuis plusieurs jours, guérie puisqu'elle n'avait pas un instant souffert de quoi que ce fût, est morte subitement en faisant elle-même sa toilette. L'autopsie n'ayant découvert nulle part d'autre cause de ce décès instantané que la présence d'un caillot volumineux dans le cœur droit et dans l'artère pulmonaire, personne ne voudrait non plus considérer cet accident comme le fait du forceps-scie. Laissant donc de côté ces 47 morts dont l'embryotomie n'est évidemment pas justiciable, il reste 174 cas parmi lesquels, je dois le dire et les énumérerai tantôt, il y a encore des causes nombreuses de mortalité qui lui sont tout-à-fait étrangères, tels que l'épuisement de la femme, la longueur excessive du travail, l'éréthisme utérin, les tentatives souvent inopportunes, brutales et presque toujours réitérées et vaines de délivrance, les contusions des organes génitaux, la métro-péritonite commençante, toutes chances mauvaises, bien constatées à l'avance et consignées dans les observations y relatives. Néanmoins, de ces 174 femmes, 158 sont guéries et 16 seulement ont succombé, ce qui donne une mortalité de 9.1 pour cent, c'est-à-dire, 21 de moins que le céphalotribe d'après Joulin !

Mais, me dira-t-on, votre embryotôme vit le jour en 1842; qu'est-il devenu pendant ses premières années? Auriez-vous peut-être à rougir de ses péchés de jeunesse; ou bien, cachez-vous malicieusement quelque méfait dont il serait coupable?

Dieu m'en garde, Messieurs, car c'est la cause de l'humanité que je plaide en ce moment, et cette cause est trop grande et trop sacrée ; l'intérêt que je lui porte, est trop légitime et d'ailleurs trop désintéressé pour que, traitreusement, de propos délibéré, je trompe ceux qui doivent la servir.

Né en 1842, le forceps-scie fit ses premières armes, sur un sujet vivant, le 6 juin 1844. C'était en ville, sur une dame P....., en travail depuis le 2, c'est-à-dire, depuis quatre jours et chez laquelle le forceps, plusieurs fois appliqué, avait échoué. Cette dame guérit et, jusqu'en 1846 inclusivement, celle-ci comprise, sept femmes furent opérées, ce qui porte notre chiffre total à 228. Mais l'instrument était alors encore très-imparfait et, de ces sept femmes, cinq étaient dans les conditions les plus détestables, une notamment ayant une large déchirure du vagin, *avant* l'emploi de l'embryotôme et une autre, *déchirée* également, avait été *préalablement* aussi l'objet de tractions vigoureuses avec le grand forceps, puis d'une version dont l'exécution fut des plus laborieuses. Néanmoins, il y eut deux succès. Mais, comme je viens de le dire, de ces sept femmes, il en est deux qu'il faut évidemment rayer, en raison des ruptures et des manœuvres multiples et contusionnantes qui ont précédé leur délivrance. Des cinq autres, deux étaient en travail depuis trois longs jours et le forceps avait été vigoureusement essayé sur elles; de plus l'une d'elles était éclamptique ; quant à une troisième, il y avait cinq jours qu'elle était dans les douleurs. Encore, cela ne donnerait-il, en acceptant ces trois cas, si désespérés qu'ils soient et qu'en toute justice nous pourrions récuser, que 19 décès sur 179 femmes, c'est-à-dire, 10.6 pour 100.

Messieurs, ceci me conduit à vous redire que, parmi nos femmes délivrées au forceps-scie, il en est bien peu où l'instrument ait été appliqué dans des conditions rassurantes. La plupart, en effet, ont déjà préalablement subi toutes espèces de manœuvres et parfois de si compromettantes qu'à *priori* on les croirait presque toutes irrévocablement meurtrières. Le dénombrement suivant vous en donnera une idée. Sur les 179 cas ci-dessus mentionnés, déduction faite des

49 dont la réussite était *reconnue impossible*, nous trouvons *avant* l'emploi du forceps-scie(1) :

48 cas d'application avec tractions répétées du forceps ;

22 cas d'application plusieurs fois renouvelée et soutenue du forceps ;

10 cas d'application du forceps et du levier ensuite ;

11 cas de version pelvienne ;

15 cas de version pelvienne suivie d'essai avec le forceps ;

1 cas de version suivie d'application du levier ;

1 cas où le forceps a produit une large rupture périnéale avec éraillures du vagin ;

2 cas, dont un à diverses reprises, d'application du levier suivie de rupture périnéale ;

1 cas où il y avait une tumeur fibreuse de l'utérus et où le forceps avait été employé ;

2 cas d'éclampsie ;

1 cas de forceps et d'essai d'amputation du bras prolabé ;

1 cas d'application du crochet pour l'extraction du siége ;

1 cas de tentative de diatrypsie ;

5 cas de dilatation forcée du col utérin ;

1 cas de version suivie du levier et du forceps après ;

2 cas d'éclampsie où il y eut emploi du forceps ;

2 cas de rupture périnéale à la suite de trois applications de forceps dans l'un et de quatre dans l'autre ;

1 cas où il y avait eu plusieurs applications de forceps, perforation du crâne fœtal et éraillures du vagin ;

6 cas d'excès de longueur du travail et, par suite, épuisement des femmes.

____

129 cas avec complication.

En somme, sur les 179 cas dont 160 guéris, nous en avons 129 si compliqués, que la plupart semblaient plutôt devoir être suivis d'insuccès, tandis qu'ils prouvent, de la façon la plus éloquente, l'innocuité et la sûreté d'action du forceps-scie. Ces 129 cas attestent, d'autre part, que les circonstances qui les ont accompagnés, sont les causes évidentes des accidents puerpéraux plus ou moins graves dont certaines opérées ont souffert.

Toutes ces femmes, à une ou deux près, étaient atteintes d'angustie pelvienne. La mensuration exacte n'a pas été faite chez toutes ; mais voici, parmi les guéries qui ont été mesurées, les dimensions du bassin prises avec le pelvimètre universel de Van Huevel. Chez cinq, la mensuration a porté sur les diamètres sacro-pubien et sacro-cotyloïdiens ; elle a donné :

	Sacro-pubien	Sacro-cotyloïdien gauche	Sacro-cotyloïdien droit
Chez 1 femme	0.080	0.058	0.072
» 2 »	0.070	0.063	
» 1 »	0.065	0.054	0.054
» 1 »	0.057	0.057	0.052

Les chiffres qui suivent se rapportent au diamètre antéro-postérieur du détroit supérieur :

0.088	chez	1	femme	0.067	chez 10	femmes	0,056	chez 1 femme
0.080	»	5	»	0.065	» 7	»	0.055	» 1 »
0.078	»	1	»	0.063	» 14	»	0.054	» 4 »
0.077	»	1	»	0.062	» 7	»	0.052	» 1 »
0.076	»	5	»	0.061	» 2	»	0.050	» 2 »
0.075	»	13	»	0.060	» 6	»	0.047	» 2 »
0.074	»	2	»	0.058	» 11	»	0.045	» 2 »
0.070	»	6	»	0.057	» 1	»	0.043	» 1 »
0.068	»	4	»					

____

(1) Voir le résumé chronologique à la fin de ce travail.

Je vous le demande, Messieurs, en présence de ces chiffres qui ont chacun leurs détails circonstanciés dans mes notes, est-il beaucoup d'opérations chirurgicales majeures, se passant au sein d'organes aussi importants, aussi sensibles à s'enflammer ; si meurtris et si contusionnés que le sont ceux d'une femme qu'on essaie en vain de délivrer par tous autres moyens, comme l'ont été la plupart de celles que nous avons opérées, en est-il beaucoup, dis-je, qui donnent une statistique aussi favorablement imposante, pour me servir de l'expression de Joulin ? Et que serait cette statistique si, après avoir constaté par la mensuration attentive du bassin et par le volume approximatif du fœtus, que les chances d'extraire celui-ci vivant ou viable, par le forceps, le levier ou la version, sont à peu près nulles, on recourait au forceps-scie, sans le faire précéder d'aucune manœuvre, ou tout au moins sans se livrer sur les pauvres mères à tous ces essais qui les surmènent, les anéantissent et font désespérer de leur dernière chance de salut ? M. Verrier a donc mille fois raison en disant. « Voilà les causes qui vien-« nent compromettre le succès d'une opération qui, en elle-même, est tout aussi « simple pour la femme qu'une application de forceps ordinaire, ce qu'on ne « peut pas toujours dire du céphalotribe (1) » et en répétant, dans son *Manuel d'accouchements* que « le succès du céphalotôme belge sera assuré, si l'on a com-« mencé l'opération de bonne heure, et si elle n'a pas été précédée de tentatives « de version, d'applications de forceps ou autres manœuvres qui pourraient en « compromettre le résultat. » C'est alors, en effet, qu'éclateraient, dans toute leur vérité, l'innocuité et la sûreté de l'instrument ?

Après cela, n'allez pas m'imputer l'absurde prétention de voir les opérées, sur lesquelles il est appliqué en temps opportun, sortir toutes saines et sauves, de cette épreuve. Mais à ceux-là qui nous en feraient un grief, je demanderai combien déjà ils n'ont pas vu de femmes qui ont succombé à l'accouchement le plus facile, sans même que qui que ce fût les eût touchées ?

Messieurs, je pourrais m'arrêter ici ; cependant, avant de terminer ce sujet, je vous demande de pouvoir encore jeter un coup d'œil rapide sur un article de M. Verrier, inséré dans la *Gazette obstétricale* de Paris, intitulé le forceps-scie des français. Cela me fournira l'occasion de disculper le nôtre des griefs qu'on lui attribue. Nous lisons dans cet article : « Le génie de M. Tarnier a doté la France « d'un magnifique instrument d'obstétrique ; lui aussi vient d'inventer un forceps-« scie qui, par les avantages qu'il présente et l'ingéniosité de son mécanisme, « surpasse de beaucoup en valeur celui de Van Huevel et a pour nous ce mérite « d'être un instrument national, le forceps-scie des français.

La première remarque, que je ferai, c'est que cet article si élogieux, si triomphant, date du 20 décembre 1873. M. Verrier, dans cet article, nous apprend aussi que l'instrument, qu'il nous fait connaître le premier, a déjà figuré à l'exposition universelle de Vienne. D'autre part, la critique du forceps-scie belge, par M. Tarnier, critique qui remonte à 1865, comme je le disais tantôt en la citant, reparaît encore en 1874, dans la neuvième édition de Cazeaux, signée du nom de ce savant auteur qui, cependant, n'a pas jugé à propos d'y mentionner son innovation (2).

---

(1) Dr Eug. Verrier, *Parallèle entre le céphalotribe et le forceps-scie*, 1865, p. 21.

(2) Ces paroles ont rencontré de l'écho en dehors de l'enceinte du Congrès médical de Bruxelles, où elles ont été prononcées. Seulement, en raison de ce que, jusqu'ici, elles n'avaient encore reçu aucune publicité officielle, elles n'ont pas toujours été fidèlement recueillies et rapportées par la presse étrangère, notamment par la *Gazette médicale de Paris*, (30 octobre 1875). M. Tarnier y a répondu dans le n° 47 (20 novembre 1875) de ce même Journal, et je m'empresse de reproduire ici le motif pour lequel

Il est donc matériellement avéré que notre forceps-scie en 1874, comme auparavant, avait encore tous les défauts : coûteux, compliqué, trop large, enclavement et rupture de la scie, nécessité d'avoir un aide exercé, insuffisant pour l'extraction ; en un mot, un propre à pas grand chose ! tandis qu'une modification de cet embryotôme, laquelle présente, en double au moins, les prétendus inconvénients de l'original, était en 1873, au dire de la *Gazette obstétricale*, une merveille, une perfection, un propre à tout !

Messieurs, la critique de M. Tarnier, je n'en ai pas le moindre doute, a toujours été sincère, loyale, bien étudiée ; elle a toujours été l'expression de sa conviction. Mais alors, n'en déplaise à la presse qui s'exprime avec tant d'enthousiasme, M. Tarnier condamne d'avance son propre instrument, puisque nous y retrouvons identiquement les imperfections de celui qu'il a si longuement critiqué, je vous le prouverai. Au contraire, le jour où il préconisera l'excellence de sa modification, comme elle nous est présentée aujourd'hui, il devra loyalement revenir sur son jugement d'autrefois et relever notre forceps-scie de tous les griefs qu'il lui imputait naguère.

Ces réflexions faites, Messieurs, examinons ensemble l'instrument de M. Tarnier, tel qu'il a été publié par la *Gazette obstétricale* de Paris. Et d'abord, je n'hésite pas à le déclarer, je le considérerais comme le fait d'une conception toute neuve, heureuse, comme un acheminement vers quelque chose de plus simple, de meilleur, si ce plus simple, ce meilleur, dans l'espèce, n'était pas vieux de 33 ans. En effet, l'esprit de l'homme est ainsi fait : généralement, il n'arrive à la solution des grands problèmes que par des détours très-compliqués dont l'étude, appuyée sur l'expérience, le ramène peu à peu à la simplification. C'est ce qui est arrivé à Van Huevel, comme à tout autre inventeur. Dans le cas qui nous occupe, par une étrange anomalie des tendances communes, nous voyons précisément le contraire : M. Tarnier trouve à côté de lui la simplicité, dont tant d'autres, M. Joulin notamment, sont ravis ; il la dédaigne, ou plutôt il s'ingénie à la compliquer. En effet :

1° Dans le forceps-scie modifié par M. Tarnier, il y a deux chaînes, quatre poignées, quatre lames conductrices, quatre pitons mobiles, quatre gaines en T, c'est-à-dire que l'instrument est doublé et que le prix, et la complication doivent l'être en proportion. Croyez-le bien, Messieurs, je ne relèverais pas, dans une question d'intérêt social, humanitaire, cette mesquine objection d'argent, si M. Tarnier n'avait lui-même trouvé que notre forceps-scie, plus simple de moitié, coûte déjà beaucoup trop cher ;

2° Je ne sais pas quel est, à son point d'émergence, l'écart établi entre la double voie : pour peu qu'il soit prononcé, le placement de l'instrument sera douloureux, difficile, peut-être impossible, à cause même de la hauteur des cuillers à leur origine. Cet inconvénient se présentera surtout chez les primipares et dans le cas de barrure du bassin ; toutes les fois, en un mot, que le périnée sera résistant, ou l'angle sous-pubien peu élevé ; ou bien encore, lorsque celui-ci sera occupé par le cou du fœtus, comme cela arrive dans le cas de sortie du corps et arrêt de

---

notre honorable confrère a maintenu sa critique dans la neuvième édition de Cazeaux, sans faire aucune mention de son instrument, souhaitant qu'à mon exemple, tous nos lecteurs veuillent bien considérer ce motif, qui ne change d'ailleurs absolument rien à mon argumentation, comme des plus sérieux. *Au commencement du mois de décembre 1873*, dit M. Tarnier, *tous mes collègues le savent, le soin de ma santé me déterminait à quitter Paris et à en rester éloigné pendant la plus grande partie de 1874 ; or, c'est pendant mon absence que des exigences de librairie ont forcé mon éditeur à faire imprimer la neuvième édition de Cazeaux, sur le texte de la huitième, sans que j'en aie annoté les épreuves.*

la tête au détroit supérieur. Si cet écart est petit, le segment intermédiaire aura une base étroite, et les deux côtés du triangle isoscèle qu'il forme seront si rapprochés vers leur partie supérieure, que le résultat sur ce point sera identique,

à bien peu de chose près, à celui qu'on obtient par une section unique. En effet, la base du triangle est en bas, formée aux dépens de la voûte céphalique, ce qui n'est que d'un médiocre avantage, puisque la difficulté gît toute entière dans la portion pierreuse du crâne. Or, celle-ci ne sera guère plus attaquée par deux sections qui convergent très-obliquement, sous un angle suraigu, que par une seule.

3° Et puis, sur quel segment la scie inférieure agit-elle? Evidemment et uniquement sur le postérieur; or, cela est tout à fait inutile puisque celui-ci, par le fait de l'application méthodique de notre instrument, est souvent détaché ou à peu près, qu'il est toujours le plus petit et qu'invariablement il est le plus facile à extraire.

4° Lorsque les deux scies ont parcouru leur course jusqu'à rencontre, le segment intermédiaire est naturellement libre; mais, comme la courbure de chaque gaîne, au lieu d'être parallèle à la courbure des cuillers, se rapproche vers le haut de la gaîne opposée (1) il est évident que le segment postérieur conservera des adhérences avec le tronc. Ce segment avec notre céphalotôme, est forcé-

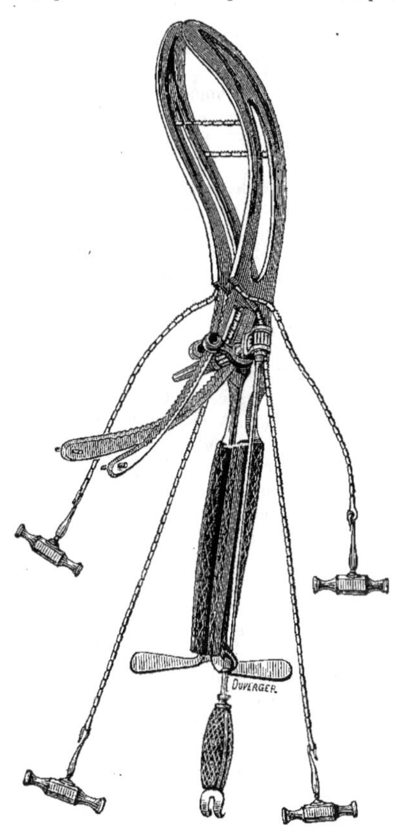

Forceps-scie de M. Tarnier.

ment maintenu dans l'intervalle des cuillers puisqu'elles y ont prise, et il est généralement entraîné par elles, avantage incontestable que ne possédera jamais celui de M. Tarnier.

5° On nous reproche l'enclavement, la cassure de la scie; l'enclavement, fort rare d'ailleurs, est toujours surmontable par le retrait des lames; la cassure nous est arrivée trois fois, je pense, depuis 1842. Ce contretemps prouve qu'il est toujours prudent d'avoir une scie de réserve. Mais, c'est étrange combien souvent on avertit son voisin d'un danger qui le menace, sans prendre garde de s'en préserver soi-même. En effet, la modification que M. Tarnier propose n'exclut

----

(1) *Gazette obstétricale de Paris*, 1873, 20 décembre p. 441.

pas ce danger ; elle le favorise, au contraire, car il est évident que la mobilité des fragments augmente avec la double section et que leur déplacement est une cause d'arrêt et de cassure de la chaîne.

6° Il nous faut, dit-il encore, un aide exercé. Erreur complète : j'ai délivré à la campagne, en la plaçant pour avoir assez d'espace, dans l'embrasure de la porte de sa misérable chaumière; à la nuit tombante, une pauvre femme rachitique, avec des aides qui ne connaissaient l'instrument que de nom et cela m'est arrivé plus d'une fois, notamment avec une élève sage-femme. Dans sa cinquième application, le prof. Simon, de Liége, ne disposait non plus que de la sage-femme de la maternité(1), et lorsqu'il employa le forceps-scie pour la première fois le Dᵣ Grandry, de Lilleur-lez-Liége, n'avait pour tout aide qu'un ouvrier armurier. L'opération marcha néanmoins sans accident et les suites de couches furent toutes naturelles(2).

Je ne conteste pas à M. Tarnier de pouvoir en faire autant, mais il me semble qu'il a besoin, lui, de deux aides; en effet, il nous reproche d'avoir beaucoup de détails à surveiller, et il oublie qu'il doit *alternativement faire manœuvrer deux scies, en changeant chaque fois la clef de pitons et avec la précaution de ne pas donner trop d'avance à l'une sur l'autre* (3). Donc, s'il ne veut pas les laisser flotter au risque de les voir se tordre ou s'enchevêtrer dans l'appareil, il doit disposer d'un aide spécial pour tenir celle qui est momentanément en repos, tandis que, de concert avec l'aide qui tient l'instrument et tourne la clef, il manœuvre l'autre scie. Ces changements répétés, même avec des aides intelligents, exercés, ne sont-ils pas de nature à déplacer l'instrument, surtout à faire perdre aux fragments leurs rapports de contiguïté, à y enclaver la scie, à la rompre et à retarder tout au moins l'opération ?

7° M. Tarnier qui nous fait un grief de ne pouvoir appliquer notre instrument en deçà de 45 millimètres (il devrait dire 40), attaquera-t-il avec le sien, dont les cuillers ont au moins la même largeur, un fœtus à terme qui devrait passer à travers un rétrécissement inférieur? Doit-il, moins que nous, veiller aux détails de l'opération? Je ne crois pas devoir répondre à ces questions, car chacun les a déjà résolues et puis, je suis pressé de lui demander s'il ne se trompe pas encore en pensant opérer toujours la délivrance sans recourir jamais à la pince. D'abord, il n'entraînera jamais la tête avec son forceps, puisque les cuillers n'ont aucune prise ni sur le segment antérieur ni sur le segment postérieur. Je le reconnais, et l'ai déjà dit, les cuillers sortiront avec la tranche médiane et pas autre chose, tandis que chez nous elles sortent, si pas avec les deux fragments, au moins avec le postérieur dans la pluralité des cas. Comment, dès lors, extraira-t-il les autres segments, y compris le tronc? Peut-être abandonnera-t-il le travail à la nature; mais si la femme est épuisée? Mais si la matrice est inerte pendant des journées entières comme, il y a quelques semaines, j'en ai vu un exemple après dissociation spontanée et sortie des os crâniens d'un fœtus putréfié, atteint d'encéphalocèle? Mais s'il survient un accident? Et puis, la section à double voie empêchera-t-elle le segment antérieur, adhérent au tronc, de butter contre et au-dessus parfois de l'arc pubien, et ne favorisera-t-elle pas l'arrêt du segment postérieur et par suite son déploiement contre et au-dessus de la saillie sacrée? Je sais, par expérience, tout ce que peut la main après la section crânienne ; mais si la main est impuissante, mais si le fœtus est putréfié et si les os se détachent les uns après les autres, M. Tarnier, pour terminer, dédaignera-t-il la pince, le crochet, les lacs ? Notre honorable

---

(1) *Bull. de l'Acad ́ m. roy. de m ́ d. de Belgique*, 1851-1852, Tom. XI, n° 1, p. 54.

(2) Dᵣ Guillery, *loc. citat.*

(3) *Gazette obstétricale de Paris*, 1873. n° 24.

et savant confrère a trop vu et il est trop au courant des mille difficultés de la pratique pour ne pas reconnaître ce qu'il y a de fondé dans ces réflexions, basées sur ce qui est toujours possible, quel que soit d'ailleurs l'embryotôme employé.

8° J'ai prouvé que la scie inférieure est inutile, qu'elle n'a pas sa raison d'être. J'ajoute maintenant qu'elle peut devenir dangereuse et donner lieu aux plus graves accidents ; je m'explique : parcourant toute la jumelle postérieure, elle n'est éloignée du bord convexe de la cuiller que de quatre ou cinq millimètres. Or, n'oublions pas que l'embryotomie se pratique surtout en cas de primiparité ; qu'alors le périnée jouit de son maximum de réaction et que cette réaction, en sollicitant en avant l'entablure, tend invariablement à reporter les cuillers en arrière vers et contre la paroi sacro-lombaire du conduit vulvo-utérin. D'autre part, le bassin est rétréci et le promontoire fait une saillie qui peut dépasser les bords convexes du forceps. On y rencontre parfois des exostoses ; j'eus l'occasion d'en voir une, grosse comme une amande, au niveau du corps de la première vertèbre sacrée ; fort souvent aussi le col conserve une certaine longueur ; il n'est même pas rare de le trouver flottant entre les cuillers, pas plus qu'il ne l'est de voir la portion utérine, correspondante à l'orifice interne du col, y faire un bourrelet circulaire, saillant de l'épaisseur d'un doigt. Quelquefois encore le vagin est tuméfié, ses parois sont épaissies ou relâchées, et l'on y constate la présence de paquets variqueux dont la proéminence peut être augmentée par la pression qu'y exerce le rectum souvent distendu par les matières y contenues. Cette saillie du vagin, entre les cuillers, est fort commune.

Eh bien ! Messieurs, toutes ces particularités nous sont indifférentes à nous, puisqu'elles échappent certainement à l'action de notre embryotôme qui les tient éloignées de sa chaîne unique, tandis que rien ne les protége dans le prétendu perfectionnement de M. Tarnier. En effet, toutes peuvent se trouver au devant de la scie surajoutée et en subir les atteintes fatalement et peut-être instantanément mortelles.

9ᵃ Et pourquoi placer les gaines, les scies, les pitons et la clef au-dessus de l'entablure ? Pour la facilité de placement des lames conductrices, dit-on. Grande difficulté, en effet, que d'introduire deux lames dans chacune de leurs coulisses dont on a l'entrée sous les yeux et qu'on touche de ses doigts ! Ce prétendu perfectionnement n'est d'ailleurs que la reproduction exacte, fidèle, de l'ancien forceps-scie de Van Huevel, lequel n'était pas confectionné autrement et dont j'aurais l'honneur de vous montrer un exemplaire, celui qui a servi aux premières expérimentations. Mais cette disposition est vicieuse, car, s'il est vrai qu'elle facilite le placement des lames, il est évident aussi qu'elle contrarie singulièrement la manœuvre, puisque les deux mains de l'opérateur, dans leur mouvement de va-et-vient, dans la direction de l'axe des coulisses, doivent passer près des lames et au-dessus des mains de l'aide qui de l'une tourne la clef et de l'autre tient les manches.

Cette dernière remarque prouve à toute évidence que le génie de M. Tarnier l'a conduit, non pas à une nouvelle et glorieuse conquête scientifique dont il aurait doté la France, comme dit M. Verrier, mais uniquement à mettre deux scies à un instrument qui n'en réclame qu'une seule, et en renouvelant un mécanisme adopté dès 1842 par le prof. de Bruxelles, mais bientôt abandonné, et pour cause, par son auteur même.

Est-ce à dire, Messieurs, que je croie le forceps-scie imperfectible ? Eh, mon Dieu, non, pas plus que toute chose d'humaine création ; c'est ainsi que j'y verrais une simplification réelle si l'on arrivait, par exemple, à faire agir avec sûreté la scie de haut en bas, car cela supprimerait du coup et la clef et les lames conductrices. Mais, que sous prétexte de l'améliorer, alors qu'on avoue le connaître à peine et ne l'avoir guère essayé tel qu'il est, on ne commence pas par le compliquer, en lui laissant tous les défauts, pas un seul excepté, qu'on lui reproche si gratuitement. Non, Messieurs, je ne suis pas plus royaliste que le Roi, et je ne veux pas faire à Van Huevel dont je connais les sentiments, l'injure de le paraître. « Tous mes efforts passés, m'écrivait-il un jour, ont eu un seul but : « délivrer les femmes contrefaites le plus sûrement, le plus facilement et le « plus promptement possible. J'approuverai donc toujours ce qui conduira le « mieux à ce résultat, et je proclamerai sans envie la victoire de celui qui « surmontera complétement ces difficultés. »

Permettez-moi, Messieurs, de vous assurer que je me sens animé, comme lui, de ces mêmes et si nobles sentiments ; c'est vous dire que, moi aussi, j'appelle de tous mes vœux la solution de ce grand problème auquel Van Huevel a sacrifié tant de veilles, et je serai des premiers, croyez-le bien, si je le vois un jour, à glorifier le nom de celui qui saura le mieux triompher de toutes les difficultés, de tous les dangers des rétrécissements pelviens en général, et de ceux de l'embryotomie en particulier. La preuve de ma sincérité, Messieurs, je vous la donne immédiatement en vous signalant, comme fort ingénieuse, l'idée de M. Mathieu de rendre les lames conductrices flexibles, grâce à des entailles alternées à l'un et à l'autre de leurs bords. Cette flexibilité lui permet de continuer les gaines jusqu'au bout des manches et d'introduire par là les lames, la chaînette passant par un trou un peu en deçà des cuillers. Mais l'avantage de ce mécanisme est plus apparent que réel, que sérieux surtout, et il n'est guère compensé (je laisse de côté la fragilité des lames) par l'inconvénient de devoir placer l'articulation à l'extrémité de l'instrument. En effet, comme conséquence de ce mode d'articulation, les branches sont parallèles et la tête ne sera pas suffisamment immobilisée dans l'intervalle des cuillers, et dans le cas où celles-ci embrassent une tête volumineuse, ou suivant un grand diamètre, l'adaptation des points articulaires peut être impossible.

L'analyse que je viens de faire de l'instrument de M. Tarnier, m'a fait rencontrer quelques griefs articulés contre notre forceps-scie. Laissez-moi m'arrêter un instant à ceux que je n'ai fait qu'effleurer dans le cours de mes citations.

Trop cher, trop difficile à manier, voilà ce que l'on dit et répète sans cesse; incertain dans son action et d'une applicabilité fort restreinte, voilà ce que l'on ajoute et bien d'autres choses encore.

Messieurs, nous n'avons pas le droit, devant le tribunal de la science et de l'humanité, de condamner un instrument parce qu'il est d'un prix élevé, pas plus que nous ne le pouvons sous prétexte qu'il est difficile à manier. Qu'on invoque ces arguments en présence d'instruments d'égal mérite d'ailleurs, rien de plus juste, mais hors de là, ils sont de nulle valeur. En effet, nos femmes et nos filles s'insurgent contre cette double objection dont la première tend à nous imputer des sentiments assez vils pour mettre nos intérêts matériels au-dessus de l'intérêt mille fois sacré de leur vie en péril, et dont la seconde nous rend coupables d'homicide par ignorance, par asservissement à la routine. Mais faut-il donc avoir le privilége d'une habileté exceptionnelle pour se servir du forceps-scie? N'en croyez rien, Messieurs, et ce serait par trop malheureux; car, dois-je vous le dire, ils sont bien rares, n'est-ce pas, les hommes vraiment privilégiés. Qu'est-ce, en effet, que cet instrument que l'on critique si fort et qu'on avoue connaître si peu? C'est un forceps dont l'introduction et le placement des branches s'exécutent à la façon ordinaire, avec cette seule différence, toute à son avantage, *qu'il est inutile de jamais se préoccuper de la position de la tête fœtale.* On le met, à la méthode allemande, sur les parties latérales du bassin, avec l'unique précaution que la tête soit bien largement embrassée. Une chaîne dentée, poussée par deux lames conductrices dans une coulisse qui règne tout le long de chaque jumelle antérieure de l'instrument, tranche de bas en haut tout ce qui est compris dans l'intervalle des cuillers. Sans doute, il réclame un apprentissage étudié; mais où donc est l'instrument qui marche sans qu'une intelligence le guide, sans qu'il soit nécessaire de s'en rendre familiers tous les détails? Ces détails, je vous en fais grâce, parce que je les ai consignés avec beaucoup de soin dans une autre publication (1), et tout accoucheur, par cela même qu'il est arrivé à cette position, est apte à les observer et à obtenir les mêmes résultats que nous. N'avons-nous pas appris à manier le forceps, le levier, les crochets? Ignorons-nous et ne savons-nous pas surmonter toutes les complications de la version, manœuvre pourtant bien délicate, pleine de périls pour la mère et pour l'enfant, et certes plus difficile et plus dangereuse souvent que l'application du forceps-scie?

D'ailleurs, je l'ai dit précédemment et c'est ici le moment de me justifier par un mot d'explication, si je ne l'étais déjà par mes chiffres; le forceps-scie, Messieurs, est si inoffensif que vous pouvez, sans crainte aucune, en faire l'expérimentation. Et quelle serait, en définitive, la partie de l'appareil susceptible de blesser? Impossible que ce soient les cuillers, puisqu'elles ne servent qu'à immobiliser la tête et à frayer, dans leur épaisseur, une voie à la scie, sans exercer nulle part ni pression, ni violence. Impossible aussi que ce soit la chaîne, puisque son mouvement de va-et-vient se passe tout entier dans des coulisses qui protègent de son action les parois vaginales et utérines, lesquelles se trouvent en dehors, protégées elles-mêmes par les branches de l'instrument. Aussi, nos opérations se passent-elles toujours avec beaucoup de calme, parfois même avec une sorte d'indifférence de la part de la patiente; et cela est si vrai que, sauf un cas ou deux où il y avait un délire nerveux avec une agitation extraordinaire, jamais nous n'avons fait usage de chloroforme. Toute l'opération d'ailleurs ne demande guère plus de cinq à huit minutes et quelquefois moins. Il y a donc loin de là à la cranioclasie dans laquelle, avec de puissantes tenailles on brise, on tord et on arrache les os; et à la céphalotripsie qui consiste à répéter toutes les *deux, trois* ou *quatre* heures, des broiements multiples au nombre de *deux* ou *trois* par séance (2), pour abandonner ensuite à la nature, souvent tombée alors dans l'affaissement et l'impuissance, l'expulsion du produit. Or, il me semble désirable que l'accouchement, par l'embryotomie, s'exécute en un laps de temps le plus court possible et je ne suis pas seul de cet avis. « En vérité, dit Barnes, lorsqu'on « pense que la craniotomie ne se fait guère qu'à une époque avancée du travail, « et après de longues douleurs, il paraît peu rationnel de charger un organisme « déjà affaibli, d'une tache qui va le fatiguer encore, et sous laquelle il pourra « succomber. Notre devoir est d'aider la nature, et non de la laisser s'épuiser en « efforts sans la soulager (3). »

Mais les fragments, que sont-ils? comment se comportent-ils?

Si je faisais une étude comparative des nombreux procédés embryotomiques, j'adresserais précisément les mêmes questions au cranioclaste, au céphalotribe, à tous les démolisseurs du crâne. Mais, comme j'ai prévenu que cette étude m'entraînerait trop loin et que d'ailleurs ce serait m'écarter du sujet que je me suis imposé, je me bornerai, sans réclamer une réponse des autres, à donner la mienne, basée sur notre chiffre assez respectable d'observations.

Et d'abord, le forceps-scie agit-il d'une façon rationnelle et plus qu'aucun autre embryotôme? A moins d'y mettre de la mauvaise volonté, cela n'est pas un instant douteux, si l'on veut bien remarquer qu'il est *le seul* qui diminue le crâne fœtal dans le sens du diamètre pelvien le plus fréquemment vicié, c'est-à-dire suivant la

---

(1) Dʳ HYERNAUX, *Traité d'accouchements*, 2ᵉ édit. Bruxelles, 1866.

(2) Cʜ. PAJOT, *De la céphalotripsie répétée sans tractions*. Paris, 1865.

(3) R. BARNES, *Leçons sur les opérations obstétricales*, traduites par le Dʳ Cordes, p 281.

ligne sacro-pubienne qui, déjà, est naturellement la plus courte. Et puis, la scie opère une segmentation nette, régulière, sans aspérités bien prononcées; mais de véritables esquilles, c'est-à-dire, des éclats d'os résultant d'une fracture comminutive, il n'y en a point.

Quant aux fragments, voici comment ils se comportent : la section faite, on enlève la chainette d'abord, les lames conductrices ensuite. Alors, saisissant le forceps à pleine main, on tire en bas et en arrière pour amener la tête divisée à l'extérieur. La plupart du temps, les segments chevauchent l'un sur l'autre et les plans de section s'effacent mutuellement ; dans ce cas, nulle blessure n'est possible. D'autres fois, l'instrument n'entraîne, dans l'intervalle de ses cuillers, qu'un seul segment : c'est le plus petit, c'est celui qui est ordinairement libre, c'est le postérieur. Eh bien, alors, il est évident que la région postérieure du bassin ne peut pas être lésée, puisque la portion crânienne qui descend lui présente sa surface tégumentaire ; quand à son plan de section, il glisse sur le segment antérieur qui protége momentanément les organes qui sont en avant, et dès l'instant où il dépasse ce segment, l'opérateur y applique les doigts, les plaçant entre le fragment qui descend et la paroi antérieure du vagin. S'il a fallu extraire avec la pince, les conditions, les rapports et la manœuvre sont exactement les mêmes.

Reste alors le fragment antérieur. Celui-ci présente sa surface tégumentaire à l'arc pubien où il ne peut rien intéresser, et son plan de section est dirigé en arrière, par conséquent vers la concavité du bassin, la portion la plus large de ce canal. Quoi de plus facile alors, puisque la tête est réduite de moitié ou à peu près, que de la saisir et de l'entraîner avec les doigts et, dans le cas d'insuccès, de recourir à la pince en ayant soin de reporter les doigts à plat dans la gouttière périnéale et d'attirer ce second segment auquel est attaché le tronc, sur la face palmaire de ces doigts, dont l'interposition protégera la paroi correspondante du conduit vulvo-utérin.

On me demandera peut-être encore si les segments ne cèdent jamais sans entraîner le tronc?

Évidemment cela peut arriver ; mais, de grâce, est-ce encore là un délit du forceps-scie? Dites-moi, Messieurs, connaissez-vous un seul embryotôme à l'abri de ce fâcheux contre-temps? S'il existe, citez-le moi, je vous prie; je l'accepte sans autre examen et j'abandonne à l'instant celui que je défends avec tant de conviction. Non, cette complication n'est pas inhérente à notre méthode ; elle est commune à toutes et elle le sera aussi longtemps qu'il y aura un enfant à naître, car elle reconnaît pour cause des états particuliers qui existent en dehors de tout procédé : tantôt c'est un rétrécissement trop considérable du bassin ; tantôt c'est la décomposition fœtale ou un excès de volume des épaules ; souvent aussi c'est l'éréthisme utérin qui demande à être combattu par les moyens qui agissent sur l'organisme de la femme : par la saignée, les bains, les opiacés, le chloroforme, etc. et quelquefois c'est à toutes ces causes réunies qu'il faut rattacher cette complication.

Que les fragments cèdent donc pour un motif ou pour un autre, cela n'enlève rien au mérite du forceps-scie et ne laisse pas moins intacte notre conviction, qu'il est d'une parfaite innocuité. Plusieurs de nos opérées l'ont été deux et trois fois. Dans un cas de grossesse gémellaire, j'ai forceps-scié les deux jumeaux à un jour d'intervalle, sans que la première opération, le corps était sorti, eut porté atteinte à la vie du second enfant qui se présentait par la tête, et même à l'intégrité de son enveloppe amniotique. La mère a guéri ; son diamètre sacro-pubien avait 63 millimètres d'étendue. Dix-sept mois plus tard, je délivrais encore cette femme, à l'aide du forceps-scie avec le même succès.

Est-il besoin de faire remarquer que ce fait est d'une importance capitale, en ce sens que si le sacrifice d'un jumeau devient une nécessité, nous savons par expérience que notre embryotomie respecte le second et que nous pourrons peut-être l'extraire vivant?

Le forceps-scie s'accommode à toutes les formes de bassins, et à tous les rétrécissements jusqu'à 40 millimètres dans le diamètre le plus court. Nous l'avons appliqué et manœuvré facilement sur une femme qui ne présentait respectivement dans ses diamètres sacro-pubien et cotyloïdiens gauche et droit que 45, 43 et 40 millimètres. Sans doute, nous pourrions bien descendre à 35, 30 et même 27 millimètres, comme les plus, je dirai les trop exagérés, si la question se bornait à une simple réduction du crâne; il suffirait, pour cela, de donner moins de largeur aux branches de l'instrument. Mais, si l'inventeur a fixé à 40 millimètres ses limites d'application, c'est uniquement parceque, en praticien sage et consommé, il considère l'extraction du corps du fœtus à terme, en deçà de cette limite, comme plus difficile et plus dangereuse que l'hystérotomie faite dans de bonnes conditions, laquelle, pour prix de ses dangers, donne au moins la certitude morale d'obtenir un enfant vivant. Chailly, si partisan qu'il soit de la céphalotripsie, en arrête même les indications à 55 millimètres. « En deça, dit-il, « l'extraction exige des efforts inouïs qui contondent, dilacèrent les organes « maternels et laissent à la mère presqu'aussi peu de chances de salut que l'opéra- « tion césarienne (1). » Velpeau (2) et P. Dubois (3) professent exactement la même opinion, et dans une réunion tenue à Berlin, la plupart des orateurs étaient aussi d'avis que le minimum d'espace, pour pratiquer la céphalotripsie est un diamètre conjugué de 54 millimètres (4); le Dr Eug. Lauth (5) dit que l'indication de cette méthode embryotomique finit à 50 millimètres et, bien que M. Pajot prétende l'appliquer jusqu'à 27 millimètres (6), je ne sache pas qu'il ait réussi en-dessous de 5 centimètres.

Messieurs, je ne dis pas absolument qu'on ne puisse jamais, dans des cas d'extrême étroitesse, arriver à la délivrance; car je sais que, même sans lui venir en aide, la nature nous réserve parfois de grandes surprises; mais ces surprises qu'elle nous fait ne doivent-elles pas plutôt nous mettre en garde contre ses séductions, que nous encourager à compter aveuglément sur elle? J'ai vu deux femmes, à terme de grossesse, n'ayant que 54 millimètres de diamètre sacro-pubien, accoucher spontanément; une autre n'avait que 45 millimètres; néanmoins, son enfant à terme aussi et volumineux, a franchi, sans aucune intervention de notre part, cette étroite ouverture. Ces faits exceptionnels modifient-ils en quoique ce soit les indications qui découlent de semblables rétrécissements? Evidemment non; car les enfants étaient en putrilage et les mères ont succombé.

Dois-je vous dire, Messieurs, que sur les 228 opérations que nous comptons (j'en ai pour ma part 158), nous avons rencontré tous les cas possibles et que toujours le forceps-scie en a fait prompte justice, que le crâne se présentât le premier ou le dernier, que l'épaule fut fortement engagée dans l'excavation ou que la tête restât seule dans l'utérus après détroncation volontaire ou accidentelle. Dans ce dernier cas, la perforation, la céphalotripsie ou l'arrachement des os à l'aide de fortes pinces, du cranioclaste et autres instruments, rencontreraient une difficulté sérieuse dans la mobilité de la tête qui tend, quoique l'on fasse, à fuir devant la pression de ces instruments. Cette difficulté n'existe pas pour le forceps-scie, puisque son rôle est de maintenir la tête sans la solliciter vers le haut.

---

(1) CHAILLY, *Traité d'accouchements*. Paris, 1861, p. 562.

(2) VELPEAU, *Traité complet de l'art des accouchements*. Tom. II, p. 492.

(3) JACQUEMIER, *Manuel des accouchements*. Tom II, p. 432.

(4) Dr BARNES, Loc. cital.

(5) *De la céphalotripsie*. Strasbourg, 1863.

(6) CH. PAJOT, *De la céphalotripsie répétée sans tractions*. Paris, 1863.

L'engagement de l'épaule n'est pas non plus un obstacle à son application : à deux reprises, ne sachant pas faire la version, nous avons pu sectionner le cou. Mais, aujourd'hui, qu'il est si facile et si simple d'arriver au même résultat à l'aide d'une ficelle, nous préférons de beaucoup le procédé que M. Pajot a l'honneur, si pas d'en être le premier inventeur, au moins de lui avoir fait prendre pied dans le domaine de la pratique (1).

Quant à la présentation du siège, avec sortie du tronc, elle constitue pour le forceps-scie un véritable triomphe, quel que soit d'ailleurs le rétrécissement ; car là où le corps d'un fœtus à terme a passé, cet embryotôme trouvera bien aussi à se caser, et dès que la section du crâne est terminée, ce qui dure à peine quelques instants, souvent même avant que la chaîne soit arrivée à la fin de sa course, une contraction utérine ou une légère traction sur les membres amènent immédiatement la délivrance, les fragments s'emboîtant réciproquement ou se déployant comme la valve d'une tabatière. Donc, ce qui pour tous constitue une difficulté sérieuse devient pour nous une circonstance que nous serions heureux de rencontrer toujours.

Messieurs, ici se borne ce que j'avais à vous dire relativement au forceps-scie ; l'attention soutenue et bienveillante que vous m'avez prêtée et dont je vous suis cordialement reconnaissant, me donne l'espoir que, rendus à vos études et à votre clientèle, vous aurez quelque peu gardé le souvenir de ma communication, si jamais vous vous trouvez en présence d'un cas qui réclame l'embryotomie.

Je vous l'ai dit en commençant, je voulais accomplir un devoir envers l'humanité qui ne profite pas assez des avantages de notre céphalotôme. Ce devoir, je l'ai rempli d'après mes convictions profondes et dans la mesure de mes faibles moyens.

Et puis encore, je n'ai pas voulu laisser passer cette occasion solennelle, sans revendiquer pour mon pays tout ce qu'il y a d'original et de suffisant dans notre forceps-scie ; j'ai voulu protester contre des appréciations injustes qui ont surgi de toutes parts ; j'ai voulu, enfin, répondre à cet article de la *Gazette obstétricale* de Paris, lequel tend à éloigner des esprits le souvenir du nom de Van Huevel, au profit d'une illustration étrangère qui, après avoir invoqué des griefs imaginaires contre notre embryotôme, ne dédaignerait pas aujourd'hui de lui servir d'introducteur dans le monde obstétrical, grâce à un travestissement qui le gêne dans ses allures, sans corriger le moindre de ses prétendus défauts.

Non, Messieurs, ce nom ne périra pas ; il est immortel comme celui de Palfyn et, par droit de naissance, le forceps-scie comme le forceps est et restera belge. Toutes les révolutions, tous les cataclysmes scientifiques du monde ne lui enlèveront ni sa nationalité, ni ses titres indéniables à l'admiration de la postérité, aussi bien qu'à la sincère et légitime reconnaissance de l'humanité.

---

(1) Dʳ HYERNAUX, *Embryotomie par décollation. Journal de la Société des sciences médicales et naturelles de Bruxelles.* Mai, 1870 et Juin 1875.

Aperçu chronologique de **228** cas d'application du forceps-scie.

NUMÉROS.	ANNÉES.	MOIS.	NOMS.	DIAMÈTRE SACRO-PUBIEN.	NOMBRE DE GROSSESSES.	JOURS DE TRAVAIL.	PRÉSENTATION PRIMITIVE.	État des opérées AVANT toute action du forceps-scie (1).	RAYÉES.	GUÉRIES.	DÉCÈS.
1	1844	Juin . . .	Madame P.	0.088	1re	5	Sommet.	Barrure du bassin ; forceps avec tractions vigoureuses et soutenues .		1	
2	»	Août . . .	Epouse P.	0.075	1re	3	Sommet.	Symptômes évidents de *rupture spontanée de l'utérus*. Deux applications de forceps et tractions exercées successivement par trois personnes différentes. . . . . R.			
3	1845	Octobre . .	Marie A.	0.080	1re	2	Sommet.	Plusieurs accès d'éclampsie ; forceps			1
4	1846	Février . .	Marie D.		1re	3	Sommet.	Application du grand forceps. Épuisement			1
5	»	Mars . . .	Élisabeth D.	0.078	1re	5	Sommet.	Rachitique, taille 1m30. Barrure du pubis.			1
6	»	Juillet. . .	Épouse R.	0.067	6e	2	Sommet.	Rachitique (naissance naturelle de ses deux premiers enfants dont l'un vécut trois semaines et l'autre deux ans. Les trois derniers accouchements furent laborieux et terminés au forceps. Enfants nés morts). Application du forceps de Dubois. Tractions inutiles. Le bassin paraissant plus large à gauche qu'à droite, on espère terminer par la version podalique suivie du forceps. Version difficile et très douloureuse. Fortes et vaines tractions pour dégager la tête. *Contusions profondes. Épuisement* . . . . R.			
7	»	Août . . .	Thérèse C.	0.065	7e	2	Sommet.	(Enfants antérieurs tous morts-nés). Prolapsus du cordon. Réduction. Dilatation lente du col. Application sans succès du forceps d'Uytterhoeven			1
8	1847	Février . .	Cathérine R.	Rétrécie.	1re		Sommet.	Deux applications du grand forceps			1

(1) Les indications entre parenthèses se rapportent aux antécédents des opérées.

N°	Année	Mois	Noms	Diamètres			Présentation	Observations	R	G	D
9	1847	Février	Mad. M.	0.076	4e		Siége.	Extraction de l'enfant par le siége. Arrêt de la tête.			1
10	»	Novembre	Jeannette D.		2e		Tronc.	Version pelvienne. Extraction impossible de la tête à l'aide de la main. Forceps infructueux.			1
11	1848	Janvier	Joséphine V.		1re		Siége.	Travail régulier.			1
12	»	Avril	Catherine R.		2e		Sommet	(1re fois forceps-sciée en 1847). Travail régulier.			1
13	»	Mai	Anna V.	Rétrécie.	3e	2	Sommet et bras	(Premier accouchement au forceps). Cette fois prolapsus du cordon et du bras. Essais de réduction du cordon. Forceps de Dubois. Tractions inutiles. Tentatives d'amputation du bras dans l'épaule.			1
14	»	Novembre	Elisabeth R.	0.056	1re	3	Sommet	Rachitique. Taille : 1m23.			1
15	»	»	Caroline D.	SP. 0.080 SCG. 0.038 SCD. 0.072	4e		Face.	Présentation de la face. Le forceps a été appliqué 5 fois en ville. La version pelvienne est exécutée avec la plus grande difficulté et après deux essais dans des attitudes différentes.			1
16	1849	Janvier	Cath. S. ép. V.	0.078	1re	3	Sommet	Prolapsus du cordon. Vaines tentatives de réduction. Épuisement de la femme.			1
17	»	»	Antoinette F.		1re	3	Sommet.	Extrême sensibilité des parties sexuelles. Fortes tractions, sans résultat, avec le grand forceps. Ces tractions ont été 2 fois renouvelées.			1
18	»	Mars	Constance G.	SP. 0.070 SCG. 0.063	3e	3	Sommet.	Application du forceps sans résultat. Col utérin gonflé, chaud, tendu.			1
19	»	Mai	Jeanne V.	Rétrécie.	1re	2	Sommet.	Deux applications de forceps à domicile. Rétraction de l'utérus.			1
20	»	»	Henriette M.	0.067	1re	2	Sommet.	Écoulement prématuré des eaux.			1
21	»	»	Sophie G.	0.077	2e		Sommet.	(Première couche laborieusement terminée au forceps : enfant petit et mort). Cette fois le forceps a été inutilement essayé à 2 reprises.			1
22	»	Juin	Césarine P.	Rétrécie.	1re	2	Sommet.	Écoulement prématuré des eaux. Application du forceps. Tractions vigoureuses.			1
23	»	Décembre	Cath. T. ép. V.	0.040	1re	5	Sommet.	Rupture prématurée de l'amnios. Travail long et douloureux. Gonflement des organes génitaux externes, du méat urinaire et de toute la partie antérieure du vagin. Col à bords durs et épais. Rétraction du segment inférieur de l'utérus; putréfaction du fœtus. Section facile du crâne. *Manœuvres violentes* pour opérer la version.	R.		
24	1850	Février	Mad. S.	0.059	1re	5	Sommet.	Travail fort lent.			1
25	»	Mars	Catherine C.	0.063	1re	4	Epaule et bras.	Elle ne peut faire un pas à cause d'une arthropathie coxo-fémorale gauche. Gonflement douloureux de la jambe correspondante. Version pelvienne laborieuse. Arrêt de la tête.			1
26	»	Mars	Elisabeth G.	SP. 0.065 SC. 0,054	1re	3	Fesses et main.	Dilatation lente du col. Dégagement des fesses à l'aide du crochet. Resserrement du col utérin sur le cou.			1
27	»	Juin	Eléonore B.	0.076	1re	3	Sommet	Tractions vigoureuses avec le forceps.			1
28	»	Novembre	Catherine V.	0.076	1re	6	Sommet.	Travail long, douloureux. A trois reprises tractions avec le grand forceps.			1
29	»	Novembre	Marie Th. B.	0.054	1re	5	Sommet.	Taille 3 pieds [...] pouces. Travail long, douloureux. Accès de fièvre répétés. Grande sensibilité du col. Contractions violentes, qui cessent brusquement. Frissons. Délire. Odeur de putréfaction. *Épuisement complet; in extremis.*	R.		
30	1851	Février	Albertine H.		1re	2	Sommet	Épuisée. Tractions fortes et répétées avec le forceps.			1
31	»	Février	Anne Cath. V.	0.070	1re	2	Sommet.	Essai inutile avec le forceps. Symptômes de métrite. *Commencement de gangrène* au conduit vulvo-utérin.	R.		
32	»	Avril	Jeanne D.		2e		Epaule.	Version pelvienne. Forceps sur la tête arrêtée.			1
33	»	Avril	Catherine L.	0.076	1re	2	Sommet.	2 applications du grand forceps.			1
34	»	Juin	Mad. X.	0.063				Travail régulier.			1
35	»	Juillet	Thérèse G.	0.076	1re	2	Sommet.	Forceps à trois reprises sans succès. *Déchirure* de toute la longueur du vagin depuis le col utérin jusqu'à la vulve.	R.		

									R	G	D
36	1851	Septembre	Pauline V. ép. W.	0.058	1re	2	Sommet.	Le forceps a été essayé 2 fois. Sensibilité excessive de la femme. Etat pléthorique. Ventre douloureux à la pression. Vagin chaud		1	
37	»	Novembre	Joséphine V.	0.067	1re	2	Sommet.	Taille 3 p. 6 pouces. Travail lent		1	
38	1852	Février	Anne-Marie V.	Rétrécie.	1re	3	Sommet.	Tractions fortes et réitérées avec le forceps			1
39	»	Mars	Thérèse P.	»	2e		Sommet.	Tractions fortes et réitérées avec le forceps		1	
40	»	Mai	Sidonie E.	SP. 0.057 SCG. 0.057 SCD. 0.052	1re		Sommet.	Travail régulier		1	
41	»	Juillet	Isabelle M.	0.063	1re		Sommet.	Boiteuse. Application du forceps. Différentes personnes font à plusieurs reprises de fortes tractions		1	
42	1853	Février	Elisabeth B.	0.067	1re	4	Sommet.	Chétive. Travail lent. Dilatation artificielle du col. Etat fébrile. Chaleur dans les parties sexuelles. Sensibilité et rigidité de l'orifice utérin. Dilatation des pupilles et délire survenus sous l'influence d'extrait de belladone appliqué au col. Forceps introduit 2 fois. Différents médecins font des efforts infructueux		1	
43	»	Mars	Joséphine G.	0.067	2e	2	Sommet.	(Premier enfant mort-né au forceps). Hémorrhagie par suite de *rupture utérine*. Essai de délivrance par le forceps	R.		
44	»	Mars	Marie V.		1re	3	Sommet.	Nerveuse. Col sensible. Accès d'éclampsie. Forceps infructueux		1	
45	»	Juillet	Jeanne-Cath. D. ép. C.	0.080	10e		Sommet et bras.	*Rupture utérine*. Essai avec le forceps. Tractions fortes et vaines. Version en mettant la femme sur les coudes et les genoux. *Sidération nerveuse*	R.		
46	»	Août	Constance G.	SP. 0.070 SCG. 0.063	5e	2	Sommet.	Couches antérieures laborieuses. A été délivrée par le forceps-scie en 1849.		1	
47	»	Août	Désirée S.	0.067	2e	3	Sommet.	(Travail très-pénible la première fois. Enfant mort-né). Vagin chaud. Col épais, dur. Forceps sans succès.		1	
48	»	Septembre	Claire B. ép. R.	Rétrécie.	6e		Sommet.	(Accouchements antérieurs laborieux). Forceps		1	

									R	G	D
49	1854	Janvier	Marie-Elisab. C. ép. S.		3e		Pieds.	Présentation des pieds. Arrêt de la tête. Forceps sans succès		1	
50	»	Avril	Sophie D.	0.060	1re		Sommet.	Taille 3 p. 9 pouces. Eaux écoulées depuis plusieurs jours			1
51	»	Juin	Marie-Louise D.	0.067	1re	2	Sommet.	2 applications de forceps à quelques heures d'intervalle. *Méningo-encéphalite*	R.		
52	1855	Février	Anne-Marie U.	0.080	1re	7	Sommet.	Forceps appliqué sans résultat			1
53	»	Juillet	Jeanne-Elis. C.	0.050	1re	3	Sommet.	Trois fois le forceps a été appliqué. Contusion et déchirure du périnée.			1
54	»	Août	Joséphine L.	0.054	1re		Sommet.	Travail régulier			1
55	»	Octobre	Ep. Ant. C.		3e		Flanc et bras.	Essai de délivrance par la version pour une présentation du flanc gauche avec issue du bras. Matrice contracturée. Pouls petit. Signes évidents de *rupture utérine*. Crochet sur le cou. Essai de décollation avec des ciseaux. *Expirante*	R.		
56	1856	Mai	Caroline C. ép. Henri R.		4e		Pieds et mains.	Extraction du fœtus par les pieds amenés par version. Forceps sur la tête arrêtée			1
57	»	Juin	Anne B.	0.080	1re	3	Sommet.	4 ou 5 applications du forceps ont eu lieu avec des tractions énergiques. On a tenté la version podalique. Du seigle ergoté a été administré. Eréthisme utérin. Epuisement de la patiente. Vagin *déchiré*. Angle sacro-vertébral *dénudé*. Tête fœtale perforée. Mobilité des os. Des aspérités traversent le cuir chevelu. *Expirante*	R.		
58	»	Juillet	Félicie D.	0.058	1re	2	Sommet.	Travail régulier			1
59	»	Septembre	Thérèse.		1re		Sommet.	Eclampsie foudroyante dès le premier accès. Dilatation forcée du col. Forceps sans résultat. *Expirante*	R.		
60	»	Novembre	Marie-Ant. L. ép. Ph. H.		2e		Sommet.	4 applications de forceps ont été faites; grande déchirure périnéale			1
61	»	Décembre	Marie-Adèle T.	0.072	1re		Sommet.	*Rupture spontanée* de l'utérus. Forceps infructueux	R.		

									R	G	D
62	1857	Janvier	Joséphine L.	0.054	2e	2	Sommet.	La première fois a également été délivrée par le forceps-scie en 1833.		1	
63	»	Janvier	Marie E.	Rétrécie.	1re	2	Sommet.	Rupture artificielle de la poche d'eaux. Forceps sans résultat		1	
64	»	Janvier	Amélie L.	0.063	1re	3	Sommet.	Travail lent mais régulier		1	
65	»	Mars	Catherine V.	0.080	1re	4	Sommet.	Eclampsie foudroyante; *à toute extrémité.*	R.		
66	»	Mars	Jeanne-Marie V.		3e	3	Épaule	Épaule droite. Plusieurs essais de version. Levier qui ramène la tête. Forceps ordinaire		1	
67	»	Avril	Charlotte S.	0.067	1re	2	Sommet.	Dilatation irrégulière du col. Essai du forceps		1	
68	»	Mai	Marie F.	0.070	1re	6	Sommet.	Travail lent. Odeur putride.		1	
69	»	Août	Marie-Cath. P.	0.058	1re		Sommet.	Eclampsie avec perte de l'intelligence dès le premier accès		1	
70	»	Septembre.	Marie-Barbe F. épouse W.	Rétrécie.	1re		Sommet et bras.	*Rupture spontanée* de l'utérus par suite du ramollissement de ses parois. Application du forceps. Version. Arrêt de la tête.	R.		
71	»	Octobre.	Mad. Del...		3e		Face	(Deux accouchements antérieurs très-laborieux). Face enclavée. Hémorrhagie grave. Syncopes répétées. Forceps et levier.		1	
72	»	Novembre.	Virginie P.	0.054	1re	3	Sommet et bras,	Douleurs fortes. Col engorgé, dur. Délire. Rougeur scarlatineuse de la peau, dilatation des pupilles par absorption de belladone.			1
73	1858	Mars	Mad. Def...	Rétrécie.	2e		Sommet.	(Enfant présenté mutilé). Forceps plusieurs fois appliqué. *Rupture traumatique* du conduit vaginal.	R.		
74	»	Avril	Marie-Carol. S. ép. Pre V.	0.060	1re	3	Sommet.	Travail lent. Prolapsus du cordon		1	
75	»	Mai	Virginie F. épouse Pre B.		5e		Face	(Couches antérieures heureuses). *Expirante par suite de rupture utérine. Hémorrhagie abondante. Version pelvienne. Forceps sur la tête arrêtée.*	R.		
76	»	Juin	Julienne B.	0.067	2e	2	Sommet.	*Grand forceps appliqué deux fois, puis le levier, puis encore le for-*			

									R	G	D
								ceps d'Uyttenhoven. Vomissements fréquents, porracés; pouls filant. *Péritonite. État désespéré.*	R.		
77	1858	Août	Isabelle M.	0.063	3e	1	Sommet.	(Premier enfant forceps-scié en 1852. Deuxième né prématurément).			1
78	»	Octobre	Camille O.	0.054	1re	3	Sommet.	Taille 98 centimètres. Marche à l'aide de béquilles. *Hémorrhagie foudroyante* sans aucune lésion de l'appareil vulvo-utérin	R.		
79	»	Octobre	Mad. Duj.	Rétrécie.	2e		Sommet	(Premier accouchement laborieux). Forceps			1
80	1859	Février	Catherine V.	0.068	1re		Sommet.	*Péritonite :* fièvre intense, ventre douloureux, vagin chaud. Essai du forceps	R.		
81	»	Mars	Claire D.	0.058	1re	2	Sommet.	Travail régulier			1
82	»	Mars	Jeanne-Cath. W.	0.057	1re	5	Sommet.	Travail long. Putréfaction du fœtus dont le cuir chevelu se détache par lambeaux. Forceps et levier. Enlèvement des os de la voûte crânienne avec une pince. Femme épuisée, *à toute extrémité.*	R.		
83	»	Mars	Madem. C	Rétrécie.	1re		Épaule	Version podalique laborieuse. Tête retenue pendant 12 heures au détroit supérieur			1
84	»	Avril	Marie W.	0.070	2e		Siège	(1re fois accouchée prématurément). Cette fois, la tête reste seule dans le grand bassin après extraction du corps. Levier plusieurs fois appliqué. Rupture du périnée			1
85	»	Mai	Amélie S.	0.063	2e		Jumeaux 1er Genoux. 2e Sommet.	(1er enfant mort-né). Cette seconde grossesse est gémellaire. Le premier jumeau se présente par les genoux. La tête résiste aux manœuvres ordinaires et au forceps. Elle est sciée, sans endommager la seconde poche. La matrice se referme et tombe dans le repos le plus complet. Le lendemain, nécessité de forceps-scier le second jumeau qui venait par la tête			1
86	»	Juillet.	Mad. Sp.	Rétrécie.	2e		Siège	(Premier enfant mort-né, mutilé). Cette fois l'enfant a été expulsé par les fesses. Colonne cervicale rompue; parties molles du cou arrachées; rétention de la tête au grand bassin. Plusieurs applications de forceps ont eu lieu. Muqueuse vaginale en lambeaux suite de l'échappement de l'instrument			1

									R	G	D
87	1859	Octobre	Catherine H.	0.050	1re		Sommet.	*Rupture* spontanée de l'utérus. Femme *mourante*	R.		
88	»	Octobre	Sophie V. épouse B. T.		1re	3	Sommet.	Prolapsus du cordon. Deux essais du forceps. Grande tension et sensibilité de l'utérus. De l'ergot a été administré		1	
89	1860	Février	Marguerite M. épouse Jn. F. A.	0.054	1re	2	Sommet.	Tuméfaction de la lèvre antérieure du col qui est résistant. Contractions énergiques et douloureuses. Ventre sensible à la pression Emploi du forceps.			1
90	»	Mars	J. G., ép. M.	0.065	1re	2	Sommet.	Le forceps et le levier ont été appliqués		1	
91	»	Mars	Hortense H. épouse J.-J. V.		4e		Pieds	Amenée à l'hospice le corps de l'enfant lui pendant, depuis 2 heures, entre les jambes. La tête est seule retenue. Hémorrhagie abondante. Vaste rupture du vagin. *Femme expirante.* Convulsions	R.		
92	»	Mai	Françoise L.	0.052	2e		Sommet.	Prolapsus du cordon. Refoulement à trois reprises. Forceps ordinaire.		1	
93	»	Juillet	Marie R.	Rétrécie.	2e	2	Pieds	(Premier enfant mort-né). Celui-ci se présente par les pieds. La tête résiste aux manœuvres ordinaires et au forceps			1
94	»	Juillet	Jeanne U.	"	1re	4	Sommet.	Travail long. *Rupture vaginale.* Forceps	R.		
95	»	Juillet	Marie D.	"	1re		Sommet.	Chute du cordon. Refoulement. Travail irrégulier			1
96	»	Août	Barbe-Cn D. épouse J. W.		4e	5	Sommet.	Amenée *in extremis. Rupture* d'où s'échappent l'intestin et des débris d'épiploon. Forceps plusieurs fois appliqué.	R.		
97	»	Octobre	Félicie B.	0.063	1re	1	Sommet.	Grand forceps appliqué sans succès		1	
98	»	Octobre	Amélie S. ép. Pierre M.	0.063	3e		Sommet.	(Premier enfant mort-né ; à la 2e grossesse il y avait des jumeaux qui ont été forceps-sciés (mai 1859). Cette fois, le forceps a déjà été appliqué		1	
99	»	Décembre	Mme A.	0.065	1re		Lombes.	**Version. Arrêt de la tête.**		1	
100	»	Décembre	Mad. G.	0.063	1re		Pieds	**Expulsion du tronc. Levier sur la tête retenue**		1	
101	1861	Janvier	Anne-Cath. D.	Rétrécie.	1re	2	Sommet.	Forceps appliqué sans résultat.		1	

									R	G	D
102	1861	Janvier	Marie V. ép. Guill. D.	0.067	1re	1	Sommet.	Prolapsus du cordon. Enfant mort.		1	
103	»	Mars	Anne-Louise G.	0.054	1re	2	Sommet.	Col lent à s'assouplir. Forceps sans résultat		1	
104	»	Juillet	Thérèse W.	0.061	1re	2	Sommet.	Douleurs fortes, régulières. Application du forceps et du levier sans résultat			1
105	»	Juillet	Mad. de F.	Rétrécie.	1re	4	Sommet.	Plusieurs essais de forceps et de version		1	
106	»	Août	Amélie L. épouse F. L.	0.063	5e	1	Sommet.	(A déjà été forceps-scié en 1857. Aux trois grossesses suivantes : enfants mutilés). Forceps et levier employés cette fois encore mais sans succès.		1	
107	»	Septembre	Marie-Cath. Car. S.	0.060	1re	1	Sommet.	Prolapsus et refoulement du cordon. Le levier d'abord, le forceps ensuite sont employés.		1	
108	»	Novembre	Rosalie D. épouse J. B. H.	Rétrécie.	2e		Sommet.	(Premier enfant mort-né au forceps). Grand accablement. Vomissements verdâtres. Forceps inutilement employé			1
109	»	Novembre	Thérèse V. épouse Guil. K.		9e	9	Épaule	Travail long. Ventre douloureux. Présentation de l'épaule. Tentatives de version. Contracture de l'utérus. Contractions violentes qui produisent une *rupture utérine* bien évidente. Décollation. *in extremis.*	R.		
110	»	Novembre	Caroline B.	0.057	1re	1	Tête inclinée et bras.	Souffre depuis plusieurs mois d'arthrite ambulante. Tumeur blanche de l'articulation tibio-tarsienne droite. Grande émaciation. Version. Forceps		1	
111	»	Décembre	Barbe R.	0.074	1re	1	Sommet.	Forceps et levier sans résultat		1	
112	1862	Février	Elisabeth L.	0.058	1re	4	Sommet.	Forceps		1	
113	»	Février	Marie V. épouse J. B. D.	0.060	2e	4	Sommet.	(1er enfant mort-né mutilé). Travail douloureux. Femme épuisée. État fébrile		1	
114	»	Février	Mad. V. D.	0.080	2e			(1er enfant mort-né. Fistule vésico-vaginale. Le forceps a, cette fois, été appliqué 2 fois.		1	

No.	Année	Mois	Nom				Présentation	Observations	R	G	b
115	1862	Mai	Isabelle M. ép. Jacques M.	0.062	4e	2	Sommet	(A déjà subi deux fois l'application du forceps-scie (1853 et 1858). Une autre fois elle avorta). Tentatives infructueuses avec le forceps.		1	
116	»	Mai	Mad. V. C.	0.034	1re	2	Sommet	Travail régulier.		1	
117	»	Novembre	Marie V.		1re	2	Sommet	*Déchirure traumatique du conduit vulvo-utérin. Sortie des intestins.* Forceps.	R.		
118	»	Novembre	Claire D.	0.058	2e	2	Sommet	(Déjà délivrée par le forceps-scie en 1859). Forceps.		1	
119	»	Décembre	Marie J.	0.068	1re	1	Sommet	Tentative avec le forceps.		1	
120	1863	Février	Annette V. épouse J. B. H.	0.062	1re	2	Sommet	Plusieurs tentatives avec le forceps. Eraillures de la muqueuse vaginale.		1	
121	»	Mars	Pétronille D. épouse Ch. R.	0.062	4e	4	Face et bras.	Forceps sans résultat. Epuisement.		1	
122	»	Avril	J.-M. V.	0.080	1re	2	Face	Le levier et le forceps ont été employés.		1	
123	»	Mai	Françoise D. épouse Vital. S.	0.063	1re	3	Sommet	Prolapsus du cordon. Plusieurs applications de forceps ont été faites.			1
124	»	Juillet	Ann.-Cath. D. épouse J. P.	0.070	1re	2	Sommet	Plusieurs applications de levier ont été faites. Elles ont produit une *large déchirure* au côté gauche du col. Ventre douloureux. Pouls misérable. Situation désespérée. Essai du forceps.	R.		
125	»	Juillet	Amélie L. épouse Liév. L.		11e	2	Face	(Dix enfants nés vivants). Plusieurs tentatives de forceps. *Vagin tabouré. Déchirure* dans laquelle la main peut passer. Position: mento-postérieure droite enclavée. *Patiente à toute extrémité.*	R.		
126	»	Août	Isabelle C.	0.075	3e	2	Sommet	7 applications du forceps. Plusieurs *ruptures* sont constatées dans le vagin. *Femme mourante.*	R.		
127	»	Septembre	Marie Car. S. ép. Pierre V.	0.060	4e	2	Sommet	(A été délivrée par le forceps-scie en 1858.		1	
128	»	Septembre	Elisabeth H. P.	0.065	4e	2	Sommet	Procidence du cordon.			1
129	1863	Octobre	Ursule M. épouse Sérap. D.	0.094	4e	4	Sommet	Plusieurs essais de délivrance ont eu lieu. Levier. Forceps. Péritonite intense. Est désespéré.	R.		
130	»	Novembre	Madame S.	Rétrécie.	1re		Sommet	Plusieurs applications inefficaces du forceps. Version pelvienne. Tête retenue. Forceps réappliqué. Tractions vigoureuses et inutiles. Mâchoire fœtale arrachée. Colonne cervicale rompue. La tête ne tient plus aux épaules que par un mince lambeau de peau qui cède. Vagin profondément *déchiré* des deux côtés. *Femme épuisée.*	R.		
131	1864	Mai	Eléonore B.	0.047	1re	3	Sommet	Dilatation lente du col.			1
132	»	Juin	Thérèse V. épouse Phil. L.	0.061	1re	2	Sommet	Lèvre antérieure du col œdématiée ; elle apparaît à l'extérieur.			1
133	»	Juin	Sylvie R.	Rétrécie.	1re	2	Siège	Siège. Manœuvres de version. Arrêt de la tête. Essai du forceps.			1
134	»	Juillet	Madame J.	»	1re		Face	10 applications de forceps. 5 tentatives de version. Enclavement de la face. *Déchirure du vagin.* Epuisement de la patiente.	R.		
135	»	Juillet	Madame Ch.		1re	6	Sommet	Forceps plusieurs fois appliqué. Tel délabrement du col qu'il est méconnaissable. Tumeur fibreuse du col. *Perforation* du cul-de-sac vaginal. Sidération nerveuse. *In extremis.*	R.		
136	»	Août	Joséphine B. ép. J. Fe V. C.	0.051	2e	2	Sommet	A été délivrée par le forceps-scie en 1862.			1
137	»	Août	Madame W.	0.067	1re	2	Sommet	Le forceps a été appliqué.		1	
138	»	Décembre	Thérèse V.	0.074	2e	2	Sommet	Travail énergique. Forceps.		1	
139	1865	Mars	Jeanne V. épouse J. B. D.	Rétrécie.	3e	3	Sommet et pied.	(Toujours couchée au forceps). Essai de délivrance au forceps. Version, puis forceps sur la tête retenue. *Rupture utérine* évidente. *Femme expirante.*	R.		
140	»	Mars	Caroline V.	0.062	2e	2	Sommet	(1er enfant mort-né au forceps). Cette fois, encore essai, mais inutile, du forceps.		1	
141	»	Mars	Madame T.	0.075	1re		Sommet	Essai inutile du forceps.		1	

N°	Date	Nom		Ordre	Nombre	Présentation	Observations	R	G	D
142	1865 Juin	Elisabeth F. ép. François G.	0.075	1re	2	Sommet.	Prolapsus du cordon. Forceps essayé. Col légèrement déchiré à droite		1	
143	» Juillet	Victoire M. ép. P.-H. E.	0.068	3e	2	Sommet.	(N'a pas d'enfant vivant). Le forceps a été vainement appliqué		1	
144	» Juillet	Madame W.	0.067	1er		Sommet.	Forceps inutilement essayé		1	
145	» Septembre	Marie V. épouse V.	0.061	1re	2	Sommet.	Prolapsus du bras		1	
146	» Novembre	Marie-Lse Car. D. épouse Ant. D.	0.065	2e		Flanc.	(A déjà, lors de sa première grossesse, été délivrée par le forceps-scie). Tronc extrait. Tête retenue. Trois applications de forceps ont eu lieu. *Signes de déchirure. État voisin de la mort*	R.		
147	» Décembre	Sophie D.	0.045	2e	2	Genoux.	(Délivrée en 1854 par le forceps-scie. Le bassin mesurait alors 60 millimètres). Aujourd'hui les parois vaginales sont considérablement épaissies. Tronc expulsé. Tête retenue		1	
148	1866 Janvier	Marie-Louise D.	0.070	1re	6	Sommet.	Travail long. 2 applications de forceps ont été inutilement tentées		1	
149	» Janvier	Thérèse V. épouse P. L.	0.062	2e	2	Sommet.	(Délivrée en 1864 par le forceps-scie). Travail douloureux. Col tuméfié, resserré. Agitation extrême de la patiente. Situation grave. Dilatation artificielle du col		1	
150	» Février	Jeanne H.		1re	3	Sommet.	Plusieurs applications du forceps ont été faites. Le cuir chevelu est déchiré, le pariétal est dénudé, le crâne est perforé, la pulpe cérébrale s'en échappe		1	
151	» Mars	Mad. Van H.	Rétrécie.		2	Sommet.	*Le forceps et le levier ont été plusieurs fois et vainement appliqués. Arrêt de la tête.* Exostose sur le promontoire		1	
152	» Avril	Madame Fr. z..	"	1re		Tronc.	*Présentation du tronc. Version pelvienne. Arrêt de la tête. Extraction impossible par tous moyens essayés.*		1	
153	» Avril	Caroline V.	0.063	3e	3	Sommet.	*(1er enfant mort-né par le forceps). Le 2e a été forceps-scié en 1865). Essai de délivrance avec le forceps. Vains efforts*		1	

N°	Date	Nom		Ordre	Nombre	Présentation	Observations	R	G	D
154	1866 Mai	Suzanne D. ép. Désiré D.	Rétrécie.	7e		Siège.	(Accouchements antérieurs laborieux). Expulsion du tronc. Arrêt de la tête. Forceps		1	
155	» Juillet	Caroline V.	0.063	1re	1	Sommet.	Forceps vainement essayé		1	
156	» Août	Marie-Joseph W. épouse David V.	0.070	4e	1	Sommet.	(Délivrée par le forceps-scie en 1859. A eu 2 enfants vivants nés avant terme). Cette fois il y a prolapsus du cordon		1	
157	» Août	Catherine C.	0.068	1re	3	Sommet.	Épuisement de la femme. Dilatation artificielle du col utérin		1	
158	» Octobre	Marie-Joseph L. ép. Joseph V.	SP. 0.045 SCG. 0.043 SCD. 0.040	1re	7	Sommet.	Amenée sur une charrette de paysan d'un village éloigné de 2 lieues de la ville. En travail depuis 7 jours. Taille 1m30. Si contrefaite que les médecins de la localité avaient tout disposé pour l'hystérotomie. Voulant échapper à cette opération, la patiente, malgré ses douleurs, quitte furtivement son logis et va se cacher dans les champs, à 2 lieues de son domicile. Elle est retrouvée et amenée à l'hospice dans un état d'exaltation voisin du délire. Signes de péritonite. Fonctionnement du forceps-scie très-facile. Les épaules seules offrirent un peu de difficulté		1	
159	1867 Janvier	Mad. J. Van	Rétrécie.	1re	3	Sommet.	Travail long, laborieux. Plusieurs applications du forceps et du levier. Version vainement essayée à diverses reprises. Contusion des organes. Grande exaltation		1	
160	» Janvier	Thérèse V. épouse Ad. V.	0.070	3e	2	Sommet.	(2 accouchements antérieurs au forceps). Plusieurs essais inutiles avec le forceps. Col utérin *déchiré* en plusieurs endroits; cul-de-sac vaginal *perforé*; un lambeau du vagin pend à l'extérieur. Procidence du cordon. *Mourante*	R.		
161	» Mars	Clara V.	0.075	3e	2	Sommet.	Amenée d'un village voisin sur une mauvaise charrette; le forceps a été appliqué plusieurs fois		1	
162	» Avril	Pétronille V. ép. Franc. V.	0.063	1re	4	Sommet main.	Travail régulier		1	
163	» Juillet	Marie Th. V. épouse J. B. B.	0.075	1re	1	Sommet.	Tractions violentes et répétées avec le forceps. Col utérin déchiqueté		1	

No	Année / Mois	Nom	Bassin			Présentation	Observations	R	G	D
164	1867 Octobre	Thérèse H.	Rétrécie.	1re	4	Sommet.	*Gangrène du* produit vulvo-utérin par suite de la longueur du travail et surtout des manœuvres multiples et des nombreuses applications du forceps. *Patiente à toute extrémité*	R.		
165	1868 Juillet	Caroline V. épouse J. B. J.	0.058	1re	1	Sommet.	Prolapsus du cordon. Refoulement. Essai infructueux avec le forceps.			1
166	» Juillet	Jeanne Th. C. ép. Henri J. R.	0.065		2	Sommet.	Forceps vainement essayé			1
167	» Octobre	Rosalie D. épouse Franç. J.	0.067	4e	1	Tronc.	(Ses grossesses antérieures se terminèrent : la 1re par un avortement à 3 mois; la 2de par la naissance d'un fœtus vivant à 7 mois (mort 9 jours après); la 3e, à terme, par la naissance d'un enfant putréfié extrait au forceps). Cette fois la version fut nécessaire et difficile. Forceps sur la tête retenue			1
168	» Novembre	Eloïse D. épouse B. G.		2e		Sommet.	(1er enfant né à 7 1/2 mois). Deux médecins, tour à tour et puis simultanément ont essayé la délivrance au forceps. Ils s'adjoignirent un serrurier, le forceps lâcha la prise, ce qui amena la *rupture du plancher pelvien*, y compris le *vagin* jusques dans le rectum. Sidération. *Mort imminente*	R.		
169	» Novembre	Marie El. V. épouse J. B. P.	0.060	1re		Sommet.	Col résistant. Grande agitation. Frissons violents, répétés. Ventre douloureux. Délire. *Péritonite généralisée*	R.		
170	1869 Janvier	Clara V. épouse Cor. H.	0.075	4e	1	Siége.	(En 1867, elle fut délivrée par le forceps-scie). Expulsion du tronc. Arrêt de la tête qui résiste aux manœuvres ordinaires et au forceps.			1
171	» Février	Caroline V.	0.063	4e	1	Sommet.	(Premier enfant mort extrait au forceps ordinaire; a été délivrée deux fois au forceps-scie en **1865** et en **1866**). Cette fois, contractions incessantes, douloureuses. Rigidité du col. *Rupture subite du cul-de-sac vaginal. Passage du fœtus dans la cavité abdominale. Version. Arrêt de la tête*	R.		
172	» Mai	Catherine C.	0.058	2e	3	Sommet.	(4er enfant mort-né. *Procidence du cordon. Col rigide. Situation très-précaire.*			1

No	Année / Mois	Nom	Bassin			Présentation	Observations	R	G	D
173	1869 Mai	Madam. X.	Rétrécie.	1re	3	Sommet.	En travail depuis plusieurs jours. Plusieurs tentatives de version ont été faites. Rétraction énergique de l'utérus.			1
174	» Mai	Madame X.	"	1re	4	Sommet.	(Essais multiples avec le forceps. Col déchiqueté. Vagin *déchiré complètement*	R		
175	» Juillet	Pétronille V. ép. Franç. V.	0.063	2e		Tronc.	(Son premier enfant a été forceps-scie en 1867). Cette fois, on a fait la version et appliqué le forceps sur la tête retenue. De vigoureuses tractions ont été exercées. Hémorrhagie interne			1
176	» Septembre	Marie Th. V. épouse B. B.	0.075	2e	1	Sommet.	(A été délivrée à sa 1re grossesse en 1867, par le forceps-scie). Cette fois la version pelvienne a été faite et la tête a résisté aux manœuvres ordinaires et au forceps.			1
177	» Septembre	Emilie B.	0.075		5	Sommet.	Femme contrefaite. L'accouchement a été provoqué. Plusieurs applications de forceps, pendant de longues heures, ont été faites. Il pend, en dehors des parties, des lambeaux du vagin, lequel est *perforé*. Col et périnée *rompus*. Sidération profonde. *Mort prochaine.*	R.		
178	» Novembre	Marie Sylvie R. épouse Corn. D.	Rétrécie.	2e	2	Sommet.	(A été délivrée la 1re fois, en 1864, par le forceps-scie). Prolapsus du cordon. Essai de version. Rétraction de l'utérus			1
179	» Décembre	Caroline V. épouse J. B. J.	0.058	2e	1	Sommet.	(A été délivrée en 1868 par le forceps-scie). Chute du cordon. Travail régulier			1
180	1870 Mars	Françoise D. épouse Josse D.	0.075	2e	2	Sommet.	(1er enfant mort-né, extrait au forceps). Prolapsus du cordon. Forceps inutilement employé			1
181	» Mars	Philomène D.	SP. 0.060 SCG. 0.060 SCD. 0.060	1re	2	Sommet.	Col tendu, rigide et sensible au toucher; vagin chaud. Utérus contracturé, douloureux à la pression. Contractions accompagnées d'agitation et de cris perçants. *Rupture utérine.* Au plus mal	R.		
182	» Juin	Thérèse S.	0.050	1re	1	Sommet.	Travail régulier			1
183	» Août	Madame de V.	Rétrécie.			Sommet	Le forceps a été appliqué à diverses reprises.			1
184	1871 Mars	Caroline V. épou-e J. B. J.	0.058	3e	1	Sommet.	(Les deux premiers accouchements, en 1868 et en 1869, terminés par le forceps-scie)			1

									R	G	D
185	1871	Mars	Agnès S.	0.080	1re	1	Sommet.	Dilatation régulière du col. Forceps, version. Arrêt de la tête.		1	
186	»	Juin	Victorine D. épouse Dew.	0.055	1re		Sommet.	En travail depuis plusieurs jours. Chute du cordon. Fœtus putréfié. Etat peu satisfaisant de la femme : fièvre, surexcitation.		1	
187	»	Juin	Françoise V. épouse Jos. D.	0.075	2e		Epaule.	(1er enfant extrait putréfié au forceps; le 2d a été forceps-scié en 1870). Cette fois la version est faite. Arrêt de la tête.		1	
188	»	Octobre	Sophie D.	0.047	3e	1	Siége.	(1er accouchement en 1834, au forceps-scie; le 2d, en 1865, également au forceps-scie). Dilatation régulière du col.		1	
189	»	Octobre	Madame Cap.	0.075	5e	2	Sommet.	(Accouchements antérieurs laborieux et terminés avant terme). Plusieurs essais ont été faits avec le forceps. Version. Arrêt de la tête.		1	
190	1872	Juillet	Gudule K.	0.075	1re	2	Sommet.	Travail régulier. Essai du forceps.		1	
191	»	Septembre	Françoise V. épouse Jos. D.	0.075	4e		Tronc.	(Déjà délivrée deux fois par le forceps-scie en 1870 et 1871). Version. Arrêt de la tête.		1	
192	»	Octobre	Julie D. épouse J. L.	Rétrécie.	3e		Sommet.	Infiltration générale. Aspect maladif. On a essayé le forceps sans pouvoir le placer convenablement. La branche gauche buttait contre un obstacle. Signes évidents de *rupture utérine*. Etat très-précaire de la patiente.	R.		
193	»	Octobre	Marie-Sylvie R. épouse Corn. D.	0.062	4e		Sommet.	(Les 2 premiers accouchements terminés par le forceps-scie en 1864 et 1869; à la 3e grossesse, accouchement à 7 mois). Travail régulier.		1	
194	»	Décembre	Adèle V.	Rétrécie.	1re		Sommet.	Taille 1m02. Bras et avant-bras longs de 12 à 15 centimètres à peine. Les jambes ramassées sur les fesses sont cachées par l'abdomen. Un petit tabouret lui sort de siége et une chaise en bois, peu élevée, est sa table. Fœtus à 7 mois environ. Essai de délivrance au forceps.		1	
195	»	Décembre	Isabelle D.	SP. 0.054 SCG. 0.054 SCD. 0.054	1re		Sommet.	*Claudication par suite de tumeur blanche de l'articulation coxo-fémorale gauche. Enfant mort. Fonctionnement facile du forceps-scie, et sans aucune souffrance.*			1

									R	G	D
196	1873	Janvier	Catherine C.	0.070	1re		Sommet.	Le forceps plusieurs fois appliqué et employé avec violence a lâché prise. Organes génitaux tuméfiés, livides et d'une extrême sensibilité. Etat général qui accuse des *désordres profonds*. Sidération. *Aucun espoir.*	R.		
197	»	Janvier	Joséphine R. épouse J. D.	0.076	5e		Sommet.	(Les deux premiers accouchements terminés au forceps. Enfants morts-nés. Le 3e est venu mort à 8 mois et le 4e enfant a été amené vivant à terme, par le forceps). Travail régulier. Forceps employé en vain. Version. Arrêt de la tête.		1	
198	»	Février	Marie-Franc. C. ép. Henri L.	0.070	3e		Sommet.	(Enfants précédents mutilés). Claudication. Travail régulier. Forceps appliqué en vain.		1	
199	»	Avril	Hélène H. épouse Corn. V.	0.065	1re		Sommet.	Trois accoucheurs n'ont pas réussi à la délivrer. Crâne fœtal perforé. Un grand nombre d'applications du forceps ont été faites. *Déchirures multiples du col et du segment inférieur de l'utérus.* Sidération profonde. *Mort prochaine.*	R.		
200	»	Octobre	Jeanne-Cath. B.	0.070	re		Sommet.	Dilatation lente du col qui devient transversal ; ses lèvres se boursoufflent et se congestionnent. Grande anxiété de la patiente. Tentatives de version.			1
201	1874	Avril	Ferdinande W.	0.070	1re	2	Sommet.	Travail lent mais rien d'irrégulier. Utérus en obliquité antérieure. Grande indocilité de la femme. Version. Arrêt de la tête.		1	
202	»	Mai	Catherine V.	0.065	2e	2	Sommet.	Arrive de la campagne sur une charrette de paysan. Premier enfant né putréfié. Prostration, épuisement extrêmes par suite des nombreux essais qui ont été faits avec le forceps.		1	
203	»	Décembre	Elisabeth V.	0.065	1re		Sommet.	Douleurs modérées. Dilatation lente du col. Nervosisme. Eclampsie avec coma dès le premier accès.		1	
204	1875	Janvier	Madame A.	Rétrécie.	re		Sommet.	Rachitique. Travail long. Plusieurs essais avec le forceps. Meurtrissures multiples et gonflement douloureux des parties génitales.		1	
205	»	Mars	Brigitte C.		2e		Sommet.	Femme italienne. Ne peut fournir aucun renseignement sur son premier accouchement. Forceps inutile.		1	

									R	G	D
206	1875	Juin . . .	Catherine VH.		1ʳᵉ		Sommet.	Prolapsus du cordon. Forceps infructueux . . .			1
207	»	Septemb. .	Sch. ép. Ceul.		7ᵉ	2	Sommet.	(Cinq enfants tous vivants ; 1 mort-né extrait au forceps. En cas d'enfant mâle, travail laborieux chaque fois. Un seul garçon, plus grêle à sa naissance, a vécu. Lors d'un précédent accouchement la mère a été alitée pendant deux mois). La parturiente est exténuée ; douleurs abdominales incessantes ; gonflement traumatique considérable des organes génitaux externes ; saillie au dehors du bourrelet antérieur du vagin. Contusion des parties sous l'angle pubien. Éraillures du vagin. Ventre tendu, sensible à la pression. Levier et forceps plusieurs fois appliqués. Version reconnue impossible. Délivrance facile par le forceps-scie .			1
208	»	Septemb. .	Madame Wiel.	0.070	4ᵉ	1	Sommet.	(1ᵉʳ enfant né vivant après un travail des plus laborieux. La mère fut malade et alitée pendant trois mois. 2ᵉ enfant né mort, avant terme. 3ᵉ à terme (trélié). Cette 4ᵉ grossesse est à terme, enfant volumineux. Forceps employé en vain .		1	
209		Octobre . .	Victoire B.	Rétrécie.	1ʳᵉ	5	Sommet	Travail long. Écoulement prématuré des eaux. Col fibreux. Délivrance facile. Gangrène diphthéritique du vagin. Fistule vésico-vaginale .		1	
210		Octobre . .	Adelaïde L. épouse Pierre V.	Rétrécie.	2ᵉ		Pieds . .	(1ᵉʳ enfant mort-né). Extraction par les pieds. Arrêt de la tête . .		1	
211	»	Décembre .	Lambertine M.	0.065	3ᵉ	1	Pieds . .	(Premier enfant mort-né, extrait à l'aide d'instrument ; deuxième enfant, né mort à 7 mois). Sortie spontanée du tronc ; arrêt de la tête ; application du forceps. *Rupture vagino-utérine, péritonite*, sans espoir. R.	R.		
212	»	Décembre .	Ep. Vanden B.	0.043	3ᵉ	1	Sommet.	(Premier enfant mort-né ; deuxième : avortement) .		1	
213	1876	Janvier . .	Christine-M.-P. épouse F.-M.		2ᵉ	3	Sommet.	(Premier enfant mort-né) forceps vainement essayé à deux reprises		1	

Opérations du Dʳ Simon, de Liége (*Bulletin de l'Académie de Belgique*, 1851-1852, T. XI, nᵒ 1).

									R	G	D
214	1871	Février . .	Elisabeth D.	0.067	1ʳᵉ		Sommet.	Rachitique. Travail régulier . . .			1
215	»	Février . .	Joséphine B. épouse L.	0.080	4ᵉ	2	Sommet.	(Les 3 premiers accouchements terminés au forceps. Enfants morts). Tentatives infructueuses avec le forceps ; *larges déchirures du vagin* et du col. Est désespéré de la parturiente . . .	R.		
216	»	Mars . . .	Marie P.	0.075	1ʳᵉ		Sommet.	Rachitique. Prolapsus du cordon . .			1
217	»	Mars . . .	Hélène B.	0.065	2ᵉ		Sommet.	(Jusqu'à 16 ans n'a pu marcher qu'à l'aide de béquilles. Sa première grossesse s'est terminée à six mois, par l'expulsion d'un fœtus mort). Essai du diatrypteur par M. Didot. Tentatives vaines . .			1
218	»	Août . . .	Marie El. C.		6ᵉ		Sommet.	(1ᵉʳ enfant vivant ; 2ᵉ venu par le siège est mort ; 3ᵉ extrait mort au forceps ; 4ᵉ présentant les pieds est également venu mort). Commencement d'ostéomalaxie. Plusieurs applications du forceps ont été faites sans succès . . .			1
219	»	Octobre . .	Marguerite L. épouse L. C.	0.075	1ʳᵉ	3	Sommet.	(De 12 à 18 ans n'a plus su marcher). Forceps vainement essayé.			1

Opérations du Dʳ Guillery, de Bruxelles.

8 femmes dont 7 guéries et 1 morte. Parmi les guéries une n'avait que 45 millimètres de diamètre sacro-pubien et une autre, sur laquelle le forceps avait été appliqué deux fois, avait 68 millimètres. | 7 | 1

1 Opérée le 14 juillet 1852. — Marie P., épouse B., diamètre sacro-pubien 0.080 (opérée par le Dʳ Grandry, de Tilleur-lez-Liége). (Thèse de M. le Dʳ Guillery : *Dissertation sur la pelvimétrie et les différents modes de délivrance*, Bruxelles, 1855) . . . | 1

Communication sur la transforation ;

par le Dʳ Eᵤᵍ. Hubert, prof. à l'université de Louvain.

—

Messieurs, en venant exalter devant trois sections réunies du Congrès, l'instrument de son maître, M. Van Huevel, M. Hyernaux obéissait à un sentiment de reconnaissance qui l'honore et en défendant un instrument qui lui a rendu de grands services, et qu'il manie peut-être comme personne, il a usé d'un droit incontestable. Permettez que moi aussi j'obéisse à un sentiment filial et souffrez qu'en vous entrenant de l'embryotôme, inventé par mon Père, j'exprime une conviction et j'oppose à des faits heureux, des faits plus heureux encore.

Le forceps-scie date de 1842, mais la science a marché depuis lors ; l'embryotomie a fait des progrès et soutenir que l'instrument qui a été le meilleur à cette époque ne l'est plus aujourd'hui, ce n'est assurément attaquer ni une école qui a sa gloire, ni des personnes dont la science et l'habileté opératoire sont incontestées : *Amicus Hyernaux, — sed magis amica veritas.*

Certains enfants se trouvent devant les portes de la vie dans la même situation que les mauvais riches de l'écriture devant les portes du Ciel : le passage est absolument trop étroit et, pour les amener au jour, il faut ou les réduire de volume, ou élargir la voie insuffisante, ou en créer une nouvelle. En langage plus technique, la femme dont le bassin est considérablement rétréci se trouve, au terme de la grossesse, dans une situation qui n'a d'autres issues que la symphyséotomie, l'opération césarienne et l'embryotomie.

Je constate, sans le discuter, ce fait que le champ des deux premières opérations tend à se rétrécir de plus en plus et, qu'en général, l'embryotomie est la seule opération acceptée par la femme et la seule en faveur auprès des médecins.

Au commencement de ce siècle, l'embryotomie s'élevait à peine à la hauteur d'un art, tant les moyens de la pratiquer étaient primitifs. Aujourd'hui la science possède tout un arsenal d'embryotômes et est embarrassée du choix des méthodes.

La réduction du volume du crâne, la résistance *capitale* du fœtus, s'obtient d'une foule de manières : par *écrasement*, on comprime la tête dans de fortes pinces pour la faire éclater, c'est la céphalotripsie (1745-1829) ; par *morcellement*, écrasement, disjonction et arrachement des os, c'est le cranioclasme de Simpson ; par *section* de bas en haut au moyen d'une scie à chaînettes (Van Huevel 1842) ou bien de haut en bas au moyen d'une chaine d'écraseur (Joulin 1862) ou d'un fil métallique (Barnes 1869) ; par la *démolition* de la base dans le but d'obtenir l'effondrement de tout l'edifice crânien, c'est la transforation (Hubert 1858, Guyon 1866). Je vous demande MM. la permission de vous entretenir quelques instants de la transforation, la dernière venue, mais non la moins bonne des méthodes que je viens d'énumérer.

Rendre la tête du fœtus ductile de façon à ce que, sans danger pour la mère ; elle puisse se mouler dans le rétrécissement et le franchir sous l'effort des contractions utérines ou de légères tractions, tel est le but que mon Père se propose d'atteindre par sa nouvelle méthode.

Le sphénoïde est la clef de voûte de la boîte crânienne et mon Père avait dans le principe donné le nom de *sphénotripteur* à l'instrument par lequel il voulait l'attaquer. Mais il a bientôt renoncé à cette appellation, parce qu'elle avait engendré une idée fausse et fait croire à plusieurs praticiens que la destruction du sphénoïde était pour l'instrument une condition *sine quâ non* de succès. Or, comme nous pouvons le démontrer par des faits, il n'est pas indispensable que cet os soit

atteint; il suffit que l'instrument ait traversé les rochers des temporaux, ou même
un seul, pour que la tête s'affaisse sur elle-même et se laisse pousser ou entraîner
à travers des rétrécissements extrêmes. En effet, la base du crâne, qui mesure
70 millimètres, sera réduite à 4 centimètres par un passage de l'instrument et à

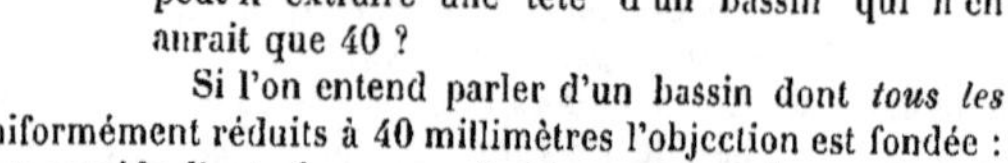

1 centimètre seulement si l'instrument la traverse
en deux endroits différents (fig. 1).

Je ne décrirai ni l'instrument ni la manière de
le mettre en œuvre, mais je m'offre, si cela peut
vous intéresser, MM., à faire devant vous des
expériences. Aucune présentation ou position du
crâne ne contrarie l'opération; les présentations
de la face et l'issue du tronc la favorisent. Permettez-moi de rencontrer immédiatement les deux
objections les plus sérieuses que j'ai entendu
émettre contre la méthode.

1re *Objection*. On nous a dit : l'instrument
fermé mesure 72 millimètres comment donc
peut-il extraire une tête d'un bassin qui n'en
aurait que 40 ?

Fig. 1.

Si l'on entend parler d'un bassin dont *tous les
diamètres* seraient uniformément réduits à 40 millimètres l'objection est fondée :
on n'a pas d'instrument capable d'entraîner un enfant à travers une bague. Mais il
n'existe peut-être pas d'angustie aussi absolue et dans le bassin le plus vicié, à
côté de diamètres plus étroits encore, on en rencontre presque toujours au moins
un plus large où le transforateur trouve à s'insinuer et à faire, son œuvre de
démolition. C'est ainsi qu'un bassin, impraticable pour le céphalotribe ou le
forceps-scie, peut ne pas l'être pour le transforateur, et nous avons extrait, *sans
difficulté*, des têtes de bassins dont les espaces sacro-cotyloïdiens étaient reduits
à 48, à 35 et même à 25 millimètres. (Voir tableau des Observ. ci joint) et d'où
il est impossible de retirer le forceps-scie fermé, même à vide.

2e *Objection*. Le crâne est habituellement fortement déjeté en avant; l'axe du
bassin est une ligne courbe et la tige du térébellum est droite.

La déviation du crâne, qui est une des principales sources des difficultés pour
le sciage et la céphalotripsie, contrarie beaucoup moins la transforation. En effet,
introduit comme le levier flamand, parallèlement aux pubis dont la *face postérieure est droite*, et le manche étant reporté en arrière, l'instrument peut toujours
être amené suffisamment en avant, pour pénétrer dans la voûte du crâne, la
base n'est pas accessible d'emblée, elle le devient bientôt par l'affaissement et
l'engagement spontané de la voûte ou par de légères tractions sur l'instrument
qui embroche la tête et peut modifier sa position. Les figures ci-jointes (fig. A et B)
montrent ce qui se passe en réalité et répondent à l'objection.

Un grand nombre de difficultés peuvent se présenter, isolément ou concurremment, à toutes les méthodes d'embryotomie mais,—qu'elles viennent ou de l'état
des parties molles, ou de l'état des parties osseuses, ou de l'élévation, la déviation
et la mobilité de la tête, — elles nous paraissent beaucoup plus faciles à surmonter
pour le transforateur que pour la céphalotribe et le forceps-scie. La transforation
a été faite à travers un col dont l'ouverture ne mesurait pas plus d'étendue qu'une
pièce de 5 francs (obs. 37) et qui n'aurait pas admis, sans se déchirer, les
2 branches du forceps-scie ou du céphalotribe. Qui ne voit, en outre, qu'il est
beaucoup plus facile de faire un trou dans une tête élevée, déviée et mobile que
de la saisir régulièrement entre deux branches symétriques? Or, le trou pratiqué,
la branche protectrice s'introduit toujours aisément, parce qu'elle n'a pas de place
préfixe dans le bassin et qu'au besoin elle peut, sans inconvénient, refouler de
côté la tête si elle lui faisait obstacle.

La pince de Baudelocque et le forceps de Van Huevel produisent instantanément tous leurs effets. Une tête transforée n'est ni réduite ni déformée, mais elle

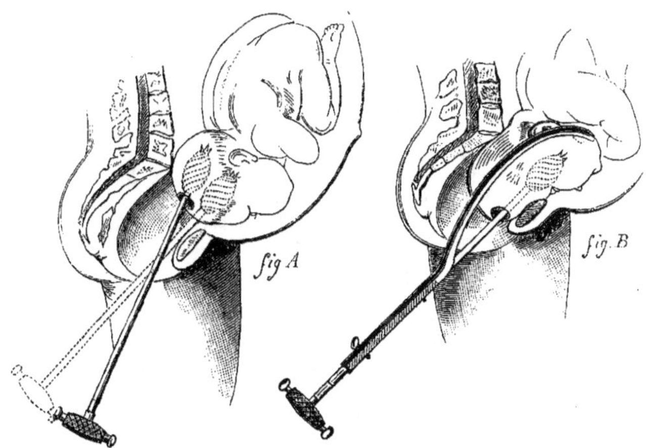

ne présente plus aucune résistance et sous de faibles pressions ou tractions (la
pression de deux doigts suffit pour appliquer les pariétaux l'un contre l'autre),
elle s'effondre et s'adapte au rétrécissement. Résiste-t-elle encore, ou le bassin est-
il très étroit, l'instrument est en place et plutôt que de se livrer à des efforts
toujours dangereux, on change un peu son point d'application et à côté du trou
existant, on en fait un second dans l'obstacle.

Après la transforation, l'extraction de la tête n'offre pas de dangers pour la
mère ; son expulsion peut être confiée à la nature ; il ne se produit pas d'esquilles
saillantes et toute résistance est détruite sans peine au moment où elle se constate.
En est-il de même pour le céphalotribe et le forceps-scie ?

Mais le céphalotribe est un détestable instrument d'extraction : dans 169 cas
dont on connaît tous les détails, il a échoué 51 fois, ou 30 fois sur 100 (Lauth) et
plutôt que de l'employer à faire des tractions, M. Pajot préfère le réappliquer
8, 10, 12 fois de suite !

Après le sciage du crâne, l'instrument amène parfois les deux segments, quelques fois un seul, d'autres fois aucun. Qui ne comprend, dans ces derniers cas, les
dangers de l'extraction, au moyen de pinces à dents de loup, à travers un col qui
peut être spasmodiquement contracté, à travers un vagin souvent irrité, d'un ou
de deux segments osseux à bords très tranchants et, si la tête a été bien saisie, de
27 à 30 centimètres de périmètre? Et ne croyez pas, MM., que nous exagérions
à plaisir, pour nous faire un triomphe facile. Voyons les faits. Dans les 37 obs.
de M. Van Huevel, on a dû recourir au crochet mousse ou à la pince à dents de
loup 4 fois; l'extraction est mentionnée comme plus ou moins difficile 5 fois ;
comme difficile 1 fois; comme très-difficile 2 fois; comme d'abord impossible
1 fois; comme définitivement impossible 1 fois : les détails manquent complètement 10 fois. Dans les 6 faits de Simon (de Liége), le forceps-scie amena les
2 segments *une* fois; les mains suffirent pour les extraire 1 fois ; il fallut recourir
aux fortes pinces 3 fois ; aux pinces d'abord, puis au forceps 1 fois. Willems et
Coppée ont dû recourir au levier; M. Hyernaux, à la version au moins 1 fois,
et M. Wasseige, 2 fois. Mon Père n'a réussi qu'une fois à amener les deux seg-

ments par l'instrument, il a dû recourir aux tenettes 1 fois, à la version 2 fois.

Tout n'est donc pas dit après la section du crâne, et le véritable danger de l'opération commence à l'extraction. L'avons-nous exagéré, ce danger? Mais dans les 150 observations de sciage du crâne que nous connaissons, nous trouvons que 26 femmes sur 100 ou (1 sur 4) ont éprouvé des accidents puerpéraux à la suite de leur délivrance! Et encore comptons-nous comme ayant eu des couches normales des femmes signalées sous la rubrique *guérison prompte, convalescence complète, sortie au 10ᵉ jour*, etc., et que notre honorable secrétaire, M. Feigneaux, nous a montrées comme ayant réclamé un traitement antiphlogistique.

Nous pourrions pousser plus loin le parallèle entre le forceps-scie, le céphalo-tribe et le transforateur : au point de vue de leur *application* et de ses *difficultés*, du *jeu de l'instrument*, de l'extraction de la tête, du moment d'agir, des dangers auxquels ils exposent, et des limites de leur emploi, la comparaison mettrait en évidence la supériorité de la transforation. Mais ce parallèle complet a été fait déjà et nous préférons ici laisser la parole aux faits, qui sont la véritable pierre de touche de l'excellence d'une méthode.

Nous vous livrons nos observations résumées dans un tableau synoptique : puis après ce tableau nous vous en donnerons un autre où seront mis en regard les résultats ou le bilan des trois méthodes et il vous suffira d'un coup-d'œil pour juger de leur valeur relative.

OBSERVATIONS DE TRANSFORATIONS.

NUMÉROS.	OPÉRATEURS ET DATE.	ÉTAT CIVIL ET ANTÉCÉDENTS.	ACCOUCHEMENTS ANTÉRIEURS.	BASSIN ET FŒTUS.	PRÉSENTATION.	MARCHE DU TRAVAIL ET OPÉRATIONS TENTÉES.	OPÉRATIONS.	RÉSULTATS.	REMARQUES.
1	L. J. Hubert. 22 janv. 1861.	Marie X. 30 ans, primipare à terme		Diamètres : sacro-pub. 69 bis-ischiat.69 fœtus moyen.	Sommet.	En travail depuis 96 h. Le Dr X. a tiré pendant des heures sur le forceps. Déchirures du col. État misérable. Peau froide ventre douloureux, vomissements. Organes tuméfiés et bleus.	Transforation facile, 3 trous dans la base. Extraction très-facile.	L'état grave s'amende, la malade paraît rétablie mais il survient une phlébite. Mort le 25e jour.	La transforation n'est évidemment pour rien dans la mort de cette femme.
2	L. J. Hubert et Dr Tielemans de Tervueren. 11 juil. 1861.	X... 38 ans, primipare à terme. Grossesse gémellaire.		sacro-pub. 80 1er fœtus putride. 2e poids moyen.	1er sommet. 2e face en M. T. G.	Durée 7 jours. Premier fœtus amené au forceps. Spasme utérin femme épuisée. Organes tuméfiés et douloureux.	Transforation facile. Extraction très-difficile de la tête et du tronc à cause du spasme. Retention du 1er placenta pendant 4 jours et du second pendant 11 jours.	État satisfaisant à la 3e semaine phlébite suivie de mort le 40e jour.	Même remarque que plus haut.
3	L. J. Hubert et Doct. Van Weddingen. 30 nov. 1862.	Madame J. primipare à terme. Très-petite. Profondément rachitique.		Diam. sacro-pubien. 54 millim. enfant moyen	Sommet.	Durée 3 jours version difficile.	2 trous dans la base. la tête est expulsée spontanément.	Guérison, couches normales.	Forceps-scie ou céphalotribe eussent été impossibles à placer. La transforation fut facile.
4	L. J. Hubert. 23 janv. 1863.	Paysanne à terme pour la septième fois.	Cinq enfants morts pendant le travail, un seul a vécu quelques jours.	75 à 80 millim. Enfant moyen	Face en position. M. C. G.	Durée 12 h. Cordon prolabé.	2 trous dans la face, extraction très-facile.	Guérison, couches normales.	
5	L. J. Hubert. 27 avril 1863.	Marie Mai.. 24 ans, primipare à terme. Profondément rachitique.		54 millim. ligne sacro-cotyloidienne droite très-courte. Enfant moyen.	Sommet fort dévié.	Durée 26 h. Version très-difficile.	Première transforation. Arrachement du tronc. Essai de céphalotribe qui dérape. 2e transforation, 3 trous dans la base. Extraction facile.	Guérison malgré un abcès pelvien guéri au bout de 6 semaines.	
6	L. J. Hubert et docteur X. 1863.	Femme P. rachitique à terme d'une 3e grossesse.	2 accouchements très-laborieux au forceps. Enfants morts.	80 millim. Enfant de plus de 4 kil.	Sommet. O. I. D. T.	Durée 48 h. Le Dr X. place le forceps qui glisse. Cordon prolabé.	1 trou dans la voûte, 2 dans la base. Extraction très-facile.	Guérison, couches normales	
7	L. J. Hubert. mai 1864.	Femme Tossyn. 34 ans à terme primipare. Taille 1.05 m. bosses partout.		sacro-pubien 60 millim. sacro-cotyl. gauche 35mm. sacro cotyl. droit 65 mm. bisischiat 71 millim. (Dimensions vérifiées plus tard).	Sommet. O. C. G. Enfant moyen.	Durée 48 h. Cordon prolabé.	1 trou dans la voûte. 2 dans la base et 1 dans l'occiput. Tête expulsée spontanément. Tractions sur le tronc.	Guérison, couches naturelles, parfaites.	Le forceps-scie à vide ne peut être retiré du bassin. Transforation facile et expulsion spontanée du crâne malgré un rétrécissement de 35 mm.
8	L. J. Hubert. octobre 1864.	Jeanne Abb. primipare à terme rachitique.	1er accouchement très-laborieux par les pieds. Enfant mort.	73 millim. Enfant moyen	Sommet. O. I. D. P.	Durée 2 jours. Essais de forceps puis de levier.	1 trou dans la voûte, 2 dans la base. Ergot de seigle. Expulsion naturelle.	Guérison, couches naturelles.	

9	L. J. Hubert et Drs X, Y et Z. mars 1865.	Mme Vander G. primipare à terme.		73 millim. dimensions vérifiées plus tard sur squelette.	Sommet. O. I. D. P. Enfant très fort.	Durée 3 jours. Drs X, Y et Z font 7 ou 8 tentatives de forceps. Col déchiré. Organes chauds et gonflés.	1 trou dans la voûte, 2 dans la base. Attente puis extraction facile par le forceps.	Guérison, couches normales.	
10	L. J. Hubert. octobre 1865.	Mar. Gysb. 11e grossesse à terme	8 morts-nés 2 enfants survivants expulsés avant terme.	72 millim. enf. énorme.	Front.	Durée quelques heures. Cordon prolabé. Hémorrhagie.	3 trous dans la face. Extraction très-facile.	Guérison, couches normales.	
11	L. J. Hubert. mars 1866.	Cath. Mom.. primipare à terme, taille 1.26 m.		55 millim. enfant fort.	Sommet. O. I. G.	Durée 2 jours.	1 trou dans la voûte, 4 dans la base. Extraction facile du crâne. Tractions fortes sur le tronc.	Guérison, couches normales.	
12	L. J. Hubert. mars 1866.	A. Nouv.. primipare à terme rachitisme profond		58 millim. enfant moyen.	Sommet O. J. D. T.	Durée 2 1/2 jours. Pouls fréquent. Débridement du col	1 trou dans la voûte, 6 dans la base. Extraction facile sauf pour le tronc.	Guérison, couches normales.	
13	L. J. Hubert et Heyerneaux de Bruxelles. 12 juill. 1866.	Primipare à terme.		65 millim.	Sommet.	Ouverture du col = 5 centim. spasme utérin surtout du segment inférieur.	1 trou dans la voûte, 4 dans la base. Extraction du crâne et tronc retardée par l'état tétanique du segment inférieur.	Id. et sortie de l'hospice le 9e jour.	Malgré le spasme toute l'opération ne dure que 24 min. le sphénoïde n'était pas atteint.
14	Prof. Wasseige de Liège. mars 1866.	Elise L. 25 ans, primipare à terme rachitique.		75 millim. enfant moyen.	Tronc.	Un jour et demi. Cordon prolabé	1 trou dans la voûte, 2 dans la base. Extraction facile.	Guérison, couches normales.	
15	Prof. Wasseige de Liège. novem. 1866.	Ch. V. bipare à terme.	1er accouchement terminé par le forceps-scie.	60 millim. bassin obliqu ovalaire.	Sommet.		Une seule transformation, forceps-scie et extraction par les tenettes.	Guérison après mérite.	Nous regrettons que M. Wasseige n'ait pas terminé l'opération par la transforation seule.
16	L. J. Hubert et Dr Van Hoebroeck. décemb. 1866.	Madame G. 6e grossesse à terme rachitique.	5 accouchem. laborieux, 5 enfants morts nés.	75 à 80 mil. enfant fort.	Sommet. O. J. G. P.	36 h. Le forceps a été essayé en vain.	1 trou dans la voûte, 4 dans la base. Extraction facile.	Guérison, couches normales.	
17	L. J. Hubert. avril 1867.	Femme de Lubbeck bipare à terme rachitique. Tumeur blanche et fracture de la cuisse.	1er accouchement : les tractions sur le forceps amènent une fracture du bassin.	76 millim. sacro-cotyl. droite 25 mm. gauc. 48 mm. diamètre bisiliaq. 65 m. bassin en cœur de carte.		32 h. On a essayé le forceps. État grave, extrémités froides, ventre douloureux.	1 trou dans la voûte, 6 dans la base. Tractions très-modérées amènent la tête. Tractions très-énergiques sur le tronc.	Mort le 5e jour par péritonite.	Opération faite in extremis l'extraction du crâne est très-facile quoique le forceps-scie ne puisse pas être retiré à vide du bassin.
18	L. J. Hubert. mars 1868.	Th. Welken.. bipare à terme.	1er enfant expulsé putride avant terme.	70 millim. enfant moyen.	Tronc.	24 h. Version très-difficile puis spasme du col sur le cou, même le levier ne passerait pas.	2 trous dans la base, 1 dans la voûte. Extraction facile.	Guérison, couches normales.	
19	L. J. Hubert et Eug. Hubert. mai 1868.	M. Vander G. 4e grossesse à terme.	1er accouchement, voir observat. 9, 2e et 3e forceps et morts nés.	73 millim. enfant fort.	Tronc.	Version extérieure. Cordon prolabé.	4 ou 5 trous dans la base. Extraction facile.	Guérison, couches normales.	
20	Dr A. Reynaert, à St. Nicolas. juin 1868.	J. De W... 32 ans, 5e gr. à terme.	4 accouchem. artificiels laborieux, 4 morts-nés.	75 millim.	Sommet.	32 h. Essai de forceps.	1 trou dans la voûte, plusieurs dans la base. Extraction facile.	Guérison, couches normales.	

21	L.J. Hubert et Eug. Hubert. décemb 1868.	A. Van Horen primipare à terme.		75 millim. enfant volumineux.	Sommet. O. T. G.	72 h. État très-grave, pouls 120, extrémités froides.	1 trou dans la voûte, 4 dans la base, la tête vient facilement. Arrachement des 2 bras, ponction et écrasement par le céphalotribe du ventre météorisé.	Mort dans les 24 heures.	Opération faite in extremis. Transforation et extraction du crâne facile. Extraction du tronc extraordinairement laborieuse.
22	Eug. Hubert décemb. 1870. 5e grossesse à 8 1/2 mois.	M. Vander G.	Voir obs. 9 et 19.	73 millim.	Pelvis en masse.	Quelques heures. Extraction du tronc pénible.	Une seule transforation. Extraction très-facile.	Guérison, couches normales.	
23	L.J. Hubert et Eug. Hubert. juin 1871.	Th. Wilken 3e grossesse à terme.	Voir obs. 18.	70 millim. enfant fort.	Sommet.	En travail depuis 4 jours. Vomissements. État grave.	1 trou dans la voûte, 3 dans la base. Extraction facile.	Guérison, couches normales.	
24	L.J. Hubert et Eug. Hubert. mars 1872.	V. Pillet, 13e grossesse à terme.	11 accouch. laborieux, 11 morts-nés, 1 enfant né à la maternité à 7 mois survit.	75 millim. enfant fort.	Sommet.	24 h. Essai de forceps. Version.	2 trous dans la base. Extraction facile.	Guérison, couches normales.	A la 14e grossesse: version extérieure, accouchement provoqué à 7 1/2 mois. Enfant expulsé vivant.
25	L.J. Hubert et Eug. Hubert. Dr Van Weddingen. avril 1874.	Vander G. bipare à terme rachitique.	1r enfant putride, accouchement très laborieux.	75 millim. enfant fort.	Sommet.	3 essais de forceps. Version. Tractions énergiques.	2 transforations puis extraction facile.	Guérison après métrite de quelques jours.	
26	Dr F. Ausloos, Louvain. 1874.	Ph. Struif.. taille, 1.25 m. primipare à terme rachitique.		55 millim. enfant moyen.	Sommet. O. T. G.	Essais de forceps.	Une transforation attentée, 1 heure puis extraction facile.	Guérison, couches normales.	

27	Dr A. Quinet de Gilly.	Femme P. 30 ans, 4e gr. à terme.	3 accouchem. très-labor.	80 millim. enfant tr fort.	Sommet.	48 h. 3 essais de forceps.	2 trous dans la base. Extraction très-facile.	Guérison, couches normales.	
28	Dr Quinet et X	Femme Ben.. 5e grossesse à terme.	4 acc. très-laborieux. 4 morts-nés.	75 millim. enfant moyen	Sommet.	56 heures. Plusieurs essais de forceps. État grave.	3 trous dans la base. Extraction facile.	Guérison, couches normales.	
29	Dr A. Quinet.	Fem. Berthe bipare à terme.	Enf. putride évalué 70 m. amené au forceps. État grave pendant 6 sem.	enfant fort.	Sommet.	24 h. Cordon prolabé, 2 essais de forceps.	Transforation en 5 minutes. Extraction facile.	Guérison, couches normales.	
30	Dr A. Quinet.	Femme Balthazar. 5e grosse à terme.	4 accouc. très-laborieux. 2 morts-nés.	80 millim. enfant tr.fort.	Sommet.	48 h. 4 essais de forceps. État fébrile.	Transforation et extraction tr.-rapide.	Guérison au 15e j. après péritonite.	
31	Dr Hannoteau fils (Gilly).	Femme X.		75 à 80 mill.		Essais de forceps.	Transforation et extraction facile.	Guérison, couches normales.	
32	Hannoteau fils.	Femme Y.		75 à 80 mill.		Essais de forceps.	Transforation et extraction facile.	Guérison, couches naturelles.	
33	Dr Cousot (Dinant). Dr X. Y. Z.	Femme X. 32 ans, primipare à terme.		70 millim. enfant fort.	Sommet.	15 h. Essais de forceps, déchirure du périnée, tentatives prolongées du version.	Première transforation malfaite. Seconde mieux réussie. Tractions énergiques.	Guérison, accidents inflammatoires et fistule guéris.	
34	L.J. Hubert. 13 juill. 1873.	Alb. Bodart, primipare à terme terme rachitique.		72 à 75 mill. enfant fort.	Sommet.	15 h. Version parce que la tête est très-élevée, déviée et mobile.	1 trou dans la base. Extraction facile.	Guérison, couches naturelles.	

35	L. J. Hubert. septem. 1874.	Ep. Schiv.. rachitique, 3e gr à terme.	2 accouchem. laborieux. Version. 2 morts-nés.	75 à 80 mil. enfant fort.	Sommet. O. T. G.	48 h. Après l'écoulement des eaux.	2 trous, durée opération et extraction .15 mois.	Guérison, couches normales.	
36	Dr Barthels de Bruges et Dr X. septem. 1874.	Femme Math. primipare à terme profondément rachitique.		70 millim. enfant fort 3700 gr. sans cerveau.	Sommet. O. T. D.	36 h. Tentatives multipliées le forceps, femme épuisée.	2 trous dans la base. Transforation et extraction très-facile en 10 minutes.	Guérison, couches normales.	
37	Dd A. Quinet. avril 1875.	Primipare à terme, 30 ans, houilleu-e.		du pubis à dernière vertèbre lombaire 58 mil. diam. sacro-pubien 60ᵐᵐ espace sacro-cotyl g. 42ᵐᵐ id, dr. 50ᵐᵐ	Sommet. O. T. D.	86 h. Tétanos utérin. Perforation à travers un col large comme une pièce de 5 francs.	3 ou 4 trous dans la base, pas de tractions, tête expulsee spontanément. Tractions très-violentes à 2 pour engager le thorax puis le pelvis.	Quelques frissons et diarrhée qui cèdent. Au 10e jour pneumonie et mort le 17e.	L'état du bassin et du segment inférieur de l'utérus aurait rendu impossible l'application du céphalotribe ou du forceps-scie. La tête se moule et sort spontanément.
38	A. Quinet et Hannoteau père. mai 1875.	Femme Paq. 26 ans, houilleuse, 1re gr. à terme.		65 millim. enfant 4 kilog. sans le cerveau.	Sommet.	16 h. Deux essais de forceps. Cordon prolabe	3 trous dans la base. Expectation. Extraction au forceps.	Guérison, couches normales.	
39	Dr G. Otten Herenthals. mai 1875.	Ep. Egg. primipare à terme, taille 1.40 m.		65 millim. enfant moyen.	Sommet.	36 heures. Cordon prolabe. Application du forceps difficile. Tractions prolongées.	2 trous dans la base. Extraction au forceps. Tractions énergiques sur le tronc.	Guérison, couches normales.	
40	Dr F. Ausloos Louvain. août 1875.	Bipare à terme, 1.35ᵐ rachitique.	Voir obs. 26.	55 millim. enfant moyen.	Sommet.	24 h. Essai de forceps.	Deux transforations, quelques tr.-légères tractions dégagent la tête.	Guérison, couches normales.	
41	D J. Hubert. Mons.			95 millim.	Epaule-bras sorti.	Essai de version, épaule un peu refoulée. Forceps.	1 trou dans la voûte, 3 dans la base. Extraction facile.	Guérison.	

EN RÉSUMÉ : 41 observations { 5 morts . . . . . , . 12, 19 p. c.
                             { 56 guérisons . . . . . . 87, 80 p. c.

Dans les vices EXTRÊMES du bassin (moins de { 2 morts . . . 15, 38 p. c.
66 millimètres) : 13 cas.   { 11 guérisons . . 84, 61 p. c.

Dans les vices MOYENS (66 millim. et plus) 28 cas { 5 morts . 10, 71 p. c.
                                                  { 25 guérisons, 89, 28 p. c.

RÉSULTATS COMPARÉS.

1° En ne tenant pas compte des dimensions du bassin.

	CÉPHALOTRIBE. 235 cas (1) :	FORCEPS-SCIE. 130 cas :	TRANSFORATEUR. 41 cas :
Morts	34, 46 p. c.	22, 30 p. c.	12, 19 p. c.
Accidents puerpéraux . . .	20, 42 p. c.	26, 15 p. c.	12, 19 p. c.
Couches normales	45, 12 p. c.	51, 52 p. c.	75, 60 p, c.

2° Dans les vices moyens du bassin (66 à 80 millim.)

	CÉPHALOTRIBE. 46 cas :	FORCEPS-SCIE. 50 cas :	TRANSFORATEUR. 28 cas .
Morts	26, 08 p. c.	22 p. c.	10, 71 p. c.
Accidents puerpéraux . . .	21, 73 p. c.	30 p. c.	10, 71 p. c.
Couches normales	52, 17 p. c.	48 p. c.	78, 57 p. c.

3° Dans les vices extrêmes (moins de 66 millim.)

	CÉPHALOTRIBE. 24 cas :	FORCEPS-SCIE. 33 cas :	TRANSFORATEUR. 13 cas :
Morts	54, 16 p. c.	18, 18 p. c.	15, 38 p. c.
Accidents puerpéraux . . .	8, 33 p. c.	33, 33 p. c.	15. 38 p. c.
Couches normales	37, 51 p. c.	48, 48 p. é.	69, 23 p. c.

Je ferai remarquer que si j'adoptais la manière de compter de M. Hyernaux,
et si, comme lui, je mettais de côté les cas où la femme a été opérée *in extremis*
et où sa mort ne peut pas, équitablement, être mise sur le compte de l'opération, j'arriverais comme lui non pas à un chiffre de mortalité de 8 p. c. mais à
0 *pour cent*. Le transforateur dans nos mains n'a jamais blessé une femme et
pour extraire la tête, nous ne nous sommes jamais livrés à des tractions de moitié
aussi fortes que celles qu'on exerce tous les jours sur le forceps appliqué dans un

---

(1) 192 cas rapportés par Lauth auxquels nous avons ajouté 43 cas de céphalotripsie
pratiquée par M. Braun, de Vienne.

bassin régulier. De quel instrument peut-on en affirmer autant ? Je termine cet entretien par les conclusions suivantes que je suis prêt à démontrer :

1° La transforation est toujours possible là ou le sciage du crâne est praticab le;

2₀ la transforation est encore possible dans certains bassins où le sciage ne l'est plus (bassins asymétriques, en cœur de carte, etc.);

3° Elle peut se pratiquer plutôt que le sciage du crâne ;

4° Elle est plus facile pour l'accoucheur ;

5° Elle est moins douloureuse et surtout moins dangereuse à subir pour la femme ;

6° Elle permet d'abandonner l'expulsion du fœtus à la nature ou de procéder immédiatement à son extraction ;

7° Les résultats qu'elle a fournis jusqu'ici sont beaucoup plus heureux.

Atrésie congénitale vulvo-vaginale, compliquée d'absence du vagin inférieur, d'imperforation du vagin supérieur, ainsi que d'imperforation de l'utérus, avec hématomètre, hématosalpinx et hématoposthé.

Nouvelle méthode opératoire, par le Dr Houzé, père.

—

Mouscron, le 14 février 1872, une dame vient me consulter pour une demoiselle absente : elle a 19 ans, est atteinte d'amenorrhée complète ; depuis l'âge de 13 ans, elle éprouve chaque mois des douleurs hypogastriques avec tuméfaction progressive du ventre.

La liste est longue des médicaments et des moyens qui ont été tentés ; on me demande un remède, que je refuse avant de connaître la maladie ; je déclare qu'il y a probablement une occlusion complète des voies génitales et qu'on ne peut s'en assurer qu'à l'aide d'une exploration.

Le 19 mars, cette dame revient avec la malade, sa nièce et la mère de celle-ci, moidemoiselle C. W. ; elle est assez grande, d'une charpente irréprochable ; la peau est d'un gris jaune mat, les yeux sont fortement cernés, les cils, les sourcils très accusés, forêt de cheveux noirs et crépus ; depuis l'âge de 13 ans jusqu'aujourd'hui, elle présente les caractères apparents de la nubilité et elle éprouve chaque mois tout ce qui appartient au molimen menstruale ; d'année en année, de mois en mois, ce molimen, avec tout son cortége, est plus long et plus pénible ; le ventre grossit toujours, et depuis quelques temps, les douleurs sont subintrantes; elles envahissent tout l'appareil génito-urinaire avec ses annexes. L'inappétence, les nausées, les étouffements, la préfocation utérine, la dyspnée, l'insomnie, le découragement se sont en quelque sorte développés parallèlement à une tumeur ventrale considérable, que l'on sent à travers les vêtements et qui simule un utérus gravide.

L'exploration complète permet de constater : une énorme tumeur abdominale multilobée, ovoïde, descendant derrière le pubis et s'élevant jusqu'à un centimètre de l'ombilic. Le buste et les membres sont d'une très belle conformation, les seins sont bien développés, le système pileux est abondant, le clitoris est tout à fait normal, ainsi que les grandes lèvres, le méat urinaire (qui est peut-être un peu bas) et l'anus ; mais les petites lèvres sont rudimentaires et il y a absence complète d'orifice vulvo-vaginal : l'ellipse comprise entre l'arèthre, l'anus, et les grandes lèvres écartées, est déprimé, glabre, lisse, poli, dur, solide, sans rénitence, sans point bombé et saillant. Cet espace a la couleur de la peau ; vers son centre, on découvre un partie plus rose, de cinq millimètres, très légèrement moite et présentant au toucher une sensation singulière, qui rappelle la peau mégissée.

Diagnostic : atrésie vulvo-vaginale, qu'il ne faut pas confondre avec l'atrésie hyménéale.

Au delà de cette imperforation externe, y avait-il un vagin, perforé ou non ? et l'utérus lui-même était-il perforé ? Poursuivons :

Une sonde d'homme est introduite dans la vessie, l'index droit, plongé dans le rectum, va à la rencontre de la sonde, tenue de la main gauche ; on sent qu'ils ne sont séparés que par l'épaisseur du rectum et de l'urèthre, qui paraissent soudés et ne présentent rien qui rappelle le vagin ; en refoulant par la pression le plancher périnéal et en dirigeant l'index en haut, on perçoit parfaitement un segment de sphère, égal à une petite tête de fœtus, qui comprime la vessie ; la sonde ne peut pénétrer dans celle-ci qu'en suivant une trajectoire fortement coudée.

Deuxième diagnostic : acolpie (absence de vagin) et atrétométrie (imperforation de la matrice) ; on verra plus loin comment le dernier diagnostic a dû être modifié.

Ce premier examen avait fatigué la malade et je n'avais pu terminer l'exploration notamment dans tout ce qui était relatif aux tumeurs, à leur mensuration externe ; j'expliquai la situation nettement et fis comprendre la nécessité d'une consultation avant une opération dont j'affirmai dès lors l'urgence.

Le 20 *mars.* Le lendemain, M^r le professeur Tirifahy et moi, nous examinâmes la malade qui fut explorée d'une manière aussi attentive que complète par ce confrère autorisé ; ses conclusions furent rapides, catégoriques et formulées *stante pede* ; et comme elles étaient conformes aux miennes en indiquant la nécessité inévitable d'une opération, l'espoir, la confiance, et la résolution s'éveillèrent chez cette intéressante et malheureuse demoiselle.

26 *mars.* Mlle W., qui habite les environs de Charleroi, vient se fixer à Bruxelles avec sa mère pour subir l'opération et le traitement ; je suis appelé pour prendre mes dernières dispositions. La malade étant placée comme pour l'exploration, au spéculum, en face d'une belle lumière, deux aides tiennent les cuisses. J'applique dans la vessie la sonde que je confie à la mère, j'introduis l'index gauche dans le rectum, j'appuie l'index de la main droite sur la petite tache rosée de l'éllipse interlabiale, décrite plus haut, sous l'uréthre, je pousse fortement l'ongle placé horizontalement vers le sommet du triangle urethro-anal, entre la sonde et l'autre index. La douleur est vive, le derme s'allonge et semble coiffer mon doigt, puis il s'éraille ; je retire l'autre doigt du rectum et je réunis les deux index, pulpe contre pulpe, en rapprochant les ongles et en constituant ainsi un coin armé, très puissant, que je pousse avec force dans la petite excavation déjà formée et la perforation du derme se produit ; j'y introduis l'index droit, le gauche étant dans le rectum ; je rencontre un tissu assez dur, élastique ; en pressant fortement, je sens comme des brides linéaires diversement intriquées qui se brisent, sous le doigt que serre fortement l'anneau dermique; quelques gouttes de sang à peine ont coulé, la douleur est très intense. Je me sens emporté, mais je me rappelle que je suis seul et je place un morceau d'éponge à la ficelle dans cette excavation, pour garder et agrandir cette petite conquête.

27 *mars.* Je m'adjoins le docteur Arthur Houzé, mon fils aîné, qui ne me quittera plus ; je parlerai plus loin d'un dilatateur canaliculé, qu'il a imaginé pour notre malade.

Possesseur de presque tout ce qui a été imprimé sur les atrésies depuis l'époque mythologique jusqu'à l'époque contemporaine, j'ai voulu choisir le procédé qui me paraissait le plus efficace. Je n'en ai choisi aucun ; mais je me suis rapproché d'Amussat, dont je suis le plagiaire dans la première partie de l'opération, mais au delà duquel j'ai osé marcher, dans la dernière. J'ai employé exclusivement la méthode de divarication, qui écarte les fibres sans les diviser ni les piquer. Dans ce cas, mon instrument principal a été un brunissoir, outil dont se servaient, il y a quarante ans, les graveurs de musique sur étain. Ce changement de destination est bizarre, mais il est bon. Revenons à la malade.

Après avoir constaté ce qui précède, nous faisons, mon fils et moi, une étude qui nous fournit les données suivantes : nous prenons acte de la tumeur trilobée abdominale touchant presque l'ombilic, rappelant une grossesse de six mois environ. Le lobe du milieu est le corps de l'utérus, les lobes latéraux, plus bas, rappellent des cornes de bélier, à convexité supérieure ; ce sont les trompes ; en dessous de la corne droite se trouve une petite tumeur mobile, c'est l'ovaire droit.

En mesurant extérieurement la distance qui s'étend de la vulve à l'extrémité supérieure du fond de l'utérus, on trouve 18 centimètres.

En prenant, à l'aide de l'hystéromètre, introduit dans le rectum, la distance de l'anus à la tumeur que nous supposons être le segment inférieur de la matrice, on trouve 5 centimètres. En tenant compte d'un centimètre pour l'épaisseur des téguments, on trouve : hauteur de l'organe gestateur $= 18$ centimètres $-$ $(3 + 1) = 14$.

La distance entre l'anus et le méat urinaire est de 45 millimètres.

Je dessine, pour faciliter l'intelligence du récit, une figure schématique.

Revenons à notre deuxième étape opératoire : mon fils introduit dans l'urèthre une sonde de zinc à laquelle il donne la forme, très commode ici, d'une S majuscule ; j'introduis l'index gauche dans le rectum et je dissèque avec l'ongle de l'index droit, qui se ramollit et que je remplace par mon divaricateur, le tissu conjonctif qui réunit l'urèthre et le rectum, et je parviens à ce que nous croyons être le segment inférieur de la matrice ; il y a eu beaucoup de douleur. — Application d'éponge préparée, moins gros que le petit doigt et de 5 centimètres de longueur. Bains de siége, nourriture légère, position horizontale.

28 *mars.* Continuation de nos efforts pour décoller la coalescence de l'urèthre en avant, du rectum en arrière, de l'utérus en haut. Ce décollement s'opère peu à peu. — Séance du soir : continuation des efforts pour désouder les trois organes ; nous cherchons en vain le col utérin ; une sonde en gomme élastique, introduite par notre canal artificiel, glisse derrière la masse utérine et pénètre facilement à 8 centimètres, ce qui nous étonne beaucoup et nous effraie un peu. — Éponge préparée.

29 *mars.* Introduction de l'hystéromètre dans le pertuis rétro-utérin, parcouru hier ; recherche du col, rupture de quelques fibres conjonctives vers le cul du sac antérieur qui semble en voie de formation. — Spéculum, qui montre la paroi zébrée du vagin artificiel ; l'utérus descend un peu ; éponge préparée.

30 *mars.* Un sphincter vaginal paraît se former ; les douleurs étant très vives, nous prescrivons pour le jour des irrigations continues d'eau légèrement belladonée, à l'aide de mon pessaire à double courant. — Le soir, éponge que je fais préparer au beurre de cacao, bien préférable dans ce cas, plus doux et plus fusible.

Mon pessaire-éponge, à double courant, est composé de deux tubes jumeaux en gutta-percha, en porcelaine, etc., auxquels on fixe solidement une éponge d'un côté ; aux deux extrémités externes de ces petits tuyaux, on adapte deux longs tubes en caoutchouc ; l'un des deux emprunte à un vase placé plus haut l'eau afférente au vagin, l'autre tube s'empare de cette eau qu'il transporte plus bas dans un vase.

31 *mars.* L'adhérence métro-cystique paraît céder à gauche ; irrigations continues. — Mèches la nuit.

1ʳ *avril*. Même état, même prescription. — Nous notons ici que depuis que le vagin est créé, quand on y introduit le doigt, on provoque un phénomène semblable à celui des douleurs puerpérales : efforts d'expulsion, abaissement de la masse utérine. Cette singulière similitude a été signalée déjà, notamment par Geoffroy St-Hilaire (1).

***Du 2 au 7 avril*,** rien de particulier; seulement on croit découvrir derrière la masse utérine un petit bourrelet qui rappelle la possibilité d'un orifice obturé. Le spéculum montre que le vagin se rapproche de l'aspect normal. — Un peu de liquide sanieux s'est écoulé par le tube efférent du pessaire.

LÉGENDE :

A. Orifice de l'urèthre.

B. Triangle uréthro-anal.

B'. Anus.

C. Point de jonction de l'*utérus*, du rectum et de la vessie, soudés entre eux.

D. Utérus montant jusqu'à l'ombilic, rempli du sang menstruel accumulé depuis 7 ans (hématomètre).

X. Poche coiffant l'utérus, faisant corps avec lui, pleine de sang comme la matrice, et que j'appelle poche préputiale : hématopothè (cette poche est le vagin supérieur de l'embryogénie).

E. Trompe gauche remplie de sang. La trompe droite est remplie du même liquide (Hémato-Salpinx).

F. Rectum. — La ligne que l'on conduirait de B en K représente un espace rempli de tissu cellulaire où devait se trouver la partie inférieure du vagin absent (Acolpie). C. H. ligne courbe indiquant l'adhérence du rectum et de la matrice, médiatement (interposition de la poche).

K. Indique le point où la divarication a été entamée.

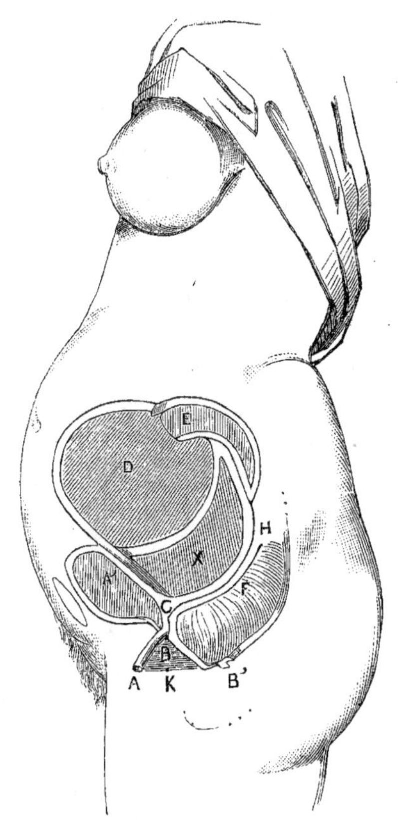

***Du 8 au 15 avril*.** Onction, de l'abdomen, devenu sensible avec une pommade bromo-belladonée, qui enlève cette sensibilité. Pas de changement; on continue les mêmes remèdes; un peu de fétidité se produit, qui est détruite aussitôt par l'eau phéniquée au 100ᵉ, en injections.

16-17 *avril*. La malade s'impatiente. Mon fils découvre, à 5 centimètres de la

---

(1) *Histoire des Anomalies*. t. I, p. 370. (Édit. de Bruxelles.)

soudure hystéro-cystique, qui existe toujours, une petite surface circulaire, scaphoïde, plus mince que ce qui l'entoure. Il me dit « en avant » et je réponds « à demain. »

Ma longue temporisation avait pour but de ne laisser, derrière moi, aucune trace d'inflammation, au moment où nous allions en provoquer de si sérieuses.

18 avril. Nous nous orientons ; nous visons rigoureusement la mitoyenneté de l'utérus et du rectum en arrière et la mitoyenneté plus intime de l'utérus et de la vessie en avant ; nous nous décidons à forcer le passage, sans section.

Mon fils introduit et maintient dans l'urèthre la sonde en S. Je place l'index dans le rectum et je constate qu'il y a entre le rectum et l'urèthre un espace qui laisse entre eux une distance qui les met tout-à-fait hors d'atteinte. J'applique l'ongle de l'index droit sur la surface scaphoïde, découverte la veille, j'éraille les fibres très durs de ce tissu ; mon ongle se ramollit, je le remplace par mon divaricateur, que je pousse lentement, mais très fortement, dans l'axe de l'utérus, en prenant toujours la sonde pour point de repère ; au bout de quelques secondes, et après avoir éprouvé une forte résistance pour franchir un parcours d'environ 2 centimètres, j'éprouve la sensation d'un puissant obstacle subitement vaincu, et, à l'aide de l'index gauche qui a servi de guide à mon divaricateur, je m'aperçois que celui-ci pénètre et entre dans une cavité de 4 à 5 centimètres. sans résistance.

La douleur a été presqu'entièrement nulle ; l'anxiété de la malade est indescriptible : un liquide chaud, brunâtre, inodore, sirupeux, chocolaté s'échappe très abondant autour de mon doigt et de mon instrument, que je maintiens dans ce canal pendant quelque temps (1). Je retire l'index gauche ; pas une goutte de sang ne s'est écoulée. Le liquide, le retentum, coule comme un flot, on en recueille 1 litre 1/4. Le fond de l'utérus s'affaisse visiblement, il abandonne l'ombilic et descend jusqu'à 4 centimètres du pubis. Les trompes restent dures et gonflées ; la distance entre l'orifice que nous venons de produire et le fond de l'utérus, est de 7 1/2 centimètres ; entre la vulve et le fond de l'utérus, 15 1/2 centimètres.

Vin de quinquina, onctions bromo-belladonées sur le ventre, lotions chaudes sur les parties, décubitus dorsal, lait, nourriture légère.

Le soir, la cavité utérine a diminué d'un centimètre. L'écoulement du retentum continue à fluer comme des règles en moyenne. Le liquide est le même que le matin. La trompe droite semble se ramollir et descendre un peu. — Pas de fièvre, plus d'anxiété, le facies est épanoui.

19 avril. La tumeur tribolée s'affaisse inégalement, la grosseur des trompes avec leur retentum (hématosalpinx) est environ de 5 à 6 centimètres. L'écoulement continue plus limpide, plus abondant pendant la miction, qui éveille parfois un peu de douleur. Ventre insensible, malade gaie.

20 avril. L'orifice tend à se rétrécir, application d'une cheville de laminaria. Nourriture tonique, vin de porto, lipothymie prolongée pendant la journée, enlèvement de la cheville de laminaria qui est fortement encastrée et très gonflée, réapplication de laminaria.

21 avril. Nuit mauvaise, fièvre, douleur lombaire, hypogastrique, vaginale, seins très sensibles, pouls à 104 : suppression du laminaria, onctions bromo-belladonées, cataplasmes émollients, nourriture substantielle malgré l'inappétence, vin de porto.

Pendant les jours suivants, on applique le spéculum, on explore la cavité prise pour la matrice qui continue à fluer un peu ; la résolution de la trompe droite est très avancée ; il n'en est pas de même de la gauche ; lipothymies.

---

(1) Le liquide a été analysé microscopiquement par M. le professeur Rommelaere, et chimiquement par M. le professeur Joly. Voyez ces analyses à la fin de l'article.

Du 26 au 30 avril. Nuits mauvaises, langue suburrale, gastrodynie, douleurs lombo-hypogastriques s'irradiant dans tout l'abdomen, symptômes hystériformes, préfocation utérine, vers le soir un peu de lipothymie. L'écoulement a diminué ; il augmente le soir et tout s'amende. — Mentionnons ici qu'il s'est manifesté depuis quelque temps une douleur vive linéaire, courant dans le trajet des pneumogastriques en remontant jusque vers l'oreille.

Sans incident nouveau, nous gagnons, après quelques alternatives, la fin d'avril.

1-3 mai. L'index, pénétrant par l'orifice artificiel, glisse le long du segment inférieur de la matrice qui est coiffée de la membrane, et atteint à 3 centimètres en arrière un bourrelet très peu proéminant avec dépression centrale, rappelant vaguement l'orifice utérin qui serait plus ou moins obturé et empêcherait en grande partie, l'évacuation du *reténtum* qui est en amont.

Des phénomènes nerveux, plus accusés que ceux dont nous avons parlé, se produisent périodiquement et cèdent à la quinine.

Les hémato-salpinx et l'hématomètre deviennent considérables; il est donc évident que des obturations, plus ou moins complètes, se produisent existent.

4 mai. Coup d'œil rétrospectif. Jusqu'à présent nous avons perforé la vulve, façonné un vagin, ouvert et vidé une énorme tumeur, prise pour l'utérus et qui n'était qu'une dépendance tératologique de celui-ci, rappelant le prépuce coiffant le gland ; entre cette membrane anormale et la matrice existait un retentum considérable ; celui-ci évacué, a continué à s'alimenter un peu par le suintement de l'utérus, et celui-ci, à son tour, empruntait du liquide aux trompes ses voisines et, de temps en temps, depuis le 18 avril, des poussées se produisaient dans les trompes et dans la matrice et déterminaient des troubles qui disparaissaient avec le suintement du liquide retenu. Cette fille était donc atrésiaque, depuis le périnée jusqu'aux pavillons des trompes. Et nous pouvons maintenant corriger et reconstituer notre diagnostic : atrésie vulvo-vaginale, atrésie vaginale ou plutôt *acolpie* (1), *atrésie préputiale* (2), *hématoposthé* (3), atrésie utéro-vaginale, hématomètre, atrésie utéro-tubaine incomplète, hématosalpinx, atrésie de l'extrémité externe de la trompe ; *six atrésies superposées.*

Nous revenons à la malade, nous l'avons vue en proie à des phénomènes nerveux multiples, à tout le cortége des accidents produits par un *nisus menstrualis* violent et inefficace. La nuit a été détestable, douleurs et fièvre véhémentes, l'utérus fait des efforts d'exonération et descend en se coiffant du prépuce tératologique que l'on fait glisser sur la matrice comme le prépuce sur le gland. J'élargis le pertuis artificiel de cette membrane à l'aide du doigt qui rencontre une surface dure, fibreuse, rugueuse, résistante ; après cet élargissement, j'assaie en vain de percer la matrice à l'aide de l'olive de l'hystéromètre, puis à l'aide de mon divaricateur. La douleur est excessivement vive (4) ; un peu de sang rouge s'écoule, suivi d'un peu de liquide sanieux.

Mon fils place dans le pertuis préputial l'instrument dilatateur qu'il a inventé et qui est composé d'un tube métallique entouré de petites baguettes en laminaria, retenues aux deux extrémités par deux anneaux.

A 3 heures, le mieux est considérable, le dilatateur, de cylindrique est devenu presque sphérique. L'ouverture préputiale est largement ouverte, l'index qui la franchit, rencontre un trou pratiqué dans la matrice, y pénètre d'une phalange et constate que le sommet qu'il présente, s'éraille à la pression ; une sonde en

---

(1) α, privatif et χοῦπος, vagin, seule expression de tous les Grecs.

(2) Expression peut-être hardie mais pittoresque; on pourrait l'appeler atrésie hyménéale profonde (ὑμήν membrane).

(3) Réplétion par du sang de cette cavité préputiale.

(4) En perçant le prépuce, la douleur avait été nulle.

laminaria qu'on y introduit pendant 45 minutes, en sort difficilement ; on la remplace par le dilatateur.

7 heures du soir. Le trou conique semble s'entourer d'un rebord à la base ; beaucoup plus en arrière on retrouve, au fond du cul de sac postérieur, le bourrelet peu saillant que nous avons déjà signalé. Dans le trou de l'arrière, on introduit une sonde, de 5 centimètres; dans le trou conique antérieur est fixée à demeure une sonde de femme.

Sommes-nous en présence d'un second col? La matrice est-elle bicorne avec deux moitiés placées l'une devant l'autre ou obliquement? Ou bien le trou conique antérieur n'est-il que la conséquence de la tentative de perforation faite le matin? Ceci est beaucoup plus probable.

5 mai. On retrouve les deux trous d'hier, la matrice presse sur la membrane qui la coiffe sans contracter d'adhérences; nous prenons toutes les précautions décrites pour la perforation précédente ; mon fils fait le cathétérisme vésical, je plonge au-delà du prépuce utérin la pointe en olive de l'hystéromètre dans le trou conique antérieur, j'appuie fortement, sans interruption, et, au bout de quelques secondes, j'entre dans la cavité utérine de toute la longueur de la tige de l'hystéro·mètre et, le curseur arrêtant cette tige, je détache le manche de cet instrument et pénètre à 17 centimètres dans la cavité de la matrice, depuis la vulve jusqu'au fond. Je sens à travers les parois abdominales l'extrémité de cette tige que je maintiens pendant quelques minutes. Nous la remplaçons par une sonde de femme fixée à demeure ; la douleur n'a pas été très vive ; un écoulement fétide, abondant, gris brun se produit ; les tumeurs utéro-tubaires, qui avaient regagné l'ombilic, s'affaissent et descendent. La figure de la malade, désespérée tout-à-l'heure, est devenue radieuse instantanément.

On prescrit une nourriture tonique et du vin de Malaga ; injections phéniquées au 100ᵉ, cataplasmes. Vin de quinquina. Visite à 5 et à 9 heures du soir. État parfait, les tumeurs se vident, la sonde de femme est maintenue dans l'utérus. — La malade est gaie, contre son habitude.

6 mai. L'écoulement est moins fétide et plus abondant, les tumeurs utéro-salpingiennes diminuent; abdomen un peu sensible ; la sonde remplacée après avoir été nettoyée, détermine une douleur qui cesse en abaissant l'instrument.

7 mai. On agit comme la veille, on applique au trou postérieur une sonde d'homme qui n'y entre que de 2 centimètres. L'écoulement du retentum devient plus abondant il est gras, onctueux, gris-brun. L'abdomen n'est pas douloureux.

8 mai. Exploration et cathétérisme des deux orifices ; l'antérieur a une sonde à demeure qui est maintenue à l'aide de 4 petits tuyaux-liens qu'on fixe à une ceinture ; la perforation préputiale tend à se rétrécir : l'application du dilatateur en a bientôt fait justice. Pleurs et désespoir de la malade qui croit que « tout va encore se boucher. »

9 mai. Cathéterisme des deux trous utérins et application simultanée dans l'un et l'autre de sondes dans lesquelles on fait alternativement des injections d'eau chaude qui ne communiquent pas de l'une à l'autre. Nous nous demandons encore si nous sommes en présence d'un utérus bifide, bien bizarre, avec chambre antérieure et chambre postérieure !

10 mai. Même situation, mêmes procédés. Par l'orifice antérieur flue toujours le liquide. Application des deux sondes : injections alternatives ; quelques gouttes d'eau passent de la postérieure à l'antérieure; la réciproque n'a pas lieu. — Cette sorte de diaphragme que nous avons appelé membrane préputiale reste largement ouverte et béante, depuis le dernier dilatateur au laminaria, ce qui nous fait renoncer à sa résection. Nous y renonçons parce que ces tissus, naguère unutiles, vont fournir anaplastiquement l'étoffe nécessaire au revêtement pariétal du vagin. Vers le 2ᵉ mois de la vie embryonnaire chez cette fille, il y a eu arrêt de développement : la partie interne et la partie externe de l'appareil génital alors séparées, ont oublié d'aller à la rencontre l'une de l'autre pour se souder, puis se perforer, et parfaire l'organe cavitaire utéro-vaginal. Ces deux segments de l'appareil se sont arrêtés en route. Et maintenant, après 20 ans d'inaction, il vont recommencer ce travail organo-génésique.

11 mai. On introduit, non sans douleur, une sonde spéciale creuse, en étain, dans l'orifice antérieur de la matrice. Elle a 10 centimètres de longueur et 8 millimètres d'épaisseur à sa pointe, elle est garnie de deux trous qui laissent passer deux tubes-liens en caoutchouc, qu'on fixe à une ceinture comme nous l'avons indiqué plus haut. On tient cette sonde ordinairement bouchée.

12 mai. La convalescence fait des progrès rapides et la malade peut se promener dans la chambre.

Du 12 au 15. Nous voyons l'eau des injections passer d'avant en arrière par gouttes d'abord, puis par jet continu. Après les injections on voit sortir d'abondantes mucosités qui deviennent de plus en plus limpides. Pendant la marche, la sonde en étain provoque un peu de douleur ; on la remplace par une autre en gutta-percha, sorte de *priapisque perforé*, très léger, très bien supporté, et dont le bec reste d'une manière continue dans l'orifice antérieur pour en conserver le calibre.

Du 15 au 19 mai. Le mieux marche à grands pas ; la déambulation s'effectue comme s'il n'y avait pas de priapisque.

Le 22, la malade fait une promenade assez longue à pieds, sans encombre. On apprend à sa mère à enlever et à replacer elle-même la sonde en gutta-percha dont le maintien est nécessaire pendant quelque temps et à laquelle on ne renoncera pas brusquement.

Le 31 mai. Nous faisons une séance d'exploration qui établit que les organes affectent une disposition qui se rapproche de plus en plus de l'état normal.

Le 1er juin 1872, la malade part et depuis lors, c'est-à-dire depuis plus de trois ans, la menstruation s'effectue régulièrement sauf un peu de dysménorrhée de temps en temps. La santé générale est très bonne.

Des dissentiments tout à fait étrangers à la science m'ont empêché, à mon grand regret, de rester en rapport direct avec ma malade *muliérisée ;* mais j'en ai de fréquentes nouvelles qui sont toujours bonnes et me tranquillisent sur une cliente qui m'interesse à tant de titres (1).

Analyse chimique du liquide hématoïde (retentum menstruale),
par *M. le professeur* JOLY.

Densité du sang 1.035
Le sang est franchement alcalin.

Eau.	81,30
Principes albuminoïdes	15,51
Matières grasses, colorantes.	
Sels ammoniacaux	1,79
Matières extractives	
Substances minérales	1,40
	100,00

(1) Après cette communication, M. le docteur Gallard exprima le regret que je n'eusse pas vu ma malade depuis sa guérison. Elle a répondu à cet appel : Le 26 septembre 1875, elle est venue de la province pour me faire constater son état : elle a gardé la canule trois semaines ; la menstruation, après avoir été parfois bimensuelle, est actuellement mensuelle, régulière, sans douleur. Je l'ai conduite chez M. le professeur Tirifahy, qui m'avait aidé de ses lumières avant l'opération. Elle lui a donné les mêmes renseignements sur la régularité des menstrues.

Cendres des substances minérales 1,40 °/₀.	Chlorure de sodium	0,865
	Carbonate de soude	0,104
	Phosphate de soude . . . . . . ⎫	
	Traces de sulfate de potasse. . . ⎬ 0,250	
	Traces de sulfate de chaux . . . ⎪	
	Carbonate de chaux . . . . . . ⎭	
	Oxyde de fer	0,043
	Phosphate de chaux	0,147
		1,400

Propriétés physiques. Le sang est d'une coloration brun-chocolat, il présente ceci de particulier qu'il ne se coagule pas à l'air, il est entièrement miscible à l'eau, un courant d'oxygène lui laisse sa coloration (le sang normal en pareil cas devient d'un rouge rutilant).

Examen microscopique fait par M. le professeur W. ROMMELAERE.

Examiné à l'œil nu, le produit se présente sous forme d'un liquide sirupeux, brun foncé, présentant par places des plaques d'un rouge un peu plus vif. Il renferme une énorme proportion d'albumine.

Au microscope, on y constate la présence de globules rouges en quantité très considérable et ayant conservé leurs caractères morphologiques (contours arrondis, dépressions centrales, etc.) malgré le long laps de temps qui s'est écoulé depuis l'évacuation de ce produit.

On trouve encore des leucocythes en quantité très notable et de calibre variable, allant jusqu'à se présenter sous forme de masses agrégées offrant le volume de $0^{mm},100$ à $0^{mm},120$ ($100\,\mu$ à $120\,\mu$).

On remarque encore des masses de protoplasme granuleux sous forme bien distincte ; enfin il se trouve un grand nombre de cellules épithéliales, la plupart pavimenteuses et irrégulières dans leur contour.

QUATRIÈME SECTION

SCIENCES BIOLOGIQUES.

Les membres inscrits dans la section sont : **MM.**

1	Boddaert.	23	Lahillonne.
2	Bowman.	24	Ledresseur.
5	Bowman, fils.	25	Lockem.
4	Brown.	26	Mahaux.
5	Casse.	27	Marey.
6	Chapman.	28	Masius.
7	Charbonnier.	29	Masoin.
8	Charlier.	50	Matagne.
9	Cuylits.	51	Nuel.
10	Davreux.	52	Onimus.
11	De Mayer.	55	Oré.
12	Dobbelaere.	54	Perrin, E.
15	Donders.	55	Riche.
14	Franck.	56	Rommelaere.
15	Gaillard.	57	Schnitzler.
16	Halla.	58	Semal.
17	Héger.	59	Stein.
18	Houzé, E.	40	Thiernesse.
19	Hugues.	41	Vanlair.
20	Joris.	42	Verriest.
21	Joris.	45	Yseux.
22	Lacompte.		

SÉANCE DU 19 SEPTEMBRE 1875.

—

La séance est ouverte à 1 heure.

Le bureau provisoire est composé de M. Masius, *président*, MM. R. Boddaert et Masoin, *secrétaires*.

M. le président prie la section de procéder d'abord à la nomination du bureau définitif. M. Thiernesse propose de maintenir à ce titre le bureau provisoire. M. Masius déclare qu'il accepte cet honneur pour les secrétaires, mais que, quant à lui, il ne consent à conserver la présidence que si l'on veut bien lui adjoindre, pour l'assister dans ces délicates fonctions, deux présidents d'honneur étrangers : M. le professeur Donders (d'Utrecht) et M. le professeur Marey (de Paris).

Cette proposition est accueillie à l'unanimité.

La séance est levée à 3 trois heures.

—

SÉANCE DU 20 SEPTEMBRE 1875.

—

La séance est ouverte à 10 heures.

Elle est présidée par M. Donders, assisté de M. Masius; MM. Boddaert et Masoin remplissent les fonctions de secrétaires.

M. Masoin donne lecture du procès-verbal de la réunion précédente. — Approuvé sans observation.

M. Vanlair communique à la section le rapport qu'il a rédigé, en collaboration avec M. Masius, sur *les nerfs vaso-moteurs et leur mode d'action*. Voici ce rapport :

La question des nerfs vaso-moteurs est l'une des plus vastes et des plus compliquées de la physiologie. Aussi n'avons-nous pas l'intention de la traiter *in extenso*. Vulpian l'a fait d'ailleurs dans un livre récent avec une autorité toute magistrale. Nous comptons seulement présenter, après un exposé succint des faits acquis à l'histoire des vaso-moteurs, les recherches auxquelles nous nous sommes livrés nous-mêmes pour élucider quelques points obscurs de cette histoire. Notre travail se divisera donc ainsi naturellement en deux parties.

Dans la première, nous rappellerons les faits connus. Nous consignerons dans la seconde nos expériences personnelles et les conclusions que nous en avons déduites.

Première partie.

Les nerfs vaso-moteurs ou vasculaires sont des filaments nerveux qui exercent sur les vaisseaux une influence constrictive ou dilatatrice. De là deux espèces de nerfs vaso-moteurs : les vaso-constricteurs et les vaso-dilatateurs.

DES NERFS VASO-CONSTRICTEURS.

C'est à Cl. Bernard (1) que revient l'honneur d'avoir démontré expérimentalement l'existence de ces nerfs et leur dépendance du grand sympathique. En sectionnant d'un côté le cordon cervical du grand sympathique, ce physiologiste a constaté entre autres phénomènes dans toutes les parties de la tête et de la face correspondant à la section :

1° Une augmentation de la vascularisation due à la *dilatation* des artères, des capillaires et des veinules, comme cela s'observe facilement sur l'oreille du lapin.

2° Une *accélération* de la circulation, à tel point que le sang traversant plus rapidement les capillaires et se modifiant à un moindre degré conserve en partie les caractères du sang artériel.

3° Une *élévation de température* qui est très sensible à la palpation et qui mesure 5° à 10° et même 15° c. Cette élévation doit être attribuée à l'exagération de la circulation locale et à la suractivité des phénomènes de nutrition.

Certains physiologistes ont prétendu que l'augmentation de la température suppose *nécessairement* une *accélération* de la circulation. Une expérience faite par Bernard tend à prouver le contraire (2).

En effet, en liant les veines qui sortent de l'oreille d'un lapin, on suspend partiellement la circulation dans cet organe. Il se produit une stase sanguine, et l'on constate un abaissement de température. Et néanmoins la section du sympathique donne à l'oreille opérée une température supérieure à celle de l'oreille intacte.

Les modifications vasculaires que nous venons de mentionner sont obtenues dans la plupart des organes du corps par la section des nerfs qui s'y rendent. Si l'on sectionne le nerf hypoglosse, on observe une vascularisation plus prononcée dans la moitié correspondante de la langue ; la congestion se manifeste davantage encore quand on coupe le nerf lingual. Schiff (3) a soutenu que la section isolée de l'un ou l'autre de ces nerfs ne produisait aucun effet et que la congestion survenait seulement à la suite de la section successive des deux nerfs. Cela n'est pas exact : Schiff a évidemment mal observé.

On obtient aussi la dilatation des vaisseaux de la langue par la destruction partielle du cordon cervical sympathique.

Voilà donc trois nerfs qui fournissent à la langue des fibres dont la section a pour résultat une augmentation de la vascularisation de cet organe.

Quand on coupe le sciatique, les vaisseaux se dilatent et la température monte notablement dans le membre postérieur correspondant.

---

(1) Cl. Bernard. — *De l'influence du grand sympathique sur la sensibilité et la calorification*. — Comptes rendus de la société de biologie. 1851. p. 163. — Id. *De l'influence du système nerveux grand sympathique sur la chaleur animale*. — Comptes rendus de l'Académie des Sciences. 1852. — Id. *Sur les effets de la section de la portion céphalique du grand sympathique*. — Comptes rendus de la Société de biologie. 1852. — Id. *Recherches expérimentales sur le grand sympathique*, etc. Paris. 1854. — Id. *Leçons sur la physiologie et la pathologie du système nerveux*. Paris, 1858, T. II. p. 469 et suiv.

(2) Cl. Bernard. — *Leçons sur la chaleur animale, sur les effets de la chaleur et sur la fièvre*. 1876. p. 285.

(3) *Ueber den Einfluss der Nerven auf die Gefässe der Zunge* (Archiv. f. physiol. Heilkunde, 1853. II. II S. 377.

Ces effets de la section des nerfs, qui sont passagers, sont généralement expliqués par la paralysie des fibres constrictives; dans les conditions normales, celles-ci maintiendraient les vaisseaux dans un état de demi-resserrement, en excitant les fibres musculaires lisses dont la disposition est presque exclusivement annulaire.

Afin de prouver que la section des nerfs vaso-moteurs amène la dilatation des vaisseaux en paralysant les nerfs constricteurs, on invoque surtout les phénomènes produits par l'excitation du bout périphérique des nerfs coupés; ces phénomènes seraient tout-à-fait opposés à ceux que l'on obtient par la section : les vaisseaux se contracteraient souvent à tel point, sous l'influence de l'irritation des bouts périphériques des nerfs par des courants interrompus intenses, qu'il en résulterait une rétrocession des hypérémies et même une suspension des écoulements sanguins (1).

DES NERFS VASO-DILATATEURS.

Schiff (2) le premier a affirmé l'existence de nerfs vaso-dilatateurs, en se basant sur l'expérience suivante :

Sans parler des effets de la piqûre diabétique, il a constaté que chez des animaux dont le sympathique cervical était coupé du côté gauche, par exemple, et chez qui l'oreille correspondante s'était échauffée à la suite de cette opération, la température de l'oreille droite dépassait celle de l'oreille gauche lorsqu'on plaçait l'animal dans une étuve ou qu'on lui faisait subir une opération propre à déterminer une réaction fébrile.

Si la paralysie des nerfs vaso-constricteurs était la seule cause de l'élévation de la température du côté opéré, il serait en effet difficile de comprendre que l'oreille droite devînt plus chaude que l'oreille gauche, attendu que dans cette dernière, le relâchement des parois vasculaires devrait avoir atteint un maximum dans l'hypothèse d'une paralysie.

Schiff supposait que ces filets vaso-dilatateurs se rendaient aux fibres musculaires longitudinales des vaisseaux; mais on sait que le nombre de ces fibres est excessivement restreint, et que d'ailleurs leur contraction serait incapable de produire une dilatation des canaux vasculaires.

Cl. Bernard (3) a mieux établi encore l'existence des nerfs vaso-dilatata-

---

(1) CL. BERNARD. — Comptes rendus de la Société de biologie. — 1852.

WALLER. — Comptes rendus de l'Académie des Sciences. — 1853.

BROWN-SÉQUARD. — *Sur les résultats de la section et de la galvanisation du nerf grand sympathique.* — Comptes rendus de l'Académie des Sciences. 1854. *Leçons sur les nerfs vaso-moteurs*, Paris, 1872.

VULPIAN. — *Leçons sur l'appareil vaso-moteur.* — Paris, 1875.

SCHIFF. — Gazette hebdomadaire, 1854. p. 421. — Comptes-rendus de l'Académie des Sciences, 1862. p. 400 et 425. Lehrbuch der Physiologie.

NOTHNAGEL. — Virchow's *Archiv*, 1867.

VAN DER BECK CALLENFELS. — *Ueber den Einfluss der vaso-motorischen Nerven auf den Kreislauf und die Temperatur.* — Zeitschrift für rationn. Med. 1855. 2 Serie. T. VII, p. 157.

(2) *Ueber die Fieberhitze.* Allgem. wien. med. Zeit. 1859, n°° 41 et 42.

(3) CL. BERNARD. — *Leçons sur la physiologie et la pathologie du système nerveux.* — Paris, 1858. t. II.

CL. BERNARD. — *Des variations de couleur dans le sang veineux des organes glandulaires suivant leur état de fonction ou de repos.* — Comptes rendus de l'Académie des sciences,1858. — Id. *De l'influence de deux ordres de nerfs qui déterminent la variation de la couleur du sang dans les organes glandulaires.* — Comptes rendus de l'Académie des sciences, 1858.

teurs en étudiant l'influence du système nerveux sur la sécrétion salivaire. Il a trouvé qu'en électrisant le bout périphérique du nerf lingual coupé, les vaisseaux de la glande sous-maxillaire se dilataient, que la circulation y devenait plus active et que le sang arrivait dans les veines en conservant en partie ses qualités artérielles. Vulpian a constaté en outre que par l'excitation du bout périphérique du nerf lingual, la rougeur de la moitié antérieure correspondante de la langue augmentait d'une façon évidente, ainsi que la température qui s'élevait de plusieurs degrés.

Ces effets sont dus à l'irritation de la corde du tympan accolée au nerf lingual.

Le glosso-pharyngien renferme également ainsi que Vulpian (1) vient de le démontrer, des fibres vaso-dilatatrices pour la moitié postérieure correspondante de la langue.

Les nerfs érecteurs de C. Eckhard (2) sont encore des nerfs vaso-dilatateurs ; l'excitation de leurs extrémités périphériques a en effet pour résultat la turgescence vasculaire de la verge. Ces nerfs qui, chez le chien, sont au nombre de deux, naissent du plexus sacré, se rendent dans le plexus hypogastrique et se terminent dans les corps caverneux. Ch. Lovén (3) a signalé la présence de cellules nerveuses sur le trajet des nerfs érecteurs, et il a constaté que les nerfs honteux communs, par leurs fibres centrifuges, agissent comme antagonistes des nerfs érecteurs.

Cl. Bernard attribue également à la branche auriculo-temporale du trijumeau et aux filets enveloppant la carotide externe des propriétés vaso-dilatatrices. La première exercerait son action sur l'oreille; les seconds sur les rameaux naissant de la carotide externe.

Vulpian (4) a produit aussi deux fois dans l'oreille du lapin une dilatation vasculaire sous l'influence de l'électrisation du sympathique cervical.

Dans le nerf sciatique, les fibres vaso-dilatatrices existent également et l'emportent sur les fibres vaso-constrictives. Les expériences de Goltz et celles que nous avons faites nous-mêmes le prouvent, croyons-nous, d'une manière irréfutable.

Il paraît difficile, au premier abord, de fournir pour tous ces nerfs une démonstration équivalente à celle que Schiff a donnée pour les nerfs vaso-dilatateurs de l'oreille. En effet, on s'appuie uniquement sur les effets de l'électrisation et des irritations mécaniques et chimiques que tout le monde est d'accord pour considérer comme des excitants. Or, on pourrait objecter que les nerfs constricteurs sont susceptibles d'un épuisement rapide dont l'effet serait une vaso-dilatation. Mais un effet épuisé ne peut instantanément reprendre toute son activité ; et nous avons des faits nombreux établissant que l'excitation amène le plus souvent — au moins pour le sciatique — une vaso-dilatation instantanée et que la suspension de l'excitation a généralement pour conséquence immédiate des effets vaso-constricteurs.

Nous avons recueilli un fait plus probant encore : chez un chien, l'excitation de la moelle par un courant *intense* ayant produit un léger abaissement de la température dans le membre intact, la brusque substitution

---

(1) Vulpian. — De l'action vaso-dilatatrice exercée par le nerf glosso-pharyngien sur les vaisseaux de la membrane muqueuse de la base de la langue. — Comptes rendus. LXXX, 330-333.

(2) C. Eckhart. — *Untersuchungen über die Erection des Penis beim Hunde.* — Beiträge zur Anatomie und Physiologie, VIIe Abhandlung. Giessen.

(3) Chr.-Lovén. — *Ueber die Erweiterung von Arterien in Folge einer Nerven Erregung.* Arbeiten aus der physiolog. Anstalt zu Leipzig,, 1866.

(4) *Leçons sur les vaso-moteurs.* t. I. p. 158.

d'un courant *plus faible* a *immédiatement* déterminé une ascension notable de la colonne thermométrique.

Enfin dans un travail expérimental récent, Chirone (1) a démontré que la quinine exerçait sur les vaisseaux une dilatation manifeste *même après la paralysée oomplète des nerfs constricteurs.*

Mais comment expliquer l'augmentation du calibre des vaisseaux par l'action *directe* des fibres vaso-dilatatrices?

Nous avons dit qu'il existe très peu de fibres musculaires disposées longitudinalement dans la paroi des vaisseaux et qu'en tout cas elles ne peuvent pas intervenir dans le mécanisme de la dilatation. On ne connaît pas non plus d'éléments musculaires qui s'inséreraient d'une part à la surface des vaisseaux et d'autre part aux parties avoisinantes et qui, en se contractant, écarteraient les parois des vaisseaux.

La dilatation vasculaire n'est pas davantage, comme le pense Brown-Séquard (2), le résultat de l'excitation du nerf vaso-moteur sur les éléments anatomiques intervasculaires. En effet, Heidenhain (3) a prouvé qu'après avoir paralysé par l'atropine l'action de la corde de tympan sur la sécrétion salivaire, l'excitation de ce nerf continue toujours à produire la turgescence vasculaire de la glande sous-maxillaire et de la langue.

L'explication que donnent Onémus et Legros(4) du mécanisme de la dilatation ne peut pas non plus être admise. Ils supposent une exagération des mouvements péristaltiques des artérioles, laquelle reconnaîtrait pour cause une excitation modérée des nerfs vaso-moteurs (vaso-constricteurs): le sang arriverait plus vite et en plus grande quantité dans les extrémités artérielles et dans les capillaires: de là une dilatation des vaisseaux. Une excitation très intense produirait, au contraire, un spasme, un véritable tétanos des petites artères.

Mais le fait qui sert de base à cette explication n'est nullement établi. Il serait d'ailleurs insuffisant pour rendre compte de la dilatation rapide des vaisseaux.

Pour Cl. Bernard (5), le rôle des nerfs dilatateurs consisterait à annuler l'action des nerfs constricteurs par une sorte d'interférence nerveuse.

Nous pensons avec Donders, Goltz, Vulpian, Putzeys et Tarchanoff (6) que les nerfs vaso-dilatateurs agissent de la même façon que les nerfs pneumo-gastriques sur le cœur, c'est-à-dire qu'ils exercent une influence suspensive sur des petites cellules nerveuses ou ganglions placées à la périphérie dans les membranes vasculaires. Ces appareils terminaux sont de véritables centres qui ont pour fonction de maintenir les vaisseaux dans un état de contraction modérée.

DES CENTRES VASO-MOTEURS.

Les nerfs vaso-moteurs prennent pour la plupart leur origine dans le centre cérébro-spinal. Nous rappellerons les expériences de Budge, de

---

(1) CHIRONE. — *Mécauisme de l'action de la quinine sur la circulation.* — Paris 1875.

(2) BROWN-SÉQUARD. — *Leçons sur les nerfs vaso-moteurs.*

(3) HEIDENHAIN. — *Pflüger's Archiv.* V. S. 40-45.

(4) *Des nerfs vaso-moteurs.* Paris, 1873.

(5) CL. BERNARD, — *Leçons sur la chaleur animale, etc.*, p. 233.

(6) GOLTZ.—*Ueber Gefässerweiternde Nerven.* — Pflüger's Archiv. Bd. VIII,Bd.IX,Bd. XI. VULPIAN, *Leçons sur l'appareil vaso-moteur.* — PUTZEYS et TARCHANOFF, *Ueber den Einfluss des Nervensystems auf den Zustand der Gefässe.* — Archiv f. Anat. u. Physiol., von Dubois-Reymond u. Reichert, S. 371.

Waller et de Brown-Séquard qui établissent qu'une semi-section de la moelle pratiquée dans la région cilio-spinale provoque dans la moitié correspondante de la tête les mêmes effets que la section du grand sympathique au cou. En électrisant la partie de la moelle située au niveau des dernières vertèbres cervicales et des premières vertèbres dorsales, ils ont observé les mêmes phénomènes vasculaires qu'en excitant le cordon sympathique cervical lui-même.

Une opinion généralement adoptée est que tous les nerfs vaso-moteurs naissent dans le bulbe rachidien ; il serait le centre vaso-moteur unique du corps, et, ainsi que v. Bezold et d'autres ont cherché à le prouver, le centre indispensable des actions réflexes vaso-motrices qui ont lieu dans l'organisme.

Owsjannikow (1) et Dittmar (2) ont même fixé les limites de ce centre vaso-moteur unique. La limite antérieure chez le lapin serait à 1 millimètre en arrière des tubercules quadrijumeaux ; la limite postérieure se trouverait placée à 4 ou 5 millimètres en avant du bec du calamus. Toute section de ce centre produirait un abaissement de la tension artérielle d'autant plus considérable qu'elle serait faite plus près de la limite postérieure ; quand la section est faite immédiatement en arrière de cette limite, des excitations des nerfs sensitifs ne détermineraient plus d'action réflexe vaso-motrice ni cette augmentation considérable de la pression sanguine que l'on observe dans les cas ou la moelle est intacte.

L'opinion d'un centre vaso-moteur unique ne peut plus être admise. Goltz a déjà montré en 1863 que la moelle tout entière est pour la grenouille un centre tonique vasculaire de la plus haute importance, puisque la destruction de cet organe entraîne l'arrêt de la circulation par suite de l'anéantissement du tonus des vaisseaux.

Chez les mammifères, les fibres vaso-motrices ne naissent pas non plus exclusivement dans la moelle allongée; les recherches de Goltz, de Schlesinger, de Vulpian, de Putzeys et de Nussbaum ne laissent aucun doute à cet égard. Nous mentionnerons seulement l'expérience suivante, instituée par le professeur de Strasbourg :

Sur un chien, on sectionne la moelle à l'union de la région dorsale et de la région lombaire. Quelque temps après cette section, alors que la température est redevenue à peu près égale dans les quatre membres, la moelle lombaire est détruite *complètement* : aussitôt les vaisseaux se distendent et la température augmente dans les membres postérieurs.

Il est donc avéré que tous les segments de la moelle constituent autant de centres vaso-moteurs (3).

Mais outre le bulbe rachidien et la moelle épinière, certaines parties de l'encéphale, situées en avant de la moelle allongée, possèdent également des propriétés vaso-motrices. Schiff avait pensé que ces parties de l'encéphale n'exerçaient aucune action vaso-motrice sur la tête, le tronc et les membres; il admettait pourtant que les pédoncules cérébraux, la protubérance et même les couches optiques n'étaient pas sans agir sur la température des viscères abdominaux. Plus tard, Vulpian et Philip-

---

(1) OWSJANNIKOW. — *Die tonischen und reflectorischen Centren der Gefässnerven.* — Arbeiten aus der Physiol. Anstalt zu Leipzig, 1871.

(2) DITTMAR. — *Ueber die Lage der sogenannten Gefässcentren in der Medull. oblong.* — Arbeiten aus der Physiol. Anstalt zu Leipzig, VIII, 460.

(3) VULPIAN. — Expériences pour rechercher si tous les nerfs vasculaires ont leur foyer d'origine, leur centre vaso-moteur, dans le bulbe rachidien. — Comptes rendus, 1874, LXXVIII, 472-476.

peaux ont démontré que les tubercules quadrijumeaux et l'isthme de l'encéphale ont une influence sur la température des membres. Ils ont observé sur des animaux ayant subi des lésions unilatérales de ces organes, des différences de plus de 4° entre les deux membres postérieurs. Cl. Bernard a fait connaître les phénomènes de congestion produits dans la cavité abdominale et spécialement sur le foie par la piqûre du plancher du 4° ventricule. Aug. Ollivier (1) a vu se développer, à la suite de lésions pratiquées sur l'encéphale des lapins (surtout sur l'isthme), des congestions, des ecchymoses et des apoplexies pulmonaires et rénales.

Les phénomènes de vascularisation observés dans les cas de lésions unilatérales de l'encéphale en avant du bulbe se produisent d'ordinaire de côté opposé au siége de ces lésions.

Tout récemment, Lépine (2) a constaté que l'excitation faradique faible du gyrus postfrontal et des parties environnantes détermine une élévation considérable de la tension dans l'artère crurale. On obtient en outre une action vaso-dilatatrice dans la patte du côté opposé; mais ce phénomène est beaucoup moins marqué que celui que détermine l'excitation du nerf sciatique pour la patte postérieure. Cette action vaso-dilatatrice se manifeste aussi, mais à un plus faible degré, dans la patte correspondante. Nous ferons remarquer pourtant que l'élévation de température liée à cette vaso-dilatation est seulement de quelques dixièmes de degré dans la patte opposée à l'hémisphère faradisé et d'un dixième dans l'autre extrémité. Or, ces différences sont trop minimes pour qu'on puisse leur accorder une grande signification. Nous verrons, en effet, combien est variable la température des pattes des chiens en dehors de toute cause apparente.

—Mais par quel intermédiaire et de quelle façon le centre cérébro-spinal agit-il sur les parois vasculaires?

Goltz expliquait autrefois les résultats qu'il avait obtenus en admettant que, par la section de la moelle, on soustrayait les parties situées au-dessous de la section à l'activité des centres toniques placés dans l'axe cérébro-spinal.

Aujourd'hui, il est plutôt d'avis que la section de la moelle détermine une excitation portant sur des éléments vaso-dilatateurs. Cette excitation serait transmise à des centres toniques situés à la périphérie et aurait pour effet d'en suspendre l'activité.

Qu'y a-t il de fondé dans cette manière de voir?

Pour résoudre la question, il faut d'abord se demander si, comme Goltz le prétend, la section de la moelle agit à la façon d'un excitant, et si l'excitation entraîne seulement des effets vaso-dilatateurs.

On ne peut nier que, dans beaucoup de circonstances, les excitations mécaniques, chimiques et même électriques n'agissent pas autrement que la section. En effet, Vulpian a provoqué en piquant la moelle avec un scalpel ou tout autre instrument une dilatation vasculaire dans les parties dépendant du point lésé.

D'un autre côté, Goltz (3) a trouvé que la section de la moelle épinière pratiquée, par exemple, à la fin de la région dorsale, n'amène pas seulement une dilatation des vaisseaux dans l'arrière-train, mais aussi dans le train antérieur.

---

(1) Aug. Ollivier — *De la congestion et de l'apoplexie rénales dans leurs rapports avec l'hémorrhagie cérébrale.* Archives générales de médecine, 1874, p. 129.

(2) Soc. de biologie, séance du 5 juin 1875.

(3) Goltz. — *Ueber gefässerweiternde Nerven.* — *Pflüger's Archiv.* B. 11, S. 75.

Voici une de ses expériences :

On pratique la section du plexus brachial droit. Sept jours après, la moelle est divisée à l'union de la région lombaire et de la région dorsale.

Avant la section de la moelle, les températures sont :

Patte ant. droite.	Patte ant. gauche.
34,7.	32.2.

Après la section de la moelle, les températures deviennent :

Patte ant. droite.	Patte ant. gauche.
27,6.	37,2.

Comment expliquer les phénomènes vasculaires développés dans le membre antérieur gauche, si l'on n'admet pas que la section du segment postérieur amène une excitation des centres situés dans le segment antérieur de la moelle, et que cette excitation exerce une influence suspensive sur les ganglions périphériques?

Quant au second point, il ne peut pas être résolu d'une façon aussi affirmative. Dans certains cas, en effet, les excitations électriques, chimiques ou mécaniques donnent une dilatation vasculaire; dans d'autres, il se produit, au contraire, des effets vaso-constricteurs. C'est ainsi que l'électrisation de la moelle épinière au niveau de l'axis a donné à Vulpian (1) une dilatation considérable des vaisseaux mésentériques et intestinaux avec contraction de la rate; cette action vaso-dilatatrice est analogue à celle que l'on obtient par l'électrisation du bout supérieur des nerfs dépresseurs.

Par contre, von Bezold, Ludwig et Thiry ont vu l'électrisation de la partie supérieure de la moelle, près du bulbe, provoquer une constriction de tous les vaisseaux du corps.

Kessel, Stricker et Soboroff (2) ont électrisé la moelle allongée sur des grenouilles à l'aide de courants interrompus : la constriction des vaisseaux de la membrane interdigitale, le ralentissement et l'arrête de la circulation ne tardaient pas à se produire.

La moelle devrait, d'après cela, être considérée comme un organe capable d'exercer à la fois une action vaso-dilatatrice et une action vaso-constrictive Nous pouvons ajouter que les effets vaso-dilatateurs sont de beaucoup les plus fréquents.

Ce qui vient d'être dit pour la moelle s'applique aussi aux troncs nerveux.

Goltz (3) a fait des recherches très nombreuses desquelles il résulte, à notre avis, que la dilatation vasculaire consécutive à la section d'un nerf n'a pas sa cause dans une paralysie de fibres vaso-constrictives, mais qu'elle doit être attribuée à l'excitation de fibres vaso-dilatatrices. La section agirait sur le nerf à la façon d'un excitant, et les effets de cette section dureraient aussi longtemps que persiste l'irritation traumatique.

Donders (4) avait déjà constaté que la section du pneumogastrigal a

<hr>

(1) VULPIAN. — *Les appareils vaso-moteurs*, p. 219.

(2) *Stricker's med. Jahrb.*, 1871, S. 102 et 449.

(3) GOLTZ.— *Ueber die Functionen des Lendenmarks des Hundes.* — Pflüger's Archiv., 8 Bd., S. 496. — *Id.*, Bd. 9, S. 174. — *Id.*, Bd. 11, S. 52.

(4) Donders. — *Die Wirkung des constanten Stromes auf den Nervus vagus.* Pflüger's Archiv Bd. V. S. 19.

pour effet d'augmenter l'excitabilité de ce nerf. En effet, *quelque temps* après la nérrotomie l'application d'un courant constant même faible produisait un effet plus marqué que l'emploi de même courant *immédiatement* après la section.

L'expérience de Goltz qui a servi de point de départ à ses recherches ultérieures est des plus démonstratives. Il sectionne chez un chien la moelle épinière à la hauteur de la dernière côte. Quelques jours plus tard, il *détruit complétement* la moelle lombaire. La température est prise entre les orteils quelques minutes après cette opération : tandis qu'en avant elle n'a pas varié, elle a monté de plus de 8° dans les pattes postérieures.

Au bout de 5 heures environ, la colonne mercurielle est descendue de 50°5 à 22°5. Le nerf sciatique gauche est alors mis à nu et sectionné : en moins d'une minute, la température du membre postérieur correspondant atteint 51°5. La température reste la même dans le membre postérieur droit.

Le lendemain, alors que tous les membres se sont refroidis et offrent le même degré de température, le nerf sciatique gauche est sectionné une seconde fois : nouvelle ascension de température de 4° à 5° dans la patte gauche.

Cette expérience démontre que la section d'un nerf rachidien dont le centre médullaire a été détruit produit encore une élévation considérable de température dans les parties auxquelles il se distribue. On est en droit de dire que l'ascension de la température ne dépend pas d'une paralysie des fibres constrictives.

Une autre preuve encore est celle-ci : des sections successives du bout périphérique d'un nerf faites de 10 secondes en 10 secondes, par exemple, produisent une élévation de température plus considérable et plus rapide qu'une section unique.

L'électricité n'agit d'ailleurs pas différemment : une dilatation vasculaire est constatée lors de la faradisation du nerf sciatique dans le membre postérieur correspondant.

Putzeys et Tarchanoff (1), en se basant sur des expériences faites par eux dans le laboratoire même de Goltz, considèrent la dilatation vasculaire que l'on voit survenir quand on coupe un nerf sciatique comme une simple conséquence de la paralysie des fibres vaso-constrictives ; l'électrisation donnerait lieu à l'élévation de température, alors seulement que le nerf sciatique aurait été épuisé par une excitation trop forte ou trop prolongée. Ils ont constaté sur des animaux, pour la plupart curarisés, dont le nerf sciatique avait été coupé, puis excité :

1° Un abaissement de température et un amoindrissement de la turgescence vasculaire dans le membre paralysé ;

2° L'arrêt ou la diminution de l'écoulement sanguin qui avait lieu par les orteils incisés ;

5° Le rétrécissement des vaisseaux de la membrane interdigitale.

A ces phénomènes succédaient des manifestations opposées lorsque l'excitation était suspendue ou par trop prolongée.

Nous ne pouvons pas adopter la manière de voir de Putzeys et Tarchanoff. Ils sont obligés d'admettre, comme le dit Goltz, d'une part que les fibres constrictives sont très vite épuisées, tandis que d'autre part

---

(1) *Ueber den Einfluss des Nervensystems auf den Zustand der Gefässe.* Archiv. f. Anat. u. Physiol., von DUBOIS-REYMOND u. REICHERT, S. 371, 1874.

elles doivent se trouver à l'état normal dans un état permanent d'excitation pour maintenir le tonus des vaisseaux. Il y a là une contradiction manifeste.

En outre, si la section du nerf sciatique devait entraîner la perte de tonicité des vaisseaux du membre postérieur correspondant, par la seule raison que ce nerf n'est plus en rapport avec le centre cérébro-spinal, une nouvelle section devrait rester sans effet. Or, la vascularisation devient plus active et la température s'élève souvent de plus de 4°.

Putzeys et Tarchanoff ne considèrent pourtant pas ce fait comme dirimant. L'élévation de température consécutive à la seconde section du bout périphérique serait pour eux la conséquence de la suppression d'un état d'excitation latente qui aurait restitué leur tonus aux vaisseaux.

Cette supposition de Putzeys et Tarchanoff, qu'une irritation latente maintient les fibres constrictives en activité continue, est en contradiction avec leur hypothèse première. D'ailleurs, lorsqu'on pratique rapidement une série de sections du bout périphérique, l'état latent d'excitation n'a pu encore se développer, et pourtant la température s'élève plus haut et plus rapidement qu'après une section unique.

Les faits qui précèdent établissent déjà les plus fortes présomptions en faveur de l'existence de centres toniques phériphériques; mais Goltz a fourni les preuves les plus positives de la réalité de ces centres.

Si, à l'exemple de ce physiologiste, on coupe chez un chien le nerf sciatique et que l'on enlève un segment du tronc nerveux afin d'empêcher la réunion des deux extrémités, la température qui était montée rapidement dans le membre paralysé, revient d'habitude, au bout de quelques semaines, à son degré initial et descend même au-dessous ; les vaisseaux se sont contractés et il n'existe plus aucun signe de turgescence vasculaire. Le tonus peut donc encore exister alors que le nerf est séparé de son centre spinal.

Dans un travail récent, Huizinga (1) a fourni de nouvelles preuves à l'appui de l'hypothèse de Goltz. Après avoir ouvert le canal vertébral d'une grenouille curarisée en arrière de l'origine du plexus branchial, il détruit tout le segment postérieur. Le jour suivant on peut, en pinçant les pattes antérieures de l'animal, provoquer des contractions réflexes des vaisseaux de la membrane interdigitale. L'excitation réflexe, partant des membres antérieurs, arrive à la membrane interdigitale par l'intermédiaire des fibres du sympathique qui se rendent dans le plexus ischiatique, car, quand on a coupé le grand sympathique dans la cavité abdominale entre les 5° et 4° ganglions, cette action réflexe cesse de se produire.

Si, avant de sectionner le grand sympathique, l'on dépose sur la membrane interdigitale une ou deux gouttes d'une solution étendue de nitrite d'amyle, il se produit aussitôt dans ce point une dilatation des vaisseaux qui persiste de 10 à 15 minutes. Cette dilatation ne peut pas être attribuée à une paralysie de la tunique musculaire ni des fibres vaso-constrictives, puisque, quand on pince la patte antérieure, il survient encore une constriction réflexe des vaisseaux de la membrane interdigitale. La dilatation vasculaire observée après l'application locale du nitrite d'amyle ne peut donc être expliquée autrement que par la diminution d'activité tonique des cellules nerveuses décrites dans la paroi des vaisseaux.

____

(1) *Untersuchungen über die Innervation der Gefässe in der Schwimmhaut des Frosches.* Pflüger's Archiv., Bd. 1873, 11, S. 207.

Ces centres toniques, d'après Huizinga, recevraient des fibres vaso-dilatatrices provenant de la peau des parties avoisinantes, ainsi que du cerveau et de la moelle épinière. Ils émettraient des fibres vaso-constrictives qui iraient à la tunique musculaire des vaisseaux.

Il existerait, en outre, des fibres vaso-constrictives, venant des centres supérieurs, qui aboutiraient directement aux cellules musculaires.

DES ACTIONS VASO-MOTRICES RÉFLEXES.

Les centres vaso-moteurs ne sont pas seulement directement excitables, mais ils répondent également à des excitations réflexes. Il en résulte des phénomènes vaso-constricteurs ou vaso-dilatateurs réflexes. Ces effets sont très variables et les conditions de cette variabilité ne sont pas encore nettement déterminées.

Cyon [1] croyait avoir prouvé que l'excitation d'un nerf sensible provoque une action réflexe vaso-dilatatrice chaque fois que les lobes cérébraux sont enlevés ou insensibilisés par un narcotique, surtout par le chloral; qu'au contraire, il se produit le plus souvent une constriction réflexe des vaisseaux quand les hémisphères cérébraux sont intacts.

Mais Dittmar, Heidenhain et Owsjannikow [2] ont établi qu'il n'est pas nécessaire que les lobes cérébraux soient conservés pour obtenir une augmentation de pression sanguine sous l'influence de l'irritation des nerfs sensibles. La galvanisation du nerf sciatique amène, en effet, une augmentation considérable de la tension vasculaire malgré l'ablation des parties de l'encéphale situées en avant de la moelle allongée.

Heidenhain a pourtant constaté, comme Cyon lui-même, que chez un animal chloralisé, l'excitation d'un nerf sensible avait pour conséquence une diminution rapide de la tension sanguine. Seulement, il attribue ce dernier phénomène à la fréquence et à la profondeur des mouvements respiratoires.

Voici les faits sur lesquels il appuie sa manière de voir : Un animal est fortement chloralisé; on pratique la respiration artificielle et l'on constate que chaque fois qu'on accélère le mouvement, on obtient un abaissement de la pression sanguine comme si l'on irritait le nerf sciatique.

Au lieu de varier les mouvements respiratoires, si l'on opère de façon à ce qu'ils s'effectuent d'une manière uniforme, ce qu'on obtient à l'aide de la curarisation d'un animal préalablement chloralisé, on s'assure qu'il est impossible d'obtenir une diminution de pression par l'excitation de sciatique.

Si l'on remplace la curarisation par une excitation intense du bout central du pneumogastrique de manière à produire la suspension des mouvements respiratoirs, on n'observe pas, en dépit de cette excitation du nerf vague, un abaissement de pression, mais souvent une augmentation.

---

(1) Cyon. — *Note sur les actions réflexes des nerfs sensibles sur les nerfs vaso-moteurs,* Comptes rendus de l'Académie des Sciences, 30 août 1869. — Pflüger's Archiv. Bd. VIII, s. 321.

(2) Dittmar. — *Berichte der Königl. Sächs. Gesellsch. der Wissenschaften, Sitzung von 4 März* 1870.

Heidenhain. — Pflüger's Archiv. Bd. III, S. 510. Bd. IV, S. 531-38. Bd. X, S. 250-262.

Owsjannikow. — *Berichte der Königliche Sächs. Gesellsch. der Wissenschaften,* 6 *mai* 1871, S. 135.

Dans une expérience ultérieure, Heidenhain a constaté que l'anémie agit à la façon du chloral, c'est-à-dire qu'elle produit un affaiblissement de l'excitabilité du centre vaso-moteur ; dans ces conditions, l'excitation du sciatique détermine un abaissement de pression parce que l'accélération des mouvements respiratoires compense et au delà l'excitation du centre vaso-moteur. Or, si, chez un animal anémié, on ouvre le thorax en entretenant la respiration artificielle, la pression sanguine qui avait baissé jusque là s'élève par une nouvelle excitation du sciatique.

Aux expériences capitales de Heidenhain, Cyon a opposé plusieurs objections. Il a prétendu, par exemple, que l'irritation des nerfs sensibles entraîne, chez les animaux chloralisés et soumis à la respiration artificielle, alors que les nerfs vagues et phréniques ont été sectionnés, un abaissement de la pression sanguine.

La discussion n'est pas encore close ; nous ne pouvons donc nous prononcer catégoriquement en faveur de l'une ou de l'autre opinion. Toutefois, les expériences de Heidenhain nous paraissent si probantes que nous sommes tentés de partager ses vues.

Nous venons de parler de l'irritation du nerf sciatique et du nerf vague. Mais beaucoup d'autres nerfs sensitifs et vraisemblablement tous les nerfs du corps sont aptes à produire des phénomènes vaso-moteurs réflexes. Il en est un cependant qui mérite sous ce rapport une mention particulière. C'est le nerf dépresseur de Cyon. On sait que l'excitation du bout central de ce nerf détermine une dilatation considérable de toutes les artères du corps et notamment des vaisseaux abdominaux. L'action vaso-dilatatrice s'exerce pour ces derniers par l'intermédiaire du splanchnique.

Dans tout ce qui précède, il a été question seulement d'une réflexion centrale, c'est-à-dire s'effectuant par le centre cérébro-spinal ; mais il est une autre espèce de réflexion vaso-motrice : celle qui s'opère dans les ganglions vasculaires : on peut l'appeler réflexion *périphérique*.

Tout le monde connaît les effets vaso-dilatateurs que produisent la pression exercée sur la peau à l'aide de l'ongle ou d'une pointe mousse, l'exposition à l'air d'une plaie on d'un viscère, la percussion rapide de la paroi abdominale chez la grenouille (*Klopfversuch* de Goltz) et qui tous sans doute dérivent la réflexion périphérique.

Dans ces derniers temps, Huizinga a soumis à une étude approfondie les phénomènes de cette réflexion. Il a vu que toute irritation faible ou intense partant de la tête, des extrémités antérieures ou du tronc détermine chaque fois une *constriction* des vaisseaux de la membrane interdigitale. Lorsque la stimulation porte sur la partie inférieure de la cuisse, des excitations faibles produisent encore une constriction, des excitations fortes ne donnent aucun résultat, et des excitations très intenses amènent une vaso-dilatation. Plus on se rapproche de la membrane interdigitale, plus ces effets vaso-dilatateurs s'accusent et lorsqu'enfin on est arrivé à la membrane elle-même, le plus léger contact produit la dilatation des vaisseaux.

Les phénomènes vaso-constricteurs réflexes sont également très communs. Nous citerons l'expérience connue de Tholozan et Brown-Séguard, les effets produits parfois par l'excitation du bout central du nerf sciatique sur l'autre membre et sur la plupart des vaisseaux du corps, enfin les faits déjà mentionnés par Huizinga. Ces derniers s'expliquent par l'irritation des centres spinaux qui seraient surtout vaso-constricteurs.

Aux deux centres de réflexion que nous venons d'indiquer vient encore s'en joindre un troisième constitué par les ganglions du sympathique. En effet, d'après Cl. Bernard, si l'on coupe tous les nerfs qui unissent le ganglion sous-maxillaire au centre cérébro-spinal, et que l'on excite les extrémités périphériques du nerf lingual par du vinaigre, par exemple, on provoque encore un action réflexe : il y a écoulement d'une grande quantité de salive. Cette expérience suffit pour démontrer que l'opinion de Schiff, qui refuse au système sympathique toute autonomie, ne peut être scientifiquement soutenue.

Quant aux rapports du sympathique avec la moelle au point de vue des fonctions vaso-motrices, ils s'effectuent par l'intermédiaire des racines antérieures et des rameaux communiquants. En effet, pour les premières, Pflüger aurait vu la galvanisation des racines antérieures des membres chez la grenouille provoquer une constriction des vaisseaux assez prononcée pour arrêter la circulation. La section pratiquée par Waller et Budge des mêmes racines antérieures a produit, au contraire, une dilatation des vaisseaux. Pour les rameaux communiquants, Waller a prouvé par sa méthode que c'est bien par ces filets qu'arrivent au sympathique les nerfs venant du système spinal. Courvoisier a confirmé ces résultats.

<h3 align="center">Deuxième partie.</h3>

Nous venons d'exposer successivement les données acquises sur le mode d'action des nerfs vaso-moteurs. Plusieurs de ces données sont définitivement établies ; sur d'autres planent encore quelques doutes ; d'autres enfin sont sérieusement contestées ?

Stimulés par le désir de présenter à notre tour sur ces derniers points des conclusions catégoriques, nous avons entrepris de nombreuses recherches dont nous allons maintenant exposer les résultats.

La question cardinale, celle que nous avions par conséquent à soumettre à des investigations nouvelles, était celle-ci :

Existe-t-il en réalité, comme le supposent Goltz, Vulpian, Putzeys, Tarchanoff et Huizinga, des centres toniques situés à la périphérie, soit dans les parois vasculaires, soit au voisinage de ces dernières?

Les recherches par lesquelles nous avons tenté de résoudre cette question ont porté pour la plupart sur le chien et nos constatations ont été faites à l'aide du thermomètre. Nous avons admis tout d'abord que les oscillations de température observées au moyen du thermomètre correspondent — au moins d'une manière approximative — aux variations dans le degré de la dilatation vasculaire. Nous y étions autorisés par les résultats de la plupart des physiologistes, récemment corroborés par *Putzeys* et *Tarchanoff*. Par des observations attentives, nous nous sommes d'ailleurs assurés nous-mêmes que la coloration de la peau des tubérosités digitales et de la membrane palmaire passe du rose pâle au rose intense et au rouge au fur et à mesure que la température s'élève, et qu'elle pâlit dès que l'extrémité commence à se refroidir. Mais l'on ne peut bien observer la teinte de la peau que chez des chiens à pelage blanc, ce qui constitue une difficulté pratique ; et d'ailleurs, les changements thermométriques sont plus faciles à percevoir et à noter.

Quant à la méthode qui consiste à observer l'écoulement du sang qui se fait par les orteils préalablement divisés, nous l'avons, après essai, trouvée défectueuse. Il existe bien certainement un rapport plus ou moins direct entre l'abondance de l'hémorhagie et la coloration des téguments d'une part, et l'ascension thermométrique de l'autre ; mais la coagulation du sang, l'action du traumatisme sur les artères, l'impossibilité de poursuivre longtemps l'exploration rendent ce procédé d'expérimentation inférieur aux deux autres.

Afin de permettre des observations comparatives, la boule du thermomètre a toujours été placée dans le même espace interdigital et étroitement appliquée contre la membrane sans cependant exercer sur elle de pression.

Le contact simple de l'instrument avec la peau n'a jamais déterminé de variations qu'on fût en droit de lui rapporter. Le contact de la main avec les orteils ou avec la peau de la patte, l'application même d'une ligature modérément serrée n'ont jamais non plus exercé qu'une influence négative. Nous avons aussi constaté que des changements de plusieurs degrés dans la température ambiante n'ont pas provoqué de variations correspondantes dans le niveau de la colonne mercurielle. Enfin, si l'on en excepte les cas où la congestion devient tout à coup intense dans une des extrémités, on peut affirmer que l'hypérémie d'un membre n'entraine pas l'anémie de l'autre.

On voit que sous ce rapport nous ne partageons pas l'opinion de Goltz, de Vulpian et d'autres qui ne laissent pas d'attribuer aux influences extérieures certaines oscillations thermométriques observées par eux.

Il nous a paru, par contre, que la position de l'animal pouvait faire varier, dans de certaines limites, la température des extrémités. Ainsi, d'habitude, la température décroit un peu quand l'animal est resté étendu pendant quelque temps sur la table à vivisection : ce qui dépend sans doute de ce que l'afflux du sang artériel cesse, dans l'état d'extension des membres, d'être favorisé par la pesanteur. — Toutefois, il n'y a dans ce fait rien de constant.

Il importait aussi de soumettre à une observation suivie l'état normal de la température des extrémités. Pour cela, non seulement le thermomètre a été appliqué pendant longtemps préalablement à chaque expérience, mais encore des animaux sains ont été fréquemment examinés chacun à des heures et dans des conditions autant que possible identiques.

Ce n'est pas sans étonnement que nous avons constaté des écarts considérables là où nous pensions trouver une uniformité plus ou moins parfaite. Ainsi, *jamais* il n'existe une égalité thermique entre les 4 pattes de l'animal. De la température la plus élevée à la température la plus basse, il y a toujours *au moins* une différence de 1° C ; chez un de nos chiens, l'écart en question a dépassé 12°, et il n'est pas rare de rencontrer des différences de 5 à 6°.

Il est à remarquer que la plupart du temps, des différences aussi accusées ne se manifestent qu'entre les membres antérieurs d'une part et les membres postérieurs de l'autre, bien que l'écart de 12° qui vient d'être signalé portât sur la température des pattes postérieures comparées l'une à l'autre.

Une observation, due sans doute à des circonstances fortuites, mais qui mérite pourtant d'être signalée est celle-ci : quand la température est *très inégale* entre le membre droit et le membre gauche, soit antérieurs, soit postérieurs, l'avantage est toujours au côté droit, c'est-à-dire que la température y est toujours le plus élevée ; quand la différence est minime, c'est l'inverse qui se présente. Il en résulte que la moyenne thermique se chiffre par un nombre toujours plus élevé pour les membres droits. Nous renonçons à expliquer le fait.

Sur 13 chiens, nous avons trouvé deux fois seulement une égalité parfaite de température entre les deux pattes antérieures. Et encore, cette égalité a-t-elle été toute temporaire.

Enfin, la température des extrémités antérieures a dépassé, dans presque toutes nos observations, celle des extrémités postérieures.

Nous sommes donc sur ces points en désaccord avec *Goltz* qui admet, dans les conditions physiologiques, une égalité de température entre les *quatre* membres.

Si des écarts considérables s'observent ainsi communément entre les différentes extrémités d'un même animal à un moment donné, il n'est pas moins fréquent de voir des variations surprenantes se produire d'un moment à l'autre dans une seule et même extrémité.

Nous avons vu chez un de nos chiens, — pour n'en citer qu'un exemple, — la température d'une patte antérieure (la patte gauche) monter de 8° en 15 minutes, tandis que la patte droite gagnait de son côté 6° dans le même laps de temps et que les pattes postérieures restaient tout-à-fait stationnaires. Cet animal n'avait subi aucune espèce d'opération.

Chez des chiens opérés depuis assez longtemps, puis laissés en repos, nous avons eu également l'occasion de rencontrer de ces oscillations rapides que *rien* ne pouvait expliquer. L'un de ces animaux, dont la moelle avait été sectionnée 12 jours auparavant, a présenté, sans motif appréciable, une chûte subite de 39°,5 à 27° en 12 minutes dans le membre postérieur droit; au bout de 24 minutes, la température avait encore baissé de façon à tomber à 24°,4.

Il faut avouer que chez les animaux de ce genre, il existe une singulière irrégularité d'allure dans l'action soi-disant régulatrice des centres vaso-moteurs.

On serait tenté de croire, en présence de pareilles données, que les recherches thermométriques ne peuvent guère fournir autre chose que des résultats problématiques.   Il n'en est pourtant point ainsi. Les oscillations *spontanées* dont nous venons de parler n'ont jamais rien de régulier ni dans leur marche, ni dans leur étendue, ni dans leur durée. Tous les animaux d'ailleurs ne les présentent pas : quelques-uns, au contraire, en paraissent à peu près exempts. Sous ce rapport, il nous a paru qu'une section préalable de la moelle lombaire, quand elle a été pratiquée depuis longtemps, avait *généralement* pour effet de donner plus de fixité à la température des extrémités postérieures.

Si donc on expérimente sur un animal à température habituellement uniforme; si, après une longue période stationnaire, la température commence à décroître ou à s'élever dès qu'on procède à l'expérience; si la chûte ou l'ascension sont assez considérables; si elles s'effectuent d'une manière incessante, graduelle et régulière, tandis que les membres témoins restent stationnaires ou offrent un changement peu marqué; si la température tend à revenir à son degré initial du moment où l'on supprime la cause présumée d'élévation ou d'abaissement; si enfin, l'on obtient des résultats toujours semblables à eux-mêmes en répétant plusieurs fois les mêmes essais, — on ne devra plus alors considérer les changements de température comme accidentels et l'on sera parfaitement autorisé à tirer une conclusion positive des faits observés dans ces conditions.

Il n'en est pas moins vrai que la facilité et la fréquence avec lesquelles se déclarent les oscillations spontanées deviennent pour l'expérimentateur la source de mille doutes et lui donnent trop souvent l'occasion de faire appel à son jugement et à son impartialité.

Goltz n'a pas curarisé ses animaux; nous avons suivi son exemple et nous croyons avoir éloigné par là une cause d'erreur. Il résulte en effet des expériences de Cl. Bernard, que le curare, après avoir paralysé les filets moteurs, exerce ensuite son action sur les vaso-dilatateurs puis, en dernier lieu, sur les vaso-constricteurs.

Nous avons pu d'ailleurs nous convaincre que les contractions musculaires — provoquées par la faradisation directe — ne modifiaient pas sensiblement l'état thermométrique du membre.

Maintenant que nous croyons avoir suffisamment exposé nos observations préliminaires et fait connaître nos procédés d'exploration, il nous reste à indiquer la voie que nous avons suivie pour arriver à la solution du point litigieux.

C'eût été faire une œuvre vaine que de chercher à fournir la démonstration *physiologique directe* de l'existence des centres vaso-moteurs périphériques. En effet, toute excitation portée même directement sur les parois des vaisseaux devra nécessairement intéresser à la fois tout l'appareil nerveux qui régit la contractilité vasculaire, c'est-à-dire qu'elle ne portera pas seulement sur les centres toniques — en supposant qu'ils existent — mais encore sur les filets nerveux de toute origine et de toute espèce. — Pût-on même parvenir à éliminer l'intervention des fibres nerveuses répandues dans les membranes vasculaires au moyen de sections aussi délicates que multipliées ou de lésions dégénératives pratiquées sur les nerfs, que l'on aurait encore à compter avec la contractilité idio-musculaire, laquelle, sans aucun doute, appartient aux fibres-cellules comme aux fibres striées.

Mais une démonstration *indirecte*, bien que tout aussi positive, peut être obtenue par la vérification des propositions suivantes :

1° *Il existe dans certains nerfs spinaux des fibres dont l'irritation produit* toujours *la dilatation des vaisseaux.*

2° *La suspension de cette irritation tend à ramener le tonus vasculaire.*

3° *La destruction des filets vaso-dilatateurs sans mélange d'irritation, combinée à celle des fibres vaso-constrictives, est suivie d'une rétraction des parois vasculaires qui dépasse même celle du tonus.*

Les expériences de *Goltz*, mentionnées dans la première partie de notre travail, sont de nature, — si on les tient pour exactes, — à permettre l'affirmation de ces faits. C'est donc leur exactitude que nous avions à contrôler. — Hâtons nous de le dire, nous avons obtenu, à notre grande satisfaction, des résultats en concordance à peu près parfaite avec ceux du physiologiste de Strasbourg, et les faits nouveaux que nous avons pu constater rencontrent dans sa théorie, l'explicatien la plus rationnelle.

On nous permettra d'exposer, sous une forme aphoristique, les déductions immédiates de nos expériences, en fesant suivre chacune de nos propositions de l'exposition des faits qui la ratifient. Nous formerons ainsi autant de groupes dans lesquels viendront se réunir les particularités recueillies sur des animaux divers mais ayant trait au même sujet.

I.

L'irritation du nerf sciatique détermine, dans la presque totalité des cas et d'une façon presque toujours immédiate, un effet vaso-dilatateur.

Nous nous bornerons, pour le moment aux expériences pratiquées à l'aide de l'électrisation et de l'irritation mécanique (pincement, tiraillement). Nous n'avons fait que rarement usage des agents chimiques. Quant à la section, nous aurons à l'étudier plus loin.

L'effet vaso-dilatateur peut s'exercer par voie directe, c'est-à-dire par l'application de l'irritant sur le nerf lui-même ; il peut être provoqué par une irritation immédiate de l'axe spinal ; il peut enfin se produire par voie réflexe.

Le premier est naturellement le plus facile à constater ; c'est surtout celui-là que *Goltz* a cherché à obtenir.

Nous avons appliqué les trois modes d'irritation. En voici les résultats :

Irritation directe.

Faradisation.

Obs. I. *Chien* Nº 2. — Un courant faradique faible(1) qu'on fait passer durant une minute sur le bout périphérique du nerf sciatique gauche fraichement sectionné, la moelle restant intacte, fait monter la température du membre correspondant, bien qu'elle fût en décroissance l'instant d'auparavant. En moins d'une minute, elle subit une légère ascension : elle passe de 52°9 à 53°1 (2). — On suspend la faradisation et il se produit immédiatement une chûte de 0°5 en 1 minute.

La faradisation est reprise et la tempépature remonte à 52°9. On cesse d'électriser pendant 5 minutes ; la température reste stationnaire tout ce temps. On fait passer alors un nouveau courant un peu plus énergique que le premier ; le thermomètre atteint aussitôt 53°3 et s'y maintient pendant environ 5 minutes. On suspend quelques instants et lorsqu'on fait agir de nouveau le courant, la température saute immédiatement à 53°7 puis 55°9. — On arrête alors définitivement la faradisation pour procéder à d'autres expériences.

Commentaires. — Ici donc, la *faradisation* détermine *immédiatement* une élévation de température qui se maintient pendant toute la durée de l'application et cesse, au contraire, de se manifester aussitôt qu'on suspend l'électrisation, — et cela, à plusieurs reprises.

Obs. II. *Chien* Nº 5. — La moelle a été sectionnée 6 jours auparavant ; le nerf sciatique *gauche* est divisé et son bout périphérique soumis à la faradisation avec un courant d'abord faible mais dont on augmente graduellement l'intensité sans le rendre très énergique.

La température monte de 30° à 35°8 en 19 minutes d'électrisation continue. Le côté sain se maintient pendant ce temps à une température beaucoup plus basse. Il tombe même de 26°7 à 25°5.

Le nerf *droit* est divisé quelques minutes après. Au moment de la section, la patte avait 24°9 ; elle avait donc continué à descendre. Trois minutes après la section, la température avait déjà atteint 29°. A ce moment, on applique le courant.

Aussitôt, l'ascension de la colonne mercurielle devient encore plus rapide et elle continue à s'élever pendant tout le cours de l'électrisation. Lorsqu'on suspend cette dernière, au bout de 13 minutes, la température a atteint 37°, c'est-à-dire que la patte s'est échauffée pendant ce temps de 8°.

La combinaison de l'électrisation et de la section a donc produit une élévation de 12°1 en 16 minutes.

Commentaires. — Il y a évidemment là, non pas deux actions opposées

---

(1) Nous avons fait usage pour graduer nos courants du tétaniseur de Dubois-Reymond.

(2) Pour servir de base aux appréciations des oscillations thermiques, nous dirons que la température moyenne de nos animaux, avant toute expérimentation, était de 28°3 à gauche et de 30°5 à droite pour les extrémités postérieures, de 28°8 à gauche et de 31°7 à droite pour les membres antérieurs.

qui tendent à s'annihiler, mais deux influences qui concourent au même but.

Obs. III. *Chien N° 4.* — La moelle lombaire ayant été sectionnée et détruite dans tout son segment postérieur depuis l'avant-veille, on faradise avec un *fort courant* le nerf sciatique gauche demeuré intact La température de l'extrémité correspondante tombe en 2 minutes de 35°7 à 35°3, c'est-à-dire de 0°4. Mais elle remonte immédiatement après et progresse rapidement de façon à atteindre au bout d'une minute 36°5, c'est-à-dire à dépasser de 1° environ la température initiale.

On suspend l'électrisation, et, *aussitôt,* la température s'abaisse pour descendre en 5 minutes jusqu'à 35°5. La réélectrisation fait monter de 35°5 à 35°8, c'est-à-dire de 2°5 en 1 minute.

On arrête de nouveau la faradisation : la température *continue cette fois à monter* de 0°4 en 1 1|2 minute; mais ensuite elle se met à décroître jusqu'à 35°1. On faradise une troisième fois : la température monte encore un peu immédiatement; puis, après quelques oscillations légères, elle reste à 35°5. La faradisation est alors définitivement suspendue.

Pendant tous ces essais, la température du côté opposé est restée stationnaire.

Commentaires. — On trouverait difficilement un exemple plus pur et plus démonstratif de l'action vaso-dilatatrice de l'électrisation et surtout de son effet immédiat.

Cette observation présente en outre des particularités intéressantes. Ainsi, la première application de l'électricité, en employant un *fort* courant, a fait tomber, pendant 2 minutes, la tempértaure du membre. Nous nous contentons ici de noter ce fait : on en trouvera l'interprétation plus loin. On peut remarquer en outre que la seconde interruption du courant n'a pas réussi à produire une chùte *immédiate* de la température. Nous rencontrerons plus d'une fois encore le même phénomène.

Il s'explique aisément par la résistance qu'oppose à la rétraction des parois vasculaires la pression latérale du sang, tandis que cette pression favorise, au contraire, la dilatation des vaisseaux et permet, par conséquent, des ascensions thermiques instantanées.

Obs. IV. *Chien N° 7.* — La moelle vient d'être sectionnée une heure et demie auparavant dans la région lombaire. Les deux nerfs sciatiques sont intacts. Au moment de commencer l'électrisation, la température est la même aux deux extrémités postérieures : elle est de 26°5.

On faradise le nerf sciatique *gauche* : la température monte *régulièrement* et *rapidement,* de façon à passer à 32°5, c'est-à-dire à augmenter de 6° en 20 minutes.

Lorsqu'on suspend la faradisation, la température *continue pendant quelque temps (7 minutes) à monter* : elle atteint 34°2; mais alors on la voit baisser graduellement de 34°2 à 31°.

Durant tout ce temps, l'extrémité *droite* n'a subi que des oscillations irrégulières qui l'ont amené à 28°7. On faradise à ce moment le nerf sciatique droit en employant le même courant qu'à gauche. Immédiatement (en un quart de minute), la température monte de 28°7 à 30°; au bout d'un second quart, à 30°5; puis, elle poursuit son ascension, mais un peu moins rapidement, de façon à atteindre au bout de 10 minutes, 33°7. C'est donc une ascension de 5°. A ce moment, l'électrisation est suspendue et l'on cesse d'observer. Pendant que le membre *droit* présentait cette accroissement considérable de température, l'extrémité gauche abandonnée à elle-même, avait perdu 1°.

Commentaires. — Cette observation n'est pas moins paradigmique que la précédente. Elle est remarquable surtout par l'alternance des mêmes effets produits dans les deux extrémités par les applications électriques.

Comme dans l'observation III, on voit ici que la suspension de l'excitation faradique n'a pas empêché la température de monter pendant quelques instants encore. C'est qu'ici la rétractilité des parois avait à lutter contre l'action vaso-dilatatrice de la section de la moelle qui venait d'être pratiquée.

OBS. V. *Chien Nº 8*. — La moelle étant sectionnée depuis 6 jours et le nerf sciatique gauche divisé depuis le même temps, la faradisation du bout périphérique du nerf remis à nu, pratiquée pendant 14 minutes consécutives, fait monter la température de 23° à 29°6, c'est-à-dire de 6°6 dans l'extrémité correspondante. Durant l'expérience, l'autre patte, restée intacte et abandonnée à elle-même, a varié seulement de 1°9 (de 23°4 à 24°2). Après la suspension de l'électrisation, la température a continué à monter pendant 7 minutes; elle a atteint 30°8 du côté gauche.

Commentaires. — Cette expérience est moins significative que les précédentes parce que la nouvelle dénudation du nerf enflammé avait déjà donné lieu à une progression de la température qui se continuait encore au moment où l'électricité a été appliquée.

C'est à cette circonstance qu'il convient d'attribuer en partie l'ascension observée après l'interruption du courant.

OBS. VI. *Chien Nº 9*. — On a sectionné depuis 4 jours la moelle et le nerf sciatique gauche. Au moment de l'expérience, les températures des deux extrémités postérieures sont à peu près égales : 26°7 — 26°4 (1). Elles sont en train de décroître lentement.

Le nerf sciatique *droit* est alors sectionné et, aussitôt après, on fait passer le courant par son bout périphérique. La température monte immédiatement et poursuit son ascension d'une manière *régulière* et *continue* tant que dure l'électrisation, tandis que le côté gauche continue à se refroidir peu à peu.

Voici les chiffres :

Température au début de la faradisation : 26°7—26°4.
»   à la fin   »   •   25°4—28°.

La faradisation a duré 14 minutes; au bout de ce temps, l'animal a succombé et la température a commencé immédiatement à baisser et à le faire plus rapidement du côté droit où elle se trouvait le plus élevée en dernier lieu.

Commentaires. — Chez cet animal, la section a pu intervenir dans la calorification du membre; mais on doit convenir au moins que l'électrisation du sciatique a agi dans le même sens vaso-dilatateur que la section ou du moins n'en a pas contrebalancé l'action.

On doit conclure, en outre, de notre observation que les influences vaso-dilatatrices peuvent encore se manifester chez des animaux épuisés et se faire sentir même jusqu'à l'instant de la mort.

Après tant de faits confirmatifs, nous aurions mauvaise grâce à passer sous silence un cas en apparence réfractaire.

OBS. VII. *Chien Nº 5*. — La moelle ayant été préalablement sectionnée dans la région lombaire depuis 3 jours, et le nerf sciatique gauche depuis

---

(1) Dans nos notations ultérieures, le premeir membre désignera toujours, comme ici la température de la patte gauche et le second celle de la patte droite.

la veille, le sciatique *droit* est divisé et le bout périphérique est faradisé.
La température baisse de 0°5 en une demi minute. On cesse l'électrisation
au bout de trois minutes et la température continue à baisser pendant
2 1/2 minutes, puis se relève graduellement jusqu'à la température primitive

Commentaires.— Il convient d'ajouter que l'électrisation avait été immédiatement précédée de cinq sections successives du bout périphérique et
que sous l'influence de ces sections, la température du membre s'était
considérablement élevée : elle avait atteint promptement le chiffre de
57°5 alors que la température initiale était seulement de 22°9. Il est donc
permis de supposer qu'ici l'effet négatif de la suspension des sections successives s'est fait sentir au moment où l'on a commencé la faradisation, et
que l'électrisation possédait une section vaso-dilatatrice trop faible pour
suppléer instantanément à celle des sections.

A part cette dernière observation, toutes celles que nous venons de
rapporter démontrent à l'évidence l'action vaso-dilatatrice de la faradisation directe. Elles prouvent de plus que cette action est immédiate
lorsque n'interviennent pas certaines causes *spéciales* propres à l'enrayer.
Seulement, tandis que l'effet congestif de l'ouverture du courant faradique
ne se fait point attendre, la déplétion résultant de sa rupture est quelquefois un peu lente à se manifester.

On va voir que les irritations *mécaniques* fournissent des résultats
analogues.

Irritations mécaniques.

Obs. VIII. *Chien N° 1.* — Chez cet animal où la moelle est demeurée
intacte, la température de l'extrémité gauche a passé de 29° à 55°7 en
45 minutes à la suite du traumatisme résultant des incisions et des
tiraillements des parties avoisinant le nerf et surtout à la suite de piqûres
multipliées pratiquées sur le nerf avec une aiguille très-fine.

L'ascension a commencé à se produire du moment où la première
incision a été faite.

Le côté intact s'est au contraire refroidi.

Obs. IX. *Chien N° 8.* — Moelle sectionnée depuis 6 jours. Le nerf
sciatique gauche ayant été divisé à la même époque, la plaie fémorale à
peu près complétement cicatrisée est rouverte. Dès le moment où le
bistouri attaque les chairs, la température, qui baissait régulièrement et
lentement depuis quelque temps, passe de 25° à 25°1 en 5 minutes. Le
thermomètre fixé à l'autre patte demeure pour ainsi dire stationnaire.

Obs. X. *Chien N° 9.* — Le nerf sciatique gauche vient d'être divisé et
des sections successives ont été pratiquées sur le bout périphérique. Sous
l'influence de ces sections, la température s'était déjà notablement élevée.
Le bout périphérique est alors saisi par les mors d'une pince et tiraillé
à diverses reprises. Les premiers tiraillements ont un effet peu marqué,
mais après quelques instants de repos, le membre s'échauffe rapidement :
en 6 1/2 minutes, il passe de 51°8 à 34°8 ; c'est donc une ascension de 3°.
L'action calorificatrice de l'irritation mécanique se prolonge encore pendant plusieurs minutes après la suspension définitive des tiraillements.

Commentaires. — On voit, par ces observations, que l'irritation mécanique
agit à la manière de l'électrisation ; seulement les effets en sont un peu
plus lents à se produire.

Irritation centrale.

Faradisation.

Obs. XI. *Chien Nᵒ 7.* — La moelle est sectionnée le 25 juillet dans la région lombaire. La section du nerf sciatique *gauche* est pratiquée le lendemain. Le jour suivant, on met à nu un nouveau segment de la moelle à une distance d'un centimètre au-dessous de la section.

On électrise d'abord la *surface de section* de la moelle ; on emploie pour cela un courant *modéré* et l'on a soin de ne pas toucher aux racines. La température monte incontinent dans le membre *intact* et la colonne mercurielle continue à s'élever pendant toute la durée de l'électrisation. En 8 1/2 minutes, la température passe de 55° à 54°5.

Après quelques instants de suspension, on applique les électrodes sur le *segment fraîchement dénudé* de la moelle. La température monte encore. On suspend l'électrisation et le thermomètre se met alors à baisser lentement.

Du côté du membre paralysé, la température a baissé modérément (de 56°8 à 56°4) pendant la première électrisatisn ; elle est restée stationnaire pendant la seconde, et cette immobilité n'a pas été troublée par la rupture définitive du courant.

Commentaires. — L'électrisation de la moelle produit, d'après cela, un effet manifestement *vaso-dilatateur*. Le nerf sciatique est très évidemment aussi la voie principale par laquelle se transmet aux extrémités postérieures, l'excitation médullaire vaso-dilatatrice.

La fluxion sanguine s'opère en effet exclusivement du côté où la continuité nerveuse est demeurée intacte.

Obs. XII. *Chien Nᵒ 8.* — La moelle est tranchée le 26 juillet, au niveau de la dernière côte. Immédiatement après, on coupe le nerf sciatique *gauche*.

Le 7 août, c'est-à-dire 12 jours après ces premières opérations un nouveau segment de la moelle occupant le milieu de la région lombaire est mis à nu. On électrise séance tenante ce segment en employant un courant dont on accroît rapidement l'intensité. La température *monte* lentement dans la patte droite pendant toute la durée de la faradisation ; de 29°6 — 52°8 à 51°6 — 55°8. La suspension, la reprise et la suspension définitive de l'électrisation donnent des résultats assez variables. Le résultat final est pourtant une élévation de température assez marquée : la température initiale étant, comme nous venons de le dire, de 29°6-52°8, le thermomètre de la patte droite indique, 54°-54°5 au moment où l'on suspend définitivement la faradisation.

Le 10 août, on faradise encore une fois le même segment en employant dès le principe un courant très-énergique. En 20 minutes d'électrisation, la température baisse de 52°7 à 29°2 du côté paralysé ; elle *monte* du côté intact, mais seulement de 27°6 à 29°. Des alternatives de suspension et de reprise du courant amènent respectivement du côté sain une légère chûte et une légère ascension. Le côté paralysé se comporte d'une façon irrégulière. Le résultat terminal est une élévation de température pour les deux membres, mais plus accusée pour le membre intact : de 52°7-27°6, température initale, le thermomètre a monté à 55°-50°5. L'expérience a duré 1 h. 22.

La moelle lombaire est alors *sectionnée* dans l'épaisseur du segment dénudé le 7 août. A la suite de cette opération, la température baisse notablement à gauche, c'est-à-dire du côté paralysé : de 55° à 51°9 en quelques instants ; à droite, au contraire, elle subit une légère ascension. On faradise à ce moment le bout périphérique de la moelle, toujours avec un *courant très énergique* dès le début : *chûte* à droite, ascension à gauche. On cesse d'électriser : la température monte à droite ; elle reste à-peu-près stationnaire à gauche. On reprend l'électrisation ; baisse légère à droite, baisse moins marquée à gauche.

On passe alors brusquement, sans déplacer les électrodes, à un courant *beaucoup plus faible*. À l'instant même, élévation rapide, considérable, ininterrompue à *droite* (membre intact); à gauche, une légère ascension seulement. On reprend le courant *maximum* : la température baisse aussitôt à droite; elle monte à gauche. On revient au courant *faible* : ascension très notable à droite; ascension insignifiante à gauche. On le suspend : presque aussitôt, après une légère ascension, chûte à droite, chûte moindre à gauche.

Les applications ultérieures du courant ne fournissent plus que des résultats plus ou moins douteux.

C'est minute par minute que nous avons noté les températures pendant tout le cours de l'expérience. Nos séries sont donc aussi complètes que possible et ne peuvent prêter à l'erreur. Voici, entre autres, celle qui a été recueillie lors des changements de courant :

	Dates.	Températures.	
		P. G.	P. D.
Immédiatement avant la faradisation		32°6	31°5
Faradisation avec courant maximum	2,6 h.		
	2,7	32°3	31°2
	2,8	32°2	31°1 1/2
	2,9	32°2	31°2
	2,10	32°3	31°1 1/2
	2,11	32°4	31°
On passe subitement du courant maximum à un courant faible.	2,11 1/2		
	2,12	32°6	31°8
	2,13	32°7	32°5
	2,14	32 7	33°2
	2,15	32°4	33°5
	2,16	32°4	34°1
	2,17	32°2	34°4
On reprend le courant maximum.	2,18		
	2,19	33°6	34°2
	2,20	33°6	34°1
	2,21	34°	34°
	2,22	34°1	33°9
	2,24	34°3	33°8
On reprend le courant faible.	2,24 1/2		
	2,25	34°4	34°2
	2,26	34°6	34°7
	2,27	34°8	35°4
	2,28	34°8	35°6
	2,29	34,9	35°7 1/2
	2,30	35°	35°8

Commentaires. — On a donc ici d'abord sectionné la moelle et le sciatique gauche. Puis, 12 jours après, on a faradisé *fortement* un segment de la moelle, situé notablement en arrière du niveau de la section. Cette faradisation a fait *monter* la température dans le membre encore en rapport avec la moelle, et cela à deux reprises différentes.

On a sectionné alors la portion de la moelle ainsi faradisée, et l'on a soumis *aussitôt* le bout périphérique à un courant *très puissant*. Le thermomètre a *baissé* du côté sain. On a passé brusquement à un courant *faible* et, à l'instant même, il s'est produit dans le membre resté en connexion avec la moelle une dilatation vasculaire nettement accusée. La reprise du 1ᵉʳ courant développe de nouveau des effets vaso-constricteurs ; le retour au courant faible fait hausser encore une fois la colonne thermométrique.

Que conclure de ces faits ?

Il est évident d'abord que l'électrisation de la moelle a modifié le calibre des vaisseaux dans le membre qui n'a pas été séparé de l'axe spinal. Mais elle ne l'a pas toujours fait dans le même sens. En effet, un courant énergique appliqué sur la moelle sectionnée depuis longtemps, fait monter la température ; le même courant, passant par le bout périphérique de la même moelle fraîchement divisée, amène, au contraire, un refroidissement du membre ; enfin, un courant faible, venant après le courant fort, produit un effet vaso-dilatateur évident.

Malgré la bizarrerie apparente de ces faits, il ne nous semble nullement impossible de les expliquer. Il suffit pour cela d'admettre l'existence dans la moelle des deux ordres d'appareils vaso-moteurs et de supposer que l'irritation *forte* a porté spécialement, peut-être même uniquement, son action sur les éléments vaso-constricteurs. Les vaso-dilatateurs, au contraire, ont répondu à de faibles sollicitations.

Mais comment se fait-il alors, dira-t-on, qu'il se soit produit une *dilatation vasculaire* lors de la première série des faradisations de la moelle où l'on a employé un fort courant ?

Nous sommes à même de résoudre cette objection.

Pour mettre en jeu les réactions vaso-constrictives de la *moelle*, il faut appliquer sur celle-ci une excitation dépassant en intensité celle que l'on devrait appliquer sur un nerf ou sur la peau pour obtenir le même résultat. Or, dans les premières faradisations, celles qui ont été pratiquées avant la seconde section de la moelle, les effets de l'irritation amenée par la première section, s'étaient depuis longtemps dissipés ; l'électrisation agissait donc seule et son action isolée n'était pas assez puissante pour développer toute l'action des vaso-constricteurs et pour ne pas agir quelque peu sur les vaso-dilatateurs. Tandis que, dans la seconde série des faradisations, la moelle venant d'être irritée par une section récente, cette irritation devait s'ajouter à l'excitation électrique et la somme des deux actions devenir par là assez considérable pour faire prédominer la vaso-constriction.

L'observation XII nous révèle encore ce fait important, tout-à-fait en accord avec les résultats de Kronecker et avec nos vues générales sur l'action des vaso-moteurs, qu'un courant faible peut encore parfaitement réagir sur des éléments nerveux préalablement traversés par un courant énergique et prolongé. C'est dire qu'on n'est pas en droit de faire intervenir dans l'explication des phénomènes vaso-moteurs immédiats, l'influence de l'épuisement.

Irritation mécanique.

Obs. XIII. *Chien Nᵒ 3.* — Les nerfs sciatiques restant intacts, la moelle est sectionnée et immédiatement après le bout périphérique est touché avec une pince à plusieurs reprises : la température reste pour ainsi dire stationnaire des deux côtés pendant 10 minutes; puis, elle monte graduellement des deux côtés à la fois et atteint un chiffre élevé. L'ascension est de 9° d'un côté et de 6°5 de l'autre en 40 minutes.

Commentaires. — Ceci prouve au moins que l'irritation mécanique n'entrave en aucune façon l'action vaso-dilatatrice de la section.

Obs. XIV. *Chien N° 13.* — Sans toucher aux nerfs sciatiques, on sectionne la moelle au niveau de la 10ᵉ côte. Pas de changement immédiat dans la température des extrémités postérieures.

Trois quarts d'heure après cette section, la moelle est mise à nu un peu plus en arrière. Pendant le cours de cette dernière opération, aussitôt que le trépan vient à presser sur le cordon médullaire par l'intermédiaire des lames vertébrales. il se produit une élévation rapide et considérable de la température, d'abord dans la patte droite, puis dans la patte gauche.

Les pattes antérieures, chose remarquable, ont subi les mêmes alternatives que les pattes postérieures.

Fait plus singulier encore, dans la dernière partie de l'expérience la patte antérieure droite a suivi la patte postérieure droite dans son ascension, et le même phénomène s'est produit ensuite du côté gauche.

Cette série est assez curieuse pour mériter d'être transcrite :

		Pattes ant.	Pattes post.
Avant la trépanation :		27°—29°	27°—32°
Trépanation à	5,40 h.		
	5,45	26°—34°4	25°5—34°5
	6,5	34°—36°2	36°8—36°4

Commentaires. — L'irritation mécanique de la moelle a donc déterminé ici des effets vaso-dilatateurs très marqués. Seulement, ces effets ne se sont pas manifestés simultanément dans les deux extrémités postérieures. Cela tient-il à ce que la pression du trépan a porté successivement sur les deux côtés de la moelle ; ou bien les appareils vaso-dilatateurs étaient-ils plus accessibles ou plus nombreux à droite qu'à gauche? C'est ce que nous ne saurions dire. Peut-être aussi existait-il entre les deux membres une différence originelle portant sur le volume des vaisseaux, comme tendrait à le faire supposer l'élévation relative de température de la patte droite avant toute opération.

Mais l'effet vaso-dilatateur ne s'est pas fait sentir seulement dans le train postérieur. Les membres antérieurs ont vu hausser également leur température bien que la moelle eût été divisée au-dessus du point irrité. Il est vraisemblable qu'ici le trépan a également irrité le segment supérieur de la moelle en comprimant la paroi osseuse du canal vertébral.

Obs. XV. *Chien N° 15.* — Les nerfs sciatiques sont intacts. L'irritation de la moelle par le trépan au niveau de la 11ᵉ côte, en l'absence de toute section, fait monter brusquement la température *rectale* de 38°9 à 39°5. Cette élévation se maintient pendant quelques minutes, puis la température baisse lentement de façon à revenir après 15 minutes à son chiffre initial.

Commentaires. — Nous rapportons cette observation parce qu'elle prouve l'influence de l'irritation mécanique de la moelle sur la température *interne*; elle prouve aussi que dans certains cas, cette influence est *immédiate.*

Irritation réflexe.

Obs. XVI. *Chien N° 1.* — Une ligature appliquée sur le nerf sciatique gauche déjà un peu tourmenté par des tiraillements et des piqûres, la moelle étant intacte et la température étant très élevée des deux côtés, fair *monter* la température du côté *sain ;* elle tombe plutôt du côté opéré.

L'après midi du même jour, on tire assez fortement et à plusieurs reprises sur la ligature de façon à agir à la fois sur les deux portions du nerf : cela fait monter rapidement et considérablement la température du *membre sain ;* de 55°5 le thermomètre arrive à 57° ; c'est-à-dire qu'elle monte de 5°,5 en *quelques instants.* A chaque traction, on voyait la colonne mercurielle monter par bonds.

On cesse les tiraillements : la température tombe à 55°4 en 1 minute, c'est-à-dire que le membre sain perd très promptement ce qu'il avait gagné. — Neuf minutes après, on exerce derechef des tiraillements sur le nerf : il se produit encore aussitôt une élévation de température de 1°3.

Le côté où les tractions ont été faites ne subit que des oscillations légères et tout à fait irrégulières.

Commentaires. — L'action vaso-dilatatrice réflexe est ici évidente. Il existe donc dans le nerf sciatique des fibres susceptibles de produire par l'intermédiaire de la moelle une dilatation vasculaire dans le membre opposé.

En d'autres termes, le nerf sciatique est pourvu non seulement de filets vaso dilatateurs centrifuges mais aussi de fibres centripètes de même nature.

Nos résultats s'écartent ainsi sensiblement de ceux de Vulpian.

Obs. XVII. *Chien N° 7.* — La moelle étant sectionnée depuis la veille, le nerf sciatique gauche est divisé. Aussitôt il se produit dans le membre correspondant une élévation notable de la température. On électrise alors le bout *central ; immédiatement* l'ascension devient plus rapide et plus considérable (de 52°5 à 56°5, c'est-à-dire près de 4° en 12 minutes) du côté *opéré.* La côté *sain* présente aussi une élévasion de température ; mais elle n'est que de 1°5.

Après quelques alternatives de suspension et de reprise, le courant est appliqué de nouveau d'une façon continue ; les effets sont à peu près les mêmes que ceux de la première expérience.

Commentaires. — L'ascension thermique du côté opéré est le fait capital de cette observation. Elle ne peut s'expliquer que par une action réflexe manifestant ses effets sur le membre intéressé par l'intermédiaire du nerf crural et des rameaux nerveux naissant du tronc du sciatique au dessus de la section. On pourrait objecter que ces filets sont relativement peu nombreux et que leur excitation réflexe ne peut, par conséquent, déterminer des effets vaso-dilatateurs très marqués dans l'extrémité correspondante ; mais cette objection est ici sans valeur. Il existe déjà en effet une tendance à l'échauffement due à la section du nerf et la stimulation ultérieure des fibres en question ne fait qu'accentuer davantage cette tendance.

La section du nerf n'ayant pas été pratiquée de l'autre côté, on comprend que la température y soit demeurée relativement basse. On sait d'ailleurs que les effets réflexes se manifestent de préférence — quand l'irritation n'est pas très intense — dans le côté du corps sur lequel elle a porté. Peut être aussi l'afflux *intense* qui s'est produit subitement par la section du côté gauche a-t-il maintenu le membre droit dans un état d'anémie relative.

Obs. XVIII. *Chien N° 8.* — La moelle a été sectionnée au niveau de la dernière côte ainsi que le nerf sciatique gauche. *Sept jours après ces opérations,* on remet à nu le bout central de ce nerf et on le faradise à différentes reprises. Voici l'effet produit :

Toutes les fois que du côté sain la température était en décroissance, la faradisatisation l'a fait remonter et cela souvent aussitôt après son application ; lorsque la température, au contraire, était en train de monter, l'électrisation n'entravait nullement sa marche ascendante. Les différences, à la vérité, n'ont jamais été que de quelques degrés. Mais il faut savoir que la température était très élevée dans la patte opérée comparativement à l'autre, ce qui créait sans doute une anémie forcée de l'autre patte et imposait des limites restreintes à ses oscillations thermiques.

Obs. XIX. *Chien N° 11.* — La moelle est sectionnée le 5 août et le même jour on divise le nerf sciatique *guache.* Le 5 août, c'est-à-dire deux jours après, on recherche le *bout central* et on le faradise avec un courant très faible d'abord, mais augmentant graduellement d'intensité sans devenir cependant très énergique. — La température se met à monter régulièrement du côté *droit* et passe de 25°2 à 29°8, augmente donc de 4°6, en 17 minutes, — tandis que le côté paralysé reste stationnaire.

Dès qu'on suspend l'électricité, la température du côté *droit* continue à progresser, mais de quelques dixièmes de degré seulement (0°8) pendant 8 minutes ; puis elle décroît régulièrement pendant les 10 minutes suivantes (également de 0°8). Le côté opéré reste toujours à peu près stationnaire. On reprend l'électrisation avec le *fort* courant et la température remonte régulièrement du côté sain tant qu'on continue l'électrisation (de près de 2° en 20 minutes). Le côté opéré est au contraire tombé de 1°5.

On suspend de nouveau, et la température cesse aussitôt d'augmenter du côté sain, elle reste tout-à-fait stationnaire pendant 8 minutes, puis ensuite baisse rapidement : de 4° en 14 minutes.

Du côté opéré, il s'est produit, pendant ce temps, une chûte de 1°.

On reprend une troisième fois l'électrisation avec un courant plus fort et l'on constate encore une élévation de température du côté sain : elle est même instantanée et de 1° 2 en 8 minutes.

On cesse enfin définitivement et la température monte encore pendant environ 1 minute ; puis elle retombe de 1° 6 en 8 minutes.

On arrête ici l'expérience.

Commentaires. — Les températures ont été prises régulièrement de minute en minute, de sorte que les résultats obtenus sont aussi précis qu'uniformes.

Ils démontrent d'abord que la faradisation du bout central a pour effet d'augmenter la température dans le côté opposé, c'est-à-dire d'exercer par l'intermédiaire de la moelle un effet *vaso-dilatateur.*

Cet effet a été le plus souvent immédiat ou à peu près, tandis que la suspension du courant n'a produit généralement une chûte bien marquée qu'au bout de plusieurs minutes après une ascension légère ou un état stationnaire. Il semble que la durée de cette période d'ascension tardive soit en rapport plus ou moins direct avec la durée et peut-être aussi l'énergie du courant. Nous avons déjà donné l'explication de cette ascension posthume.

Obs. XX. *Chien N° 12.* — La moelle étant intacte, le nerf sciatique *gauche* est sectionné et son *bout central* est faradisé : la température qui était en décroissance se met à monter dans le membre *droit* et continue à le faire tant qu'on fait passer le courant (12 minutes). Le côté gauche monte également, mais un peu moins que le droit bien que son nerf vienne d'être fraîchement divisé.

Obs. XXI. *Chien Nᵒ* 10. — La moelle est tout d'abord sectionnée au niveau de l'avant-dernière côte; le même jour ; le nerf sciatique gauche est divisé. Le lendemain, on rouvre la plaie fémorale, on isole le bout central et on le faradise. La température qui baissait lentement des deux côtés continue sa marche descendante. On répète une seconde fois l'expérience sans plus de succès.

L'électrisation du bout périphérique n'a d'ailleurs ici donné rien de plus que celle du bout central : on a même plutôt observé un léger abaissement.

Commentaires. — Ces résultats négatifs s'expliquent, suivant nous, par la température assez élevée des deux membres (32°2 — 31°7) et par ce fait surtout que l'animal opéré présentait à chaque instant et sans motif appréciable des variations très marquées dans la température de ses extrémités. Il semblait atteint d'*ataxie vaso-motrice*.

II.

La section du nerf sciatique agit dans le même sens que l'électrisation ou tout autre agent irritant.

Nous avons démontré que presque toujours l'électrisation et l'irritation mécanique du bout périphérique d'un nerf sciatique détermine une vaso-dilatation dans le membre correspondant. Nous sommes maintenant en mesure de fournir une semblable démonstration pour la section.

Obs. XXII. *Chien Nᵒ* 2. — La moelle est encore ici conservée intacte. Le nerf sciatique gauche est sectionné. Pendant les heures qui suivent la section, le nerf est soumis à des expériences qui empêchent d'observer l'effet immédiat de la section. Mais dès le lendemain, la température commence à monter progressivement du côté opéré. tandis qu'elle baisse du côté sain. Cette élévation graduelle du côté paralysé continue jusqu'au 6ᵉ jour.

Commentaires. — Un effet vaso-dilatateur se produit donc à la suite de la section du nerf sciatique et l'effet *vsao-dilatateur* de la section peut se prolonger pendant plusieurs jours.

Obs. XXIII. *Chien Nᵒ* 5. — La moelle étant coupée depuis 2 jours et la température résultant de cette opération étant encore fort élevée, le nerf sciatique *gauche* est sectionné. La température tombe tout d'un coup de 1° 4 dans le membre opéré, puis elle reste stationnaire, mais, le lendemain, la température a monté de 3° du côté opéré et baissé de 10° de l'autre.

Le surlendemain, le nerf *droit* est divisé à son tour. Il se produit une élévation instantanée et considérable de la température du membre *droit* (4° pendant les trois premières minutes) ; et cette ascension continue de façon à élever la température de 12° 6 au bout de 7 minutes.

Commentaire.s — L'effet vaso-dilatateur s'est donc manifesté ici dans les deux membres consécutivement à la section de leurs nerfs respectifs. Seulement l'hyperémie s'est produite immédiatement à la suite de la division du sciatique *droit;* elle avait été plus tardive et aussi moins marquée lorsque l'on avait pratiqué la même opération sur le côté gauche.

Cette différence tient bien certainement à la présence dans le nerf droit d'un plus grand nombre de fibres vaso-dilatatrices, ou à une irritabilité plus grande de ces fibres.

La chûte considérable qui s'est produite du côté droit entre les deux sections est d'une explication moins facile. On peut cependant s'en rendre compte en admettant que le nerf sciatique gauche, pauvre en fibres vaso-dilatatrices centrifuges l'était aussi en fibres dilatatrices centripètes, tandis qu'il possédait au contraire un grand nombre de fibres vaso-constrictives *centripètes*. L'irritation de ces dernières à la suite de la section du nerf gauche, aura déterminé l'anémie du membre droit par action réflexe.

Obs. XXIV. *Chien N° 7.* — La moelle ayant été sectionnée la veille, le nerf sciatique gauche est coupé à son tour. Il se produit une ascension immédiate et considérable du côté opéré ; de 26°5 à 52°6, c'est-à-dire de 6° en 8 minutes. De l'autre côté, l'accroissement de température est peu appréciable.

Voici les chiffres de la série :

Immédiatement avant la section, à 11,58 1/2 : 27°
                                 11,59   : 27°4
                                 12,1   : 27°7 1/2
                                 12,2   : 29°
                                 12,3   : 29°7
                                 12,4   : 31°
                                 12,5   : 31°8
                                 12,6   : 32°6.

Obs. XXV. *Chien N° 10.* — On sectionne successivement à un intervalle de 14 minutes, la moelle et le nerf sciatique gauche. La température monte dans l'extrémité opérée de 25° à 27° en 15 minutes. L'autre côté ne donne pas même une élévation de 1° dans le même temps.

Obs. XXVI. *Chien N° 11.* — Chez ce chien, opéré de la même façon que le précédent, on voit survenir, immédiatement après la section, une élévation rapide de température du côté opéré ; du côté sain, l'élévation est beaucoup moins accentuée. On peut juger de l'ascension thermique qui s'est produite consécutivement à la section par les chiffres suivants :

Immédiatement avant la section, à 12,27 les températures étaient 26°6 —28°4.

La section faite les chiffres deviennent :

	G	D
à 12,30	27°6	28°8
12,33	28°7	29°3
12,35	29°	29°4
12,36	29°4	29°5
12,37	29°5	29°6
12,38	29°9	29°7

Commentaires. — Les trois dernières observations prouvent d'abord que la section du nerf sciatique n'a fait que renforcer l'action vaso-dilatatrice de la section de la moelle qu'elle dépasse même en promptitude et en intensité.

Elles démontrent en outre que l'effet congestif de la section du sciatique peut être pour ainsi dire instantanée.

Obs. XXVII. *Chien N° 19.* — L'orteil médian des pattes postérieures est amputé de chaque côté. L'hémorrhagie qui en résulte — peu abondante d'ailleurs — est égale des deux côtés.

On pratique alors la section du nerf sciatique *droit.* Une minute après cette opération, on s'aperçoit déjà que l'écoulement devient plus abondant de ce côté et la température s'élève considérablement en même temps que les pattes rougissent et que les battements artériels deviennent très-sensibles. Du côté gauche, pas de changements.

La différence de température entre les deux pattes est de 7° (25°-32°) dix minutes après l'opération.

Commentaires. — Cette observation considérée dans ses résultats ne diffère en aucune façon des précédentes ; elle s'en écarte seulement par 'e procédé employé.

Obs. XXVIII et XXIX. *Chiens Nᵒ 3 et Nᵒ 4.* — Chez le premier animal, une branche du nerf sciatique gauche ayant été sectionnée dans le voisinage de la malléole externe, la température des orteils a monté rapidement de 34°5 à 35°7 ; et elle a continué à gagner régulièrement 0"1 en une demi-minute pendant les deux minutes suivantes.

Chez l'autre chien, la division d'une branche correspondant au saphène interne n'a amené aucun changement appréciable dans la température de l'extrémité. Il est vrai que l'animal était épuisé par des opérations antérieures et a succombé quelques heures après.

Commentaires. — Ces deux expériences ont été faites pour vérifier un résultat de Goltz. On voit que dans un cas sur deux, le résultat a été positif et nous venons de dire à quelle cause pouvait être attribué l'insuccès de notre seconde recherche.

Nous avons pratiqué dans le même but, quelques sections du nerf crural ; les résultats en ont été problématiques.

III.

La section de la moelle produit essentiellement des effets vaso dilateurs, c'est-à-dire qu'elle agit dans le même sens que la faradisation.

Obs. XXX. *Chien Nᵒ 2.* — Le nerf sciatique gauche a été sectioné le 9 juillet. Le 14 août, c'est-à-dire 36 jours après cette opération, le moelle est complètement divisée au niveau de la dernière côte. Avant la section de la moelle, la température était 25°7-29°. Le lendemain de la section, la température était montée à 29°5-54°7. Elle avait donc gagné 3"8 à gauche et 5"7 à droite.

Le jour suivant, le thermomètre ne marque plus que 27°5-26°9 ; puis elle continuer à baisser de façon à tomber le 19 août, — cinq jours après la section médullaire — à 25°-25°5.

Commentaires. — On voit que la section de la moelle pratiquée au niveau de la dernière côte échauffe les membres postérieurs. Cette élévation de température est manifeste surtout le lendemain. Puis, elle tend à s'effacer graduellement. Il arrive un moment où l'effet de la section ne se fait plus du tout sentir ou le fait même dans un sens négatif.

On sait depuis longtemps que la section de la moelle fait baisser la pression dans le système aortique. Cette donnée peut-elle nous fournir la clef des phénomènes observés chez notre animal ? Si la vaso-dilatation s'était produite également et simultanément des deux côtés, on pourrait certainement le supposer. Mais nous voyons ici le côté intact s'échauffer beaucoup plus que le côté paralysé. il y a donc là un autre élément qui doit intervenir et cet élément ne peut guère être autre chose que l'influence suspensive des appareils vaso-dilatateurs de la moelle sur les centres périphériques par l'intermédiaire des filets du sciatique.

On peut remarquer aussi qu'au bout d'un certain temps, la température tend à baisser comme elle le fait après la simple section d'un nerf. Seulement, ici, cet abaissement de température se produit beaucoup plus tôt puisqu'il est déjà très-accusé le surlendemain de l'opération. Ceci tend à pouver que l'action vaso-dilatatrice de la section médullaire se dissipe plus promptement que celle des simples sections nerveuses.

Obs. XXXI. *Chien Nᵒ 4.* — Sans autre opération préalable, la moelle est sectionnée le 15 juillet au milieu de la région lombaire et tout son segment postérieur est *détruit*. La température qui était de 29°-28°7 avant l'opération se trouvait le lendemain de 55°5-37°2. Elle a donc gagné 6°5-9°9. Puis, le jour suivant, la température commence déjà à baisser et continue à décroître avec de légères oscillations jusqu'au 16 juillet. A cette époque, on soumet l'animal à d'autres opérations.

Obs. XXXII. *Chien N° 5.* — La moelle est divisée au niveau de la dernière côte. La température monte peu au moment même ; mais le lendemain elle a subi une ascension considérable : de 28°-26°5, elle a passé à 56°1-56°2. Puis la température baisse rapidement pendant les 5 jours qui suivent. L'animal est alors employé à d'autres expériences.

Obs. XXXIII. *Chien N° 8.* — La section de la moelle pratiquée au niveau de la dernière côte produit un léger abaissement de la température des deux extrémités pendant les 10 minutes qui suivent l'opération. On sectionne alors le nerf sciatique gauche. Mais, le lendemain de cette double opération, la température décroît. Le 7 août, on met à découvert le tiers moyen de la moelle lombaire et le 10 août on en pratique la section. Le lendemain, 11 août, le thermomètre qui, avant la section, marquait 55°-50°5, est monté à 55°5-54°1. Puis la température se remet de nouveau à descendre les jours suivants.

Le 14, on la trouve à 51°5-51°5 ; le 19, à 24°5-24°8 ; le 20, à 23°2-22°9.

Commentaires. — L'effet immédiat de la 1ᵉ section a été ici un abaissement modéré de la température ; mais le lendemain, comme toujours, les pattes s'étaient réchauffées et avaient dépassé leur température primitive. Si la chaleur se trouvait alors être un peu plus considérable à gauche, c'est que la section du sciatique renforçait de ce côté l'action vaso-dilatatrice de la section médullaire. L'influence de la section nerveuse étant plus persistante que celle de la section du cordon spinal, la température de l'extrémité gauche continue à rester supérieure à celle du côté droit, tout en décroissant comme elle.

Une seconde section médullaire pratiquée dans ces conditions doit avoir pour effet de relever la température du côté droit sans exercer une influence bien marquée sur le côté gauche. C'est précisément ce qui s'est produit ici, puisque, de 55°-50°5, le thermomètre a passé à 55°5-54°1.

Puis enfin, l'effet vaso-dilatateur de cette seconde section tendant, comme d'ordinaire, à se dissiper promptement, la température des deux membres postérieurs doit ne pas tarder à s'équilibrer. Aussi trouvons-nous, 4 jours après, une température égale dans les deux extrémités.

Il serait difficile, nous semble-t-il, de trouver un fait qui répondît mieux aux présomptions de la théorie. Faisons remarquer, en outre, que l'influence *active* de la *seconde* section médullaire prouve à l'évidence que la section de la moelle n'agit pas en *paralysant* les vaso-moteurs.

Obs. XXXIV. *Chien N° 11.* — La moelle et le nerf sciatique gauche sont sectionnés le même jour. Le lendemain, la température présente des deux côtés une ascension bien marquée : de 29°9-29°7, les pattes ont passé à 54°5-33°6. Dès le surlendemain, la température a déjà considérablement baissé du côté sain : elle est tombée à 23°5. Du côté paralysé, la chûte est relativement insignifiante et la patte gauche marque en effet 51°5.

Commentaires. — Nous retrouvons encore ici la confirmation de nos vues.

En reprenant les déductions tirées de nos expériences sur la section de la moelle, nous arrivons non seulement à justifier notre proposition capitale, mais nous pouvons encore formuler les conclusions suivantes :

L'action vaso-dilatatrice de la section médullaire se manifeste quelquefois instantanément ; mais, le plus souvent, elle fait attendre plus longtemps ses effets que la simple nécrotomie, et surtout, ainsi que nous le verrons plus loin, que les sections successives ; toutefois, la dilatation des vaisseaux s'effectue toujours dans les 24 heures qui suivent l'opération.

Il est à peu près aussi constant de voir l'action congestive s'épuiser promptement et la température commener à tomber dès le surlendemain de la section médullaire. Elle est donc moins persistante que la vaso-dilatation résultant de la nécrotomie. On peut affirmer encore que cette action ne dépend point d'une paralysie de la moelle.

Il nous paraît enfin démontré que l'action vaso-dilatatrice, exercée sur les membres postérieurs par la section de la moelle lombaire, est toute directe et n'est nullement le fait de la dépression générale de la circulation.

Pour mieux nous assurer encore de la légitimité de cette dernière conclusion, nous avons cherché à savoir si la section de la moelle dans la région lombaire exerçait une influence vaso-motrice sur les membres antérieurs. Dans l'affirmative, on serait tenu d'admettre, ou bien une relation vaso-motrice directe entre les régions caudales de la moelle et les membres antérieurs, ou bien l'intervention exclusive de la dépression vasculaire générale dans les phénomènes congestifs des membres postérieurs. La négative au contraire viendrait confirmer notre proposition.

Goltz (1) rapporte plusieurs expériences tendant à prouver que les membres antérieurs subissent, comme les postérieurs, l'influence vaso-dilatatrice de la section de la moelle pratiquée à la fin de la région dorsale. Il suppose alors une action réflexe sur les extrémités antérieures.

Dans la plupart de nos recherches, nous n'avons constaté, au contraire, qu'un effet négatif de nos sections sur la température des membres antérieurs.

Voici quelques-unes de ces expériences :

Obs. XXXV. *Chien N° 5.* — La moelle est sectionnée le 16 juillet au niveau de la dernière côte. Les membres antérieurs, avant la section, marquaient 24°5-24"5 ; les membres postérieurs 30°-30". Le lendemain, la température des membres antérieurs ne s'est guère modifiée : elle est de 25°5-24°5, tandis que les membres postérieurs ont atteint 36°1-36°2.

Tous les jours suivants, les membres antérieurs restent beaucoup plus froids que les membres postérieurs.

Obs. XXXVI. *Chien N° 6.* — Le lendemain d'une section de la moelle au niveau de la dernière côte, la température des pattes antérieures est tombée de 29°-28°6 à 26°-26°5. Il est vrai de dire que les pattes postérieures n'ont pas subi davantage l'action vaso-dilatatrice de la section médullaire.

Obs. XXXVII. *Chien N° 7.* — Le 23 juillet, section de la moelle dans la région lombaire. Avant l'opération, les pattes antérieures ont 27°-29°5. Le lendemain, ces mêmes extrémités n'ont plus que 25°5-25°5. Les pattes postérieures ont au contraire gagné 2° : de 24°2-24°2, elles ont passé à 26°-26°2.

Obs. XXXVIII. *Chien N° 13.* — La moelle est sectionnée au niveau de la 10° côte le 9 août. La température des membres antérieurs qui était de 30"5-34"6 tombe après l'opération à 27°-29°.

Obs. XXXIX. *Chien N° 15.* — La section de la moelle au niveau de la 11° côte donne, le lendemain de la section, un abaissement notable de la température dans les extrémités antérieures, tandis que celle des membres postérieurs dont les sciatiques sont intacts a beaucoup augmenté.

---

(1) Loc. cit. S. 75 u. 76.

Commentaires. — Ces observations, prises au hasard, nous paraissent démontrer l'indépendance vaso-motrice des membres antérieurs. Ce n'est qu'exceptionnellement que la section des régions postérieures de la moelle parviendra à mettre en jeu par voie réflexe l'excitabilité des éléments vaso-dilatateurs de l'avant-train.

IV.

Les sections successives pratiquées coup sur coup sur le bout périphérique d'un nerf sciatique exagèrent manifestement l'effet vaso-dilatateur de la première section.

Obs. XL. *Chien N° 2.* — Une heure après une section simple, une seconde section est pratiquée sur le bout périphérique du nerf sciatique gauche ; la température monte de 1° en 5 1/2 minutes. L'autre côté reste stationnaire.

Obs. XLI. *Chien N° 3.* — La moelle étant divisée depuis trois jours et le nerf sciatique gauche sectionné depuis la veille, le nerf sciatique droit est coupé à son tour. Cette division a pour effet (*Voy.* Obs. XXIII) une élévation rapide et considérable de température dans le membre correspondant. Sept minutes après cette dernière section, on en pratique une deuxième au-dessous de la première, puis, à des intervalles plus rapprochés encore, une troisième, une quatrième et une cinquième. Bien que la température fût très-élevée (35°5) au moment de la première section du bout périphérique, on la voit monter encore de façon à arriver à 37°5 en 12 minutes.

Commentaires. — On pourrait à la rigueur attribuer à la première section du nerf droit cette ascension prolongée ; mais la température était déjà si élevée au moment où l'on a commencé la série des sections du bout périphérique, qu'il faut bien attribuer à celle-ci une influence vaso-dilatatrice pour expliquer la persistance de l'ascension.

Obs. XLII. *Chien N° 4.* — La moelle ayant été détruite dans toute sa portion lombaire le 15 juillet, et le nerf sciatique *gauche* sectionné le 16 juillet, le nerf sciatique *droit* est divisé le lendemain et son bout périphérique soumis incontinent à des sections successives. Il se produit *à l'instant même* une ascension *considérable.* Six sections de 1 à 2 millim. pratiquées de 11 h. 19 à 11, 27 1/4 font passer la température de 22°7 à 31°9 dans le membre droit, c'est-à-dire qu'elles la font monter de 9° en 8 1/4 minutes : donc de plus de 1° par minute. Une section simple ne donne pas de pareils résultats.

Chez le même animal, et le même jour mais plus tard, des sections successives ont été pratiquées sur le bout périphérique du sciatique gauche remis à découvert ; elles ont été sans effet. Cet insuccès reconnaissait sans doute pour cause la faiblesse de l'animal, qui a succombé 3 heures après.

Obs. XLIII. *Chien N° 8.* — La moelle et le nerf sciatique gauche venant d'être sectionnés, quatre sections successives du bout périphérique donnent *instantanément* une élévation très-marquée de la température dans le membre correspondant : de 4° en 11 minutes. Le côté sain ne présente qu'une ascension insignifiante.

Obs. XLIV et XLV. *Chien N° 6 et N° 9.* — Chez ces animaux, les sections successives n'ont donné aucun résultat. La moelle seulement n'avait pas été sectionnée. Il semble donc que l'intégrité de la moelle constitue ici une circonstance défavorable, tandis qu'une section préalable de la moelle sensibiliserait pour ainsi dire, en les irritant, les éléments vaso-dilatateurs de cet organe et les fibres périphériques en connexion avec eux.

V.

Les sections successives du bout central d'un sciatique divisé produisent, comme l'électrisation, une élévation de température dans le membre opposé.

Obs. XLIII. *Chien Nº 8.* — La moelle a été sectionnée le 26 juillet et le nerf sciatique coupé 10 minutes après. Immédiatement après cette dernière opération, on fait des sections coup sur coup du bout central qu'on a à dessein laissé très-long. On obtient une élévation graduelle de la température dans le membre *droit*, mais il faut quelques minutes pour que l'ascension se manifeste. Du côté paralysé, la température a graduellement baissé dans le même temps.

Commentaires. — Nous avons vu que la section simple n'agissait que sur le côté opéré, tandis que la faradisation du bout central congestionnait le membre sain. En comparant l'effet des sections successives du bout central à celui de la section simple d'une part, à celui de la faradisation de l'autre, on saisit immédiatement l'analogie d'action qui se manifeste entre l'électrisation et les sections successives. Et comme la section simple ne parvient point à produire la vaso-dilatation réflexe, il faut en conclure qu'elle est moins active que l'électrisation. C'est ce que *Goltz* avait déjà supposé.

VI.

La section d'un nerf sciatique amène INVARIABLEMENT, *comme effet tardif, un abaissement notable de la température du membre correspondant ; cet abaissement est tel que la température définitive est toujours inférieure à la température initiale.*
Elle produit le même résultat, mais d'une manière moins marquée, sur le membre sain.

Obs. XLVII. *Chien Nº 1.* — Huit jours après la section du nerf sciatique *gauche*, la température du membre opéré, qui a monté jusqu'alors pendant que la température baissait dans le membre sain, commence à descendre et continue à décroître rapidement jusqu'au 25ᶜ jour après la section du nerf. Elle est alors devenue à peu près égale à celle du côté sain : 24°5-24°2. La température initiale, c'est-à-dire celle que marquaient les pattes postérieures avant toute opération, était 51°4-35°4. Après une élévation subite et considérable, mais éphémère, la température retombe à 29° et reste alors stationnaire. Le côté sain est constamment resté en dessous de la température initiale.

Commentaires. — L'abaissement progressif a donc débuté ici au bout d'une semaine environ dans le membre paralysé. Un peu avant la fin du mois, est survenue une de ces ascensions subites et de courte durée que nous appellerons *accidentelles* parce qu'elles se produisent sans motif appréciable. Puis la température a subi une nouvelle décroissance et est restée alors définitivement stationnaire. Si l'on fait abstraction de ce sursaut accidentel, on trouve dans notre observation un exemple très-net du retour de la tonicité vasculaire après la section du sciatique. Mais le tonus ne s'est pas seulement rétabli dans les vaisseaux du membre opéré : la température, comme nous l'avons dit, est tombée notablement en-dessous de la température initiale. Le fait est d'une explication facile. Les vaso-dilatateurs dégénérés cessent de contrebalancer l'action des appareils toniques périphériques ; ceux-ci trouvant le champ libre, font tomber la température du membre en-dessous de la température normale.

Un autre fait plus intéressant encore et qui n'a été jusqu'ici explicitement signalé par personne, c'est l'abaissement de la température que l'on observe dans le membre sain. En voici l'explication :

Dans les conditions normales, les appareils vaso-dilatateurs du centre spinal sont constamment sollicités par les excitations périphériques, et réagissent à la fois sur les deux nerfs sciatiques. Que l'on vienne à anéantir une partie de ces excitations en séparant un des nerfs de la moelle, et celle-ci perdra nécessairement de son pouvoir vaso-dilatateur. De là une chûte de la température dans le membre resté en connexion avec la moelle. Un argument d'une grande valeur à l'appui de notre interprétation est celui-ci : presque toujours la température du côté sain *commence* à baisser à partir du jour même où la section est pratiquée, donc à dater du moment où les excitations cutanées cessent d'être transmises de l'extrémité opérée au centre médullaire. Mais on pourrait se demander pourquoi la température ne subit pas toujours immédiatement toute la réduction dont elle est susceptible. Le motif en réside sans doute dans l'irritation résultant du procès inflammatoire qui s'empare du bout central et qui ne disparaît que graduellement.

Obs. XLVIII. *Chien N° 2.* — La moelle étant intacte, le nerf sciatique étant coupé à gauche, la température, qui jusqu'au 6ᵉ jour n'a fait que croître, commence à baisser du côté opéré. Du côté sain, la température avait commencé à baisser dès après l'opération. Un mois et 5 jours après la section du nerf, la température est tombée à 27°5-25°4. La température initiale était 34°1-34°5. Il y a donc eu une perte de 6°6-9°1.

Commentaires. — On voit qu'ici la température du côté sain a baissé davantage : ce qui tend à démontrer l'importance des excitations périphériques au point de vue de l'influence vaso-dilatatrice de la moelle, et à corroborer par conséquent l'interprétation que nous avons donnée de la décroissance thermique dans le membre sain.

Obs. XLIX, *Chien N° 3.* — La moelle est sectionnée le 12 juillet ! le 14, on coupe le nerf sciatique *gauche*, et le 15 on fait subir la même opération au sciatique droit. La température commence sérieusement à baisser dans les deux membres 5 jours après la dernière opération et continue à décroître avec de légères alternatives ; 37 jours après la section de la moelle, la température des deux membres est tout-à-fait égale. Elle est de 25°5-25°5. La température initiale était de 29°5-31°. Il y a donc encore ici une perte définitive de 4°-5°5. Les *deux* membres se sont par conséquent notablement refroidis.

Obs. L. *Chien N° 5.* — La moelle étant sectionnée depuis 6 jours et les deux nerfs sciatiques depuis 1 jour, la température, qui avait d'abord subi une élévation considérable par le fait de l'électrisation, commence à baisser dans le cours de la journée, puis descend de plus en plus, de façon à ne pas dépasser 22°8-23° un mois environ après la section de la moelle (16 juillet-19 août). La température initiale était de 30°-30°. L'animal a donc perdu 7°2-7°.

Commentaires. — Dans les deux dernières observations, la dégénérescence secondaire des éléments vaso-dilatateurs de la moelle est venue se joindre à la suspension des excitations périphériques pour abaisser la température dans le membre sain.

Obs. LI. *Chien N° 8.* — La moelle et le nerf sciatique gauche sont sectionnés le 26 juillet. Avant cette double opération, la température est de 30°1-31°5. Le 10 août, une nouvelle section de la moelle lombaire est effectuée au-dessous du point où l'on a pratiqué la première. Le canal vertébral avait été ouvert 5 jours auparavant. Le 4 septembre, c'est-à-dire

40 jours après la première opération, la température était tombée à 26°6-25°5.

Commentaires. — On peut se convaincre ici qu'en dépit d'opérations multiples, la température finit toujours par subir des deux côtés une chûte plus ou moins considérable.

Si l'on passe en revue les cinq observations qui précèdent, on y rencontre une unanimité bien rare dans la question qui nous occupe. Non-seulement elles parlent toutes dans le même sens, mais elles montrent qu'il existe une remarquable régularité dans les phénomènes de refroidissement qui succèdent à la section des nerfs et de la moelle. On voit, en effet, que la chûte a toujours commencé dans le cours de la première semaine, et qu'il suffit toujours d'un mois pour faire redescendre la température des extrémités au-dessous de leur température normale.

Conclusions.

Des expériences que nous venons de rapporter nous croyons pouvoir déduire les conclusions suivantes :

Les nerfs vaso-moteurs font partie du système nerveux végétatif ; ils ont leurs origines principales dans la moelle épinière et le bulbe rachidien ; ils naissent accessoirement de la portion sus-bulbaire de l'encéphale, des ganglions du sympathique situés sur les cordons et répartis à la périphérie sur le trajet des fibres nerveuses.

Pour aller de l'axe médullaire aux cordons latéraux, les nerfs vaso-moteurs passent par les racines antérieures. Ils se rendent aux vaisseaux, soit en s'unissant aux nerfs rachidiens et crâniens, soit en accompagnant les artères.

Les nerfs vaso-moteurs, dans leur trajet à travers la moelle, restent dans la moitié d'où ils naissent.

L'influence des parties de l'encéphale, au contraire, situées en avant des tubercules quadrijumeaux, est croisée.

Au point de vue de sa composition physiologique, on peut considérer l'appareil vaso-moteur comme constitué par deux centres principaux, et par des fibres nerveuses dont la plupart réunissent entre eux les divers centres.

Les centres sont l'axe cérébro-spinal d'une part, de l'autre l'ensemble des cellules nerveuses distribuées à la périphérie du système vasculaire (centres toniques de Goltz, centres vasculaires de Huizinga). Les fibres unissantes sont de deux ordres : ce sont des fibres vaso-constrictives et des fibres vaso-dilatatrices, en partie centripètes, en partie centrifuges. Les deux espèces de fibres sont sans doute le plus souvent réunies dans un même nerf ; toutefois, les filets vaso-dilatateurs sont, en général, en plus grand nombre ou plus actifs ; ils relâchent les parois vasculaires en diminuant l'activité des centres toniques.

En outre, des fibres vaso-constrictives et vaso-dilatatrices partant de la périphérie se rendent aux centres toniques, et ceux-ci émettent a leur tour des fibres exclusivement constrictives, qui se répandent dans les parois des vaisseaux.

DISCUSSION.

M. DONDERS (Utrecht) avoue qu'il est difficile de discuter immédiatement un travail si rempli de faits ; il peut néanmoins déclarer qu'il partage, en général, les opinions émises par ses auteurs. Il constate ensuite que toutes les expériences de MM. Masius et Vanlair ont été faites exclusivement sur les nerfs sciatiques ; mais, en opérant ainsi, on n'agit pas sur toutes les fibres nerveuses qui se rendent aux pattes, car on néglige le nerf crural et les filets sympathiques vaso moteurs qui accompagnent les artères. En outre, il lui semble que les fibres vaso-constrictives ont été peut-être trop perdues de vue par les deux auteurs, au point que le système des fibres vaso-constrictives pourrait être prédominant dans le train postérieur, tandis que, en s'attachant uniquement au nerf ischiatique, on trouve la prépondérance inverse. **M.** Donders objecte encore que les expériences instituées sur le cordon intermédiaire du sympathique cervical n'ont point révélé d'action vaso-dilatatrice, mais, au contraire, des phénomènes très-apparents et durables qui indiquent une influence nerveuse tout opposée.

M. Vanlair croit qu'il est impossible d'isoler le grand sympathique dans le train postérieur. Quant au nerf crural, les auteurs du rapport l'ont soumis à la section et à la faradisation ; mais les résultats ont été extrêmement douteux ou même négatifs au point de vue de l'action vaso-motrice. Le nerf sciatique paraissait d'ailleurs le plus favorable à l'étude de la question, parce que sa lésion ne compromet en rien l'existence de l'animal, et surtout parce que ce nerf renferme beaucoup de fibres vaso-dilatatrices, et que les auteurs avaient principalement pour but d'étudier le mécanisme de la vaso-dilatation. A la suite de leurs recherches, les auteurs du rapport ont été conduits à admettre, entre autres faits, l'existence des centres toniques périphériques de Goltz. Par l'existence de ces centres comme aussi par l'existence de fibres vaso-dilatatrices et vaso-constrictives se rendant du tégument à ces centres, M. Vanlair s'explique l'apparition des lignes respectivement rouges ou pâles qni se produisent à la peau anémique ou congestionnée, quand on la comprime légèrement avec une pointe mousse ; d'après **M.** Vanlair, dans ce cas, le centre de l'action vasculaire réflexe vaso-dilatatrice ou constrictive se trouve dans les ganglions nerveux périphériques.

MM. Masius et Vanlair pensent d'ailleurs que la plus grande partie des nerfs vaso-moteurs, sinon tous, arrivent aux membres inférieurs par la voie du nerf sciatique. Les expériences rapportées dans leur travail prouvent que, le nerf sciatique étant coupé, la section ou l'irritation de la moelle ne produit plus d'effet ou ne produit qu'un effet peu marqué sur les vaisseaux du membre paralysé.

M. Donders fait observer que **MM** Masius et Vanlair admettent que la section détermine nne irritation durable des nerfs coupés, alors que, pour le sympathique cervical ou les nerfs qui animent les muscles striés, l'influence de la section est presque immédiatement paralysante. Il avoue du reste que, lorsque le nerf coupé demeure au milieu des tissus dans certaines conditions, ce nerf peut devenir le siége d'une surexcitabilité. C'est ainsi que le pneumogastrique devient plus irritable quelque temps après la section. Enfin, il demande si l'on a tenu compte, dans la question, de l'influence que pourrait exercer sur la température la paralysie des muscles du train postérieur.

M. Vanlair pense que l'action immédiate de la section nerveuse s'épuise promptement; mais qu'ensuite survient une réaction inflammatoire du tissu nerveux qui perpétue l'influence stimulante du traumatisme : les résultats de sections ultérieures du bout périphérique montrent que l'on a vraiment affaire à des organes surexcités. — Pour ce qui concerne l'intervention de la contraction du train postérieur, M. Vanlair rapporte qu'il n'a pas vu de modifications appréciables de la circulation et de la température en provoquant par la faradisation directe la contraction des muscles des pattes.

M. Masius ajoute que le travail irritatif qui s'établit sur les bouts nerveux, suffisant pour suspendre l'activité fonctionnelle des centres toniques, et, par suite, pour relâcher les fibres lisses des vaisseaux, peut n'être pas assez intense pour agir sur les fibres striées. Il rappelle d'ailleurs que Schiff a observé des contractions fibrillaires spontanées de la langue quelques jours après la section du grand hypoglosse.

M. Masoin (Louvain), à propos du dernier fait signalé, cité une observation fournie aussi par Schiff, qui explique, par l'irritation persistante des filets du pneumogastrique coupé, le resserrement tonique de l'extrémité cardiaque de l'œsophage. Mais ce phénomène n'offre pas grande persistance, et toutes les autres analogies militent pour faire admettre que la section nerveuse provoque une stimulation passagère et détermine essentiellement la paralysie. M. Masoin ne saurait accepter comme décisive l'interprétation, présentée par M. Vanlair, des raies rouges ou pâles consécutives aux frictions de la peau, en tant que le phénomène réflexe aurait son centre dans les ganglions nerveux périphériques. D'après lui, on peut tout aussi bien expliquer le phénomène en plaçant le centre réflexe dans l'axe cérébro-spinal. Pour être obligé de recourir à l'interprétation de M. Vanlair, il aurait fallu couper d'abord tous les filets qui établissent la relation nerveuse entre l'axe cérébro-spinal et la périphérie.

M. Donders propose une troisième explication toute mécanique du phénomène, l'action directe sur les vaisseaux.

D'après lui, il n'est pas même certain qu'il faille des cellules nerveuses pour assurer des mouvements réflexes ou vermiculaires. Il rapporte à l'appui les observations d'Engelmann sur l'uretère, et les récents travaux sur le cœur institués dans le laboratoire de Ludwig. Il rappelle enfin que, il y a une vingtaine d'années, il avait observé déjà, avec Gunning, des contractions périodiques des vaisseaux dans le train postérieur de la grenouille, malgré la section du nerf sciatique, ce qui constitue, d'après lui, l'argument le plus solide pour faire admettre l'existence de centres nerveux à la périphérie.

M. VANLAIR cite une expérience de Huizinga pour démontrer que l'action réflexe peut passer à travers le grand sympathique seul du train antérieur sur le train postérieur. D'où il conclut que l'intervention de l'axe cérébro-spinal n'est pas exclusive, comme M. Masoin semble l'avoir soutenu.

M. DONDERS rappelle que l'extension des phénomènes réflexes est excessivement considérable; à l'appui de cette proposition, il rapporte l'expérience d'Engelmann, qui a vu s'établir la contraction de toutes les glandes de la peau chez la grenouille, par l'effet de l'irritation d'un point circonscrit du tégument ou même des organes internes.

M. MASOIN invoque cette observation pour établir la non-intervention des appareils terminaux vaso-moteurs dans les phénomènes réflexes. Quant à l'expérience de Huizinga, il constate qu'elle ne conduit pas à dénier la participation du centre cérébro-spinal dans les phénomènes en question.

La séance est levée à 1 heure.

Le Président,
MASIUS.

Le Secrétaire,
E. MASOIN.

SÉANCE DU 21 SEPTEMBRE 1875.

La séance s'ouvre à dix heures du matin, sous la présidence de M. MASIUS.

M. R. BODDAERT remplit les fonctions de secrétaire.

M. MASOIN donne lecture des procès-verbaux des deux séances précédentes. Ces procès-verbaux sont adoptés.

M. MASIUS cède le fauteuil de la présidence à M. MAREY.

L'ordre du jour appelle la *continuation de la discussion sur les nerfs vaso-moteurs et leur mode d'action.*

M. ONIMUS (Paris) mentionne l'interprétation qui a été d'abord proposée pour les expériences de Cl. Bernard et de Brown-Séquard sur les effets de la section et de la stimulation du sympathique. On admettait, d'une part, une dilatation des vaisseaux, suite de la paralysie, de l'autre, un resserrement dû à la stimulation. Maintenant, la question ne se présente plus d'une manière aussi simple. Des expériences, faites par Legros en 1865, sont venues prouver que l'extirpation du ganglion cervical supérieur, pratiquée chez les coqs et les dindons, n'amène point de turgescence vasculaire dans les organes érectiles de la tête; au contraire, ceux-ci pâlissent, s'affaissent, et toute érection y est rendue impossible. Pour provoquer ce dernier phénomène, il faut avoir recours à la faradisation de nerfs à action centrifuge qui, en raison de cette influence, ont reçu le nom de nerfs érecteurs. D'autre part, l'excitation de certains nerfs occasionne une dilatation des vaisseaux, une congestion active. Il faut, avant tout mentionner ici la corde du tympan ; de plus, l'excitation des nerfs sensitifs a pour effet d'augmenter la circulation périphérique ; il en est ainsi du nerf auriculaire, du nerf sous-orbitaire et du bout central du sciatique.

Quelques auteurs ont tenté d'expliquer ces faits en invoquant une paralysie des nerfs vaso-moteurs, susceptible de se produire par voie réflexe. Cette hypothèse est inadmissible : en effet, l'hypérémie est bien plus intense dans les cas cités que dans ceux de paralysie simple. D'autres, comme Schiff, ont eu recours à la théorie des nerfs dilatateurs qui, présentée de cette façon, ne trouve point d'explication anatomique satisfaisante. Duchenne en a essayé une ; pour lui, les vaisseaux renferment des fibres longitudinales en état d'opérer par leur contraction une dilatation du vaisseau ; mais ces fibres sont rares, et de plus il faudrait admettre, pour expliquer leur mode d'activité, l'existence d'une catégorie spéciale de filets nerveux vaso-moteurs.

En résumé, les théories qui prétendent expliquer les congestions actives sont insuffisantes. Avant d'en chercher une autre, il importe de savoir si l'excitation due à l'emploi de courants induits réalise bien les conditions de l'état physiologique. Il faut remarquer qu'elle détermine un rétrécissement du tube vasculaire dans toute son étendue, en retardant la progression du sang. Il n'en est pas de même à la suite de l'application de stimulants à action moins tétanisante, se rapprochant davantage des conditions normales, tels que des courants continus, des excitants chimiques faibles, une ligature légère. Il se produit alors une contraction vermiculaire, qui favorise la marche du sang.

C'est cette contraction autonome qui est la cause de la congestion de certains tissus. Elle se constate chez les animaux et chez l'homme ; on l'aperçoit dans les vaisseaux des annélides, dans la membrane interdigitale des grenouilles quand on arrête le cœur ; chez l'homme même, dans les cas d'embolie de l'artère centrale de la rétine, l'ophthalmoscope fait voir des mouvements péristaltiques très marqués dans les artères qui établissent la circulation collatérale. Enfin, Legros a pu observer ces contractions à l'œil nu ; en dénudant une artère du pénis chez un chien en rut, il constatait que le vaisseau était petit, à pulsations très faibles ; en approchant l'animal d'une chienne et en déterminant ainsi l'érection, il voyait l'artère se dilater, offrir des pulsations très manifestes, et présenter des alternatives de constriction et de relâchement presque aussi distinctes que les mouvements péristaltiques de l'intestin.

La théorie peut s'appuyer de plus sur un fait anatomique des plus importants. Si l'on suit le mode de distribution des fibres musculaires lisses dans le système circulatoire, on les voit se multiplier partout où l'action du cœur tend à faiblir. Il en est ainsi des vaisseaux de la tête, où le sang chemine contre les lois de la pesanteur, des vaisseaux ombilicaux, de la veine porte, de la veine cave inférieure, etc. Or, cette particularité est inexplicable si les fibres musculaires ont pour usage de resserrer les vaisseaux et de ralentir la circulation.

On peut invoquer de plus des faits expérimentaux. En dehors de l'action du cœur et de l'élasticité artérielle, le sang peut être mis en mouvement par la contraction autonome des vaisseaux. Le fait est prouvé par les expériences sur la grenouille citées plus haut, et par d'autres instituées sur les chiens et les lapins. On lie l'aorte, on ouvre la veine cave inférieure, et, quand le sang ne coule plus par la veine, on introduit dans le tronc aortique, au-delà de la ligature et sans exercer de pression, une certaine quantité de lait chauffé à 35° environ. Le liquide pénètre dans les capillaires, et, au bout de deux à trois minutes, on le voit reparaître par la veine ; pendant une demi-heure, une heure même, cette circulation périphérique artificielle continue. Elle s'étend aux capillaires les plus ténus ; c'est même là un des meilleurs moyens d'obtenir de belles injections pour l'étude histologique.

De plus, quand on affaiblit l'action du cœur après avoir fait la section des nerfs vaso-moteurs d'un côté, cette diminution de l'énergie des battements cardiaques détermine des modifications moins prononcées à la région où les vaisseaux n'ont pas été paralysés. La contractilité artérielle est intervenue et favorise le cours du sang. Dans ces expériences, la différence de température tendait à s'effacer ; la chaleur diminuait du côté correspondant à la section du grand sympathique.

Les vaisseaux périphériques ne sont donc pas, comme on l'a prétendu, les antagonistes du cœur ; la circulation périphérique est bien plutôt favorisée par la contraction des fibres lisses des artérioles.

On pourrait objecter que la contraction des fibres lisses est généralement lente, et il est difficile d'admettre que le mouvement vermiculaire des artères puisse être assez rapide pour les besoins de la circulation. Il convient de remarquer pourtant que, dans le système musculaire lisse, la rapidité de la contraction augmente à mesure que la longueur de la fibre diminue.

Le fait important, sur lequel l'orateur insiste, c'est qu'en dehors de la paralysie directe des vaisseaux, il y a des phénomènes de congestion active que n'explique point l'abolition de la tonicité et de la contractilité vasculaires. La théorie névro-paralytique mène du reste à des conclusions forcées ; ces paralysies devraient se multiplier outre mesure, et leurs effets, au point de vue de la dilatation des vaisseaux, seraient en définitive moins prononcés que ceux d'une excitation légère, purement physiologique.

M. Vanlair se rapproche sur un point des idées émises par M. Onimus : il reconnaît comme lui que la simple paralysie ne suffit pas pour expliquer la dilatation des vaisseaux. Mais il n'admet pas l'existence d'un mouvement vermiculaire ou péristaltique, dans le sens de M. Onimus. Comme les conclusions du rapport en témoignent, il explique les phénomènes en discussion par la présence, dans les parois des vaisseaux, de centres vaso-moteurs toniques, constitués par des ganglions nerveux : les nerfs vaso-dilatateurs peuvent exercer sur ces centres une action suspensive et modérer ainsi leur pouvoir constricteur. Pour lui aussi, les congestions sont, de leur nature, actives.

Il admet, dans les vaisseaux, l'existence de contractions rhythmiques, constatées du reste par divers observateurs, mais il ne croit pas qu'elles remplissent le rôle important qui leur est attribué par M. Onimus. Les expériences de M. Onimus se rapportent à des excitations artificielles que l'observateur peut faire varier à son gré, au point de vue de la rapidité et de la force : dans les conditions physiologiques, la contraction se propage lentement d'une extrémité du vaisseau à l'autre. Certes, cette contraction favorise le cours du sang ; mais ce phénomène semble tout à fait accessoire en comparaison des autres facteurs qui interviennent dans la circulation artérielle : le travail du cœur, la progression de l'ondée sanguine, l'élasticité des artères. M. Onimus, pour justifier son opinion, devrait prouver que les contractions qu'il invoque s'exécutent avec une grande rapidité.

M. Onimus dit avoir observé les contractions dont il a parlé dans leurs conditions naturelles. Il tient à s'expliquer davantage sur le mode suivant lequel le mouvement autonome intervient dans la progression du sang. Sous l'influence de l'ondée sanguine, qui sert d'excitant, la fibre musculaire se contracte sur un point donné de la paroi artérielle, pousse ainsi le sang du côté des capillaires, d'où, en ce sens, augmentation de la masse du sang et augmentation de vitesse. A la contraction succède une période de relâchement ; sous l'influence de la pression sanguine, le vaisseau relâché se dilate, et cette dilatation est plus considérable qu'auparavant, alors que le vaisseau se trouvait à l'état de repos absolu. Il s'en suit à ce niveau un afflux plus considérable de sang. Le même phénomène se reproduit au delà et de proche en proche, par une série d'ondulations.

L'explication qui invoque un effet suspensif ne lui paraît pas satisfaisante ; elle se rapproche, d'après lui, de la théorie névro-paralytique.

M. Vanlair fait remarquer que cette action suspensive n'est pas un phénomène de nature paralytique ; elle est déterminée par l'excitation de fibres nerveuses. C'est un processus complétement analogue à l'action bien connue du pneumogastrique. L'électrisation de certaines fibres nerveuses produit une dilatation considérable des vaisseaux ; la section d'autres fibres, la paralysie amène également une dilatation, mais celle-ci est moins marquée et ne survient qu'après un certain temps, car l'action immédiate de la section est excitante. M. Onimus n'a pas fait comprendre le mécanisme suivant lequel s'effectue la dilatation, qui joue un si grand rôle dans sa théorie. M. Vanlair constate aussi que son contradicteur ne s'est pas expliqué sur la rapidité avec laquelle cette contraction devrait se produire pour intervenir d'une façon prononcée dans la circulation artérielle.

M. Onimus rapporte la dilatation à la loi générale en vertu de laquelle la fibre musculaire se laisse distendre avec plus de facilité, immédiatement après la contraction. Le mouvement vermiculaire imprime à la circulation une rapidité plus grande, parce que cette contractilité périphérique ajoute ses effets à ceux du travail du cœur.

Quant à l'action suspensive, ce n'est là qu'un mot ; et, de plus, il faut remarquer que tous les physiologistes n'admettent pas la théorie des nerfs d'arrêt.

M. FRANCK (Paris) ne comprend pas pourquoi le mouvement vermiculaire, cette succession de contractions et de dilatations, ces dernières agissant à la façon d'une ventouse pour attirer le sang de leur côté, pousse le sang vers la périphérie plutôt que vers le cœur. Les artères ne possèdent pas, en effet, comme les veines, un système de valvules dont l'action est de rendre définitif, dans un certain sens, tout déplacement accompli. Il demande à M. Onimus s'il a étudié les modifications de la pression dans les parties dilatées.

M. ONIMUS répond que le sang artériel chemine du côté où il rencontre le moins d'obstacles, c'est-à-dire dans une direction centrifuge. Quant à l'étude de la pression, comme ces phénomènes se manifestent surtout dans les artérioles, riches en fibres musculaires, on comprend que ces expériences soient difficiles.

M. MASIUS demande à M. Onimus si, dans les expériences faites en commun avec M. Legros, il a constaté l'accroissement du mouvement autonome par l'excitation du bout périphérique du nerf coupé.

M. ONIMUS répond que, chez la grenouille, après l'arrêt du cœur, l'excitation du bout du sciatique détermine le rétablissement de la circulation après un certain temps.

M. MASIUS n'a jamais vu de contraction spasmodique des artérioles par l'excitation du nerf sciatique. Il ajoute qu'au point de vue de la congestion produite, l'excitation du nerf dilatateur amène des effets plus marqués que la simple paralysie, parce que cette dernière ne supprime pas l'activité des centres toniques.

M. ONIMUS convient qu'il n'a pas observé de mouvements péristaltiques dans le sens habituel du mot. Il persiste à croire que, pour activer la circulation, il ne faut ni paralysie. ni action suspensive ; l'excitation directe donne de meilleurs résultats.

M. MAREY croit qu'il est inutile d'invoquer de nouveaux facteurs dans l'étude de la circulation périphérique ; la dilatation et le resserrement des vaisseaux peuvent suffire. La contraction des vaisseaux : elle y ralentit le courant, y diminue la pression et détermine l'anémie ; la dilatation des vaisseaux : elle y augmente la pression, diminue la résistance et active le cours du sang. Il ne faut pas revenir à la théorie de Bichat ; le cœur n'épuise pas son action en avant des capillaires ; on peut démasquer la part qui lui revient, même dans la circulation veineuse, en appliquant une ligature aux veines et en y déterminant ainsi un accroissement de tension.

Le mouvement péristaltique des vaisseaux n'est pas démontré. Il ne suffit pas de faire voir une pâleur et une rougeur alternatives, il faut montrer le mouvement autonome qui pousse le sang devant lui. M. Onimus a démontré la contractilité des vaisseaux mais non la péristalticité ; ce n'est pas là cette force que l'on voudrait comparer à l'action du cœur.

Quelle que soit la théorie admise, celle des interférences nerveuses ou celle de l'action suspensive, agissant sur des centres toniques, il faut reconnaître l'existence de nerfs ayant le pouvoir de faire cesser un resserrement. Les variations de calibre ainsi produites dans les vaisseaux rendent compte des modifications du courant sanguin. Sans doute, tout n'est pas encore expliqué dans cet ordre de faits, mais la théorie de M. Onimus ne semble pas de nature à élucider les points restés obscurs jusqu'ici.

M. Onimus abandonne l'expression de « mouvement péristaltique » ; il dira plutôt : contraction suivie de relâchement. Il est d'accord avec ses argumentateurs sur la plupart des faits, mais ne peut pas se contenter, pour leur interprétation, de la théorie de l'action suspensive.

Sur la proposition de M. le Président, la Section prononce la clôture de la discussion sur les nerfs vaso-moteurs et leur mode d'action.

M. S. Th. Stein (Francfort sur Mein), expose un procédé qui lui permet d'obtenir des reproductions photographiques du pouls, de la pression sanguine et de la température. Pour le tracé du pouls, il adapte à l'extrémité libre de la longue branche du levier du sphygmographe un petit disque de carton noirci, percé à son centre d'un trou fait à l'aide d'une aiguille, et dirige à travers cette étroite ouverture un faisceau de lumière (solaire, électrique ou de magnésium), en le concentrant ; l'interposition d'un petit objectif photographique peut rendre la convergence plus marquée. Ce faisceau est reçu sur une plaque portant une couche sensibilisée et glissant dans le sens horizontal. Quand le disque exécute ses mouvements d'ascension et de descente, le déplacement du petit cercle lumineux qui correspond à son orifice se trouve fidèlement reproduit et donne un tracé qui comprend un certain nombre de pulsations avec les divers éléments dont elles se composent.

M. Stein a réussi de même à photographier les oscillations dues aux variations de la pression sanguine. La tige de fer d'un flotteur placé à la surface du mercure dans la longue branche d'un hémodynamomètre porte à son extrémité supérieure un petit disque de carton, percé d'une étroite ouverture ; il suivra les mouvements d'ascension et de descente de la colonne mercurielle. L'action lumineuse s'établit de la manière qui vient d'être décrite, et une courbe, d'une exactitude mathématique, vient inscrire la pression.

Pour l'inscription photographique de la température, une petite pile thermo-électrique, en forme de baguette, constituée par des métaux différents formant plusieurs fils soudés ensemble, est fixée par l'une de ses extrémités dans le creux axillaire de l'individu en observation, et par l'autre, qui est recourbée, dans un milieu à température constante, l'eau bouillante ou la glace en fusion. Les différences de température s'accusent par la production d'un courant et la déviation de l'aiguille d'un galvano-mètre avec lequel la pile est en rapport. Le multiplicateur est placé dans une chambre obscure ; un petit miroir, sur lequel on dirige un fais-ceau lumineux est mis en connexion avec l'aiguille : les oscillations du miroir, dues aux variations de la température, communiquent au petit faisceau un mouvement vibratoire qui sera inscrit sur une plaque sensibilisée mobile, ou mieux sur un cylindre recouvert de papier photo-graphique et décrivant, dans les 24 heures, un mouvement de rotation autour de son axe.

M. Stein montre aux membres de la Section des reproductions photo-graphiques du pouls, obtenues dans des conditions diverses. Ces tracés sont d'une régularité parfaite ; ils se distinguent sous plusieurs rapports de ceux que fournit le sphygmographe de M. Marey ; ces différences sont dues surtout à l'absence de frottement. Le dicrotisme normal du pouls est nettement accusé, et, de plus, la ligne de descente présente, indépen-damment de l'ondulation dicrotique, une légère inflexion vers le bas, très régulièrement répétée, qui se retrouve du reste sur quelques pulsa-tions des tracés de Marey. Une petite ligne, étendue en travers et se diri-geant un peu en bas, indique, à la hauteur du plateau, une courte pause entre la diastole et la systole de l'artère. Le trait de la période d'ascension est plus délié que celui de la période de descente : dans celle-ci, le mouve-ment s'opère avec plus de lenteur et l'action de la lumière se marque davantage sur la plaque sensibilisée.

La séance est levée à midi.

Le Président,
MASIUS.

Le Secrétaire,
R. BODDAERT.

SÉANCE DU 22 SEPTEMBRE 1875.

—

La séance, présidée par M. MAREY, assisté de M. MASIUS, est ouverte à dix heures.

M. R. BODDAERT, secrétaire, donne lecture du procès-verbal détaillé de la séance précédente. Après un échange d'observations entre MM. ONIMUS, BODDAERT et MASIUS, la rédaction en est adoptée.

M. STIÉNON communique le rapport suivant de M. HÉGER (absent), « *Sur la valeur des expériences fondées sur les circulations artificielles.* »

Ayant pratiqué depuis trois années des expériences sur des organes isolés entretenus par circulation artificielle, je suis arrivé à quelques résultats qui me paraissent présenter un véritable intérêt : j'ai constaté, en effet, que des organes extirpés à des animaux et traversés par le sang défibriné, restent sensibles pendant des heures à l'action des substances toxiques ou médicamenteuses. Ainsi, les alcaloïdes, le chloral, le cyanure de potassium et d'autres sels, mêlés à dose minime au sang qui traverse les poumons, le foie, les reins, les muscles isolés, modifient d'une manière très-sensible le courant sanguin dans ces organes.

Les premières expériences faites sur ce sujet et consignées dans un opuscule publié en 1875 (thèse de Bruxelles, 1873) constatent l'action de la nicotine sur les poumons et le foie extirpés à des chiens ; depuis, continuant ces expériences avec l'aide de quelques confrères, nous avons étudié l'action d'autres alcaloïdes et de plusieurs agents thérapeutiques, notamment du chloral. En même temps que la question était ainsi mise à l'étude dans notre laboratoire à Bruxelles, M. le docteur Mosso, continuant et développant les expériences que nous avions été forcé d'interrompre à Leipzig, arrivait, de son côté, à des résultats qui sont en parfaite harmonie avec les nôtres (*Von einigen neuen Eigenschaften der Gefässwand.* Leipzig, Bd. XXVI. — Docteur Mosso, *Berichte der mathem. phys. classe der K. S. Gesellsch. der Wissensch.* 1875).

Ces expériences empruntent une certitude plus grande à ce fait, que des expérimentateurs placés dans des conditions différentes et travaillant sans se communiquer leurs observations isolées, sont arrivés simultanément à constater les mêmes effets.

C'est pourquoi nous les livrons avec toute sécurité aux appréciations du Congrès, dans le but de démontrer la valeur de la méthode des circulations artificielles et d'en mettre en relief les nombreuses applications.

I. Pour établir la réalité de l'action des substances toxiques ou médicamenteuses sur des organes isolés, nous exposerons brièvement quelques expériences faites au moyen de la nicotine, de l'atropine et du chloral.

Action de l'atropine sur les poumons. — Nous faisons passer dans des poumons, vingt minutes après la mort du chien auquel ils ont été extirpés, un courant de sang défibriné ; les poumons sont placés dans l'attitude de l'inspiration naturelle, sous une pression négative de 10 millimètres de mercure à la surface pleurale ; le sang pénètre dans l'artère pulmonaire sous une pression positive de 10 millimètres de mercure, et s'écoule par l'orifice commun des veines avec une vitesse moyenne de 25 centimètres cubes par minute.

Après que le courant de sang normal a duré vingt minutes, nous y mêlons une forte dose d'atropine (5 centigrammes pour 100 centimètres cubes). Aussitôt le courant diminue au point de se réduire à 1 ou 2 centimètres cubes par minute ; cette brusque diminution du courant est immédiatement suivie d'un effet tout inverse : après s'être abaissée à 1 centimètre cube par minute, la vitesse moyenne augmente progressivement jusqu'à atteindre un chiffre supérieur à ce qu'elle était au début de l'expérience. Il n'est pas nécessaire d'employer des doses aussi élevées pour obtenir une action manifeste, mais les modifications du courant paraissent d'autant mieux marquées que la dose du poison est plus forte.

Action de l'atropine sur les reins. — La sensibilité des poumons à l'action de l'atropine paraît moindre que celle des reins ; en pratiquant la circulation artificielle dans des reins extirpés à des chiens, M. le docteur Mosso a constaté que les plus petites doses suffisent pour modifier le courant d'une manière analogue à ce que nous venons de signaler pour les poumons ; lorsque la dose est de un cent millième, on constate une diminution passagère de l'écoulement ; si la dose est de un dix millième ou plus, cette diminution est suivie aussitôt d'une augmentation notable des quantités écoulées (docteur A. Mosso, *loc. cit.*, p. 346).

Action de la nicotine sur le foie. — L'action de la nicotine a été constatée par nous dans les poumons, dans les muscles, dans le foie; elle est la même dans les différents organes, mais elle varie suivant la dose employée : diminution passagère du courant à petites doses, augmentation immédiate et considérable lorsque la dose atteint ou dépasse un centième (Mosso, *loc. cit.*, p. 344). L'augmentation du courant s'accuse avec une grande netteté dans le foie, et, lorsque l'empoisonnement a été répété avec de fortes doses, elle persiste pendant plusieurs heures.

Action du chloral sur divers organes. — L'action du chloral n'est pas moins manifeste et a été constatée dans les poumons, dans le foie, dans les reins; un mélange de un à deux centièmes d'hydrate de chloral au sang qui traverse les reins isolés, donne une augmentation progressive et continue des quantités écoulées; lorsque l'on opère sur les poumons et surtout quand on dépasse la dose que nous venons d'indiquer, il arrive que la circulation est entravée par une infiltration œdémateuse de l'organe; parfois l'augmentation de circulation produite par l'hydrate de chloral est précédée d'une diminution temporaire; nous ne savons si cette diminution doit être attribuée à l'œdème; nous nous bornons à constater que, lorsque l'œdème ne survient pas au début de l'expérience, l'hydrate de chloral mêlé au sang facilite la circulation dans les organes isolés.

Tels sont, en un bref résumé, les résultats auxquels l'expérience nous a conduits et dont nous essayerons de tirer quelques conséquences. Remarquons d'abord qu'il y a une concordance frappante entre les effets des substances toxiques sur la circulation lorsque l'organisme est intact, et les effets observés par la circulation artificielle; ainsi la nicotine agit sur les vaisseaux d'organes extirpés, à la manière dont Claude Bernard, Rosenthal et d'autres l'ont vu agir sur le système vasculaire des animaux en expérience; ainsi, le chloral qui abaisse si notablement la pression sanguine, même après la section de la moelle (Owsjannikow), ne doit sans doute cette propriété qu'à son action locale sur les parois des vaisseaux.

C'est donc à la périphérie du système vasculaire que nous devons rapporter les lésions produites par un grand nombre de substances toxiques qui modifient l'innervation vaso-motrice et dont on a jusqu'ici localisé l'action dans les centres de la moelle et du bulbe.

En présence de ces résultats, nous ne pouvons plus nous contenter d'étudier les effets des poisons par les méthodes employées jusqu'à ce jour. Hermann (*Lehrbuch der experim. Toxicol.* 1874) admet qu'il y a deux voies d'expérimentation pour arriver à connaître l'action des médicaments : la première consiste à essayer la substance toxique d'emblée sur l'organisme entier; dans ce cas, il est difficile de distinguer, même par une série d'expériences, les effets de l'ensemble de ceux qui appartiennent en propre à tel ou tel organe; la seconde méthode, plus directe, consiste à rechercher d'abord l'action du poison sur chaque organe considéré isolément et à n'aborder que plus tard le problème de l'action sur l'ensemble. La première voie conduit au but plus rapidement, mais d'une manière obscure : la seconde est plus lente, mais plus précise.

Nous croyons que cette méthode proposée par Hermann doit être étendue rationnellement à la circulation artificielle : celle-ci fournira tout au moins des données critiques qui permettront, dans l'étude des actions toxiques et médicamenteuses, de préciser le siége des lésions et la valeur des symptômes Il nous est facile d'en démontrer l'incontestable utilité en pareille matière : pour n'en citer qu'un exemple, nous avons constaté que, si l'on empoisonne le foie par de la nicotine, l'alcaloïde quitte le sang pendant son trajet et va se fixer dans l'organe ; on peut ainsi faire absorber des doses considérables de poison par le foie isolé.

Pour établir ce fait, nous avons recouru à l'expérience suivante : nous faisons pénétrer par la veine-porte, sous une pression de 10 millimètres de mercure, un courant de sang défibriné : à mesure qu'il s'écoule par la veine cave, le sang est recueilli, artérialisé par le battage, puis mélangé à une dose de nicotine ; c'est donc le même sang qui revient sans cesse traverser l'organe, chargé chaque fois d'une nouvelle dose de poison. Nous avons fait passer ainsi successivement, dans le foie extirpé à un chien, dix doses de 20 milligrammes de nicotine pour 100 centimètres cubes de sang. L'analyse chimique pratiquée par les soins de M. le professeur Drechsel (de Leipzig) a démontré qu'il ne restait aucune trace de poison dans le sang recueilli par la veine cave, et a fait retrouver la totalité de l'alcaloïde dans le suc extrait des cellules du parenchyme hépatique.

Le foie extirpé et entretenu par circulation artificielle conserve donc la propriété physiologique d'absorber certaines substances toxiques mêlées au sang qui le traverse. Ce fait suffit à lui seul pour démontrer que la méthode des circulations artificielles peut conduire à des résultats intéressants au point de vue de la toxicologie et de la thérapeutique.

II. La découverte d'une action *post mortem* de la part de substances mêlées au sang sur les organes isolés qu'il traverse, amène forcément à se demander comment il faut interpréter cette action. Faut-il la regarder comme un phénomène purement passif résultant du fait même de l'impureté du sang, ou bien comme une preuve de la *survie* des organes isolés ? Cette question comporte de longs développements, et, pour ne pas dépasser les limites qui nous sont assignées, nous nous contenterons de citer des arguments sur lesquels s'appuie notre opinion à cet égard.

On ne peut comprendre l'action du poison comme un phénomène purement passif, analogue à ce qui se produirait au passage d'un sang impur à travers des tubes inertes de métal ou de verre ; il est vrai que des liquides différents ne coulent pas, même dans les tubes inertes, avec la même rapidité ; on peut donc supposer que l'altération du sang, par son mélange avec la substance toxique, modifie le frottement contre les parois et par suite le mode de circulation.

À l'encontre de cette hypothèse, nous ferons valoir d'abord cette considération que les doses employées sont minimes, et que quelques milligrammes de nicotine ou d'atropine mélés à plusieurs centimètres cubes de sang ne peuvent sensiblement modifier la résistance au passage contre les parois ; mais, pour avoir la preuve que les phénomènes observés ne dépendent pas seulement de l'empoisonnement du sang, nous avons eu recours à une expérience (thèse, 1875), et nous avons constaté que les doses toxiques les plus fortes ne modifient pas la circulation du sang dans des tubes inertes de métal ou de verre.

Mais peut-être le cyanure, la nicotine, le chloral, qui, à doses suffisantes, attaquent les globules rouges, produisent-ils dans le sang une altération qui n'empêche pas la circulation dans des tubes inertes, mais qui peut la modifier lorsque le sang traverse les capillaires des organes ? A l'appui de cette hypothèse, il faut mentionner l'action destructive de ces substances sur les hématies. Quelque réelle que soit cette altération, ce n'est pas elle qui produit les phénomènes de l'empoisonnement, car le sérum empoisonné a sensiblement les mêmes effets que le sang lui-même mêlé à une même dose de poison (Mosso, *loc. cit.*, p. 205).

L'empoisonnement porte donc sur la paroi vasculaire.

Il nous reste à nous demander maintenant si c'est là un empoisonnement véritable, analogue à ceux que l'on peut produire pendant la vie? A première vue, on serait porté à répondre que non : il répugne d'admettre qu'un organe isolé, éloigné des centres nerveux encéphalo-rachidiens, conserve une véritable *survie* suffisante pour que ses éléments irritables subissent encore l'action des poisons.

Cependant, sur ce point les arguments fournis par l'expérience nous paraissent des plus sérieux :

1° L'analogie entre les effets des mêmes substances pendant la circulation naturelle et pendant la circulation artificielle constitue déjà une présomption.

2° Les symptômes de l'empoisonnement d'un organe isolé ne s'observent plus après un certain nombre d'heures, et le sang normal ou toxique traverse alors l'organe avec la même rapidité.

3° Les excitations électriques agissent pendant la circulation artificielle d'une manière analogue aux alcaloïdes ; il a été démontré par Mosso que le courant continu, appliqué sur les reins, sur le foie pendant les premières vingt-quatre heures de la circulation artificielle, produit des altérations du courant identiques à celles que l'on obtient par l'emploi des substances toxiques dont nous avons parlé.

Ce dernier argument nous paraît démontrer d'une manière décisive que *les poisons agissent sur les éléments irritables de la paroi des vaisseaux*, et la démonstration achève d'être complète par ce fait que l'action de l'électricité, comme celle des poisons, devient de moins en moins efficace à mesure que la circulation artificielle a lieu plus longtemps après ce que nous appelons la mort.

Qu'il nous soit permis, en terminant ce court exposé, de tirer encore des expériences citées plus haut quelques conséquences par rapport à une question sur laquelle l'attention du Congrès sera spécialement appelée. Nous voulons parler de l'innervation vaso-motrice.

III. Des travaux sérieux, des expériences concluantes émanant des meilleurs physiologistes de notre époque, ont établi que l'innervation des vaisseaux n'est pas liée aussi étroitement qu'on le croyait aux centres encéphalo-rachidiens : il y aurait des mécanismes terminaux chargés d'entretenir, de régler le tonus (Putzeys et Tarchanoff, *Journ. de méd.*, mai 1875).

Les expériences que nous avons rapportées plus haut confirment d'une manière évidente cette opinion : comment comprendre, en effet, que la paroi des vaisseaux, dans un organe isolé, soit sensible aux poisons, se relâche ou se resserre sous l'influence de l'électricité, sinon parce qu'elle a par elle-même un certain pouvoir de graduer son calibre ?

La nature de ces appareils terminaux n'est pas encore définie : nul n'a pu jusqu'ici les apercevoir, et, à défaut d'expérience directe, on a admis leur existence hypothétiquement.

Nous croyons que ces appareils terminaux ne sont pas autre chose que la paroi vasculaire elle-même, dont les propriétés ne nous sont encore qu'imparfaitement connues.

En effet, d'après nos expériences (thèse, p. 47) et surtout d'après celles de Mosso (*loc. cit.*, p. 191) entreprises au moyen du pléthysmographe, les variations du tonus des parois des vaisseaux ne dépendent pas seulement de la contractilité musculaire.

Les oscillations du courant produites par les alcaloïdes ne dépendent pas non plus, comme nous l'avions cru d'abord, de la réplétion des tissus périvasculaires ; il est beaucoup plus probable que les variations du tonus sous l'influence de l'empoisonnement sont dues à des modifications dans l'élasticité. Mais, quelle que soit la nature de l'élément irritable sur lequel agissent les excitants électriques et chimiques dans la circulation artificielle, il n'en résulte pas moins, d'une manière évidente, que l'innervation vaso-motrice doit être comprise désormais autrement que par le passé : on a toujours cru, en effet, que les nerfs vaso-moteurs agissaient seulement sur les muscles des vaisseaux, et, dans les anciens schémas de la circulation, c'est au cœur et aux muscles qu'on attribue le pouvoir de régler la pression du sang.

Cette manière de voir est trop exclusive, puisque chaque département de la circulation, chaque réseau vasculaire peut modifier le tonus par suite d'influences locales qui n'agissent pas sur les éléments musculaires.

Des recherches ultérieures pourront nous apprendre jusqu'à quel point il faut tenir compte de cette donnée nouvelle dans l'interprétation de certains phénomènes physiologiques ou pathologiques, telles que l'hypérémie des glandes avant la sécrétion, les congestions passives, la ligne méningée et d'autres symptômes encore obscurs de la circulation.

DISCUSSION.

M. MAREY estime que le travail de M. Héger se rattache à une méthode extrêmement féconde en résultats. Il fait observer que, d'après les observations de MM. Héger et Mosso, il faudrait actuellement concevoir d'une manière tout-à-fait nouvelle l'action des divers agents toxiques sur les phénomènes circulatoires; les éléments musculaires du cœur ou des vaisseaux seraient mis hors de cause. Mais où donc l'action toxique pourrait-elle se porter, sinon sur les fibres contractiles? Il est bien vrai que M. Héger présente un argument en faveur de son opinion, à savoir que les phénomènes de modifications circulatoires peuvent se manifester en des points fort circonscrits; mais, selon M. Marey, pareil argument n'est point décisif, car, si rétréci que soit le champ de l'observation, on y trouve toujours des éléments contractiles.

M. STIÉNON déclare que Mosso s'est vu conduit à mettre hors de cause les fibres musculaires des vaisseaux, à la suite d'expériences où les courants induits se trouvaient impuissants à modifier les vaisseaux des organes isolés, tellement qu'on était obligé de recourir aux courants continus. Pour expliquer de pareils résultats, on pourrait admettre, d'après M. Stiénon, une substance excitable dont la nature n'est point définie.

M. MAREY pense que l'impuissance des courants induits ne forme pas un critérium suffisant pour démontrer la paralysie du tissu musculaire; en effet, le froid et le chaud lui ont paru agir sur les vaisseaux plus énergiquement que l'électricité.

M. ONIMUS fait remarquer que le courant continu stimule les fibres lisses, alors que les courants induits demeurent sans influence. Il y a même ce fait, que le protoplasme ne subit pas l'action stimulante des courants induits, tandis qu'il répond à l'action excitante du courant continu. Enfin, il émet l'avis que les poisons pourraient agir sur les ganglions qui se trouvent dans la paroi même des vaisseaux.

M. Masius fait observer que, d'après MM. Mosso et Héger, l'élasticité jouerait un grand rôle dans le tonus des vaisseaux, à tel point que des changements de calibre, à la suite d'injections d'atropine ou de chloral, proviendraient de modifications d'élasticité, idée émise déjà d'ailleurs par Ludwig, mais qui ne semble pas être solidement établie. M. Masius pense avoir suffisamment démontré, avec M. Vanlair, qu'il existe, dans les parois vasculaires, des centres nerveux toniques qui, sous l'influence toxique, suspendraient leur activité, de sorte que, en définitive, les poisons agiraient immédiatement sur la tonicité proprement dite.

M. Stiénon répond que l'impuissance de l'électricité démontre bien qu'on ne doit pas invoquer l'action du système nerveux dans le cas présent.

M. Marey se rallie à l'opinion de M. Masius pour affirmer qu'on ne saurait faire intervenir ici l'élasticité; car, dit-il, il serait fort étonnant que l'élasticité, simple propriété physique, fût modifiée pendant 24 heures par les poisons, puisque, passé ce temps, elle laisse les vaisseaux indifférents à l'influence toxique. D'après lui, la modification d'une propriété vitale se comprend mieux dans des conditions de cette nature.

M. Stiénon attribue à Mosso la responsabilité de cette opinion sur le rôle de l'élasticité vasculaire.

M. Masius la fait remonter jusqu'à Ludwig, qui aurait vu la contractilité rhythmique persister dans des parties où l'on ne parvient pas à découvrir des cellules nerveuses.

A ce sujet, MM. Masoin et Stiénon rappellent les observations d'Engelmann et d'Eckhardt, qui auraient remarqué dans des portions de l'uretère ou du cœur des mouvements d'apparence spontanés, alors qu'il était impossible de découvrir des éléments nerveux dans ces portions d'organes.

M. Onimus estime que, dans le cas où l'on voit les vaisseaux se contracter encore, alors que l'électricité ne produit plus d'effet sur eux, on pourrait croire à la contraction idio-musculaire.

La discussion sur le rapport de M. Héger est close.

M. Franck communique un travail « *Sur les nerfs vasculaires de la tête.* » Dans une première partie, l'auteur fournit des preuves anatomiques empruntées à la méthode Wallérienne, puis des preuves physiologiques et cliniques pour déterminer les nerfs vasculaires des membres. Conclusions, d'accord avec celles de Pflüger, Schiff, Cyon, Vulpian : Les vaisseaux des membres reçoivent leurs nerfs : 1° des filets sympathiques libres provenant directement des ganglions de la chaîne ; 2° des filets du même ordre contenus dans les nerfs mixtes rachidiens et empruntés par ceux-ci à la moelle et aux ganglions.

Dans la deuxième partie de son travail, M. Franck recherche la provenance et le trajet des nerfs vasculaires des régions superficielles et profondes de la face en prenant comme guides l'anatomie descriptive et l'expérimentation physiologique. De là dérivent les conclusions suivantes :

1ᵒ Les vaisseaux des régions superficielles et profondes de la face sont innervés a)par les filets sympathiques libres provenant du ganglion cervical supérieur et du cordon prévertébral, b) par des branches du facial et du trijumeau.

2ᵒ Les vaisseaux de l'oreille externe et du cuir chevelu reçoivent leurs nerfs du sympathique libre, du facial, du trijumeau, du plexus cervical.

3ᵒ Les vaisseaux encéphaliques sont innervés par le plexus carotidien, (en tenant compte, pour la signification physiologique, des anastomoses de ces filets sympathiques avec les nerfs crâniens) et par le nerf, ou plutôt le plexus vertébral (en tenant compte au même point de vue, des anastomoses des nerfs cervicaux avec le nerf vertébral).

Dans cette deuxième partie, l'auteur aborde les trois points complémentaires suivants :

A. Examen des principales théories de la dilatation vasculaire produite par l'excitation de certains nerfs. *Conclusion* (empruntée du reste à M. Vulpian) : Nous ne sommes pas certains de posséder la véritable théorie de la dilatation active.

B. Étude des nerfs sécréteurs. *Conclusion*. Indépendance du facteur circulation par rapport au facteur sécrétion, et, selon toute probabilité, subordination du second au premier.

C. Notes sur le nerf vertébral considéré comme cordon complémentaire du sympathique au cou, et non plus comme simple branche du ganglion cervical inférieur. M. Franck conclut à la nécessité de recherches appuyées sur l'anatomie comparée et fournit plusieurs indications à ce sujet.

La troisième partie, relative aux rapports du sympathique avec les nerfs crâniens, comporte des conclusions restreintes qui se résument dans l'énoncé suivant :

« La segmentation vertébrale du crâne et la réduction des nerfs crâniens à deux groupes représentant chacun une paire rachidienne, permettent de chercher, dans les anastomoses que ces nerfs présentent avec le sympathique (nerfs carotidiens et ganglions), les analogues des rameaux communicants rachidiens. Mais nous ne pouvons actuellement conclure qu'en faveur de l'analogie; l'identité serait peut-être démontrée par l'application de la méthode Wallérienne aux nerfs du groupe trijumeau et du groupe pneumogastrique, ainsi qu'aux rameaux qui les unissent aux prolongements crâniens du sympathique. »

La discussion s'engage sur la communication de M. Franck.

M. Onimus demande si dans l'opinion de l'auteur, tous les nerfs crâniens contiennent des filets vaso-moteurs.

M. Franck, exceptant les trois nerfs sensoriaux et le glosso-pharyngien, croit pouvoir admettre des filets de cet ordre dans les nerfs moteurs oculaires, trijumeau, facial, pneumogastrique, spinal et hypoglosse. Il développe ensuite les raisons pour lesquelles il admet que le nerf vertébral représente dans la série animale un véritable cordon sympathique.

1° Ganglions sur son trajet.

2° Suppléance du cordon sympathique prévertébral sur le nerf vertébral.

3° Rapport entre le développement du nerf et celui de l'artère.

4° Anastomoses avec tous les nerfs de la région cervicale.

M. Masius, à propos du nerf glosso-pharyngien que M. Franck croit pouvoir considérer comme dépourvu d'influence vasculaire, rapporte les résultats obtenus par Vulpian, qui a vu la vascularisation de la langue modifiée par la section ou la galvanisation du nerf en question.

M. Franck répond que, d'après Schiff, il n'y aurait pas encore démonstration suffisante pour attribuer au glosso-pharyngien une influence sur les vaisseaux, et que d'ailleurs il faudrait, pour vider la question, appliquer ici la méthode Wallérienne.

M. Charbonnier demande sur quelles raisons on pourrait appuyer l'opinion de M. Vulpian qui refuse d'admettre des nerfs vaso-dilatateurs.

MM. Franck, Onimus et Masoin remettent dans son véritable jour l'opinion de M. Vulpian, qui reconnaît l'existence de nerfs vaso-dilatateurs, mais qui avoue la difficulté de concevoir leur rôle.

La séance est levée à midi.

Le Président,
Masius.

Le Secrétaire,
E. Masoin.

SÉANCE DU 23 SEPTEMBRE 1875.

—

La séance, présidée par M. Marey assisté de M. Masius, est ouverte à dix heures.

M. Masoin, secrétaire de la section, donne lecture du procès-verbal de la séance précédente, qui est approuvé.

M. le Dr Camille Lacompte, de Tamise, donne communication sommaire *d'une observation de fistule pancréatique dans l'espèce humaine.*

Chez une femme, âgée d'environ 70 ans, il s'est formé, à la suite d'un abcès profond, une fistule à droite de l'ombilic. Cette fistule fournit, d'une manière continue, mais avec recrudescence au moment des repas, un liquide transparent, incolore, filant, sans odeur, d'un goût légèrement salé, d'une réaction franchement alcaline. Le fluide est coagulé par la chaleur, les acides forts, l'alcool, etc. ; mais le précipité blanc obtenu à l'aide de l'alcool se redissout dans l'eau distillée. Le chlore gazeux le colore en rouge, pourvu que l'on ait soin de faire agir le réactif en petite quantité ; cette coloration apparaît à un moment donné, parfois difficile à saisir. Le liquide possède en outre les propriétés digestives attribuées généralement par les physiologistes au suc pancréatique des animaux. Ainsi, je lui ai reconnu, dit M. Lacompte, soit seul, soit avec le concours de M. le professeur Masoin, les propriétés suivantes :

1° Il émulsionne les graisses et plus tard les acidifie;

2° Il dissout les substances albuminoïdes, surtout quand on a soin d'aciduler préalablement le mélange;

3° Quant à la fécule, elle est très-énergiquement saccharifiée par le fluide découlant de la fistule. Cette action saccharifiante persiste même alors que les autres ont disparu.

L'ensemble de ces différents caractères, la situation de la fistule, l'impossibilité de trouver dans l'économie humaine un fluide qui possède tous les attributs énumérés précédemment, permettent de conclure qu'il s'agit bien réellement d'une fistule pancréatique.

« Si des membres du Congrès, dit M. Lacompte en terminant, désiraient examiner directement par eux-mêmes le cas qui s'est présenté à mon observation, je me ferais un devoir de les introduire, autant que je le pourrais, auprès de la malade. »

M. Masius constate que l'observation recueillie par M. Lacompte démontre une fois de plus l'analogie qui existe entre les phénomènes physiologiques reconnus chez les animaux et ceux qui s'accomplissent chez l'homme.

M. Masoin ajoute que la communication de M. Lacompte est remarquable encore à raison de la rareté extrême du fait qu'elle relate. D'après lui, la science ne connaît même pas jusqu'ici, pour l'espèce humaine, un seul exemple de fistule pancréatique fournissant un liquide doué de cet ensemble de caractères que possède le fluide recueilli par M. Lacompte.

M. R. Boddaert expose à la section des « *Considérations physiologiques sur la combinaison de l'hyperémie artérielle et de la congestion veineuse* ».

(Voy. aux Annexes de la section.)

À la suite de cette communication, M. Franck se demande comment on pourrait expliquer d'une manière satisfaisante, d'un côté la rétraction de l'œil consécutive à la section du sympathique cervical, d'un autre côté l'exophthalmos léger qui survient après la section du trijumeau.

M. R. Boddaert interprète la rétraction du globe oculaire par la paralysie du muscle orbitaire de Müller, qui, dans certaines espèces animales, est bien développé.

Pour faire comprendre l'effet de la section du trijumeau sur l'œil, il invoque la paralysie des vaisseaux intra-oculaires.

La séance est levée à midi.

Le Président,
Masius.

Le Secrétaire,
E. Masoin.

SÉANCE DU 24 SEPTEMBRE 1875.

La séance s'ouvre à dix heures, sous la présidence de M. Masius.

M. R. Boddaert remplit les fonctions de secrétaire.

M. Masoin donne lecture du procès-verbal de la séance précédente. La rédaction en est approuvée.

M. Franck montre aux membres de la section les changements de volume d'un cœur de tortue soumis à une circulation artificielle. L'appareil, employé au laboratoire du professeur Marey, est ainsi disposé : le cœur de l'animal reçoit du sang de veau défibriné, par un tube fixé à l'embouchure d'une veine cave dans une oreillette, et renvoie ce sang par un second tube qui a été introduit dans le tronc aortique ; ces deux tubes d'afflux et d'écoulement traversent le bouchon d'une éprouvette, dans laquelle le cœur se trouve ainsi suspendu. A chaque diastole, le cœur augmente de volume ; à chaque systole, il diminue ; et ces changements de volume amènent l'expulsion et le rappel successifs d'une certaine quantité d'air par un tube communiquant, d'une part avec la cavité du petit bocal, d'autre part avec un tambour à levier inscripteur qui trace sur le cylindre d'un régulateur les courbes obtenues. On observe ainsi les modifications qui se produisent quand on augmente la charge du cœur par l'élévation du vase où puise le siphon veineux, quand on crée un obstacle à l'écoulement en pinçant le tube efférent qui représente le système artériel.

M. Franck étudie ensuite le changement de volume de la main sous l'influence de la circulation, à l'aide d'un appareil à déplacement d'eau : la main est plongée dans un bocal contenant de l'eau et dont on expulse l'air en comprimant la membrane de caoutchouc qui sert à le fermer. Dans le bocal, une tige rigide, fixée aux parois, est saisie à pleine main et sert à immobiliser la partie immergée ; une plaque de gutta-percha, solidement fixée par une lame métallique, est appliquée sur la membrane de caoutchouc et empêche celle-ci d'osciller en même temps que le liquide ; enfin, un tube muni d'une ampoule s'oppose aux effets de la vitesse acquise du liquide et permet à celui-ci de se déplacer dans le sens vertical, chaque fois qu'une ondée sanguine, pénétrant dans les artères, détermine l'augmentation du volume de la main, et chaque fois que, le sang étant entraîné par les veines, la main diminue de volume. Ce tube est en communication avec un tambour à levier inscripteur, et l'on voit ainsi se traduire, par une véritable série de pulsations, les variations de volume de la main sous l'influence des changements de pression dans les vaisseaux.

Le tracé a été modifié par les différentes influences auxquelles M. Franck a soumis la circulation dans sa main. Ainsi, l'effort poussant du sang artériel à la périphérie et y retenant de sang veineux détermine une

notable augmentation de volume, dont on peut suivre toutes les phases ;
une compression veineuse circulaire, comme celle de la saignée, produit
le même effet, mais cette dernière expérience permet de démontrer que,
dans l'effort, en outre de l'obstacle apporté au retour du sang veineux,
l'excès de la pression intra-thoracique agit surtout pour refouler vers la
périphérie le sang contenu dans l'aorte.

Pour compléter sa communication et ne point prolonger outre mesure
l'expérience qu'il a présentée, M. Franck montre aux membres de la section
une série de tracés, recueillis depuis plusieurs mois, et dans lesquels on
constate les effets de la compression de différentes artères, de l'élévation
du membre opposé, du passage de courants continus et induits sur la
circulation dans les petits vaisseaux ; il a cherché aussi l'influence
qu'exerce sur la circulation d'une main, l'action du froid appliqué à la
main opposée, et croit pouvoir émettre l'opinion que, dans cette expérience, le ralentissement de la circulation, dans la main immergée, doit
plutôt être attribué à une influence cardiaque qu'à une action vaso-
motrice réflexe, ou qu'au transport d'un sang refroidi, ramené de la main
soumise à la réfrigération. Ces recherches feront du reste l'objet d'une
publication ultérieure.

En terminant, M. Franck communique un procédé très simple, qui est
depuis peu en usage au laboratoire du Collège de France, pour le transport direct sur le bois, des tracés destinés au graveur. On doit se servir‘
pour recueillir les tracés qu'on désire transposer, de papier à décalco-
manie légèrement enfumé, puis fixer le tracé avec du vernis à l'alcool
(vernis photographique Soehnée, étendu de trois fois son volume d'alcool
à 36°). On enduit ensuite d'une mince couche de gélatine assez liquide
la surface du bois à graver et l'on applique soigneusement sur cette surface
le tracé à reproduire ; on presse sans faire glisser le papier ; puis, quand
l'adhérence est bien établie, on trempe le tout dans l'eau fraîche. Le
papier s'imbibe en une minute et même moins, la couche de noir de
fumée se détache avec la couche de colle du papier, et tout passe sur le
bois. Pour les tracés très-fins, on évite ainsi la main du dessinateur qui.
tout habile qu'elle puisse être, altère toujours la fidélité de l'indication
graphique.

On doit avoir soin de n'enfumer que légèrement le papier et de
n'appliquer qu'une très-mince couche de gélatine sur le bois pour éviter
une épaisseur nuisible au trait du burin.

M. Nuel soumet à l'examen des membres de la section quelques préparations microscopiques de l'appareil terminal du nerf auditif. Elles ont
été faites à l'aide de l'acide osmique et se rapportent à la constitution de
la membrane basilaire et au trajet périphérique de la branche limacienne
du nerf.

En ce qui concerne la membrane basilaire, M. Nuel démontre que
l'épaisseur de cette membrane correspond à celle des fibres spécifiques

de la zône pectinée. On ne constate aucune trace de la couche homogène, assez épaisse qui, au dire de certains auteurs, se trouverait sous le stratum fibrillaire. Cette disposition est importante au point de vue de la physiologie, car elle fait mieux comprendre comment les fibres en question peuvent faire l'office de corps résonnants dans le limaçon ; la présence d'une couche assez épaisse de substance anhiste serait de nature à affaiblir notablement cette propriété de résonnance. En outre, les préparations démontrent que les fibres de la zône pectinée se prolongent directement jusque sous l'organe de Corti, et M. Nuel affirme que, sur des pièces fraîches, il a constaté cette striation en dessous de cet organe, contrairement à l'opinion de M. Boettcher.

Dans un travail déjà publié, l'auteur a décrit un système de fibres nerveuses pâles qui courent dans une direction spirale, sous l'organe de Corti. Parmi les histologistes qui ont traité ce sujet dans ces derniers temps, les uns n'ont pas reconnu l'existence de ces fibres, les autres ne les ont pas considérées comme des éléments nerveux (Boettcher). Or, dans le dernier tour de spire de la lame spirale du chien, les fibres nerveuses gardent leur moelle, caractère le plus décisif dans l'espèce, jusque sous l'organe de Corti. A ce niveau, on peut constater la présence de fibres nerveuses à moelle, sous l'organe, dans une direction spirale, sur une étendue d'au moins vingt piliers externes. L'existence de fibres nerveuses spirales sous l'organe de Corti, fait qui, dans les publications les plus récentes, a acquis pour ainsi dire l'importance d'une question de principe, se trouve donc démontrée, au moins pour l'espèce canine.

La séance est levée à une heure.

Le Secrétaire,
R. BODDAERT. Le Président,
MASIUS.

SÉANCE DU 25 SEPTEMBRE 1875.

La séance est ouverte à dix heures, sous la présidence de M. MASIUS.

M. R. BODDAERT remplit les fonctions de secrétaire.

L'ordre du jour de la séance précédente est lu et approuvé.

M. FRANCK lit un travail « *Sur le rôle du nerf facial dans l'innervation vasculaire des organes glandulaires.*

(Voir aux Annexes de la section.)

La séance est levée à midi.

M. le PRÉSIDENT déclare clos les travaux de la 4ᵉ section.

ANNEXES DE LA 4ᵐᵉ SECTION.

—

Quelques considérations physiologiques sur la combinaison de l'hypérémie artérielle et de la congestion veineuse ; essai d'application à la pathogénie du goître exophthalmique.

par le Docteur RICHARD BODDAERT.

—

La combinaison de l'hypérémie artérielle et de la congestion veineuse se rencontre, à l'état normal, dans le phénomène de l'érection, où des dispositions anatomiques spéciales rendent ses effets très-marqués. Elle peut aussi s'établir, comme nous essayerons de le prouver, dans des conditions pathologiques. Pour en faire l'étude expérimentale, nous avons opéré sur des lapins ; nous avons lié, au bas du cou, les deux veines jugulaires externes et les deux veines jugulaires internes, celles-ci beaucoup moins développées que les premières, et nous avons coupé, au même niveau, les cordons du grand sympathique, en paralysant ainsi un grand nombre de nerfs vaso-constricteurs destinés à la tête et à la région cervicale. Dans un petit nombre d'expériences, nous avons pratiqué en outre la ligature des veines thyroïdiennes inférieures.

L'augmentation de l'afflux sanguin artériel, la gêne apportée à la circulation en retour déterminent une grande distension des vaisseaux, des veines surtout, plus volumineuses et plus dilatables que les canaux artériels. C'est ainsi que des effets nettement appréciables se produisent du côté des parties fortement vasculaires. Le système veineux rétro-oculaire est très-développé chez le lapin ; il offre même, sur certains points, des dilatations en forme de sinus; aussi, une exophthalmie très-notable, qu'accompagne une forte saillie de la troisième paupière, se manifeste rapidement après l'opération et peut durer pendant plusieurs jours ; elle diminue graduellement à mesure que les voies de la circulation collatérale s'ouvrent davantage. La cause du phénomène se démontre par l'autopsie et par une expérience très-simple faite sur le vivant : la saillie des globes oculaires augmente ou disparaît suivant que l'on entrave ou que l'on favorise le cours du sang veineux, en tenant l'animal la tête en bas ou en le suspendant par les oreilles.

L'exophthalmie dépend parfois de la seule congestion veineuse : elle peut être provoquée par la ligature des veines jugulaires ; mais l'expérience comparative démontre qu'elle est alors beaucoup moins prononcée et disparaît plus rapidement. Quant à la simple section du cordon cervical du sympathique, elle détermine la rétraction de l'œil dans l'orbite, à la suite de la paralysie du muscle orbitaire de Müller. Pour que l'exophthalmie se produise dans les meilleures conditions, il faut joindre à la congestion résultant de l'oblitération des quatre jugulaires, les effets de la section du sympathique cervical.

En compliquant cette double opération de la ligature des veines thyroïdiennes inférieures, on obtient le gonflement du corps thyroïde, si l'animal en expérience se maintient en vie pendant un certain temps.

Après la ligature des veines, la pression du sang qui, à l'état normal, est très-faible dans les jugulaires et peut même y devenir négative, d'après les expériences de Jacobson, tend nécessairement à s'accroître. La double section du grand sympathique l'augmente encore : chez les animaux vigoureux, la différence est d'un tiers environ. A la suite d'une pression sur les yeux, qui refoule le sang contenu dans l'orbite, la colonne de liquide (solution aqueuse de carbonate de soude d'une densité de 1080) s'élève davantage dans la longue branche de l'hémodynamomètre.

Chez les animaux sains, cette augmentation considérable de pression n'exerce, au point de vue de la production des hémorrhagies, que des effets nuls ou insignifiants (quelques petites suffusions sanguines dans le pavillon de l'oreille et dans la muqueuse qui recouvre la troisième paupière, écoulement légèrement rosé par les narines, etc.) ; encore peut-on admettre, dans un certain nombre de cas, l'action de causes traumatiques.

L'œdème ne s'est pas manifesté dans le cours de nos expériences, au moins chez les animaux adultes et sains. A la suite de la congestion veineuse et de l'augmentation de pression qui en résulte au niveau des voies capillaires, les éléments liquides du sang ont dû transsuder en plus grande abondance à travers les parois des vaisseaux ; la section de la plupart des nerfs vaso-constricteurs cervicaux et céphaliques, en amenant un afflux sanguin plus considérable, avait encore élevé cette pression, et pourtant l'activité des voies lymphatiques a suffi pour débarrasser de la transsudation séreuse les tissus au sein desquels elle tendait à s'infiltrer. Dans les expériences analogues de Ranvier, l'engorgement veineux et par conséquent l'élévation de la pression sanguine dans les réseaux capillaires étaient bien plus marqués. La ligature des veines jugulaires ne développe pas des effets comparables à ceux de l'oblitération de la veine cave inférieure ; chez les animaux que nous avons opérés, de larges voies s'ouvraient encore à la circulation en retour (les veines du rachis surtout, les veines thyroïdiennes inférieures, les vertébrales, etc.) De plus, la section du nerf sciatique, en paralysant en grande partie le membre inférieur, supprime un des agents de la circulation de la lymphe et favorise ainsi la rétention de la sérosité œdémateuse. Cette condition, d'après les expériences de Ranvier, n'est pas indispensable ; elle ne saurait être complètement négligée cependant.

L'œdème se produit du moment que la sérosité de transsudation devient trop abondante pour être reprise en entier par les voies lymphatiques, ou bien encore quand celles-ci ont perdu leur perméabilité, comme dans les expériences dont nous avons commencé la publication. La section des nerfs vaso-moteurs n'a sous ce rapport qu'une influence indirecte, elle agit en augmentant la pression dans les capillaires. En dehors de l'état névro-paralytique, l'œdème peut se développer par la simple ligature des veines, si l'engorgement est suffisamment prononcé (Vulpian, Straus et Duval, etc.) ; ou bien par l'oblitération simultanée de canaux veineux et de troncs lymphatiques considérables.

Dans les considérations qui précèdent, nous avons envisagé seulement les causes de nature mécanique qui peuvent intervenir dans la production de l'œdème. Une autre influence, celle de l'hydrémie, a parfois manifesté ses effets dans le cours de nos expériences. Dans un petit nombre de cas, alors que les animaux devenaient souffrants et refusaient la nourriture à la suite d'une suppuration abondante et fétide établie au niveau de la plaie et aussi, sous l'action du milieu détestable où je suis forcé de les maintenir, une infiltration œdémateuse, en rapport avec le degré auquel arrivait l'état cachectique, ne tardait pas à se développer.

Après la double section du cordon cervical du sympathique, le sang, dans les jugulaires, prend une teinte qui se rapproche davantage de la coloration du sang artériel. La ligature des veines, en retardant la progression du fluide à travers les voies capillaires, rend au sang des jugulaires la couleur qu'il présente d'habitude.

Par suite de l'oblitération des veines, qui entrave le renouvellement du sang artériel, la température s'abaisse, et la section du grand sympathique, opérée dans ces conditions, n'en produit pas l'élévation au degré habituel. La chaleur de l'oreille, après cette double opération, n'arrive, tout au plus, qu'à dépasser d'une faible quantité le chiffre normal constaté avant l'expérience. Cet effet exige même, dans un assez grand nombre de cas, un certain temps pour se produire. La théorie de Cl. Bernard sur l'action frigorifique indépendante de l'action vaso-constrictive, que possèderait le grand sympathique, se fonde en partie sur l'élévation bien marquée qu'éprouve la température de l'oreille, malgré la ligature de ses veines, après la section du sympathique cervical. Weber (1) signale à ce sujet une particularité qui pourrait devenir une cause d'erreur dans ces expériences. Dans les cas de stagnation veineuse brusque, déterminée, par exemple, comme dans les expériences de Cl. Bernard, par la ligature des veines auriculaires du lapin, la température, au lieu de baisser, monte de 2 à 3 degrés, sous l'influence de l'afflux sanguin artériel. Par contre, la chaleur de la partie diminue quand l'engorgement s'y établit avec plus de lenteur; tel est le cas de l'oreille, dans nos expériences.

La sécrétion lacrymale est assez souvent augmentée d'une manière notable ; elle reconnaît, du reste, à un degré très-prononcé, l'influence de la congestion sanguine.

Un état analogue à celui que nous venons d'étudier par voie expérimentale nous semble caractériser l'affection, si obscure jusqu'ici, désignée sous le nom de maladie de Basedow ou de Graves, de goître exophthalmique, de cachexie exophthalmique, etc.

D'abord, elle relève, en partie, d'une paralysie plus ou moins complète du cordon cervical du grand sympathique. Nous devons faire observer avant tout que dans ce cordon nerveux se trouvent réunies deux catégories de fibres : les unes sont oculo-pupillaires, les autres vasculo-thermiques. Cl. Bernard a réussi à les isoler. La section des racines antérieures des deux premières paires dorsales suspend l'action des fibres oculo-pupillaires, détermine l'aplatissement de la cornée, le rétrécissement de la pupille et de la fente palpébrale, la rétraction du bulbe ; l'excitation du bout périphérique amène des effets opposés. Par contre, la destruction du cordon du grand sympathique opérée chez le chien sur les côtés de la colonne vertébrale, entre la deuxième et la quatrième côte, ne produit que la dilatation de vaisseaux et l'élévation de la température du côté correspondant.

Dans la très-grande majorité des cas de goître exophthalmique, les fibres nerveuses de la première catégorie ne sont pas intéressées. Elles ne se trouvent point paralysées dans cette affection: l'œil y fait saillie et d'autre part, le rétrécissement pupillaire fait défaut. Ce dernier symptôme n'a été constaté qu'exceptionnellement.

Un surcroît d'action de ces fibres ne se manifeste pas davantage dans la forme de goître exophthalmique qui se présente d'ordinaire à notre examen. S'il en était autrement, la dilatation pupillaire devrait être la règle ; or, il est loin d'en être ainsi. Un observateur qui, dans une question de ce genre, doit faire autorité, von Graefe, n'a pas reconnu une seule fois ce symptôme sur 200 observations ; il estime que les malades qui l'ont présenté devaient être affectés de myopie. Pourtant, dans un très-petit nombre de cas, l'ouverture pupillaire se trouvait plus ou moins agrandie ; en supposant même qu'ils puissent tous être rapportés à la véritable maladie de Basedow, ils sont d'une nature tellement exceptionnelle qu'ils doivent être exclus d'une étude générale sur la pathogénie de l'affection.

Les fibres dilatatrices de la pupille ne sont donc presque jamais excitées, dans le faisceau oculo-pupillaire. Mais beaucoup d'auteurs admettent dans ce faisceau une stimulation portant exclusivement sur les fibres nerveuses se rendant à la partie musculaire de la gaîne de l'orbite et spécialement au muscle orbitaire de Müller,

---

(1) *Die Gew. bskrankungen in Allgemeinen und ihre Rü kwirkung auf den Gesammt-organismus* (Handbuch der Chirurgie von Pitha und Billroth. Erster Band, Erste Abtheilung, p. 59.)

stimulation qui expliquerait, en partie du moins, l'exorbitisme. Cette opinion trouve de l'appui dans des expériences faites sur les animaux : l'excitation du cordon cervical du grand sympathique, occasionne, chez un assez grand nombre d'espèces, une saillie de l'œil due à la contraction des muscles que nous venons de citer. Il convient d'abord de remarquer que cette saillie, même quand l'excitation du grand sympathique est portée à son maximum, n'est jamais très-prononcée. Elle est loin de reproduire celle qui s'observe chez l'homme, dans la plupart des cas de maladie de Basedow, dans ceux surtout où l'œil n'a pu être maintenu que par une tarsoraphie, où parfois même il a subi une luxation en dehors du cadre de l'orbite. De plus, le muscle orbitaire, bien développé chez certaines espèces animales, est tout à fait rudimentaire chez l'homme ; d'après Beaunis et Bouchard, il forme, dans la fente sphéno-maxillaire une couche épaisse de 0^m001, et les autres fibres lisses de la gaine orbitaire ne sont pas de nature à l'aider notablement dans son action propulsive. Telle serait donc la puissance appelée à lutter avec succès contre les divers agents qui retiennent fortement l'œil à l'intérieur de l'orbite, le nerf optique et les muscles droits surtout. Il est vrai que parfois ces derniers sont affectés de dégénérescence graisseuse dans la maladie de Basedow, mais cette altération, que leur inertie amène à la longue, n'explique pas l'exophthalmie des cas aigus, ni celle du début, dans les cas chroniques.

Indépendamment de ces considérations de théorie, l'expérience et l'observation clinique tendent à exclure, chez l'homme, cette intervention du muscle de Müller dans le développement de l'exorbitisme. Le fait expérimental est unique ; il n'en présente pas moins un intérêt de premier ordre. R. Wagner (1), en excitant le sympathique cervical sur une femme qui venait d'être décapitée, obtint la dilatation pupillaire et le soulèvement de la paupière supérieure, mais ne détermina aucune saillie de l'œil. D'autre part, la thèse de Poiteau (2) mentionne huit observations où le sympathique cervical était stimulé, à la suite d'une compression légère ; dans toutes, la pupille se montra dilatée ; dans toutes aussi, l'exophthalmie fit défaut. Nous admettons volontiers qu'elles ne sont pas également démonstratives, mais il y en a de plus récentes qui offrent de meilleures garanties ; tels sont les deux cas d'Eulenburg (3) : là aussi, il y avait mydriase, sans déplacement de l'œil. Cet ensemble de résultats négatifs nous donne le droit d'attribuer à d'autres influences l'exophthalmie, légère du reste, qui coïncide parfois avec la dilatation

---

(1) Nous n'avons pu nous procurer le travail original de Wagner (Henle und Pfeufere Zeitschrift für rat. Medicin. III. Reihe. Band V. — *Notiz über einige Versuche am Halstheile des sympathischen Nerven bei einer Enthaupteten*). Voici un passage de la thèse, de Laqueur, qui invoque l'action du muscle orbitaire pour l'explication de l'exorbitisme : Unam tantum habemus experientiam, quam Rudolpho Wagner debemus. Hic enim enarrat, se in muliere decapitata experimenta instituisse, quæ præcipue ad functionem novi musculi orbitalis referantur. Duodeviginti minutas post supplicium experimenta institui cœpta sunt. Plaga sexta vertebra cervicalis et uterque sympathicus circiter 1,25″ infra intumescentiam summi ganglii cervicalis discisa erant. Ad irritandum sympathicum apparatus rotatorius adhibitus est : irritatio effecit dilatationem pupillæ ; etiam palpebra superior sublata est, *sed protrusio bulbi non animadversa*. (De morbo Basedowii nonnulla adjecta singulari observatione. Berolini, MDCCCLX).

(2) Des lésions de la portion cervicale du grand sympathique. Thèse de Paris. No 2. 1869.

(3) Berliner klinische Wochenschrift, 1873. No 3 et No 15.

pupillaire. L'analyse des cas observés nous semble légitimer cette conclusion. Dans celui de Demme (1), il existait un goitre cystique ; dans celui d'Eulenburg (2), la mydriase, un faible degré d'exorbitisme et un abaissement peu marqué de la température se constataient à droite ; en même temps, il y avait un goitre vasculaire, développé surtout de ce côté. Il est permis de supposer que le gonflement du corps thyroïde était de nature à gêner plus ou moins la circulation en retour et provoquait ainsi indirectement la petite saillie de l'œil.

Nous pouvons donc affirmer que, jusqu'ici du moins, l'action du muscle orbitaire de Müller sur le déplacement en avant de l'œil n'a pas été démontrée chez l'homme. Du reste, si cet effet était réel, il faudrait encore expliquer un état qui ne trouve pas son analogue en physiologie, à savoir, la contraction tétanique du muscle persistant pendant des mois, pendant des années même et triomphant sans cesse des puissances qui tendent à maintenir l'œil dans sa position.

Ce sont les fibres vasculo-thermiques dont le mode de fonctionnement doit intervenir dans la pathogénie de la maladie de Basedow : il se traduit par un affaiblissement d'action. Dans le système carotidien que ces fibres animent, les artères accessibles à l'investigation directe éprouvent un certain degré de dilatation, persistant parfois à l'autopsie, et offrent des battements exagérés. Le pouls y est fort et ample et contraste avec le pouls radial, lequel est généralement petit et faible. Cette portion de l'arbre artériel devient pulsatile sur une plus grande étendue. D'après l'observation de Withuisen, les branches de l'artère centrale de la rétine se montrent plus développées et plus larges qu'à l'état normal. Trousseau le premier et d'autres après lui ont déterminé du côté de la tête l'apparition de cette rougeur passagère, désignée sous le nom de tache cérébrale, qui témoigne d'une asthénie du système nerveux vaso-constricteur. Certains auteurs, tels que Nitzelnadel, Chvostek, Ebstein, ont constaté en outre un phénomène que la section du sympathique peut reproduire chez certaines espèces d'animaux, une éphidrose unilatérale ; elle se complique parfois d'un resserrement de l'ouverture pupillaire. Quant à la température, elle est variable ; tantôt elle est normale, tantôt elle s'est un peu élevée ; la différence est presque toujours légère, de 0,5 à 1° ; dans un cas seulement (Tessier), elle a été de 2 degrés. Ces données concordent avec les résultats fournis par les recherches expérimentales.

De plus, ici encore, le traitement peut nous indiquer la nature de la maladie. La stimulation des fibres du sympathique, opérée à la tête et au cou par des courants continus, a presque toujours produit d'excellents effets thérapeutiques. Ce résultat est d'autant plus significatif que souvent ce moyen a été employé seul et que la maladie, dans sa forme habituelle, est rebelle au traitement et ne montre pas de tendance à la guérison spontanée. Ce sont du reste les agents de l'ordre des toniques qui parviennent à la modifier le plus avantageusement.

L'autopsie n'est venue compléter les observations de goitre exophthalmique qu'à titre exceptionnel ; le plus souvent, elle a fait reconnaître des lésions de la portion cervicale du grand sympathique. Elles portaient sur le cordon nerveux lui-même ou sur les ganglions, spécialement sur le ganglion cervical inférieur, et elles consistaient presque toujours en une atrophie des éléments nerveux, compliquée parfois d'une hyperplasie de la trame conjonctive ; elles devaient donc reproduire les effets de la section.

---

(1) *Fortgesetzte Beobachtungen über die compressiven Kropfstenose der Trachea.* (Würzburger med. Zeitschrift. 1862. 3. Bd.)

(2) *Die Basedow'sche Krankheit.* (Handbuch der speciellen Pathologie und Therapie herausgegeben von Dr. H. v. ZIEMSSEN, XII Band. 2. Krankheiten des Nervensystems II. p. 98.)

A côté de ces cas, où l'anatomie confirme les déductions tirées de l'étude des symptômes, il vient s'en ranger, il est vrai, un certain nombre d'autres où les lésions du sympathique cervical ont fait complétement défaut. A ce sujet, nous ferons observer d'abord que l'autopsie, bornée à ce segment nerveux, reste forcément incomplète. Les fibres sympathiques cervicales proviennent en partie des ganglions, mais pour une part aussi, et ce n'est pas la moins importante, de la masse nerveuse centrale ; elles pourront donc, pour la plupart, subir des modifications fonctionnelles, non seulement quand la lésion s'est développée sur leur trajet périphérique, mais encore, quand elle les a frappées à leur origine. Geigel a prouvé que ce n'est pas là une pure conception théorique : dans une autopsie qu'il eut l'occasion de pratiquer, il ne constata, le long du sympathique cervical, que des altérations insignifiantes (pigmentation brune, épaississement et faible surcharge graisseuse de la gaîne conjonctive); mais poussant ses investigations plus loin, il trouva, dans la moelle allongée et dans la moelle épinière, des lésions de nature à troubler le fonctionnement de leurs éléments nerveux : une hypérémie notable, une oblitération complète du canal central et, dans son voisinage, une hyperplasie de la trame névroglique, à un point tel qu'elle avait endurci le tissu médullaire.

Mais l'absence complète de toute altération anatomique dans le cordon cervical ou dans les centres nerveux ne permettrait pas encore d'exclure l'influence de la paralysie du sympathique dans la maladie de Basedow. Il en serait alors de cette affection comme de tant d'autres où l'intervention du système nerveux ne saurait être méconnue, comme des névralgies, de l'épilepsie, de l'angine de poitrine, de la chorée, etc. Tantôt elles déroulent leurs diverses phases en n'amenant que des troubles moléculaires qui relèvent de la physiologie seule ; tantôt elles se rattachent à une lésion morphologique, démontrable à l'autopsie.

Une observation très-curieuse de Decès (1), sur les métastases de certaines congestions actives, prouve que, chez l'homme, une hypérémie plus spécialement artérielle peut occasionner un certain degré d'exophthalmie. Trois jours après l'apparition de symptômes congestifs du côté de la tête, une saillie de l'œil se manifeste ; elle disparaît au bout de huit jours, tandis que l'artère temporale voisine se gonfle ; quelque temps après, ce phénomène fait place à un engorgement du système artériel de l'avant-bras et de la main.

Pourtant, la dilatation artérielle seule, comme les expériences sur les animaux le démontrent, ne produit pas du côté de l'œil et sur le corps thyroïde des effets bien marqués ; elle doit se compliquer de l'engorgement des veines qui, en raison de leur nombre, de leur volume, de leur dilatabilité, sont les véritables réservoirs du sang et peuvent, par leur réplétion, déterminer des changements de volume beaucoup plus notables. Cette modification peut déjà à elle seule amener chez l'homme des effets bien marqués. L'œil fait saillie dans les efforts violents, dans les convulsions, dans la pendaison. Gubler cite un cas où, pendant un violent accès d'étouffement, la couleur de la peau tournait au violet ; les lèvres, les ongles devenaient bleuâtres, les yeux étaient injectés et largement ouverts et, de plus, projetés en avant. Dans ces derniers temps, j'ai eu moi-même l'occasion d'observer, avec un des médecins les plus distingués de Bruges, M. le docteur Barthels, un malade affecté à un très-haut degré d'insuffisance tricuspide : la saillie de l'œil était habituellement celle qui se remarque dans les cas moyens de la maladie de Basedow ; elle tendait à disparaître quand l'affaissement des veines du cou indiquait une diminution de la pression sanguine dans le système veineux.

---

(1) *Thèse sur l'anévrysme cirsoïde*, 1867. (Extrait dans la « Gazette hebdomadaire. » 1862, p. 482.)

Un engorgement de cette nature existe dans la maladie de Basedow. Von Graefe a constaté à l'ophthalmoscope la distension et les flexuosités des veines rétiniennes. Dans un cas publié par Fano, la gêne de la circulation à l'intérieur de l'orbite était portée à un point tel qu'une pression exercée sur l'œil provoquait la saillie de veines volumineuses, soulevant en masse la paupière supérieure. L'œil rentre plus ou moins à la suite d'une pression exercée à sa surface; il rentre aussi après la mort, quand, par l'effet de la position donnée habituellement au cadavre, le système veineux rétro-oculaire s'est dégorgé. Aussi, dans certains cas d'autopsie, l'examen de la cavité orbitaire n'a donné qu'un résultat négatif, et pourtant dans l'un d'entre eux, l'exorbitisme avait atteint un tel développement que la tarsoraphie allait être employée pour assurer le maintien de l'œil dans l'orbite (1).

Pour le goître, la dilatation considérable des veines thyroïdiennes est presque toujours visible sur le vivant et se reconnaît même souvent à l'autopsie.

Le gonflement des veines superficielles à la région cervicale, l'engorgement veineux du bord tarsal de la paupière supérieure se trouvent signalés dans un grand nombre d'observations. La congestion veineuse de la pie-mère n'est pas rare dans la maladie de Basedow. Parfois, celle-ci se développe avec des symptômes qui témoignent d'une fluxion sanguine considérable. Dans le cas à forme aiguë de Trousseau, sur lequel nous reviendrons plus tard, une épistaxis très-abondante persista pendant toute une nuit et, en même temps, se manifestèrent la saillie des yeux, le gonflement thyroïdien et les palpitations cardiaques. Les causes qui entravent la circulation en retour augmentent l'exorbitisme et le goître; il en est notamment ainsi, au rapport de Von Dusch, des accès de toux spasmodique qui viennent quelquefois compliquer l'affection. Par contre, les déplétions sanguines, le froid rendent les phénomènes caractéristiques moins marqués. On peut aussi rapprocher de la congestion veineuse le larmoiement, qui est commun dans le goître exophthalmique.

Cette congestion veineuse est la conséquence des modifications, physiologiques toujours, anatomiques souvent, que présente l'organe central de la circulation. Au point de vue de la physiologie morbide, la maladie de Basedow amène un état qui est analogue à certaines formes de palpitations nerveuses, où le pouls radial est petit et faible, où les jugulaires se gonflent, où un certain degré de cyanose s'établit, où le cœur se contracte avec une telle rapidité qu'il ne se vide plus d'une manière complète (2). L'exophthalmie et le gonflement thyroïdien diminuent quand l'agitation du cœur se modère.

La plupart des modifications anatomiques constatées du côté du cœur (insuffisance aortique, dilatation des cavités droites, dégénerescence graisseuse et dégénérescence amyloïde de la masse musculaire) apportent un nouveau degré de gêne à la circulation en retour. L'effet produit est donc, jusqu'à un certain point, général, comme l'attestent le gonflement des veines superficielles, la tendance aux hémorrhagies (hémorrhagie cérébrale, hématémèse, flux hémorrhoïdal) l'augmentation de la matité de la rate et du foie, la production d'œdèmes, d'hydropysies dans diverses parties du corps. Seulement, cet effet se prononce davantage du côté de la tête et du cou, parce que la paralysie du sympathique y porte une plus grande masse de sang artériel et élève ainsi la pression dans le système veineux; peut-être aussi faudrait-il invoquer dans l'espèce une paralysie des nerfs vaso-constricteurs des veines.

Nous pouvons donc nous rallier à la conclusion que Trousseau avait déjà for-

----

(1) Goodhart, J. F. *Exophthalmic Goitre with enlargement of Thymus* (Transactions of the pathological society. XXV, p. 240).

(2) Oppolzer's *Vorlesungen über specielle Pathologie und Therapie.*1 Band,2 Lieferung, p. 260.

mulée, mais à l'état de pure hypothèse : dans la maladie de Graves l'exophthalmie et le goître dépendent d'une espèce d'érection pathologique. Elle existe seule dans les formes aiguës ; on n'imagine pas en effet de facteur autre qu'une congestion sanguine considérable qui puisse expliquer des cas comme celui de Trousseau, (1) où la triade pathologique se développa tout entière dans l'espace d'une seule nuit ; comme celui de Solbrig (2), moins connu et plus intéressant peut-être et qui, à ces titres, mérite une mention sommaire. Un jeune garçon de huit ans, chez lequel un succès remporté à l'école avait produit une grande excitation, éprouve, pendant une nuit d'insomnie, des palpitations de cœur et une forte dyspnée. Les veines du cou se gonflent ; le dos et le cou se couvrent continuellement de sueurs profuses qui s'accompagnent d'une éruption ressemblant à la miliaire. Solbrig, appelé le lendemain, ordonne une faible infusion de digitale additionnée d'eau de laurier-cerise. Le jour suivant, il constate, à un degré très prononcé, un gonflement du corps thyroïde et une saillie des yeux. Deux jours après, les divers symptômes s'amendent : les sueurs cessent et avec elles la dyspnée ; le sommeil revient ; le gonflement du corps thyroïde se dissipe ; l'agitation du cœur se calme ; le pouls est à 80 pulsations. Au cinquième jour, toute médication est suspendue ; le dixième, le jeune malade est complètement rétabli.

Dans les cas à allure chronique, d'autres lésions viennent d'ordinaire compliquer les phénomènes primitifs. Quelques-unes d'entre elles au moins prennent naissance sous l'influence prolongée de la combinaison de l'hypérémie artérielle et de la congestion veineuse. Il en est ainsi de l'œdème rétro-oculaire qui se montre parfois, des kystes séreux du corps thyroïde et probablement aussi de l'hyperplasie graisseuse du tissu cellulaire de l'orbite, que mentionnent un grand nombre d'observations. La paralysie du grand sympathique amène le sang artériel et avec lui les matériaux de nutrition, en plus grande quantité dans l'orbite ; d'autre part, la congestion veineuse, en entravant dans les capillaires le renouvellement du sang oxygéné, diminue l'énergie du travail d'oxydation organique. La graisse paie un large tribut à la combustion interne. Elle tendra donc, dans ces conditions, à s'accumuler dans un tissu cellulaire déjà prédisposé à cette surcharge, comme elle s'accumule entre les faisceaux primitifs des muscles condamnés au repos, comme elle s'accumule dans l'organisme entier avant que la respiration pulmonaire se soit établie, ou bien encore quand l'équilibre entre l'apport alimentaire et la quantité d'oxygène introduite dans l'organisme se trouve rompu au profit du premier.

Sur le rôle du nerf facial dans l'innervation vasculaire des organes glandulaires,

par le docteur FRANCK.

Je me propose d'appeler l'attention de la section de physiologie sur la part qui revient au *nerf facial dans l'innervation des vaisseaux superficiels et profonds de la face*, en présentant sur ce sujet un groupement de faits épars dans la science et utiles à rapprocher, plutôt qu'une œuvre personnelle.

1. La dissection sous l'eau suffit pour démontrer, chez l'homme et chez les animaux (spécialement chez le lapin), que les vaisseaux, artères et veines, des

----

(1) *Clinique médicale de l'Hôtel-Dieu de Paris.* Deuxième édition. T. II, p. 493.
(2) *Klinische Beobachtungen und necroscopische Befunde* (Allgemeine Zeitschrift für Psychiatrie. XXVII Band. 1871.)

régions superficielles de la face, sont innervés par des filets du *trijumeau* et du *facial*, se réunissant aux rameaux *sympathiques* qui proviennent du pluxus carotidien. Sans entrer dans d'autres détails, je rappellerai que, au niveau de la patte d'oie, le nerf facial fournit des rameaux à l'artère temporale et à la transversale de la face ; que le bouquet artériel sous-orbitaire reçoit des filets des nerfs palpébraux inférieurs et zygomatiques fournis par le facial ; que les artères de l'aile du nez et de la sous cloison reçoivent des rameaux des nerfs bucco-labial et labio-mental du même tronc ; qu'enfin les branches du bouquet artériel mentonnier sont également entourées de filets provenant des nerfs musculaires voisins.

Cette participation du nerf facial à l'innervation des vaisseaux des couches superficielles de la face mériterait peut-être plus qu'une simple mention, car, au point de vue de la physiologie pathologique, elle n'est point dépourvue d'intérêt, soit qu'on envisage la rougeur des pommettes dans telle ou telle affection fébrile, soit qu'on discute les théories de l'atrophie unilatérale consécutive à certaines formes de névralgie trifaciale, soit enfin qu'on examine les phénomènes vasculaires qui accompagnent les paralysies *profondes* du facial, et surtout les effets de l'électrisation par les courants induits et continus. La présence d'aussi nombreux filets du nerf facial dans les vaisseaux n'est point indifférente, et la pathogénie ne peut manquer d'en tenir compte.

II. Mais je désire essayer de mettre particulièrement en relief les rapports anatomiques et physiologiques du nerf facial avec *les vaisseaux des organes glandulaires* des muqueuses nasale et bucco-pharyngée, ainsi qu'avec les vaisseaux des glandes salivaires.

1. Quand on étudie la provenance des nerfs vasculaires des fosses nasales, on les voit, en grande majorité du moins, dériver soit du ganglion sphéno-palatin lui-même, soit des nerfs fournis par ce ganglion. Ainsi les deux branches de l'artère sphéno-palatine sont entourées de fins réseaux provenant des nerfs sphéno-palatins interne et externe (Wrisberg ;) l'artère palatine descendante est couverte de filets empruntés au nerf palatin antérieur ; on suit, sur la ptérygo-palatine, jusqu'à la trompe d'Eustache, des filets émanants du ganglion sphéno-palatin ; l'artère vidienne enfin, dans son trajet intra-osseux, est, comme chacun sait, en rapport avec le nerf complexe désigné sous le nom de *nerf vidien*. Or, sans nier le trajet admis classiquement pour le filet carotidien du nerf vidien, on doit admettre (Henle, Sœmmering, Valentin) des nerfs vasculaires marchant en sens opposé, fournis par le ganglion lui-même, et suivant un trajet récurrent, pour se perdre en partie sur l'artère vidienne. Celle-ci ne se dérobe donc point à la règle qui gouverne l'innervation des autres branches de la maxillaire interne, nées au voisinage du ganglion de Meckel.

Il résulte de cette énumération que les vaisseaux des fosses nasales et des arrières-fosses nasales sont soumis à l'influence du ganglion de Meckel, qui lui-même est subordonné à l'action du nerf grand pétreux superficiel, branche du facial. — *La circulation (et par suite la sécrétion) de cette muqueuse nasale est donc commandée dans une large mesure par le nerf facial.*

2. La subordination de la sécrétion salivaire sous-maxillaire et sublinguale à la corde du tympan, branche du facial, n'est aujourd'hui mise en doute par personne ; je ne m'y arrêterais donc pas, le fait n'étant point discutable, si le mode d'intervention de la corde du tympan dans le mécanisme de la sécrétion sous-maxillaire et par suite sublinguale, n'était très-diversement interprété par les auteurs. Les uns voient dans la corde du tympan un nerf *directement sécréteur*, agissant sans intermédiaire sur l'épithélium glandulaire ; les autres ne comprennent l'action sécrétoire du même nerf que grâce à une modification circulatoire préalable. Ayant surtout ici en vue l'action vasculaire du nerf facial et de ses branches, j'exposerai rapidement les raisons qui me paraissent favorables à la seconde opinion.

On a pensé que la sécrétion pourrait se produire directement sous l'influence de la corde du tympan, sans que la circulation fût au préalable influencée par l'excitation du nerf, et l'activité circulatoire a été souvent subordonnée à l'activité sécrétoire, considérée comme la conséquence de celle-ci. C'est, en somme, la théorie de l'attraction du sang par le tissu en fonction, que ce tissu soit celui d'une glande ou d'un autre appareil.

Les physiologistes qui ont ainsi admis l'indépendance de la sécrétion par rapport à la circulation, ont invoqué une série d'expériences que la grande valeur de leur auteur nous force à passer en revue.

Ludwig, en 1851, et peu après ses élèves Rahn et Becher, crurent pouvoir affirmer que la présence du sang en circulation dans les glandes n'est pas indispensable à la sécrétion ; mais Schiff, reprenant les expériences sur lesquelles était appuyée cette conclusion, montra qu'en réalité, chez les chiens décapités, l'excitation de la corde du tympan ne produit qu'une sécrétion presque nulle (en rapport du reste avec la petite quantité de sang conservée par la glande) ; OEhl remarqua une diminution considérable dans la sécrétion parotidienne de l'homme dont on comprime les carotides ; Cl. Bernard enfin a vu qu'après la ligature de l'artère qui se distribue à la sous-maxillaire, le sang ne coulant plus par les veines, l'excitation de la corde du tympan réussit à faire couler quelques gouttes de salive, mais que cette sécrétion (excrétion ?) s'arrête bientôt.

Si maintenant on se fonde, pour nier la relation de cause à l'effet entre la circulation et la sécrétion, sur ce que la pression du sang dans la carotide ou la faciale a paru moins élevée à Ludwig que la pression de la salive dans le canal de Wharton, je ferai remarquer que Ludwig, en explorant la pression dans le canal excréteur de la glande, a mesuré la somme des forces expulsives s'exerçant sur le liquide chassé au dehors par les contractions des canaux eux-mêmes, et que dès lors il n'y a guère de comparaison à établir entre le chiffre de la pression salivaire et celui de la pression sanguine.

Le professeur Ranvier a bien voulu me communiquer les résultats de recherches entreprises autrefois sur cette question : je ne puis qu'en résumer ici les points qui ont spécialement trait à mon sujet.

L'excrétion salivaire se produit par l'action de la couche d'épithélium strié qui double les canaux excréteurs ; quand on excite le nerf tympanico-lingual, cette couche striée entre en jeu et doit nécessairement déterminer, pendant tout le temps que dure l'excitation, une élévation de la pression salivaire. Dans ses expériences, M. Ranvier s'est servi d'une boule de Liebig, dans laquelle plongeait un tube en communication avec le canal de Wharton, et d'où sortait un second tube mis en rapport avec un tambour à levier inscripteur : la salive, en s'accumulant dans le fond de la boule, déplaçait une certaine quantité d'air qui, s'amassant dans la cavité du tambour, en actionnait la membrane et le levier qu'elle supporte ; ce levier décrivait sur le cylindre tournant une courbe qui s'élevait tant que durait l'excitation du nerf. L'élévation de la pression salivaire en rapport avec l'activité de l'épithélium strié, aux éléments duquel aboutissent les rameaux de la corde du tympan, se produit quand on excite le nerf, et nous n'avons plus dès lors à mettre en opposition cette pression de la salive expulsée, cette mesure de la force d'excrétion, avec le chiffre de la pression du sang dans la carotide ou la faciale.

Ludwig avait aussi mentionné ce fait que la température de la salive est plus élevée que celle du sang artériel. On s'est encore appuyé sur cette observation pour chercher à établir l'indépendance du facteur *sécrétion* par rapport au facteur *circulation*. Mais que prouve le chiffre plus élevé de la température de la salive ? Il me semble plaider simplement en faveur d'une élaboration intermédiaire entre l'afflux sanguin et la sécrétion salivaire, en faveur des transformations chimiques des matériaux apportés par le sang, modifications mystérieuses encore, mais qui, pour n'être point déterminées rigoureusement, n'en sont pas moins certaines. Je crois donc pouvoir conclure qu'il n'y a pas lieu de mettre en opposition la température de la salive avec celle du sang, pas plus que tout à l'heure il n'était juste de comparer la pression salivaire à la pression sanguine.

Ce n'est point, par conséquent, sur les expériences dont j'ai essayé de discuter l'interprétation, que l'on peut s'appuyer pour nier l'antériorité de l'acte circulatoire et son indépendance par rapport à la sécrétion.

Du reste, pour accepter l'action directe de la corde du tympan sur la sécrétion, il faudrait qu'au préalable fût démontrée la terminaison de ce nerf dans les cellules épithéliales des culs-de-sac glandulaires.

Pflüger, qui a admis le rapport des tubes nerveux avec les cellules épithéliales, a figuré ces filets sécréteurs munis encore de leur myéline au contact de l'élément terminal. Ceci est en désaccord avec ce que nous savons des tubes nerveux approchant de leur véritable terminaison : ils se dépouillent, en effet, à ce moment, de leur myéline, pour ne conserver que le cylindre-axe et la gaîne de Schwann.

Wundt, dans sa description, a été plus loin que Pflüger en disant : « Les fibres à double contour (cérébro-spinales), *réduites à l'état de cylindre-axe*, perforent la membrane cellulaire pour se terminer dans le noyau des cellules glandulaires. » (*Physiologie*, 1872.) Or, Wundt ne décrit ces éléments que d'après Pflüger, et, comme il ne dit point avoir lui-même constaté cet isolement du cylindre-axe, tous les doutes (Bennett, Heidenhain, Küss, Budge) subsistent à cet égard.

La réserve que je fais ici n'implique pas cependant le moindre doute sur l'importance des épithéliums glandulaires, les travaux déjà anciens de Küss (Cours de 1864 ; Strasbourg) sur ce sujet, repris par M. Duval dans une publication récente, les nombreuses recherches consignées dans la thèse de Billet (Strasbourg, 1868) et le mémoire de Chatin (*Ann. des sciences nat.*, 1874) nous montrent surabondamment le rôle essentiel de l'épithélium dans la sécrétion ; mais cette activité de l'élément cellulaire ne me semble point *directement* subordonnée à l'activité de l'élément nerveux : c'est le vaisseau qui sert d'intermédiaire entre le nerf sécréteur de l'élément épithélial ; c'est sur la circulation que s'exerce l'influence primitive du nerf.

Guannuzzi détruisait les cellules épithéliales des culs-de-sac glandulaires par des injections de carbonate de soude ou d'acide chlorhydrique étendu, puis, excitant la corde du tympan, voyait encore se produire les phénomènes de suractivité circulatoire : l'indépendance de la circulation était là bien positive. Plus près de nous, Heidenhain, reprenant les expériences de Keuchel, supprimait la sécrétion salivaire chez des chiens en les saturant d'atropine, et constatait, malgré cette absence de la sécrétion, les mêmes phénomènes de dilatation vasculaire, d'accélération du courant sanguin à travers la glande, quand il agissait sur la corde du tympan (*Centralblatt*, 1872).

Ces expériences, comme celles que Eckhard a pratiquées sur les nerfs érecteurs du chien (Leipzig, 1863) et qu'a répétées Loven (*Arbeiten…* Ludwig, 1866), sont amplement démonstratives au point de vue de l'antériorité et de l'indépendance de l'acte vasculaire ; mais aucune ne me paraît mettre le fait en lumière d'une façon aussi nette que celle du professeur Vulpian, à cause de la simplicité des conditions expérimentales dans lesquelles il s'est placé (il m'est permis d'en juger ainsi, quoique M. Vulpian ait surtout insisté, dans son livre, sur les recherches des autres physiologistes, et n'ait fourni les siennes que comme appoint à son argumentation) ; il a vu l'excitation de la corde du tympan produire, dans la moitié correspondante de la langue, une vascularisation identique avec celle que M. Bernard a étudiée dans la glande sous-maxillaire. Ici point de modification vasculaire à invoquer comme fait primitif ; l'action du nerf porte bien d'emblée sécrétoire.

sur le vaisseau. On peut donc admettre que *le nerf n'est sécréteur qu'à la condition d'être d'abord vaso-dilatateur.* C'est du moins la conclusion qui me semble résulter des faits précédents, ce qui du reste ne s'oppose nullement à ce qu'on accepte comme possible, mais peu explicable cependant, une action *concomittante* sur l'élément glandulaire lui-même, au cas où les recherches de Pflüger viendraient à être sanctionnées par un nombre suffisant de preuves.

Je reviens, après cette digression un peu longue mais que l'importance du sujet au point de vue qui m'occupe me fera pardonner, à la question de provenance des nerfs vasculaires des autres glandes.

Je ne m'arrêterai point à ceux de la glande sublinguale ; je ne pourrais que répéter pour cette glande ce que j'ai dit de l'innervation vasculaire de la sous-maxilliaire. Ce sont encore des filets de la corde du tympan qui se détachent du tronc du lingual en pénétrant dans la glande, le plus souvent sans avoir traversé d'appareil ganglionnaire extérieur, et y jouent le même rôle que les filets du même nerf dans la sous-maxillaire.

5. L'influence de la corde du tympan, branche du facial, établie pour les vaisseaux de ces deux glandes, s'étend-elle à la parotide ? par quelle voie lui parvient-elle ? ou bien l'appareil nervo-vasculaire de cette glande est-il constitué aux dépens d'éléments étrangers ?

Question complexe, soulevée autrefois par Cl. Bernard qui, après avoir éliminé l'influence des nerfs faciaux superficiels, arriva à conclure d'une série d'expériences, que les nerfs qui font sécréter la parotide *se détachent du facial dans son trajet intra-crânien, et ne peuvent être représentés que par le petit pétreux superficiel qui va au ganglion otique.*

Mais, dit Cl. Bernard (*Système nerveux* t. II), « cette hypothèse suppose, entre la parotide et le ganglion otique, des communications que les anatomistes n'ont pas signalées, et que la physiologie nous porte à admettre... »

Ces communications entre la parotide et le ganglion otique existent incontestablement par l'intermédiaire du nerf auriculo-temporal. D'une part, ce nerf est en rapport avec le ganglion otique par sa racine supérieure venant de la troisième branche du trijumeau, et par sa ou ses racines inférieures fournies par le nerf dentaire, un peu au-dessous de la bifurcation du tronc maxillaire (Arnold, Weber) ; d'autre part, le nerf auriculo-temporal forme, dans l'intervalle qui sépare la méningée moyenne de la temporale, un riche plexus, qui fournit à toutes les artères voisines *et entre autres aux branches qui pénètrent dans la parotide ;* il présente quelquefois à ce niveau de petits ganglions (Cruveilhier) et se divise en plusieurs rameaux, dont quelques-uns traversent la glande parotide en lui abandonnant des filets.

L'induction physiologique avait donc suffi à Cl. Bernard pour lui faire indiquer des communications que des dissections minutieuses avaient démontré à Arnold et à Weber. Aujourd'hui l'on trouve ces anastomoses indiquées dans l'*Atlas* de Hirschfeld et dans les traités d'anatomie qui lui ont emprunté ses figures ; guidé par ces indications, je les ai moi-même rencontrées nettement, une fois surtout en 1871.

Si nous voulons remonter plus haut et chercher la provenance de ces filets nerveux émanant de la portion intra-crânienne du facial, passant avec le petit pétreux superficiel dans le ganglion otique, de là, par les anastomoses de ce ganglion avec les deux rameaux originaires du nerf auriculo-temporal, sur les vaisseaux parotidiens ; si nous essayons de poursuivre le petit pétreux superficiel dans l'épaisseur du facial lui-même, nous allons mettre à profit un renseignement précieux fourni par Arnold, Bidder, Fœsebeck, etc. Ces anatomistes ont vu *le nerf petit pétreux superficiel se bifurquer dans l'épaisseur du ganglion géniculé ; en suivant la branche de bifurcation inferieure, ils ont noté qu'elle se confondait avec les fibres de la corde du tympan remontant par le tronc même du facial vers le centre.*

Voilà donc un trait d'union direct, démontré par l'anatomie, entre la corde du tympan et le ganglion otique ; le petit pétreux superficiel, du moins pour les filets vasculaires qu'il contient, serait donc à la parotide ce que sont à la sous-maxillaire les filets de la corde du tympan intermédiaires au nerf lingual et au ganglion.

Ajoutons qu'indépendamment de son origine directe à la corde du tympan dans l'épaisseur du facial, le petit pétreux superficiel communique encore avec la corde tympanique au niveau du plexus formé sur la partie la plus antérieure du rocher, par des ramuscules de la corde de tympan (Valentin), du glosso-pharyngien et du nerf temporal superficiel.

Cette origine directe du petit pétreux superficiel à la corde du tympan se retrouve pour le grand pétreux superficiel : les anatomistes dont je parlais tout à l'heure ont vu également celui-ci se diviser, dans le renflement gangliforme du facial, en un filet ascendant et un filet descendant, lequel se confond de même avec la corde du tympan.

Or, reportons-nous à l'innervation vasculaire des fosses nasales. Ce nerf grand pétreux superficiel se jette dans le ganglion de Meckel d'où partent des filets pour les artères sphéno-palatine, palatine descendante, ptérygo-palatine et vidienne : il rentre lui aussi dans la catégorie des filets vasculaires fournis par la corde du tympan.

La corde du tympan commanderait donc ainsi par ses branches nasales (grand nerf pétreux superficiel) à la sécrétion muqueuse naso-pharyngienne ; par ses branches sublinguale et sous maxillaire, à la sécrétion des glandes correspondantes ; par ses filets parotidiens (nerf petit pétreux superficiel), à la sécrétion parotidienne. Sur le trajet de chacun de ces groupes de nerfs se trouvent les ganglions sphéno-palatin, sublingual, sous maxillaire et otique.

Ce serait, en définitive, la même branche du facial qui, par des voies différentes souvent très-compliquées, présiderait, par l'entremise des vaisseaux, aux sécrétions nasale, buccale et pharyngée.

Le nerf facial a donc, comme je le disais au début, une large part dans l'innervation vasculaire des régions profondes de la face ; nous ne sommes pas, en effet, actuellement en mesure de différencier la corde du tympan du facial proprement dit, rien ne démontre que ce nerf grandulaire ait une origine distincte, se continue, par exemple, avec l'intermédiaire. Certains anatomistes (*Encyclopédie anatomique*), qui ont suivi de bas en haut la corde du tympan jusque dans la longue racine du facial, ne parlent point de ses rapports avec l'intermédiaire.

CINQUIÈME SECTION.

MÉDECINE PUBLIQUE.

(Hygiène, médecine légale, statistique médicale.)

Les membres inscrits dans la section sont : **MM.**

1	Belval.	25	Halla.
2	Bergman.	24	Hardwickx.
5	Bonmariage.	25	Henrard.
4	Bougard.	26	Herlant.
5	Brown.	27	Hopfgartner.
6	Buffet.	28	Houzé de l'Aulnoit.
7	Buys.	29	Hyernaux.
8	Cappart.	50	Janssens.
9	Charlier.	51	Joris.
10	Créteur.	52	Jottrand.
11	Crocq.	55	Kaueffer.
12	De Brabant.	54	Konrad.
15	De Downarowicz.	55	Kuborn.
14	Dejace.	56	Lammens.
15	De Meyer.	57	Laussedat.
16	De Paepe.	58	Lebon.
17	Depaire.	59	Lebrun.
18	Egeling.	40	Leclercq.
19	Forget.	41	Ledeganck.
20	Gille.	42	Magitot.
21	Golenvaux.	45	Mahaux.
22	Groos.	44	Martin, E.

45	Martin, L.	62	Semmola.
46	Masoin.	63	Thibaut.
47	Müller.	64	Thiernesse.
48	Noël.	65	Thiriar.
49	Odry, H.	66	Van Bastelaer.
50	Palasciano.	67	Van Cappelle.
51	Perrin, E.	68	Vanden Heuvel.
52	Perssu.	69	Vande Vyvere.
53	Petit.	70	Van Dromme.
54	Pini.	71	Van Holsbeck.
55	Reussens.	72	Vérité.
56	Rommelaere.	73	Vleminckx, V.
57	Schmitz.	74	Von Sigmund.
58	Schnitzler.	75	Willain.
59	Schoenfeld.	76	Woldemar de Foray Koschity.
60	Scockaert.	77	Yseux.
61	Semal, Ch.		

SÉANCE DU 19 SEPTEMBRE 1875.

—

La séance est ouverte à 2 1/2 heures.

M. Laussedat, président, et MM. Eug. Janssens et V. Vleminckx, secrétaires, prennent place au bureau.

M. Laussedat. — Messieurs, l'éminent Président du Congrès vient de vous souhaiter la bienvenue dans des termes si nobles, si vrais, que je ne pourrais qu'en affaiblir la valeur et la portée, si je tentais de renouveler ici l'expression de ce sentiment de confraternité et d'hospitalité; je ne puis donc que vous convier à commencer immédiatement vos travaux dans la sphère propre à notre section.

Cette section est, permettez-moi de vous le rappeler, celle dont le domaine embrasse incontestablement le plus large horizon.

La médecine publique comprend, ainsi que l'indique notre programme : *l'hygiène*, la *médecine légale*, et la *statistique médicale*. Il serait difficile de trouver une des branches formant l'ensemble de la science médicale qui fût absolument étrangère aux travaux de notre section; plusieurs même ne peuvent progresser qu'en s'appuyant sur des lois générales dont la formule se déduit à l'aide des éléments indiqués dans le titre de notre programme. Les intérêts sociaux, de leur côté, se relient aussi étroitement que la science aux questions de *médecine publique*.

Cependant, pour ne point empiéter sur les travaux des autres sections du Congrès, il a paru sage d'appeler spécialement votre attention et de réclamer le concours de vos lumières sur trois questions principales, dont chacune se rapporte à des sujets d'intérêt public incontestable.

La première de ces questions traite des *moyens d'assainissement des ateliers où se manipule le phosphore*.

La deuxième : de *l'organisation du service de l'hygiène publique*.

La troisième : de la *fabrication de la bière*.

Ces questions, dont vous reconnaîtrez avec nous toute l'importance, ont été confiées à l'étude préalable d'hommes compétents. Vous avez sous les yeux les conclusions des rapports présentés pour chacun d'elles par MM. Crocq, Belval et Depaire.

Ces rapports seront lus devant vous, en séance, puis, la discussion ouverte, nous serons heureux d'entendre vos opinions librement exprimées; après qu'ils auront été éclaircis par les débats, la section votera les conclusions ; celles-ci devront être rapportées, et soumises au besoin à une nouvelle discussion en assemblée générale.

Telle est, Messieurs, la marche que nous vous proposons de suivre dans les travaux de la cinquième section. Il reste toujours bien entendu qu'indépendamment des questions que je viens de vous rappeler, la Section recevra toutes les communications qui lui seront présentées par ses membres, et que c'est encore la Section qui décidera, après avoir été consultée, si elle veut ouvrir la discussion sur l'une ou l'autre de ces communications.

Quelques-unes ont déjà été annoncées au Comité d'organisation. Elle seront successivement portées à votre ordre du jour.

Je devais, Messieurs, en ma qualité de président provisoire de la 5° section, vous fournir ces renseignements, et régler comme nous venons de le faire, avec vous, l'ordre de nos travaux. Maintenant que nous sommes constitués, nous laisserons à la Section le soin de nommer les membres qui doivent constituer son bureau définitif.

Un membre propose de maintenir le bureau provisoire comme bureau définitif (*Applaudissements.*)

M. le président. Nous vous remercions, Messieurs, de la marque de confiance que vous nous donnez. Nous tâcherons de la justifier et de répondre à votre attente.

Permettez-nous maintenant de vous proposer de nous adjoindre, en qualité de présidents d'honneur de la section :

MM. Gallard, délégué de la Société de médecine légale de Paris.

 E. Perrin, (de Paris.)

 Leudet, (de Rouen,)

 Egeling, inspecteur de la police sanitaire dans la province de la Hollande Méridionale (Hollande.)

 Grosz, conseiller et secrétaire du Conseil médical de la Hongrie.

 Semmola, (Italie.)

 Bergman, (Suède.)

 Hopfgartner (Autriche.)

Ces propositions sont accueillies par les applaudissements unanimes de la Section.

M. le président fait connaître que, sur la présentation de leur carte, MM. les membres du Congrès seront admis dans les différents établissements publics et autres locaux de la ville de Bruxelles, dont l'inspection peut présenter de l'intérêt au point de vue de l'hygiène.

Il invite ceux des membres qui désireraient prendre part aux visites des égouts, qui sont organisées deux fois par jour pendant toute la durée du Congrès, de vouloir bien se faire inscrire au bureau.

La séance est levée à 5 1/2 heures.

Le Président,
Laussedat.

Les Secrétaires,
G. Janssens et V. Vleminckx.

SÉANCE DU 20 SEPTEMBRE 1875.

—

La séance est ouverte à 10 1/2 heures sous la présidence de M. Laussedat.

MM. Leudet, Gallard (France) et Hopfgartner (Autriche) prennent place à ses côtés en qualité de vice-présidents d'honneur.

MM. V. Vleminckx et E. Janssens siégent au bureau comme secrétaires.

Le procès-verbal de la séance du 19 septembre est lu par M. Vleminckx et adopté sans observation.

L'ordre du jour appelle la discussion sur la question : « *Des moyens d'assainir les ateliers où se manipule le phosphore.* »

M Crocq. Messieurs, le phosphore agit sur l'économie animale de deux manières différentes : par application et par absorption. La première donne naissance à des phénomènes inflammatoires. Ceux-ci sont aigus, si le phosphore est appliqué en quantités massives sur un seul point. Ils sont chroniques, s'il est fortement étendu et délayé, de manière à n'agir en quelque sorte que moléculairement. Voulez-vous des exemples qui prouvent ces propositions? L'empoisonnement par le phosphore ingéré dans les voies digestives produit une gastro-entérite aiguë et même suraiguë. L'ingestion thérapeutique du phosphore, si elle a lieu à dose un peu trop forte relativement à l'idiosyncrasie du patient, ou si elle est trop prolongée, donne naissance à une gastro-entérite chronique plus ou moins prononcée.

L'absorption du phospore introduit par les voies digestives porte son action sur les divers organes, et plus particulièrement sur le foie d'abord, puis sur le cœur, les reins, le système musculaire et les centres nerveux.

Ces principes étant posés, tàchons d'établir le mécanisme de l'action nocive du phosphore dans les ateliers où on le manipule. La connaissance de ce mécanisme doit lo iquement précéder la détermination des moyens d'assainissement de ces ateliers, et ceux-ci doivent en dériver.

Nous n'avons évidemment pas à nous occuper des phénomènes que peut produire dans les ateliers le contact du phosphore à l'état solide avec la peau, ou son ingestion éventuelle dans les voies digestives. Ce sont là de simples accidents, dont on prévient la production par la prudence et l'attention dans le maniement de cette substance, et non par des moyens d'assainissement.

Les accidents dont nous avons à nous occuper, et dont la prophylaxie est justiciable de ceux-ci, sont le résultat de l'action du phosphore à l'état de vapeurs, qui imprègnent en grande quantité l'atmosphère des ateliers. Sous cette forme, il agit comme irritant sur les surfaces avec lesquelles il se met en rapport, engendrant ainsi des catarrhes des muqueuses buccale, respiratoire et même gastrique. Le catarrhe buccal est le plus fréquent et le plus intense ; il est surtout marqué aux gencives; il amène leur boursoufflement, leur endolorissement, la salivation, la fétidité de l'haleine, puis l'altération et la chûte des dents, l'ostéo-périostite et la nécrose des os maxillaires, la plus grave et la plus caractéristique de ces manifestations. Il est très exceptionnel de voir se produire des accidents dus à l'absorption du phosphore, parce que celle-ci se fait en proportion trop peu considérable; pourtant Bucquoy a rapporté un cas de l'espèce, dans lequel il a trouvé, comme dans l'empoisonnement ordinaire, la stéarose du foie, des reins, du cœur et des muscles (1).

On a longuement discuté la question du mécanisme de l'intoxication phosphorée. Trois opinions ont surtout été soutenues. D'après Schuckardt et Dybkowsky, l'empoisonnement serait dû non au phosphore lui-même, mais au gaz hydrogène phosphoré qui se formerait dans les voies digestives. La formation et l'existence de ce gaz dans le sang sont toutefois impossibles en présence de la grande quantité d'oxigène qu'il y rencontre et qui doit immédiatement le détruire. Sa présence ne nous explique pas bien la production de phénomènes absolument identiques, lorsque le phosphore est introduit sous la peau. Quant aux fabriques, il ne s'y produit pas, leur atmosphère ne le renferme pas; il n'est donc positivement pas la cause des accidents qu'on y observe.

D'après Munk et Leyden (2), ce seraient les acides du phosphore, les acides phosphoreux et phosphorique qui seraient les coupables. Si cela était, leur introduction directe dans l'économie devrait amener des accidents au moins aussi graves. Il n'en est rien. L'acide phosphorique a été conseillé et employé chez l'homme comme médicament à la dose de 1 à 8 grammes dans les 24 heures (3), sans jamais provoquer aucun accident. Pourtant ces doses équivalent à un poids de phosphore de 43 centigrammes à 5,40 grammes. Pourrait-on ingérer impunément de telles doses de celui-ci? J'ai fait avaler à des chiens 1 gramme d'acide phosphorique en solution diluée, j'en ai injecté la même dose dans le tissu cellulaire, sans provoquer le moindre accident. En serait-il de même avec la dose équivalente de 43 centigrammes de phosphore? J'en ai injecté 50 centigrammes, équivalant à 20 centigrammes de phosphore, sous la peau d'un lapin, et cet animal n'est pas devenu malade. Donc les accidents de l'intoxication phosphorée ne sont pas dus aux acides du phosphore et surtout pas à l'acide phosphorique. Au contraire, en oxidant le corps simple, on annihile son action toxique propre et on le rend inoffensif.

Dans les accidents observés dans les ateliers, il ne peut être question de ces acides; ces accidents sont dus à l'action de substances gazeuses, et ces composés ne sont pas volatils.

Si les accidents de l'intoxication phosphorée ne sont dus ni à l'hydrogène phosphoré, ni aux composés oxygénés, il semble qu'ils ne peuvent résulter que de l'action du corps simple lui-même. Par voie d'exclusion, nous sommes conduits là. Et en effet, il suffit, pour en être convaincu, de voir les animaux empoisonnés par le phosphore exhaler dans l'obscurité par les narines des torrents de vapeurs lumineuses. Bamberger a démontré (4) la présence du phosphore dans le sang chez les animaux empoisonnés. On a objecté à cela que le phosphore étant insoluble ne pouvait être absorbé. Mais il n'est pas tout à fait insoluble dans l'eau, puisque celle dans laquelle il a séjourné devient lumineuse et contracte son odeur. Il est peut-être plus soluble encore dans les fluides muqueux et albumineux, et à coup sûr dans les corps gras que l'on rencontre partout dans l'organisme. Partout il donne naissance à des vapeurs dont Husemann a

---

(1) *Gazette hebdomadaire*, 1868, p. 444.

(2) Munck und Leyden, *Die Acute Phosphor Vergiftung*, Berlin, 1865.

(3) Gubler, *Commentaires thérapeutiques du codex*, Paris, 1868, page 470.

(4) Bamberger, *Zur Theorie und Behandlung der acuten Phosphorvergiftung*, dans *Würzburger medicinische Zeitschrift*, 1866, tome VII., page 41.

démontré l'absorption (1). Enfin, des surfaces offrant des relations de continuité ou simplement dépourvues d'épithélium, peuvent parfaitement laisser pénétrer des particules solides ténues dans les tissus et dans les vaisseaux (2).

On a prétendu que le phosphore ayant pénétré dans l'économie agissait en soustrayant à celle-ci de l'oxygène, en un mot comme agent désoxidant. Mais alors on verrait se produire des phénomènes dénotant la privation de cet agent, c'est-à-dire des phénomènes d'asphyxie ; et ce serait immédiatement, et non, comme c'est le cas, au bout d'un certain temps que les accidents graves causés par l'absorption se manifesteraient. A-t-on d'ailleurs bien réfléchi à l'exiguité, à l'insignifiance de la quantité d'oxygène exigée pour la transformation en acide phosphoreux, ou même en acide phosphorique, des quelques centigrammes de phosphore qui suffisent pour produire des phénomènes d'intoxication? Non, Messieurs, ce n'est ni à un composé quelconque du phosphore, ni à sa combustion, que nous devons attribuer les phénomènes qu'il produit ; c'est à lui-même, à son action propre, à l'irritation qu'il provoque dans les tissus avec lesquels il se trouve en rapport, soit immédiatement par son application, soit médiatement par son absorption. Un grand nombre des composés du phosphore, et en particulier ses composés oxygénés ne peuvent pas être considérés comme des poisons spéciaux ; l'action de ces derniers n'est pas autre que celle des acides minéraux concentrés, et n'a rien de commun avec celle, si redoutable, du métalloïde.

Les considérations par lesquelles je viens de vous faire passer, Messieurs, étaient nécessaires pour établir rationnellement la prophylaxie des accidents qui se produisent dans les ateliers où l'on manipule le phosphore. Deux indications s'en dégagent bien nettement : la première consiste à éloigner physiquement les molécules du phosphore ; la seconde à les transformer chimiquement en composés oxygénés inoffensifs. Pour satisfaire à la première, il faut employer les procédés et les machines qui empêchent le plus possible la production des vapeurs phosphorées. Il faut aussi établir les ateliers dans des locaux suffisamment spacieux et les doter d'une ventilation bien ordonnée, qui entraîne ces vapeurs audehors le plus rapidement possible. Comme elles sont plus denses que l'air, le meilleur procédé de ventilation est celui qui consiste à les entrainer par le bas, au moyen de bouches aspirantes creusées dans le sol, et aboutissant à une cheminée assez élevée pour y entretenir un tirage suffisant. Ce système a été appliqué, en premier lieu, dans la fabrique, aujourd'hui supprimée, de M. Deroubaix, à Hemixem, près Anvers.

Au même ordre de moyens se rattachent les soins de propreté. Les ouvriers doivent se laver les mains et le visage au sortir de l'atelier, pour enlever les particules phosphorées qui peuvent s'y être fixées. Il faut aussi les faire souvent se gargariser.

L'emploi des gargarismes alumineux est doublement avantageux, en joignant à l'action détersive du liquide l'action astringente qui rend les muqueuses plus denses, moins irritantes et moins absorbantes. Tous ces moyens sont donc rationnels et recommandables.

Aux moyens chimiques appartient l'essence de térébenthine préconisée surtout en Angleterre. On en répand la vapeur dans les ateliers,

____

(1) Husemann, *Deutsche Klinik*, 1866, art. 14.
(2) Crocq. *De la pénétration des particules solides, Bruxelles*, 1859.

ou bien on fait porter aux ouvriers une boîte en fer blanc qui en contient et qui est suspendue sur leur poitrine, de sorte qu'ils en reçoivent incessamment les émanations. L'essence de térébenthine transforme l'oxygène de l'air en ozone, qui augmente la destruction du phosphore par oxydation ; d'autre part, ce corps mis en contact avec le phosphore forme avec lui un corps inerte. L'essence de térébenthine répond ainsi à la seconde des indications que j'ai établies. Si l'action thérapeutique de cette essence comme antidote du phosphore est très douteuse, il n'en est pas de même de son action prophylactique, beaucoup plus facile à comprendre et à expliquer.

De ce qui précède, résultent les conclusions suivantes :

1° L'intoxication phosphorique est le résultat de l'action du phosphore en nature sur l'économie ;

2° L'oxydation anéantit les propriétés toxiques propres du phosphore ;

3° Les moyens prophylactiques à mettre en usage dans les ateliers se rapportent à deux catégories différentes : ceux qui agissent physiquement et ceux qui ont une action chimique ;

4° Les moyens agissant physiquement sont : l'installation de la fabrication dans des locaux suffisamment spacieux ; une bonne ventilation, exercée au moyen de tuyaux aboutissant à une cheminée d'appel établie dans le sol ; des soins de propreté et l'usage fréquent de gargarismes astringents ;

5° Comme moyen doué d'une action chimique, nous possédons l'emploi de l'essence de térébenthine dans les fabriques ;

6° Lorsque les autorités permettent l'établissement de fabriques où l'on travaille le phosphore, elle doit imposer ses conditions et tenir la main à leur exécution, aussi bien dans l'intérêt des ouvriers que dans celui des fabricants, qui sont civilement responsables des accidents dus à leur incurie ou à leur négligence.

DISCUSSION.

M. Magitot (Paris) demande des éclaircissements à M. le Rapporteur sur le mode de production de la nécrose phosphorée dans la mâchoire. Les explications fournies à cet égard dans le travail dont il vient d'être donné lecture ne rendent pas compte, selon lui, de l'action du phosphore sur la muqueuse buccale à l'exclusion des autres points de l'économie.

M. Crocq répond que des accidents bronchiques et pulmonaires ainsi que des catarrhes gastriques ont été observés comme conséquences des émanations du phosphore. Si la muqueuse buccale est atteinte plus souvent, c'est parce que celle-ci ressent plus directement que les autres muqueuses l'action du toxique : cette action élective est peut-être due à des conditions physiques spéciales ; la salive possède peut-être des vertus dissolvantes plus prononcées que le fluide des fosses nasales, lesquelles sont en outre tapissées d'un épithélium vibratile épais. Quant à l'argument tiré des effets négatifs produits par l'introduction du phosphore sous la peau, il est à remarquer que cette expérience ne réussit pas toujours : des inflammations locales ont été observées par MM. Thiernesse et Crocq sur des chiens sous la peau desquels le phosphore avait été introduit en nature. De plus, il y a lieu de tenir compte de l'idiosyncrasie des individus. C'est ainsi que, dans certains ateliers bien tenus, on n'observe que de loin en loin un cas d'accident dû à l'action du phosphore et pouvant être attribué à une susceptibilité plus prononcée chez certains individus. En tout cas, le phosphore n'exerce qu'une action locale dans les cas dont il s'agit : ceci résulte à l'évidence de la marche des accidents, qui débutent toujours par une stomatite, une gingivite, suivie de périostite du maxillaire.

M. Thiernesse déclare ne pouvoir se rallier à l'opinion formulée par l'honorable rapporteur, au sujet de l'action locale *exclusive* du phosphore, attendu que, si cette interprétation était fondée, on devrait constater fréquemment chez les ouvriers des altérations de la conjonctive et des autres muqueuses. La première lésion causée par ce toxique a pour siége les hématies, qui sont parfois tuées définitivement : les muqueuses ne deviennent donc malades que consécutivement. M. Thiernesse invoque à l'appui de sa thèse les effets produits par l'injection d'huile phosphorée dans les veines; les animaux sacrifiés à la suite de ce traitement présentent des altérations graves de la muqueuse stomacale, des lésions de la moëlle allongée, une injection vive de la substance grise des centres nerveux. Le foie n'est pas atteint au début de l'empoisonnement : cet organe ne devient malade que lorsque les muqueuses ont déjà été attaquées par l'action toxique du phosphore.

M. Magitot. J'ai le regret de ne pouvoir m'associer aux considérations émises dans le rapport de l'honorable M. Crocq, et de ne point accepter en conséquences les conclusions qu'il formule.

Le rapport émet en effet les propositions suivantes :

« L'intoxication phosphorique est le résultat de l'introduction en nature du phosphore dans l'économie. »

« L'oxydation anéantit les propriétés toxiques du phosphore. »

Puis, comme conséquence pratique :

« Favoriser l'oxydation des vapeurs du phosphore, et, parmi les moyens proposés, une bonne ventilation des ateliers, et l'emploi de l'*essencede terébenthine* destinée à ozoniser l'air et a favoriser ainsi cette oxydation même. »

Nous allons examiner devant vous ces propositions.

Je demande tout d'abord à l'assemblée la permission de lui faire remarquer que la question d'hygiène qui lui est posée implique absolument la notion exacte du mécanisme de l'action des vapeurs phosphoreuses dans la production des accidents qu'elles provoquent, toute question d'hygiène n'étant en définitive qu'un problème d'étiologie.

Or, ces accidents sont de deux ordres, et il importe, pour la clarté de la discussion, de les séparer et de les étudier individuellement : c'est d'abord un accident local, la nécrose des maxillaires ; ce sont ensuite des accidents généraux, troubles divers dans les fonctions, altération des globules sanguins, et finalement les lésions profondes des parenchymes, la stéatose.

Nous n'avons pas à rappeler ici la gravité extrème de ces divers accidents qui, soit locaux, soit généraux, conduisent souvent aux désordres les plus sérieux ou à la mort les ouvriers qui en sont atteints.

M. le rapporteur a d'ailleurs parfaitement compris cette distinction nécessaire et il a cherché à nous expliquer quel est, dans sa pensée, le processus que suivent les deux ordres de phénomènes.

En ce qui concerne l'accident local, la nécrose maxillaire, qui est de beaucoup le plus fréquent, l'honorable M. Crocq nous dit que les vapeurs de phosphore répandues dans l'atmosphère des ateliers provoquent chez les ouvriers une inflammation des gencives ; que celle-ci se gonflent, se décollent de la surface des dents et de l'os, et que, par cette voie ouverte, les particules du phosphore irritent le périoste du maxillaire et y développent une ostéo-périostite initiale, début de la nécrose.

Cette explication, messieurs, n'est pas nouvelle ; elle a été donnée en 1845, par Strohl et Lorniser, et adoptée depuis par un certain nombre d'auteurs. C'est à elle que s'est rattaché plus récemment en France M. Trélat, dans une thèse bien connue.

Nous repoussons complétement, pour notre compte, cette manière de voir. Comment comprendre en effet cette action constante de particules de phosphore en nature sur le périoste de l'os, et cela d'une façon exclusive sur le maxillaire ?

La muqueuse de la bouche n'est pas seule exposée à l'action des vapeurs qui s'échappent soit de la pâte phosphorée, soit des allumettes elles-mêmes, car on sait que les *trempeurs* et les *metteuses en boîte* sont également frappés. Outre que les autres points du la muqueuse buccale ne sont jamais atteints, celle des joues, par exemple, celle de la voûte palatine, du voile du palais, de la langue, du plancher buccal, etc., il est d'autres muqueuses plus constamment encore exposées que celle de la bouche, la pituitaire, par exemple, qui recouvre cependant tant de parois osseuses, de cloisons, de méandres infinis. Or, les éléments osseux des fosses nasales, du sinus, ne sont jamais atteints, du moins primitivement. Et pourquoi la muqueuse des voies respiratoires et la conjonctive ne sont-elles pas affectées ?

Ces muqueuses sont-elles donc si différentes de structure de celle qui revêt les bords alvéolaires pour qu'elles ne puissent subir la même influence ? Admettrons-nous le rôle protecteur que M. le rapporteur semble reconnaître à leur structure, à leur couche épithéliale ? Accepterons-nous l'action élective du phosphore sur la muqueuse gingivale ?

Je ne saurais, pour moi, accorder ces distinctions.

Je me suis occupé, messieurs. depuis plusieurs années, de cette question de la pathogénie de la nécrose phosphorée, et, depuis la publication d'un court travail sur ce sujet à la Société de Chirurgie de Paris (Bulletin 1875 p. 562), j'ai repris ces études, j'ai recueilli de nombreuses observations dans les fabriques d'allumettes de Paris ou des environs ; j'ai même institué une série d'expériences qui ne sont pas encore arrivées à leur terme. Toutefois, les faits observés jusqu'ici me permettent d'exposer aujourd'hui devant vous une interprétation qui, je l'espère du moins, rencontrera de votre part un assentiment complet.

Mes observations dans les ateliers où se manipule le phosphore ont porté non seulement sur les ouvriers qui ont été atteints de ce qu'ils appellent le *mal chimique*, mais aussi sur ceux qui ont été épargnés, et je dois dire tout de suite que les remarques faites sur les derniers ont été au moins aussi instructives que celles que m'ont fournies les malades.

Nous vous parlerons d'abord, si vous le voulez bien, des ouvriers qui sont restés indemnes.

On rencontre en effet, dans les ateliers, des ouvriers — et ce sont en définitive les plus nombreux — qui, bien qu'employés à la manipulation de la pâte phosphorée ou à la trempe, n'ont jamais éprouvé d'accidents, et cela pendant des périodes de dix, de vingt et même de trente années. J'ai examiné avec le plus grand soin leur bouche dans toutes ses parties, et je n'ai reconnu il est vrai chez eux aucune trace d'altération des gencives ; tout au plus ai-je observé, chez quelques-uns, un léger liseré rougeàtre du bord libre, la gingivite des fumeurs. Mais la remarque qui m'a tout particulièrement frappé, c'est que, chez le plus grand nombre, le système dentaire ne présentait que rarement, ou point du tout, une affection si commune d'ordinaire, la *carie*.

Je dois dire toutefois, pour être complet, que plusieurs ouvriers, bien que restés étrangers à toute atteinte du mal, présentaient quelques caries sur diverses dents ; mais j'ai aussitôt reconnu à ces caries mêmes certains caractères sur lesquels j'insisterai tout à l'heure.

En outre, parmi les vieux ouvriers, quelques-uns étaient devenus complétement édentés par l'àge ; les dents avaient éprouvé la chûte sénile, et aucun d'eux ne présentait même cette légère gingivite signalée plus haut : les bords alvéolaires étaient lisses et unis sans aucune lésion appréciable.

Voila pour les ouvriers que le mal chimique n'avait jamais atteints.

Examinons maintenant les conditions des ouvriers affectés de nécrose. Nous en avons rencontré dans les fabriques quelques-uns qui étaient rentrés à l'atelier après avoir subi l'ablation d'une portion plus ou moins étendue du maxillaire ; mais c'est surtout dans les hôpitaux qu'il faut aller observer ces malheureux qui trop souvent succombent aux suites envahissantes d'un mal terrible.

Chez tous ceux qu'il m'a été donné d'étudier, et ils sont déjà en grand nombre, je me suis efforcé de remonter dans les antécédents de leur mal, et les questions que je leur ai adressées m'ont toujours conduit à reconnaître que l'accident de début a constamment été, suivant leur expression, un *mal de dent*.

Une de leurs dents, le plus ordinairement une molaire, une supérieure surtout, leur avait causé des douleurs. Celles-ci étaient locales d'ailleurs ; puis cette dent s'était ébranlée, elle était tombée bientôt, et le mal avait continué ses progrès, déchaussant et expulsant les dents voisines.

Le plus souvent aussi, les malades affirmaient que la première dent douloureuse était cariée : « elle avait un trou » ; la couronne était parfois détruite complétement au moment du début des accidents. J'ai plusieurs fois vérifié ce fait *de visu*, et tout récemment encore chez une malade de la Pitié, dans le service de notre excellent maître et ami, le professeur Verneuil. Cette malade, qui a succombé depuis, n'avait même dans la bouche qu'une seule dent ainsi altérée, celle qui correspondait au point d'origine du mal.

Nous devons toutefois remarquer que, si nous avons constaté que la première dent douloureuse était toujours cariée, il n'en est pas de même des autres dents qui tombent dans la suite, et qui peuvent être absolument dépourvues de toute lésion appréciable. C'est qu'en effet les progrès ultérieurs de la nécrose déchaussent et chassent souvent toute une région de dents et celles-ci tombent saines. Ainsi s'explique l'erreur de certains auteurs qui, n'ayant point assisté au début de la maladie, ont contesté que les dents puissent servir de porte d'entrée à l'altération, puisqu'elles étaient rejetées sans lésion quelconque.

De cet ensemble de remarques, nous avons été induit à penser que la cause initiale de la nécrose phosphorée, la *porte d'entrée* de l'agent morbide, était constamment et exclusivement une *carie dentaire*.

Mais, me direz-vous, messieurs, toute carie dentaire serait-elle donc cause de nécrose, et, en admettant une semblable doctrine, tout ouvrier porteur d'une lésion de ce genre serait-il nécessairement exposé? Dès lors, ainsi que le fait remarquer M. le rapporteur, l'industrie du phosphore serait dans l'impossibilité de recruter son personnel, car la carie est une affection très fréquente en Europe, en Belgique, et en Angleterre surtout. Il deviendrait donc presqu'impossible dans la pratique de n'admettre dans les fabriques que les ouvriers dont le système dentaire serait irréprochable.

Rassurez-vous, Messieurs, car telle n'est pas notre pensée, et je vais tâcher de m'expliquer à l'aide d'un dessin au tableau.

La carie dentaire est, comme vous savez, une altération particulière qui procède invariablement de l'extérieur à l'intérieur de l'organe. Dans sa marche envahissante, elle pénètre de proche en proche jusqu'au centre, découvrant dans sa phase ultime la cavité centrale (cavité de la pulpe) et les canaux qui, de cette cavité, parcourent les racines jusqu'à leur sommet et jusqu'au périoste qui s'insère en ce point.

Cette maladie se divise en trois périodes qui sont :

1° La *carie superficielle*, celle qui ne dépasse pas la couche d'émail.

2° La *carie moyenne*, qui a envahi l'ivoire, mais sans dépasser la limite interne de ce tissu, c'est-à-dire les parois de la cavité centrale.

Disons tout de suite que ces deux variétés sont complétement étrangères à la production de la nécrose phosphorée. Nous les avons rencontrées chez des ouvriers restés indemnes. Elle laissent en effet complétement à l'abri de toute influence extérieure non seulement le centre de l'organe occupé par la pulpe, mais encore les canaux dentaires, et conséquemment le périoste qui revêt les racines.

Rappelons aussi que, soit spontanément, soit sous l'influence de divers, traitements, ces deux premiers degrés de l'altération peuvent se suspendre et la maladie ne va pas au delà. On les rencontre très souvent, et l'on peut même dire qu'ils sont de beaucoup les plus fréquents.

5° Enfin, la *carie profonde*. Celle-ci a ouvert la paroi qui protège la pulpe, et cet organe est à découvert. A partir de cet état, il y a encore plusieurs processus : le plus ordinairement, la maladie, abandonnée à elle-même, entraîne la suppuration ou la mortification de la pulpe, puis de ses ramifications radiculaires. La dent représente finalement une sorte de sac vide, livrant à toutes les influences, non seulement ce qui reste des tissus dentaires, mais le périoste alvéolo-dentaire qui, au sommet de la racine, forme la gaîne des vaisseaux et nerfs nourriciers de l'organe.

Eh bien, messieurs, c'est à cette forme particulière de carie, c'est-à-dire à la période ultime de la troisième variété que nous attribuons EXCLUSIVEMENT le début de la *périostite alvéolo-dentaire*, origine unique de la nécrose phosphorée. Nous appelerons, si vous le voulez bien, cette forme la *carie pénétrante*.

Supposons, en effet, chez un ouvrier exposé aux vapeurs phosphorées, une carie dentaire arrivée à l'état que nous venons de définir; vous allez voir combien il est facile de saisir le processus qui va aboutir à la nécrose du maxillaire.

Toute carie pénétrante est le réceptacle d'une foule de matières : détritus alimentaires, mucosités, substances diverses, sans oublier ces microphytes et ces microzoaires auxquels on a fait jouer, à tort ou à raison, un rôle dans la marche de la carie.

En outre, ces matières peuvent servir de refuge ou de véhicule à des agents irritants qui, soit accidentellement, soit intentionnellement, sont introduits dans la bouche. On connaît des exemples d'individus, qui dans le but de calmer certaines douleurs, ont introduit dans une cavité de ce genre des substances diverses, des acides minéraux, par exemple l'acide chlorhydrique, l'acide azotique, l'acide sulfurique même, et presque toujours, à la suite d'une si imprudente pratique, on assiste à une explosion d'accidents inflammatoires, dont la terminaison est une ostéite du maxillaire et une nécrose pure et simple. Tout récemment nous avons observé un fait de ce genre : un chirurgien militaire s'était appliqué dans une dent profondément cariée une goutte d'acide azotique; des accidents terribles éclatèrent, et aujourd'hui une nécrose avec fusées purulentes multiples a envahi toute une branche horizontale du maxillaire inférieur.

Que se passera-t-il donc chez notre ouvrier qui, dans ces conditions d'une carie pénétrante, sera exposé aux vapeurs phosphorées? C'est fort simple : les détritus contenus dans la cavité seront le réceptacle des particules de phosphore libre, si tant est qu'il s'en dégage à l'état de vapeurs; celles-ci, à la faveur du milieu humide et chaud, passeront dans la cavité buccale à l'état d'acide phosphorique. En outre, l'acide phosphorique ou les diverses combinaisons gazeuses : acides phosphoreux, hypophosphorique, hydrogène phosphoré, etc., dégagés des cuves où des allumettes fabriquées, se logeront dans ces matières. A la faveur de ces dernières, elles pénètreront par la cavité centrale jusqu'au sommet des racines et au périoste. Une *périostite alvéolo-dentaire* se produira, et, l'influence irritante continuant son œuvre par l'apport incessant d'autres vapeurs, l'ostéite et la nécrose alvéolaires en seront la conséquence rapide.

Cette explication rencontre, dans les faits cliniques, maintes preuves à l'appui. La nécrose phosphorée est toujours, à son début, centrale, alvéolaire proprement dite ; jamais on ne l'observe primitivement sur la lame interne ou externe de l'os. Il existe certains cas dans lesquels une dent, extraite au début du mal, a entraîné avec elle son alvéole nécrosée, formant gaine autour de la racine. M. Lailler médecin de l'hôpital St-Louis à Paris possède, dans sa curieuse collection, une pièce de ce genre. C'est donc bien exactement sur le point de l'avéole qui correspond au sommet d'une racine que débute la nécrose, pour se répandre de là invariablement dans le centre de l'os et progressant ainsi d'une alvéole à l'autre. La chûte progressive des dents, ébranlées de proche en proche, n'en est-elle pas une preuve nouvelle ?

Telle est, Messieurs, la théorie que j'ai l'honneur de vous soumettre et que je formulerai de la manière suivante :

« La nécrose des maxillaires, produite par le phosphore, reconnait pour cause invariable et constante, une *carie dentaire pénétrante.* »

Cette théorie n'est pas absolument nouvelle ; elle a été indiquée par plusieurs auteurs : Roussel en 1846, de Bibra et Geist en 1847, et Dietz en 1852. Je dis toutefois qu'elle n'a été qu'indiquée, car ces observateurs se sont bornés à dire que la carie dentaire pouvait être la cause de la nécrose, et je viens de vous expliquer que ce ne peut être dans ce cas une carie *quelconque*, mais une certaine forme de la maladie à l'exclusion de toute autre.

MM. de Bibra et Geist ont fait, il est vrai, en Allemagne, des expériences tendant à produire artificiellement la nécrose sur des animaux chez lesquels ils avaient pratiqué des dénudations osseuses, des fractures et d'autres traumatismes. Notre honorable collègue, M. Leudet de Rouen, nous a tout à l'heure rappelé ces faits; je n'en avais point parlé d'abord, car des expérimentations ainsi instituées ne prouvent rien. Les traumatismes produits par les deux auteurs sont en effet, par eux-mêmes, la cause de désordres tels qu'en dehors de l'atmosphère phosphorée, ils sont de nature à produire des lésions inflammatoires, l'ostéite et la nécrose en particulier. Ce n'est pas ainsi que doivent être tentées des expériences. Nous en avons, pour notre compte, institué une série : les résultats sont encore à l'étude ; nous n'en parlerons donc pas aujourd'hui, mais ce que nous pouvons dire, c'est que les faits recueillis jusqu'à présent sont absolument en faveur des idées que nous venons d'exposer. Nous les publierons ultérieurement.

Maintenant, Messieurs, je tiens à m'élever devant vous contre une autre conclusion du rapport de l'honorable M. Crocq.

On nous dit, en effet, que c'est à l'état de vapeur de phosphore *en nature* que cet agent provoque des accidents, tandis que son oxydation anéantirait ses propriétés toxiques. Je ne puis admettre une telle proposition. Nous savons en effet que le phosphore en nature n'exerce directement sur les tissus aucune action nuisible. On connaît cette expérience qui consiste à introduire sous la peau d'un chien un fragment de phosphore qui. le plus souvent, se résorbe lentement sans causer de réaction locale. Ce ne peut donc être par le contact de particules de phosphore qu'une périostite ou une ostéite vient à se produire. D'autre part, les vapeurs qui s'échappent des cuves à pâte phosphorée, ou celles qu'exhalent les paquets ou les boîtes d'allumettes, si elles contiennent du phosphore libre, sont principalement composées de gaz divers : acides phosphorique, hypophosphoreux et autres produits gazeux résultat de l'oxydation à des degrés divers du phosphore lui-même, et dont l'analyse n'est pas encore exactement connue. Mais quant à leur action irritante, elle n'est pas contestable. Et d'ailleurs, les particules de phosphore en vapeur ne passent-elles pas, ainsi que nous venons de le dire, très rapidement au contact de l'air et surtout de l'air humide, à l'état de combinaisons oxydées ?

C'est ainsi que nous sommes conduits à rejeter la conclusion de M. le rapporteur, et, au lieu de croire avec lui que l'oxydation anéantit la propriété toxique du phosphore, nous dirons que c'est cette oxydation même qui donne au phosphore son action irritante et toxique.

Je sais bien que l'honorable M. Crocq nous a rappelé que l'acide phosphorique introduit dans l'économie, soit par les veines, soit par les voies digestives ou respiratoires, n'entraîne aucun accident ; mais le savant professeur fait allusion ici aux phénomènes généraux de l'intoxication phosphorée, et, dans ce cas, nous nous rapprocherons de sa manière de voir. Dans le cas d'empoisonnement pur et simple, ce ne sont pas les vapeurs phosphoreuses qui produisent les accidents, mais le phosphore en nature. Or, vous savez, Messieurs, que ces accidents sont rares dans les ateliers où se manipule le phosphore. Ils se produisent cependant quelquefois et il importe de savoir par quel mécanisme.

A cet égard, n'hésitons pas à penser que les ouvriers frappés de phénomènes d'empoisonnement sont ceux qui, par une négligence extrême, ingèrent avec leurs aliments des particules de phosphore. Ceux qui mangent à l'atelier, laissant leur pain au contact d'objets ou de récipients contenant du phosphore, ceux qui négligent de laver leurs mains avant de quitter le travail, ceux-là seuls sont atteints d'accidents toxiques généraux. Les phénomènes qui se produisent alors sont identiques à ceux qu'on observe dans les cas d'intoxication criminelle, si bien étudiés d'ailleurs que nous n'avons pas à les rappeler ici.

Maintenant, Messieurs, j'arrive à un dernier point des conclusions du rapport, celui qui est relatif à la prétendue action prophylactique de l'essence de térébenthine.

Ce moyen appliqué, empiriquement il est vrai, dans certaines fabriques anglaises, a-t-il donné des résultats? Cela est loin d'être prouvé, et tout-à-l'heure l'un des membres de cette assemblée ne nous disait-il pas que, dans certaine localité d'Angleterre où toute la population est employée à la fabrication des allumettes, la nécrose fait d'effroyables ravages, et cela malgré la précaution employée généralement de faire porter aux ouvriers un flacon ou un sachet contenant de l'essence de térébenthine.

Théoriquement, M. le rapporteur, poursuivant toujours son hypothèse de l'action individuelle des particules de phosphore en nature, s'efforce de nous expliquer cette influence prophylactique par la production de l'ozone qui, à la faveur des vapeurs térébenthinées, oxyderait plus rapidement le phosphore. Mais ne savons-nous pas que le phosphore lui-même représente l'un des moyens les plus propres à la préparation de l'ozone, et dès lors ne pourrait-on dire que ce corps délétère porterait en lui-même son propre contrepoison?

Je crois en conséquence que, malgré les recherches bien connues de M. Personne, l'utilité de l'essence de térébenthine, à titre de prophylactique des accidents du phosphore, n'est nullement démontré, et que, jusqu'à ce que ce point ait été scientifiquement établi, nous devons le considérer comme illusoire.

Je vais, messieurs, terminer cette communication, en m'excusant d'avoir si longtemps occupé vos moments; mais je veux vous dire encore un mot au sujet de l'une des conditions fondamentales de l'industrie du phosphore, et qui domine essentiellement la question d'hygiène.

Je sais, en effet, que le Congrès désire émettre le vœu que les gouvernements imposent à l'industrie la substitution du phosphore rouge amorphe au phosphore blanc. C'est là un moyen radical et je m'associerai pleinement à ce désir. Mais nous sommes bien obligés de tenir compte des exigences présentes de la fabrication. M. le rapporteur nous disait tout à l'heure quelle perturbation profonde une telle substitution, d'ailleurs irréalisable selon lui, ferait éprouver, non-seulement à l'industrie mais encore à nos habitudes.

Acceptant donc les nécessités présentes, et sous peine d'un aveu d'impuissance, nous devons formuler des règles d'hygiène sur la question qui nous a été posée. Or, j'ai la ferme confiance que des précautions fondées sur les considérations que j'ai eu l'honneur d'exposer sont de nature à supprimer d'une manière complète et définitive toute influence délétère en conservant à l'industrie sa pleine et entière liberté.

En conséquence des considérations que j'ai eu l'honneur de développer devant le Congrès, je demande la permission de déduire les propositions et les conclustons suivantes :

PROPOSITIONS.

1º Les accidents le plus ordinairement observés dans les ateliers où se manipule le phosphore consistent dans la nécrose spéciale des os maxillaires.

2° Le mécanisme de production de cette lésion réside exclusivement dans la pénétration des vapeurs phosphoreuses (acides gazeux du phosphore), au sein des alvéoles, par une carie dentaire préalable ayant rendu perméables la cavité centrale et les canaux radiculaires (carie pénétrante).

CONCLUSIONS.

Comme conséquences pratiques, nous formulons les règles suivantes :

1° Au point de vue des accidents locaux, les chefs d'atelier devront, sous le contrôle de l'autorité, faire subir à tout ouvrier un examen préalable de la bouche. Si l'on constate l'existence d'une carie dentaire pénétrante, l'entrée de l'ouvrier devra être refusée ou ajournée jusqu'au moment où il se représentera après *guérison et obturation* de la dent malade, ou ablation suivie de cicatrisation complète.

2° Au point de vue des accidents généraux, on emploiera des procédés perfectionnés de ventilation et surtout les soins de propreté excessifs, de manière à éviter l'introduction dans les voies digestives des particules de phosphore.

M. Grosz (Hongrie) déclare qu'en intervenant dans la discussion, il n'a en vue que les résultats pratiques qui doivent en découler pour l'hygiène publique et la police sanitaire. Le mode d'action intime du phosphore, comme de beaucoup d'autres substances, nous est inconnu. Notre ignorance sur ce point ne nous empêche pas cependant de chercher à résoudre les problèmes que soulève la prophylaxie de l'intoxication phosphorique chronique. La ventilation, jointe à l'action des vapeurs de térébenthine, peut-elle être considérée comme un moyen suffisant de préservation dans l'espèce? Il désirerait quelques explications sur ce sujet, qui lui parait enveloppé d'obscurité. Il croit cependant devoir rappeler à ses confrères que, dans certains pays, le gouvernement a jugé opportun de proscrire le phosphore blanc et de le remplacer par le phosphore amorphe, doué de propriétés bien diverses, et qui offre de grands avantages au point de vue de l'hygiène et de la sécurité publiques.

M. Vénité (Paris), en réponse aux observations de M. Grosz, déclare qu'il convient d'être fixé sur le mode et la voie d'introduction du poison pour pouvoir établir un système de prophylaxie scientifique rationnel. Quant à l'interprétation de l'action élective spéciale du phosphore sur l'os maxillaire, il se rallie à celle que M. Magitot vient d'exposer d'une façon magistrale.

M. Gallard (Paris), s'appuyant sur les résultats déjà acquis, propose à la Section de formuler une conclusion pratique tendant à imposer aux chefs des ateliers où se manipule le phosphore, l'obligation de faire inspecter la bouche des ouvriers avant de les admettre, et de refuser ceux qui seraient atteints de lésions dentaires. Abordant ensuite l'examen du rapport, il regrette que M. Crocq n'ait pas cru devoir examiner l'action

générale du phosphore sur l'économie, et en particulier la production de
la stéatose hépatique. On sait, en effet, que, pour certains pathologistes,
l'ictère grave ne serait que la conséquence de l'intoxication phosphorique.
Cette question intéressante aurait pu être résolue à l'aide de nouvelles
recherches statistiques et cliniques. La rapidité singulière avec laquelle
se produit la stéatose dans l'empoisonnement aigu, appelle aussi de
nouvelles investigations, et l'examen du foie chez les ouvriers attachés
aux fabriques d'allumettes phosphoriques et qui succombent à des
maladies ordinaires, pourrait donner lieu à d'intéressantes déductions sur
la génèse de cette dégénérescence spéciale.

M. Semmola (Naples) désire ramener la discussion à son point de
départ, c'est-à-dire à l'assainissement des ateliers où se travaille le
phosphore : il insiste sur l'importance pratique de la distinction des
accidents toxiques en généraux et locaux, dont la stéatose du foie
d'une part et la nécrose du maxillaire de l'autre constituent les types
caractéristiques. Pour prévenir ces accidents, il est indispensable de faire
exclusivement usage du phosphore amorphe, suivant les prescriptions de
l'hygiène industrielle.

Quant aux effets locaux du phosphore actuellement en usage, il adopte
l'interprétation qu'en a fournie l'honorable rapporteur, et accepte aussi
la proposition formulée par M. Magitot. Pour lui, l'action locale, purement
chimique, du phosphore, n'est pas détruite par l'oxydation, bien au
contraire. Abordant ensuite la question incidente soulevée par M. Gallard,
il déclare que la statistique peut seule résoudre le problème de la connexité entre la stéatose et l'ictère grave. Pour sa part, il n'a jamais
eu l'occasion d'observer cette dernière affection chez les ouvriers employés
dans les nombreuses fabriques d'allumettes de l'Italie méridionale, et
d'autre part, dans les cas d'ictère grave qui se sont présentés à son observation, il a toujours pu exclure la préexistence d'un empoisonnement par
le phosphore. En résumé, M. Semmola insiste sur la substitution du
phosphore rouge au phosphore blanc, dont l'action toxique lente et
progressive détermine à la longue des lésions générales de l'économie,
contre lesquelles toute médication curative est impuissante. En second
lieu, le phosphore oxydé, conservant toutes ses propriétés toxiques au
point de vue de la pathogénèse de la nécrose maxillaire, il en résulte que
la térébenthine est impuissante à en conjurer les effets. M. Semmola
termine en insistant pour l'adoption des propositions de MM. Magitot et
Gallard.

M. Thiernesse exprime le désir de connaître les faits sur lesquels
M. Magitot a basé l'indication prophylactique dont il s'est constitué le
défenseur.

M. Magitot revient sur la série des arguments qu'il a développés tout
à l'heure à l'appui de son opinion, et il ajoute que, cliniquement, on peut
toujours constater, dans une étude attentive des antécédents, que la nécrose

phosphorée débute invariablement par des douleurs dentaires dues à l'existence préalable d'une carie de l'espèce qu'il a définie. Au contraire, les affections gingivales, invoquées comme porte d'entrée à l'agent toxique, y sont, selon lui, absolument étrangères. Il n'en veut d'autre preuve que l'existence, reconnue plusieurs fois par lui, de gingivites diverses chez des ouvriers à phosphore, sans que ceux-ci aient été atteints de nécrose.

M. Leudet (Rouen) se prononce à son tour en faveur de l'opinion dont il s'agit, et rappelle à ce sujet les expériences de Bibra, de Heidelberg, qui a produit à volonté la nécrose maxillaire en déterminant des lésions dentaires chez des animaux.

M. Bergé (professeur de chimie à Bruxelles) motive son intervention dans le débat en faisant ressortir la part importante que la chimie est appelée à prendre dans la question de médecine préventive soumise à l'examen de la Section. Et d'abord, on peut se demander si le phosphore agit en substance ou sous forme d'acide phosphorique. L'oxydation de ce métalloïde se produit très rapidement, surtout lorsqu'il se trouve dans un état de grande division, soit dans l'air ambiant, soit dans un liquide. Divers composés du même corps agissent de la même façon.

D'après M. Crocq, l'ozone semblerait posséder une action préservative contre les propriétés toxiques dont il s'agit. Cette vertu est-elle réelle? On peut tout au moins en douter, lorsqu'on se rappelle qu'un des moyens de produire l'ozone consiste précisément dans l'exposition du phosphore au contact de l'air; il s'ensuivrait donc que ce poison, si subtil, porterait précisément son antidote avec lui. L'essence de térébenthine possède-t-elle des propriétés préservatives particulières?

M. Bergé ne peut se prononcer à cet égard, mais il constate qu'en Angleterre, où ce moyen a été préconisé primitivement, la situation des fabriques d'allumettes est réellement déplorable. Il trace à cette occasion le tableau des tristes conditions des ouvriers et des enfants occupés dans les établissements de ce genre qui existent aux environs de Birmingham. L'orateur passe ensuite en revue les principaux motifs qui ont fait ajourner jusqu'ici par les industriels toute décision à l'égard de la substitution du phosphore amorphe au phosphore ordinaire. Le phosphore rouge est d'un prix plus élevé; ensuite il ne donne pas de feu par lui-même et doit être associé au chlorate de potasse : cette dernière manipulation offre des dangers; mais il est vrai que bien d'autres composés, plus dangereux encore, plus explosibles, sont employés journellement dans la grande industrie. M. Bergé termine en faisant observer qu'il n'existe guère que deux ou trois fabriques où l'on prépare le phosphore, et qu'il y aurait lieu d'y imposer certaines mesures de précaution pour prévenir tout danger.

En réponse à une demande de renseignements de M. Crocq sur les conditions des ateliers anglais dont vient de parler M. Bergé, celui-ci répond qu'il n'a pas eu l'occasion de les visiter, parce que les industriels font un secret de leur système de fabrication, mais il a pu constater par l'odorat à une assez grande distance la situation de ces établissements.

M. Pini (Milan), relevant un passage du discours prononcé par M. Bergé, engage M. le Rapporteur à joindre à ses conclusions une phrase tendant à exclure des fabriques d'allumettes les enfants, qui sont les premiers à éprouver l'influence néfaste de l'intoxication chronique par le phosphore.

Après quelques nouvelles considérations présentées par MM. Magitot, Semmola et Perrin, à l'appui des propositions déjà développées au cours de la discussion, M. le Président engage les membres à formuler par écrit, dans l'intervalle des deux séances de ce jour, les amendements qu'ils croiraient devoir proposer aux conclusions provisoires de M. le Rapporteur. Celui-ci obtient ensuite la parole pour rencontrer les principales objections qui se sont produites contre son travail.

M. Crocq constate tout d'abord que des appréciations contradictoires ont été émises au cours de la discussion sur les conclusions formulées dans le programme : pour les uns, en effet, il se serait engagé trop avant dans des questions étrangères à l'hygiène, tandis que d'autres semblent lui reprocher d'avoir fait précisément le contraire. Abordant ensuite les opinions de M. Magitot, il déclare reconnaître, avec ce chirurgien autorisé, l'importance du rôle que joue la carie dentaire dans l'étiologie de la nécrose maxillaire. En effet, la carie est une voie ouverte à l'introduction du phosphore et de toutes les autres substances qui peuvent pénétrer dans les premières voies. M. Magitot en conclut qu'il convient d'interdire l'accès des ateliers dont il s'agit à tous les ouvriers dont les dents ne sont pas dans un état d'intégrité. Mais cette mesure radicale entraînerait fatalement la fermeture de toutes ces fabriques, car dans nos contrées bien peu d'individus possèdent une denture irréprochable. L'extraction préalable des dents malades ne remédierait qu'imparfaitement au mal, puisqu'elle laisserait après elle un vide qui pourrait devenir le point de départ de la nécrose. On se heurte donc dans cette voie à une impossibilité matérielle.

Certains orateurs ayant fait un reproche au rapport de n'avoir pas suffisamment développé les questions relatives à certaines altérations pathologiques, telles que l'ictère grave, M. Crocq expose incidemment sa manière de voir à ce sujet : pour lui, l'intoxication aiguë par le phosphore est la forme pathologique qui présente le plus d'affinité avec cette forme spéciale d'ictère qu'il a eu plusieurs fois l'occasion d'observer ; dans un seul cas, l'origine de la maladie semblait douteuse ; dans tous les autres, il a pu exclure d'une manière absolue l'influence étiologique du phosphore.

Quant à la proposition additionnelle relative à la substitution du phosphore amorphe au phosphore blanc, M. Crocq fait remarquer que cette mesure soulève de graves objections au point de vue industriel : cette substance est d'un prix beaucoup plus élevé ; de plus, elle s'enflamme avec moins de facilité : d'ailleurs les dangers que présentent d'autres substances non moins toxiques n'empêchent nullement l'industrie d'en faire un usage constant : témoins les composés plombiques, qui tous sont vénéneux et compromettent, d'une manière plus certaine encore que le phosphore, les ouvriers-peintres, les dentellières, etc., qui manipulent ces produits vénéneux.

On a proposé aussi une conclusion nouvelle tendant à bannir les enfants des fabriques où l'on emploie le phosphore. M. Crocq se rallie à cet amendement, en rappellant que l'Académie de médecine de Belgique a demandé au Gouvernement une loi interdisant d'une manière générale l'accès des fabriques à tous les enfants.

Les exemples cités par M. Bergé de certaines fabriques de l'Angleterre dont les ouvriers sont dans des conditions déplorables, trouvent leur contre-partie dans certains autres établissemements (à Hemixhem et à Lessines en Belgique, à Paris, à Strafford près de Londres, etc.) qui, au dire de nombreux témoins, n'offrent qu'à de très rares exceptions des cas d'intoxication phosphorique chronique. D'après l'honorable rapporteur, cette différence est due uniquement à la manière dont sont observées les prescriptions de l'hygiène dans ces divers ateliers : des accidents terribles se produisent là où aucune mesure prophylactique n'est observée, tandis que, dans les conditions opposées, les accidents ne se montrent que par exception. Ces faits d'observation ont servi de base au rapport, et ont motivé les conclusions relatives aux mesures hygiéniques de ventilation et de propreté, auxquelles vient s'ajouter subsidiairement l'emploi de l'essence de térébenthine. Ce dernier moyen ne constitue qu'un simple adjuvant et ne peut être mis en parallèle avec les mesures d'hygiène générale précitées.

Relevant enfin les objections soulevées par M. Bergé, au point de vue de l'ozone, M. Crocq fait remarquer que deux agents ozonisants doivent nécessairement produire plus d'effet qu'un seul, et qu'ainsi la source d'ozone produite par l'exposition du phosphore à l'air est renforcée par celle de l'essence de térébenthine. Quant au mode d'action intime de cette dernière substance, il faudrait des études chimiques approfondies pour l'interpréter d'une manière certaine : l'expérience démontre seulement que les vapeurs phosphorées mises en contact avec les émanations de térébenthine constituent un corps relativement inoffensif. Nos connaissances scientifiques d'aujourd'hui ne vont pas au delà. D'autre part les expériences faites à l'école de médecine vétérinaire de Bruxelles par M. Thiernesse, directeur de cet établissement, et par les membres de la Commission de la pharmacopée belge, démontrent que cette essence, si utile comme prophylactique, ne possède aucune vertu thérapeutique contre l'empoisonnement par le phosphore.

Avant de lever la séance, M. le Président accorde la parole à M. Gallard pour une motion d'ordre. Conformément à la proposition développée par cet honorable membre, l'Assemblée charge le bureau de faire les démarches nécessaires pour réunir les deux sections de psychiâtrie et de médecine publique, à l'effet de discuter en commun la question du programme relative à la situation morale et légale et au placement des aliénés criminels et dangereux.

La séance, suspendue à midi et demi, est reprise à 2 heures et demie.

M. le Secrétaire donne lecture des amendements suivants déposés sur le bureau, conformément à l'invitation adressée aux membres qui ont pris part à la discussion dans la séance du matin :

« *A.* M. Semmola. 1° L'intoxication phosphorique générale est le résultat de l'introduction du phosphore en nature dans le sang. 2° L'oxydation ne détruit nullement les propriétés toxiques du phosphore, surtout en ce qui concerne la production de la nécrose du maxillaire. En conséquence, l'application de l'air ozonisé et de l'essence de térébenthine comme agent producteur d'ozone ne peut avoir aucun intérêt hygiénique contre les effets du phosphore. 5° Le seul moyen efficace de prévenir les effets nuisibles du phosphore dans les fabriques d'allumettes est d'insister pour que le phosphore amorphe soit employé dans la fabrication. 4° Il va sans dire que l'on devra appliquer dans les ateliers où se manipule le phosphore les mesures hygiéniques de ventilation et de propreté indiquées dans tous les ateliers en général, mais sans qu'on puisse en attendre des effets spéciaux quant à l'action nocive du phosphore.

» *B.* M. Magitot. En ce qui concerne l'action locale des vapeurs phosphorées dans la production de la nécrose des maxillaires, cette nécrose ayant pour mécanisme constant l'introduction par une carie pénétrante préalable, les réglements d'hygiène devront imposer aux fabricants les conditions suivantes: les ouvriers, avant leur admission à l'atelier devront subir un examen de leur système dentaire : tout individu atteint d'une *carie pénétrante* sera rejeté ou ajourné jusqu'à guérison ou extraction — suivie de cicatrisation — de la dent malade.

» *C.* M. E. Perrin. Tout en préconisant l'utilité des mesures d'assainissement qui précèdent, la section de médecine publique émet le vœu que, dans ses applications industrielles, le phosphore amorphe soit, le plus largement possible, substitué au phosphore ordinaire.

» *D.* M. Gallard. Les chefs d'ateliers seront obligés de soumettre la bouche des ouvriers à un examen préalable, et refuseront d'admettre ceux dont l'appareil dentaire est atteint de carie pénétrante ou de toute autre affection de nature à favoriser l'action nocive des vapeurs phosphorées.

» *E.* M. Pini. Le Congrès exprime le vœu que l'accès des fabriques de phosphore ou d'allumettes soit interdit aux enfants âgés de moins de seize ans. »

M. le Président résume ces conclusions nouvelles proposées comme amendements à celles du rapport, et fait remarquer que plusieurs ne diffèrent entre elles que par de légères variantes de rédaction. Il déclare la discussion ouverte sur chacun de ces amendements.

M. Crocq demande la parole sur la position de la question, attendu qu'un des amendements produits, celui relatif à l'emploi du phosphore amorphe, renverserait complétement, s'il était adopté, les conclusions de son rapport.

M. Magitot fait remarquer que les règles hygiéniques à formuler pas la Section doivent s'appliquer à deux ordres de lésions bien distinctes: les accidents généraux et les accidents locaux. Pour M. Crocq, il n'existe pas de démarcation bien tranchée entre ces deux sortes d'accidents, et les moyens généraux qu'il a proposés s'appliquent à toutes deux. M. Magito combat cette opinion. La nécrose phosphorée est due à l'action de l'acide phosphorique produisant une périostite chez les individus atteints d'une carie dentaire perforante.

M. V. Vleminckx se déclare partisan de l'emploi du phosphore amorphe : toutefois, dit-il, il ne faut pas se dissimuler qu'il s'écoulera longtemps avant que tous les gouvernements s'accordent pour proscrire le phosphore blanc de la fabrication des allumettes. Il propose donc de formuler un vœu en faveur de cette substitution légale, et d'indiquer en même temps toutes les mesures hygiéniques susceptibles de diminuer ou de prévenir les dangers inhérents à l'emploi du phosphore usuel.

M. Gallard demande que la substitution du phosphore rouge soit envisagée comme la question fondamentale. Il développe les différentes propositions qui font l'objet de son amendement, et termine en proposant d'utiliser l'action prophylactique de la térébenthine, en plaçant cette substance, non dans des flacons suspendus au cou des ouvriers, mais dans de grands vases, ainsi qu'on le fait pour produire des émanations de goudron.

M. Vérité, tout en approuvant les idées émises par le préopinant, fait des réserves au sujet de l'action de la térébenthine, qui attend encore la sanction de l'épreuve expérimentale.

M. Thibaut (Belgique) rappelle à ce sujet les observations cliniques citées par M. Personne, dont M. Gallard rapproche les expériences faites par M. Semmola, qui a arrêté à l'aide de la térébenthine les symptômes dus à l'empoisonnement par le phosphore.

M. Crocq retrace les faits acquis à la science sur cette question incidente : il rappelle que les recherches faites par M. Audan en France ont servi de point de départ aux expériences qui ont eu lieu à l'École de médecine vétérinaire de Bruxelles. Il s'attache ensuite à démontrer que les faits d'expérimentation ont une valeur plus grande que les faits d'observation ; les premiers peuvent être répétés à volonté sur les animaux : or, il a été constaté que deux séries d'animaux, dont les uns étaient traités par l'essence de térébenthine, tandis que les autres ne recevaient pas cet antidote, après avoir été empoisonnés par le phosphore,

succombaient également et offraient à l'autopsie les mêmes lésions organiques. Ces expériences ne concordent pas, dit-on, avec les observations cliniques. A ce sujet, M. le rapporteur fait remarquer qu'il lui est
arrivé dans son service d'hôpital de guérir par de simples soins hygiéniques des personnes empoisonnées : si, dans les cas dont il s'agit, il avait
administré l'essence de térébenthine, on aurait conclu que la guérison
était due à l'emploi de cette substance.

D'autre part, les chimistes ont constaté que le phosphore cessait
d'émettre des lueurs dans un milieu rempli de vapeurs de térébenthine,
et que, dans ces conditions, il se formait par la réaction des deux substances
un corps inerte, inactif. Où est la contradiction que l'on signale entre ces
faits? Dans l'air ambiant d'un atelier, les vapeurs du phosphore se comportent exactement comme dans les flacons du laboratoire d'un chimiste,
mais, une fois introduites dans le torrent de la circulation, les conditions
changent complétement.

M. Magitot invite l'assemblée à se prononcer sur la position de la
question, attendu que la discussion scientifique peut être considérée
comme épuisée.

M. le Président consulte la Section pour savoir si elle accepte la division
réclamée entre les accidents généraux et les accidents locaux, et partant
si elle décide qu'il y a lieu de proposer deux séries de mesures hygiéniques correspondant à chacune des deux séries de lésions.

Cette propositions est adoptée.

La substitution du phosphore rouge amorphe présentée sous forme de
vœu, est appuyée par MM. Perrin, Gallard, Vérité, Bergé et V. Vleminckx.
Elle est ratifiée par un vote émis à l'unanimité, dont M. le Président
fait ressortir la portée sociale et humanitaire, aux applaudissements de
l'assemblée.

L'emploi de la térébenthine comme mesure prophylactique est ensuite
mis aux voix et adopté (3 voix contre).

La dernière conclusion provisoire du rapport est approuvée à l'unanimité, après avoir été appuyée par M. Lenz, directeur-général au ministère
de la Justice (Belgique), qui affirme le droit du gouvernement d'imposer
d'autorité les mesures hygiéniques destinées à diminuer les dangers de
certaines industries.

M. Lenz fait ensuite remarquer qu'il convient d'autant plus d'insister
sur les moyens d'assainissement proposés, qu'on ne doit pas compter
sur la possibilité de faire renoncer les fabricants d'allumettes à l'emploi
du phosphore blanc. L'administration est partout suffisamment armée
pour imposer à ces industriels des mesures prophylactiques, mais elle ne
pourrait aller jusqu'à *interdire* telle ou telle fabrication; en Belgique,
par exemple, la législature elle-même serait impuissante à entraver la
liberté de l'industrie.

M. V. Vleminckx ne partage pas l'opinion que vient d'émettre M. Lenz. L'autorité qu'empruntent les paroles de l'honorable préopinant à la haute position qu'il occupe dans l'administration, pourrait faire naître des doutes sur les résultats que l'assemblée est en droit d'espérer des conclusions déjà votées en ce qui concerne le phosphore blanc. Il importe donc d'examiner la question sous son véritable jour. Il ne s'agit pas en effet ici de la fabrication même du phosphore, qui, d'après l'enquête faite naguère à Lyon, n'exerce pas sur la santé des ouvriers une action très sensible, mais bien de la fabrication des allumettes qui a pris aujourd'hui une si grande extension; or, s'il est vrai, comme le pense M. Lenz, que la loi ne peut mettre des entraves à cette dernière fabrication ni interdire l'emploi du phosphore blanc, l'administration seule a pleins pouvoirs pour imposer à la mise en vente du produit fabriqué telles conditions qu'elle juge utiles dans l'intérêt de la santé publique : d'où il suit que la suppression du phosphore blanc peut être résolue par une simple règlementation portant interdiction de mettre en vente les produits de l'espèce.

Cette mesure a été proposée jadis par un administrateur éminent, M. Liedts, ministre d'État, alors président du Conseil supérieur d'hygiène publique : mais à l'époque où l'honorable M. Liedts proposait cette solution, une difficulté s'opposait au remplacement du phosphore blanc par le phosphore rouge : celui-ci était en effet la propriété exclusive et brevetée d'industriels étrangers. Aujourd'hui que la fabrication des allumettes au phosphore amorphe est tombée dans le domaine public, et que le prix n'en est guère plus élevé que celui des allumettes au phosphore blanc, il est du devoir des hygiénistes de réclamer l'interdiction de la vente de ce dernier produit, si la loi ne peut ordonner la prohibition absolue du phosphore blanc dans la préparation de la pâte d'allumettes. Mais, pour que cette mesure radicale, la seule efficace en présence des dangers inhérents à la fabrication des allumettes chimiques, produise des résultats vraiment utiles, il faut quelle soit rendue générale et que toutes les nations s'entendent pour l'appliquer. A ce point de vue, la conclusion votée par l'assemblée a un caractère essentiellement international et il y a lieu d'espérer qu'elle portera ses fruits.

L'orateur cherche à démontrer enfin que la prohibition du phosphore blanc n'entraînerait aucune perturbation dans le commerce ou dans l'industrie; qu'elle couperait court au contraire à un double danger public et permanent, en prévenant les incendies ainsi que les empoisonnemets criminels si fréquents, dus à l'usage universellement répandu des allumettes au phosphore blanc.

M. le Président soumet ensuite à l'assemblée les conclusions relatives aux mesures locales de prophylaxie.

M. Gallard défend son amendement, présenté en termes moins absolus que celui de M. Magitot, puisque celui-ci ne tient compte que de la carie

pénétrante, tandis qu'il est opportun de ne pas exclure d'autres affections
de la bouche qui pourraient aussi donner lieu à l'introduction du phosphore et à la production de la nécrose maxillaire.

Sur la proposition de M. Lenz, M. le président fait voter séparément
sur les deux derniers termes de l'amendement de M. Gallard. La première
partie de l'amendement est adoptée à l'unanimité, et le dernier membre
de phrase à la majorité des suffrages (4 voix contre).

Un court débat s'engage ensuite sur la conclusion additionnelle de
M. Pini (Italie), qui propose d'interdire l'accès des ateliers où se travaille
le phosphore aux ouvriers âgés de moins de 16 ans, ou n'ayant pas atteint
l'âge de la puberté.

M. Gallard propose de ne pas préciser l'âge et de se borner à demander
l'exclusion *des enfants*. A la suite de quelques considérations formulées
par M. le Président sur l'importance morale de l'amendement, et sur la discussion ouverte, il y a quatre ans, à l'Académie de médecine de Belgique
au sujet de la réglementation du travail des femmes et des enfants dans
certaines industries, la conclusion est adoptée à l'unanimité, avec la
modification de rédaction proposé par M. Gallard.

L'ensemble des conclusions dont la teneur suit est ensuite mis aux
voix et rallie tous les suffrages .

« *La Section de médecine publique émet le vœu que le phosphore rouge*
« *amorphe soit substitué à celui du phosphore ordinaire dans toutes les*
« *fabriques d'allumettes.* »

« En attendant l'adoption universelle de cette mesure radicale, elle
recommande, dans les conditions actuelles de la fabrication, les mesures
suivantes qui sont destinées à prévenir les accidents toxiques généraux
ainsi que les accidents locaux et en particulier la nécrose du maxillaire :

» Installation de la fabrication dans des locaux suffisamment spacieux,
ventilation puissante exercée au moyen de tuyaux d'appel établis dans le
sol et aboutissant à une cheminée d'aspiration ; soins constants de propreté. A côté de ces moyens physiques de préservation, vient se ranger
l'emploi, comme antidote chimique, de l'essence de térébenthine dans les
ateliers.

» Les accidents locaux peuvent être conjurés par l'emploi des gargarismes astringents chez les ouvriers, et surtout par l'obligation imposée
aux fabricants de ne pas admettre, dans leurs ateliers, les ouvriers chez
lesquels un examen préalable de la bouche a permis de constater qu
l'appareil dentaire est affecté de carie pénétrante ou de toute autre affection de nature à favoriser l'action nocive des vapeurs phosphorées.

» Les enfants ne peuvent être employés dans les ateliers où l'on manipule le phosphore.

» Lorsque les autorités permettent l'établissement de fabriques où l'on
travaille cette substance, elles doivent imposer ces conditions et tenir la
main à leur exécution, aussi bien dans l'intérêt des ouvriers que dans

celui des fabricants, qui sont civilement responsables des accidents dus à leur incurie ou à leur négligence. »

La séance est levée à 4 1/2 heures.

Le Président,
Dr Louis Laussedat.

Le Secrétaire,
Dr Janssens.

SÉANCE DU 21 SEPTEMBRE 1875.

—

La séance est ouverte à 10 heures.

MM. Laussedat président, V. Vleminckx et Janssens, secrétaires, prennent place au bureau.

Le procès-verbal de la séance d'hier est lu et approuvé.

L'ordre du jour appelle la lecture du rapport sur la deuxième question portée au programme, et ainsi conçue : « *de l'organisation internationale du service de l'hygiène publique.* »

M. Belval, rapporteur. — Si l'hygiène publique remonte à une époque excessivement reculée, l'hygiène internationale, qui n'en est que l'application, a une origine tout-à-fait moderne, et la Belgique a peut-être le droit de réclamer la priorité en cette matière.

En 1852, un *Congrès général d'hygiène* se réunissait à Bruxelles (1) et discutait la même question dont nous avons à nous occuper aujourd'hui.

Cette première conférence générale libre n'était que le prélude d'autres assises provoquées par *l'Association pour le progrès des sciences sociales*, et les travaux élaborés par sa 4e section consacrée spécialement à l'hygiène, tant dans les Congrès de Bruxelles et de Gand que dans ceux d'Amsterdam et de Berne (1862 à 1865), ont largement contribué à pénétrer les esprits de l'importance de l'hygiène et à les familiariser avec l'idée de solidarité qui domine cette question.

En matière d'hygiène sociale, les peuples sont solidaires, vous disait, il y a deux jours, le savant Président du Congrès.

Cette solidarité, nous la trouvons officiellement reconnue et consacrée par les grandes *Conférences sanitaires internationales*, hommage rendu par la diplomatie à la science.

C'est en 1850 que la première de ces conférences se réunit à Paris ; la seconde eut lieu, en 1866, à Constantinople ; la troisième, à Vienne, en 1874. Toutes trois se sont occupées spécialement des mesures à prendr. contre le choléra, et de l'installation, en Orient, de postes sanitaires dans le but d'en empêcher la propagation.

Le programme restreint de ces dernières conférences avait sa raison d'être. Mais (et il nous paraît indispensable de le signaler de suite) il faut

____

(1) Sur la proposition faite par M. Ducpétiaux, en séance du 23 septembre 1851, du Congrès national d'hygiène de Bruxelles.

se garder d'envisager un programme de ce genre comme résumant toute l'hygiène internationale. Les grandes épidémies, par la terreur salutaire qu'inspirent leurs hécatombes, déterminent les peuples à s'unir pour les combattre ; mais l'hygiéniste doit vouloir que l'on ne perde pas de vue d'autres points tout aussi importants : c'est qu'à côté de ces fléaux qui sèment la mort sur leur passage plus ou moins rapide, il en est d'autres qui, pour être moins meurtriers dans un temps égal, le sont en réalité bien plus par leur fréquence ou même leur existence perpétuelle au sein des populations. Nous voulons parler des maladies endémiques. Et à côté de ces deux catégories d'affections meurtrières, combien encore d'autres causes destructives, depuis la naissance de l'enfant jusqu'au dernier soupir du vieillard, pourraient être combattues avec succès par les prescriptions de l'hygiène !

Nous irons au-devant d'une objection qu'on ne manquerait pas de nous faire. En dehors des fléaux d'une nature spécialement transmissible, nous dira-t-on, où et quand les intérêts internationaux sont-ils en jeu ?

L'intérêt international résulte à toute évidence de ce qui est le fondement même de l'hygiène publique que l'on confond trop facilement avec l'hygiène nationale. La solidarité qui unit toutes les fractions d'un même peuple au point de vue de l'hygiène et qui provoque ces lois, ces réglementations générales dont il ne viendra à personne l'idée de nier l'utilité, cette solidarité ne se limite pas comme un territoire. Elle est universelle.

Pense-t-on que l'on pourrait espérer jamais découvrir les influences matérielles, intellectuelles ou morales qui travaillent l'humanité, et les données positives dont le rapprochement conduit à la découverte des lois sociales, en se bornant à l'observation isolée dans chacune des divisions politiques du globe ! La nature ne connait pas ces délimitations ; l'hygiène qui prend sa source dans les lois naturelles, ne peut pas les connaitre plus que les maux eux-mêmes qui désolent l'humanité. Partout celle-ci est aux prises avec des causes analogues de destruction ; il faut que partout l'hygiéniste puisse faire l'étude comparative de ces dernières. L'hygiène publique ne peut donc exister que par l'hygiène comparée, et celle-ci, précisément parce qu'elle s'appuie sur des faits et des chiffres dont le nombre multiple corrige les influences et les imperfections particulières, peut seule révéler ces lois que l'homme a tout intérêt à connaitre.

Ainsi l'hygiène publique s'adresse à la société tout entière. Elle demande à tous, avec un ardent amour du bien, les enseignements dont elle a besoin pour accomplir sa mission, et, s'inclinant devant le fait des divisions politiques qui empêchent son essor, elle sollicite la suppression morale, en ce qui la concerne, de toutes les barrières matérielles, et la création de l'hygiène internationale qui intéresse au même titre tous les gouvernements.

Cet exposé nous parait dicter la marche que nous avons à suivre dans notre travail. La recherche préalable des données qui doivent servir de base à l'hygiène comparée, et, d'un autre côté, le fait matériel de l'existence et de l'indépendance absolue des divers États du monde, dédoublent en effet la solution en deux autres : 1° Nécessité d'un service d'hygiène publique dans chaque pays ; 2° Union entre ces divers services pour atteindre le but final.

Nous sommes donc amené à établir que le service public de l'hygiène demande une double organisation :

1° *Une organisation nationale* ;
2° *Une organisation internationale.*

Telle est la première conclusion que nous croyons devoir poser.

I.

En abordant la recherche du mode le plus avantageux d'organisation du service administratif de l'hygiène nationale ou régionale, nous croyons devoir citer le projet de réponse qui avait été formulé au Congrès d'hygiène de Bruxelles de 1852, sur la même question que celle qui nous est soumise aujourd'hui:

« 1. L'organisation des Conseils d'hygiène ne peut être la même dans tous les pays;

» 2. Elle doit nécessairement être liée à l'organisation administrative générale;

» 3. Les Conseils doivent être organisés hiérarchiquement de manière que leur action s'étende du centre aux extrémités du pays qui sera divisé à cet effet en circonscriptions, par provinces, par arrondissements ou par cantons. Indépendamment de cette organisation, il ne faut point négliger la constitution de comités locaux plus ou moins intimement liés à l'administration générale;

» 4. Quel que soit le mode d'organisation auquel on donne la préférence, il convient que les Conseils embrassent dans leur surveillance toutes les portions du territoire, et qu'ils soient composés de telle manière qu'ils soient aptes à résoudre les questions relatives à l'hygiène publique et privée. »

Le Congrès adopta les deux premiers paragraphes, mais il modifia les deux derniers et les remplaça par la disposition suivante :

« Le service doit être organisé hiérarchiquement de manière à ce que son action s'étende du centre aux extrémités du pays, et qu'il embrasse toutes les questions relatives à l'hygiène publique et privée. »

Le Congrès de 1852 s'est, à notre avis, exagéré la nécessité « de laisser « à chaque pays le plus de latitude possible pour cette organisation. » Il nous paraît utile, en effet, de mentionner, d'une manière expresse et avec tous les motifs à l'appui, le mode d'organisation considéré comme le plus avantageux. La mention « autant que possible » suffit pour indiquer qu'il ne s'agit que d'un type à adapter aux formes administratives de chaque pays.

L'organisation administrative est d'ailleurs, dans son canevas, bien moins différente qu'elle ne le paraît à première vue. Partout existe la Commune avec son administration plus ou moins indépendante ; partout existe l'Administration supérieure; partout enfin, ou à peu près, l'on a dû grouper par portions le territoire sous une administration spéciale dans le but de faciliter le travail de l'administration centrale. Qu'il y ait dans cette hiérarchie une division de plus, canton, arrondissement ou autre, peu importe à notre sujet, le principe d'organisation reste le même.

Chacune de ces autorités administratives prenant naturellement sa part dans le travail qu'entraîne le fonctionnement général d'un système sanitaire, et celui-ci comportant une partie scientifique pour laquelle on éprouvait constamment le besoin de consulter une compétence spéciale, on a bientôt senti la nécessité d'adjoindre une autorité sanitaire permanente à chacun des degrés de la hiérarchie administrative.

Tels ont été les principes fondamentaux de l'organisation dans la plupart des États, ainsi que nous allons le montrer par un aperçu sommaire de la législation sanitaire comparée, nous réservant de retracer plus tard celle-ci d'une manière suffisamment étendue:

Angleterre. — Tout en maintenant les principes du *Self-Government*, on s'attache de nos jours, et pour assurer une meilleure exécution de certains services locaux, à les concentrer dans les mains de commissions spéciales. C'est ainsi que, tout en laissant aux administrations paroissiales et aux administrations de districts ou d'unions de districts, le soin de décider et d'exécuter les travaux d'hygiène, on a créé, en vertu d'un *act* du Parlement, le *Conseil d'administration locale* (*Local Government Board*) qui n'est qu'une modification du pouvoir sanitaire supérieur, mise en rapport avec le système administratif spécial qui fonctionne dans ce pays.

D'autorités intermédiaires, point. Le Conseil supérieur est là pour vaincre l'inertie des administrations locales, stimulées d'ailleurs par l'intérêt individuel qui a le droit de les attraire devant le juge, lorsque leur négligence a pu occasionner un préjudice.

Cette autorité centrale, même réduite à une simple surveillance et n'ayant le droit d'intervenir que lorsque des plaintes contre l'autorité locale se font jour ou quand la mortalité est excessive, a eu certainement une influence heureuse au milieu de l'entrecroisement des pouvoirs que fait naître le système de l'administration anglaise. Néanmoins les hygiénistes les plus autorisés (Trench et Rayner entre autres) protestent contre l'idée que l'on avait émise d'une organisation permanente et centralisée, en alléguant, non sans raison, que jamais l'administration centrale ne parviendrait à organiser des services tels que ceux qui fonctionnent dans certaines villes anglaises (par exemple, Londres, Liverpool, etc.). Le professeur Ecland (d'Oxford) nous paraît avoir parfaitement caractérisé l'opinion nationale sur ce sujet, en disant que « le vrai principe de la législation sanitaire consiste pour le gouvernement à seconder laction publique, non pour ce qu'elle peut faire, mais pour ce qu'elle ne peut pas faire. »

Autriche. — L'État conserve la direction suprême et la surveillance générale du système sanitaire qui est régulièrement organisé à tous les degrés administratifs, savoir :

Au Ministère de l'Intérieur, un Conseil sanitaire supérieur et un fonctionnaire spécial (Référent) pour les affaires sanitaires ;

Près des Autorités civiles de la province, un Conseil sanitaire provincial et des Référents sanitaires provinciaux ;

Dans les districts, des Médecins en chef de district ;

Dans les Communes, une Commission sanitaire veillant spécialement à l'exécution des règlements sur la matière.

Les conseils provinciaux et supérieurs sont des autorités purement consultatives. Les référents et les médecins de district sont chargés de veiller à l'exécution des lois et règlements sur l'hygiène.

Chacune de ces autorités présente annuellement son rapport.

Hongrie. — Les questions qui on trait à l'état sanitaire sont du ressort de l'autorité administrative, mais èd'aprs des règles établies pour chacune des branches de ce service.

Il existe un Conseil supérieur chargé de l'étude des questions au point de vue scientifique. Il a en outre le droit d'initiative.

Le service administratif sanitaire, dans les comitats et les villes principales, est confié à des Médecins de comitat et de district. Partout existent des commissions sanitaires comme auxiliaire de ce service.

Etats-Unis. — Chacun des Etats de l'Union reçoit du Congrès l'autorisation d'établir un service sanitaire qn'il organise ensuite d'après les besoins du district. Mais, si l'uniformité n'existe pas, en revanche les pouvoirs des Commissions de santé et des fonctionnaires qu'elles nomment pour faire exécuter leurs décisions, sont excessivement étendus. La règlementation générale en matière d'hygiène leur est confiée, et les contraventions ainsi que les actes contraires à la salubrité constatés par leurs agents, sont poursuivis par l'Attorney de la Commission devant les cours de justice.

La Commission adresse annuellement au Président des Etats-Unis un rapport sur tous les services dont elle a la direction.

Un mouvement se prononce d'une manière digne d'attention en faveur de la création d'une *Commission nationale de santé*, et l'accueil qui est fait à cette proposition, semble lui présager un prochain succès.

Belgique.. — L'administration communale est le véritable pouvoir légal chargé de veiller à la santé publique. Mais le contrôle du Gouvernement et celui des députations permanentes des provinces interviennent en différentes circonstances pour modifier ce pouvoir.

Des Conseils ou Comités locaux de salubrité ou des Commissions médicales locales sont établis volontairement par un certain nombre d'administrations communales, qui puisent dans leur sein les avis techniques dont elles ont besoin.

Près des autorités provinciales fonctionnent des Commissions médicales provinciales. C'est la seule autorité sanitaire permanente qui existe en vertu de la loi. Leur action n'est guère invoquée en matière d'hygiène, que lorsque des maladies épidémiques ont fait leur apparition ou pour l'érection des établissements insalubres.

Près du Ministère de l'intérieur, siège un Conseil supérieur d'hygiène purement consultatif. On a récemment rétabli près de ce département les fonctions d'Inspecteur du service de santé pour l'élaboration des questions sanitaires de la compétence de l'autorité supérieure.

Aucune liaison, aucune relation n'existe entre ces différents conseils, sauf entre les commissions médicales provinciales et les commissions locales de leur ressort.

Les rapports annuels des autorités sanitaires ne sont pas publiés, sauf pour quelques comités locaux.

France. — Tous les pouvoirs en matière d'hygiène sont entre les mains de l'administration à tous les degrés de l'échelle hiérarchique : Supérieurement, au Ministre de l'Agriculture et du Commerce, aidé par le Comité consultatif d'hygiène publique; — dans les départements, aux Préfets à côté desquels siège un Conseil d'hygiène et de salubrité publique de département; — dans les districts, aux sous-préfets ayant près d'eux un Conseil de salubrité d'arrondissement. — Quand le besoin s'en fait sentir, le préfet peut en outre créer des Commissions de canton.

Les administrations municipales ont le droit d'élire des Commissions pour les logements insalubres.

Enfin, à côté de ces différents conseils, fonctionnent les Médecins des épidémies placés sous les ordres des Préfets.

Paris a une organisation spéciale, formée d'un Conseil central et de 25 Commissions d'arrondissement.

Hollande. — Le contrôle est confié, sous la surveillance du Ministre de l'intérieur, à des Inspecteurs et Inspecteurs-adjoints et à des Conseils médicaux provinciaux. Les inspecteurs ont chacun dans leurs attributions une ou plusieurs provinces, dans l'étendue desquelles ils ont la direction de tous les travaux relatifs à la police médicale. Des inspecteurs-adjoints peuvent être nommés pour tout ou partie d'une province et sont subordonnés à l'inspecteur du ressort.

C'est avec l'inspecteur que confèrent les administrations communales, pour tout ce qui regarde la santé publique.

Le conseil médical assiste l'inspecteur dans l'exercice de ses fonctions.

Des rapports généraux annuels sont publiés par les soins de l'autorité supérieure.

Italie. — La surveillance de la santé publique est confiée au Ministre de l'intérieur, et, sous sa direction, aux préfets, sous-préfets et syndics. Pour l'accomplissement de cette partie de leurs attributions, le Ministre est assisté d'un Conseil supérieur de santé; le préfet, d'un Conseil sanitaire provincial; le sous-préfet, d'un Conseil sanitaire d'arrondissement, et le syndic, d'une Commission municipale de santé.

Chacune de ces autorités présente périodiquement son rapport : le syndic, trimestriellement; le sous-préfet, semestriellement; et le préfet, annuellement.

Portugal. — Le Ministère de l'intérieur conserve la haute main sur l'administration de la santé publique. Une Junte de santé fonctionne comme autorité consultative près de ce département. Dans chaque district, le gouverneur civil, aidé d'un Délégué de santé, et, au besoin, d'un Conseil sanitaire, pourvoit à tous les besoins de la santé publique.

Dans chaque commune, l'Administrateur a la surveillance sanitaire en conformité des lois, et il est aidé dans cette partie de ses fonctions par les conseils d'un Sous-délégué de santé.

Enfin il existe dans chaque paroisse un Commissaire de santé.

Prusse. — L'organisation comprend : 1° l'autorité centrale, formée par la Division médicale au Ministère des cultes, de l'instruction et des affaires médicales; 2° les autorités provinciales : le président supérieur a la présidence et la direction d'un Collége médical provincial consultatif et prend toutes les mesures sanitaires dans l'étendue de la province. Il lui est adjoint en outre un Conseiller médical de gouvernement; 5° les autorités de district : le prévôt est le chef de la police médicale du district. Il est assisté par le Médecin de district; 4° les autorités locales : à cette catégorie appartiennent les Commissions sanitaires fonctionnant dans les villes d'une certaine importance, ainsi que les médecins et chirurgiens communaux.

Russie. — Le pouvoir sanitaire appartient à l'administration. Mais, à chacune des divisions administratives, correspond un fonctionnaire médical : Médecin de district, d'arrondissement ou de gouvernement. Il existe aussi des Comités locaux de salubrité publique, surveillant, sous l'autorité de la police, certaines parties du service sanitaire.

Suisse. — Chacun des cantons conserve le droit d'organiser sur son territoire la police sanitaire. Généralement un Conseil supérieur fonctionne près du Conseil d'État du canton, ainsi que des Commissions locales de salubrité près des administrations communales qui ont spécialement dans leurs attributions la surveillance de la salubrité.

Dans certains cantons, cette surveillance incombe à des Médecins de district, qui exercent leurs fonctions sous la direction du département des affaires médicales.

— Un fait qui frappe tout d'abord quand on examine l'administration comparée en matière d'hygiène, c'est que partout, excepté en Hollande croyons-nous, on trouve une autorité sanitaire locale fonctionnant à la base de cette administration, et généralement cette autorité est un comité local.

La France paraît aussi avoir un autre système ; mais une loi spéciale permet à chaque commune de créer une Commission des logements insalubres qui n'est en fait qu'une commission locale de salubrité à pouvoirs restreints.

Le fonctionnement des comités locaux varie suivant que l'administration générale est plus ou moins autoritaire ; mais ce qu'il est important de constater, c'est la généralité de leur existence sous l'une ou l'autre forme.

Un coup d'œil sur les services qui incombent à l'hygiène suffira pour rendre compte des motifs de cette institution :

1° Assainissement des localités et des habitations ;

2° Moyens d'améliorer les conditions sanitaires des populations ;

3° Surveillance sur les denrées alimentaires, les boissons et les eaux potables ;

4° Travaux d'utilité publique, construction d'édifices, écoles, asiles, crèches, hôpitaux, hospices, maisons d'aliénés, dépôts de mendicité, prisons, casernes, ports, halles, abattoirs, cimetières, maisons mortuaires, fontaines, réservoirs, canaux, égoûts, etc ;

5° Salubrité de ces établissements ;

6° Police médicale ; établissements d'eaux minérales ;

7° Organisation et distribution de secours médicaux aux indigents ;

8° Demandes en autorisation et surveillance des établissements dangereux, insalubres et incommodes ;

9° Mesures à prendre pour prévenir et combattre les maladies endémiques, épidémiques et transmissibles, ainsi que les épizooties ;

10° Réunion et coordination des documents relatifs à la mortalité et à ses causes, à la topographie et à la statistique en ce qui touche la salubrité publique ;

Tels sont sommairement les points qui doivent provoquer les investigations des hygiénistes.

Cette énumération nous paraît suffisante pour expliquer immédiatement comment, par la force même des choses, partout on a dû reconnaître l'utilité des comités locaux de salubrité. Il faut en effet des aptitudes divers pour satisfaire à cette diversité de travail, et le fonctionnaire le mieux doué ne peut être astreint à traiter des questions aussi étrangères les unes aux autres. De là l'utilité des commissions qui peuvent se fractionner pour exercer partout leur surveillance et au sein desquelles se rencontrent, si elles sont convenablement composées, les connaissances techniques variées qu'exigent les intérêts de l'hygiène publique.

« .. Des comités (a dit M. Kuborn) » .... composés des personnes les plus compétentes, médecins, pharmaciens, vétérinaires, architectes, agents voyers, directeurs, ingénieurs, etc., dont le mandat serait renouvelable par périodes, et l'activité entretenue par l'obligation imposée à l'administration de transmettre au Ministère leurs avis et rapports, de tels comités répondraient à toutes les exigences.... » Et plus loin :

« .... Il est à désirer que, partout où la chose sera praticable, les conseils communaux instituent des comités de salubrité pour les aider, les éclairer dans l'exercice de leur mandat. Les travaux de ces commissions, que les communes ont tout intérêt à établir, deviendraient, en peu d'années, une source précieuse de renseignements pour la science et les applications de l'hygiène.... »

Nous venons de prononcer une parole restrictive. C'est que de la composition de ces comités peut dépendre le succès des efforts. Souvent les commissions locales ne sont qu'une fraction de l'administration. C'est perdre de vue le but de ces institutions qui ont une double tâche à remplir : 1° Veiller à l'exécution des lois et réglements sur la matière ; 2° Rechercher les causes d'insalubrité et les moyens d'améliorer les conditions sanitaires. Tout ce qui leur incombe peut être rapporté à ces deux ordres d'idées.

1° Par ces mots : « Veiller à l'exécution des lois et réglements sur la matière, » nous n'entendons nullement vouloir donner aux comités d'hygiène une sorte de tutelle sur les autorités communales. Nous croyons seulement qu'ils doivent avoir le droit de signaler les lacunes qui se présentent dans la pratique. Il ne suffit pas en effet d'avoir des lois parfaites et d'excellents règlements, il faut encore que l'exécution en soit faite d'une manière judicieuse ; et nul, mieux que le comité local, n'est à même de signaler à l'administration sanitaire immédiatement supérieure les dangers qui résultent de l'inexécution des ordonnances ou de leur mauvaise interprétation, abstraction faite de la partie scientifique qui est de sa compétence exclusive.

Supposons le Comité placé sous la dépendance absolue de l'administration locale, et ces lacunes dans les services restent inaperçues au détriment de l'intérêt public.

2° Pour rechercher les causes d'insalubrité, il faut que tous les services ressortissant de quelque façon que ce soit à l'hygiène, puissent faire l'objet des investigations sérieuses du Comité; sans cela, les recherches sont incomplètes, les rapports erronés, et les bases qui doivent servir aux appréciations générales, complétement faussées.

Tout esprit impartial saura apprécier l'importance que peuvent avoir ces comités et les services considérables qu'ils sont appelés à rendre à la chose publique.

Mais une condition indispensable pour cela, c'est qu'ils soient stables : « C'est surtout (a dit M. Lentz) la permanence des comités de salubrité qu'il « importe d'assurer, car l'importance de l'intérêt qu'il s'agit de sauve-« garder, celui de la santé publique, réclame des institutions stables et « non pas des comités tels qu'ils existent aujourd'hui, qu'on nomme « quand il est déjà trop tard, c'est-à-dire quand le danger est là, et qui « disparaissent avec lui ; tandis que, comme nous l'avons dit, il importe « de leur assurer une existence permanente ; car c'est par les mesures « préventives et d'assainissement préparées de longue main et exécutées « avec suite, en élevant en quelque sorte le degré de la santé générale, « qu'on garantit les populations contre les ravages des épidémies... »

Si à cette condition s'en ajoute une autre, l'indépendance dans leur sphère d'action, elles posséderont les bases essentielles pour ne plus être arrêtées par des considérations étrangères à leur mission.

Partout et toujours d'ailleurs nous avons vu rendre hommage au zèle, à l'activité et au dévouement des membres de ces commissions, dont les fonctions sont le plus souvent gratuites. Ce qu'ils ont pu faire par amour seul du bien public, ils le feront d'une manière plus efficace et plus complète lorsqu'ils auront une entière liberté d'action, et surtout quand ils se sentiront soutenus et se verront encouragés par l'autorité sanitaire supérieure.

Là, en effet, réside encore un encouragement sérieux au travail. Il ne faut pas se le dissimuler, ce dévouement à la chose publique résulte de sentiments d'abnégation qui, tout en trouvant leur véritable récompense dans la satisfaction du devoir accompli, n'en sont pas moins sensibles à la confirmation, par la voix publique, de ce témoignage de leur conscience. S'ils éprouvent le besoin de le voir ratifier par l'opinion générale, c'est que le zèle le plus ardent se décourage à la longue quand il voit que ses efforts ne sont point appréciés.

Pour être hygiéniste on n'en est pas moins homme, et l'approbation publique de leur dévouement dans les rapports de l'autorité supérieure est de nature à maintenir l'activité et l'émulation au sein de ces comités.

Notre devoir est d'aller au-devant des objections qui pourraient nous être faites.

Une des plus sérieuses sur ce point est celle qui se base sur l'impossibilité d'organiser ces comités dans toutes les communes d'un pays indistinctement.

Nous reconnaissons l'objection comme entièrement fondée en fait, c'est-à-dire qu'il ne sera pas possible d'organiser partout des comités locaux d'hygiène, par suite du défaut de personnes compétentes dans un certain nombre de localités. Mais nous ne parvenons pas à découvrir comment ces lacunes inévitables devraient faire rejeter l'adoption du principe lui-même.

Il nous paraît, au contraire, parfaitement logique de maintenir d'abord ce qui est reconnu utile et ce que chacun s'empresse de proclamer nécessaire, c'est-à-dire les comités locaux, et d'adopter, s'il le faut, transitoirement, un système permettant tout à la fois de généraliser les recherches et d'étendre sur le pays entier la surveillance sanitaire.

Deux systèmes s'offrent pour combler la lacune dont nous venons d'admettre l'existence : l'un consisterait à grouper un certain nombre de communes en cantons sanitaires, de façon à y trouver les éléments nécessaires à la formation d'une commission rurale ; l'autre à charger une seule personne de vaquer dans chaque commune à ces fonctions.

Le premier a l'inconvénient de rendre difficiles et les réunions et la surveillance de la Commission, ainsi que les recherches statistiques, à cause de l'étendue du périmètre territorial. Aucune administration spéciale n'existant pour ce canton sanitaire, l'administration de l'arrondissement ou du district devrait intervenir chaque fois pour convoquer cette commission et pour recevoir communication de ses rapports. Des influences locales diverses doivent presque nécessairement amener des tiraillements dans son sein. Enfin, il peut arriver que le départ d'un ou deux membres oblige à modifier la circonscription pour retrouver les éléments venant à faire défaut.

Toutes ces circonstances, dont aucune ne se retrouve dans les communes importantes (et nous tenons à le préciser pour qu'on ne nous taxe pas d'inconséquence), nous font croire que le groupement des petites communes en cantons sanitaires n'offrirait pas de chances sérieuses de succès.

Le second a le désavantage, nous le reconnaissons, de confier à un seul ce qui serait mieux élaboré par plusieurs, comme nous l'avons dit ci-dessus ; mais il offre sur la création des commissions cantonales l'avantage de rendre la surveillance fréquente et régulière.

Le titulaire de ces fonctions serait naturellement le médecin de la commune ou d'une commune voisine, car rien n'empêcherait de l'autoriser à les remplir pour plusieurs communes à la fois, comme cela existe en Portugal.

La régularité du service serait assurée par la visite quotidienne du médecin dans chaque commune pour l'exercice de son art, et l'un des plus grands avantages de ce système serait de permettre la vérification des naissances et des décès, la statistique nosographique et la propagation de la vaccine. Rien que l'idée d'arriver pour le plus grand nombre des communes à réaliser une telle amélioration suffirait à nous engager à la préconiser.

La vérification des décès et la constatation, par un homme de l'art, de la cause de la mort, seraient déjà un progrès considérable pour une foule de localités, en même temps que l'introduction du praticien dans le domicile, pour ce motif légal, lui permettrait de recommander les précautions sanitaires et les mesures hygiéniques que lui indiqueraient les instructions des autorités compétentes.

Une rémunération légitime de la part de chaque commune viendrait enfin accroître les ressources modestes de ces praticiens et contribuerait à en augmenter le nombre.

Telles sont les raisons générales qui nous font donner la préférence à ce système, qui est en fonction dans plusieurs pays.

On a objecté que celui-ci aurait pour résultat de munir d'attributions égales, d'un côté un agent unique, de l'autre des commissions. Nous comprendrions l'objection si les deux étaient appelés à fonctionner dans la même commune ; mais, dans des communes différentes, nous ne voyons pas en quoi l'hygiène publique pourrait avoir à en souffrir, et, quant à nous, nous ne nous occupons que de ce qui l'intéresse. Or, son intérêt évident, indiscutable, est d'être représentée partout. « Il faut, ainsi qu'on l'a dit à l'Académie de médecine de Belgique, que les bienfaits de l'hygiène pénètrent jusqu'au plus humble hameau. »

Pour être conséquente avec elle même, l'opposition à ce système devrait prétendre que, la surveillance s'exerçant dans les petites communes par un médecin, un médecin unique doit également être chargé de ce service dans les communes de 25, 50, 100 mille habitants et plus. Évidemment cela ne viendra à l'idée de personne. Nous voyons, en effet, même avec le système des médecins ruraux, demander que les communes maintiennent ou créent des comités. Or, laisser ceux-ci à l'arbitraire des administrations communales, c'est les condamner purement et simplement. Si l'on veut sincèrement qu'ils subsistent, il ne faut pas commencer par les mettre hors la loi.

Nous ne croyons pas d'ailleurs qu'il y ait de système plus logique que celui que nous préconisons.

Au fur et à mesure que les communes se développent et qu'augmente leur population, les intérêts sanitaires deviennent plus difficiles à défendre, les causes d'insalubrité se multiplient d'une manière progressive, et la surveillance doit s'exercer avec plus de sévérité. A ce moment, la commune, qui n'avait qu'un médecin hygiéniste en partage, arrive à posséder son surveillant particulier. Quand son développement amène dans son sein les éléments nécessaires, la commission prend naissance. Arrive une époque où l'activité d'une commission ne suffit même plus aux exigences du service et où elle a besoin du concours de nouveaux auxiliaires, médecins de quartier d'abord, sous-commissions ensuite. Tout cela est fort rationnel et nous pouvons en citer plus d'un exemple.

Nous ne parlerons pas de l'Angleterre, où la paroisse est la base de toute l'administration ; mais en Portugal la loi a prévu le cas et créé des commissaires de quartier. En Belgique, la loi de 1831 avait créé des commissions sanitaires et des correspondants, et une annexe à la circulaire du 18 septembre 1848 conseille de créer, dans les communes urbaines ou rurales et dans *chaque section ou quartier des villes populeuses*, des comités chargés de rechercher les causes d'insalubrité.... Paris a dû être fractionné pour ce service, Londres, l'est également. C'est la marche logique des choses qui veut que l'on proportionne le personnel aux besoins du service.

Quels seraient les rapports de ces médecins communaux avec les autorités et à quelles autorités se rattacheraient-ils ? Les explications dans lesquelles nous sommes entré ci-dessus nous paraissent répondre à ces questions. Ils auraient, avec les autorités locales et avec les autorités provinciales, les mêmes relations qu'aurait une commission locale. S'ils ont la surveillance de plusieurs communes, ils auront peut-être, dans chacune d'elles, un peu plus d'indépendance et de franc parler, mais nous ne croyons pas qu'il puisse en résulter un grand mal quand on réfléchit au laisser-aller qui existe généralement dans ces petites communes en matière de salubrité. Comme les comités locaux, ils se rattacheraient aux commissions provinciales à titre de correspondant ou d'inspecteur rural du service de santé.

Cette proposition de créer des agents sanitaires locaux n'est pas nouvelle, mais elle a été présentée comme devant être appliquée d'une manière générale, et nous venons d'indiquer pour quel motif nous ne pouvions, en ce sens, lui donner notre concours.

Nous ne croyons pas non plus devoir en faire les correspondants du conseil supérieur, mais bien ceux de la commission provinciale. Il ne faut pas que le conseil supérieur descende ainsi au rang d'appréciateur de considérations locales. Son rôle est tout autre ; il faut qu'il examine les questions de plus haut, sous peine de ne plus pouvoir dégager les principes des questions matérielles qui les obscurcissent.

Les commissions provinciales, plus rapprochées des localités mêmes, doivent être seules appelées à se prononcer sur ce point. Un instant de réflexion démontrera qu'il ne peut en être autrement.

Nous avons été amené ci-dessus à constater que l'existence de deux pouvoirs sanitaires (dans les communes, c'est-à-dire à la base de l'ordre hiérarchique, et au sommet, c'est-à-dire près de l'autorité centrale) constituait en fait un système sanitaire complet. C'est celui qui existe dans la plupart des cantons Suisses, en Russie, en Angleterre, etc.

Mais, dans la plupart des autres pays divisés en provinces ou gouvernements pour faciliter l'administration générale, on s'est trouvé devant la nécessité de faire ressortir les pouvoirs sanitaires locaux à des autorités sanitaires provinciales. Souvent même existe un second fractionnement, arrondissement ou district, possédant également une autorité sanitaire correspondante. Il en est ainsi, notamment en Autriche, en France, en Italie et en Prusse.

Nous ne croyons pas devoir nous arrêter à cette subdivision particulière, parce qu'elle peut dépendre, ou de circonstances locales, ou de l'étendue des circonscriptions territoriales. Elle peut offrir quelquefois certains avantages, en confiant aux commissions de district, mieux à même par la proximité que les commissions provinciales d'émettre un avis, le soin de se prononcer sur les faits qui leur seraient soumis par les comités locaux. Mais il nous est impossible de trouver des motifs suffisants pour introduire cette subdivision d'une manière absolue dans l'organisation dont nous recherchons les bases ; aussi ne croyons-nous devoir faire mention que d'une seule de ces autorités, comme la représentation du principe d'un intermédiaire entre les termes extrêmes de l'organisation.

Cette autorité serait la Commission médicale provinciale, à laquelle seraient subordonnées toutes les autorités sanitaires de la province. Immédiatement prévenue, par leur intermédiaire, des causes d'insalubrité ou de l'inexécution des dispositions sanitaires, elle interviendrait près de l'administration provinciale pour démontrer la nécessité de parer au mal. Elle dirigerait par ses conseils la marche des autorités sanitaires locales, en leur indiquant la voie la plus favorable pour atteindre le but désiré. Elle stimulerait, s'il le fallait, les retardataires, contrôlerait au besoin les enquêtes, coordonnerait les rapports, résumerait les statistiques, et veillerait, le cas échéant, à l'exécution des mesures propres à prévenir et à combattre les épidémies.

Tout en plaçant cette commission sous l'autorité de l'administration provinciale en ce qui concerne l'exécution des lois et règlements sanitaires, ainsi que des mesures arrêtées par cette administration ou par l'autorité supérieure, nous demandons pour elle la même indépendance que pour les autorités sanitaires locales, c'est-à-dire le droit de signaler tout ce qu'elle considérerait comme utile aux intérêts de l'hygiène.

Le Conseil supérieur est appelé à jouer un rôle tout à la fois bien difficile et bien beau dans l'organisation générale de l'hygiène publique.

Placé au sommet de l'edifice, clef de voûte de l'administration sanitaire, c'est en lui que réside en réalité tout l'avenir de l'institution.

Conseiller du gouvernement, il doit le convaincre de l'importance de l'hygiène et l'amener par l'excellence de ses raisonnements à adopter les règlementations, les projets d'enquête et les mesures qu'il lui propose. Organisateur tout à la fois de la partie administrative et de la partie scientifique du service sanitaire, il doit, d'un côté, donner une direction intelligente au dévouement de toutes les commissions, de tous les hygiénistes, étudier avec soin l'organisation pour en découvrir et en faire disparaître les imperfections, relever les défaillances, encourager les efforts, signaler les services rendus; de l'autre, rechercher dans les rapports transmis les défectuosités générales, étudier les moyens de les diminuer ou de les faire disparaître, découvrir les progrès successivement réalisables et la voie dans laquelle il faut les poursuivre, concilier les intérêts de l'industrie et du commerce avec ceux de la santé publique, appliquer aux lieux, aux mœurs et aux habitudes les mesures que nécessitent les circonstances, discerner enfin les principes qui semblent se dégager de l'ensemble des recherches... Tout cela doit être son œuvre ! Secondé par le travail préparatoire au sein des commissions provinciales, il doit s'efforcer de la mener à bien, et tout peut dépendre de la manière dont il comprendra sa tâche. Il faut qu'il possède et qu'il sache communiquer une confiance réelle dans l'importance de la mission que remplit l'hygiéniste. Il faut qu'il reste en échange constant d'idées avec tous les degrés de l'organisation sanitaire. A ces conditions, il obtiendra leur concours le plus actif, et pas un ne lui marchandera ni ses peines, ni son dévouement !

A ce point de notre travail, deux nouvelles conclusions nous paraissent se dégager de la discussion que nous avons développée et nous les formulerons dans les termes suivants :

1. *L'organisation nationale comprendrait l'établissement, dans chaque pays et à tous les degrés de la hiérarchie administrative, de conseils d'hygiène ou de salubrité.*
2. *Ceux-ci consisteraient, autant que possible, en :*
    A. *Un conseil supérieur près de l'autorité gouvernementale ou Ministère de l'intérieur ;*
    B. *Une commission provinciale dans chacun des départements, provinces, préfectures, gouvernements, cercles ou districts ;*
    C. *Un comité local dans chaque commune urbaine ou rurale. Dans les communes dont le peu de développement ne comporterait pas l'institution d'un comité, les fonctions de celui-ci pourraient être remplies par un seul hygiéniste placé également sous l'autorité de la commission provinciale, à titre de correspondant.*

Nous ne croyons pas devoir faire de la composition de ces divers conseils l'objet d'une mention spéciale. Il n'existe pas, que nous sachions, de divergence quant au personnel compétent pour en faire partie, et aucune règle fixe ne saurait évidemment être établie en pareille matière.

Nous avons vu que plusieurs législateurs établissaient, à différents degrés de la hiérarchie, des inspecteurs ayant partout du reste des fonctions analogues, celles de préparer en quelque sorte le canevas du travail auquel doivent se livrer les commissions, de découvrir et de signaler à leur attention les faits de nature à porter atteinte à la salubrité, de recueillir ou de mettre en ordre les documents relatifs aux statistiques, enfin, de faire exécuter les décisions que les institutions établies viendraient à prendre en matière d'hygiène publique. Qu'on les nomme inspecteurs comme en Hollande et en Angleterre, référents, médecins de district, etc., comme en Autriche et en Prusse, délégués de santé, comme en Portugal, peu importe.

L'enseignement que nous pouvons en tirer, c'est que généralement on a senti la nécessité d'avoir des fonctionnaires s'occupant exclusivement du travail matériel du service sanitaire, veillant à l'expédition des affaires, à l'exécution des mesures décrétées, dirigeant en un mot le mécanisme de l'institution, suivant une expression fort juste de l'honorable M. Fossion.

Il ne faut pas se le dissimuler, cette création peut avoir une grande influence sur le succès ou l'insuccès d'une organisation sanitaire. Il ne nous serait pas difficile de le prouver, et par des exemples indiscutables ; mais la simple réflexion suffit pour comprendre que les mesures le mieux conçues, les plans le mieux inspirés ne produiront rien s'ils ne sont pas basés sur la connaissance exacte des faits ou s'ils restent dans les cartons, ou bien encore qu'ils pourront être parfois plus nuisibles qu'utiles, s'ils sont mal exécutés. Or, ce n'est pas à des commissions, fussent-elles composées des hommes les plus capables, qu'on peut demander un travail de ce genre, travail de tous les jours, travail de tous les instants, ainsi que l'exige l'hygiène publique, et qui ne s'accorde nullement avec la périodicité (quand même le terme en serait très court) des réunions des conseils.

Exiger de leurs membres tout ce que demande d'observations, de recherches et de démarches, l'hygiène publique, si l'on veut réellement que celle-ci rende des services sérieux, ce serait les ériger individuellement en autant de fonctionnaires en titre. Nous ne pourrions certainement que nous en féliciter, si l'on accordait en même temps à ces conseils des pouvoirs analogues à ceux que la loi leur reconnait aux États-Unis. Mais nous ne croyons pas que, pour le moment, un tel système ait de chances sérieuses de se généraliser, et nous tenons à rester pratique avant tout.

Généralement on a compris l'œuvre des conseils sanitaires comme nous venons de la définir, et l'on a voulu la compléter par l'institution de fonctionnnaires spéciaux.

Mais n'a-t-on pas quelquefois dépassé le but, lorsqu'on a été jusqu'à leur donner la présidence des commissions !

Il doit en résulter inévitablement pour celles-ci une dépendance complète, qui nous parait contraire aux véritables intérêts de l'hygiène. L'autorité présidentielle (et dans toutes les commissions elle a une portée considérable) reste ainsi subordonnée aux idées personnelles du fonctionnaire, et nous craignons sérieusement que l'opinion de l'un ne nuise à l'impartialité de l'autre. Sans qu'il y ait ni mauvaise volonté, ni parti pris, nous en sommes persuadé, mais seulement par l'effet d'une propension de la nature humaine, le travail de la commission peut se trouver dirigé vers un objectif spécial, au lieu d'être appliqué à la manifestation absolue de la vérité. En hygiène, les idées préconçues sont fatales, plus encore peut-être que dans toute autre science, parce que le champ des investigations est immense. Il y a donc là un écueil sérieux à éviter, et il est pour cela indispensable, pensons-nous, de ne pas laisser s'établir cette subordination des commissions au fonctionnaire exécutif.

Celui-ci doit néanmoins, et sans contredit, faire partie des commissions où les renseignements par lui recueillis sont indispensables, et nous avions pensé d'abord qu'il ne devait y siéger qu'à titre de simple membre, comme en Prusse et en Autriche, quand nous nous sommes demandé si le secrétariat qui, dans toute commission, est en réalité le pouvoir exécutif, ne devait pas logiquement lui être confié. C'est l'opinion que nous avons cru devoir adopter de préférence.

Ayant dans ses attributions le pouvoir exécutif dans les limites que chacune des administrations générales jugerait devoir lui tracer, ce fonctionnaire pourrait dès lors mettre à exécution les décisions prises par les Conseils sanitaires, dès qu'elles n'excéderaient pas les pouvoirs qui lui sont dévolus. Dans le cas contraire, l'avis de la commission serait simplement transmise à l'autorité compétente.

On n'a pas à redouter évidemment que les commissions exercent trop d'influence sur leur secrétaire. La position de celui-ci dans l'administration générale ne laisse rien à craindre sous ce rapport. L'indépendance de l'une et de l'autre est ainsi sauvegardée, tout en assurant d'une manière complète l'exécution du service sanitaire.

La conclusion suivante est le corollaire de cet exposé :

5. *La surveillance (et au besoin l'exécution) des mesures d'hygiène reconnues d'utilité publique incomberait 1° d'une manière générale, au secrétaire du Conseil supérieur; 2° dans l'étendue de chaque province, au secrétaire de la Commission provinciale ; et 3° dans chaque commune, au secrétaire du Comité local ou au correspondant, à titre respectivement d'inspecteur, d'inspecteur provincial et d'inspecteur communal ou rural du service de santé. Ils pourraient être au besoin aidés ou suppléés dans ce travail par l'un ou l'autre membre du Conseil, des Commissions ou des Comités, dans la compétence duquel la mesure rentrerait d'une manière spéciale.*

Nous ne croyons pas avoir besoin d'expliquer ce dernier paragraphe, qui a simplement voulu inscrire d'une manière explicite un droit mentionné dans toutes les législations sanitaires, le droit de délégation pour certains cas rentrant dans les attributions spéciales de certains membres des Conseils.

Le correspondant ou inspecteur rural recevrait, cela se comprend, ses instructions et ses pouvoirs exécutifs respectivement de la commission provinciale et de l'administration provinciale.

Nous ajouterons encore qu'à notre avis les inspecteurs provinciaux ou communaux, tout en étant fonctionnaires de la province ou de la commune, doivent être hiérarchiquement sous la subordination du pouvoir central. Ceci n'a rien d'anormal, quand on réfléchit par exemple à la position de nos commissaires de police, tout à la fois sous les ordres de l'administration communale et du pouvoir judiciaire ; et à celle de nos médecins-vétérinaires du Gouvernement, qui ont à obéir aux réquisitions du commissaire d'arrondissement, de chacun des membres du Conseil provincial d'agriculture, du président de la Commission médicale provinciale et des bourgmestres de leur ressort.

Ce que cette hiérarchie des inspecteurs de santé pourrait paraître avoir de trop centralisateur, sera naturellement compensé par l'indépendance que nous demandons pour toutes les commissions sanitaires, et que nous avons citée plus haut comme une des conditions essentielles de succès.

Sur ce point, nous sommes d'avis qu'elles ne peuvent jamais en trop avoir et que les progrès de l'hygiène pourraient souffrir au contraire considérablement, si l'on voulait imposer des restrictions à leur liberté d'action.

Quels dangers peut offrir cette indépendance? Nous les cherchons vainement, à moins que l'on ne veuille regarder comme dangereux les vœux, les projets, les demandes d'améliorations que l'administration générale ne regarderait pas comme immédiatement réalisables. Ce serait là, il faut le reconnaître, sacrifier à une question mesquine d'amour-propre administratif, les intérêts bien autrement importants de l'hygiène publique.

Dans une science où tout est vague encore, où l'étude cherche çà et là sa route, poussant des reconnaissances, posant des jalons, se frayant à travers mille obstacles des sentiers incertains où elle n'avance qu'avec hésitation, il serait coupable de mettre un obstacle quelconque aux efforts de tous les travailleurs de bonne volonté. Toute idée est peut-être l'une des pierres qui contribueront à élever l'édifice. Ne repoussons aucune de ces pensées, fruit du travail. Qu'importe si même quelques exagérations se font jour : elles trouveront immédiatement leur correctif dans la réaction qu'elles ne manqueront pas de provoquer.

Laissons donc à toutes les commissions l'indépendance la plus complète. Les limites de leur sphère d'action sont bien suffisantes pour empêcher que le désordre ne s'introduise dans l'administration sanitaire. Donnons leur, au contraire, la faculté de développer leurs opinions par la publication de rapports annuels, sources fécondes de renseignements pour ceux du degré inférieur; excellents documents de synthèse pour ceux du degré moyen ; guide indispensable de jurisprudence sanitaire pour ceux du degré supérieur. Où trouver, si ce n'est là, les éléments du progrès? La majorité des législations en a reconnu la nécessité et l'a mise au nombre de ses prescriptions. La généralisation de cette mesure et la plus large publicité achèveront de lui faire porter tous ses fruits.

Bien à plaindre serait l'État qui chercherait à cacher ses plaies au lieu de demander à tous le moyen de les guérir.

Cette indépendance, que nous réclamons pour toutes les commissions sanitaires indistinctement, ne serait pas complète si elle n'impliquait la faculté de relations immédiates entre elles.

Dans un service basé en fait sur la science, il faut qu'elles s'éclairent mutuellement en échangeant leurs idées, en puisant dans l'expérience les unes des autres les enseignements que des circonstances particulières ont pu leur procurer. Les questions scientifiques ne perdront rien à être traitées en dehors de l'administration générale, et l'hygiène y gagnera en proportion des facilités mêmes que l'on accordera à son travail.

Notre plus vif désir est que ces quelques développements suffisent à rallier les opinions aux conclusions suivantes :

4. *Des rapports seraient publiés annuellement par chacune des branches de ce service.*

5. *Indépendamment des rapports que les services hygiéniques aux trois degrés entretiendraient avec leurs administrations respectives, ces services pourraient avoir entre eux des relations suivies, au point de vue de toutes les questions qui sont de leur compétence.*

6. *Plus les commissions sanitaires auront d'indépendance dans leur sphère d'action, plus il en résultera d'avantages pour l'hygiène des populations.*

Dans une question aussi importante que celle qui nous occupe, nous avons cru ne devoir négliger aucun des points dont la solution peut aider à la réussite de l'œuvre.

C'est ce qui nous a engagé à dire quelques mots du budget de ces divers services et à poser cette conclusion que :

7. *Le budget de ces services ferait partie de celui des administrations respectives auxquelles ils sont attachés, au même titre que celui de l'instruction et celui de la bienfaisance publiques.*

Sans doute les fonds qui leur sont nécessaires sont bien peu de chose en présence des avantages que l'humanité doit en retirer. Il n'en est pas moins vrai, non-seulement qu'on ne les leur accorde généralement qu'avec parcimonie, mais souvent qu'on les leur refuse, alors que l'on vote sans hésitation des sommes dix fois, cent fois plus considérables pour des dépenses de luxe, sans profit pour la généralité et où la vanité seule trouve sa satisfaction. C'est là un des motifs pour lesquels on est obligé de désirer l'intervention du pouvoir central ; c'est pour forcer l'individualité communale à accorder à cette partie du service public la protection qui lui est indispensable.

Nous ne nous arrêterons pas sur le point de savoir s'il faut, ou non, accorder aux membres des commissions sanitaires quelque compensation à l'abandon généreux de leur temps et de leur savoir en faveur du bien public. Nous savons que, là où l'on n'hésitera pas à la leur marchander, ils auront assez d'abnégation pour continuer quand même leur œuvre de dévouement. Mais il importe que les dépenses matérielles du service et la rémunération légitime due à l'inspecteur soient inscrites au budget de l'administration à laquelle il est attaché. C'est au pouvoir central à veiller à ce que cette obligation naturelle soit exécutée, et les nécessités de l'hygiène semblent aujourd'hui assez bien comprises pour que l'on puisse espérer de voir bientôt les gouvernements imposer avec vigueur des mesures dans ce sens. Elles peuvent seules compléter et rendre profitable une organisation dont les services rapporteront au centuple aux États les quelques dépenses qu'elle leur aura occasionnées.

Tel est l'ensemble des dispositions qui nous ont paru constituer l'essence d'une organisation nationale sérieuse de l'hygiène publique. Elles ne font que développer, compléter ou généraliser celle qui fonctionne dans un grand nombre d'États, et elles le font dans le sens même des résolutions du Congrès d'Hygiène de Bruxelles de 1852.

Elles nous semblent offrir toutes les ressources nécessaires pour permettre les vastes enquêtes qu'exigent les progrès de l'hygiène publique, et pour fournir aux Conseils supérieurs d'hygiène les éléments nécessaires à l'œuvre qui leur serait particulièrement confiée à un point de vue social plus général et qu'il nous reste à examiner.

II.

Le premier point que nous nous sommes attaché à démontrer au commencement de notre travail, c'est que l'hygiène internationale ne se limite pas à l'étude des moyens propres à barrer le chemin aux grandes épidémies, et nous ne croyons plus devoir y revenir. Nous avons également cité cette pensée d'une parfaite justesse : « C'est en élevant le degré de la santé générale qu'on garantit les populations contre les ravages des épidémies. » — « Rendre les populations plus fortes, plus résistantes, plus viriles, nous a dit l'honorable Président du Congrès, tel est le premier terme du problème. » C'est donc de la santé générale que, selon nous, l'hygiène internationale doit s'occuper.

Nous avons cru pouvoir résumer dans les conclusions suivantes le programme de sa mission :

II. *L'organisation internationale comprendrait :*

1. L'échange fréquent et régulier de communications entre les Conseils supérieurs d'hygiène des différents pays. Ces communications porteraient principalement :

A. a. *Sur les moyens employés pour améliorer les conditions sanitaires des localités et des populations ;*

    b. *Sur les mesures hygiéniques prises dans le but de diminuer les effets des maladies endémiques ;*

    c. *Sur les précautions mises en œuvre pour empêcher l'importation des maladies épidémiques ou contagieuses, et notamment sur l'organisation des quarantaines, lazarets, etc ;*

    d. *Sur l'apparition des foyers ou des maladies épidémiques ;*

    e. *Sur les mesures adoptées pour combattre les épizooties ;*

B. *Sur les résultats obtenus dans chacun de ces cas ;*

C. *Sur les données statistiques recueillies ou à recueillir dans le but d'élucider les problèmes de l'hygiène publique ;*

2. La réunion périodique de conférences sanitaires internationales délibérant sur certaines questions déterminées et dont la solution paraîtrait enfin possible.

Tous ces points doivent faire l'objet du travail de chaque Conseil sanitaire supérieur dans son ressort respectif, avec l'aide des commissions à tous les degrés hiérarchiques. Que l'esprit ne recule pas effrayé devant une pareille tâche. Sans doute le tout forme une œuvre considérable, mais il est évident aussi qu'elle ne peut être réalisée qu'en de longues années.

Le premier point sera d'opérer des recherches en commun et d'établir une entente complète sur l'ordre dans lequel pourront successivement se traiter les différentes parties de l'œuvre commune. Ce travail initial doit être l'objet de conférences sanitaires internationales. C'est la marche suivie de nos jours pour de nombreuses sections de l'administration générale, telles que le service international des postes, celui des chemins de fer, celui des télégraphes, la réforme pénitentiaire, la question monétaire, etc. L'intérêt public a largement profité de l'entente établie pour ces divers services. Tel nous paraît également, dans la question bien autrement importante qui nous occupe, devoir être le point de départ de l'hygiène internationale.

Il n'est pas question, qu'on nous comprenne bien, de substituer ces conférences purement scientifiques aux Congrès, tels que ceux de Paris, de Constantinople et de Vienne. Il sera toujours d'une utilité manifeste et d'une portée immédiate que les questions arrivées à maturité soient élucidées en commun par la diplomatie et la science. Leur union est un engagement moral d'exécution des conclusions adoptées. « Il est des « questions, dit le Dr Proust, qui, par leur caractère international, par « l'intervention administrative que provoquent nécessairement les solu- « tions qui leur sont données, et par les intérêts complexes qui sont mis « en jeu, exigent impérieusement la réunion des représentants des puis- « sances du monde entier. La solution de ces grandes questions d'hygiène « internationale touche presque à la politique et donne lieu à de véri- « tables actes diplomatiques. »

Ces Congrès ont pu aboutir à des résolutions utiles et à l'établissement de lignes sanitaires internationales contre le choléra, parce que ce mal était étudié depuis longtemps et partout. Mais encore a-t-il fallu vingt-cinq ans, depuis le Congrès de Paris jusqu'au Congrès de Vienne, pour arriver au résultat actuel.

A ce point de vue, il importe donc que toutes les autres questions dont l'exécution impliquerait une coopération internationale, soient étudiées partout de façon à les faire mûrir plus vite et à les offrir, élucidées et accompagnées de tous les documents à l'appui, aux délibérations des assemblées diplomatiques.

Les conférences scientifiques internationales régleraient en outre l'ordre des enquêtes nationales à opérer successivement. Le travail des Conseils supérieurs, et, comme corollaire, celui de toute l'administration sanitaire, suivraient une marche uniforme pour cette partie des recherches dont les résultats seraient échangés, jusqu'au jour où quelque conclusion pratique paraîtrait se dégager de l'ensemble.

Ceci n'exclut nullement d'ailleurs les soins locaux à apporter aux besoins hygiéniques immédiats des populations. Mais il est facile aussi de comprendre qu'une méthode rationnelle finira peu à peu par diriger cette partie de la mission de l'hygiéniste, par suite des enseignements de la mutualité.

Il suffira, croyons-nous, d'avoir tracé à grands traits l'esquisse de cette partie de l'organisation. Notre but était seulement de montrer qu'il était nécessaire de donner aux Conseils sanitaires supérieurs une autre position que celle qui leur est attribuée aujourd'hui.

Placés au sommet de l'administration de la santé publique, ils ne peuvent se contenter d'un rôle purement passif.

Le fonctionnement sérieux d'un service sanitaire complet, tel est le premier point dont ils doivent, par tous les moyens, poursuivre la réalisation.

Leur activité doit s'étendre ensuite vers l'entente internationale.

Il ne nous est pas possible de comprendre autrement leur mission.

Nous le répéterons : Cette mission est tout-à-la fois bien belle et bien difficile. Mais sa grandeur même nous paraît devoir exciter d'autant plus leur zèle, et ce n'est pas en vain, nous en sommes persuadé, que la société tout entière aura fait appel à leur dévouement.

M. LE PRÉSIDENT. Avant d'aborder la discussion générale sur le rapport et les conclusions dont nous venons d'entendre la lecture, j'accorderai la parole, conformément à ce qui a été convenu hier, à M. le Dʳ Grosz, de Budapest, qui a exprimé le désir de faire connaître à la Section les principes qui restent l'organisation du service de la santé publique en Hongrie. Les renseignements que pourra nous donner M. le Dʳ Grosz trouvent d'ailleurs naturellement place dans nos délibérations sur l'organisation du service public de l'hygiène internationale.

M. GROSZ. — *Sur le projet de loi d'hygiène publique en Hongrie*.

Les pays civilisés de l'Europe ont beaucoup d'institutions savantes efficaces concernant l'organisation du service publique de l'hygiène, mais, jusqu'à ce moment, aucun des États n'a édicté de loi générale embrassant tout ce qui a rapport à la santé publique.

Ce n'est pas un reproche que j'adresse aux grandes nations, qui marchent toujours en éclaireurs de la civilisation européenne. Je n'ignore pas, en effet, que, suivant de savants hygiénistes, il est presque impossible de comprendre une loi universelle s'appliquant à toutes les circonstances. C'est probablement pour cette unique cause que la rédaction d'une loi de santé a dû être incessamment ajournée.

Le conseil médical de la Hongrie a pensé que, dans les pays constitutionnels, tout ce qui a rapport à la vie publique doit être réglé par la loi, car l'esprit national y est tel que tout régulatif doit trouver son appui dans la loi pour être respecté. Nous n'avons pas méconnu les difficultés de l'entreprise, mais nous avons tâché de les surmonter.

C'est après de longs travaux que le projet de loi sur les affaires de la santé publique a été rédigé et transmis au Ministre des affaires intérieures ; il y a subi quelques changements insignifiants, puis a été accepté par le Conseil des ministres, et bientôt il sera proposé par le Gouvernement au Parlement.

Le projet comprend deux grandes parties, la première traite *des institutions hygiéniques*, la seconde *de l'organisation du service de santé*.

La première partie est divisée en 15 chapitres et 109 paragraphes, la seconde en 4 chapitres et 40 paragraphes.

Le premier chapitre de la première partie contient *les décisions universelles* par lesquelles le Gouvernement est chargé et tenu de diriger les affaires de la santé publique ; de donner les autorisations en matière d'*expropriations* pour cause de salubrité, de publier toutes les ordonnances et les règlements basés sur la présente loi, enfin, de punir les contraventions, dans les cas où il n'y a pas de crime, par la prison jusqu'à une durée de quatre mois ou par l'amende jusqu'à mille deux cents francs.

Le chapitre second sous le titre : *Mesures préventives pour conserver la santé publique*, autorise les autorités à employer la force : pour éloigner tout ce qui infecte l'atmosphère, le sol et l'eau, et pour l'évacuation immédiate des logements insalubres — il est défendu de louer des habitations nouvellement construites sans une visite hygiénique préalable et satisfaisante —, de préparer ou vendre des matières alimentaires et des boissons falsifiées, gâtées, ou en général nuisibles, ou d'employer des vases malsains. Les autorités sont obligées de surveiller tout ce qui a rapport à l'hygiène de l'industrie, de l'agriculture, et en général de toutes les professions ; les autorités surveillent l'éducation publique des enfants, l'alimentation des enfants trouvés et les maisons d'accouchement ; elles éloignent les dangers qui peuvent être produits par des animaux nuisibles ; la vente des substances vénéneuses est réglée par des ordonnances spéciales.

Le troisième chapitre : Des secours en cas d'accidents, ordonne que les conducteurs des chemins de fer, des bâtiments sur mer, les ouvriers des mines et en général tous ceux dont l'occupation peut être dangereuse à la santé ou à la vie, soient instruits sur les manières différentes de porter secours en cas d'asphysie et d'accidents en général ; des lieux de sauvetage et de pansement doivent être établis dans les villes, et l'État donne des rémunérations à tous ceux qui ont sauvé des hommes en danger de mort.

Le quatrième chapitre règle *la pratique médicale* ; celle-ci ne peut être exercée que par ceux qui possèdent des diplômes de docteur en médecine, reconnus valables pour l'exercice de l'art médical en Hongrie.

Le médecin a le droit libre d'établissement; il n'est pas obligé en général d'exercer sa pratique, mais, en cas de danger imminent, il est tenu de porter le premier secours, pour lequel il doit être honoré ; cette obligation cesse dès que le médecin déclare ne plus se livrer à la pratique; le médecin fixe le prix de son traitement ou de ses visites; en cas de procès, l'opinion du Conseil médical est décisive ; les dettes des malades doivent être payées toujours en première ligne aux médecins.

Le *cinquième chapitre* règle *l'exercice des sages-femmes*, qui doivent posséder des diplômes accordés par les universités ou par les instituts d'enseignement obstétrical.

Selon le *sixième chapitre*, il est défendu de traiter des malades à tous ceux qui ne possèdent pas de diplômes d'université valables en Hongrie; de même il est défendu absolument de vendre des médicaments et des remèdes en général dont la composition est inconnue.

Le *septième chapitre* règle les affaires *des hôpitaux* et *des maisons de santé* ; le ministre des affaires intérieures exerce la surveillance supérieure ; hôpitaux et maisons de santé publiques ou privées ne peuvent être érigées qu'avec la permission du ministre; les médecins des hôpitaux publics sont nommés par le ministre des affaires intérieures ; les communes sont obligées d'ériger les hôpitaux nécessaires.

Le *huitième chapitre : sur le traitement public des malades*, ordonne à chaque commune d'avoir soin des malades et des pauvres; le traitement est gratuit et ne doit pas être remboursé par les communes à l'État pour les pauvres atteints de maladies des yeux, pour les pauvres femmes soignées dans les maisons d'accouchement, pour les syphylitiques, pour les aliénés, ni tous ceux qui pendant la visite militaire sont mis en observation.

Le Gouvernement surveille les institutions sanitaires des chemins de fer et des différentes entreprises de communication sur mer et sur terre ; cette surveillance se rapporte à la sécurité des voyageurs et des personnes au service de l'entreprise, à la mise à leur disposition d'un nombre suffisant de médecins et des appareils chirurgicaux applicables en cas d'accident.

Le *neuvième chapitre* contient les règles concernant les aliénés.

Le *dixième chapitre* celles *des épidémies* et *des maladies contagieuses* ; le ministre des affaires intérieures est spécialement responsable des dispositions à prendre en cas d'épidémie ou de maladies contagieuses. Des cordons ne peuvent être établis qu'avec sa permission. Les malades syphylitiques incapables de se faire soigner à domicile doivent être transportés dans les hôpitaux les plus rapprochés; la question de la prostitution n'est pas réglée par ordonnance ministérielle.

Le *onzième chapitre* rend la *vaccination obligatoire* dans toute la Hongrie; les parents et les tuteurs sont obligés de faire vacciner leurs enfants dans la première année de leur vie; un institut central de vaccination est érigé dans la capitale du pays.

Le *douzième chapitre* sur *les eaux minérales et les bains* ordonne que chaque bain public soit pourvu : d'un médecin en chef permanent, d'un réglement général, et d'institutions conformes aux règles de l'hygiène des eaux ; les édifices des lieux des bains sont exempts de tout impôt pendant vingt ans.

La concession pour la fabrication des eaux minérales artificielles ne peut être accordée qu'aux pharmaciens et aux chimistes possédant les qualités nécessaires.

Le *treizième chapitre* règle *l'enterrement des cadavres*; il est défendu d'employer comme lieux de sépulture les églises ou les jardins des églises ; l'inspection des cadavres avant la sépulture est réglée dans tout le pays.

Le *quatorzième chapitre* contient le régulatif pour l'exercice de la pharmacie; personne ne peut posséder une pharmacie ni exercer l'art de l'apothicaire, sans être muni d'un diplôme universitaire valable en Hongrie.

Des pharmacies ne peuvent être établies ou vendues sans la permission du ministre des affaires intérieures.

Le *quinzième chapitre* règle les *affaires des épizooties.*

La seizième partie contient l'organisation du service de l'hygiène publique.

a) Le Ministre des affaires intérieures dirige et surveille toutes les affaires de l'hygiène publique, avec l'aide du Conseil supérieur médical attaché à ce ministère.

Ce Conseil propose les projets des lois et ordonnances hygiéniques; examine les travaux médico-légaux en dernière instance; fixe les taxes médicales; donne des opinions décisives relativement aux fautes d'art médical ; fait des propositions au gouvernement concernant la nomination des médecins aux différents postes du service d'hygiène publique; décide la pharmacopée et la taxe des médicaments.

Une section spéciale instituée au ministère des affaires intérieures, dont tous les employés doivent être médecins, s'occupe des affaires d'administration; le chef du bureau est membre du Conseil supérieur.

b) Dans les départements, il y a des commissions d'hygiène ; elles ont 15 membres : les médecins en chef, les médecins des arrondissements, le vétérinaire du département, le médecin en chef du bataillon des honvéd, un ingénieur, un pharmacien et des membres élus par le Comité du département.

Chaque département a son médecin en chef et des médecins d'arrondissement.

c) Dans les communes, il y a des comités d'hygiène communaux; chaque commune doit appliquer un médecin communal.

Les communes dont le développement ne comporterait pas l'institution d'un comité ou l'application d'un médecin communal sont réunies dans un seul arrondissement hygiénique.

La séance est levée à midi.

Le Président,
Dr LOUIS LAUSSEDAT.

Le Secrétaire,
Dr JANSSENS.

SÉANCE DU 22 SEPTEMBRE 1875.

La séance est ouverte à 2 1/2 heures.

MM. LAUSSEDAT, *président*, V. VLEMINCKX et JANSSENS, *secrétaires*, prennent place au bureau.

Le procès-verbal de la séance d'hier est lu et approuvé.

M. JANSSENS dépose sur le bureau, pour être distribués aux membres de la Section, un certain nombre d'exemplaires de documents relatifs au service de l'hygiène de la ville de Bruxelles, dont voici les titres :

1° *Topographie médicale et statistique démographique de la ville de Bruxelles* (1864-1866), 1 vol., 1868, avec planches.

2° *Annuaires de la mortalité dans la ville de Bruxelles pour les années 1862 à 1874*, 13 volumes in-8°, avec tableaux graphiques et planches chromolithographiques.

3° *Tableau synoptique de la mortalité par maladies et par professions, dans la ville de Bruxelles, pendant la période décennale 1864-73.*

4° *Rapports de la commission d'enquête instituée à Bruxelles à l'occasion de l'épidémie typhoïde de 1869.* (Section de statistique, section de médecine et section de travaux publics.)

5° *Compte-rendu analytique des rapports précédents*, par M. HEUSCHLING, membre de la susdite commission et président de la section de statistique.

L'ordre du jour appelle la discussion du rapport de M. Belval, sur l'organisation du service administratif de l'hygiène publique.

M. MARTIN (Belgique) exprime le désir que les délégués des différentes nations qui sont représentées au Congrès veuillent bien, à l'exemple de M. le Dʳ Grosz, fournir à la Section des renseignements sur le service de l'hygiène publique dans leurs pays respectifs. Ces renseignements, qu'il serait intéressant de connaître avant toute discussion, compléteraient d'ailleurs l'œuvre de l'honorable rapporteur.

M. BELVAL, rapporteur, croit devoir faire remarquer qu'il n'a pu introduire dans son rapport qu'une analyse sommaire des documents qui lui ont été transmis officiellement par les départements de l'intérieur et des affaires étrangères. Il se propose de faire, des documents eux-mêmes, l'objet d'un travail spécial, et sera heureux d'y insérer tous les renseignements nouveaux sur cette organisation que l'on voudrait lui transmettre.

M. VAN CAPPELLE (Pays-Bas) s'élève contre le système des commissions proposées par l'honorable rapporteur. Il préfère de beaucoup le système des *inspecteurs* nommés par le gouvernement, qui fonctionne avec tant de succès en Hollande depuis plusieurs années. Les commissions sont lentes à agir, elles n'ont pas une responsabilité suffisante ; les fonctionnaires rétribués, au contraire, sont plus aptes à connaître des affaires urgentes.

M. Grosz (Hongrie) approuve pleinement les conclusions du rapport, auquel il ne proposera qu'un seul amendement lorsque le moment sera venu. Une loi d'organisation établie sur les bases indiquées serait un véritable bienfait public.

M. Perrin (France) reconnaît que l'organisation projetée constitue une amélioration sur le système qui fonctionne en France depuis 1848, mais il craint qu'établie sur le même modèle elle ne donne lieu aux mêmes mécomptes. Ce sont aussi des Conseils d'hygiène placés à tous les degrés de la hiérarchie administrative qui forment la base du système français.

Un décret du 10 août 1848 a institué, près du ministère de l'Agriculture et du Commerce, un Comité consultatif de l'hygiène publique, chargé de l'étude et de l'examen de toutes les questions qui lui sont envoyées par le Ministre, spécialement en ce qui concerne les quarantaines et les services qui s'y rattachent, les mesures à prendre pour prévenir et combattre les épidémies et pour améliorer les conditions sanitaires des populations manufacturières et agricoles ; la propagation de la vaccine ; l'établissement et l'inspection des établissements thermaux ; la police médicale et pharmaceutique, etc., etc.

Un décret du 18 décembre 1848 a, de plus, établi dans chaque *arrondissement* un Conseil d'hygiène publique et de salubrité, et dans chaque chef-lieu de préfecture un Conseil d'hygiène publique et de salubrité du *département*, réunissant aux attributions des conseils d'arrondissements quelques attributions plus importantes, sur lesquelles *il peut être* consulté par l'administration. Ces attributions particulières ont trait aux grands travaux publics, aux édifices à construire, aux écoles, aux prisons, aux égoûts, aux halles et marchés, aux voiries et cimetières, etc., etc.

Quant aux *cantons*, des commissions d'hygiène publique peuvent y être établies sous la présidence du maire du chef-lieu du canton, mais elles ne peuvent être instituées que par arrêté du préfet et après avis du Conseil d'arrondissement correspondant (1).

---

(1) La ville de Paris, sous le rapport des institutions d'hygiène publique, est l'objet *de dispositions spéciales*.

Un décret, en date du 15 décembre 1851, a maintenu l'existence du Conseil de salubrité institué, depuis 1802, près la préfecture de police, conseil qui n'a cessé de rendre des services considérables à l'hygiène publique, grâce à la valeur des hommes qui en ont fait partie à toutes les époques. Par le même décret, ce Conseil a été justement rattaché à chacune des commissions des 20 arrondissements de la ville, laquelle siége à la Mairie, sous la présidence du Maire.

Il existe, en outre, à Paris, près la préfecture de la Seine, une commission des logements insalubres composée de 30 membres, et exclusivement chargée de l'inspection sanitaire des habitations qui lui sont signalées comme insalubres. Cette commission, qui existe en vertu d'une loi, la loi du 13 avril 1850, a des attributions bien autrement étendues que les commissions d'arrondissement, qui n'ont pas d'action sur les propriétaires récalcitrants. Aussi, quand les commissions d'arrondissement procédant à l'amiable vis-à-vis des propriétaires n'obtiennent rien d'eux, renvoient-elles leur rapport à la commission des logements insalubres qui examine à son tour, et fait, s'il y a lieu, des

Or, les commissions des cantons n'ont en réalité jamais fonctionné, par la simple raison qu'elles n'ont jamais été organisées.

Les Conseils d'arrondissement non plus n'existent guère, à part quelques exceptions, que sur le papier. Ce qui le prouve, c'est que les conseils d'hygiène établis dans les chefs-lieux de préfecture — à part les grandes villes, Lyon, Marseille, Lille, Bordeaux, Nantes, etc., — n'offrent guère plus d'activité, faute d'y être incités par les préfets et par les Conseils généraux, qui n'accordent que des allocations dérisoires pour assurer un service public si important, sans compter ceux qui n'accordent rien du tout. Cette organisation présente donc encore bien des inconvénients, et le principal est celui de ne pas assurer un service régulier dans les petites communes. En France, 50 °/₀ des communes ont moins de 500 habitants, et ne sont soumises en matière d'hygiène à aucune surveillance. Ces inconvénients ne se retrouveraient-ils pas en partie dans le système proposé?

M. Perrin aurait mieux aimé, tout en conservant la base de l'organisation, établir comme en Angleterre des circonscriptions sanitaires divisant le département en *comités sanitaires* distincts. Ces comités ne releveraient pas du maire ou du bourgmestre, mais seraient en rapport direct avec les comités départementaux.

M. Grosz, président d'honneur, remplace M. Laussedat au fauteuil.

M. Laussedat appuie les considérations que vient de développer M. Perrin. Il sera difficile, sinon impossible, de constituer partout des comités locaux de salubrité, et il en résultera nécessairement qu'au point de vue de la surveillance hygiénique, les petites communes seront abandonnées. Il partage donc l'avis de M. Perrin, qu'il vaudrait mieux adopter les circonscriptions spéciales, sans tenir compte des subdivisions politiques ou administratives.

M. Scokaert (Belgique) réclame avant tout pour les Conseils d'hygiène et de salubrité la liberté et l'indépendance d'action. Il exprime le vœu que le Congrès détermine de la manière la plus explicite les attributions des comités sanitaires.

M. V. Vleminckx (Belgique) fait un exposé rapide de la législation sanitaire en Belgique. En réalité, le service de l'hygiène publique n'est pas organisé, et ce n'est cependant pas faute d'études et de discussions approfondies de la question. L'Académie de médecine, le Conseil supérieur d'Hygiène en ont fait l'objet d'intéressants délibérations, et si jusqu'ici

---

propositions d'assainissement que le Conseil municipal confirme presque toujours, en faisant injonction aux intéressés d'avoir à les exécuter dans un délai déterminé, sous peine d'être traduits dans les tribunaux correctionnels, ce qui a rarement lieu, les amendes édictées pouvant aller jusqu'au double du montant des travaux prescrits.

Dʳ E. Perrin.

l'on n'est pas arrivé à un résultat pratique, on s'est du moins mis d'accord sur les principes qui doivent présider à la réglementation à intervenir. Ces principes sont de deux ordres : constituer dans le pays un véritable « *réseau hygiénique* » ayant un point d'attache commun ; et exercer partout et toujours, en matière d'hygiène, une surveillance active et intelligente.

A ce double point de vue, la législation projetée par l'honorable rapporteur est un progrès. L'orateur exprime néanmoins des doutes sur la possibilité de réunir et de former partout des comités locaux. Dans bien des localités même — et cela est vrai pour tous les pays — c'est à peine si l'on trouverait un seul homme capable d'exercer une surveillance hygiénique suffisante. La création de circonscriptions spéciales compliquerait inutilement le service administratif, tandis qu'il n'y aurait nul inconvénient, sans s'écarter des bases d'organisation proposées, à réunir par groupes plusieurs communes, lorsque la constitution des comités locaux serait reconnue impossible dans chacune d'elles.

La surveillance du service hygiénique est dévolue d'après le projet aux secrétaires des comités, qui auront le titre et exerceront les fonctions d'inspecteurs. Peu importe le titre, pourvu que les fonctions soient remplies et que la surveillance soit constante. La Hollande a ses inspecteurs responsables, dont les pouvoirs s'étendent même sur les comités qu'ils convoquent et dirigent. Les comités proposés délégueront leurs pouvoirs aux secrétaires qui auront aussi leur responsabilité. L'action sera la même, elle sera tout aussi efficace et donnera peut-être moins de prise à l'arbitraire.

M. Gnosz est aussi d'avis qu'il faudrait établir, entre les communes qui ne peuvent agir seules, une véritable fédération, ainsi que cela se pratique en Hongrie.

M. Lahaye (Belgique) rencontre les différentes observations présentées en vue d'amener des modifications aux conclusions proposées par M. Belval.

Il fait remarquer d'abord que le service de l'hygiène publique doit nécessairement être organisé par la loi. C'est à la loi à déterminer la composition et les attributions, et à assurer l'indépendance des différents corps de cette branche importante de l'administration ; c'est la loi qui doit leur assurer les ressources nécessaires et fixer leur budget. Abandonner au Gouvernement seul le soin de l'organisation de l'hygiène publique, c'est se livrer au hasard, aux tergiversations, et risquer de voir l'élan d'un moment, après une épidémie ou une grande catastrophe qui auront jeté la terreur dans les populations, faire place à l'indifférence et à l'oubli des précautions les plus élémentaires. Les communes de la Belgique sont rares, qui ont encore aujourd'hui une commission ou un comité de salubrité publique. Comment en serait-il autrement, si les circonstances qui les ont fait instituer ont cessé d'être vivaces, comme elles l'étaient à l'origine, en avril 1849, alors que notre pays et les pays voisins étaient tous à la fois sous l'impression d'une épidémie cholérique, qui frappait partout les esprits par l'impétuosité de ses coups et le nombre de ses victimes. Alors on les consultait en toutes circonstances ; aujourd'hui il semble qu'on puisse s'en passer en toute chose. Les comités sont donc tombés parce qu'on n'a plus eu recours à eux, l'administration s'étant crue plus à l'aise pour agir, en suivant ses seules inspirations. L'établissement des comités était facultatif, leurs attributions n'étaient pas fixées, il ne faut donc pas être surpris de ce qui est arrivé ; il en sera ainsi aussi longtemps que l'institution ne sera pas placée sous l'égide de la loi, et qu'il n'aura pas été dit aux autres corps de l'État dans quels cas ils devront, pour agir légalement, avoir recours aux commissions d'hygiène. A cet égard, il convient du reste de faire remarquer que de telles commissions n'ont pas besoin, ainsi qu'on a paru le croire, d'exercer en quelque façon le pouvoir ; il suffit que celui qui administre soit tenu de prendre avis dans tous les cas déterminés par la loi qui intéressent la santé d'une agglomération et de ses habitants ; l'administration agira avec circonspection et réserve lorsqu'elle prendra, au péril de sa considération et de sa renommée, une mesure contraire à celle qui lui aura été recommandée par des personnes compétentes.

L'organisation par la loi implique l'exécution de celle-ci en tout temps et en tous lieux, et, pour que cette exécution soit assurée, il faut tenir compte du temps, des soins, des démarches, des travaux auxquels seront assujétis les membres des commissions d'hygiène et surtout quelques-uns d'entr'eux, et, par suite, il faut faire déterminer par la loi elle-même les ressources dont elles pourront disposer.

Les grandes divisions administratives sont à peu près les mêmes dans tous les États. Au plus bas et au plus haut de l'échelle se trouvent la Commune et l'État ; le gouvernement de la province, du cercle, du département, quelle que soit d'ailleurs sa dénomination, est partout l'intermédiaire entre celui de l'État et celui de la commune ; peu importe que d'autres subdivisions existent pour les besoins des services administratifs, dans les différents pays. Elles offrent l'avantage d'être établies suivant la nature des choses, et présentent des facilités qui n'échapperont à personne. Il convient donc de prendre ces divisions comme bases du projet ; elles laissent à chaque localité le soin de satisfaire à ses besoins particuliers, et au gouvernement de la province celui de veiller à la satisfaction des intérêts communs à diverses agglomérations. Quant au gouvernement central, il est appelé à concentrer les renseignements et les vues qui lui sont soumis, et à prescrire les mesures que réclame l'intérêt général. Ces grandes divisions, qui se reproduisent sous l'une ou l'autre forme dans tous les pays, présentent des avantages sérieux. Vainement a-t-il été dit que, dans certaines communes, on ne trouverait pas suffisamment de membres pour composer les commissions ; il s'y rencontrera toujours bien un homme pour répondre aux besoins de la situation, et le projet prévoit le cas; l'union des communes par cantons, dont il s'est agi, ne pourrait d'ailleurs être admise, le canton étant une circonscription administrative purement factice et arbitraire, établie d'une façon fort différente dans chacun des pays où elle existe. En Belgique, certaines villes forment un canton administratif et plusieurs cantons judiciaires ; des villes et de grandes communes de leur banlieue sont même unies aux campagnes pour faire un seul canton, et les cantons ruraux sont parfois d'une telle étendue qu'il n'y a aucune espèce de relation entre des communes qui dépendent du même canton : de là des besoins essentiellement différents ; aussi chacun sera-t-il frappé des inductions à tirer de cette situation. A moins de s'en rapporter, comme en Hollande, à des officiers du Gouvernement agissant d'après les seules inspirations de celui-ci, ce qui ne serait pas atteindre le but, la base proposée doit être admise.

L'organisation soumise à la Section semble donc devoir convenir à tous égards, à la condition qu'elle soit établie par une loi qui fixe les attributions des commissions, en garantisse l'indépendance, et en assure les moyens d'action par l'allocation des ressources nécessaires.

Les mêmes considérations qui tendent à la concentration de toutes les forces de l'hygiène publique dans les mains d'un conseil supérieur près du Gouvernement de l'État, justifient l'organisation internationale chargée de l'échange régulier de communications entre les Conseils supérieurs d'hygiène des différents pays.

M. Martin appuie les considérations que vient de faire valoir M. Lahaye ; il est convaincu qu'une loi d'organisation est indispensable, mais il insiste pour qu'on donne aux Conseils d'hygiène et de salubrité une indépendance complète du pouvoir de l'autorité.

M. Egeling (Pays-Bas). Quand on considère l'organisation du service de l'hygiène publique du point de vue des principes, il y a, je crois, deux systèmes qu'on pourrait dire opposés : le système des *fonctionnaires* et le système des *Commissions* ou *Conseils*.

En Hollande, on avait jusqu'en 1865 le système des *commissions*, on avait la loi de 1818 qui est encore en vigueur en Belgique, et le fait qu'on l'a abandonné prouve qu'on le trouvait désormais insuffisant. Et ce n'est pas étonnant ; les exigences de l'hygiène publique sont tout autres maintenant qu'en 1818. Et si l'expérience de près d'un demi siècle a prouvé que les commissions médicales faisaient trop peu pour l'hygiène publique, quoique sans aucun doute il y eût parmi leurs membres plusieurs hommes d'un mérite supérieur, c'est que le *système* n'était plus approprié aux circonstances.

On en était convaincu depuis longtemps. Des hommes compétents, appelés par le gouvernement à considérer la question et à donner leur avis, s'étaient déclarés, dans un rapport publié en 1841, contre le système des commissions, pour celui des fonctionnaires. Un projet de loi soumis aux États généraux, en 1844, avait été rejeté par la seconde Chambre, surtout parce que le gouvernement ne voulait pas remplacer les commissions par des fonctionnaires. En 1848, onze des treize commissions médicales provinciales se déclarèrent pour le système des fonctionnaires ; il n'y en avait que deux qui trouvaient que tout était pour le mieux dans le meilleur des mondes et ne désiraient aucun changement. Tous les projets de loi élaborés depuis lors, et il y en a eu plusieurs, étaient basés sur le système personnel, le système des fonctionnaires.

L'honorable rapporteur nous préconise le système commissorial, le système des Conseils médicaux.

Je n'ai entendu qu'*un seul* argument à l'appui de ce choix, et celui-là ne me paraît pas très concluant. Le fonctionnaire, « *l'inspecteur* » comme on le nomme en Hollande, président du Conseil, l'homme responsable, l'âme pour ainsi dire de tout ce qui se fait, pourrait pousser le Conseil dans une fausse direction, nous dit M. Belval.

En effet cela se pourrait. Mais le Conseil se laisserait-il faire ? Et puis le danger est-il réellement si grand que le rapporteur voudrait nous le faire croire ? Depuis dix ans que nous avons ce système en Hollande, on n'a rien vu de semblable, que je sache du moins.

Et cette commission qui, selon le rapporteur, se laisserait si facilement mener par le nez, pour ainsi dire, par son président-inspecteur, ne subirait-elle pas l'influence d'un autre président ?

Enfin, le Conseil lui-même est-il infaillible, le Conseil dont la responsabilité échappe à qui veut y faire appel, et dans lequel M. A. se cache derrière M. B., M. B. derrière M. C., etc. ?

Et si le Conseil vient à s'endormir ? Cela s'est vu et cela se voit encore. Qui donc se changera de le réveiller ?

Le fonctionnaire responsable, au contraire, ne pourrait s'endormir ou seulement négliger de faire ce qu'il doit faire, sans être réveillé et rappelé à la besogne par le Conseil auquel il doit compte de tout ce qu'il a dû faire. Chez nous, le Conseil doit être convoqué au moins deux fois par an, sous la présidence de l'inspecteur (art. 22 de la loi), et reçoit ses communications. Chaque membre du Conseil a le droit de critique sur ce qui a été fait. Impossibilité donc de demeurer inactif.

Les avantages du système personnel n'ont pas échappé, nous l'avons vu, à la perspicacité du rapporteur. Si je l'ai bien compris, il en a très bien senti la supériorité. Mais — si je ne me trompe — il craint trop de perdre ce que les commissions ont de bon. C'est pour cela qu'à chaque Conseil il donne un fonctionnaire qui en sera le *secrétaire* et qui veillera à l'exécution des décisions du Conseil. N'y a-t-il pas là un autre danger ? Le secrétaire ne pourra-t-il pas devenir le serviteur du président ou du Conseil ? Voulez-vous l'initiative et la responsabilité personnelles, ne rendez pas ce fonctionnaire le fidèle exécuteur seulement des ordres du Conseil, mais créez lui une position dans laquelle il ait la conscience de sa responsabilité et sente le poids de sa tâche.

Le système personnel, selon moi, l'emporte sur celui des commissions, en trois points surtout : responsabilité, indépendance, compétence.

J'ai déjà dit un mot de la responsabilité ; je n'y insisterai plus. Mais je dois dire un mot de l'indépendance. Il n'y a personne qui ne sache que, dans les petites localités surtout, les commistions ne sont pas et ne peuvent pas être indépendantes. Les membres, en s'opposant aux mesures de l'administration communale, s'attirent souvent, ils le savent très bien, le mécontentement du bourgmestre et des échevins, dont souvent ils dépendent dans la vie sociale. Le fonctionnaire, au contraire, nommé par le Gouvernement, payé par le Gouvernement, indépendant des autorités locales, n'a pas de motif de leur faire les doux yeux. Il fait son devoir, il dit son opinion, qu'elle soit bien ou mal accueillie.

Je citais en troisième lieu la *compétence* des fonctionnaires comme un avantage du système. Les commissions, les Conseils, sont nécessairement composés d'hommes qui, tout éminents qu'ils puissent être, ne peuvent vouer au travail des commissions que quelques heures d'épargne, pour ainsi dire, dérobées aux exigences de la pratique journalière ; ils ne peuvent faire de l'hygiène publique une étude approfondie. Et pourtant, l'hygiène exige des études profondes et ne saurait vivre des pauvres restes d'heures arrachées à une pratique étendue.

Dans notre système, au contraire, on peut chercher un homme compétent, hygiéniste s'il se peut, ou qui pourra du moins le devenir, car il aura à se vouer entièrement à ces fonctions, la pratique médicale et toute autre fonction lui étant interdites.

Pour les membres d'un conseil, d'une commission, le service de l'hygiène publique est une affaire secondaire ; pour le fonctionnaire spécial, c'est tout, c'est le milieu dans lequel il vit, c'est à quoi tendent tous ces efforts. Je ne saurais donc partager l'opinion de l'honorable rapporteur, que le système des commissions soit préférable à celui des fonctionnaires.

Permettez-moi, M. le Président, avant de finir, un mot à propos d'une expression de notre honorable secrétaire, M. Vleminckx, qui vient de parler des « pouvoirs très étendus des inspecteurs en Hollande. » Je me permets de lui rappeler que nos inspecteurs n'ont *aucun* pouvoir. C'est justement un grief de plusieurs critiques contre notre loi. L'inspecteur n'a le droit que de donner des conseils, des avis, sur demande ou spontanément (art. 14). Il n'a pas même le droit de faire enlever un tas d'immondices ou de faire nettoyer un égout. On ne peut donc pas dire qu'il ait beaucoup de pouvoir !

M. BELVAL, *rapporteur*. — Il est bien rare qu'on ne subisse pas le prestige d'un système au fonctionnement duquel on participe activement ; aussi n'ai-je point été étonné d'entendre les honorables membres Hollandais défendre, avec toute la conviction que leur donne leur position d'inspecteurs médicaux dans leur pays, le système des fonctionnaires contre celui des commissions.

J'ai l'intime persuasion que la manière d'agir de ces honorables membres, dans leur circonscription, ne laisse aucun fondement aux craintes

que j'ai émises dans mon rapport, de voir un pareil système amener souvent
l'annihilation du conseil dont l'inspecteur est président ; mais ce fait particulier ne prouve rien contre mon appréciation qui est générale. Il n'en
restera pas moins incontestable qu'un fonctionnaire permanent, ayant à
présider un conseil qui ne se réunit que deux fois par an, peut diriger les
travaux de ce conseil dans tel sens qu'il lui plaira, sans que ce dernier ait
les éléments nécessaires pour réagir contre cette tendance. C'est un
grave danger éventuel que j'ai signalé et dont on ne peut nier l'importance.

Si le principe des commissions était aussi mauvais que l'ont dit les
honorables membres, il est indubitable qu'on aurait supprimé celles-ci
en Hollande, d'une manière radicale : c'est ce qu'on s'est bien gardé de
faire.

La représentation, au sein des commissions, des aptitudes diverses qui
sont indispensables pour résoudre toutes les questions et satisfaire à
toutes les études de l'hygiène, constituera toujours pour ces commissions
une situation exceptionnellement satisfaisante, et leur donnera une supériorité à laquelle le fonctionnaire, eût-il le plus grand mérite personnel,
n'atteindra jamais.

Se baser, comme l'ont fait les honorables membres, sur la loi de 1818,
pour combattre le système des commissions, c'était rendre ma tâche
vraiment trop facile. Nous connaissons d'autant mieux cette loi en Belgique qu'elle y fonctionne encore aujourd'hui, et jamais elle n'a eu
l'intention sérieuse de faire, avec les commissions médicales provinciales,
des commissions d'hygiène.

Les commissions médicales ont presqu'exclusivement pour objet la surveillance de l'exercice de l'art de guérir, et ce n'est qu'en temps d'épidémie
qu'elles interviennent pour prescrire des mesures propres à combattre le
mal. Telle est la manière dont la loi a toujours été mise en pratique en
Belgique comme en Hollande. Dites que la loi de 1818 était insuffisante ;
dites que les commissions, telles qu'elles étaient établies par cette loi,
n'atteignaient pas le but auquel nous désirons les voir arriver, nous serons
parfaitement d'accord. Mais il est absolument impossible d'en conclure
que tout système de commissions doit être condamné pour faire place à
la centralisation administrative des inspecteurs provinciaux.

Je suis loin d'ailleurs d'être aussi exclusif que les honorables membres,
car je n'ai cherché qu'à concilier les deux systèmes que je regarde comme
ayant chacun son côté utile, les fonctionnaires au point de vue exécutif,
les commissions au point de vue consultatif ; et le système mixte que je
préconise a l'avantage de ne point donner de suprématie à l'un sur l'autre.
En effet, la commission, en séance, a toute son indépendance pour délibérer et prendre des décisions ; son président n'a pas plus d'influence
que dans toute commission quelconque, parce qu'il n'est là que le *primus
inter pares*.

Dès que la commission est séparée, le secrétaire, ayant rang d'inspec-

teur, et fonctionnaire conséquemment, a toute son autorité pour l'exécution des décisions prises par le Conseil, en agissant bien entendu dans les
limites d'attributions que lui conférerait la loi.

Le système ainsi établi me paraît avoir la plus grande somme possible
d'utilité pratique, et je le crois d'autant plus que l'honorable M. Egeling
a laissé, en terminant son discours, échapper un aveu qui n'est pas sans
importance :

« En Hollande, a-t-il dit, les inspecteurs n'ont aucun pouvoir !... » Dès
lors, je vois d'autant moins les avantages de ce système, que les rapports
annuels publiés dans ce pays nous montrent qu'un grand nombre d'améliorations demandées par les commissions n'ont pas été mises en pratique.
Il suffit de parcourir ces rapports pour en trouver la preuve.

M. Perrin aurait désiré voir adopter un système qui se rapprochât de
celui de l'Angleterre. Il ne faut pas se laisser entraîner par les éloges
pompeux que l'on a faits, dans ces dernières années, du système pratiqué
dans ce pays. Les seuls points qui militent en sa faveur, sont l'indépendance et la responsabilité des autorités compétentes. Mais, au point de
vue de l'organisation administrative proprement dite, le système anglais
d'établir des commissions particulières pour chaque travail à exécuter, de
scinder les paroisses, les communes, les districts, ou, dans d'autres cas, de
les réunir partiellement ou en totalité pour former des agglomérations
momentanées et dans un but spécial, constitue un enchevêtrement d'autorités contre lequel les Anglais ont eux-mêmes senti la nécessité de réagir,
par les pouvoirs considérables accordés à la Commission supérieure d'administration locale.

Si l'on veut présenter un exemple d'autorités sanitaires à pouvoir
étendu, c'est à l'Amérique qu'il faut le demander; mais j'ai tenu à rester
pratique avant tout, et c'est ce qui m'a fait donner la préférence aux
dispositions qui avaient chance de rallier les adhésions du plus grand
nombre de gouvernements.

Quant à la constitution de comités ruraux, par la création de circonscriptions sanitaires comprenant un certain nombre de communes dont
l'importance individuelle ne comporterait pas l'institution dans chacune
d'elles d'un comité local de salubrité, je ne reproduirai pas ici les arguments que j'ai présentés dans mon rapport contre cette disposition, qui me
paraît beaucoup moins pratique que celle de la nomination d'un inspecteur rural, et avoir beaucoup moins de chances de se généraliser. Néanmoins, je ne m'obstinerai pas à la combattre, si la Section croit devoir
l'adopter, et du moment que l'on maintient l'inspecteur rural, que j'avais
proposé, à titre de secrétaire de ce comité rural de salubrité.

M. Seukaert a demandé le plus d'indépendance possible pour les
comités ; je lui ferai remarquer que le § 6° de mes conclusions répond
complétement à ce vœu.

Quant à la motion de l'honorable M. Lahaye, demandant qu'il soit énoncé
dans les conclusions que l'organisation sanitaire sera l'œuvre de la loi,

je l'appuie avec d'autant plus d'empressement qu'elle traduit en fait la pensée qui domine tout mon rapport.

La discusion générale est close.

M. le Président. Nous allons successivement mettre en discussion chacun des §§ des conclusions, ainsi que les amendements qui seront proposés. Il sera procédé au vote sur chacune de ces conclusions.

Les § I et II sont adoptés sans discussion.

1. — 1° *L'organisation nationale comprendrait l'établissement*, etc.

M. Lahaye propose d'ajouter les mots « *par la loi* ». (Adopté.)

2° *Ceux-ci consisteraient, autant que possible*.....

M. V. Vleminckx propose de supprimer les mots « *autant que possible* ». (Adopté.)

2. — *C. Un comité communal ou municipal dans chaque commune*, etc.

M. V. Vleminckx propose de remplacer ce § par le suivant :

C. Un comité local dans chaque commune où cette organisation sera possible. (Adopté).

Dans les communes dont le peu de développement, etc.

MM. Grosz et Perrin proposent par amendement de rédiger ce § comme suit :

Pour les communes dont le peu de développement ne comporterait pas l'institution d'un comité, il serait établi des circonscriptions sanitaires comprenant plusieurs communes ou sections de communes réunies.

M. V. Vleminckx. Il est bien entendu qu'il ne s'agit pas de circonscriptions spéciales à adopter, mais qu'il n'est question que de groupes de communes réunies, de manière à pouvoir constituer un comité. (Adopté.)

3. — *Des rapports seraient publiés annuellement*, etc.

M. Janssens demande que l'on ne fixe pas le service d'une année; les circonstances pourraient exiger que les rapports fussent plus fréquents; il propose d'ajouter les mots : « au moins annuellement ». (Adopté.)

Ce § 3e, sur la demande de M. Belval, devient 4e, après le § suivant où, conformément aux votes qui viennent d'être émis, sont ajoutés les mots : « *ou groupes de communes* », ainsi que celui de *inspecteur* après le mot « *respectivement* ».

Les mots « *respectif* » et « *ou de correspondant* » venant après ceux de « *au secrétaire* » et « *du comité local* » sont supprimés.

Le § suivant est maintenu, sauf la suppression des mots : « *dans la compétence duquel la mesure resterait d'une manière spéciale.*

6. — *Plus les services sanitaires auront d'indépendance dans leur sphère d'action, plus il en résultera d'avantages pour l'hygiène des populations.*

M. Martin propose d'ajouter les mots : « *et de pouvoir* ».

M. Laussedat préférerait les mots : « *et d'autorité* ».

Ce dernier amendement est adopté.

Les différents articles du titre II des conclusions sont successivement adoptés, sauf la suppression des mots : « *et notamment sur l'organisation des quarantaines, lazarets* », etc., du litt° C du 2ᵉ §, et des mots : « *délibérant sur certaines questions déterminées dont la solution paraîtrait enfin possible* », du dernier §, par amendement de MM. V. Vleminckx et Laussedat.

M. LE PRÉSIDENT met ensuite au voix l'ensemble des conclusions amendées.

Elles sont ainsi conçues :

Le service public de l'hygiène demande une double organisation :

I. L'organisation nationale ;

II. L'organisation internationale.

I.

1. — L'organisation nationale comprendrait l'établissement par la loi, dans chaque pays et à tous les degrés de la hiérarchie administrative, de conseils d'hygiène ou de salubrité.

2. — Ceux-ci consisteraient en :

A. Un Conseil supérieur près de l'autorité gouvernementale ;

B. Une commission provinciale dans chacun des départements, provinces, préfectures, cercles ou districts ;

C. Un comité local, dans chaque commune où cette organisation serait possible.

Pour les communes dont le peu de développement ne comporterait pas l'institution d'un Comité, il serait établi des circonscriptions sanitaires, comprenant plusieurs communes ou sections de communes réunies.

3. — La surveillance (et au besoin l'exécution) des mesures d'hygiène reconnues d'utilité publique incomberait : 1° d'une manière générale, au secrétaire du Conseil supérieur ; 2° dans l'étendue de chaque province, au secrétaire de la commission provinciale ; et 3° dans chaque commune ou groupe de communes, au secrétaire du comité local, à titre respectivement d'inspecteur, d'inspecteur provincial et d'inspecteur communal ou rural du service de santé.

Ils pourraient être au besoin aidés ou suppléés dans ce travail par l'un ou l'autre des membres du Conseil ou des commissions.

4. — Des rapports seraient publiés au moins annuellement par chacune des branches de ce service.

5. — Indépendamment des rapports que les services hygiéniques aux trois degrés entretiendraient avec leurs administrations respectives, ces

services pourraient avoir entre eux des relations suivies, au point de vue de toutes les questions qui sont de leur compétence.

6. — Plus les services sanitaires auront d'indépendance et d'autorité dans leur sphère d'action, plus il en résultera d'avantages pour l'hygiène des populations.

7. — Le budget de chacun de ces services ferait partie de celui des administrations respectives auxquels ils sont attachés, au même titre que celui de l'instruction et celui de la bienfaisance publique.

II.

L'organisation internationale comprendrait :

1. — L'échange fréquent et régulier de communications entre les Conseils supérieurs d'hygiène des différents pays. Ces communications porteraient principalement :

A. a. Sur les moyens employés pour améliorer les conditions sanitaires des localités et des populations;

b. Sur les mesures hygiéniques prises dans le but de diminuer les effets des maladies endémiques;

c. Sur les précautions mises en œuvre pour empêcher l'importation des maladies épidémiques ou contagieuses ;

d. Sur l'apparition des foyers ou des maladies épidémiques ;

e. Sur les mesures adoptées pour combattre les épizooties.

B. Sur les résultats obtenus dans chacun de ces cas.

C. Sur les données statistiques recueillies ou à recueillir dans le but d'élucider les problèmes de l'hygiène publique.

2. — La réunion périodique de conférences sanitaires internationales.

Ces conclusions sont adoptées.

La séance est levée à 5 heures.

Le Président,
Dr LOUIS LAUSSEDAT.

Le Secrétaire,
Dr V. VLEMINCKX.

SÉANCE DU 23 SEPTEMBRE 1875.

—

La séance est ouverte à 10 heures sous la présidence de M. Laussedat. MM. Janssens et V. Vleminckx siégent au bureau comme secrétaires. Ce dernier donne lecture du procès-verbal de la séance du 22 septembre, qui est adopté sans observation.

L'ordre du jour appelle l'examen de la troisième et dernière question inscrite au programme de la Section et relative à la « *Fabrication de la bière* ».

M. Depaire. — Messieurs. L'emploi de la bière comme boisson remonte à la plus haute antiquité et s'est développé avec les générations qui se sont succédées. Utilisée d'abord dans les contrées où la vigne ne croît pas ou se développe incomplétement, elle se répand aujourd'hui, comme boisson journalière, jusque dans les contrées vinicoles les plus favorisées. Son emploi dans les usages alimentaires s'étend en même temps que le rapprochement des peuples s'effectue par les voies rapides de communication, et l'on peut prévoir le moment où elle sera la boisson habituelle des peuples civilisés.

Ces considérations m'ont engagé à entretenir le Congrès international des sciences médicales de la fabrication de la bière, et à soumettre à sa section d'hygiène les conclusions provisoires que vous avez lues au programme de nos travaux.

Je viens développer devant vous, Messieurs, les motifs qui militent en faveur de ces conclusions.

Ce n'est pas sans raison que la bière est très appréciée comme boisson : elle est à la fois agréable, nutritive, rafraîchissante, réparatrice et stimulante Aucune autre boisson ne présente cet ensemble de propriétés bienfaisantes que la bière doit à sa composition chimique, conséquence naturelle des matières premières servant de base à sa préparation.

La fabrication de la bière comprend quatre opérations successives, savoir : la préparation du malt, le brassage, la décoction du houblon et la fermentation.

Je n'ai pas l'intention d'entrer ici dans les détails techniques de chacune de ces opérations : ils ont un caractère industriel qui ne sied pas à l'assemblée devant laquelle j'ai l'honneur de parler ; je viens seulement attirer votre attention sur les modifications que la brasserie moderne tend à introduire dans les anciens procédés, spécialement dans le brassage et le houblonnage.

Dans le principe, les brasseurs employaient uniquement pour ces opérations les céréales et le houblon.

Le produit obtenu renfermait, comme éléments volatils, de l'eau, de l'alcool, de l'anhydrite carbonique et quelques substances indéterminées; comme éléments fixes, des composés azotés, de la dextrine, des matières extractives, sucrées, grasses, amères et aromatiques, des éléments minéraux dans lesquels dominent les phosphates : ensemble très utile au point de vue de l'alimentation et dans un état de solution favorable à l'assimilation et à la nutrition.

La plupart de ces substances utiles proviennent directement des céréales et du houblon, les autres sont des produits de transformation des éléments de ces matières premières obtenues par les opérations auxquelles on les soumet.

Il y a quelque temps déjà, on vit se produire, dans l'industrie de la brasserie, la tendance éminemment regrettable, à mon avis, de substituer au malt de céréales d'autres produits amylacés, et au houblon d'autres matières amères. Ces substitutions reposent sur une apparence de raison.

Pourquoi, a-t-on dit, continuer à utiliser l'amidon des céréales qui est toujours d'un prix relativement élevé, lorsque nous pouvons trouver le même corps dans des végétaux qui le fournissent à meilleur compte? Pourquoi suivre les anciens errements qui consistent à faire du sucre à l'aide de l'amidon des céréales, lorsque certaines plantes l'élaborent naturellement dans des conditions favorables, lorsque l'industrie le livre dans des conditions extrêmement économiques?

Pourquoi cette sorte de culte à l'égard du houblon, qui nous fournit un produit excellent, il est vrai, mais d'un prix élevé et d'une production aléatoire, alors qu'il y a d'autres substances amères qui peuvent le remplacer?

Vieilleries que tout cela; héritage des siècles d'ignorance qui doit se transformer aux rayons de la science. Portons-y la hache et la sape et Vive le Progrès!

Ces idées furent adoptées par les uns et firent réfléchir les autres.

Les premiers avaient bien l'intention de remplacer complétement le malt et le houblon, mais il ne l'osèrent. Il fallait compter avec les consommateurs et savoir s'ils se douteraient de la substitution et comment ils l'accepteraient; ils agirent donc avec prudence et commencèrent par substituer à une partie des céréales et du houblon les prétendus succédanés.

Les seconds, ceux qui réfléchirent, se demandèrent si les transformations produites par l'opération du brassage sont aussi simples que les chimistes le disent; s'il n'y a d'utile dans les céréales que l'amidon se transformant en sucre, en dextrine et ultérieurement en alcool et acide carbonique, si le houblon n'avait d'autre effet que de tonifier la bière par ses principes amers.

A leur tour, ils firent acte de prudence en s'abstenant de toute substitution et continuèrent à faire usage exclusivement, dans la préparation de la bière, des céréales et du houblon.

Les études sur les transformations que subissent les matières premières de la fabrication de la bière eurent un résultat très important : la transformation et l'amélioration des appareils employés par l'industrie.

Ces changements constituent un véritable progrès, dont la conséquence est la production d'une plus grande quantité de bonne bière avec la même quantité de céréales et de houblon.

Il importe de faire connaître maintenant l'avis des consommateurs sur les bières obtenues par substitution de matières étrangères aux céréales et au houblon, et d'en montrer les résultats matériels.

Ce fut et c'est encore, on peut le dire, un concert de plaintes et de récriminations. La bière n'est plus ce qu'elle était primitivement; la bière au lieu de faire du bien indispose, on la dénature, on la falsifie, on vous empoisonne : voilà ce qui se dit et se répète tous les jours.

De là à un abandon très marqué du produit de l'une de nos industries autrefois si florissante, il n'y a qu'un pas. C'est de ce moment que date l'importation d'une quantité toujours croissante de bières étrangères.

En outre, l'ouvrier qui aime la bonne bière parce qu'elle constitue pour lui, non seulement une boisson économique et agréable, mais encore un élément de force qui le soutient dans ses labeurs, l'ouvrier repousse la mauvaise bière et cherche une compensation dans l'usage des liqueurs fortes, du genièvre principalement.

Cependant le genièvre ne peut pas remplacer la bière, aliment en quelque sorte indispensable à la classe ouvrière qui en fait volontiers sa boisson habituelle : la force et l'énergie que le genièvre semble développer ne sont que momentanées, éphémères, jamais de longue durée.

Si l'action que l'alcool exerce sur le système nerveux permet à l'ouvrier de réparer la somme de forces qu'il a dépensée, c'est aux dépens de son organisme ; elle met à sa disposition, en un instant, une somme de force musculaire que le jeu normal des organes ne peut produire qu'en un temps plus long.

On a dit avec raison : « C'est une lettre de change tirée sur sa santé et » et qu'il faut toujours renouveler, ne pouvant l'acquitter faute de res- » sources. Il consomme son capital au lieu des intérêts : de là inévitable- » ment la banqueroute de son corps. »

En effet, l'usage des liqueurs fortes en général et du genièvre en particulier développe une activité fébrile, momentanée, résultat d'une surexcitation passagère du système nerveux, à laquelle succède bientôt un sentiment de fatigue, de lassitude et d'énervement, qui ne peut être vaincu que par une dose nouvelle du stimulant alcoolique.

L'emploi de la bière, au contraire, rend à l'économie les éléments qu'elle a dépensés en efforts musculaires, et la met ainsi à même de fournir un travail soutenu et régulier.

Il résulte de la comparaison de ces deux boissons que l'usage habituel du genièvre amène fatalement la dégénérescence physique et morale de la classe ouvrière, tandis que la bière ne provoque aucun résultat fâcheux et est utile au même degré que les aliments de première nécessité.

Pourquoi donc la consommation des liqueurs alcooliques augmente-t-elle dans des proportions inquiétantes ?

La réponse à cette question ne me paraît pas douteuse, car il est d'observation générale qu'à défaut de bonne bière, l'ouvrier boit du genièvre, et la conséquence à tirer de ce fait bien constaté, c'est que le meilleur moyen de combattre la consommation excessive de cette liqueur forte, c'est de mettre la bonne bière à la disposition des masses. Lorsque ce résultat sera atteint, on constatera une augmentation de la force physique de l'espèce humaine et une amélioration des mœurs.

Ces raisons m'ont engagé, il y a quelque temps déjà, à soumettre au Conseil supérieur d'hygiène publique de Belgique les propositions suivantes :

1° La qualification de bière ne peut s'appliquer qu'aux boissons fermentées préparées à l'aide des céréales et du houblon.

2° Aucune substance étrangère à ces matières premières ne peut être introduite dans la bière dans le but de les remplacer en tout ou en partie.

5° Les substitutions de ce genre doivent être considérées comme des falsifications constituant une tromperie sur la nature de la chose vendue, même lorsqu'elles ne sont pas nuisibles à la santé, et tombant dans tous les cas sous l'application de la loi sur les falsifications des denrées alimentaires.

Ces propositions développées devant le Conseil supérieur d'hygiène publique furent soumises à l'examen d'une commission spéciale. M. Jouret, organe de cette commission, proposa, dans un rapport remarquable à plus d'un titre, de les adopter et de les transmettre à M. le Ministre de l'intérieur, et le Conseil, à l'unanimité de ses membres, se rallia à cette proposition.

Vous désirerez, sans doute, Messieurs, après avoir entendu l'avis du Conseil supérieur d'hygiène publique de Belgique sur la question portée aujourd'hui devant vous, connaître l'opinion des brasseurs belges sur le même sujet.

Cette opinion se trouve consignée dans deux mémoires envoyés à M. le Ministre de l'Intérieur, en réponse au rapport du Conseil supérieur d'hygiène L'un émane du cercle des brasseurs et est daté de Willebroeck, 25 juillet 1875 ; l'autre est l'œuvre de l'Association générale des brasseurs belges et est daté de Bruxelles, 10 août 1875.

Ces deux associations sont unanimes pour repousser la définition proposée pour la bière. « Pour l'une d'elles, la bière est, selon la définition de » Lacambre, une boisson fermentée préparée au moyen d'une décoction » de houblon dans un liquide plus ou moins sucré. »

Cette définition me paraît trop large, parce qu'elle permet de nommer bière un liquide contenant du sucre et du houblon, et ne renfermant pas les éléments du malt.

Et cependant il est incontestable que la véritable bière a toujours eu le malt pour base de sa préparation.

Ces associations des brasseurs sont aussi unanimes pour s'étonner que le Conseil supérieur d'hygiène proscrive la substitution en tout ou en partie de substance amylacée et sucrée aux céréales.

La divergence d'opinion qui existe à cet égard entre le Conseil et les brasseurs a pour point de départ l'idée que l'on se fait de la bière.

Pour le Conseil, les éléments utiles de cette boisson tirent leur origine du malt et du houblon ; ils ne dérivent pas seulement de l'amidon et des produits de sa transformation, mais encore des principes azotés, phosphatés et minéraux, ainsi que l'extractif, qui ne se rencontrent ni dans la fécule, ni dans l'amidon, ni dans le sucre.

Au point de vue de l'alimentation publique, la bière doit être envisagée dans son ensemble et non dans l'un ou l'autre de ses principes. Ce qui en fait la qualité, c'est le rapport qui existe entre ces derniers, et c'est la dénaturer que de forcer la proportion de l'un de ses éléments aux dépens des autres : la bière est en quelque sorte un tout indivisible, au même titre que la plupart des denrées alimentaires.

L'Association générale des brasseurs ne considère pas la bière de cette façon. Pour elle, cette boisson n'a de valeur que par les matières sucrées et l'alcool qu'elle contient ; « L'amidon seul donne à la bière ses qualités » nutritives et stimulantes. Peu importe d'où il vienne, qu'il soit extrait » du malt ou des grains crus, du riz ou du maïs, de tubercules ou des » légumineuses. Les matières azotées et les sels inorganiques n'y sont » pour rien. »

Le Cercle de Willebroeck, au contraire, tient en grande estime les principes minéraux, les phosphates etc., et proclame bien haut l'importance des éléments du malt et du houblon.

Comment comprendre dès lors que ce même Cercle ne condamne pas avec nous la substitution au malt de matières qui ne renferment point ces éléments qu'il considère comme si utiles ?

L'Association des brasseurs déclare que, si le Conseil d'hygiène, au lieu de diriger une campagne contre les succédanés du malt, avait fourni le moyen d'offrir aux consommateurs une bière plus riche, il aurait marché vers le but qu'il s'est proposé, mais qu'il s'en écarterait si le Gouvernement venait à admettre son avis.

Mais le Conseil a indiqué ce moyen sans avoir eu besoin de l'inventer : faire ce que nos anciens brasseurs faisaient ; n'employer que le malt et le houblon et donner à la bière la densité qu'elle avait anciennement.

Le Cercle de Willebroeck semble dédaigner les procédés de nos ancêtres.

Et cependant la bière n'était-elle pas meilleure autrefois qu'aujourd'hui ?

Qui a fait la réputation de la bière ! Sont-ce les anciens brasseurs avec les procédés considérés aujourd'hui comme défectueux, ou bien sont-ce les brasseurs modernes avec leurs formules qu'ils considèrent comme une émanation du progrès ?

A ces questions, la brasserie moderne répond qu'il est incontestable que les bières d'il y a 20 à 30 ans valaient mieux que celles d'aujourd'hui, et que la qualité alimentaire de celles-ci a diminué d'environ 25 pour 100.

Elle explique ce résultat d'une manière très simple, en faisant remarquer que le prix de tous les éléments qui concourent à la fabrication de la bière a considérablement augmenté, tandis que celui de la bière est resté stationnaire, par suite des prétentions inouies des consommateurs, qui ne veulent pas entendre parler d'augmentation du prix du « verre de bière ».

Elle ajoute que les brasseurs ont dû chercher un moyen de compensation qu'ils ne se font aucun scrupule d'avouer : ils ont affaibli successivement leurs produits, à tel point que la densité des moûts qui anciennement était 1050 est tombée actuellement à 1058.

Cette explication peut paraître satisfaisante, si l'on se rappelle certaines émeutes qui ont éclaté lorsque les débitants ont voulu augmenter le prix de la bière. Mais elle cesse de l'être, si l'on compare le prix actuel de la tonne de bière au prix de la même mesure d'il y a 25 ans, et la capacité des « verres » d'aujourd'hui à celle des verres d'autrefois.

En outre, l'industrie de la brasserie, éclairée par les enseignements de la science, a considérablement amélioré ses procédés de fabrication : l'emploi de la vapeur et des machines, un meilleur agencement des appareils lui ont permis de diminuer les frais de main-d'œuvre ; l'observation méthodique des circonstances les plus favorables à la transformation des matières premières lui fournit le moyen d'obtenir une quantité de bonne bière plus considérable que celle que l'on obtenait par les anciens procédés.

D'ailleurs, cette explication fût-elle exacte, il y aurait lieu de rechercher comment il se fait que le prix du pain et de la viande s'établit régulièrement d'après celui des céréales et bétail, malgré les mouvements populaires qui ont parfois accompagné l'augmentation de la valeur de ces denrées indispensables, tandis que le prix de la bière est condamné fatalement à rester stationnaire.

Pourquoi la bière ferait-elle exception à cette règle d'économie qui établit le prix du produit d'après celui des matières premières, de la main d'œuvre et du bénéfice que le fabricant s'assure en vendant ses produits ?

Cette exception constituerait une anomalie sans exemple qui devrait disparaître et qui disparaîtrait rapidement par la force des choses, car producteurs et consommateurs y sont directement intéressés.

Ce qui se passe sous nos yeux ne justifie pas l'explication donnée par les producteurs de bière.

Nous voyons, en effet, importer une quantité toujours croissante de bières étrangères qui, pour pouvoir supporter le transport, ont dû être suffisamment corsées et bien préparées ; nous voyons en outre les amateurs de bière payer sans observation le prix demandé pour ces produits exotiques, fût-il double et même triple de celui des bières du pays.

Nous n'admettons donc pas, comme suffisamment justifiée, l'explication donnée par les représentants de la brasserie, et nous sommes obligés de rechercher ailleurs la raison qui les porte à remplacer le malt au moins en partie par d'autres substances.

Nous le trouvons dans la raison d'économie et dans l'étude incomplète des produits de la transformation de l'amidon et du sucre, tant au point de vue chimique qu'au point de vue physiologique.

Un des produits principaux de la transformation des matières premières servant de base à la brasserie, à la distillerie comme à la préparation des vins, c'est sans contredit l'alcool.

Ce corps a été le mieux étudié, grâce à la facilité avec laquelle on parvient à le séparer et à la quantité notable que l'on peut retirer de chaque opération. On peut dire que son étude est à peu près complète : ses réactions sur les corps naturels ou artificiels sont bien connues ; son action sur l'économie animale a été l'objet de longues et nombreuses études qui nous permettent d'en déterminer la fonction alimentaire, de connaître les avantages que l'on peut attendre de l'assimilation de certaines doses, et les inconvénients que l'on doit redouter de l'ingestion de quantités plus considérables.

Mais, en même temps que l'alcool, il se produit dans la fermentation des liquides sucrés complexes, d'autres corps connus depuis moins longtemps, parce que leur isolement présente plus de difficultés et parce qu'ils se produisent en moindre quantité.

Parmi ces corps, il en est qui exercent sur l'organisme humain une action énergique et quelquefois délétère, même à faible dose.

Je puis me dispenser, Messieurs, d'énumérer ces produits à vous qui les connaissez si bien par l'étude que vous en avez faite ; les personnes étrangères aux sciences me comprendront, lorsque je leur rappellerai les différences d'odeur et de saveur qui caractérisent les alcools de vins, de grains, de riz, de pommes de terre, de canne à sucre.

Les brasseurs qui soutiennent qu'il importe peu que le sucre servant à la préparation de la bière provienne des céréales, de la canne, de la betterave, du riz, des pommes de terres, des légumineuses, etc., se trompent donc à tous égards, puisque ces dernières matières introduisent dans la bière des éléments qui ne devraient pas s'y rencontrer et n'y apportent pas les éléments utiles qui existent dans les céréales, passent en partie dans la bière et lui communiquent les bonnes qualités que l'on y recherche. A ces considérations déjà si importantes il faut ajouter celle-ci, qui ne l'est pas moins.

La diminution ou l'absence complète de malt dans la préparation des moûts amène nécessairement une différence dans la saveur, l'odeur et la couleur des bières préparées ainsi, et de celles qui ont réellement et uniquement pour base les céréales.

Il importe de corriger ces différences, et c'est alors qu'interviennent la glycérine et les colorants les plus variés, tels que caramels, chaux et autres produits dont l'annonce s'étale à la 4ᵉ page des journaux de la brasserie. Ces produits restent dans la boisson et quelquefois en séparent des éléments utiles.

Que les brasseurs le sachent bien : nous demandons que l'on ne substitue pas au malt des substances amylacées ou sucrées étrangères aux céréales, parce qu'elles ne renferment pas les éléments utiles que l'on s'attend à rencontrer dans la bonne bière, et parce qu'elles font entrer dans sa composition, directement ou indirectement, des éléments qui ne doivent pas y exister. Voilà pourquoi nous considérons ces substitutions comme des falsifications et comme une tromperie sur la nature de la chose vendue.

Il me reste, Messieurs, à vous parler du houblon.

Aucune substance connue jusqu'à ce jour ne peut remplacer avantageusement le houblon dans la préparation de la bière.

« Nous sommes d'avis, disent les auteurs du mémoire de Willebroeck,
« que toute substance quelconque, quelqu'inoffensive qu'elle soit d'ailleurs
« au point de vue de la santé des consommateurs, employée comme succé-
« dané du houblon, peut et doit être considérée et punie comme une
« véritable falsification. Si l'on y recourt, nous en désirons vivement la

« répression et une loi en ce sens ne saurait en aucun cas être inutile. »
L'Association bruxelloise ne partage pas cet avis.

Tout en se montrant plus sévère à l'égard du houblon qu'à l'égard du malt, elle ajoute cependant dans son mémoire :

« Certes il n'entre pas dans notre pensée de proposer l'interdiction de
« l'emploi des succédanés du houblon ; cette interdiction serait impossible
« d'ailleurs sous le régime de nos libres institutions ; nous ne verrions du
« reste aucun crime dans l'emploi de ces succédanés, s'il était demontré
« qu'ils ne peuvent porter aucun préjudice quelconque aux consomma-
« teurs. »

Vous voyez, Messieurs, la divergence radicale qui existe dans l'opinion des deux associations, et jusqu'où l'on peut aller lorsqu'on est lancé dans la voie des substitutions.

Faisant allusion aux succédanés du houblon, j'ai dit, dans la note soumise aux délibérations du Conseil supérieur d'hygiène publique,
« que l'industrie de la brasserie ne s'est pas toujours arrêtée à l'emploi
« de substances inoffensives, et que l'on a des exemples qui démontrent
« que des composés dangereux ont quelquefois été employés pour rem-
« placer l'un des éléments de la bière. »

Cette phrase m'a valu des reproches et des attaques auxquels je n'ai pas répondu et ne répondrai pas.

Mais je tiens à déclarer publiquement qu'il n'est jamais entré dans mes intentions d'accuser la corporation entière des brasseurs, que je tiens en grand estime, mais de rappeler des cas isolés et parfaitement constatés.

J'ai fait connaître, dans une autre assemblée, des faits qui démontrent que la Coque du Levant a quelquefois été employée comme succédané du houblon, et j'ai publié à cette occasion une formule, avec la manière de s'en servir, qui m'a été communiquée par un brasseur.

Quoi d'étonnant que les représentants de la brasserie ne connaissent pas les brasseurs qui falsifient leurs produits ?

Le falsificateur n'opère pas au grand jour ; il agit dans l'ombre et prend soin de cacher ses mélanges au public, qui les repousse impitoyable-ment, et à ses confrères, auxquels il fait une concurrence déloyale.

Dans une question telle que celle qui nous occupe, Messieurs, il con-vient aussi de tenir compte des exigences des consommateurs.

Les amateurs de bière, et j'ajouterai les médecins qui prescrivent quelquefois à leurs malades l'usage de cette boisson dans l'alimentation journalière, entendent bien qu'elle soit préparée à l'aide du malt et du houblon, et non avec du sucre et un amer quelconque laissé au choix de personnes n'ayant pas qualité pour pouvoir en apprécier les effets.

Dans notre libre Belgique, tout citoyen peut vendre ce qui lui convient et comme il l'entend, à la condition toutefois de se conformer aux lois du pays et de ne pas tromper l'acheteur sur la qualité de la marchandise vendue.

Comme conséquence de ce principe, le Conseil supérieur d'hygiène publique disait dans son rapport :

« Les industriels qui voudraient modifier leur fabrication, quant au choix
« des matières premières, seront évidemment libres de le faire, à la seule
« condition, sévèrement prescrite, de revêtir le produit nouveau d'un nom
« qui ne permette pas de le confondre avec la bière véritable : la boisson
« fermentée préparée exclusivement à l'aide des céréales et du houblon. »

Les représentants de la brasserie repoussent cette proposition si large et si logique. Voici en quels termes :

« Si l'on oblige, disent-il, le brasseur qui use de fécules de pommes de

« terre à la publier, il est positif que ce seul fait de la publication de par
« la loi fera en quelque sorte montrer du doigt celui qui use de ce
« moyen, et qu'il sera dès lors considéré comme recourant à une falsifica-
« tion de fait, mais tolérée exceptionnellement par la loi sous condition
« de publication, vrai cordon sanitaire contre la santé publique ; il
« paraîtra s'avouer coupable d'altération de sa bière ainsi stigmatisée. Il
« importe, en effet, de ne pas perdre de vue que le public, ignorant des
« principes de la fabrication de la bière et de la valeur de ses principes
« alimentaires, naturellement soupçonneux, deviendra d'autant plus enclin
« à imputer à la brasserie des faits répréhensibles, que l'exception créée
« par la loi stimulera encore cette propension. En somme, il deviendra
« en fait impossible au brasseur, sous une telle législation, d'employer
« désormais la fécule en ces conditions. Le caprice éloignerait le public
« d'un brasseur recourant à cette publication. Ce serait apporter à la
« brasserie qui emploie des fécules avec son malt, et ne doit avoir aucun
« scrupule à le faire, une interdiction de fait d'en user encore ; ce serait
« un moyen indirect mais certain de défense. Tout autant vaudrait en
« ce cas ne pas user d'un semblable détour et défendre directement
« l'emploi de la fécule, contrairement cependant à tout ce qui a lieu dans
« tous les autres pays producteurs de bière. »

Voilà, Messieurs, ce que répondent les brasseurs. L'importance de cet
aveu, émanant des producteurs de bière, ne vous échappera pas.

Oui, Messieurs les brasseurs, le public est, comme vous le dites, ignorant
des principes de la fabrication de la bière et de la valeur de ses principes
alimentaires. Mais il a pour lui le bon sens et une sorte d'instinct qui lui
font distinguer le vrai du faux, le beau du laid, le juste de l'injuste, le bon
du mauvais.

Oui, il est naturellement soupçonneux, notamment à propos de la bière ;
mais avouez que c'est vous qui l'avez rendu défiant. Il a soupçonné, ce
bon public, que vous avez modifié votre fabrication, et, dégustant vos
produits, il a reconnu que ce n'est pas à son avantage.

Il se plaint, mais c'est avec raison. Vous cherchez à lui démontrer que
c'est à tort et il vous répond : qu'il n'a que faire de vos explications basées
sur une science incomplète et que ce qu'il lui faut à lui, ignorant de la
valeur des principes alimentaires de la bière, c'est de la bière faite à
l'aide du malt et du houblon.

Joignons-nous, Messieurs, à ce bon et ignorant public ; disons aux
brasseurs qu'aucun succédané du malt et du houblon ne peut les remplacer
d'une manière complète dans la fabrication de la bière ; qu'en élevant
la prétention contraire, ils n'envisagent la question qu'au seul point de
vue de leur intérêt ; que la solution qu'ils proposent n'est pas favorable
à l'alimentation ; que l'intérêt des consommateurs proteste contre toute
espèce de substitution, et que l'hygiène publique impose à tous le devoir
de maintenir dans leur intégrité les substances servant à l'alimentation
publique.

M. Hambursin (Namur). Je me propose de traiter aussi brièvement que
possible la question qui est soumise à votre examen, et sans préambule
j'entre en matière.

La 1ᵉ conclusion provisoire n'est guère qu'une définition ; je n'ai rien à
y objecter.

Les 2ᵐᵉ et 5ᵐᵉ conclusions expriment des idées corrélatives qu'on peut rendre par cette seule phrase : rien que des céréales et du houblon, sinon falsification et fraude tombant sous l'application des lois pénales.

Cette proposition est nette et catégorique. Je ne puis m'y rallier, alors qu'elle est formulée d'une manière si absolue.

Il y a lieu d'examiner, tout d'abord, si cette proposition est d'une exactitude rigoureuse, et ensuite si elle n'entraînerait pas des inconvénients graves dans la pratique.

La question est complexe. Elle est non-seulement du ressort de l'hygiène, mais elle concerne aussi une industrie importante, la brasserie. Elle a, en outre, les rapports les plus intimes avec une question économique de la plus haute importance, l'alimentation des populations.

C'est assez dire que, pour traiter convenablement cette question, il ne convient pas de l'envisager seulement sous une de ses faces; elle doit être examinée à la fois au point de vue hygiénique, industriel et économique.

J'aurai, en outre, à signaler des lacunes importantes dans les conclusions de la Commission. Il n'y est, en effet, question que des matières premières pouvant entrer dans la composition de la bière. Mais ceux qui se sont occupés de la fabrication de ce produit savent que les qualités des bières, tant au point de vue de leur saveur qu'à celui de leurs propriétés chimiques et physiologiques, varient tout autant par le fait des procédés employés dans la fabrication que par la nature des matières premières qui entrent dans leur composition. Ainsi, les bières offrent des caractères différents suivant qu'elles ont été obtenues par l'infusion ou la décoction du malt, par la fermentation par dépôt ou par la fermentation superficielle. Il convient, selon moi, que le Congrès donne son appréciation sur les produits obtenus à l'aide de ces divers procédés.

Enfin, il ne serait pas inopportun que le Congrès signalât aux Gouvernements les causes qui enraient les progrès de la brasserie, et les moyens d'y remédier, afin que les populations né soient plus obligées de s'abreuver de boissons aussi imparfaites, aussi peu hygiéniques que les bières le sont généralement.

Je reviens aux propositions qui nous sont soumises.

Les 2ᵐᵉ et 3ᵐᵉ conclusions provisoires excluent de la fabrication de la bière les matières sucrées, les substances amylacées et leurs dérivés tels que la glucose, le sirop de fécule ; en un mot, toutes les substances qui, par la fermentation, se convertissent en alcool, tout comme l'amidon des céréales. Ces articles prohibent aussi l'emploi partiel des succédanés du houblon, dont les principaux sont : le quassia, la gentiane et le colombo.

Ces propositions sont trop absolues ; je vais chercher à le démontrer.

En ce qui concerne l'interdiction de la glucose dans la fabrication de la bière, il me suffira de rappeler que, suivant l'expérience acquise, l'emploi de cette substance, dans certaines proportions, ne nuit en rien à la qualité des produits.

Le fait a été parfaitement établi par une commission de savants nommée par le gouvernement bavarois.

« Les résultats obtenus, dit Mulder (1), avec de la bière préparée au moyen du malt et du sucre de fruits, ont été favorables. La Commission royale de Bavière n'a positivement rien trouvé à objecter contre la bière préparée au moyen du malt et du sucre de fruits, si ce n'est qu'elle donne moins de levure.

« Ce jugement, publié en Bavière par ordre du Gouvernement, présente de l'importance. Le gouvernement bavarois doit, par la nature même des choses, favoriser la préparation de la bière avec du malt seul. La bière préparée au moyen du malt seul, et la bière préparée au moyen du malt et du sucre de fruits, contenaient des quantités égales d'extrait et d'alcool. Il s'y trouvait, en effet, 4 pour 100 d'extrait et 4 pour 100 d'alcool. La bière provenant du malt seul avait été obtenue au moyen de 75 kilgr. 40 de malt d'orge et de 560 grammes de houblon, et la bière provenant du malt et du sucre de fruits avait été obtenue au moyen de 56 kilgr. 45 de malt, de 4 kilogr. de sucre et de 560 grammes de houblon. On avait une quantité égale de bière. »

Ce fait me parait décisif. Voici les réflexions qu'il suggère au savant chimiste que je viens de citer :

« On doit reconnaître qu'il y a lieu d'être peu satisfait de beaucoup de bières, parce qu'elles sont trop faibles et parce qu'elles contiennent une trop petite quantité d'alcool et de matières solides. Pour la préparation d'une boisson plus excitante de la nature de la bière on peut, ou employer une plus grande quantité de grains, ce qui fournit une bière d'un prix plus élevé, ou bien ajouter aux grains des substances qui puissent les remplacer.

« D'abord, chez beaucoup de personnes, l'idée n'est pas venue que l'on puisse avoir tort de désirer de boire une boisson forte. On sacrifie donc une petite quantité du pouvoir nutritif de la bière de grains et l'on emploie un succédané de ces bières, c'est-à-dire de la bière préparée avec de la fécule de pommes de terre ou d'autres substances amylacées. Je connais, par expérience, des bières de cette nature et je puis certifier que, par leur saveur et leurs propriétés sensibles, elles valent bien d'autres bières qui cependant sont bonnes.

« *Je pense que l'on ferait une œuvre essentiellement utile, si l'on fabriquait de pareils succédanés et que le gouvernement ferait bien de l'encourager sous tous les rapports.* »

Rohart et Lacambre partagent l'avis de l'illustre chimiste que je viens de citer.

J'ai eu l'occasion de faire répéter, dans une brasserie, l'expérience de la Commission royale de Bavière, et j'ai pu confirmer l'exactitude du résultat obtenu par elle.

---

(1) Mulder. *De la bière, de sa composition chimique, etc.*, traduction par Deloudre-Baillère. Paris, 1861, page 382.

J'ai ensuite varié l'expérience en employant une quantité de sucre de fruits égale au prix du malt qu'il était destiné à remplacer, de manière à avoir un même prix du revient.

Voici le fait :

D'habitude, le brasseur emploie mille kilogrammes de céréales et produit soixante hectolitres de bière, soit six hectolitres pour 100 kilogrammes de grains.

Celui auquel je m'adressai procéda de même manière; il ajouta soixante kilogrammes de sucre de fruits en chaudière et une quantité proportionnelle de houblon. Au lieu de soixante hectolitres de bière, il en fit soixante et douze. Le prix de revient était le même. En effet, le malt coutait environ 50 francs les 100 kilogr. et le sucre 1 fr. le kilogr. $50 \times 2 = 60$ et $1 \times 60 = 60$.

La densité du moût mesurée au moyen du saccharimètre de Boalling était plus élevée d'un degré que celle du moût ordinaire de la brasserie.

La bière ainsi obtenue avait une saveur aussi franche que celle obtenue avec les céréales exclusivement. La seule différence que j'aie constatée, c'est qu'elle a pris un temps double pour se clarifier (15 jours au lieu de 8).

On estime qu'au point de vue de la production de l'alcool, 20 kilogr. de sucre de fruits valent 100 kilogr. de malt. Ayant employé 60 kilogr. de sucre au lieu de 200 kilogr. de malt, le brasseur avait renforcé sa bière, au point de vue du sucre et de l'alcool qu'elle contenait, d'une quantité égale à celle qu'aurait donnée en plus cent kilogrammes de malt.

La bière ainsi obtenue était donc d'un treizième plus riche en sucre et en alcool que la bière ordinaire de l'usine. En revanche, elle était un peu plus pauvre en dextrine. Dans cette opération, on avait augmenté les éléments principaux de la bière, qui sont le sucre et l'alcool, au détriment d'autres principes, utiles aussi sans doute mais d'une importance moindre. Évidemment le consommateur n'y perdait rien.

Peut-on qualifier de fraude un tel procédé? Non, puisque le prix de revient était le même.

Si l'on s'en tenait à la rigueur d'une définition, on pourrait peut-être appliquer à ce procédé le nom de falsification. Mais une telle falsification étant à l'avantage du consommateur, doit être louée et non blamée.

Peut-on même, avec raison, prétendre qu'il y ait là falsification ?

Je ne le pense pas. Supposons, en effet, que, par un procédé nouveau, l'on parvienne un jour à extraire en tout ou en partie le quart de l'amidon qui reste dans la drèche. Cela serait considéré avec raison comme un grand progrès. Cet amidon se transformerait en dextrine, en glucose et en alcool. Qu'a-t-on fait dans l'exemple que j'ai cité, sinon de restituer à l'extrait de grains une partie de l'amidon restée dans la drèche?

Loin d'être une falsification, on pourrait même, avec quelque raison, prétendre que la bière, ainsi obtenue, représentait plus fidèlement la constitution chimique des grains que la bière ordinaire de la brasserie, à la condition, bien entendu, d'aller au fond des choses et de ne pas s'arrêter à la superficie.

On peut voir, par l'exemple que j'ai cité, que le brasseur n'a d'intérêt à employer le sucre de fruits, la fécule et les matières sucrées, que pour autant qu'il y ait un écart notable entre le prix des céréales et celui des substances précitées, car, si le prix du malt descendait de 30 à 25 fr., le prix du sucre restant le même, le brasseur intelligent cesserait d'user de ce dernier. Lorsque le prix du malt monte, au contraire, à 40 fr., celui du sucre restant le même, les substances amylacées et leurs dérivés deviennent pour le brasseur une ressource précieuse, et lui permettent encore de livrer à bas prix des bières généreuses.

Nous n'avons jusqu'ici examiné la question qu'au point de vue de la fabrication et de la qualité des bières produites. Mais elle prend une importance bien plus grande si on l'envisage au point de vue économique.

Personne n'ignore, en effet, que les céréales, dans les opérations auxquelles elles sont soumises pour être transformées en bière, subissent une perte considérable en principes nutritifs.

« Le résultat final, dit Mulder, (ouvrage cité, page 574) est que, dans la préparation de la bière, un quart des parties constituantes amylacées, et un sixième des parties albumineuses de l'orge sont perdus pour l'homme et les bestiaux.

« Sur 400 kilogr. d'orge employés à la préparation de la bière, 100 kilog. sont donc perdus pour la consommation de l'homme et des bestiaux sous forme d'amidon et de dextrine.

« Sur 600 kilogr. d'orge, 100 kilogr. sont perdus sous forme de substances albumineuses.

« Si l'on emploie du froment, la perte n'est pas moindre.

« Dans l'exemple que nous avons choisi, nous avons admis que l'opération était bien conduite.

« Dans l'orge desséché à l'air, il existe 58,5 pour 100 d'amidon et de dextrine. Il en reste un quart dans la drèche : en effet, 16,6 est le quart et 58,6, + 6,6 = 65,2. Il reste donc, en nombres ronds, 45 pour 100 d'amidon et de dextrine de l'orge desséché à l'air. En nombres ronds, 17 parties de sucre et de dextrine, 14 parties d'alcool et 14 parties d'acide carbonique se forment aux dépens de ces 45 parties d'amidon. Ces 14 parties d'acide carbonique qui se dégagent sont le quart de 58,5 ou de la quantité totale d'amidon et de dextrine contenue dans l'orge.

« Il n'a pas été tenu compte ici de la perte qui se produit par le lavage et la germination de l'orge.

« Relativement aux indications numériques, nous n'avons donc rien exagéré. Nous ne nous ferions, du reste, qu'une idée imparfaite de la question qui nous occupe, si nous nous en tenions seulement aux quantités.

« Aux dépens de l'amidon du grain, il s'est produit une substance gommeuse, du sucre, et de l'alcool.

« Pour 1150 parties d'alcool qui se sont produites aux dépens de l'amidon, il a disparu 1100 parties d'acide carbonique. Ces 1100 parties sont absolument perdues. D'autre part, au point de vue physiologique, l'alcool n'est pas comparable à l'amidon.

« Relativement à la perte du quart que subit l'amidon des grains dans la préparation de la bière, nous devons donc modifier notre jugement. En effet, il se produit une substance qui exerce une action excitante sur l'organisme, et dont l'action salutaire sur cet organisme est suffisamment prouvée, du moins lorsqu'on l'emploie à l'état étendu. Cela est surtout vrai lorsque cette substance se trouve en présence de l'albumine, de la dextrine, du sucre de fruits, de l'acide lactique, de la substance amère du houblon et des phosphates alcalins qui constituent, avec l'alcool, les parties constituantes principales de la bière.

« En ce qui concerne la question de savoir si une partie d'alcool, lorsque cet alcool est étendu et mélangé avec d'autres substances nutritives, peut, au point de vue de l'effet utile, être considérée comme équivalente à deux parties d'amidon, je ne puis exprimer aucune opinion décisive : je manque pour cela de données expérimentales. L'abus que l'on fait des boissons fortes détourne quelques personnes d'exprimer d'un jugement simple et vrai sur l'action salutaire de l'alcool, lorsqu'il est étendu, comme dans la bière par exemple (1).

« Celui qui examine avec impartialité l'effet d'une bonne bière sur l'organisme, attribue une bonne partie de cet effet à l'alcool qui y est contenu, en admettant même que l'alcool ne possède pas la moindre propriété nutritive.

« Pour moi, je ferai observer, relativement au quart de l'amidon et de la dextrine qui, dans la préparation de la bière au moyen de l'orge est perdu pour l'homme et les animaux, qu'il ne m'est pas possible d'admettre qu'il existe là une perte essentielle, d'autant plus qu'à la place de l'amidon il s'est produit de l'alcool dont l'action bienfaisante sur l'organisme est indubitable, pourvu qu'il soit employé à l'état étendu, et qu'il ne soit pas considéré comme un succédané de ce que nous appelons, à proprement parler, un aliment, qui doit être notamment doué de la propriété de reproduire les matières qui ont été consommées.

« *En ce qui concerne, au contraire, la perte d'un sixième des substances albumineuses, il n'y a aucune justification à présenter.*

« Pour ce qui est de matières grasses, admettons que, dans 100 parties d'extrait de bière, il existe 0,2 de matière grasse. Cela donne pour 4,2 pour 100 d'extraits, 0,008 de matière grasse, et, par suite, pour 400 kilos de bière, 0,052 de matière grasse.

« Dans 100 kilog. d'orge, il y avait 2, 1 de matière grasse; il s'est donc perdu 2, 07, ce qui est presqu'une perte de 69/70

(1) Les préjugés que combat ici Mulder ont aujourd'hui généralement disparu. L'alcool, même à l'état concentré, est employé avec succès, non seulement dans le traitement des maladies chroniques, comme dans certaines phthisies, mais dans les maladies aiguës à caractère adynamique. Il se montre alors un agent merveilleux pour relever les forces de l'organisme.   H.

« Passons enfin aux substances salines ; admettons qu'il existe 0,25 pour 100 de sels dans l'extrait : pour 400 kilog. de bière, par exemple, cela nous donnera k'0,1. Mais il y avait k'2,5 de sels dans l'orge : il s'est donc produit une perte de k' 2,4, ou de 24/25.

« Partout il y a donc perte pour la consommation de l'homme. »

Vous le voyez, Messieurs, la question touche ici aux plus graves considérations économiques.

Pouvons-nous conserver intactes les conclusions provisoires de votre Commission, alors qu'elles préconisent l'emploi exclusif des céréales dans la fabrication de la bière ? Une telle proposition ne saurait, à mon sens, se justifier qu'autant qu'un intérêt hygiénique puissant fût en jeu. Or, je crois avoir prouvé qu'il n'en est rien, et que l'emploi des substances amylacées, de la glucose et des matières sucrées, dans certaines proportions déterminées par l'expérience, ne nuit en rien aux qualités de la bière. Je crois avoir, en outre, établi que l'industrie peut mettre à profit ces substances, pour rendre la bière plus généreuse dans les années de disette, et même dans les années ordinaires pour la fabrication des bières communes, de celles qui sont à l'usage des classes peu favorisées de la fortune.

On ne manquera pas de m'objecter que, si l'on tolère l'emploi des fécules et des matières sucrées, il est à craindre que le brasseur n'en fasse abus.

A cela, Messieurs, je ne puis rien répondre, sinon que l'on peut abuser de tout. Le brasseur ne pourrait, d'ailleurs, outrepasser beaucoup les doses indiquées, sans nuire à la qualité de ses produits. C'est la seule garantie que la société possède contre l'abus ; mais elle est sérieuse, attendu que le brasseur a tout intérêt à satisfaire le consommateur.

Des considérations analogues à celles qui précèdent sont applicables à l'emploi exclusif du houblon.

Sans doute on ne préparera jamais de bière fine et vraiment agréable qu'avec de bon houblon. Cette substance est, du reste, indispensable pour la fabrication de la bière ; car, si le quassia, la gentiane, le colombo, etc., ont bien l'amertume voulue, ils ne possèdent pas, comme le houblon, l'acide tannique nécessaire à la coagulation de l'albumine, de sorte que leur emploi ne peut être que partiel.

L'usage de ces succédanés du houblon est, du reste, plus rare qu'on ne le croit généralement. Ce qui contribue à induire le public en erreur à cet égard, c'est que beaucoup de brasseurs font usage de houblon suranné acheté à vil prix. Lorsque le houblon, même comprimé, a plus de deux ans d'âge, il a perdu son huile essentielle. C'est ce principe qui communique à la bière cette saveur fine et énivrante, si prisée par les amateurs. Lorsque le houblon est privé de cette huile, son amertume ne se distingue plus de celle des substances précitées.

Au surplus, comme le quassia, la gentiane et le colombo sont des amers bienfaisants, aussi hygiéniques que le houblon, il n'y a pas lieu d'interdire l'emploi de ces substances. L'État n'a le droit d'intervenir que pour autant que la société soit lésée, et ici elle ne l'est pas.

J'ai dit plus haut que les procédés de fabrication exerçaient une influence considérable sur la constitution chimique de la bière, et partant sur ses propriétés physiologiques. Vous trouverez sans doute, comme moi, que le Congrès doit se prononcer sur la valeur hygiénique des produits obtenus à l'aide de méthodes différentes.

En Angleterre, et dans la plupart des contrées de l'Europe, l'extrait de malt est obtenu par infusion.

En Allemagne, on opère, en partie par infusion, en partie par décoction. Dans certaines brasseries, ce dernier mode est exclusivement employé. On peut aussi traiter le grain d'abord par infusion, puis soumettre le résidu à la décoction.

L'infusion, laissant agir la diastase, transforme la plus grande partie de l'amidon en sucre. La bière ainsi obtenue est sucrée, alcoolique, limpide et très digestive. La décoction, détruisant la diastase, donne naissance à une bière moins sucrée, plus épaisse ; elle contient beaucoup de dextrine. Cette bière est moins agréable, empâte la bouche, et est lourde sur l'estomac; en revanche, elle est plus nourrissante. La méthode par infusion est donc préférable.

Les bières obtenues par un procédé mixte, comme les bières allemandes, tiennent le milieu entre ces deux espèces de bière. Au point de vue économique, il y a avantage à traiter les matières par décoction, après les avoir déjà épuisées par infusion. La bière obtenue à l'aide de cette dernière méthode offre les caractères de la bière obtenue par infusion, la plus grande partie de l'amidon s'étant déjà convertie en sucre, lorsque l'on soumet le résidu à l'ébullition. Les produits obtenus de la sorte sont irréprochables au point de vue hygiénique.

Il me reste un mot à dire des fermentations.

Le mode de fermentation qui préserve le mieux la bière de l'acidité est sans contredit le procédé bavarois, la fermentation par dépôt, à température basse. Les Anglais, à l'aide de la fermentation superficielle, arrivent au même résultat, en rendant leur bière plus forte et en employant beaucoup de houblon. Grâce à ces deux circonstances, les *ales* se conservent presque indéfinement sans s'acidifier, peuvent être transportées sous tous les climats, et restent longtemps en vidange sans s'altérer, (propriété importante que ne possèdent pas les bières de Bavière). Par leur richesse en alcool, les *ales* sont stimulantes; par leur houblon, elles sont très toniques et très digestives : ce sont, à mon avis, les bières les plus recommandables au point de vue hygiénique.

Tout en laissant à chaque contrée ou localité la faculté de produire des bières spéciales, ce qui engendre une diversité de produits qui peut satisfaire tous les goûts, le Congrès pourrait émettre le vœu que, dans les pays où l'industrie de la brasserie n'est pas arrivé à un haut degré de perfection, comme il l'est en Angleterre et en Allemagne, les brasseurs feraient bien d'imiter les procédés de fabrication de la brasserie anglaise.

Enfin, j'estime qu'il ne serait pas inutile de signaler les causes des imperfections si fréquentes que l'on rencontre dans les bières, et d'indiquer les moyens propres à relever l'industrie si importante de la brasserie.

A mon avis, la fraude est moins commune qu'on ne le pense généralement. L'imperfection des bières tient le plus souvent à l'ignorance des brasseurs en matière de chimie. La diffusion des sciences naturelles contribuera beaucoup à l'amélioration des produits.

Toutes les transformations qui s'opèrent dans l'orge pour la faire arriver à l'état de bière sont des opérations chimiques. Comment veut-on que la plupart des brasseurs étrangers à la chimie puissent se rendre compte des faits, et apprécier les causes des imperfections de leurs produits ? La routine aveugle, voilà l'ennemi à combattre. Un traité élémentaire, où l'auteur exposerait, d'une manière claire, concise et simple, les principales applications de la chimie à l'industrie de la brasserie, rendrait de grands services.

Mais il est encore un moyen plus prompt et plus efficace de relever la brasserie ; je veux parler des expositions de bière. Celles-ci donneraient aux travailleurs intelligents et instruits l'occasion de montrer leur habileté, et exciteraient une émulation féconde entre les brasseurs.

Tous les ans, dans chaque pays, les gouvernements devraient organiser ou tout au moins patronner ces expositions. Jusqu'aujourd'hui, elles n'ont été qu'internationales, ce qui est insuffisant. Les industriels hésitent à faire les frais nécessaires pour ces expositions lointaines et redoutent une aussi vaste concurrence. On ferait plus, à mon avis, pour les progrès de la brasserie, en vulgarisant la science et en organisant des concours, qu'en promulgant des lois restrictives.

Arrière toutes ces lisières, tout ce vieil arsenal de prohibitions ! Liberté au travail intelligent et honnête ! Répression sévère des fraudes qui compromettent la santé publique ! Tels sont les grands principes qui doivent régir cette importante matière.

Espérons que leur application sera féconde, et que, dans un avenir peu éloigné, il sera donné au public de ne consommer que des bières offrant les propriétés physiologiques décrites avec autant de fidélité que d'élégance dans ces vers :

« La bière qui me plait n'a point un goût acide.
» Sa liqueur offre à l'œil une clarté limpide.
» Faite de grains bien mûrs, meilleure en vieillissant,
» Elle ne charge point l'estomac faiblissant.
» Elle épaissit l'humeur, dans les veines serpente
» En longs ruisseaux de sang nourrit la chair, augmente
» La force et l'embonpoint ; l'urine accroît son cours,
» Et du ventre amolli se gonflent les contours » (1).

---

(1) *L'école de Salerne*, traduite par M. Th Meaux, St Marc.

Conclusions.

1° La bière est une boisson fermentée préparée à l'aide des céréales et du houblon. Ces deux substances sont les seules matières premières qu'il faille employer dans la fabrication pour obtenir des bières fines et riches en principes nutritifs.

2° L'addition des succédanés des céréales, par exemple de la fécule, de la glucose et des matières sucrées, peut être tolérée, pourvu qu'elle ait lieu, dans des proportions convenables déterminées par l'expérience. Ainsi employées, ces matières ne nuisent pas à la qualité des produits ; elles sont une grande ressource pour la fabrication des bières ordinaires.

3° Non seulement l'emploi des matières amylacées et de leurs dérivés peut être toléré dans la fabrication de la bière, mais il doit encore être encouragé par les gouvernements, comme s'opposant à la destruction des matières alimentaires, et spécialement des substances azotées contenues dans les céréales. Il exerce ainsi une influence favorable sur le prix des denrées.

4° La substitution du quassia, du colombo, de la gentiane, et des autres succédanés du houblon à une portion de ce dernier, donne naissance à des produits imparfaits au point de vue de la saveur. Mais les imperfections de ces produits ne sont pas justiciables de l'hygiène et des lois pénales, elles ne le sont que du goût des consommateurs.

5° Le traitement des céréales par infusion donne naissance à des bières plus riches en sucre et en alcool : l'épuisement du malt par décoction produit des bières plus riches en dextrine. Les premières sont plus agréables, plus stimulantes et plus digestives; les secondes empâtent la bouche, sont plus lourdes mais plus nourrissantes; les premières sont préférables au point de vue hygiénique. Au point de vue économique, le procédé qui consiste à user successivement de ces deux modes d'extraction est le plus avantageux. Les produits obtenus ainsi sont irréprochables au point de vue de l'hygiène.

6° Le procédé bavarois, pour la fermentation des bières, est le plus efficace pour s'opposer à l'acidité de ce produit. Néanmoins, on peut obtenir d'aussi bons résultats en employant la fermentation superficielle, si l'on fait, à l'instar des Anglais, des bières fortes et riches en houblon. Dans les pays où la brasserie n'est pas arrivée à un haut degré de perfection, les brasseurs feront bien d'imiter la brasserie anglaise.

7° Les fraudes qui compromettent la santé publique ne sauraient être trop sévèrement punies.

8° La cause qui contribue le plus à l'imperfection des bières est l'ignorance de la plupart des brasseurs en matière de chimie. Un traité élémentaire, où les applications de cette science à l'art de la brasserie seraient exposées d'une manière claire, concise et à la portée des gens du monde, serait appelé à rendre de grands services.

9° Chaque gouvernement ferait chose utile en organisant des expositions de bières; ce serait un moyen puissant d'émulation entre brasseurs et de progrès pour la brasserie.

CONCLUSIONS SUBSIDIAIRES.

1° La qualification de *bière* ne peut s'appliquer qu'aux boissons fermentées fabriquées à l'aide des céréales et du houblon.

Ces deux substances sont donc les seules matières qui puissent s'employer dans la fabrication de la bière.

2° On peut, à l'aide de la fécule, de la glucose et des matières sucrées employées dans des proportions déterminées par l'expérience, remplacer une partie des grains sans nuire à la qualité des produits. On crée, de la sorte, des succédanés de bière, offrant sensiblement les mêmes propriétés physiologiques que les *bières* proprement dites.

3° Non-seulement la fabrication de ces succédanés de bière doit être tolérée, mais elle doit être encouragée par les gouvernements, comme une ressource précieuse pour la fabrication des bières ordinaires, surtout dans les années de disette et comme s'opposant à la destruction des substances azotées contenues dans les céréales, ce qui exerce une influence favorable sur le prix des denrées.

M. Depaire (Bruxelles) déclare que les falsifications de la bière ne sont pas aussi communes qu'on semble le supposer, et qu'en tout cas la chimie ne saurait être rendue responsable des altérations factices de cette boisson populaire. La définition que M. Depaire donne de la bière n'est pas conforme à celle de Mulder et d'autres savants; c'est ainsi qu'il n'est pas question d'amertume dans la description qu'en donne le poëte de l'École de Salerne. D'autre part, M. Bergé est d'avis qu'il est inopportun de soulever dans la discussion actuelle les questions relatives aux méthodes de fabrication de ce produit industriel. Les conclusions formulées par M. Depaire semblent un peu trop absolues à M. Bergé. On doit reconnaître que certaines substances étrangères au houblon et aux céréales peuvent être introduites sans inconvénient dans la bière, soit pour le collage de cette boisson, soit pour donner à celle-ci des qualités spéciales et en faire une variété distincte, connue sous un nom particulier, tel que le *faro* de Bruxelles, par exemple, qui subit une préparation ou plutôt un apprêt particulier à l'aide de matières sucrées. Il est évident que des glucoses de bonne qualité et en proportion convenable peuvent être ajoutées, comme cela se pratique en Bavière, sans constituer une fraude ou une falsification.

Quant à la proposition de rédiger un traité de chimie spéciale à l'usage des brasseurs, M. Bergé la déclare inexécutable. Ce traité ne saurait être compris par des industriels ne possédant pas les éléments et les principes généraux de la science chimique.

En conséquence, M. Bergé fait parvenir au bureau un amendement ou plutôt une proposition additionnelle aux conclusions provisoires du rapporteur. Elle est ainsi conçue :

« Cependant toutes les matières propres à donner à la bière, soit une
« saveur sucrée, soit une plus grande limpidité, soit une plus longue
« conservation, soit une couleur convenable, pourront être employées, si
« elles n'exercent aucune action nuisible sur la santé. »

M. Grosz (Hongrie) appuie les conclusions du rapport de M. Depaire,
qui doivent être acceptées dans l'intérêt du public comme dans celui des
fabricants eux-mêmes. Il rappelle à ce propos les règlements qui obligent
à établir une distinction entre les eaux minérales naturelles et artificielles, et voudrait voir étendre la même mesure aux produits vendus
sous le nom de vins, dont certains ne contiennent pas une goutte de jus
de raisin. Une ordonnance de ce genre rendrait les plus grands services
aux pays vinicoles, tels que la Hongrie.

M. Laussedat fait remarquer à M. Grosz qu'il compare les produits
naturels avec les produits artificiels : que la bière est une production
industrielle à laquelle ces considérations, fort judicieuses d'ailleurs, ne
sont pas applicables.

M. Duluc (France), en réponse aux observations de M. Bergé, dit que les
substances sucrées, par exemple, que l'on ajoute à la bière dans les conditions spéciales indiquées, constituent des additions seulement et non pas
des principes essentiels de la bière : en conséquence, il est d'avis de
conserver les termes des conclusions défendues par M. Depaire.

M. Hambursin insiste sur les avantages hygiéniques et économiques que
l'on peut retirer de l'emploi des succédanés du houblon, ainsi que sur la
valeur identique du malt et des glucoses au point de vue de leur saveur et
de leur composition. En conséquence, il demande la suppression de la
2ᵉ et de la 5ᵉ conclusion, en se basant sur les résultats des expériences
entreprises par la Commission royale de Bavière. Il fait remarquer en
outre que le prix de la bière n'a pas varié, tandis que la valeur des
matières premières a doublé depuis cinquante ans.

M. Depaire rencontre les objections qui ont été soulevées contre son
rapport. L'expérience, ajoute-t-il, vaut mieux en cette matière que tous
les calculs imaginables. Il faut admettre la bière telle qu'elle est, avec ses
qualités et ses défauts, et réserver cette dénomination aux seuls produits
du malt et du houblon. Est-ce à dire qu'il faille pour cela proscrire toutes
les nouvelles boissons appelées à jouer un rôle utile dans l'alimentation
générale? Nullement; mais on réservera le nom de « bière » à la véritable
bière, et l'on donnera des noms spéciaux aux boissons préparées à l'aide
d'autres principes : c'est ainsi qu'on l'appellera: bière de riz, de
pommes de terre, de glucose, etc. Certaines bières, d'ailleurs, dotées d'un
nom spécial, le faro par exemple, pourraient contenir en outre du sucre,
mais il sera interdit de substituer du sucre au malt; à cet égard, la
législation anglaise fait preuve d'une grande sévérité. La 2ᵉ et la 5ᵉ conclusion du rapport, dont M. Hambursin demande la suppression, sont des

déductions légitimes de la première proposition contenant la définition de la bière.

Après un échange d'observations entre MM. Duluc, Hambursin et Depaire, sur la question de savoir si le mot *essentiellement* sera ajouté à la première conclusion, celle-ci est mise aux voix et adoptée à l'unanimité, après que M. Depaire a eu combattu l'addition proposée comme étant de nature à ouvrir la porte aux abus qu'il est indispensable de prévenir.

Les amendements proposés par M. Hambursin aux conclusions 2 et 3 du rapport sont rejetés, et les conclusions du rapport approuvées.

L'amendement de M. Bergé est ensuite mis aux voix et adopté à l'unanimité.

M. Hambursin ayant exprimé l'opinion que ce dernier vote porte atteinte aux résolutions précédentes adoptées par l'Assemblée, et donne jusqu'à un certain point satisfaction à la thèse qu'il a défendue devant la Section, M. le Président constate que cette appréciation est en contradiction formelle avec celle à laquelle s'est ralliée la presqu'unanimité de ses membres.

L'ensemble des conclusions ci-après formulées est ensuite mise aux voix et adopté à l'unanimité des suffrages.

1° La qualification de bière ne peut s'appliquer qu'aux boissons fermentées préparées à l'aide des céréales et du houblon.

2° Aucune substance étrangère à ces matières premières ne peut être introduite dans la bière dans le but de les remplacer en tout ou en partie.

3° Les substitutions de ce genre doivent etre considérées comme des falsifications constituant une tromperie sur la nature de la chose vendue, même lorsqu'elles ne sont pas nuisibles à la santé.

4° Cependant toutes les matières propres à donner à la bière, soit une saveur sucrée, soit une plus grande limpidité, soit une plus longue conservation, soit une couleur convenable, pourront être employées, si elles n'exercent aucune action nuisible à la santé.

La séance est levée à 12 1/2 heures.

Le Secrétaire,
Dʳ V. VLEMINCKX.

Le Président,
Dʳ LOUIS LAUSSEDAT.

SÉANCE DU 24 SEPTEMBRE 1875.

La séance s'ouvre à 10 1/4 heures sous la présidence de M. Laussedat. Secrétaires, MM. Janssens et V. Vleminckx.

M. Leudet (de Rouen), président d'honneur, prend place au bureau.

Le procès-verbal de la séance du 23 est lu et adopté.

M. le président informe la section qu'il a reçu de M. le Président de la Section de psychiâtrie la lettre suivante :

A M. le Président de la Section de médecine publique.

M. le Président ,

J'ai l'honneur de porter à votre connaissance que la Section de psychiâtrie, en séance de ce jour, a adopté à l'unanimité la proposition de M. Gallard, délégué de la Section de médecine publique pour prendre part à la discussion sur la responsabilité des aliénés.

Cette proposition est conçue comme suit :

« Toutes les fois qu'un acte criminel ou délictueux aura été commis par un individu » reconnu irresponsable pour cause d'aliénation mentale, le juge, après avoir constaté et » déclaré sa non-culpabilité, devra ordonner son internement dans un asile déterminé, » d'où il ne pourra sortir qu'en vertu d'un autre jugement contradictoire comme le » premier. »

Le Président de la Section de psychiâtrie,
Bulckens.

Le Secrétaire ,
Dr Joseph Desmeth.

Bruxelles, le 23 septembre 1875.

M. Semal, délégué de la Section de psychiâtrie, présent à la séance, donne quelques explications relativement à cette décision, qui soulève des observations de la part de MM. Kuborn, Laussedat et V. Vleminckx.

Les mots « *asile déterminé* », objecte-t-on, qui figurent dans le texte de la proposition, peuvent être mal interprétés ; il ne faut pas que, dans le cas prévu, l'aliéné restant à la disposition du juge soit considéré comme *criminel*, alors qu'il doit être bien entendu que, dès qu'il franchit le seuil d'un asile d'aliénés, il est et ne doit être que *malade*, au même titre et aux mêmes conditions que les autres malades de l'asile.

M. Semal ne croit pas que semblable confusion soit à craindre; toutefois il ne se refuse pas à un changement de rédaction qui sauvegarde davantage la position de l'aliéné.

M. V. Vleminckx propose de rédiger l'article comme suit :

« Toutes les fois qu'un acte criminel aura été commis par un individu » reconnu irresponsable pour cause d'aliénation mentale, le juge, après » avoir constaté et déclaré sa non-culpabilité, devra ordonner sa colloca- » tion, qui ne pourra cesser qu'en vertu d'un contre-jugement, contradic- » toire comme le premier. »

Cette rédaction est adoptée à l'unanimité. M. Semal en proposera l'adoption à la Section de psychiâtrie.

COMMUNICATIONS.

M. Pietra-Santa (France) adresse au Congrès un « *Mémoire sur les institutions qui régissent en France l'hygiène publique.* »

Renvoyé à l'examen de M. Kuborn, qui donnera demain une analyse de ce mémoire.

M. Grosz (Budapest) donne quelques explications sur l'organisation du service hygiénique des chemins de fer de l'État en Hongrie, et dépose sur le bureau un exemplaire d'une brochure sur des recherches statistiques relatives à cette organisation.

M. le président accorde ensuite la parole à M. Grosz pour donner lecture des développements d'une proposition relative à la fabrication du vin.

M. Grosz. — Messieurs, j'ai l'honneur de proposer à la Section d'ajouter une quatrième question à celles qui ont été débattues dans les séances précédentes, celle de la *fabrication du vin*.

Le Congrès médical rendrait un immense service aux nations vinicoles et aux législations des pays où la vigne est cultivée, en *qualifiant* nettement le *vin*, comme il l'a fait pour la bière. Il défendrait ainsi les cultivateurs contre les abominables falsifications qui nuisent à la bonne réputation des nations, et acquerrait des droits à la gratitude des gouvernements, en résolvant une question qui présente un si haut intérêt public.

J'ai en conséquence l'honneur de soumettre à l'approbation de la Section les conclusions suivantes :

1º La qualification de « *vin* » ne peut s'appliquer qu'aux boissons fermentées, préparées à l'aide du raisin frais ou desséché.

2º Aucune substance autre ne peut être employée pour remplacer le raisin frais ou desséché.

3º Toute substitution de ce genre doit être considérée comme falsification et punie comme telle selon les lois du pays.

M. Perrin (France) accepte ces conclusions, mais il est d'avis que la proposition devrait être étendue encore à d'autres matières, telles que les vinaigres, eaux-de-vie, etc., qui sont journellement en usage.

En ce qui concerne spécialement le vin, il pense qu'il faudrait ajouter aux propositions de M. Grosz une quatrième conclusion, analogue à celle qui a été adoptée pour la bière, à l'effet de ne pas faire considérer comme une falsification l'adjonction de matières propres à donner au vin une saveur sucrée, de la limpidité, etc.

M. Duluc (France) estime qu'il y aurait du danger à appliquer la qualification de « vin » aux boissons fermentées préparées à l'aide du raisin desséché, ce qui ouvrirait certainement la porte à la fraude, et il propose la suppression des mots *frais ou desséché* qui figurent dans le texte des 1ʳᵉ et 2ᵉ conclusions de M. Grosz.

M. Grosz se rallie aux modifications proposées par MM. Perrin et Duluc, et la Section, prenant en considération la proposition de M. Grosz, en adopte les conclusions avec les amendements y introduits par ces derniers.

M. le docteur Manché (Malte) a envoyé un mémoire « *Sur le diagnostic microscopique du sang de l'homme.* »

En voici un court résumé :

Après avoir parlé de la grande importance qu'on attache à cette question en médecine légale, l'auteur énumère les quatre moyens que la Commission nommée par la Société de Médecine légale de Paris a déclarés les meilleurs pour le diagnostic des taches du sang, à savoir : le réactif du dʳ Taylor, la cristallisation, le *spectrum* et le microscope. Le dernier peut être seul mis à profit pour diagnostiquer la *source* du sang, c'est-à-dire s'il provient de l'homme ou des animaux. En effet, ayant égard à la *forme*, au *volume* et au *noyau* des corpuscules rouges, on peut écarter de la question les quatre dernières classes d'animaux vertébrés ; et, en considérant les *diamètres* des mêmes corpuscules, on arrive à distinguer le sang de l'homme de celui des mammifères. Lorsque le sang est à l'état fluide, il n'y a pas de difficultés, mais, dans les enquêtes criminelles, là où il importe le plus de faire le diagnostic, le sang se trouve en taches sèches et les globules rouges y sont ridés et altérés. Ainsi la difficulté augmente, de façon que de hautes autorités en médecine légale ont déclaré impossible ce diagnostic différentiel dans l'état actuel de la science. Toutefois, d'autres sont d'un avis contraire. L'auteur, sans parler des méthodes du dʳ Barnel (basée sur l'odeur), des dʳˢ Prévost et Dumas (sur la différente composition chimique) et du dʳ Jaddée (sur la *fluidificabilité*), expose les deux méthodes suivantes :

I. *Méthode de comparaison.* — Elle est basée sur le fait, établi en 1840 par le prof. Schmidt, que les globules rouges, en se désséchant, diminuent de volume jusqu'à un certain point, que la diminution est la même pour tous les corpuscules, et qu'ils reprennent leur volume par leur immersion dans un liquide approprié. La méthode consiste à comparer les globules rouges de la tache suspecte avec ceux d'autres taches de sang d'origine connue et placées dans les mêmes circonstances. La plus ou moins grande similitude de la tache suspecte avec l'une ou l'autre des taches de comparaison, établit le diagnostic. Les dʳˢ Robin et Salmon, en employant cette méthode, sont arrivés à des conclusions très satisfaisantes.

II. *Méthode du dʳ Richardson*, de Pensylvanie. — Il a démontré qu'en employant un fort grossissement (1500 diamètres), quoique les *différences relatives* entre les dimensions des globules rouges des diverses espèces de sang restent les mêmes, la *différence absolue* devient plus marquée et le diagnostic différentiel plus facile.

Le procédé décrit *in extenso* par l'auteur est bien simple :

1° Plus le sang est frais, plus le diagnostic est facile ; lorsqu'il est à l'état fluide, il n'y a pas de difficultés.

2° Le désséchement fait diminuer le volume des globules du sang, mais tous au même degré (Schmidt), et, s'ils sont mis pour un temps plus ou moins long dans un liquide de la densité du serum sanguin, ils reprennent leur volume.

3° Le diamètre des globules rouges n'est pas tout-à-fait égal dans le même sang, mais on trouve généralement qu'il y a une mesure moyenne qui est constante parmi les individus de la même espèce (Carpenter); pour cela, il faut, dans les mensurations, prendre toujours la mesure moyenne de plusieurs globules (Richardson).

4° Un fort grossissement rend plus apparente la différence *absolue* entre les dimensions des corpuscules rouges des différents animaux (Richardson).

5° Il est de règle que seulement les diamètres obtenus par le même observateur, avec le même instrument, soient mis en comparaison entre eux. Il faut se méfier des tables de mensurations faites par d'autres micrographes (Rollet).

Pour cela, l'expert doit se préparer un tableau indiquant les diamètres des corpuscules de différents animaux domestiques, comme aussi de l'homme en différentes conditions; ces diamètres doivent servir de moyen de comparaison dans le diagnostic des taches suspectes.

Cette communication ne donne lieu à aucune discussion.

M. LE PRÉSIDENT donne la parole à M. Drysdale, pour la lecture d'un mémoire « *Sur l'accroissement trop rapide de la population, envisagé comme cause des maladies et de la misère.* »

M. DE PAEPE (Bruxelles) ne croit pas que le travail de M. Drysdale doive faire l'objet d'une discussion au sein du Congrès. C'est une étude d'économie qui soulève des questions d'une haute importance, puisqu'il s'agit d'établir le rapport entre la loi physiologique qui gouverne la procréation et la loi économique qui gouverne la production des subsistances.

La première de ces questions pourrait seule être considérée comme se rattachant aux sciences médicales ; quant à la seconde, c'est une question dans laquelle le médecin, en tant que médecin, n'a pas à intervenir, et qui trouverait mieux sa place dans un congrès d'économie politique.

M. DRYSDALE fait remarquer que la question a cependant été examinée et débattue au Congrès des sciences médicales de Lyon.

Après quelques observations de M. le président, la Section décide qu'il n'y a pas lieu de mettre le travail de M. Drysdale en discussion.

La séance est levée à 12 1/2 heures.

Le Président,
Dʳ LAUSSELAT.

Le Secrétaire,
Dʳ EUG. JANSSENS.

SÉANCE DU 25 SEPTEMBRE 1875.

La séance est ouverte à 10 heures sous la présidence de **M. Laussedat**.

Secrétaires : MM. Janssens et Vleminckx.

MM. Perrin (France) et Egeling (Pays Bas) prennent place au bureau en qualité de présidents d'honneur.

Il est donné lecture du procès-verbal de la séance du 24 septembre, qui est adopté sans observation.

M. Kuborn fait rapport sur le travail manuscrit de M. le Dr Pietra Santa, de Paris, communiqué à la Section dans la séance précédente et relatif à « *l'organisation de l'hygiène publique en France* ».

Voici ce rapport :

Messieurs. Tous les travaux des comités sanitaires sont et resteront, sans profit aucun pour le bien-être des populations et le progrès de la science, enfouis dans les cartons des bureaux de l'administration officielle. Non seulement on ne soupçonne même pas l'existence d'observations du plus haut intérêt consignées dans ces documents, mais, alors même que l'on n'ignore point ce qui s'y trouve, nous le savons par notre expérience propre, il est presque toujours impossible d'en prendre connaissance.

Deux choses sont nécessaires au progrès des nations et au bien-être des individus : l'instruction, qui comprend l'éducation, et la pratique des lois de l'hygiène. L'État a le devoir d'assurer l'une et l'autre. En ce qui concerne l'hygiène, les autorités administratives croient avoir tout fait lorsque, par décret, elles ont institué quelques conseils de salubrité, établi des bureaux spéciaux et formulé quelques circulaires. Cela donne bon air au pouvoir, en face de la nation, de montrer une sollicitude extrême pour son bien-être. Quant à faire fonctionner l'institution, à assurer l'exécution des mesures projetées, à encourager et à stimuler les travailleurs, à inscrire au budget des sommes suffisantes pour ne pas faire lettre morte des délibérations des conseils, M. le Ministre, M. le Gouverneur, M. le Préfet ou M. le premier Commis ont bien mieux à faire. Mais, au premier miasme qui apparaît, la panique prend tout ce monde ; on se souvient alors qu'il doit exister dans quelque coin un projet d'organisation de l'hygiène publique, et les circulaires de pleuvoir et de causer le plus plaisant des remue-ménage, si en pareille matière quelque chose pouvait paraître plaisant.

Il est indispensable de faire pénétrer les principes de l'hygiène dans l'esprit des populations, et c'est à l'école que le maître doit commencer à les inoculer à l'enfant, en joignant la pratique au précepte. Des cours élémentaires d'hygiène doivent être institués dans les athénées, écoles moyennes, écoles industrielles, professionnelles, dominicales. Que nul ne puisse dans l'avenir ignorer les immenses ressources qu'offre l'hygiène ni les dangers qu'il y a à s'en écarter ; c'est avant tout à l'ingénieur, à l'industriel, aux magistrats, aux professeurs, aux administrations qu'il importe de bien se pénétrer de cette science.

Mais, loin de là, les gouvernements eux-mêmes semblent croire que cette connaissance est du ressort exclusif des médecins. Sans doute, indépendamment de l'importance qu'a acquise l'hygiène, non-seulement pour la prophylaxie mais pour la cure des maladies, et à considérer l'étendue des connaissances que doit posséder le vrai hygiéniste : l'anatomie, la physiologie, la physique, la chimie, la géologie, la zoologie, la cosmographie, etc., les profanes pourraient reculer devant pareille étude. Et l'on est à se demander si le gouvernement lui-même se rend bien compte de l'importance de cet enseignement, lorsqu'on le voit reléguer l'hygiène au second rang, elle qui doit être la base et le couronnement des études médicales, elle qui seule peut, non pas comme un orateur l'a dit hier, faire tomber les murs des hôpitaux, mais en faire s'ouvrir le plus rarement possible les portes.

Je termine. M. Pietra Santa, dont les lecteurs des « Annales d'hygiène publique » connaissent les nombreux et remarquables travaux, insiste à la fin de son mémoire sur la nécessité de recueillir les travaux les plus intéressants dans une publication périodique qui formerait ainsi les *Annales des comités et des conseils d'hygiène*, destinées à devenir pour l'avenir une riche veine de documents.

Applaudissons, Messieurs, à cette bonne et salutaire idée; engageons M. Pietra Santa à en poursuivre la réalisation et assurons-le de notre appui le plus efficace.

M. Perrin (France) se rallie aux sages considérations formulées par M. Kuborn. Il constate toutefois que le travail de M. Pietra Santa ne renferme aucune idée nouvelle sur la question du mode de fonctionnement de l'hygiène publique, et qu'il présente même une lacune importante en passant sous silence la Commission des logements insalubres. En sa qualité de secrétaire de cette Commission, l'honorable membre rappelle l'origine, le mode de composition et les attributions de ce collége, qui a déjà si largement contribué à l'assainissement de la ville de Paris.

M. Belval fait remarquer à ce sujet qu'il a donné place dans son rapport aux articles de la loi qui a créé la Commission des logements insalubres.

Sur la proposition du Bureau, l'assemblée décide que le manuscrit de M. Pietra Santa sera renvoyé à M. Belval, pour être reproduit en résumé, s'il y a lieu, dans la partie de son rapport relative à l'organisation de l'hygiène publique en France.

M. Hillaert (Belgique) donne lecture de quelques considérations ayant trait : 1° à l'opportunité de réserver, dans le carnet de mariage en usage en Belgique une place spéciale pour y inscrire les certificats de vaccine des enfants nés de chaque mariage; 2° à l'introduction des médecins des indigents comme membres de droit dans les bureaux de bienfaisance; 3° à la rémunération des médecins qui sont appelés à fournir des documents statistiques (causes de décès etc.) à l'administration locale ou supérieure; 4° enfin, à la situation inférieure faite aux médecins des administrations de chemins de fer belges, comparativement à celle offerte aux médecins occupant des positions analogues dans les pays voisins.

M. Kuborn demande à pouvoir saisir de nouveau la Section de l'argument qui a fait l'objet du rapport de M. Depaire. Il déclare que, s'il avait été présent lors de la motion formulée par M. Grosz en vue de combattre les falsifications du vin, il n'aurait pas manqué d'introduire la question de l'alcool, d'un usage plus général encore que le vin : après avoir brièvement rappelé les conséquences fatales qui résultent pour la santé publique des adultérations de l'alcool et en particulier du genièvre, il émet le vœu que, vu son importance, cette question soit proposée au prochain Congrès.

M. Perrin estime que le futur Congrès devrait être invité à formuler ultérieurement une conclusion générale concernant toutes les falsifications des substances alimentaires. L'assemblée se rallie à cet avis et décide qu'il y a lieu de formuler un vœu dans ce sens, en réservant toutefois dans l'étude de cette vaste question une place spéciale aux falsifications de l'alcool et du genièvre.

Sur la proposition motivée de M. V. Vleminckx, la Section émet ensuite, à l'unanimité, le vœu qu'un Congrès international de médecine légale soit provoqué par la Société de médecine légale de Paris, et donne mission à M. le Président, ici présent, de transmettre le vœu dont il s'agit à cette société savante.

Avant de close la session, M. le Président consulte la Section sur le choix de la ville où se tiendra la prochaine réunion du Congrès des sciences médicales. L'assemblée, après avoir entendu diverses propositions à ce sujet, manifeste son désir de voir une ville de la Suisse obtenir la préférence, et elle charge M. Laussedat de communiquer cette décision à la réunion générale de ce jour.

La séance est levée à 12 1/2 heures et la session close.

Le Président,
Dr Louis Laussedat.

Le Secrétaire,
Dr Vleminckx.

SIXIÈME SECTION.

OPHTHALMOLOGIE.

Les membres inscrits dans la section sont **MM.** :

1	Ahmed.	24	Klein.
2	Bouchut.	25	Landolt.
3	Bowman.	26	Lebrun.
4	Bowman fils.	27	Libbrecht.
5	Bribosia.	28	Lockem.
6	Capart.	29	Lubinsky.
7	Coppez.	30	Mastboom.
8	Critchett.	31	Meyer, Ed.
9	Cuignet.	32	Mottart.
10	Culot.	33	Noël.
11	Dastot.	34	Nuel.
12	De Nicolayeff.	35	Osio.
13	Donders.	36	Perrin, M.
14	Duwez.	37	Poncet.
15	Fieuzal.	38	Riche·
16	Galezowski.	39	Roberts.
17	Gayet.	40	Romiée.
18	Giraldès.	41	Tacke.
19	Giraud-Teulon.	42	Testelin.
20	Gustin.	43	Vallez.
21	Haidar.	44	Warlomont.
22	Hairion.	45	Weber.
23	Javal.		

SÉANCE DU 19 SEPTEMBRE 1875.

—

La séance s'ouvre à 2 1/2 heures.

En sa qualité de président du bureau provisoire, M. Hairion installe la Section d'ophthalmologie, et souhaite la bienvenue aux nombreux savants qui sont venus s'y faire inscrire. Il les invite ensuite à procéder sans retard à l'élection des membres du bureau définitif.

M. Testelin propose de conserver le bureau actuel. (*Applaudissements.*)

M. Hairion remercie l'Assemblée de cette marque de haute confiance et de sympathie. Toutefois il croit répondre au vœu de la Section en proposant d'adjoindre au bureau, comme présidents d'honneurs : MM. Donders, Critchett et Maurice Perrin. (*Applaudissements.*)

Ces savants éminents prennent place au bureau.

La séance est levée à 3 heures.

Le Président,
Hairion.

Les Secrétaires,
Noel.
Nuel.

————

SÉANCE DU 20 SEPTEMBRE 1875.

—

La séance est ouverte à 10 heures.

Sont présents au bureau : MM. Hairion, *président ;* Donders, Critchett et M. Perrin, *présidents d'honneur ;* Noel et Nuel, *secrétaires.*

Deux brochures, l'une de M. Giraud-Teulon, intitulée : « *Des troubles fonctionnels de la vision dans leurs rapports avec le service militaire* », et l'autre de M. Romiée « *Sur les maladies oculaires qui exemptent du service militaire,* » sont déposées sur le bureau.

Le procès-verbal de la séance précédente est lu et approuvé.

L'ordre du jour appelle l'examen de la question portée au programme : « *Des défectuosités de la vision au point de vue du service militaire.* » (M. Duwez, rapporteur.)

M. Duwez, Messieurs. Rien ne dépose avec plus d'éloquence en faveur de la nécessité de la révision des lois qui régissent les défectuosités visuelles au point de vue du service militaire, que le nombre et la valeur des spécialistes qui se sont occupés de cette question, à l'effet d'en tracer un programme conforme au positivisme scientifique. L'opinion est unanime à reconnaître l'absence actuelle d'une division fondée sur l'exactitude mathématique. Nulle part, en effet, au moins si nous consultons les documents que nous avons eus sous la main, l'on ne rencontre une classification rigoureusement logique, propre à satisfaire aux exigences et aux scrupules de l'application quotidienne. Le plus souvent, il faut tourmenter le texte, faire subir au diagnostic d'une affection reconnue réelle une certaine déviation pour pouvoir terminer le débat, ou se perdre en controverses sur la légitimité de son application légale. A côté de cette insuffisance de la loi, l'on constate que très souvent on ne recourt pas aux procédés mathématiques de l'ophthalmologie et de son guide principal, l'ophthalmoscope, tandis que le sthétoscope et le plessimètre sont aujourd'hui d'un usage banal dans la recherche des affections qu'ils ont charge de préciser.

Il faut le dire bien haut, en oculistique, et là seulement, le diagnostic est doué d'une exquise objectivité. La subjectivité n'y possède plus qu'une valeur relative et restreinte. L'ophthalmoscope fait découvrir la presque totalité des affections profondes du globe oculaire, à un certain degré même peut-être celles du cerveau, et chez les sujets dont on n'a pas à attendre de réponses correctes ou sincères, et où l'examen au moyen de verres est insuffisant, il parvient encore à écarter l'erreur.

Votre rapporteur croit inutile de passer en revue toute la pathologie oculaire pour démontrer cette vérité désormais assise; il a eu pour seul objectif de rechercher la conduite à tenir en présence des affections sur lesquelles il n'existe pas aujourd'hui d'accord parfait. C'est dans ce but, qu'envisageant la question sous des perspectives générales, il vient vous proposer d'examiner avec lui les amblyopies d'abord, avec l'acuité visuelle et le champ périphérique de la vision, puis le strabisme, les taches de la cornée, et enfin les anomalies de la réfraction.

La définition de l'amblyopie et de l'amaurose est presque impossible aujourd'hui, l'opthalmoscopie ayant précisé les formes morbides si diverses qu'on réunissait naguère sous une même dénomination. Mais si l'on peut donner ce nom à la plupart des altérations qui conduisent à la cécité ou à la diminution de la faculté visuelle, s'en suit-il qu'on doive recourir, en ce qui concerne les défectuosités de la vision au point de vue du service militaire, à une nomenclature séparée? Ou bien, considérant que toutes les affections amb'yopiques, sauf quelques cas rares d'amblyopie réflexe et toxique, amènent l'inaptitude définitive au service, est-il peut-être avantageux de conserver cette expression en y ajoutant une dénomination qui en spécifie la cause? Nous croyons ce dernier parti le plus pratique. Conservant donc ce terme amblyopie, nous l'envisagerons sous ses deux chefs principaux : celui de l'acuité visuelle et celui du champ périphérique. Bien que les troubles excentriques soient accompagnés dans la presque totalité des cas de troubles centraux déterminant l'inaptitude au service, cependant les cas faisant exception à cette règle, et d'autre part la recherche de la simulation, rendent parfois cet examen indispensable.

Les manifestations de l'amblyopie et de l'amaurose possèdent une étiologie qu'on peut ramener, pour plus de clarté, à cinq ordres de causes qui sont : la cérébrale, la spinale, l'oculaire, la réflexe et la toxique. Les deux dernières, susceptibles d'amener à la longue des modifications de tissu, peuvent néanmoins persister longtemps sans manifester de lésion matérielle, ou se terminer par la guérison. Il n'en est pas de même des autres formes qui, une fois instituées, rétrocèdent rarement, et quand elles s'y décident, ne le font qu'exceptionnellement d'une façon complète.

Il existe encore trois formes d'amblyopie, sur lesquelles nous nous dispenserons de nous étendre ici afin de circonscrire le débat. La première

est occasionnée par un vice de la réfraction, la deuxième par la perte de
la transparence des milieux, la troisième par les troubles paralytiques
de l'accommodation. Ces vices ou altérations sont trop bien définis pour
ne pas entrer dans un autre cadre.

L'amblyopie et l'amaurose sont caractérisées par la chute de l'acuité
visuelle et par les rétrécissements périphériques.

I. Acuité visuelle.

1. *Acuité visuelle centrale.* — L'acuité visuelle, qui domine toute la
pathologie oculaire, n'est pas indépendante de l'état réfractif et de la
portée visuelle, car, s'il en était ainsi, l'œil amétrope ne jouirait pas d'une
acuité visuelle normale, soit pour la vision éloignée ou rapprochée, soit
pour toutes deux simultanément, selon la nature et le coëfficient du vice
réfractif. Nous admettrons donc que l'étendue de l'acuité et celle de la portée
visuelle sont connexes, et que, dans la question qui nous occupe, il est
indispensable d'en faire l'objet d'une détermination spéciale, et peut-être
même de modifier les conditions habituelles de l'examen.

L'acuité visuelle a pour mesure le rapport existant entre la distance
des objets à l'œil et l'intervalle qui les sépare les uns des autres, ou bien
entre l'angle sous lequel cet intervalle est appréciable à la vue.

Pour répondre aux exigences de la pratique militaire, les échelles typographiques doivent remplir les conditions suivantes : précision et clarté
des signes ; possibilité, pour les illettrés, de les distinguer facilement,
et de permettre de déterminer, par leur moyen, la portée de l'accommodation, sans qu'il soit nécessaire de recourir à la correction, pour obtenir
une mensuration exacte de l'acuité, si ce n'est dans les degrés élevés du
vice réfractif ; celle enfin, d'offrir une graduation basée sur le système
décimal.

Quelles sont les tables qui remplissent le mieux les diverses conditions
de ce type ?

Dans celles de Giraud-Teulon, les types des caractères sont répartis sous
15 numéros, dont la réduction réciproque a été faite par le procédé précis
de la photographie. Le numéro *un* qui soustend sur la rétine un arc de
1′ ou de 0ᵐᵐ 005, doit être lu à 1 pied, soit à 33 centimètres. Dans celles
de Snellen, les plus répandues sur le continent, le numéro *un* doit être lu
à un pied et demi.

Les *carrés* de Snellen nous paraissent devoir prendre le pas sur les
lettres du même auteur, dont, en effet, l'on ne parvient parfois à
déchiffrer avec facilité que la première ou la seconde ligne, les autres
seulement au prix de certains tâtonnements. Joy Jeffries, Green, etc.,
ont déjà appelé l'attention sur cette confusion.

Les tables de Giraud-Teulon et de Snellen ne donnent pas la mesure
exacte de l'acuité visuelle, à cause de la grandeur de l'angle sous lequel
l'intervalle réciproque est apprécié.

Green (de Sᵗ Louis-Amérique) a apporté aux caractères typographiques
une amélioration réelle, consistant dans l'uniformisation de la dimension
et de la configuration des différentes lettres employées par Snellen,
suivant une gradation régulière des numéros successifs, et une disposition convenable pour la facilité et la régularité de leur emploi. Ces séries
géométriquement progressives donnent rapidement une détermination
exacte de l'acuité, sans qu'il soit nécessaire de faire parcourir au sujet les
différentes lignes de lettres. Elles seraient supérieures à celles de Snellen
et de Giraud-Teulon pour déterminer l'acuité visuelle chez des individus à

culture intellectuelle élémentaire, qui éprouvent souvent une certaine difficulté à lire des lettres d'inégale épaisseur et différant à la fois de dimension et de genre. On pourrait les employer pour s'assurer de la facilité avec laquelle les conscrits lisent et reconnaissent les caractères d'impression par progression géométrique rapide, et réserver les tables de Snellen à la détermination exacte de l'acuité visuelle.

Une échelle graduée basée sur le système décimal serait cependant préférable, mais il faudrait en même temps que le système métrique fût adopté pour le numérotage des verres, ce qui d'ailleurs n'est pas loin de nous. Boettcher a fait dans ce sens une échelle graduée en décimètres, mais, dans sa graduation, il a compté le pied de Paris à raison de 30 centim., ce qui entraîne une inexactitude assez notable. N'oublions pas que M. Giraud-Teulon a tout récemment répondu d'avance à notre vœu, en adoptant le système métrique pour ses tables et pour le numérotage des verres.

Aucune de ces tables cependant ne satisfait aux desiderata posés plus haut.

Nous ne rencontrons la réalisation des conditions essentielles que dans les échelles internationales de Burchardt, et nous en proposons l'usage pour la mensuration de l'acuité visuelle chez les illettrés ou plutôt chez les hommes appelés à la défense du sol. On sait que ces échelles se composent de taches circulaires, dont la forme ronde, en se prêtant admirablement à la composition des groupes et à la régularité des intervalles, les rend très faciles à distinguer et à lire.

La mensuration exacte de l'acuité visuelle ne peut avoir lieu que sous la réserve des conditions les plus favorables. On sait qu'elle subit certaines oscillations dont il importe de tenir compte : la fatigue oculaire, l'affaissement corporel, l'excitation mentale, influent sur elle et la font tomber au-dessous de la normale. Il en résulte qu'on ne doit examiner le sujet qu'après un ou deux jours de repos, qu'il faut le placer devant les échelles avant de le faire passer sous l'objectif de l'ophthalmoscope, l'œil subissant avec peine la réflexion du miroir, et dans l'ombre, pour éviter l'éblouissement, la lumière tombant obliquement sur les échelles. Si le sujet porte des lunettes, il doit les déposer quelques moments avant l'examen, qui, dans ce cas, doit débuter par les plus grands caractères, en suivant une marche progressivement descendante jusqu'au plus petit numéro qu'il lui soit possible de distinguer. Quand l'examen porte sur un seul œil à la fois, il est indispensable de s'arrêter de temps à autre, et de laisser reposer l'organe avant que de passer à la mensuration de l'acuité du second œil qui a dû rester couvert.

Qu'on nous permette d'effleurer incidemment ici, et seulement pour indiquer qu'elle n'a pas échappé à notre attention, une question des plus épineuses et pourtant des plus importantes : celle de l'uniformité et de l'homogénéité de l'éclairage. A quel procédé donnera-t-on la préférence?

La photométrie, dont le but est de déterminer le rapport existant entre l'intensité d'une lumière quelconque et celle d'une autre prise pour unité (bougie de parafine anglaise), doit-elle venir, par son concours, nous donner un éclairage déterminé, ou bien, dans l'examen des recrues, faut-il recourir à des recherches vraiment scientifiques et la sensibilité de l'œil de l'observateur ne peut-elle être prise pour mesure? Nous répondrons par l'affirmative pour l'œil emmétrope, par la négative pour l'amétrope. Dans ce dernier cas, l'intensité lumineuse doit entrer en ligne de compte, en ce sens qu'à une intensité lumineuse plus vive correspondra une plus grande excitation de la rétine, donnant lieu à un certain resserrement du cercle pupillaire et à une neutralisation relative de la diffusion. L'illumination solaire, remarquable par ses variabilités, les lampes et les becs de gaz, par les différences dans la qualité, dans la pression, dans le nombre et le diamètre des orifices d'échappement, produisent tous des troubles et des variations qu'il faudrait pouvoir éviter.

Mais le criterium de l'excellence visuelle se compose de deux facteurs : la portée et l'acuité. Certainement nous pourrions considérer la distance de 200 pieds comme égale à l'infini et négliger les différences entre la divergence des rayons venant de ce point et celle des rayons parallèles; mais, eu égard au but que nous poursuivons, il vaudra mieux faire l'examen de la portée visuelle à l'illumination solaire, en choisissant pour la déterminer un terrain plat, un jour transparent, et en prenant pour échelle des fantassins ou des cavaliers, dont il faudra reconnaître les diverses pièces de l'équipement à des distances connues, appréciées suivant les données des ouvrages d'artillerie.

Il est évident qu'il ne s'agirait ici que d'un triage parmi des vues presque normales, triage qui pourrait se faire dans les régiments mêmes.

Les conditions se modifient souvent pour la vision au loin : Dans un excellent article qui paraîtra dans le prochain numéro des *Annales d'Oculistique*, M. Gayat (de Lyon) appelle l'attention sur la nécessité d'établir la différence entre « voir un objet » et « le distinguer de tout autre ayant des points de ressemblance avec lui », et, pour n'en citer qu'un exemple, il fait remarquer qu'en général le disque qui constitue les cibles, la mouche qui en marque le centre, sont plutôt *vus* que *reconnus*. La position de l'astre lumineux modifiant l'incidence du rayon, la transparence de l'air, son état hygrométrique et thermométrique qui en change la densité, la présence des brouillards et des poussières, que M. Giraud-Teulon nomme le poudroiement de l'air, le vent par le ballottement des objets, le suréchauffement du sable, l'état du sol, son éclat ou son aspect terne, ses accidents, le remblai ou le déblai, l'élévation du but relativement à la surface terrestre, le mouvement ondulatoire de la surface des eaux, voilà tout autant de facteurs qui impriment à la portée visuelle — ne devrions-nous pas dire à l'appréciation des distances? — certaines oscillations dont il importe de tenir compte, surtout depuis la transformation de nos armes de guerre. Si, jusqu'à ce jour, on y a attaché une importance relativement faible, il sera nécessaire, maintenant que les circonstances ont changé, de modifier les règles devant présider au choix des hommes pour les armes à longue portée. Ceux-là devront posséder les caractères de l'excellence visuelle, qui seront choisis pour composer les troupes de ligne, les chasseurs, les carabiniers, la cavalerie, les viseurs des régiments d'artillerie, tous ceux, en un mot, qui doivent se porter aux avant-postes ou faire le service de sentinelle et de tirailleur ; ces hommes-là, doivent pouvoir distinguer un chien d'un loup, au risque de prendre des amis pour des ennemis, et de commettre les erreurs les plus compromettantes pour l'avenir des corps de troupes dont ils font partie.

Il ne faut pas absolument corriger l'amétropie pour examiner l'acuité visuelle, à moins qu'il ne s'agisse de degrés élevés; pour la portée visuelle, cette correction est indispensable. C'est toujours par elle qu'il faut finir, car, en négligeant cette précaution, on risquerait, ou bien d'assigner un degré trop élevé au vice amétropique, ou bien de le méconnaître. L'interposition d'une lentille convexe en augmentant la tangente de l'angle visuel, celle d'une lentille concave en la diminuant, toutes deux en raison de leur force et de leur distance du point nodal, n'entraînent pas cependant, l'œil étant sain et le défaut de la réfraction existant seul, un amoindrissement appréciable des sensations visuelles. On comprend que la différence entre l'amétropie ordinaire et l'emmétropie ne peut être que de quelques dix-millièmes, car les verres donnent aux images rétiniennes la grandeur de celles de l'emmétropie, les convexes en agrandissant une image trop petite, les concaves en en rappetissant une trop grande.

Mais existe-t-il une diminution de l'acuité concurremment avec un vice de la réfraction, on remarque alors que les choses se modifient suivant la position du champ de l'accommodation. Si ce dernier concorde entièrement avec le champ de l'échelle, l'affaiblissement de l'acuité visuelle se présente avec la même uniformité à toutes les distances quelles qu'elles soient et ne peut être corrigé par aucun verre. Mais si le champ de l'accommodation ne concorde que partiellement ou même ne concorde pas du tout avec le champ de l'échelle, l'aberration dioptrique augmente encore le désordre causé par l'amblyopie, et l'on ne peut plus apprécier exactement cette dernière qu'après avoir compensé, au moyen de verres convenables, l'absence de netteté des images projetées sur la rétine occasionnée par l'aberration dioptrique.

2. *Acuité visuelle périphérique.* — L'examen du champ périphérique a beaucoup d'importance à deux points de vue ; il permet de faire reconnaître facilement les lacunes du champ visuel, et ensuite de discerner les troubles chromatiques, à la seule condition de placer le sujet, directement après ce premier examen, devant une échelle de couleurs. La recherche du sens chromatique est complémentaire de la délimitation des scotômes, car il est rare que ceux-ci ne soient pas accompagnés de la perte de la faculté d'apprécier convenablement les couleurs. Ce mode d'examen, dans la recherche de la simulation, fournira des éléments de contrôle sévère aux allégations du réclamant. Examinons-les donc séparément et d'une manière rapide.

Nous préférons la détermination du champ visuel sur une surface plane, par la raison qu'elle réalise, au point de vue de l'examen chez des individus illettrés, certaines conditions de célérité et de précision, difficiles à rencontrer dans les procédés périmétriques. Le sujet en effet, comprend, rapidement ce qu'on veut de lui et s'abandonne sans résistance à un examen qu'il considère, vu la courte distance et l'absence d'appareil imposant, comme ne possédant qu'une valeur restreinte. Si c'est un simulateur, il tombe dans le piège, en n'accusant pas les rétrécissements périphériques qui accompagnent d'ordinaire l'affection amblyopique dont il se dit atteint.

A l'état normal, l'acuité visuelle diminue régulièrement du centre à la périphérie, bien qu'il soit extrêmement probable que, dans les zones concentriques, le nombre des éléments percipients se trouve à peu près égal pour chacune d'elles. Les bâtonnets et les cônes forment à la superficie de la rétine un tapis continu, donnant à chacun des points de cette membrane une sensibilité séparée, qui lui est communiquée par un bâtonnet ou un cône, tandis que, d'un autre côté, ils sont reliés entre eux d'une manière intime et géométriquement déterminée.

La finesse de perception se conserve avec une acuité égale à l'unité, jusqu'à $1/4^o$ ou $1/5^o$ de la macula, parce qu'il y existe une accumulation de cônes, et que les filaments nerveux du nerf optique contournent la tache, lorsqu'ils viennent s'étaler, dans le but évident de ne pas priver ce point d'une partie de la lumière incidente.

Quand on s'en éloigne d'un $1/2$ degré, l'acuité tombe à $4/5$ et même jusqu'à $2/5$. Plus loin, vers la périphérie, elle s'exprime par une fraction dont le numérateur est 1 et le dénominateur 3, (n indiquant le nombre de degrés dont le point examiné se trouve être distant du centre de la rétine). Cette formule garde sa valeur jusqu'à un angle de 40° à 45°. A partir de ce point, l'acuité baisse plus rapidement, de telle manière qu'à 45° elle n'est plus de $1/135$, mais de $1/150$; à 50° de $1/200$; à 60° de $1/400$; enfin de 65° à 68° elle est égale à 0.

Bien qu'il soit rarement opportun, en ce qui concerne les conditions d'aptitude au service militaire, d'établir un pronostic exact de l'affection, et qu'il suffise ordinairement de reconnaître les caractères objectifs et subjectifs de la maladie pour conclure à l'inaptitude, la recherche de la diminution morbide de l'acuité périphérique doit pourtant se pratiquer avec beaucoup de soin. Il peut, en effet, exister des cas où la réduction est très prononcée sans qu'il soit possible de découvrir une lésion, et où il faut l'expliquer par une abolition fonctionnelle de la sensation physiologique. De plus, cette recherche est un des meilleurs réactifs pour prouver la simulation. Dans la plupart des altérations profondes du globe oculaire, on rencontre une disposition de la réduction du champ spéciale à la nature de l'affection. C'est ainsi que, dans l'hypéresthésie et l'anesthésie rétiniennes, la diminution présente de l'irrégularité, avec cette particularité que la vision centrale est conservée et qu'on peut faire apparaître des phosphènes dans les parties obscures. Le champ visuel peut être parsemé de scotômes, les uns périphériques comme dans la choroï-dite disséminée et dans certaines rétinites provenant de lésions intéressant les cônes et les bâtonnets; les autres centraux, avec lésion manifeste de la macula (myopie, embolie de l'artère centrale de la rétine, chorio-rétinite circonscrite à la tache jaune). L'amaurose peut être simplement fonctionnelle — dans les congestions, les anémies, à la suite des pertes hémorrhagiques, de l'usage de la quinine, du tabac, du plomb — et donner lieu à des rétrécissements bien délimités. Il est inutile de faire remarquer que la conduite à tenir doit varier suivant la nature du mal. Toute diminution positive permanente du champ visuel doit être considérée comme un motif d'exemption définitive; mais, si la diminution n'est pas considérable, s'il ne se révèle que des troubles passagers de l'acuité périphérique, comme dans les amauroses toxiques et réflexes, il ne faut l'accorder qu'à titre provisoire, à moins toutefois qu'on ne constate des altérations dans les membranes profondes de l'œil. Prenons un exemple : le scotôme central, qui se produit non-seulement dans les affections de la choroïde et de la rétine, mais aussi sans lésion ophthalmoscopique bien déterminée, dans les affections cérébrales, après une excitation lumineuse trop intense, après de grandes fatigues oculaires et surtout à la suite d'un usage immodéré du tabac et de l'alcool, détermine un degré d'amblyopie très prononcé, une faillite du sens chromatique, surtout de la couleur rouge; il répand un nuage sur les objets, et, pour cela doit être considérée comme devant éloigner du service celui qui en est porteur; mais, par suite de la possibilité de la guérison, cette exemption ne peut jamais être que provi-soire. Nous posons ici cette question : Faut-il renvoyer ces amblyopiques dans leurs foyers, en leur accordant ainsi la facilité de la récidive à chaque période de rappel, ou faut-il leur imposer la guérison dans un hôpital? Quelle que soit la décision, il ne faut pas opter pour l'incorporation avant d'avoir obtenu la guérison, par la raison que ces hommes ne cesseraient de tracer l'itinéraire de la caserne à l'hôpital jusqu'à ce que, en fin de compte, fatigués de la persistance d'un mal récidivant à tout coup, les chefs de service se décident à les faire passer dans un dépôt ou à les proposer pour la réforme. Il importe donc de les guérir avant leur incorporation.

Une régularité plus remarquable encore préside aux courbes de déli-mitation des zones colorées au-delà desquelles la reconnaissance d'une couleur ne s'effectue plus. Ces zones présentent des formes ovalaires, concentriques à la macula, le territoire de celle affectée à la couleur bleue étant très étendu, celui de la couleur verte l'étant moins, et celui de la couleur rouge étant intermédiaire aux deux autres. Le rouge, le jaune, le

vert et le bleu possèdent donc, au centre de la rétine, des éléments sensitifs qui diminuent lentement de ce centre vers la périphérie, où l'on
trouve encore une zone pour la perception du jaune et du bleu, tandis que,
tout à fait à la périphérie, il n'y a plus que des éléments sensitifs pour la
lumière et pour la couleur bleue, qui se reconnaît très bien au bord du
champ visuel. Cependant la question n'est pas tranchée. M. Landolt admet
qu'il n'y a point en principe de différence entre la structure du centre et
celle de la périphérie de la rétine, et que toute différence existant entre la
vision directe et la vision indirecte ne provient que de la moindre quantité
de lumière que reçoivent les parties périphériques de la rétine, lesquelles
se trouveraient constamment dans un état analogue à celui de son centre
peu illuminé. Toutes les couleurs, dit-il d'accord avec M. Donders, peuvent
être reconnues jusqu'aux limites les plus extrêmes du champ visuel, à la
condition qu'elles soient assez intenses.

Ils est de la plus haute importance, au point de vue séméïologique et de
la simulation, de rechercher la conservation de ces zones. D'après Schoen,
Leber et Landolt, la couleur bleue est douée, dans l'atrophie simple
essentielle, de la persistance la plus marquée, tandis que la courbe qui
délimite la zone où se perçoit la couleur verte se retrécissant la première,
la cécité pour le vert arrive au bout d'un certain temps à être complète.
Puis vient le tour de la couleur rouge et enfin celui de la couleur bleue.
Si l'atrophie est secondaire, les courbes de délimitation conservent leur
étendue et leur position respectives, sauf au niveau du scotôme, où elles
subissent un arrêt brusque, comme si une section nette en découpait les
bords. Dans le scotôme central non accompagné de lésions manifestes de
la région de la macula, la couleur rouge est atteinte la première, puis la
couleur verte, mais les courbes des zones colorées conservent leur disposition habituelle.

De même que la mensuration de l'acuité visuelle, les investigations
dans le domaine du sens chromatique ne peuvent se pratiquer en dehors
des conditions de l'uniformité et de l'homogénéité de l'éclairage. Il ressort
de la comparaison entre différentes sortes de lumière chromatique que
l'intensité de sensation est une fonction de l'intensité lumineuse qui
diffère suivant l'espèce de lumière.

En ce qui concerne la durée et la puissance des impressions lumineuses, il faut donc se rappeler que, sous une même couleur, l'effet
maximum est d'autant plus rapide que cette appréciation a lieu sous
l'action d'une plus grande intensité lumineuse; que la différence de clarté
influe sur la nuance et la saturation de la couleur ; que, par suite de la
différence de la durée de l'excitation nécessaire à chaque partie du
spectre, l'effet maximum s'obtient plus rapidement avec le rouge, puis
avec le bleu, ensuite avec le vert ; et qu'enfin, sous l'influence lentement
progressive d'une couleur homogène sur l'œil, la nuance se modifie de telle
façon que le spectre ne paraît plus composé que de deux parties : la rouge
et la bleue.

La reconnaissance des couleurs au moyen des lettres colorées est donc,
vu leur réunion d'une part et leurs défectuosités chromatiques de l'autre,
insuffisante pour la pratique militaire.

Il convient, pour ne pas produire différents cercles colorés concentriques, de ne faire voir qu'une couleur à la fois, parce que celle-ci influe
trop sur une autre apparaissant à côé d'elle, et qu'on perd ainsi en
exactitude beaucoup plus qu'on ne gagne en temps. L'œil n'est pas
achromatique et la réfraction des couleurs du spectre augmente du rouge
au bleu. Il s'ensuit qu'on ne voit pas également bien les limites d'une
ligne rouge et celles d'une ligne bleue rapprochée de la première, car si

l'on accommode l'œil pour le rouge, le bleu aura son foyer devant la rétine, et si l'on accommode pour le bleu, le rouge aura son foyer derrière cette membrane.

L'étendue que nous avons donnée à cette partie du rapport provient de l'importance que, dans ces derniers temps surtout, on a reconnu à la faculté de reconnaitre les couleurs. La puissance militaire commande en effet sur les mers et en temps de guerre et même de paix sur le réseau des voies ferrées. Or, on sait que les principales manœuvres d'évitement sur les routes et dans la navigation reposent sur les indications fournies par des signaux colorés, spécialement le rouge et le vert. La cécité pour le rouge, qui, dans un œil normal, se présente seulement au bord de la rétine, s'étend quelquefois à tout l'organe, ne permettant pas aux personnes atteintes de ce vice fonctionnel (et le nombre en est d'un environ sur vingt) de distinguer sur un spectre solaire d'autres couleurs que le jaune et le bleu, avec un raccourcissement du côté rouge et une absence de perception de tout le rouge extrême. Elles savent, par la langue usuelle, qu'il existe une certaine couleur appelée rouge, et se servent de cette expression d'après leur expérience, n'ayant pas même conscience du défaut de cette sensation de couleur.

Résumons-nous. L'acuité centrale et périphérique et la faculté de reconnaître les couleurs sont complémentaires l'une de l'autre au point de vue de l'excellence visuelle d'une part, et de la recherche de la simulation de l'autre. C'est en procédant par ordre à leur détermination exacte qu'on évitera des erreurs sérieuses et une grande perte de temps.

L'acuité visuelle doit osciller entre un et un demi.

Le champ périphérique doit être normal.

Les hommes destinés au service de la marine et des chemins de fer doivent pouvoir reconnaitre facilement les couleurs et spécialement le rouge et le vert.

II. — Strabisme.

La question du strabisme nous conduit à examiner les avantages de la vision binoculaire comparée à celle d'un seul œil. Celle-ci, analysée brusquement chez l'homme qui voit des deux yeux, est nécessairement imparfaite. Ce qu'on distingue d'un seul œil, c'est une surface claire avec ses ombres, ses illuminations et ses colorations diverses. Tous les objets se dessinent sur un même plan, sans fournir la notion de l'espace ni l'impression du relief. Dans ces conditions d'inexpérience, l'œil ne peut juger de la distance que des objets inconnus occupent dans l'espace, ni de la grandeur relative de ces objets. En effet, l'appréciation de la distance est le résultat d'une abstraction intellectuelle due à la connaissance que nous possédons de la grandeur réelle des objets, et de leur diminution graduelle de grandeur avec l'augmentation de la distance. Différents facteurs viennent concourir à la formation de cette abstraction : l'intensité lumineuse et la couleur des objets d'une part, la conscience de l'effort accommodatif, la convergence des axes optiques, les mouvements des yeux, de la tête et du corps d'autre part.

Telles sont les conditions sous lesquelles se réalise l'appréciation de la distance dans la vision binoculaire.

Mais l'on peut se demander si l'habitude de la vision unioculaire ne fournit par la perception exacte des trois dimensions : la hauteur, la largeur, la profondeur ou distance. Le doute n'existant pas pour les deux premières, nous allons examiner sous quelles conditions la troisième dimension est susceptible d'être reconnue.

L'avantage de la vision binoculaire existe, pour autant que la distance

des objets ne soit pas trop grande par rapport à la distance des yeux entre
eux. Dans ce cas, en effet, la différence de distance provoque une inégalité
suffisante des images perspectives pour l'un et l'autre œil, et l'existence
de la perception binoculaire de la 5ᵉ dimension ne repose que sur les différences des images et sur la perception de leur différence (Donders). La
vue d'un seul objet, à l'aide d'un seul œil et même à partir d'un point
unique, suffit pour nous faire apprécier avec exactitude les trois dimensions de cet objet, non seulement la hauteur et la largeur mais aussi la
profondeur ou distance. Sous ce dernier rapport, nous ne risquons de
nous tromper complétement que lorsque les choses ont été expressément
disposées pour nous induire en erreur, par exemple lorsqu'on nous présente une projection perspective tracée sur un plan et donnant sur la
rétine la même image que sur l'objet lui-même. Il est clair que l'impression étant égale, la notion perçue le sera également (Donders). La vision
monoculaire nous permet d'avoir la notion de la distance et des
trois dimensions par la conscience de l'effort accommodatif, par notre
propre mouvement par rapport au point considéré. L'expérience, constituée
par la mémoire et l'éducation, procure pour un seul œil comme pour les
deux une précision assez juste pour que le strabique surtout jouisse de
toutes ou de presque toutes les conditions que réalise la vision binoculaire.
Dans le fonctionnement d'un seul œil, l'autre étant couvert, il y a cer-
tainemement production de déplacements apparents des objets, différents
suivant les deux yeux. Mais l'habitude a pour effet de rapporter la direction apparente de la ligne visuelle de l'œil préféré plutôt que de celle de
l'autre. Notre appréciation de la position où se trouve l'objet, dit Helmholtz,
ne dépend pas seulement de la position de l'œil qui regarde, mais aussi
de l'autre œil qui est fermé. Lorsque, l'œil ouvert restant immobile, l'œil
fermé se déplace à droite ou à gauche, l'objet fixé par l'œil ouvert se
déplace aussi à droite ou à gauche. Cependant, d'après Javal, ce mouvement lui-même finit par ne plus avoir lieu. La vision monoculaire indique
donc la position apparente de la ligne de visée, et l'habitude permet,
comme nous l'avons dit, d'obtenir une appréciation exacte de la distance.
Le strabique se trouve, quant au tir, sur la même ligne que celui qui jouit
de la binocularité, car, pour voir au loin souvent et pour viser toujours, on
ferme un œil. L'immobilité de la tête, seule condition possible pour un
bon tir, ne détermine dans la vision monoculaire que la direction sur
laquelle se trouve le point perçu, la vision binoculaire seule étant susceptible de déterminer la distance de ce point, au moins dans certains limites, car les objets très éloignés ne donnent plus d'images sensiblement
différentes dans les deux yeux. A cette distance la vision monoculaire est
presque sur la même ligne que la vision associée.

Quand on vise un objet à une certaine distance, les arcs oculaires viennent se couper en ce point, formant entre eux un angle — angle de convergence — qui diminue au fur et à mesure du rapprochement de l'objet visé.
On ne peut connaître la grandeur de cet angle que par mesure scientifique;
mais le sentiment monoculaire par lequel nous pouvons diriger la position
de nos yeux nous indique la distance où se trouve le point examiné. C'est
donc par l'auxiliaire des mouvements oculaires qu'on parvient à déterminer
la troisième dimension, et à voir simples les différentes parties des images. Pour les objets éloignés, les rotations de l'œil suffisent à provoquer
des changements analogues à ceux qu'on obtient par des mouvements
modérés de la tête. Comme nous l'avons déjà dit, pour voir au loin souvent et pour viser toujours, on ferme un œil, par la raison que l'usage du
second œil, inutile à la distance infinie, ne peut nous fournir un nouvel
élément de sensation utilisable que dans le cas où sa ligne de visée coupe

celle du premier à une distance fixe. Parallèles et se prolongeant indéfiniment sans se couper, les deux lignes visuelles ne peuvent apporter aucune conclusion pour la distance réelle de l'objet lumineux, si ce n'est cette conclusion négative que l'objet doit se trouver au-delà d'une certaine distance. Il est bon de rappeler que le tireur possède pour direction la ligne de mire, ce qui favorise singulièrement la justesse de l'appréciation.

Après avoir établi par cette exposition sommaire l'insuffisance de la vision monoculaire à créer un droit à l'exemption, il nous reste à examiner la question sous une autre face. Si parfois la vision binoculaire continue à exister chez le strabique en s'opérant sur deux axes associés, c'est au moins un fait très rare. Le plus souvent elle fait défaut, bien que la rétine ait conservé dans certaines parties une sensibilité assez grande qui vient en aide, par suite des mouvements oculaires, à la perception et à l'appréciation des distances.

Cette excentricité persistante ne provoque pas de diplopie, parce que l'habitude, en neutralisant les impressions inutiles, a fait reconnaître au strabique et à celui qui souffre depuis longtemps de diplopie, que les images doubles, voisines l'une de l'autre, d'espèce similaire, présentant certainessignes locaux, ne sont, au demeurant, que l'expression d'un objet plus éloigné de nousque le point de fixation, et non pas celle de l'objet lui-même, et cela sans être exercé à reconnaître, d'après les signes locaux des images, quelle est celle de l'œil strabique ou diplope. Les images perspectives doubles d'un même objet dessinent deux images sur des points rétiniens disparates. La cause de la fusion provient de l'analogie existante entre ces images, analogie qui nous permet de comparer les points isolement, leur distance, leur disposition, et d'aboutir à la représentation d'un seul objet solide.

Le rapport de correspondance des deux rétines peut donc se modifier à la longue chez les strabiques, et la fusion des images se faire sur les parties latérales des deux rétines.

La conservation de la vision excentrique est absolument indispensable, en tant qu'elle peut être considérée comme étant la vision de défense. Elle doit donc exister dans l'œil gauche et du côté externe, l'œil droit jouissant de la fixation centrale. Le contraire peut avoir lieu pour la cavalerie.

Dans le strabisme convergent lié presque toujours à l'hypéropie, on remarque une chute de l'acuité visuelle pour la vision directe et indirecte, du moins dans la partie du champ visuel restée commune aux deux yeux. Le segment rétinien interne subit en premier lieu la perte de la sensibilité et ne participe plus à la vision binoculaire. La position périphérique externe souffre la première et se rétrécit, le champ visuel de l'œil dévié coïncidant, dans une plus grande partie, avec celui de son congenère. Peu à peu, dit Donders, la vue de l'œil dévié s'affaiblit au point qu'il n'est plus en état de fixer un objet, lorsqu'on vient à couvrir l'autre, mais il reçoit l'image de l'objet sur une partie de sa rétine située en dedans, et il voit ainsi plus nettement que s'il regardait directement, c'est-à-dire que s'il faisait tomber l'image de l'objet sur la tache jaune.

L'insensibilité rétinienne débute donc, dans le strabisme convergent, par la portion interne à la macula, la dépassant même. Ce défaut peut s'étendre à la totalité de la membrane percipiente, à tel point qu'on ne parvienne plus à produire de la diplopie, même avec l'aide des prismes les plus forts, quelle que soit la direction qu'on leur donne.

Le seul effet de la suppression de la sensation physiologique par abstraction psychique peut amener la perte de l'acuité périphérique; une portion très petite de la rétine située près de la macula peut avoir souffert dans sa sensibilité, les portions plus excentriques ayant conservé celle qui leur est propre.

D'après Burchardt, il y a une exception à la règle de l'acuité visuelle dans le champ périphérique externe, c'est-à-dire dans la partie externe du méridien horizontal de la rétine. Ici l'acuité se trouve être, à 45° de distance, égale à $\frac{1}{135}$, et à 50° égale à $\frac{1}{150}$, conformément à la formule générale : à 60° elle est encore de $\frac{1}{320}$; à 75° de $\frac{1}{400}$, enfin à une distance de 85° à 87°, elle devient égale à 0.

D'autre part, dans le même méridien, depuis la papille optique jusqu'à environ deux degrés du centre, l'acuité est quelque peu plus faible que dans les autres méridiens. La papille optique se trouve entre 12° et 18°, ou entre 15° et 19° du côté externe ou central, et à son niveau l'acuité fait complétement défaut comme au-delà de 68° et de 87° degrés. Pas plus que Woinow, Burchardt n'a pu réussir à distinguer de déformation des objets dans le voisinage du punctum cœcum.

Nous disons donc que « *le strabisme convergent de l'œil gauche ne constitue pas un motif d'exemption, quand il y a conservation de la projection périphérique externe.* »

Nous ne nous occupons pas ici du strabisme divergent, car dans ce cas il n'y a qu'une petite portion du champ périphérique qui soit commune, et la faculté visuelle s'y conserve d'une manière assez satisfaisante, même en dehors de l'exercice de l'œil dévié.

Le strabisme alternant mérite une mention spéciale. Dans cette forme, l'acuité visuelle se rencontre à un degré égal ou à peu près pour les deux yeux, sans donner lieu à la formation d'images doubles. Il n'y a pas de désorientation de l'œil qui ne fixe pas, l'alternance indiquant une vision de l'objet au point où il se trouve, avec cette différence que l'image possédera une netteté moindre par suite de son excentricité. Quant la diplopie y fait défaut, cela tient à l'habitude de faire abstraction de la deuxième image. Nous croyons donc que.

Le strabisme alternant ne doit pas constituer une cause d'exemption quand l'acuité visuelle persiste au degré reconnu nécessaire dans l'œil droit et à un degré moindre dans l'œil gauche.

III. — DÉFAUT DE TRANSPARENCE DE LA CORNÉE. — TACHES CORNÉENNES.

On ne peut demander à ce rapport de passer en revue les diverses altérations de la transparence des membranes de séparation, parce qu'il n'y a pas de divergences au sujet de l'incapacité qu'elles entraînent au point de vue du service. Il n'en est pas de même en ce qui concerne les taches de la cornée, qui sont souvent la cause de grands désaccords quand il s'agit d'appliquer les instructions. On remarque même que quelques règlements n'en font plus mention. Parmi ceux qui ont charge d'appliquer la loi, les uns ne considèrent l'opacité qu'au point de vue de la dimension, les autres à celui de la situation ; ceux-ci, eu égard aux troubles qu'elle occasionne, ceux-là à l'œil dont elle teint la membrane cornéenne ; quelques uns suivant l'époque de la formation, quelques autres d'après la transparence.

M. Ilairion avait appelé il y a bien longtemps l'attention sur ce sujet, et nous pensons qu'il avait bien précisé la question dans les lignes suivantes : « Comme obstacle à la vue, les conséquences qu'entraînent après elles les taies de la cornée sont bien différentes, suivant qu'elles siègent en dehors du champ pupillaire, qu'elles empiètent sur cet espace, ou qu'elles en occupent le centre.

Dans le premier cas, l'obstacle est nul ; dans le second, il est d'autant plus grand que les taches s'avancent davantage au devant de la pupille; il varie aussi suivant le point de la circonférence de l'espace pupillaire qu'elles occupent; ainsi, toutes choses égales d'ailleurs, celles qui sont situées à la partie inférieure et interne de cet espace apportent infiniment plus de gêne à la vision que celles qui en occupent le segment supérieur ou externe. Dans le troisième cas, c'est-à-dire lorsque les taches siégent au centre de la cornée, il faut, pour bien apprécier l'obstacle qu'elles apportent aux fonctions visuelles, examiner chaque œil séparément, ayant soin de tenir fermé celui qui n'est point l'objet de l'examen, en même temps qu'on engage le malade à regarder des objets éloignés. »

Wecker, Perrin, Van Hasselt, etc., sont d'accord pour reconnaître que des taches semi-transparentes, si petites qu'elles échappent souvent à l'observateur, peuvent produire le fâcheux effet d'altérer la netteté de l'image, tandis que l'action de taches petites et complétement opaques est presque nulle.

La diminution de l'éclairage qui résulte de ces opacités force le sujet à se livrer à des efforts d'accommodation pour des distances qui s'éloignent peu du point le plus rapproché de sa vision distincte, l'illumination de l'image ne se produisant qu'avec des cercles de diffusion. Il peut en résulter de la myopie, un trouble dans l'acte de la vision binoculaire, et, ce qui nous importe au plus haut degré, une amblyopie irrémédiable, une chute de l'acuité visuelle laquelle ne se conserve peut-être jamais dans sa normalité.

Nous allons essayer, en nous basant sur les travaux de Donders et de Van Dooremael, d'expliquer par quel mécanisme se produit cette chute de l'acuité.

Pour avoir une appréciation bien nette de l'influence des taches cornéennes sur l'illumination de l'image rétinienne, il faut se rappeler que ce que notre œil perçoit, c'est la lumière qui entoure l'objet et non l'objet lui-même, et que par conséquent les objets obscurs dans un milieu éclairé sont vus comme les objets lumineux dans un milieu sombre. Chaque point de l'objet qui se trouve dans le champ visuel peut donc être considéré à l'instar d'une source lumineuse émettant un cône de rayons dont le sommet correspond à ce point et dans la base repose sur la cornée. Quand la cornée est transparente, ce cône se renverse par la réfraction à travers les couches cristalliniennes et son sommet vient se former sur la rétine. La perception de tous les points de l'objet procure la netteté de son image. La vision distincte ou directe a lieu quand, par l'effet de sa coïncidence avec l'axe visuel, le rayon central du cône lumineux vient tomber sur le territoire de la macula. Dans le cas contraire, la vision est indistincte, à moins que les rayons ne viennent former leur foyer au voisinage immédiat de la tache jaune, à 1/4° jusqu'à 1 5° de cette région, où existe encore une sensibilité égale à l'unité. Quand la cornée est transparente dans tous ses secteurs, la pénétration des rayons peut avoir lieu de toutes parts. Cependant la partie centrale seule sert à la vision distincte, la circonférence n'étant utile qu'à la vision indirecte, à la réception du cône lumineux dont le sommet vient tomber plus ou moins obliquement sur elle pour aller de là former son image sur une portion périphérique de la membrane percipiente. L'iris d'ailleurs intercepte une partie des rayons proportionnelle à l'intensité lumineuse, de telle sorte que la diminution de la lumière trouve sa compensation dans la dilatation et l'élargissement de l'aire pupillaire.

Ces préliminaires établis, il nous reste à les considérer dans leurs rapports avec les opacités cornéennes. Toute tache de la cornée peut être assimilée à un corps opaque dont les contours n'étant dessinés que par la démarcation des ondes lumineuses environnantes, joue lui-même le rôle de points lumineux laissant dégager leur lumière dans toutes les directions. Il arrivera ainsi qu'au lieu d'aller former par la réfraction une image nette sur la rétine, ils divergeront dans tous les sens et y occasionneront un cercle de diffusion dont les dimensions seront en proportion directe de celles de l'opacité.

Toutes ces opacités projettent une ombre sur la rétine, et puisque nous les avons ainsi considérées à l'instar de corps lumineux, cette ombre sera d'autant plus grande que la lumière leur arrivera par plus de points à la fois. Supposons que l'image d'une opacité se soit formée sur la rétine, nous pouvons considérer cette image comme un nouvel objet pour les milieux réfringents, image dont les rayons suivront une direction déterminée par les lois de la réfraction, c'est-à-dire qu'ils sortiront de l'œil en sens inverse de leur pénétration et retourneront exactement à l'objet dont ils émanent. Ces objets sont divers dans le cas présent : il y a d'abord l'objet examiné, et en second lieu la tache cornéenne De plus, il n'y a pas qu'un point sur la rétine, il s'y est formé des cercles de dispersion, et tous les rayons constituants de ces cercles retournant aux objets lumineux, on comprend les troubles considérables qui doivent en résulter pour l'entraînement de leur dynamisme accommodateur au préjudice de l'organe et de la fonction.

Il ne se forme pas seulement, dit Donders, dans la région de la tache jaune, une image simple de l'objet situé dans la direction de la ligne de vision ; mais au-dessus de cette image se trouve répandue, dans le cas de tâches semi-transparentes, une lumière uniforme qui provient de tout le champ de la vision. Cette lumière diffuse produit de grands troubles, car les différences d'éclairage d'une image formée d'après les lois régulières de la réfraction deviennent par là même beaucoup moins appréciables. C'est exactement comme si l'on regardait à travers un nuage réel ; la lumière diffuse vient se surajouter à l'image relativement plus faible ; c'est pour cela que les taches reproduisent l'impression, comme si la vue se faisait à travers un nuage réel. La seule différence est qu'un nuage s'aperçoit mieux par rapport aux objets éloignés, tandis que, dans la vision nuageuse que détermine une tache, tous les objets sont altérés de la même manière, indépendamment de la distance.

Donders a appelé encore l'attention sur cette considération que des opacités produisent moins de trouble quand l'œil tourné du côté opposé à la lumière regarde un certain objet. Qu'un tableau ou quelqu'autre objet soit suspendu à une muraille dans l'intervalle de deux fenêtres, et qu'il soit éclairé d'autre part par une croisée située derrière l'observateur, celui-ci le verra bien plus nettement et avec des oppositions d'ombre et de lumière bien plus tranchées, lorsque les deux fenêtres seront fermées que lorsqu'elles seront ouvertes. L'explication de ce fait repose sur ce que nous venons de dire. Lorsque les fenêtres ouvertes n'envoient point de lumière à l'objet, cet objet envoie sur l'œil, dans les deux cas, la même quantité de rayons qui, réfractés régulièrement, viennent former une bonne image dans la région de la tache jaune. Mais si la lumière peut arriver aux yeux par les fenêtres placées sur les côtés de l'objet, les points semi-transparents de l'œil se trouvent éclairés et de nombreux rayons qui en partent viennent se superposer à l'image de la tache jaune : celle-ci se trouve ainsi recouverte comme d'une gaze blanche.

L'acuité visuelle augmente donc dans certains conditions d'éclairage peu intense et en l'absence de la lumière diffuse. On comprend que celle-ci augmente suivant la situation de la tache, suivant sa transparence, suivant son étendue. Si la tache est centrale, sans occuper toute l'aire de la pupille, l'image d'un objet situé hors de l'œil pourra encore se produire par la pénétration des rayons lumineux sur les côtés, mais elle perdra en distinction et en clarté par suite de la divergence des rayons émanés de la tache. Occupe-t-elle tout le cercle pupillaire, il y aura interception de tout le faisceau lumineux, extinction de la vision directe, la vision indirecte pouvant encore se faire à cause de l'agrandissement irien, proportionnel en raison inverse de l'intensité lumineuse. Les taches excentriques entraînent les mêmes inconvénients, les cônes de lumière qui tombent obliquement sur la cornée venant occasionner la même diffusion et la même divergence. Cependant leur influence fâcheuse est relative à leur position sur la surface transparente, à ce point que les opacités périphériques en sont pour ainsi dire privées.

Nous proposerons donc les conclusions suivantes :

Toute opacité centrale de la cornée de l'œil gauche ou droit constitue une cause d'inaptitude au service militaire.

Les opacités excentriques de la cornée de l'œil droit donnent droit à l'exemption définitive, de même que celles de l'œil gauche, quand elles sont étendues ou que l'œil droit ne possède pas toute son acuité visuelle.

Les taches périphériques des deux cornées ne sont pas une cause d'exemption, à moins que l'œil droit n'ait perdu une partie de son acuité visuelle.

IV. — AMÉTROPIE.

L'amétropie comporte trois catégories : la première, dans laquelle les rayons viennent former leur foyer principal en avant de la rétine, dans le corps vitré, c'est la *Myopie*; la deuxième, où ce foyer se forme en arrière de la rétine, c'est l'*Hypéropie*; la troisième, où les rayons n'ont plus un point de réunion unique, la force de réfraction étant différente dans tous les méridiens de l'œil ou dans les divers secteurs d'un de ces méridiens, c'est l'*Astigmatisme*. Dans tous, les cônes lumineux viennent rencontrer la membrane percipiente en la coupant suivant des cercles de diffusion empiétant les uns sur les autres.

1. *Myopie.* — L'étude de la myopie vient en première ligne dans l'ordre de l'importance. Les instructions qui gouvernent, en ce qui la touche, l'aptitude ou l'inaptitude pour le service militaire, diffèrent étrangement suivant les nations, les unes prenant pour base une distance déterminée à laquelle une bonne vue doit savoir distinguer un homme d'un autre, les autres parlant en termes plus vagues de la portée visuelle nécessaire pour le service, d'autres de verres au moyen desquels le myope doit savoir reconnaître les objets éloignés et rapprochés, avec cette particularité singulière en certain pays que le verre le plus divergent sert pour la vision de près et le moins divergent pour la vision éloignée. On nous permettra de ne pas fournir la citation de toutes ces instructions : nous n'exagérons nullement en soutenant qu'elles n'ont aucune base scientifique et qu'elles doivent être considérées comme étant sans aucune valeur. Il reste maintenant à rechercher des formules nouvelles et les fondements sur lesquels on puisse les établir. Nous essayerons de démontrer que le degré limite de la myopie admis partout se trouve être beaucoup trop élevé et qu'il doit être porté à $\frac{1}{12}$ pour les cadres, les lunettes leur étant permises. Quant aux simples soldats, depuis $\frac{1}{12}$ jusqu'à $\frac{1}{24}$, ils ne pourront faire partie de l'armée active proprement dite, mais devront être rejetés dans les réserves et dans les services secondaires et sédentaires.

Ecartons d'abord la myopie faible, latente, qui permet la vision nette pour les objets rapprochés, et, à travers des cercles de diffusion, une vision suffisante pour les objets éloignés. Dans la myopie moyenne, les conditions ne sont pas les mêmes : la vision éloignée est tout-à-fait diffuse, la vision rapprochée pouvant avoir lieu ordinairement sans défaillance de la vision binoculaire. Les myopes de cette catégorie parviennent par le clignement à éloigner les rayons périphériques en diminuant le champ de la pupille, dont la dilatation entraine l'augmentation des cercles de diffusion. Dans la myopie forte, le point le plus éloigné de la vision distincte varie de 12 à 5 pouces, et le point le plus rapproché se trouve à $2\frac{1}{3}$ pouces environ. Dans cette forme, la vision binoculaire tend à défaillir par suite de l'allongement du globe, jointe à la faiblesse relative des droits internes causant ainsi la fatigue de la fixation. Au-dessus de 8 pouces, la binocularité est impossible. Voilà un premier point.

Le second point a trait à la marche de la myopie. Elle peut être considérée comme stationnaire jusqu'à $\frac{1}{16}$, $\frac{1}{14}$ et $\frac{1}{12}$ même, bien qu'elle puisse toujours passer à une autre phase. La limite, en effet, n'est pas précise, car à ces degrés, et ceci mérite considération, l'ascension a souvent lieu avec une grande rapidité entre 18 et 22 ans, et la myopie devenant temporairement progressive monte rapidement d'$\frac{1}{10}$ à $\frac{1}{6}$ par exemple. Mais elle est surtout progressive à $\frac{1}{8}$ et $\frac{1}{6}$, degré auquel elle peut devenir constamment progressive.

Le troisième ordre de motifs réside dans l'influence de M sur l'acuité visuelle. Dans la M $\frac{1}{6}$, dit Donders, l'acuité visuelle est souvent imparfaite, à moins que la myopie ne soit congénitale et l'individu très jeune. Avec $M > \frac{1}{6}$, l'imperfection de l'acuité est de règle. Si $M = > \frac{1}{4}$ *la règle est sans exception*, l'imperfection est constante. Giraud-Teulon a examiné 898 myopes et reconnu que, sur 100 cas de myopies comprises entre l'emmétropie et $\frac{1}{13}$, un tiers (28,94 pour 100) présente l'acuité normale, les $\frac{4}{5}$ (79,10 pour 100) une acuité d'un demi ; au dessous de cette dernière acuité, 21 pour 100 seulement, mais avec 1,25 d'yeux perdus.

Dans la seconde classe, comprenant les myopies d'$\frac{1}{12}$ à $\frac{1}{6}$, l'acuité normale ne se rencontre plus que 10 fois sur 100 (10,75), l'acuité de $\frac{1}{2}$ y figure encore à peu près pour les $\frac{2}{3}$ (64,75), mais, au dessous de $\frac{1}{2}$, on trouve 34,25 pour 100, avec à peu près le même nombre d'yeux perdus (1,85). De telle sorte qu'à part la réduction de l'acuité au-dessous de l'unité, mais toujours entre 1 et $1\frac{1}{2}$, ces 2 classes sont assez sensiblement comparables. Entre $\frac{1}{4}$ et $\frac{1}{6}$, les myopes commencent fortement à décliner au point de vue de l'acuité visuelle. Sur 100 d'entre eux, on ne compte plus que 5,62 doués d'une acuité normale. L'acuité $\frac{1}{2}$ y figure pour les $\frac{2}{5}$, soit (45,44) mais, au dessous d'elle, les nombres correspondant s'accroissent sensiblement et s'élèvent à 56,56 pour 100, dont 11 au dessous de $\frac{1}{10}$ et 4,54 perdus.

L'acuité visuelle diminue donc tellement vite avec le degré de la myopie, qu'au dessous de $\frac{1}{6}$ un tiers des sujets possède une acuité supérieure à $\frac{1}{2}$, plus d'$\frac{1}{3}$ étant au-dessous, et que 10 pour 100 seulement y possèdent une acuité normale. Pour rapprocher cette remarque des résultats que Giraud-Teulon a établis sur le coefficient d'atténuation de l'acuité à distance, pour un degré donné d'excès de réfraction, il suffira de rappeler qu'à un excès de réfraction de $\frac{1}{36}$ seulement correspond une réduction d'un demi dans l'acuité, et par conséquent une réduction de cette dernière à 1 quart, si par elle-même elle était déjà, ce qui est si commun, réduite à la moitié de sa valeur physiologique.

Voici encore une statistique faite par Erismann, de St Pétersbourg, et qui démontre à première vue l'influence défavorable de la myopie sur l'acuité visuelle (M sur S).

a)   *Acuité visuelle chez les myopes.*

$$S = 1 \quad 1{,}023 = 77\ \text{°/}_\text{°} \quad \text{et} \quad 85.6\ \text{°/}_\text{°} \text{ sur l'ensemble des élèves.}$$
$$S = \tfrac{2}{3} - 1 \quad 165 = 12.5 \qquad\qquad 6.8 \qquad\qquad \text{»} \qquad\qquad \text{»}$$
$$S = {<}\tfrac{2}{3} \quad 129 = 9.8 \qquad\qquad 7.6 \qquad\qquad \text{»} \qquad\qquad \text{»}$$

b)   *Acuité visuelle suivant les degrés de la myopie.*

	$\tfrac{1}{8}$ à $\tfrac{1}{24}$	$\tfrac{1}{24}$ à $\tfrac{1}{12}$	$\tfrac{1}{12}$ à $\tfrac{1}{9}$	à $\tfrac{1}{7}$	à $\tfrac{1}{6}$	$> \tfrac{1}{6}$	
$S = 1$	86.3	84.3	69.2	44.1	32.6	6.9	Total $= 1{,}307$
$S = \tfrac{2}{3} - 1$	8.6	8.9	18.5	35.7	32.6	20.7	
$S = {<}\tfrac{2}{3}$	5.1	6 8	12.3	20.2	34.8	72.4	
	688	337	130	84	49	29	

« Sur 216 jeunes gens qui se sont présentés aux écoles du service de santé de Strasbourg, Paris, Lyon, Montpellier, Bordeaux et Toulouse, j'ai rencontré, dit Perrin, 61 myopes, soit 28 °/₀. Sans crainte d'être contredit, on peut admettre qu'il y a dans l'armée française $\tfrac{1}{8}$ ou $\tfrac{1}{10}$ de l'effectif incapable de faire un bon service. » Ce sont des conjectures que nous mettons en regard des résultats de Ware, lequel, sur un ensemble de 10,000 hommes (5 régiments de foots guards), n'avait pas trouvé pour ainsi dire de vue myopique, et constatait qu'en l'espace de 20 ans, il n'y avait pas eu une demi-douzaine d'hommes congédiés, ni une douzaine de recrues refusées pour cette infirmité, tandis que, dans le seul Collège d'Oxford, on trouva 52 myopes sur 127 élèves (*Observations relative to near and distant Sight of different Persons*, Ware 1812). Cela tient probablement au mode de recrutement en faveur en l'Angleterre, mais ne prouve rien contre l'opinion de Perrin.

La mensuration de l'acuité visuelle doit se pratiquer chez le myope, si l'on veut obtenir une base d'argumentation véritablement sérieuse, en dehors et avec l'aide de la correction. M. Brauns, dans sa dissertation inaugurale, a examiné 57 cas de myopie à tous les degrés, en écartant ceux qui présentaient, comme complications, de faibles degrés d'astigmatisme, ou sur lesquels la faculté visuelle n'était pas normale après la correction par les lentilles. Ses résultats sont d'autant plus intéressants qu'il en a fait la comparaison avec ceux qui ont été obtenus par Burchardt et Mauthner. Voici le tableau comparatif :

Myopie.	Burchardt.		Myopie.	Mauthner.	Myopie.	Brauns.
	Sans Correction			Sans Correction		Sans Correction
$\frac{1}{55}$	$\frac{20}{30}$	$\frac{1}{2}$	$\frac{1}{50}$	$\frac{20}{50}$	$\frac{1}{50}$ · $\frac{1}{55}$	$\frac{20}{50}$
$\frac{2}{31}$	$\frac{20}{60}$	$\frac{1}{5}$			$\frac{1}{20}$ · $\frac{1}{49}$	$\frac{20}{70}$
$\frac{1}{19}$	$\frac{20}{100}$	$\frac{1}{8}$			$\frac{1}{18}$	$\frac{20}{70}$ — $\frac{20}{100}$
$\frac{1}{15}$	$\frac{20}{150}$	$\frac{1}{7}$			$\frac{1}{16}$ · $\frac{1}{15}$	$\frac{20}{100}$
$\frac{1}{14}$	$\frac{20}{180}$	$\frac{1}{9}$	$\frac{1}{14}$	$\frac{20}{70}$	$\frac{1}{14}$ · $\frac{1}{13}$	$\frac{20}{200}$ — $\frac{10}{200}$
$\frac{1}{12}$	$\frac{20}{200}$	$\frac{1}{10}$			$\frac{1}{12}$	$\frac{20}{200}$
$\frac{2}{10}$	$\frac{11}{165}$	$\frac{1}{15}$	$\frac{1}{10}$	$\frac{20}{200}$	$\frac{1}{11}$ · $\frac{1}{10}$	$\frac{20}{200}$ — $\frac{15}{200}$
$\frac{1}{9}$	—				$\frac{1}{9}$	$\frac{15}{200}$
$\frac{1}{8}$	$\frac{14}{251}$	$\frac{1}{21}$	$\frac{1}{8}$	$\frac{10}{200}$	$\frac{1}{8}$	$\frac{15}{200}$
$\frac{1}{7}$	—				$\frac{1}{7}$	$\frac{15}{200}$ à $\frac{10}{200}$
$\frac{1}{6}$	$\frac{8}{200}$	$\frac{1}{25}$			$\frac{1}{6}$	$\frac{10}{200}$
$\frac{1}{5}$	—		$\frac{1}{5}$	$\frac{8}{200}$	$\frac{1}{5}$	$\frac{10}{200}$
$\frac{1}{4}$	$\frac{4}{200}$	$\frac{1}{50}$			$\frac{1}{4}$	$\frac{10}{200}$ — $\frac{5}{200}$
$\frac{2}{7}$	$\frac{5}{200}$	$\frac{1}{67}$			$\frac{4}{5}$	$\frac{5}{100}$

On remarque donc que l'œil myope

d'$\frac{1}{50}$ possède encore S. C. $= \frac{20}{50}$

d'$\frac{1}{20}$ $\quad \frac{20}{60}$

d'$\frac{1}{18}$ à $\frac{1}{14}$ oscillant entre $\frac{20}{70}$ et $\frac{20}{100}$

d'$\frac{1}{12}$ $\quad \frac{20}{200}$

d'$\frac{1}{10}$ à $\frac{1}{7}$ oscillant entre $\frac{15}{200}$ et $\frac{10}{200}$

d'$\frac{1}{6}$ à $\frac{1}{4}$ » $\frac{10}{200}$, $\frac{4}{100}$ et $\frac{5}{200}$.

Pour mesurer l'acuité et la portée visuelles, Burchard a occasionné la myopie par l'interposition de verres convexes. Brauns se demande avec raison si la myopie provoquée de la sorte répond bien à la myopie réelle. Sous l'influence d'un verre convexe, l'œil projette à l'extérieur, en les agrandissant, les dimensions situées dans le plan perpendiculaire à l'axe optique, tout en diminuant les différences d'éloignement (Donders). Mais si cet œil armé de ce verre convexe peut bien voir de près, ainsi que Donders l'a démontré en plaçant devant un de ses yeux un verre $\frac{1}{24}$, en est-il de même pour le lointain? Non, car le myope, habitué aux cercles de diffusion, choisit parmi les images l'une des plus accusées et en tire son appréciation. La preuve en est dans la mensuration de Brauns, où l'on remarque que les myopes de degré moyen se contentent de la vision lointaine à travers des cercles de diffusion, sans avoir recours aux lunettes. L'œil emmétrope rendu myope ne se trouve pas dans ses conditions habituelles.

Giraud-Teulon a placé aussi devant ses yeux des verres convexes $\frac{1}{20}$ et n'a pu lire à 20 pieds que le n° 200 de ses échelles. Il a donc trouvé que, par cette simple addition d'$\frac{1}{20}$, son acuité visuelle a passé de 1 à $\frac{1}{10}$. En remplaçant $\frac{1}{20}$ par $+ \frac{1}{30}$, elle a regagné 4 dixièmes, devenant ainsi égale à $\frac{1}{2}$. Cette expérience, il l'a répétée sur 4 de ses confrères, les rendant artificiellement myopes de $\frac{1}{30}$, et faisant tomber leur acuité à $\frac{1}{4}$ et avec $+ \frac{1}{15}$ à $\frac{1}{10}$.

L'éminent ophthalmologue de Paris a tiré de ces expériences cette proposition qu'une acuité physiologique, ou égale à l'unité, perd, chez un emmétrope, la moitié de sa valeur au loin par l'addition d'une quantité de réfraction égale à $\frac{1}{30}$, tandis qu'elle en perd les $\frac{9}{10}$ si cet excès est doublé c'est-à-dire porté à $\frac{1}{15}$.

Il a fait aussi la contre épreuve suivante : sur 5 sujets myopes, doués d'une acuité physiologique normale, après avoir mesuré le degré de la myopie, c'est-à-dire déterminé le numéro du verre négatif le plus faible procurant l'acuité égale à un ou $\frac{20}{20}$, il a recherché le verre qui réduirait cette acuité à $\frac{1}{10}$, autrement dit celui qui ne permettrait plus à 20 pieds que la lecture du caractère Nᵒ 200. Voici ses résultats :

Premier sujet : myopie $\frac{1}{9}$ ne lit plus que le numéro 200 avec — 18

$$\frac{1}{9} - \frac{1}{9} = \frac{1}{18}$$

2ᵉ sujet : myopie $\frac{1}{14}$ ne lit plus que le nᵒ 200 avec — 24

$$\frac{1}{14} - \frac{1}{24} = \frac{10}{336}$$

3ᵉ sujet : myopie $\frac{1}{8}$ ne lit plus que le nᵒ 200 avec — 18

$$\frac{1}{8} - \frac{1}{8} = \frac{1}{14}$$

Ainsi, chez 5 myopes, dans les conditions exposées ci-dessus, la réduction de l'acuité au dixième de sa valeur normale s'est vue produite par le verre ramenant leur myopie aux degrés suivants : $= \frac{1}{18} \; \frac{1}{33} \; \frac{1}{14}$

L'acuité visuelle du myope ne subit pas une diminution proportionnelle à la distance. C'est ainsi qu'un myope d'$\frac{1}{15}$ pourra parfaitement lire le nᵒ 1 à 12 pouces, bien que son acuité visuelle ne suive pas pour le loin une baisse uniforme. Ma myopie, dit le professeur Schmidt, est d'$\frac{1}{20}$, et mon acuité pour cette distance est normale après la correction. En l'absence de verres, et telle est la méthode à suivre d'après les instructions, je ne puis reconnaître le Nᵒ LXX de Snellen qu'à 20 pieds, d'où il suit que mon acuité serait de $\frac{20}{70}$, degré qui me rendrait impropre au service militaire.

Les motifs du 5ᵉ ordre résident dans les complications de la M, et parmi celles-ci nous choisirons comme type le croissant atrophique dont le développement est en rapport direct avec le degré de la M et l'âge du sujet. Le tableau de Donders, où ces deux éléments ont été déduits sur un nombre d'observations équivalant à 1400 yeux, est très instructif. On y constate que de $\frac{1}{8}$ à $\frac{1}{12}$ la longueur de l'axe du croissant atrophique mesure :

de 10 à 30 ans   0,ᵐᵐ.1987   19 centième de millim.
de 30 à 50 ans   0,   2975   29   »   »

de $\frac{1}{12}$ à $\frac{1}{6}$ elle mesure :

de 10 à 30 ans   0,ᵐᵐ.4255   42 centième de millim.
de 30 à 50 ans   0.   7035   70   »   »

enfin de $\frac{1}{6}$ à $\frac{1}{4}$:

de 10 à 30 ans   0,ᵐᵐ.5563   55 centième de millim.
de 30 à 50 ans   0,   9679   96   »   »

Ce tableau démontre à la dernière évidence l'influence que l'âge compris entre 10 et 50 ans, et le degré de la myopie compris entre $\frac{1}{12}$ à $\frac{1}{8}$ et $\frac{1}{6}$, exercent sur l'étendue du croissant atrophique. Celui-ci partage toutes les péripéties de l'élongation axiale, et, dans ces myopies fortes, il mesure ordinairement $\frac{1}{4}$ ou $\frac{1}{3}$ de la largeur de la papille ou la déborde en haut, en bas, ou dans toutes les directions.

Nous ne parlerons pas des autres complications de la myopie qui sont tellement sérieuses que, par elle-mêmes, elles constituent des causes d'exemption définitive.

Toutes ces données statistiques indiquent suffisamment que le chiffre $\frac{1}{7}$ à $\frac{1}{6}$ est beaucoup trop élevé, et que, pour ne pas descendre trop bas, celui qui paraît le plus acceptable est $\frac{1}{12}$. Cependant la question est complexe. Pour satisfaire aux exigences du service, pour percer un brouillard, l'obscurité de la nuit, pour découvrir au loin un signal ou une voile, pour remplir les périlleux et importants devoirs de patrouille ou de sentinelle, ce coëfficient est lui-même trop élevé et l'on devra descendre jusqu'à la myopie $\frac{1}{20}$ à $\frac{1}{24}$. Chez les myopes de ces catégories, la vision est encore pleine de confusion à la distance éloignée, par suite de la formation des cercles de diffusion sur l'écran rétinien. « Ils aperçoivent bien, dit Perrin, les gros objets, mais ils sont incapables de les reconnaître, de distinguer un bataillon d'infanterie d'une troupe de cavalerie ». Et cependant cette vision distincte à grande distance est à peu près la seule dont ait besoin le soldat, soit en temps de paix, soit en temps de guerre. En envisageant le problème sous cette face, on comprend que le degré du vice réfractif différera naturellement suivant l'adoption ou le rejet du port des lunettes. Cette question est à l'ordre du jour, et nous croyons qu'elle doit être résolue dans le sens affirmatif.

» L'œil myope avec ses verres concaves, dit Perrin, l'hypermétrope avec ses verres convexes, l'astigmate avec ses verres cylindriques, peuvent, à moins de circonstances particulières, voir de près et de loin comme des yeux sains et satisfaire sans danger aux exigences de la vie militaire. La logique et la saine appréciation des droits et des devoirs de chacun conduisent à désirer l'une de ces deux solutions : ou bien que tous les myopes et tous les hypermétropes d'un certain degré soient exemptés comme incapables de remplir leurs fonctions, ou bien qu'ils soient pourvus de lunettes. »

Suivant Giraud-Teulon, l'institution du volontariat d'un an en France engendre comme conséquence le port des lunettes, si l'on veut que ces volontaires servent à constituer des cadres sérieux, des officiers distingués.

En ces temps troublés où l'armement universel fait du service personnel une nécessité patriotique, attraire dans les rangs de l'armée le plus fort contingent possible ne peut être indifférent à quiconque s'intéresse à son avenir. La considération qui consiste à craindre d'enlever à la tenue militaire le caractère martial et dégagé qui la distingue, perd singulièrement de sa valeur, si l'on réfléchit que, d'un côté, l'on rejette du sein de l'armée l'un des meilleurs éléments susceptibles d'en relever le prestige par la valeur de l'éducation et de l'intelligence, et que, d'autre part, on se voit forcé de reléguer des jeunes gens que leurs aptitudes pourraient conduire à une position supérieure, dans des services secondaires tels que les manutations, les infirmeries, les ambulances, de les employer comme aides d'hôpitaux, comme porteurs de malades, etc. Sans nous appesantir un instant sur les déterminants du vice réfractif par excès, il suffit de faire remarquer que l'exagération myopique est l'apanage malheureux des personnes vouées à l'étude dès l'âge le plus tendre. La myopie est la sœur de lait de l'instruction, sa compagne assidue, croissant et grandissant avec elle. Les statistiques de Cohn et d'Erismann en ont établi la fréquence plus grande dans les écoles des villes, sa progression avec le degré de ces écoles, avec le nombre des années d'étude et avec l'élévation sociale.

On peut invoquer contre l'usage du port des lunettes toutes les incommodités qui en résultent. C'est ainsi que le soldat chargé de son fusil et de tout son bagage aura de la peine à replacer ses verres, quand leur axe aura subi un déplacement lors du saut d'un fossé ou pendant la course ; c'est ainsi encore que la pluie et la neige, que le passage d'un lieu froid dans un lieu chaud pendant l'hiver pourront altérer la transparence du verre. Mais il y a de grandes compensations, et l'on comprendrait difficilement qu'on s'arrêtât devant ces inconvénients, quand on considère que de l'intervention des lunettes correctrices doit résulter la restauration de l'activité fonctionnelle dans des yeux qui en sont privés, le bénéfice du parcours complet de l'accommodation, le rétablissement d'une fonction physiologique dans son utilité et dans sa dépense, tandis qu'elles mettent l'œil, dans une certaine mesure, à l'abri des complications.

On remarque une différence considérable dans l'étendue de la portée visuelle chez les myopes armés de verres, bien qu'elle soit encore assez prononcée chez les myopes qui, ne portant pas lunettes, ont l'accoutumance de distinguer tant bien que mal pour le loin et pour le près. Ceux-là se familiarisent avec les cercles de diffusion que les objets dessinent sur leur rétine, éliminent par une abstraction intellectuelle toutes les images inutiles, et se servent pour définir l'objet de celle qui leur offre le plus de netteté. La distance relative de deux points reste inaltérée, car le myope juge de leurs dimensions d'après les distances du cercle de diffusion de ses divers points. Cette vision approximative par à peu près n'est pas suffisante pour le service militaire, mais on parvient à la rendre bonne en ramenant l'image sur l'écran rétinien. Les lentilles dispersives rapetissent une image trop grande et en éloignent non seulement le point éloigné mais aussi le point rapproché ; elles ont pour effet d'obvier à la fatigue et aux congestions oculaires.

Supposant concédé le port des lunettes dans l'armée, il reste à déterminer à quelles armes et à quelles catégories cette mesure doit s'étendre. Quant au corps des officiers, le port des verres s'y est de fait introduit, et nous ne pensons pas qu'on veuille songer à le restreindre. Nous croyons, au contraire, que ce privilège demande à être étendu aux cadres, d'une part parce qu'ils se recrutent nécessairement parmi l'élément le plus instruit, et d'autre part parce qu'ils sont destinés à fournir un contingent nombreux au corps des officiers. Mais nous jugeons qu'en aucun cas les myopes, armés de lunettes ou non, ne peuvent être appelés à servir comme simples soldats dans les rangs de l'armée active ; ils doivent être rejetés dans les réserves ou dans les services secondaires et sédentaires que nous avons cités en partie, et auxquels on peut ajouter le train, le génie, et tous les services où le travail manuel est la règle.

Cela étant, nous disons que « *le degré limite admis partout se trouve* » *être de beaucoup trop élevé et qu'il doit être porté à 1/12 pour les cadres* » *et les volontaires, les lunettes leur étant permises ; quant aux simples* » *soldats atteints de myopie de 1/12 à 1/24, ils ne doivent pas être admis à* » *faire partie de l'armée active proprement dite, et doivent être employés* » *dans les services secondaires, le train, les ambulances, les infirmeries,* » *les manutentions, le génie, et comme hommes de peine.* »

Il ne sera pas inutile de dire quelques mots du mode d'examen accepté encore de nos jours dans certains pays. Murés dans un article mal défini et interprété, non d'après l'esprit mais suivant la lettre, les membres des conseils de révision délèguent un des leurs à l'effet de poser des lunettes sur le nez du réclamant, de lui faire lire une page d'un journal, et de fixer ainsi, à l'aide de ce procédé primitif, le diagnostic de sa myopie. Le débat devrait se décider à pile ou face qu'il ne serait pas plus aléatoire. La porte est ouverte à la fraude. Souvent l'individu le moins myope traverse l'épreuve avec le plus grand succès, tandis que celui dont la réfraction statique est plus prononcée, faiblissant devant ses juges, subit l'incorporation. On ignore ou l'on ne veut pas connaître l'excessive facilité qu'éprouvent l'hypermétrope, l'emmétrope, et le myope même, à entraîner leur dynamisme accommodateur jusqu'à simuler une myopie extrême, exagérée dans ce cas, et tout-à-fait fausse dans les deux autres. Il y a là cependant une question de justice par rapport aux jeunes gens appelés dans le service actif, par suite de la facilité avec laquelle on confère l'ajournement ou l'exemption définitive aux simulateurs, et, vu les troubles permanents qui peuvent succéder à cet entraînement, une question d'humanité visant les simulateurs eux-mêmes. Nous pensons qu'il est du devoir du Congrès de jeter le blâme sur cet examen élémentaire des myopes surtout, et qu'il lui appartient de décréter que, pour être sérieux, l'examen doit être accompli avec l'aide de toutes les ressources des connaissances ophthalmologiques modernes.

Il est une autre considération sur laquelle nous devons appeler l'attention. La différence de réfraction peut exister dans chacun des yeux, l'un pouvant être conformé pour la vision infinie, l'autre pour un point très rapproché ; ou bien les deux yeux sont myopes, l'un possédant une force réfractive supérieure à celle de son congénère. Dans ce cas, l'œil le moins réfringent sert pour le loin ; le plus réfringent pour le près. La conséquence de cette vision monoculaire successive, c'est qu'il ne faut avoir égard qu'à la force de réfraction de l'œil droit. Si celui-ci est affecté d'une myopie dont le degré correspond à celui qui donne droit à l'exemption, il faut l'accorder, son congénère étant même amétrope, et incliner pour l'incorporation dans le cas contraire.

2. *Hypermétropie*. — L'hypermétropie ne doit être considérée au point de vue du service militaire qu'à deux titres : le premier, consistant dans la fatigue de l'accommodation qui survient rapidement dans l'application de l'œil aux objets rapprochés ; le second, dans le déficit de la réfraction lui-même. En ce qui a rapport à l'asthénopie, nous dirons simplement que tous ceux qui sont forcés de regarder longtemps des objets rapprochés, les tailleurs, les cordonniers, les buralistes, doivent nécessairement porter lunettes. Cela ne peut d'ailleurs offrir le moindre inconvénient ; ces hommes n'entrent pas dans les rangs, et, quand ils y entrent, ils jouissent ordinairement d'une portée visuelle très étendue. Quant au vice réfractif, une seule division nous intéresse, c'est celle de l'hypermétropie absolue. A ce degré, l'image, malgré la plus forte tension de l'accommodation, reste toujours derrière la rétine, sur laquelle elle vient former des cercles de diffusion. Pour obvier à la dimension de ces cercles, l'hypermétrope cligne de l'œil comme le myope, et apprécie difficilement la distance à laquelle il pourra distinguer les objets. Il ne réussit pas toujours à obtenir la netteté des images, car, dans les lentilles à court foyer, celui-ci ne se déplace que très peu par un déplacement de l'objet, fût-il même assez considérable. Et dans ce cas, il n'y a pas que le peu de longueur de l'axe, il y a aussi un arrêt de développement des éléments rétiniens. Il en résulte que l'acuité et la portée visuelle souffrent chez l'hypermétrope. A la vérité, le jeune homme de 20 ans parvient, à grand renfort d'accommodation, à surmonter cette tendance à la diffusion, mais, quelques années plus tard, la lutte est vaine, la puissance du muscle ciliaire succombant à la tâche.

En traçant cette symptomatologie, nous avons voulu démontrer que l'hypermétropie $\frac{1}{6}$ est le dernier degré que nous puissions admettre. Mieux vaudrait porter le chiffre à $\frac{1}{8}$. L'hypermétrope $\frac{1}{4}$ peut être considéré comme ayant une accommodation d'$\frac{1}{4}$ et ne peut voir qu'à 8 pouces comme les presbytes. Les hypermétropes d'$\frac{1}{6}$ voient très mal, surtout le soir, et, suivant l'expression de Snellen, on ne doit pas accepter dans les rangs des militaires qu'on ne pourrait laisser errer sans guide sur les routes. Plus tard, quand ils entreront dans les réserves, il leur sera facultatif d'obvier à leur défaut d'accommodation par le port des lunettes, car déjà, fait remarquer Giraud-Teulon, on se montre beaucoup plus tolérant pour les réservistes. Nous proposerons donc la formule suivante.

Toute hypermétropie totale d'$\frac{1}{8}$ constitue une cause d'exemption définitive.

Ce qui touche à l'amblyopie a été suffisamment traité pour que nous ne nous y arrêtions plus guère, mais il faut se préoccuper de la différence réfractive entre les deux yeux, susceptible de déterminer la neutralisation de la rétine, l'exclusion d'un œil, par la suppression psychique des images. Dans ces circonstances, il faut s'en rapporter à ce qui a été dit aux articles « strabisme » et « amblyopie. »

5. *Astigmatisme*. - Il nous reste peu de choses à dire concernant l'astigmatisme, qui peut être considéré comme étant une complication de la myopie et de l'hypermétropie, susceptible d'y donner une gravité plus sérieuse. La vision de l'astigmate manque, en effet, de netteté pour le loin et pour le près, l'image de chaque point lumineux, variable suivant les distances, donnant lieu à une tache de diffusion rectiligne, elliptique ou circulaire. L'amblyopie est donc la règle, et le travail de près ne peut s'exécuter, en raison de l'asthénopie, qu'à l'aide d'un éclairage intense, occasionnant la diminution du cercle pupillaire et rendant ainsi la vision meilleure. Le degré d'astigmatisme susceptible de causer cette altération n'est pas bien défini, puisqu'à $\frac{1}{60}$ (Javal), $\frac{1}{10}$ (Donders), $\frac{1}{27}$ (Knapp), et $\frac{1}{18}$, la faculté visuelle ne subit guère de trouble et que ce n'est qu'à partir d'un certain âge que ce vice réclame l'usage de verres. Si jusqu'à présent nous nous sommes montré partisan convaincu du port des lunettes, nous nous écartons absolument de cette manière de voir en ce qui concerne l'astigmatisme. Il est impossible qu'on fasse porter des verres cylindriques aux astigmates, d'une part parce qu'une petite déviation, surtout quand les verres sont forts, occasionne des troubles très sensibles, et d'autre part à cause des difficultés pratiques qui en résulteraient pour le choix et le remplacement de ces verres.

Le degré de l'astigmatisme susceptible d'entraîner l'exemption du service militaire est difficile à définir, l'amblyopie étant à des degrés divers la compagne habituelle de ce vice réfractif. Cette amblyopie augmente le plus souvent suivant la variété d'astigmatisme, sans qu'on puisse adopter une règle et une mesure appropriées à chacune de ces variétés. Nous avons toujours eu pour objectif les astigmates dont la correction par les verres sphériques peut avoir lieu, en rejetant absolument l'usage des verres cylindriques. Si, contre notre attente, le port des lunettes n'était pas adopté pour certaines catégories de militaires, il faudrait prendre pour mesure une acuité visuelle inférieure à celle qui se présente dans la myopie et l'hypéropie non corrigée.

DISCUSSION.

M. CUIGNET rappelle que, dans les conseils de révision, l'on doit nécessairement se contenter d'un examen rapide. Il aurait désiré que le rapport parlât de la simulation.

M. JAVAL insiste sur la nécessité d'établir deux catégories de sujets : les uns, tels que les élèves des écoles, ayant intérêt à dissimuler leurs défauts; les autres, tels que les conscrits, trouvant avantage à les exagérer ou même à en simuler.

M. GIRAUD-TEULON expose les mêmes idées sous une forme plus générale, en disant que le médecin doit s'assurer, par l'examen objectif, de l'absence de certaines lésions ou défectuosités dans l'œil du sujet, et que celui-ci doit, par des épreuves subjectives, démontrer qu'il possède des qualités visuelles déterminées. Il y aurait lieu, d'après lui, de fixer le coëfficient d'acuité visuelle minimum permettant d'entrer dans l'armée, et pour cela il faudrait une commission mixte formée de médecins et d'officiers expérimentés. On devrait en outre indiquer les méthodes à suivre dans la pratique pour l'examen de l'organe et des fonctions visuels.

La discussion générale s'arrête là. On a hâte d'arriver aux articles.

1. **Acuité visuelle.** — La discussion s'engage sur la limite minima d'acuité visuelle qui doit permettre de faire partir de l'armée.

M. Maurice Perrin trouve que $\frac{1}{2}$ S proposé par M. Duwez est une limite trop élevée et il propose d'y substituer $\frac{1}{4}$. Qu'exige-t-on en effet des soldats d'infanterie, c'est-à-dire de la grande masse de l'armée? C'est de distinguer suffisamment les hommes à la distance ordinaire du tir, soit à 250 ou 300 mètres. Or, la théorie, confirmée par diverses expériences, et entre autres par celle qui consiste à réduire à $\frac{1}{4}$ l'acuité visuelle de l'observateur, a démontré à M. Perrin qu'il est possible de distinguer à 300 mètres le costume des malades, l'uniforme des militaires, etc., ceux-ci étant placés de façon à présenter des intervalles égaux à l'épaisseur d'un homme. A l'objection de M. Giraud-Teulon que cette acuité est insuffisante pour certaines armes, et surtout pour certaines situations, par exemple pour les sentinelles, il répond qu'il y aurait une grande injustice envers les cons-crits et même un grand danger pour la race, à exiger la perfection des organes chez ceux qui sont désignés pour l'armée. D'ailleurs, dans l'armée elle-même, un triage peut se faire et l'on peut si l'on veut y classer les hommes d'après leurs aptitudes. A ce point de vue, il ne serait pas mauvais que le médecin possédât la liste des hommes de son régiment avec la mention de leur acuité visuelle .

M. Javal rappelle que, pour la marine française, on exige une acuité qui n'est guère inférieure à la normale : lecture, à deux mètres, de carac-tères de six millimètres de hauteur à l'éclairage faible d'une bougie placée à cinquante centimètres, etc.

M. Ed. Meyer a entendu, au Congrès tout récent de Heidelberg, quelques communications intéressantes sur ce sujet : Un médecin militaire, entr'autres résultats de ses recherches, a trouvé que l'acuité visuelle chez les soldats incorporés et ayant suivi déjà l'école du tir, n'est jamais infé-rieure à $\frac{20}{50}$.

M. Donders trouve que l'acuité visuelle de $\frac{1}{4}$ est une limite bien faible. Consulté récemment par le Gouvernement hollandais sur les qualités visuelles à requérir des employés du chemin de fer, il a fait sur ce sujet des recherches minutieuses avec l'aide d'ingénieurs expérimentés qui le renseignaient sur les exigences du service. M. Donders a trouvé que l'acuité visuelle minima que permet le service des chemins de fer ne s'éloigne de la normale que dans de faibles proportions. En présence de l'importance extrême de la détermination de l'acuité visuelle minima, compatible avec le service militaire, il lui paraît désirable que cette distance soit déterminée, non par un seul homme, mais par une commission de médecins expérimentés dûment renseignés par les autorités militaires compétentes sur les exigences exactes du service.

Cette proposition reçoit l'assentiment général. La Section tombe aussi unanimement d'accord sur la nécessité de n'admettre l'autorité militaire dans cette commission que comme élément consultatif, l'expérience ayant appris trop souvent que les commissions mixtes n'aboutissent pas

M. Donders rappelle ensuite les points sur lesquels la Section s'est mise d'accord quant à l'amblyopie et les résume dans les propositions suivantes :

1° *Le Congrès est d'avis qu'il est nécessaire de déterminer exactement le degré minimum d'acuité visuelle compatible avec le service militaire.*

2° *Il est très probable que ce degré minimum est compris entre $\frac{1}{4}$ et $\frac{2}{3}$ de l'acuité normale pour l'œil droit, l'œil gauche pouvant présenter une acuité plus faible.*

3° *Il est à désirer qu'une commission composée de médecins expérimentés détermine exactement ce point, en se basant sur une connaissance parfaite des exigences du service.*

Ces trois propositions sont définitivement adoptées.

2. **Rétrécissement du champ visuel.** — La question de l'acuité visuelle centrale ayant été ainsi résolue, la Section passe à l'examen de la proposition suivante du rapport : « *L'exemption doit être accordée quand le* » *champ visuel est rétréci dans une certaine étendue.* »

Un grand nombre d'orateurs parmi lesquels MM. *Donders, Perrin, Giraud-Teulon, Javal, Duwez, Cuignet, Galezowski, Weyer, Coppez, Testelin* et d'autres s'engagent dans le débat.

M. Donders pense que l'exemption doit être accordée : 1° dans les cas de rétrécissement faible mais progressif du champ visuel, 2° dans les cas de rétrécissement considérable.

Après une longue discussion, l'Assemblée décide que : « *Le rétrécissement considérable du champ visuel est une cause d'exemption qui doit être expressément notée.* »

Reste la chromatopseudopsie. La Section pense, avec M. Donders, qu'on ne doit pas en faire une cause spéciale d'exemption du service militaire. Il en est tout autrement pour la marine et pour le service des chemins de fer, à cause de l'usage constant des signaux colorés.

La séance est levée à cinq heures.

Le Président,
Hairion.

Les Secrétaires,
Noel,
Nuel.

SÉANCE DU 21 SEPTEMBRE 1875.

La séance est ouverte à 9 heures du matin.

Sont présents au bureau : M. Hairion, *président* ; MM. Donders, Critchett et Perrin, *présidents d'honneur* ; Noel et Nuel, *secrétaires.*

Le procès-verbal de la séance précédente est lu et approuvé.

L'ordre du jour appelle la suite de la discussion « *Sur les défectuosités de la vision au point de vue du service militaire.* »

3. Strabisme. — M. Donders propose les articles suivants : « Dans les cas extrêmes de strabisme convergent de l'œil gauche, il y a un rétrécissement considérable du champ visuel de ce côté ; dans ces cas il y a lieu à exemption. »

Adopté.

« Le strabisme alternant doit être aussi un motif d'exemption, quand il est porté assez loin pour diminuer notablement le champ visuel de l'un ou de l'autre côté. »

Adopté.

M. Galezowski propose de faire du « strabisme paralytique l'objet d'une mention spéciale. »

Cette proposition est écartée, sur l'avis de M. Donders, parce qu'elle éloigne du sujet en discussion.

Quant au strabisme divergent, on décide qu'il n'est une cause d'exemption que quand l'amétropie l'exige.

4. Taies de la cornée, synéchies, cataractes, flocons du corps vitré. — M. Perrin élève des doutes sur l'opportunité de signaler spécialement les taches de la cornée. Ce qu'il importe de connaître avant tout, c'est l'acuité visuelle. Il demande que les taies soient renvoyées à la rubrique « affections amblyopiques. »

M. Poncet croit, au contraire, que les taies doivent former une classe particulière parmi les causes d'exemption. En effet, les demandes d'exemption basées sur ces taches sont très nombreuses ; les conseils de révision ont beaucoup de tendance à attribuer une importance exagérée à des lésions très apparentes, même quand elles n'ont aucune gravité ; enfin, le médecin rencontre dans l'examen de ces sujets des difficultés spéciales qui ne se présentent pas dans l'examen des amblyopes.

M. Hairion pense, comme M. Perrin, que les taies doivent être appréciées par la diminution qu'elles amènent dans l'acuité visuelle. On ne peut cependant pas les assimiler complétement aux affections amblyopiques. Ainsi, une taie centrale à bords nets peut provoquer en quelque sorte la cécité quand la pupille est resserrée, et laisser une vue fort bonne quand la pupille se dilate. L'orateur appuie sa façon de voir par divers exemples. Il insiste aussi sur la signification différente des taches cornéennes, selon qu'elles sont bien circonscrites ou à bords diffus.

M. DONDERS est d'avis qu'on ne doit pas confondre les taches de la cornée avec les affections amblyopiques, non pas seulement parce que la signification attachée au mot « amblyopie » s'y oppose, mais parce que les conditions de la vision nette sont différentes dans les deux cas. Un éclairage intense, la lumière vive venant d'en face, loin d'améliorer la vision, la rend au contraire ordinairement beaucoup moins bonne chez les sujets qui ont des taies cornéennes, parce que ces conditions augmentent la diffusion de la lumière à travers les taches. Des conditions inverses améliorent la vision. C'est ainsi qu'en tournant le dos à la fenêtre les sujets y voient souvent beaucoup mieux. Les militaires devant y voir surtout au grand jour, c'est au grand jour qu'on doit déterminer l'acuité visuelle des conscrits portant des taies.

Le résultat de la discussion, à laquelle prennent encore part MM. *Galezowski* et *Poncet*, est qu'il faut abaisser ici la limite inférieure de l'acuité visuelle requise à ¼ de la normale, et faire cet examen au grand jour venant d'en face.

Les synéchies postérieures et les cataractes pyramidales sont, au point de vue du service militaire, assimilables aux taies de la cornée.

Les autres formes de la cataracte doivent entraîner l'exemption.

Les flocons du corps vitré doivent aussi être considérés comme une cause absolue d'exemption, même quand ils sont limitées à un seul œil, la maladie qui les a provoqués exposant les yeux aux plus grands dangers dans la vie militaire Ont pris la parole sur ce sujet MM. *Donders, Hairion, Perrin, Vallez.*

5. Amétropie. M. DONDERS demande de décider d'abord si le port des lunettes doit être autorisé ou non.

M. HAIRION est d'avis qu'il est nécessaire d'admettre l'usage des lunettes pour les officiers et pour les cadres. Cette nécessité vient, d'une part de l'extension de plus en plus considérable des armées, de l'autre, de la fréquence progressive de la myopie, surtout parmi les classes instruites parmi lesquelles se recrutent les cadres. Il pense cependant que, pour les simples soldats, l'emploi des lunettes rencontrerait beaucoup d'inconvénients et de difficultés.

M. PERRIN voudrait que le port des lunettes fût *imposé* aux soldats aussi bien qu'aux cadres. Il ne faut pas perdre de vue qu'on tend partout à décréter le service obligatoire général. Or, qu'arrivera-t-il si l'on défend aux soldats de porter des lunettes ? Les myopes, qui sont de plus en plus nombreux et qui se rencontrent surtout dans les classes éclairées, seront exemptés ou relégués dans des services accessoires, et l'armée se privera ainsi d'un grand élément de force.

M. Giraud-Teulon est parfaitement d'accord avec M. Perrin en ce qui concerne les cadres et les volontaires d'un an. Il laisserait la question en suspens pour les simples soldats.

M. Testelin trouve que l'interdiction des lunettes a quelque chose d'injuste. Elle ferme l'accès de l'armée à un grand nombre d'hommes capables, que leurs goûts ou leur dévouement à leur pays portent vers la carrière militaire dans laquelle ils rendraient de grands services.

M. Donders, considérant que les lunettes peuvent être une gêne pour le conscrit qui n'en a jamais porté, dit qu'on pourrait en rendre l'usage facultatif pour les conscrits, et obligatoire pour les cadres et pour les volontaires; mais, sur la remarque de M. Perrin que le mot « facultatif » est inconnu dans les règlements militaires, il retire sa proposition.

MM. Perrin, Weber, Meyer et Testelin donnent des renseignements sur ce qui se pratique actuellement à cet égard en France et en Allemagne.

M. Javal soumet à la Section une proposition relative à l'usage des lunettes dans les armées. L'heure étant trop avancée, la discussion de cette proposition est remise au lendemain.

<table>
<tr><td>Les Secrétaires,</td><td>Le Président,</td></tr>
<tr><td>Dr L. Noël.</td><td>Hairion.</td></tr>
<tr><td>Dr Nuel.</td><td></td></tr>
</table>

SÉANCE DU 22 SEPTEMBRE 1875.

La séance est ouverte à neuf heures. Président : M. Donders. Secrétaires : MM. Nuel et Noel.

Le procès-verbal de la séance précédente est lu et approuvé, après quelques observations de MM. Giraud-Teulon, Duwez et Donders.

La Section reprend la discussion des conclusions du rapport de M. Duwez.

Ainsi qu'il a été décidé dans la séance précédente, M. le Président soumet à l'Assemblée une proposition de MM. Javal et Hairion, ainsi conçue :

« *La Section ophthalmologique du Congrès médical international,*

» *Considérant que l'interdiction des lunettes dans les rangs peut priver* » *l'armée active d'éléments utiles et nuire considérablement au recrutement* » *des cadres, en faisant reléguer bien des hommes intelligents dans les* » *services auxilliaires,*

» *Est d'avis qu'il y a lieu d'admettre l'usage des lunettes dans les armées.* »

Cette proposition est adoptée à l'unanimité.

I. M. LE PRÉSIDENT, reprenant l'ordre du jour, demande que, dans la discussion qui va se continuer sur les diverses formes de l'amétropie, *on suppose d'abord que l'usage des verres correcteurs est admis* dans les armées. On reprendrait ensuite la discussion en parlant de l'hypothèse contraire. (Adopté).

1° *Myopie corrigée.* M. DONDERS pense qu'on doit fixer à cinq dioptries métriques le plus haut degré de myopie compatible avec le service militaire (verre de 20 centimètres de longueur focale), ce qui correspond à une myopie limite de $\frac{1}{7}$ à $\frac{1}{8}$ dans l'ancienne nomenclature. Au-dessous de cette limite, l'acuité visuelle est généralement bonne, et le myope n'est ordinairement exposé dans l'avenir qu'à une faible augmentation de son mal et à des dangers peu sérieux.

M. DUWEZ pense que cette limite est trop élevée, et s'appuie, pour proposer $\frac{1}{12}$, sur les documents que lui fournit un travail récent de M. Giraud-Teulon.

M. MEYER trouve, au contraire, qu'il n'y a pas d'inconvénients à choisir la limite proposée par M. Donders, la vie militaire, par ses occupations, n'exposant pas à une augmentation rapide de la myopie.

Le chiffre proposé par M. Donders (*myopie se corrigeant par un verre de vingt centimètres de longueur focale*) est accepté.

2° *Hypermétropie corrigée.* Après une courte discussion, on décide que l'hypermétropie totale atteignant ou dépassant six dioptries métriques, ce qui équivaut presque à $\frac{1}{6}$ de l'ancien numérotage, est une cause d'exemption définitive

3° *Astigmatisme.* Sur la proposition de M. DUWEZ, soutenue par M. DONDERS, la Section décide que l'astigmatisme est une cause d'exemption quand, par l'interposition des verres sphériques les plus convenables (mais inférieurs aux chiffres limites posés pour M et pour H), on ne parvient pas à établir une acuité visuelle supérieure à celle qu'on exige des amblyopes.

La Section rejettte la correction à l'aide des verres cylindriques, à cause des difficultés pratiques qui se rencontreraient dans le choix et dans le remplacement de ces verres.

II. La discussion est reprise sur les mêmes questions *en supposant que l'usage des verres correcteurs n'est pas admis.*

1° *Myopie non corrigée.* M. Perrin, se basant sur l'acuité constatée pour la vision au loin chez les myopes sans verres correcteurs, trouve beaucoup trop élevé le chiffre de $\frac{1}{12}$ présenté par M. le rapporteur. Pour lui, il s'arrêterait, comme limite supérieure, à $\frac{1}{24}$ ou même $\frac{1}{30}$. Quant à la pensée de reléguer dans les services infimes les myopes de $\frac{1}{12}$ à $\frac{1}{24}$, il la rejette comme contraire à l'équité.

On entend encore sur ce sujet *MM. Donders, Giraud-Teulon, Duwez, Hairion, Meyer, Testelin.*

M. Donders, dans la crainte qu'en posant une limite faible on ne puisse la faire accepter par les gouvernements, propose de fixer à trois dioptries métriques, ou à $\frac{1}{13}$ ancien, le maximum de myopie compatible avec le service militaire.

Cette proposition est adoptée.

La Section tient cependant à noter que les sujets atteints d'une myopie non corrigée supérieure à $\frac{1}{20}$ ne peuvent faire dans les rangs que de mauvais soldats.

2° *Hypermétropie non corrigée.* Après diverses observations de MM. Meyer, Poncet, Coppez, Duwez et Donders, on décide que l'*hypermétropie totale de six dioptries métriques et plus (H $\frac{1}{6}$ à peu près) doit entraîner l'exemption définitive.*

3° *Astigmatisme non corrigé.* La Section prend comme base d'appréciation l'acuité visuelle pour les grandes distances, trouvée sous des conditions favorables dans la myopie de trois dioptries métriques, et fixe à $\frac{1}{8}$ l'acuité minima compatible avec le service pour cette catégorie de sujets.

Cette proposition est adoptée et la discussion close sur la question posée au programme.

M. Noel, Secrétaire, donne ensuite lecture de l'ensemble des conclusions adoptées. Elles sont votées définitivement dans la forme suivante :

I. *Affections amblyopiques.*

1° La section est d'avis qu'il est nécessaire de déterminer exactement le degré minimum d'acuité visuelle compatible avec le service militaire. Aussi, bien qu'il ressorte des débats que ce degré minimum est probablement compris pour l'œil droit entre $\frac{1}{4}$ et $\frac{2}{3}$ de l'acuité visuelle normale, l'acuité pouvant être moindre à gauche, il est désirable que ce point soit exactement déterminé par des recherches nouvelles qui seraient basées sur une connaissance parfaite des exigences du service.

2° On ne peut pas admettre dans l'armée les sujets atteints d'une diminution considérable du champ visuel.

3° Dans le service des chemins de fer et dans la marine, où l'usage des signaux colorés est général, on n'acceptera pas les sujets atteints de chromatopseudopsie.

II. *Strabisme.*

Le strabisme convergent de l'œil gauche est un motif d'exemption dans les cas extrêmes, quand il en résulte une diminution notable du champ visuel du côté gauche. Il en est de même du strabisme alternant, quand il est porté assez loin pour diminuer notablement le champ visuel de l'un ou de l'autre côté.

III. *Taies de la cornée ; synéchies postérieures, cataracte, flocons du corps vitré.*

1ⁿ Les taies de la cornée entraînent l'exemption quand, à la grande lumière du jour venant d'en face, l'acuité visuelle tombe en dessous de ¼ de l'acuité normale.

2° Les synéchies postérieures et les cataractes pyramidales antérieures sont assimilées aux taies de la cornée.

3ⁿ Pour toutes les autres formes de la cataracte, on accordera l'exemption définitive.

4ⁿ Les flocons du corps vitré, même limités à un œil, doivent entraîner l'exemption définitive, à cause des dangers auxquels la maladie causale expose dans le service militaire.

IV. *Amétropie.*

Avant de s'occuper des formes particulières de l'amétropie, l'Assemblée, après des débats prolongés, a voté à *l'unanimité* cette proposition préalable :

« *La section ophthalmologique du Congrès médical international de Bruxelles, considérant que l'interdiction des lunettes dans les rangs peut priver l'armée active d'éléments utiles et nuire considérablement au recrutement des cadres en faisant reléguer bien des hommes intelligents dans les services auxiliaires, est d'avis qu'il y a lieu d'admettre l'usage des lunettes dans les armées.* »

A. En supposant que l'usage des verres correcteurs soit admis dans les armées, la Section prend les décisions suivantes :

1ⁿ Le plus haut degré de myopie compatible avec le service militaire est le nⁿ 5 métrique. Ce degré correspond à une myopie $\frac{1}{7}$ ou $\frac{1}{8}$ de l'ancienne nomenclature, basée sur la distance focale en pouces des verres correcteurs.

2ⁿ L'hypermétropie totale exigeant, pour être corrigée, un verre supérieur au nⁿ 6 métrique, ou, en d'autres termes, l'hypermétropie totale atteignant ou dépassant $\frac{1}{8}$ de l'ancienne nomenclature, est une cause d'exemption définitive.

3° L'astigmatisme entraîne l'exemption définitive quand, par l'interposition des verres sphériques les plus convenables, on ne parvient pas à établir une acuité visuelle supérieure à celle qu'on exige dans l'amblyopie.

B. En supposant que l'usage des verres ne soit pas admis dans les armées, quels sont les degrés d'amétropie auxquels on doit accorder l'exemption ?

1° Le maximum de myopie compatible avec le service militaire ne peut pas correspondre à un chiffre supérieur à 5 dioptries métriques ($\frac{1}{12}$ à $\frac{1}{13}$ dans l'ancien numérotage.)

2° L'hypermétropie totale atteignant ou dépassant 6 dioptries métriques ($\frac{1}{6}$ ancien) doit entraîner l'exemption définitive.

3° L'astigmatisme doit entraîner l'exemption quand l'acuité visuelle est inférieure à $\frac{1}{8}$. (La Section a pris ici pour base l'acuité au loin dans la myopie 5 métrique sous des conditions favorables.)

Un échange d'observations s'établit ensuite sur divers points d'organisation et spécialement sur le vœu émis au sein de la Section que, dans les commissions de révision, un membre soit spécialement chargé de l'examen de l'œil. M. Duwez trouve que ce sujet n'est pas mûr pour un vote. M. Warlomont trouve également qu'il ne faut pas s'aventurer à la légère sur ce terrain, et demande que le Bureau désigne une Commission qui soit chargée de présenter demain à la Section une proposition sur cet objet. Cette proposition serait ensuite renvoyée aux délibérations du prochain Congrès. C'est à ce dernier parti qu'on s'arrête. Sont choisis pour composer cette Commission : MM. GIRAUD-TEULON, DUWEZ, WEBER, CRITCHETT, LÜBINSKI et MAURICE PERRIN.

La séance est levée à midi.

Le Président,
DONDERS.

Les Secrétaires,
L. NOEL,
NUEL.

1re SÉANCE DU 23 SEPTEMBRE 1875.

La séance est ouverte à 9 h. du matin. *Président* : M. DONDERS.

Siégent encore au bureau : MM. HAIRION, président, MAURICE PERRIN, président d'honneur, MM. NOEL et NUEL secrétaires.

Le procès-verbal de la séance précédente est lu et approuvé.

M. LE PRÉSIDENT. — La Commission qui a été chargée de formuler, relativement à la constitution des Conseils de révision, une proposition destinée à être soumise aux délibérations d'un futur Congrès, présente à la Section la rédaction suivante : « L'examen objectif et subjectif des » miliciens devant se pratiquer suivant toutes les règles de la science, » il est indispensable qu'il soit fait par un médecin familiarisé avec les » procédés d'exploration du fond de l'œil. La Section abandonne au futur » Congrès le soin de donner son avis sur la composition des Conseils de » révision et du mode suivant lequel ils devront fonctionner. »

Cette rédaction est adoptée.

41

M. Donders présente quelques « *Considérations sur l'introduction du système métrique dans le numérotage des verres à lunettes.* » Elle peuvent se résumer dans les propositions suivantes :

I. Le système actuellement en usage a deux défauts capitaux :

1° L'unité dioptrique diffère pour les différents pays.

2° Elle est trop grande.

1° *L'unité diffère pour les différents pays.* En effet le mètre contient :

56.94 pouces de Paris.

58.25 pouces de Prusse.

39.37 pouces d'Angleterre.

La différence est donc trop sensible dans bien des cas pour qu'il soit permis de la négliger.

2° *L'unité dioptrique représente la distance focale d'une lentille d'un pouce.*

Nos verres les plus forts ont deux pouces de distance focale, $= \frac{1}{2}$ car les plus hauts degrés d'amétropie ne vont guère au-delà. Il en résulte que les valeurs que nous offre la pratique restent toujours au-dessous de l'unité et doivent toutes être exprimées en nombres fractionnaires, ce qui rend le calcul compliqué et difficile.

II. On obvie à ces défauts en introduisant le système métrique avec une unité dioptrique d'une valeur assez minime.

III. L'unité du système métrique, c'est le mètre : l'unité dioptrique sera fournie par la *méterlinse* (Nagel) et sera nommée *dioptrie* (Monoyer). On a proposé plusieurs autres unités dioptriques, notamment une lentille ayant 240 centimètres de distance focale. Ce dernier nombre présente de grands avantages pour la division; mais, dans le nouveau système, on n'aura guère besoin que de l'addition et de la soustraction. Deux savants distingués, MM. Giraud-Teulon et Javal ont fait, pour arriver à une entente sur le choix de l'unité, le sacrifice de leurs préférences et de leurs arguments. Aussi y a-t-il lieu d'espérer que la dioptrie sera acceptée.

IV. Les verres seront numérotés 1, 2, 5, 4 etc., jusqu'à 20. Le chiffre indiquera le nombre de dioptries que représente le verre : 1, 2, 5, 4...20 dioptries, c'est-à-dire des distances focales de 1 mètre, $\frac{1}{2}$ mètre, $\frac{1}{5}$ mètre, $\frac{1}{20}$ de mètre.

V. On réduit les numéros nouveaux en anciens, en les divisant par 58 (l'unité dans l'ancien système étant 58 fois plus grande que dans le nouveau). On multipliera par 58 les chiffres de l'ancien système pour les réduire en numéros nouveaux. Des tableaux de réduction sont donc parfaitement inutiles.

VI. La dioptrie 1 équivaut à $\frac{1}{58}$ de l'ancien système. Il nous faut des verres moins forts et des graduations plus petites. Les degrés d'amétropie doivent être déterminés avec plus de précision qu'on ne pourrait le faire avec une différence de $\frac{1}{58}$ (anc. syst.) entre les différents verres. On est donc forcé d'employer les fractions de dioptrie. Ces fractions de dioptrie seront écrites en décimales : 0,5; 0,25; 0,1. Quand le système sera introduit, nous parlerons de demi, de quart, de dixième, toute indication ultérieure étant superflue. Pour la pratique, il suffit de la graduation de $\frac{1}{4}$ de dioptrie, ce qui équivaut à $\frac{1}{160}$ de l'ancien système. En outre, pour les recherches scientifiques, il suffira amplement d'ajouter $\frac{1}{10}$ de dioptrie.

VII. Les distances focales seront exprimées soit en millimètres soit en fractions de mètre : $\frac{1}{4}$ m ; $\frac{1}{3}$ m ; $\frac{1}{7}$ m; etc. Il pourra même être utile pour le praticien de posséder au début un mètre sur lequel il inscrira les divisions en $\frac{1}{2}$ m, $\frac{1}{3}$ m, $\frac{1}{4}$ m, etc. Il apprendra de cette façon et sans effort quelle est exactement la longueur focale des différents verres et quelle est leur valeur en millimètres.

VIII. Parmi les verres de l'ancien système, on trouve à peu près toutes les valeurs requises pour l'établissement du nouveau.

L'objection si souvent produite des dépenses qu'occasionnerait aux fabricants un nouvel outillage n'est donc pas très sérieuse. D'ailleurs, en se laissant arrêter par des considérations de ce genre, on ne peut réaliser de grands progrès en aucune matière. Remarquons que des collections basées sur le nouveau système existent. Elles ont été fournies par M. Roulot, et moi-même j'en fais usage depuis plusieurs mois. En vérifiant les distances focales à l'aide de l'ophthalmomètre, je les ai trouvées suffisamment exactes.

IX. Le système métrique est introduit, si nous nous décidons à nous en servir. Il nous suffit d'y conformer les verres de nos collections et de renvoyer ou de faire renvoyer par nos opticiens les verres présentant de trop grandes déviations. En déterminant les distances focales des verres des différents fabricants et en en publiant les résultats, les ophthalmologistes pourront exercer une influence considérable que la concurrence rendra décisive.

X. Le choix des numéros qui entreront dans une collection doit rester libre. Celui qui a présidé à la disposition des boîtes de M. Roulot paraît suffire pour l'usage ordinaire. Pour des recherches scientifiques, il faudrait pouvoir disposer des dixièmes. Entre les verres forts, les intervalles peuvent être plus grands à cause de l'influence exercée par le changement de la distance du verre à l'œil.

XI. En pratique, le système métrique offre de grands avantages. On trouve plus rapidement le degré d'amétropie et l'on détermine plus facilement le verre qui réduit l'œil au point le plus éloigné voulu.

Les latitudes d'accommodation sont trouvées par la soustraction des dioptries correspondant au punctum remotissimum de celles qui correspondent au punctum proximum. Si R et P sont donnés en millimètres, on devra les réduire d'abord en dioptries $\left(\frac{1000}{P}, \frac{1000}{R}\right)$. Ex. Soit P à 200 millimètres de l'œil et R à 500 millimètres, le nombre de dioptries correspondant sera 2 pour R, 5 pour P. Par conséquent l'amplitude de l'accommodation sera de 3 dioptries.

M. Snellen a modifié ses « Test-types » pour les faire correspondre au système métrique. Par là, il aura contribué puissamment à faire adopter la réforme.

XII. Le calcul est singulièrement simplifié dans la détermination de l'influence des verres sur l'acuité de la vision, dans celle des distances focales conjuguées, des diamètres des cercles de diffusion etc., etc.

Le hasard nous offre dans le facteur principal de tous ces calculs, $F'' \times F' = 20 \times 15 =$ le chiffre rond de 500 millimètres.

XIII. Les diagrammes(1) qui représentent les différents formes d'amétropie et de latitude d'accommodation ont été modifiés en prenant pour ordonnées, non pas des divisions de $\frac{1}{n}$ (ancien système) mais des divisions en dioptries, les courbes elles-mêmes ne subissant aucun changement.

XIV. Les courbes représentant la latitude d'accommodation comme fonction de l'âge n'étant pas exactes, ont été changées. En poursuivant mes recherches, j'ai trouvé que la courbe des points les plus rapprochés ne descendait pas assez vite avec l'âge dans le diagramme primitif. L'erreur vient de ce que les presbytes examinés à l'aide de verres convexes indiquent ces points plus près de l'œil qu'ils ne sont en réalité.

On obtient des résultats plus exacts en déterminant, pour chaque œil isolément, la situation du punctum proximum sous l'influence d'une convergence volontaire, l'œil examiné regardant un point éloigné. Les recherches que j'ai faites sur moi-même m'ont démontré que ce point est plus éloigné que je ne l'avais indiqué antérieurement.

L'hypermétropie acquise par le fait de l'âge se développe un peu plus rapidement que je ne l'avais trouvé jadis, et elle atteint un degré un peu plus prononcé.

M. JAVAL commence par se féliciter de voir enfin le système métrique adopté par M. Donders. Il ne s'agit plus de discuter ici si l'on a bien fait de prendre un mètre pour dioptrie : tout en gardant ses préférences pour un système où l'on prendrait une dioptrie plus petite et exprimée par un nombre qui admettrait le plus grand nombre possible de diviseurs, M. Javal pense qu'il importe avant tout d'obtenir un consensus unanime, et il espère que, sous peu, la dioptrie métrique sera adoptée par tout le monde.

Quant aux avantages qui viennent d'être si clairement exposés par M. Donders, il faut bien remarquer qu'ils sont tous afférents à l'adoption du système métrique, et qu'ils eussent été les mêmes, quelle qu'eût été la dioptrie adoptée.

Cela dit, M. Javal entre dans les considérations suivantes :

Notations. — Pour éviter les erreurs, il se propose, au moins pour les premiers temps, d'écrire les dioptries en chiffres romains et les longueurs focales en chiffres décimaux. Ainsi, le verre qui s'écrit actuellement $+ 20$ s'écrirait $+ $ II et sa longueur focale s'écrirait 0,500. Telles sont les notations dont il compte faire usage, sans prétendre les imposer à personne : c'est à chacun de s'arranger de manière à éviter les confusions et les erreurs.

---

(1) Voy. DONDERS. *Anomalies de l'accommodation et de la réfraction* ED. ALLEMANDE, . 94, 101, 103, 104, 106 (Rédaction).

Disposition des boîtes de verres. — En 1865 ou 1866, dans la seconde édition des *Études ophthalmologiques* de Wecker, l'orateur avait déjà signalé la disposition à donner aux verres de la boîte d'essai. Il croit donc inutile d'entrer à ce sujet dans de longs détails; il suffit de signaler deux points : 1° la nécessité de ne laisser en série que les verres représentant des dioptries entières : les verres $\frac{1}{4}$, $\frac{1}{2}$, $\frac{3}{4}$, $1\frac{1}{4}$, $1\frac{1}{2}$ etc.? devront être mis dans un compartiment spécial de la boîte, de manière à ne pas rompre la régularité de l'échelle dioptrique; 2° la convenance de mettre les concaves et les convexes sur une même ligne, en intercalant un verre plan. D'après cette disposition, on obtient une échelle régulière, sans interruption aucune, et qui part de — XX pour aller jusqu'à + XX. Cette disposition de la boîte épargne les calculs dans un grand nombre de cas : quand il s'agit, par exemple, de donner des verres pour voir de près à une personne dont les yeux sont différents et à qui l'on a donné des verres différents pour voir de loin.

D'ailleurs, M. Javal ne croit pas qu'il y ait beaucoup à améliorer à la boîte de verres dont il se sert depuis huit ans et pour laquelle il a fait usage : 1° d'une série régulière, 2° de montures dorées pour les concaves et platinées pour les convexes, 3° de montures de métal sans queue pour les cylindriques, 4° d'une lunette d'essai dont la face est élastique et graduée sur un demi-cercle, ce qui permet de fixer les verres cylindriques ; cette lunette, excessivement légère, permet de porter en même temps une paire de verres sphériques.

Vérification de la distance focale des verres. L'emploi de l'ophthalmomètre, proposé par M. Donders, conduit assurément au but, mais on peut obtenir une exactitude suffisante en se servant d'un moyen bien plus simple: vérifier directement la distance focale du verre convexe de 1^m en lui faisant produire sur le mur l'image d'objets éloignés. Puis, par superposition, vérifier la paire de verres concaves de 2^m, et ainsi, de proche en proche, vérifier tous les verres convexes et concaves de la boîte.

Mesure de l'acuité visuelle. — Enfin, M. Javal est heureux d'apprendre qu'on s'occupe à Utrecht de faire une édition de tables de Snellen où les distances seront mesurées en mètres. A ce sujet, il voudrait qu'on fit une édition où les lettres fussent imprimées renversées de droite à gauche, de manière à apparaître dans leur position naturelle quand on les regarderait dans une glace. En effet, il est indispensable, suivant l'orateur, de faire usage d'un éclairage artificiel pour la détermination de l'acuité visuelle, et alors on dispose rarement d'une grande salle : l'emploi d'une glace dans laquelle le malade lit les lettres qu'on place au mur, au-dessus de sa tête, permet de diminuer de moitié la longueur de la salle employée. On y trouve aussi cet avantage de n'avoir besoin que d'une même flamme pour l'ophthalmoscopie et pour l'éclairage des lettres, et de n'avoir pas à se déranger pour montrer du doigt les lettres que le patient doit lire, tandis qu'en n'employant pas l'artifice de la glace, on est souvent obligé de courir à vingt pieds de distance pour désigner au malade les lettres sur lesquelles on veut attirer son attention.

M. Javal ajoute que, depuis plusieurs années, il examine ainsi la réfraction dans un petit cabinet, dont la dimension est rendue suffisante au moyen de deux glaces dont les deux réflexions successives permettent de se servir des types actuels de Snellen. Des types renversés, ne nécessitant l'usage que d'une seule glace, seraient d'un emploi plus commode.

M. Donders, passant ces différents points en revue, dit qu'il préfère les chiffres arabes, parce qu'ils s'adaptent au système décimal. Il admet pour les autres points la valeur et la justesse des observations de M. Javal.

La séance est levée à midi.

Les Secrétaires,
Dʳ Nuel.
Dʳ Noël.

Le Président,
Donders.

2ᵉ SÉANCE DU 23 SEPTEMBRE 1875.

La séance est ouverte à 2 heures. Sont présents au bureau : MM. Hairion, *président ;* Noel et Nuel, *secrétaires.*

Le procès-verbal de la séance précédente est lu et approuvé.

M. Poncet montre au microscope plusieurs préparations remarquablement nettes de la rétine, et entre dans le détail des soins minutieux dont il s'entoure pour conserver et durcir cette membrane. Il insiste sur les avantages de l'usage du microtome, sur la substitution du papier de Chine condensé à la moëlle de sureau, sur l'introduction de nouvelles substances colorantes qui permettent de différencier dans la rétine les éléments conjonctifs et les éléments nerveux. Enfin, il énumère les résultats importants, au point de vue anatomo-pathologique, obtenus par les procédés qu'il vient d'exposer.

(Voy. *la Note complète aux* Annexes *de la Section.*)

M. Fieuzal lit une note sur la démonstration ophthalmoscopique « *des mouvements du peigne chez les oiseaux* ». En examinant à l'ophthalmoscope l'œil d'un poulet vivant, il a constaté que, sous l'influence d'un fort éclairage, la membrane nommée *pecten* se déplace et masque certaines zones de la rétine. M. Fieuzal croit que ce mouvement a lieu pour préserver la rétine de l'action d'une lumière trop intense.

M. Poncet. L'étude du pecten a occupé la Société de Biologie à plusieurs reprises. M. Paul Bert a observé les mêmes phénomènes que M. Fieuzal ; seulement il les rattache non au mouvement du pecten mais à celui du globe tout entier. Par ce mouvement, l'œil présenterait aux rayons lumineux la surface noire du peigne.

M. Fieuzal contrôlera les assertions de M. Bert, mais il revendique la priorité de la description de cet examen ophthalmoscopique si curieux.

(Voy. *sa Note complète aux* Annexes *de la Section.*)

M. NUEL présente, au nom de M. LANDOLT, un « *Nouvel instrument destiné à mesurer la pupille* ». Les trois grandes difficultés qui s'opposent à la mensuration exacte de cet orifice, et qui sont les mouvements de l'œil, ceux de l'iris et enfin la parallaxe produite par l'impossibilité d'appliquer une mesure sur la pupille elle-même, sont écartées par le procédé de M. Landolt. Voici la description de son instrument : Un prisme faible (de 1° à 1° 50') est coupé en deux par une section perpendiculaire à son arête. Les deux prismes résultants sont superposés par leurs plans de section, de façon que leurs arêtes sont tournées en sens opposé. Si l'on ferme un œil et qu'on rapproche de l'autre cette combinaison de prismes, de façon que leur ligne de séparation coïncide avec un diamètre de la pupille, on voit chaque objet en double. En effet, on voit l'objet à travers chacun des deux prismes, dont l'un le dévie dans une direction, l'autre dans une direction opposée. L'écartement des doubles images de l'objet observé augmente avec l'éloignement des prismes ; elle diminue avec leur rapprochement. A un éloignement donné correspond donc un écartement donné des images. Celui-ci est égal au double produit de la tangente de l'angle de déviation d'un des prismes. Il est facile de trouver la distance à laquelle les prismes produisent un écartement des doubles images égal au diamètre de l'objet observé. Dans ce cas les doubles images se touchent par leurs bords. Cette distance étant connue, on peut calculer immédiatement la grandeur de l'objet observé – dans notre cas la pupille — si l'on connaît la force du prisme.

Les deux prismes sont mobiles sur une tige dont une extrémité est appliquée contre l'orbite du sujet observé. Une graduation sur la tige indique l'écartement des doubles images pour des distances différentes. Quant à cette graduation elle-même, on pourrait la calculer à l'aide de la formule donnée. Mieux vaut cependant la déterminer empiriquement en dédoublant des grandeurs connues, par exemple une règle graduée. (1)

M. MAURICE PERRIN pense que cet appareil, très utile pour des recherches scientifiques, rendra au contraire peu de services dans la pratique. Il y a déjà longtemps qu'il employait un appareil semblable qui lui avait été suggéré par l'ophthalmomètre de Helmholtz, mais il l'a abandonné depuis plusieurs années.

M. Giraud-Teulon présente, au nom de M. le Dr BADAL, de Paris, un *nouveau périmètre* au moyen duquel la fixité de la ligne du regard est absolument assurée, et un *schémographe* ou instrument destiné à fixer topographiquement les résultats trouvés par le périmètre.

Le principe de ce périmètre est celui même sur lequel repose le dioptimètre de Robert Houdin, présenté au Congrès ophthalmologique de 1867,

---

(1) Cet instrument, qui se trouve chez Nachet, rue St Séverin, 17, à Paris, peut servir à mesurer le diamètre de toute espèce d'objets. Il a servi à déterminer le diamètre des nerfs optiques dans le chiasma, etc.

mais avec cette modification essentielle que le centre de l'arc méridien de projection coïncide avec le centre dioptrique de l'œil. Sur le schémographe, les arcs rétiniens sont développés en longueur proportionnelle précise, ce qui permet de localiser exactement les points aveugles et de faire ainsi coïncider les observations d'amblyopie avec les recherches microscopiques correspondantes.

La séance est levée à midi.

Les Secrétaires,
Dr L. Noel.
Dr Nuel.

Le Président,
Hairion.

SÉANCE DU 24 SEPTEMBRE 1875.

—

Sont présents au bureau : MM. Critchett, *président ;* Nuel et Noel, *secrétaires.*

Le procès-verbal de la séance précédente est lu et approuvé.

M. Gayet (de Lyon) indique le procédé qu'il emploie pour faire rapidement l'analyse pathologique du globe oculaire : 1° La pièce à examiner est posée dans l'eau, 2° Elle est soumise à un éclairage oblique intense, 3° La platine porte-objet est mobile, 4° Les objectifs du microscope sont faibles et à grande ouverture.

L'examen dans l'eau éteint les reflets et rend aux tissus leur forme et leurs rapports réels. Il n'est pas besoin d'insister sur les avantages de l'éclairage oblique intense. L'emploi des objectifs signalés permet d'obtenir des grossissements bien plus considérables que ceux que procure la loupe de Brücke, et, partant, susceptibles de faire pénétrer dans des détails bien plus minutieux.

Enfin, les mouvements de la platine porte-objets, tout en permettant de faire passer rapidement sous les yeux de grandes surfaces, évitent le tremblottement que ne manque pas de leur imprimer l'action toujours un peu irrégulière de la main.

M. Critchett (Londres) cède le fauteuil à M. Maurice Perrin et donne lecture du travail suivant :

(Voy. *le travail complet aux* Annexes *de la Section.*)

M. Osio (Barcelone) propose l'application de la tarsoraphie au traitement des vastes destructions du tissu de la cornée, quand les autres moyens ont échoué. Il a été amené à ce mode de traitement par l'observation d'une jeune fille qui, après une carie du rebord orbitaire et un ectropion consécutif de la paupière supérieure, fut atteinte d'un abcès de la cornée qui détruisit presque tout le tissu de cette membrane et en amena la perforation. La tarsoraphie, appliquée à ce cas, donna un succès inespéré, non seulement en prévenant le développement d'un staphylôme, mais aussi en favorisant à un haut degré la régénération de la cornée et en restituant ainsi en partie les fonctions visuelles.

M. Vallez (Tournay) cite deux cas d'ectropion paralytique dans lesquels la suture des paupières a amené la guérison des ulcères survenus à la cornée.

M. Bribosia lit une note sur les moyens qu'il va proposer à la municipalité de Tournay pour combattre efficacement les granulations palpébrales qui sont devenues une calamité publique dans cette ville. A part quelques remarques de M. Testelin, cette lecture ne soulève aucune discussion.

La séance est levée à midi.

Le Président,
Critchett.

Les Secrétaires,
Dr L. Noel.
Dr Nuel.

SÉANCE DU 25 SEPTEMBRE 1875.

—

La séance est ouverte à 9 heures du matin. *Président :* M. Critchett. *Secrétaires :* MM. Noel et Nuel.

Le procès-verbal de la séance précédente est lu et approuvé.

M. le Secrétaire-général transmet à la Section un travail de M. le Dr Manché « *Sur l'ophthalmologie dans l'Ile de Malte.* » Les maladies qu'on rencontre dans cette île seraient les mêmes que dans tout l'Orient. Les conjonctivites catarrhale et granuleuse y seraient d'une extrême fréquence. Enfin, détail intéressant, les ptérygions ne sont peut-être nulle part aussi abondants. C'est ainsi qu'à Gozo, petite île au voisinage de Malte, le quart des habitants est atteint de ptérygion. L'auteur regarde la poussière calcaire de l'île comme la cause de cette affection.

M. Adolphe Weber (Darmstadt) expose ses idées sur l'étiologie et le traitement des blépharites chroniques. D'après lui, ces affections reconnaîtraient toujours pour cause un obstacle mécanique au libre cours des larmes. C'est en partant de cette idée qu'il a découvert par une observation attentive trois séries de conditions qui empêchent l'absorption des larmes, alors même que les voies lacrymales sont perméables. Ce sont : 1° Le raccourcissement du bord libre de la paupière. Celle-ci est alors fortement tendue entre les ligaments palpébraux interne et externe, et son déplacement en dedans pendant l'occlusion, dont l'effet est de comprimer le sac lacrymal, est devenu impossible. Souvent cette tension se manifeste à l'angle interne de l'œil par la présence d'un pli cutané semblable à un épicanthus, et par la saillie considérable des points lacrymaux ; 2° dans la seconde catégorie de cas, les paupières sont relâchées, plissées, et semblent trop grandes. Pas plus que dans la première catégorie, elles ne se portent en dedans pendant l'occlusion. La fermeture se fait par un simple mouvement de bas en haut, et souvent alors la paupière supérieure recouvre l'inférieure. Les points lacrymaux sont dilatés et les yeux larmoyants; 3° dans la troisième catégorie de cas, la commissure externe est abaissée et le sac conjonctival rempli de larmes à sa partie inféro-externe.

Les moyens de traitement employés seront :

1° Dans la première série de cas, la section du ligament palpébral externe est pratiquée de la façon suivante : Entre la commissure externe et le rebord orbitaire externe, excision de la peau et du muscle orbiculaire suivant un ovale étroit et vertical ; décollement des bords de la plaie surtout en haut et en bas, en s'aidant des crochets à strabisme ; section à coups de ciseaux du ligament palpébral externe, après l'avoir fixé par un crochet aigu à la commissure. Parfois on doit y joindre l'incision de l'aponévrose tarso-orbitaire dans une étendue plus ou moins grande sur les côtés du ligament palpébral externe. Il n'est pas rare, après cette opération, la commissure externe étant attirée en dedans, que l'ovale vertical devienne de lui-même une fente horizontale. On parvient facilement en tous cas à donner cette direction horizontale à la plaie primitivement verticale, en s'aidant des crochets à strabisme, qui tirent l'un en dedans, l'autre en dehors; par deux points de suture on fixe la plaie dans la direction horizontale. Quand il y a tendance à l'ectropion, l'opération est légèrement modifiée : on n'excise pas la couche musculaire et l'on décolle la peau dans une grande étendue, surtout sur la paupière inférieure.

2° Dans la seconde série de cas, caractérisés par le relâchement des paupières, l'opération diffère selon que le relâchement porte uniquement sur le bord palpébral ou bien sur toute la paupière. S'il atteint seulement le bord, on excise, tout contre la commissure externe, une demi-lune à concavité tournée en dedans, et qui comprend la peau, l'aponévrose et le tendon. La courbure et la largeur du croissant sont d'ailleurs plus ou moins grandes selon les cas. Les bords de la plaie sont réunis dans leur direction primitive par des points de suture qui comprennent la peau et le muscle. Quand toute la paupière est relâchée, on pratique en dehors de la commissure une excision en forme de V ouvert en dehors et l'on fait la suture de façon que la plaie, en disparaissant, soit remplacée par un V linéaire.

3° Les cas de la troisième catégorie caractérisés par l'abaissement de la commissure externe sont combattus efficacement par l'opération suivante : Tout contre la commissure externe, on excise, immédiatement au-dessus du ligament, qu'on ménage, un rectangle comprenant la peau, le muscle et l'aponévrose. La réunion par les sutures se fait de telle façon que l'angle inférieur et interne de la plaie se confonde dans une cicatrice linéaire avec l'angle supérieur et externe. Dans les cas peu marqués

d'abaissement de la commissure externe, on excise une plus petite partie
de tous les tissus ou même de la peau seulement, au lieu d'enlever un
large lambeau rectangulaire.

Toutes ces opérations devront d'ailleurs être sagement adaptées aux
indications de chaque cas morbide.

M. Lebrun (Bruxelles) expose un *procédé opératoire* qui lui est propre
contre l'entropion.

Messieurs. Il vous paraîtra surprenant peut-être d'entendre parler d'un
nouveau procédé d'opérer l'entropion, lorsque vous en connaissez déjà
tant. C'est qu'il en est des procédés opératoires comme des médicaments
dans certaines maladies : leur multiplicité est la preuve de leur insuffisance.

Je ne m'arrêterai pas à vous signaler les inconvénients des procédés
connus ; je devrais pour cela entrer dans des détails sur les différentes
causes ou espèces de renversement interne des paupières. Cependant, je
dois en signaler une sorte, de beaucoup plus commune que les autres,
l'entropion consécutif à l'ophthalmie granulaire ; à raison de sa fréquence
(au moins dans ce pays), il mérite spécialement notre attention. En effet,
les statistiques de l'Institut ophthalmique du Brabant établissent qu'un
huitième, et même davantage, des malades qui se présentent à la
Clinique, sont atteints d'ophthalmie granulaire ou de ses suites. Or, vous
pensez combien, dans ce grand nombre de patients, appartenant la
plupart aux classes misérables, il doit se présenter de cas négligés et
très graves.

Un des plus sérieux reproches à faire aux procédés connus, pour opérer
l'entropion, c'est de ne pas prévenir les récidives. En effet, à la suite
de l'ophthalmie granulaire, la rétraction du tissu inodulaire qui remplace
en plus ou moins grande partie la surface muqueuse de la paupière, tend
sans cesse à reproduire le renversement de cet opercule en dedans ; or,
aucun de ces procédés ne s'y oppose.

Rechercher donc un moyen qui, tout en restant aussi simple que les
autres dans son application, oppose une force antagoniste à la rétraction
inodulaire de la face interne, tel est le problème à résoudre. Je crois en
avoir trouvé la solution en opposant la rétraction cicatricielle d'une
plaie chirurgicale à la rétraction inodulaire, et ce moyen m'a paru
d'autant plus parfait que le procédé est en quelque sorte sous-cutané.

Voici en quoi il consiste :

Le malade assis ou couché — la tête fermement maintenue contre
la poitrine d'un aide ou sur un oreiller dur —, l'opérateur introduit sous la
paupière (presque toujours la supérieure) une pince fenétrée appropriée,
(celle à plaque en éventail de M. Warlomont est excellente, à cet effet,
quand elle est bien faite et ne se détraque pas.) A défaut de pince, on
peut très bien, et même plus librement encore, à part l'hémorrhagie, se
servir simplement de la plaque de corne protectrice, sur laquelle s'étale
la paupière et qui ne gêne la dissection en aucune manière. Cet instrument

placé, on fait, dans la surface cutanée, parallèlement au bord ciliaire et à un ou deux millimètres en arrière ou au-dessus du point d'implantation des cils, une incision plus ou moins étendue, suivant la longueur de la bordure à redresser. On dissèque prestement la peau, au moins jusqu'au niveau du bord supérieur ou postérieur du cartilage. Cela fait, on a préparé trois, quatre, ou cinq aiguilles, armées d'un fil solide, qui vont être introduites successivement dans la lèvre ciliaire, et que l'on fera cheminer parallèlement à la paupière, sous le tissu connectif et sous le muscle orbiculaire, en rasant du plus près possible la surface supérieure du cartilage, jusqu'à ce que la pointe sorte au bord postérieur de ce dernier, ou même un peu plus haut, selon qu'il est désirable d'obtenir moins ou plus d'effet. Les aiguilles passées, il ne reste qu'à nouer fortement les fils ,qui étranglent les tissus, et qu'on n'a plus qu'à laisser en place jusqu'à ce qu'ils les aient coupés ou à peu près. Souvent je les ôte après six ou huit jours, ou même j'attends qu'ils tombent d'eux-mêmes, car j'attache grande importance à la production d'un peu de suppuration partant du tissu cicatriciel, lequel, comme je l'ai fait pressentir tantôt, s'oppose directement et en sens inverse à la rétraction inodulaire, qui continue malgré tout à se produire à la surface muqueuse en opposition. Je ne dis rien du pansement ni des soins consécutifs; des compresses d'eau froide suffisent.

Vous le remarquerez, Messieurs, ce procédé est d'une simplicité extrême, aisé à pratiquer, moins sanglant que plusieurs autres, sans perte aucune de substance ni raccourcissement de la paupière. Son effet direct est de redresser même le cartilage tarse, tout en éloignant du globe le bord ciliaire. Il a encore le grand avantage de ne pas produire, comme certains autres procédés par dédoublement ou déplacement du sol ciliaire, des cicatrices pouvant être irrégulières et déterminer une nouvelle déviation cicatricielle du point d'émergence de quelque cil, et devenir ainsi une cause d'irritation nouvelle aboutissant à l'insuccès.

Au surplus, si, comme dans certains cas, le cartilage lui-même était trop déformé, recoquillé sur lui-même, rien n'empêcherait d'en faire aussi l'évidement comme le recommande M. Streafeild. Si, d'autre part, on estimait que les fibres orbiculaires contribuent au renversement, rien de plus simple que d'en exciser une portion en forme de feuille de myrte, dans le point le plus rapproché du bord ciliaire, comme dans l'opération d'Anagnostakis.

M. Thiry pense qu'on oublie beaucoup trop l'anatomie et la physiologie normales et pathologiques du muscle orbiculaire, dans l'étiologie et le traitement de l'entropion et de l'ectropion. La contracture du muscle palpébral postérieur est le grand facteur de l'entropion. La plupart des causes invoquées, granulations, etc., ne sont réelles qu'en ce sens qu'elles provoquent la contraction réflexe et persistante du muscle palpébral postérieur. Pour obtenir une guérison complète et permanente, il faut sectionner la partie du muscle qui est la plus voisine du bord palpébral. Dans les cas légers, le débridement complet et profond de la commissure externe suffit. Elle a pour résultat la section des fibres les plus longues du muscle palpébral postérieur, qui s'entrecroisent en ce point avec les fibres correspondantes de l'autre paupière. L'incision pourrait suffire, mais il est préférable de pratiquer une légère excision des lèvres de la plaie aux dépens de leur partie la plus interne. Pour prévenir la réunion par première intention, une petite boulette de charpie est enfoncée et maintenue dans la plaie.

Si l'entropion persiste après le débridement de la commissure externe, on glisse un petit ténotome de dehors en dedans par la plaie, et on le dirige le long du bord libre du cartilage, entre celui-ci et la peau ; sitôt que l'instrument a pénétré à une distance présumée suffisante, distance qui varie d'après l'intensité de l'entropion, on en dirige le tranchant vers le cartilage et l'on opère, en retirant à soi l'instrument, la section des attaches musculaires ; le ténotome retiré, si le relâchement n'est pas suffisant, on réintroduit le ténotome en le poussant jusqu'au point lacrymal et l'on complète la myotomie.

L'auteur a recours, contre l'ectropion, à une opération basée sur les mêmes principes.

Les travaux qui viennent d'être analysés ont occupé la plus grande partie de la séance.

Pour remplir les quelques instants qui séparent de la clôture, M. Javal donne, dans une charmante causerie, les idées qui le guident dans le traitement orthopédique du strabisme. Il nous est malheureusement impossible d'en donner l'analyse.

L'assemblée se sépare à une heure, après avoir voté des remerciements à son Bureau et au Comité organisateur du Congrès et en se promettant bien de reprendre ses réunions à Genève en 1877.

<table>
<tr><td>Les Secrétaires,</td><td>Le Président,</td></tr>
<tr><td>Dr L. Noël.</td><td>Critchett.</td></tr>
<tr><td>Dr Nuel.</td><td></td></tr>
</table>

ANNEXES DE LA 6me SECTION.

—

Note sur la technique histologique pour les préparations de la rétine,

par F. Poncet (de Cluny), professeur agrégé du Val-de-Grâce.

—

Si l'emploi de l'ophthalmoscope a changé depuis vingt ans l'étude des maladies oculaires, tout n'est pas dit cependant par ce faible grossissement, et de plus grands progrès encore restent à réaliser en ophthalmologie par les investigations histologiques.

Nous n'en voulons citer qu'une preuve empruntée à l'histoire des rétinites pigmentaires. Parmi les nombreuses variétés de cette maladie admises par Leber, une des plus bizarres est celle où, tous les autres symptômes étant présents, le pigment seul fait presque défaut. Un cas de ce genre s'est présenté dans le courant de l'année 1874 à la clinique du Val de-Grâce, service de M. le prof. Perrin (1).

L'hérédité, le rétrécissement concentrique du champ visuel, l'héméralopie existaient, et néanmoins le pigment n'était constaté que par une seule tache, le long d'un vaisseau. L'ophthalmoscope ne révélait rien de plus. Le malade ayant succombé à une scarlatine, l'examen micrographique de l'œil put être fait, et nous démontra que toute la couche externe des grains était criblée d'amas pigmentaires invisibles à l'ophthalmoscope. Ces taches noires n'avaient pas toutefois la conformation stellaire et consistaient en fines granulations éparses çà et là, ayant une plus grande épaisseur en certains points.

Un tel exemple entre mille démontre l'insuffisance du miroir et nous reporte forcément à l'histologie pathologique pour compléter l'étude des lésions oculaires. Pourquoi la rétine est-elle de tous les tissus le plus négligé dans ces sortes de recherches? Est-ce que ces préparations demandent des soins trop minutieux, des connaissances antérieures trop spéciales d'anatomie normale? Est-ce la rareté des pièces pathologiques dont l'observation clinique soit en même temps bien connue? Est-ce la difficulté, grande assurément, de faire concorder le résultat micrographique avec l'examen à l'ophthalmoscope? Il y a là, nous en convenons, des obstacles sérieux, mais nous chercherons cependant à démontrer que ce genre d'études ne présente aucune difficulté, sinon de la patience. Les méthodes employées aujourd'hui au Collège de France par notre maître et ami, M. le prof. Ranvier, peuvent de tout point s'appliquer à la rétine, grâce à quelques modifications parant à la fragilité du tissu. Notre but est donc simplement de vulgariser la technique de ces préparations : qu'on nous pardonne la description minutieuse de détails dont la connaissance nous a paru indispensable.

De l'examen immédiat. — Tout d'abord, un œil étant énucléé, doit-on immédiatement l'ouvrir, faire les recherches macrographiques sur le corps vitré et l'état des membranes, comme cela se pratique pour les tumeurs par exemple? Nous ne le pensons point, à moins toutefois qu'on n'ait la certitude de rencontrer une lésion déjà bien étudiée antérieurement, et qu'on ne veuille examiner quelques points spéciaux ; mais inciser un œil, même près du cercle ciliaire, de façon à n'enlever que le cristallin, serait s'exposer à décoller le corps vitré de la rétine, et celle-ci, de la choroïde, dommages irrémédiables quand on n'a qu'une seule pièce. Peut-on dissocier tout de suite les éléments de la membrane nerveuse? Disons une fois pour toutes que la rétine fraîche est l'ennemie de l'eau, dont le contact détruit instantanément les cellules. C'est donc dans les liquides conservateurs (le liquide de Müller et l'humeurvitrée tiennent le premier rang) qu'il faut pratiquer la dissociation. C'est une excellente méthode pour étudier les éléments isolés : fibres du nerf optique, leurs renflements, leur atrophie, leur dégénérescence ; les fibres de Müller et les derniers organes nerveux : bâtonnets ou cônes. Mais les rapports des éléments extérieurs de la rétine avec la choroïde sont sacrifiés. Et comme rien ne s'oppose à ces recherches, une fois la pièce durcie, comme elles seront alors beaucoup plus faciles, plus démonstratives, nous rejetons cette méthode d'une façon absolue : tout œil à examiner doit être immédiatement traité par les liquides conservateurs.

Durcissement. — Il est un liquide durcissant, d'action instantanée, qui permet d'étudier la rétine aussitôt après l'énucléation du globe. C'est l'acide osmique à $\frac{1}{200}$. A ce degré de solution, il faut enlever, loin de tout contact de l'eau, la sclérotique dans une certaine étendue. La choroïde est laissée en place, et à

---

(1) *De la rétinite pigmentaire*, par G. HOCQUARD, médecin aide-major, 1875. G. Masson, Paris. *Voy.* Obs. II, et *Annales d'Oculistique*, nov.-déc. 1875.

travers cette brèche la solution osmique agit au-delà de la choroïde, en fixant les éléments de la rétine. Dès que celle-ci paraît noire, elle est assez durcie et peut être coupée d'après les règles ultérieures. On emploie aussi l'acide osmique à $\frac{1}{500}$ en contact pendant 24 heures.

Ces préparations doivent être colorées au carmin ; elles donnent alors immédiatement des résultats fort remarquables. Ce procédé est assurément expéditif et précieux, mais il a un inconvénient majeur : les résultats ne sont point permanents. Les préparations se noircissent, deviennent opaques, et si elles ne sont pas de la plus extrême minceur, elles ne peuvent plus être examinées; au bout d'un mois elles sont perdues. Nous ne conseillons donc l'acide osmique qu'à la condition de consigner de suite par écrit et au dessin les résultats obtenus. La séparation de la sclérotique en un point expose encore à déchirer la rétine dans les environs ; en somme, nous préférons de beaucoup la méthode suivante :

L'œil est plongé aussitôt après l'opération dans le liquide de Müller, et même il est suspendu par un fil attaché à un des restes de tendon, et flotte dans 120 grammes de solution. Il est bon de poser immédiatement un n° d'ordre sur le flacon et de le reporter sur le cahier des observations cliniques avec le même numéro. La pièce doit rester au moins un mois dans le liquide : il n'y a pas de maximum. Des yeux conservés ainsi depuis trois ans sont encore excellents pour l'étude.

Le bichromate d'ammoniaque à $\frac{2}{100}$ conserve très bien les tissus, et il a, parmi d'autres avantages, l'immense supériorité, sur le bichromate de potasse et le sulfate de soude, de donner des colorations plus faciles, avec plus de netteté dans la structure des éléments; mais il lui faut de 5 à 6 mois pour bien durcir un œil. L'acide chromique, l'alun, l'acide picrique ne réussissent que très difficilement pour conserver les bâtonnets. En résumé, nous usons du liquide de Müller, surtout depuis l'application faite par Rauvier de certaines matières colorantes, qui agissent plus rapidement que le picro-carminate pour la coloration.

L'œil durci par le liquide de Müller subit certaines modifications : son corps vitré se prend en masse, qu'il soit normal ou pathologique, et les exsudats fibrineux sont coagulés. Ce dernier point est important, car les éléments saisis de cette façon peuvent être étudiés dans leurs rapports, ce que les méthodes de dissociation ne permettent point. C'est ainsi que nous avons pu reconnaître des exsudats anti-choroïdiens qui mesuraient moins d'un dixième de millimètre, avec toutes les lésions qu'ils amènent (1).

Nous coupons ordinairement le globe près de l'équateur, en deux parties, pour conserver dans l'hémisphère postérieure la papille et la tache jaune. Pour cette section, toute manœuvre avec un mauvais instrument décollerait la rétine de la choroïde et fausserait les résultats; il est donc essentiel de pratiquer cette opération sous le liquide de Müller avec de bons instruments.

Pour examiner la disposition des parties, une section d'avant en arrière, au milieu de chaque hémisphère, donne une idée d'ensemble suffisante : la coupe du segment postérieur portera au côté interne de la papille à 4 mm. en-dedans du N. O., pour conserver soigneusement papille et macula.

Sur ces yeux durcis, trois sortes de préparations peuvent être faites : 1° des dissociations ; 2° des préparations plates ; 3° des coupes.

Pour les deux premières, les fragments choisis de la rétine doivent dégorger dans l'eau distillée au moins pendant une heure. Le tissu devient blanchâtre et les détails faciles à saisir. Il est alors possible de dissocier les éléments qui fournissent les notions de structure, mais non de rapports.

---

(1) *Des décollements spontanés et complets de la rétine.* (Mémoires de la Société de Biologie, 1873.)

Préparations plates. — Les préparations plates sont les meilleures pour les couches les plus internes, en-dessus des grains. Elles doivent se faire en chassant au pinceau les cônes et les bâtonnets, et, si possible, les grains externes et internes, en ne laissant que la limitante interne, les fibres du nerf optique les vaisseaux et les cellules ganglionnaires.

Cette petite manœuvre du nettoyage se fait dans l'eau distillée,sur un fond plat, avec un pinceau doux, et doit durer trois quarts d'heure en frappant à petits coups secs le fragment de rétine restant adhérent au fond du vase. Quelques déchirures ne sont pas inutiles, elles permettent de mieux voir la structure des fibres. Il est essentiel de ne point faire flotter la préparation dont on ne reconnaîtrait plus le côté interne ou externe, et le pinceau appliqué sur la limitante hyaloïde ne produirait plus les mêmes effets.

Ces préparations sont surtout précieuses pour démontrer l'état des vaisseaux, les hémorrhagies de globules blancs ou rouges, l'inflammation de l'hyaloïde, les infiltrations pigmentaires, les cellules ganglionnaires.

Le fragment de rétine nettoyé au pinceau est toujours opaque : aussi, pour avoir des préparations susceptibles d'un examen immédiat, est-il préférable de les achever avec le baume de Canada.

Pigmentation de la rétine. — C'est à la combinaison de ces différents moyens et de l'hématoxiline comme matière colorante que nous devons de belles préparations d'anévrysmes miliaires de la rétine, avec la disposition du pigment le long des vaisseaux.

La figure (1) qui représente cette lésion porte au deuxième plan la couche des grains teintée en bleu, et au premier les vaisseaux anévrysmatiques. Il est aisé de reconnaître la disposition classique ampullaire de l'artère, et les altérations consécutives de la gaîne lymphatique remplie de pigment.

Ce pigment provient en partie d'anciennes hémorrhagies, et, bien que n'appartenant pas ici à une rétinite pigmentaire vraie, mais à un cas de vieux glaucôme hémorrhagique, il affectait la disposition en étoile signalée comme caractéristique de l'affection rétinienne. Si nous rapprochons ce fait de l'observation citée au début de ce travail et relative à un cas de véritable rétinite pigmentaire, sans pigment visible à l'ophthalmoscope, il nous paraît possible par l'histologie d'établir deux grandes classes de pigmentation dans la membrane nerveuse. Que le pigment vienne de la choroïde ou d'ailleurs, s'il est localisé dans les couches les plus externes (bâtonnets, grains), il pénètre les éléments cellulaires propres et occupe le protoplasma. Les fines granulations sont absorbées ici comme dans tous les autres tissus : foie, tissu cellulaire ordinaire. Dans ces conditions, il n'a pas de caractère spécial : ce sont de petits amas informes comme dans la première observation.

Quand, au contraire, ces mêmes granulations pigmentaires, après avoir cheminé à travers les couches externes où il n'y a pas de vaisseaux, arrivent dans les couches internes vasculaires ou qu'elles s'y trouvent d'emblée par le fait d'hémorrhagies, alors le pigment passe dans la gaîne lymphatique des artères, dont les nombreuses divisions dichotomiques et les entrecroisements sur différentes places nous expliquent la forme radiée, stellaire de ces amas. Cette dernière disposition n'a donc qu'une seule signification : l'arrivée du pigment dans le voisinage des vaisseaux.

Coupes. — Après les dissociations et les préparations plates, viennent les coupes. Les sections que nous pouvons faire comprennent toute l'étendue de l'hémisphère postérieure, c'est-à dire 30 à 35 millimètres de longueur. Ce développement, qui n'est plus comparable aux petits fragments qui résultent des

---

(1) Les figures ont été réservées pour une publication spéciale : Mémoire présenté à la *Société de Chirurgie*, — mars 1876 — avec planche à la photochromie — Glaucôme hémorrhagique.

hàchures, permet de juger de l'état d'ensemble d'une rétine depuis la zône ciliaire jusqu'à la papille. Nous pouvons ainsi nous orienter dans ces sections et toujours connaître l'endroit du fond de l'œil correspondant au point coupé.

L'hémisphère postérieure séparée, conserve encore son corps vitré devenu louche, coagulé, adhérent à la rétine : il faut avoir soin de ne point les séparer. Toute cette portion est plongée dans une solution filtrée de gomme à consistance sirupeuse, neutre. Elle y reste de 2 à 3 heures, 6 heures au plus ; l'imbibition dans le liquide de Müller a duré plusieurs mois. La pièce devient alors un peu blanche. C'est le moment de la placer, visqueuse et imprégnée de gomme, dans l'alcool à 85. Tout se prend alors ; corps vitré, rétine, choroïde et sclérotique sont soudés ensemble et durcis. Le contact avec l'alcool ne doit pas dépasser quelques heures, car alors les tissus deviennent trop cassants et difficiles à couper. Trois ou quatre heures suffisent.

La pièce, d'aspect singulier et dans laquelle on se figurerait difficilement retrouver des éléments délicats, doit être montée dans le microtome de Ranvier.

Nous faisons de cette disposition une condition *sine qua non*, de bonnes préparations. Pour ce, l'hémisphère oculaire est placé de telle sorte que le nerf optique est parallèle à l'horizon : la tache jaune, au-dessous et verticale. Avec ces points de repère, les coupes seront toujours pratiquées dans une portion connue et facile à noter.

La pièce devant être assujettie, on emploie pour cela de la moelle de sureau, un mélange de cire et d'huile, enfin du papier de Chine. Si ce temps est mal exécuté, la rétine peut être écrasée ; nous le décrirons donc minutieusement.

L'hémisphère placée dans le tube du microtome doit être calée à sa partie postérieure avec de la moelle de sureau fine, peu comprimée : en avant, au contraire, il faut placer dans la cupule, sur le corps vitré coagulé, du papier de Chine (1) plié en fragments d'un centimètre et adapté à la courbure de la cupule.

Quand celle-ci est ainsi légèrement calée en avant et en arrière, le tout, instrument et pièce, est plongé dans l'alcool. Immédiatement, le sureau se distend, assujettit la pièce, et, s'il reste quelques vides, ils sont comblés pas la petite opération suivante : le coulage du mélange de cire et d'huile. Ce mélange doit être chauffé au point de ne plus brûler le doigt ; on en verse, en plaçant le microtome, plaque sur la table, jusqu'à la moitié de la hauteur du tube. Un petit disque de liége est glissé entre la surface du mélange solidifié et la vis de l'instrument.

Ainsi montée, la pièce à couper est bien saisie, non comprimée, et comme la pression de la vis du microtome s'exerce sur une partie dure, la plaque de liége, la surface à couper monte à volonte par portions infiniment petites, au gré de l'opérateur.

La section se fait au rasoir plat, mouillé à l'alcool et posé d'aplomb en contact exact avec la platine du microtome. Le tranchant doit attaquer la rétine en allant du corps vitré à la sclérotique et dévider pour ainsi dire la longueur de l'hémisphère en restant dans une direction constamment normale à la surface de section.

Si les tissus trop durcis se brisent, ce qui arrive pour les coupes fines, il n'y a aucun inconvénient à les ramollir en passant à la surface un pinceau trempé dans l'eau ; la section se continue alors avec l'alcool.

Les coupes ainsi faites comprennent corps vitré, rétine, choroïde, sclérotique et nerf optique, tous les éléments de l'œil en un mot du segment postérieur.

Il est bon d'isoler les différentes catégories des sections : celles au dedans du nerf, celles de la papille, et parmi celles-ci les coupes comprenant l'artère centrale,

---

(1) Papier de Chine des fleuristes.

celles qui avoisinent la tache jaune, où 2 ou 3 coupes seraient surtout à traiter soigneusement, enfin les coupes voisines de la région ciliaire.

Les sections peuvent être placées dans l'eau distillée si le durcissement au liquide de Muller a été long; dans le cas opposé, elles doivent être mises sur le porte-objet immédiatement après la section, et placées dans la glycérine colorée, après avoir enlevé l'alcool. Toutefois ces préparations conservant toujours des impuretés, se rétractent, se déchirent et sont toujours lentes à s'éclaircir.

Il est de beaucoup préférable de placer les coupes dans l'eau distillée pendant quelques minutes; la gomme a le temps de se gonfler, le tissu rétinien se dilate et se ramollit. Mais, dans l'eau pure, un séjour qui aurait pour but le dégommage complet exigerait de 12 à 24 heures, et, pendant ce temps, les bâtonnets se détacheraient. De plus, les rapports de la sclérotique, de la choroïde, etc., seraient fatalement perdus. Mieux vaut donc colorer les pièces après quelques minutes de séjour dans l'eau, sans se soucier de la gomme qui peut rester adhérente; celle-ci se dissout très-bien dans la glycérine et, au bout de quelques semaines, les préparations deviennent tout à-fait transparentes.

Coloration. — Les préparations non colorées de rétine seraient trop difficiles à examiner : l'un des grands progrès de la technique a été la coloration de ces coupes. La sélection de certaines matières colorantes a servi même à isoler certains éléments au double point de vue de l'anatomie et de la physiologie. Les principaux réactifs que nous employons sont : l'hématoxyline, le carmin, le picro-carminate et la purpurine. Chacun de ces réactifs a ses propriétés qui le feront rechercher dans certains cas.

L'Hématoxyline (solution de Boehmer) (1), après quelques minutes d'action sur les tissus, donne une très belle coloration bleue des noyaux, qui ressortent avec une vigueur et une netteté remarquables. Tout élément cellulaire à noyau, soit de la couche du nerf optique, soit des cellules sympathiques, des grains etc., est immédiatement révélé à l'état normal ou pathologique. Ce réactif est d'un emploi fort utile pour juger de l'état du nerf optique et des cellules de névroglie: il nous a été d'un précieux secours dans l'étude de la rétinite leucocythémique.

Sur des coupes de rétine leucocythémique portant près du nerf, près de la papille, il est aisé de reconnaître des hémorrhagies considérables de leucocythes près des vaisseaux et dans l'interstice même des plis du nerf optique. Les globules rouges restent colorés en vert malgré l'action de l'hématoxyline. La distinction est alors des plus faciles. Les globules blancs s'étendaient entre la limitante interne qui était soulevée et la couche des plus propres : le fait le plus singulier au milieu de la dissociation générale de la rétine par les hémorrhagies était l'intégrité des bâtonnets et des cônes, constatée dans la plus grande étendue de la rétine et surtout à la macula (2).

L'hématoxyline a toutefois des inconvénients notables : c'est ainsi que l'élément cellulaire lui-même est peu distinct, le noyau seul est coloré. Dans la névroglie, il est très rare de reconnaître les ramifications de la cellule, le protoplasme est condensé autour du noyau, l'élément entier perd sa structure. De plus, dans la glycérine phéniquée et par conséquent légèrement acide, la teinte bleue disparaît rapidement et les préparations deviennent incolores. Le liquide dans lequel seront conservées ces pièces doit être légèrement alcalin.

Mais il est surtout préférable de monter ces préparations dans le baume, comme il sera dit plus loin. Nous conseillons cette méthode surtout pour les coupes du nerf optique ou les préparations plates. Elle permet de contrôler l'état du nerf optique dans

---

(1) *Aertzliches Intelligensblat.* Baiern, 1865, nᵒ 38 et RANVIER, p. 103 (Technique).
(2) *Archives de Physiologie*, 1874.

toutes les affections cérébrales. En admettant qu'on sache anatomiquement aujourd'hui en quoi consiste la névrite propre du nerf optique, nous disons que, pièces comparatives en mains, l'œdème péripapillaire concomittant de certaines affections cérébrales s'accompagne très rarement de quelques foyers de prolifération névroglique excessivement restreints. Dans ce genre de recherche, l'hématoxyline est de beaucoup supérieure comme résultat immédiat et vue d'ensemble, à tous les autres réactifs : quand l'histologiste ne recherchera pas le détail des éléments avec un grossissement de 300, ce réactif donnera des résultats remarquables. Sa combinaison avec le carmin ne présente pas d'avantages sérieux ou la purpurine.

Carmin. — Le carmin ne doit être employé pour colorer la rétine qu'autant qu'il est parfaitement neutre, non ammoniacal. Dans ces conditions, la coloration se fait assez promptement, par une solution concentrée, pour permettre l'intégrité des bâtonnets; mais le séjour dans la solution ne doit pas dépasser quelques heures. Ce réactif colore uniformément en rose tous les éléments et donne, malgré le ton uniforme, de très belles colorations. Les couches moléculaires restent toutefois une peu grisâtres.

Si les colorations faites au picro-carminate, liquide moins dangereux que le carmin ammoniacal, sont touchées avec quelques gouttes d'eau pure rapidement enlevées, l'acide picrique se sépare et les tissus sont ainsi rapidement et uniformément colorés en rose, comme par le carmin seul.

Picro-carminate. — Le picro-carminate de Ranvier est assurément, avec la purpurine, le réactif le plus avantageux dans ce genre d'étude.

La coupe, après avoir séjourné quelques minutes dans l'eau, est placée sur le porte-objet, en la faisant nager sous l'eau jusqu'à sa place sur le verre. Elle est alors mouillée avec une ou deux gouttes de picro-carminate pur. Ce liquide ne détruit pas les éléments nerveux et peut être laissé sous cloche une demi-heure en contact avec la préparation, temps suffisant pour une bonne coloration. L'excès de teinture est enlevé au papier buvard, et la glycérine immédiatement ajoutée. On peut même placer d'emblée un mélange de glycérine et de picro-carminate : la sélection se fait seule lentement, mais d'une façon certaine.

Le seul inconvénient de ce réactif agissant après le liquide de Muller est la lenteur de la sélection. Le plus souvent des coupes qui paraissaient transparentes dans l'eau distillée sont jugées impossibles à conserver au premier examen; après la teinture au picro-carmin tout est trouble, les éléments sont diffus, la gomme n'est pas fondue, la préparation serait détruite par un observateur inexpérimenté. Cependant, après 8 ou 10 jours, les tissus sont devenus transparents, ils prennent des teintes variées et plus la préparation est vieille meilleure elle est. Les noyaux et le tissu conjonctif se colorent en rose vif; le tissu nerveux, et le protoplasme des éléments restent jaunes. Pour la rétine, la sélection n'est pas aussi nette que dans les autres tissus traités par l'alcool et l'acide picrique, mais elle est suffisante pour donner les plus beaux résultats dans des conditions où il serait difficile de distinguer les lésions sans les secours de ce réactif.

Sur une coupe de papille dans un glaucôme nous avons eu (1) un spécimen très démonstratif de cette séparation des éléments; toutes les parties colorées en rose sont de nature connective, la rétine et ce qui est visible du nerf optique sont restés jaunes. Malgré la faiblesse du grossissement, il est déjà permis de reconnaître: 1° une hyperplasie considérable de la névroglie, et par conséquent une dégénérescence du nerf, 2° la formation d'un tissu connectif anormal, occupant l'excavation glaucomateuse, 3° l'extension de ce tissu en avant des couches les plus internes de la rétine. Tout ce tissu connectif nouveau était parsemé de corpuscules osseux parfaitement organisés.

____

(1) Communication, déjà citée, à la Société de Chirurgie (mars 1876).

Nous avons signalé cette préparation parce qu'elle établit d'une façon indiscutable l'ossification du corps vitré directement au contact de la rétine. En effet, dans ce cas, où le décollement choroïdien n'existait pas, non plus qu'un exsudat de cette membrane, nous avons reconnu par la sélection au carminate, l'existence et même l'hypertrophie de la limitante interne, formée par un filet anhyste transparent. Or, en avant de cette limitante interne, incolore et sinueuse, au milieu du nouveau tissu fibreux, il était aisé de constater des corpuscules osseux. Cette nouvelle formation ne peut provenir que du retour du corps vitré à l'état muqueux, puis fibreux et enfin osseux.

Les préparations plates colorées au picro-carminate devront être le plus souvent montées dans le baume où elles acquièrent plus de transparence : mais alors elles perdent leur avantage et sont ramenées aux colorations par le carmin. Cependant il est possible d'avoir des préparations plates picro-carminatées montées dans la glycérine; elles devront être très minces et nécessiteront un certain temps pour s'éclaircir.

Purpurine. — La purpurine a été appliquée par Ranvier à la coloration des pièces histologiques en 1875. L'attention du professeur du Collège de France a été immédiatement attirée par la sélection de ce rouge aluminé de garance sur les noyaux de substance conjonctive.

Pour colorer les coupes de rétine, après un premier séjour de quelques minutes dans l'eau distillé pour ramollir la gomme et séparer la moelle de sureau, il suffit de les plonger dans quelques centimètres cubes d'une solution normale de purpurine(1), où elles peuvent rester de 12 à 14 heures, ce liquide conservant parfaitement les bâtonnets et les cellules sympathiques.

Dès les premières minutes, les deux couches de noyaux se colorent très nettement, et cette coloration ne fait que se renforcer. L'expansion du nerf optique privée de myéline passe également au rose, la névroglie du tronc est vivement teintée, mais le protoplasme des cellules sympathiques et les bâtonnets restent incolores, comme les couches moléculaires : au milieu elles conservent une légère teinte jaune bistre résultant de l'action du liquide de Müller. Tous les éléments s'éclaircissent rapidement et il devient aisé d'en distinguer les détails de structure.

La préparation de rétine que nous présentons au Congrès comme spécimen de ces colorations appartenait à une rétino-choroïdite compliquée d'œdème de la rétine ; elle montre des particularités assez rares. Ainsi, en dehors de la limitante interne, existe une couche de liquide épanché entre les fibres du nerf optique atrophié et la membrane anhyste, au milieu de la première portion des fibres de Müller.

Toute cette portion est restée incolore: les fibres de nerf optique sont, au contraire, rosés. Les cellules sympathiques présentent un noyau coloré, mais le protoplasme est blanc grisâtre, parfaitement distinct, et permet de reconnaître une déformation œdemateuse de la cellule. Les deux couches moléculaires sont incolores, légèrement jaunâtres. Les deux couches des grains sont, au contraire, vivement passées au rose et très nettes: toutefois, en dehors de la couche externe, les fibres de Müller sont dissociées par un liquide exsudatif analogue à celui qui surmonte la couche du nerf optique. Le fait le plus intéressant est la belle conservation des bâtonnets et des cônes, dont les deux parties sont parfaitement nettes et intactes, le segment externe ayant même retenu quelques grains de pigment choroïdien interposé.

Cette préparation démontre que le liquide de l'œdème peut dissocier les fibres de Müller, non seulement entre les deux couches de grains, (dissociation arciforme)

---

(1) Archives de Physiologie, nᵒ 23.

mais le liquide exsudatif peut distendre la portion la plus interne de ces travées et rester en dehors de la couchedu nerf optique. Elle démontre encore l'intégrité des bâtonnets et des cônes, compatible avec un certain degré d'altération des cellules sympathiques. Ces organes si délicats aux préparations, et si rapidement fragiles après la mort, résistent du reste à des lésions qui sembleraient devoir s'accompagner de leur destruction. Nous les avons retrouvés intacts, dans la rétinite leucocythémique, avec les plus fortes hémorrhagies des globules blancs ; et un peu atrophiés, mais très distincts, sur leurs deux segments, dans des cécités datant de 20 ans, par atrophie blanche. La condition qui nous paraît nécessaire et suffisante pour leur conservation, c'est l'intégrité du noyau des cellules gauglionnaires.

La purpurine ayant une action instantanée sur tous les éléments nucléaires du tissu connectif en particulier, il a paru rationnel de considérer les grains comme devant être rangés parmi les noyaux de cette nature ?

C'est par la sélection bien étudiée de chaque réactif sur les différents éléments de la rétine qu'on arrivera, nous n'en doutons pas, à mieux connaître la physiologie de cette membrane nerveuse si compliquée dans sa texture.

Mise sous le couvre-objet. — Les pièces colorées seront montées comme les préparations des autres tissus, soit dans la glycérine, soit dans le baume.

Quand elles sont très fines, il est prudent d'insinuer entre le couvre-objet et la plaque, au moins sur deux côtés, une petite bandelette de papier à cigarette qui protège la rétine contre tout écrasement.

La glycérine phéniquée est le meilleur liquide conservateur pour les pièces colorées au carmin, au picro-carminate, et fortement à la purpurine. Elle détruit, nous le répétons, la coloration de l'hématoxyline et peut être de la purpurine, si elle est trop acide ; aussi pour les dernières faut-il recourir au baume, si l'on désire les conserver. La glycérine éclaircit peu à peu les tissus. Ajoutons toutefois que ces préparations doivent être souvent examinées pour luter de nouveau les points qui laissent fuser la glycérine sous la parafine et le vernis.

La déshydratation complète par l'alcool concentré, l'essence de girofle et le baume de Canada chloroformé n'est applicable qu'aux préparations plates. Les coupes fines perpendiculaires résisteraient peu à toutes ces manipulations ; du reste, les éléments se déforment et se ratatinent sous l'influence de l'alcool et de l'alun.

Mais ces pièces montées au baume ont l'immense avantage d'être inaltérables et de se conserver sans aucune retouche de lutage, point dont il faut tenir compte dans une collection.

Démonstration ophthalmoscopique du mouvement de la membrane connue sous le nom de « Peigne » chez les oiseaux, et du rôle physiologique de cette membrane.

par M. le Dr FIEUZAL, médecin de l'Hospice des Quinze Vingts.

—

Messieurs,

Nous voudrions appeler quelques instants l'attention des membres du Congrès sur une découverte dont nous avons déjà entretenu les lecteurs du journal la *Tribune Médicale*, dans un feuilleton en date du 6 décembre 1874, ayant pour titre : « *D'un Subterfuge employé par les aigles pour fixer le soleil.* »

Nous racontions à cette époque, et nous voudrions aujourd'hui vous demontrer, Messieurs, la réalité de cette découverte, dont la Société de Biologie a été elle-même saisie par plusieurs de ses membres postérieurement à la publication de notre travail. Il suffit de faire l'examen ophthalmoscopique du fond de l'œil d'un oiseau, et c'est ce que nous avons le premier eu l'idée de mettre à exécution, pour établir d'une manière péremptoire le rôle physiologique d'une membrane, sur l'existence de laquelle il est vrai les anatomistes et ornithologistes sont d'accord, mais dont aucun encore, à notre connaissance du moins, n'a connu la fonction.

Si, en effet, nous consultons le Dictionnaire de Littré et Robin, nous trouvons à l'article « *Peigne* » : « Ecran oculaire des oiseaux; le nerf optique de ces animaux, après avoir traversé la sclérotique, se prolonge un peu en haut et en dehors sous forme de pointe. Sur ce prolongement s'insère une membrane rhomboïdale, plissée, tendue verticalement à travers le corps vitré jusqu'au bord externe ou postérieur de la circonférence du cristallin auquel il adhère. Chez les aigles et les oiseaux de nuit, cet organe, qui joue le rôle physique d'écran, n'atteint pas la capsule du cristallin. »

Les savants auteurs du Dictionnaire ont parfaitement décrit la disposition anatomique de cette membrane et le nom « d'écran oculaire » qu'ils lui attribuent semble en préjuger le rôle physiologique. Dans tous les cas, on doit dire qu'ils se sont plus approchés de la vérité que Dorbigny, dont les travaux font cependant autorité dans la matière,

Voici, du reste, comment, sur le même sujet, s'explique cet auteur, que nous allons citer textuellement : « Un organe qui semblerait n'appartenir qu'aux oiseaux, et qui a donné lieu a bien des conjectures sur la nature des fonctions qu'il est destiné à remplir est celui auquel on a donné le nom de *Peigne*. »

M. Giraldès a considéré le *Peigne*, dont la texture est cellulo-vasculaire, comme un grand procès-ciliaire. La forme de cet organe est généralement carré et la mellaire; cependant chez le canard et l'autruche, elle prend l'apparence d'une bourse conique.

Comme le « peigne » prend naissance à la face interne du nerf optique, pour se porter de là jusqu'au cristallin, à la partie postérieure duquel elle semble s'attacher, quelques anatomistes ont cru voir en lui un organe créé pour un but physique. Ils ont pensé qu'il était pour l'oiseau un agent lui donnant la faculté d'avancer ou de reculer le cristallin, et d'adapter par conséquent son œil aux distances. Cette faculté semble, en effet, très développée chez les oiseaux ; mais est-elle due à la particularité d'organisation que nous venons de signaler? Nous n'oserions l'affirmer.

Un seul fait essentiel à signaler est celui d'un troisième voile palpébral. Tous les oiseaux, indépendamment des deux paupières horizontales l'une supérieure l'autre inférieure, ont encore une troisième membrane palpébrale clignotante placée verticalement sous celle-ci.

Cette troisième paupière consiste en un repli fort étendu de la conjonctive, transparent, situé obliquement à l'angle nasal de l'œil, de forme triangulaire, et dont le bord libre est oblique de haut en bas et de dehors en dedans, du moins quand elle est étendue, car, dans l'état de repos, cette menbrane se plisse verticalement dans l'angle de l'œil. Par l'action d'un muscle spécial (le pyramidal) *la membrane clignotante ou nictitante,* comme on l'a encore appelée, peut être déroulée comme un rideau au devant de l'œil, et sert, par conséquent, soit à nettoyer cet organe et à le débarrasser des corpuscules qui seraient venues s'y déposer, soit à le protéger contre l'action trop violente de la lumière, en diminuant par sa présence l'intensité des rayons lumineux. On ne saurait se refuser à reconnaître *que ce ne soit aussi à l'existence de cette troisième paupière que les oiseaux de proie doivent la faculté de pouvoir regarder fixement le soleil.* »

Par ces citations qui résument l'état de la science et que nous ne multiplions pas parce que nous n'avons rien trouvé de plus précis ni de plus net sur la matière, il est aisé de voir que le rôle physiologique du peigne était tout-à-fait inconnu lorsque nous eûmes, il y a environ une année, la curiosité de regarder le fond de l'œil d'un poulet à l'aide de l'ophthalmoscope. A otre grand étonnement, cet animal se laissa très facilement examiner, et ce phénomène cessa de nous surprendre, lorsque nous l'eûmes soigneusement analysé, et que nous en eûmes à plusieurs reprises et à notre volonté provoqué la réapparition.

Que se passe-t-il, en effet, lorsqu'on projette ainsi une lumière vive dans le fond de l'œil des oiseaux. Ceux-ci contractent violemment et par saccades brusquement répétées, la membrane clignotante, que l'on voit passer convulsivement au devant de la cornée lucide comme pour la lubréfier; en même temps ils impriment à leur *Peigne* un mouvement saccadé, qui a pour résultat de développer cette membrane tantôt en avant, tantôt en arrière, autour de son insertion fixe, comme par un mouvement de charnière qui lui permet d'abriter la partie de la rétine située au voisinage du pôle postérieure de l'œil et jouissant de la plus exquise sensibilité, de telle sorte que, grâce à cet écran, celle-ci n'est pas plus vivement impressionnée par une lumière éclatante que notre œil lorsque nous regardons le soleil à travers une verre noirci.

Le *Peigne* est réduit à l'état de membrane flottante comme une cloison verticale, lorsque la lumière projetée dans l'œil n'est pas excessive, ou bien lorsque l'on a affaire à un oiseau moins excitable, ainsi que nous avons pu nous en convaincre chez une poule atteinte de choroïdite atrophique, et chez laquelle il a fallu une lumière très intense et longtemps dirigée vers la macula pour faire naître chez elle les mouvements réflexes saccadés dont nous avons parlé. Le *Peigne*, disons-nous, sous l'influence de l'excitation que fait naître la lumière, se boursouffle et se frange sur les bords, de manière à figurer assez exactement une feuille de fougère à pointe en haut, que l'on voit très nettement se porter, à la manière d'un écran érectile d'un noir très foncé, tantôt en avant, tantôt en arrière, pour protéger les parties que la lumière viendrait impressionner trop vivement.

Après avoir vu se produire ce phénomène et l'avoir provoqué avec succès à plusieurs reprises, tant par l'éclairage direct que par l'éclairage oblique, il est devenu manifeste pour nous que cette membrane, loin de jouer un rôle actif dans l'accommodation, ainsi que le pense Dorbigny, ne peut avoir d'autre but que de protéger les parties impressionnables, et d'atténuer ou même d'éteindre les rayons lumineux qui seraient trop ardents pour être transmis au cerveau par le nerf optique, dont les fibres à leur entrée dans l'œil se trouvent enveloppées dans le pli de cette menbrane.

Nous avons sacrifié plusieurs animaux qui avaient servi à l'expérience, et, après avoir énucléé l'œil, nous avons vérifié l'existence et les rapports de cette membrane. Elle prend naissance au niveau de l'entrée du nerf optique dans le trou sclérotical, se rattache intimement à la choroïde et à la rétine, qu'on peut décoller facilement jusqu'à cette insertion, mais dont on ne peut la séparer sans déchirure ; elle représente assez bien comme structure anatomique les procès-ciliaires auxquels elle nous a paru se rattacher par un prolongement excentrique. Chez les poulets que nous avons sacrifiés, nous lui avons toujours trouvé la forme d'un triangle dont la pointe correspond à la papille tandis que la base, sillonnée de stries parallèles qui lui ont valu le nom de *Peigne* est adhérente dans une étendue de 8° à la choroïde. La partie flottante est triangulaire, et c'est elle dont on voit les bords frangés dans les mouvements que l'animal lui imprime pour la porter tantôt en avant tantôt en arrière de son insertion fixe.

L'immobilité et la position latérale du globe de l'œil dans l'orbite d'une part, la fixité de l'insertion du peigne au fond de l'œil de l'autre, telles sont les conditions qui nous paraissent expliquer la variété des mouvements de tête que sont obligés de faire les oiseaux, soit pour chercher leur nourriture, soit pour éviter l'accès dans le fond de l'œil de rayons lumineux trop ardents.

Quant à la membrane clignotante, son rôle exclusif consiste à humecter la cornée, et, tandis que le peigne masque complètement, les parties au devant de quelles il se place, les passages saccadés de la troisième paupière au devant de la cornée ne gênent nullement l'examen du fond de l'œil. Les contractions de cette membrane nictitante et les mouvements du peigne se font d'une manière synergique et paraissent coïncider avec les mouvements de totalité du globe de l'œil, dont l'hémisphère postérieur se trouve doublé par des muscles très puissants. Nous pensons cependant, que le peigne a des mouvements indépendants, et l'examen ophthalmoscopique que nous allons faire devant vous ne nous parait pas laisser le moindre doute sur ce sujet. Dans tous les cas, une chose restera hors de contestation c'est la démonstration du rôle physiologique de cette membrane à l'aide de l'éclairage du fond de l'œil, et c'est l'unique objet de notre communication.

Remarques pratiques sur la cataracte congénitale,

par G. CRITCHETT (de Londres.)

—

Faire passer sous les yeux du lecteur des résultats déjà connus, ou lui indiquer, en s'appuyant sur eux, des idées nouvelles n'ayant encore été entrevues que vaguement, tel est le double but que l'on doit se proposer quand on publie des observations médicales. Mais il y a une autre façon encore de rendre utiles de semblables recherches ; il peut se rencontrer telle circonstance où le choix d'un procédé opératoire à appliquer dans un cas déterminé, ou la décision à prendre quant à l'opportunité ou à la non-opportunité d'une opération quelconque, importe au plus haut degré à la conscience du praticien ou au salut d'une créature humaine, et où cependant les autorités les plus élevées sont en complet désaccord quant à la conduite à tenir. Il en sera sans doute ainsi dans la question que je vais aborder et où je suis exposé à heurter des opinions respectables. C'est pour cette raison que je crois utile de soumettre mes idées, sur différents points relatifs au traitement de la cataracte congénitale, à une réunion de savants qui pourront les discuter avec la plus grande compétence, et en faire sortir peut-être des conclusions nettement définies et propres à s'imposer dans la pratique générale.

La forme de la cataracte congénitale sur laquelle je désire appeler particulièrement votre attention est celle qui est connue sous le nom de « Cataracte stratifiée. » L'opacité y occupe des couches parallèles séparées par d'autres restées indemnes, et est toujours située au centre du cristallin. Quant à la circonférence, elle est tantôt tout-à-fait transparente, tantôt revêtue de teintes grises plus ou moins saturées.

Mais je désire auparavant présenter, en passant, quelques remarques sur une forme de cataracte qui se rencontre surtout dans la première enfance, et dans laquelle la lentille ou la capsule, parfois l'une et l'autre, sont si manifestement opaques et offrent une teinte blanche ou gris-bleuâtre si prononcée, que la pensée d'une intervention chirurgicale vient immédiatement à l'esprit.

Tout le monde reconnaîtra probablement que la meilleure méthode à suivre, dans ces sortes de cas, consiste (après avoir dilaté la pupille), à introduire à travers la cornée une fine aiguille, à s'en servir pour réduire le cristallin en fragments qui seront repris par l'absorption, ou bien à pratiquer l'extraction linéaire. Quelle que soit celle de ces méthodes dont on aura fait choix, on peut affirmer que l'opération entraînera peu de risques, bien que, même en pareille circonstance, j'aie observé quelques insuccès. Le seul point sur lequel je désire insister, c'est que ces sortes de cas sont souvent compliqués d'altérations graves du fond de l'œil, et qu'il importe en conséquence de n'y énoncer jamais qu'un pronostic réservé. Les yeux peuvent avoir un aspect parfaitement naturel, une tension également normale, une pupille active, et néanmoins la présence d'un cristallin et d'une capsule opaques n'être que l'indication d'un état maladif de la rétine. J'ai rencontré une assez forte proportion de cas de ce genre, et je ne pense pas qu'on ait encore attiré suffisamment l'attention sur ce point.

Ce qui doit surtout exciter les soupçons, c'est l'état de la capsule et parfois même celui du cristallin. Lorsqu'on pratique l'opération en semblable circonstance, on éprouve une certaine difficulté à faire traverser la capsule par l'aiguille, puis, ce premier temps accompli, lorsqu'on veut mouvoir l'instrument dans différents sens pour agrandir l'ouverture capsulaire et fragmenter la substance cristallinienne, le cristallin renfermé dans sa capsule suit les mouvements de l'aiguille, et l'opération n'avance pas, à moins qu'on n'introduise une seconde aiguille dans un point convenable, pour venir en aide à la première ou que l'on se décide à ouvrir la cornée pour attirer au dehors le cristallin opaque et sa capsule. On trouve alors que le cristallin est d'un petit volume et que sa substance est de consistance molle. Chaque fois que les choses sont dans l'état que je viens de décrire, et l'expérience m'a démontré que cela n'est pas rare, le pronostic est très-défavorabʼe. On peut alors obtenir une pupille claire, d'un beau noir, sans que la vision se rétablisse. Je ne prétends pas qu'il faille, dans ces circonstances, éviter d'entreprendre l'opération, mais, tant que l'on n'a pas pu s'assurer de l'état de la capsule, l'oculiste doit avoir bien soin de ne pas être trop affirmatif quant au succès, vis-à-vis des parents ou des amis du petit opéré.

Je reviens maintenant à ces formes de cataractes lenticulaires partielles qui sont aussi congénitales, et que j'ai signalées au début de ce travail, surtout pour parler de ces formes spéciales. C'est avec l'attention la plus scrupuleuse qu'il faut examiner les différents groupes de ces sortes de cataractes partielles ; rien, suivant moi, n'exige davantage un esprit prudent et judicieux, que l'examen de la question de savoir s'il faut leur appliquer les ressources de la chirurgie. Les opérations entraînent en effet des risques assez notables et le malade y est soumis à un jeu dangereux. Dans les cas ordinaires de cataracte, un échec procure toujours à l'opéré un désappointement considérable, mais cependant il peut arriver à se consoler. Lorsque l'on s'est décidé à agir, la vision n'existait plus d'une manière utile, l'opéré parcourait déjà l'échelle descendante de son existence. Son état n'a point été matériellement aggravé, il n'a subi aucun dommage sérieux, il ne souffre que de la perte d'un bien que l'espérance lui avait fait entrevoir par anticipation ; mais les conditions sont toutes différentes dans les cas de cataracte congénitale partielle. Les sujets sont jeunes, le champ de l'existence s'ouvre largement devant eux, et c'est du résultat de l'opération que va dépendre la question de savoir si la route leur sera rendue facile ou absolument interceptée. Il y a plus, le sujet était loin d'être complétement aveugle, ce qui lui restait de vision lui aurait permis d'acquérir une certaine instruction, de se livrer à l'accomplissement des principales fonctions de l'existence, et de prendre part aux occupations ordinaires de la vie. Son affection serait peut-être restée stationnaire, ou n'aurait fait que des progrès si lents qu'on peut prédire presque à coup sûr qu'il serait arrivé au terme de sa carrière sans avoir perdu toute vision utile. L'échec de l'opération en pareille circonstance plonge le malade dans une nuit aussi longue que son existence. C'est la destruction de toute possibilité d'entrer dans une carrière active et utile ; c'est en quelque sorte l'enlèvement d'une chose qui, tout imparfaite qu'elle fût, était cependant si précieuse que le sujet donnerait tout pour la récupérer. S'il est assez âgé pour apprécier la perte qu'il vient de faire, l'obscurité sans fin dans laquelle il est plongé le livre aux regrets les plus cuisants. Il m'a été donné d'observer de ces sortes de cas, et ils ont fait sur mon esprit une impression aussi forte que douloureuse. Chacun de nous n'eût-il rencontré dans le cours de sa pratique qu'un seul fait de cette nature, que ce devrait être assez pour lui créer un sujet de regret persistant, surtout si, par une revue attentive de toutes les circonstances dont il avait l'appréciation, il reconnaît qu'il aurait pu tenir une conduite plus judicieuse et éviter sûrement ce fatal résultat.

Cette forme de cataracte, ainsi que l'indique son nom de « *cataracte congénitale stratifiée* », se produit pendant la durée de la vie fœtale, par le dépôt successif de couches de matière alternativement opaques et transparentes ; ces dernières présentent une étendue plus ou moins considérable et constituent une zone transparente à la circonférence de la lentille. Elles offrent de légères différences sous deux rapports : 1ᵉ sous le rapport de la dureté du cristallin, et 2ᵒ sous celui des proportions relatives de la substance opaque et de la transparence de l'une à l'égard de l'autre. C'est de ces circonstances que dépendent l'étendue et la régularité de la zone transparente, qui sont d'une si grande importance pour décider de la conduite à tenir, c'est-à-dire du traitement auquel il faut avoir recours. Un autre point encore constitue une légère différence entre ces sortes de cas. Le plus souvent, le bord de la lentille est parfaitement transparent comme dans un cristallin sain, mais, dans un petit nombre de cas, on aperçoit des lignes opaques et même de petites taches séparées par de certains intervalles, et qui partent en rayonnant du noyau opaque, pour atteindre jusqu'à l'extrême bord, laissant toutefois des espaces clairs et nettement délimités de substance transparente.

On a soulevé deux questions à propos de ces cas, sur lesquelles de graves autorités ne sont point d'accord. On s'est demandé d'abord si ces opacités augmenteront à mesure que le sujet avancera en âge, ou si elles resteront dans le *statu quo* pendant toute la vie ; ensuite, si la zone transparente conservera sa transparence, ou si, à une certaine période de l'existence elle ne deviendra pas opaque. Il n'est pas facile de répondre à ces questions ; en partie, parce que l'expérience individuelle n'est pas très-étendue, en partie aussi parce que nous sommes obligés de nous en rapporter, dans une large mesure, au témoignage de sujets jeunes et inexpérimentés, qui, à moins qu'on ne leur fournisse un moyen d'épreuve exacte, sont incapables d'apprécier la marche d'une diminution lente de la vision, et dont les dires ne doivent par conséquent être acceptés qu'avec réserve. J'ai rencontré de jeunes adultes intelligents, qui m'ont affirmé avoir la conviction que leur pouvoir visuel avait diminué depuis l'enfance ; mais, d'un autre côté, j'ai observé un adulte d'un âge relativement avancé (54 ans, chez qui la vision était restée absolument la même depuis le moment de son enfance où il était devenu capable d'en apprécier l'état. En résumé, je suis disposé à admettre que l'opacité des couches malades a de la tendance à augmenter d'intensité par suite des progrès de l'âge, mais j'admets aussi la possibilité qu'elle reste stationnaire. Les données certaines fournies par les sujets sur ce dernier point ont de la tendance à faire prévaloir une opinion erronée ; l'intelligence s'est accrue en même temps que l'âge a marché, les exigences visuelles sont devenues plus nombreuses et plus pressantes, et cela persuade alors facilement au sujet qu'on observe qu'il a subi un changement en mal.

La seconde question est peut-être plus importante au point de vue pratique, et il est également difficile d'en donner la solution ; en tous cas, elle a été résolue de différentes façons par des praticiens autorisés. On a avancé que le bord transparent du cristallin a toujours une tendance à devenir opaque, surtout quand il existe des stries et des points qui le sont. Si je consulte mon expérience, je dois déclarer que je n'ai jamais rencontré un seul cas dans lequel la zone transparente soit devenue opaque, et cependant certains sujets sont restés soumis pendant plusieurs années à mon observation. J'avoue que je craindrais qu'il n'en fût pas ainsi dans le cas où il existe déjà des stries à la périphérie du cristallin. Il est de la dernière évidence qu'au point de vue pratique il serait très-important qu'on pût faire à ces questions une réponse nette et catégorique. C'est de cette réponse que dépendra le point de savoir quelle méthode opératoire il faut choisir. Si réellement le cas peut être regardé comme stationnaire, comme ayant atteint un maximum, il est facile d'apprécier quel risque notre intervention peut faire courir au malade. Si, au contraire, l'opacité suit une marche progressive, la situation devient plus fâcheuse pour lui, et justifie l'emploi de mesures plus hardies et d'un traitement décisif. Une longue expérience m'a donné la conviction que l'état stationnaire est la règle dans ces cas, que l'opacité est rarement progressive, et c'est ce qui m'a amené à n'employer et à ne recommander qu'un plan de traitement prudent et réservé.

Les symptômes de la forme de cataracte partielle dont nous nous occupons ont été bien décrits dans divers traités d'ophthalmologie ; aussi ne rappelerai-je que les particularités nécessaires pour expliquer plus clairement mes vues sur le traitement que je propose de leur opposer. Dans ces sortes de cas, les symptômes subjectifs et objectifs se ressemblent chez tous les sujets et ne diffèrent guère que sous le rapport du degré. Fréquemment les symptômes subjectifs n'attirent guère l'attention, avant que l'enfant ne soit arrivé à l'âge de neuf à dix ans, et il n'est pas rare que l'oculiste ne soit consulté qu'après celui de la puberté, et même plus tard encore. Les parents prennent souvent les symptômes observés pour ceux d'une myopie très-marquée. Le sujet peut aller et venir en évitant de faire face à une vive lumière ; dans une certaine limite et dans certaines circonstances favorables, sa vue est vraiment bonne, mais cela dépend absolument des conditions de la lumière, et surtout de la façon dont elle est disposée. Il peut lire de petits caractères à l'aide d'une méthode spéciale qui lui est propre et qu'il a découverte d'instinct. Aucune espèce de verre n'améliore d'ordinaire son état.

J'ai rencontré des cas dans lesquels, bien qu'il existât une *cataracte stratifiée* bien marquée, le sujet n'en avait pas moins pu passer par tous les degrés d'une éducation complète, obtenir de bonnes places au collége, et commencer une carrière libérale. Ce n'est que lorsque les exigences professionnelles d'une vie active viennent peser sur lui que les impressions de sa vue frappent le sujet et qu'il se décide à réclamer les conseils d'un oculiste. Les symptômes objectifs sont, eux, très-apparents. On aperçoit très-facilement, soit par l'éclairage oblique, soit par la lumière transmise, la coloration grise du cristallin. En dilatant largement la pupille, on peut déterminer exactement l'étendue et l'intensité de l'opacité, ainsi que les limites exactes du bord transparent à travers lequel on peut, à l'aide de l'ophthalmoscope, explorer soigneusement le fond de l'œil. C'est surtout l'étendue de ce bord transparent qui peut différer suivant les sujets, et l'on conçoit quelle importance pratique on peut tirer de cette donnée. Parfois on reconnaît qu'il n'y a guère d'opaque que le noyau constituant la moitié environ de la lentille ; tout autour il existe un large bord bien clair. Dans un autre cas, les deux tiers du cristallin ont été envahis par l'opacité, et le bord clair est proportionnellement étroit ; d'autres fois enfin, le bord transparent est si étroit et si mince qu'au point de vue pratique on peut considérer l'opacité du cristallin comme totale.

J'arrive maintenant au point le plus important et le plus intéressant, c'est-à-dire au choix du traitement à conseiller. C'est dans le but d'obtenir de notre réunion une réponse nette sur certaines questions que je me suis décidé à lui communiquer cette note.

Je crois qu'en fait de mesures à adopter on peut se trouver en présence de diverses alternatives. On peut d'abord diviser ces cas en deux catégories, ceux qu'on nous amène à un âge peu avancé, celui de six à dix ans, et ceux qu'on ne nous présente qu'après l'âge de la puberté. Pour les jeunes enfants, nous pouvons adopter divers plans de conduite : 1° nous abstenir de toute opération jusqu'à ce que le sujet soit arrivé à un âge où il puisse diriger son choix de lui-même ; 2° opérer un seul œil, soit en pratiquant uue pupille artificielle, soit en faisant disparaître le cristallin, en le livrant à l'absorption ou en en faisant justice par l'extraction linéaire, ou enfin opérer les deux yeux sur-le-champ. Si l'on se décide pour la pupille artificielle, il y a aussi à se prononcer sur certains modes à préférer. Il est donc évident que le cas n'est pas aussi simple qu'on pourrait le croire au premier abord qu'il mérite aucontraire, qu'il exige même un examen attentif.

Nous allons examiner successivement ces différentes questions, bien qu'elles puissent paraître à quelques-uns minutieuses et même superflues, puisque la pratique de la majorité des oculistes sur ce point est bien établie : ils ont recours, en pareil cas, à la discision, ou plus fréquemment à l'extraction linéaire, du moins c'est ce que j'ai vu faire souvent. C'est précisément le bien-fondé de cette pratique que je demande la permission d'examiner à nouveau, afin de déterminer si, dans quelques cas, si non dans tous, il n'est pas préférable de procéder autrement.

Passons donc en revue les diverses alternatives que nous avons posées :

1° Se rencontre-t il dans l'enfance des cas qui justifient et d'autres qui repoussent une opération ?

Si la vision est suffisamment bonne pour que le sujet puisse recevoir une éducation convenable, s'il peut aller et venir de façon à se donner un exercice suffisant, je suis d'avis qu'il ne faut recourir ni à la discision, ni à l'extraction du cristallin, ces opérations faisant courir le danger d'une perte totale de l'œil, ou, quand elles ont réussi, exigeant le port de lunettes à cataracte, qui constitue une gêne sérieuse pour l'enfant. Est-ce un cas dans lequel l'emploi de l'atropine a permis de reconnaître l'existence d'un large bord transparent, donnant de bonnes raisons de croire qu'une petite pupille artificielle améliorera la vision, je suis d'avis qu'il faut la pratiquer, parce que c'est une opération dans laquelle les risques sont peu de chose, et que le port des lunettes ne sera pas nécessaire par la suite.

2° Si l'état du jeune malade est tel, sous le rapport de la vision, qu'il justifie une opération immédiate, quelle méthode faut-il adopter? Chaque fois que le bord transparent équivaudra au tiers de la circonférence du cristallin et que l'usage de l'atropine améliorera considérablement la vision, je conseille fortement l'établissement d'une petite pupille artificielle, que je préfère de beaucoup à la destruction du cristallin. Ce mode de faire a le grand avantage d'être plus sûr, plus prompt, et plus facile dans son exécution, de dispenser l'opéré de l'usage de lunettes, de n'affaiblir l'œil à aucun degré, et de ne pas faire obstacle à l'ablation consécutive de la cataracte, si elle devient nécessaire. Dans le cas où le bord transparent est un peu étroit, l'avantage d'une pupille artificielle est plus douteux. Le meilleur guide que nous puissions prendre en pareille circonstance, c'est de vérifier attentivement quelle amélioration procure l'usage de l'atropine : si cette amélioration est manifeste, on peut affirmer avec confiance qu'une pupille artificielle placera l'œil dans des conditions optiques encore plus favorables.

Il est parfois très-difficile, chez les jeunes enfants, d'arriver à des résultats certains à cet égard, et cela justifie l'ajournement de toute opération.

Lorsqu'on s'est décidé à pratiquer une pupille artificielle, quelle méthode faut-il choisir ? Je procède de la manière suivante : j'introduis une large aiguille à travers la cornée près de son bord, et juste au niveau du point où j'ai l'intention d'établir la base de ma pupille, puis alors j'ai recours à mon petit crochet *mousse* pour attirer au dehors la faible portion d'iris qui se trouve entre le bord pupillaire et le lieu de la ponction cornéenne, et je la coupe à ras des bords de la plaie. Cela fait, je pratique de légères frictions sur la surface de la cornée, avec la petite cuiller de la curette ; l'iris se détache alors de la plaie de la cornée et flotte dans la chambre antérieure, n'ayant subi en quelque sorte qu'une fente légère. Il semble qu'un petit morceau ovalaire ait été enlevé de son bord périphérique.

Cette opération me paraît tout particulièrement adaptée au but qu'on se propose. Elle établit, juste au point convenable, une petite pupille bien délimitée ; il n'y a que peu ou point de réaction, et elle offre autant de réussite qu'aucune opération que l'on puisse pratiquer sur les yeux.

Considérons maintenant le cas où la zone transparente est trop étroite pour qu'on puisse espérer aucun avantage de l'établissement d'une pupille artificielle, et dans lesquels la vision est assez affaiblie pour indiquer fortement une opération. On a alors à choisir entre la discision et l'extraction linéaire.

C'est à cette dernière méthode qu'ont recours, dans la majorité des cas, des praticiens d'une grande autorité. Assez fréquemment ils opèrent tout de suite les deux yeux, et, dans leurs mains exercées, cela donne de bons résultats et une forte proportion de succès. Toutefois, ma propre expérience et ce que j'ai recueilli de celle des autres m'ont convaincu que c'est une opération qui s'accompagne de quelques risques, et l'une de celles que je n'ai jamais faites sans une certaine anxiété.

Autrefois la discision était la méthode générale d'opérer les cataractes. L'absorption pour être complète exige souvent plusieurs mois, et c'est probablement pour cela qu'actuellement on lui préfère l'extraction linéaire, qu'on a modifiée en y ajoutant la succion. Chacune de ces méthodes présente des avantages et des dangers. La méthode qui a pour objet l'absorption graduelle est la plus simple et la plus aisée à pratiquer ; c'est celle aussi qui, finalement, donne peut-être les meilleurs résultats. Après avoir largement dilaté la pupille, la cristalloïde antérieure est soigneusement ouverte à l'aide d'une fine aiguille introduite à travers la cornée, de sorte que la substance de la lentille est livrée à l'action dissolvante de l'humeur aqueuse. On maintient la pupille dilatée, et, au bout de six semaines à deux mois, si l'ouverture pratiquée à la capsule s'est oblitérée, on répète la même manœuvre. Lorsque la substance cristallinienne est absorbée, s'il reste dans le champ pupillaire quelque portion de capsule opaque, on l'en écarte. Si tout marche favorablement, on obtient ainsi une pupille claire, ronde, mobile, ce qui constitue le résultat le plus favorable auquel l'art puisse aspirer.

La principale objection que soulève cette opération consiste dans la longueur du temps qu'elle exige avant d'aboutir. Les risques qu'elle comporte sont :

1° Le gonflement soudain du cristallin, par suite de l'absorption rapide de l'humeur aqueuse qui en imbibe la substance : cet état provoque une vive douleur, une dureté considérable du globe oculaire, un état enfin qu'on ne saurait mieux désigner que par la dénomination de « glaucôme traumatique aigu. » Si alors on ne porte pas promptement remède à cet état de choses, en pratiquant une iridectomie et en permettant à une certaine portion de la substance cristallinienne de s'échapper, on court le risque de perdre l'œil, et même, dans les circonstances les plus favorables, on n'obtient qu'un succès partiel.

2° Des fragments de cristallin peuvent s'accumuler dans la chambre antérieure, ou, à la suite d'un déplacement soudain, venir comprimer et irriter l'iris, ce qui peut provoquer une inflammation douloureuse et compromettre le succès de l'opération. Il ne faut pas hésiter, en pareil cas, à intervenir en pratiquant l'extraction de ces fragments nuisibles.

L'existence de ces divers contretemps a déterminé quelques opérateurs à préférer une autre méthode, celle qui est connue sous le nom d' « *extraction linéaire.* » Elle comprend deux temps : on débute par diviser le cristallin cataracté et sa capsule, à l'aide d'une aiguille, en nombreux fragments ; on les laisse pendant quelques jours macérer dans l'humeur aqueuse et s'y ramollir, puis on pratique à la cornée une ouverture à travers laquelle on introduit une seringue convenablement disposée, et l'on attire au dehors, on aspire si on le peut, toute la matière cristal-linienne. Cette opération a l'avantage de la rapidité, et donne, exécutée par des mains habiles, d'excellents résultats, mais elle est loin d'être exempte de dangers, et elle laisse rarement une pupille complètement ronde et libre.

En résumé, après de nombreux essais des deux méthodes, et après avoir com-pulsé ceux tentés par d'autres, je me sens disposé à revenir à l'ancienne et plus lente méthode de la discision, réservant l'extraction linéaire pour les cas où des fragments déplacés provoquent une irritation sérieuse, o٤ pour quelques cas exceptionnels dans lesquels la question de temps joue un grand rôle. Chez les adultes, il faut, dans les groupes de cas analogues, recourir également aux méthodes que nous venons d'exposer. On doit seulement avoir présent à l'esprit que, chez eux, l'absorption de la cataracte présente plus de risque que chez les enfants ; c'est une raison pour redoubler de soins et de précautions.

Pour terminer, je vais exposer quelques règles qui me servent de guide dans ces sortes de cas, et sur lesquelles je demande la permission d'appeler l'attention. D'abord, si l'opacité n'est pas considérable, si l'enfant peut continuer son éduca-tion et accomplir assez bien les fonctions ordinaires de la vie, je ne pousse pas à l'opération, surtout lorsqu'elle doit consister dans l'extraction totale du cristallin ; mais, si l'on peut espérer un avantage marqué de l'établissement d'une pupille de la façon que j'ai décrite ci-dessus, il y a tellement peu de risques à courir que je la conseille.

En second lieu, je me fais une règle invariable de n'opérer jamais qu'un seul œil. J'ai plus d'une raison d'en agir ainsi. L'enjeu est trop considérable pour ris-quer les deux yeux. Et puis, lorsqu'on échoue sur l'un d'eux, on peut se trouver amené à préférer une autre méthode, si les parents consentent à risquer le second œil. L'échec sur les deux yeux constitue un naufrage effrayant, une catastrophe dont j'ai été plusieurs fois témoin, et que j'ai l'espérance et le vif désir de ne plus rencontrer désormais.

Enfin, il s'est présenté des cas dans lesquels, après avoir, chez des adultes intel-ligents, détruit la cataracte, il est arrivé qu'après m'avoir chaleureusement remercié de l'amélioration que l'opération leur avait procurée, ils ont, après réflexion, déclaré qu'ils préféraient garder l'autre œil tel qu'il était. Ils m'affir-maient que cet organe possédait certaines qualités, certains avantages qui faisaient défaut à l'œil opéré, et qu'ils désiraient conserver. Comme dernière considération, je dirai qu'un œil qu'on a privé de son cristallin a perdu une portion de sa vitalité, et qu'il est plus disposé qu'un autre aux altérations morbides et à la destruction après un certain nombre d'années. Ces considérations me paraissent appuyer fortement l'idée qu'il ne faut opérer qu'un œil. Evidemment, lorsque l'opération a réussi sur le premier, il n'y a aucune objection à opérer l'autre, si l'état de la vision le requiert.

Je donne la préférence à l'iridectomie, chaque fois que l'état de la zone trans-parente me fait espérer d'obtenir une bonne amélioration de la vision, même quand cette amélioration ne serait pas égale à celle que pourrait donner l'ablation du cristallin. Elle l'emporte de beaucoup sous le rapport de la sécurité, et présente cet avantage si grand, surtout chez les enfants, de ne point exiger l'usage de verres à cataracte.

Je considère l'introduction de l'iridectomie dans le traitement de ces sortes de cas comme un grand progrès imprimé à l'oculistique. Je possède les observations de sujets ainsi opérés, et qui accomplissent avec toute l'activité désirable leurs devoirs professionnels dans l'église et au barreau.

Enfin, dans les cas où la destruction du cristallin est indiquée, j'insiste forte-ment sur le précepte important de n'opérer qu'un œil. Je préfère la méthode plus lente de la discision, qui livre le cristallin à l'absorption, et j'insiste sur la nécessité de surveiller de très près le cas jusqu'à sa terminaison, parce que, à toutes les époques du processus, il peut survenir des symptômes aigus et soudains qui exigent l'intervention immédiate du chirurgien. Ce qui me fait préférer cette méthode, malgré la lenteur de ses résultats, c'est qu'elle laisse d'ordinaire une pupille parfaitement ronde et mobile ; il ne faut pas faire entrer en ligne de compte dans le choix d'une méthode la considération de la rapidité ou de la lenteur.

Quelle que soit la méthode que l'on choisisse pour traiter ces cas embarrassants et qui engagent si fortement la responsabilité, il faut se rappeler que, malgré l'application rigoureuse des meilleurs procédés, on peut rencontrer des échecs. Ceci doit nous rendre généreux envers ceux de nos confrères qui éprouvent de semblables malheurs Que si un pareil accident survient dans la pratique, c'est au moins un grand sujet de consolation que de pouvoir se dire qu'on n'a point agi avec témérité, et qu'on a mis en usage, pour s'en préserver, tous les moyens que la prudence a mis aux mains de la faillibilité humaine.

M. Testelin. Dans l'intéressante communication que vient de nous faire notre savant collègue M. Critchett, il semble admettre comme très rare que les cataractes stratifiées (congéniales) en viennent à se compléter, et il paraît n'avoir jamais observé de cas de cette nature. Ceci m'engage à communiquer à la Section l'observation suivante :

Un jeune homme, âgé de 20 ans, vient me consulter sur l'état de sa vision. Il s'est toujours cru simplement myope. De près, il voit très bien, puisqu'il a pu compléter ses études, se faire recevoir bachelier, et qu'il est actuellement maître d'études dans un pensionnat. Mais de loin il ne voit pas, et les marchands de lunettes n'ont pu lui trouver de verres pour améliorer la vision des objets éloignés. Il s'est présenté au concours pour une place dans les contributions indirectes, et on l'a repoussé comme myope ; puis, chose bizarre, ayant pris un mauvais numéro à la conscription, on l'a déclaré propre au service.

Je lui dilate les pupilles avec l'atropine et je constate au premier coup-d'œil une cataracte stratifiée entourée d'une large zone transparente. A l'instant, la vision s'améliore d'une façon qui jette le sujet dans le ravissement, surtout lorsqu'à l'aide d'un verre concave approprié il constate qu'il aperçoit nettement les objets les plus éloignés. Cet état de la vision lui paraissant, ainsi qu'à moi, suffisant, il n'est question d'aucune opération pour le moment. Je lui donne la formule d'une faible solution d'atropine dont il doit user lorsque la dilatation pupillaire cesse, et le numéro des verres négatifs appropriés à son état. Je le vois plusieurs fois, toujours très satisfait de sa vision, puis je le perds de vue.

Il me revient deux ans après ce premier examen avec une cataracte complète à l'œil gauche, qui m'avait paru en tout semblable au droit lors de sa première visite. L'opacité de l'œil droit me paraît aussi un peu plus dense, et la zone transparente moins étendue, mais cet œil suffit encore. Néanmoins il me presse vivement d'opérer son œil gauche, ce que je fais par discision et en lui prescrivant les précautions les plus minutieuses. Les choses se passent sans l'ombre d'un accident et je cesse encore de voir le malade.

Mais deux ans environ encore après cette opération, il me revient avec l'œil droit complétement cataracté. Il réclame d'être traité comme pour l'autre ; je pratique la discision, mais le sujet, rassuré par l'absence de toute douleur et de tout accident lors de la première opération, ne tient aucun compte de mes recommandations, et dès le premier jour je le trouve se promenant avec l'œil non opéré découvert. Dès le lendemain, injection vive, douleurs circumorbitaires, puis, quelques jours après, gonflement considérable du cristallin, qui m'oblige à recourir à l'extraction linéaire, de sorte que le résultat final sans être absolument mauvais fut moins bon que de l'autre côté.

Mais là n'est pas l'intérêt de ce cas. Cet intérêt consiste en ce qu'il établit nettement qu'un sujet atteint de cataracte congéniale a joui jusqu'à l'âge de 20 ans d'une vision suffisante pour achever ses études et exercer une profession libérale ; que les yeux examinés à cette époque étaient le siège d'une cataracte stratifiée paraissant complètement stationnaire ; que dans l'espace de deux ans, enfin, la cataracte, sans cause appréciable, s'est complétée à gauche, puis deux ans après à droite.

Puisque j'ai la parole je demanderai la permission de communiquer à la Section une observation de cataracte congéniale offrant une particularité que je n'avais jamais observée et sur laquelle je n'ai rien trouvé dans les auteurs.

Je suis appelé à examiner les yeux du jeune G. quelque temps après sa naissance. Ceux-ci paraissent normaux, sauf que les ouvertures pupillaires, de dimension moyenne, au lieu de leur coloration noire présentent une teinte d'un blanc laiteux. L'enfant étant très remuant et assez difficile à examiner, je ne pousse pas plus loin mon examen. Je diagnostique une cataracte congéniale, et, comme j'en ai l'habitude, je renvoie l'opération jusqu'après la première dentition. Celle-ci heureusement passée, il est convenu que j'opérerai par discision le 15 octobre. Une forte solution d'atropine doit être instillée à l'avance dans les yeux. Cela est fait la veille et le jour même de l'opération. Avant de procéder à celle-ci, je cherche à examiner les yeux à l'ophthalmoscope, mais les mouvements de l'enfant s'y opposent. On le chloroformise et il m'est alors facile de constater que l'atropine n'a nullement dilaté les pupilles. Elles ont conservé environ deux millimètres de diamètre et présentent une coloration d'un blanc laiteux. Les iris d'un beau bleu paraissent sains. Bien que le père nous dise avoir mis avec soin dans chaque œil une goutte de solution d'atropine à trois reprises différentes, nous pensons que la solution a pu ne pas se trouver en contact avec l'œil. Nous profitons de l'état anesthésique pour instiller plusieurs gouttes à quelques minutes d'intervalle, nous recommandons de continuer les instillations toute la journée et nous renvoyons l'opération au 18.

Ce jour là, la pupille de l'œil gauche s'est un peu dilatée ; son diamètre a bien augmenté d'un millimètre, mais celle de l'œil droit n'a pas bougé. A l'éclairage oblique, on constate que derrière les iris il y a un cristallin opaque d'un blanc laiteux. On distingue l'ombre portée et l'on n'aperçoit aucune trace d'adhérences, soit anciennes, soit actuelles.

Quelle est la nature de l'affection observée par moi ? Evidemment il y a une cataracte congéniale, on aperçoit bien les cristallins d'un blanc laiteux ne laissant passer aucun rayon lumineux ainsi qu'on s'en assure en examinant à l'ophthalmoscope. Mais pourquoi les pupilles ne se dilatent-elles pas ? Y a-t-il eu une iritis pendant la vie intra-utérine, laquelle aurait donné lieu à des synéchies ? Mais la coloration des iris est très belle ; il n'y a point de traces de synéchies ; on voit très bien un cercle noir formé par l'ombre portée du fond pupillaire de l'iris sur le cristallin opaque. Y a-t-il parésie des fibres dilatatrices de la pupille ou contracture du *constrictor pupillæ* ? C'est la première supposition qui me paraît seule admissible, car les pupilles ne sont point contractées, elles ne sont qu'immobiles.

Quelle était la sensibilité de la rétine ? Il est difficile de le savoir ; néanmoins il est sûr que l'enfant est influencé par la lumière, mais le principal élément d'appréciation, la mobilité de la pupille sous l'influence des variations d'intensité de la lumière, manquait.

Je n'ai point opéré et ne sais ce que les yeux de cet enfant sont devenus, mais j'ai appris que son intelligence ne s'est point développée et qu'il est devenu ou plutôt resté idiot, ce qui annonce quelque altération grave du cerveau qui aurait bien pu influencer les iris.

SEPTIÈME SECTION.

OTOLOGIE.

Les membres inscrits dans la section sont : MM.

1	Bayer.	11	Land.
2	Bonnafont.	12	Ledeganck.
3	Capart.	13	Lubinsky.
4	Delstanche, père.	14	Müller.
5	Delstanche, fils.	15	Ogston.
6	De Nicolayeff.	16	Patterson Cassells.
7	De Preter.	17	Ring.
8	Guerder.	18	Sapolini.
9	Guye.	19	Van Hoek.
10	Hieguet	20	Van Vyve.

SÉANCE DU 19 SEPTEMBRE 1875.

La séance est ouverte à 2 heures et demie, sous la présidence de M. DELSTANCHE, père.

Secrétaires : MM. DELSTANCHE, fils, et LEDEGANCK.

M. LE PRÉSIDENT souhaite la bienvenue aux confrères étrangers, au nom des membres du bureau provisoire, et les remercie d'être venus partager leurs travaux et les aider de leurs lumières.

« Nous comptions, dit-il, que notre section serait plus nombreuse, nous comptions surtout sur nos collègues allemands ; mais la coïncidence du Congrès de Grätz, où ils avaient des engagements antérieurs, nous a malheureusement privés de leur coopération. Nous leur adressons d'ici nos sincères regrets, avec l'espoir d'être plus heureux une autre fois.

« Quoi qu'il en soit, si la réunion n'est pas considérable comme nombre, la présence de quelques spécialistes éminents venus d'Italie, de France, de Hollande et de Russie, nous permet d'augurer que la session qui s'ouvre aujourd'hui ne sera pas stérile en résultats pour l'otologie. »

La mission du bureau provisoire étant terminée, M. le Président propose à l'assemblée de s'occuper, séance tenante, de la nomination du bureau définitif.

Un membre de la Section ayant fait observer qu'il vaudrait mieux, pour gagner du temps, maintenir le bureau provisoire, M. le Président déclare ne pouvoir accepter cet honneur, à moins qu'on ne lui adjoigne deux présidents choisis dans l'assemblée, pour partager avec lui ses fonctions journalières et le remplacer au besoin.

MM. GUYE, d'Amsterdam, et SAPOLINI, de Milan, sont proposés par le président comme présidents d'honneur, et ce choix est ratifié par les applaudissements de toute la Section. Ils déclarent accepter.

Les deux présidents d'honneur prennent place au bureau, et l'assemblée s'occupe immédiatement de la rédaction de son ordre du jour pour la séance du lendemain qui s'ouvrira à 11 heures.

<table>
<tr><td>Les Secrétaires,</td><td></td><td>Le Président,</td></tr>
<tr><td>DELSTANCHE, fils.</td><td></td><td>DELSTANCHE, père.</td></tr>
<tr><td>LEDEGANCK.</td><td></td><td></td></tr>
</table>

SÉANCE DU 20 SEPTEMBRE 1875.

La séance est ouverte à 11 heures, sous la présidence de M. Guye, l'un des présidents d'honneur.

Secrétaires : MM. Ch. Delstanche et Ledeganck.

Le premier objet à l'ordre du jour, est la question du programme ainsi conçue : « *Des moyens de mesurer l'ouïe et d'en enregistrer le dégré d'une façon uniforme pour tous les pays.* »

M. Delstanche, père. Messieurs, les moyens de mesurer l'ouïe, en usage en otologie, peuvent être considérés comme suffisants dans la pratique, soit pour éclairer le praticien sur la nature, le pronostic et le traitement des maladies, soit pour le renseigner sur les effets de sa thérapeutique; mais, lorsqu'il s'agit de consigner le résultat de ses observations et de les enregistrer dans ses rapports d'une façon précise et uniforme, il se sent arrêté immédiatement faute d'unité de mesure. En effet, le mouvement de la montre et le timbre de la voix — qui sont les acoumètres les plus vulgairement employés — varient selon les montres et les individus, de sorte que les termes qui désignent ces objets, se rapportant à des choses mal définies, ne laissent aucune idée précise dans l'esprit.

Il importerait cependant que les médecins auristes fussent, eux aussi, en possession d'un mode uniforme d'investigation de l'ouie, et c'est dans ce but que le Comité a proposé la question dont le rapport m'a été confié.

Cette question n'est pas neuve assurément: tous les traités d'otologie lui consacrent quelque chapitre; mais en général elle n'y est pas traitée avec l'attention qu'elle mérite et je n'y ai trouvé, pour ma part, que peu d'éléments pour me diriger dans mon travail. Si j'avais pu pousser mes recherches plus loin et surtout puiser aux sources étrangères...., malheureusement je n'ai pas reçu le don des langues, et mes renseignements ont dû se borner à quelques traductions manuscrites qu'une main obligeante a bien voulu mettre à ma disposition.

Mais arrivons à notre question ou plutôt à nos questions — car il s'agit non seulement de mesurer, mais d'enregistrer, et jetons d'abord un coup-d'œil rétrospectif sur les essais d'acoumétrie tentés jusqu'aujourd'hui.

Les moyens ordinaires de mesurer l'ouïe sont des instruments construits d'après certaines règles, c'est-à-dire artificiels, et la voix humaine.

Acoumétrie artificielle. — Itard s'était d'abord flatté d'avoir résolu la question à l'aide de l'instrument qu'il appela *acoumètre*, et qui, selon Kramer, pourrait bien n'être qu'une imitation de celui que Wolke a imaginé en 1802. « Cet instrument, dit-il, ne me sert pas seulement à mesurer la surdité relative des personnes qu'affecte une pareille infirmité, mais encore, quand elles sont soumises à un traitement, à constater les améliorations progressives de l'organe. »

Ces paroles, il est vrai, ne sont guère d'accord avec ce qu'il dit quelques lignes plus haut : « C'est une chose bien remarquable, en effet, fait-il observer, que la diminution en quelque sorte partielle de la sensibilité auditive, et qui est telle que l'ouïe s'affaiblit pour certaines perceptions, tandis qu'elle reste intacte pour certaines autres. J'ai vu des personnes devenues sourdes ne pouvoir se prêter à la conversation conserver cependant toute leur aptitude à goûter la musique et à faire leur partie dans un concert. Il s'en est présenté d'autres pour qui la parole et la musique n'étaient qu'un bruit confus et qui entendaient nettement et distinctement les bruits les plus faibles, pourvu qu'ils fussent émis isolément. Il en est qui recouvrent l'ouïe au milieu des bruits les plus éclatants et les plus tumultueux, tandis que d'autres perdent toute leur surdité dans une conversation à voix basse, pourvu que le plus grand silence règne autour d'eux. »

On se demande comment Itard a pu se figurer, même pour un moment, qu'un acoumètre simple et uni son pût suffire à l'exploration de lésions aussi complexes que celles dont l'ouïe est susceptible.

A propos du recouvrement de l'ouïe au milieu du bruit, révoqué en doute par certains auteurs, permettez-moi de vous citer un fait qui me semble décisif à cet égard : Une dame de province vint me consulter ces jours derniers, en compagnie de son mari, pour une surdité concentrique. Une chose la rassurait sur son état et lui donnait de l'espoir, c'est que, pendant tout le parcours en chemin de fer, l'ouïe lui était revenue et qu'elle entendait même mieux que les autres voyageurs ce qui se disait dans le compartiment. Le mari me confirma la chose en me disant que cette dame, dont il ne parvenait à se faire comprendre chez lui qu'en élevant la voix, le comprenait parfaitement en voiture quand il lui parlait de sa voix ordinaire et même moins élevée que d'ordinaire.

Après Itard vint Kramer qui fit choix de la montre pour apprécier le degré de sensibilité de l'ouïe ; non qu'au fait il trouvât cet acoumètre supérieur aux autres, mais parce que la montre est d'un usage plus facile et que le mouvement en est toujours égal. Seulement, comme ce mouvement varie d'une montre à l'autre, il conseille de noter, comme point de repaire, à quelle distance son tic-tac est perçu par une oreille saine, afin d'arriver par la comparaison à une appréciation plus exacte. Par la suite cette idée a fait du chemin, comme nous le verrons.

L'acoumètre de Schmalz était une espèce de montre dont on graduait le mouvement à volonté selon le plus ou moins de tension donnée au ressort. L'idée était bonne aussi, et l'on eût pu en tirer parti, mais l'auteur s'en tint à son premier essai et je doute même qu'il l'ait employé dans sa pratique ; de sorte que l'on ne parle plus guère aujourd'hui de l'acoumètre de Schmalz.

L'introduction du diapason dans la pratique de l'otologie appartient de droit à M. Bonnafont qui a rendu par ce moyen un éminent service à la science. L'auteur ne paraît pas avoir eu d'abord d'autre but que de s'assurer du degré de sensibilité fonctionnelle du nerf acoustique, dans les cas où un obstacle physique s'opposait à la transmission des ondes sonores jusqu'à lui. Par la suite, il poussa plus loin ses recherches, et fit construire une série de diapasons de hauteurs différentes pour vérifier les chances de curabilité de la cophose.

Il était réservé à MM. les Dʳˢ von Conta, de Weimar, et Magnus, de Kœnigsberg, de compléter l'œuvre du chirurgien français en étendant l'usage du diapason aux autres modes d'acoumétrie. Cet instrument remplit d'ailleurs une condition essentielle dans un acoumètre international ; il est déjà admis universellement comme régulateur de la tonalité officielle.

M. le Dʳ von Conta reconnaissant que la montre ne peut donner une idée exacte de la portée de l'ouïe à l'égard de la parole, lui substitua l'emploi du diapason, dont le son a plus d'analogie avec la voix humaine. Son procédé consiste à mettre l'oreille en communication avec l'instrument, à l'aide d'un tube en caoutchouc correspondant, d'un côté avec le méat, de l'autre avec le manche du diapason introduit dans son calibre. Lorsque ce dernier est mis en vibration, l'auteur juge, par la durée de la perception du bruit, du degré d'aptitude de l'organe à comprendre le langage articulé. L'auteur a une foi entière dans cette méthode, dans les cas même où le diapason est en désaccord avec les autres modes d'exploration. Il cite, à ce propos, l'observation de deux individus, dont l'un n'entendait le tic-tac de la montre que contre le pavillon, tandis que les vibrations du diapason étaient perçues pendant quinze secondes. L'auteur en conclut qu'après l'injection de l'air dans la caisse, la parole à voix ordinaire devait être entendue à proximité de l'oreille, et l'événement lui donna raison. Dans le second cas, la montre s'entendait à une grande distance, mais la perception du diapason était de courte durée, et dans ce cas encore le résultat donna gain de cause à ce dernier instrument.

Je suis, sur ce point, complétement d'accord avec M. von Conta, surtout dans les cas où la lésion de l'ouïe dépend plus particulièrement des organes de transmission. Dans ces cas, en effet, la montre peut ne s'entendre qu'au contact du pavillon; mais les vibrations du diapason, aboutissant directement au centre de perception, indiquent le degré de sensibilité auditive. Le contraste est parfois très frappant. C'est ainsi que je viens d'être témoin d'un fait fort remarquable sous ce rapport. Un homme de 55 ans, d'une constitution robuste et complétement sourd du coté gauche depuis son enfance, n'entend pas la montre contre le pavillon du coté droit. Il n'entend même pas les vibrations du diapason promené sur la voûte du crâne. Cependant il comprend sans difficulté ce que je lui dis, et je ne me serais pas douté qu'il fût sourd, si lui-même ne m'avait dit qu'il se trouvait gêné en société de plusieurs personnes. Je le soumis à l'épreuve du procédé von Conta, et, à ma grande surprise, il percevait le son du diapason pendant 15 secondes.

Je dois reconnaître cependant que plusieurs faits exceptionnels se sont présentés à mon observation, et l'exemple cité par l'auteur, de cet individu entendant le diapason pendant quinze secondes et n'entendant la parole qu'à proximité seulement, cet exemple me semble lui-même une exception, car 15 secondes sont à peu de chose près la moyenne de l'impression normale.

Il ne manque à cette méthode, d'une si grande simplicité — bien entendu dans les limites posées par l'auteur — que de permettre de graduer à volonté et d'une manière uniforme la force des vibrations, ce que l'on obtiendrait sans doute à l'aide d'un mécanisme analogue à celui de l'acoumètre du Dr Magnus ou d'un cylindre gradué.

L'appareil de M. le Dr Magnus ne diffère du précédent qu'en ce que l'extrémité excentrique du tube se termine par un large pavillon destiné à concentrer les ondes sonores partant du diapason, placé lui-même au foyer du pavillon. L'instrument est fixé sur une tablette, en position horizontale, où le marteau en bois d'un pendule, tombant d'une hauteur fixe, vient le frapper de manière à produire un son toujours égal.

M. le Dr Schwartze proposait au Congrès de Leipzig, en 1872, l'adoption de cet instrument, afin d'établir parmi les médecins auristes un mode uniforme d'investigation de l'ouïe, et, à coup sûr, de tous les acoumètres en usage dans la pratique, aucun ne mérite mieux ce choix. Cependant cet instrument n'est pas sans reproche; il a le défaut commun à tous les acoumètres uni-sons, et, d'un autre coté, il donne la mesure plutôt de la perception que de la portée de l'ouïe. Nous savons tous, en effet, que certains individus, ayant d'ailleurs une bonne ouïe, n'entendent que près du pavillon certains bruits que d'autres entendent à distance, et qu'ils cessent seulement de les percevoir quand ils s'éloignent de quelques centimètres. Sous ce rapport, M. le Dr Magnus ferait peut-être bien de modifier son instrument de manière à pouvoir l'employer à l'occasion comme les acoumètres ordinaires.

Les appareils dont je viens de vous entretenir sont tous à un seul élément; mais tous n'affectent pas l'organe de l'ouïe d'une manière uniforme, et sous ce rapport on pourrait les diviser en deux séries, selon qu'ils produisent *bruit* ou *son*. Cette division n'est pas fondée physiquement, je le sais, car la ligne de démarcation entre le bruit et le son est insaisissable, ou plutôt le bruit n'est lui-même qu'un composé de sons discordants dont les vibrations ont trop peu de durée pour que l'oreille puisse les apprécier. Mais elle est fondée en pratique, puisque chacune de ces séries a son emploi spécial où elles ne peuvent se substituer l'une à l'autre. Ainsi, telle oreille qui entend la montre à distance reste insensible aux sons d'un timbre placé à sa portée.

On a comparé la *rampe du limaçon* à une harpe dont les cordes indépendantes répondent chacune à des sensations différentes, qui cessent d'être perçues quand la corde correspondante cesse de fonctionner régulièrement. C'est une explication assez spécieuse des lacunes plus ou moins marquées qui se rencontrent souvent dans l'ouïe des sourds. Or, une ouïe saine n'a point de lacune ; elle perçoit indifféremment et d'une manière égale tous les bruits qui la frappent, quelle que soit la cause de l'ébranlement. C'est même là un des principaux caractères d'une ouïe normale, car la portée de l'ouïe peut varier selon qu'elle a été plus ou moins exercée; mais une audition inégale, la perception de tel son à l'exclusion de tel autre d'égale force et dans les mêmes conditions, ne peut dépendre que de l'altération de l'organe, car on ne peut séparer l'organe de la fonction. Il suit de là que, dans l'état normal, un acoumètre simple, quel qu'il soit, peut servir de mesure commune chez les différents peuples; et Itard avait raison de dire que son instrument permettait d'apprécier d'une manière rigoureuse l'audition relative chez divers individus. Il suit de là encore que le même moyen sera employé avec un égal succès dans les cas de surdité dont la cause réside uniquement dans les organes de transmission, le sens de perception restant intact. Mais hors de là l'acoumètre simple ne suffit plus ; il doit être remplacé par un acoumètre composé.

Un bon appareil, dit le professeur Schwartze, doit tenir compte non seulement de l'intensité du son, mais encore de sa nature — timbre — et de sa hauteur. Il doit indiquer, en outre, jusqu'à quel point l'oreille possède la faculté de distinguer plusieurs sons différents se succédant avec plus ou moins de rapidité.

Telle est aussi l'opinion du professeur von Troeltsch. Après avoir signalé l'insuffisance notoire des acoumètres uni-sons, cet auteur engage les praticiens qui voudraient s'occuper de la réforme et du perfectionnement de l'acoumètre, à s'adjoindre un mécanicien connaissant les lois de l'acoustique, et à construire un appareil d'un petit volume et d'un usage facile, composé d'une série de lamelles métalliques de hauteur et de tonalité déterminées, à l'instar des boîtes à musique. Un pareil instrument, dit-il, dont on règlerait la marche à volonté, ferait apprécier, non seulement l'intensité des sons, mais encore la rapidité de leur transmission à l'oreille.

L'auteur paraît avoir quelque espoir d'arriver par ce moyen à un mode uniforme de mesurer l'ouïe, analogue à l'optomètre en usage en oculistique.

Quoique bien convaincu de mon insuffisance à ce point de vue, et privé d'ailleurs du concours indispensable d'un mécanicien versé dans les lois de l'acoustique, je n'ai pas cru, dans ma position de rapporteur, pouvoir me dispenser de répondre à l'appel du professeur de Würzbourg et je me suis mis à l'œuvre.

Le problème que je me suis proposé est celui-ci : construire un appareil d'un usage facile, réunissant autant que possible, sous un petit volume, les divers éléments acoumétriques : bruit sourd et aigu, son élevé et grave, pouvant se combiner entre eux à volonté.

Cet appareil est composé : 1° d'une boîte métallique de la forme et du volume d'une caisse de montre ordinaire ; 2° de quatre ressorts correspondant à quatre octaves de l'échelle musicale ; 3° de quatre percuteurs disposés comme dans les montres à répétition ; 4° de deux étouffoirs en forme de pince, arrêtant à volonté les vibrations des premier et troisième ressorts ; 5° d'un rouage rochet mettant en mouvement l'un des percuteurs ou plusieurs à volonté, à l'aide d'une manivelle ; 6° d'un petit cylindre en métal de 5 centimètres de long sur 6 millimètres de diamètre vissé sous le rouage et percé d'un œillet, à sa partie supérieure, pour y fixer un cordon divisé en centimètres.

A l'aide de cet appareil, on obtient : a) des sons graves ou aigus, isolément ou alternativement, se succédant avec plus ou moins de vitesse et de force, selon le mouvement plus ou moins accéléré de la manivelle ; b) le tic-tac simple plus ou moins fort, isolément ou alternativement sur l'un et l'autre cylindre ; c) l'alternance des tic-tac et des sons — des voyelles et consonnes — plus ou moins précipités ; d) enfin, à l'aide du manche vissé à la boîte, l'instrument est transformé en diapason dont la force de vibration sera proportionnée à la marche de la manivelle.

L'appareil, ainsi confectionné, correspond assez bien à l'idée exprimée par les professeurs Schwartze et von Trœltsch ; malheureusement il ne fonctionne encore qu'en théorie. Un célèbre mécanicien de Paris à qui je m'étais d'abord adressé refusa, faute de temps, de se charger de sa confection, et celui de Bruxelles, qui l'a entreprise, n'en a fait qu'une parodie que je me garderais bien de vous montrer.

Cet objet du reste est des plus simples, et, par là, s'il en valait la peine, susceptible d'être reproduit sur étalon ; dans ces conditions, il ne reviendrait plus, d'après l'estimation du mécanicien de Bruxelles, qu'au prix de quelques francs.

Mais, en attendant que nous possédions le moyen de mesurer l'ouïe d'une manière uniforme, la montre sera toujours l'instrument le plus employé par les médecins et par les malades eux-mêmes, parce que, avant d'être acoumètre, elle est un objet d'utilité indispensable.

Toutefois certaines montres ont à cet égard un avantage incontestable sur les montres ordinaires, parce qu'elles réunissent au tic-tac de leur mouvement d'autres éléments d'acoumétrie, c'est-à-dire des sons de hauteur différente et la combinaison des bruits et des sons ; je parle des montres à répétition. Je fais pour ma part usage de cet instrument depuis longtemps et j'ai tout lieu d'en être satisfait.

Acoumétrie vocale. — Quels que soient les progrès de l'acoumétrie artificielle dans l'avenir, elle n'arrivera probablement pas de sitôt à une imitation complète de la voix, de cet acoumètre naturel, comme dit le Dr Wolf, qu'aucun autre n'a pu encore remplacer pour mesurer la portée de l'ouïe par rapport à la voix articulée. Pour cet auteur, cet acoumètre répond à tous les besoins, quand on sait faire ressortir les voyelles et les consonnes selon les lois de l'acoustique, en déterminant non seulement la perception qualitative, mais encore la perception quantitative c'est-à-dire de manière à bien juger de la distance et de la difficulté de comprendre la parole.

Le moyen par lequel il juge de la réceptivité de l'oreille pour la parole consiste dans l'emploi des lettres de l'alphabet et de certaines diphthongues possédant un son bien défini selon leur force d'émission et leur tonalité. Elles forment une échelle dont le sommet est occupé par les voyelles, *a*, *o*, et la base par la lettre *h*. Par la suite, le Dr Lucac, reprenant la même question, a fait construire un appareil qu'il nomme *phonomètre*, lequel permet, dit l'auteur, de déterminer avec exactitude la force d'émission d'un mot ou d'un son, et la corrélation existant entre cette émission et la condensation de l'air dans l'appareil. Par ce moyen, il a constaté que les lettres le plus aisément perçues ne sont pas, il s'en faut, celles dont l'émission donne lieu à l'impulsion la plus forte. Toutefois, il fait une exception pour les consonnes, *p*, *t*, *b*, *d*, qu'il appelle *explosives*. D'un autre côté, il fait observer que la syllabe *sch* dont l'impulsion est faible est pourtant d'une perception très facile.

Je ne pousserai pas plus loin l'analyse de ces deux intéressants mémoires ; ce que je viens d'en dire suffit pour faire comprendre que la voix est un acoumètre multiple réunissant divers éléments acoumétriques qui, par une accentuation méthodique, impressionnent l'oreille d'une façon spéciale. C'est ainsi que les lettres *sch*, prononcées avec force, agissent sur cet organe à la manière d'un sifflet et qu'elles sont souvent perçues par les sourds à l'exclusion de tout autre son vocal. D'autres, tels que *p*, *t*, *k*, *q*, lancées brusquement, représentent des chocs plus ou moins éclatants. Dans un tableau dressé par ce moyen, à air libre et dans une plaine, M. le Dr Wolf a mesuré, avec la plus grande exactitude, la portée de l'ouïe chez un grand nombre d'individus ayant d'ailleurs une ouïe normale. Il emploie la même méthode pour les sourds dans un local fermé. Je renvoie du reste ceux qui voudraient avoir des renseignements plus complets à ce sujet, aux travaux de ces deux auteurs.

Le Dr Toynbee, et d'autres à son exemple, procèdent d'une manière différente ; ils se bornent à parler aux malades d'une voix plus ou moins accentuée, en tenant compte de l'intensité de l'émission et de la distance à laquelle leur parole est comprise des malades.

ENREGISTREMENT. — Si nous possédions un moyen uniforme de mesurer la voix, nous n'aurions besoin, dans nos rapports réciproques, ni de formule d'enregistrement, ni de calcul proportionnel ; il suffirait de noter la portée de l'ouïe selon cette mesure. Mais, dans l'état actuel des choses, on a cru ces formules indispensables, et plusieurs médecins auristes se sont occupés de cette question.

De ce nombre sont les docteurs Knapp, de New-York, et Prout, de Brooklyn, dont la *Revue mensuelle* otologique de Berlin a publié, en la résumant, la méthode systématique pour la détermination et l'enregistrement de l'acuité de l'ouïe.

Cette méthode se recommande, selon ces auteurs, en ce qu'elle tend à établir une certaine uniformité d'appréciation dans nos rapports, et que, d'un autre côté, étant simple et facile, elle économise beaucoup d'écriture. A cette fin, ils commencent par exprimer la portée de l'ouïe chez les sourds par une fraction de nombre qui, d'après les acoumètres ordinaires, représente l'ouïe normale. De plus, ils expriment par *h* — horologium — la distance auditive pour le tic-tac de la montre, par *v* — vox — celle de la voix ordinaire, par *s* — susurrus — celle de la voix basse ou chuchottement, par *m* — musica — celle des sons musicaux.

Maintenant, si le bruit d'une montre qui est entendue à la distance de 10 pieds par la plupart des personnes de 30 à 45 ans, s'entend à la même distance par le consultant, on représente ce résultat par $h\frac{10}{10}$. L'ouïe des jeunes gens généralement meilleure qu'à un âge plus avancé se représente par $h\frac{15}{10}$. Chez les vieillards, elle descend à $h\frac{8}{10}$ et $h\frac{5}{10}$; mais, pour plus de facilité, on représente par $h\frac{10}{10}$ la moyenne de l'ouïe aux différents âges. En conséquence, si le malade n'entend la montre qu'à deux pieds, on l'indique par la formule, $h\frac{2}{12-10}$; si c'est à un pouce par $h\frac{1}{12-10}$; enfin, si cette distance n'est que d'un demi pouce, par $h2\frac{1}{12-10}$. Les mêmes formules se répètent pour la voix et pour les sons musicaux d'une boîte à musique.

Messieurs, vous ne trouverez peut-être pas cette méthode aussi simple, aussi facile et aussi économe d'écriture que les auteurs l'annoncent. Ajoutons qu'elle n'est pas rigoureuse non plus, puisqu'elle n'opère que sur des moyennes. Mais à quoi bon cette moyenne d'âge, puisqu'en tête des observations l'on inscrit d'abord l'âge réel des malades. Quant aux formules en elles-mêmes, qu'il me suffise de répéter que le $2\frac{1}{12-10}$ représente 15 millimètres, dont la simple indication exige beaucoup moins de temps et d'écriture que la susdite formule.

Un de nos confrères des plus distingués, que je regrette de ne pas voir parmi nous, a bien voulu me communiquer sa manière de procéder. Il représente par 1 l'ouïe normale. par 0,5 la moitié et par 0,25 le quart de l'ouïe normale. Cette formule est assurément plus simple et plus facile à saisir que la précédente; mais elle n'est pas, comme le dit l'auteur lui-même, irréprochable à tous les égards. Au reste, il me semble que nous cherchons bien loin de nous ce que nous avons à portée de la main, car aucune de ces formules n'est comparable, ni par la précision, ni par la concision, à la méthode d'abréviation en usage dans la médecine ordinaire pour indiquer le mouvement du pouls, la fréquence de la respiration et les différents degrés de la température du corps. Eh bien, cette méthode est parfaitement applicable à l'otologie pour indiquer, soit la portée de l'ouïe chez les sourds, soit la distance auditive de la montre, de la voix, etc. La portée de l'ouïe se chiffre par centimètres, comme la fréquence du pouls par le nombre des pulsations qu'il donne à la minute. D'après cette méthode, admettons que — o — représente l'oreille — h — la montre, — v — la voix; j'indiquerai par la lettre — g — ou — d — ajoutée à l'o — s'il s'agit du côté droit ou du côté gauche : ainsi donc — o $g=45$ c. — o $d=50$ c. signifie que la montre est entendue à 45 c. à gauche et à 50 c. à droite. Pour la voix — $v=2$ m. représente la portée de 2 mètres comme — $m=5$ m. représente la portée des sons musicaux à 5 mètres.

Et maintenant, si je calcule d'après ma montre, dont la portée est de 80 c., le degré d'audition d'un malade entendant à 20 c. une autre montre dont la portée auditive est de 100, je dis : $100:80::20::16$ Le malade entendrait donc ma montre à 16 centimètres.

Je doute fort, Messieurs, que l'on puisse pousser plus loin la concision et la clarté, ou plutôt j'ai la conviction qu'on ne le peut pas, quelle que soit la formule que l'on emploie. D'ailleurs, si les formules sont d'une utilité incontestable dans certaines branches de la médecine, cette raison n'est pas concluante à l'égard de l'otologie, au moins dans l'état actuel des choses. Au surplus, prenons garde qu'en sacrifiant trop à la concision, c'est-à-dire à l'économie du temps et des écritures, comme le dit le Dr Knapp, nous ne tombions dans l'obscurité.

Je viens de dire que l'âge des malades est toujours inscrit en tête de l'observation, et que par conséquent il est inutile de le rappeler dans les formules; mais il serait nécessaire aussi que le timbre de la voix et la portée de la montre fussent également connus. A cet effet, on désignerait les voix *alta, media, bassa* par les initiales A, M, B, et la portée de la montre, *H*, par le chiffre des centimètres. Ainsi la formule : $va - h = 80$, inscrite en tête de la lettre, signifierait que la *voix* est *élevée* (alta), et la portée de la montre égale à 80 centimètres.

Est-il nécessaire d'ajouter, Messieurs, que la mesure par pieds et pouces, variant selon les différentes circonscriptions, doit être absolument rejetée, et que la mesure métrique, la seule réelle, doit être la règle en otologie comme en toute science exacte.

Quant à l'enregistrement des degrés de la cophose dans les cas où les acoumètres ne sont pas entendus à distance, les méthodes d'exploration de MM. von Conta et Magnus et les diapasons gradués de M. Bonnafont peuvent seuls donner une appréciation plus ou moins exacte de la sensibilité auditive.

CONCLUSIONS.

1° A l'état normal, l'oreille perçoit indifféremment et d'une manière égale toute espèce de bruit, quelle qu'en soit la nature; de sorte qu'un acoumètre simple, uni-son, pourrait servir de mesure commune de l'ouïe dans tous les pays.

2° A l'état pathologique, l'ouïe est sujette à de fréquentes anomalies; tantôt la surdité est uniforme et générale, tantôt elle est partielle et porte exclusivement sur certain bruit, sur certain son de l'échelle acoustique, etc.

3° Dans ce cas, l'acoumètre uni-son ne remplit plus l'indication et doit être remplacé par un acoumètre composé, réunissant les divers éléments acoumétriques, tels que bruits et sons, de hauteur, de tonalité et d'intensité différentes, isolés ou combinés entr'eux, au gré du praticien.

4° Celui que nous décrivons dans notre rapport remplit ces conditions dans une certaine mesure; mais, tant que l'art ne sera pas parvenu à imiter l'acoumètre naturel, c'est-à-dire la voix humaine, celle-ci sera le complément obligé de l'acoumétrie artificielle.

5° En otologie, comme en toute science exacte, le mètre doit être l'unité de longueur.

6° De toutes les formules d'enregistrement proposées pour l'otologie, la plus simple et la meilleure, selon nous, est le mode d'abréviation en usage pour indiquer la fréquence du pouls et de la respiration et le degré de la température du corps. On représentera donc les mots : *oreille, droite, gauche, montre, timbre, voix...* par leurs initiales, et la mesure de l'ouïe du malade ainsi que la portée auditive de la montre, par centimètres.

7° Par cette méthode, ces deux derniers termes étant connus, c'est-à-dire la portée de l'ouïe et celle de la montre, une simple proportion donnera la mesure de l'ouïe d'après une autre montre.

8° Si l'acoumètre ne s'entend qu'au contact du pavillon, ou par transmission crânienne, on peut l'indiquer dans le premier cas par $\frac{1}{0}$, par $\frac{0}{1}$ dans le second, et en cas de cophose complète par $\frac{0}{0}$.

DISCUSSION.

M. LE PRÉSIDENT remercie, au nom de l'Assemblée, M. Delstanche, père, des soins qu'il a apportés à l'analyse d'une question aussi complexe, et des efforts qu'il a tentés pour la réalisation d un acoumètre universel. Il estime cependant que, tout en se montrant favorable aux conclusions du rapport, l'Assemblée ne peut entamer de discussion utile sur la valeur de l'acoumètre proposé par M. Delstanche, avant de lui avoir fait subir le contrôle de l'expérience. C'est pourquoi il engage l'honorable rapporteur à faire exécuter cet appareil le plus tôt possible.

M. Delstanche, père, répond qu'il n'a pas dépendu de lui que la chose ne fût faite avant l'ouverture du Congrès.

M. Sapolini croit que la montre pourrait, à la rigueur, servir d'acoumètre universel, mais il faudrait pour cela adopter d'un commun accord, dans tous les pays, une montre ayant la même intensité dans ses bruits, ce qui lui paraît peu réalisable.

M. Delstanche, père, pense qu'on ne trouvera jamais un instrument de mensuration uniforme, en dehors d'un acoumètre construit selon certaines données scientifiques bien déterminées.

M. Patterson-Cassells ne conçoit pas qu'on puisse attacher tant d'importance aux questions qui concernent la mensuration de l'ouïe. Les moyens dont nous disposons aujourd'hui lui paraissent bien suffisants. Le malade tient avant tout à sa guérison; peu lui importe la détermination plus ou moins exacte du degré de son ouïe ou la formule qui en donne la valeur.

M. Sapolini fait observer que l'adoption d'un système uniforme d'acoumétrie vise surtout aux facilités des communications scientifiques entre médecins auristes et non les besoins de la pratique individuelle.

M. Delstanche, père, fait ressortir l'importance qu'acquerrait cette uniformité, du moment où l'on voudrait instituer un examen comparatif de l'acuité moyenne de l'ouïe chez les différents peuples; il reconnaît toutefois que cette étude se rattache plutôt à la statistique démographique qu'à la spécialité de l'otologie.

M. Bonnafont revient sur les difficultés déjà signalées par le rapporteur, de trouver un procédé de mensuration dont l'application pût être généralisée à tous les cas qui se présentent dans la pratique et fournir à leur égard des données suffisamment positives. A son avis, le son fourni par le diapason a une intensité trop grande pour permettre d'apprécier des différences peu sensibles, comme par exemple lorsqu'on veut contrôler la marche et les progrès d'une guérison. La montre lui paraît bien préférable sous ce rapport.

M. Delstanche, père, déclare que ce sont précisément les considérations que vient de développer M. Bonnafont et auxquelles il se rallie entièrement, qui l'ont amené à réunir sous un petit volume les différents modes d'acoumétrie mécanique.

M. Bonnafont s'est fait construire par M. Kœnig un petit appareil à languettes métalliques, donnant toutes les notes d'une gamme; cet appareil, excellent pour des investigations physiologiques, n'a pas toutefois de grande valeur pour l'examen des malades. Il résulte de ses observations que, malgré l'intégrité apparente de l'appareil auditif, on ne doit presque jamais, pour ne pas dire jamais, espérer une amélioration quelconque de la fonction auditive, lorsque le diapason n'est pas perçu au contact de la tête.

M. Guye croit à l'utilité d'un acoumètre construit d'après les indications de M. Delstanche, père; néanmoins, il y aura toujours utilité à employer d'autres moyens encore, notamment la voix.

Selon M. Bonnafont, tout examen complet de l'ouïe nécessite l'emploi des trois éléments suivants :

1° Le *ton ;* c'est ainsi qu'il désigne le bruit sec résultant du choc de deux corps durs, par exemple d'un crayon contre une table;

2° Le *diapason*, moins perceptible que le premier; et enfin

3° la *voix*, qui se perçoit encore plus difficilement.

Après avoir prononcé la clôture sur le premier point à l'ordre du jour, M. Guye cède le fauteuil de la présidence à M. Delstanche, père, et demande la parole pour faire la communication verbale qu'il a annoncée : *« Sur les dangers de respirer par la bouche, notamment au point de vue de l'ouïe. »*

D'après M. Guye, l'habitude de respirer par la bouche, qui précisément se rencontre si souvent chez les sourds, est mauvaise sous plus d'un rapport. Il s'étonne de l'absence de documents à cet égard dans la littérature médicale. Les médecins, en général, attachent trop peu d'importance à cette habitude, car ce n'est pas impunément que la respiration buccale, plus facile que la respiration nasale, se substitue à cette dernière. En effet, la respiration par le nez répond à certaines exigences auxquelles la respiration buccale ne pourrait suppléer.

Envisagée à ce point de vue, la fonction du nez est triple : 1° le sens olfactif garantit contre l'introduction d'air impur; 2° l'humidité des parois nasales donne lieu à un certain degré de saturation aqueuse de l'air inspiré, qui en rend le contact moins irritant pour la muqueuse de la gorge et du larynx ; enfin, 3° le nez arrête au passage les particules solides suspendues dans l'air, ainsi que le prouve la quantité de poussière que l'on trouve parfois accumulée dans les narines.

Chez les personnes qui ont l'habitude de respirer par la bouche, le contact d'un air sec produit bientôt des troubles circulatoires dans la région pharyngienne, ainsi qu'un catarrhe habituel, susceptible de se transmettre aisément, par continuité, à la trompe et à la caisse. La pharyngite granuleuse ou adénoïde reconnaît souvent cette origine.

A l'appui de son opinion, l'orateur invoque l'autorité du professeur Paul Niemeyer, de Magdebourg, pour lequel les accès de pseudo-croup, auxquels les enfants sont si souvent sujets dans les premières heures de la nuit, auraient leur raison d'être dans le dessèchement de la glotte, déterminé par la respiration buccale. Pour obvier à ces inconvénients, il faut tout d'abord rétablir le nez dans ses conditions normales, et, à cet effet, forcer en quelque sorte le sujet à respirer par le nez, car, quoi qu'en dise Catlin, on ne peut compter sur la volonté de l'individu, surtout lorsqu'il s'agit d'enfants, comme c'est le cas le plus fréquent.

Pour produire l'occlusion de la bouche, M. Guye propose l'emploi d'un petit appareil ayant à première vue une grande analogie avec le *respirateur* dont se servent, surtout en Angleterre, les personnes qui ont la poitrine faible, mais s'en différenciant essentiellement en ce qu'il est *imperméable*. C'est un moyen simple, d'une application facile, et qui a déjà produit d'excellents résultats en Hollande, seul pays où il soit connu jusqu'à présent. M. Guye cite des cas de surdité catarrhale dont il est parvenu à triompher rapidement par l'emploi de son *contra-respirateur*, à l'exclusion de tout autre traitement.

M. Bonnafont attribue aussi une grande importance à la fonction du nez, au point de vue de l'ouïe, et c'est pour cette raison que depuis longtemps il fait *gargariser* par le nez et non par la bouche. Cependant, il n'admet pas que la dessiccation des parois nasales soit moins prompte que celle de la bouche ; il pencherait plutôt vers l'opinion contraire. Au reste, il ne croit pas que l'état de saturation de l'air inspiré par le nez, si tant est que pareille chose ait lieu, soit d'une importance réelle au point de vue de la respiration.

M. Guye répond que les parois du nez sont humectées par les larmes, indépendamment de la sécrétion qui leur est propre. Pour lui, le nez, bien plus que la bouche, est l'annexe de l'appareil respiratoire ; il en voit la preuve dans ce qui se passe chez la grande majorité des animaux. Répondant à une autre objection de M. Bonnafont, il conteste que les personnes qui vivent dans les montagnes éprouvent, dans leurs ascensions, le besoin de respirer par les deux orifices. Ses recherches, à ce sujet, lui ont démontré qu'il n'en est rien en général. C'est pour que la bouche reste close que les marcheurs et particulièrement les soldats y introduisent un caillou ou tiennent entre les lèvres un brin d'herbe ou une fleur.

M. Bonnafont explique la coutume de se mettre un caillou dans la bouche par le soulagement que produit l'augmentation de la sécrétion salivaire sous l'influence d'un corps étranger. Selon lui, l'interprétation de M. Guye, quelqu'ingénieuse qu'elle soit, n'est pas la véritable.

M. Guye soutient que, si la présence d'un caillou est susceptible d'augmenter le flux salivaire, le fait d'avoir la bouche fermée doit contribuer beaucoup à la maintenir en état de fraîcheur. C'est à tort que les viveurs qui, après un excès de libations s'endorment le plus souvent la bouche ouverte, attribuent exclusivement à un trouble de l'estomac le sentiment de sécheresse accompagné d'un malaise général qu'ils éprouvent parfois à leur réveil.

M. Müller, loin de regarder la respiration buccale comme résultant d'une habitude, y voit la conséquence d'un état pathologique ou d'une disposition anatomique vicieuse, ayant son siége dans le nez. Aussi, avant de conseiller l'emploi du *contra-respirateur*, importe-t-il de s'assurer si la respiration par la bouche n'est pas devenue un auxiliaire indispensable.

M. Sapolini est d'avis que, si les enfants respirent par la bouche, c'est que souvent le développement encore rudimentaire du nez, chez eux, ne permet pas un accès suffisant de l'air par cette voie; il n'admet pas que les larmes contribuent sensiblement, dans les conditions ordinaires et surtout durant le sommeil, à entretenir l'humidité des narines.

M. Guye n'a observé la tendance à respirer par la bouche, chez les enfants, qu'en cas d'obstruction nasale. L'habitude qu'ils contractent ainsi pendant un coryza peut s'invétérer, par la suite, et c'est cette tendance qu'il a en vue de combattre par l'emploi de son appareil.

M. Patterson-Cassells ne partage pas la manière de voir de M. Guye, concernant l'origine de la pharyngite granuleuse et adénoïde. Il l'a observée souvent chez les individus placés dans les meilleures conditions hygiéniques, et, d'après lui, les campagnards, même aisés, sont loin d'en être exempts. Il croit que ces affections sont d'origine constitutionnelle, soit syphilitique, soit scrofuleuse.

M. Guye ne prétend pas leur assigner une cause purement locale, mais, s'il faut faire la part éventuelle de la constitution, il n'en est pas moins urgent, d'après lui, d'éviter de les aggraver par de mauvaises habitudes.

La séance est levée à midi.

Le Président,
Guye.

Les Secrétaires,
Delstanche, fils.
Ledeganck.

SÉANCE DU 21 SEPTEMBRE 1875.

La séance est ouverte à 11 heures sous la présidence de M. DELSTANCHE, père.

Secrétaires : MM. DELSTANCHE, fils, et LEDEGANCK.

L'ordre du jour appelle la discussion de la question : « *Des défectuosités de l'organe auditif au point de vue du service militaire.* »

M. DELSTANCHE, fils. Messieurs, lorsque l'on examine les instructions officielles qui, dans les différents Etats de l'Europe, doivent servir de base d'appréciation aux médecins chargés de visiter, devant les conseils de révision, les sujets qui sont ou se prétendent impropres au service militaire, on ne peut manquer d'être frappé de leur insuffisance, notamment en ce qui concerne les défectuosités de l'organe auditif. Les meilleures d'entre elles présentent à cet égard des lacunes fort regrettables, que pouvait justifier autrefois l'incertitude qui régnait encore dans la domaine de l'otologie, mais qui ne sont plus compatibles avec les progrès énormes accomplis depuis quelques années dans cette branche importante de la médecine.

Telle est la raison, Messieurs, qui a guidé la Commission organisatrice dans le choix du sujet que j'ai accepté la mission de développer devant vous, en vue d'attirer sur lui les lumières d'une discussion approfondie, dont le retentissement contribuera, je l'espère, à provoquer, dans la loi sur la milice, une réforme dont l'impérieuse nécessité ne me parait pas contestable.

La manière d'envisager, au point de vue du service militaire, la valeur des diverses lésions dont l'organe auditif peut être le siége, varie essentiellement selon les pays. Ainsi, vous trouverez que des défectuosités jugées dignes d'un paragraphe spécial dans les réglements en vigueur chez certaines nations, ne sont pas même mentionnées dans d'autres ; bien plus, que telle infirmité entraîne, selon le caprice des différentes législations, tantôt l'exemption définitive, tantôt un simple ajournement, et que, dans d'autres cas enfin, elle n'est pas même considérée comme un obstacle à l'incorporation.

Ces faits, quelque singuliers qu'ils puissent paraître, ressortent clairement de l'examen comparatif des instructions sur la visite sanitaire des miliciens, dont j'ai pu me procurer le texte. Un coup d'œil rapide jeté sur chacune d'elles vous mettra d'ailleurs en mesure d'apprécier par vous-même la vérité de ce que je viens d'avancer.

Commençons pas l'Autriche.

Les instructions en vigueur dans cet Empire (1) consacrent en tout cinq paragraphes très laconiques aux motifs d'exemption basés sur l'état de l'organe auditif. Les trois premiers signalent la perte du pavillon, les difformités et tumeurs non opérables de l'oreille externe avec diminution de l'ouïe, et l'atrésie unilatérale ou bilatérale des conduits auditifs ; les deux derniers, l'otorrhée et la cophose ou surdité, quand elles sont réputées incurables.

---

(1) *Recueil des lois et réglements sur la milice en Autriche, par une réunion d'officiers.*

En se conformant strictement à ces dispositions, le médecin devra donc se prononcer pour l'aptitude au service des individus qui, tout en ne présentant aucune trace d'écoulement et tout en possédant au moment de l'examen une ouïe suffisante, seraient atteints cependant de lésions de l'oreille peu compatibles avec le service actif, telles que le catarrhe simple chronique de l'oreille moyenne, la perforation du tympan et certaines altérations profondes unilatérales.

En Prusse (1), l'instruction, très sommaire également, n'indique d'une façon spéciale aucune difformité ou affection de cet organe, sans en excepter la perte du pavillon. Elle se borne à signaler, en termes généraux, la surdité et les écoulements fétides réputés incurables ou d'une guérison difficile comme pouvant, selon leur gravité, entraîner l'exemption absolue ou seulement en temps de paix, ou bien comme étant encore compatibles avec un service sédentaire.

En Italie (2), le réglement ne s'étend que sur les vices congénitaux ou acquis du pavillon et du conduit auditif externe, en tant qu'ils déterminent une difformité prononcée ou qu'ils nuisent à l'audition, se contentant pour le reste de citer l'otorrhée et la surdité poussées à un haut degré comme devant entraîner l'exemption du service militaire. Des lésions de l'oreille moyenne et du tympan, pas un mot.

La Suisse (3), dans l'instruction qu'elle a fait paraître au commencement de la présente année, prononce l'incompatibilité, avec le métier de soldat, de toutes les difformités notables du pavillon ainsi que de toutes les altérations de l'oreille externe, moyenne ou interne, pourvu que celles-ci s'accompagnent de surdité, fût-ce d'un seul côté, ou qu'elles donnent simplement lieu à une diminution du sens auditif. L'otorrhée, quelle qu'en soit la cause, motive également l'exemption.

Le réglement Suisse est le seul où la limite de l'ouïe compatible avec le service militaire soit nettement spécifiée.

L'instruction adoptée par la France (4) se distingue des autres en ce qu'elle est accompagnée de commentaires sur chacune des maladies et infirmités de l'oreille, commentaires qui, tout en témoignant, chez leur auteur, du désir de venir en aide au médecin dans sa délicate mission, dénotent malheureusement des notions encore peu approfondies et parfois entièrement erronées sur l'anatomie et la pathologie auriculaires.

Toutefois, rendons à l'auteur cette justice que, loin de baser uniquement le criterium de l'aptitude au service militaire sur l'absence ou l'existence d'un écoulement chronique ou de la surdité, il s'est efforcé de faire ressortir l'importance que présentent, également à ce point de vue, les altérations de toutes les parties dont se compose l'organe auditif, sans en excepter le tympan, dont il signale la perforation comme pouvant, dans une certaine mesure, motiver la réforme. En somme, sous le rapport de la classification, l'instruction française, en ce qui concerne l'oreille, est encore une des moins incomplètes qu'il nous ait été donné d'examiner; elle laisse surtout bien loin derrière elle, je regrette de devoir le dire,

---

(1) Instruction pour les médecins militaires: 9 Décembre 1858.

(2) Supplément N° 10 du *Giornale di Medicina militare italiano* 1868.

(3) Instruction sur la visite sanitaire des recrues etc. Approuvée par le Conseil fédéral le 24 février 1873.

(4) Instruction pour les médecins et officiers de santé, sur la visite, etc. -- *Recueil militaire*.

le règlement auxquel nous sommes tenus de nous conformer en Belgique. Jugez-en vous-mêmes.

En Belgique (1), les seuls motifs d'exemption définitive et immédiate qui soient prévus en ce qui touche l'oreille sont : 1° la perte ou défaut de la totalité ou d'une grande partie du pavillon, et 2° la surdité due à l'absence ou à l'oblitération congénitale ou accidentelle des conduits auditifs externes.

Toutes les autres défectuosités de l'organe, quelles qu'en soient les conséquences au point de vue de la fonction, et quelle qu'en soit la cause, sont réputées curables, de par la loi, et n'entraînent tout au plus que l'ajournement à un an.

Ainsi l'otorrhée et la surdité, même absolue, à part celle de beaucoup la moins fréquente résultant d'un vice de conformation de l'oreille externe, ne peuvent, d'après le règlement actuellement en vigueur chez nous, motiver l'exemption définitive.

Il n'est pas nécessaire, Messieurs, de faire ressortir les inconvénients et la réelle injustice de semblables dispositions, car je ne doute pas que vous n'en appréciez toute l'étendue et que vous ne vous associez à mes vœux de voir bientôt modifié un aussi déplorable état de choses.

Mais, autant notre règlement sur la visite sanitaire des miliciens et des soldats laisse à désirer, autant celui qui a force de loi chez nos voisins de Hollande me semble au contraire digne d'éloges (2).

Ne s'en tenant pas, comme la plupart des autres, aux faits les plus élémentaires concernant les défectuosités de l'organe auditif, le règlement hollandais signale, en procédant avec ordre du pavillon aux parties profondes de l'organe, les conditions pathologiques qui, aux yeux de son auteur, doivent s'opposer à l'incorporation des sujets qui en sont atteints. En dehors des vices congénitaux ou acquis du pavillon et du conduit, on y trouve mentionnés à ce titre, l'inflammation et la perforation du tympan, les altérations de la trompe, les phlegmasies lentes, les désordres organiques ainsi que les troubles fonctionnels de l'oreille moyenne et du labyrinthe, et parmi ces derniers les bourdonnements invétérés et autres aberrations du sens auditif.

Il s'en faut cependant que le règlement en question, malgré la supériorité incontestable que je n'hésite pas à lui reconnaître sur les autres, n'offre aucune prise à la critique et puisse par conséquent être cité comme le modèle du genre.

Ainsi, entre autres choses, nous lui reprocherons de n'être pas assez explicite dans plusieurs de ses paragraphes et de laisser, par son excès de concision, un champ trop vaste à l'appréciation du médecin appelé à les appliquer ; ensuite, de ne fournir, pas plus que les autres instructions, celle de la Suisse exceptée, aucun renseignement à l'égard de la limite *minima* que doit atteindre l'affaiblissement de l'ouïe pour justifier l'exemption du service militaire.

Messieurs, quoique mes recherches n'aient pu s'étendre aux instructions en vigueur dans certains États de l'Europe, notamment à celles de l'Angleterre et de la Russie, j'ai cependant tout lieu de croire que ces dernières ne répondent pas plus que les autres aux nombreux desiderata qui viennent d'être signalés.

---

(1) Tableaux des infirmités qui donnent droit à l'exemption, soit définitive, soit temporaire, du service militaire. (Arrêté royal du 17 février (1871).

(2) Recueil militaire de 1862 : Règlement de l'examen médical concernant l'idonéité au service militaire sur terre et sur mer. (Arrêté royal du 23 mars 1862.)

Mais, en dehors des documents officiels, il en existe heureusement d'autres, où il nous sera possible de puiser des éléments précieux pour la réforme que nous avons en vue. A ce titre, les écrits d'hommes dont la compétence n'est pas douteuse, et parmi lesquels il convient de citer en première ligne ceux de MM. Ehrard, Zwicke et Teuber, Trautmann et Lévi, nous viendront puissamment en aide.

Dans un ouvrage qu'il a publié en 1872 (1), le dernier de ces auteurs, médecin-major dans l'armée française, envisage également les maladies de l'oreille dans leurs rapports avec les exigences du métier de soldat, et telle est ma persuasion sur le mérite des opinions qu'il émet à ce sujet, que je n'ai cru pouvoir mieux faire que de les réunir dans un tableau, après leur avoir fait subir quelques légers remaniements dont l'opportunité sera démontrée, si je ne me trompe, par ce qu'il me reste à dire. Ce tableau fera suite à mes conclusions et pourra servir, si vous le voulez bien, conjointement avec elles, de point de départ à nos débats.

Mais, Messieurs, il ne suffit pas d'avoir pour se guider une série d'instructions rationnelles, il faut encore être à même d'en tirer parti.

Le plus grand obstacle qui se rencontre ici, c'est la difficulté de trouver dans le personnel des médecins militaires ou civils auxquels incombe la mission de visiter les miliciens, les aptitudes nécessaires pour s'acquitter de cette tache d'une manière convenable.

En effet, on ne s'improvise pas médecin auriste pas plus que l'on ne s'improvise oculiste; je dirai même que, si la plupart des praticiens, sans en avoir fait une étude spéciale, sont en état d'apprécier la valeur de certaines altérations oculaires, celles notamment dont le diagnostic n'exige pas l'emploi de l'ophthalmoscope, il n'en est plus de même lorsqu'il s'agit de l'oreille, car cet organe, si l'on en excepte la partie la moins importante, le pavillon, n'est accessible à nos investigations qu'à l'aide d'instruments dont le maniement exige déjà une certaine dextérité, que la pratique seule peut donner, et sans le secours desquels les notions acquises théoriquement sont en général d'une utilité très contestable.

Comment, à moins d'être familiarisé avec l'emploi de ces auxiliaires, le médecin examinateur pourra-t-il juger de l'étendue d'une lésion de l'ouïe, en rechercher la cause déterminante et en apprécier le degré de curabilité? Comment s'y prendra-t-il pour se faire une idée de l'état du conduit, du tympan, de l'oreille moyenne ou interne, et comment enfin, ne pouvant pousser ses recherches au delà du pavillon et de l'entrée du méat auditif, sera-t-il en mesure de démasquer la simulation ou la dissimulation?

Certes, s'il comprend la gravité de son mandat, il se trouvera presque toujours dans la dure nécessité d'avouer son incompétence, car, au nombre des maladies de l'oreille pouvant, aux termes de la loi, amener l'exemption définitive ou temporaire, il en est fort peu que le médecin non spécialiste puisse reconnaître avec certitude.

Le spécialiste lui-même, malgré l'incontestable supériorité que lui donne sur ses confrères l'usage des moyens d'investigation avec lesquels il est depuis longtemps familiarisé, peut-il vraiment en tirer parti, lorsqu'il est appelé à examiner devant le conseil de révision les sujets qui se disent atteints d'une lésion quelconque de l'organe auditif? Non, assurément. Sans parler du temps qui lui fera défaut pour procéder à cet examen, toujours fort long, il ne se trouvera pas là dans les conditions voulues

____

(1) Lévi, maladies de l'oreille. — Exploration de l'oreille à l'état physiologique et pathologique. — Examen devant le conseil de révision de sujets qui sont ou se prétendent atteints de surdité. — Paris, 1872.

pour pouvoir apprécier convenablement l'état de l'oreille et par conséquent se prononcer en connaissance de cause. Si l'on ajoute à cela que, dans bien des cas, les spécialistes les plus habiles se voient forcés de modifier plus tard l'opinion avantageuse ou défavorable qu'ils s'étaient faite de prime abord, qui pourra contester qu'il ne soit opportun d'user largement, ici surtout, du système des enquêtes et de la mise en observation? C'est donc à ce système qu'il faudra recourir toutes les fois que l'examen nécessairement superficiel des miliciens devant le conseil de révision laissera quelque doute sur leur idonéité au métier de soldat.

Qu'on ne l'oublie pas, les apparences sont souvent fort trompeuses lorsqu'il s'agit d'affections de l'oreille, car, ainsi que le font remarquer les Drs Zwicke et Teuber (1), « il existe toute une série de maladies chroniques de cet organe qui, envisagées sous le rapport de l'aptitude au service militaire, méritent plus peut-être d'être prises en considération, que d'autres qui s'accompagnent d'un trouble notable de l'ouïe, et pourraient pour cette raison en imposer davantage aux personnes non initiées. »

L'examen subséquent des cas embarrassants incomberait naturellement à un spécialiste éclairé, car il ne faut pas moins, pour les élucider, que toutes les ressources dont s'est enrichie l'otologie moderne. Mais on pourrait faire mieux encore et constituer, dans les grands centres de population qui seuls quant à présent seraient en mesure d'en fournir les éléments, une commission composée d'un certain nombre de médecins auristes, qui tiendrait lieu de conseil de révision et devant laquelle auraient à se présenter tous les miliciens invoquant comme motif d'exemption une infirmité ou une maladie de l'oreille dont l'existence et le degré de gravité n'auraient pu être appréciés lors de la première visite.

L'adoption d'un pareil système, dont M. le Dr Romiée, de Liége, a démontré les avantages dans un mémoire publié depuis peu (2), sauvegarderait évidemment, d'une façon bien plus efficace que le mode de procéder en usage aujourd'hui, les intérêts respectifs de l'État et du milicien; du premier, en le préservant beaucoup mieux contre les frais qu'entraîne l'incorporation de sujets impropres au service militaire et qu'il lui faudra licencier tôt ou tard; des seconds, en leur garantissant un examen approfondi des motifs sur lesquels ils croient pouvoir baser leurs droits à l'exemption.

Mais à cela ne se bornerait pas l'utilité de semblable mesure; elle aurait encore pour résultat d'éloigner un obstacle, bien plus commun qu'on ne le pense, au traite.nent des affections qui ont pour siége l'organe auditif. En effet, il est facile de concevoir que, si les jeunes gens atteints d'une maladie de l'oreille, mais n'ayant pas encore passé devant le conseil de milice, avaient la certitude que leur incapacité au service serait suffisamment établie pour amener leur exemption, fussent-ils pour lors, grâce aux soins qu'ils auraient reçus et dont ils continueraient à s'entourer, en possession d'une ouïe relativement bonne ou bien débarrassés d'une otorrhée fétide, beaucoup d'entre eux s'empresseraient de se faire soigner, qui actuellement n'auraient garde de le faire, tant ils redoutent de voir disparaître les traces facilement appréciables de leur infirmité.

Depuis qu'en Belgique le prix du remplacement s'est accru dans des proportions qui le rendent onéreux même pour les familles aisées, il m'est arrivé maintes fois d'être interrogé par de jeunes clients ou par

---

(1) *Ueber den Einfluss des Gehörleiden auf die Militairdiensttauglichkeit.* — *Deutsche Militairaertzliche Zeitschrift.* — 1875, *livr.* 10.

(2) *Les médecins au conseil de révision,* par le Dr Romiée (Scalpel, N°s 41 à 43, 1875.)

les parents de ceux-ci sur l'opportunité d'interrompre jusqu'après leur libération définitive un traitement dont ils redoutaient la trop grande efficacité. Leurs appréhensions n'étaient que trop fondées en effet, ainsi qu'il me serait aisé de le démontrer par des exemples. Aussi, après leur avoir signalé les dangers auxquels ils s'exposaient en négligeant de se faire traiter pendant quatre ans au moins (car dans notre pays l'otorrhée et presque toutes les surdités n'entraînent que l'ajournement, et les miliciens qui en sont atteints sont tenus de se représenter quatre années de suite devant le conseil de révision avant d'être définitivement écartés) je ne pouvais que leur laisser prendre le parti qui leur semblait préférable, et le plus souvent, je regrette de le dire, la crainte de l'incorporation l'emportait chez eux sur le désir d'être débarrassés d'une infirmité pénible.

Et peut-on condamner leur décision, sans leur accorder au moins le bénéfice des circonstances atténuantes, lorsqu'on sait de qu'elle manière se pratique l'examen des oreilles devant nos conseils de milice et de révision ; lorsqu'on sait que le médecin chargé de cet office ne pourra le plus souvent, fût-il même compétent en otologie, baser son verdict sur des données suffisantes, faute d'avoir à sa disposition les instruments et les loisirs indispensables à cet effet ; lorsqu'on sait encore que la plupart des examinateurs refusent systématiquement de prendre connaissance des certificats délivrés aux intéressés par leur médecin traitant, même quand la compétence et l'honorabilité de celui-ci ne peuvent être révoquées en doute, et se privent ainsi à plaisir de renseignements qui simplifieraient leur tâche, en admettant qu'ils ne leur fussent pas absolument nécessaires?

J'ignore de quelle façon se pratique, en d'autres pays, la visite de l'organe auditif devant les conseils de milice, mais j'ai peine à croire qu'elle puisse nulle part laisser plus à désirer qu'en Belgique. Chez nous, en effet, à moins qu'une difformité choquante on les traces visibles d'un écoulement ne fixent l'attention sur l'oreille, on ne songe guère à l'examiner tant que l'ouïe est suffisante pour permettre à l'intéressé de comprendre les questions qui lui sont adressées, notez-le bien, généralement à haute voix. Les plus consciencieux jettent un rapide coup-d'œil dans le conduit, après avoir attiré en arrière le pavillon ; mais, quant à songer à pousser plus loin les investigations, il faut croire que jusqu'ici le cas ne s'est pas présenté, car rien n'est prévu pour satisfaire à ce désir, et l'on chercherait en vain, même dans le matériel de la commission de révision, un instrument quelconque se rapportant à notre spécialité, ne fût-ce que le classique speculum bivalve.

Y a-t-il lieu de s'étonner dès lors que, malgré le système d'ajournement pratiqué chez nous sur une si grande échelle, système si déplorable à tous les points de vue, on constate encore dans notre armée un chiffre relativement notable de réformes motivées par l'une ou l'autre défectuosité de l'organe auditif?

Les renseignements qui m'ont été fournis à cet égard d'après les documents officiels du département de la guerre, portent à 58 le nombre des militaires réformés dans l'armée belge, de 1869 à 1874, pour surdité et otorrhée seulement, non compris les cas, assez nombreux paraît-il, mentionnés sous d'autres rubriques, et dont malheureusement je n'ai pas sous les yeux le relevé exact.

Sur ces 58 cas, 9 ont provoqué la réforme dès la première année de service et 35 pendant la deuxième. Le chiffre n'est plus que de 8 la troisième année, de 1 la quatrième et de 5 les années suivantes.

Dans son mémoire sur l'importance de l'otiâtrie pour les médecins militaires, le Dr Trautmann, médecin militaire à Breslau, publie un tableau statistique des cas de réforme pour affections de l'oreille dans l'armée prussienne, en 1867, et que nous croyons utile de reproduire ici en résumé, à l'appui de la thèse que nous défendons :

	Congédiés dans la 1re année,	dans la 2e,	dans la 3e,	dans la 4e,	plus tard.
Surdité, 138 —	138	46	9	3	2
Otorrhée, 84 —	63	12	5	3	1
	282	201	58	14	6	3

Tout porte à croire, d'après l'auteur, qu'au moins les 201 hommes réformés dès la première année étaient entrés au service avec leur affection.

Or, quand on réfléchit que les maladies chroniques de l'organe auditif, notamment l'otorrhée, ne se manifestent qu'exceptionnellement à titre d'affection primitive à l'âge qui coïncide avec le service militaire, et qu'en outre 59 sur les 58 soldats réformés dans notre armée ont formellement déclaré avoir été traités avant leur entrée au service, il est impossible de ne pas admettre que la proportion des réformes occasionnées de ce chef aurait pu être considérablement réduite, si la visite sanitaire préalable à l'incorporation s'était faite avec tout le soin désirable.

En effet, comme M. Lévi le fait remarquer [1], « de ce qu'un individu a l'ouïe assez bonne et de ce que son oreille n'est actuellement le siége d'aucun écoulement, on ne peut pas conclure qu'il n'a pas de maladie de l'oreille. L'armée reçoit tous les ans un nombre toujours trop considérable de soldats qui, n'ayant au moment de la révision ni dysécie très prononcée, ni otorrhée, sont incorporés quoiqu'ils affirment être sujets à des écoulements d'oreilles. Ceux d'entre eux qui sont atteints de perforation ne tardent pas, une fois placés dans les conditions défavorables de la vie militaire, à être repris d'otorrhée interminable ; trop heureux s'ils ne sont pas atteints d'accidents plus graves. »

A ce propos, je me permettrai d'insister sur la nécessité de soumettre toutes les recrues indistinctement à un examen sommaire de l'oreille externe et surtout du tympan, vu qu'il ne manque pas d'exemples d'affections sérieuses de l'organe auditif, existant à l'insu des personnes qui en sont atteintes, particulièrement quand celles-ci appartiennent à la classe inférieure de la société.

Faute de prendre cette précaution, le médecin s'exposera donc souvent à déclarer valides des individus qui, soit à cause d'une otorrhée, soit à cause d'une perforation du tympan, auraient droit, en vertu de la loi, à l'exemption temporaire ou définitive.

Messieurs, ce serait abuser inutilement de votre temps que d'exposer ici, à propos de chaque défectuosité de l'organe auditif, les motifs qui doivent engager le médecin à se prononcer pour ou contre l'aptitude au service militaire des gens qui en sont atteints. Je me bornerai donc à examiner avec vous les seuls côtés de la question à l'égard desquels des divergences d'opinion bien tranchées se rencontrent dans les auteurs. J'entends parler de l'otorrhée et de la surdité unilatérale.

Un des otologues les plus renommés de l'Allemagne, qui a fait de la matière dont nous nous occupons l'objet d'une étude toute spéciale [2],

---

[1] Loc. cit., page 61.
[2] *Das Gehörorgan als Object der Kriegsheilkunde. (Deutsche Militairärztl-Zeitsch*, 1872. Livrais. 3 et 4,, page 158.

M. Erhard, résume en ces termes sa manière de voir sur l'une et l'autre de ces affections :

« La surdité unilatérale à tous les degrés, fût-elle même complète, ne dispense pas *principaliter* de l'obligation de servir ; quand elle s'accompagne d'otorrhée, elle ne constituera un motif d'exemption que s'il peut être démontré que l'écoulement est dû à une carie. » Puis il ajoute : « L'écoulement chronique dépendant d'une carie est du reste relativement rare à l'époque de la vie qui coïncide avec la conscription. Ni son abondance, ni son odeur ne permettent de la différencier des autres, mais il existe pour le reconnaître un criterium d'une certitude presqu'absolue : c'est la réaction violente qui suit, lorsqu'il s'agit de carie, l'emploi des astringents même les plus faibles, par exemple de la liqueur saturnine, en opposition avec l'innocuité de ces remèdes dans les otorrhées si fréquentes d'origine épithéliale.

Il y aurait beaucoup à dire, si le temps ne me faisait défaut, sur cette façon d'apprécier la nature d'une otorrhée, non seulement quant à sa valeur, que pour ma part je serais fort enclin à contester, me fiant bien plus, pour élucider la question, aux renseignements fournis par le microscope, mais aussi sous le rapport du droit que s'arrogerait ici le médecin, à seule fin d'éclairer le diagnostic, de soumettre des jeunes gens, peut-être contre leur gré, à cette expérience, tout en reconnaissant qu'il expose leur oreille malade aux dangers d'une réaction inflammatoire intense. M. Ehrard me semble perdre de vue qu'il existe dans la loi de son pays, sur la visite sanitaire des miliciens, un article dont les dispositions pourraient, si je ne me trompe, s'opposer à l'emploi du moyen qu'il préconise (1).

Quoi qu'il en soit, si ce moyen lui paraît suffisant pour trancher la difficulté, M. von Trœltsch, qui ne peut manquer de le connaître, ne doit pas le considérer comme un criterium bien positif. Il déclare, en effet, « qu'il est tout à fait impossible pour le médecin, dans la plupart des cas, de dire, avec un degré de certitude quelconque, si l'otorrhée, au sujet de laquelle on demande son avis, n'a pas déjà occasionné, dans les profondeurs inaccessibles de l'organe, des altérations qui, par leur gravité, mettent hors de proportion la durée de la vie du patient avec son âge, sa constitution, en un mot avec les calculs de probabilité d'ailleurs les mieux établis ; il ne peut pas même découvrir, enfin, s'il n'existe pas déjà des lésions du côté de l'oreille devant très prochainement amener la mort des malades (2).

Cet aveu plein de franchise suffirait déjà pour vous faire entrevoir, dans M. von Trœltsch, un adversaire décidé de l'incorporation des sujets présentant de l'écoulement d'oreille, s'il ne se chargeait lui-même, dans un autre endroit de son célèbre traité, de dissiper tous les doutes qui pourraient subsister à cet égard. « Il y a deux raisons (3), dit-il, pour ne pas astreindre au service militaire les hommes atteints d'otorrhée, une raison d'humanité d'abord, puis une raison d'intérêt pour l'État. Sous l'influence des causes nuisibles auxquelles expose le métier de soldat en tout temps, mais surtout en temps de guerre, l'affection chronique peut facilement revêtir le caractère aigu et entraîner à sa suite des

---

(1) Sans l'autorisation volontaire du milicien, aucune opération ne peut être entreprise, quelqu'insignifiante qu'elle soit, à cause de la possibilité de complications dangereuses (§ 20 de l'instruction prussienne.)

(2) *Lehrbuch der Ohrenheilkunde*, 5ᵉ Auflage. — 1873, p. 432.

(3) Loc. cit., page 433.

complications souvent mortelles. L'otorrhée doit donner droit à l'exemption aux mêmes titres que la tuberculose pulmonaire et les affections cardiaques. L'intérêt de l'État exige que les hommes atteints d'otorrhée ne soient pas admis; en effet, en les incorporant dans son armée, l'État s'expose à les voir tomber malades à la première occasion, ce qui l'obligera à leur consacrer des soins longs et dispendieux, pour en finir presque toujours par devoir les congédier comme inaptes au service militaire. »

« Il est à désirer, conclut M. von Troeltsch, que, lors de l'examen des conscrits, les médecins auxquels incombe cet office s'inspirent de la double considération que nous venons de faire valoir. »

Entre l'opinion de M. Erhard et celle de M. von Troeltsch, votre choix ne me paraît pas pouvoir être douteux; aussi, m'abstenant de produire de nouveaux témoignages — et il n'en manque pas en faveur de la cause si victorieusement défendue par l'illustre professeur de Würzbourg, — passerai-je sans plus tarder à l'examen des arguments qui peuvent être produits pour ou contre l'admission, en qualité de soldat, des individus affligés de surdité unilatérale.

Vous savez déjà ce qu'en pense actuellement le Dr Erhard; je dis actuellement, car telle n'a pas toujours dû être la manière de voir de cet auteur, si j'en juge d'après la façon dont il s'exprime au sujet de la surdité unilatérale, dans un écrit bien antérieur à celui qui contient le passage cité plus haut[1]. C'est en effet sa « Clinique otiâtrique » qui me fournira les raisons les plus péremptoires pour combattre la thèse dont il s'est fait plus tard le défenseur. L'extrait suivant le prouvera :

Après avoir dit que, si nous possédons deux oreilles, c'est moins afin de mieux entendre qu'afin d'entendre dans toutes les directions, et, après avoir signalé les ennuis qu'éprouve, pour ce motif, l'homme chez qui l'ouïe est entièrement abolie d'un côté, quand il se trouve mêlé à une conversation générale, M. Ehrard continue en ces termes : « L'individu affecté de dysécie latérale complète croit toujours, et c'est en effet vrai pour lui, que le son lui arrive dans la direction de l'oreille saine ; aussi, s'il est chasseur, se trompe-t-il constamment sur l'endroit d'où partent les cris de rappel du gibier; en outre, pour peu qu'il séjourne dans un milieu où l'on parle beaucoup et de tous les côtés à la fois, ne tarde-t-il pas à être étourdi au point que l'oreille bonne elle-même lui refuse partiellement ses services. »

Conçoit-on qu'après avoir fait si bien ressortir la pénible situation que crée la surdité unilatérale, M. Ehrard puisse aujourd'hui considérer les hommes atteints de cette infirmité comme réunissant néanmoins les aptitudes qu'exige le métier de soldat; je cherche en vain, quant à moi, comment il peut concilier une semblable conclusion avec les inconvénients qu'il vient lui-même de signaler.

En effet, si, comme il le reconnaît, une simple conversation générale exerce déjà sur l'homme qui n'entend que d'un seul côté une influence des plus fâcheuses, que sera-ce, je le demande, quand cet homme, devenu soldat, aura l'oreille exposée au fracas des armes et aux bruits de la mêlée ?

Mais telle n'est pas la seule considération qui puisse être invoquée pour motiver l'exemption de sujets atteints de surdité unilatérale; il importe aussi de ne pas perdre de vue que l'affection dépend en général

---

[1] *Klinische Otiatrie*, von JULIUS EHRARD. Berlin, 1863, pp. 71 et suivants.

d'une cause, diathésique ou autre, qui, favorisée par certaines circonstances, pourra facilement rejaillir sur l'oreille encore saine et déterminer ainsi la perte totale de l'ouïe.

Les surdités unilatérales qui doivent leur origine à un ébranlement du
système nerveux acoustique, soit par des sons intenses, soit par une
cause traumatique plus directe, s'accompagnent également, si je m'en
réfère à mon observation personnelle, d'une susceptibilité morbide pour
les bruits dans l'organe opposé.

C'est dans ce genre de surdité que les détonations des armes à feu
m'ont paru plus particulièrement préjudiciables, ce qui me porte à croire
que, malgré son intégrité apparente, l'oreille dont la fonction s'est conservée n'a pas échappé complétement à l'influence qui, de l'autre côté,
a déterminé l'annihilation complète de la fonction.

J'ignore si les raisons que vous venez d'entendre auront assez de poids
à vos yeux pour vous faire partager ma conviction, quant à l'inoppor-
tunité d'appeler sous les drapeaux des hommes chez lesquels l'ouïe fait
entièrement défaut d'un côté. Quoi qu'il en soit, et même en admettant
pour un instant que les exigences de l'état militaire ne soient pas, dans
ces cas, de nature à compromettre davantage la fonction auditive, je
demanderais encore à connaître les motifs sur lesquels se basent certains
réglements, pour ne pas assimiler, au point de vue du service militaire,
la perte unilatérale de l'ouïe à celle de l'œil gauche? En effet, sans vouloir
prétendre attacher la même importance à ces deux défectuosités dans les
conditions ordinaires, il est des moments où, pour le soldat, le sens de
l'ouïe a une supériorité réelle sur le sens de la vue : je veux parler des
fatales conséquences dont pourrait être suivi l'emploi aux avant-postes,
surtout dans l'obscurité, de soldats privés, à cause d'une surdité unilatérale, de la faculté d'apprécier la direction des bruits, et qui, par ce
seul fait déjà, seraient plus exposés que d'autres à se laisser surprendre.

Messieurs, malgré mon désir d'être bref, je ne puis me dispenser de
revenir sur deux faits signalés déjà dans l'aperçu rapide que je vous ai donné
des différentes instructions concernant la visite sanitaire des miliciens, à
savoir le manque de renseignements, à une seule exception près, sur la
manière de mesurer l'ouïe, et le défaut d'indications quelconques sur le
degré d'affaiblissement que doit présenter cette fonction pour constituer
un droit à l'exemption. Il y a là évidemment une lacune étrange et regrettable, car personne ne songera à contester qu'il n'y ait de sérieux inconvénients à laisser le soin de trancher une question aussi délicate à
l'appréciation personnelle du premier examinateur venu.

Mais, me direz-vous, est-il vraiment possible, dans l'état actuel de
l'otologie, de satisfaire à ce desideratum? Certes je le crois, quoique je
ne prétende par que notre spécialité puisse atteindre, quant à présent,
même de loin, à la perfection des procédés employés en oculistique pour
apprécier la degré de l'acuité visuelle. En effet, parmi les différents
modes de mesurer l'ouïe, dont nous disposons aujourd'hui, il n'en est
aucun qui ne pèche par défaut de précision, et dont l'application à l'examen de cette fonction chez les miliciens ne rencontre, dans leur mauvais
vouloir et leur tendance à la simulation, des obstacles malheureusement
trop fréquents.

Toutefois, c'est cette tendance à la simulation, dont l'ophthalmologie
est parvenue à triompher presque complétement, qui constituera longtemps encore peut-être la seule entrave réelle au système uniforme
d'examen et de mensuration auquel nous voudrions voir soumise la
fonction auditive des hommes appelés sous les drapeaux.

Quant à fixer les limites de la fonction, encore compatibles avec les exigences du service militaire, cette tâche, quoique difficile, ne dépasse pas les ressources dont nous disposons, et ces limites une fois bien établies et consacrées par la loi, si elles n'avaient pas d'autres avantages, auraient au moins celui de fournir une base d'appréciation rigoureuse aux médecins appelés à se prononcer sur l'admission des individus ayant intérêt à dissimuler l'insuffisance de leur ouïe, tels que les remplaçants, les volontaires et les jeunes gens qui se destinent à l'école militaire.

Parmi les moyens de constater la portée de l'ouïe, le moins imparfait, quelques recherches que l'on ait faites jusqu'à présent, est encore, de l'avis général, la voix ; mais ici même que d'écueils à éviter pour aboutir à une conclusion tant soit peu équitable ! Que de circonstances dont il faut tenir compte : la nature du milieu où se fait la visite, le timbre de la voix, sa force d'intonation, voire même, ainsi qu'en font foi les intéressantes recherches de Wolff, le choix des mots utilisés pour l'expérience.

Deux médecins militaires allemands, Mrs Zwicke et Teuber, ont consacré à ce sujet la plus grande partie d'un mémoire qui a paru récemment dans le *Deutsche militairärztliche Zeitschrift* (livraison 10,1874.) Dédaignant de s'arrêter à de vaines hypothèses, ils ont entrepris de résoudre le problème par la voie de l'expérimentation. Une compagnie de soldats mise à leur disposition à cet effet leur fournit les éléments d'un essai en grand sur la portée moyenne de l'ouïe tant à l'air libre qu'en chambre. Il n'entre pas dans mes intentions de relater ici leur manière de procéder ; qu'il me suffise de dire que leur méthode parait de nature à ne devoir laisser subsister aucun doute sur la valeur des conclusions qu'ils en font découler. Ces conclusions, d'ailleurs, concordent assez bien dans leur ensemble avec l'opinion qu'ont formulée sur la même question des hommes qui, comme les Drs Schwartze, Trautmann et Wendt, font autorité en semblable matière.

Parmi les nombreux et utiles renseignements contenus dans le mémoire de Mrs Zwicke et Teuber, concernant le mode de mesurer l'acuité auditive chez les hommes destinés au service militaire, il me paraît opportun d'insister tout particulièrement sur les précautions à prendre par le médecin, lorsqu'il procède à cet examen dans un local clos, faute de pouvoir le faire à l'air libre, ce qui serait évidemment préférable, s'il ne fallait pour cela un ensemble de circonstances propices trop difficiles à rencontrer.

Ces auteurs font remarquer, à ce propos, que le chuchottement avec effort — c'est ainsi qu'ils rendent eux-mêmes en français l'expression allemande *accentuirte Flüstersprache* — qui, en plein air, n'a qu'une portée maxima de 2 mètres pour l'oreille normale, est perçu par celle-ci à une distance presque 12 fois plus grande, dans un local clos, c'est-à-dire à 23 mètres. Or, il est déjà rare que les chambres où s'assemblent les conseils du révision aient d'aussi grandes dimensions.

La vérification de l'ouïe faite en utilisant le ton ordinaire de la conversation (*leise Umgangsprache*) ne serait possible que dans un local de 228 mètres de longueur, tandis qu'enfin la voix très haute, celle par exemple qui s'emploie pour certains commandements militaires, en exigerait un de 5,400 mètres ou tout au moins de 1,896 mètres, car la limite minima de l'ouïe normale pour ce genre de voix comporte encore à l'air libre 158 mètres.

D'après MM. Zwicke et Teuber, un individu est atteint de surdité légère n'excluant pas nécessairement du service actif, quand, dans un endroit clos, il entend le chuchottement avec effort à une distance variant entre

6 et 4 mètres. Au-dessous de cette dernière limite commence la surdité incompatible avec le service actif, permettant toutefois encore d'utiliser à un emploi sédentaire les hommes qui en sont atteints. C'est à partir d'un mètre et en deçà que commence, selon eux, la surdité prononcée, nécessitant l'exemption ou la mise à la réforme, à condition, bien entendu, que l'infirmité soit déjà ancienne et ne soit pas facile à guérir.

Messieurs, si le fait de connaître la portée normale de la fonction auditive et le degré d'affaiblissement que celle-ci peut présenter, sans entraîner d'une manière absolue l'inaptitude à la profession de soldat, constitue un progrès réel, en ce sens qu'il nous procure des données tout aussi positives que celles dont disposent les oculistes pour déjouer les tentatives de dissimulation, il faut bien avouer notre impuissance d'en tirer parti à l'égard des individus soupçonnés de simulation. Aussi, dans l'impossibilité d'estimer exactement, chez ceux-ci, le degré de l'acuité auditive, notre ambition devra, longtemps encore sans doute, se borner à pouvoir découvrir si un homme qui se déclare sourd, soit complétement, soit d'un seul côté, l'est en réalité.

Même réduit à ces modestes proportions, le problème offre encore de sérieuses difficultés, et nous en avons la preuve dans le grand nombre de moyens imaginés pour venir en aide, dans ces circonstances, au médecin examinateur. Citons parmi ces moyens ceux basés sur la propriété qu'a le son, lorsqu'il se transmet à travers les os du crâne, de se porter de préférence, à peu d'exceptions près, sur l'oreille malade ; ensuite les recherches qui se pratiquent, d'après le conseil de Lucæ, à l'aide de l'otoscope d'interférence ; le procédé de Moos qui consiste à faire arriver simultanément aux oreilles de l'homme soupçonné de simulation, des phrases différentes à travers des tuyaux acoustiques, etc.

Mais il est bon de faire remarquer que, si ces divers procédés peuvent fournir des indices d'une utilité incontestable dans les cas réels ou supposés de surdité unilatérale, ils ne sont plus de nature à nous éclairer dans les cas, bien autrement embarrassants pour l'examinateur, de surdité bilatérale.

C'est ce qui m'engage à vous indiquer, avant de déposer mes conclusions, un moyen qui s'applique à ces cas et que j'ai lieu de supposer peu connu en dehors de l'Allemagne.

Voici comment M. Ehrard, qui en est l'auteur, le décrit lui-même dans le *Militairärztliche Zeitschrift*, I, 1872, en ajoutant qu'il l'a employé avec un succès qui ne s'est jamais démenti.

On sait que si, chez les sourd-muets et les personnes atteintes de cophose absolue, les sensations acoustiques sont abolies, il n'en est pas de même des sensations tactiles. En conséquence, lorsqu'on presse fortement une boîte à musique ou une montre à répétition puissante contre l'extrémité des doigts, la poitrine ou l'épaule d'un sourd-muet, on reconnaît aussitôt à l'expression de sa physionomie qu'il est heureux de percevoir quelque chose ; il comptera exactement les heures indiquées par la montre, car il en sent le choc comme nous.

Mais, dès que les mêmes instruments sont appliqués sur son front, sa joie cesse, il n'éprouve plus rien, les nerfs cutanés de cette région n'étant pas sensibles aux vibrations tactiles, tandis que les vibrations sonores, transmises de cette région, sont parfaitement entendues de l'oreille saine.

Or donc, si nous recourons à la même expérience, mais en en intervertissant l'ordre, chez un simulateur, il niera d'abord avoir la moindre impression acoustique, ce qui serait vrai s'il était réellement sourd ;

mais il n'avouera pas davantage ressentir l'impression tactile communiquée aux autres parties du corps, parce que, n'étant pas à même de discerner entre le tact et l'ouïe, la crainte de se compromettre l'arrêtera, et cette crainte suffira pour démasquer la fraude. Il est, en effet, démontré, qu'à part les cas exceptionnels d'anesthésie cutanée, la sensation tactile ne peut faire défaut.

Messieurs, en me chargeant d'exposer devant vous la question des défectuosités de l'organe auditif au point de vue du service militaire, j'ai entrepris, je le sens, une tâche dont ma bonne volonté n'a pas réussi à surmonter tous les obstacles. Néanmoins, j'espère que, tel qu'il est, l'exposé que vous venez d'entendre, et dans lequel je me suis efforcé de condenser les faits relatifs à une question dont je crois au moins avoir fait suffisamment ressentir l'importance, ne sera pas sans quelque utilité pour vos délibérations.

Tel est le but que j'ai poursuivi, et je m'estimerais heureux si l'initiative prise par le Comité avait pour effet d'amener le redressement d'une législation injuste et surannée.

Conclusions.

1° Les instructions officielles des différents États sur les défectuosités de l'organe auditif qui rendent impropre au service militaire, laissent toutes plus ou moins à désirer, tant sous le rapport des dispositions relatives à l'examen de l'oreille qu'au point de vue de la manière dont elles établissent les droits, résultant de ce chef, à l'exemption temporaire ou définitive;

2° Il importe que le médecin appelé à se prononcer au sujet d'une maladie ou d'une infirmité de l'oreille, soit mis à même de pratiquer l'examen de l'organe dans un local convenable et avec le secours de tous les instruments nécessaires à cet effet;

3° L'examen des cas difficiles ne pouvant se faire d'une manière satisfaisante dans le temps nécessairement restreint qui peut y être consacré devant les conseils de milice et de révision, il nous paraît opportun, en ce qui les concerne, d'étendre le système des enquêtes et de renvoyer les intéressés devant un spécialiste compétent, ou bien, ce qui serait préférable, devant une commission de spécialistes; celle-ci pourrait faire l'office de conseil de révision et serait munie de tous les moyens dont dispose la science pour assurer le diagnostic et déjouer les tentatives de simulation et de dissimulation;

4° En vue d'obvier à l'incorporation de sujets impropres au service, tous les miliciens, réclamants ou non, devraient subir devant le conseil de milice un examen sommaire de l'oreille externe et du tympan;

5° Il est à souhaiter que la loi fixe, à l'instar de ce qui existe déjà pour la vue, la limite minima de la portée de l'ouïe compatible avec le service actif ou sédentaire. L'adoption de cette limite fournirait tout au moins une base d'appréciation certaine pour l'admission des volontaires.

Discussion.

Vu l'importance de la question qui fait l'objet du rapport de M. Delstanche fils, l'assemblée décide d'en remettre la discussion à une séance ultérieure. Entretemps, les conclusions de ce rapport et le tableau des défectuosités de l'organe auditif seront transcrits à part et distribués aux

Tableau des défectuosités de l'organe auditif

	pouvant justifier selon leur degré de gravité, l'exemption temporaire ou le traitement dans un hôpital préalablement à un examen définitif.	compatibles avec un service sédentaire.	provoquant l'exemption définitive ou la réforme.
Pavillon.	Othémathome ou autres difformités prononcées, mais curables sans opération. Erysipèle. Eczéma aigu.		Perte de la totalité ou d'une grande partie du pavillon. Difformités prononcées incurables ou curables seulement par une opération, lorsque le sujet refuse de s'y soumettre.
Canal externe.	Inflammation aigue circonscrite (furoncle). Id. simple ou phlegmoneuse. Bouchons cérumineux. Corps étrangers.	Oblitération unilatérale, l'ouïe étant bonne de l'autre côté.	Oblitération congénitale ou acquise des deux conduits. Rétrécissement ou affaissement des parois, avec dureté d'ouïe. Eczéma chronique. Végétations et polypes. Ecoulement chronique, quelle qu'en soit la cause.
Tympan.	Myringite aiguë. Lésion traumatique du tympan.	Myringite chronique sans écoulement. Cicatrices vicieuses et adhérences du tympan, résultant d'anciennes phlegmasies. Perforations peu étendues, sans indice d'inflammation.	Myringite chronique avec écoulement. Granulations et polypes du tympan.
Oreille moyenne.	Catarrhe simple aigu. Id. purulent. Phlegmon de l'apophyse mastoïde.	Catarrhe simple chronique (humide ou sec) d'un seul côté, l'autre organe étant normal.	Catarrhe simple chronique bilatéral. Catarrhe purulent chronique, avec ou sans carie. Catarrhe chronique des trompes. (Rétrécissement et oblitération). Végétations et polypes de l'oreille moyenne. Carie de l'apophyse mastoïde.
Fonction.		Perte unilatérale de l'ouïe chez un sujet sain, l'autre oreille étant normale. Affaiblissement de l'ouïe permettant d'entendre, dans un local clos, la voix basse nettement accentuée entre 4 mètres (maximum) et 1 m. (minimum). Bourdonnements intenses invétérés. Hyperesthésie acoustique } lorsqu'on a lieu de croire à leur existence.	Surdité complète. Affaiblissement de l'ouïe ne permettant d'entendre la voix basse nettement accentuée qu'à moins d'un mètre, dans un local clos.

membres de la Section, qui pourront ainsi les soumettre à un examen attentif avant de se prononcer à leur égard. (*Voy.* ce tableau ci-contre.)

M. LE PRÉSIDENT consulte l'assemblée au sujet d'autres communications non inscrites à l'ordre du jour et qui pourraient se faire séance tenante.

M. SAPOLINI demande la parole pour présenter deux instruments nouveaux de son invention :

Le premier est un *perforateur du tympan*, destiné à opérer avec une précision mathématique ; il est mis en action au moyen d'un ressort à détente, et présente l'avantage de réunir en un seul temps la perforation et la cautérisation de la plaie, grâce à une rainure transversale servant de porte-caustique et située à la base de la pyramide formée par le trocart.

En second lieu, M. Sapolini montre des *ciseaux à polypes* offrant une disposition particulière de la surface tranchante permettant d'obtenir une section plus nette qu'à l'aide des ciseaux ordinaires.

M. DELSTANCHE, fils, montre la *petite pince en baleine* qu'il emploie pour fixer au nez du malade la sonde métallique une fois mise en place. Il reconnaît à ce petit appareil, entre autres avantages, celui de s'adapter très aisément sans entraver la respiration nasale ; il en a déjà donné la description dans l' « *Archiv für Ohrenheilkunde*, tome 5 Neue Folge, p. 243 ».

La séance est levée à midi.

Le Président,
DELSTANCHE, PÈRE.

Les Secrétaires,
CH. DELSTANCHE.
LEDEGANCK.

SÉANCE DU 22 SEPTEMBRE 1875.

—

La séance est ouverte à 11 heures du matin, sous la présidence de M. DELSTANCHE, père.

M. LE PRÉSIDENT donne la parole à M. le Dr Bonnafont pour la lecture d'une note touchant la « *Responsabilité légale des sourds-muets.* »

M. BONNAFONT, Messieurs. Pour que l'homme puisse vivre à l'état social et en accord avec ses semblables, il faut que les facultés intellectuelles inhérentes à l'espèce soient dans un état qui permette de discerner le bien d'avec le mal, ainsi que les peines appliquées aux actes contraires, aux lois ou conventions sociales, établies pour le maintien de l'ordre et de la morale.

Il est d'autant plus nécessaire qu'il en soit ainsi, que l'homme a des instincts entraînants qui heureusement sont dominés, ou tout au moins modérés, par les facultés plus nobles de l'intelligence.

Il existe donc, ou il doit exister, entre ces facultés intellectuelles et instinctives, un équilibre constant dont le défaut, conduisant peu à peu l'individu à un état anormal, l'entraîne à commettre des actes inconscients, nuisibles à lui-même, à sa famille, et à la société qui a le droit et le devoir de les réprimer et de les punir. Or, personne ne doute de l'influence que le sens de l'ouïe et la parole exercent sur le développement de nos facultés ; combien, au contraire, leur absence les rend incomplètes et rebelles à tous les moyens d'instruction et d'éducation.

S'il est bien démontré que l'intelligence des sourds-muets n'est pas accessible aux sciences abstraites qui exigent une grande contention d'esprit, on ne peut se refuser à admettre que cette lacune, qui a été démontrée dans nos considérations psychologiques, n'en entraîne une pareille dans l'accomplissement de leurs actes et surtout dans leurs appréciations, car, si la porte de l'intelligence reste fermée à certaines notions indispensables à l'homme, elle ne saurait être ouverte ni s'ouvrir pour juger les actes qui en émanent.

Quoi qu'on fasse et quel que soit le degré d'instruction qu'il aura reçu, le sourd-muet est et restera un homme incomplet au point de vue intellectuel. Son état mental, plus ou moins inconscient, le place presque toujours dans des conditions qui peuvent et doivent lui mériter des circonstances atténuantes ; nous sommes sur ce point un peu plus exclusif que le professeur Amb. Tardieu, qui a pourtant acquis une si grande notoriété dans cette matière.

Voici comment ce savant médecin légiste s'exprime sur les sourds-muets.

« Parmi les infirmités physiques congéniales, il en est qui atteignent directement l'intelligence, comme le crétinisme ; d'autres qui indirectement s'opposent au développement des facultés et peuvent maintenir ceux qui en sont atteints dans un état d'infériorité morale dont le légiste et le médecin doivent tenir compte. La surdi-mutité est au rang de celles-ci, et, si elle était abandonnée à elle-même, elle constituerait, à n'en pas douter, les conditions les plus manifestes d'incapacité et même d'irresponsabilité, en raison de l'influence incontestée qu'exercent l'oblitération du sens de l'ouïe et l'absence de la parole sur le développement du jugement et de la conscience. Mais l'éducabilité des sourds-muets est un fait constant et n'a pas de limites. Un grand nombre de ces malheureux peut donc acquérir et acquiert en réalité des notions qui le mettent en état d'exercer ses facultés, de communiquer avec ses semblables et d'agir librement en toute connaissance et en toute sûreté de conscience.

« Le sourd-muet qui a reçu les bienfaits de l'éducation ne diffère donc pas des autres hommes au double point de vue qui nous occupe ; et le médecin expert n'admettrait l'incapacité et l'irresponsabilité que pour ceux qui en seraient complétement privés, et qui seraient restés, comme on en voit encore des exemples, dans les campagnes écartées et parmi les populations les plus pauvres dans l'état originel où les a placés leur triste infirmité. »

La seule observation que nous nous permettrons de faire à ce passage, si bien dit et si bien pensé, est relative à l'éducation des sourds-muets, à laquelle M. Amb. Tardieu n'assigne pas de limites, et qu'il assimule à celle que peuvent recevoir les individus entendants et parlants. C'est là un fait contredit par l'expérience et par tous ceux qui se sont occupés de l'éducation des sourds-muets, laquelle ne peut être qu'ébauchée et n'atteindra *jamais* le degré de l'entendant.

Il y a une grande distinction à établir entre la surdi-muité congéniale et l'accidentelle, survenue peu de temps après la naissance ou à un âge où l'enfant avait parlé et reçu quelques rudiments d'instruction, c'est-à-dire celui de huit ans.

Cet âge semble être, en effet, la limite où l'enfant, devenu complétement sourd, finit par perdre la parole, laquelle peut même quelquefois disparaître plus tard : ainsi, j'ai vu une jeune fille belge, appartenant à une famille qui n'avait rien négligé pour son instruction, frappée de surdité complète après une chûte qu'elle avait faite sur la tête à l'âge de dix ans, perdre peu à peu la faculté de parler, et, à onze ans, ne balbutier que quelques syllabes.

Il est donc évident qu'au point de vue de la responsabilité morale, il y a une grande distinction à faire, mais seulement pour le sourd-muet accidentel qui a parlé ; car, pour celui qui a été frappé de cette infirmité quelques mois et même quelques années après la naissance, la différence s'efface et les limites qui séparent les deux infirmes deviennent bien difficiles à saisir. Cependant, il est notoire que l'enfant qui a entendu n'apporte pas la même dépression des facultés intellectuelles, qu'il peut, par conséquent, être plus accessible aux moyens d'instruction et devenir plus conscient de ses actes, mais sans jamais atteindre le degré de l'entendant.

Généralement il y a peu de différence entre le sourd-muet non instruit et l'idiot ; l'un et l'autre, dominés par les penchants instinctifs, sont portés à la colère, à l'emportement ; leurs passions une fois éveillées acquièrent une grande violence et une telle fixité qu'ils s'en laissent difficilement détourner. Ces penchants, qu'on réprime chez l'entendant par l'éducation, ne s'effacent jamais complétement chez le sourd-muet où ils restent à l'état latent.

Itard, qui s'est beaucoup occupé de cette question, assure que les sourds-muets ne sont jamais atteints de manie, et que, pendant les trente années qu'il est resté au milieu de ces infirmes, il ne l'a jamais observée.

Si la folie est en raison du développement des facultés intellectuelles, l'absence de l'ouïe, chez le sourd-muet, viendrait encore apporter un nouvel argument quant à leur degré de responsabilité légale.

« L'infirmité des sourds-muets, dit Hoffbauer, entraîne deux conséquences immédiates ; la première, que leur intelligence ne peut être cultivée comme elle l'aurait été, toutes les autres circonstances restant les mêmes ; la seconde, que leur pensée, leur volonté ne peuvent être exprimées d'une manière aussi prompte, aussi exacte, aussi positive et aussi générale que s'ils avaient l'usage de la parole. Cette assertion n'est pas, sans doute, rigoureuse pour les sourds-muets qui ont reçu une éducation spéciale, mais, quelque avantage qu'ils en aient retiré, ils ne sont pas encore à comparer avec les autres hommes.

» Le défaut d'éducation de l'intelligence des sourds-muets se fait sentir dans toutes les phases de leur vie ; en un mot, quoique chez eux l'organe de l'intelligence soit sain, leur langue écrite ressemble plus ou moins à la langue parlée des enfants en bas âge ou des idiots, et même, quand ils parviennent à écrire d'une manière convenable, leurs écrits manquent souvent de jugement et de convenance, ce dont il faut chercher la cause dans leur inexpérience et dans l'impossibilité où ils sont de se mettre à la place de ceux à qui ils parlent. On doit donc sous le rapport légal assimuler leur intelligence à celle du stupide. » (1)

Ces conclusions, vraies pour le sourd muet non instruit, souffrent, maintenant surtout, de nombreuses exceptions pour ceux qui ont reçu une éducation convenable et qui ne peuvent plus être comparés à ceux qui sont placés, par leur infirmité, hors de toute responsabilité légale.

Conditions légales et sociales dans l'antiquité des sourds-muets.

De tout temps les peuples, surtout les plus anciens, avaient considéré la surdi-mutité comme une infirmité exceptionnelle reléguant les malheureux sourds hors de la société.

1° *De la consanguinité comme cause de la surdi-mutité.*

Comme les anciens pensaient que la surdi-mutité était le plus souvent le résultat d'unions consanguines, ils avaient promulgué des lois très-sévères contre l'infirmité qui nous occupe.

Ayant reconnu ou cru reconnaître les tristes conséquences des mariages consanguins, ils avaient fini par les défendre de la manière la plus formelle et le législateur avait toujours trouvé, dans la religion du pays, un ferme soutien à l'application de cette loi. C'est ainsi que le christianisme, jugeant insuffisantes les prohibitions établies à Rome, les élargit, afin d'épurer et de répartir sur une plus grande masse de personnes les sentiments d'une meilleure confraternité.

Saint Augustin a exposé ainsi les motifs de ces prohibitions religieuses : « Or, qui peut douter qu'il ne soit plus honnête aujourd'hui de prohiber le mariage, même entre cousins, et non seulement pour les raisons précédemment alléguées, afin de multiplier les affinités dans l'intérêt de la fraternité humaine, au lieu de les réunir sur une seule tête ; mais encore parce qu'il est un noble instinct de pudeur qui, en présence de personnes que la parenté nous ordonne de respecter, fait taire en nous ces désirs dont nous voyons rougir même la chasteté conjugale ? » (2)

---

(1) Hoffbauer, médecine légale relative aux aliénés et aux sourds-muets. *Sur les lois appliquées aux désordres de l'intelligence.* Traduit par Chambigren, 1827. Paris.

(2) Saint Augustin, *Cité de Dieu*, liv. XV, Chap. XVI.

Les livres de l'Ancien Testament ne sont pas moins explicites relativement aux restrictions qu'on doit apporter aux mariages consanguins ; leurs inconvénients ou leurs dangers sont très-bien formulés dans ces versets du *Lévitique* :

« Vous ne découvrirez point ce qui doit être caché dans la sœur de votre père parce que c'est la chair de votre père.

» Vous ne découvrirez point ce qui doit être caché dans la sœur de votre mère, parce que c'est la chair de votre mère.

» Vous ne découvrirez pas ce que le respect dû à votre oncle paternel veut être caché, etc. (1) ».

Tout le reste du chapitre est aussi explicite sur cette prohibition.

Théodose-le-Grand fut le premier empereur chrétien qui s'occupa de faire pénétrer les prohibitions chrétiennes dans les lois civiles ; et, afin de forcer son peuple à s'y conformer, il fut obligé d'armer les lois prohibitives d'un grand appareil d'intimidation. Tant il est vrai que, lorsqu'il s'agit de détruire des habitudes prises, si mauvaises qu'elles soient, et de les remplacer par des institutions bonnes, utiles et fructueuses pour tous, il faut trop souvent employer la force ; c'est ce que ne veulent pas assez comprendre ceux qui en jouissent paisiblement et qui oublient les efforts qui ont dû être faits pour arriver à ces bons résultats.

Une dernière citation :

Voici comment s'exprime à ce sujet, dans une de ses pastorales, un éminent prélat :

« L'expérience ne prouve-t-elle pas que les unions interdites par la loi ecclésiastique ne sont pas moins réprouvées par la nature elle-même. On les voit souvent frappées d'une désolante stérilité ; et si elles se multiplient, si elles se répètent plusieurs fois dans la même famille, elles ont pour effet ordinaire, après plusieurs générations, l'affaiblissement de la constitution physique dans les enfants, et quelquefois une altération plus déplorable encore de l'intelligence et des facultés morales. C'est la loi naturelle qui est ici en parfait accord avec la loi religieuse (2).

Les lois de Manou ne sont pas moins sévères. Le code indien énumère ainsi les incompatibilités par le mariage :

« Le Dwidja doit éviter, en s'unissant à une épouse, les dix familles suivantes :

« La famille dans laquelle on néglige les sacrements ; celle qui ne produit pas d'enfants mâles ; celle où l'on n'étudie pas l'écriture sainte ; celle dont les individus ont le corps couvert de poils, ou sont affligés soit d'hémorroïdes, soit de phthisie, soit d'éléphantiasis, etc.

« Qu'il n'épouse pas une fille ayant des cheveux rougeâtres ou ayant un membre de trop, ou souvent malade, ou nullement velue, ou trop velue, ou insupportable par son bavardage ou ayant les yeux rouges.

---

(1) Lévit., XVIII, 12, 13, 14.

(2) Lettre pastorale de Mgr l'évêque de Béziers sur l'importance des lois ecclésiastiques qui défendent les mariages entre parents (Janvier 1856).

« Enfin la femme qui descend par l'un de ses aïeux maternels ou paternels jusqu'au sixième degré, et qui n'appartient pas à la famille de son père ou de sa mère par une origine commune prouvée par le nom de famille, convient parfaitement à un homme des trois premières classes pour le mariage et l'union charnelle (1) ».

Ces préceptes sont, comme on le voit, purement dictés par l'hygiène.

On peut en dire autant de la loi chinoise, qui interdit le mariage non seulement aux individus parents à un degré quelconque, mais même à ceux qui, sans avoir aucun rapport de parenté, portent le même nom.

La mise en pratique de tels préceptes exerce une si grande influence sur le sort des générations à venir, qu'on doit applaudir à la pensée des hommes qui, pour en assurer l'exécution, l'ont placée sous l'égide toute puissante de la religion.

Mais ces préceptes, comme je l'ai déjà dit, ne s'appliquent pas uniquement à la surdi-mutité ; ils visent un but plus général, celui d'empêcher la détérioration de l'espèce.

2° *Mise hors la loi des sourds-muets dans les temps anciens.*

La surdi-mutité n'est d'ailleurs qu'une expression des nombreuses infirmités qui atteignent les populations où on la remarque le plus souvent. C'est ainsi que les pays qui possèdent le plus de sourds muets sont aussi ceux où l'on compte le plus de crétins, ceux où l'espèce humaine offre les caractères d'une détérioration profonde, d'une dégradation physique et morale. Là meurent un plus grand nombre d'enfants en bas âge. Là aussi la jeunesse est moins riche en sujets valides, et l'on voit, parmi les adultes, le nombre de ceux qui sont propres au service militaire diminuer dans une proportion considérable.

Encore quelques citations ayant plus spécialement trait à la surdi-mutité.

Les anciens, qui n'avaient soumis les pauvres infirmes, ni à l'usage des signes, ni, à plus forte raison, à celui de la parole, en avaient fait une classe maudite en leur retirant toute participation aux actes effectifs.

Voici ce que disait le père Lacordaire dans une conférence à Notre-Dame en 1856 : « L'intelligence du sourd-muet est en rapport seulement avec le monde visible, car ce n'est que par la parole que les idées descendent de Dieu dans l'intelligence humaine. »

« La parole, dit de Géronde, ayant été le moyen, l'ouïe l'instrument, on en conclut qu'il n'y a ni moyen ni instrument pour les malheureux privés de l'ouïe et de la parole. »

Ce terrible arrêt ne semble pas pouvoir être mis en doute. C'est là, sans doute, l'origine des préjugés si étranges qui ont pesé et pèsent encore un peu sur le pauvre sourd-muet.

Aristote n'avait-il pas formulé d'une manière absolue le rigoureux arrêt qui excluait le sourd-muet de toute participation aux connaissances

---

(1) *Lois de Manou,* Liv. III, verset 6 et suiv.

humaines (1), et, par un arrêt non moins rigoureux, Saint Augustin ne leur ferme-t-il pas les portes des connaissances de la foi (2) ?

Des théologiens fort respectables, se fondant sur un semblable motif, condamnèrent ouvertement l'entreprise de l'abbé de l'Épée. « Aussi, dit-il, les parents se tenaient-ils pour déshonorés d'avoir un enfant sourd-muet; ils croyaient avoir rempli toute justice à son égard en pourvoyant à sa nourriture et à son entretien; mais on le soustrayait pour toujours au yeux du monde, en le confinant dans le fond d'un cloître ou dans l'obscurité de quelque pension inconnue. »

Quelquefois on faisait encore mieux, on abandonnait le pauvre infirme sourd-muet à la charité des passants, comme le prouve l'histoire du prétendu Comte de Salar, racontée par Ferdinand Berthier, professeur honoraire des sourds-muets.

Le 1ᵉʳ août 1775, sur la route de Paris, à peu de distance du château de Séchelles en Picardie, on trouva un enfant, âgé de douze à treize ans, couvert des haillons de la misère et que la nature avait privé de la faculté d'entendre et de parler. M. Le Roux, receveur des accises à Cuvilly, l'ayant recueilli, le confia à une dame charitable (Madame Paulin), qui le garda chez elle et le plaça à Bicêtre où il resta un mois entier. Il y avait été admis le 2 septembre par ordre motivé de M. de Sartine, lieutenant-général de police, sur la recommandation de Madame Hérault de Séchelles. Le 21 juin 1775, l'enfant entrait à l'Hôtel-Dieu, par suite d'une indisposition, et, à la fin de sa convalescence, y restait provisoirement attaché comme serviteur.

Une affaire y amena le célèbre instituteur des sourds-muets, l'abbé de l'Épée, alors âgé de 64 ans; l'inconnu lui fut présenté par la sœur chargée de la salle où il était de service, avec prière de l'admettre parmi ses élèves. Poussé par son ardente charité, le vénérable ecclésiastique ne tarda pas à revenir, et il se prêta d'autant plus volontiers aux instances de cette sainte femme, qu'il avait cru deviner, sous l'air de distinction et dans la pantomine expressive du pauvre infirme, qu'il était issu de parents riches qui l'auraient rendu victime d'une basse cupidité (3).

M. LE PRÉSIDENT, au nom de la Section, remercie M. Bonnafont de l'intéressante communication qu'il vient de lire.

La suite de l'ordre du jour appelle la discussion du rapport de M. Delstanche, fils, « *Des défectuosités de l'ouïe au point de vue du service militaire.* »

M. BONNAFONT fait observer qu'en France la plupart des desiderata signalés par M. le Rapporteur n'existent plus. Les cas litigieux sont en général tranchés en faveur du réclamant. Un examen approfondi est

---

(1) Aristote de hist. animal, t. IV, Chap. IX métaphysique.

(2) *Quod vitium impedit fidem; nam surdus Litteras, quibus lectis fidem concipiat, discere non potest.*

(3) *Investigateur,* journal des études historiques (Juillet-Octobre).

rarement jugé nécessaire et il n'y a que les cas de maladies simulées et qui ne peuvent être constatées séance tenante qui sont renvoyés à un examen ultérieur.

M. Guye désire que la question soit examinée à un point de vue plus général que ne le fait M. Bonnafont. Il ne s'agit pas de discuter quelle est la moins mauvaise des réglementations actuellement en vigueur, mais de rechercher les dispositions réglementaires les plus désirables, les plus parfaites possible. Ainsi, dans la question de la perforation du tympan, traumatique ou non, le problème doit être posé comme suit : *Est-il utile ou juste d'exposer un homme atteint de perforation du tympan aux influences fâcheuses du service militaire?* L'orateur, se rangeant à l'opinion émise dans le rapport, affirme que la réponse ne peut être douteuse : « Il y a *injustice*, au point de vue de l'individu, il y a *danger* au point de vue de l'État. » Quand bien même la perforation serait traumatique et volontaire, il y aurait lieu de ne se prononcer sur l'aptitude de l'individu qu'après l'avoir soumis à un traitement dans un hôpital, car nous savons que cette lésion entraîne fréquemment un catarrhe chronique qui ne tarde pas à mettre le sujet dans les mêmes conditions que celles résultant d'une perforation spontanée de tympan.

M. Bonnafont maintient son opinion quant à la possibilité d'incorporer les individus atteints de perforation du tympan.

M. le Rapporteur désire qu'il soit procédé méthodiquement à l'examen des différents points sur lesquels il a appelé l'attention de l'Assemblée. Il propose à cet effet de tenir sous les yeux les conclusions et le tableau qu'il a fait transcrire et de se guider sur ce canevas pour en discuter les données point par point.

Cette motion est adoptée et la discussion ainsi réglée s'engage sur tous les points litigieux.

M. Bonnafont se déclare opposé à la distinction entre le *service actif* et le *service sédentaire*, laquelle selon lui n'est pas rationnelle : on est *apte* ou *on ne l'est pas*, on est *bon* ou *mauvais*. Les conditions d'aptitude une fois fixées, il est inutile de compliquer les choses par des atermoiements qui ouvrent la porte à des actes d'injustice ou de favoritisme.

M. Guye n'approuve pas les votes partiels sur tel ou tel point du tableau dressé par M. le Rapporteur. Il pense qu'il y a là des questions de détail qui peuvent engager, à la suite d'un vote, l'opinion personnelle des membres de la Section.

M. Delstanche, père, fait observer à M. Guye que ce tableau est seulement destiné à guider la discussion et qu'il ne fait partie intégrante ni du rapport ni des conclusions, sur lesquelles il sera voté.

M. Delstanche, fils, désire au contraire que ce tableau soit considéré comme une annexe importante à son rapport, et que, par conséquent, il puisse, dans l'avenir, au même titre que les conclusions, servir de base à

la législation sur la matière en discussion. Il fait néanmoins remarquer
que le Congrès discute au point de vue de la science pure, et non à
celui de la législation ; que son rôle se borne donc à formuler des vœux
avec l'espoir qu'il en sera tenu compte.

Sur la proposition de M. GUYE, les conclusions du rapport de M. Delstanche, fils, légèrement modifiées en quelques endroits, sont mises aux
voix une à une et adoptées à l'unanimité des membres présents.

Il y sera annexé une 6me conclusion, ainsi formulée par M. Guye :

6°. « Il est utile de distinguer entre une aptitude absolue et une
» aptitude partielle, entre le service actif et le service sédentaire, entre
» l'exemption temporaire et l'exemption définitive, et de formuler nette-
» ment les conditions qui caractérisent ces différentes catégories. »

Comme base de ces distinctions, l'Assemblée adopte le tableau dressé
par M. le Rapporteur, et qui, conjointement avec le rapport, a servi de
point de départ à la discussion.

La séance est levée à 1 heure.

<table>
<tr><td>Les Secrétaires,</td><td>Le Président,</td></tr>
<tr><td>DELSTANCHE, fils.</td><td>DELSTANCHE, père.</td></tr>
<tr><td>LEDEGANCK.</td><td></td></tr>
</table>

SÉANCE DU 23 SEPTEMBRE 1875.

La séance est ouverte à 11 heures sous la présidence de M. DELSTANCHE,
père.

Avant d'aborder l'ordre du jour, M. SAPOLINI obtient la parole pour
faire une motion, en vue d'engager les médecins de tous les pays à faire
une enquête concernant le nombre des *muets* non atteints de surdité
(aphasie congénitale et acquise).

M. DELSTANCHE, fils, propose un amendement à cette motion : il désirerait que l'on s'occupât en même temps des sourds-muets, les documents
statistiques concernant ces malheureux étant encore très incomplets dans
beaucoup de contrées.

M. SAPOLINI ne s'y oppose nullement et voudrait même voir l'enquête
s'étendre aux bègues. Il se réserve de déposer une proposition en ce sens
à l'assemblée générale. (*Adopté*).

M. DELSTANCHE, fils, demande à son tour la parole pour une motion d'ordre.
Il serait, selon lui, très désirable qu'avant de se séparer, ceux de MM. les
membres de la Section d'otologie qui auraient à l'étude des questions
afférentes à leur spécialité, sur lesquelles ils jugeraient opportun d'attirer
l'attention, voulussent bien les formuler. Elles seraient inscrites, dès
à présent, et l'on pourrait faire choix parmi elles des questions à inscrire
au programme du prochain Congrès.

L'ordre du jour appelle une communication de M. Sapolini « *Sur les instruments destinés à l'extraction des corps étrangers du conduit auditif externe.* » L'honorable membre fait ressortir successivement l'insuffisance du levier, du petit forceps et de la curette de Leroy-d'Etiolles, malgré les perfectionnements qu'il a lui-même apportés à ces deux derniers instruments. Il présente ensuite à l'Assemblée un nouvel instrument de son invention réalisant, à son avis, toutes les améliorations dont les défectuosités des instruments précédemment employés lui avaient signalé la nécessité. C'est un petit appareil, composé essentiellement de deux lames curvilignes, dont l'une est fixe, l'autre mobile autour de son axe; elles sont enfermées l'une et l'autre dans un tube cylindrique assez long. Les deux lames s'emboîtent parfaitement de façon à n'en former qu'une seule, doublement épaisse. On glisse les deux lames ainsi disposées le long du corps étranger jusqu'à ce que celui-ci se trouve dans la concavité. Dès lors il suffit de faire décrire à la lame mobile un mouvement de demi-cercle, pour que l'objet se trouve emprisonné comme entre les mors d'une pince. Si l'on ne parvient pas à faire exécuter à la lame mobile son demi mouvement de rotation complet, alors les deux lames, pour peu que l'on parvienne à les écarter l'une de l'autre, forment cuiller et l'on a sur le côté du corps étranger un plan fixe et résistant contre lequel on peut pousser sans danger la pincette à extraction.

La description détaillée de cet instrument se trouve dans une brochure de M. Sapolini : « *Nuovo istrumento per l'estrazione dei corpi stranieri dal condotto acustico esterno.* Milano 1875 », que l'auteur a bien voulu distribuer aux membres présents à la séance.

M. Guye, tout en rendant hommage à l'esprit inventif dont témoignent les ingénieux instruments présentés à l'assemblée par M. Sapolini, émet quelques doutes quant à leur utilité pratique. En thèse générale, il trouve la construction de ces instruments trop compliquée. L'épaisseur des lames courbes doit bien souvent être un obstacle à leur introduction; d'un autre côté, si l'épaisseur en était réduite, le manque de solidité qui en résulterait exposerait à des inconvénients plus graves encore. L'instrument que M. Guye a fait construire il y a quelques années n'encourt pas, selon lui, les mêmes reproches. C'est un forceps en miniature, dont les branches se placent l'une après l'autre pour être ensuite articulées, et dont les extrémités en forme d'anneau, légèrement concaves sur leur face interne, s'insinuent aisément entre la paroi du conduit auditif et le corps étranger. Toutefois, M. Guye déclare que cet instrument, qu'il avait fait construire en vue d'un cas spécial, n'a pas jusqu'ici été utilisé par lui sur le vivant; néanmoins, les expériences qu'il a instituées sur le cadavre, en se plaçant dans les conditions les plus désavantageuses, ne lui laissent aucun doute sur l'efficacité de son petit forceps. D'autre part, il se sert fréquemment de l'une des branches de cet instrument en guise de levier, soit pour ébranler un corps étranger, soit, lorsqu'il s'agit d'une concrétion cérumineuse, pour en hâter l'expulsion en ouvrant, entre elle et la paroi du conduit, un passage au liquide de l'injection. Il termine en se louant de l'emploi des petites pinces articulées de Voltolini, pour extraire les corps étrangers longs et étroits couchés sur le tympan, comme par exemple des fragments d'allumette, etc.

M. Van Hoek a employé sans succès le petit forceps de M. Guye, dans un cas où il s'agissait d'extraire une petite pierre située au fond du conduit; il ne parvint pas à articuler les branches de l'instrument.

M. Bonnafont pense que si, au lieu de se laisser aller à un effroi que rien ne justifie, on voulait bien réfléchir à l'innocuité presque constante des corps étrangers dans l'oreille, et d'autre part aux dangers auxquels exposent les tentatives d'extraction, on aurait moins souvent recours à l'emploi des grands moyens. Les instruments les mieux entendus n'échappent pas au reproche d'enfoncer souvent le corps étranger qui, sans l'intervention inopportune de l'opérateur, sortirait presque toujours tout seul par la même voie qu'il a parcourue pour pénétrer dans le conduit. Il y a nécessairement une distinction à faire en ce qui concerne les corps susceptibles de se gonfler sous l'influence de l'humidité et qu'il importe pour cette raison d'éliminer sans retard. L'orateur appuie sa manière de voir sur plusieurs observations contenues dans une note qu'il vient de publier [1].

M. Delstanche, père, cite un fait non moins concluant en faveur de l'abstention. Pour ce praticien, l'emploi de l'instrument de M. Guye, en vue de détacher partiellement un bouchon cérumineux, peut offrir certains avantages, mais bon nombre d'autres instruments remplissent tout aussi bien cet objet. On peut aussi, dans le but d'accélérer la désagrégation de bouchons durs, en entamer la surface à l'aide d'une sonde ou les percer, à l'exemple de M. Bonnafont, au moyen d'une petite vrille.

M. Delstanche, fils, ne veut pas contester que l'extraction des corps étrangers au moyen d'instruments ne puisse être nécessaire dans certain cas donné, mais il s'étonne de n'avoir jamais, depuis 12 ans qu'il pratique, (si ce n'est dans une circonstance où les procédés de MM. Guye et Sapolini de même que la méthode agglutinative de M. Lœwenberg n'auraient pu lui être d'aucun secours), rencontré de cas où il ne soit point parvenu à éliminer les corps étrangers, quels qu'ils fussent, à l'aide de simples injections aqueuses. L'emploi de ce moyen exige parfois, il est vrai, beaucoup de patience, notamment lorsque le corps est profondément enfoncé dans le conduit par suite de tentatives d'extraction antérieures. L'expérience de son père durant sa longue carrière médicale et le fait que son honorable confrère d'Amsterdam n'a pas eu l'occasion encore de recourir à son procédé d'extraction sur le vivant, ne sont pas moins concluants en faveur des injections simples. Seulement, en vue d'atténuer

---

(1) *Annales des maladies de l'oreille et du larynx*, (1875), Tome I, page 250.

l'inconvénient qu'offrent ces dernières de provoquer à la longue des vertiges et d'autres phénomènes réflexes encore plus pénibles, il a l'habitude d'alterner l'emploi des injections d'eau avec celui de douches d'air énergiques et saccadées au moyen d'une poire à insufflation, et il a vu maintes fois l'air projeté de la sorte amener brusquement au dehors des corps étrangers que n'avaient pu déplacer d'une façon sensible les injections aqueuses employées d'abord. Pour favoriser l'action de la douche d'air, il conseille de donner au conduit auditif une direction perpendiculaire au sol. Toutefois la chose n'est pas indispensable, comme le prouve le fait qu'il lui est arrivé souvent de provoquer involontairement l'expulsion de corps étrangers mobiles, parfois même de polypes plus ou moins volumineux mais à pédicule étroit, pendant que, selon son habitude, il projetait de l'air dans l'oreille pour la débarrasser de l'eau qui y était restée à la suite d'une injection.

M. GUYE admet parfaitement, pour en avoir été témoin plusieurs fois depuis qu'il utilise pour sécher l'oreille le procédé en question, que les douches d'air puissent produire les effets signalés par M. Delstanche, fils ; mais il croit qu'au lieu de la position que ce dernier donne à l'oreille du patient, il est préférable, surtout s'il s'agit d'un enfant, de le coucher sur une table dans la position supine et la tête pendante, ainsi que Voltolini en donne le conseil. L'angle supérieur que forme le tympan avec le conduit étant très obtus, on conçoit que cette position doive favoriser davantage le glissement du corps étranger. Il relate le cas d'un enfant chez lequel un corps mobile situé au fond du conduit, et qu'il ne réussissait pas à entraîner au dehors à l'aide d'injections aqueuses, sortit aussitôt qu'il eut donné à la tête la position indiquée plus haut.

M. SAPOLINI fait remarquer qu'il existe dans le Milanais une pratique populaire qui tend à corroborer l'efficacité du procédé qui a si bien réussi à M. Guye : on saisit simplement les enfants par les pieds et on les secoue de manière à obtenir l'expulsion du corps étranger.

La question de la chloroformisation préalable à l'extraction des corps étrangers dans les cas difficiles rencontre des partisans et des adversaires parmi les membres de la Section. Tandis que MM. BONNAFONT et SAPOLINI déclarent n'y vouloir recourir dans aucun cas, M. GUYE est d'avis que c'est parfois le seul moyen de réussir sans exposer l'organe auditif à de graves lésions. Il cite notamment deux cas où il a pu, grâce au chloroforme, extraire sans trop de difficulté un séquestre osseux situé dans les parties profondes de l'organe auditif, opération qu'il aurait hésité à entreprendre s'il n'avait pu compter d'une façon absolue sur l'immobilité du malade.

La séance est levée à 1 heure.

Le Président,
DELSTANCHE, père.

Les Secrétaires,
DELSTANCHE, fils.
    LEDEGANCK.

SÉANCE DU 24 SEPTEMBRE 1875.

—

La séance est ouverte à 11 heures sous la présidence de M. Delstanche, père.

Le premier objet à l'ordre du jour est la discussion du « *Mémoire de M. Bonnafont*, lu dans une séance précédente, *sur la responsabilité des sourds-muets.* »

M. Guye demande la parole pour faire ressortir quelques faits et relever quelques questions de détail sur lesquels il n'est pas en accord parfait avec l'auteur. Il n'admet pas la non-responsabilité des sourds-muets dans un sens aussi absolu que M. Bonnafont. Un sourd-muet qui, dans son enfance, aura reçu une éducation soignée, qui observe et lit des ouvrages de tout genre, sera bien souvent, malgré son infirmité, supérieur en discernement à un homme de la classe nécessiteuse n'ayant jamais reçu la moindre instruction. Selon M. Guye, la responsabilité du premier est au moins égale sinon supérieure à celle du second. En second lieu, il n'admet pas non plus la distinction absolue entre la surdi-mutité congénitale et la surdi-mutité acquise, au point de vue de la responsabilité. Celle-ci devrait être appréciée dans chaque cas isolé, et l'on ne pourrait jamais se prononcer d'avance sur cette question. Enfin, M. Guye combat la doctrine du danger des unions consanguines entre gens bien portants, au point de vue de la surdi-mutité. Pour expliquer les cas qui semblent contredire sa manière de voir, il fait observer qu'il peut exister chez les membres d'une même famille, soit à cause d'un vice de conformation, soit pour tout autre motif, une prédisposition latente héréditaire aux anomalies de l'oreille. Or, il est évident qu'une pareille prédisposition existant chez les deux conjoints sera *doublée* en quelques sorte chez les enfants issus de leur union. Selon M. Guye, les prescriptions religieuses qui condamnent les unions consanguines ont pour véritable but de s'opposer à des relations intimes prématurées entre jeunes gens qui, à cause des liens de parenté, sont appelés à se voir fréquemment, et qu'il s'agit d'influencer par la perspective d'un obstacle absolu à leur union définitive.

M. Bonnafont, répondant à M. Guye, se déclare tout d'abord l'adversaire de la doctrine qui considère comme dangereuses les unions consanguines. Si cette opinion est exprimée dans son mémoire, elle est mise nettement sur le compte des législateurs anciens, et l'auteur ne s'est nullement prononcé en leur faveur.

Quant à la question de la responsabilité des sourds-muets, que l'on voudrait faire découler d'un certain degré d'éducabilité, M. Bonnafont soutient qu'un muet complétement sourd ne pourra jamais arriver à un degré d'instruction suffisant pour qu'il ait conscience complète de ses actes; il sera toujours un être mal développé. M. Bonnafont n'ignore pas qu'il se trouve des campagnards dont le degré d'intelligence les met au niveau des crétins et pour lesquels on pourrait tout aussi bien admettre un certain degré d'irresponsabilité, mais l'abrutissement relatif de ceux-ci ne diminue en rien l'irresponsabilité des sourds-muets qu'on peut leur assimiler d'ailleurs. Quant à l'aptitude des sourds-muets pour apprendre à parler, l'orateur estime qu'on se fait d'étranges illusions à cet égard. Selon lui, la méthode nouvelle introduite par les Allemands n'a produit que de pauvres résultats. Les visites qu'il a faites aux écoles de Vienne et de Berne l'ont confirmé dans son opinion, et il se demande s'il valait bien la peine d'arborer une méthode nouvelle pour n'aboutir, en fin de compte, après tant d'efforts, qu'à une espèce de *coassement* qui remplace si désavantageusement le langage par signes, lequel est et restera toujours, quoi qu'on fasse, le langage naturel des sourds-muets.

M. Guye tient absolument à ne pas laisser supposer qu'il s'associe à l'opinion défavorable de M. Bonnafont sur la valeur de la nouvelle méthode. Si son honorable confrère de Paris l'a vue échouer à Vienne et à Berne, lui, de son côté, a été témoin de résultats très encourageants à l'école de Leipzig. L'intonation de voix désagréable n'empêche pas que les sourds-muets ne disent des choses très intelligibles, et ce *coassement* (ainsi que M. Bonnafont l'appelle avec une nuance de dédain) peut leur rendre les plus grands services du moment qu'ils sont en contact avec des personnes étrangères à l'Institution. Il reconnaît volontiers que les sourds-muets n'arrivent à parler qu'à la suite d'efforts souvent pénibles et que, laissés seuls, ils reviennent immédiatement au langage par signes. M. Bonnafont est certainement dans le vrai quand il revendique le langage par signes comme le langage naturel de ces malheureux. Aussi aucun réformateur ne songe-t-il à le leur enlever. Ce sont uniquement les signes graphiques, l'expression des vocables abstraits par le moyen du jeu des doigts, que l'on s'évertue à remplacer par quelque chose de plus parfait, de plus intelligible pour la masse du public. Ce n'est donc pas à la mimique des sourds-muets, c'est à l'usage des signes artificiels que s'adresse la réforme dont M. Guye se déclare le chaud partisan.

M. Delstanche, fils, appuie les considérations de M. Guye. Il faut, selon lui, encourager autant que possible l'enseignement de la parole. Il reconnaît avec M. Bonnafont que ce langage a quelque chose de désagréable, qu'il donne parfois une expression pénible à la physionomie du sourd-muet, tandis que la mimique lui donne, au contraire, quelque chose d'infiniment expressif, mais, en définitive, cette apparence extérieure du sourd-muet ne préjuge en rien de son intelligence. Considérée au point de vue purement humanitaire, la question ne peut être tranchée qu'en faveur de l'enseignement de la parole. L'usage de la parole, quelqu'imparfaite qu'elle soit, arrache le sourd-muet à son isolement dans la société et peut à un moment donné acquérir une importance capitale au point de vue de la conservation de l'individu. C'est une arme défensive qu'il est de notre devoir de mettre à la disposition du sourd-muet.

M. Guye oppose encore au réquisitoire de M. Bonnafont contre la nouvelle méthode les résultats observés dans les instituts de sourds-muets en Hollande. Là, les deux méthodes se trouvaient en présence et avaient chacune leurs partisans. Or, les résultats obtenus à Rotterdam par la méthode allemande ont été si concluants que l'Institut d'une autre grande ville, Groningue, a dû abandonner l'ancien système d'éducation par signes et a reconnu, en l'adoptant à son tour, la supériorité du système pratiqué à Rotterdam.

M. Sapolini, se fondant sur les résultats obtenus en Italie, vient à son tour rompre une lance en faveur de la méthode nouvelle. Il a constaté à maintes reprises que des sourds-muets étaient arrivés à pouvoir se faire comprendre d'une manière intelligible, et leur langage, sans être bien harmonieux à l'oreille, était toutefois supérieur au *coussement* si insupportable aux oreilles de M. Bonnafont.

M. Bonnafont ne songe nullement à révoquer en doute les faits avancés par MM Guye et Sapolini, mais il fait toutes ses réserves quant au degré de surdité dont pouvaient être affectés les élèves qui sont arrivés à d'aussi heureux résultats. S'était-on assuré au préalable du degré de l'ouïe chez tous les pupilles des asiles mentionnés ? Son expérience personnelle lui laisse beaucoup de doutes à cet égard. A l'Institut de Vienne, beaucoup d'élèves entendaient le diapason ; on peut dans ce cas presque toujours percevoir la voix, et tous ces enfants à qui l'on peut apprendre à parler, M. Bonnafont leur dénie la qualité de sourd-muet. Il a remarqué, en outre, que ce sont précisément ceux chez qui le diapason est le mieux perçu qui apprennent le plus facilement à parler.

M. Delstanche, fils, croit que l'on pourrait adopter un système mixte, en commençant par l'enseignement de la parole pour passer à l'étude plus abstraite des signes, ou bien, comme le préfère M. Sapolini, commencer par les signes et s'aider de ceux-ci pour apprendre à parler, selon que l'expérience se prononcerait en faveur de la priorité de l'un ou de l'autre de ces enseignements.

La discussion sur ce point est déclarée close.

La parole est à M. Bonnafont pour la présentation d'un nouveau perforateur du tympan.

M. Bonnafont commence par exposer ses vues sur l'importance de la perforation du tympan. Il assigne à cette opération une valeur analogue à celle que possède, dans le domaine ophthalmologique, l'extraction de la cataracte. La grande difficulté a toujours été de rendre permanente l'ouverture pratiquée au tympan, quel que soit le procédé par lequel on ait obtenu la solution de continuité : piqûre, incision, excision d'un lambeau, cautérisation, tout a pour résultat final la cicatrisation. L'objectif des recherches de M. Bonnafont a été de trouver un petit instrument que l'on pût laisser à demeure pour maintenir béante l'ouverture du tympan. Il mentionne ses premiers tâtonnements dans cette voie et les divers procédés auxquels il a eu successivement recours, avec plus ou moins de succès, avant de s'arrêter à son procédé actuel, qu'il exécute au moyen du petit appareil qu'il exhibe à l'Assemblée et qu'il a fait construire à Paris. Tel qu'il est, cet appareil est, d'après lui, susceptible encore de grands perfectionnements, et il exhorte tous les confrères présents à bien vouloir s'occuper de la chose, afin d'arriver à la solution définitive du problème dont il cherche la solution depuis de nombreuses années. L'appareil de M. Bonnafont consiste en un trocart, entouré d'un petit œillet mobile en aluminium destiné, lors du retrait de l'instrument, à rester dans l'ouverture du tympan et à s'y maintenir solidement, grâce à une petite arête qui le fixe sur le pourtour de la membrane. Pour surcroît de précaution, l'œillet est muni d'un fil qu'on laisse dans le conduit et au moyen duquel il serait toujours facile d'en opérer l'extraction.

M. Delstanche, fils, se plaît à reconnaître que le procédé inventé par M. Bonnafont se recommande de prime abord, tant par sa simplicité que par la rapidité de son exécution; mais il se demande s'il n'y aurait pas avantage à substituer à l'œillet métallique un œillet en caoutchouc durci, pour les raisons qui ont fait préférer ce dernier à M. Politzer. Il cite aussi, comme dignes de fixer l'attention, d'autres procédés qui ont en vue la solution du même problème, l'anneau d'or de Voltolini, la destruction répétée d'une portion du tympan par l'acide sulfurique, moyen qu'a utilisé avec succès Simrock, de New-York, et le procédé dont parle von Troeltsch, et qui consiste à découper dans le tympan un lambeau que l'on renverse et que l'on fixe sur un point de la membrane en avivant les surfaces mises en contact au moyen d'une piqûre.

M. Bonnafont ne croit pas qu'un pareil procédé ait jamais subi l'épreuve de la mise en pratique. Il met au défi l'opérateur le plus habile d'obtenir un semblable lambeau et de le fixer convenablement. Il répond à une observation de M. Guye, que le danger de voir tomber l'œillet dans la caisse n'est pas à craindre, et, quant à l'imminence d'une suppuration périphérique, il cite un cas dans lequel la présence de l'œillet ayant provoqué un peu d'inflammation et de suppuration, il se trouva d'accord avec M. Richet, de Paris, pour laisser néanmoins l'instrument à demeure. L'évènement démontra qu'il n'y avait là aucun danger à redouter.

M. van Hoek fait une « *Communication relative à l'acide salicylique.* » Cet agent antifermentescible est employé avec succès par l'éminent spécialiste de Nimègue dans tous les cas d'écoulements purulents chroniques.

Il a vu des exemples d'otorrhées qui avaient résisté à l'emploi d'autres agents topiques et qui cédaient comme par enchantement à l'emploi de l'acide salicylique. Sans se prononcer sur le mode d'action de ce dernier, M. van Hoek est porté à attribuer les succès obtenus à l'influence qu'il exerce d'une façon encore plus marquée que l'acide phénique sur les bactéries et les vibrions, tout en ne présentant pas, comme ce dernier, l'inconvénient d'une odeur pénétrante et fort désagréable à beaucoup de personnes. L'orateur croit que ce nouvel agent sera surtout utile à employer chez les malades que le médecin ne peut voir que de loin en loin. Il l'emploie en solution aqueuse de 1 °/₀.

M. Ogston fait observer que l'on favorise singulièrement la solution de l'acide salicylique par l'intermédiaire du borax : l'addition de 4 °/₀ de borax permet de dissoudre complétement 5 °/° d'acide salicylique cristallisé.

Une discussion s'engage sur la préférence à donner à tels ou tels agents topiques dans les cas d'otorrhée. Chaque méthode a, pour ainsi dire, ses partisans. Chaque médecin insiste sur un topique dont il se loue particulièrement; l'un préconise l'acétate de plomb, l'autre le sulfate de cuivre ou de zinc, un troisième le chloral, etc. Mais quant à l'acide salicylique, les données expérimentales font encore défaut.

M. Ledeganck fait remarquer que l'action de l'acide salicylique est, en ce moment même, à l'étude dans différentes sections du présent Congrès ; il cite quelques résultats provisoires et quelques expériences qui lui sont personnelles; mais, en présence de l'incertitude qui règne encore sur cette substance, il propose d'inscrire la question de l'acide salicylique au nombre de celles qui pourraient figurer avantageusement au programme de la section otologique du futur congrès.

M. Guye estime que cette question n'a pas un caractère suffisamment spécial pour qu'il y ait lieu de donner suite à la proposition de M. Ledeganck ; elle rentre plutôt dans le domaine de la chirurgie générale, on pourrait même dire de la médecine publique.

Sur cette observation, la proposition est retirée.

M. Ogston signale encore comme résultat définitivement acquis, que l'acide salicylique n'entrave pas le bourgeonnement ni la cicatrisation des plaies avec lesquelles il est mis en contact, tandis que l'acide phénique a précisement cet inconvénient. On a trouvé le moyen de saturer d'acide salicylique l'ouate destinée aux pansements, et ce nouveau procédé, entré déjà dans la pratique chirurgicale, a fourni de bons résultats. L'ouate ainsi préparée pourrait être substituée avec avantage à l'ouate ordinaire dans les cas d'otorrhée.

La séance est close à 1 heure et demie.

<table>
<tr><td>Les Secrétaires,</td><td>Le Président,</td></tr>
<tr><td>Ledeganck.</td><td>Delstanche, père.</td></tr>
<tr><td>Delstanche, fils.</td><td></td></tr>
</table>

SÉANCE DU 25 SEPTEMBRE 1875.

—

La séance est ouverte à 11 heures sous la présidence de M. DELSTANCHE, père.

M. DELSTANCHE, père, demande à revenir quelques instants encore sur la question de la responsabilité des sourds-muets. Ceux qui admettent pour ces malheureux un certain degré de responsabilité — en rapport avec leur éducabilité — ne tiennent pas suffisamment compte des conditions spéciales dans lesquelles ont été élevés et vivent les sourds-muets. Tout le monde sait que les sourds-muets sont extrêmement irascibles et que la cause la plus futile provoque souvent chez eux des colères épouvantables. Beaucoup d'entre eux sont épileptiques. Le mémoire de M. Bonnafont donne à penser que les individus atteints de surdi-mutité seraient mis au ban de la société. Cela peut être le cas dans certaines contrées, mais il en est heureusement tout autrement dans beaucoup de pays. Chez des nations moins civilisées que la nôtre, on voit le sourd-muet être l'objet d'une véritable vénération; même dans nos campagnes, le sort des sourds-muets ont infiniment préférable à ce qu'il est dans les grands centres de population.

M. HICGUET confirme l'assertion de M. Delstanche en ce qui concerne la condition des sourds-muets dans nos campagnes.

M. DELSTANCHE, fils, est également d'avis que, pour apprécier le degré de responsabilité des sourds-muets, il faut tenir compte de plusieurs circonstances autres que celle de leur infirmité physique. Il se demande si l'absence, chez eux, de toute éducation n'est pas infiniment plus grave, au point de vue de l'irresponsabilité, que l'absence de l'ouïe et de la faculté de parler.

M. DELSTANCHE, père, entre dans quelques développements relatifs aux unions entre sourds-muets, et insiste particulièrement sur ce fait remarquable que, de ces unions qui ne sont pas rares, il n'est jamais résulté d'enfants atteints de surdi-mutité; au moins l'orateur n'en connait-il pas d'exemple.

M. GUYE confirme la chose en ce qui concerne la ville d'Amsterdam, où des unions assez fréquentes entre sourds-muets n'ont produit que des enfants dont l'ouïe, en général, ne laisse rien à désirer.

M. OGSTON obtient la parole pour entretenir l'Assemblée « *De l'entrée de l'air dans l'oreille moyenne chez les nouveau-nés.* » On sait que, lorsque l'on examine l'oreille moyenne d'un fœtus à terme, on trouve cette cavité remplie d'une espèce de gelée qui disparaît graduellement à mesure que l'air pénètre dans la caisse à travers la trompe sous l'influence des mouvements respiratoires. M. Wreden, de Sᵗ Pétersbourg, prétend qu'il n'y a plus de trace de cette substance 24 heures après la naissance, tandis qu'une respiration de 12 heures seulement ne suffit pas à la faire disparaître entièrement. Il y aurait lieu, d'après cet auteur, d'attribuer une grande valeur médico-légale à la présence de l'air dans la caisse d'un nouveau-né, en vue d'établir que la respiration s'est effectuée chez lui.

L'orateur s'est occupé, dans ces derniers temps, de vérifier l'exactitude de ces allégations. Ses recherches ont porté jusqu'à présent sur 10 ou 11 cas : 4 dans lesquels la vie s'était éteinte dès le premier jour, 6 ou 7 où elle avait eu une durée variable de 1 à 5 semaines. Il rencontre des différences notables dans l'état de l'oreille moyenne, même pour les enfants n'ayant vécu que quelques heures. Ainsi, chez l'un d'eux qui n'avait respiré qu'imparfaitement, ainsi qu'en faisait foi l'état des poumons, la caisse était remplie d'air et ne présentait plus de trace de la substance gélatineuse; chez d'autres, au contraire, quoique la respiration se fût bien effectuée, l'oreille moyenne ne contenait pas ou presque pas d'air : ce qui ôte beaucoup de valeur aux observations de M. Wreden, surtout au point de vue de la médecine légale. M. Ogston croit néanmoins que, si l'absence de l'air n'a pas une valeur absolue, sa présence est un signe positif, incontestable, que l'enfant a respiré.

M. Delstanche, fils, fait observer que M. Ogston n'est pas le premier qui ait songé à contrôler l'exactitude des faits avancés par M. Wreden. Cette question a été étudiée depuis par MM. von Troeltsch, Zanfal (de Prague) et surtout par Wendt, de Leipzig. Dans un travail qu'il a fait paraître dans le tome XIVᵉ de l'« Archiv für Heilkunde », M. Wendt relate le résultat de ses recherches sur plus de 500 oreilles de fœtus et de nouveau-nés, et arrive à la conclusion que, chez les uns comme chez les autres, le fait de trouver dans son intégrité le coussinet gélatineux de l'oreille moyenne prouve qu'il n'y a pas eu de mouvement respiratoire énergique avant ou après la naissance, et *vice versâ*. M. Wendt explique l'abaissement du coussinet gélatineux constaté maintes fois par lui dans les oreilles d'enfants mort-nés, par l'établissement d'une respiration anticipée, intra-utérine, sous l'influence d'une perturbation de la circulation placentaire. Tandis que Zanfal ne croit pas que la pénétration de l'air dans l'oreille moyenne soit nécessaire à la disparition de la gélatine, M. Wendt est au contraire d'avis que l'examen de la caisse pourrait, dans une certaine mesure, tenir lieu des épreuves qui se font avec le tissu pulmonaire en vue de constater si l'enfant a respiré, dans les cas où les investigations médico-légales ne pourraient porter que sur la tête.

M. Ogston a constaté que, chez plusieurs enfants qui étaient morts d'une affection catarrhale des voies respiratoires compliquée de catarrhe de l'oreille moyenne, l'air faisait entièrement défaut dans la caisse, quoique la respiration eût été parfaitement établie. Il admet toutefois qu'en pareil cas l'air, après avoir déjà pénétré dans la caisse, peut en être refoulé plus tard par le gonflement des tissus et par la présence d'exsudats liquides dans cette cavité.

M. Sapolini s'est également occupé de la question, à la suite du bruit qu'avait fait dans le monde scientifique le travail de M. Wreden. Il a pratiqué 66 autopsies à cet effet, et il a *toujours* constaté l'existence d'une certaine quantité de gélatine, soit que l'enfant eût ou non respiré, soit qu'il eût vécu ou non. Cette gelée d'abord hyaline devient graduellement lactescente et opaque. L'existence de cette gelée est normale ; elle offre peu de résistance à l'entrée de l'air et M. Sapolini croit qu'elle s'élimine en grande partie par les trompes. Cette élimination s'effectue d'une manière lente et graduelle, et ce n'est que vers le 11ᵐᵉ ou 12ᵐᵉ mois de la vie extra-utérine qu'elle est complète.

La gélatine apparaît vers le 3ᵐᵉ mois de la vie fœtale. En ce moment, la cavité de l'oreille moyenne n'existe pas comme cavité ; elle est comblée par un tissu mou qui deviendra plus tard le coussin gélatineux. Celui-ci se ramollit graduellement, tandis que l'oreille moyenne s'élargit, et l'on est fondé à considérer ce tissu gélatineux comme une première ébauche du périoste qui tapisse la caisse. En ce qui concerne la valeur séméïotique de la présence de l'air dans la caisse des nouveau-nés, M. Sapolini estime que le moindre effort d'inspiration, le moindre « filet d'air » accessible à la caisse suffit pour amener une certaine dépression de la masse gélatineuse.

M. Delstanche, fils, demande à entretenir l'Assemblée d'un cas extrêmement remarquable d'« *Expulsion du labyrinthe osseux par le conduit auditif externe.* »

Il s'agit d'un petit garçon de trois ans qui, de même que ses parents, est d'une constitution éminemment scrofuleuse. Il existe chez le père une carie étendue du fémur. Lorsque cet enfant fut amené à la consultation de M. Delstanche (en Décembre 1872), le début de l'affection remontait déjà à un an. Il y avait eu d'abord un léger écoulement de l'oreille droite, et bientôt après le conduit s'était rempli de végétations charnues, saignant au moindre attouchement, et qui, au moment du premier examen, s'étaient développées au point de masquer en grande partie la concavité du pavillon. Il y avait en outre paralysie complète du facial droit. Les végétations furent enlevées au moyen de l'étrangleur, mais elles ne tardèrent pas à répulluler, et, l'emploi des caustiques n'ayant pas eu de meilleurs résultats, M. Delstanche avait renoncé à l'espoir de les détruire, lorsqu'un jour il constata la présence d'un corps dur dans le méat ; il en fit l'extraction : c'était la moitié du conduit auditif osseux ; à quelques jours de là, l'autre moitié se dégagea à son tour. Le bourgeonnement cependant ne s'était pas arrêté. Trois à quatre semaines après la sortie du deuxième séquestre (Avril 1875), la présence d'un nouveau corps dur et mobile fut constatée dans le conduit. Quoique favorisée par l'expulsion préalable des parois osseuses du canal auditif, l'extraction, à l'aide des pinces, de ce nouveau sequestre, ne s'opéra pas sans quelque difficulté. C'était l'oreille interne au grand complet, à part quelques portions des canaux semi-circulaires, qui se seront détachées probablement pendant

les efforts d'extraction et auront été éliminées plus tard. Depuis ce temps,
l'oreille droite est promptement revenue à un aspect normal; les végétations et l'écoulement ont disparu spontanément. Une cloison cicatricielle
qui, à première vue, pourrait en imposer pour un tympan pathologique,
termine en cul-de-sac le conduit.

Chose étonnante, pendant tout le cours de l'affection l'enfant n'a
jamais donné le moindre signe de douleur et n'a jamais cessé de se livrer
à ses jeux ; il n'y a pas eu de symptômes cérébraux, pas un jour de fièvre !
l'apophyse mastoïde n'a jamais été sensible à la pression, et il y a lieu de
croire qu'elle est restée entièrement étrangère au processus morbide.

L'enfant a été récemment affecté, et à deux reprises différentes, d'un
catarhe purulent aigu de l'oreille gauche, dont il s'est rapidement et
complétement remis. La paralysie faciale n'est plus, elle même, aussi apparente qu'elle l'était autrefois, surtout quand la figure est à l'état de repos.
M. Delstanche aurait désiré présenter l'enfant aux membres de la Section.
malheureusement il n'a pu parvenir à découvrir le domicile actuel des
parents.

M. Sapolini croit que, préalablement à l'expulsion du labyrinthe osseux,
il s'était formé une espèce de barrage qui aura isolé la masse cérébrale et les méninges. C'est du moins la seule façon de s'expliquer selon
lui l'absence de tout phénomène de ce côté.

M. Guye a observé un cas qui présente quelqu'analogie avec celui dont
M Delstanche, fils, vient de parler. Chez un enfant de 6 à 7 ans, il a vu
sortir, par le processus mastoïdien carié, les trois canaux semi-circulaires
et la moitié correspondante du vestibule. Malgré cette grave lésion,
l'enfant entend encore la montre par cette oreille à une distance variant
entre 4 et 20 centimètres. Il y a paralysie incomplète du facial, et l'enfant
est encore présenté tous les ans à une assemblée de médecins, afin de les
mettre à même de constater la persistance de l'ouïe du côté malade.

M. Sapolini demande la parole pour formuler deux propositions :
1" Il voudrait voir s'établir une nouvelle enquête internationale concernant la statistique des sourds-muets dans tous les pays. L'enquête
s'occuperait non-seulement des sourds-muets proprement dits, mais s'étendrait aussi aux cas de *surdité simple*, à ceux de *mutité simple* et à ceux de
bégaiement ; ces deux dernières affections se rattachent, selon M. Sapolini,
à une même lésion primitive, ayant son siége dans le nerf de Wrisberg,
et la même cause pouvant déterminer la mutité et le bégaiement.
M. Sapolini considère le nerf de Wrisberg comme un treizième nerf
crânien, ayant pour fonction spéciale l'articulation de la parole.
2' Il voudrait que les tentatives faites par M. Delstanche, père, pour
doter l'otiàtrie d'un acoumètre universel, fussent continuées. M. Delstanche
a indiqué les bases scientifiques de la construction ; il serait à désirer que
les essais se multipliassent, que les perfectionnements se suivissent et

s'accumulassent, de manière réaliser complètement à l'idée de M. Delstanche, pour l'époque du prochain Congrès international.

L'heure de clôturer les travaux étant venue, M. LE PRESIDENT adresse à
l'assemblée une courte allocution d'adieu. Il rappelle qu'à la première
réunion il regrettait l'absence de nombreux confrères, mais exprimait
néamoins l'espoir que la session actuelle ne serait pas stérile. Aujourd'hui,
il est heureux de constater que le résultat a dépassé de beaucoup son
attente, et il remercie les savants confrères qui ont apporté à ces débats
scientifiques le contingent de leurs lumières. Il espère les voir tous
réunis dans un prochain Congrès, et il est convaincu que les travaux
qui y seront présentés seront plus importants et plus nombreux encore
que ceux de la session qui vient de finir. (*Applaudissements.*)

Sur la motion de M. LEDEGANCK, l'assemblée, avant de se séparer,
exprime à son digne président toute sa gratitude pour la courtoisie et le
tact exquis avec lesquels il a rempli ses fonctions pendant toute la durée
de la session. (*Applaudissements prolongés.*)

La séance est levée à midi.

Le Président,
DELSTANCHE, père.

Les Secrétaires,
LEDEGANCK.
CH. DELSTANCHE.

HUITIÈME SECTION.

PSYCHIATRIE.

Les membres inscrits dans la section sont : MM.

1	Albutt.	16	Houzé, E.
2	Brown.	17	Ingels.
3	Buffet.	18	Jacobs.
4	Bulckens.	19	Lefebvre.
5	Charbonnier.	20	Mahaux.
6	Cornélis.	21	Marcovitz.
7	Cuylits.	22	Masoin.
8	De Downarowicz.	23	Oudart.
9	Demoor.	24	Porporati.
10	De Paepe.	25	Rommelaere.
11	De Smeth, Jos.	26	Schoenfeld.
12	Dewindt.	27	Semal, François.
13	Dubois.	28	Semal, Ch.
14	Hanau.	29	Vermeulen.
15	Houzé, père.		

SÉANCE DU 19 SEPTEMBRE 1875.

La séance s'ouvre immédiatement après l'assemblée générale d'inauguration des travaux du Congrès.

Prennent place au bureau : MM. BULCKENS, *président provisoire ;* B. C. INGELS et DE SMETH (Jos.), *secrétaires.*

M. LE PRÉSIDENT ouvre la séance par quelques paroles de bienvenue et propose de passer immédiatement à la constitution définitive du bureau.

M. BUFFET demande le maintien de la composition actuelle.
Cette proposition est adoptée par acclamation.

M. LE PRÉSIDENT remercie l'Assemblée et déclare accepter pour MM. les secrétaires. Quant à lui, il décline la charge de présider les travaux de la Section, à moins d'être secondé par deux présidents honoraires. Il propose, en conséquence, de décerner cet honneur à MM. PORPORATI, de Turin, et MARCOVITZ, de Bucharest.

Cette proposition est accueillie par les applaudissements de l'Assemblée. Ces Messieurs prennent place au bureau et M. PORPORATI s'assied au fauteuil de la présidence.

M. BULCKENS, répondant au désir manifesté par quelques membres du Congrès, propose une excursion à la Colonie d'aliénés de Gheel. Il entre à ce propos dans quelques détails sur l'organisation de la Colonie et fixe le programme de cette excursion, qui aura lieu vendredi prochain. Une liste est déposée sur le bureau, à l'effet de recevoir les signatures de MM. les Membres du Congrès qui voudront y prendre part.

L'assemblée décide que la section tiendra demain deux séances.

L'ordre du jour porte :

1° Rapport de M. SEMAL sur la question portée au programme : « *De la situation morale légale et du placement des aliénés criminels et dangereux* », et discussion des conclusions de ce travail.

2° Communication de M. le prof. MASOIN « *Sur le traitement des affections maniaques par les injections hypodermiques à haute dose.* »

La séance est levée à 3 heures.

Le Président,
PORPORATI.

Le Secrétaire,
B. C. INGELS.

SÉANCES DU 20 SEPTEMBRE 1875.

—

Séance du matin.

—

La séance s'ouvre à 10 1/2 heures.

Sont présents au bureau : MM. BULCKENS, *président ;* PORPORATI, *président d'honneur,* INGELS et JOS. DE SMETH, *secrétaires.*

M. PORPORATI occupe le fauteuil de la présidence.

Lecture et approbation du procès-verbal de la séance précédente.

M. OUDART, inspecteur des établissements d'aliénés, etc. au département de la Justice à Bruxelles, propose de soumettre à la discussion les deux questions suivantes :

1° Y a-t-il lieu d'établir des quartiers spéciaux pour les prévenus, les condamnés aliénés, ou faut-il les confondre avec les aliénés ordinaires?

2° En cas d'affirmative, faut-il établir des subdivisions dans les quartiers, pour les prévenus accusés, condamnés correctionnels et criminels, etc. ?

L'Assemblée, considérant que ces deux questions se rattachent intimement aux problèmes soulevés par M. SEMAL, décide qu'elles seront discutées immédiatement après ou en même temps que le rapport de ce dernier.

M. SEMAL lit son rapport intitulé : « *De la situation morale et légale et du placement des aliénés criminels et dangereux.* »

Messieurs. — Une tendance contemporaine nettement accentuée et bien louable cherche à dégager certains problèmes sociaux des entraves métaphysiques, pour les reporter dans le domaine des sciences positives. Tout en reconnaissant qu'il est juste d'encourager des efforts destinés à rétablir sur leurs assises naturelles les lois appelées à régir les sociétés, il faut cependant désirer que de prudentes et sages réserves président à ces encouragements, en vue de permettre et de préparer les moyens de transition. On n'ignore pas, en effet, que de longues périodes d'indécisions et de tâtonnements séparent la reconnaissance des principes de leur application pratique, et que chercher à les imposer prématurément, c'est pousser à des luttes et à des exagérations ennemies du véritable progrès. Aussi, parmi ces questions qui ont jusqu'ici préoccupé isolément certains esprits, en est-il qui subiront encore une désirable incubation avant d'avoir accès dans la science. Toutefois, celle sur laquelle nous appelons aujourd'hui l'attention des aliénistes semble opportune et mûre pour la discussion ; j'ajouterai que les circonstances l'imposent à notre examen, non seulement comme un droit, mais même comme un devoir. Cette affirmation paraîtra étrange à ceux qui proclament l'existence, en fait de responsabilité morale, d'une doctrine que nous sommes tenus d'appliquer en médecine légale, et dont il est d'autant plus dangereux de s'écarter que

des deux côtés de la voie où l'on entre ainsi se déroulent les abimes du matérialisme et du fatalisme. Je suis bien rassuré sur ce point : le rôle du médecin n'est pas d'envisager l'essence même des phénomènes qui sont les fondements de sa croyance scientifique, il se borne à en étudier la filiation, à en déterminer les rapports nécessaires, laissant à la théologie et à la philosophie la possession du domaine qu'elles se sont réservé. Mais de ce que nous n'empiétons pas sur ces sciences, s'ensuit il que nous devions prendre pour guide *une croyance a priori dont les principes théoriques ont été établis, sont exposés et défendus par elles, sans que la science médicale ait pris aucune part à cette œuvre?* S'il en était ainsi, nous ajouterions avec un savant et judicieux confrère : « que les docteurs dont la
» société tient la théorie pour vraie et indiscutable, reçoivent aussi d'elle
» la mission d'en faire l'application qu'elle comporte aux difficultés de
» la pratique judiciaire; que les tribunaux prennent leurs experts de
» psychologie légale parmi les docteurs en théologie ou en philosophie,
» et qu'on laisse le médecin à ses malades, car la raison, la conscience,
» et la dignité de celui-ci lui défendent de choisir pour guide, dans
» l'exercice de son grave ministère, les injonctions de la foi aveugle au
» lieu des lumières du savoir raisonné. » (Durand de Gros, ontologie, page 181.) C'est précisément parce que la société et les tribunaux s'adressent aux médecins chaque fois que la question du libre arbitre se formule dans des faits et sort de l'abstraction pure, qu'ils ont le droit et le devoir de rechercher leurs arguments ailleurs que dans l'arsenal vermoulu de la métaphysique, et d'emprunter d'autres armes que l'artillerie rouillée abandonnée sur les champs des discussions philosophiques. La dépendance de l'activité psychique vis à vis de l'organisme étant ainsi implicitement reconnue, par l'appel aux recherches médicales, amène naturellement à rechercher dans les conditions de ce dernier les éléments de conviction; mais n'oblige aucunement à attribuer aux organes de la volonté et de la pensée la génération, la création de la force qui les font agir ; et ce disant, l'on échappe à toute accusation de matérialisme; comme aussi, en restant dans les bornes de l'observation pure, on se sépare des écoles spiritualistes qui soutiennent, au mépris de l'expérience, que l'activité psychique est indépendante des organes.

Au reste, ces théories ennemies peuvent, à notre sens, se rencontrer sur le terrain de la conciliation, car il est relativement exact et par conséquent indifférent de considérer la matière comme une forme de la pensée ou la pensée comme une forme de la matière ; on peut en outre avancer que les idées et les sensations résultent de l'expérience individuelle, et reconnaître que l'individu résumant en lui l'expérience de sa race, possède certaines associations d'idées à l'état potentiel dépendant de rapports physiques préétablis, et que les excitations extérieures sont cependant, au début, nécessaires pour les mettre en évidence.

Une telle déclaration est de nature à contenter les idéalistes et les spiritualistes. En poursuivant l'examen des diverses doctrines, on verrait d'ailleurs qu'elles sont toutes indifférentes à celui qui ne se dissimule pas l'impossibilité de remonter au principe producteur des phénomènes et se borne à saisir le phénomène en lui-même; aussi la psychologie physiologique à laquelle nous serons forcés de demander secours, est-elle l'antithèse des conceptions du philosophe qui, d'après Proudhon, *s'enferme dans sa chambre, ferme ses contrevents, se met les poings sur les yeux et songe.* Aussi longtemps que la biologie n'était pas le point de départ des recherches, ou que celles-ci se bornaient à envisager l'état adulte de l'esprit, comme des formes constitutives et non comme des conditions

initales, ce progrès ne pouvait s'affirmer. Mais le jour où, abandonnant
les errements dogmatiques, on reconnut que, pour l'esprit comme pour
le corps, il n'y a point préformation ou préexistence, mais évolution
et épigénèse, on put, en changeant radicalement de méthode, concevoir
légitimement l'espoir d'établir a posteriori une métaphysique issue de
l'observation et de l'expérience, en remplacement d'hypothèses entachées
du double défaut de n'être pas susceptibles de vérification, et d'être en
outre incapables d'étendre nos connaissances, puisqu'elles se bornent
à donner un nom aux faits, sans jeter aucune clarté sur leurs rapports.

Mais, quelque fondé que soit cet espoir, quelque rationnelle que soit la
métaphysique ainsi comprise, nous n'aurons guère à lui emprunter, puisqu'il est inutile, pour le but que nous désirons atteindre, de satisfaire à un
instinct spéculatif en cherchant à abstraire les conditions qui déterminent
l'apparition d'un phénomène ; l'ordre seul des événements dont il est
l'expression doit nous préoccuper, et nous espérons que la discussion qui
va s'ouvrir restera également sur le terrain des faits de leur connaissance
et des lois qui peuvent en découler. Est-ce possible en psychologie ? Et
pourquoi non ? Les efforts faits pour tracer des limites naturelles entre
la psychologie et la physiologie ont totalement échoué et n'ont servi
qu'a affirmer ce principe désormais reconnu de la continuité des phénomènes naturels. Est-ce à dire, pour prendre un exemple, que nous ne con-
sidérions pas le cerveau comme l'organe principal et prépondérant de la
vie psychique ? Nullement, mais nous considérons comme erronée l'opinion
qui a prévalu longtemps et se réfugie encore chez quelques auteurs, que
le cerveau est doué de propriétés spéciales sans analogie aucune avec
celles des centres qui lui sont anatomiquement inférieurs, de même que
la prétention de refuser à ces derniers une participation proportionnelle
à leur importance, dans les aptitudes dévolues au centre cérébral. Ce qui
paraît rigoureusement exact, c'est que le cerveau résume en lui et au
degré le plus élevé, certaines propriétés, dont le germe réside, à des
degrés moindres, dans les autres parties du système nerveux. Aussi
cherchons-nous l'origine des mobiles humains dans une force non uniquement réservée au tissu nerveux cérébral, mais bien répandue dans l'ensemble du système.

On nous dira peut-être, à quoi tendent ces efforts ? Serait-ce à
nier qu'il existe chez l'homme la faculté d'agir, *dans certains cas*,
comme il lui plaît, ce dont personne ne doute et ce dont chacun de
vous pourrait à l'instant même fournir une preuve irrécusable ? Non,
Messieurs, mais, précisément parce qu'en me donnant un témoignage de
votre volonté, vous y auriez été amené par une provocation indirecte de
ma part, il est permis de dire qu'il y a à l'acte volontaire des causes qui
éveillent chez l'homme le désir d'agir dans l'un ou l'autre sens, et c'est à la
recherche de ces causes, de leur nature, de leur régularité d'action, que
nous allons nous livrer. Dans cet examen rapide des principes détermina-
teurs de nos actes, dont nous espérons voir jaillir une clarté nouvelle sur
la question de la responsabilité morale, on doit nécessairement commencer par définir ce que la médecine comprend sous le nom de « volonté »,
puisque de tout temps des doctrines ennemies exaltant outre mesure la
puissance de cette faculté, ou la battant victorieusement en brèche sur
certains points, ont jeté le penseur soucieux d'une opinion calme et
raisonnée, dans des hésitations rendues plus inextricables pour nos
aliénistes par la prétention de certains auteurs, de Michéa entre autres, de
trouver dans l'asservissement de la volonté le criterium tant désiré de la
folie. En recourant à la méthode usitée dans les sciences naturelles, l'ob-

servation et l'expérimentation, on verra peut-être la dialectique passionnée s'incliner devant le langage parfois brutal des faits.

Recherches physiologiques sur le pouvoir volontaire. — C'est évidemment dans le système nerveux que doit se trouver l'agent primitif de la volonté, puisque seul il peut éveiller les activités élémentaires et synergiques des autres parties de l'organisme, qui concourent à une manifestation actuelle, et qu'au point de vue tout objectif où nous nous plaçons, il n'est utile de la considérer que dans son expression extérieure. On peut d'autant mieux la confondre avec l'intermédiaire obligé dont elle se sert, que sans lui elle est réduite à l'impuissance, et qu'en étudiant la série des êtres vivants on la voit progresser avec le développement de son substratum. La volonté a pour organe le tissu nerveux au même titre que les sentiments et la raison, et à eux trois ne constituent que des aspects différents d'un même principe général.

Si la volonté est une fonction du système nerveux, elle doit indissolublement être liée aux destinées de cette partie de l'organisme, et c'est dans les aptitudes de celle-ci que résidera la mesure de son pouvoir. Jetons donc un coup-d'œil rapide sur l'ensemble du système nerveux.

Les phénomènes qui se produisent dans l'organisme des êtres vivants, en y comprenant les phénomènes d'ordre psychique, peuvent se ramener à une loi générale formulée par ces deux mots : action et réaction. L'action étant due à l'influence du milieu ambiant, et la réaction représentant la réponse de ce même organisme à l'impulsion reçue : *le rapport entre un organisme et son milieu constituera sa vie morale.* Mais l'organisme, comme toute matière, resterait inerte s'il n'empruntait au milieu où il vit la force primordiale de son activité, et, ce qui prouve aux yeux du physiologiste cette dépendance, c'est que les impressions n'agissent que sur l'extrémité périphérique des nerfs; c'est donc bien du dehors que doivent venir les excitations principales. Nous disons principales, car il existe dans le tissu nerveux un développement autochtone de la force acquise qui *secondairement* sert à éveiller ou mieux à renforcer l'énergie constante dont ce tissu est le siège. Les causes d'activité du tissu *intus* et *extra* doivent évidemment être de même nature, sinon l'on serait forcé d'admettre une manifestation spontanée de la matière. Ce qui viendrait à l'encontre des données les plus élémentaires des sciences naturelles, car j'admets avec Huxley qu' « il est entièrement impossible de prouver qu'un fait quel-
» conque puisse ne pas être l'effet d'une cause matérielle et nécessaire;
» j'admets aussi que la logique humaine est impuissante à démontrer
» qu'un acte quelconque est réellement spontané. Un acte réellement
» spontané est celui qui n'a pas de cause, et essayer de démontrer une
» pareille négation en face de la matière serait absurde. Aussi longtemps
» qu'il y aura ainsi impossibilité physique à démontrer qu'un phénomène
» donné n'est pas l'effet d'une cause matérielle, les progrès de la science
» doivent tendre, aujourd'hui plus que jamais, à l'expulsion graduelle de
» toutes les régions de l'intelligence humaine de ce que nous appelons
» esprit et spontanéité. »

D'un autre côté, si nous cessons de considérer les forces au point de vue des résultats multiples qu'elles produisent, ce qui a toujours eu pour conséquence d'abstraire des effets au détriment des causes, nous arrivons à cette conclusion que, dans les sciences physiques, y compris la biologie, tous les phénomènes observés doivent être ramenés à des modes de mouvement. Et ce n'est pas seulement la voie théorique qui conduit à ce résultat, les plus délicates recherches physiologiques aboutissent

également à proclamer *l'unité des forces physiques*. La force nerveuse
n'est qu'un simple mouvement moléculaire, qu'elle se dégage dans les
centres supérieurs ou dans les centres inférieurs, et de plus complétement analogue à celui qui est développé dans la matière brute; car, s'il
est logique d'admettre que les forces physiques sont de purs effets de
mouvements, pourquoi reculer devant les conséquences de cette pré-
misse et insinuer avec le P. Secchi que « dans les animaux existe un
principe supérieur à la matière qui en commande les réactions. » « En un
mot, dit cet auteur, qui essaie de concilier les inéluctables décisions de
la raison avec les nécessités de la foi, *dans les animaux, le mouvement, qui
est toujours le résultat du concours des forces physiques, joue seulement le
rôle d'instrument, de moyen mis à la disposition du principe supérieur, et il
est ordonné par ce principe en vue d'un but voulu.*

Cette manière d'arrêter l'esprit scientifique au seuil de la croyance
révélée, est heureusement répudiée par tous ceux qui ont pénétré plus
avant dans leurs recherches, et c'est seulement pour tout ce qui est par
conséquent en dehors de la science, que la conception d'un principe
immatériel et supérieur peut être invoqué. Mais, en restant dans les
limites déjà bien vastes où peut se mouvoir l'intelligence humaine, il n'y
a au fond de tous les phénomènes que du mouvement, et c'est seulement
en vue de la clarté et de la précision du sujet de nos investigations que
nous présentons les choses sous des formes discontinues et déterminées, sans que pour cela elles aient des caractères nets et tranchés. De là
est provenue la nécessité de ces délimitations parfois si arbitraires que
l'on trouve dans les sciences, et auxquelles nous avons obéi en envisageant
les phénomènes vitaux comme subordonnés à deux mobiles antagonistes.
Mais en fait, il y a identité entre les manifestations de la matière, qu'elle
soit matière nerveuse ou autre, qu'elle se trouve au sommet ou au bas de
l'échelle des êtres, et, relativement au sujet qui nous occupe, qu'elle soit
dans les centres nerveux, *encéphalique, médullaires* ou *ganglionnaires*, ou
même dans une simple cellule. Le prétendu principe supérieur que le
P. Secchi et son école localisent indubitablement dans le cerveau, devrait
se trouver aussi dans les centres inférieurs, puisque là aussi les actes sont
ordonnés en vue d'un but voulu.

Mais j'arrête cette digression, car s'il fallait démontrer l'inanité des
bornes futiles que la métaphysique a priori a semées sur la voie du progrès, j'abuserais longtemps encore de votre attention et m'éloignerais trop
du but de notre réunion. Revenons à notre sujet, en constatant que l'opinion la plus accréditée actuellement est celle qui envisage le processus
nerveux comme un mouvement moléculaire vibratoire, de nature thermo-
électrique, en faisant remarquer que la manifestation la plus simple de
la matière consiste également en un mouvement thermo-électrique, ce
qui confirme les vues que je vous exposais à l'instant. Toutefois une
propriété remarquable du processus nerveux, c'est qu'il croît en vitesse
et en effet produit, proportionnellement au chemin parcouru. D'où la
conclusion que le système nerveux dans son ensemble n'est pas seulement
récepteur et conducteur des excitations, mais qu'il est en outre, comme
nous l'avons dit précédemment, siège d'une force autochtone, dont le
foyer se trouve évidemment dans le tissu gris, dans l'élément cellulaire,
puisque le tissu fibreux a été reconnu simplement conducteur. Ces propriétés respectives du tissu blanc et du tissu gris se déduisent de leur
structure. Sur son parcours, le processus nerveux rencontre des centres de
renforcement, organes essentiellement nécessaires, si l'on considère qu'au
fur et à mesure qu'il progresse vers l'encéphale ou rétrograde vers la péri-

phérie, il rencontre des voies collatérales de diffusion, où sans leur secours, il irait s'irradier en s'affaiblissant de plus en plus; aussi, plus on s'élève, plus les amas de substance motrice se rencontrent considérables, et conséquemment plus leur rôle physiologique est important. Ces considérations nous amèneront à une déduction importante, relativement au pouvoir modérateur du cerveau sur les actes dépendant des centres inférieurs, pouvoir qu'il doit seulement à sa situation au sommet du système, et qu'il partage en proportion moindre avec des congénères situés inférieurement.

En effet, on a abandonné actuellement l'hypothèse d'un centre modérateur unique des mouvements réflexes, et la plupart des physiologistes, Vulpian entre autres, sont conduits à admettre que chaque point de la moëlle épinière joue le rôle de centre modérateur pour les points situés en arrière de lui. Ceci est très important à noter, si l'on réfléchit que, la nature des mouvements réflexes étant d'être involontaire, leur centre modérateur serait nécessairement un foyer d'activité *volontaire*, et, qu'en rejetant l'hypothèse de l'unité d'un tel organe, on est naturellement forcé de reconnaître à chaque petit centre médullaire une autonomie qui ruine du coup l'autocratie du cerveau.

De plus, en accordant crédit à l'opinion de Setschenow et Simonoff, qui localisent le centre modérateur des actes réflexes dans les couches optiques, *en dehors donc des hémisphères proprement dits*, on arrive forcément à cette conclusion que les *idées* peuvent bien être l'antécédent des actes volontaires, mais n'en sont point la cause unique, et qu'ils ont besoin pour être produits de l'intervention des sensations, puisque les couches optiques sont précisément le dernier échelon de la sensibilité; au-delà, les sensations se transforment en idées et en mouvements.

Le pouvoir volontaire ne serait donc pas localisé dans le cerveau pensant, *exclusivement du moins*, puisque les partisans des centres modérateurs n'ont pu les loger que dans l'encéphale; mais, en outre, il résulte des recherches expérimentales que la réflectivité de la moelle s'exagère au fur et à mesure que les sections transversales se rapprochent du renflement caudal (Vulpian et Schiff), ce qui porte à admettre l'opinion émise précédemment que chacun des petits centres qui existent dans la moelle, jouant le rôle de modérateur pour ceux qui lui sont inférieurs, participe au pouvoir volontaire attribué jusqu'ici exclusivement au cerveau proprement dit.

Mais là ne s'arrêterait pas l'analogie. La physiologie établit clairement, dit Claude Bernard dans son discours de réception à l'Académie française, que « la conscience a son siège exclusivement dans les lobes cérébraux ; » quant à l'*intelligence* elle-même, si on la considère d'une manière » générale et *comme une force qui harmonise les différents actes de la vie,* » *les règle et les approprie à leur but*, les expériences physiologiques » nous démontrent que cette force n'est point concentrée dans le seul » organe cérébral supérieur, et qu'elle réside au contraire à des degrés » divers dans une foule de centres nerveux, *inconscients*, échelonnés tout » le long de l'axe cérébro-spinal, et qui peuvent agir d'une façon indé- » pendante, quoique coordonnés et subordonnés hiérarchiquement les » uns aux autres (1). »

---

(1) C'est la reproduction de la théorie émise antérieurement par M. Durand de Gros, sous le nom de « polyzoïsme ».

En analysant ces paroles de l'illustre physiologiste, on est frappé de l'incompatibilité des idées qu'elles expriment et qui se résument à la supposition d'une *intelligence inconsciente*! Ou bien l'énergie des centres inférieurs n'est en aucune façon comparable à celle des lobes cérébraux, ou bien elle possède comme ceux-ci, quoiqu'à un degré moindre, intelligence et volonté, c'est-à-dire régularisation et appropriation des actes à un but déterminé; la seule différence, et elle résulterait exclusivement de la fonction spéciale du cerveau, c'est que ces actes ne sont liés à aucune idée, à aucun jugement ; il en ressortirait toujours que les actes volontaires, comme les actes involontaires, s'exécutent en vertu de rapports anatomiques préétablis.

Les contradictions qui ont été relevées dans le langage de M. Claude Bernard, et qui se retrouvent dans presque tous les auteurs qui se sont occupés de physiologie cérébrale, sont dues en grande partie à l'influence perfide que les termes empruntés à l'ancienne psychologie exercent sur les idées.

Ainsi, pour n'en citer qu'un exemple, on affirme généralement et sans hésitation que la conscience a son siège dans le cerveau, qu'elle en est même la fonction essentielle, sans qu'on se soit entendu préalablement sur la valeur du mot « conscience ». Ensuite, si la conscience est la fonction ou une fonction du cerveau, comment se fait-il qu'un grand nombre d'actions cérébrales en soient dépourvues?

La fonction serait donc séparable de l'organe.

Physiologiquement, une telle opinion est insoutenable et prouve le danger qu'il y a à se servir des termes de la psychologie métempirique, et c'est le cas de dire que la forme vicie le fond.

« Si l'on voulait faire œuvre utile pour la physiologie, dit Vulpian,
» il ne faudrait pas se contenter d'appliquer à la désignation des phéno-
» mènes qui ont lieu dans la moelle épinière, les dénominations adoptées
» pour les phénomènes cérébraux. Croire que l'on explique ainsi le
» fonctionnement de la moelle, c'est une grave illusion...... Il me paraît
» clair que ce n'est pas ainsi qu'on devrait faire. Les fonctions de la moelle
» sont moins compliquées que celles du cerveau, cela est incontestable.
» Sans faire table rase de nos conventions sur la physiologie du cerveau,
» il faudrait étudier avec le plus grand soin le mécanisme du fonctionne-
» ment de la moelle, puis, après avoir désigné par des dénominations
» nettes les divers phénomènes et les divers actes du fonctionnement
» médullaire, comparer ce fonctionnement à celui déjà plus compliqué
» de la moelle allongée, puis à celui des diverses parties du mésocéphale,
» puis à celui des noyaux intrà-cérébraux de substance grise, et enfin à
» celui des hémisphères cérébraux...... En allant ainsi des phénomènes
» les plus simples et les plus clairs relativement, aux phénomènes les
» plus complexes et les plus obscurs, on parviendrait sans doute à
» acquérir des notions plus justes sur la physiologie véritable du cerveau,
» que celles qu'on a fondées jusqu'ici sur les préoccupations de la philo-
» sophie. (Vulpian, article Moëlle. Dict. encycl. des sciences médicales.) »

La méthode préconisée par le physiologiste auquel nous empruntons cette citation est certes la seule rationnelle, mais les progrès de la science à laquelle il s'est voué n'en permettent qu'une application restreinte; toutefois elle semble suffisante au but que nous nous sommes proposé, en autorisant la comparaison générale entre l'activité cérébrale et l'activité médullaire.

Nous résumerons brièvement les résultats de cette étude comparative en commençant par la moelle épinière.

Activité médullaire. — Jusqu'à une certaine époque, on ne soupçonnait pas la possibilité de la production de mouvements par l'intermédiaire de la moelle, sans intervention de l'encéphale. Ceux qu'on observait à la suite des compressions de la moelle étaient considérés comme les derniers vestiges de la sensibilité et de la motricité volontaire.

Toutefois G. Blane et Robert Whydt pressentirent la fonction sensitive de la moelle; puis vint Prochacka qui l'affirma et soutint, s'appuyant sur des faits reconnus de sensibilité manifestée par des animaux décapités, que le cordon spinal formait une grande partie du *sensorium commune*; il rapportait, en outre, à cette faculté médullaire l'origine de nombreux phénomènes réflexes normaux ou pathologiques. Legallois en 1812, Lallemand en 1818, Fodora et Herbert en 1823, ainsi que Wilson, Philippi et Calmeil arrivèrent à des conclusions analogues; enfin, un médecin français, le Dʳ Sue, constata que la moelle pouvait en une certaine mesure suppléer le cerveau. C'est sur ces entrefaites que Marshall Hall et Müller produisirent la théorie attribuant les mouvements réflexes à des ajustements mécaniques. Cette découverte, parfaitement légitime en principe, puisque c'est bien à un ajustement préétabli que les mouvements dits réflexes sont dus, eut la fâcheuse conséquence d'affirmer la supposition que les mouvements cérébraux n'étaient point le résultat d'un arrangement mécanique. Arnold et Schiff s'élevèrent cependant avec force contre cette hypothèse gratuite, et leur opinion semble devoir faire école, à en juger par les travaux des physiologistes contemporains les plus autorisés.

Ce n'est pas toutefois que certaines tentatives n'aient été faites dans cette direction, notamment par Mayer de Mayence, qui crut avoir élucidé la question en reproduisant les conclusions de ses devanciers et en définissant ainsi les lois des mouvements réflexes :

1° *Quelle que soit leur forme, les mouvements réflexes sont involontaires;*

2° *Leur production est absolument indépendante de la perception sensitive de leur cause;*

3° *Les mouvements réflexes, surtout ceux des muscles de la vie animale, ne sont le plus souvent en rapport avec aucun but, ce qui les distingue surtout des mouvements volontaires de tous genres, et en particulier des mouvements instinctifs, avec lesquels on les a souvent confondus.*

Examinons rapidement l'exactitude de ces trois propositions :

1° La première revient à dire que, dans les actions qui dépendent de la moelle, il y a un caractère de nécessité tel, que la spontanéité et le choix des moyens font absolument défaut, et que la volonté cérébrale n'a pas d'empire sur eux.

On ne peut méconnaître qu'il existe des mouvements qui revêtent tous ces caractères, les mouvements de l'iris, ceux de toux, d'éternuement, de vomissements, etc.; mais, par contre, ils s'affranchiraient des deux autres caractères requis par les partisans de la théorie réflexe, puisqu'ils sont accompagnés de sensations et de perception, et qu'ils sont en rapport avec un but bien déterminé. Il en est de même des contractions que provoque le chatouillement; mais il y a certains mouvements réflexes où la volonté cérébrale joue certainement un rôle; ainsi la contraction des sphincters anal et vésical, qui peut être renforcée par elle, et qui évidemment aide à leur relâchement.

Mais voyons ce qui se passe chez un animal décapité, en faisant remarquer que, par le fait même de la décapitation, on le prive nonseulement des stimulations diverses qu'il recevait par les yeux, l'odorat, etc., mais encore de ses moyens d'expression habituels, tels que le cri et le jeu de la physionomie.

Lewes, après avoir noté chez une salamandre aquatique tous les mouvements produits par l'action des acides, le pincement, etc., décapite l'animal, puis renouvelle ses expériences, et constate que les réactions *sont exactement les mêmes qu'auparavant* ; d'où il conclut que, même en pleine possession de sa volonté, l'animal n'a guère le choix des moyens de réaction, et qu'ils sont limités et déterminés à l'avance.

Les expériences faites à ce sujet sont connues et je n'abuserai pas de vos moments en les reproduisant toutes ; il y en a deux toutefois qui ne peuvent être passées sous silence.

M. Pflüger place une goutte d'acide acétique sur le haut de la cuisse d'une grenouille décapitée, et voit le membre postérieur correspondant se fléchir de telle façon que le pied vient frotter le point irrité. Il ampute le pied avant de renouveler l'irritation et l'animal recommence à faire des mouvements semblables au précédent ; mais le membre privé de pied ne peut atteindre l'endroit irrité ; l'animal, après quelques mouvements d'agitation, *comme s'il cherchait*, dit M. Pflüger, *un nouveau moyen d'arriver à accomplir son dessein*, fléchit l'autre membre et réussit avec celui-ci. Le fait cité par Auerbach est plus concluant encore : après l'amputation d'une cuisse sur une grenouille décapitée, il met une goutte d'acide sur le côté correspondant du dos ; l'animal fait des efforts pour mouvoir son membre amputé ; *puis, comme s'il reconnaissait leur inutilité*, il finit par rester transquille. On met alors une gouttelette d'acide sur l'autre moitié de la région dorsale. La grenouille frotte immédiatement le point irrité avec le pied de ce côté ; *puis, comme si elle acquérait alors le sentiment de la possibilité d'atteindre le point irrité la première fois*, elle y porte aussi le pied qui lui reste, et réussit à le frotter.

M. Vulpian, à qui nous empruntons ces faits, après avoir constaté que ces mouvements ressemblent beaucoup à ceux que les animaux opérés exécuteraient s'ils n'avaient subi aucune vivisection, avoue qu'il semble réellement, dans certains cas, que l'on ait sous les yeux des mouvements choisis, volontaires, comme l'avait remarqué Legallois, et se demande s'il ne faut pas admettre, avec Schiff que la moelle possède une véritable sensibilité, avec Paton et Pflüger, qu'elle est douée d'un pouvoir perceptif, d'un pouvoir psychique ? Vulpian ne va pas jusqu'à l'assimilation complète des facultés médullaires avec les facultés cérébrales ; il constate seulement l'irrécusable analogie qu'elles ont entre elles, et fait même remarquer, à l'encontre de l'opinion des physiologistes précités, qu'il est cependant impossible d'admettre que la partie postérieure de la moelle, séparée dans la région dorsale de la partie antérieure du même organe et par conséquent de l'encéphale, soit douée de *volonté*, en laissant à ce mot le sens qu'il a d'ordinaire. Il y a, dit-il, dans les phénomènes observés après la décapitation, malgré leur variété, un caractère de nécessité qui diffère du choix des moyens dont dispose la volonté ; à cela nous répondons, avec Lewes, que le segment caudal n'a pas les moyens possédés par le segment cérébral, mais que ceux qu'il a, il les emploie, et même avec une certaine apparence de liberté, puisque, dans l'expérience d'Auerbach, l'animal s'est *résigné à l'inaction*, ce qui n'eût pu se produire si les mouvements avaient eus, comme le suppose Vulpian, un cachet de fatalité.

On peut donc conclure que la première loi posée par Mayer n'est pas absolument vraie, en ce sens que, s'il y a des mouvements dépendant de la moelle qui sont complétement involontaires, il en est d'autres qui ne paraissent pas dépourvus de caractères analogues à la volonté.

La seconde proposition du même auteur, que les *actes dits réflexes sont absolument indépendants de la perception sensitive de leur cause*, est implicitement réfutée dans les considérations précédentes, qui mettent en relief les propriétés sensibles de la moelle, car il faut bien qu'il se fasse, dans la partie de la moelle, située en arrière du lieu de la section, une sorte d'impression centrale, variant suivant l'endroit irrité et suivant l'intensité et la durée de l'irritation, puisque les mouvements des membres postérieurs varient eux-mêmes suivant ces diverses conditions. Cette opération physiologique est appelée, par Van Deen *sentiment de réflexion*, par Vulpian *sensation médullaire*; or, l'une et l'autre de ces appellations impliquent nécessairement une idée de perception, car un sentiment, une sensation n'existent comme tels que s'ils ont été perçus. Aussi certains auteurs n'hésitent-t-ils plus à admettre que chaque foyer de réception des impressions dans la substance grise est douée du pouvoir d'adapter d'une façon variée, suivant les caractères de la stimulation qu'il reçoit, l'étendue et la forme des réactions qu'il suscite dans les cellules motrices, au but que doivent atteindre ces réactions, but qui n'est autre que la soustraction de la partie du corps excitée aux irritations qu'elle subit (Vulpian).

Cette déclaration du savant physiologiste français, concordant du reste avec celle de la majorité de ses collègues, met à néant la troisième proposition de Mayer, et constate l'analogie des fonctions médullaires avec celles de l'encéphale ; de plus, il est vraisemblable que cette sensibilité excito-motrice, dont l'existence se manifeste lorsqu'il y a interruption de la communication avec les hémisphères cérébraux, entre en jeu, même lorsque l'animal est tout-à-fait intact et en pleine possession de toutes ses fonctions nerveuses, soit que cette sensibilité ait son siége dans la moelle, le bulbe ou la protubérance, ou plus haut encore, en remontant vers les hémisphères (Vulpian).

C'est ce qui dérive au reste du rôle de l'axe médullaire dans la production des mouvements dits volontaires, et en général des mouvements d'origine encéphalique. Il est, en effet, démontré que la volonté ne peut mettre en activité les muscles isolément, mais seulement par groupes physiologiques, ce qui a fait abandonner l'idée que les fibres nerveuses destinées aux muscles auraient leur extrémité en relation directe avec l'encéphale, en faisant naître, au contraire, la supposition que l'incitation volontaire s'exerce sur les groupes de cellules où s'élaborent les sensations médullaires dans lesquelles se fait la coordination régulatrice des mouvements. Comment se produisent ces phénomènes? C'est ce qu'il est impossible d'expliquer dans l'état actuel de la science ; mais il n'en subsiste pas moins comme démontré que l'axe encéphalo-spinal (moelle, bulbe et protubérance) est constitué par une série de centres gris doué d'une sensibilité analogue, quoique moindre, à celle des lobes cérébraux, et qu'en conséquence, la volonté n'est pas une faculté purement cérébrale mise en jeu par les pensées seules, mais qu'elle s'éveille encore sous l'empire des instincts, des passions, des sensations, en un mot, de tout ce qui, dans la vie animale, relève de l'énergie médullaire, soit que cette énergie se manifeste isolément, soit qu'elle se fusionne à l'activité cérébrale, dont nous allons esquisser maintenant certaines particularités, trop souvent inappréciées dans l'examen de la responsabilité morale.

Activité cérébrale. — Après avoir, dans les considérations précédentes, mis en relief les aptitudes de la moelle en les comparant à celles du cerveau, nous allons compléter l'analogie en faisant l'opération inverse, en cherchant si, dans les manifestations cérébrales, il n'existe pas certaines ressemblances avec les actes dépendant de l'énergie médullaire, si les phénomènes cérébraux ne sont pas aussi déterminés par des rapports préétablis et parfois involontaires, inconscients et indépendants de la perception.

La question n'est pas nouvelle; déjà en 1844 le Dʳ Laycock publia en Angleterre un essai de grande valeur sur l'action réflexe du cerveau. Il y rapportait un grand nombre de phénomènes qui l'autorisaient à étendre de la moelle épinière au cerveau la théorie de l'action réflexe. Elle fut reprise ensuite par Carpenter sous le nom de « cérébration inconsciente », cet auteur ayant été amené, en considération des rapports anatomiques du cerveau avec les ganglions sensitifs, à croire qu'une succession de changements peut s'accomplir anatomiquement dans le premier organe, changements dont les résultats seuls sont sensibles. Enfin, récemment le Dʳ Luys de Paris a, dans un travail remarquable, résumé les idées de ses devanciers en les raccordant à ses vues personnelles sur l'anatomie du système nerveux. Les données sur lesquelles M. Luys établit le mécanisme des actions cérébrales réflexes, ont le tort de n'être pas incontestées, mais en somme cela n'infirme en rien certaines des conclusions auxquelles arrive leur auteur, car tous les physiologistes voudront bien admettre que, dans un centre nerveux, il y a nécessairement des connexions telles, entre les cellules, que toutes sont des points d'afférence et d'éfférence, et qu'en conséquence la distinction entre les cellules motrices et les cellules volitives est sans influence sur la possibilité d'un acte reflexe, car ce qui le caractérise c'est moins l'incidence et la reflexion que son indifférence vis-à-vis de l'être sentant.

A le bien prendre, aucun phénomène nerveux n'est rigoureuseusement reflexe, ou bien, si l'on entend par là seulement la déviation du processus nerveux, le nom convient à tous. D'un autre côté, M. Luys admet que les zônes cellulaires de la couche corticale du cerveau sont indépendantes et cependant solidaires, « ce qui permet de comprendre, dit-il, comment certaines d'entre elles peuvent être isolément en activité alors que leurs congénères sont à l'état de repos. » J'avoue au contraire ne pas comprendre la possibilité de l'*inactivité* d'un organe sans un commencement de dépérissement physique, et l'hypothèse de l'emmagasinement du processus nerveux dans certaines cellules est en contradiction flagrante avec le principe physique de la conservation de la force.

Or la physiologie, sous peine de conduire à l'erreur, ne peut s'établir sur les ruines des données acquises par les sciences préalables. Disons plutôt que le processus nerveux arrivé au centre perceptif supérieur peut s'écouler par deux voies différentes, ou directement dans le corps strié par les fibres opto-striées, ou revenir toujours au corps strié, mais après s'être irradié plus ou moins longtemps dans les hémisphères cérébraux; il s'ensuit qu'une sensation perçue dans les couches optiques peut se résoudre directement en mouvements musculaires, s'unir préalablement aux idées, ou plus généralement se diffuser dans les deux directions, simultanément mais avec des intensités différentes.

Or, comme l'apport d'excitations périphériques et internes est continu, il s'ensuit que l'activité des centres est permanente également, de manière qu'il y aurait une sorte de tonus nerveux analogue au tonus musculaire, et que chaque centre, y compris le cerveau, serait dans un état permanent d'activité. Cette hypothèse d'une idéation constante n'est nullement en contradiction avec la notion de l'*idée* et de la *sensation*, car elles peuvent être considérées toutes deux comme des points plus colorés se détachant sur un fond général et résultant d'une interférence dans le mouvement moléculaire du tissu nerveux.

S'il était admis que les variations imprimées au rhythme normal et habituel de l'activité moléculaire des nerfs et des centres fussent les seules causes de sensations, d'idées et d'émotions, comme il est également indubitable que les sources intarissables où s'abreuve cette activité résident en dernière analyse dans les vicissitudes du milieu cosmique où les profondeurs de l'organisme, ne s'ensuit-il pas qu'on doive supposer avec Herman que « toutes les idées forment des séries ininterrompues (des » chaînes dépensées) dont le point de départ se rattache à une excitation » nerveuse (sensation), et dont le point terminal est à son tour une idée » unie à une excitation nerveuse (volonté)... Dans ce cas, les phénomènes » matériels qui se passent dans l'organe central ne se distingueraient des » simples phénomènes reflexes que par une extension plus grande, soit » dans le temps, soit dans l'espace, localisée dans de nombreux organes » dont l'excitation est unie à la manifestation d'idées. »

Ainsi, l'acte volontaire considéré comme l'expression la plus complète de l'individualité ne serait nullement spontané, ce serait un simple mouvement reflexe. C'est ce qui ressort en effet de l'étude des opérations cérébrales, et leur donne un caractère frappant d'analogie avec les manifestations médullaires.

Ce n'est pas le seul point de ressemblance, car, admettant comme différence entre les reflexes cérébraux et les reflexes médullaires le temps et l'espace, on reconnaît aux premiers non une indépendance de la perception de leur cause, mais un *éloignement* qui les fait paraître indépendants. Reste l'inconscience! Peut-on arriver à prouver qu'il y a des opérations intellectuelles inconscientes, et compléter ainsi la comparaison avec les opérations des centres inférieurs?

Mais d'abord qu'entend-on par conscience? Disons, pour éviter d'entrer dans de nouvelles digressions, que, pour les physiologistes dont nous reproduisons l'opinion, elle consiste dans la perception des changements *au moment* où ils surviennent dans le tissu cérébral et leur comparaison avec un état antérieur. La conscience a donc un caractère essentiellement actuel, elle ne peut refléter que l'état présent, et ne procède que par comparaison ; d'où il suit qu'elle accompagnera toujours les sensations, les idées et les émotions telles que nous les avons définies, c'est-à-dire comme des interférences des renforcements d'une activité antérieure et permanente; mais que l'activité préalable est au contraire relativement insconsciente, parce que les effets qu'elle détermine sont d'ordinaire et à l'état normal, si faibles, si familiers, si réguliers, qu'ils manquent de ces points de comparaison nécessaires pour la mettre en relief.

Il résulte donc des considérations précédentes que les analogies signalées entre les phénomènes nerveux déterminés par les centres inférieurs et les phénomènes cérébraux sont des plus évidentes, et que les différences qui s'y remarquent consistent plutôt dans des variations quantitatives que dans des conditions qualitatives.

Les rudiments des facultés supérieures se trouvent à des degrés progressivement moindres à mesure qu'on descend dans le système, en sorte qu'on peut dire que le pouvoir psychique se prolonge par les nerfs jusqu'aux dernières parties de l'organisme, tout aussi bien qu'il remonte de la périphérie vers l'encéphale, et qu'il se manifeste par une série de réactions enchaînées et développe des phénomènes dont la complexité ou la simplicité résultent uniquement du nombre d'éléments secondaires mis en jeu sur son parcours. En d'autres termes, on peut affirmer que le pouvoir psychique ne se produit que lié à des parties et à des actions matérielles qui en limitent l'évolution.

Mais ces conditions matérielles sont-elles préétablies ou résultent-elles de l'expérience? Il est des faits fondamentaux que nul médecin ne songe plus à refuter et qui sont le point de départ de la réponse à la question précédente. C'est d'abord l'aptitude de la cellule nerveuse à conserver la trace des impressions qui l'ont une fois atteinte, ce qui constitue la bas physiologique de la *mémoire*.

Il est en effet naturel que les impressions qui se produisent ensemble ou se suivent de très près créent des connexions semblables dans les éléments récepteurs, et que ces connexions facilitent la progression du courant nerveux et déterminent la ligne suivie, de préférence à d'autres où la continuité ne s'est pas produite dans ce sens. On sait encore que ces rapports s'établissent parfois avec une telle fixité que, non seulement les manifestations antérieures acquièrent un degré remarquable de promptitude et de précision, mais que celles-ci se perpétuent avec les mêmes rhythmes et les mêmes caractères et peuvent se renouveler longtemps après leurs premières apparitions.

Cette faculté du tissu nerveux, qui a été assez justement comparée à une sorte de phosphorence par le Dr Luys, dépend d'un procédé vital enregistreur, qui nous permet, non-seulement de faire automatiquement des actes qui nécessitaient au début l'intervention d'une attention soutenue, mais encore, au moyen de ce qu'on est convenu d'appeler l'association des idées, de supprimer toute une série de conceptions préalablement requises, ou, en d'autres termes, nous permet de poser, dans le domaine intellectuel, *des conclusions dont les prémisses sont oubliées*, comme dans l'ordre matériel on néglige les phénomènes secondaires à la production des actes.

C'est ainsi que, quand jaillit une idée, nous en ignorons souvent la filiation, parce que les conditions qui peuvent la produire ont depuis longtemps disparu de la conscience ; mais, tout synthétiques que soient nos actes et nos pensées, il a été néanmoins possible d'en faire l'analyse en remontant par la voie scientifique à leur source, qui est, avons-nous dit précédemment, cachée dans les profondeurs des milieux. C'est donc par l'expérience seule que l'homme acquiert les connaissances pendant la vie.

Cependant, il est une grande loi qui ne peut être méconnue sans heurter l'évidence, la loi d'hérédité, qui a permis à Pascal de comparer l'humanité à un homme vivant et apprenant toujours. Oui, en naissant, l'homme apporte avec lui des préexistences organiques et psychiques, que le choc des événements de la vie sert seulement à éveiller, et qui, s'unissant aux acquisitions ultérieures de l'expérience personnelle, donneront à chaque individu une expression différente et cependant conforme à un type commun; or, cet héritage, par le fait même qu'il est tel, a dû être acquis par les ascendants, et nous savons que l'expérience seule a pu être l'instrument de la conquête. En sorte qu'on peut dire que l'individu résume l'expérience de sa race, et que, pour l'esprit comme pour le corps, il n'y a point eu préformation ou préexistence, comme l'enseignent certaines philosophies, mais bien évolution et épigénèse.

Nous voici donc à même de répondre à la question posée précédemment : les conditions matérielles de la pensée sont à la fois acquises et préétablies, mais résultent toujours de l'expérience. De plus, les considérations précédentes permettent des déductions importantes pour nous qui cherchons les antécédents physiologiques de l'expression humaine : 1° On conçoit facilement d'abord que les expériences accumulées de nos ascendants ont dû déterminer des cohésions telles, dans le substratum, que des voies directes se sont graduellement substituées aux circuits primitivement suivis, d'où résulte le procédé sommaire que nous constations précédemment dans la plupart des phénomènes intellectuels, c'est-à-dire l'absence de filiation et le passage d'emblée à un jugement; absence apparente bien entendu, puisque ce jugement est en réalité la résultante de l'activité antérieure du cerveau. 2° D'un autre côté, n'est-il pas évident que toute cette activité est inconsciente, puisque la conscience ne nous révèle que l'état présent; mais on peut supposer qu'elle n'est souvent que latente, puisqu'elle est parfois susceptible d'analyse subjective.

Il est bien d'autres déductions qui nous seraient permises, mais elles seraient anticipées, et nous croyons utile de nous arrêter un moment, pour jeter un coup d'œil rétrospectif sur la route suivie si laborieusement jusqu'ici. Qu'avons nous recueilli de nos recherches?

D'abord, fidèle à cette grande doctrine de la continuité qui défend de supposer qu'un phénomène naturel puisse apparaître soudainement, sans antécédent, sans une modification graduelle tendant à l'établir, nous avons vu que la force qui meut l'organisme humain, quoique subissant un développement autochthone dans les centres nerveux, qui seul fait croire à l'existence d'une spontanéité, n'est en somme qu'un emprunt au foyer universel et unique où s'alimentent toutes les activités physiques; que c'est donc vainement qu'on chercherait dans l'organisme un « primum movens » qui rendît compte physiologiquement de cette entité arbitraire créée par la philosophie spiritualiste sous le nom de « volonté ».

Puis, conséquent avec cette autre vérité fondamentale révélée par les sciences physiques sous le titre de « loi de la conservation de la force », nous avons déduit la permanence pendant la vie de toutes les activités fonctionnelles de l'organisme.

Ensuite, considérant que la force est indissolublement liée à la matière, nous avons, par voie analytique et comparative, cherché les conditions de ce support nécessaire, et reconnu que le système nerveux se composait d'organes hiérarchiquement superposés, différant seulement par un groupement plus complexe des éléments, et que ces organes étaient destinés à des opérations synthétiques servant successivement d'élément à des synthèses plus complexes, qui trouvent leur terme naturel dans le centre supérieur, et sous la forme de cette trame continue qu'on appelle la conscience (Wundt) Il s'ensuit nécessairement que la conscience personnelle n'étant que la dernière conclusion d'une longue chaîne de conclusions préalables, ne révèle qu'un état présent, résultat de phénomènes antérieurs accomplis à notre insu, et que, relativement à la volonté, un des aspects de la conscience, le seul qui nous occupe spécialement, elle dérive de causes inconscientes qui prennent leur origine dans les conditions expérimentales et héréditaires.

Mais, s'écriera-t-on, en ramenant ainsi l'expression morale de l'homme à un fait nécessaire, savez-vous où vous allez? Oui, Messieurs, et quelque répugnance instinctive qu'on apporte à l'accepter, la conclusion inévitable est l'affirmation d'une sorte d'*automatisme humain*. Ce mot même, j'eusse hésité à le prononcer s'il ne se présentait abrité sous le grand nom de Huxley et de Carpenter, et si les idées qu'il comporte n'étaient connues de ceux qui ont lu les travaux de psychologie physiologique de l'école expérimentale anglaise, où figurent Spencer, Bain, Lewes, etc., auxquels s'adjoignent en Allemagne, Hartman, Hoffman et surtout Wundt.

Néanmoins, Messieurs, comme ce sujet n'est peut-être pas familier à chacun de vous, et qu'il n'est en réalité que le complément clinique des développements qui précèdent, je me permettrai d'y arrêter encore votre attention, avec l'espoir de vous faire voir qu'il n'est pas en réalité si terrible qu'il le paraît. Pour lui comme pour bien d'autres choses, *le nom fait peur.*

De l'Automatisme humain.

Les idées courantes en physiologie sur les mouvements qui dépendent de la moelle épinière, y compris ses annexes encéphaliques, s'accordent parfaitement avec la théorie d'après laquelle les excitations, sans en excepter la volonté, ne peuvent que déterminer l'évolution automatique de l'organisme et le forcer à accomplir ce qui dépend de ses facultés, que celles-ci soient innées ou acquises. D'un autre côté, aucun physiologiste n'essaie d'infirmer l'existence d'un mécanisme de la pensée et du sentiment soumis aux lois vitales, ni l'hypothèse qu'il puisse s'y manifester des séries de mouvements automatiques et inconscients, qui par conséquent n'entraînent aucune responsabilité; mais il est intéressant de rechercher si toute ou presque toute notre activité intellectuelle ne se règle pas par de tels procédés, et cette supposition, si elle était même partiellement confirmée, jetterait nécessairement un jour tout nouveau sur la question qui nous occupe. Les considérations théoriques précédemment développées nous ont déjà fourni de nombreux arguments; laissons maintenant la parole aux faits, ils seront plus éloquents encore.

Quand on a étudié les phénomènes du somnambulisme naturel, de l'hypnotisme ou du Braidisme, dans lesquels la volonté est éteinte, et où la pensée suit l'impulsion d'une idée dominante ou subit le joug d'une influence étrangère, on ne saurait plus mettre en doute le fait que le cerveau possède une activité automatique propre, analogue à celle des centres nerveux sur lesquels cet organe est superposé. Toutefois, fait ressortir Carpenter, dans tous les exemples qu'on pourrait citer, l'action automatique suit le cours habituel de la pensée, et exprime le résultat de toute l'éducation et de toute la discipline antérieure de l'esprit. Certes, dans la généralité des cas, cette remarque est correcte, et serait de nature à légitimer l'opinion d'un célèbre juriste, Faustin Hélie, qui pense que la perpétration, pendant l'état somnambulique, d'un crime conçu et prémédité pendant l'état de veille, entraîne la responsabilité pour son auteur; mais heureusement l'assertion de cet illustre savant est trop absolue pour servir de base à une doctrine qui pousse aux plus déplorables erreurs par les distinctions subtiles qu'elle établit. L'observation clinique prouve au contraire que, dans les crises pathologiques de l'espèce, il se révèle parfois des tendances sans analogie avec celles de la veille, et c'est ce qu'un seul mais péremptoire exemple d'automatisme suffira à démontrer.

Il s'agit de ce sergent de l'armée française, qui, dans la dernière guerre, reçut une balle qui lui fractura le pariétal gauche. Au premier abord il ne ressentit que le choc, mais bientôt et successivement, le bras, la jambe et le côté droits se paralysèrent, et le blessé perdit connaissance pour ne revenir à lui que trois semaines après, au milieu d'une salle de l'hôpital de Mayence où il avait été transporté par une ambulance. Ramené en France, il séjourna dans divers hôpitaux et finit par être placé à l'hôpital St Antoine, à Paris, dans le service de M. le Dr Ernest Mesnet, qui fit de ce cas une étude particulière, et formula à son occasion des considérations médico-légales marquées au coin d'un esprit profond et judicieux.

Comme Carpenter, il note aussi que tous les actes auxquels se livre le malade, toute l'activité qu'il montre dans sa crise ne sont que la répétition de ses habitudes de la veille; il le croit incapable de concevoir aussi bien que d'imaginer, et cependant, ajoute-t-il, « il est un acte étrange qui s'est montré à la première crise, alors qu'il était encore soldat, qui chaque fois se reproduit dans les mêmes conditions et semble le but spécial de son activité maladive : *c'est l'entraînement au vol, ou plutôt à la soustraction de tous les objets qui lui tombent sous la main, et qu'il cache instinctivement là où il se trouve.* Le besoin de soustraire et de cacher est un fait tellement dominant chez ce malade, qu'apparu dès la première crise, il n'a cessé de se montrer dans tous les accès ultérieurs.

Tout lui est bon à prendre, même les choses les plus insignifiantes ; et, s'il ne trouve rien sur la table de son voisin, il cache, avec les apparences du mystère, alors qu'une assistance l'entoure et le surveille, les différents objets qui lui appartiennent : montre, porte-monnaie, couteau, etc.

Tout le temps que dure l'accès est une phase de son existence dont le souvenir n'est pas pour lui au réveil ; l'oubli est tellement complet qu'il exprime la plus grande surprise lors qu'on lui relate ce qu'il a fait ; il n'a pas la notion, même la plus obscure, du temps, du lieu, du mouvement, des investigations dont il a été l'objet, ni des différentes personnes qui y ont assisté. La séparation entre les deux phases de sa vie, santé et maladie, est absolue : »

Jusqu'où il est permis de voir, dans les manifestations habituelles de cet homme, l'expression de la santé, pour ne qualifier de morbides que les accès dont une phase vient d'être décrite, c'est ce qu'il est difficile de trancher ; mais, pour celui qui essaie de soulever un coin du voile qui recouvre la conscience humaine, quel sujet de réflexions que ces quelques lignes : combien leur lecture doit inspirer de prudence dans le jugement ou l'appréciation des actes criminels ! Car ce n'est pas seulement le besoin du vol, penchant assez naturel puisqu'il se trouve en germe dans la conduite du jeune enfant s'appropriant tout ce qui attire ou fixe ses regards, et que les désillusions et les douleurs de l'expérience modifient graduellement par la suite, il est encore d'autres funestes tendances qui se font jour dans ces moments d'obscuration de la conscience dans lesquels l'homme agit avec les apparences d'une liberté qu'il n'a pas ; il semble préparer et combiner certains actes, alors qu'il n'est en réalité qu'un instrument aveugle obéissant aux impulsions irrésistibles d'une *volonté inconsciente.* En effet, tel autre *combine le suicide,* et, poursuit M. le Dr Mesnet, prépare mystérieusement au milieu d'une nombreuse assistance les moyens de se détruire ; tel autre est homicide ; tel autre incendiaire ; et, après l'accomplissement de ces actes malheureux, la crise cesse, le malade s'éveille, reprend les habitudes de la vie normale, *sans garder aucun souvenir de la période pathologique qu'il vient de traverser. Conduit devant la justice, il nie le fait accompli, qu'il ignore réellement, alors que sa participation est évidente pour tous.*

Ce n'est pas seulement dans le somnambulisme pathologique que se présentent ces phénomènes intéressants ; le somnambulisme naturel, l'hypnotisme, l'instant qui suit ou précède le sommeil, en offrent des exemples frappants. Faut-il rappeler à des médecins l'analogie qu'ils présentent en outre avec les symptômes de l'épilepsie, larvée ou non, avec les crises hystériques, toutes situations que l'observation la plus scrupuleuse, que l'attention la plus soutenue, que le savoir le plus éclairé ne parviennent pas toujours à discerner ?

Mais, s'écriera-t-on, dans toutes au moins la maladie surnage et sa constatation suffit à proclamer l'irresponsabilité ! Il y a maladie, je le concède volontiers ; mais où commence-t-elle, où finit-t-elle, et ne serait-il pas bien téméraire celui qui, dans une appréciation médico-légale, scinderait les différentes phases qui s'y présentent ?

A qui en doute, il suffira, pour lever toute hésitation, de réfléchir que ce n'est pas uniquement dans la sphère pathologique que s'affirme l'automatisme humain, mais que toutes les circonstances de la vie le mettent en relief. L'expérience de chacun, dit Carpenter, peut fournir des faits qui semblent justifier cette conclusion. « Ainsi, il nous arrive de chercher à nous rappeler quelque nom, quelque phrase, ou quelque circonstance, et, après avoir vainement employé tous les expédients que nous puissions imaginer pour faire surgir l'idée désirée, après avoir abandonné cette tentative comme inutile, de voir l'idée arriver spontanément peu après, éclatant tout à coup, pour ainsi dire, devant notre perception. Et ce fait se produit lors même que l'esprit est absorbé à cet instant par suite de pensées toutes différentes, en sorte qu'on ne peut découvrir aucun trait d'union par lequel ce résultat ait pu être obtenu. Or, il paraît probable que, dans ces cas, le train d'action que nous avons volontairement mis en mouvement dans le principe n'en continue pas moins, lors même que nous avons cessé de nous en occuper, et, qui plus est, persiste avec plus de régularité précisément parce que nous avons porté notre attention ailleurs.

« L'expérience nous montre en effet que nous avons plus de chance de nous rappeler l'idée oubliée, quand nous cessons de nous en préoccuper que lorsque nous persistons à la poursuivre. »

Après avoir démontré la part que cette cérébration inconsciente prend au mécanisme de l'invention, de quelqu'ordre qu'elle soit, poétique, artistique ou autre, l'influence qu'elle exerce sur les jugements qui nécessitent un grand nombre de considérations secondaires, et qui nous obligent à prendre du temps pour former nos conclusions, le savant Anglais ajoute : « Ce fait nous montre que nos organes ne restent pas inactifs quand nous cessons de nous en occuper. Ils continuent, lorsque nous les perdons de vue, *le mouvement que nous leur avons communiqué.* »

Si grand que soit le crédit accordé aux paroles de l'auteur cité, quelle que soit l'admiration particulière que je professe pour ses travaux, je ne puis m'empêcher de reconnaitre certaine hésitation dans sa pensée, ou certaines contradictions dans la forme qu'il y a donnée. Ainsi, est ce bien *spontanément* que l'idée éclate à notre perception? Que peut-il y avoir de spontané dans un phénomène dont on s'est complu à établir la filiation? Ensuite, est-ce bien nous qui communiquons à nos organes l'impulsion qui les met en branle? Je n'hésite pas à penser que tout ce que la volonté semble pouvoir faire, c'est d'arrêter l'*attention*, ces yeux de l'esprit, sur ce panorama sensible qui se déroule incessamment dans l'organisme, sur ces courants intarissables d'idées qui traversent le cerveau, et qui tous deux, sentiments ou pensées, prennent leur source dans les régions ambiantes. Cette opinion, qui fait de la volonté une force plutôt *empêchante* que *déterminante,* parait souffrir d'autant moins de contradiction que, s'il en était autrement, si la volonté s'affirmait par le passage immédiat de la conception à l'action, on risquerait de prendre comme type du mouvement volontaire celui qui serait au contraire essentiellement automatique, pour ainsi dire reflexe.

Il est plus rationnel de supposer que la volonté, en arrêtant l'attention sur un point, permet à l'influx nerveux de s'y concentrer au point d'apparaître conscient, bien que la conséquence de cette hypothèse paraisse paradoxale, puisque l'action finale la plus *réfléchie,* la plus *volontaire,* serait celle qui aurait pour antécédent la plus longue opération *inconsciente.*

Et pourquoi n'en serait-il pas ainsi? N'est ce pas cette cérébration inconsciente qui donne à nos jugements la tendance qui les caractérise, qui les individualise? N'est-ce pas elle qui, dans tous le cours de la vie, imprègne notre mode habituel de penser des notions a priori qui nous ont été inculquées dès l'enfance, et qui voudrait prétendre que les déterminations qui prennent leur origine dans les premières assises de la constitution mentale, relevassent de la volonté de l'individu et lui fussent imputables? Personne assurément, et c'est avec raison que MM. Carpenter et Leilly prétendent, par la doctrine de la cérébration inconsciente, inculquer la tolérance, non seulement pour les différences de croyance, *mais encore pour les inégalités de valeur morale.*

Dans les premières pages de ce travail, j'ai appelé l'attention sur les connexions qui s'établissaient dans le tissu nerveux, à la suite des excitations se produisant simultanément ou se suivant de très près et se répétant fréquemment, ce qui poussait le courant nerveux dans des directions constantes, puis j'ajoutai que des voies plus courtes devaient, à la longue, se substituer aux circuits primitivement suivis, ce qui devait avoir pour effet de laisser subsister dans l'ordre intellectuel des conclusions résiduelles, en laissant dans l'ombre, les prémisses parfois, mais toujours les degrés intermédiaires. Cette vue théorique trouve sa confirmation dans une forme de cérébration inconsciente consistant dans la suppression de la discussion logique d'une question dont la solution est confiée à ces intuitions auxquelles on donne vulgairement le nom de *sens commun.* Ce nom synthéthise la série de conceptions fondamentales qui servent de base d'édification aux conceptions futures, dérivant de l'expérience des ascendants, comme les notions acquises pendant la vie résultent de l'expérience individuelle, et qui à elles deux concourent à former l'ensemble des connaissances intellectuelles de l'homme. La valeur du sens commun, en effet, ne dépend pas seulement de la nature de l'éducation et de la discipline qu'ont reçues les facultés intellectuelles de l'individu, mais résument en outre les croyances acquises par l'expérience des ascendants, et même par celle de la race. Ce fait est mis en lumière par l'inanité des efforts que d'admirables dévouements ont tentés pour élever d'emblée le niveau de certaines peuplades. Les notions paraissaient s'assimiler d'abord rapidement, mais bientôt l'accroissement intellectuel se heurtait contre une infranchissable barrière. C'est que les pas de l'humanité sont comptés; c'est qu'il faut et le choc des événements et la lutte, et surtout le temps, pour déterminer l'évolution des organes, antécédent nécessaire de l'évolution des idées.

Les décisions du sens commun sont marquées au coin de l'absolutisme, par cette raison déjà signalée qu'ils prennent leur origine dans la coordination des expériences héréditaires et acquises, coordination si abstraite, que l'enchainement logique des phénomènes intermédiaires est ignoré ou inconscient.

Le sens commun est parfois le seul domaine intellectuel de certains hommes, et l'on conçoit combien leurs actes, conséquences de leurs jugements, auront d'impersonnalité et parfois même d'irrésistibilité. Les traces de cette origine se retrouvent encore chez ceux dont l'esprit s'est enrichi par la culture de nombreuses acquisitions, en sorte que la rectitude du jugement et de la pensée dépendra moins des influences nouvelles auxquelles l'esprit aura été soumis, que de la nature du sol mis en culture, et qu'il est permis d'affirmer, avec un auteur déjà cité, que les intuitions intellectuelles d'un individu et même d'une génération ne sont que la résultante des expériences faites par les ascendants et par la génération précédente. Cette déclaration permet une déduction importante, puisqu'il en appert que c'est plus à nos ascendants et à nos devanciers qu'à nous mêmes qu'on doit demander compte du mode habituel de nos pensées.

Mais ce n'est pas uniquement les jugements et les idées qui cachent leurs racines dans ce sol si profond et si obscur de l'hérédité et de l'inconscience ; en parallèle du sens commun se place une autre intuition, le *sens moral*, qui est aux actes ce que la première est aux jugements, et dont l'origine éloignée est moins douteuse encore : « Que le sentiment des intérêts communs, dit Maudsley, et que la réprobation habituelle contre certains actes individuels nuisibles à la famille et à la tribu aient fini par engendrer un sentement du bien et du mal par rapport à de tels actes, et que ce sentiment dans une suite de générations se soit transmis héréditairement à l'état de sentiment instinctif plus ou moins prononcé, cela est tout à fait d'accord avec ce que nous savons des résultats de l'éducation et de l'action de l'hérédité. »

Le sens moral est donc une acquisition lente et graduelle dans la succession des âges, née de l'expérience et basée sur la nécessité de se soumettre en commun à certaines règles, à certaines lois. L'étude du développement historique des notions morales en fournit la preuve, car, selon l'heureuse expression de M. Ribot, c'est en interrogeant la conscience des peuples qu'on a traduit en idées claires ces sentiments vagues qui sont en nous. Mais, ajoute-t-il, d'après Wundt: «les changements si divers que les notions morales ont éprouvées dans le cours de l'histoire, quelqu'incompatibles qu'ils paraissent entre eux à celui qui les observe objectivement, ont cependant un lien subjectif qui les réunit tous. Le but moral que les peuples s'efforcent d'atteindre reste toujours le même au fond, il n'y a que les moyens qui varient. Il y a un caractère identique qui se retrouve à travers toutes les variations morales. *La conscience les peuples comme celle de l'individu nomme moral tout acte utile à l'agent lui-même ou aux autres, pour que lui et eux puissent vivre conformément à leur nature propre et exercer leurs facultés* ». Cette vérité, que Goethe a condensée dans quelques phrases d'une brutale énergie, flagelle bien la vanité des sophistes, et raille amèrement les conceptions métaphysiques.

On le voit donc une fois de plus, c'est dans l'*inconscient* que se cache l'essence même des sentiments moraux, et c'est par le temps, l'expérience et l'éducation que de nouveaux éléments viennent les rapprocher de leur but idéal: mais ce développement a lieu si lentement encore que le Dr Maudsley a pu dire sans rencontrer de contradicteur que « la preuve du peu d'action que le sens moral exerce sur le progrès se voit dans ce fait qu'il n'existe point de nation à nation. Les hommes sont arrivés à une existence nationale, mais ils ne connaissent point encore l'existence internationale. Il subsiste encore des principes qui n'ont point changé depuis les temps historiques et dont les sociétés s'inspirent malheureusement dans leurs rapports. » Absolument comme il subsiste encore, malgré les conditions les plus favorables, des tendances instinctives dont les individus n'ont pu s'affranchir. Mais cela autorise-t-il la supposition de l'existence d'un *sens immoral*, d'où dériveraient une psychose et une névrose criminelles, comme l'avance l'auteur que nous venons de citer? La réponse est simple : ou bien le sens moral n'a pas son origine dans l'assimilation de notions qui se seraient condensées dans la suite des âges, et il n'y aurait alors rien d'étonnant à ce que, chez des individus isolés ou dans des familles, il se fût, au sein même de la civilisation et par l'effet de circonstances particulières, développé une propension aux satisfactions égoïstes, brutales, immorales en un mot; ou bien, au contraire, l'acquisition du sens moral s'est faite lentement, et progressivement avec les nécessités sociales; il est manifeste alors que les tendances individuelles auront dû s'effacer dans une progression inverse, et cela d'autant plus radicalement que la justice des peuples aura été sommaire. De telle sorte qu'elles n'ont jamais pu atteindre cette cohésion admise pour le *sens moral*, et qu'il faut les considérer, chez les peuples civilisés, comme de simples exceptions individuelles.

Une autre raison à faire valoir contre ce prétendu sens immoral, réside dans ce fait que, dans tous les temps et dans tous les lieux, les individus ont toujours plus ou moins subi la pression des masses, sous forme d'éducation, et qu'ainsi les habitudes de penser et d'agir du plus grand nombre se sont assez fortement imprimées dans les organisations pour se transmettre aux descendants sous la forme de tendances aux mêmes manières de penser et d'agir. A chaque génération ces aptitudes ont nécessairement pris plus de consistance, elles sont devenues pour ainsi dire une seconde nature, et peut-on leur opposer raisonnablement et mettre en parallèle, sous forme de sens immoral, ces révoltes individuelles qui n'ont pour ainsi dire jamais eu le temps de se reconnaître, tellement est grand l'instinct de conservation qui pousse les masses à supprimer violemment et rapidement les obstacles à l'intérêt général et au but commun.

Toutefois, l'opinion émise par le savant aliéniste anglais est vraie relativement, en ce que les tendances ont pu rester latentes pendant un temps plus ou moins long, et se révéler extérieurement à l'occasion de quelqu'excitation puissante, d'un concours de conditions particulières, et reparaître dans un individu ou un groupe d'individus, alors que leurs parents immédiats n'en offraient point les caractères.

Sans vouloir prétendre que tous les crimes soient le produit de ces héritages indirects que la science désigne sous le nom d'*Atavisme*, je pense que ces faits doivent être pris en considération dans les questions de responsabilité, même quand l'individualité soumise à l'appréciation n'offrirait que des traces légères de cette facheuse hérédité, et principalement si les circonstances n'avaient pas permis à une discipline appropriée de l'influencer favorablement.

Mais l'éducation même n'est pas un moyen devant lequel tout fléchit, elle a des limites, et son action est certes plus intense au point de vue social qu'au point de vue individuel; elle enchaîne bien plus qu'elle ne réforme, elle façonne bien plus qu'elle ne crée. On serait au surplus grandement dans l'erreur en imaginant pouvoir restreindre par l'éducation les élans automatiques; le but qu'elle poursuit serait au contraire de parvenir à les rendre plus fréquents, ainsi qu'il ressort de la définition dressée par Huxley, et à laquelle il est rationnel d'adhérer : « La possibilité d'une éducation, dit ce savant, est fondée sur l'existence de cette faculté que possède le système nerveux, de transformer les *actes conscients* en opérations plus ou moins inconscientes ou reflexes. On peut dire en règle que, si deux états de l'esprit sont provoqués simultanément ou successivement avec une fréquence et une vivacité convenables, la production de l'un d'eux suffira pour évoquer l'autre, que nous le voulions ou non. L'objet de l'*éducation intellectuelle* est de créer de telles associations indissolubles dans nos idées des choses, selon l'ordre et les relations qu'elles offrent dans la nature; l'objet de l'*éducation morale* est d'unir solidement nos idées de mauvaises actions avec celles de douleur et de dégradation, nos idées de bonnes actions avec celles de bonheur et de noblesse. »

Il est, en outre, Messieurs, un fait incontestable et que vous êtes tous à même de vérifier, c'est la subordination de l'éducation intellectuelle à l'éducation morale, par la raison bien simple que la connaissance n'engendrera l'action que pour autant qu'elle excite dans la conscience un sentiment concordant. La cause déterminante d'un acte n'est pas sa *notion idéale*, mais bien le *sentiment* qui naît à sa suite, et il est superflu d'ajouter que dans le monde existe une foule d'individus chez qui le beau, le juste, le bien, sont des notions qui n'ont pu s'assimiler complétement. Leur intelligence réussit à les définir, leur cœur se refuse à les sentir.

Quels bienfaits l'instruction peut-elle répandre dans de telles conditions, et quelle utopie caressent les novateurs qui prétendent régénérer les nations avec cette arme émoussée. Il ne suffit pas de se représenter clairement les maux à venir, il faut aussi ressentir en imagination les souffrances dont on est menacé, pour que la disposition du moment soit réprimée. « En l'absence, dit Herbert Spencer, de cette conscience des maux futurs, constituée par des idées vagues ou distinctes de douleur, il n'y a pas de résistance efficace au désir passager. La connaissance pure n'affecte pas la conduite, elle ne devient efficace qu'en éveillant un sentiment douloureux ou agréable. »

Peut-on s'étonner alors. Messieurs, que le sentiment religieux soit si puissant, lui qui, sous des formes variées, fait appel à toutes les émotions dont l'homme est susceptible : et n'est-il pas tout simple de voir échouer les efforts de ceux qui tentent par une logique rigoureuse de raffermir une intelligence chancelante ?

Enfin, l'enseignement qui découle de ces considérations n'est pas moins important pour le médecin expert, car, lorsqu'il s'agira pour lui de déterminer dans quelle mesure l'éducation a influencé l'expression morale habituelle d'un homme, cet homme fût-il sain d'esprit, aliéné ou criminel, il saura que ce n'est ni l'étendue des connaissances, ni la correction des idées qui pourront servir de guide, et qu'il lui faudra chercher si les notions acquises ont rétrocédé sous forme de sensations, du domaine psychique dans les sphères sous-jacentes. Ainsi se confirmera une fois de plus pour lui ce grand principe de la subordination du conscient à l'inconscient.

Si je m'adressais à un auditoire moins versé dans les sciences médicales, je croirais nécessaire, pour le succès de la thèse que je développe, de montrer combien les divers âges de la vie, chez l'homme et chez la femme. apportent de tyrannique pression sur la modalité actuelle ; je dirais aussi l'influence des maladies sur les tendances, les idées et les actions; j'établirais ensuite que, dans ces situations, la volonté est impuissante à vouloir autre chose que ce que veut l'organisme; mais je sais devant qui j'ai l'honneur de parler, et je pressens que, dans cet ordre de choses, je n'aurais que des leçons à recevoir. Aussi, arrêterai-je mes digressions avec la certitude, Messieurs, que cette théorie de l'automatisme humain, qui du reste n'est pas mienne et peut fort bien se passer de la chétive protection que je lui accorde, trouvera crédit auprès de vous, puisqu'il est suffisamment démontré que tous les facteurs qui contribuent à caractériser l'expression morale de l'homme prennent naissance en dernière analyse, dans ce que Wundt appelle pittoresquement le laboratoire situé au-dessous de la conscience. Et puisqu'en outre, comme le dit M. Luys, de l'étude de l'évolution humaine à travers les âges ressort cette inévitable conséquence qu'une série de traditions automatiques se perpétuent fidèles à elles-mêmes, qui ne sont que l'expression somatique d'une série antécédente de traditions sensitives qui se sont transmises avec les mêmes caractères aux races qui se sont succédées sur la terre.

Mais, Messieurs, si les recherches physiologiques, si les données cliniques nous amènent ainsi à reconnaître que les phénomènes antagonistes qui se produisent dans l'organisme et concourent à limiter l'orbite dans lequel se meuvent les déterminations humaines, relèvent essentiellement des conditions héréditaires et expérimentales, faut-il aller encore au-delà et s'écrier avec M. Grenier : « Qui vient encore parler de liberté ? Comme la pierre qui tombe obéit à la pesanteur, l'homme obéit à des lois qui lui sont propres ; et ce n'est que parce qu'ici les conditions du phénomène sont plus complexes qu'on a affirmé la liberté humaine, ne pouvant connaître les conditions nécessaires à la production des phénomènes. » Il est probable, Messieurs, et même certain, au dire de la plupart des écoles philosophiques, que les actions humaines sont prévues à l'avance dans le grand code des lois naturelles ; si c'est cela qu'a voulu dire l'auteur cité, je ne vous refuse pas à adhérer à sa déclaration ; mais s'il a prétendu acter l'impossibilité pour l'homme d'adapter, motu proprio, dans une certaine mesure, ses résolutions à des lois conventionnelles, nous répudions catégoriquement sa thèse, et nous croirions manquer de loyauté en laissant ignorer que les auteurs auxquels nous avons emprunté nos arguments ont formulé des restrictions analogues. En rejetant l'assimilation de l'automatisme avec les doctrines fatalistes, nous faisons plus qu'obéir à une impulsion instinctive, nous reconnaissons une vérité, car, s'il a été démontré que les actes ne sont pas complétement libres, il n'a pas en revanche été possible de les trouver absolument nécessaires, et c'est cette distinction que M. le Dʳ Grenier semble avoir perdue de vue.

Au surplus, il serait oiseux de s'arrêter davantage à une controverse qui sortirait des limites imposées à ce travail, car ce n'est point une doctrine philosophique nouvelle qui a été exposée, mais une simple coordination de données cliniques et expérimentales, de l'*empirisme raisonné*, et la seule mais légitime conclusion que nous tenions à mettre en relief, c'est la nécessité d'abandonner dans la pratique, comme base de l'évaluation des actes, le critérium défendu par la psychologie métaphysique. Sans nier la proposition impliquée dans le dogme du libre arbitre, je la déclare inconciliable avec les faits précédemment relevés, et en abandonnant la discussion à la philosophie et à la théologie, je la considère, dans la psychologie et la psychiàtrie médico-légales, comme un guide infidèle et dangereux.

Pour éviter du reste toute méprise, nous résumerons succinctement ce qu'est pour nous la volonté et quelle est la nature de son intervention dans les phénomènes automatiques.

« Quand, par suite de l'organisation d'expériences accumulées, dit Herbert Spencer, les actions automatiques deviennent si compliquées et d'espèces si diverses, et pour la plupart si rares qu'elles ne peuvent plus désormais se produire avec précision et sans hésitation ; quand, après la réception d'une impression complète, les phénomènes de mouvement appropriés naissent mais ne peuvent passer à l'action immédiate, à cause de l'antagonisme de certains autres phénomènes de mouvement également naissants et appropriés à quelqu'impression intimement unie à la précédente, alors il se produit un état de conscience, qui, lorsqu'il aboutit finalement à l'action, détermine ce que nous appelons une *volition*. Chaque série de phénomènes naissants qui se produit dans le cours de ce conflit est une forme faible de l'état de conscience qui accompagne des phénomènes de mouvements pareils quand ils s'accomplissent actuellement ; c'est une représentation de phénomènes de mouvement pareils, tels qu'ils se sont déjà produits dans des circonstances semblables. »

Un acte volontaire est donc, abstraction faite des motifs qui l'ont déterminé, la simple représentation mentale de l'acte, suivie de son accomplissement, en un mot la *conscience de l'acte*; mais comme en somme l'humanité évolue dans un cercle restreint, il se forme en outre, dit Spencer, « un agrégat d'impressions sensorielles à l'état naissant, telles que celles qui ont été réalisées précédemment par l'acte plus ou moins, et qui constituent *une représentation des diverses conséquences de l'acte.* » D'après cela, en agissant volontairement, l'homme n'a pas seulement conscience de l'acte posé, les conséquences s'y pressentiront aussi proportionnellement à l'expérience acquise pendant *sa vie,* ou *dans cette vie générale antérieure dont les résultats accumulés ont passé dans sa constitution organique* ».

La volonté envisagée ainsi est une simple fonction de l'organisme, et, pour elle comme pour tout autre fonction, la liberté consiste à s'accomplir conformément aux lois correspondantes, sans empêchement, sans obstacle.

Chacun agit comme il pense et comme il sent; l'homme idéal serait celui dont les pensées et les sentiments se feraient mutuellement contre-poids; la mesure de sa liberté est la mesure de cet équilibre. En affirmant qu'un acte a été volontaire, nous inférons seulement qu'en le posant son auteur en avait pleine conscience; en le qualifiant de libre, nous entendons seulement reconnaître qu'entre la résolution et l'acte, il ne s'est interposé aucune influence étrangère, soit extérieure, soit intérieure, sous forme de prépondérance inusitée d'un des facteurs habituels qui entrent dans la formation des motifs. Mais aller au delà et admettre que ces motifs, que les phases successives et inconscientes qui, constituant les désirs ont précédé l'action, sont le fait de la volonté, serait nier l'existence et l'exactitude des faits présentés dans le cours de ce travail.

Même en déniant à la volonté la haute valeur qu'on lui attribuait sur la foi de conceptions a priori, on doit encore lui reconnaître une initiative apparente. En effet, si elle est impuissante à forcer l'organisme à produire des effets qui ne seraient point prévus par une préexistence de rapports, elle semble coopérer indirectement à la manifestation de ceux dont l'organisme est susceptible. Ainsi, plus longtemps l'attention s'arrêtera sur les idées précédant les actes, plus l'activité automatique se polarisera dans cette direction, et plus les désirs deviendront conscients par suite de la réviviscence des courants nerveux qui déterminent ces états. L'action de la volonté sur les émotions et les sentiments n'est pas moins évidente, quoique tout aussi indirecte, et s'affirme par ce que Bain désigne sous le nom d'« induction ab extra », dans laquelle, en prenant la manifestation extérieure d'un sentiment, on éveille les courants nerveux qui le produisent, et l'on finit par susciter le sentiment lui-même. C'est par ces moyens que l'homme peut coopérer à son élévation morale en allant au devant des sources d'émotions bienfaisantes. C'est sous ce seul aspect que peut être envisagée sa liberté. Mais qui n'aperçoit à l'instant qu'elle est corrélative du devoir de la société de lui en faciliter l'approche, de lui fournir les moyens et voire même de les imposer? Toutes conditions qui devraient entrer en ligne de compte dans l'appréciation de la responsabilité dite morale, s'il était nécessaire ou même utile de le faire intervenir dans les questions médico-légales; mais nous aurons l'occasion de voir, dans le chapitre suivant, qu'il est oiseux sinon funeste de transporter dans la pratique cette conception indécise et abstraite, et qu'il est préférable d'en abandonner la controverse à la métaphysique.

De la responsabilité.

En cette matière, deux doctrines ennemies sont encore en présence, en dépit des essais de conciliation plus ou moins heureux tentés pour les rapprocher. L'une, voyant dans l'esprit une essence immatérielle douée du pouvoir de se gouverner et de régir l'organisme, à qui elle serait unie par des affinités occultes et temporaires, proclame l'homme soumis à des lois fixes et universelles, et conséquemment responsable de toutes ses actions. Il est inutile de revenir sur les preuves qui infirment cette manière de voir, preuves non encore tout à fait péremptoires pour le philosophe, cependant suffisantes à convaincre le physiologiste et le médecin. La seconde doctrine, se fondant sur l'insécabilité de l'organisme et de l'intelligence, sur le rapport du physique et du moral, considère les phénomènes psychiques comme le résultat de modifications matérielles antécédentes, et pour elle les manifestations actuelles sont de simples réactions. Nous avons vu combien les recherches physiologiques et l'observation médicale semblent corroborer cette opinion ; il serait donc logique de s'y rallier, si elle ne négligeait pas, pour parvenir à cette conclusion, un facteur, *l'initiative de la volonté*, dont la valeur, quoique purement relative, doit toutefois être prise en considération.

L'antagonisme de ces deux doctrines, l'absolutisme de leurs principes, ont rejailli de tout temps sur les législations qui, faute de pouvoir les concilier, se sont jetées dans des voies arbitraires dont il sera difficile de les faire sortir. Et cependant il en est temps encore pour les peuples chez qui la liberté d'examen et l'affranchissement de l'intelligence n'attendent plus leur éclosion. Il suffit en effet, pour sortir d'indécision, de résoudre une simple question préalable :

Devant qui l'homme est-il tenu d'établir la justification de ses actes ? Est-ce devant des *êtres supérieurs*, capables de fouiller d'une main ferme et infaillible les replis tortueux de la conscience ? Mais non, c'est au contraire devant ses semblables, soumis aux mêmes influences que lui, passibles des mêmes erreurs, enchaînés par les mêmes nécessités, mais mieux à même de s'en rendre compte. Dès lors le problème se déplace, et, descendant des hauteurs où l'avaient indûment placé l'ignorance et la vanité des écoles philosophiques, devient nettement accessible aux recherches prudentes et éclairées de ceux à qui la société a donné mission de la protéger contre les tentatives qui mettent en péril sa sécurité et son avenir. On conçoit qu'en pareille occurrence les conclusions n'ont plus besoin d'être absolues et indiscutables pour trouver crédit, et qu'il leur suffit de sortir légalement des prémisses conventionnelles établies par l'agrégat social, ou rendues apparentes par l'observation scientifique.

Aussi, sans admettre avec un savant confrère, M. Dally, qu'il ne faut plus parler de responsabilité morale, puisqu'elle est la même pour tous et par conséquent *nulle*, nous arrivons à une conclusion identique par une voie diamétralement opposée, en disant : si la responsabilité morale existe, ce que nous médecins n'avons pas à vérifier, elle doit relever de conditions variables, de rapports multiples et par conséquent se trouver différente pour chacun ; mais par ces raisons mêmes elle échappe à toute appréciation humaine, impuissante à définir comme à comprendre dans quelle mesure ont été dispensées à la créature les facultés qui éclairent sa marche dans les sentiers sombres et ardus de la vie. Impossible à définir pour le penseur, impossible à vérifier pour le praticien, cette terrible question doit être laissée à ceux qui, s'illusionnant sur leurs attibutions autant que sur leurs forces, ne ressentent point en l'abordant la respectueuse crainte dont parle le grand philosophe Kant. En s'en tenant à l'élévation de la responsabilité sociale , il est d'autant plus à espérer qu'on s'approchera du juste, que les bases sur lesquelles elle repose sont les mêmes que celles qui conduisent à la détermination de l'état mental.

Mais la thèse que nous soutenons ne présente pas plus l'homme comme le jouet des circonstances qu'elle ne rabaisse le rôle de la justice à celui de simple agent protecteur de la société ; la question *de l'imputabilité* reste debout et appelle une délimitation exacte.

On peut le pressentir par ce qui a été dit précédemment, *l'acte imputable à son auteur sera celui dont il a eu conscience, si toutefois l'état d'équilibre dans lequel se tiennent sa sensibilité psychique et sa sensibilité organique lui a permis d'en pressentir les conséquences et l'illégalité.*

Dans cette définition peuvent entrer tous les éléments qui ont été énumérés comme facteurs dans les actions ; en arrivant ainsi par l'observation et l'expérimentation à l'évaluation de la responsabilité sociale ou légale, on ne sort pas du domaine des faits sensibles, on ne risque pas de substituer une intention subjective à une réalité objective, et l'on approche bien mieux de la vérité qu'en partant d'un criterium, sinon problématique et illusoire, tout au moins confus et invérifiable.

Peut-être opposera-t-on la difficulté de s'y reconnaître au milieu de ce réseau en apparence inextricable, d'éléments antagonistes qui entrent comme motifs du plus simple des actes ; peut être objectera-t-on encore que la solution sera de toute façon approximative et qu'en pareille matière il serait désirable qu'elle fût exacte ? Ces fins de non recevoir, qui s'appliqueraient plutôt à l'ancienne méthode, méritent cependant quelques mots de réponse : La solution sera approximative, dit-on. C'est vrai, mais la science juridique, la seule avec laquelle nous ayions à compter, pourra-t-elle nous en faire un grief sans s'atteindre elle-même ? Ne procède-t-elle pas de l'empirisme, ne pose-t-elle pas des conditions bien plus arbitraires, en soutenant entre autres qu'à un certain âge on aurait la faculté de reconnaître l'importance légale d'un acte, et celle de se décider librement à le commettre ? Pourquoi en serait-il ainsi à cet âge, alors que, dans tout le cours de la vie, il est notoire que cette liberté est enchaînée de mille façons, et que, pour qu'elle existe, il faut non seulement la volonté de l'individu, mais aussi le concours de tous ceux qui ont pu ou dû aider à son développement ?

Au surplus, la jurisprudence des peuples civilisés est si peu conséquente avec cette conception d'un libre arbitre, que sa prétention ne va certes pas jusqu'à proclamer des dogmes. Elle ne fait à personne l'obligation de *croire* à ces décrets (ce qui serait au reste l'indice d'un aveuglement puéril, car la foi ne s'impose pas), elle se borne à stipuler pour chacun le *devoir de s'y conformer.* Les motifs de cette réserve sont faciles à comprendre : l'étude des législateurs prouve que les lois fondamentales qui prévalent dans les sociétés modernes sont la résultante du travail latent des siècles, et non l'application ou la conséquence d'un principe indépendant. Aussi les codes ne se sont-ils jamais avisés de proclamer l'universalité de la conscience et de la raison ; ils sous entendent nettement que la raison et la conscience sont individuelles, que le vrai et le juste sont des abstractions réalisées à la suite de nos jugements, et que c'est pour une nation un titre de gloire d'inscrire dans ses chartes la liberté de conscience et la liberté d'appréciation.

Qu'exige donc la société ? rien autre que le respect de conventions auxquelles nos pères ont travaillé et que nous améliorons chaque jour dans l'intérêt général. La pression que la masse exerce ainsi sur l'individu est aussi une sorte d'*induction ab extra* : en traçant des limites avec obligation de s'y maintenir, en associant l'obéissance aux idées de bonheur et de noblesse, en donnant comme sanction la dégradation et la douleur, on développe graduellement les assises organiques d'un sentiment automatique d'attraction et de répulsion. Mais l'éducation des peuples est soumise aux mêmes nécessités que l'éducation individuelle ; elle a des limites matérielles, qui sont celles des éléments qui constituent l'agrégat. Aussi, à mesure que le progrès s'est affirmé, a-t-on vu la justice s'entourer davantage des lumières de la science positive dans l'étude de la tératologie sociale ; et cette intervention bienfaisante se généralisera nécessairement, avec la conviction que les conditions individuelles renferment l'explication du respect ou du mépris des obligations sociales. Ce sont ces conditions qui seront soumises à l'examen du médecin expert, et nul ne pourra trouver mauvais que ses conclusions aient un caractère approximatif, proportionnel aux données qui lui auront été fournies. Elles resteront néanmoins difficiles à légitimer, mais il est incontestable que cette difficulté sera en rapport avec l'étendue de l'expérience et du savoir du médecin requis, et nul ne s'offensera, je pense, en me voyant exciper ici de l'incompétence des praticiens étrangers à la médecine mentale.

Pour vous tous, Messieurs, qui réunissez les lumières de l'érudition à la sureté de jugement que donnent en cette matière le contact et l'étude directe des aliénés, je me bornerai à conseiller un moyen qui me parait appelé à réussir en vos mains. Je me hâte d'avouer qu'il n'est mien que par adoption, modifié pour la circonstance, et emprunté au système que Franklin préconisait sous le nom d'algèbre morale. Il consiste à prendre un certain nombre de points de repère dans les subdivisions que chacun peut, selon le cas, faire subir aux diverses catégories de causes déterminantes ou modificatrices des actes, telles qu'elles ont été précédemment signalées ; à les évaluer séparément en notant le pour et le contre ; à inscrire les conclusions provisoires qui résulteront de l'examen de ces points particuliers, puis à synthétiser les conclusions élémentaires en une conclusion définitive. Vous ne me ferez pas l'injure, Messieurs, de croire que je veuille pousser à l'adoption d'une échelle mathématique en fait de responsabilité, ou que je prétende établir en cette délicate matière une espèce de comptabilité en partie double.

Ce serait une proposition puérile de ma part autant qu'indigne d'attention de la vôtre. Aussi n'insisterai-je pas sur la précision de mes vues, persuadé qu'elles auront été mieux appréciées par vous ; mais je crois devoir aller au devant d'un argument plus sérieux, en déterminant si l'imputabilité telle qu'elle a été formulée précédemment ne soulève pas d'exception, et je vous étonnerai peut-être en déclarant que je n'en indemnise personne. Quoi ! s'écriera-t-on, pas même l'aliéné, pas même l'enfant ? J'avoue, Messieurs, que cette conclusion n'outrepasse pas ma pensée, et que mon intention est bien de viser comme imputables les actes commis par certains aliénés et par la généralité des enfants, s'ils présentent les caractères préindiqués et sont attentoires à l'avenir ou à la sécurité de la société. Je sais qu'il serait plus commode de s'en tenir à cet aphorisme devenu banal, que l'aliéné par le fait même de sa maladie échappe à toute responsabilité ; mais comment établir, autrement que par une affirmation instinctive, que celui qui résumerait en lui les conditions d'imputabilité, telles qu'elles ont été définies, est réellement *aliéné* ? Le doute ne serait-il pas permis, et, plutôt que d'imposer aux juges une opinion arbitraire qui engendre le discrédit, ne vaudrait-il pas mieux laisser la balance pencher en faveur d'une légitime prévoyance ? D'ailleurs, pourquoi la maladie cérébrale serait-elle, même quand elle est établie, l'objet d'une telle faveur ? Serait-ce en vertu de ce principe, plus spécieux que fondé, qui montre le désordre des idées conduisant au désordre des actes ? Mais ne voit-on pas chaque jour, ne coudoie-t-on pas à chaque instant des gens qui se soustraient aux lois du sens commun sans violer celles du sens moral ? Puis c'est une grave erreur de croire que les idées ont à elles seules ou exclusivement le monopole d'exciter les actes ; il a même été démontré suffisamment qu'elles étaient à cet égard relativement inférieures, et subordonnées aux sentiments, aux émotions et même aux sensations. Or, que de maladies laissent intacte la sphère psychique, mais vicient profondément la sphère sensible ; que d'évolutions physiologiques même mettent en péril les vertus sociales ! Et pour tous ces cas il faudrait aussi réclamer l'indemnité ? Qui voudrait se constituer le défenseur d'une telle cause s'exposerait à tomber dans de continuelles et flagrantes contradictions. Les faits parlent ici plus haut que les spéculations généreuses ; car, à ceux qui seraient tentés d'incriminer mes paroles, je demanderais comment ils justifient la dicipline familiale, la discipline scolaire, la discipline qu'ils appliquent tous les jours dans les asiles ; aimeraient-ils mieux encourir le reproche de cruauté inutile que d'avouer qu'ils supposent à l'enfant comme à l'aliéné, au moins à certains, la conscience des actes qu'ils posent et un degré d'équilibre psycho-physique suffisant pour en comprendre les conséquences ? Je suis d'autant moins porté à croire que mes contradicteurs persisteront dans leur opposition, qu'il semble juste d'admettre que cette pression n'est pas moins profitable à la guérison du malade qu'à l'éducation de l'enfant ; c'est encore toujours un mode *d'induction ab extra*, et là se trouve peut-être aussi tout le secret de la réussite que Leuret a obtenue dans son prétendu traitement moral, qui autrement reste incompréhensible.

Ce n'est pas sans intention, Messieurs, que j'ai mis en parallèle le fou et l'enfant ; sans chercher à faire une assimilation complète, on ne peut méconnaître les points de ressemblance ; l'un et l'autre s'abreuvent de sensations nouvelles et se forment des choses et de leurs rapports des conceptions entachées d'absolutisme ; ils se distinguent tous deux par le caractère reflexe et automatique de leurs actes, par la mobilité ou la fixité irraisonnée de leurs résolutions, et, dans leurs hypothèses ou leurs comparaisons, leurs déductions procèdent du particulier au particulier. Il n'est pas donc étrange que, pour l'un comme pour l'autre, nous fassions entrer comme éléments dans leur responsabilité *légale*, la mesure et l'étendue du danger que peut occasionner ou occasionne leur présence au sein de la société. Mais cela veut-il dire qu'il faille les marquer de la flétrissure, ou leur faire encourir la pénalité réservée aux criminels ? Telle n'est point ma pensée, et mes paroles ne sont ni si cruelles, ni si indignes d'un médecin appelé par sa position à soulager les misères des aliénés, au lieu de leur en créer de nouvelles. L'esprit qui guide le médecin, comme celui qui anime les parents et les maîtres dans l'application des mesures disciplinaires aux enfants et aux aliénés, n'a en vue, d'un côté que l'éducation avec ses bienfaisantes influences sur l'individu et sur les rapports qu'il aura avec la société, de l'autre, la guérison qui est la fin désirée ; en un mot le droit qu'on s'arroge ainsi n'est que la corrélation d'un devoir. La société en atteignant un coupable poursuit un autre but : excluant et réprimant la vengeance individuelle, elle croit avoir légitimement le droit de l'exercer. Nous ne discuterons pas cette question qui sort de notre compétence ; nous ferons seulement remarquer qu'à l'égard des enfants elle procède d'un sentiment plus généreux et plus logique, puisqu'elle s'en tient à la *prévention* des crimes, en faisant de la réforme du condamné lui-même le caractère fondamental du régime auquel il est soumis.

Émettre le vœu que cette règle domine tout le système pénal, c'est aller au devant de vos aspirations, j'en suis convaincu; mais est-il besoin de l'avouer, en Belgique même où le régime pénitentiaire a atteint un degré de perfection qui le place à la tête des nations civilisées, la réalisation de ce système est encore rangée au nombre des utopies. Mais si l'on a pu dire que les utopies de la veille sont parfois les vérités du lendemain, on pourrait ajouter que *le rôle des Congrès est de poser des jalons pour l'avenir*. Le sens dans lequel nous pouvons, sous ce rapport, aider au progrès social, est indiqué par le résultat de nos études : la psychiâtrie a démontré, entre la folie et la raison, l'existence d'une zône intermédiaire où évoluent des individualités douteuses; de plus, en essayant de faire brèche à l'opinion surannée qui présentait la volonté comme une entité absolue, on a peut-être agrandi encore ce champ mitoyen, et ce ne serait pas trop exiger des sociétés qu'elles missent leurs décrets en accord avec ces acquisitions scientifiques, en promulguant qu'il y a, entre le crime qu'elles cherchent à punir et la maladie dont elles poursuivent la cure, une situation médiane exigeant seulement de leur part une *neutralité armée*.

Ce terme, bien qu'emprunté au langage politique, rend parfaitement ma pensée, qui est de pousser à la création d'une institution intermédiaire entre l'asile et la prison, qui concilierait ce double desideratum de l'amour-propre individuel et de la sécurité générale. Ce serait le placement conseillé par l'expert, dans le cas où sa conviction resterait chancelante entre les termes du terrible dilemme qui lui est posé, et dont il ne sort parfois qu'au prix des plus regrettables concessions. Ce serait aussi la place de ces victimes, atteintes prématurément par le verdict flétrissant, et dont l'irresponsabilité s'affirme presqu'immédiatement par l'expulsion extérieure de la maladie; là s'abriteraient aussi ceux dont l'affection aurait eu une plus longue élaboration, enlevant ainsi tout rapprochement entre elle et l'acte incriminé; ou bien encore ceux dont l'organisme se serait étiolé ou compromis par les rigueurs de la détention.

Ce système a, du reste, déjà subi la consécration de la pratique; l'Amérique a pris l'initiative de son application, et d'autres pays, comme l'Angleterre et la France, se sont plus ou moins avancés dans cette voie. Ailleurs néanmoins, bien que l'idée ait eu, dans les parlements mêmes, de généreux et savants défenseurs, les gouvernants n'ont pu se dégager des entraves routinières. Aussi, Messieurs, serons-nous longtemps encore dans l'obligation d'opter entre l'asile et la prison, et notre choix n'est pas douteux; c'est l'asile qui recueillera les infortunés dont nous venons de parler. Mais ici se dresse une question capitale, puisqu'elle intéresse autant la dignité professionnelle que l'avenir des établissements confiés à nos mains : A quel titre auront-ils accès dans l'asile; est-ce comme malades uniquement ou conserveront-ils en y entrant les stigmates dont la vendicte publique les a flétris? Je me plais à croire, Messieurs, que vous serez unanimes à déclarer avec moi qu'il importe peu pour un médecin qu'un aliéné soit ou non criminel, l'acte commis ayant la valeur confirmative de sa conviction que tous les aliénés sont. *dangereux* ou peuvent le devenir, et que ce serait aller à la rencontre de nombreuses erreurs que de vouloir tracer des limites à cet égard; les seuls indices fournis par la perpétration de l'acte et les circonstances qui l'entourèrent, sont d'une part la preuve d'une susceptibilité plus grande chez leur auteur, et de l'autre la nécessité, pour l'entourage, de l'emploi d'une prudence exceptionnelle.

En principe, on ne peut admettre les termes « *aliénés criminels* »; ils sont incompatibles et doivent l'être aux yeux de la justice comme aux yeux de la science; mais aucune restriction n'existe pour l'adoption des termes « *aliénés dangereux* », qui pourraient leur être substitués, s'il n'était plus juste encore de s'abstenir de toute qualification, puisqu'il suffit d'être aliéné pour être dangereux. S'il en est, en effet, qui ne portent pas atteinte à la vie et à la propriété, d'autres compromettront l'honneur, la morale ou l'ordre publics, d'autant plus profondément que ce ne sont pas seulement les actes qui sont à redouter; les préliminaires sont redoutables aussi comme source de contagion, par voie de prosélytisme ou d'imitation, autre aspect de l'activité inconsciente de l'organisme dont j'ai omis de parler, tant la chose est évidente. Je me serais même référé entièrement à cet accord tacite, si, en ouvrant les portes des asiles à tant d'infirmités morales, je ne craignais de laisser supposer que ces institutions peuvent, à défaut d'autres, devenir impunément le déversoir des sentines sociales. Non, Messieurs, l'asile, qui est, comme l'a justement défini Esquirol, la représentation en petit de la société, ne peut recéler pêle-mêle ce qu'elle rejetterait de son sein, car les mêmes considérations qui établissent son droit de se garer de contacts pernicieux, militent *à plus forte raison* en faveur de la séparation par groupes, voire même de l'isolément individuel des malades d'un même asile, qui présentent naturellement une bien moins grande résistance à la contagion.

Mais ces restrictions ne vont pas jusqu'à nous faire désirer que le malade en entrant dans l'asile conserve les caractères qui le flétrissaient auparavant, et qu'il soit un paria au milieu de ses compagnons. Qu'il n'y ait ni dans les appellations usitées envers ces sortes de malades, ni envers les divisions ou quartiers qui leur seraient destinés, rien qui rappelle le crime ou la prison, c'est ce que la philantropie la moins éclairée commande à tous égards. Si la justice ne consent pas à oublier ceux qu'elle a traduits à sa barre, si même, après le naufrage de leur raison, sa main doit partout et toujours s'appesantir sur eux, il vaut mieux encore qu'elle conserve ces malheureux confondus avec les malfaiteurs, en adoucissant matériellement leur situation, que de fausser par leur présence le caractère hospitalier de l'asile. Et puis, Messieurs, si chacun de vous est prêt à tendre une main secourable aux douleurs physiques et morales, si les aides ne nous manquent pas pour obéir à cette vocation qu'inspirent l'amour de l'étude et la charité, n'est-ce pas vicier ces nobles élans que de les faire servir d'auxiliaires à la justice répressive?

La direction et l'impulsion données aux asiles depuis leur réforme a été uniquement charitable et scientifique, aussi le crime ou le malheur pour y être reçus doivent-ils s'appeler « maladies », faute de quoi leur place n'y est point marquée. Mais, même pour des malades, il est essentiellement désirable que ces institutions soient pourvues de tous les moyens de surveillance, d'isolement ou de protection, qu'exigeraient, ou la thérapeutique, ou la sécurité générale.

Je sais, Messieurs, qu'en parlant ainsi je heurte la susceptibilité philanthropique de ceux qui rêvent pour l'aliéné l'abolition de tout moyen de contrainte, et qui, par une réaction exagérée des anciens errements, croient le contact réciproque moralisateur et bienfaisant. Je ne veux certes pas ériger l'*isolement* en principe immuable dans le traitement ou la garde des aliénés, mais voyez où conduit l'abus contraire.

Mettre côte à côte la jeune fille innocente que les privations ou de nobles chagrins ont conduite à la folie avec la dégénérée que l'assouvissement désordonné des passions a jetée dans une précoce décrépitude, est-ce là rendre un service à la malade? Et quand l'heure de la guérision aura sonné pour elle, qui étouffera dans son sein les germes, funestes pour la société autant que pour elle-même qu'elle aura puisés à ce contact? *Ab uno disce omnes.* Pourquoi ne pas rester conséquent avec cette maxime, reconnue à la suite des efforts combinés de la science et de la charité, qui met les aliénés et les malades sur la même ligne?

Si, dans un hôpital ordinaire, on trouvait confondus les malades atteints d'affections contagieuses ou épidémiques avec ceux atteints d'affections bénignes, on serait certes en droit de taxer d'imprévoyance et d'inhumanité les médecins et les administrateurs; pourquoi vouloir dès lors, dans la pratique des asiles, sacrifier à ces déplorables errements?

Je m'arrête enfin, Messieurs, bien qu'il y ait encore de nombreuses considérations à faire valoir pour résoudre la vaste et importante question soumise à votre examen; mais vous suppléerez à ces lacunes, — circonscrites en vue d'abréger les instants que je dérobe à la discussion —, beaucoup mieux que je n'eusse pu le faire en appelant à mon aide de nouveaux témoignages ou de nouveaux arguments. Un mot cependant avant de finir. Quand le sommaire de la thèse que je viens d'esquisser a été connue, quelques personnes amies, auxquelles je tiens à repondre, se sont effrayées du terrain et des limites où elle se posait : le débat ne conviait-il pas les plus irréconciliables opinions à venir inutilement se mesurer? de systématiques mais néanmoins légitimes susceptibilités ne se contiraient-elles pas froissées, ne se feraient-elles pas jour sans modération, maintenant surtout que des rêveurs en quête de renom cherchent à attirer l'attention publique par des professions de foi qui font irruption jusque dans les assemblées scientifiques? Un moment interdit devant ces sombres prévisions, j'ai repris facilement courage, parce que le choix du sujet souriait à d'autres qu'à moi, et que du reste je croyais ces appréhensions exagérées, les développements devant les mettre à néant. Me suis-je trompé, Messieurs, ou bien ai-je réellement heurté sur mon chemin d'honnêtes et sincères convictions? Je ne le crains point. Je me berce au contraire de l'espoir que la modération de mes arguments, la haute portée des autorités auxquelles j'ai fait appel, et surtout la bonne foi et l'honorabilité de mes vues, trouveront un écho dans l'appréciation que vous ferez d'une doctrine qui doit être jugée autant par le cœur que par la raison.

M. le Président remercie et félicite M. Semal, de son beau travail, dont la lecture a occupé le reste de la séance.

Celle-ci est levée à 12 1/2 heures.

Le Secrétaire,
B. C. INGELS.

Le Président,
PORPORATI.

Séance de l'après-midi.

La séance s'ouvre à 2 1/2 heures de relevée, sous la présidence de M. BULCKENS.

Lecture et approbation du procès-verbal de la séance précédente :

L'ordre du jour porte en premier lieu la « *Discussion du rapport de M. Semal.*

M. PORPORATI, après avoir rendu hommage à la noblesse des sentiments, à l'élévation des pensées et à la logique du travail de M. Semal, témoigne le désir de formuler quelqes réserves quant à certains points traités par l'auteur. En niant la spontanéité humaine, M. Semal lui semble avoir été trop loin ; l'auteur se réfute d'ailleurs lui-même en fournissant, dans son travail, un magnifique témoignage de la faculté contestée. M. Porporati n'admet pas, il est vrai, les idées innées dans le sens qu'on y attache communément. Il pense que toutes les idées naissent des sensations, mais il croit aussi que, chez l'homme, une idée peut en engendrer d'autres. Il n'en est point de même chez la brute, dont les idées ont pour origine exclusive une sensation, mais, encore une fois, chez l'homme, doué de la parole, on constate une prolifération des idées, par conséquent une spontanéité de l'intelligence, la volonté ne dépendant pas toujours d'une sensation immédiate. M. Porporati déclare qu'il aurait encore beaucoup de considérations à faire valoir sur ces points, mais il est arrêté par son inhabileté à parler en public et par les insurmontables difficultés qu'il rencontre dans le maniement d'une langue qui ne lui est point familière. Il ne peut cependant s'empêcher de s'élever contre l'assimilation que M. Semal établit entre l'enfant et l'aliéné. Chez l'enfant, être physiologique, une idée erronnée peut être corrigée par une idée juste ; chez l'aliéné, être pathologique, il faudra avant tout faire disparaître l'état morbide, car, en combattant chez lui l'idée erronnée par une idée saine, on n'aboutira souvent qu'à aggraver son délire.

M. SEMAL exprime le désir de ne prendre la parole qu'après avoir entendu les observations de quelques autres orateurs. Sa proposition n'a d'autre but qui de ménager le temps, et de le mettre à même de répondre plus succinctement aux objections qui se produiront dans le cours du débat.

M. VERMEULEN estime que la comparaison entre l'aliéné et l'enfant est légitime jusqu'à un certain point. Il ne peut donc se rallier sous ce rapport à l'opinion formulée par M. Porporati. Et ce qui prouve l'opportunité de cette comparaison, c'est que, si certaines mesures disciplinaires n'arrêtent pas radicalement les conceptions délirantes, tout au moins empêchent-elles l'aliéné de poser des actes nuisibles à son entourage et de troubler gravement l'ordre de l'asile où il est interné.

M. PORPORATI s'aperçoit que sa pensée a été mal exprimée, et, par suite, imparfaitement saisie. Il est loin de prétendre qu'il ne faille jamais employer la contradiction, mais, tout en faisant cette concession, il n'en persiste pas moins à croire que c'est dans le travail et les diversions que nous devons chercher les modificateurs les plus efficaces des troubles intellectuels. En terminant, il exprime encore une fois la conviction que la comparaison entre l'enfant, être physiologique, et l'aliéné, être pathologique, ne peut être poussée trop loin.

M. Semal remercie M. Porporati des paroles flatteuses qu'il lui a adressées en ouvrant cette discussion. Il se plaît à constater que son différent avec son distingué contradicteur est plus apparent que réel. Seulement, il ne peut accepter l'interprétation de M. Porporati quant aux caractères différentiels de l'homme et de la brute. Cette étude comparative est entachée d'inexactitude, vu que, dans l'un cas, on suit une méthode subjective, tandis que dans l'autre on procède par voie objective. Quant à la comparaison que l'on a établie entre l'enfant et l'aliéné, M. Semal prie son honorable contradicteur de remarquer qu'il a fait non une assimilation, mais une comparaison. L'orateur croit qu'on corrigera l'enfant non en s'adressant à ses facultés psychiques, à sa raison, mais bien à sa sensibilité. Il estime qu'il en est de même pour l'aliéné.

M. Porporati regretterait de prolonger ce débat. Il n'insistera donc pas sur les opinions qu'il vient de formuler et se borne à redresser les interprétations inexactes dont elles ont été l'objet.

M. Vermeulen exprime le regret de ne pas trouver dans les propositions formulées par M. Semal le reflet fidèle des développements du travail de l'honorable rapporteur.

M. Semal reconnaît la justesse de l'observation. Il entre à ce propos dans quelques détails sur les raisons diverses qui ont dicté sa conduite, et termine en prenant l'engagement de fournir des conclusions formelles pour la séance d'après-demain.

M. Vermeulen demande si, en attendant, on ne pourrait discuter la question de la responsabilité ou de l'irresponsabilité de l'aliéné. Il lui semble que cette question est tranchée par le fait même de la maladie, la déclaration d'aliénation mentale entraînant l'irresponsabilité.

M. Buffet se rallie complétement à cette manière de voir, qu'il justifie par quelques considérations générales. En terminant, il appelle l'attention de l'assemblée sur les difficultés que présente l'appréciation de certains cas, tels que les folies transitoires et les intervalles lucides. Quant à la question des aliénés criminels, il exprime succinctement l'opinion que, si la société a le droit de se garantir de ces malheureux par la séquestration, elle a aussi le devoir de conjurer les dangers qui pourraient résulter de leur contact avec les autres malades.

M. Masoin déclare qu'il n'entre point dans ses intentions de prendre part à la discussion générale, ses occupations dans une autre section

l'ayant empêché d'assister à la lecture du mémoire de M. Semal. Il tient
seulement à rappeler, comme un fait essentiel du débat, que l'irresponsabilité absolue de l'aliéné est repoussée par beaucoup d'auteurs dont la
compétence ne peut être contestée. Il cite, à ce propos, les deux courants
d'opinion qui se sont produits dans les discussions que la société médico-
psychologique de Paris a consacrées à cette question.

M. Vermeulen demande la parole pour préciser la signification de certains termes employés fréquemment dans le débat et pour placer la discussion sur son véritable terrain. Il s'agit, en effet, des aliénés criminels
et de la responsabilité. Il s'agit surtout de savoir si le criminel devenu
aliéné doit être placé dans des conditions spéciales. C'est là une question
qui sera abordée bientôt. Pour le moment, il lui suffira d'affirmer que
celui qui a commis un crime en état d'aliénation mentale est un malade
et rien qu'un malade, et qu'aucune mesure spéciale ne doit être prise
à son égard.

M. Semal se déclare partisan de la responsabilité proportionnelle. Il
développe sommairement les motifs qui l'engagent à professer cette
opinion.

Après un échange d'observations entre différents membres, M. le Président fait remarquer que la discussion actuelle lui semble se confondre
avec celle des deux premiers points du rapport de M. Semal, et propose
en conséquence de la reprendre après-demain. En attendant, il engage
l'assemblée à examiner la troisième partie de la question, celle relative
au placement des aliénés, et à discuter conjointement les propositions de
M. Oudart, qui s'y rattachent intimement.

M. Semal ouvre la discussion en repoussant la qualification d'« aliénés
criminels »; conformément à ses principes, il n'y voit qu'un alliage de
termes contradictoires. Il entre ensuite dans quelques développements à
propos des éléments de la question actuellement en discussion, et termine
en insistant fortement sur le rôle protecteur que la société doit continuer
dans l'asile aux aliénés de toutes les catégories.

M. Buffet ne se propose pas de traiter la question dans sa généralité.
Sa tâche se bornera à produire certains faits qui lui semblent de nature à
éclairer la discussion actuelle, tout au moins dans sa portée pratique. Il
exprime à ce propos la conviction que, dans plus d'une circonstance, des
personnes ayant déjà le germe de la maladie ont été condamnées par les
tribunaux.

M. Masoin ne conteste pas d'une manière formelle l'opinion de M. Buffet.
Il estime néanmoins qu'elle est conçue en termes trop absolus, surtout
pour les cas où un espace de temps déjà long s'est écoulé entre le crime
et la maladie confirmée.

M. Vermeulen se rallie à cette manière de voir et l'appuie de quelques exemples. Entrant plus directement dans la question, dont à son avis on s'écarte un peu, il exprime la conviction qu'il faut des asiles spéciaux pour les individus qui deviennent aliénés pendant leur séjour dans les prisons.

M. Porporati apprend à l'assemblée qu'en Italie l'opinion s'est prononcée pour la création d'asiles spéciaux pour les criminels devenus aliénés. Quant à lui, il voterait plutôt pour des quartiers spéciaux, complétement séparés des autres quartiers de l'asile.

M. Masoin invoque à ce propos les termes de la loi belge, qui lui semble devoir être modifiée dans un sens plus large.

M. Porporati informe encore l'assemblée que les chambres Italiennes seront bientôt appelées à discuter un projet de loi sur le régime des aliénés, et il ne doute point que les délibérations du Congrès international de Bruxelles n'apportent au débat des éléments précieux.

La séance est levée à 5 heures.

Le Président,
BULCKENS.

Le Secrétaire,
JOSEPH DE SMETH.

SÉANCE DU 21 SEPTEMBRE 1875.

—

La séance est ouverte à 2 heures.

Sont présents au bureau : M. BULCKENS, *président ;* MM. INGELS et Jos. DE SMETH, *secrétaires :*

Après la lecture et l'approbation du procès-verbal de la précédente séance, M. le Président informe l'assemblée que M. MASOIN, empêché par des occupations assidues dans une autre section, demande la remise à samedi prochain de la discussion de son travail.

M. SEMAL, conformément au désir exprimé par quelques membres de l'Assemblée, dépose sur le bureau les conclusions modifiées de son rapport.

Ces conclusions sont conçues comme suit :

1° Le crime parfois, et la folie toujours, résultant d'une rupture d'équilibre entre les différents facteurs de l'activité humaine, et toute une zone intermédiaire à limites indécises s'étendant entre les deux états, il y a lieu d'admettre pour les aliénés criminels une responsabilité nulle ou proportionnelle.

2° La responsabilité légale dans ces cas sera exclusivement établie en vue de concilier la sécurité publique avec la guérison du malade.

M. LE PRÉSIDENT informe l'assemblée que la Section de médecine publique ayant témoigné le désir de se joindre à la section de psychiàtrie pour discuter en commun ces conclusions, il a été convenu entre les deux bureaux que cette discussion aurait lieu dans la séance de jeudi matin.

L'assemblée reprend ensuite la discussion des questions proposées par M. OUDART.

M. le Président en donne lecture.

M. OUDART précise le débat en retraçant les points sur lesquels l'accord s'est établi dans une séance antérieure Il développe ensuite les motifs qui l'engagent à réclamer une séparation entre les aliénés criminels et les aliénés correctionnels, et termine en citant un certain nombre de faits à l'appui de sa manière de voir.

M. MARKOWITZ ne peut se rallier à l'opinion de M. Oudart. Il estime que la séparation doit se baser plutôt sur la nature de l'aliénation que sur celle de la condamnation.

M. SEMAL constate que l'opinion de M. Markowitz se rapproche de celle qu'il a formulée déjà, à cette différence près néanmoins qu'il s'est engagé plus avant dans le même ordre d'idées. C'est ainsi qu'il a contesté l'utilité de la création de quartiers spéciaux pour les aliénés criminels, ces malades ne se distinguant en rien des autres, et ne réclamant, par conséquent, aucune mesure spéciale. Seulement, les développements de la discussion l'ont amené à adopter des correctifs à cette opinion. Et ce qui l'a surtout décidé à entrer dans la voie des accommodements, c'est le danger que certains condamnés constituent pour les autres pensionnaires, le sentiment pénible qu'ils éveillent inévitablement dans leur entourage. Mais, tout en admettant ces restrictions, il n'en maintient pas moins ses principes, que les considérations de M. Oudart, quoique très opportunes, ne sont pas parvenues à infirmer; c'est pourquoi il revient à sa proposition première et demande des quartiers d'isolément pour les malades que le médecin, et le médecin seul, aura considérés comme dangereux.

M. OUDART déclare qu'il n'éprouve aucune hésitation à se rallier à une proposition formulée dans ces termes. Dès le moment, dit-il, que le médecin est en mesure de conjurer les dangers qu'offrent certains condamnés aliénés, le but principal des quartiers spéciaux est complétement atteint.

M. MARKOWITZ, tout en reconnaissant que les aliénés peuvent jusqu'à un certain point s'influencer réciproquement, exprime néanmoins la conviction que des divisions multiples sont fréquemment irréalisables, surtout dans les petits asiles. Il n'est donc pas partisan de la création d'une division spéciale pour les aliénés criminels, et cite à l'appui de sa manière de voir certains cas où le placement de ces malades deviendrait pour ainsi dire impossible, à cause de l'étendue du territoire du pays. En somme, il estime que le genre de folie doit constituer le seul motif déterminant des divisions.

M. Porporati, en vue d'éclairer le débat, expose les principes suivis à Turin par rapport aux aliénés criminels. Il développe ensuite quelques motifs qui plaident en faveur d'une division spéciale pour ces malades.

M. Oudart comprend la création d'asiles spéciaux pour les grands pays; mais, dans les petits, cette institution lui semble d'une réalisation sinon impossible, tout au moins entourée d'obstacles nombreux.

M. Semal insiste sur la nécessité d'accorder au médecin tous les moyens d'isolément que réclament les circonstances. C'est là le corollaire obligé de l'opinion qu'il a formulée précédemment.

M. Porporati voudrait réserver les quartiers spéciaux pour les malades qui pourraient abuser de la liberté relative qu'on leur accorde généralement dans les asiles, et surtout dans les asiles de l'Italie. Dans son opinion, cette mesure devrait se borner aux aliénés qui constituent réellement un danger pour leur entourage.

M. Buffet résume les difficultés que la création d'asiles spéciaux doit inévitablement rencontrer dans la pratique, et déclare, en conséquence, se rallier aux quartiers d'isolement proposés par M. Semal.

M. Markowitz insiste sur les difficultés du classement des aliénés condamnés, sur l'impossibilité fréquente d'établir une distinction entre ceux qui sont dangereux et ceux qui n'offrent aucun inconvénient pour leur entourage. S'appuyant sur ces prémisses, il en déduit des conclusions conformes à celles de M. Semal.

M. Semal déclare que, après avoir demandé l'assimilation des aliénés criminels aux autres aliénés, il réclame également la suppression de toutes les dispositions réglementaires qui tendraient à imposer aux directeurs des asiles un surcroît de responsabilité par suite de la présence de ces malades spéciaux.

Après un échange rapide d'observations entre MM. Markowitz, Bulckens, Oudart, Semal et De Smeth, l'Assemblée, à l'unanimité, adopte les conclusions suivantes :

1° Répondant à des propositions de M. Oudart, la Section déclare que, dans les pays où le nombre des condamnés aliénés est suffisant pour prêter à la création d'un service hospitalier complet, il y a lieu de séparer complétement cette catégorie de malades.

2° Adoptant la conclusion du rapport de M. Semal, la Section émet le vœu que, dans tous les autres cas, ces malades restent confondus avec les autres aliénés, et soient soumis au régime de surveillance et d'isolement que nécessitent leur état mental et la sécurité de leur entourage.

Ces conclusions seront soumises a la sanction de l'assemblée générale.

La séance est levée à midi et demi.

Le Secrétaire,
Joseph De Smeth.
Le Président,
Bulckens.

SÉANCE DU 22 SEPTEMBRE 1875.

—

La séance s'ouvre à 10 heures, sous la présidence de M. Bulckens.
Lecture et approbation du procès-verbal de la précédente séance.

M. Semal propose d'adresser au Comité d'organisation la demande suivante :

La 8ᵉ section prie le Comité de vouloir résoudre le point de savoir si les communications lues en assemblée générale seront soumises à la discussion, et, en cas d'affirmative, de décider que les questions soient au préalable portées devant les sections dont elles relèvent respectivement.

Cette proposition est adoptée.

L'ordre du jour appelle la suite de la discussion sur les conclusions du rapport de M. Semal.

M. le Présieent exprime le désir que la discussion reste limitée aujourd'hui, la section devant se réunir à la section de médecine pratique pour discuter ces conclusions en commun.

M. Markowitz ne partage pas cette manière de voir. Plutôt que d'effleurer les questions, il préfère en remettre l'examen à demain, une discussion approfondie étant seule, d'après lui, en état de les élucider.

L'assemblée se rallie à cette proposition.

Le restant de la séance est consacré à un échange préliminaire d'observations entre MM. Semal, Bulckens, Vermeulen, Buffet, Porporati, De Smeth et Ingels sur quelques-unes des propositions de M. Semal.

La séance est levée à midi et quart.

Le Président,
Bulckens.

Le Secrétaire,
B. C. Ingels.

—

SÉANCE DU 23 SEPTEMBRE 1875.

—

La séance est ouverte à 10 heures sous la présidence de M. Bulckens.
Lecture et approbation de la séance précédente.

M. le Président informe la Section qu'il a transmis au Comité la demande formulée hier par la 8ᵉ Section, relativement aux communications faites au Congrès en séance publique. Le Comité a répondu qu'il n'y avait à cet égard aucune mesure à prendre pour le moment, qu'il fallait laisser la plus grande latitude aux médecins étrangers, mais que, si une communication faite en séance publique sans avoir passé par une section, était appelée à devenir l'objet d'une discussion, elle serait au préalable envoyée à la section dont elle relève.

L'ordre du jour appelle la suite de la discussion sur les conclusions du rapport de M. Semal.

M. Porporati exprime le désir qu'il soit donné une portée plus pratique à ces propositions.

M. le Président croit que, vu l'absence de M. Semal, on pourrait surseoir à cette discussion jusqu'à l'arrivée de cet honorable membre.

M. Buffet se rallie à cette proposition. Il demande, en conséquence, que l'Assemblée s'occupe d'une question pratique, et croit qu'on discuterait avec fruit celle du régime alimentaire. M. De Smeth, dont les études sur la thérapeutique nutritive dans les affections psycho-cérébrales nous sont connues, pourrait nous exposer succintement ses idées à ce sujet. Nous aurions là le point de départ d'une discussion intéressante surtout par sa portée pratique.

M. De Smeth se met à la disposition de l'Assemblée, mais il n'est nullement préparé à aborder les développements de cette question, qui est introduite d'une façon tout-à-fait inopinée. Il préférerait, puisque M. Semal vient d'entrer en séance, que celui-ci examinât s'il ne pourrait pas réduire le nombre de ses propositions et leur donner un caractère plus pratique.

M. Semal répond qu'il avait précisément l'intention d'écarter toute question de principe et de demander à l'assemblée de ne porter son attention que sur le côté pratique de son rapport. Il signale deux ou trois points sur lesquels on pourrait prendre une décision. En premier lieu, il lui semble rationnel d'abandonner, dans l'examen de l'état mental d'un malade, l'idée d'un criterium unique.

Après un échange d'observations entre MM. Buffet, Ingels, De Smeth et Semal, celui-ci formule sa proposition dans les termes suivants :

« Dans l'appréciation de la responsabilité des aliénés, on évaluera » l'influence de chacun des facteurs qui déterminent les actions humaines, » en abandonnent la recherche d'un criterium unique. »

M. Buffet propose de supprimer le dernier membre de phrase comme inutile.

M. Porporati pense que, dans l'appréciation de l'état mental d'un aliéné, il faut tenir compte de tous les éléments diagnostiques, psychiques et organiques, et voudrait voir modifier la proposition dans ce sens. Mais il finit par se rallier à la rédaction proposée plus haut, quand on lui fait observer que la portée des deux formules est la même.

L'Assemblée, à l'unanimité, accepte donc la rédaction proposée par M. Semal, en en retranchant la dernière partie « en abandonnant la recherche d'un criterium unique ».

M. Gallard, délégué par la Section de médecine publique pour prendre part à la discussion sur la question de la responsabilité, entre en séance et demande la parole. Il dit qu'il a pris l'initiative de cette demande de travail en commun par les deux sections, parce que, à propos de la question proposée, il s'est rappelé une discussion qui a eu lieu récemment à la Société de médecine légale de France, et qui s'est renfermée dans des limites plus restreintes que celle qui occupe l'assemblée. Le débat roulait exclusivement sur la responsabilité des épileptiques. Cette discussion a été d'autant plus brillante que la Société de médecine légale renferme des éléments divers, des magistrats, des médecins, des spécialistes, des légistes etc... La Société a décidé qu'il n'y a aucune règle générale à poser pour l'appréciation de l'état mental des individus atteints d'épilepsie ; que l'examen de chaque cas particulier est indispensable pour déterminer le degré de responsabilité légale d'un malade.

M. Gallard aurait voulu qu'on allât plus loin. Il voulait viser surtout l'épilepsie larvée, qui a déja donné si souvent lieu à des conséquences terribles. Il rappelle à ce sujet les épouvantables meurtres commis dernièrement en France par un épileptique nommé Michaud, meurtres dont les journaux ont donné le dramatique récit.

Voici comment M. Gallard avait formulé ses conclusions :

1° En principe, les épileptiques doivent être considérés comme responsables de tous leurs actes.

2° Cependant, il arrive assez souvent que, par le fait de leur maladie, ils se trouvent accidentellement entraînés à des mouvements impulsifs et irrésistibles, sous l'influence desquels ils peuvent commettre des actes dont ils n'ont pas conscience et dont par conséquent ils ne sauraient être responsables.

3° Ces cas constituent l'exception, eu égard au nombre total des sujets atteints d'épilepsie. Ils sont proportionnellement plus nombreux dans la forme d'épilepsie dite larvée que dans l'épilepsie ordinaire, caractérisée par de grandes attaques.

4° Un examen médical attentif et prolongé peut seul permettre d'apprécier, dans chaque cas particulier, si les actes incriminés ont été commis volontairement ou sous l'influence de l'impulsion maladive, qui exclut toute responsabilité.

Ces conclusions ne furent pas adoptées. M. Gallard croit néanmoins pouvoir les communiquer aux membres de la 8e Section, parce qu'il pense qu'elles peuvent s'appliquer à la folie comme à l'épilepsie. Mais ce n'est pas là le seul motif de sa présence dans cette réunion. A la Société de médecine légale, il a constaté deux courants contraires. D'un côté, les magistrats s'effrayent de voir des hommes ayant commis les actes les plus coupables, les plus atroces, considérés comme des malades, car, comme tels, ils seront souvent rendus plus tard à la liberté et exposent alors la Société aux mêmes dangers. Il y a plus, disent-ils, car si l'on acquitte l'épileptique, on ouvre la porte à une simulation facile ; le plus affreux brigand, ayant eu un seul accès d'épilepsie dans sa vie, sera mis à l'abri de par la loi. D'un autre côté, des médecins sont allés trop loin en voulant rendre irresponsable tout homme atteint d'épilepsie. Cela n'est pas possible, car il y a en France 40,000 épileptiques auxquels il faudrait appliquer ce principe. Or, en réalité, on ne s'avisera pas même de les interdire ; comment pourrait-on donc songer à les rendre irresponsables ?

Ces deux opinions si opposées ont conduit à cette conséquence que, la plupart du temps, le jury, ébranlé dans ses convictions, a condamné les épileptiques meurtriers à des détentions de quelques mois, de quelques années, alors qu'il aurait dû les condamner à la peine de mort, s'il les avait cru responsables, ou les renvoyer des poursuites, s'il les avait considérés comme irresponsables.

C'est ce résultat illogique qui a engagé l'honorable orateur à entamer cette discussion et à rechercher les moyens propres à faire disparaître cet état de choses. Il pense qu'on pourrait y arriver. En France, la loi de 1838 sur la régime des aliénés a été faite pour protéger les aliénés, et elle répond parfaitement au but. Mais elle ne protège pas suffisamment la Société contre l'aliéné dangereux. Il y a, pour la collocation des aliénés, deux modes de procéder : le placement volontaire et le placement d'office. Celui-ci est fait par l'autorité administrative ou le Préfet. C'est ce dernier mode qui est suivi généralement pour les aliénés dangereux. Or, ce mode de placement est arbitraire et n'est soumis à aucun contrôle, l'autorité administrative n'ayant de compte à rendre à personne. Il se peut donc qu'après quelques années, alors que le Préfet qui a ordonné le placement et le médecin qui a reçu le malade ne sont plus là, il se peut, disons-nous, que l'épileptique qui a commis des actes atroces présente toutes les apparences de calme et de raison et expose encore une fois la Société aux dangers les plus graves pouvant naître d'un nouvel accès imprévu. Cela s'est vu déjà plusieurs fois.

M. Gallard a cherché s'il n'était pas possible d'obvier à une situation pareille. Il a consulté, à cet égard, un jeune jurisconsulte de plus grand mérite, M. Joseph Lefort, fils du célèbre chirurgien de Paris.

M. Lefort lui a fait observer qu'il existe dans la législation française une disposition qui permet d'écarter de la société une personne ayant commis des actes criminels, mais ayant été acquittée pour cause d'aliénation mentale. En effet, quand un mineur, coupable d'un crime, est acquitté pour défaut de discernement, il n'est pas remis en liberté, mais, en vertu d'un jugement, il peut être gardé dans une maison de détention jusqu'à l'époque de sa majorité. Pourquoi n'appliquerait-on pas cette mesure aux aliénés dangereux? Dans ce cas, le tribunal déciderait que l'individu, tout en n'étant pas responsable, doit être séquestré dans une maison de santé jusqu'à ce que sa guérison soit établie. Ce n'est plus le placement d'office, essentiellement révocable et arbitraire ; la collocation prononcée par le tribunal aurait l'autorité de la chose jugée. Le malade ne pourrait plus être rendu à la liberté qu'à la suite d'un nouveau jugement, après que le défenseur de l'individu et le ministère public, défenseur de la société, auraient été entendus dans des débats contradictoires, et par conséquent aussi après expertise médicale. L'orateur croit qu'en Angleterre il existe des dispositions légales ayant de l'analogie avec celles qu'il vient de préconiser, mais il ne saurait donner sur ce point des détails précis.

Il estime qu'on ne peut pas lui objecter les dépenses occasionnées par cet aliéné séquestré pour longtemps ; car, en somme, les dépenses d'un aliéné ne dépassent pas celles d'un prisonnier, et, si le malade en possède les moyens, il devra payer lui-même les frais de son séjour à l'asile.

L'orateur se résume en demandant à la Section de formuler le vœu d'introduire dans toutes les législations criminelles une disposition stipulant ce qui suit :

« Toutes les fois qu'un acte criminel ou délictueux aura été commis par
» un individu reconnu irresponsable pour cause d'aliénation mentale,
» le juge, après avoir constaté et délaré sa non-culpabilité, devra ordonner
» son internement dans un asile déterminé, d'où il ne pourra sortir qu'en
» vertu d'un autre jugement, contradictoire comme le premier. »

M. le Président remercie M. Gallard des développements intéressants qu'il vient de présenter à l'assemblée.

M. Semal a entendu avec plaisir l'honorable orateur accepter en grande partie sa manière de voir. Il est un point cependant qu'il lui répugne d'admettre, c'est de constater qu'un homme est irresponsable et de porter en même temps contre lui une série de pénalités ; car les mesures proposées par M. Gallard sont bien telles. D'après M. Semal, tout le monde est responsable de ses actes ; cette responsabilité s'incarne dans deux éléments : la sécurité de la société et le bien être de l'individu. Il voudrait donc voir disparaître le mot irresponsable de la proposition de M. Gallard.

M. Oudart dit que nous avons dans l'art. 12 de la loi belge sur le régime des aliénés une disposition qui répond au desideratum signalé par M. Gallard. Le malade dangereux, placé en vertu de cet article, ne peut plus sortir de l'établissement sans une autorisation du ministère public.

M. Semal pense que l'honorable préopinant soulève là une question grosse de difficultés, car elle ne tend à rien moins qu'à soumettre le médecin au ministère public. En effet, celui-ci peut retenir un malade dans un asile, alors que le premier a déclaré la guérison. Une telle situation peut devenir la source de continuels conflits.

M. Porporati rappelle qu'en Italie il existe une disposition légale analogue. Le médecin peut déclarer guéri un aliéné criminel, mais ne peut le mettre en liberté sans l'autorisation du procureur du Roi. La responsabilité du médecin est dégagée. L'orateur déclare qu'il est très rare que ce ne soit pas l'avis médical qui prévale.

M. OUDART demande si, en France, le préfet peut mettre en liberté ou maintenir sequestré l'aliéné dangereux, sans l'intervention du médecin.

M. GALLARD pense que tout ce que viennent de dire les honorables orateurs ne rentre pas tout à fait dans le sujet en discussion. Il estime que toutes les dispositions renfermées dans la loi belge concernent la prévention. Le préfet, en France, a le droit de maintenir ou de faire sortir l'aliéné en vertu de son autorité, il ne demande l'intervention du médecin que comme un moyen d'appréciation. Quant à l'intervention du ministère public, il pense que l'action de ce magistrat se rattache encore trop à l'ordre administratif; ses décisions n'ont pas la force d'un jugement.

M. Gallard répond à M. Semal qu'il n'y a dans les mesures proposées aucune pénalité. Ce sont seulement des dispositions prises en vue de la sécurité de la société, dispositions formulées dans un jugement, dans le but qu'un autre jugement devienne nécessaire pour faire cesser l'effet du premier. Le société a bien le droit de se défendre contre qui l'attaque. D'ailleurs, l'honorable orateur est d'avis que, par la mesure proposée, il protège tout autant l'aliéné que la société, car le premier ne sera plus soumis à des condamnations flétrissantes.

M. BONMARIAGE adopterait volontiers la proposition de M. Gallard, de faire formuler les mesures restrictives dans un jugement. Mais, dans ce cas, quels seront les rapports des médecins avec les magistrats? Sera-ce sur l'avis d'un seul médecin que cette mesure sera prise?

On fait observer à M. Bonmariage que, puisqu'il doit y avoir des débats contradictoires pour le prononcé de ce jugement, tous les moyens d'information pourront être épuisés. M. Bonmariage se rallie alors complétement à l'opinion de M. Gallard.

M. PORPORATI appuie la proposition de M. Gallard, parce que le médecin ayant dans son établissement un aliéné criminel hésitera toujours à le rendre à la liberte. Si la mesure actuellement en discussion est adoptee, la responsabilité médicale sera plus à couvert.

M. LE PRÉSIDENT met ensuite aux voix la proposition de M. Gallard, qui est adoptée à l'unanimité. M. Gallard prie le bureau de vouloir donner connaissance de cette décision à la 4ᵉ section.

M. CHARBONNIER demande de pouvoir présenter à la prochaine séance quelques développements sur la question suivante :

« De la calorification dans les cas d'abstinence prolongée chez les aliénés. »

Cette proposition est adoptée.

La séance est levée à 12 1/2 heures.

<table>
<tr><td>Le Secrétaire,</td><td></td><td>Le Président,</td></tr>
<tr><td>B. C. INGELS.</td><td></td><td>BULCKENS.</td></tr>
</table>

SÉANCE DU 25 SEPTEMBRE 1875.

—

La séance s'ouvre à 10 heures, sous la présidence de M. BULCKENS.

Lecture et approbation du procès-verbal de la séance précédente.

Vu le peu de temps dont dispose encore la section, M. SEMAL demande de ne pas entrer dans une discussion approfondie de ses propositions, mais de procéder par examen sommaire suivi d'un vote.

Un échange d'observations s'engage à ce propos entre les membres de la Section, et il est décidé d'un accord unanime que les conclusions suivantes de l'honorable rapporteur seront réservées pour un examen ultérieur, et transmises à l'Assemblée générale comme l'expression d'une opinion individuelle.

« 1. Le crime et la folie résultant d'une rupture d'équilibre entre les différents facteurs qui déterminent les actions humaines, et toute une zone intermédiaire à limites indécises s'étendant entre les deux états, il y a lieu d'admettre pour les aliénés criminels une responsabilité proportionnelle.

» 2. La responsabilité légale dans ces cas sera exclusivement établie en vue de concilier la sécurité publique et la guérison du malade.

L'ordre du jour appelle la suite des communications.

M. MASOIN lit une note « *Sur le traitement de l'agitation moniaque par les injections hypodermiques de morphine.* »

Il présente à ses collègues la relation de deux cas qu'il a eu récemment l'occasion d'observer, et dans lesquels les injections hypodermiques de morphine lui ont donné d'heureux résultats.

Dans le premier cas, il s'agit d'une personne âgée d'environ 31 ans, d'un tempérament nerveux, signalée comme atteinte antérieurement de chlorose, d'herpétisme et d'hystérie. L'affection mentale réalise exactement le type d'une manie aiguë, avec agitation excessive. Pendant six mois, divers moyens thérapeutiques sont essayés sans aucun succès : *mixtura sedans*, chloral, bromure de potassium, préparations opiacées, belladone, poussés jusqu'aux fortes doses ; quant aux bains tièdes et aux purgatifs, certaines indications détournaient de leur emploi. Enfin, M. Masoin s'adresse aux injections de morphine, pratiquées régulièrement à la nuque. Quinze jours après, la guérison était obtenue, sans qu'il eût été nécessaire de dépasser la dose quotidienne de 14 centigrammes de chlorhydrate de morphine en une seule injection. Au cours du traitement, la malade avait offert la rougeur du visage, le resserrement des pupilles, plusieurs fois des vomissements, même pour une dose de 3 centigrammes, de la somnolence et un surcroît d'agitation, en un mot, des symptômes évidemment dus à l'absorption de la morphine.

Dans le deuxième cas, le malade est une femme de 52 ans, accouchée depuis 6 semaines. Au moment de son entrée à l'asile, elle est atteinte de mélancolie simple (avec refus de travail et parfois d'aliments), qui bientôt dégénère en mélancolie agitée. Plusieurs traitements ont été institués sans avantages. M. Masoin recourt encore aux injections de morphine pratiquées tout alentour du cou, afin de combattre ainsi directement la douleur et les spasmes que la malade avait éprouvés dans la région cervicale dès le début de son aliénation (environ 6 mois auparavant) ; — car, par un rapport manifeste, elle avait accusé ces deux symptômes, après avoir vu mourir du croup son premier fils. M. Masoin pousse les doses du chlorhydrate de morphine, en deux injections chaque jour, jusqu'à 52 centigrammes, sans voir apparaître les phénomènes physiologiques développés ordinairement par la morphine ; les vomissements ne surviennent qu'à la dose de 60 centigrammes. Nous en sommes actuellement là, après 26 jours de traitement, dit M. Masoin ; l'agitation est tombée ; le délire a subi un amoindrissement notable ; la malade travaille et se nourrit très régulièrement. En vertu de l'adage *à juvantibus fit indicatio*, le traitement sera continué ultérieurement.

Aucune des deux malades, ajoute M. Masoin, n'offrait d'indice de cette hyperhémie cérébrale qui, d'après certains aliénistes, notamment Reimer, réclame le traitement par les injections hypodermiques de morphine ; elles n'offraient pas davantage la sthénie vasculaire, la tension artérielle forte qui, d'après M. Auguste Voisin, constitue une indication formelle du traitement en question.

En terminant, M. Masoin appelle l'attention de ses collègues sur une médication qui lui a fourni des résultats si avantageux dans les deux observations qu'il vient de relater.

M. Charbonnier communique ses idées « *Sur la calorification dans les cas d'abstinence prolongée chez les aliénés.* » La Section, reconnaissant que cette question relève exclusivement de la section de physiologie, décide qu'il n'y a pas lieu de l'admettre à la discussion dans celle de psychiàtrie.

M. De Smeth soumit ensuite au vote de l'assemblée la proposition suivante, qui est adoptée à l'unanimité :

« L'alimentation tonique étant l'un des modificateurs principaux dans » le traitement de la folie, la Section de Psychiàtrie estime que tout contrat » administratif ne sauvegardant pas suffisamment cette nécessité théra- » peutique, doit être considéré comme attentatoire aux intérêts bien » entendus des malades et à la mission du médecin d'asile. »

Après ce vote, M. le Président remercie les membres étrangers du concours assidu et éclairé qu'ils ont apporté aux débats et déclare les opérations de la Section terminées.

Le Président,
BULCKENS.

Le Secrétaire,
B. C. INGELS.

NEUVIÈME SECTION.

PHARMACOLOGIE.

Les membres inscrits dans la section sont **MM.** :

1	Adrian.	19	Harwood.
2	Belval.	20	Herlant.
3	Bruylants.	21	Jonas.
4	Burgers.	22	Kaueffer.
5	Collignon.	23	Lagasse.
6	Coomans.	24	Madjen.
7	Cornélis.	25	Mahaux.
8	Créteur.	26	Odry, N.
9	Criquelion.	27	Odry, H.
10	Daenen.	28	Persu.
11	Dedoncker.	29	Petit.
12	Demeyer.	30	Ramwez.
13	Depaire.	31	Ramlot.
14	Du Moulin.	32	Reding.
15	Everaert.	33	Somers.
16	Finoelst.	34	Van Bastelaer.
17	Freire.	35	Van den Heuvel.
18	Gille, N.	36	Vandevyvere.

SÉANCE DU 19 SEPTEMBRE 1875.

Président : M. DEPAIRE. *Secrétaires :* MM. BELVAL et HERLANT.
La séance est ouverte à deux heures et demie.

M. LE PRÉSIDENT invite la section à procéder à la nomination de son bureau définitif.

M. GILLE propose de maintenir à ce titre le Bureau provisoire. Cette proposition est adoptée par acclamation.

Il propose en outre de compléter le bureau par la nomination de deux présidents d'honneur à choisir parmi les membres étrangers.

M. DEPAIRE, au nom du bureau, remercie l'assemblée de la marque de confiance qu'elle vient de lui donner. Il propose d'adjoindre au bureau co...me présidents d'honneur MM. DOMINGOS FREIRE, de Rio-de-Janeiro, et MADJEN, de Copenhague.
Cette proposition est adoptée par acclamation.

M. MADJEN, seul présent, prend place au bureau et remercie l'assemblée.

M. LE PRÉSIDENT engage celle-ci à nommer également deux vice-présidents nationaux. M. VANDEVYVERE propose de les nommer aussi par acclamation et désigne au choix de l'assemblée : M. DEMEYER, président de la Société royale de Pharmacie de Bruxelles, et M. le professeur GILLE, de l'Académie de médecine de Belgique.
Cette proposition est ratifiée par les applaudissements de la Section.

M. DEMEYER objecte qu'il ne pourra peut-être pas assister régulièrement aux séances de la Section.
L'assemblée consultée par M. le Président maintient sa décision.

M. CRÉTEUR demande que la Section examine, si toutefois il est encore temps de lui faire des propositions, la question d'un vœu à émettre pour que le Gouvernement veuille bien s'occuper le plus tôt possible des réformes à introduire dans la loi sur l'art de guérir, ainsi que de la réglementation de la vente des substances médicamenteuses par les droguistes.

M. LE PRÉSIDENT rappelle qu'aux termes du règlement, les questions à inscrire à l'ordre du jour auraient dû être transmises au Comité au moins quinze jours avant l'ouverture du Congrès. Néanmoins, le Bureau pouvant user à ce sujet d'un pouvoir discrétionnaire absolu, il admettra l'introduction successive de toutes les questions qui lui seront présentées. En conséquence, la discussion est ouverte sur la demande de M. Créteur.

M. GILLE fait observer que le Congrès est essentiellement international, que toutes les questions mises à l'ordre du jour des sections ont ce caractère, et qu'il y aurait de l'inconvénient à introduire dans la discussion des questions purement locales comme celles qui viennent d'être proposées.

M. Créteur est d'avis qu'il est des questions locales qui, par leur importance même, touchent en réalité à l'ordre social, et empruntent un caractère international à l'analogie qu'elles présentent avec des faits du même genre qui se passent à l'étranger. Il pense qu'il en est ainsi des deux propositions qu'il vient d'émettre.

M. Vandevyvere demande également la mise à l'ordre du jour de la proposition suivante : « Examen de l'organisation d'un système répressif des falsifications des denrées alimentaires. »

La Section consultée décide que ces différentes questions seront inscrites à la suite de l'ordre du jour.

Personne ne demandant plus la parole, M. le Président annonce que la Section a terminé ses travaux pour cette séance préparatoire, et qu'elle se réunira le lendemain à dix heures pour aborder la discussion des questions qui sont à son programme. Il invite les membres qui ne seraient pas inscrits sur la liste de la Section à vouloir bien accomplir cette formalité à l'issue de la séance.

La séance est levée à trois heures.

Le Président,
Depaire.

Les Secrétaires,
Belval
Herlant.

SÉANCES DU 20 SEPTEMBRE 1875.

—

Séance du matin.

—

M. Domingos Freire (Brésil) occupe le fauteuil de la présidence.
La séance est ouverte à 10 heures 1/4.

M. Belval, secrétaire, donne communication d'un télégramme de M. Van Bastelaer, qui annonce qu'il ne pourra présenter son rapport avant le 21.

M. le Président invitera, en conséquence, M. Gille à donner lecture de son rapport immédiatement après les communications du Bureau.

M. Belval soumet ensuite aux délibérations de la Section la proposition suivante : « *Au point de vue de l'intérêt public, la pharmacie doit-elle être* » *complétement libre ou bien réglementée, ou bien encore réglementée et* » *limitée ?* »

M. Gille. On doit écarter toute question non scientifique. C'est ce que dit clairement l'art. 2 du règlement. Or, la question posée par

M. Belval est une question d'organisation, une question d'intérêt privé pour ainsi dire.

M. Belval. Dans les différent sections, on n'a pas tenu compte, en toute circonstance, du texte exact du programme ; ainsi la question des maternités, qui se traite dans la troisième section (accouchements), est bien plutôt une question d'hygiène qui aurait dû être traitée dans la cinquième Section (médecine publique). Nous avons inscrit hier à notre ordre du jour la proposition de M. Vandevyvere, c'est également à la section d'hygiène qu'elle aurait dû appartenir. Au reste, cette question n'est point posée au point de vue privé, mais bien au point de vue de l'intérêt public. Si la proposition n'est pas admise, il y aura lieu de la soumettre à la cinquième section, de même que la question posée par M. Vandevyvere.

M. Demeyer. Il n'y a pas à notre programme de question exclusivement scientifique. La question qui a été confiée à l'examen de M. Van Bastelaer est du domaine de la médecine, et celle qui fait l'objet du rapport de M. Gille n'est qu'une question de réglementation.

M. Thibaut (France). Le pharmacien, en sa qualité de chimiste, a nécessairement dans ses attributions le choix du moyen d'administration des médicaments. C'est à lui à indiquer au médecin la forme la plus avantageuse sous ce rapport. La première question est donc bien du domaine de la section.

M. Vandevyvere. La proposition de M. Belval doit être prise en considération ; une question analogue a été admise au Congrès de St-Pétersbourg ; elle ne doit nullement être considérée au point de vue pécuniaire.

M. Créteur appuie également la proposition.

M. Van den Heuvel. On ne doit pas s'en rapporter aux termes mais bien a l'esprit du règlement ; la deuxième question est aussi une question d'organisation et non de science, et rien ne s'oppose à ce que nous discutions la proposition de M. Belval.

M. Gille se félicite d'avoir soulevé la question. Les procès-verbaux étant transmis à l'assemblée générale, celle-ci verra les raisons qui ont motivé cette discussion.

La proposition de M. Belval, mise aux voix, est inscrite à l'ordre du jour.

M. le Président. M. Gille a la parole pour la lecture de son rapport : « *Sur l'opportunité de l'institution d'une pharmacopée universelle.* »

M. Gille. — Messieurs. C'est par déférence au vœu exprimé en 1873 par le Congrès médical de Vienne, que la question de la pharmacopée universelle a été portée, par le Comité, à l'ordre du jour de celui qui nous réunit aujourd'hui.

A Vienne, le Congrès n'a pu consacrer que peu de temps à l'examen de cette importante question, soulevée là par une proposition émanée de

M. le docteur Malachia de Christoforis, de Milan, et M. Ludovico Zam-
beletti, chimiste, pharmacien de la même ville. Toutefois, un mémoire
justificatif, communiqué par eux à ce Congrès, a démontré la nécessité
d'une réforme, en mettant en évidence les variations que présentent
les préparations pharmaceutiques et même un certain nombre de produits
chimiques dans la plupart des pays de l'Europe.

Les auteurs de la proposition ont passé en revue les principales
catégories de médicaments pour démontrer ces variations, et aujourd'hui
il ne reste plus de doute à cet égard.

Vous vous rappelez sans doute qu'une circulaire de ces deux praticiens,
rédigée en vue de l'élaboration d'une pharmacopée universelle, fut
répandue à profusion au mois de février 1875, et qu'au mois de mai
suivant, une nouvelle circulaire, provenant de la même source, annonçait
au corps médical que leur proposition avait été prise en considération,
qu'elle avait été mise à l'ordre du jour par le Comité exécutif du Congrès
médical de Vienne, et qu'elle y serait soumise à la discussion publique.

Voilà, Messieurs, comment cet intéressant sujet s'est introduit dans les
Congrès médicaux.

Il faut vous rappeler cependant que les deux honorables praticiens
milanais qui l'ont soulevée, n'ignoraient point qu'elle avait été agitée
ailleurs, et qu'ils ont eu soin d'en faire la déclaration dans l'une des
circulaires précitées.

I. — *Historique. Utilité.*

Il est utile, pour la solution de la question, de rappeler d'abord ce qui
s'est passé à ce sujet, car il y a, dans les faits accomplis avant le Congrès
de Vienne, des enseignements qui pourront nous aider dans nos délibérations, et éclairer ceux qui seront chargés d'élaborer, s'il y a lieu, le
travail officiel.

L'idée de l'utilité d'un codex international n'est pas nouvelle; elle
devait nécessairement surgir, car elle repose sur le même principe que
celui qui a fait naître les pharmacopées officielles; l'utilité de celles-ci
est appréciée depuis longtemps, et personne, je pense, ne songe à la
contester.

Plus peut-être que toutes les autres nations, la Belgique profiterait de
l'adoption d'un codex international officiel; je dis, peut-être plus que les
autres nations, parce que les ouvrages français qui sont entre les mains
de presque tous nos élèves en médecine et même de nos médecins, les
conduisent trop souvent à l'erreur, lorsque les auteurs français indiquent
un traitement dans lequel il entre des préparations pharmaceutiques.

Un exemple suffira pour appuyer cette assertion, tout en démontrant les
dangers qui s'y rattachent.

L'acide cyanhydrique médicinal des officines françaises renferme cent
parties d'acide anhydre pour mille; celui des officines belges n'en
renferme que vingt cinq pour mille.

Vous voyez tout de suite, Messieurs, ce qui peut arriver quand la prescription d'un médecin belge, portant ce médicament, est préparée dans
une pharmacie française!

J'ai été témoin d'un accident survenu chez un cheval, dans des
conditions analogues : il s'agissait du laudanum de notre ancien codex,
dont douze gouttes représentaient un grain d'opium, alors que celui du
codex français ne représentait cette quantité que dans vingt gouttes.

Aux frontières, les médecins autorisés à pratiquer dans les deux pays doivent nécessairement porter une attention soutenue sur ce point, s'ils veulent prévenir des erreurs conduisant parfois à des accidents graves.

Il est une autre cause de dangers à laquelle on ne prend généralement pas assez garde et qui plaide encore en faveur d'un codex international ; je veux parler des nombreux journaux de médecine qui se publient dans le monde civilisé, et qui reproduisent des travaux originaires d'un pays autre que celui où se publie le journal.

Il est sans doute des médecins qui savent faire la part des préparations pharmaceutiques parfois recommandées dans de semblables travaux, mais il en est aussi qui, oubliant les différences existantes entre les médicaments des deux pays, appliquent les traitements indiqués sans s'apercevoir qu'ils ne sont nullement dans les conditions qui ont amené les résultats indiqués par l'auteur.

Je disais, en commençant, que l'idée d'établir un codex international n'est pas nouvelle ; c'est qu'en effet cette question, soulevée il y a long-temps, a été, depuis, bien souvent agitée.

En 1872, M. Verwaest, lauréat de l'école de pharmacie de Paris, a publié une *Étude générale et comparative des pharmacopées d'Europe et d'Amérique*, qui démontre la nécessité de l'unité dans ces dispensaires légaux ; il a fait ressortir en même temps la physionomie propre de chacun d'eux.

Douze pharmacopées ont été passées en revue dans cet important travail. Mais ce sont les Congrès pharmaceutiques internationaux qui se sont surtout occupés de la question et qui lui ont fait faire le plus grand pas. Ainsi, le 16 septembre 1865, s'ouvrait à Brunswick un Congrès pharmaceutique international, dans lequel un vœu fut émis en faveur de la composition d'une pharmacopée universelle ; ce vœu fut chaudement accueilli.

D'après un compte-rendu de ce Congrès, publié par feu Robinet, qui en faisait partie, le désir était alors bien près de sa réalisation, du moins pour une grande partie de l'Europe, car, disait-il, une commission dont M. Dankwortt a été l'habile interprète, a rédigé, en latin, une pharma-copée universelle, dont l'impression était presque achevée et que le pro-fesseur Guibourt avait pu apprécier. Cette œuvre de M. Dankwortt fait, parait-il, abstraction de tous les usages qui exigent la connaissance spéciale des divers poids et mesures, et elle a adopté les formules les plus rationnelles, sans acception de pays.

Les délégués siégeant à ce premier Congrès ont déjà été unanimes pour demander l'adoption de la langue latine et du système métrique en ce qui concerne la pharmacie.

Au 2ᵐᵉ Congrès pharmaceutique international, tenu à Paris en 1867, dix-huit nations devaient y être représentées par leurs délégués ; une seule a manqué au rendez-vous.

Voici, d'après le compte-rendu, celles qui ont pris part aux délibé-rations : l'Allemagne du Nord, l'Allemagne du Sud, l'Autriche, la Belgique, le Danemark, l'Égypte, l'Espagne, les Etats-Unis, la France, la Hollande, la Hongrie, l'Italie, la Prusse, la Russie, la Suède, la Suisse et le Wurtemberg.

Dans cette session, le Congrès avait encore à son ordre du jour la question qui nous occupe ; elle était ainsi conçue :

« Étude des moyens de composer un codex ou formulaire légal universel, » pour les médicaments officinaux dont il importe d'établir l'uniformité » de composition dans toutes les pharmacies du monde civilisé. »

C'est l'honorable M. Mialhe, le savant que la plupart d'entre vous connaissent, au moins de nom, qui a, dans un rapport persuasif, élucidé la question.

Dans ce rapport, il rappelle en premier lieu les vœux formulés par le célèbre M. Dumas, dans la préface du codex français pour l'unification du codex dans toutes les parties du globe. Je rappelle cette appréciation, de M. Dumas, parce qu'elle est ici d'une haute importance.

Le passage suivant, emprunté au rapport de M. Mialhe, fait ressortir en quelques mots l'utilité d'un codex universel.

« Au moment où les nouvelles voies de transport rendent faciles et nombreuses les communications entre les divers peuples de la terre, on sent, pour tous ces hommes frappés des mêmes maux, souffrant des mêmes douleurs, la nécessité d'un traitement basé sur des médicaments et des préparations qui aient, chez toutes les nations civilisées, une seule et même interprétation, de telle sorte qu'une prescription médicale puisse être identiquement exécutée, soit à Paris, à Londres, à Vienne ou à Berlin, soit dans les États de l'Amérique, etc., avec la même facilité pour les pharmaciens et la même sécurité pour les malades. »

Dans cette même session, le collège des pharmaciens de Madrid a communiqué au Congrès, dans sa séance du 21 août, les conclusions suivantes qui, à la suite d'une longue discussion, avaient été votées à Madrid par la section scientifique de ce corps savant :

1° La réalisation d'une pharmacopée universelle, avec caractère légal dans les différents pays, n'est possible qu'avec le concours officiel de toutes les sciences médicales, et en tenant compte des conditions particulières de la santé publique pour chaque nation ;

2° L'œuvre de la rédaction d'une pharmacopée universelle peut être entreprise immédiatement ; elle doit avoir pour base l'assentiment particulier et réciproque de toutes les nations, et leur mutuelle collaboration à un livre uniforme de formules scientifiques générales ;

3° Ce principe étant admis, il conviendra de charger une commission internationale de rédiger ce code pharmaceutique en latin, suivant le système des proportions, et en réduisant à une formule unique et aussi simple que possible les compositions qui en ont plusieurs.

Le Congrès, appelé le même jour à se prononcer, a décidé :

1° Qu'un codex universel doit être adopté ;

2° Qu'il doit être publié en langue latine ;

3° Que le système métrique doit être adopté ;

4° Qu'il y a lieu de nommer une commission chargée de ce travail.

En 1869 vint le 3me Congrès pharmaceutique international ; c'est à Vienne, cette fois, que les pharmaciens de tous les pays s'étaient donné rendez-vous.

Là encore la question du codex universel fut agitée ; les décisions prises au Congrès précédent furent confirmées, et la Société de pharmacie de Paris fut chargée de préparer les divers éléments pour la réalisation du projet.

Paralysée un moment dans son travail par les événements de la guerre, la Société s'acquitta néanmoins de sa mission ; elle chargea une commission de treize membres d'établir le plan d'un codex universel et d'en rédiger le texte destiné à être soumis à l'approbation du plus prochain congrès pharmaceutique international.

Pour vous aider, Messieurs, à fixer le degré de confiance que vous croirez pouvoir accorder à cette commission, je crois devoir vous en faire connaître la composition, en vous faisant remarquer que tous ses membres appartiennent à la Société de pharmacie de Paris.

Ces membres étaient : MM. *Bussy*, membre de l'Institut, directeur de l'école de pharmacie de Paris, président honoraire; *Boudet*, membre de l'Académie de médecine, président; *Buignet*, de l'Académie de médecine; *J. Lefort*, id.; *Mialhe*, id.; *Wurtz*, id.; *Planchon*, professeur à l'école de pharmacie; *Jungfleisch*, professeur agrégé à l'école de pharmacie; *Roucher*, pharmacien principal de l'armée; *Duquesnel*; *Guichard*; *Mayet*; *Méhu.*

Dans sa séance du 1ʳ juillet 1874, la Société a entendu le rapport de M. Boudet, destiné à servir de préface au projet de codex international.

Cette communication a donné lieu à une discussion dont le compte-rendu sera consulté avec fruit par ceux qui, éventuellement, seront chargés de faire le travail officiel.

Le dernier congrès pharmaceutique international, celui dans lequel la question a fait le plus grand pas, a eu lieu, il y a un peu plus d'un an, à Saint-Pétersbourg (août 1874).

Les principales nations civilisées y étaient encore représentées. Douze sociétés avaient envoyé des délégués, et c'est M. Trapp, conseiller privé et directeur de la Société de pharmacie de St-Pétersbourg, qui a installé le Congrès.

Pour vous donner encore une idée de l'importance de ces assises, je me contenterai de vous dire que le bureau était composé de : M. von Waldheim, de Vienne, président; M. Madjen de Copenhagne, l'un de nos présidents d'honneur, et M. Trapp, de St-Pétersbourg, vice-présidents; MM. Méhu, de Paris, Sutton, de la Grande-Bretagne, Janecek, de Prague, et Rennard, de St-Pétersbourg, remplissaient les fonctions de secrétaires.

Les délégués de la Société générale de pharmacie allemande n'ont pu assister à cette réunion, parce qu'ils ont été retenus, paraît-il, au dernier moment, par la commission chargée, par le Chancelier de l'Empire d'Allemagne, de faire une enquête sur la pharmacie.

Là comme ailleurs, on a encore décidé, entre autres choses, que le moment était venu d'établir une pharmacopée internationale, en laissant toutefois à chaque pays la faculté d'avoir sa pharmacopée particulière, mais à la condition d'en baser les formules et les principes sur la pharmacopée internationale.

Le Congrès pharmaceutique de St-Pétersbourg a entendu le remarquable rapport de M. Boudet, et M. Méhu a déposé, dans la première séance, le projet manuscrit élaboré par la Société de pharmacie de Paris.

Une commission a été immédiatement chargée d'examiner ce travail, et, après trois séances consacrées à cet examen, a présenté un rapport dans lequel elle a fait les propositions suivantes qui ont été adoptées :

1° Nommer un comité chargé d'examiner, avant le 1ʳ décembre suivant, le projet de pharmacopée universelle élaboré par la Société de pharmacie de Paris, et envoyer ensuite, s'il le juge convenable, ce projet à l'avis des sociétés représentées au Congrès;

2° Engager le gouvernement Russe à adresser, par voie diplomatique, à tous les États intéressés, le projet de pharmacopée universelle, préalablement adopté par le Comité et approuvé par les sociétés de pharmacie, en priant ces États de vouloir bien désigner une commission d'enquête pour examiner promptement ce projet, afin qu'il puisse être modifié ou publié sans changement.

Sans vouloir fixer de bases pour la composition de cette pharmacopée, l'assemblée de St-Pétersbourg a cru néanmoins devoir soumettre à l'attention des comités d'étude quelques règles qui lui ont paru devoir être prises en sérieuse considération.

Ces règles méritent, en effet, de fixer l'attention ; c'est pourquoi vous les trouverez consignées dans les conclusions qui terminent ce rapport.

Il y aurait peut-être des restrictions à faire sur la manière d'indiquer les proportions de chaque médicament dans les formules, ainsi que sur la température de 15°c., proposée pour la détermination des poids spécifiques dans tous les pays, mais je crois devoir me borner à attirer sur ce point l'attention de ceux que la chose concerne.

II. — *Élaboration du travail. Caractère officiel.*

Il ne faut pas se dissimuler qu'il se présente des difficultés sérieuses pour arriver à l'élaboration d'un codex universel et surtout pour lui faire donner partout le caractère officiel.

Il existe déjà des travaux de ce genre, la pharmacopée universelle de Jourdan, par exemple, mais il s'agit là d'un recueil sans caractère officiel, renfermant les diverses formules données pour une même préparation, non-seulement par les pharmacopées des différents pays, mais encore par les formulaires les plus en vogue ; 42 pharmacopées légales et 51 formulaires s'y trouvent représentés.

Un tel ouvrage a eu certainement une grande utilité, aussi longtemps qu'aucun changement n'a été apporté aux dispensaires légaux, mais il a bientôt perdu cette importance et il a pu même devenir une source d'erreurs, lorsque sont arrivées les révisions subies par la plupart d'entre-eux. Il en sera certainement de même de celui publié en 1870 par M. Jeannel, sous le titre de : *Formulaire officinal et magistral international.*

Il faut donc, pour qu'un codex universel produise tous ses fruits, qu'il reçoive le baptème officiel de tous les gouvernements, et que les changements à y apporter par la suite ne puissent être faits que d'un commun accord entre-eux ; il y a là, nous ne devons pas nous le dissimuler, une bien grande difficulté à surmonter.

Il existe encore bien d'autres difficultés sans doute, et, à ce sujet, je crois devoir rappeler ce que disait, en 1860, le *Répertoire de pharmacie*, publié, à cette époque, par M. Bouchardat : « La principale difficulté que rencontrera le projet d'un codex universel, disait-il, réside dans la thérapeutique très différente des peuples de l'Europe. Nos formules ne conviennent ni aux Anglais, ni aux Allemands ; elles ne sont adoptées que par une fraction du monde avec laquelle nous avons une communauté d'idées et d'aspirations au progrès vraiment remarquables. Pour la Belgique, l'Espagne, le Portugal, la Savoie, l'Italie, la Suisse Française, la Grèce, la Roumanie, la Russie, les républiques de l'Amérique méridionale, etc., je regarde le projet comme praticable ; les enseignements et les habitudes de la thérapeutique française ont pris droit de cité dans ces pays si divers. »

Parmi les inconvénients à prévoir, il faut nécessairement compter encore la perturbation plus ou moins grande qui surgira, si l'on change d'une manière notable la force des préparations pharmaceutiques ; vous savez tous, Messieurs, que beaucoup de praticiens ont leurs habitudes et qu'il leur faut souvent assez longtemps avant de les abandonner ; du reste, l'obligation de prescrire en Belgique d'après le système décimal prouve suffisamment cette vérité, attendu qu'un très grand nombre de praticiens continuent à prescrire en onces, dragmes, etc., malgré les dispositions si formelles qui interdisent cet ancien usage.

Une réforme brusque et radicale dans la composition et partant dans les propriétés thérapeutiques des préparations pharmaceutiques, peut donc jeter une grande perturbation dans la pratique et amener des conséquences extrêmement graves.

Au lieu de ramener à une formule uniforme toutes ces préparations, il serait peut-être plus prudent de se borner, pour le moment, aux préparations les plus énergiques. La réforme ainsi limitée permettrait aux médecins de s'orienter plus facilement, puisqu'ils sauraient que leur attention ne doit être portée que sur une seule catégorie de médicaments.

En adoptant ce principe, on préparerait l'avenir, sans secousses brusques, et l'on diminuerait bien certainement des dangers qu'il faut redouter et prévenir autant que possible. En outre, on éloignerait bien des difficultés inhérentes à l'élaboration et à la sanction du codex international.

Je ne crois pas devoir préciser ici les limites du travail, mais il est évident qu'elles peuvent être tracées de manière à assurer le succès de l'entreprise.

Parmi les écueils à éviter, il faut encore compter ceux qui sont élevés par les matières premières, c'est-à-dire par les drogues simples employées pour faire les préparations officinales, car les nombreuses variations qu'elles présentent deviendraient, si l'on n'y prenait garde, un danger pour la réalisation de l'idée grandiose qui nous occupe.

Il n'est pas jusqu'à la multiplicité des opérateurs qui ne soit une cause de variation dans les propriétés de certains médicaments. Qui ne sait, en effet, que la même préparation varie souvent d'un opérateur à l'autre? C'est ce qui m'a fait dire, dans mon rapport sur l'exposition de Vienne de 1873, en ne tenant compte que de l'intérêt public, qu'il faudrait, comme complément à la pharmacopée officielle, une pharmacie centrale officielle également, d'où sortiraient tous les médicaments destinés à approvisionner les officines. M. le professeur Chevallier a émis la même opinion, il y a quelques années, mais le moment n'est pas venu de tenter la réalisation de ce progrès.

Il y a plus; il existe même encore des préparations que le plus habile opérateur ne peut obtenir chaque fois identiques, tout en employant les mêmes matières premières; telles sont, par exemple, le prétendu onguent œgyptiac, l'onguent de la mère, le foie d'antimoine, etc.

Les causes de variations dans la composition des médicaments sont donc extrêmement nombreuses, surtout quand il s'agit des préparations galéniques; il faudra cependant tâcher de tout prévoir et de tout prévenir si l'on veut aboutir à un résultat satisfaisant, car l'idéal de la perfection et du vrai progrès en pharmacotechnie exige que *le même médicament possède la même somme d'activité dans toutes les officines du pays*, et, si c'est possible, dans toutes les officines du monde.

Avant de terminer, je crois utile d'attirer l'attention sur la nomenclature pharmaceutique et sur les dangers qu'elle présente dans l'état actuel de la science:

Pour devenir médecins, pharmaciens ou vétérinaires, les jeunes gens doivent, à peu près partout, étudier préalablement la chimie, la physique et la botanique, trois sciences qui ont des rapports intimes avec les professions médicales; or, dans ces études, ils apprennent à connaître bien des corps, bien des plantes médicinales, et quelques instruments recevant des applications dans la profession qui fait l'objet de leurs études. Eh bien, ces noms scientifiques sont soumis, vous le savez, à des fluctuations inhérentes aux progrès des sciences; c'est ainsi qu'il n'est pas rare de voir aujourd'hui un composé chimique, une plante médicinale, désignés par un nom et demain en porter un autre. Tous ces changements, que je suis loin de blâmer, constituent cependant un danger dans la pratique médicale ou pharmaceutique; de nombreux faits l'ont démontré et sont là pour nous engager à chercher les moyens d'en prévenir autant que possible le retour.

Il ne serait peut-être pas sans inconvénient d'introduire brusquement, dans le codex, une réforme radicale sous ce rapport, mais il y aurait certainement moins de danger, si l'on s'habituait à désigner les médicaments par des noms invariables qui n'auraient rien de commun avec les noms scientifiques, comme sont, par exemple, ceux de calomel, sublimé corrosif, précipité rouge, kermès minéral, etc.

C'est à la commission qui sera chargée d'élaborer le travail, qu'il appartiendra, s'il y a lieu, d'apprécier ce qu'il convient de faire à ce sujet; elle aura, du reste, déjà à se prononcer sur le vœu exprimé à cet égard par le Congrès de St-Pétersbourg.

Un mot encore avant de conclure :

L'élément pharmaceutique a, presque seul, élaboré le travail qui semble devoir former la base du codex international; il est cependant utile, pour une œuvre de cette importance, de ne pas trop s'engager sans les lumières de l'élément médical, car, s'en priver complétement, c'est s'exposer à des critiques et endosser une responsabilité qui serait certainement mieux défendue par des médecins; je suis donc d'avis que, si une commission internationale doit être chargée de se prononcer en dernier ressort, elle doit renfermer un certain nombre de médecins, peut-être de vétérinaires, et que les gouvernements, avant de nommer leurs délégués, devront s'entendre préalablement sur les éléments qui devront composer cette commission, ainsi que sur la part qu'il conviendra de donner à chacun d'eux.

CONCLUSIONS PROVISOIRES.

Nous appuyant sur les considérations qui précèdent, nous avons l'honneur de proposer au Congrès :

1° De proclamer l'utilité d'une pharmacopée universelle officielle;

2° D'émettre le vœu que ce dispensaire soit limité, pour le moment, aux médicaments énergiques, en laissant à chaque pays la liberté de le compléter d'après ses besoins particuliers;

3° D'associer ses efforts, pour l'obtenir, à ceux du Congrès pharmaceutique international tenu au mois d'août 1874 à St-Pétersbourg;

4° D'engager le gouvernement Russe à prendre l'initiative, conformément à la demande dudit Congrès, afin d'amener les autres puissances à faire ce qui dépend d'elles pour obtenir la pharmacopée internationale;

5° D'exprimer le désir qu'un certain nombre de médecins et même de vétérinaires fassent partie, avec les pharmaciens, de la commission internationale qui sera chargée d'arrêter le travail définitif de cette œuvre importante;

6° De joindre ses vœux à ceux exprimés, à peu près dans les termes suivants, par le Congrès de St-Pétersbourg :

a) Le texte de la pharmacopée internationale devra être en latin;

b) Le système décimal des poids et mesures sera de rigueur;

c) Toutes les températures seront prises à l'échelle centigrade;

d) La nomenclature chimique sera établie suivant un plan uniforme (celle de Berzelius a paru rallier la majorité des membres du Congrès de St Pétersbourg);

e) Les noms, pour la désignation des drogues, devront être bien exacts et aussi simples que possible;

f) Les drogues importantes seront l'objet d'une description concise, et la quantité minima du principe actif qu'elles devront contenir, sera rigoureusement établie chaque fois que la chose sera possible;

g) Les préparations galéniques seront aussi simples que possible et décrites suivant un même plan;

h) On indiquera le maximum des impuretés que pourront renfermer les produits chimiques.

DISCUSSION.

M. Créteur. L'idée d'une pharmacopée universelle court les congrès depuis plusieurs années et les courra sans doute encore pendant plusieurs autres. Les bases d'étude manquent. C'est une œuvre non scientifique mais bien plutôt gouvernementale. Cette proposition doit être considérée comme un rêve; le gouvernement Russe ne pourra pas plus qu'un autre en prendre l'initiative; il y a d'abord les divergences entre les Écoles de médecine, et il faut reconnaître que l'accord est impossible, même pour les médicaments énergiques. Dans le centre de l'Europe, là où règnent à peu près les mêmes affections, on trouve une flore particulière dans certains pays. Les praticiens qui la connaissent et qui en font usage iront-ils l'abandonner pour adopter celle qu'on voudra leur imposer? En thérapeutique, les opinions sont divergentes, elles varient pour ainsi dire d'un praticien à l'autre. Vouloir unifier les opinions en cette matière est un rêve irréalisable.

Abstraction faite même de ce point de vue de la question, faut-il, pour arriver à unifier quelques médicaments, demander le concours des gouvernements? Ceux-ci ne manqueront pas de répondre que cette solution doit être l'œuvre des congrès scientifiques. Il n'y a donc nulle utilité à engager le gouvernement Russe à prendre l'initiative, afin d'amener les autres puissances à faire ce qui dépend d'elles pour obtenir la pharmacopée internationale.

M. Finoelst. — Tout en étant presque aussi difficile à réaliser que la question d'une langue universelle, la pharmacopée universelle serait peut-être un obstacle au développement de la science. Devant l'immutabilité d'une pareille œuvre, dès qu'elle sera établie, le pharmacien sera condamné à l'inaction et l'émulation sera détruite.

M. Thibaut. — Il y a lieu d'appeler l'attention sur une question incidente. On a parlé, dans le rapport, d'une pharmacie centrale universelle. Cette opinion frappe le pharmacien d'une sorte de soupçon d'incapacité et lui ôte toute initiative. Elle est de nature à blesser la dignité pharmaceutique.

M. Gille. — Cette opinion de M. Chevallier a été purement citée dans le rapport, au point de vue de l'intérêt public. Ainsi, en Belgique, dans le service de l'armée, tous les médicaments sont préparés à la pharmacie centrale, et les médecins militaires sont sûrs dès lors de trouver toujours des médicaments identiques. Il n'en est pas de même dans les pharmacies civiles, où ces médicaments varient selon les préparateurs.

M. Thibaut. — Au point de vue de certaines préparations, cela peut être vrai. Mais cela dépend aussi souvent du choix des médicaments qui ne sont pas toujours satisfaisants, et c'est au pharmacien à vérifier la qualité de ceux-ci. Il ne paraît pas y avoir de motifs suffisants de lui enlever ce contrôle qui doit rester dans ses attributions.

M. Vandevyvere. La question d'opportunité ne paraît pas devoir être de nouveau discutée. Elle a été examinée et votée par les autres congrès. Celui-ci ne doit donc plus s'occuper que d'émettre un vœu en faveur de la réalisation du programme de la Commission de St Pétersbourg.

M. Vandenheuvel. Les idées de liberté qui existent à l'époque actuelle ne sont pas favorables à la création d'une pharmacie centrale universelle.

M. De Meyer. Pour la Belgique, elle est en opposition avec les libertés constitutionelles.

M. Thibaut. Il faudrait voter préalablement sur l'établissement d'une pharmacopée universelle.

M. Créteur. Si elle n'est pas officielle, à quoi servira-t-elle, puisque les pharmaciens de chaque pays seront obligés d'en suivre d'autres ?

M. Thibaut. La proposition est mal comprise. Il s'agirait simplement de provoquer des réunions scientifiques internationales pour examiner les moyens de formuler un projet de pharmacopée de ce genre.

M. Gille. Il est indispensable pour cela que les gouvernements prennent l'initiative et c'est au Congrès à l'appuyer de ses vœux.

M. Belval n'est pas opposé à l'établissement d'une pharmacopée universelle ; ce serait certes une œuvre très utile, mais la réalisation en serait fort difficile ; cependant on peut la tenter. Il y a, avant l'initiative d'un gouvernement, à savoir si l'on peut unifier les idées des thérapeutistes, et c'est un point sur lequel M. Gille exprime lui-même des doutes sérieux. Ainsi quelles seront les formules préférées? Choisira-t-on celles qui sont les plus faibles, pour éviter des erreurs, ou bien prendra-t-on une moyenne entre les formules extrêmes ? Dans l'un et l'autre cas, les praticiens seront-ils satisfaits? Il ne partage pas l'opinion de M. Créteur et croit qu'il faut d'abord mettre d'accord les sociétés particulières ; celles-ci formeront ensuite des sociétés centrales, lesquelles pourront s'entendre avec celles d'autres nations ; c'est la première question à résoudre. Que les sociétés agissent, et lorsque l'on aura des formules pratiques les gouvernements pourront commencer leur œuvre, sinon l'on n'aboutira jamais à rien. La marche suivie pour certaines questions internationales, dans un autre ordre d'idées, peut nous servir d'exemple : que l'on prenne la question du choléra ; cette question a été discutée en congrès en 1850, 1866, 1874, mais elle avait été précédée d'études assez longues pour que les congrès eussent une base sérieuse de délibération.

Il faut donc agir d'abord au point de vue scientifique, et en second lieu seulement recourir aux gouvernements.

M. Thibaut propose la question préalable avant le vote des conclusions de M. Gille.

M. Créteur. Il faudrait examiner et discuter toutes les conclusions du rapport, sans cela on s'exposerait, par la question préalable, à voter tout autre chose que ce qu'on aurait pensé.

M. Gille. Si l'on suppose une étude libre de la question, le projet devra être soumis dans chaque pays au corps pharmaceutique, d'où il reviendra bouleversé à tel point que la question n'aura pas fait un pas.

M. Créteur. En règle générale, on ne consulte pas les praticiens quand il s'agit de faire une pharmacopée officielle ; il n'y a donc pas à craindre d'obstacles de la part du corps pharmaceutique. Mais il importe de se demander s'il n'y a pas utilité à chercher les moyens pratiques de réaliser le vœu que l'on propose de formuler. Si ce vœu n'est pas accompagné d'un projet sérieusement élaboré, il ne sera pas plus écouté que tant d'autres.

M. Gille. La question n'a jamais été examinée que dans des congrès pharmaceutiques ; elle l'est aujourd'hui dans un congrès médical, ce qui donnera à la décision prise une importance beaucoup plus considérable.

M. Belval. On dit que notre conclusion aura beaucoup plus d'importance que celles des congrès pharmaceutiques, parce que le nôtre est médical. En fait, la section de pharmacologie du Congrès délibère librement, et l'existence d'autres sections siégeant à côté d'elle n'ajoutera rien aux chances d'adoption de ses conclusions, qui pourront être mises en œuvre si elles sont pratiques, et qui seront immanquablement rejetées si elles ne le sont pas.

M. Gille. Les décisions adoptées deviennent l'œuvre de tous, d'après les termes du règlement, qui soumet aux discussions de l'assemblée générale les décisions prises en sections. Ces décisions acquièrent ainsi une importance considérable.

M. Vandenheuvel. Les résolutions qui seront prises par le Congrès des sciences médicales auront une portée et une autorité d'autant plus grandes qu'elles auront reçu, dans l'assemblée générale, la sanction tout à la fois du corps pharmaceutique et du corps médical ; car, une pharmacopée universelle devant être consultée à la fois par le médecin qui prescrit le médicament et par le pharmacien qui le prépare, devra nécessairement, pour pouvoir être mise en vigueur, recevoir l'approbation de l'une et de l'autre catégorie de praticiens.

Quant à savoir d'où doit partir l'impulsion nécessaire à la réalisation de ces vœux, l'initiative semble devoir être prise par les associations scientifiques et non par les gouvernements. C'est aux sociétés et aux congrès pharmaceutiques à préparer d'abord les matériaux du grand travail dont nous admettons unanimement l'incontestable utilité, à réunir et à coordonner ensuite tous ces matériaux pour en faire une œuvre complète, laquelle serait finalement soumise aux différents gouvernements de l'Europe qui lui donneraient la sanction légale.

M. DEMEYER. Il faut voter d'abord sur le principe de l'utilité d'une pharmacopée universelle ; la question de mise à exécution viendra ensuite.

M. LE PRÉSIDENT. L'utilité semble être admise par tout le monde.

M. HERLANT. La proposition suivante paraît de nature à faire faire un grand pas à la discussion : « *La Section, se ralliant aux vœux émis antérieurement sur l'utilité d'une pharmacopée universelle officielle, passe à la discussion des conclusions de son rapporteur M. Gille.* »

M. VANDEVYVERE. La pharmacopée universelle dont on demande l'exécution préalable existe, et une commission s'occupe de sa coordination définitive.

M. CRÉTEUR. Cette communication est surprenante. Où et quand la Belgique a-t-elle été appelée à participer à ce travail ? Ce fait est réellement inconcevable.

M. MADJEN. La pharmacopée universelle existe en effet. OEuvre d'abord de M. Méhu, elle a été soumise aux observations des délégués au Congrès de St Pétersbourg dont l'orateur faisait partie. Elle est actuellement entre les mains d'une commission nommée par ce congrès, et qui s'occupe d'étudier les observations présentées par les délégués. Mais c'est un travail long et difficile. Quand il sera terminé, il sera soumis à toutes les sociétés de pharmacie de l'Europe, puis les communications de ces dernières seront renvoyées à St Pétersbourg pour y faire l'objet d'une nouvelle délibération des délégués.

M. HERLANT. En présence de la communication de l'honorable M. Madjen, la proposition déposée pourrait être modifiée de la manière suivante :
« *La section, se ralliant aux vœux émis antérieurement sur l'utilité d'une pharmacopée universelle officielle, propose au Congrès d'attendre communication du projet rédigé à St Pétersbourg pour s'occuper de cette question.* »

M. THIBAUT. C'est une proposition qui doit rallier toutes les opinions.

M. GILLE. Il serait cependant utile de faire intervenir le Congrès dans la conclusion à prendre.

M. HERLANT. On ne préjuge rien en proposant au Congrès d'attendre.

M. GILLE. Si l'on remettait le vote à la prochaine séance, on aurait le temps de réfléchir et de mûrir la décision.

La section consultée décide de remettre le vote à la séance qui commencera à 2 heures de relevée.

Personne ne demandant plus la parole, la séance est levée à midi.

Les Secrétaires,
Belval.
Herlant.

Le Président,
Domingos Freire.

Séance de l'après-midi.

La séance est ouverte à 2 heures 3/4, sous la présidence de M. Domingos Freire.

L'ordre du jour appelle la continuation de la discussion sur la « *pharmacopée universelle.* »

M. le Président donne lecture de la proposition de M. Herlant, déposée à la fin de la séance du matin.

M. Gille. Cette proposition est incomplète ; ce n'est encore qu'un simple vœu. Pour que le Congrès puisse mieux apprécier la question, lui donner un nouveau poids et faire quelque chose pour sa réalisation, l'honorable membre propose l'amendement suivant : 2° *Charger les organisateurs du Congrès de Bruxelles de prendre les mesures qu'ils croiront nécessaires pour aboutir.* »

M. Dumoulin. Les médecins lisent des écrits provenant de différents pays ; or, la préparation des substances qui entrent dans les formules indiquées dans ces écrits varient, et par suite les formules ne sont pas comparables au point de vue de l'effet. Or, c'est là un mal auquel il faudrait tout d'abord chercher à remédier. Par exemple, l'acide cyanhydrique officinal varie de force, et les formules qui en renferment dans différentes contrées cessent par conséquent d'être comparables. A tout point de vue, mais surtout pour les médecins, la pharmacopée universelle entre dans les *desiderata* de la science médicale. Nous avons l'unité de poids, il nous faudrait l'unité de formule.

La proposition de M. Herlant et l'amendement de M. Gille sont mis aux voix et adoptés.

La parole est à M. Thibaut pour la lecture de sa « *Note sur les étamages plombifères.* »

M. Thibaut. Depuis longtemps déjà l'attention des hygiénistes et des chimistes avait été attirée sur les fraudes nombreuses que les industriels faisaient subir à l'étain destiné aux étamages. Un arrêté du préfet de police de Paris, du 23 février 1853, rendu sur la proposition du Conseil d'hygiène de la Seine, avait fixé à 10 % la quantité maxima que pouvaient

contenir de plomb les étains destinés à l'étamage ainsi que l'étain destiné
à la fabrication des ustensiles de cuisine. Mais cette ordonnance, applicable seulement au département de la Seine, n'a point suffi pour arrêter
les falsificateurs[1].

Je ne reprendrai pas cette question, si bien étudiée par le savant pharmacien en chef de la Charité de Paris, M. Fordhor. Je me contenterai de
relater un fait que j'ai observé.

Ayant fait étamer à neuf un appareil à distiller, j'y fis passer pendant
plusieurs heures de la vapeur d'eau, afin de le bien nettoyer. Cette opération terminée, je me mis à y distiller une macération vineuse de plantes
anti-scorbutiques et je fus surpris de voir flotter dans la liqueur aromatique des flocons noirs. Je les recueillis sur un filtre, et l'analyse me fit
constater qu'ils étaient composés de sulfure de plomb. Je fis alors nettoyer
à fond l'appareil et j'y distillai de l'eau. Cette eau distillée traitée par un
courant d'acide sulphydrique noircit immédiatement. J'essayai alors
l'étamage par le procédé indiqué récemment par M. Fordhor, et je constatai une grande quantité de plomb dans l'étamage.

C'est alors seulement que j'en fis l'analyse quantitative. Une certaine
quantité d'étamage pris dans différents endroits fut traitée par l'acide
azotique étendu ; l'acide stannique formé fut recueilli sur un filtre,
calciné, puis pesé ; je trouvai ainsi **54,21** % d'étain. La liqueur filtrée
additionnée d'alcool fut précipitée par l'acide sulfurique. Le sulfate de
plomb recueilli et pesé nous donna **44,73** % de plomb. La différence,
c'est-à-dire **9,48**, était due à du cuivre que la coloration de la liqueur
nous indiquait.

Je ferai remarquer que cette quantité de plomb est bien supérieure
à celle trouvée par M. Fordhor (35 %) dans un étamage ayant occasionné
des accidents.

Cette observation présente d'autant plus d'intérêt que l'étain m'avait
été fourni comme *étain pur de Banca*, et prouve combien on doit se méfier
de la bonne foi de certains industrie's, et toujours se tenir en garde
contre ces falsifications qui peuvent occasionner des accidents sérieux.

Comme conclusion, nous émettrons le vœu que la sage ordonnance de
la préfecture de police de Paris soit étendue, non-seulement à toute la
France mais encore aux autres pays. On rendrait ainsi, je crois, un
immense service aux populations, en mettant un frein à ces fraudes si
préjudiciables à la santé publique.

M. DUMOULIN. Cette question de la présence du plomb dans les étamages
est très importante : elle touche à l'hygiène autant qu'à la médecine.

---

(1) L'Ordonnance royale du 16 juin 1839, applicable à toute la France, permet un
alliage de 16 à 18 % de plomb — L'arrêté du préfet de police, 23 février 1853, obligatoire dans le département de la Seine, 10 %. — Hôpitaux militaire 5 % (Rapport à
l'Académie de médecine, par M. Gobley, sur le Mémoire de M. Jeannet, principal inspecteur et membre du Conseil de santé de l'armée).

Il est aujourd'hui démontré que, pour certaines organisations, des quantités infinitésimales de plomb suffisent, dans certains cas, pour produire l'empoisonnement, à condition que leur action soit répétée pendant un temps assez long. C'est ainsi que l'on a des exemples d'empoisonnements par l'étamage plombifère des vases des ménages, empoisonnements d'autant plus fréquents que les liquides qui entrent dans les préparations culinaires sont le plus souvent acides. Il y a un exemple d'intoxication par l'étain plombifère d'un appareil à eau gazeuse qui ne contenait que 10 à 15 °/₀ de plomb. L'extrême limite de la tolérance devrait être 5 °/₀ et il serait bon d'attirer l'attention de qui de droit sur ces faits.

M. Thibaut. Il y a des exemples d'empoisonnement au moyen du plomb introduit par les voies respiratoires. A l'autopsie, on trouve ordinairement le plomb dans le cerveau.

M. Gille. Cette question a été l'objet de discussions au Conseil supérieur d'hygiène de Belgique ; il vaudrait donc mieux attendre la présence de M. le président Depaire qui, étant membre de ce Conseil, pourrait éclairer la discussion.

Personne ne demandant plus la parole, la séance est levée.

<table>
<tr><td>Les Secrétaires,</td><td>Le Président,</td></tr>
<tr><td>Herlant.</td><td>Domingos Freire.</td></tr>
<tr><td>Belval.</td><td></td></tr>
</table>

SÉANCE DU 21 SEPTEMBRE 1875.

La séance est ouverte à 10 heures 1/2, sous la présidence de M. Depaire.

M. le Président annonce que le bureau a reçu un travail de M. le président d'honneur Domingos Freire, pour être communiqué à la Section. Ce travail a pour titre : « *A propos de l'étamage.* » Il sera lu lors de la discussion qui sera ouverte prochainement à ce sujet.

Il consulte ensuite la section pour savoir si elle veut entendre la lecture d'un résumé du procès-verbal d'hier ou bien celle de ce procès-verbal tout entier.

M. Gille, considérant que ces procès-verbaux doivent être imprimés, demande la lecture des procès-verbaux entiers. (*Adopté.*)

M. Herlant, secrétaire, donne en conséquence lecture des procès-verbaux des deux séances du 20 septembre.

Après la lecture du procès-verbal de la 1re séance, M. Gille demande deux modifications pour lesquelles la section décide qu'il s'entendra avec les secrétaires. Ces deux procès-verbaux sont ensuite adoptés.

M. le Président. — M. Van Bastelaer a la parole pour lire son rapport sur la 1ʳᵉ question soumise à la Section : « *Faut-il étendre l'emploi médical des principes immédiats chimiquement définis et en multiplier les préparations dans les pharmacopées ?* »

M. Van Bastelaer. — La chimie est grande, Messieurs, lorsqu'on la considère dans son origine et dans ses progrès. Sortie de quelques pratiques infimes et de quelques procédés empyriques et irrésonnés de l'alchimie, elle étend aujourd'hui son domaine et son influence incontestable sur toutes les branches des connaissances humaines : sciences naturelles théoriques, depuis la *botanique* jusqu'à la *géologie* et même l'*astronomie*; sciences d'application depuis toutes les industries jusqu'à l'art de guérir la pauvre humanité. Quelle révolution cette vaste science a apportée dans l'antique et vénérable médecine, galvanisée en quelque sorte et réveillée de sa doucereuse routine ! Quelle activité, quelle énergie elle a communiquée à notre médecine moderne, jadis si anodine ! Quelle force, quelle richesse ses produits ont données à l'arsenal d'Hippocrate, autrefois presque réduit à l'emploi des plantes, sous le nom de simples, aujourd'hui armé d'agents d'une effrayante activité ! Quelle réforme enfin dans cet art, dont l'impuissance, à l'état de médecine palliative, pouvait à peine atteindre les symptômes de la maladie, et qui aujourd'hui, devenue médecine curative et pourvue d'armes nouvelles, peut attaquer vaillamment dans leurs causes les maux de l'espèce humaine !

Cependant la mission de la chimie est loin encore d'être accomplie en médecine. Cette mission ne fait que commencer; la partie organique, qui est la plus riche, est à peine ébauchée et pourtant elle a déjà fourni à notre art les remèdes les plus héroïques. Nous lui devons la quinine, la morphine, la vératrine, la santonine, l'atropine, sans compter un grand nombre d'autres principes, et la science moderne demande chaque jour à la chimie végétale de nouvelles ressources pour combattre l'armée puissante des maladies qui attaquent l'être vivant.

Le Comité organisateur du Congrès s'est demandé, Messieurs, si ce mouvement ne devait pas être encouragé, et s'il ne fallait même pas donner une forte impulsion à cette tendance qui se révèle, d'abandonner les matières végétales brutes et leurs préparations galéniques, pour y substituer les principes immédiats, chimiquement définis, que la science sait en dégager : les alcaloïdes, les glucosides, etc.

Cette question a été regardée comme assez importante pour être soumise aux discussions de votre savante assemblée, et j'ai été chargé de vous l'exposer et de la développer de façon à pouvoir la livrer à vos appréciations.

Nous devons rechercher l'utilité qu'il y aurait à encourager et à étendre l'emploi médical des principes immédiats, chimiquement définis, et à en multiplier les préparations dans les pharmacopées.

Cette extension aurait pour conséquence de restreindre l'emploi des plantes en nature ou de leurs produits galéniques, préparations parfois inertes et banales.

Il s'agit donc, Messieurs, d'examiner si, d'une part, l'usage de ces médicaments galéniques offre des inconvénients et quels ils sont; d'autre part, si l'emploi des principes immédiats, chimiquement isolés, doit avoir pour la médecine quelques avantages. De là toute une série de considérations propres à élucider le point qui nous occupe. Je vais essayer de vous en soumettre le résumé, en étudiant parallèlement, dans six paragraphes, les deux faces de la question dans diverses circonstances.

§ I. — *Confusion et manque de netteté dans l'action des médicaments complexes.*

« La thérapeutique, dit Claude Bernard, offre déjà assez de difficultés par elle-même, pour ne pas les augmenter en employant des médicaments composés qui n'agissent que par une résultante variable. »

Qui n'a déploré cette triste voie d'empyrisme dans laquelle s'était engagée la médecine ancienne, cherchant un remède universel et amoncelant dans ses orviétans absurdes les agents les plus opposés, voulant profiter des actions complexes et contradictoires des composants pour créer une panacée douée des propriétés les moins compatibles? Qui aussi n'a été plus loin parfois, depuis les progrès de la chimie moderne, en constatant que beaucoup de drogues, fournies par la nature et nommées abusivement « simples », sont elles-mêmes des assemblages de substances diverses et de produits immédiats, possédant chacun des vertus thérapeutiques différentes ou parfois opposées? On sait que la réglisse renferme une résine irritante en même temps qu'un principe sucré adoucissant. Des plantes marines employées comme dépuratives, on retire aujourd'hui concurremment les iodures, dépuratifs par excellence, les bromures considérés d'abord comme succédanés des premiers et reconnus bientôt posséder des propriétés sédatives toutes différentes, et enfin les chlorures qui, dans les végétaux, accompagnent toujours les bromures, et que cependant l'on accuse aujourd'hui de détruire l'action thérapeutique de ces mêmes bromures.

Quel médecin n'a pas rencontré, en employant certains médicaments, ces effets si divers, parfois si bizarres, qui viennent souvent jeter la confusion dans la thérapeutique la plus sagement raisonnée et la mieux appliquée? Ces anomalies apparentes sont dues à la présence de principes immédiats multiples en proportion variable, et c'est dans l'étude de ces principes qu'il faut chercher l'explication des faits.

Nous ne voulons citer qu'un seul exemple, le plus curieux peut-être; nous voulons parler de l'opium. L'*extrait gommeux* et le *laudanum*, les deux formes galéniques communément employées, donnent parfois dans leurs applications thérapeutiques des effets tellement différents, qu'on trouve, à leur sujet, dans les ouvrages de médecine, les indications les plus divergentes, je dirai même les plus contradictoires. Eh bien, l'étude de l'opium a fait connaître successivement six alcaloïdes principaux parfaitement définis et qui tous jouissent, soit de propriétés différentes, soit de modalités d'action bien tranchées. Claude Bernard s'est beaucoup occupé de ces principes de l'opium; d'après lui, chacun d'eux diffère complétement de tous les autres au point de vue de l'action thérapeutique. Ainsi la narcéine, la morphine et la codéine sont soporifiques, tandis que la thébaïne, la papavérine et la narcotine sont dépourvues de propriétés hypnotiques. Ce sont, au, contraire les trois derniers corps qui jont les convulsivants de l'opium, à la dose où les trois premiers ne jouissent pas de cette propriété. Comme toxiques, certains de ces alcaloïdes sont dangereux à la dose où les autres ne sont que calmants. Chacun sait que l'on a prêté à la narcotine des propriétés antipériodiques.

Voilà qui explique les bizarreries de l'application thérapeutique de l'opium, bizarreries qui tiennent à une variabilité de proportion des principes immédiats impossible à deviner à priori. Par l'emploi des principes isolés, le médecin pourra sûrement atteindre le but qu'il se propose, sans craindre de voir surgir de ces accidents toujours désagréables et parfois dangereux qui sont communs dans l'emploi des préparations galéniques opiacées.

Autre inconvénient de l'emploi des « simples » de Galien: que de matières inertes, réunies pour former les organes des plantes, pouvant masquer ou contrarier l'action du principe actif que la nature a déposé dans leur sein ; et de quelle quantité de ces matières il faut emplir d'ordinaire l'estomac pour y introduire un milligramme de principe actif, même lorsque le végétal employé se trouve dans les meilleures conditions.

Que de fois, avant la découverte de la quinine, le quinquina, administré en poudre, n'a-t-il pas dérangé l'estomac du patient rongé par la fièvre et forcé d'abandonner le traitement !

Il me suffit de vous rappeler ces quelques exemples, Messieurs, votre science vous fournira beaucoup plus de faits que je ne pourrais vous en citer. Je me contenterai d'y ajouter une remarque : ces agents divers, enfermés ensemble dans une plante, n'y sont même pas toujours en proportion constante, ce qui constitue autant de chances de variabilité dans l'action thérapeutique du végétal. J'aurai l'occasion de développer cette vérité dans le paragraphe suivant.

Maintenant, je vous le demande, en présence de ces composés polypharmaques, de ces mélanges artificiels de nos officines ; en présence de ces végétaux, plus ou moins préparés et réduits en médicaments galéniques, ou même en présence de ces prétendus *simples*, selon l'antique expression, simples qui aujourd'hui sont reconnus tout-à-fait composés au point de vue des vertus thérapeutiques, le médecin pourra-t-il voir clair dans son traitement? Pourra-t-il suivre et étudier avec certitude l'action si souvent complexe du médicament employé? Lui sera-t-il possible de démêler les effets dus aux différents agents immédiats introduits ensemble dans l'organisme du malade et dont l'un viendra souvent contrarier l'autre? Pourra-t-il seulement dégager les symptômes de la maladie de l'action ou des actions du remède employé?

Ce sont, comme le dit Hufeland, des armes à plusieurs tranchants. On veut se servir de l'un, et c'est l'autre qui taille en un point où l'on ne voulait pas agir. Rien d'étonnant qu'avec de telles armes l'ancienne médecine se soit souvent montrée hésitante et incertaine dans son intervention, et que parfois le remède ait tué plus que la maladie.

J'irai plus loin, Messieurs, me souvenant des travaux de Mialhe sur plusieurs médicaments chimiques, et des belles recherches de Melsens, qui a suivi dans le corps humain l'iodure de potassium et l'iodate de potasse, en a surveillé la marche et en a révélé et expliqué l'action, les effets et le passage dans les divers organes ou liqueurs organiques du corps. Je me demanderai si là n'est pas l'avenir de la médecine et si ce mode d'observation précis et presque mathématique, qu'on pourrait nommer *réaliste*, n'est pas destiné à remplacer, en partie du moins, les observations thérapeutiques et physiologiques faites au lit du malade, et qui, toutes nombreuses qu'elles sont, conduisent si rarement à une conclusion pratique certaine et indiscutée. Or ces observations précises, impraticables avec notre médecine polypharmaque actuelle, deviennent possibles, sinon faciles, par l'emploi d'agents médicamenteux isolés.

Les rares spécifiques reconnus aujourd'hui comme créés par la nature pour détruire le germe de certaines maladies, sont des corps chimiquement définis; tels sont la quinine, le mercure, l'arsenic. N'est-il pas permis d'espérer que, chaque espèce morbide ayant son essence propre, on pourra retrouver les remèdes antagonistes, les contrepoisons en

quelque sorte des maladies? Ne peut-on pas croire enfin que la nature, à
côté de chaque mal en a placé le spécifique? Et alors n'est-il pas de toute
probabilité que ces spécifiques seront reconnus être des substances de
propriétés caractérisées, des espèces chimiques?

§ II. — *Variabilité dans la puissance thérapeutique des plantes découlant de
la récolte.*

La première qualité pour un médicament, c'est la constance thérapeutique, c'est l'identité d'activité partout et toujours. Les agents d'action
inconstante sont bientôt abandonnés. Or, les alcaloïdes, les principes
actifs chimiquement définis, sont par excellence des corps dont tous les
caractères, toutes les propriétés chimiques, organoleptiques, thérapeutiques, sont d'une constance et d'une identité complètes. La quinine est
toujours de la quinine et la strychnine est toujours de la strychnine. Cette
vérité est absolue, indiscutable, quand ces corps sont complétement
purs, et elle est une des principales causes qui ont fait accueillir avec la
plus grande faveur cette catégorie de corps dans l'arsenal de la thérapeutique médica'e.

Si nous voulons apprécier à ce point de vue les médicaments végétaux
galéniques simples ou composés, quelle différence ne sommes-nous pas
obligés de constater! Une plante diffère d'elle-même au point de vue médical
pour une foule de causes. Deux pieds d'une même espèce récoltés ensemble
à côté l'un de l'autre et suivant les règles établies, varient encore
nécessairement entre eux dans certaines limites, quant à leurs propriétés
et à leur action thérapeutique; l'un est plus âgé, plus vigoureux, plus
nourri, moins aqueux; l'autre plus jeune, plus succulent, plus mou. Que
sera-ce si ces végétaux sont nés et ont vécu dans des milieux, sur des
sols, dans des climats différents?

Je ne vous apprendrai rien en disant que la récolte faite à contre-temps
donne des drogues inertes; tels sont les feuilles, les racines, les bulbes
recueillis sur des plantes en fleurs ou en fruits. Je ne vous apprendrai
rien non plus en rappelant que les plantes cultivées sont moins actives
que les plantes sauvages; que les végétaux varient selon les années
sèches ou humides; que les ombellifères vireuses le sont plus ou moins
selon le plus ou moins d'humidité du sol qui les a produites, tandis qu'au
contraire les ombellifères aromatiques gagnent en huile essentielle dans
les terrains secs et élevés; il en est de même de la valériane, de l'aconit, etc.

Ferai-je la comparaison entre la racine du *Rheum palmatum* ou du
Rheum undulatum cultivé dans nos contrées au lieu de l'être en Chine?

Le *Cannabis indica* qui fournit le *haschisch* dans son pays natal reste
à peu près inerte s'il vit en Europe; personne n'ignore ce fait.

Les chicoracées perdent leur amertume par la culture, tandis que les
labiées prennent plus d'arôme dans nos jardins.

Or, le pharmacien serait bien embarrassé, en faisant choix de ses drogues,
de découvrir si une feuille, une racine, une fleur, ont été récoltées à
contre-temps ou non; si elle proviennent d'une plante cultivée ou sauvage;
si elles ont poussé dans un lieu humide ou dans un lieu sec.

Je n'ai rappelé ces quelques exemples vulgaires que pour constater
une vérité qui n'est pas moins importante parce quelle est banale,
à savoir que la puissance thérapeutique d'une plante varie selon les
circonstances de récolte, de saison, de temps, de climat, de culture, d'âge,
de lieux bas ou élevés, d'humidité ou de sécheresse, etc. etc.

Chacun sait que l'opium brut du commerce est si peu stable dans le titrage en alcaloïdes, qu'on a été amené à en fabriquer d'artificiel d'un titre constant. Les fabricants de sulfate de quinine n'achètent leurs quinquinas qu'après avoir analysé soigneusement ces écorces si précieuses, mais de qualité si variable dans nos officines. La scammonée diffère tellement, quant à sa proportion de résine, que les médecins, découragés par l'inconstance de son action, ont fini par y renoncer presque complétement. A combien de médicaments actifs ne pourrait-on pas faire le même reproche?

Or, chaque principe actif qui donne à ces plantes leur puissance et leurs propriétés, et qui s'y trouve en proportion différente selon les circonstances que nous avons signalées, ne peut varier, lui, dans son être, malgré toutes ces causes, et il reste toujours lui-même, qu'il soit extrait d'une plante vigoureuse ou chétive. Il est sans doute inutile de m'appesantir sur cet avantage qu'offrent les médicaments chimiquement définis.

§ III. — *Variabilité dans la puissance thérapeutique des végétaux, due à la préparation galénique.*

Je viens de vous rappeler, Messieurs, que, dès l'instant de la cueillette, les végétaux qui entrent dans nos pharmacies sont entachés d'instabilité, et que cette incertitude doit nous préoccuper lors même que le médecin peut les employer au moment de la récolte et avant toute altération ultérieure; or, je suppose là une circonstance tout-à-fait exceptionnelle. Que sera-ce donc quand ces plantes auront subi toute espèce de manipulation depuis la *dessiccation* jusqu'à l'*extraction*, depuis la *pulvérisation* jusqu'à la *pulpation*, depuis l'*infusion* jusqu'à la *distillation?* Vous le prévoyez, Messieurs, et ici encore je n'aurai qu'à constater ce que chacun de vous sait depuis longtemps.

La pharmacie a établi les procédés de préparation les plus rationnels possibles, mais ces procédés sont ils parfaits? Hélas, Messieurs, loin de là! la perfection n'est pas le fait des hommes, et, en supposant que ces procédés soient, partout, toujours et par tous les préparateurs, appliqués d'une façon entièrement irréprochable, les produits laisseront encore beaucoup à désirer.

La première opération, l'opération fondamentale de la pharmacie, bien que la plus simple, est elle-même dans ce cas; je veux parler de la *dessiccation*. La dessiccation la mieux faite et la plus réussie modifie profondément la constitution des plantes. L'eau de végétation, en s'évaporant, fait place à l'air, et celui-ci exerce, sur les produits immédiats qui composent le végétal, une action oxydante qui les décompose en partie. Ces faits ont été démontrés par le savant Schoenbroodt, trop tôt enlevé à la science. Voilà dans quel état d'imperfection arrivent en pharmacie les simples ou matières premières, qui servent à préparer tous nos médicaments. Quelles préparations galéniques peuvent-ils produire qui ne soient entachées de variabilité et d'inconstance dans ses effets?

Laneau a prouvé cette vérité dans ses belles recherches chimiques sur les teintures, et M. Depaire a fait ressortir toutes les conséquences de ces savants travaux. Les teintures varient considérablement de composition selon les circonstances où les végétaux ont vécu, ont été recoltés et conservés, au point qu'on ne peut plus compter d'avance sur la somme d'effet attendu. On rencontre des extraits de digitale et des teintures de colchique qui diffèrent dans la proportion de 1 à 100. M. le Dr Crocq en conclut que « ce serait un grand perfectionnement pour la thérapeutique de substituer à toutes ces teintures, à tous ces extraits, qu'on ne peut doser, des principes actifs d'une force constante susceptibles d'être dosés avec exactitude. »

Ce n'est pas sans raison que Storck, le grand médecin allemand, a prescrit d'employer à la préparation des extraits narcotiques le suc des plantes fraîches. Ce n'est pas sans raison non plus que Béral a introduit dans la pratique l'usage des *alcoolatures* pour se mettre à l'abri des effets de la dessiccation, et qu'on a proposé, depuis, de faire de ces *alcoolatures* la base de toutes les préparations pharmaceutiques, telles que sirops, extraits, saccharolés etc. On sentait bien que notre pharmacotechnie pèche par la base et que les matières premières qu'elle emploie comme point de départ de ses compositions sont suspectes de variabilité thérapeutique. Mais les extraits de Storck doivent toujours éprouver eux-mêmes les effets d'une chaleur et d'une évaporation prolongées, effet dont nous dirons un mot plus loin. D'ailleurs ces extraits, comme les alcoolatures elles-mêmes, restent, pour la vertu thérapeutique, entièrement solidaires de la constance de l'activité des plantes employées; or, nous avons vu ce qu'est en réalité cette constance. Quant aux alcoolatures, il ne faut pas perdre de vue non plus que le véhicule *alcool* peut lui-même réagir sur les produits immédiats du végétal et y causer de nouvelles modifications.

Nous n'avons parlé que de la dessiccation, mais si, même à la température de l'atmosphère, se manifeste une décomposition aussi profonde, on doit s'attendre à une action bien plus énergique quand on emploie la chaleur, et souvent une chaleur prolongée, dans les préparations du laboratoire de pharmacie.

A ce point de vue, les produits liquides de l'*infusion*, de la *décoction*, n'ont pas été étudiés d'une manière spéciale. Toutefois, on peut dire à priori qu'ils peuvent différer en raison de la longueur du traitement et du degré de la chaleur employée. Témoin l'*apothème* des anciens pharmacologues.

Quant aux résidus de l'évaporation de ces liqueurs, les *extraits*, on en a fait l'objet de nombreux et savants travaux, qui tous ont eu pour but de perfectionner les modes de préparation de cette classe importante de médicaments. Les hommes les plus compétents sont unanimes, en effet, pour reconnaître que l'action de ces produits est d'une variabilité malheureuse, et M. Depaire va même jusqu'à dire « qu'il faut abandonner ce genre de médicaments. » Cette variabilité est due aux réactions complexes qui se développent pendant leur préparation. Ces réactions ont été affirmées par les observateurs, mais personne n'est encore parvenu à débrouiller le chaos qu'elles forment. Vous montrerai-je la science aux prises avec l'impossibilité d'arriver à une perfection relative pour ces produits? Je le crois inutile. Vous vous souvenez qu'après avoir essayé l'emploi des plantes non séchées, on a tenté l'évaporation par le moins de chaleur possible, puis l'évaporation dans le vide à l'abri de l'oxigène de l'air. Malheureusement en Belgique ces extraits préparés dans le vide ne sont pas entrés dans la pratique médicale. Malheureusement encore, nous avons une complication d'extraits alcoolique, aqueux, avec ou sans poudre, sec ou mou etc. etc., qu'il n'est pas rare de voir confondre dans les prescriptions.

Je m'arrête, je n'ai pas pour mission de faire la critique de tout procédé, de toute préparation pharmacotechnique moderne. Je dois déclarer qu'à ce point de vue nous avons réalisé d'immenses progrès, et que nous

n'en sommes plus au temps où les bottes de plantes médicinales, mises à
sécher, pendaient à la porte, balottées aux intempéries, au soleil et à la
pluie ; au temps où les liqueurs à évaporer restaient abandonnées sur les
fourneaux pendant des semaines, sans que l'évaporation fût accélérée
par aucun moyen. Mais je suis d'avis avec vous, Messieurs, qu'il ne faut
pas s'arrêter dans le progrès, et je veux, à ces médicaments complexes et
de puissance variable, opposer, quand la chose est possible, les alcaloïdes
et les substances chimiquement définies, de composition précise, de
propriétés toujours mathématiquement identique, sur lesquelles le
médecin peut compter avec confiance.

§ IV. — *Variabilité dans la puissance thérapeutique des préparations
galéniques, due à la conservation.*

Mais quand les médicaments galéniques ont traversé toutes ces périodes
critiques de la préparation, et que, rentrés dans l'officine, ils y réposent
sous la surveillance du pharmacien, sont-ils enfin à l'abri de la variabilité et alors au moins restent-ils identiques avec eux-mêmes? Vous
savez que non, Messieurs; malgré tous les soins, toute la science que le
pharmacien applique à la *réposition*, il ne peut s'opposer au travail
intestin qui modifie lentement la composition de ses médicaments galéniques. Chacun de ceux-ci diffère d'autant plus de lui-même qu'il est
plus éloigné de son origine. Tout le monde sait ce que vaut un médicament vieux. Les feuilles, les fleurs, les semences, les racines ou autres
organes végétaux et leurs poudres, perdent leur couleur, leur odeur,
leur saveur, et subissent un mouvement lent de décomposition, aussitôt
qu'ils ne sont plus soumis aux lois de la vie. La modification des
nombreux éléments qu'ils renferment finit par entrainer l'altération
même des principes immédiats qui s'y trouvent, et qui se décomposent
peu-à-peu au milieu du tourbillon de fermentation qui les entoure.

La conservation des extraits n'est pas plus assurée. Ils se dessèchent ou
se liquéfient, leur solubilité diminue, ils laissent échapper certains
sels à l'état de cristaux. Bref, leur décomposition se fait lentement mais
invinciblement.

Les teintures, les alcoolatures, ne sont pas beaucoup plus stables. Les
dépôts qui s'en séparent graduellement en font foi.

Rien que de naturel dans cette marche lente, mais fatale et invincible,
de l'altération attaquant toutes ces matières organisées. Elles étaient
maintenues pendant la vie en équilibre de conservation par les lois de la
végétation; mais, à un moment donné, on les a soustraites à l'action de ces
forces organiques, et, rentrant alors dans le domaine des lois générales,
elles sont retombées sous l'empire du travail intestin de décomposition
qui les ramène successivement à des composés nouveaux, en procédant du
complexe au plus simple. La vie est le mouvement; la stabilité c'est la mort.

Cette altération constante, s'acharnant à ronger de toutes façons et à
toute heure les agents qui pendant des siècles ont constitué les seules
ressources de l'art de guérir, a certainement été l'une des causes du
scepticisme médical moderne, et les déceptions thérapeutiques qu'elle
occasionne amèneraient sans aucun doute la négation complète de tout
remède.

« Une des conquêtes les plus importantes du commencement de ce
siècle, et qui a sauvé la flore médicale du naufrage où le scepticisme
moderne eût fini par l'entrainer, dit Debout, c'est la découverte des

alcalis végétaux. L'énergie d'action de la plupart de ces bases organiques n'a plus permis de contester les propriétés de bon nombre de plantes médicamenteuses, dont la valeur thérapeutique avait été révoquée en doute. »

Si nous détournons les yeux de cette triste et inévitable instabilité des médicaments galéniques pendant la réposition, et que nous portons nos regards vers les médicaments de composition chimiquement définie, nous sommes obligés de constater une différence complète. Ces corps sont d'une essence permanente, assurée par les lois de la chimie qui les régissent, et l'on est certain de leur stabilité, à moins qu'on ne les soumette volontairement à l'une ou à l'autre réaction, en les mettant en contact avec des réactifs propres à se combiner avec eux ou à les décomposer.

Ainsi les alcaloïdes, les glucosides, les acides, les sels, sont des corps qui, pour la plupart, se conservent indéfiniment dans les conditions ordinaires de réposition.

« La fixité de décomposition des alcaloïdes, dit Debout, a permis de leur donner rang à côté des principes les plus constants tirés du règne minéral. Il suffit de nommer la quinine, l'aconitine, la strychnine, l'atropine, etc., pour faire voir que les principes immédiats des végétaux peuvent procurer à la médecine pratique des ressources non moins énergiques que le fer, le mercure, l'arsenic etc. »

De cet état de composition permanente dans lequel se trouve tout composé galénique, découlent pour le pharmacien la nécessité et le devoir de renouveler périodiquement ses préparations végétales, devoir pesant et désagréable, qui rend onéreux l'exercice de la pharmacie et que l'on néglige si souvent; devoir difficile, en outre, au point de vue du choix et de la vérification des produits galéniques à admettre dans l'officine. Quelle que soit, en effet, l'origine de ces médicaments, de quelque laboratoire, de quelque commerce qu'ils viennent, le praticien doit avant tout en vérifier la pureté et la bonne qualité.

Or, chacun de vous, Messieurs, connaît l'impossibilité pratique de constater la pureté parfaite des emplâtres, des onguents, des électuaires, des sirops, des pilules, des extraits, des teintures, des poudres, etc., précisément parce que les caractères physiques, organoleptiques et les propriétés chimiques de ces produits complexes ne sont ni stables, ni bien établis. Comment constater l'identité d'un corps, si cette identité n'est pas parfaitement définie et s'il y a doute sur les qualités qui la constituent?

Il n'en est pas ainsi des produits chimiquement définis. Ceux-là ont une identité bien caractérisée et qu'il est facile de constater. Reconnaître leurs qualités est une chose fort simple et une opération de certitude complète.

Cette facilité d'examen a même une conséquence bien précieuse; elle rend illusoire toute tentative de falsifier les alcaloïdes, les glucosides ou autres produits définis, et la tromperie sur ce point est complétement impossible en pratique, alors qu'il est si facile et si habituel de sophistiquer les extraits, les poudres, etc., etc.

§ V. — *Facilité d'administrer les principes immédiats aux malades.*

Chacun comprend combien deviendra facile d'administrer au malade le principe actif, quand on aura réduit celui-ci à sa plus simple expression; quand on l'aura dégagé de cette grande masse de matières inertes au milieu desquelles il est perdu dans les végétaux. Matières constituées par des débris organisés ou des substances solubles et extractives, mais toujours fermentescibles et désagréables à prendre. Matières dont il faut incorporer aujourd'hui une si grande quantité pour absorber une minime proportion de principes actifs. J'ai cité l'exemple connu du quinquina. Je puis y joindre toutes les poudres, le cubèbe en tête ; les infusions et les apozèmes ; puis encore les teintures et les extraits, bien qu'ils soient inventés eux-mêmes pour arriver à concentrer déjà les principes actifs sous un moindre volume. On ne peut faire de ces extraits que des *bols*, comparativement aux minces *grains* qu'il est possible de fabriquer pour renfermer les principes immédiats.

Beaucoup de malades se refusent à avaler les drogues galéniques, et, sauf quelques courageux, jettent souvent les potions, les électuaires ou les pilules qu'ils devraient prendre par ordre du médecin. Dans ce cas, que devient le traitement?

En revanche, l'exiguité souvent extrême des doses à prendre, quand on a affaire aux principes immédiats, en rend l'administration excessivement facile.

Voyons quelles formes seront les meilleures pour les faire incorporer par les malades.

La première qui se présente est la pilule, et c'est sans contredit la forme la plus convenable. C'est aussi celle qui a été généralement adoptée jusqu'ici dans le but proposé ; seulement cette pilule, naturellement très petite, a pour excipient non un extrait, mais le sucre de lait. C'est ce qui constitue les *grains* des anciens pharmacologues. D'ordinaire on prend la sage précaution de les argenter. A ce *grain argenté*, on a pris l'habitude d'appliquer le nom de *granule*. C'est un abus de dénomination dans lequel la *pharmacopée française* a elle-même versé et qui offre d'ailleurs peu d'inconvénient.

On sait que, pour parler d'une manière précise, le *granule* est une petite *dragée*, c'est-à-dire une pilule enrobée de sucre par un procédé emprunté à la confiserie.

La spécialité prépare dès longtemps des grains, au milligramme, de différents principes actifs. C'est là une excellente préparation, mais il est regrettable que la pratique régulière de la pharmacie ne reprenne pas possession de cette forme qui devient en quelque sorte la propriété des spécialistes. Que chaque pharmacien récupère ses droits et prépare lui-même d'une façon convenable ses *grains* et ses *granules* sur la prescription du médecin, et qu'il s'arrange de façon que le médecin n'ait aucun prétexte pour exiger le cachet d'un industriel spécialiste au détriment de l'un ou de l'autre pharmacien. Un diplôme identique donne à tous les pharmaciens les mêmes droits à la confiance des médecins, et il est désirable si, pour le vulgaire, les annonces et la publicité jettent une espèce de relief sur les industriels spécialistes aux dépens de leurs modestes confrères, que les médecins et les hommes de science ne prêtent pas leur influence à cet abus qui n'est rien que du charlatanisme.

Les *grains* et les *granules* au milligramme de substance active sont évidemment la forme la plus facile et la plus convenable pour administrer les principes immédiats à l'intérieur ; mais on peut avoir besoin d'employer à l'extérieur l'un ou l'autre de ces produits. Il sera alors urgent d'ordinaire de leur donner une forme liquide. La préparation la plus convenable serait, nous semble-t-il, l'*alcoolé* au 1/50. Chaque goutte renfermerait ainsi sensiblement un milligramme de matière active, et, avec les bons compte-gouttes, devenus si vulgaires et qui se débitent à si bon marché aujourd'hui, il sera facile à tous de produire des gouttes bien égales.

Le degré du véhicule alcoolique devra naturellement varier selon la
nature du principe qu'on y voudra tenir en solution et selon que l'on
emploiera ce principe isolé ou combiné à l'état de sel quelconque.

§ VI. — *Médicaments galéniques qui ne peuvent se remplacer par un principe immédiat.*

Messieurs, en traitant la question de pharmacologie dont nous avons
été chargé, nous ne nous sommes pas fait illusion ; nous avons compris
qu'elle touche par plusieurs côtés à la thérapeutique, et que, sur ce terrain,
nous ne sommes pas compétent. Nous l'avons étudiée surtout au point de
vue de notre art, et nos conclusions provisoires ont été rédigées dans ce
sens. Elles sont justifiées par la pharmacologie ; elles le sont aussi,
pensons-nous, au point de vue de la thérapeutique. Toutefois, nous nous
plaisons à faire appel aux observations des médecins, dont nous reconnaissons ici la véritable compétence, et nous désirons qu'ils discutent nos
conclusions provisoires pour les appuyer et les légitimer, ou pour les
modifier s'il y a lieu. Nous déclarons que nous serons le premier à voter
ces modifications, s'il nous est démontré que la thérapeutique les exige.

Permettez-nous, Messieurs, dans cet ordre d'idées, de vous soumettre,
dès ce moment, quelques objections qui se sont présentées à nous et
au-dessus desquelles nous avons cru devoir passer, en formulant le vœu
qui termine notre rapport.

Il est certaines plantes que les praticiens emploient, soit en nature,
soit à l'état de préparations galéniques, de préférence à l'alcaloïde qu'on
en retire. La digitale est dans ce cas. L'expérience a prouvé que, parmi
les digitalines si distinctes en leur essence, qui ont donné lieu à tant de
discussions, aucune ne représente réellement les propriétés de la plante.
A notre avis cela prouve une chose, c'est que l'étude de la digitale n'est pas
terminée jusqu'ici et l'on ne peut encore lui appliquer nos conclusions.
Or, il est beaucoup de végétaux actifs qui se trouvent dans le même cas.
A ce point de vue, la pharmacologie et la thérapeutique sont dans un état
de transition. Les conclusions emportent nécessairement avec elles un
caractère restrictif, et ne peuvent s'appliquer qu'aux principes bien
étudiés, bien connus et d'une utilité bien établie.

Vous le savez, d'ailleurs, Messieurs, un système ne valut jamais rien
en médecine, et nous estimons que ce serait dépasser le but que de vouloir,
dès aujourd'hui, édicter systématiquement une règle générale. Cette application serait, du reste, impossible, puisque beaucoup de plantes n'agissent
pas en vertu d'un principe immédiat défini, doué de grande activité.

Nous allons plus loin, et nous voulons admettre la possibilité même de
mélanges artificiels ou naturels jouissant de propriétés spéciales qui ne se
retrouvent pas dans les composants. Ne pourrait-on signaler l'huile de
foie de morue, dont il serait impossible d'extraire un principe actif
qui pût réellement remplacer l'huile?

On a même prétendu que plusieurs mélanges galéniques possédaient
certaines propriétés spéciales qui étaient loin de représenter la somme des
composants ou les vertus de chacun d'eux.

En présence de ces considérations, Messieurs, que reste-t-il a faire?
S'ensuit-il que nous devions reculer devant les conclusions? Nullement.
Il faut simplement s'incliner en présence des exceptions, déclarer que,
dans certains cas, il est impossible de réduire un médicament à la simple
expression d'un principe actif, et qu'alors, naturellement, la règle n'est
pas applicable.

Ces exceptions ne peuvent infirmer nos conclusions. Seulement, nous avons cru nécessaire de leur donner ces considérations comme corollaire restrictif, propre à déterminer certaines catégories de médicaments auxquels il n'y a pas lieu de les appliquer et auxquels il sera même impossible de les appliquer jamais.

Conclusions.

A mon avis, Messieurs, la question que nous avons à décider ensemble ne comporte guère d'autre aspect. Je n'ai pu ici qu'indiquer ces considérations et les esquisser à longs traits, appelant les développements et les lumières de chacun dans la discussion. Il s'agit d'une réforme grave et importante sans doute; mais la voie où elle nous mène n'est pas nouvelle, elle a même été tracée depuis fort longtemps.

Comme M. Depaire l'a fort bien fait remarquer un jour, à l'Académie de médecine de Belgique, quand nos prédécesseurs se sont décidés à remplacer les plantes en nature par des teintures et des extraits, ils ont dû faire un grand effort; ils sont entrés dans une voie hardie et toute nouvelle qui étonna, sans aucun doute, les maîtres de l'ancienne médecine. Ce que l'on se proposait était certainement d'*extraire*, le mot le prouve, et de débarrasser la matière active de la quantité de matière inerte où elle se trouvait enfouie. On crut, dans les principes solubles à l'alcool ou à l'eau, dans la teinture ou l'extrait, avoir trouvé le principe actif isolé! On se trompait, nous le savons aujourd'hui. Mais le but à atteindre était indiqué, et nous ne ferons que suivre le sentier ouvert par nos devanciers en arrivant à substituer les principes immédiats, chimiquement définis, aux plantes qui renferment ces principes. La science ancienne, malgré sa faiblesse, avait cependant pressenti les puissances de la chimie dont notre siècle peut disposer, et ces hommes assez aventureux pour substituer *à priori* l'emploi de l'extrait à l'emploi du végétal en nature. auraient certainement osé, mieux que nous, substituer le principe actif au végétal. C'est du reste où, dans leur ignorance, ils pensaient eux-mêmes être déjà arrivés. Ils avaient voulu en effet indiquer un procédé d'isolement de la matière active. Or ces procédés, reconnus par nous tout-à-fait incomplets et impuissants, nous les avons conservés; ces préparations de l'enfance de la pharmacotechnie, nous avons hésité à les concentrer avec tous nos moyens chimiques jusqu'à les réduire au principe immédiat. Nous n'avons pas été aussi hardis que nos devanciers, Messieurs; nous n'avons pas en cela profité des progrès de la science; nous sommes restés en chemin!

Nous pensons qu'il faut regagner le temps perdu et nous concluons que :

1º *Il est éminemment désirable que. l'on étende en médecine l'emploi des principes immédiats chimiquement définis, de façon que, progressivement, s'établisse l'usage de substituer, à l'emploi des matières végétales brutes, l'emploi de leurs principes actifs isolés.*

2º *Il est utile. dans ce but, de multiplier dans les pharmacopées les formules convenables pour aider à ce mouvement.*

3º *Les formes médicamenteuses qui se prêtent le mieux à l'emploi des principes immédiats et à la facilité de les administrer aux malades, sont, pour l'usage interne, le grain et le granule au milligramme de matière active, et, pour l'usage externe, l'alcoolé au $\frac{1}{50}$, ce qui correspond sensiblement à un milligramme par goutte au compte-gouttes.*

M. LE PRÉSIDENT. La Section entend-elle, malgré l'heure avancée, discuter ce rapport immédiatement?

M. VAN DE VYVERE propose l'ajournement.

M. THIBAUT demande que la Section continue d'abord la discussion de la question des étamages, et remette à demain l'examen du rapport de M. Van Bastelaer.

M. VAN BASTELAER se rallie à cette proposition et la Section l'adopte.

M. DOMINGOS FREIRE. — Messieurs, l'étain est un des métaux qui peuvent le plus facilement donner lieu à des accidents quand il n'est pas pur, et cela se conçoit très-bien quand on pense qu'il est sous la main de tous. C'est lui qui sert à confectionner un grand nombre d'ustensiles pour l'usage domestique, tels que des assiettes, des cuillères, des casseroles et tant d'autres objets qui constituent l'argenterie du pauvre. C'est lui qui sert pour envelopper les saucissons, les chocolats, et d'autres matières alimentaires.

Deux raisons font surtout préférer l'étain à tout autre métal pour ces usages : d'abord, il est moins altérable que la plupart des autres métaux par l'air et les différents liquides; puis, il est imperméable lorsqu'il est reduit en feuilles minces, et utilisé ainsi à la conservation d'un nombre assez considérable de substances alimentaires ; il peut même servir pour conserver les oranges et d'autres fruits, en empêchant leur dessiccation.

Mais l'appât du gain, cet ennemi de la science qui procure le mal tandis que celle-ci travaille pour le bien de l'humanité, ne pouvait se passer de faire servir un métal si utile et innocent par lui-même, à des plans plus ou moins avantageux à sa coupable spéculation. On ajoute ordinairement du plomb à l'étain pour diminuer le prix de ce dernier. Voici la composition des principaux alliages de ces deux métaux :

			Étain.	Plomb.
Alliage pour	les vases et mesures de capacité		82	18
»	»	cuillères, flambeaux, capsules de bouteilles, etc. .	80	20
»	»	plats, vaisselle, fontaine, etc.	92	08
»	»	jouets d'enfants, etc.	50	50
»	»	feuilles de boîtes à thé, à envelopper le chocolat, le tabac, etc.	36	64
»	»	des tubes pour vases syphoïdes des fabricants d'eaux gazeuses	56 à 74	44 à 26

En France, une commission de chimistes fut chargée de rechercher dans quelles proportions il était convenable d'allier l'étain au plomb, de façon à ne pas produire des effets fâcheux sur l'économie. Cette commission, constituée au temps où l'on établit les nouvelles mesures métriques pour les liquides, décida que l'on peut allier 18 parties de plomb à 82 parties d'étain, sans que cette union ait rien de nuisible pour l'organisme, d'après leur opinion. Le titre de l'étain pour la fabrication des vases de cuisine et des mesures fut donc fixé, par un arrêté du gouvernement

Français, à 82 centièmes, avec une tolérance de 1 centième et demi. Eh bien, l'on a reconnu ensuite que cet alliage était loin de mettre la population à l'abri des accidents ; en effet, même à la température ordinaire, les acides faibles, comme le vinaigre, et même le vin, la bière et les eaux gazeuses, enlèvent du plomb à tous les alliages dans lesquels ce métal forme le cinquième de la masse.

Le préfet de police de Paris, sur la proposition du Conseil d'hygiène, a rendu, en 1855, une ordonnance qui ne permet que 10 pour 100 de plomb ou de tout autre métal allié à l'étain pour les vases destinés à contenir des aliments et des boissons, ainsi que pour les feuilles d'étain qui recouvrent les comptoirs des marchands de vin. Cette disposition réglementaire devrait être adoptée partout ; et nous sommes certains qu'elle le sera plus tard si l'on atteint le magnifique et humanitaire *desideratum* d'une hygiène internationale. Malgré tous les soins administratifs, on ne peut pas empêcher les fraudes, et il y a beaucoup d'objets d'un usage journalier, qui, ayant été soumis à l'analyse chimique, ont donné des proportions de plomb arrivant jusqu'à 22, 40 et même 80 pour 100.

Ce n'est pas seulement le plomb que l'étain du commerce peut renfermer. Le fer, le cuivre, le zinc, le bismuth, l'antimoine et l'arsenic peuvent aussi s'y trouver mêlés. Chevallier, dans son « Dictionnaire des falsifications », nous présente le procédé suivant, comme propre à faire reconnaître ces métaux étrangers. C'est un procédé par voie humide. On dissout à chaud un poids déterminé d'étain dans un excès d'acide nitrique ; le pouvoir oxydant de cet acide donne lieu à la formation d'acide stannique insoluble accompagné d'acide antimonieux, s'il y a de l'antimoine, tandis que les métaux étrangers se dissolvent. On filtre et on évapore les liqueurs à siccité, on reprend par l'eau et l'on filtre à nouveau. Il reste un dépôt blanc s'il y a du bismuth ; en le dissolvant dans l'acide azotique, la solution précipitera en blanc par l'eau, en noir par l'acide sulphydrique, en brun par l'iodure de potassium. La liqueur claire donne, si elle contient du plomb, un précipité blanc par l'acide sulfurique, jaune par l'iodure de potassium, brun-noirâtre par l'hydrogène sulfuré. En éliminant le plomb par l'acide sulfurique, un excès d'ammoniaque précipitera l'oxyde de fer et redissoudra l'oxyde de cuivre ainsi que l'oxyde de zinc. En filtrant pour séparer l'oxyde de fer et en faisant bouillir le liquide avec la potasse, afin de chasser tout l'ammoniaque, l'oxyde de cuivre reste précipité et l'oxyde de zinc est retenu dans la dissolution. Celle-ci précipitera en blanc par l'acide sulphydrique. On reconnaîtra l'arsenic en le faisant passer à l'état d'hydrogène arsenié, en faisant brûler celui-ci et en obtenant les taches caractéristiques de l'arsenic. L'application de l'appareil de Marsh est donc le meilleur moyen d'en reconnaître la présence. On le voit bien, ce procédé est très commode ; toutefois, on n'a pas l'occasion de le mettre en pratique fréquemment, parce que les proportions de ces métaux, pour le bonheur de l'humanité, dépassent rarement certaines limites, qui pourraient occasionner des cas très-graves et même mortels.

A propos de l'arsenic, Margraaf a avancé, en 1846, que l'étamage et la poterie d'étain étaient dangereux. Cette nouvelle, annoncée par une autorité de la science, a soulevé des craintes partout; mais Bayen et Charlard apaisèrent les esprits à cet égard, en faisant remarquer que les étains qu'ils avaient analysés ne contenaient que $\frac{1}{000}$ de leur poids d'arsenic. Bayon alla plus loin dans ces expériences; il s'assura lui-même qu'une assiette d'étain, dont, depuis deux ans, il faisait usage à tous ses repas, n'avait perdu que 21 centigrammes de son poids, et que l'arsenic renfermé dans cette quantité perdue ne montait pas probablement à plus d'un centième de milligramme par jour. Cette dose infinitésimale d'arsenic n'aurait pu produire aucun mal.

Le plomb est donc le métal qui se trouve dans la plus forte proportion, falsifiant l'étain et le rendant d'un usage vraiment dangereux. Quand on a affaire à une expertise médico-légale ou à un examen ordonné par les commissions d'hygiène, l'esprit du chimiste qui voudra satisfaire sa conscience s'adressera bien à la recherche de tous ces métaux qui pourraient avoir produit le cas malheureux ou un grand nombre d'accidents sur une population; mais, hors de ces cas particuliers, lorsque, par exemple, on a affaire aux visites sanitaires des établissement qui mettent en vente ces ustensiles, ou à des substances alimentaires ayant été en contact avec l'étain, on n'a pas le temps de s'adonner à un examen minutieux, et, comme on sait du reste que ces métaux étrangers n'entrent qu'en proportions minimes dans l'étain du commerce, parce qu'il n'y aurait guère aucun avantage économique à l'associer à l'étain, au point de vue de la fraude ou de la falsification, l'expert n'aura à s'occuper que de la recherche du plomb, et alors il convient qu'il ait à sa disposition un procédé sûr et rapide pour résoudre le problème. Heureusement la science possède aujourd'hui un procédé beaucoup plus expéditif que celui que j'ai décrit plus haut. En effet, tout récemment M. Fordhor a adressé une communication à l'Académie des sciences de Paris, communication qui indique un moyen facile de reconnaître si l'étain destiné aux usages domestiques contient du plomb. Il suffit de laisser tomber sur le métal suspect une goutte d'acide azotique; il se forme à l'instant de l'acide stannique et de l'azotate de plomb, si l'étain contient de ce dernier métal. Si l'on touche ensuite avec de l'iodure de potassium la place où s'est faite la réaction, on voit apparaître de l'iodure de plomb, à teinte jaune, et la teinte est d'autant plus jaune que la proportion de plomb contenue dans l'étain est plus considérable. Lorsqu'il n'y a pas de plomb, la tache reste blanche, l'iode n'ayant pas d'action sur l'acide stannique et ne colorant pas l'azotate d'étain.

Un procédé semblable est employé par les membres du Conseil de salubrité chargés de la visite chez les confiseurs, lorsqu'ils soupçonnent que les bonbons sont enveloppés dans des papiers qui doivent leur couleur à un sel ou à un oxyde de plomb, le blanc de plomb, la céruse, les oxydes de plomb. A cet effet, on trempe une baguette de verre dans de l'acide azotique ; on laisse agir un instant, on dessèche la place avec un papier buvard, puis on applique sur la partie touchée une baguette trempée dans l'iodure de potassium. Si l'on a affaire à un papier plombé, la couleur jaune de l'iodure formé est une démonstration. (Journal de chimie médicale de Chevalier et Baudrimont, mai 1875).

Ce n'est pas seulement le plomb métallique qui peut donner lieu à des accidents, en se combinant avec des acides qui se forment accidentellement, et qui peuvent être ingérés et ensuite dissous dans les sucs de l'estomac et introduits dans la masse du sang, on utilise encore des composés saturnins pour différents usages, on sait que l'on emploie le minium pour vernir les poteries, et que la même substance est très-recherchée pour la peinture ainsi que la céruse. On conçoit combien de périls peuvent résulter de ces usages. L'humanité gagnerait beaucoup si l'on pouvait remplacer ces substances si nuisibles à la santé par d'autres tout-à-fait innocentes.

Permettez-moi de vous citer un fait tout récent, dont l'observation a été faite par M. Buiskool, vétérinaire à Nieuvoolda. Dans une étable renfermant une centaine de bêtes bovines, Buiskool trouva 7 bœufs sérieusement malades. Quatre autres étaient déjà morts avant son arrivée. L'attention de l'observateur fut attirée sur les matières fécales de ces animaux ; elles étaient très-dures et d'une couleur beaucoup plus foncée qu'à l'ordinaire. Les causes occasionnelles de la maladie se trouvaient sous la main. Une vingtaine de grandes cuves destinées à la fermentation de matières devant servir à la distillation du genièvre venaient d'être repeintes à neuf ; elles avaient été recouvertes d'une couche de minium. Les animaux nourris avec les résidus de la distillerie étaient donc sous l'influence d'un empoisonnement par le minium.

Pour éviter les inconvénients qui se rapportent à l'emploi du minium, comme matière propre à vernir des poteries, M. Constantin, pharmacien-chimiste à Brest, a proposé cette année même un nouveau vernis, qui a la qualité, la dureté et l'inaltérabilité du verre, sans contenir aucune parcelle de produits plombiques. L'emploi de ce vernis mérite d'être généralisé ; c'est un bienfait de plus que l'hygiène doit à la chimie ; son emploi doit écarter à tout jamais toute intoxication provenant de l'usage des poteries communes. La composition du vernis est faite suivant l'une des deux formules suivantes :

1° 100 parties de silicate de soude à 50 degrés, 15 parties de quartz en poudre, 15 parties de craie de Meudon ;

2° 100 parties de silicate de soude à 50 degrés, 15 parties de quartz en poudre, 15 parties de craie de Meudon et 10 parties de borax. Ce dernier élément entraine une certaine augmentation de la dépense, mais il rend le verre plus fusible et ajoute au brillant et à la dureté de la glaçure.

Si cette espèce de vernis eût été mise en usage, il ne serait point arrivé d'accidents comme celui que nous allons raconter et qui a fait tout récemment l'objet d'une note que MM. Bergeron et L'hôte ont adressée à l'Académie des sciences, de Paris : Il y a quelques mois, dans le département de Seine et Marne, 26 personnes ont été gravement malades. On avait cru d'abord à une épidémie de fièvre typhoïde bilieuse; deux personnes avaient succombé, et les médecins qui avaient soigné les malades avaient observé chez elles tous les caractères de l'empoisonnement par le plomb. La justice se livra à une enquête, d'où il résulta que le plomb se trouvait dans la saumure servant à conserver le beurre consommé dans la propriété. L'analyse y décéla la présence de chlorure de sodium, de sucre, de salpêtre, d'acétate de soude et de chlorure de plomb ; ce dernier corps résultant de la réaction de l'acétate de plomb sur le chlorure de sodium par double décomposition. En calculant le plomb à l'état d'acétate, on trouva, dans un litre de 6 échantillons de saumure, de 2ᵍʳ,5 à 7ᵍʳ,5 d'acétate de plomb. Le beurre bien pressé retenait encore une qualité appréciable de plomb. L'absorption lente du plomb à l'état de chlorure dissous dans le sel marin avait été la cause de l'empoisonnement.

Mialhe nous dit que le plomb dans cet état constitue la dissolution saturnine la plus toxique. Les savants que j'ai cités ont constaté la présence d'une portion considérable de plomb dans les intestins, dans le foie et dans le cerveau d'une des victimes. L'existence du plomb dans le cerveau, dans des cas d'empoisonnement de ce genre, a été niée par quelques uns; mais les auteurs de cette observation ont trouvé dans le cerveau une quantité de plomb qui a pu être pesée.

Différentes classes d'ouvriers se trouvent surtout constamment exposées aux terribles effets de l'intoxication saturnine. Tels sont les peintres, les fondeurs en caractères, les étameurs, etc. Le compte-rendu, présenté en France à l'administration pour l'exercice de 1874, fait connaître que, sur les 527 ouvriers signalés comme ayant été atteints de coliques métalliques, 256 sortant d'une seule fabrique dans laquelle se prépare le plomb ont été reçus dans 8 hôpitaux; que la totalité des journées que ces malades ont passées dans les hôpitaux s'est élevée à 5,719, et que les autres malades, complétant les 527, appartenaient à des professions diverses.

C'est encore aux chimistes que reviendra un jour la gloire de détruire les effets malsains des émanations saturnines dans les ateliers où les ouvriers vont chercher la maladie et la mort, en pensant y trouver le bonheur et l'avenir pour leur famille.

Enfin, Messieurs, le plomb nous apparaît comme une sorte de protée qui nous gêne partout. Depuis quelques mois, en effet, M. Raford, membre de l'Institut de France, a présenté le résultat de ses expériences sur la question de savoir si le plomb est ou non attaqué par l'eau aérée. Il est arrivé à cette conclusion que le plomb s'oxyde au contact de cette eau; s'il s'y trouve un sel avec lequel cet oxyde puisse former un composé insoluble, ce composé se forme, et, recouvrant le métal d'une espèce de platine fortement adhérente, empêche l'attaque ultérieure, de même que la couche de sous-oxyde qui se forme à la surface du zinc garantit ce métal contre une oxydation plus avancée. Supposons que l'eau renfermée dans un vase plombé contienne du sulfate de chaux ou du carbonate de la même base, il se formera un sulfate de plomb et un carbonate de plomb, c'est-à-dire deux sels insolubles qui rendront inoffensif l'emploi de ce liquide. Mais supposons maintenant que l'eau soit pure, qu'elle ait été distillée suivant toutes les règles, ou qu'elle contienne des sels qui, décomposés, fournissent un acide susceptible de former avec le plomb un composé soluble; supposons, par exemple, un azotate, un acétate, etc. Blaford a constaté dans ces cas une action énergique; cette action lui a paru même renforcée par la présence du nitrate de potasse; ce qui viendrait à l'appui de l'opinion de Boussingault, qui assure que des eaux de drainage, riches en nitrate et coulant dans des tuyaux de plomb, avaient déterminé des accidents mortels.

Encore deux faits qui confirment la qualification de « protée » que j'ai donnée au plomb.

En Angleterre, beaucoup de nourrices ont l'habitude de se recouvrir les mamelons, après chaque repas de l'enfant, de petits capuchons de plomb destinés à préserver ces parties contre les frottements. Cette pratique a pu, paraît-il, donner lieu à des empoisonnements saturnins chez les nourrissons. On conçoit, en effet, que le lait, s'altérant au contact de l'air, s'acidifiant par la formation de l'acide lactique, attaque le plomb, forme avec lui, par exemple, un lactate de plomb, et que l'enfant en ingère ainsi une quantité toxique à chaque nouvelle succion.

Les biberons eux-mêmes peuvent occasionner des accidents analogues. Citons, entre autres, le fait signalé dans une leçon de M. le docteur Flesming, de Birmingham. Un petit malade, âgé de six mois, commençait à présenter des symptômes d'intoxication saturnine : coliques intenses, constipation, amaigrissement, pâleur, vomissements, etc., etc. Ces accidents avaient commencé sans qu'il fût possible d'en découvrir la cause, lorsque par hasard on examina un biberon. C'était celui qui servait à l'enfant. La monture supportant le mamelon artificiel était détériorée, et, comme cette monture était faite d'un alliage contenant du plomb, il fut évident que la cause de la maladie était là. Ce biberon fut mis de côté et l'enfant ne tarda pas à se rétablir.

Dans le département de la Mayenne, Mahier a constaté que, chez un négociant en épiceries, de l'huile d'olives et de l'huile de noix conservées dans des bassins de fer blanc, munis de robinets de bois, s'altéraient et pouvaient être dangereuses pour la consommation. Au fond de ces bassins, il se formait un dépôt ayant l'odeur de l'huile à carder et une saveur âcre, persistante. Traitée par l'acide azotique pur, après avoir été carbonisée, elle donna, par les réactifs, après le lavage à l'eau distillée et la filtration, toutes les réactions d'un sel de plomb.

A l'égard des huiles, j'ai un exemple qui m'est propre. Pendant la campagne du Paraguay, je soignais un malade de l'hôpital St-Francisco, à Corrintes (Plata), qui avait reçu un coup de baïonnette à la main ; cette blessure avait provoqué un vaste phlegmon diffus, que j'ai incisé et qui a guéri promptement ; à la convalescence, pour combattre une constipation que présentait mon malade, j'ordonnai 52 grammes d'huile de ricin. Le lendemain, au point du jour, je fus appelé par l'infirmier, qui me dit que le malade était mourant, après avoir bu sa dose d'huile de ricin. J'accourus et le trouvai, en effet, atteint de coliques atroces, le pouls filiforme, la figure pâle et altérée. Malgré tous mes efforts, le malade ne tarda pas à succomber. Je m'avisai d'examiner l'huile de ricin qui avait été fournie par la pharmacie ; elle était conservée dans une boîte étamée, et présentait des grumeaux que je retirai et soumis à une analyse. Ces grumeaux formaient de véritables grains de plomb ; on sait, en effet, que, parmi les acides que l'huile de ricin renferme en combinaison avec la glycérine, il y en a deux, l'acide ricinique et l'acide élaïodique que se saponifient très-facilement. Ces grumeaux, traités par l'acide acétique, et l'acétate de plomb formé repris par l'iodure de potassium, donnèrent le précipité jaune caractérisque de l'iodure de plomb. La boîte fut jetée par ordre d'un comité médical ; c'était heureusement la première portion qui en avait été retirée pour l'usage de l'hôpital.

Je vous signale donc, à vous pharmaciens, les dangers, les graves inconvénients qui se rattachent à l'usage de conserver quelques médicaments dans des vases étamés, dont on ignore les proportions de l'alliage. J'ai vu aussi l'huile de foie de morue gardée dans des boîtes de même nature ; ces huiles ainsi conservées étaient elles-mêmes de mauvaise qualité ; elles produisaient de l'âcreté dans la gorge et exhalaient une odeur rance manifeste ; on sait que l'huile de foie de morue contient un grand nombre d'acides : acides oléique, butyrique, margarique, acétique, fellinique, bilifellinique, phosphorique, sulfurique et cholinique. En présence du plomb, ces acides peuvent très-facilement se transformer en sels, d'autant plus que quelques-uns d'entre eux sont volatils et se dégagent par le seul fait de l'action de l'oxygène de l'air atmosphérique. Cette question de la conservation des médicaments mérite une réforme sérieuse.

Pour terminer, qu'il me soit permis d'appeler votre attention sur un fait beaucoup plus extraordinaire que tous les précédents, et qui nous montre en outre qu'il ne faut pas mépriser les choses qui semblent à première vue sans importance. On emploie beaucoup, et les pharmaciens eux-mêmes ne craignent pas d'adopter le même usage, des petites capsules d'étain pour couvrir les bouchons de bouteilles renfermant des liquides très-différents ; par exemple des eaux minérales et des spécialités pharmaceutiques. Ces capsules d'étain peuvent contenir jusqu'à 90 pour 100 de plomb. Ce plomb, nous dit M. Guichard, est attaqué par la liqueur qui reste sur le bord du goulot de la bouteille lorsqu'on la remplit ou lorsqu'on s'en sert ; et chaque fois qu'on verse, on boit une petite goutte d'une liqueur plombique; or, cette goutte, répétée douze, quinze, cent fois, pourra finir par provoquer l'irruption des accidents saturnins, car on n'ignore pas que le plomb est un de ces poisons auxquels la nature ne peut pas s'accoutumer, et qui jouissent en outre de la propriété de s'accumuler dans l'organisme.

Je pourrais encore m'étendre sur cette foule de préparations qui sont l'appât de la coquetterie des femmes qui veulent paraître belles; sur ces eaux de Cologne à bon marché, qui renferment souvent des sels solubles de plomb qui leur donnent la propriété, commune en apparence à la bonne eau de Cologne, de blanchir l'eau; sur ces pommades pour les gerçures et les crevasses, qui contiennent du plomb; sur *l'eau* dite *des Fées* tant préconisée et toutes les eaux pour teindre les cheveux, les fards blancs ou rouges etc. C'est une industrie qui paraît, par privilège, par exception, se dérober à l'empire de la loi, tandis que partout l'art pharmaceutique est toujours sous l'épée de Damoclès.

Mais je m'arrête ici, et m'excuse d'avoir abusé si longtemps de votre attention; l'importance du sujet suggéré par la note de M. Thibaut, m'a engagé à vous présenter ces considérations, qui vous rappelleront peut-être quelque idée utile à proposer à cet égard, dans l'intérêt de la section, du Congrès médical, et, plus que tout, de l'humanité toute entière.

M. Thibaut demande quelques explications à M. Domingos Freire, sur une observation d'empoisonnement par le plomb qu'il rapporte dans son travail. Cet empoisonnement avait eu lieu à la suite de l'ingestion de 32 grammes d'une huile de ricin qui avait séjourné dans un vase étamé. Était-ce bien de l'huile de ricin ou n'était-ce pas plutôt de l'huile de croton, car l'empoisonnement a été bien rapide pour pouvoir être attribué au plomb?

Il s'élève entre M. Domingos Freire et M. Thibaut une courte discussion sur la valeur des méthodes employées pour la recherche du plomb.

M. Van de Vyvere. M. Domingos Freire vient de vous signaler un empoisonnement d'animaux par du minium qui avait servi à peindre des cuves de brasserie. J'ai eu à observer un fait analogue.

Des animaux avaient été empoisonnés; le brasseur, propriétaire des animaux, attribuait l'empoisonnement au résidu de brassin qu'il avait donné à ces animaux. On fit une enquête, et le meunier fut accusé d'avoir falsifié le malt. Par ordre du parquet, je fis une analyse et je reconnus ce malt parfaitement pur. Le parquet porta alors ses investigations sur la drèche. L'analyse y fit constater la présence d'une notable quantité de plomb. Ce plomb provenait des cuves, qui étaient recouvertes de feuilles de plomb. Les animaux du reste avaient présenté tous les symptômes d'un empoisonnement par le plomb.

L'alliage d'étain et de plomb favorise énormément la dissolution du plomb dans l'eau, surtout dans l'eau distillée. En effet, j'ai eu l'occasion de prouver, dans un travail présenté à la Société royale des sciences médicales et naturelles de Bruxelles, que la dissolution du plomb a lieu dans l'eau distillée, et que cette dissolution provient de ce que l'eau distillée renferme toujours des traces d'azotite ou d'azotate ammonique. Or, comme ce sel ammoniacal est la première cause de l'oxydation et de la dissolution du plomb, l'étain plombifère aura pour effet d'augmenter la quantité d'azotate ammonique et par suite la dissolution de plomb, puisqu'on sait que les vapeurs d'eau, en agissant sur l'étain, donnent lieu à la production d'acide stannique et d'azotate ammonique.

C'est là encore un fait qui prouve le danger de ces alliages.

M. Depaire. Le Conseil supérieur d'hygiène de Belgique a eu à s'occuper, il y a assez longtemps déjà, des questions relatives à la présence du plomb dans certains ustensiles. Il avait été saisi de la question à la demande de l'administration communale de St-Josse-ten-Noode, et ce à propos de l'emploi des vernis pour les ustensiles employés aux usages alimentaires.

Le Conseil examina la composition de certains enduits métalliques employés à la confection de vases servant aux usages alimentaires. Il y avait trois espèces de vernis de ce genre:

Le 1er, le seul qui ne fût pas dangereux, était formé de borosilicate de soude. Cet émail fondait à une température qui n'était pas très-élevée; il s'étendait bien sur le métal, son adhésion était parfaite, et il résistait très bien aux variations de température.

Le 2e était un borosilicate de plomb; il était plus beau, plus blanc, moins terne que le premier, s'étendait bien sur le métal, et formait une couche opaque qui ne laissait pas apercevoir celui-ci. Il était facilement attaqué par les substances employées dans les usages culinaires, la bierre, le vin, le vinaigre, les sauces rancies, etc.

Le 3e, et le plus étrange de tous, était un véritable tour de force de l'industrie, puisqu'il consistait à employer, pour des usages alimentaires, le plus redoutable de tous les poisons, l'arsenic. Cet émail renfermait environ 54 à 55 °/₀ de ce corps. Il était blanc, opaque, très-beau et très-apprécié des consommateurs.

Cette découverte devait émouvoir le Conseil, qui, en effet, proposa l'interdiction de ce dernier émail. Celle-ci fut prononcée par le Gouvernement et l'usine fut fermée.

Quant au second émail, il était plus répandu et plus recherché que le premier, à cause des qualités apparentes que nous avons signalées tout à l'heure. Néanmoins, comme il présentait des dangers sérieux, le Gouvernement communiqua à toutes les autorités communales les faits constatés par le Conseil supérieur et les invita à réglementer la question.

En vertu des principes de liberté qui dominent en Belgique, les autorités communales crurent que le meilleur moyen était d'appeler l'attention publique sur les dangers signalés. Bruxelles, par exemple, organisa un bureau de contrôle et invita le public à présenter à la vérification les ustensiles suspects. Ce contrôle se faisait presque gratuitement — pour quelques centimes — et l'on apposait un poinçon sur les pièces reconnues satisfaisantes.

Les bons effets de ces mesures ne tardèrent pas à se faire sentir, l'émaillage au plomb disparut et il ne resta plus que l'émaillage au boro-silicate de soude.

Relativement à l'étamage ordinaire, le Conseil supérieur d'hygiène n'a pris aucune résolution pour la fixation du titre de l'alliage, mais je suis persuadé qu'il ordonnera't l'étamage à l'étain pur, car l'action toxique du plomb introduit dans l'étain ne fait de doute pour personne.

Les moyens employés au Contrôle pour la vérification des émaillages étaient au nombre de deux :

Le premier consistait à laisser tomber une goutte d'acide azotique sur l'émail, à évaporer et à essayer ensuite par l'iodure de potassium. La présence du plomb se trahissait par la formation de l'iodure plombique. Ce procédé, présenté comme nouveau, a donc été publiquement employé à Bruxelles, il y a une douzaine d'années.

Le second procédé était l'emploi d'un polysulfure alcalin. La présence du plomb était manifestée par la coloration noire de l'émaillage.

M. Van Bastelaer. Dans l'arrondissement de Charleroi, au moins, les mesures prises autrefois par l'autorité ont perdu l'effet qu'elles avaient produit d'abord. Voici ce qui a eu lieu : lors de ces mesures, cet arrondissement renfermait plusieurs fabriques de contre-oxyde, les unes au boro-silicate de soude, les autres au boro-silicate de plomb. Les premières se pourvurent, en vue de la concurrence, de certificats de chimistes, et le boro-silicate de plomb fut presqu'abandonné; mais bientôt la faveur du public lui revint, parce qu'il est plus beau et surtout parce qu'il s'écaille moins vite que le boro-silicate de soude : aujourd'hui celui-ci est entièrement abandonné, et l'émail au boro-silicate de plomb a prévalu dans toutes nos fabriques.

M. Depaire. Il faut insister pour faire observer de nouveau les prescriptions du Conseil supérieur d'hygiène.

M. Van Bastelaer. Il faudrait rappeler l'attention du Gouvernement sur ce point et demander qu'il reprît les mêmes mesures que par le passé.

M. Thibaut. On devrait émettre le vœu que les gouvernements interdissent radicalement la vente de tous les vases et ustensiles contenant du plomb dans leurs étamages ou leurs contre-oxydages.

M. Van Bastelaer. La liberté commerciale mettrait quelquefois obstacle à la promulgation de pareilles lois. Il en serait ainsi en Belgique par exemple. Il faudrait demander que, dans chaque pays, le gouvernement prît les décisions compatibles avec les lois du pays, pour faire disparaître ces causes d'insalubrité.

M. Depaire. Est-il démontré qu'il faille 10 ou 5 °/₀ ou même une quantité moindre de plomb pour parvenir à étamer, et que ces derniers alliages ne présentent pas de causes de danger? En Prusse, il y a eu un rapport qui concluait au chiffre de 15 °/₀ comme minimum. Or, cet alliage était parfaitement vénéneux.

M. Créteur. L'étain pur se granule et n'étame pas. Pas un ouvrier qui n'affirme que, sans l'intervention du plomb, il est impossible d'opérer. On a essayé d'étamer les tuyaux de conduite des eaux à l'étain pur et l'on n'a pas réussi. On les étame à l'alliage d'étain et de plomb.

M. Depaire. On étame à l'étain pur les vases de fonte. Les allégations des ouvriers ne sont peut-être pas exactes.

M. Créteur. Même en grand, l'étamage à l'étain pur ne réussit pas. En Angleterre on a employé le laminage.

M. le Président. La Section croit-elle pouvoir, d'après la discussion qui vient d'avoir lieu, fixer un chiffre pour le titre de l'étain.

M. Van Bastelaer. On ne peut fixer un chiffre. On pourrait nommer une commission de 2 membres pour vérifier la possibilité d'étamer à l'étain pur.

M. Vandevyvere. Les conclusions pourraient être doubles : l'une serait relative aux ustensiles et l'autre à l'étamage ; on pourrait dire :
1° Les ustensiles en étain seront faits en étain pur.
2° L'étamage à l'étain se fera autant que possible avec de l'étain exempt de plomb. .

M. Domingos Freire. Le problème n'est peut-être pas insoluble ; par le galvanisme, avec une ou plusieurs immersions, on arriverait peut-être à de bons résultats.

M. Créteur. Le procédé est trop dispendieux pour les ustensiles d'un usage journalier.

M. le Président. La question touche de trop près à l'industrie pour être résolue sans offrir tous les apaisements. Quant aux ustensiles, les marchands achètent de confiance et sans contrôle les anciens plats d'étain, parce qu'ils savent qu'ils sont purs, mais ils exigent une vérification pour tous les autres ustensiles, probablement parce que la confection de ceux-ci a provoqué l'addition du plomb. Il faudrait donc que M. Vandevyvere nous dit s'il est certain que les ustensiles peuvent se faire absolument sans plomb. Mais entrait-il, d'un autre côté, dans les intentions de M. Thibaut que la section prît une décision sur les conclusions qu'il a posées ?

M. Thibaut. Pas du tout. Ce vœu est tout personnel.

M. le Président. En ce cas la Section pourrait surseoir à toute décision.

Cette proposition étant la plus radicale de celles qui ont été présentées, doit être d'abord mise aux voix.

La Section consultée adopte la proposition.

La séance est levée à une heure trois quarts.

Le Président,
J.-B. Depaire.

Les Secrétaires,
Th. Belval.
A. Herlant.

SÉANCE DU 22 SEPTEMBRE 1875.

La séance est ouverte à 10 h. 1/4 sous la présidence de M. Depaire.

Il est donné lecture du procès-verbal de la séance du 21 septembre. MM. Vandevyvere et Van Bastelaer présentent des observations sur la rédaction des idées qu'ils ont émises. Il est décidé que ces Messieurs transmettront au bureau une rédaction nouvelle, qui sera insérée au procès-verbal de la séance du 21.

La discussion est ouverte sur le rapport de M. Van Bastelaer : « *Sur l'emploi pharmaceutique des principes immédiats chimiquement définis* ».

M. Herlant. Messieurs. La question que nous avons à examiner aujourd'hui est l'une des plus importantes qui puissent se présenter à l'étude du corps pharmaceutique. Elle a déjà été bien des fois débattue, et jamais l'on n'a pu se mettre complétement d'accord à son sujet. Je ne sais si ma position de professeur d'histoire naturelle médicale m'y autorise, mais je suis décidé à servir d'avocat à ces médicaments simples tant de fois prônés et tant de fois méprisés. Je vais donc essayer de rencontrer les principaux points sur lesquels notre honorable rapporteur s'appuie, dans son travail, pour établir ses conclusions.

Ces points sont, si je ne me trompe, les suivants :

1° Le mode d'action complexe des substances végétales brutes; 2° Les falsifications auxquelles elles donnent lieu; 5° La difficulté de leur conservation et de celle de leurs préparations galéniques ; 4° Les différences que les plantes de même espèce présentent, selon qu'elles sont récoltées dans des terrains semblables ou différents, ou en des circonstances plus ou moins favorables.

En général, le mode d'action d'un médicament est, pour le pharmacien, d'une importance secondaire, et je crois que le médecin peut seul répondre à cette première objection. Cependant l'opium, le quinquina, la digitale, l'ipéca, ont des actions complexes, il est vrai, mais parfaitement connues. En est-il de même de leurs principes actifs? Lorsqu'au commencement de ce siècle, on découvrait la quinine et la morphine, on pouvait croire que ces corps étaient les principes actifs des substances dont on les avait extraites; mais en est-il de même aujourd'hui? Non, Messieurs, et, si nous connaissons l'action exacte de l'opium et du quinquina, nous ne connaissons que très imparfaitement celle de la thébaïne, de la codéine, de la narcotine, de la papavérine, de l'aricine, de la quinidine, de la cinchonidine et de tant d'autres alcaloïdes.

Au reste, en admettant que l'on n'emploie que des alcoloïdes parfaitement connus, parfaitement définis, serez-vous sûrs de leur supériorité sur les végétaux correspondants ? Oui, dans certains cas, non dans d'autres, et j'en appelle à tous les médecins, tous ont vu, dans des cas peu fréquents je le veux bien, la quinine échouer là où le quinquina réussissait; or, Messieurs, le fait ne se fût-il passé qu'une seule fois, qu'il y aurait quelque danger pour l'humanité à supprimer un médicament pouvant être utile. L'honorable rapporteur a parlé des spécifiques; ce sont, dit-il, des corps simples ou définis (arsenic, mercure); oui, mais les employez-vous toujours dans des combinaisons définies ? Lorsque vous faites des pilules mercurielles avec un extrait végétal, des poudres même inertes, savez-vous bien dans quel état s'y trouve encore votre mercure? Et pourtant ces pilules n'en seront pas moins encore le spécifique de la syphilis, et personne n'en contestera l'activité. En prescrivant ces corps, vous n'êtes pas encore bien sûrs que leur action restera simple et déterminée. La mobilité des réactions chimiques devient là un véritable danger, et le malade qui prend du calomel n'est pas toujours à l'abri de l'action délétère du sublimé corrosif. Le fait n'est malheureusement pas rare, il peut se présenter dans les circonstances les plus inattendues.

J'en viens à des objections qui sont plus exactement du domaine de la pharmacie et m'occuperai tout d'abord des falsifications. Je dois vous avouer, Messieurs, que je suis étonné de voir cet argument dirigé contre les médicaments naturels. On a toujours considéré les falsifications des médicaments végétaux comme étant celles qui se reconnaissent le plus aisément, à la seule condition de connaître les caractères de ces végétaux. Certainement, si vous achetez des médicaments naturels en poudre, en extraits, en teintures, vous vous exposez à des fraudes graves. Mais si vous prenez vos écorces, vos fruits, vos herbes, vos racines, vos bulbes entiers, la falsification est des plus difficiles sinon des plus rares.

On a parlé des mauvaises qualités des quinquinas du commerce. Évidemment le commerce possède de faux quinquinas et des quinquinas inférieurs, mais ceux-là sont faciles à reconnaître. On soumet les quinquinas supérieurs à des opérations qui ont pour but d'enlever leurs principes actifs; mais, avec le microscope, c'est une fraude qui n'est pas difficile à constater. Reste le dosage, qui ne me semble pas beaucoup plus difficile ni plus compliqué que l'analyse des alcaloïdes. C'est ici, me semble-t-il, que les falsificateurs ont beau jeu, et que le pharmacien doit déployer toute sa science et son habileté pour se mettre à l'abri de fraudes que le prix élevé de ces substances encourage et développe. Je crois donc, Messieurs, qu'il est bien plus difficile de s'assurer des falsifications des principes actifs que de celles des corps bruts correspondants.

La conservation des produits végétaux est difficile, sinon impossible, dit notre honorable rapporteur. Oui, pour certains médicaments, tels que les herbes, les fleurs, les feuilles. Mais ce sont là des médicaments de fort peu de valeur et que l'on peut remplacer fréquemment sans s'exposer à surcharger son budget. Et encore les remarquables procédés de conservation dans l'air sec de M. Cornelis ne mettent-ils pas à l'abri de cet inconvénient? Restent maintenant les racines, les écorces, et certains sucs épaissis, tels que les opium, le lactucarium. Eh bien, la conservation de ces médicaments là est aussi certaine que celle des alcaloïdes. Je suis certain qu'avec des soins le pharmacien peut présenter des médicaments toujours frais et bien conservés. Au reste, les principes définis sont-ils à l'abri des décompositions que l'on nous présente comme étant inhérentes aux corps organisés? Je ne le crois pas, au moins pour tous. Voyez les glucosides; ils se modifient, s'altèrent profondément avec la plus grande facilité; des alcaloïdes même : la nicotine, la conicine, l'hyosciamine. Certes ici les exemples sont plus rares, mais lorsque le fait se présente, il est beaucoup plus grave. L'acaloïde ou le glucoside qui s'altèrent peuvent engendrer d'autres corps jouissant de propriétés peut-être très différentes des siennes. Si vous ne vous apercevez pas de l'altération, vous vous exposez à commettre une erreur grave; si vous vous en apercevez, vous êtes obligé de jeter un médicament d'un prix souvent fort élevé, ce qui vous occasionne une perte autrement sensible que celle de quelques kilogrammes d'herbes ou de feuilles.

La conservation des préparations galéniques faites avec les médicaments simples est, je le reconnais, un point faible de ma thèse. Mais faut-il pour cela supprimer ces préparations? Modifiez-les, perfectionnez-les, supprimez, s'il y a lieu, celles que l'on ne peut modifier, mais, si vous cessez d'inscrire les préparations galéniques dans les codex, même progressivement comme le veut notre honorable rapporteur, vous portez un coup mortel à l'art pharmaceutique. L'extraction des principes actifs ne se fait pas et ne se fera jamais dans les pharmacies, et dès lors il ne nous restera plus à préparer que des granules et des solutions titrées. Je crois, Messieurs, que, si nous votons sans restriction les conclusions du rapport, nous tuons en principe l'art pharmaceutique. Cela ne se fera pas tout d'un coup, non, mais cela se fera progressivement, cela se fera sans que l'on y soit forcé par aucune raison vraiment humanitaire.

En parlant des différences que les plantes de même espèce présentent dans leur composition, suivant les circonstances de leur croissance ou de leur récolte, je crois que notre honorable rapporteur a exagéré un peu. D'abord la science possède actuellement les moyens pratiques de s'assurer si un médicament naturel est à son maximum d'activité. En second lieu, il y a sur la récolte des simples des règles que le commerce lui-même a tout intérêt à respecter.

Notre honorable rapporteur a parlé, comme exemple, des rhubarbes et

des différences considérables qu'elles présentent lorsqu'elles sont importées de leur pays natal ou qu'elles sont récoltées chez nous. Je ferai
observer que, d'après les recherches récentes de MM. Dahy, Neumann et
Baillon, la plante qui fournit la rhubarbe officinale et que M. Baillon a
désignée sous le nom de *Rheum officinale*, n'est connue que depuis peu
de temps; en outre, ce n'est point la racine de cette plante, mais bien sa
tige qui constitue la rhubarbe de Chine. Il n'y a donc rien de bien
étonnant à ce que les racines des autres espèces (rheum palmatum, undulatum, emodi, compactum, etc.,) auxquelles on a attribué le médicament
jusqu'à nos jours, diffèrent radicalement au point de vue chimique,
histologique et thérapeutique, des rhubarbes exotiques.

Il me reste, Messieurs, à résumer ces trop longues observations, par les
conclusions suivantes :

1° Il est désirable que l'on soumette les principes actifs des plantes à
une étude attentive, tant chimique que physiologique ;

2° Il n'est pas à souhaiter que l'on remplace, même progressivement, par
les substances actives isolées, les substances brutes ;

3° Il faut conserver les unes et introduire les autres, après études
suffisantes, afin que la thérapeutique soit armée contre toute éventualité ;

4° Quant à la forme sous laquelle les médicaments doivent être présentés
à la thérapeutique, c'est à cette science seule à les définir.

M. Thibaut. Les conclusions du rapport de M. Van Bastelaer peuvent se
résumer en deux points parfaitement distincts :

1° Utilité et propagation des principes immédiats de composition
définie ;

2° Leur mode d'administration le plus convenable.

Pour la première partie, je partage de tous points l'opinion de l'honorable rapporteur, et ce serait, à mon avis, renier le progrès dans les
sciences que de s'en tenir à la polypharmacie de nos ancêtres. Notre
devoir est donc tout tracé par les exemples que nous ont laissés nos
illustres devanciers. En effet, nul d'entre nous n'ignore que ce sont
des pharmaciens qui, par leurs admirables découvertes, ont poussé la
thérapeutique à entrer dans cette voie. Ne sont-ce pas des pharmaciens,
ces travailleurs infatigables, Sertuerner, Pelletier, Caventou, etc., qui ont
doté l'art de guérir de la morphine, de la quinine, et de tant d'autres
alcaloïdes ?

Nous devons donc, pour ne pas démériter de notre profession,
continuer la recherche et l'étude des principes immédiats ; c'est-à-dire,
dans la mesure de nos moyens, simplifier ces médicaments et surtout les
rendre constants dans leur composition et leurs effets. Une bonne partie
de la besogne est déjà faite, des résultats communs sont acquis et doivent
nous encourager à exploiter un champ si vaste, si fécond en découvertes
utiles et brillantes.

Noblesse oblige, dit-on. Eh bien, Messieurs, rien n'est plus applicable
à notre situation que cet adage. Nos devanciers ont fait beaucoup avancer

cette question; leurs découvertes ont rendu d'immenses services à l'art de guérir; notre honneur et notre dignité professionnelles nous obligent à les suivre dans la même voie et à continuer leurs travaux. Ceci dit, je crois que nous ne pouvons hésiter un seul instant à voter les deux premiers articles des conclusions du rapport.

Mais où je cesse complétement d'être d'accord avec l'honorable rapporteur, c'est lorsqu'il s'agit du mode d'emploi et d'administration de ces principes immédiats. En effet, je ne puis me résigner à accorder la préférence aux granules comme étant le meilleur mode d'administration. D'abord, sanctionner ce mode de préparation, c'est encourager cette sorte de pharmacie spéciale et commerciale dont nous devons, comme l'a dit très-justement l'honorable rapporteur, poursuivre l'abolition de tous nos efforts et de toute notre énergie. Pour vous donner une idée de ces granules commerciaux, je puis vous citer quelques analyses que j'ai faites à ce sujet.

J'ai pris des granules d'acide arsenieux à 1 milligramme, et j'en ai dosé l'arsenic :

10 granules m'ont donné.	0,0085
10 » »	0,0181
5 » »	0,0015

Ces faits me paraissent concluants. Mais, me direz-vous, le pharmacien doit faire ces granules lui-même. Cela n'est point discutable en théorie et devrait exister d'une façon absolue ; toutefois, dans la pratique c'est plus difficile, pour des raisons que je n'ai pas à discuter ici.

En second lieu, le seul fait de la fabrication des granules par le pharmacien ne me paraît point encore une garantie suffisante. Il faut, de plus, que ces granules soient de préparation récente, de façon que, par leur dûreté, surtout quand elles sont en outre argentées, elles ne se trouvent pas exposées à passer inattaquées dans le tube digestif, fait que j'ai observé plusieurs fois avec des pilules de sulfate de quinine très bien préparées, mais qui furent rendues non dissoutes et telles qu'elles avaient été prises.

J'ajouterai aussi à ces raisons les chances d'altérabilité que présentent ces corps unis à un tas d'ingrédients étrangers, surtout lorsqu'on connaît l'instabilité de la molécule organique et même la facile décomposition de certains composés chimiques.

La seconde partie de la proposition de l'honorable rapporteur, relativement à l'alcool au 1/50, rallie au contraire toutes mes sympathies ; je proposerai seulement d'y ajouter la glycérine comme dissolvant des principes immédiats. En solution dans ces véhicules (alcool, glycérine), ces corps se trouvent dans les meilleures conditions d'inaltérabilité. Ensuite, le dosage exact est plus facile depuis que nous possédons des compte-gouttes de bonne fabrication.

Je n'abuserai pas plus longtemps de votre bienveillance et je terminerai en proposant à la Section de modifier l'article 1 de la façon suivante:

« *La forme qui se prête le mieux à l'emploi des principes immédiats est,*
» *tant pour l'usage interne que pour l'usage externe, la solution titrée faite*
» *avec l'alcool, la glycérine ou l'eau comme dissolvants.* »

M. Vandevyvere. Je ne serai pas aussi exclusif que M. Van Bastelaar
ni que M. Herlant. Les principes immédiats ont du bon, mais ils ne
peuvent remplacer les substances brutes mêmes. Certains principes immédiats ont des actions différentes des substances d'où on les a extraits.
Le quinquina et le sulfate de quinine sont fébrifuges, mais le premier est en même temps tonique, et le deuxième, dans les fièvres
intermittentes, provoque souvent la diarrhée, ce qui n'arrive jamais au
premier. Le cubébin ne remplace pas le cubèbe, ni la mannite la
manne, ni la quercitine l'écorce de chêne. Une solution d'arsenic n'agit
pas comme les eaux minérales arsenifères. La pharmacopée belge indique
que l'opium doit contenir 7 °/₀ de morphine, ce qui fait qu'un centigramme de morphine correspond à 15 centigrammes d'opium. Or, 15 centigrammes d'opium sont infiniment plus actifs qu'un centigramme de
morphine. M. Van Bastelaar a dit que les principes immédiats étaient
plus stables: M. Herlant a déjà dit que ceci n'était pas exact. Pour ma
part, j'ai de la digitaline qui est passée à l'état d'extrait, de la conéine qui
s'est transformée en acide butyrique. Ces considérations me déterminent
à proposer l'addition suivante : *Pour autant que ces principes immédiats,*
qui ne possèdent pas toujours les propriétés thérapeutiques des matières pre-
mières, puissent remplacer avantageusement ces mêmes matières premières.

M. Madjen. En vous demandant la parole, Messieurs, pour faire quelques
observations sur l'objet en question, je vous prie d'excuser la difficulté que
j'éprouve à m'exprimer en français ; j'espère néanmoins parvenir à
me faire comprendre.

Je suis complétement d'accord avec la 1ʳᵉ première de l'article 1,
à savoir qu'on doit tâcher de faire répandre l'emploi des principes immédiats chimiquement définis ; mais, du moment qu'on va, non-seulement
jusqu'à professer l'intention de remplacer les végétaux bruts par les
principes actifs qu'ils contiennent, mais encore de les supprimer tout
à fait, je crois qu'on va un peu trop loin.

Mes raisons, les voici :

Premièrement, on ne peut pas dire que l'effet des principes actifs soit le
même que celui de la plante, car on a trouvé que la même plante croissant
en divers endroits a des effets différents. Je citerai comme exemple
la digitale. Celle qui croît en Norwège et celle qui croît en Allemagne ont
des effets tout autres ; tandis que celle-là n'a pas d'effet diurétique,
celle-ci en a un bien constaté. L'opium brut et ses préparats galéniques
produisent des effets différents de ceux de ses alcaloïdes, ce qui est assez
naturel, puisque ces préparations contiennent un nombre varié d'alcaloïdes ; il en est de même de la belladone, qui contient l'atropine et la
belladonine. Je crois également que les expériences thérapeutiques sur

l'effet des alcaloïdes comparé à celui des drogues dont elles sont extraites, laissent encore beaucoup à désirer.

L'adoption de ce paragraphe ne me paraît pas d'ailleurs trop bien se concilier avec ce qui a été dit, sous la lettre F de la deuxième question, relativement à l'établissement d'une pharmacopée universelle, au Congrès de S\ Pétersbourg, par le D\ Dragendorff, professeur à Dorpat, dont le nom dans ces questions fait autorité. Si cette proposition est acceptée, un grand pas sera fait, car le médecin obtiendra par là une garantie sûre des bonnes qualités et de la pureté des médicaments officinaux drastiques ; en tout cas, il trouvera dans l'examen chimique un indice irréfutable, si l'effet négatif d'une drogue drastique quelconque dépend de la qualité de la drogue ou est la conséquence d'une prédisposition naturelle de l'individu. J'ose croire que, si ce paragraphe peut être observé rigoureusement, le crédit des drogues brutes haussera et l'estimation de la pureté des alcoloïdes y gagnera beaucoup. Considérant ce que je viens d'avoir l'honneur de faire observer, je prends la liberté de proposer pour le premier paragraphe l'amendement qui suit :

» *Il est éminemment désirable que l'on encourage et que l'on étende en médecine l'emploi des principes immédiats chimiquement définis, de façon que tous ces principes, employés actuellement en médecine, se trouvent dans toutes les pharmacopées, et que les caractères exacts de leur pureté y soient indiqués.* »

Quant aux deux paragraphes suivants, j'y adhère entièrement ; à la condition toutefois qu'il soit mentionné expressément dans la pharmacopée que les pharmaciens doivent préparer eux mêmes les grains, les granules et les solutions.

M. Créteur. Je crois que, tant au point de vue de la thérapeutique qu'à celui de la pharmacie proprement dite, il importe de laisser au médecin le soin des indications des formes médicamenteuses, tout autant que celui du dosage qui lui paraîtra nécessaire, et de laisser ainsi les principes immédiats sous l'indication des prescriptions magistrales et non officinales.

M. Demeyer. On veut transformer les préparations magistrales en préparations officinales, car les granules ne sont que des pilules, et l'on ne les fait d'ordinaire que sur la prescription du médecin, lequel est libre dans son choix et dans son dosage. Pour les solutés alcooliques, il importe aussi de tenir compte de l'évaporation.

M. Herlant. D'après certains orateurs qui ont pris part à la discussion, il semblerait que le rapport tende à maintenir les deux catégories de médicaments. S'il en était ainsi, nous serions d'accord, mais la 1\ conclusion dit positivement le contraire.

M. Domingos Freire. Je présenterai d'abord quelques observations au point de vue chimique ; quant à la 1ʳᵉ conclusion, je dirai qu'il est aujourd'hui impossible d'affirmer que certains principes sont chimiquement définis, quoiqu'ils aient une action clinique bien établie. Il en est ainsi pour la digitaline. Les uns en font un glucoside, d'autres un alcaloïde, opinion d'ailleurs insoutenable. Il en est bien d'autres qui ne sont pas non plus chimiquement définis et il n'y a pourtant pas de raison de les proscrire. Je propose de modifier la 1ʳᵉ conclusion, en retranchant les mots *chimiquement définis* et en les remplaçant par ceux-ci : *dont l'action thérapeutique soit toujours identique.*

Cette question a d'ailleurs beaucoup d'affinité avec la médecine et la physiologie, et il faudrait consulter ces sciences pour la résoudre.

Au point de vue thérapeutique, on a demandé l'abandon de la polypharmacie, qui a été fatale au progrès. Mais je ne crois pas qu'il faille non plus revenir en arrière, retourner à Broussais par exemple, dont le système a été le produit d'une réaction contre la polypharmacie. L'un et l'autre système n'ont abouti qu'à produire le scepticisme.

Il faut se placer entre ces extrêmes. Les progrès des sciences expérimentales ont perfectionné la thérapeutique. Cependant l'étude des principes immédiats n'est pas complétement faite. Les essais physiologiques ont prouvé que, pour un grand nombre de substances, les actions thérapeutiques sont complexes et qu'elles varient suivant les doses. Il y aurait donc un danger réel à adopter le principe dans des termes aussi étendus. Sur la 3ᵐᵉ conclusion, je demanderai que la forme alcoolique soit également préconisée pour l'usage interne.

M. Van Bastelaer, rapporteur, constate qu'il y a bien peu de divergence entre les orateurs qui ont parlé contre le rapport, ceux qui ont parlé pour, et le rapporteur lui-même. Seulement, certains orateurs ont prêté aux conclusions un caractère absolu et exclusif qu'elles n'ont pas. Le paragraphe VI du rapport prévoit toutes les objections qui ont été développées, mais ce paragraphe ne pouvait évidemment entrer dans de grands détails. On y peut voir l'indication des médicaments galéniques composés, qui ne peuvent et ne pourront jamais être remplacés par un principe actif défini ; et celle de plantes dont les principes immédiats ne sont pas assez étudiés ni connus pour permettre de ne plus avoir recours au végétal ou à ses préparations galéniques. Personne n'a nié l'assertion du rapport, à savoir, que les médicaments composés galéniques sont beaucoup plus altérables en toutes circonstances et se falsifient plus facilement que les principes définis.

On a prêté au rapporteur et à son rapport l'intention de rejeter des codex les médicaments galéniques composés. Telle n'a pas été son intention, et il ne pouvait même proposer une telle mesure qui se trouve tout-à-fait étrangère à la question qu'il a eue à étudier. Il a proposé d'introduire dans les pharmacopées les principes immédiats *bien connus, bien définis, bien étudiés;* mais pas, naturellement, ceux qui sont inconnus et dont l'étude n'est pas faite, et il ne comprend pas qu'on puisse attacher

un autre sens à ses conclusions. Il ne s'oppose pas du reste à ce qu'on y
introduise, si l'on veut, l'un ou l'autre mot qui précise d'une manière plus
nette le sens qu'il y attache. Il considère donc la discussion comme ayant
abouti au fond à une opinion commune de l'assemblée entière.

Toutefois, il est un point auquel M. le rapporteur attache une importance
capitale. Il s'agit de la troisième conclusion, qui traite de la forme du
médicament. Cette conclusion en elle-même est tout-à-fait accessoire ;
mais, à propos de cette forme de *grains ou granules*, on a affecté de crier à
la spécialité. M. le rapporteur rejette avec énergie ce reproche immérité;
il s'est montré toujours ennemi déclaré de la spécialité, et, si l'on veut lire
son rapport, on y rencontrera une page beaucoup plus sévère contre les
industriels spécialistes que celles des adversaires de ce rapport eux-mêmes.
Il n'a pas entendu réduire la pharmacie aux remèdes magistraux, il a
indiqué le grain et le granule comme des formes de facile administration,
mais à la condition que ces petites pilules ou grains fussent préparés
magistralement par le pharmacien, selon la volonté du médecin.

M. Créteur. Je ne trouve pas la réponse satisfaisante. Ainsi M. le rapporteur pense qu'il n'a pas été exclusif. Cela est peut-être dans ses intentions, mais ce n'est pas ce qu'il a dit en réalité. La première conclusion
encourage l'emploi, encourage la substitution. Cela est exclusif et ne
saurait être compris autrement.

La deuxième conclusion corrobore nos craintes et complète l'exclusivisme de la première. Enfin, quant à la troisième, lorsque le rapporteur dit
qu'il ne veut pas pousser à la spécialisation, je le crois; mais alors ses
conclusions ont été plus loin que sa pensée, car on ne saurait les comprendre autrement.

M. Van Bastelaer. Je ne suis pas d'accord avec M. Créteur sur le sens
de mes conclusions. Ainsi, j'ai précisément dit que je n'entendais parler
que des principes parfaitement définis. Ma troisième conclusion, encore
une fois, ne pousse pas plus à la spécialisation que si j'avais dit que la
forme de sirop était la plus facile pour l'administration du médicament.

M. Demeyer. Comment entend-on le mot *encourager* ?

M. Van Bastelaer. La deuxième conclusion répond à la question : *par
l'introduction dans les pharmacopées.* Je rappellerai que les alcoolés de
principes actifs existent déjà dans la pharmacopée belge.

La discussion générale est close.

M. le Président donne lecture des propositions et des amendements
formulés dans le cours de la discussion. Il ajoute :

« A la première conclusion se rapportent les amendements de
MM. Madjen et Freire. »

M. Créteur. Je demande que l'on supprime les mots *et que l'on encourage.*

La première conclusion, amendée dans ce sens par MM. Madjen, Freire
et Créteur, est mise aux voix et adoptée dans les termes suivants :

« I. *Il est désirable que l'on étende en médecine l'emploi des principes immédiats dont l'action thérapeutique serait parfaitement connue.* »

Relativement à la deuxième conclusion, M. Madjen a proposé de demander que, dans les pharmacopées, les propriétés de ces principes fussent bien définies et les moyens d'en constater la pureté bien déterminés.

M. Van Bastelaer propose de mentionner la nécessité d'y joindre les formules les plus convenables.

La deuxième conclusion est adoptée dans les termes suivants :

« II. *Il est utile, dans ce but, d'inscrire ces principes immédiats dans les pharmacopées et d'y joindre les formules les plus convenables. Les propriétés de ces principes seraient bien définies et les moyens d'en constater la pureté bien déterminés.* »

A la troisième conclusion se rapportent les amendements de MM. Herlant et Vandevyvere.

M. Van Bastelaer propose de supprimer cette troisième conclusion.

Cette suppression est adoptée.

Les conclusions votées seront portées à la connaissance du Congrès.

M. le Président annonce qu'une conférence aura lieu le soir au Cercle artistique, par M. Bouchut, sur *l'ophthalmoscopie dans les maladies cérébrales*. Il informe également la Section que demain, à l'ouverture de la séance, MM. Adriaen, de Logansport (Indiana), et Harwood, de New-York, feront une communication à la section sur *l'uniformité des poids et mesures*.

M. Vandevyvere annonce également qu'il se propose d'entretenir la Section des propriétés antiseptiques de *l'acide salicylique*.

La séance est levée à midi trois quarts.

<table>
<tr><td>   *Les Secrétaires,*</td><td>*Le Président,*</td></tr>
<tr><td>   Belval.</td><td>Depaire.</td></tr>
<tr><td>   Herlant.</td><td></td></tr>
</table>

SÉANCE DU 23 SEPTEMBRE 1875.

La séance est ouverte à 10 1/4 heures, sous la présidence de M. Madjen. Il est donné lecture du procès-verbal de la séance du 22, qui est approuvé.

M. Gille informe M. le Président que l'état de sa santé ne lui permettra pas de continuer à prendre part aux travaux du Congrès.

M. le Secrétaire-général fait prévenir la Section que, sur la présentation de leur carte, MM. les membres du Congrès et leurs dames seront admis à l'exposition de la Société Linnéenne.

M. Belval, secrétaire, communique également à l'assemblée l'ordre du jour de la séance générale qui doit avoir lieu à 2 heures au Palais ducal.

M. Van de Vyvere demande à présenter, au nom de M. Gille, quelques observations relativement à un fait signalé dans une précédente séance.

L'Association pharmaceutique de Belgique avait reçu, du Comité organisateur du Congrès pharmaceutique de Saint-Pétersbourg, une lettre d'invitation la priant d'envoyer des délégués à ce Congrès. Les délégués devaient, en vertu des statuts, y être présentés par le Gouvernement.

L'Association écrivit au Comité organisateur pour le prier de s'adresser à M. le ministre de Belgique à St-Pétersbourg, afin de l'engager à informer son Gouvernement de l'ouverture du Congrès et à lui en adresser le programme. Or, ce diplomate transmit à notre gouvernement tous les documents demandés, mais ce dernier répondit par une fin de non recevoir, et cette détermination fut transmise par le Comité organisateur à l'Association générale pharmaceutique de Belgique. Cette dernière répondit alors qu'elle regrettait amèrement de ne pouvoir faire représenter les pharmaciens belges au Congrès, ajoutant que, si elle ne pouvait prendre part aux travaux du Congrès, toutes ses sympathies lui étaient acquises.

Le Compte-rendu du Congrès pharmaceutique de St-Pétersbourg fait mention de cette circonstance.

L'ordre du jour appelle la communication de MM. les Drs Adriaen et Harwood, délégués des États-Unis, « *Sur l'uniformité des poids et mesures.* »
(M. le Dr Collignon a bien voulu servir d'interprète en cette occasion).

M. Adriaen. Depuis trois ans déjà, l'Association américaine des sciences médicales a envoyé des délégués auprès de l'Association britannique, ainsi que près de nombre d'autres sociétés alliées et européennes, en vue d'obtenir leur bienveillante coopération à la réalisation d'un plan dont l'adoption aurait pour résultat d'amener une unité parfaite entre les instruments, poids, mesures, etc., ainsi que et dans les annales de la clinique médicale.

L'Association Américaine des Sciences Médicales, dans l'espoir d'y être entendue, a reçu avec des sentiments fraternels l'appel qui lui a été adressé par le Congrès international des sciences médicales. Son programme, en effet, contenant une motion ayant pour but d'instituer une méthode uniforme de la mensuration de l'ouïe, implique l'admission de l'idée mise en avant par l'Association médicale Américaine. Elle nous donne par cela même l'espoir de vous la voir accepter.

La profession médicale trouverait de nombreux avantages dans l'adoption de cette uniformité. La communauté de mesures serait un meilleur trait d'union entre les peuples que ne serait une langue universelle.

Les mères et les garde-malades pourraient devenir des aides utiles, en nous donnant les signes et les symptômes observés chez nos malades, et, de cette façon, ces auxiliaires comprendraient bientôt la véritable nature des maladies et leur traitement, et l'on arriverait à détruire ainsi une foule d'erreurs et de préjugés. Pour toutes ces raisons, l'Association médicale Américaine exprime le vœu que le Congrès international des sciences médicales adopte un plan uniforme de poids, de mesures et d'instruments de clinique, et qu'à la prochaine réunion du Congrès, on veuille bien s'occuper encore de cette question.

M. Harwood. Les remarques de mon ami et collègue, le Dʳ Adriaen, sont tout ce que l'on peut dire en faveur de l'adoption d'un système uniforme des poids et mesures. Je désire cependant ajouter quelques mots en faveur de la nécessité absolue et des grands avantages d'une semblable réforme. Ce besoin se fait sentir depuis longtemps dans le monde scientifique en Amérique, et il est étonnant que, dans un pays de progrès, ce système, le plus rationnel, n'ait pas été appliqué depuis longtemps. Ce retard dépend de ce que l'Angleterre, notre mère patrie, n'a pas encore fait un pas vers cette réforme.

Le temps est venu où notre pays, sans suivre d'initiative étrangère, doit marcher résolument dans la voie du progrès, en adoptant le système précité. Lorsque j'affirme mes sentiments en faveur de ce système, je me plais à croire que je rencontre les aspirations de la grande majorité du corps médical de mon pays, et j'ajoute que nous désirons le voir adopter dans le plus court délai.

Les professeurs de nos instituts médicaux enseignent le système métrique, et nous espérons le voir introduire dans les écoles publiques, laissant à la génération qui s'en va le soin d'emporter avec elle les vestiges du vieux système jugé dans le monde entier. Les hommes les plus considérables de notre pays en ont, à tous égards, reconnu les avantages immenses, et la conséquence de ce progrès, né il y a 80 ans à peine, s'est d'ailleurs manifestée depuis longtemps chez toutes les nations civilisées et intelligentes dans lesquelles il fonctionne.

M. Demeyer propose de s'associer au vœu exprimé par ces Messieurs. Cette proposition est adoptée.

M. Vandevyvere donne lecture de sa « *Note sur les propriétés antiseptiques et antiputrides de l'acide salicylique* ». — Messieurs, il est généralement reconnu que l'acide phénique jouit de propriétés antiseptiques que peu d'autres substances peuvent lui disputer. Les travaux si remarquables de Lemaire, de Hoffmann, de Grace-Calvert et de tant d'autres sont venus nous démontrer que son emploi, non-seulement arrête et empêche les fermentations putrides, mais annihile même les dangers de la putréfaction au point de vue de l'hygiène.

Aussi l'emploi de cet agent antiseptique comme désinfectant est-il très étendu. Le seul reproche qu'on puisse lui faire, c'est que parfois, surtout s'il n'est pas bien pur, il a une odeur désagréable qui provoque la céphalalgie et que beaucoup de personnes ne peuvent supporter.

La découverte d'un succédané inodore, comme désinfectant, devait donc constituer une invention des plus précieuses.Ce succédané, qui est l'acide salicylique, a déjà rendu de grands services en hygiène et en thérapeutique. On a reconnu qu'il empêchait la fermentation du sucre sous l'influence du levain, la fermentation de la bière, la coagulation du lait, la putréfaction de l'urine et de la viande, qu'il agissait énergiquement sur la pepsine, la diastase salivaire, la fermentation glycogénique, le dédoublement de l'amygdaline par l'émulsine, la transformation de l'amidon par la ptyaline, qu'enfin il empêchait la germination des graines et arrêtait la croissance des plantes. M. Kolbe a également prouvé qu'il empêchait les moissures de se développer.

Les travaux récents de Knapp, Neubauer, Thiersch, Kolbe, Fehling, Müller, Fürbringer, ont prouvé que son emploi à l'intérieur offre de sérieux avantages dans la septicémie, la fièvre typhoïde, l'érysipèle, la dysentérie, la syphilis, la variole, le rhumatisme, la cystite, la pyélite, etc.

L'acide salicylique a pour effet de s'opposer à la présence des bactéries dans les urines des malades atteints de ces dernières maladies. Son emploi à l'intérieur, pour les pansements de plaies et d'ulcères, a été couronné, à l'hôpital de Leipzig, de nombreux succès, mais jusqu'ici, que nous sachions, l'on n'a fait encore aucune expérience concluante sur les propriétés désinfectantes de cet argent à l'égard des substances organiques.

Le 10 juin dernier, il y a donc environ 5 mois et demi, nous avons divisé dans trois petites bouteilles une certaine quantité de sang, auquel nous avions ajouté une solution de sulfate de soude pour en empêcher la coagulation. Chaque bouteille renfermait environ 60 grammes de sang.

A la première bouteille, nous avons ajouté 40 gouttes de la solution d'acide salicylique recommandée par Toussaint, de New-York, (0,50 acide salicylique(1) 0,50 phosphate ammonium, 10 gr. d'eau, 10 grammes de glycérine), soit environ 0,05 d'acide salicylique par gramme; à la seconde bouteille, nous avons ajouté 0,10 d'acide phénique. Aucune addition n'a été faite à la troisième bouteille.

Ces diverses bouteilles furent laissées ouvertes dans un laboratoire où la température a varié entre 16° et 30° centigrades.

Au bout de quelques jours, la troisième bouteille répandait une odeur infecte ; l'addition d'une petite quantité de la solution salicylique (60 gouttes) eut pour effet, au bout de 24 heures, d'arrêter la fermentation putride et de faire disparaître la mauvaise odeur. Au bout de deux mois, l'odeur d'acide phénique avait disparu dans le deuxième flacon et le

---

(1) Le phosphate d'ammonium a pour but de rendre l'acide salicylique plus soluble. Le borax a un effet dissolvant encore plus prononcé, nous l'avons cependant écarté, parce que plusieurs hy, iénistes lui attribuent des propriétés antiseptiques.

liquide sanguin y entra bientôt en décomposition. L'acide phénique vola-
tilisé, la fermentation putride se présenta avec tous ses caractères.

Le premier flacon n'a subi aucune altération sensible, l'odeur du sang
semble s'être osmazomée; elle n'a rien de putride, et l'on distingue parfaitement les globules sanguins dans le liquide.

Nous avons l'honneur de vous soumettre ce flacon, pour que vous
puissiez juger de l'exactitude de nos assertions.

Nous avons prié notre collègue, M. le Dʳ Ledeganck, qui s'occupe spécialement de micrographie, de vouloir examiner au microscope le contenu
de la bouteille. Une goutte du sang examinée au microscope (600 diam.)
offre une grande variété de cristallisations rhomboédriques, tetraédri-
ques, héxaédriques, tubulaires, aciculaires et fasciculées, et une singulière
forme de pseudo-cristallisation arborescente, le tout entremêlé de granulations moléculaires, qui exécutent leur mouvement brownien, sans
sautillement comme le font les granulations provenant de la décomposition des leucocythes et des infusoires, sautillement qui les avait parfois,
à tort, fait considérer comme des infusoires particuliers.

*On n'y voit rien qui ressemble, de près ni de loin, à des bactéries ou à des
vibrions, rien qui se meuve d'un mouvement propre.*

De l'eau extraite d'un puisard fut également examinée au microscope
(800 diam.). Cette eau renfermait : 1ᵒ des bactéries ; 2ᵒ des vibrions ;
3ᵒ des leptothrix , 4ᵒ des infusoires à endochrôme vert; 5ᵒ des cellules
d'un ferment.

Les deux premières formes étaient seules en mouvement. C'étaient aussi
les plus nombreuses, ce qui fait que le champ du microscope présentait
un véritable *fourmillement.*

En ajoutant une goutte de la solution d'acide salicylique, on observe :

Après une minute de contact: Le fourmillement a cessé. Çà et là des
vibrions traversent d'un mouvement très rapide le champ du microscope.
Les mouvements des bactéries sont très ralentis.

Après 5 minutes: *Les bactéries restent immobiles.* Les vibrions continuent à se mouvoir avec la même vivacité.

Après 15 minutes: Les vibrions en mouvement sont moins nombreux,
ils manquent sur une grande partie de la préparation. Ceux qui se meuvent encore sont néanmoins très-vivaces. *L'endochrôme des infusoires passe
au brun.*

Après 30 minutes: *Tout mouvement a cessé.*

Cette expérience prouve clairement que l'acide salicylique tue les
vibrions et les bactéries. S'il a fallu un temps relativement assez long pour
l'observation, on peut attribuer cette lenteur de l'action de l'acide salicylique à la difficulté de pénétration d'une goutte de liquide dans un espace
capillaire complétement rempli par une lame mince d'un autre liquide.

Dans tous les cas, ces deux examens microscopiques tendent à prouver:
1ᵒ que les microzoaires et les microphytes ne se développent pas dans les
milieux renfermant de l'acide salicylique ; 2ᵒ que l'acide salicylique a pour

effet de tuer les bactéries, les vibrions, etc., dans les substances avec lesquelles on le met en contact.

Les propriétés désinfectantes et antiseptiques de l'acide salicylique sont donc prouvées. Cet acide a en outre l'avantage d'agir plus énergiquement sur les ferments que ne fait l'acide phénique, d'être dénué d'action irritante, de n'être ni caustique ni corrosif, de ne pas produire d'inflammation, d'être presque sans goût et surtout sans odeur.

Ces différentes qualités le feront préférer sans doute à l'acide phénique. Mélangé au sulfate de fer, il constituera, dans certains cas, comme dans la desinfection des matières excrémentitielles'dans les chambres des malades, un désinfectant sérieux ne présentant aucun des inconvénients inhérents à l'acide phénique, à l'acide sulfureux, azoteux, etc. Il y a donc lieu de conseiller l'emploi de ce nouvel agent antiseptique, et de le conseiller surtout pour la désinfection, dans tous les cas ou les autres antiseptiques ne pourraient être employés.

M. Belval propose de mettre à l'ordre du jour de la prochaine séance, la question de l'acide salicylique.

Cette proposition est adoptée.

L'ordre du jour appelle la lecture du travail de M. Vandevyvere sur la « *Répression des falsifications de denrées alimentataires.* »

M. Vandevyvere. Messieurs, en vous proposant l'examen de la question que nous allons avoir l'honneur de vous développer, celle des meilleurs moyens d'empêcher et de réprimer les falsifications des denrées alimentaires, nous avons en pour but de soumettre à vos délibérations une question d'une incontestable importance.

Quoique se rattachant plus spécialement à l'hygiène publique, nous avons cru devoir la poser à la section de pharmacologie, et la raison de cette préférence est que les pharmaciens sont les seuls membres du corps médical auxquels la loi impose les connaissances nécessaires pour la recherche des fals'ifications.

Du reste, Messieurs, les paroles que l'honorable président du Congrès, M. Vleminckx, a prononcées dans la séance du 27 mars 1875 de l'Académie royale de médecine de Belgique, nous autorisent pour ainsi dire à en agir de la sorte, puisque, à propos de la question, soulevée par M. Gluge, de l'analyse des substances alimentaires, l'honorable M. Vleminckx a proposé d'utiliser les connaissances des pharmaciens. En ce moment même sa proposition, prise en considération, fait l'objet d'un examen de la part de trois membres de l'Académie, MM. Depaire, Hairion et Bellefroid.

La question n'est pas nouvelle; elle a déjà été mise à l'ordre du jour de la 4ᵐᵉ section du Congrès d'hygiène, qui a siégé à Bruxelles en 1852.

Ce Congrès a adopté les mesures suivantes, qui peuvent se diviser en deux grandes catégories :

1° Celles qui ont principalement pour but de prévenir les fraudes et les falsifications; et 2° celles qui sont destinées à les réprimer.

Parmi les mesures qui rentrent dans la première catégorie, on peut ranger :

1° L'obligation imposée aux autorités communales d'édicter des réglements propres à empêcher les abus signalés, et de maintenir la stricte application de ces réglements.

2° L'institution d'une surveillance et d'une inspection actives et incessantes, au moyen des agents de la police, des commissions médicales et des comités d'hygiène et de salubrité, d'inspecteurs spéciaux, ou de tous autres agents à désigner à cet effet par la loi ou les réglements locaux.

3° L'obligation imposée aux fabricants, négociants et détaillants, de n'apporter aucun obstacle aux visites des inspecteurs dans leurs ateliers, magasins et lieux de débit, et de remettre à première réquisition, contre payement, des échantillons des substances alimentaires ou médicamenteuses et des boissons qu'ils débitent, ainsi que des matières premières qui peuvent servir à les composer ou à les fabriquer.

4° L'établissement dans les principales communes, et généralement au chef-lieu de chaque province, d'un laboratoire pour l'examen et l'analyse des échantillons, où chaque habitant puisse, en vertu d'une autorisation de l'administration communale, faire vérifier les denrées, boissons et comestibles dont la qualité lui paraîtrait altérée ou mauvaise ; cette vérification se ferait gratuitement pour les indigents.

5° La publication d'instructions sur les moyens de reconnaître les falsifications des principales substances alimentaires et médicamenteuses.

Les mesures répressives proprement dites (2ᵉ catégorie) embrassent :

1° Des dispositions pénales sévères contre ceux :

A. Qui falsifient des denrées alimentaires ou médicamenteuses destinées à être vendues ;

B. Qui vendent ou mettent en vente, ou seulement détiennent sans motifs légitimes des substances ou denrées alimentaires ou médicamenteuses qu'ils savent être falsifiées ou corrompues ;

C. Qui procurent les matières destinées à effectuer les falsifications et les fraudes, sachant qu'elles doivent être employées à cet usage illicite ;

2° Une échelle pénale graduée en raison de la gravité de la fraude et du dommage causé, et des pénalités spéciales en cas de récidive ;

3° La confiscation et la destruction, le cas échéant, des objets dont la vente, l'usage ou la possession constituent le délit ;

4° La publicité la plus large donnée aux jugements, aux frais des condamnés ;

5° L'attribution d'une partie des amendes aux communes dans lesquelles les délits ont été constatés.

L'Association générale pharmaceutique de Belgique, dans sa séance du 4 mai 1873, a également étudié cette question, et recherché le parti que les gouvernements pourraient tirer des connaissances chimiques des pharmaciens au point de vue de la répression de la falsification des substances alimentaires, voulant ainsi venir en aide à la commission chargée par l'Académie d'examiner la proposition de MM. Gluge et Vleminckx.

Notre honorable collègue, M. Van Bastelaer, a présenté, dans la séance du 25 janvier 1874 de l'Association pharmaceutique de Belgique, un rapport dans lequel il a prouvé :

« Que les pharmaciens étaient, à l'exclusion des autres chimistes, les » hommes spéciaux formés et reconnus par les gouvernements pour la » recherche des falsifications des denrées alimentaires, puisque l'examen » de pharmacien est le seul qui comporte les connaissances nécessaires » à la constatation du degré de pureté des substances médicamen- » teuses et alimentaires. »

Les conclusions de ce rapport tendaient à demander l'institution d'un service spécial pour la répression des falsifications de denrées alimen- taires. Ce service devait être composé d'un comité cantonal et d'un sur- veillant cantonal.

Le comité cantonal procéderait à l'examen chimique des denrées, dans un laboratoire appartenant à l'État. Le surveillant cantonal serait chargé de saisir les denrées suspectes.

Les chimistes seraient pris surtout parmi les pharmaciens, qui, par leurs diplômes, sont seuls vraiment compétents. Ces comités de recherches pourraient se composer de deux ou trois membres, ou même d'un seul, suivant l'importance des cantons.

Ces mesures, Messieurs, n'ont pas jusqu'à ce jour reçu d'application générale, et, malgré les résolutions prises par le Congrès d'hygiène de 1852, le mal subsiste et ne fait qu'empirer ; on dirait même qu'il ne fait que croître, au fur et à mesure du progrès des sciences, et que les belles découvertes de la chimie ne doivent servir, pour certaines personnes, qu'à assouvir leur esprit de lucre, en perfectionnant les sophistications des substances les plus nécessaires à la vie. D'un autre côté, il arrive fré- quemment que les tribunaux rendent des ordonnances de non-lieu, ou acquittent des débitants de denrées alimentaires que les commissions médicales ou les comités d'hygiène ont signalés à la justice comme se livrant au débit de matières falsifiées et capables de provoquer des accidents graves et des altérations dans la santé de ceux qui en font usage.

Il arrive aussi que les autorités médicales signalent à plusieurs reprises des falsifications, sans que les autorités chargées du soin de les réprimer interviennent, et cela surtout dans les petites localités où les autorités ont peur d'être désagréables à leurs électeurs. Il faudrait donc charger du soin des saisies et des poursuites des personnes indé- pendantes, ne relevant que du gouvernement, et dont nous avons parlé en vous présentant les conclusions du rapport de M. Van Bastelaer.

Resterait la question d'appréciation des tribunaux chargés des pour- suites. Des juges acquittent des délinquants qui prétextent ignorer que leurs denrées alimentaires sont falsifiées. C'est ainsi que nous avons vu acquitter des marchands qui débitaient des cornichons cuprifères et de la chicorée renfermant jusqu'à 28 p. 100 de sable.

Pour obvier au débit de ces marchandises, parfois très-nuisible, et pour ainsi dire toléré de par le fait de l'autorité judiciaire, il conviendrait de prévenir le public, par des publications dans les journaux politiques, de certaines falsifications, et d'indiquer à celui-ci des moyens faciles pour s'assurer du degré de pureté de quelques substances alimentaires.

« Si parfois, comme l'a dit notre regretté professeur M. J. B. Francqui,
» les falsificateurs, éclairés par les progrès des sciences, mettent
» tant d'art à tromper le public que les mélanges dont ils se rendent
» coupables échappent à l'œil le plus exercé et même aux investigations
» du chimiste », il arrive fréquemment aussi que des moyens faciles et à la disposition du premier venu permettent de s'assurer si une substance est nuisible ou falsifiée. Pour ne citer que quelques exemples, nous vous rappelerons la manière de déceler le cuivre dans des cornichons, au moyen d'une tige de fer bien décapé, et la constatation du degré de pureté d'un sirop de fruits. L'addition d'une petite quantité de sel de soude doit avoir pour effet de verdir les sirops de fruits : tous sirops qui conservent leur couleur rouge seront suspects et considérés comme colorés, soit par des couleurs d'aniline, soit par d'autres matières colorantes.

La vulgarisation de ces procédés d'analyse sommaire, d'une exécution facile, et par la presse politique et par l'enseignement dans les écoles, surtout dans les écoles d'adultes, aurait pour effet de permettre au public de constater lui-même s'il doit accepter ou refuser les denrées qu'on lui offre en vente, et dont l'impunité accordée à leurs débitants semble être une garantie de pureté ou d'innocuité.

A cette publication pourraient se joindre des articles qui mettraient le public en garde contre certaines substances vendues, soit comme objets de curiosité, soit comme jouets. C'est ainsi que, il y a peu d'années, on avait mis en vente, sous le nom de « serpents de Pharaon », du sulfocyanure de mercure, et que, l'année dernière, on débitait des noix de l'Anacardium occidentale ou Cassuvium pomiferum, auxquelles on avait fait subir quelques piqûres pour leur donner un aspect de tête de singe; or, ces noix ont une première enveloppe coriace présentant des alvéoles remplies d'un suc huileux toxique très-dangereux.

La vente de pareilles substances met parfois entre les mains d'enfants ou de personnes peu instruites des substances éminemment dangereuses.

Nous vous proposons donc, Messieurs, de considérer comme mesures propres à empêcher ou à reprimer les falsifications et altérations des denrées alimentaires :

1º Les mesures approuvées par le Congrès d'hygiène de 1852;

2º La création de comités cantonaux et de surveillants cantonaux ne dépendant pas de l'autorité communale et ne relevant que du gouvernement, déjà préconisée par l'Association générale pharmaceutique de Belgique dans sa séance du 18 avril 1875.

3° L'enseignement dans les écoles, surtout dans les écoles d'adultes, de certains moyens faciles et à la disposition de tout le monde pour reconnaître les falsifications ou les altérations des denrées alimentaires.

4° La publication, dans les journaux politiques, par les soins des commissions médicales et des comités de salubrité, des moyens indiqués ci-dessus, ainsi que de tout ce qui a rapport à la vente de substances pouvant provoquer des accidents ou des altérations de la santé.

M. Van Bastelaer. Les idées de M. Vandevyvere me paraissent très bonnes et très-utiles à soutenir. En Belgique une loi existe, et, en la développant dans le sens indiqué par M. Vandevyvere, on pourrait arriver à établir dans d'autres pays un état de choses fort convenable. Cependant il est un point de détail qui ne me satisfait pas. On parle d'établir des Comités cantonaux qui feraient des recherches sur les denrées alimentaires. C'est très bien : mais il y aurait à faire des analyses qui devraient être payées par les particuliers, puisqu'on dit qu'elles seraient gratuites pour les indigents. Il y a là un inconvénient: c'est l'agent chargé officiellement de ce service qui devrait faire les recherches, et ce ne sont pas les particuliers qui devraient payer de ce chef. Un agent spécial ne négligerait probablement pas sa mission comme les agents de la police; ceux-ci généralement ne saisissent rien; et, si on l'exécutait régulièrement, la loi serait parfaitement suffisante. D'un autre côté, dans les communes où il y a des chimistes et où on leur remet des échantillons chaque semaine, les poursuites sont-elles exercées? Souvent leurs rapports restent dans les cartons. J'appuie, en conséquence, les conclusions de M. Vandevyvere, avec cette modification que le particulier ne paierait pas l'analyse des substances qu'il soumettrait à l'examen du chimiste expert.

M. Vandevyvere. La première de mes conclusions résume toutes celles du Congrès de 1852. C'est dans ces dernières que se trouve indiquée l'institution de bureaux d'analyses où les particuliers paieraient les travaux qu'ils feraient exécuter. Ce ne sont pas mes propres conclusions. Quant à moi, je crois aussi que le particulier ne devrait pas payer, attendu qu'il ne présentera jamais rien à l'analyse si cette analyse doit être faite à ses frais.

Les conclusions du rapport de M. Van Bastelaer sont: la création de commissions cantonales et de surveillants cantonaux; dans ce système, ce sont les agents cantonaux qui procureraient les échantillons.

M. Belval. Il y a longtemps déjà que j'ai eu l'occasion de m'occuper de la question en discussion. En 1862, j'ai publié, dans le « Bulletin de la Société de pharmacie de Bruxelles », quelques observations qui ne traitaient pas la question au point de vue général, mais seulement au point de vue de son application dans la province où nous siégeons. J'ai préconisé alors la surveillance par canton (au besoin par réunion de cantons), et j'ai émis l'avis que le pharmacien ou l'un des pharmaciens du canton ou un phar-

Les poursuites ont lieu devant la justice, et, quand il y a divergence entre deux expertises, une contre expertise est ordonnée.

M. Lagasse (Nivelles). Je fais des vœux pour que ces propositions soient adoptées par le Congrès, mais il faudrait que les Comités eussent beaucoup d'indépendance; je ne crois pas le succès possible sans cela Là police judiciaire n'est malheureusement pas favorable aux poursuites de l'espèce; il faudrait qu'elle montrât à cet égard autant de zèle qu'elle en fait voir quand il s'agit de poursuivre les contraventions pour vente de gibier en temps prohibé.

M. Belval. J'avais proposé à la section d'hygiène, relativement aux Conseils de salubrité, de dire: « plus les Conseils auront d'indépendance dans leur sphère d'action, plus il en résultera d'avantages pour l'hygiène des populations ». La Section a encore fortifié ma conclusion en disant: « plus les Conseils auront d'indépendance et d'autorité-dans leur sphère d'action, etc.» On ne saurait désirer un vœu plus énergiquement formulé.

M. Belval. Je propose à la Section de remettre à demain le vote des conclusions sur cette question, afin que nous ayons le temps de nous entendre, M. Vandevyvere et moi, sur la rédaction à y donner.

Cette proposition est adoptée.

La séance est levée à midi.

Les Secrétaires,
Belval,
Herlant.
Le Président,
Madjen.

SÉANCE DU 24 SEPTEMBRE 1875.

—

La séance est ouverte à 10 heures un quart, sous la présidence de M. Demeyer.

Il est donné lecture du procès-verbal de la séance du 23 septembre.

M. Créteur désire revenir sur les faits préalables au Congrès de St-Péterbourg. La circulaire primitive portait : « Ne conviendrait-il pas d'établir une pharmacopée universelle?» Il y a là une rédaction qui ne donnait pas à entendre que l'on allait s'occuper de faire la pharmacopée elle-même. La différence est notable, et c'est ce qui a causé mon étonnement quand on nous a appris que cette pharmacopée existait.

M. Vandevyvere. — La question avait été posée et résolue au Congrès de Vienne. Le sens de la question était : « N'est-il pas temps de composer la pharmacopée universelle? » Cette traduction est différente de celle que vient d'indiquer M. Créteur. Ce que j'avance est confirmé par le compte-rendu

M. Vandevyvere déclare qu'il se rallie à l'amendement de M. Belval, mais il se demande si le pharmacien pourra toujours faire les analyses ; les appareils lui feront défaut. C'est pourquoi il proposerait de demander l'établissement de laboratoires par l'État, par arrondissement par exemple.

M. Belval. M. Vandevyvere espère-t-il sérieusement que sa proposition serait mise à exécution? En Belgique, par exemple, pense-t il que le gouvernement établirait 50 ou 52 laboratoires de ce genre? Ce qui existe démontre le contraire. Là où il y a un chimiste nommé officiellement, on lui accorde un traitement, et c'est à lui à organiser son laboratoire comme il l'entend.

Dans notre pays, les pharmaciens ont à donner, lors de leurs examens, des preuves sérieuses de leur savoir en cette matière. Il ne pourrait y avoir rien de mieux que de les pousser à appliquer cette science dont on leur a imposé l'acquisition. La rémunération qu'on leur accorderait de ce chef leur permettrait d'acheter peu à peu les appareils les plus utiles, ce qui les amènerait en même temps à faire un examen plus sérieux des médicaments qu'ils achètent et qu'ils emploient trop souvent de confiance et sans en faire l'analyse. On les pousserait de cette façon dans une voie plus scientifique que celle dans laquelle ils se trouvent aujourd'hui.

Quant aux appareils perfectionnés d'analyse dont a parlé M. Vandevyvere, je ne crois pas qu'ils soient indispensables pour le travail ordinaire relatif à la question qui nous occupe, et, s'il y a une précision un peu moins grande dans l'organisation que je préconise, elle aurait du moins le grand avantage de fonctionner sur les lieux et d'effrayer les falsificateurs.

M. Vandevyvere. Ma seule crainte est que les appointements ne soient pas suffisants et que le pharmacien ne puisse faire les analyses soigneusement.

M. Belval. Des chiffres que j'ai rapportés dans mon travail publié en 1862, il résulte qu'une rémunération calculée à raison de:

2 centimes par habitant pour les communes en dessous de 5,000 hab.
  3 »   »   »   »   »   10,000 »
et 5 »   »   »   en dessus de 10,000 »

donnerait, dans la province de Brabant, des chiffres variant de 400 à 2500 fr. Deux cantons seuls donnent un chiffre moindre et pourraient être réunis à des cantons voisins. Il suffirait de prendre les multiplicateurs 5 et 4 au lieu des multiplicateurs 2 et 5, pour arriver aujourd'hui peut-être à un chiffre plus conforme aux besoins de l'époque actuelle. Je dois rappeler encore à ce sujet que les chiffres de population qui m'ont alors servi de base remontent à l'année 1859. Ils sont bien augmentés depuis.

M. Madjen. En Angleterre, depuis 1875, il existe une loi qui force chaque ville à posséder un chimiste pour les recherches de ce genre, et, dans la plupart, ce sont des pharmaciens qui sont chargés de ce travail.

du Congrès pharmaceutique de Vienne. L'envoi de la pharmacopée, après sa confection, devait se faire diplomatiquement à tous les États.

M. Créteur. — Il appert d'une brochure reçue par l'Association pharmaceutique de Belgique que les résolutions du Congrès de Vienne indiquaient l'existence du projet de pharmacopée. Cette brochure, la Société de pharmacie de Bruxelles, dont nous sommes les délégués, n'en a pas eu connaissance. Mais en fait je ne vois pas de différence entre nos deux textes, qui, ni l'un ni l'autre, n'indiquaient qu'on allait faire ou qu'on avait fait la pharmacopée. Dans ses conclusions, le rapporteur n'en a pas mentionné non plus l'existence, il a proposé de la déclarer utile. Quand on vient parler d'envoi diplomatique, il est important de ne pas perdre de vue que la voie diplomatique sert à tout autre chose qu'à des envois de ce genre. Si le Ministère de l'Intérieur avait reçu une communication quelconque à ce sujet, évidemment il en aurait informé l'Académie de médecine.

M. Vandevyvere. — M. Gille a mentionné l'existence de ce travail dans le corps de son rapport.

M. Van Bastelaer. — Il y a deux observations à faire à ce sujet. Il arrive souvent que les mêmes questions, même quand elles ont été résolues, se reproduisent dans des Congrès successifs. C'est ce qui est arrivé ici. Ensuite il ne faut pas oublier que le projet n'est qu'à l'étude, et qu'en supposant même que le travail fût fait, nous n'en resterions pas moins parfaitement libres de nos appréciations.

M. Belval. — Évidemment toutes ces discussions ont pour origine un mal entendu, et c'est la forme des conclusions du rapport qui y a donné naissance. Il était impossible, en les lisant, de se douter que la pharmacopée existât. Elles n'étaient pas en réalité en concordance avec le corps du travail. C'est ce qui a fait que, dès que l'on a vu que le travail de la pharmacopée était en préparation, toutes les conclusions sont tombées pour faire place à une motion d'attente. Je ne crois pas qu'il y ait lieu de discuter plus longtemps à ce sujet et je propose de clore l'incident.
Cette proposition est adoptée.

M. Belval. — A propos du procès-verbal, permettez-moi de vous proposer de voter des remerciements à M. le Dr Collignon, pour l'obligeance avec laquelle il a servi d'interprète et de traducteur à Messieurs Adriaen et Harwood.

M. Vandevyvere — On pourrait le charger aussi d'être l'interprète de nos remerciments près de ces Messieurs.
Ces propositions sont adoptées.

M. le Président. — La discussion est ouverte sur la « *Communication de M. Vandevyvere relative à l'acide salicylique.* »

M. Créteur. — Je n'étais pas présent quand M. Vandevyvere a lu sa note ; je désirerais savoir s'il préconise l'acide salicylique comme désinfectant et s'il en généralise l'emploi à ce titre.

M. Vandevyvere. — Je l'ai proposé pour remplacer l'acide phénique, dont l'odeur désagréable interdit parfois l'emploi. J'ai même ajouté qu'il avait plus de puissance que celui-ci.

M. Créteur. — Je suis partisan des innovations, mais je désirerais voir diriger les recherches vers l'emploi de substances développant l'action chimique. Dire qu'une substance est antiseptique, c'est très-bien, mais définir chimiquement son action sur les matières organiques, voilà ce qu'il faut chercher à faire. Nous avons une grande quantité de produits chimiques qui agissent comme antiseptiques; or, parmi eux, il faut choisir ceux qui agissent le plus énergiquement, tout en offrant le moins d'inconvénients et en restant les moins chers. L'acide salicylique est d'un prix beaucoup trop élevé pour être employé comme antiseptique. Et puis d'ailleurs la propriété antiseptique de cet acide n'est pas chose nouvelle pour nous.

Il semble que quand on a dit : « telle substance est antiseptique, elle arrête ou empêche la fermentation », on ait tout dit ! Et cependant, on ne connaît alors que l'effet et non les causes vraies. On se sert aussi trop souvent des mots de *forces catalytiques* ou *actions de présence*, pour tout expliquer dans certaines réactions chimiques : mais cela ne nous explique pas davantage les vrais phénomènes qui se passent au sein des masses soumises aux agents chimiques. Je ferai les mêmes reproches aux agents microscopiques vivants, auxquels on fait jouer le rôle de grands désorganisateurs des matières organiques ou *d'agents de la fermentation*. N'en sont-ils pas plutôt le résultat que la cause première ? D'où viennent-ils, comment et aux dépens de quoi se sont formés ces germes ?

Ne sommes-nous pas tous soumis à cette règle immuable de la sollicitation des lois de la nature qui consiste dans l'altération, la modification et l'anéantissement de toutes matières organiques ! Que reste-t-il de toutes ces matières organiques, de toutes ces masses organiques qui disparaissent ? Les éléments constitutifs seuls, car seuls ils en constituaient la masse par un groupement particulier, et c'est leur dissociation qui leur en a fait perdre les formes physiques.

Plus une matière est complexe dans sa composition chimique organique, plus elle semble altérable. C'est ainsi qu'on pourrait presque établir qu'en dehors des matières constituées de principes protéiques ou albuminoïdes, il n'y a pas de fermentation possible. Aussi, que voyons-nous dans l'action des antiseptiques ? Une action de *coagulum*. Ces matières sont alors comme *resserrées*, *fixées*, et leur dissolution ne peut plus avoir lieu. La sollicitation des agents atmosphériques n'a plus de prise sur leurs éléments constitutifs, et cependant tous ces mêmes éléments constitutifs se retrouveraient à l'analyse. Leur groupement a été sans doute modifié par l'agent chimique.

La dessiccation produirait un effet analogue, et la *redissolution possible* de ces matières dans l'eau amènerait les mêmes phénomènes de décomposition ou de fermentation.

La vie elle-même n'est pas autre chose qu'une suite non interrompue de réactions chimiques. C'est ainsi que l'hématose ne se fait que sous l'influence de l'oxygène, et cette action est indispensable à la vie et par conséquent à la conservation de l'être.

C'est ce qui nous a conduit à conserver du sang et de la viande dans l'eau, sous l'influence de l'oxygène, sans qu'aucun vibrion quelconque en vînt troubler la conservation. Comment expliquer autrement la conservation de la viande à l'air libre, alors qu'elle est soumise à tous les corpuscules qu'on invoque pour leur altération?

Il n'en est plus de même si l'on opère à l'aide de l'hydrogène. Il suffit alors de quelques heures pour voir survenir l'altération de ces matières. On obtiendrait des résultats inverses avec du jus de groseilles, par exemple; ainsi, tandis que l'oxygène hâte la décomposition, l'hydrogène en préserve.

Cherchons donc toujours à nous expliquer *chimiquement* les phénomènes de conservation des matières organiques soumises à l'action de certains agents, et disons qu'il n'est pas nécessaire de voir, comme Hackel, Dieu en *gésine* sous le nom d'*Autogène*, créant éternellement des germes corrupteurs des matières organiques. Ces phénomènes, nous les retrouvons dans les réactions chimiques qui s'établissent entre les éléments constitutifs des matières organiques et les mêmes éléments de l'air atmosphérique ou des agents chimiques.

M. VANDEVYVERE. M. Créteur vient de vous citer deux faits dans lesquels il attribue à l'oxygène l'absence de la fermentation putride. Il a conservé du sang en y faisant passer un courant d'oxygène ; de même, il a préservé de la fermentation de la viande placée dans un bocal où il avait remplacé l'air par de l'oxygène.

L'oxygène, dit-il, favorise l'hématose dans la viande, et la décomposition a lieu dès que la cyanose se produit, c'est-à-dire dès que la matière organique est laissée à l'air. Du reste, ajoute-t-il, vous savez que les ménagères conservent les viandes en les exposant à un courant d'air. Pour moi, je ne puis admettre ni hématose ni cyanose dans un morceau de viande. J'estime que, si un courant d'air ou d'oxygène empêche la décomposition du sang, cela provient simplement, comme l'a démontré Lemaire, de l'action mécanique du courant d'air ou d'oxygène qui entraîne tous les corpuscules organiques nécessaires à la production de la fermentation.

Quant au fait de la viande qui se conserve dans un courant d'air, je crois pouvoir l'expliquer de cette façon : la viande exposée à un courant d'air est, comme l'a dit M. Créteur, plus sujette que dans n'importe quelle autre circonstance à recevoir une quantité de sporules organisés. Mais vous savez tous que la partie exposée se dessèche à la surface et devient même brunâtre. Les sporules, en s'attachant à la partie desséchée, y manquent de l'un des éléments les plus nécessaires à leur développement, l'eau, sans laquelle aucune fermentation putride n'est possible. C'est là, je crois, une explication du phénomène qu'on vient de nous indiquer.

La différence est complète entre les antiseptiques et les corps qui agissent par décomposition chimique, et il n'y a pas entre eux d'assimilation possible.

M. Créteur a dit : l'oxygène empêche la fermentation, puis il a ajouté : sans oxygène pas de fermentation. Nous savons parfaitement que, dans l'hydrogène, l'azote, etc., la fermentation ne se produit pas, et nous n'ignorons pas davantage qu'elle s'arrête dans les gaz qui sont les produits de la fermentation; mais il n'en pas moins vrai que l'oxygène n'est pas un antiseptique et que sa présence est une des conditions nécessaires à la fermentation. On ne sait pas, en réalité, comment agissent les antiseptiques. Pour la plupart des hygiénistes, c'est une « action de présence », car l'acide salicylique comme l'acide phénique, après avoir arrêté la fermentation dans une solution, peuvent en être retirés avec toutes leurs propriétés particulières. Le sulfate de fer, au contraire, agit par double décomposition.

M. Herlant. M. Vandevyvere dit que les agents antiseptiques ont une « action de présence ». Je crois qu'ils n'ont pas plus d'action catalytique que les poisons, et qu'ils agissent sur les êtres inférieurs absolument comme des substances toxiques. Il n'y a donc rien d'étonnant à ce qu'ils puissent ensuite être extraits, avec toutes leurs propriétés, des milieux où ils ont accompli leur action, absolument comme l'arsenic peut se retirer intact des organes sur lesquels il a accompli ses ravages.

M. Vandevyvere. Je suis tout-à-fait de l'avis de M. Herlant.

M. Van Bastelaer. Il faut se garder de confondre sous le nom commun d'antiseptiques tous les moyens propres à arrêter ou à empêcher la décomposition ou la fermentation d'une matière organique. Les fermentations exigent, pour avoir lieu, plusieurs conditions : la présence de l'oxygène, celle de l'eau et une certaine chaleur. Or, un antiseptique est précisément un corps dont la présence empêche cette fermentation, cette décomposition, malgré la présence des conditions qui lui sont favorables. Il y a, en outre, des moyens d'empêcher cette décomposition en supprimant l'une de ces conditions. De là la conservation par dessiccation, par congélation et par le vide, ou par la présence d'une atmosphère non oxygénée. Ces trois moyens ne sont pas des antiseptiques.

M. le Président. La discussion s'égare complétement. Nous ne pouvons entrer aujourd'hui dans la grande question des fermentations et de l'action des antiseptiques. Je crois que, si personne n'a d'observation à présenter relativement à l'acide salicylique, nous pourrons continuer l'ordre du jour.

Une discussion s'engage sur le point de savoir si un vote doit être émis à propos de la communication de M. Vandevyvere. Il est constaté, suivant l'opinion émise par MM. Belval, Van Bastelaer et Vandevyvere, que la forme de cette communication ne motive pas de vote, et l'assemblée passe à la décision à prendre sur les *Conclusions relatives à la répression des falsifications des substances alimentaires.*

M. Belval donne lecture des conclusions suivants :

« La Section, rappelant les résolutions adoptées par le Congrès d'hygiène de 1852, émet l'avis que la nécessité de prévenir les altérations et les falsifications des substances alimentaires et de réprimer les fraudes dont elles sont l'objet, exige :

1° La promulgation de lois générales et de règlements locaux propres à atteindre ce but et à faciliter la surveillance indispensable en cette matière ;

2° L'institution d'une inspection active et incessante pour en assurer l'exécution, sous la direction et avec le concours des autorités sanitaires ;

3° La nomination d'un pharmacien expert par canton, ou de préférence par circonscriptions communales telles que celles qui sont indiquées dans le projet d'organisation du service de l'hygiène publique adopté par la 5ᵐᵉ Section du Congrès ;

4° La vulgarisation, par les soins des autorités sanitaires, de procédés simples, facilement exécutables par tous, propres à déceler la mauvaise qualité des substances alimentaires.

M. Vandevyvere. — Je me rallie aux conclusions présentées par M. Belval ; cependant j'aurais voulu voir mentionner dans les conclusions les moyens de vulgarisation dont j'ai parlé, à savoir l'enseignement dans les écoles d'adultes et les publications dans la presse politique.

M. Belval. — Je n'ai pas cru utile de mentionner les moyens mêmes de vulgarisation, car il y en a de tout genre. Le principe m'a paru suffisant dès qu'ils est inscrit dans les conclusions.

M. Vandevyvere. — Je n'en ferai pas l'objet d'une demande formelle ; il suffit d'ailleurs que mon travail les ait mentionnés.

La discussion est close. Les conclusions présentées par M. Belval sont mises aux voix et adoptées à l'unanimité.

La Section aborde ensuite l'examen de la question posée en ces termes par M. Belval :

« *Au point de vue de l'intérêt public, la pharmacie doit-elle être libre ou* » *bien doit-elle être réglementée, ou bien encore doit-elle être réglementée et* » *limitée ?* »

M. Van Bastelaer regarde cette question comme étant d'intérêt professionnel et ne pouvant être traitée par la Section, en présence des termes du programme qui ne permet de discuter que les questions scientifiques.

M. Créteur. — C'est une question tout-à-la fois d'ordre public et d'hygiène publique. Elle intéresse la santé générale au même titre que la question des falsifications dont nous venons de nous occuper.

M. Belval. Je rappelle à la Section que cette question préalable a déjà été repoussée par elle. M. Gille avait présenté la même observation que M. Van Bastelaer, et la Section, en présence des termes mêmes dans lesquels ma proposition était posée, a décidé qu'il n'y avait pas de motifs de ne pas l'inscrire sur la liste de ses travaux.

M. Van Bastelaer. — J'ignorais cette circonstance. Je demande seulement alors qu'on évite d'entrer, pendant la discussion, dans des détails locaux qui seraient de nature à modifier le point de vue auquel s'est placée la Section.

M. Belval. — La question que j'ai posée est susceptible de très-grands développements ; mais mon intention n'est que de vous exposer brièvement les avantages ou les désavantages que l'intérêt public retire ou éprouve suivant qu'existe l'un ou l'autre système dont je viens de parler.

La pharmacie doit-elle être libre? La liberté existe en Amérique et en Angleterre, et vous savez que le mot a été prononcé pour la Belgique. Cette liberté flatte les partisans de la suppression de tout entrave à la liberté commerciale. Mais on perd de vue que la pharmacie n'est pas un commerce, et que la lancer dans cette voie c'est lui faire négliger le côté scientifique qui intéresse tout particulièrement la santé publique. Un autre désavantage, c'est d'exposer celle-ci à des dangers parfois irréparables. Ce ne sont pas des peines répressives ou des indemnités pécuniaires qui rendront à la société les membres que la négligence ou l'ignorance d'un commerçant pharmaceutique en auront fait disparaître.

Au point de vue scientifique comme au point de vue hygiénique, la liberté de la pharmacie doit donc être repoussée.

La condamnation de ce système implique naturellement l'adoption d'une réglementation qui doit être double, une partie s'appliquant à l'indication des garanties préalables que la société est en droit d'exiger de ceux auxquels elle confie la santé publique; l'autre partie, déterminant les conditions formelles dans lesquelles cette branche de l'art de guérir peut s'exercer avec le plus de sécurité possible pour la vie des citoyens.

Jusqu'à quel point ensuite doit s'étendre cette limitation, c'est-à-dire, doit-elle aller plus loin que les points que nous venons de signaler, et doit-elle restreindre le nombre des officines dans une limite proportionnelle à la population ? C'est sur ce dernier point que je veux appeler votre attention. L'honorable directeur de la pharmacie centrale de France me paraît avoir indiqué le véritable motif pour lequel on peut demander une pareille limitation : « Le nombre des pharmacies, dit-il, doit être limité, parce que les besoins auxquels elle doivent satisfaire sont limités eux-mêmes. »

Il n'est pas possible d'assimiler la pharmacie aux commerces ordinaires; nous l'avons dit plus haut et nous le répétons. Abstraction faite même de la voie scientifique dans laquelle l'intérêt public exige que le pharmacien se maintienne, et ici nous ne considérons que le débit dés médicaments, qui pourra soutenir un seul instant qu'il puisse y avoir la moindre analogie entre ce débit et celui des épiceries, par exemple, ou de tout autre ? La concurrence, en faisant baisser le prix du sucre ou du café peut en augmenter la consommation et en permettre l'achat à un plus grand nombre d'individus, mais l'abaissement du prix d'un purgatif fera-t-il qu'on en prenne davantage? Voilà cependant où conduit la liberté des professions.

Le développement donné au programme des études préliminaires à l'examen de pharmacien a amené l'état de choses actuel dans nos contrées. En ouvrant aux jeunes gens des horizons plus vastes, on les a dégoutés du village, où leurs aspirations scientifiques ne trouvent pas à se satisfaire. Ils veulent rester dans les villes, où les attendent souvent d'amères déceptions. Devant les exigences matérielles, les uns se lancent dans la voie de la spécialité, les autres achètent à bas prix des préparations faites en fabrique, Dieu sait comment, et la santé publique est arrivée à être environnée de toutes parts, ou d'annonces mensongères, ou de débits quelconques au milieu desquels elle est impuissante à distinguer le bon du mauvais. Là est le mal à combattre. Il faut que la pharmacie rentre dans la voie scientifique d'où elle n'aurait jamais dû sortir, et le seul moyen de l'y ramener, c'est de limiter le nombre des officines, de façon que jamais les besoins matériels ne viennent forcer le pharmacien à modifier la ligne de conduite que l'intérêt public lui impose. Cette limitation existe en Russie, en Autriche, en Roumanie, en Prusse, en Suède, en Danemarck ; ce n'est donc pas une innovation, mais un moyen de combattre l'exploitation éhontée du public dont nous trouvons la preuve à la 4e page des journaux, et que la législation devrait interdire. Une objection sera faite quant à l'exploitation du public : la taxation des médicaments, qui existe dans ces divers États, la rendrait impossible.

J'ajouterai enfin que je ne vois pas ce qui pourrait empêcher que l'on n'accédât à ce vœu, puisque ce sont les intéressés eux-mêmes qui le formulent.

Tels sont les motifs qui m'ont engagé à demander à la Section de se prononcer sur les questions que j'ai posées en commençant.

M. Van Bastelaer. Les pays où la pharmacie est libre comprennent la nécessité de la réglementer.

M. Demeyer. C'est ce qui arrive en Amérique, où l'on a déjà publié une liste limitant le nombre des substances que les droguistes peuvent vendre.

M. Madjen. Dans tous les pays où la pharmacie n'est pas limitée, tous les pharmaciens s'établissent dans les grandes villes.

La Section se prononce négativement sur la première question, affirmativement sur la deuxième et sur la troisième. En conséquence :

La Section est d'avis que, au point de vue de l'intérêt public, la pharmacie doit être réglementée et que le nombre des officines doit être limité.

M. le Président. L'ordre du jour est épuisé. Quelque membre demande-t-il à faire encore quelque proposition ou quelque communication à la Section ?

M. Madjen. Je ne veux pas quitter la Section sans lui présenter de nouveau mes remerciments pour l'honneur qu'elle m'a fait en m'appelant à siéger au bureau.

M. Belval. J'ai l'honneur de proposer à la Section de voter des remerciments à MM. les membres étrangers pour le concours bienveillant qu'ils ont prêté à l'œuvre du Congrès. (*Applaudissements.*)

M. le Président. Personne ne demandant plus la parole ; je déclare clos les travaux de la neuvième section.

La séance est levée à midi.

Les Secrétaires,
BELVAL.
HERLANT.

Le Président,
DEMEYER.

FIN.

TABLE DES MATIÈRES.

I. — COMPTE-RENDU DES ASSEMBLÉES GÉNÉRALES.

ANNEXES.

VARIÉTÉS.

II. — COMPTE-RENDU DES SECTIONS.

---

(1) Au moment de mettre sous presse, le texte de cette communication ne nous est pas
parvenu. S'il nous est remis plus tard, nous en demanderons l'insertion à la *Presse
médicale belge.*

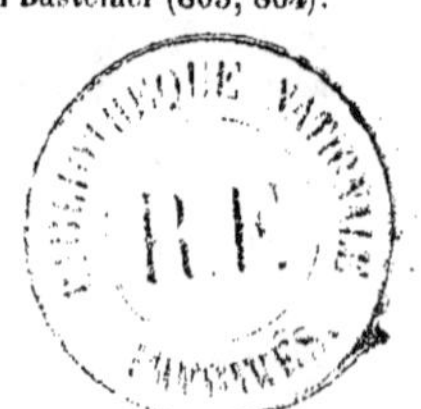

FIN.

ERRATA.

Page CXXXVII, lignes 9, 10, 11 et 12 à supprimer, pour double emploi.
 »   8, ligne 29, *au lieu de* : 4 p. c. *lisez* : 63,6 p. c.
 »   41,   »   26, *supprimez les mots* : ou que son ingestion est semblent engraisser.
 »   52,   »   12, *au lieu de* : au milieu, *lisez* : aussi bien.
 »   65,   »   24,   »   Fabarié, *lisez* : Tabarié.
 »   110,   »   3,   »   [(C²H⁵)TO)], *lisez* : [C₂H₅)2.0].
 »   209,   »   12,   »   lin. *lisez* : lint.
 »   231,   »   20,   »   charpie, *lisez* : imperméable.
 »   319,   »   3, e. r. »   Houzé, frère, *lisez* : Houzé, père.
 »   320,   »   21,   »   Feigneaux, *lisez* : L. Buys.
 »   337,   »   22,   »   sa maternité, *lisez* : les maternités.
 »   338,   »   17, e. r. »   Gaillard, *lisez* : Gallard.
 »   427,   »   1, e. r. »   pneumogastrigal, *lisez* : pneumogastrique.
 »   438,   »   2, (note) e. r. *au lieu de* : membre, *lisez* : nombre.
 »   534,   »   2, *au lieu de* : il est tenu de, *lisez* : il est tenu d'honneur de.
 »   572,   »   1, e. r. »   Dr Eug. Janssens, *lisez* : Dr V. Vleminckx.
 »   572,   *   14, e. r. »   d'économie, *lisez* : d'économie sociale.
 »   575,   »   1, e. r. »   Dr Vleminckx, *lisez* : Dr Vleminckx et Janssens.

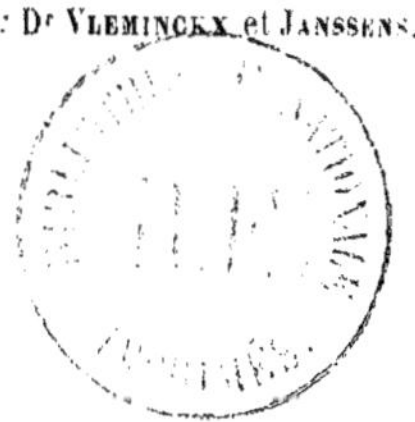